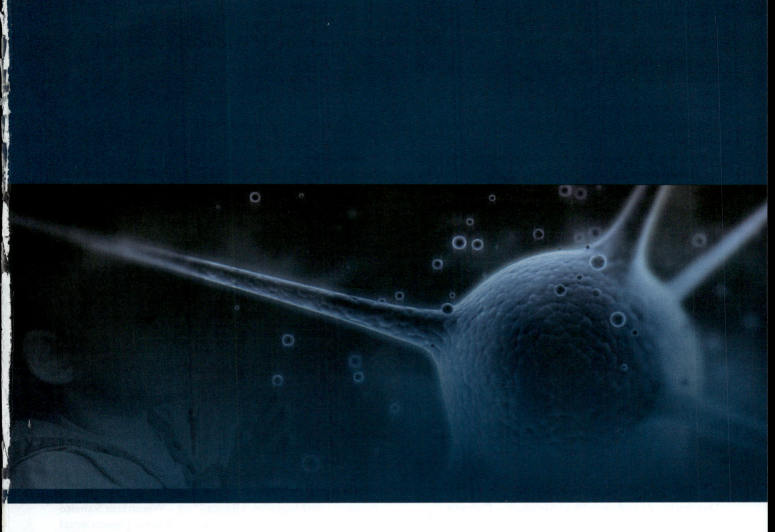

TRATADO de
NEUROLOGIA INFANTIL

Neurologia — Outros Livros de Interesse

- A Ciência e a Arte de Ler Artigos Cientificos – **Braulio Luna Filho**
- A Didática Humanista de um Professor de Medicina – **Decourt**
- A Estimulação da Criança Especial em Casa - Um Guia de Orientação para os Pais de como Estimular a Atividade Neurológica e Motora – **Rodrigues**
- A Neurologia que Todo Médico Deve Saber 2ª ed. – **Nitrini**
- A Questão Ética e a Saúde Humana – **Segre**
- A Saúde Brasileira Pode Dar Certo – **Lottenberg**
- A Vida por um Fio e por Inteiro – Elias **Knobel**
- Afecções Cirúrgicas do Pescoço – **CBC Kowalski**
- Artigo Científico - do Desafio à Conquista - Enfoque em Testes e Outros Trabalhos Acadêmicos – **Victoria Secaf**
- As Lembranças que não se Apagam – Wilson Luiz **Sanvito**
- Células-tronco – **Zago**
- Cem Bilhões de Neurônios? Conceitos Fundamentais de Neurociência - 2ª ed. – Roberto **Lent**
- CEREDIC - Demências – Ricardo **Nitrini**
- Coluna: Ponto e Vírgula 7ª ed. – **Goldenberg**
- Como Ter Sucesso na Profissão Médica - Manual de Sobrevivência 4ª ed. – Mario Emmanuel **Novais**
- Cuidados Paliativos – Diretrizes, Humanização e Alívio de Sintomas – **Franklin Santana**
- Demências: Abordagem Multidisciplinar – **Caixeta**
- Depressão e Cognição – Chei **Tung Teng**
- Dicionário de Ciências Biológicas e Biomédicas – **Vilela Ferraz**
- Dicionário Médico Ilustrado Inglês-Português – **Alves**
- Dor - Manual para o Clínico – **Jacobsen Teixeira**
- Dor Crônica - Diagnóstico, Pesquisa e Tratamento – **Ivan Lemos**
- Epidemiologia 2ª ed. – **Medronho**
- Fisiopatologia Clínica do Sistema Nervoso - Fundamentos da Semiologia 2ª ed. – **Doretto**
- Gestão Estratégica de Clínicas e Hospitais – **Adriana Maria André**
- Guia de Consultório - Atendimento e Administração – **Carvalho Argolo**
- Manejo Neurointensivismo – Renato **Terzi** - AMIB
- Manual de Eletroneuromiografia, Potenciais Evocados Cerebrais – **Nobrega e Manzano**
- Manual do Clínico para o Médico Residente – **Atala – UNIFESP**
- Medicina: Olhando para o Futuro – **Protásio** Lemos **da Luz**
- Medicina, Saúde e Sociedade – **Jatene**
- Memórias Agudas e Crônicas de uma UTI – **Knobel**
- Memória, Aprendizagem e Esquecimento – Antônio Carlos de Oliveira **Corrêa**
- Miastenia Grave - Convivendo com uma Doença Imprevisível – **Acary** Souza **Bulle** Oliveira e **Beatriz Helena** de Assis de **Pereira**
- Nem Só de Ciência se Faz a Cura 2ª ed. – **Protásio da Luz**
- Neuroemergências – **Julio Cruz**
- Neurofiologia Clínica 2ª ed. – **Pinto**
- Neurologia Infantil - 5ª ed. (2 vols.) – Aron Juska **Diament** e Saul **Cypel**
- O Livro de Cefaleias – Wilson Luiz **Sanvito** e Monzilo
- O Mundo das (Minhas) Reflexões – Wilson Luiz **Sanvito**
- O que Você Precisa Saber sobre o Sistema Único de Saúde – **APM-SUS**
- Politica Públicas de Saúde Interação dos Atores Sociais – **Lopes**
- Prescrição de Medicamentos em Enfermaria – **Brandão Neto**
- Propedêutica Neurológica Básica 2ª ed. – Wilson Luiz **Sanvito**
- Série da Pesquisa à Prática Clínica - Volume Neurociência Aplicada à Prática Clínica – Alberto **Duarte** e George **Bussato**
- Série Neurologia - Diagnóstico e Tratamento - Doença de Parkinson – **Ferraz**
- Série Neurologia - Diagnóstico e Tratamento – Wilson Luiz **Sanvito**
  - Vol. 1 - Esclerose Múltipla no Brasil - Aspectos Clínicos e Terapêuticos – **Tilbery**
  - Vol. 2 - Doença de Parkinson - Prática Clínica e Terapêutica – **Ferraz**
- Série Terapia Intensiva – **Knobel**
  - Vol. 3 - Neurologia
- Série Usando a Cabeça – **Alvarez e Taub**
  - Vol. 1 - Memória
- Síndromes Neurológicas 2ª ed. – Wilson Luiz **Sanvito**
- Sono - Aspectos Profissionais e Suas Interfaces na Saúde – **Mello**
- Terapia Intensiva - Neurologia (em espanhol) – **Knobel**
- Terapias Avançadas - Células-tronco – **Morales**
- Tratado de Técnica Operatória em Neurocirurgia – **Paulo Henrique** Pires de Aguiar
- Tratamento Coadjuvante pela Hipnose – **Marlus**
- Um Guia para o Leitor de Artigos Científicos na Área da Saúde – **Marcopito Santos**

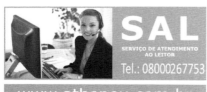
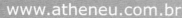

TRATADO de NEUROLOGIA INFANTIL

Editores

Marcelo Masruha Rodrigues

Luiz Celso Pereira Vilanova

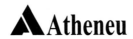

EDITORA ATHENEU

São Paulo — Rua Jesuíno Pascoal, 30
Tel.: (11) 2858-8750
Fax: (11) 2858-8766
E-mail: atheneu@atheneu.com.br

Rio de Janeiro — Rua Bambina, 74
Tel.: (21)3094-1295
Fax: (21)3094-1284
E-mail: atheneu@atheneu.com.br

Belo Horizonte — Rua Domingos Vieira, 319 — conj. 1.104

PRODUÇÃO EDITORIAL/CAPA: Equipe Atheneu
PROJETO GRÁFICO/DIAGRAMAÇÃO: Triall Editorial Ltda.
ILUSTRAÇÕES: Margarethe Baldissara

CIP-BRASIL. CATALOGAÇÃO NA PUBLICAÇÃO
SINDICATO NACIONAL DOS EDITORES DE LIVROS, RJ

M641t

Rodrigues, Marcelo Masruha
Tratado de neurologia infantil / Marcelo Masruha Rodrigues, Luiz Celso Pereira Vilanova. - 1. ed. - Rio de Janeiro : Atheneu, 2017.
: il. ; 28 cm.

Inclui bibliografia
ISBN 978-85-388-0742-1

1. Neurologia pediátrica. 2. Sistema nervoso central - Doenças - Diagnóstico. I. Vilanova, Luiz Celso Pereira. II. Título.

16-36091
CDD: 618.928
CDU: 616.8-053.2

08/09/2016   13/09/2016

RODRIGUES M. M.; VILANOVA L. C. P.
Tratado de Neurologia Infantil

© *EDITORA ATHENEU*
São Paulo, Rio de Janeiro, Belo Horizonte, 2017

Sobre os Editores

Marcelo Masruha Rodrigues

- Professor Adjunto de Neurologia Infantil da Disciplina de Neurologia Clínica do Departamento de Neurologia e Neurocirurgia da Escola Paulista de Medicina da Universidade Federal de São Paulo (EPM-Unifesp).
- Coordenador da Residência Médica em Neurologia Infantil da EPM-Unifesp.
- Pós-doutorado em Neurologia pela EPM-Unifesp.
- Orientador do Programa de Pós-graduação em Neurologia e Neurociências da EPM-Unifesp.
- Presidente da Sociedade Brasileira de Neurologia Infantil (Biênio 2014-2015).

Luiz Celso Pereira Vilanova

- Professor-associado e Chefe do Setor de Neurologia Infantil da Disciplina de Neurologia Clínica do Departamento de Neurologia e Neurocirurgia da Escola Paulista de Medicina da Universidade Federal de São Paulo (EPM-Unifesp).
- Supervisor da Residência Médica em Neurologia Infantil da EPM-Unifesp.
- Doutorado em Neurologia pela EPM-Unifesp.
- Orientador do Programa de Pós-graduação em Neurologia e Neurociências da EPM-Unifesp.
- Presidente da Sociedade Brasileira de Neurologia Infantil (Biênio 2012-2013).

Sobre os colaboradores

Alexandra Prufer de Queiroz Campos Araújo

Professora-associada de Neuropediatria do Departamento de Pediatria da Universidade Federal do Rio de Janeiro (UFRJ). Mestrado em Pediatria pela UFRJ. Doutorado em Neurologia pela Universidade Federal Fluminense (UFF). Pós-doutorado pela Universidade de Dublin, Irlanda.

Alfredo Löhr Júnior

Professor Adjunto de Neuropediatria do Departamento de Pediatria da Escola de Medicina da Pontifícia Universidade Católica do Paraná (PUC-PR).

Alulin Tácio Quadros Santos Monteiro Fonseca

Neurologista e Neurologista Infantil. Preceptor da Residência Médica em Neurologia Infantil da Escola Paulista de Medicina da Universidade Federal de São Paulo (EPM-Unifesp). Mestrado em Neurologia pela EPM-Unifesp.

Ana Beatriz Alvarez Perez

Médica Geneticista. Professora Afiliada do Departamento de Morfologia e Genética da Escola Paulista de Medicina da Universidade Federal de São Paulo (EPM-Unifesp). Coordenadora do Centro de Genética Médica da EPM-Unifesp.

Ana Carolina Coan

Professora-assistente de Neurologia Infantil do Departamento de Neurologia da Universidade Estadual de Campinas (Unicamp).

Ana Carolina Meneghin Moraes

Neurologista e Neurologista Infantil. Mestrado em Neurologia pela Escola Paulista de Medicina da Universidade Federal de São Paulo (EPM-Unifesp).

Andréa Maria Cappellano

Oncologista Pediátrica do Instituto de Oncologia Pediátrica da Escola Paulista de Medicina da Universidade Federal de São Paulo (EPM-Unifesp). Doutorado em Pediatria pela EPM-Unifesp.

Antônio José da Rocha

Professor Adjunto da Faculdade de Ciências Médicas da Santa Casa de São Paulo. Neurorradiologista do Fleury Medicina e Saúde e da Santa Casa de Misericórdia de São Paulo (SCMSP). Especialista em Neurorradiologia pela Sociedade Brasileira de Neurorradiologia Diagnóstica e Terapêutica (SBNR).

Catherine Marx

Neurologista e Neurologista Infantil. Responsável pelo Serviço de Neurologia Neonatal do Setor de Neurologia Infantil da Disciplina de Neurologia Clínica do Departamento de Neurologia e Neurocirurgia da Escola Paulista de Medicina da Universidade Federal de São Paulo (EPM-Unifesp). Preceptora da Residência Médica em Neurologia Infantil da EPM-Unifesp. Mestrado em Neurologia pela EPM-Unifesp.

Christiane Monteiro de Siqueira Campos

Neurorradiologista da Medimagem do Hospital da Beneficência Portuguesa de São Paulo. Membro Titular do Colégio Brasileiro de Radiologia (CBR). Mestre em Doenças Neurovasculares pela Universidade de Paris.

Dayane Danieli

Neurologista Infantil. Mestrado em Neurologia pela Escola Paulista de Medicina da Universidade Federal de São Paulo (EPM-Unifesp).

Edmar Zanoteli

Professor-associado da Disciplina de Neurologia Experimental do Departamento de Neurologia da Faculdade de Medicina da Universidade de São Paulo (FMUSP).

Eduardo Ferracioli Fusão

Neurologista Infantil do Hospital Joana de Gusmão, Florianópolis, SC. Residência Médica em Neurologia Infantil pela Escola Paulista de Medicina da Universidade Federal de São Paulo (EPM-Unifesp).

Ellen de Souza Siqueira

Professora Substituta da Universidade de Brasília (UnB) na área de Medicina da Criança e do Adolescente. Neurologista Infantil do Hospital da Criança de Brasília (HCB). Residência Médica em Neurologia Infantil e Mestrado em Neurologia pela Escola Paulista de Medicina da Universidade Federal de São Paulo (EPM-Unifesp).

Ellen Rocha Penna

Neurologista Infantil. Médica Colaboradora do Ambulatório de Espasticidade do Setor de Neurologia Infantil da Disciplina de Neurologia Clínica do Departamento de Neurologia e Neurocirurgia da Escola Paulista de Medicina da Universidade Federal de São Paulo (EPM-Unifesp). Preceptora da Residência Médica em Neurologia Infantil da EPM-Unifesp.

Elza Márcia Targas Yacubian

Professora Adjunta, Livre-docente da Disciplina de Neurologia Clínica do Departamento de Neurologia e Neurocirurgia da Escola Paulista de Medicina da Universidade Federal de São Paulo (EPM-Unifesp). Chefe da Unidade de Pesquisa e Tratamento das Epilepsias da EPM-Unifesp.

Enedina Maria Lobato de Oliveira

Neurologista. Chefe do Setor de Doenças Desmielinizantes da Escola Paulista de Medicina da Universidade Federal de São Paulo (EPM-Unifesp). Doutorado em Neurologia pela EPM-Unifesp.

Fabiano Moulin de Moraes

Neurologista. Preceptor da Residência Médica em Neurologia da Escola Paulista de Medicina da Universidade Federal de São Paulo (EPM-Unifesp).

Fernando Mendes Paschoal Júnior

Neurologista Especialista em Neurossonologia e Hemodinâmica Cerebral pelo Hospital das Clínicas da Faculdade de Medicina da Universidade de São Paulo (FMUSP). Chefe da Seção de Neurologia Clínica do Hospital da Aeronáutica de Belém, PA. Doutor em Neurologia pelo Departamento de Neurologia e Neurocirurgia da Universidade de São Paulo (USP).

Flávio Rodrigues de Santana

Neurologista Infantil do Hospital Universitário Prof. Alberto Antunes, da Universidade Federal de Alagoas (UFAL). Residência Médica em Neurologia Infantil na Escola Paulista de Medicina da Universidade Federal de São Paulo (EPM-Unifesp).

Gustavo Novelino Simão

Médico Assistente do Setor de Neurorradiologia do Hospital das Clínicas da Faculdade de Medicina de Ribeirão Preto – Universidade de São Paulo (FMRP-USP). Médico Radiologista da CEDIRP (Central de Diagnóstico Ribeirão Preto). Membro Titular do Colégio Brasileiro de Radiologia e Diagnóstico por Imagem (CBR).

Igor de Assis Franco

Neurologista e Neurologista Infantil. Preceptor da Residência Médica em Neurologia Infantil da Escola Paulista de Medicina da Universidade Federal de São Paulo (EPM-Unifesp). Mestrado em Neurologia pela EPM-Unifesp.

Jaime Lin

Professor de Neurologia Infantil da Universidade do Sul de Santa Catarina (UNISUL). Presidente do Departamento Científico de Neuropediatria da Sociedade Catarinense de Pediatria. Membro do Departamento Científico da Sociedade Brasileira de Neurologia Infantil (SBNI). Residência Médica em Neurologia Infantil e Mestrado em Neurologia pela Escola Paulista de Medicina da Universidade Federal de São Paulo (EPM-Unifesp).

Joelma Karin Sagica Fernandes Paschoal

Professora Adjunta de Neurologia Infantil do Departamento de Pediatria da Universidade Federal do Pará (UFP). Residência Médica em Neurologia Infantil e Doutorado em Neurologia pela Escola Paulista de Medicina da Universidade Federal de São Paulo (EPM-Unifesp).

José Luiz Pedroso

Professor Afiliado da Disciplina de Neurologia Clínica do Departamento de Neurologia e Neurocirurgia da Escola Paulista de Medicina da Universidade Federal de São Paulo (EPM-Unifesp). Vice-coordenador do Setor de Neurologia Geral e Ataxias da EPM-Unifesp. Doutorado em Neurologia pela EPM-Unifesp.

Juliana Gurgel Giannetti

Pediatra e Neuropediatra. Professora-associada do Departamento de Pediatria da Universidade Federal de Minas Gerais (UFMG). Coordenadora do Setor e da Residência Médica em Neuropediatria do Hospital das Clínicas da Universidade Federal de Minas Gerais (HC-UFMG). Coordenadora do Ambulatório e Laboratório de Doenças Neuromusculares do HC-UFMG. Doutorado em Neurologia pela Universidade de São Paulo (USP) e Pós-doutorado em Neurologia pela Columbia University, New York, USA.

Juliana Silva de Almeida Magalhães

Neurologista Infantil. Mestrado em Neurologia pela Escola Paulista de Medicina da Universidade Federal de São Paulo (EPM-Unifesp).

Laura Silveira Moriyama

Professora do Programa de Pós-graduação em Medicina da Universidade Nove de Julho (UniNove). Honorary Senior Research Associate, UCL Institute of Neurology – London, UK. Professora Colaboradora do Departamento de Neurologia da Universidade Estadual de Campinas (Unicamp). Médica Colaboradora do Departamento de Neurologia da Universidade de São Paulo (USP).

Lázaro Luís Faria do Amaral

Chefe do Departamento de Neurorradiologia da Medimagem do Hospital da Beneficência Portuguesa de São Paulo e Hospital São José, SP. Chefe do Departamento de Neurorradiologia da Telemedimagem do Hospital Santa Catarina, SP. Neurorradiologista pela Sociedade Brasileira de Neurologia e Radiologia (SBNR) pelo Colégio Brasileiro de Radiologia e Diagnóstico por Imagem (CBR). Neurorradiologista pela Universidade do Oregon, Portland, USA.

Lucas Victor Alves

Professor da Faculdade Pernambucana de Saúde do Instituto de Medicina Integral Professor Fernando Figueira (IMIP). Neurologista Infantil do IMIP e do Hospital das Clínicas da Universidade Federal de Pernambuco (HC-UFPE). Residência Médica em Neurologia Infantil e Mestrado em Neurologia pela Escola Paulista de Medicina da Universidade Federal de São Paulo (EPM-Unifesp).

Lúcia Helena Costa Mercuri

Fisiatra. Médica Assistente da Disciplina de Fisiatria da Escola Paulista de Medicina da Universidade Federal de São Paulo (EPM-Unifesp). Especialista em Neurorreabilitação e Tratamento dos Distúrbios de Movimento.

Lúcia Helena Coutinho dos Santos (*in memoriam*)

Professora Adjunta de Neurologia Infantil do Departamento de Pediatria da Universidade Federal do Paraná (UFPR).

Luciane Bizari Coin de Carvalho

Coordenadora do Ambulatório de Neuro-sono da Disciplina de Neurologia Clínica do Departamento de Neurologia e Neurocirurgia da Escola Paulista de Medicina da Universidade Federal de São Paulo (EPM-Unifesp). Doutorado em Psicologia pela Universidade de São Paulo (USP). Pós-doutorado em Distúrbios do Sono pela EPM-Unifesp. *Fellowship* no Laboratório de Sono do Children´s National Medical Center em Washington – DC, USA.

Lucila Bizari Fernandes do Prado

Coordenadora do Laboratório de Sono de Pesquisa e do Setor de Neuro-sono da Disciplina de Neurologia Clínica do Departamento de Neurologia e Neurocirurgia da Escola Paulista de Medicina da Universidade Federal de São Paulo (EPM-Unifesp). Título de Especialista em Pediatria, Medicina do Sono e Neurofisiologia Clínica (Polissonografia) pela Associação Médica Brasileira (AMB). Doutorado em Ciências da Saúde pela EPM-Unifesp. *Fellowship* em Medicina do Sono em Crianças na Johns Hopkins Medical Institutions – Baltimore, USA.

Luís Garcia Alonso

Médico Geneticista. Professor-associado e Livre-docente do Departamento de Morfologia e Genética da Escola Paulista de Medicina da Universidade Federal de São Paulo (EPM-Unifesp). Presidente do Departamento de Genética Médica da Associação Paulista de Medicina (APM).

Luiz Celso Pereira Vilanova

Professor-associado e Chefe do Setor de Neurologia Infantil da Disciplina de Neurologia Clínica do Departamento de Neurologia e Neurocirurgia da Escola Paulista de Medicina da Universidade Federal de São Paulo (EPM-Unifesp). Supervisor da Residência Médica em Neurologia Infantil da EPM-Unifesp. Doutorado em Neurologia pela EPM-Unifesp. Orientador do Programa de Pós-graduação em Neurologia e Neurociências da EPM-Unifesp. Presidente da Sociedade Brasileira de Neurologia Infantil (biênio 2012-2013).

Mara Lúcia Schmitz Ferreira Santos

Neurologista Infantil. Preceptora Responsável pela Residência Médica em Neurologia Infantil do Hospital Pequeno Príncipe – Curitiba, PR.

Marcela Amaral Avelino

Neurologista e Neurologista Infantil. Preceptora da Residência Médica em Neurologia Infantil da Escola Paulista de Medicina da Universidade Federal de São Paulo (EPM-Unifesp). Chefe do Serviço de Neurologia Infantil do Hospital do Servidor Público Estadual de São Paulo (HSPE) – Instituto de Assistência Médica ao Servidor Público Estadual. Mestrado em Neurologia pela EPM-Unifesp.

Marcelo de Melo Aragão

Neurologista e Neurologista Infantil. Chefe de Plantão do Pronto-socorro de Neurologia Clínica da Escola Paulista de Medicina da Universidade Federal de São Paulo (EPM-Unifesp). Preceptor da Residência Médica em Neurologia Infantil da EPM-Unifesp. Neurologista Infantil do Instituto de Oncologia Pediátrica da EPM-Unifesp. Mestrado em Neurologia pela EPM-Unifesp.

Marcelo Masruha Rodrigues

Professor Adjunto de Neurologia Infantil da Disciplina de Neurologia Clínica do Departamento de Neurologia e Neurocirurgia da Escola Paulista de Medicina da Universidade Federal de São Paulo (EPM-Unifesp). Coordenador da Residência Médica em Neurologia Infantil da EPM-Unifesp. Pós-doutorado em Neurologia pela EPM-Unifesp. Orientador do Programa de Pós-graduação em Neurologia e Neurociências da EPM-Unifesp. Presidente da Sociedade Brasileira de Neurologia Infantil (SBNI) (biênio 2014-2015).

Marco Antônio Arruda

Neurologista Infantil. Doutor em Neurologia pela Universidade de São Paulo (USP). Membro do Comitê de Cefaleias na Infância da International Headache Society. Diretor do Instituto Glia – Ribeirão Preto, SP.

Marcondes Cavalcante França Júnior

Professor-assistente do Departamento de Neurologia da Universidade Estadual de Campinas (Unicamp). Pós-doutorado em Neurologia pela Unicamp.

Marcos Rosa Júnior

Professor Adjunto de Radiologia e Diagnóstico por Imagem da Universidade Federal do Espírito Santo (UFES).

Maria Augusta Montenegro

Professora-assistente de Neurologia Infantil do Departamento de Neurologia da Universidade Estadual de Campinas (Unicamp).

Maria Teresa de Sande e Lemos Ramos Ascensão Terreri

Professora Adjunta do Departamento de Pediatria e Responsável pelo Setor de Reumatologia Pediátrica da Escola Paulista de Medicina da Universidade Federal de São Paulo (EPM-Unifesp).

Mariana Braatz Krueger

Neurologista Infantil. Mestrado em Neurologia pela Escola Paulista de Medicina da Universidade Federal de São Paulo (EPM-Unifesp).

Marilisa Mantovani Guerreiro

Professora Titular de Neurologia Infantil do Departamento de Neurologia da Universidade Estadual de Campinas (Unicamp).

Mário Luiz Ribeiro Monteiro

Professor-associado, Livre-docente da Disciplina de Oftalmologia da Faculdade de Medicina da Universidade de São Paulo (FMUSP). Coordenador do Programa de Pós-graduação em Oftalmologia da FMUSP.

Mayara Cantalice Vogel da Silva

Neurologista Infantil. Mestrado em Neurologia pela Escola Paulista de Medicina da Universidade Federal de São Paulo (EPM-Unifesp).

Murilo Gimenes Rodrigues

Professor Adjunto de Neurologia Infantil do Departamento de Pediatria da Universidade Federal do Espírito Santo (UFES). Chefe do Serviço de Neuroinfecções do Hospital Infantil Nossa Senhora da Glória (Vitória – ES), (1972 a 2008). Doutorado em Neurologia pela Escola Paulista de Medicina da Universidade Federal de São Paulo (EPM-Unifesp).

Nasjla Saba da Silva

Oncologista Pediátrica e Chefe do Setor de Neuro-oncologia Pediátrica do Instituto de Oncologia Pediátrica da Escola Paulista de Medicina da Universidade Federal de São Paulo (EPM-Unifesp).

Orlando Graziani Povoas Barsottini

Professor Adjunto Livre-docente da Disciplina de Neurologia Clínica do Departamento de Neurologia e Neurocirurgia da Escola Paulista de Medicina da Universidade Federal de São Paulo (EPM-Unifesp). Coordenador do Setor de Neurologia Geral e Ataxias da EPM-Unifesp. Coordenador da Residência Médica em Neurologia da EPM-Unifesp.

Paulo Breno Noronha Liberalesso

Médico do Departamento de Neurologia Infantil do Hospital Pequeno Príncipe – Curitiba, PR. Pós-graduação em Eletroencefalografia na Escola Paulista de Medicina da Universidade Federal de São Paulo (EPM-Unifesp). Mestre em Neurociências pela Unifesp-EPM. Doutor em Distúrbios da Comunicação pela Universidade Tuiuti do Paraná (UTP).

Renato Hoffmann Nunes

Neurorradiologista do Fleury Medicina e Saúde e da Santa Casa de Misericórdia de São Paulo (SCMSP). Coordenador da Residência Médica em Radiologia e Diagnóstico por Imagem da SCMSP. Especialista em Neurorradiologia pela Sociedade Brasileira de Neuroradiologia Diagnóstica e Terapêutica (SBNR) e Membro Titular do Centro Brasileiro de Radiologia e Diagnóstico por Imagem (CBR). *Research Fellow* em Neurorradiologia na University of North Carolina at Chapel Hill, USA.

Ricardo Silva Pinho

Neurologista e Neurologista Infantil. Preceptor-chefe da Residência Médica em Neurologia Infantil da Escola Paulista de Medicina da Universidade Federal de São Paulo (EPM-Unifesp). Neurologista Infantil do Instituto de Oncologia Pediátrica da EPM-Unifesp. Mestrado e Doutorado em Neurologia pela EPM-Unifesp.

Sergio Antonio Antoniuk

Professor Adjunto de Neurologia Infantil do Departamento de Pediatria da Universidade Federal do Paraná (UFPR). Coordenador do Centro de Neuropediatria do Hospital das Clínicas de Curitiba.

Ubirajara de Oliveira Barroso Júnior

Professor Adjunto Livre-docente e Chefe da Disciplina de Urologia do Departamento de Cirurgia da Universidade Federal da Bahia. Professor Adjunto da Escola Bahiana de Medicina (Bahiana). *Fellowship* em Urologia Pediátrica no Children's Hospital of Michigan – Wayne State University – Detroit, Michigan, USA. Doutorado em Urologia pela Escola Paulista de Medicina da Universidade Federal de São Paulo (EPM-Unifesp).

Umbertina Conti Reed

Professora Titular da Disciplina de Neurologia Infantil do Departamento de Neurologia da Faculdade de Medicina da Universidade de São Paulo (FMUSP).

Victor Hugo Rocha Marussi

Neurorradiologista da Medimagem do Hospital da Beneficência Portuguesa e Hospital Santa Catarina, SP. Membro Titular do Centro Brasileiro de Radiologia e Diagnóstico por Imagem (CBR). Especialista em Neurorradiologia Diagnóstica pela Sociedade Brasileira de Neuroradiologia Diagnóstica e Terapêutica (SBNR).

Dedicatória

À minha esposa Taís. Este livro não seria possível sem o seu amor, carinho e compreensão.
Aos meus filhos Pedro, Lucas e Felipe. Vocês são a realização mais importante de minha vida.
Aos meus pais, Murilo e Valéria, por seu exemplo de trabalho, honestidade e retidão moral.
Aos meus professores de neurologia infantil: Murilo Gimenes Rodrigues e Luiz Celso Pereira Vilanova.
A todos os amigos que se especializaram em Neurologia Infantil na Escola Paulista de Medicina.
Aos colegas da Disciplina de Neurologia Clínica da Escola Paulista de Medicina –
Universidade Federal de São Paulo.

Marcelo Masruha Rodrigues

Aos meus grandes mestres na Ciência Neurológica: Prof. Raymundo Manno Vieira,
Prof. Geraldo Camargo Lima e Prof. Antônio Branco Lefèvre.
À minha esposa Maria Lucia, por me acompanhar, compartilhar e me dar a
tranquilidade de poder executar todos os meus desafios pessoais e profissionais.
Aos meus filhos Tatiana, Viviane, Rodrigo e Luiz Gustavo, por compreenderem
minha ausência em muitos momentos em prol da Neurologia e comprovarem a
cada dia que o amor e a família são alicerces fundamentais para qualquer projeto na vida.
Aos meus queridos netos Maria Eduarda, Beatriz, Sophia, Felipe, João Pedro e
João Guilherme, por me mostrarem a cada dia os encantos, as
belezas e os mistérios da vida em cada idade.
Aos colegas da Escola Paulista de Medicina e, em especial, os da
Disciplina de Neurologia Clínica da UNIFESP.
Aos colegas do Setor de Neurologia Infantil da UNIFESP e ao amigo Marcelo,
coautor desta obra, que demonstraram que o Nós é sempre mais forte do que o Eu.

Luiz Celso Pereira Vilanova

Prefácio

As doenças do sistema nervoso nas crianças e adolescentes têm um grande impacto em suas vidas e nas de seus familiares e, provavelmente, quando analisadas em conjunto, são as mais disruptivas de todas as doenças pediátricas. Assim, não deixa de ser curioso o fato de que os primeiros textos mencionando o comprometimento do sistema nervoso de crianças tenham surgido há menos de 200 anos. Um dos motivos, talvez, seja a importância secundária dada às crianças ao longo da história, o que sem dúvida modificou-se de maneira importante ao longo do século XX. Foi também nesse período – e sobretudo nas suas últimas três décadas – que uma verdadeira revolução ocorreu na medicina e, em particular, na neurologia, graças à incorporação de novas tecnologias, como a imagem por ressonância magnética e as técnicas de genética molecular.

Todos esses fatores culminaram com uma rápida e surpreendente transformação da Neurologia Infantil. Centenas de novas doenças foram descritas, e inúmeras outras tiveram o seu mecanismo elucidado. Foram estabelecidas novas classificações, baseadas em características de neuroimagem e na genética. O volume de informações aumentou de forma impressionante e continua crescendo em ritmo exponencial. Uma nova e poderosa ferramenta, o sequenciamento de DNA de nova geração, que permite a análise de todo o genoma, começa a se tornar acessível na prática clínica. Novas modalidades terapêuticas começam a surgir, como por exemplo, as terapias gênicas, o que nos enche de esperança e nos dá a consciência de que somos atores e espectadores privilegiados dessa história de transformação.

É nesse cenário de mudanças rápidas e muito significativas que resolvemos publicar este livro. Sua principal proposta é a de promover o diagnóstico correto e tratamento adequado para as doenças neurológicas da criança e do adolescente. Ele representa a reafirmação de uma das missões do Setor de Neurologia Infantil da Escola Paulista de Medicina, que formou mais de uma centena de especialistas ao longo dos últimos 30 anos – a de disseminar o conhecimento.

O livro foi dividido em três grandes seções. A primeira trata do estudo e da aplicação da propedêutica neurológica. A segunda aborda as manifestações cardinais das doenças neurológicas. Assim, nos capítulos que compõem essa seção, são enfatizados a análise dos sinais e sintomas, bem como o estabelecimento dos diagnósticos diferenciais. A terceira seção aborda as principais síndromes e doenças neurológicas incidentes na faixa etária pediátrica. Grandes grupos de doenças que, por si só, poderiam ser o tema de livros inteiramente dedicados a elas, são descritos mantendo-se a perspectiva de um livro geral de neurologia infantil.

Pela complexidade dos temas, foi essencial a participação de vários colaboradores, todos eles dotados de profunda formação em neurologia e neurologia infantil, e que exercem a medicina no seu dia a dia, um diferencial muito grande para quem propõe a transmissão do conhecimento. Renomados médicos e professores de diversas instituições dedicaram seu valioso tempo à conclusão desta obra. A eles, nossos mais sinceros agradecimentos. Em especial, gostaríamos de homenagear a professora Lúcia Helena Coutinho dos Santos que, mesmo já sabendo de sua doença e de seu prognóstico, concordou em escrever o capítulo sobre paralisia cerebral. Ela, uma das maiores especialistas brasileiras nesse tema, nos deixou prematuramente em outubro de 2015.

Realisticamente, temos que aceitar que erros não intencionais ocorreram, e nos desculpamos por tais situações. Seria algo muito bem vindo se esses fossem trazidos à nossa atenção, junto de comentários e sugestões para a melhora de futuras edições e reimpressões.

Agradecemos o empenho e competência da equipe da Editora Atheneu, sobretudo de seu Diretor Médico, o Dr. Paulo Rzezinski, e à equipe da Triall Editorial, em especial a Andrea Del Arco Esposito. Agradecemos a todos os colegas da Disciplina de Neurologia Clínica da Escola Paulista de Medicina – Universidade Federal de São Paulo, que generosamente colaboraram para esta realização. Esperamos que esta singela contribuição se mostre à altura da Escola Neurológica de Paulino Watt Longo, e da sua história de comprometimento com o ensino da neurologia.

São Paulo, outubro de 2016

Marcelo Masruha Rodrigues
Luiz Celso Pereira Vilanova

Sumário

Seção 1
INTRODUÇÃO 1

CAPÍTULO 1 Propedêutica Neurológica 3
- Marcelo Masruha Rodrigues
- Murilo Gimenes Rodrigues
- Luiz Celso Pereira Vilanova

Seção 2
MANIFESTAÇÕES CARDINAIS DAS DOENÇAS NEUROLÓGICAS 33

CAPÍTULO 2 Alterações da Consciência 35
- Marcelo de Melo Aragão
- Marcelo Masruha Rodrigues

CAPÍTULO 3 Crises Epilépticas e o Estado de Mal Epiléptico 51
- Ana Carolina Coan
- Maria Augusta Montenegro
- Marilisa Mantovani Guerreiro

CAPÍTULO 4 Atraso e Regressão do Desenvolvimento 67
- Mayara Cantalice Vogel da Silva
- Mara Lúcia Schmitz Ferreira Santos
- Marcelo Masruha Rodrigues

CAPÍTULO 5 Fraqueza Muscular e a Síndrome do Lactente Hipotônico 75
- Ana Carolina Meneghin Moraes
- Juliana Gurgel Giannetti

CAPÍTULO 6 Ataxia 107
- José Luiz Pedroso
- Orlando Graziani Povoas Barsottini

Tratado de Neurologia Infantil

CAPÍTULO 7 Distúrbios Sensitivos e Autonômicos 125
- Juliana Silva de Almeida Magalhães
- Fabiano Moulin de Moraes
- Ubirajara de Oliveira Barroso Júnior
- Alexandra Prufer de Queiroz Campos Araújo

CAPÍTULO 8 Distúrbios dos Nervos Cranianos e do Sistema Visual 151
- Mariana Braatz Krueger
- Mário Luiz Ribeiro Monteiro
- Sergio Antonio Antoniuk

CAPÍTULO 9 Alterações do Volume e da Forma do Crânio 201
- Igor de Assis Franco
- Marcelo Masruha Rodrigues

Seção 3
DOENÇAS E SÍNDROMES NEUROLÓGICAS   233

CAPÍTULO 10 Doenças Neurológicas do Período Neonatal 235
- Dayane Danieli
- Marcos Rosa Júnior
- Catherine Marx

CAPÍTULO 11 Malformações do Sistema Nervoso Central 281
- Lucas Victor Alves
- Renato Hoffmann Nunes

CAPÍTULO 12 Paralisia Cerebral 343
- Ellen Rocha Penna
- Lúcia Helena Costa Mercuri
- Lúcia Helena Coutinho dos Santos (*in memoriam*)

CAPÍTULO 13 Transtornos do Neurodesenvolvimento 371
- Eduardo Ferracioli Fusão
- Luiz Celso Pereira Vilanova

CAPÍTULO 14 Epilepsias e Síndromes Epilépticas 417
- Elza Márcia Targas Yacubian

Sumário

CAPÍTULO 15 Cefaleias 443
- Marco Antônio Arruda
- Marcelo Masruha Rodrigues

CAPÍTULO 16 Distúrbios do Sono.. 469
- Luciane Bizari Coin de Carvalho
- Lucila Bizari Fernandes do Prado

CAPÍTULO 17 Distúrbios do Movimento 493
- Laura Silveira Moriyama
- Marcelo Masruha Rodrigues

CAPÍTULO 18 Anomalias Cromossômicas e Síndromes de Genes Contíguos 545
- Ana Beatriz Alvarez Perez
- Luís Garcia Alonso

CAPÍTULO 19 Erros Inatos do Metabolismo.. 567
- Jaime Lin
- Gustavo Novelino Simão
- Marcelo Masruha Rodrigues

CAPÍTULO 20 Doenças Degenerativas 747
- Flávio Rodrigues de Santana
- Marcondes Cavalcante França Júnior

CAPÍTULO 21 Doenças Infecciosas 761
- Marcela Amaral Avelino
- Antônio José da Rocha
- Murilo Gimenes Rodrigues

CAPÍTULO 22 Doenças Inflamatórias Não Infecciosas 833
- Ellen de Souza Siqueira
- Enedina Maria Lobato de Oliveira
- Maria Teresa de Sande e Lemos Ramos Ascenção Terreri
- Antônio José da Rocha

CAPÍTULO 23 Síndromes Neurocutâneas... 879
- Paulo Breno Noronha Liberalesso
- Alfredo Löhr Júnior

xix

Tratado de Neurologia Infantil

CAPÍTULO 24   Neoplasia 901
- Ricardo Silva Pinho
- Andréa Maria Cappellano
- Nasjla Saba da Silva

CAPÍTULO 25   Doenças Vasculares 943
- Joelma Karin Sagica Fernandes Paschoal
- Fernando Mendes Paschoal Júnior
- Lázaro Luís Faria do Amaral
- Christiane Monteiro de Siqueira Campos

CAPÍTULO 26   Traumatismo Cranioencefálico e Raquimedular 969
- Marcelo de Melo Aragão
- Marcelo Masruha Rodrigues

CAPÍTULO 27   Doenças Neuromusculares 991
- Alulin Tácio Quadros Santos Monteiro Fonseca
- Edmar Zanoteli
- Umbertina Conti Reed

CAPÍTULO 28   Manifestações Neurológicas de Doenças Sistêmicas 1039
- Igor de Assis Franco
- Marcelo de Melo Aragão
- Vitor Hugo Rocha Marussi
- Jaime Lin

Índice Remissivo 1209

Seção 1

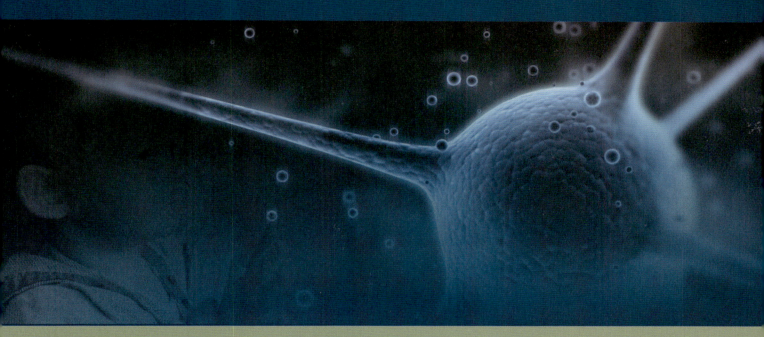

INTRODUÇÃO

capítulo 1

▸ Marcelo Masruha Rodrigues
▸ Murilo Gimenes Rodrigues
▸ Luiz Celso Pereira Vilanova

Propedêutica Neurológica

Os avanços tecnológicos espetaculares ocorridos nas últimas décadas revolucionaram a medicina. Na neurologia, em particular, houve um aumento impressionante do número de diagnósticos possíveis, sobretudo a partir das modernas técnicas de neuroimagem e da genética molecular. Todavia, nenhum método subsidiário é mais importante do que o exame clínico. Assim, nunca é demais lembrar que os exames complementares, quando necessários, devem sempre ter a sua solicitação guiada pela avaliação criteriosa dos dados clínicos.

Frequentemente, médicos que tomam a atitude "vamos solicitar uma ressonância e um eletroencefalograma e depois dar uma olhada na criança" são surpreendidos por resultados normais ou completamente conflitantes com o quadro clínico do paciente. Isso leva à despersonalização da medicina, à escalada dos custos com exames complementares e passa a falsa impressão para o não especialista de que os problemas neurológicos são demasiadamente complexos.[1]

Por esses motivos, fizemos questão de incluir neste livro um capítulo sobre propedêutica neurológica. Entretanto, o mesmo foi escrito tendo em mente o pediatra e o neurologista geral. Este último poderá se interessar, principalmente, pelas seções sobre o exame neurológico do recém-nascido e pelo exame neurológico evolutivo. Para aquele que desejar se aprofundar no tema, recomendamos o livro *Neurological Examination of Children*, de R. S. Paine e T. E. Oppe.[2]

■ MÉTODO NEUROLÓGICO

Diante de um paciente com suspeita de comprometimento neurológico, o médico deverá avaliar as funções do sistema nervoso, tentando responder às seguintes perguntas:[3]

1. Existe disfunção do sistema nervoso?

2. Onde está localizada a lesão ou onde estão localizadas as lesões?
3. Quais as prováveis causas do processo mórbido?

Qualquer tentativa de abreviar o processo para se chegar à resposta da terceira pergunta poderá ocasionar um resultado insatisfatório. Ao contrário, se essa abordagem sistematizada (Figura 1.1) for seguida, exames complementares desnecessários serão evitados e o resultado desejado será alcançado com mais facilidade.

■ ANAMNESE

Uma anamnese completa e precisa representa a etapa mais importante da avaliação neurológica.[4, 5] Os seguintes aspectos da história devem ser enfatizados:

- A forma de instalação da doença – súbita, rápida (porém não súbita) ou insidiosa.
- A evolução da enfermidade (estática, remitente-recorrente ou progressiva; neste último caso, averiguar se a progressão se deu de maneira rápida ou lenta e, ainda, se há períodos de exacerbação).
- História gestacional e revisão dos eventos perinatais. Como regra, uma criança que teve um período neonatal sem complicações não apresentou asfixia perinatal relevante, mesmo que tenha apresentado uma nota de Apgar baixa ou tenha história de líquido amniótico meconial.[1]
- Revisão do desenvolvimento neurológico.
- História familiar.

■ EXAME FÍSICO GERAL E DOS DEMAIS APARELHOS E SISTEMAS

Antes de se proceder ao exame neurológico, o exame físico geral e dos demais aparelhos e sistemas deverá ser realizado, sendo que sua execução será direcionada pelas informações obtidas durante a anam-

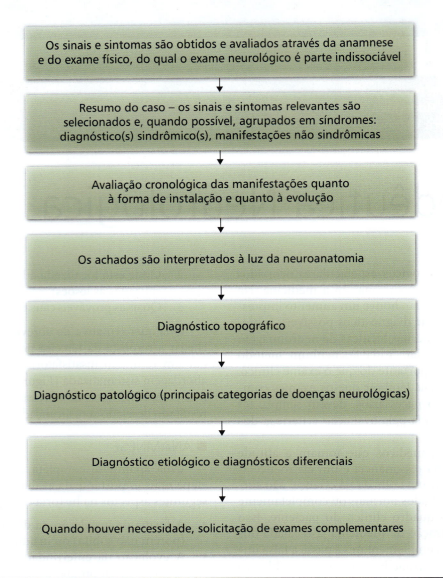

Figura 1.1 O método neurológico.

nese. Por exemplo, em um adolescente com história de episódios recorrentes de perda súbita de consciência, o exame do aparelho cardiovascular deverá ser minucioso, podendo inclusive ser mais importante para o diagnóstico que o exame neurológico.[6]

A criança pequena deverá ser despida por seus cuidadores, preferencialmente com o médico ausente ou enquanto a anamnese ainda é completada. Peso, estatura e pressão arterial deverão ser sempre registrados.

O examinador deverá notar o aspecto geral da criança, em particular a configuração facial e a presença de qualquer característica dismórfica. A presença de um odor corporal não usual pode ser uma pista para a identificação de um distúrbio metabólico. Lesões cutâneas, tais como manchas café com leite, hemangiomas e áreas de despigmentação podem ser fundamentais para a caracterização de uma síndrome neurocutânea.

No exame do crânio, devem ser apreciados dimensões, forma, consistência e estado das suturas e fontanelas.[7] A técnica para aferir o perímetro cefálico consiste em dispor a fita métrica bem esticada, passando pelas partes mais salientes do frontal e do occipital, o que em situações normais corresponde à glabela e ao occipício, respectivamente (Figura 1.2).

A circunferência da cabeça ao nascer é, em média, de 34 cm em meninas e de 35 cm em meninos. No primeiro ano de vida, o crânio cresce 12 cm (2 cm por mês no primeiro trimestre; 1 cm por mês no segundo trimestre; 0,5 cm por mês no segundo semestre). Os resultados sucessivos das medidas do perímetro cefá-

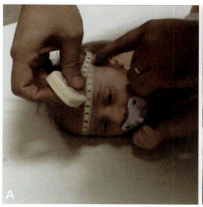 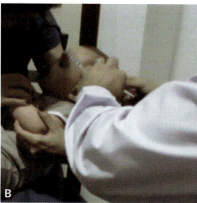 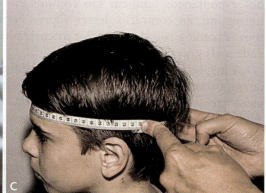

Figura 1.2 Técnica de aferição do perímetro cefálico no recém-nascido (A), no lactente (B) e no pré-escolar (C). Observe que no lactente a aferição é mais bem realizada no colo de um cuidador, o que também se aplica a crianças não colaborativas.

lico devem ser marcados em gráficos apropriados (ver Figuras 9.2 e 9.3).

Considera-se alterada a medida que se encontra abaixo de 2 desvios-padrão – DP (percentil 2,5) ou acima de 2 DP (percentil 97,5), ou quando há fuga significativa do canal de crescimento do crânio, para mais ou para menos. O aumento do volume do crânio (macrocefalia) e a diminuição do volume do crânio (microcefalia) podem ser observados em várias circunstâncias, daí a importância de acompanhar com atenção o crescimento da cabeça no primeiro triênio de vida e, em particular, no primeiro ano.

É de grande interesse, principalmente nos primeiros anos de vida, a palpação sistemática do crânio. Aplicam-se ambas as mãos, uma de cada lado da cabeça, com os polegares apoiados sobre a região frontal. Com os demais dedos, o examinador exerce leve pressão sobre o occipital e depois sobre os parietais, verificando sua consistência.

Em geral, o crânio está bem ossificado desde o nascimento. No recém-nascido, porém, percebem-se às vezes pequenas áreas moles, arredondadas ou elípticas nos parietais e ao longo da sutura sagital, particularmente em sua porção posterior. A seu nível, o crânio deixa-se deprimir sob a pressão do dedo, produzindo leve crepitação. Essa *craniotabes* fisiológica não tarda a desaparecer espontaneamente. *Craniotabes adquirida* é, em geral, a manifestação mais precoce do raquitismo, frequentemente já aparecendo no fim do primeiro trimestre. Consiste em zonas de amolecimento, localizadas no occipital e mais raramente nos parietais, de dimensões variadas e, via de regra, pequenas e múltiplas. Nas craniossinostoses, a palpação da sutura acometida pelo fechamento precoce pode revelar a presença de uma crista óssea.[7]

A época do fechamento da fontanela anterior varia muito no estado normal, oscilando entre 6 e 18 meses. Fechamento prematuro, antes dos 6 meses, verifica-se em algumas crianças normais. O fato não deve causar preocupação se o crescimento do crânio se realizar normalmente. Atraso do fechamento, após os 18 meses, observa-se no raquitismo, hipotireoidismo, sífilis congênita, síndromes genéticas (incluindo a síndrome de Down), hidrocefalia e certas osteopatias, por exemplo, a osteogênese imperfeita.

Abaulamento acentuado da fontanela acompanha a hipertensão intracraniana. No recém-nascido levanta, antes de tudo, a hipótese de hemorragia intracraniana e nota-se mais raramente nas meningites e em situações que cursam com edema cerebral grave. Em qualquer idade, o abaulamento da fontanela é observado durante crises epilépticas, meningites, coleções subdurais, encefalites, trombose de seios venosos, hemorragia intracraniana, hidrocefalia, neoplasias intracranianas e hipervitaminose A.

A percussão digital do crânio, ao nível dos temporais e parietais, resulta, nos casos de hipertensão intracraniana com disjunção de suturas, em um som timpânico levemente metálico (sinal de Macewen ou sinal do pote rachado).

Sempre que houver suspeita de malformação vascular intracraniana, há indicação de se proceder à ausculta do crânio. Com a criança em posição ereta, utiliza-se da campânula do estetoscópio, aplicada em seis pontos padronizados: globos oculares, fossas temporais, regiões mastoideas ou retroauriculares. Em todos os pontos, a condução de um sopro cardíaco pode ser auscultada. Além disso, sopros intracranianos espontâneos também são comuns em crianças. Entretanto, ao contrário desses sopros benignos, os sopros patológicos são de maior intensidade e tonalidade mais grave.

A inspeção da coluna vertebral também é de grande importância, averiguando-se a presença de desvios patológicos. Os processos espinhosos das vértebras devem ser palpados na tentativa de se perceber uma possível malformação ou para a detecção de pontos dolorosos, por exemplo, nas espondilodiscites. A pele sobre a coluna vertebral deve ser cuidadosamente observada, pois alterações cutâneas nessa região estão presentes em grande parte dos casos de disrafismos espinhais ocultos (Figura 1.3).

■ EXAME NEUROLÓGICO

O exame neurológico também deve ser guiado pelas informações obtidas durante a anamnese e pelo bom senso. Deve ser registrado de maneira relativamente uniforme, de forma a evitar omissões e facilitar a análise subsequente dos registros (Tabela 1.1).[8]

Entretanto, durante a sua execução, há necessidade de se flexibilizar a ordem das provas, pois em crianças pequenas quase nunca será possível seguir item por item do roteiro tradicional. Deve-se, muitas vezes, aproveitar as oportunidades oferecidas para a pesquisa de um ou outro sinal, em face da disposição momentânea do paciente. Assim como muitos outros colegas de especialidade,[1] nós também preferimos não usar avental branco, pois, em nossa opinião, isso diminui o medo das crianças pequenas ao serem examinadas.

Durante a execução do exame neurológico de uma criança, é fundamental que o médico mantenha em perspectiva o fato de que se está examinando um paciente com o sistema nervoso em desenvolvimento, o que implica reconhecer que determinadas respostas serão variáveis, na dependência de sua maturidade.

Estado mental e funções corticais superiores

O exame deve começar pela observação da atividade espontânea da criança, sem qualquer intervenção do examinador. Essa é uma etapa fundamental e frequentemente negligenciada, cuja ênfase deve ser dada à obser-

Tabela 1.1 Organização do exame neurológico tradicional.[8]

Estado mental e funções corticais superiores
Motricidade
• Estática • Marcha • Amplitude e velocidade dos movimentos voluntários • Força • Tônus • Coordenação • Posturas e movimentos involuntários
Sensibilidade
Reflexos
Reações primitivas
Nervos cranianos
Trofismo e funções neurovegetativas
Sinais meningorradiculares

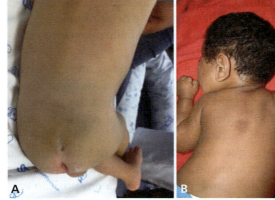
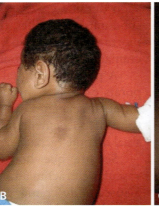
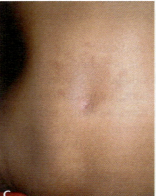
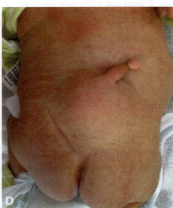

Figura 1.3 Exemplos de alterações cutâneas sobre a coluna vertebral. (A) Seio dérmico sacrococcígeo em lactente com disrafismo espinal oculto e meningites de repetição por *Escherichia coli*. (B) e (C) Seio dérmico torácico circundado por área de hiperpigmentação em paciente com tumor epidermoide. (D) Apêndice caudal em criança com lipomeningocele oculta.

vação de suas capacidades de comunicação (verbal e não verbal) e de atenção.[4] Além disso, pode ser suficiente para mostrar se ela se mantém alerta, calma e bem-humorada ou se o sensório está mais ou menos alterado.

Itens que, a rigor, não fazem parte do exame do estado mental, também podem ser apreciados nessa etapa, como a atitude condicionada pela doença, a existência de déficit motores localizados, de movimentos involuntários, enfim, um grande número de informações.[9] Brincar e conversar com a criança é uma das melhores formas de avaliar as funções do sistema nervoso, além de frequentemente revelar alterações comportamentais.[4]

Em crianças maiores e cooperativas, funções corticais elaboradas podem ser avaliadas, como julgamento, iniciativa, coordenação de ideias, capacidade de comunicação verbal, funções executivas, memória e inteligência. Quando há queixas de alterações mentais ou quando essas são evidenciadas durante a anamnese, torna-se necessário aprofundar a investigação. As avaliações da linguagem e inteligência são descritas no Capítulo 13 – Transtornos do Neurodesenvolvimento.

Motricidade

Estática

Observar a postura do paciente em ortostase. Quando isso não for possível, fazê-lo com o paciente sentado ou em decúbito dorsal. Notar, por exemplo, a presença de deformidades e posturas anômalas.

É também nessa etapa do exame em que se avalia o equilíbrio estático, pedindo que o indivíduo permaneça com os olhos abertos e membros inferiores justapostos. O examinador deverá colocar-se ao lado do paciente, estando preparado para eventualmente ampará-lo, evitando assim uma possível queda. A dificuldade em permanecer nessa posição pode ser evidenciada por oscilações corporais, necessidade de apoio e alargamento da base de sustentação (disbasia). Adicionalmente, pode-se solicitar à criança, a partir dos 4 anos, que fique na posição anteriormente descrita, porém com os olhos fechados (prova de Romberg), sendo que a tendência à queda ao fazê-lo (sinal de Romberg) caracteriza alteração do sistema vestibular ou da propriocepção consciente (Figura 1.4).

Marcha

A avaliação da marcha deve ser feita, quando possível, assim que a criança entra no consultório, sem que ela perceba que está sendo examinada. Posteriormente, completa-se a avaliação com o indivíduo descalço e sem meias. Nas crianças pequenas, essa avaliação pode ser realizada por meio de uma brincadeira, na qual o médico e o cuidador jogam uma bola pequena (por exemplo, de tênis) e pedem para que a criança ande ou corra atrás da mesma e a arremesse de volta.

Observa-se a postura, o balanço dos membros superiores e a presença de alterações dos membros inferiores, por exemplo, alargamento da base de sustentação, irregularidade dos passos e desvios. A prova de caminhar encostando o calcanhar na porção anterior dos dedos do pé contralateral (marcha em tandem) é particularmente sensível para detectar dis-

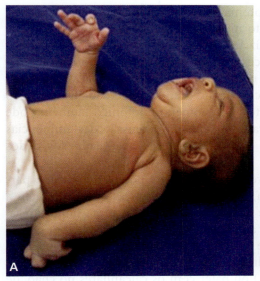 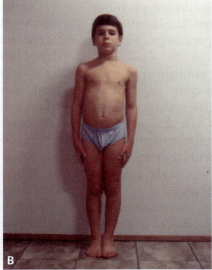 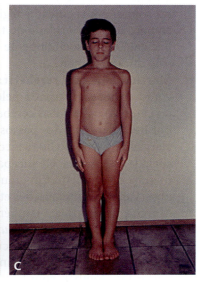

Figura 1.4 Avaliação da estática. (A) Recém-nascido com paralisia braquial de Erb-Duchenne. Notar a postura do membro superior esquerdo, que se encontra aduzido, estendido e pronado. (B) Pesquisa do equilíbrio estático com os olhos abertos. (C) Prova de Romberg.

Tratado de Neurologia Infantil

túrbios do equilíbrio, podendo ser realizada a partir dos 5 anos. Algumas marchas são típicas de comprometimentos específicos:[3]

- **Marcha espástica:** observada nos pacientes com espasticidade em membros inferiores. Nos casos de comprometimento unilateral (marcha ceifante), o paciente eleva o quadril no lado comprometido durante o passo, de forma a tentar evitar que o pé entre em atrito com o solo (devido à posição de flexão plantar mantida, secundária à hipertonia da musculatura da panturrilha). Além disso, realiza com a perna um movimento de semicírculo, à semelhança do movimento de ceifar. Nos casos de comprometimento bilateral (marcha em tesoura), os passos são curtos e com tendência ao cruzamento das pernas.

- **Marcha escarvante:** decorrente da fraqueza da musculatura do compartimento anterior da perna. Durante o passo, há queda do pé, sendo que o paciente eleva o joelho (flexão da coxa) para evitar o atrito dos dedos dos pés com o solo. Quando bilateral, é tipicamente observada nos indivíduos com polineuropatias periféricas. Os casos unilaterais são comumente causados por lesão do nervo fibular.

- **Marcha da ataxia sensitiva:** também conhecida como talonante ou calcaneante, é causada pelo comprometimento da propriocepção consciente. O caminhar é irregular e desajeitado, com base de sustentação alargada. Após projetar o pé para a frente, o indivíduo bate com força o calcanhar no solo e, em seguida, a região do antepé, o que confere uma sonoridade do tipo "dupla batida". O paciente olha repetidamente para os pés e para o solo durante a marcha.

- **Marcha da ataxia cerebelar:** também conhecida como ebriosa, é causada pelo comprometimento do cerebelo ou das vias cerebelares. Caracteriza-se por irregularidade dos passos, base de sustentação alargada e oscilação do tronco, frequentemente associada a tremores. Há incapacidade de executar a marcha em tandem. Em grau acentuado, pode ser observada nas intoxicações etílicas.

- **Marcha miopática:** também conhecida como anserina (do latim *anserīnus*, relativo a ganso), decorre da fraqueza da musculatura proximal dos membros inferiores e da cintura pélvica. Há hiperlordose lombar, com báscula da bacia durante os passos. Além disso, o paciente caminha com a base ligeiramente alargada e apresenta acentuada dificuldade para subir escadas.

- **Marcha em pequenos passos:** pode ser observada em casos de comprometimento extenso do lobo frontal. Caracteriza-se pelo fato de o calcanhar não ultrapassar o extremo anterior do pé contralateral durante o passo. A locomoção é lenta e irregular, com tendência a arrastar as plantas no solo. Com alguma frequência, os pacientes tendem a apresentar dificuldade para retirar os pés do chão, referindo a sensação de ficarem "colados" no solo. Esse fenômeno é conhecido como "congelamento" ou "*freezing*".

- **Marcha parkinsoniana:** além das características já descritas para a marcha em pequenos passos, o paciente apresenta atitude "em bloco", com flexão da cabeça e do tronco, diminuição ou ausência do balanço natural dos membros superiores – cujos antebraços encontram-se fletidos e dispostos à frente do tronco –, hesitação para o início da marcha e festinação, que representa uma aceleração dos passos na tentativa de evitar a queda para a frente. O fenômeno do "congelamento" também pode ocorrer nesse tipo de marcha.

Amplitude e velocidade dos movimentos voluntários

Solicita-se ao paciente que execute, com cada um dos segmentos corporais, os principais tipos de movimentos possíveis. Deficit de força poderão ser observados nessa etapa do exame, entretanto outras causas de alteração da amplitude dos movimentos (inclusive não neurológicas) também poderão ser identificadas.

Na miotonia, observa-se lentidão e dificuldade de relaxamento muscular. Quando, por exemplo, o paciente realiza a apreensão de um objeto, a flexão dos dedos processa-se de modo normal, porém, ao tentar abrir a mão, verifica-se que a contração muscular perdura, acarretando grande dificuldade e retardo no relaxamento.[9] O fenômeno miotônico também pode ser observado a partir da percussão das eminências tenares, o que produz flexão acentuada dos dedos das mãos.

Na investigação de uma possível síndrome parkinsoniana, o emprego de técnicas que verifiquem a velocidade dos movimentos é de suma importância. Solicita-se ao paciente que realize provas, por exemplo, abrir e fechar as mãos, tocar sucessivamente com as polpas digitais do polegar e do indicador (formando uma pinça) ou bater com os calcanhares no chão, de forma repetida e o mais rapidamente possível. A velocidade dos movimentos em ambos os hemicorpos deve ser comparada. Nas síndromes parkinsonianas

Seção 1 ■ Introdução

Propedêutica Neurológica

observa-se alentecimento da movimentação, além de uma progressiva redução na amplitude dos movimentos sucessivos. Esse fenômeno é conhecido como hipocinesia ou bradicinesia.

Força

Os déficit de força devem ser adequadamente caracterizados quanto à topografia (ver Capítulo 5 – Fraqueza Muscular e a Síndrome do Lactente Hipotônico) e quanto à intensidade, segundo o sistema de gradação do Medical Research Council (Tabela 1.2).[8] A avaliação da força pode ser realizada por meio dos seguintes métodos:

- **Observação dos movimentos:** o médico deve, desde o primeiro contato com o paciente, observar sua movimentação espontânea, o que talvez forneça elementos para caracterização de uma possível alteração de força. Além disso, também pode solicitar ao paciente que realize movimentos específicos, conforme já descrito no item anterior.
- **Manobras de contraposição:** para os pacientes cooperativos, solicita-se que realizem movimentos contra a resistência do examinador, ou que resistam à tentativa do examinador em movimentar um segmento corporal. É habitual dar atenção, primeiramente, aos grandes grupos musculares: flexores e extensores do pescoço, adutores, abdutores e rotadores do braço, flexores e extensores do antebraço, punho e dedos, músculos da preensão manual, músculos abdominais, extensores da coluna, flexores e extensores da coxa e da perna, dorsiflexores e flexores plantares, flexores e ex-

tensores dos dedos dos pés, sobretudo do hálux. Qualquer fraqueza que se descubra será, então, analisada mais cuidadosamente, executando-se os testes indicados para cada músculo interessado na realização do movimento deficiente.[10]

- **Provas deficitárias** (Figuras 1.5 e 1.6): utilizadas para avaliação de crianças pequenas e não cooperativas. Devido à sua maior sensibilidade, também são utilizadas em crianças maiores, nos casos em que o déficit de força é leve, ou quando houver dúvida com relação à sua existência.

Tônus

O tônus muscular representa o grau de contração de um músculo em repouso e pode ser avaliado por meio da inspeção, palpação e movimentação passiva de um segmento corporal. A inspeção pode revelar, por exemplo, um membro superior fletido devido à hipertonia dos flexores do antebraço ou, no caso de uma criança que permanece em decúbito dorsal com os membros inferiores pendendo lateralmente, de forma que seus joelhos toquem a cama (postura de batráquio), hipotonia em membros inferiores.

Por meio da palpação percebe-se a consistência do músculo. Entretanto, o método mais valioso consiste na movimentação passiva, na qual o examinador movimenta os segmentos corporais observando o grau de resistência passiva e o balanço passivo dos segmentos distais dos membros. Mais detalhes sobre a avaliação do tônus muscular são encontrados no Capítulo 5 – Fraqueza Muscular e a Síndrome do Lactente Hipotônico.

Tabela 1.2 Sistema de gradação da força muscular, de acordo com o Medical Research Council.[8]
Grau
0	Ausência de contração muscular visível
1	Contração muscular visível, porém incapaz de gerar movimentação de um segmento corporal
2	Contração muscular capaz de gerar movimentação do segmento avaliado apenas na horizontal, porém incapaz de vencer a gravidade
3	Contração muscular que permite ao segmento estudado vencer a gravidade, mas não a resistência mínima imposta
4	O segmento avaliado vence a gravidade e alguma resistência
5	Força normal

Capítulo 1

Tratado de Neurologia Infantil

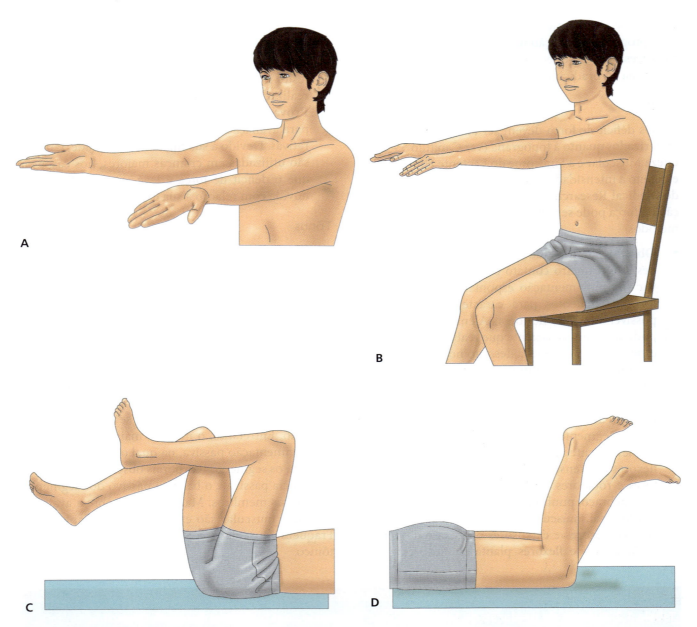

Figura 1.5 Principais provas deficitárias para pacientes cooperativos. (A) Prova do desvio pronador – o paciente mantém por 1 a 2 minutos os membros superiores paralelos e estendidos em ângulo de 90° com o tronco, com os antebraços em supinação. As mãos permanecem no mesmo plano horizontal, com os dedos ligeiramente afastados. O membro parético tenderá a oscilar e a cair lentamente, em movimento de progressiva pronação e flexão do antebraço, com flexão dos dedos. (B) Prova dos braços estendidos ou prova de Mingazzini para os membros superiores – muito semelhante à prova do desvio pronador, entretanto os antebraços permanecem pronados diante do corpo (posição de juramento). O membro parético tenderá a oscilar e a cair lentamente, com flexão da mão e dos dedos. (C) Prova de Mingazzini para os membros inferiores – o paciente em decúbito dorsal mantém por 1 a 2 minutos as coxas fletidas sobre a bacia, em ângulo reto, e as pernas na posição horizontal, também em ângulo reto com as coxas, paralelas e sem se tocarem. O membro parético tenderá a oscilar e a cair lentamente. Na figura, observa-se paresia do membro inferior direito. (D) Prova de Barré – o paciente em decúbito ventral mantém por pelo menos 3 minutos as pernas fletidas em ângulo de 90° com as coxas, paralelas e sem se tocarem. O membro parético tenderá a oscilar e a cair lentamente. Na figura, observa-se paresia do membro inferior direito.

Propedêutica Neurológica

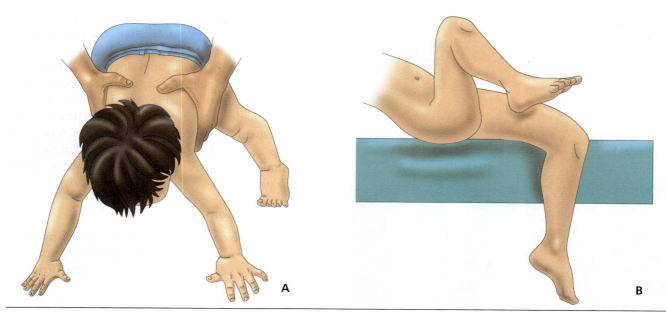

Figura 1.6 Principais provas deficitárias para crianças pequenas. (A) Manobra do paraquedas – projeta-se a criança, segura com ambas as mãos do examinador pelas faces laterais do tórax, contra o colchão da mesa de exame. O reflexo de proteção, que deve estar presente a partir dos 8 meses de idade, faz com que o paciente leve ambos os membros superiores à frente do rosto. Ausência desse reflexo após a idade-limite de aparecimento denota atraso do desenvolvimento neurológico. Assimetria na resposta deixa evidenciar o membro superior parético. (B) Manobra da beira do leito – mantém-se a criança em decúbito dorsal no leito, com os membros inferiores pendendo para fora da cama, segura com ambas as mãos do examinador pelas faces laterais do quadril. A criança tenderá a elevar ambas as pernas, como reação antigravitacional normal. Assimetria na resposta deixa evidenciar o membro inferior parético. Na figura, observa-se paresia do membro inferior esquerdo.

Coordenação

Os distúrbios da coordenação dos movimentos são descritos no Capítulo 6 – Ataxia. A coordenação entre tronco e membros é testada solicitando-se ao paciente que incline o corpo para a frente, para os lados e para trás, e verificando-se se ocorrem as correções apropriadas. A capacidade de levantar-se da cama com a intenção de sentar-se, sem o auxílio das mãos, é um teste adicional útil. A coordenação apendicular pode ser avaliada em crianças pequenas por meio da observação da manipulação de pequenos brinquedos. Se a criança for cooperativa, o examinador pode executar as seguintes provas específicas (Figura 1.7):

- **Prova índex-nariz**: pede-se para o paciente tocar a ponta do nariz com o dedo, mantendo o braço abduzido, em ângulo reto com o tronco. Pode-se aumentar a sensibilidade do teste ao solicitar que o paciente o execute com os olhos fechados ou que dirija o dedo para um alvo móvel, geralmente o indicador do examinador (prova índex-índex). Erros de direção e medida (dismetria) são tipicamente observados nas lesões cerebelares.
- **Prova calcanhar-joelho**: estando o paciente em decúbito dorsal, pede-se que ele coloque o calcanhar sobre o joelho oposto. Pode-se aumentar a sensibilidade da prova ao solicitar que, posteriormente ao toque, o paciente deslize o calcanhar sobre a tíbia, até alcançar o dorso do pé.
- **Prova das marionetes**: estando o paciente sentado, com os antebraços semifletidos e com as palmas repousando sobre as coxas, solicita-se que faça movimentos alternantes rápidos de pronação e supinação do antebraço. A incapacidade de realizá-los de maneira adequada é denominada disdiadococinesia.

Posturas e movimentos involuntários

Descritos em detalhes no Capítulo 17 – Distúrbios do Movimento.

Sensibilidade

A avaliação da sensibilidade é subjetiva, dependendo muito da cooperação e da compreensão por parte do paciente. Seu exame busca constatar queixas específicas ou encontrar distúrbios de sensibilidade que usualmente acompanham a doença de

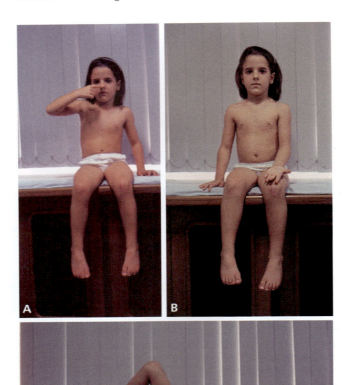

Figura 1.7 Avaliação da coordenação em crianças cooperativas. (A) Prova índex-nariz – a maioria das crianças consegue realizar o teste, com os olhos abertos, a partir dos 3 anos, e o realiza com os olhos fechados a partir dos 4 anos. (B) Prova calcanhar-joelho, realizada a partir dos 4 anos de idade. (C) Prova das marionetes – a maioria das crianças consegue executá-la a partir dos 7 anos.

base ou outros sinais neurológicos verificados ao longo do exame neurológico. Quando não há queixas ou indícios de que a sensibilidade esteja comprometida, não há necessidade de examiná-la.[11] As alterações de sensibilidade são apresentadas no Capítulo 7 – Distúrbios Sensitivos e Autonômicos.

É uma etapa do exame neurológico particularmente difícil nos primeiros anos de vida, por falta de colaboração da criança. A sensibilidade à dor somente se examina em casos especiais, com evidente anormalidade neurológica. Deve-se explicar previamente cada um dos tipos de pesquisa que serão empregados, a fim de que as respostas sejam suficientemente precisas. Durante o exame, o paciente deverá permanecer de olhos fechados, para que não acuse respostas sob a influência da visão, e desnudo, total ou parcialmente. A investigação se processará sempre de maneira metódica e comparativa, iniciando-se, de preferência, em regiões nas quais se presume estar conservada a sensibilidade.

Deve-se saber interrogar o doente, evitando empregar quaisquer palavras capazes de sugestioná-lo; melhor será que o paciente, previamente instruído pelo examinador, acuse as excitações praticadas independentemente de qualquer interrogatório. A título de controlar a sinceridade das respostas, fazer, de quando em quando, perguntas que não correspondam aos estímulos praticados.[9]

Sensibilidade dolorosa

Pesquisa-se com agulha descartável, realizando-se estímulos das regiões mais distais para as proximais, comparando-as entre si e com o outro hemicorpo.

Sensibilidade tátil

Utiliza-se de um pequeno tufo de algodão, realizando-se estímulos como descrito para a sensibilidade dolorosa.

Sensibilidade térmica

Dois tubos de ensaio (um contendo água gelada, e o outro, água quente – temperatura entre 40 °C e 45 °C) são sucessivamente encostados na pele de diferentes regiões do corpo. O paciente deve ser capaz de diferenciar a sensação térmica produzida pelos tubos.

Sensibilidade vibratória

Também conhecida como palestesia, é pesquisada com diapasão (preferencialmente de 128 Hz), cujo cabo é apoiado sobre as saliências ósseas, por exemplo, as dos dedos dos pés, ossos metatársicos, maléolos, tuberosidade anterior das tíbias, espinhas ilíacas anterossuperiores, costelas inferiores, esterno, clavículas, olecranos, processo estiloide dos rádios e ulnas, dedos das mãos. Deve-se, como nas demais modalidades sensitivas, comparar áreas homólogas de ambos os dimídios e verificar se há um gradiente distal-proximal.

Propriocepção consciente

Responsável pela noção da posição dos segmentos em relação ao próprio corpo. Solicita-se ao paciente que acuse a posição assumida por segmentos deslocados passivamente pelo examinador. Por exemplo, segurando o hálux pelas porções lateral e medial, o examinador o movimenta lentamente para baixo e para cima, devendo o paciente assinalar a posição assumida ao final do movimento.

Reflexos
Profundos, miotáticos ou osteotendinosos

Quanto menor a criança, menos informativa será a pesquisa dos reflexos profundos. A pesquisa exige completo relaxamento da região a ser estudada. Coloca-se o músculo nas melhores condições mecânicas para se contrair, o que corresponde, via de regra, à semiflexão. Os reflexos mais comumente pesquisados encontram-se na Figura 1.8.

Dentre as principais características às quais se deve estar atento, têm-se: presença ou ausência do reflexo, simetria entre os hemicorpos, aumento da área reflexógena e velocidade-amplitude da resposta.[12] De maneira similar à força muscular, os reflexos devem ser graduados (Tabela 1.3 e Figura 1.9).

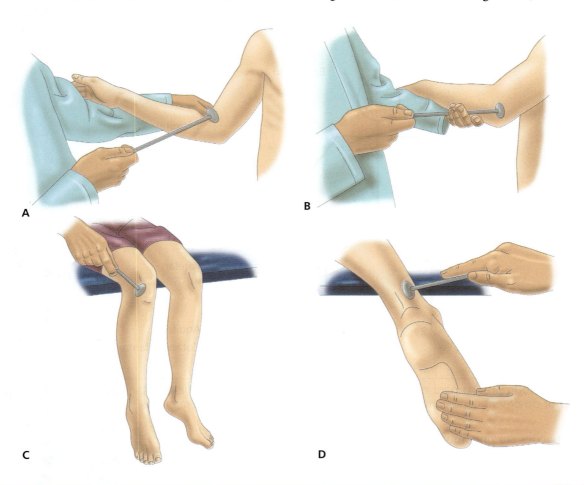

Figura 1.8 Pesquisa dos principais reflexos profundos. (A) Reflexo bicipital (inervação: nervo musculocutâneo; centro reflexo: C5 – C6): com a mão em discreta pronação e com o antebraço semifletido, apoiado no antebraço esquerdo do examinador, percute-se o tendão do bíceps, pouco acima da prega cubital. O tendão é percutido de maneira indireta, por intermédio da interposição do polegar da mão esquerda do examinador, que está sustentando o braço. Observa-se a contração do bíceps, com a consequente flexão e supinação do antebraço. (B) Reflexo tricipital (inervação: nervo radial; centro reflexo: C6 – C8): com o antebraço semifletido e repousando sobre a mão do examinador, percute-se o tendão do tríceps, logo acima do olécrano. A resposta normal é a contração do tríceps, com a consequente extensão do antebraço. (C) Reflexo patelar (inervação: nervo femoral; centro reflexo: L2 – L4): examina-se na posição sentada ou em decúbito dorsal. Neste último caso, dobra-se ligeiramente o joelho, sustentando-o com a mão esquerda. A percussão do tendão, abaixo do ápice da patela, faz a perna projetar-se para a frente, secundária à contração do quadríceps femoral. Convém antes localizar bem o tendão, palpando a patela. (D) Reflexo aquileu (inervação: nervo tibial; centro reflexo: L5 – S2): as seguintes posições podem ser adotadas: (1) de joelhos em uma cadeira, com os pés para fora; (2) em decúbito dorsal, com a perna em ligeira flexão e em rotação externa; (3) em decúbito ventral, na mesma posição descrita para a prova de Barré. Em todas as posições, deve-se imprimir passivamente uma suave dorsiflexão do pé e percutir o tendão de Aquiles, o que produz um movimento de flexão plantar.

Tratado de Neurologia Infantil

Tabela 1.3 Sistema de gradação dos reflexos profundos.[8]	
Grau	
0	Ausente – arreflexia
+1	Diminuído – hiporreflexia
+2	Normal – normorreflexia
+3	Aumentado, porém não necessariamente em grau patológico – *vivo*
+4	Aumentado em grau patológico – hiperreflexia

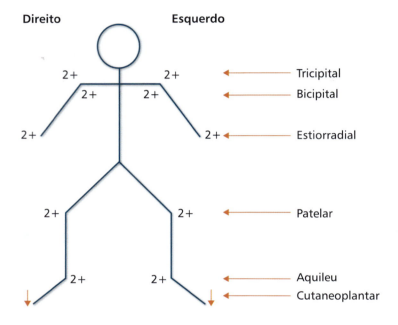

Figura 1.9 Método prático para o registro dos reflexos profundos e do reflexo cutaneoplantar (RCP).[8] As setas na região inferior do desenho indicam que o RCP apresenta padrão flexor bilateralmente.

Nas situações em que houver hiperreflexia intensa, pode-se observar o *clônus*, que representa uma série de contrações musculares rítmicas involuntárias, induzidas pelo estiramento passivo de um músculo. Em qualquer idade, a pesquisa do clônus de pé é fundamental. Assim como as demais manobras do exame neurológico, demanda treinamento e técnica apurada. Diferentemente do exame em adolescentes e crianças maiores (Figura 1.10), em crianças pequenas sua pesquisa não é feita por meio de um único e vigoroso movimento de dorsiflexão do pé. É necessário que o examinador coloque-se ao lado do paciente, que pode estar deitado ou sentado no colo dos pais. É conveniente que, com a mão esquerda, o examinador segure o joelho da criança em posição de semiflexão, enquanto a outra mão executa movimentos breves e repetidos de dorsiflexão, à maneira de um "pedalar",

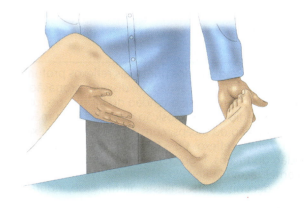

Figura 1.10 Técnica para a pesquisa do clônus de pé em crianças maiores e adolescentes. O examinador suporta a perna com uma das mãos, e com a outra produz súbita dorsiflexão do pé, mantendo pressão residual na planta ao final do movimento.

interrompendo a pesquisa tão logo perceba que desencadeou o clônus. Esse sinal significa presença de lesão do neurônio motor superior. Importante lembrar que recém-nascidos e lactentes, sobretudo durante a sonolência, podem apresentar clônus de pé, entretanto esse é rapidamente esgotável. Deve ser valorizado, sobretudo, quando a resposta for assimétrica ou extremamente evidente.

Superficiais ou exteroceptivos

Nessa classe de reflexos, as contrações musculares não se processam em consequência de estiramento muscular, mas se subordinam a estímulos que atuam sobre a pele ou mucosas (Figura 1.11).

O reflexo cutâneo-abdominal aparece somente entre o segundo e sexto mês de vida, e até o final do primeiro ano tem aspecto rudimentar e difuso.

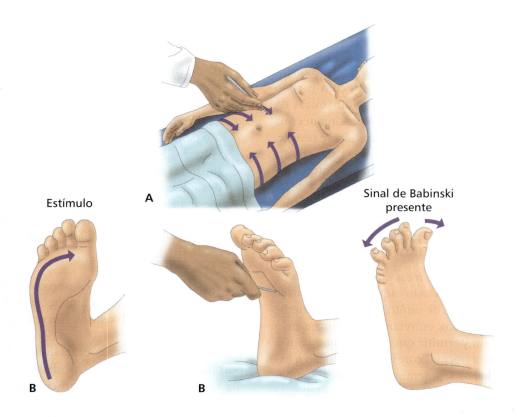

Figura 1.11 Pesquisa dos principais reflexos superficiais. (A) Reflexos cutâneo-abdominais (centros reflexos: T6 – T9, ramos abdominais superiores; T9 – T11, ramos abdominais médios; T11 – T12, ramos abdominais inferiores): o paciente deve permanecer em decúbito dorsal, com a musculatura bem relaxada, os braços repousando naturalmente em cada lado do tronco. Com um estilete de ponta romba, dirige-se o estímulo de cada lado da linha mediana, de lateral para medial, sucessivamente na parte superior do abdome, logo abaixo do rebordo costal; na parte média, ao nível do umbigo; na parte inferior, pouco acima da região inguinal. Percebe-se, no estado normal, a contração do músculo subjacente, com desvio da linha alba e do umbigo em direção ao estímulo. Resposta exagerada ao estímulo não apresenta valor semiológico. Diminuição ou ausência de resposta assinala-se nas lesões do trato piramidal (acima do nível de integração do reflexo) ou do sistema nervoso periférico (no nível de integração do reflexo). Torna-se difícil perceber esse reflexo quando a parede abdominal se acha muito distendida em indivíduos obesos e naqueles com cicatrizes abdominais. (B) Reflexo cutaneoplantar (inervação: nervo tibial; centro reflexo: L5 – S2): com o paciente em decúbito dorsal, com a perna ligeiramente fletida, a coxa rodada externamente e a face externa do pé repousando no leito tal como se faz para a pesquisa do reflexo aquileu. Avisa-se ao paciente que a planta será estimulada, devendo o pé permanecer relaxado. Então, passa-se firmemente pela margem externa da planta um estilete de ponta romba, descrevendo-se o movimento do calcanhar em direção aos dedos, curvando-se medialmente e parando ao nível da cabeça do quarto metatarso. O estímulo deve ser firme, mas não doloroso. O exame deve ser repetido com o joelho em extensão e, em caso de dúvida, pode-se até comprimir o joelho para baixo, o que aumenta a sensibilidade da técnica. A resposta normal consiste na flexão dos dedos dos pés. A resposta em extensão do hálux, com abertura em leque dos demais dedos, configura o sinal de Babinski, sendo indicativa de comprometimento do trato piramidal.

Com relação ao reflexo cutaneoplantar, a resposta extensora é normalmente encontrada em lactentes normais, desaparecendo no segundo ano de vida, a partir do momento que a criança inicia a marcha. Varia muito, contudo, a época em que se opera essa mudança, e somente depois de completado o segundo ano é que se pode considerar a resposta extensora um indicador de lesão do neurônio motor superior.

Reações transitórias

Em virtude da imaturidade do sistema nervoso, recém-nascidos e lactentes normais apresentam uma série de reações transitórias, que representam automatismos desencadeados por estímulos que impressionam diversos receptores e que compartilham, com o resto do processo evolutivo, as características dinâmicas da maturação infantil.[13] Na fase neonatal, constituem essas reações um índice de normalidade, e sua falta se reveste, via de regra, de significado patológico. Mas, se persistirem além de certa época, passam a exprimir atraso do desenvolvimento do sistema nervoso ou presença de lesões desse sistema. Trataremos apenas daquelas reações cuja pesquisa, mais simples, faz parte do exame clínico habitual: de Moro, de sucção, preensão palmar e plantar e tônico-cervical assimétrico (Magnus-de Kleijn).

- **R. de Moro:** a melhor e mais elegante maneira de pesquisá-la é colocar a mão esquerda sob a cabeça da criança e deixá-la, de súbito, cair discretamente em relação ao tronco, entretanto sem tirar a mão debaixo dela ou permitir que haja choque com o leito. A resposta normal consiste na abdução e extensão de todos os segmentos dos membros superiores, seguindo-se de um movimento semelhante a um abraço. Essa reação aparece entre 28 e 32 semanas de gestação, estando presente em todos os recém-nascidos de termo. Deve desaparecer até o sexto mês de vida. Resposta assimétrica ou unilateral indica geralmente lesão periférica ou ortopédica (paralisia do plexo braquial, luxação da epífise proximal do úmero, fratura umeral ou clavicular) no lado que se move pouco ou não se move de todo. Reação ausente ou levemente esboçada anuncia comumente lesão intracraniana. Sua extinção em lactente com hiperbilirrubinemia é sinal provável de kernicterus. Persistência da reação de Moro além dos 6 meses de idade acusa atraso do desenvolvimento neurológico.
- **R. de sucção:** quando se toca nos lábios do recém-nascido, produzem-se vigorosos movimentos de sucção. Essa reação desaparece por volta do sexto mês de vida. Sua ausência no recém-nascido in-

dica lesão cerebral, salvo no pré-termo de baixo peso e muito deprimido (Figura 1.12).
- **R. tônico-cervical assimétrica:** também conhecida como reação de Magnus-De Kleijn e reação do esgrimista ou do espadachim, é obtida pela rotação da cabeça da criança para um dos lados, enquanto mantém-se a região dorsal do tronco apoiada completamente no leito (Figura 1.12). A resposta normal consiste na extensão dos membros superior e inferior no mesmo lado para o qual a face foi rodada, com a flexão dos membros contralaterais. A persistência dessa reação de maneira consistente além dos 3 meses de idade acusa atraso do desenvolvimento neurológico.
- **R. de preensão palmar e plantar:** as reações de preensão palmar e plantar são deflagradas pela pressão das palmas e plantas. Geralmente a reação de preensão plantar é mais fraca do que a de preensão palmar. A reação de preensão palmar surge por volta de 28 semanas de gestação e desaparece a partir do sexto mês de vida. Ausência da reação antes dos 3 meses de vida, assimetria ou persistência da mesma além dos 6 meses de idade são dados anormais. A reação de preensão plantar desaparece por volta dos 12 meses de idade (Figura 1.12).

Nervos cranianos

A Tabela 1.4 contém os nervos cranianos e suas respectivas funções, cujas alterações são descritas no Capítulo 8 – Distúrbios dos Nervos Cranianos e do Sistema Visual.

O exame dos nervos cranianos é de grande importância em muitas eventualidades, embora constitua tarefa difícil e incompletamente realizável na fase neonatal e mesmo durante o resto do primeiro ano de vida. Nem todas as provas descritas a seguir se realizam sistematicamente. Algumas delas reservam-se para quando houver motivos para suspeitar de uma determinada anormalidade neurológica.

Nervo craniano I – olfatório

A avaliação formal desse nervo é realizada raramente na prática clínica. Na maioria das vezes, o examinador se limitará a perguntar se há alguma queixa relacionada ao olfato. Entretanto, deverá ser avaliado com maior rigor sempre que houver uma queixa específica.

Procura-se verificar se são reconhecidos odores triviais, como café, chocolate, essência de limão e hortelã, testando-se em separado em cada narina. Devem ser evitadas substâncias irritantes, como álcool, amônia ou éter, que estimulam as terminações nervosas do trigêmeo, falseando os resultados.[14]

Propedêutica Neurológica

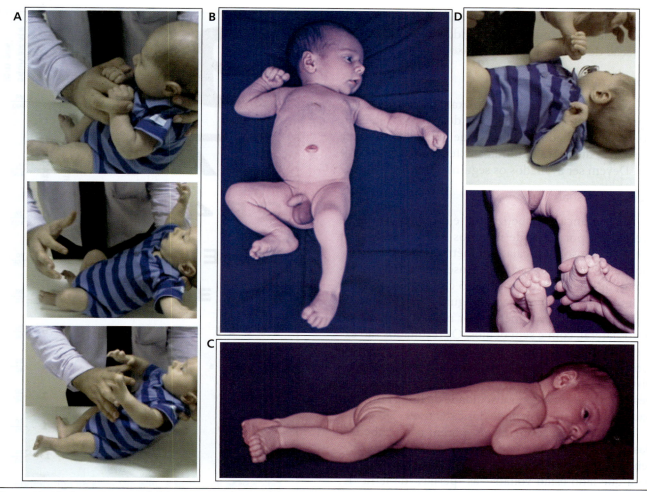

Figura 1.12 Reações transitórias ou primitivas. (A) Reação de Moro. (B) Reação de Magnus-De Kleijn. (C) Reação de sucção. (D) Reações de preensão palmar e plantar.

Tabela 1.4 Nervos cranianos e suas respectivas funções.

Nervo craniano		Função
I	Olfatório	Olfato
II	Óptico	Visão
III	Oculomotor	Elevação da pálpebra superior; elevação, depressão e adução do olho; constrição pupilar
IV	Troclear	Depressão do olho aduzido; intorção do olho abduzido
V	Trigêmeo	Sensibilidade da face e dos dois terços anteriores da língua; inervação dos músculos mastigatórios
VI	Abducente	Abdução do olho
VII	Facial	Mímica facial; gustação nos dois terços anteriores da língua
VIII	Vestibulococlear	Audição e equilíbrio
IX	Glossofaríngeo	Sensibilidade geral e gustação no terço posterior da língua; via aferente do reflexo nauseoso
X	Vago	Via eferente do reflexo nauseoso; inervação motora do palato mole, faringe e laringe; fibras autonômicas para o esôfago, estômago, intestino delgado, coração, traqueia; sensibilidade visceral
XI	Acessório	Inervação motora dos esternocleidomastoideos e trapézio
XII	Hipoglosso	Movimentação da língua

Considera-se como resposta normal a percepção e diferenciação dos odores, não sendo necessária a identificação de um odor específico.

Nervo craniano II – óptico

Não é um nervo no sentido exato da palavra, e sim a projeção anterior de uma parte do cérebro. Seu estudo é acompanhado de provas que visam identificar a existência de lesões em toda a extensão das vias ópticas. Devem ser avaliados os seguintes itens:

Acuidade visual

Em crianças alfabetizadas, é preferencialmente averiguada por meio de métodos padronizados, por exemplo, o uso da escala optométrica de Snellen (visão a distância) e do cartão de Rosenbaum (visão próxima), que deve ser disposto a 35 cm do olho testado, na linha de visão do paciente (Figura 1.13). Cada olho é examinado separadamente, por meio da oclusão do contralateral, com e sem óculos. Os resultados são expressos em frações, por exemplo, 20/40 ou 20/70. Visão 20/40 significa que o paciente consegue enxergar à distância de 20 pés o que um indivíduo normal vê a 40 pés.* Deve-se considerar a acuidade da linha em que o paciente ler mais da metade dos caracteres.

Para crianças cooperativas, porém não alfabetizadas, pode-se usar o teste do "E", apresentado em diferentes posições, solicitando-se à criança que indique para que lado estão voltadas as "pernas" da letra "E". Em crianças não cooperativas, uma estimativa aproximada da acuidade visual pode ser obtida a partir da observação de suas brincadeiras ou de como elas pegam objetos de tamanhos variados.[1]

Na prática clínica, a avaliação de lactentes é feita observando-se o padrão de fixação ocular e a reação à luz forte. Avalia-se também o seguimento do olhar ao movimento do foco de luz. Quando se avalia a capacidade de fixar e seguir um objeto ou estímulo luminoso, deve ser feita a oclusão de cada um dos olhos, avaliando-os de forma independente. No entanto, a boa fixação e seguimento de um objeto luminoso não indica necessariamente que haja visão normal, uma vez que, mesmo com uma acuidade visual um pouco reduzida, o olho pode fixar adequadamente.

O reflexo do piscamento, que consiste no fechamento das pálpebras quando um objeto se aproxima rapidamente dos olhos, é frequentemente usado para determinar a presença de visão funcional em crianças pequenas. É importante saber que esse reflexo não está presente em recém-nascidos, devendo ser encontrado

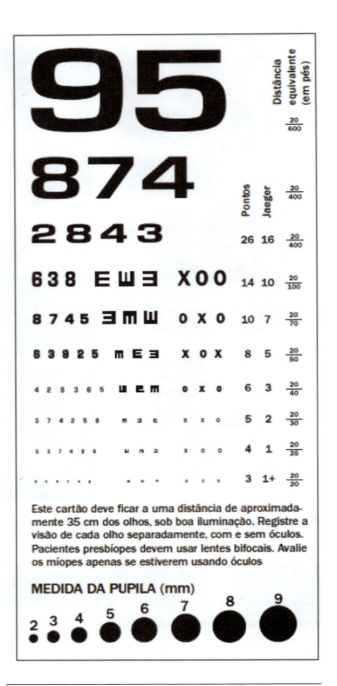

Figura 1.13 Cartão de Rosenbaum.

em 50% dos lactentes aos 5 meses de idade e em 100% aos 12 meses.

Quando existe déficit intenso de acuidade visual, pode-se verificar se o paciente consegue contar dedos mostrados pelo examinador à distância de 3 metros, aproximando-os, se necessário, até que seja possível contá-los. Quando o déficit é mais intenso, é possível perceber apenas o movimento da mão do examinador e, quando ainda mais grave, apenas a presença de luz.[11]

---

* Um pé equivale a 30,48 cm.

Campos visuais

Em crianças maiores, emprega-se a técnica da campimetria por confrontação. Examinador e paciente se colocam face a face, mantendo distância entre si de 60 cm a 1 metro, com olhos opostos ocluídos. Cada um olha para o nariz do outro, e o médico estende seu braço para o lado, a meia distância entre ambos. O examinador introduz objetos de tamanho variável (frequentemente um de seus dedos) no interior de cada quadrante a partir dos limites externos de seu campo visual. O paciente tem de relatar o momento em que passa a ver o objeto, e se esse apresenta nitidez igual em cada um dos quadrantes. É aconselhável fazer os movimentos de áreas cegas para áreas de visão, pois é mais fácil perceber o aparecimento do que o desaparecimento de objetos.[10]

Em lactentes maiores de 6 meses de idade, os campos visuais podem ser avaliados por meio de técnica na qual a criança, sentada no colo da mãe, é distraída por um brinquedo que fica com o médico, sentado na frente de ambos. Um assistente coloca-se atrás da mãe e introduz vagarosamente um objeto no provável limite do campo de visão da criança. O ponto em que os olhos do paciente e sua cabeça se movem em direção ao objeto deve ser anotado.

Fundoscopia

Muito pode ser aprendido sobre o sistema nervoso a partir do exame de fundo de olho, e frequentemente mais tempo é gasto com essa avaliação do que com qualquer outra do exame neurológico. Com um pouco de paciência e com a ajuda dos pais ou de um assistente, é possível examinar até mesmo a criança de mais tenra idade. Se necessário, um colírio com substância midriática, tal qual a fenilefrina a 2,5% ou a 10%, ou ciclopentolato a 1%, pode ser utilizado. Entretanto, no exame corriqueiro de crianças cooperativas, não há necessidade de dilatar as pupilas. Reduz-se a iluminação do ambiente e solicita-se ao indivíduo que fixe o olhar em um objeto distante, o que bloqueará o reflexo de acomodação e fará com que o olho fique estático. Solicita-se ao paciente que não olhe para a luz do oftalmoscópio.

O paciente e o médico deverão estar posicionados na frente um do outro e suas cabeças deverão estar à mesma altura. O olho direito do médico examina o olho direito do paciente, e vice-versa. O oftalmoscópio, segurado verticalmente, deverá estar na mão direita quando se examina o olho direito e na mão esquerda quando se examina o olho esquerdo. O dedo indicador deverá ser sempre colocado no disco de rotação do oftalmoscópio, possibilitando a mudança das lentes, desse modo neutralizando as anomalias de refração do paciente e do próprio médico.

Atenção especial é dada aos discos ópticos, à mácula lútea e ao aspecto geral da retina. Hiperemia dos discos, com borramento de suas margens e ausência de pulsação da veia central da retina, são os sinais mais precoces e importantes do edema de papila (Figura 1.14).

Nervos cranianos III, IV e VI – oculomotor, troclear e abducente

As funções desses nervos acham-se tão estreitamente relacionadas que são estudadas em conjunto, sendo também nessa fase do exame que se encontram anormalidades à inspeção dos olhos.

Motricidade ocular extrínseca

A plena conjugação dos movimentos oculares ocorre alguns dias após o nascimento. A criança passa a dirigir e fixar o olhar em uma fonte luminosa a partir de 2 semanas de vida, e a acompanhar movimentos em todas as direções a partir de 4 meses de idade.

Inicialmente, o médico deve avaliar a posição dos olhos em repouso. Nota-se a presença ou ausência de ptose palpebral e estrabismo, constante ou variável. A observação do ponto de reflexão de uma fonte luminosa ajuda a detectar um alinhamento não paralelo dos olhos. Compara-se o tamanho das fendas palpebrais e se há exoftalmia ou enoftalmia.

Para crianças cooperativas, solicita-se que olhem para um ponto claro e definido, por exemplo, a ponta de uma lapiseira ou um ponto luminoso fino (lanterna). O examinador movimenta esse ponto para a direita e para a esquerda em sentido horizontal, para cima e para baixo, na linha média, e quando os olhos estiverem desviados para um dos lados, em sentido vertical. O olhar deve ser mantido em cada posição por pelo menos cinco segundos. As ações da musculatura extrínseca dos olhos são demonstradas na Figura 1.15.

Em crianças pequenas, os movimentos oculares podem ser examinados fazendo com que a criança siga um objeto com o olhar enquanto a mãe segura delicadamente sua cabeça.

Motricidade ocular intrínseca – avaliação pupilar

As pupilas devem ser observadas quanto à forma, ao diâmetro e à simetria. As reações à luz normalmente são facilmente observáveis. Entretanto, se as pupilas forem pequenas, escurece-se o ambiente e se dá ao paciente as mesmas instruções da fundoscopia. Em

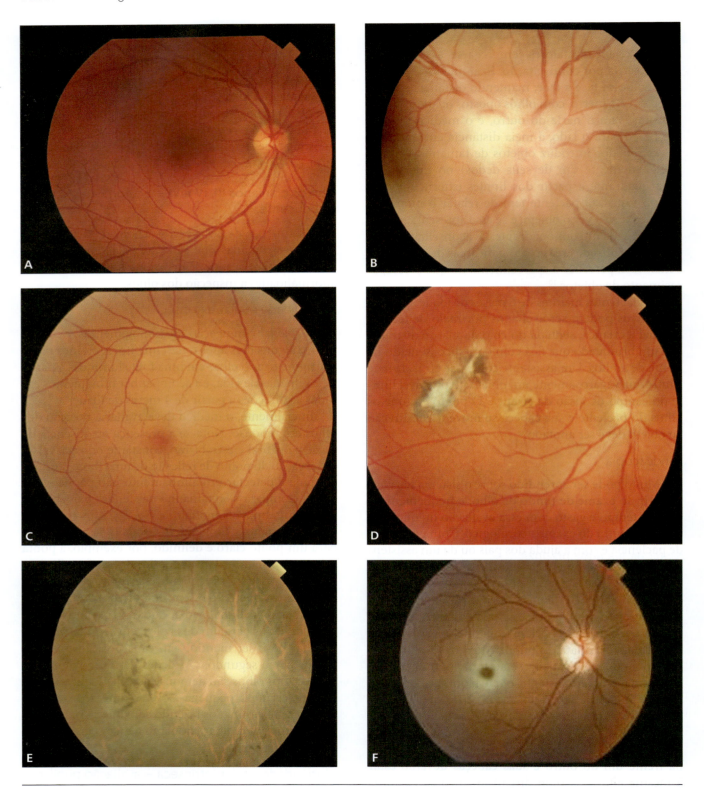

Figura 1.14 (A) Fundo de olho normal. (B) Edema de papila óptica. (C) Atrofia óptica. (D) Coriorretinite por toxoplasmose. (E) Retinose pigmentar. (F) Mancha vermelho-cereja. Imagens gentilmente cedidas pelo Dr. Fábio Bom Aggio – Departamento de Oftalmologia – EPM – Unifesp.

Propedêutica Neurológica

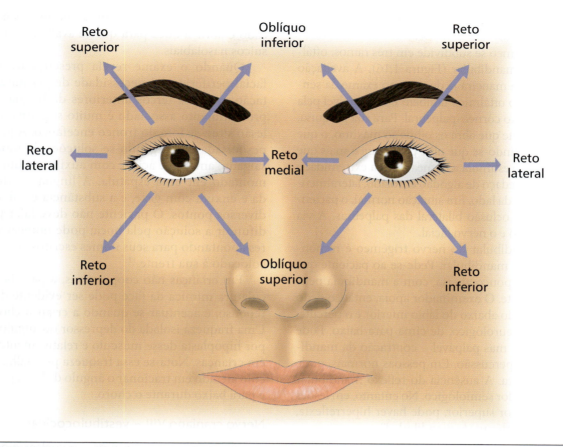

Figura 1.15 Ações dos músculos responsáveis pela motricidade ocular extrínseca.

seguida, projeta-se um feixe brilhante de luz em posição ligeiramente lateral a um olho, pois a incidência frontal da luz pode produzir reação de convergência. A pupila deve contrair-se rapidamente (reflexo fotomotor direto). O teste é repetido com o outro olho, e as duas reações são comparadas. Por fim, após incidir a luz em um dos olhos, observa-se a resposta no olho contralateral (reflexo fotomotor indireto ou reação consensual), e vice-versa.

O reflexo de acomodação é testado da seguinte maneira: mantém-se o paciente olhando fixamente para um objeto distante. Após explicação do que irá ser feito, coloca-se subitamente um objeto (por exemplo, uma caneta) a cerca de 20 cm da raiz do nariz. A colocação do objeto próximo de maneira súbita reforça a contração pupilar. Pede-se depois ao paciente que volte a olhar para o objeto distante, para que a dilatação pupilar se torne mais evidente.[10] As alterações pupilares são discutidas no Capítulo 2 – Alterações da Consciência e Capítulo 8 – Distúrbios dos Nervos Cranianos e do Sistema Visual.

Pesquisa e estudo do nistagmo

Ao descrever a presença de nistagmo, o médico deve notar a posição dos olhos que produz a maior amplitude do nistagmo, a direção do componente rápido e a qualidade do nistagmo. É aconselhável, conquanto possa ser monótono, descrever o que se vê. Por exemplo: "ao desvio do olhar para a direita, nistagmo horizontal delicado com componente rápido para a direita".[10] Nistagmos de pequena amplitude às vezes são notados apenas no exame fundoscópico.

Nervo craniano V – trigêmeo

Aprecia-se a função motora pedindo ao paciente que aperte com força os dentes. Na paralisia bilateral, ele não pode executar esse movimento e permanece com a boca aberta. Na unilateral, palpando os masseteres e os temporais, durante o ato, percebe-se claramente a diferença entre um lado e outro. Fraqueza de um dos pterigoides faz com que a boca, aberta, se desvie para o lado paralisado, porque esse músculo tende a impeli-la para a linha mediana. Trismo, tremor e movimentos involuntários da mandíbula também devem ser notados.

O nervo trigêmeo se subdivide em três ramos: oftálmico, maxilar e mandibular (Figura 1.16). A avaliação sensitiva é feita da maneira já descrita no exame da sensibilidade. O ramo oftálmico também é responsável pela aferência do reflexo córneo-palpebral. Para sua pesquisa, pede-se ao paciente que abra os olhos ao máximo, o que é conseguido pedindo-se que olhe para cima o mais que puder, e depois se estimula a córnea, com a extremidade de um pequeno pedaço de algodão enrolado, lateralmente à pupila e em cada lado. Em situação normal, o paciente piscará, com a oclusão bilateral das pálpebras. A via eferente do reflexo é o nervo facial.

O ramo mandibular do nervo trigêmeo é responsável pelo reflexo mandibular. Pede-se ao paciente que deixe a boca um pouco aberta, com a mandíbula pendendo ligeiramente. O examinador apoia, então, o dedo indicador esquerdo abaixo do lábio inferior e o percute, com o martelo neurológico, de cima para baixo. Pode haver uma leve – mas palpável – contração da mandíbula logo após a percussão. Em pessoas normais, pode não haver resposta. A ausência do reflexo mandibular raramente tem valor semiológico. No entanto, em lesões do neurônio motor superior, pode haver hiperreflexia, instalando-se até clônus de mandíbula.[10]

Nervo craniano VII – facial

Solicita-se ao paciente que realize movimentos como franzir a testa, fechar os olhos com força contra resistência, mostrar os dentes como num sorriso forçado e abrir a boca para que se avalie a simetria dos sulcos nasolabiais.

Quando o exame revela presença de paralisia facial periférica, há necessidade de pesquisar a gustação nos dois terços anteriores da língua. O comprometimento associado é muito sugestivo de que a lesão situe-se fora do tronco encefálico. A gustação é pesquisada empregando-se soluções de sabor doce, salgado, amargo e ácido, com auxílio de um algodão montado em uma espátula. A língua é exteriorizada e enxuta com gaze, e a substância é colocada em diversos pontos. O paciente não deve falar para não difundir a solução pela boca; pode nomear os sabores apontando para seus nomes escritos em um papel colocado à sua frente.[11]

Em crianças não cooperativas, a paresia da musculatura mímica da face pode ser evidente durante o repouso, e acentuar-se quando a criança chora ou ri. Uma fraqueza isolada do depressor do ângulo da boca por hipoplasia desse músculo é relativamente comum em crianças. Nota-se essa fraqueza pela falha do músculo afetado em tracionar o ângulo da boca para o lado e para baixo durante o choro.

Nervo craniano VIII – vestibulococlear

Divide-se em dois ramos – o coclear e o vestibular –, que são apreciados separadamente. O primeiro relaciona-se com a acuidade auditiva. O último, com a função labiríntica.

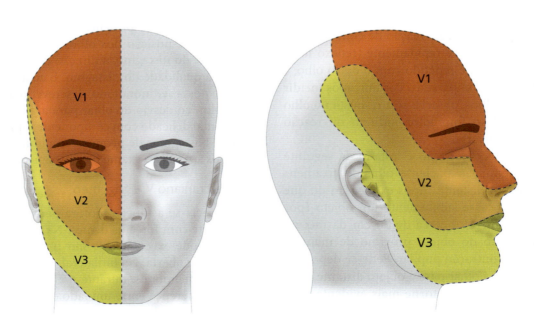

Figura 1.16 Dermátomos inervados pelos ramos do nervo trigêmeo.

Em crianças maiores, inicia-se a pesquisa da função auditiva perguntando-se sobre surdez ou sobre a ocorrência de zumbidos. Com um diapasão (256 ou 512 Hz), compara-se a audição de ambas as orelhas, e esta com a audição do examinador. Quando se detectar comprometimento da audição, deve-se tentar diferenciar o provável tipo:

- **Surdez de condução:** ocasionada por comprometimento da orelha externa ou média.
- **Surdez neurossensorial:** devida à lesão coclear ou do próprio nervo.

Alguns testes podem ajudar a diferenciar uma surdez de condução da surdez neurossensorial:[12]

- **Teste de Rinne:** o diapasão vibrando é colocado sobre a mastoide e, posteriormente, junto à orelha. Pede-se ao paciente para falar imediatamente quando do parar de ouvir o som na mastoide e, em seguida, se ainda continua ouvindo-o junto à orelha (teste de Rinne positivo), o que deve ocorrer em situações normais, pois a condução aérea (CA) é melhor que a condução óssea (CO).[15] No caso de a CO ser melhor que a CA (teste de Rinne negativo), há surdez de condução. Na surdez neurossensorial, tanto a CA quanto a CO estarão comprometidas.
- **Teste de Weber:** coloca-se o diapasão vibrando no vértex ou na fronte, sobre a linha média. A resposta normal é a percepção equânime do som em ambos os lados, porém o paciente pode referir que ouve no centro da cabeça. Na surdez neurossensorial, há melhor percepção do som (lateralização) no lado contralateral. Na surdez de condução, há lateralização ipsilateral (fenômeno compensatório da condução óssea).

A audição também pode ser avaliada em crianças maiores, solicitando que estas repitam uma palavra ou número cochichado. Em crianças pequenas, pode ser testada pela observação de sua reação ao toque de uma sineta. Lactentes se tornam alertas a partir do ruído. A habilidade dos olhos se virarem em direção ao ruído se torna evidente por volta das 7 ou 8 semanas de vida, e a habilidade de virar os olhos e a cabeça, por volta dos 4 meses de idade.

A semiologia do ramo vestibular é realizada, em grande parte, durante o exame do equilíbrio. Sensação vertiginosa indica etiologia vestibular. A avaliação da presença de nistagmo (e sua descrição) deve ser feita conforme explicado na avaliação do nervos oculomotor, troclear e abducente. A prova calórica é descrita na avaliação do paciente em coma, no Capítulo 2 – Alterados da Consciência.

Nervos cranianos IX e X – glossofaríngeo e vago

Ambos inervam a faringe e a laringe, e são examinados em conjunto. A lesão desses nervos, sobretudo do vago, causa disfagia alta, em que é comum o refluxo nasal de alimentos. Lesão do vago acompanha-se ainda de disfonia por paralisia de corda vocal, e a lesão do glossofaríngeo causa comprometimento da gustação no terço posterior da língua.

Pede-se ao paciente que abra a boca ao máximo. Após alguns segundos, deixando-se que a língua descanse no assoalho da boca, será possível ver o palato sem usar o abaixador de língua. Pede-se ao paciente que diga "ah" de forma contínua e demorada. Nessas condições, o palato deve mover-se simetricamente para cima e para trás, permanecendo a úvula na linha média. Nas paralisias unilaterais dessa musculatura, observa-se, durante o repouso, queda ipsilateral do palato. Durante a fonação ("ah" prolongado), testemunha-se o repuxamento da musculatura e da úvula para o lado são (oposto à lesão), de modo a lembrar uma cortina puxada para um lado (sinal da cortina).

Com o abaixador de língua, verifica-se a presença do reflexo nauseoso. Esse reflexo está ausente em até um terço dos indivíduos normais. A ausência unilateral do reflexo pode ser consequente à perda de sensibilidade, à déficit motor ou a ambos. Entretanto, se for consequente apenas à perda de sensibilidade (lesão glossofaríngea), a estimulação do lado normal produzirá reflexo simétrico normal.[10]

Nervo craniano XI – acessório

Inerva a porção superior do trapézio e os esternocleidomastoideos. Testa-se a função do trapézio pela capacidade de elevar os ombros e pela força com que é executado esse movimento quando o observador, colocando as mãos sobre os ombros do paciente, procura contrapor-se ao mesmo. Na paralisia, o ombro mantém-se caído e a escápula desvia-se para baixo e para fora (aspecto alado).

Para examinar o esternocleidomastoideo, o indivíduo vira o rosto para o lado, com o examinador aplicando uma das mãos à face do paciente, contrapondo-se à rotação da cabeça. A outra mão pode palpar o esternocleidomastoideo, com a finalidade de averiguar o grau de contração.

Nervo craniano XII – hipoglosso

Solicita-se ao paciente que abra a boca. A posição em repouso da língua deve ser observada, bem como a presença de fasciculações. Em seguida, pede-se que a coloque para fora da boca, na linha mediana. Essa manobra é repetida com intenção de verificar se há qualquer dificuldade na execução desse movimento. Em caso de lesão unilateral do nervo, em repouso a língua desviará para o lado são e, ao solicitarmos ao paciente que a exteriorize, ela desviará para o lado afetado.

Trofismo e funções neurovegetativas

Avalia-se a presença de alterações tróficas musculares (hipotrofia, hipertrofia, pseudo-hipertrofia), cutâneas (úlceras de pressão, rarefação de pelos), alterações osteoarticulares (osteoporose, fraturas patológicas, articulações de Charcot), acrocianose, distermia, edemas (evidências de possível disautonomia). Questionar sobre priapismo, disfunção erétil, retenção e incontinência urinária e fecal, hiper, hipo e anidrose. Em casos selecionados, há necessidade da realização de toque retal, a fim de verificar o tônus do esfíncter anal.

Sinais meningorradiculares

De enorme importância no exame clínico, sobretudo quando a criança tem febre ou sintomas neurológicos, é a pesquisa dos sinais meningorradiculares. Vale ressaltar que nos lactentes com infecção do sistema nervoso central, esses sinais podem estar ausentes, e o abaulamento da fontanela pode ser mais preditivo. Os mais comumente pesquisados encontram-se na Figura 1.17.

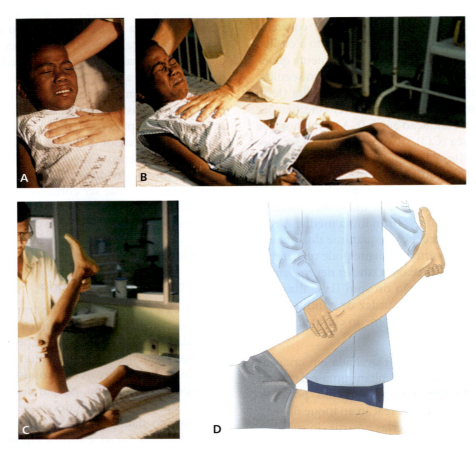

Figura 1.17 Pesquisa dos principais sinais meningorradiculares.[9] (A) Rigidez de nuca: rigidez e resistência à movimentação passiva do pescoço. Enquanto uma das mãos do examinador permanece apoiada sobre o tórax do paciente, a outra segura a região posterior da cabeça. O médico flete lentamente a região cervical. Indivíduos jovens normais devem ser aptos a encostar o queixo no tórax. (B) Sinal de Brudzinski: representa a flexão espontânea das pernas durante a manobra para a pesquisa da rigidez de nuca. (C) Sinal de Kernig: estando o paciente em decúbito dorsal, flete-se passivamente a coxa sobre a bacia, em ângulo reto, tentando a seguir estender a perna sobre a coxa, tanto quanto possível; ocorre resistência e limitação desse movimento, ao mesmo tempo que o paciente refere dor. A flexão da perna contralateral representa o sinal da perna contralateral de Brudzinski. (D) Sinal de Lasègue: presente nos processos radiculares de localização lombossacra. Estando o paciente em decúbito dorsal, a perna em completa extensão, o movimento passivo de flexão da coxa sobre a bacia desperta, no lado afetado, a partir de certo grau de elevação do membro inferior (o que importa registrar), dor no trajeto do ciático. Maior evidência da resposta poderá ser obtida combinando-se a essa técnica a dorsiflexão passiva do pé e do hálux.

Propedêutica Neurológica

EXAME NEUROLÓGICO DO RECÉM-NASCIDO

Preferencialmente realizado cerca de duas horas após a última mamada, o que geralmente assegura que a criança estará calma e sonolenta, porém não em sono profundo. Ela é gradualmente despertada ao longo do exame neurológico. Pré-termos e crianças submetidas à nutrição contínua (parenteral ou enteral) são examinados a qualquer momento.

Sempre registrar em que estado comportamental (refere-se ao nível de consciência) foi avaliado um determinado item do exame (Tabela 1.5).

- **Habituação:** diminuição de uma resposta a partir da estimulação repetida. No teste de habituação à luz, utiliza-se de lanterna com boa luminosidade, incidindo a luz difusamente sobre a face. No teste de habituação ao som, utiliza-se de uma sineta. Em ambos, aplica-se o estímulo em intervalos regulares (cerca de cinco segundos). Considera-se que ocorreu habituação a partir de duas respostas negativas, quando estas sucederam respostas positivas.
- **Postura:** avaliada na posição supina, após remoção da roupa (criança apenas com fralda). Como pode haver mudança da postura pela movimentação da criança, deve-se registrar a postura predominante.
- **Tônus apendicular:** além de ser inferido pela inspeção da postura, também é avaliado pelas seguintes manobras: palpação dos grupos musculares, movimentação e balanço passivo dos membros, tração dos membros (superiores e inferiores), rechaço dos membros (superiores e inferiores), manobra do cachecol e ângulo poplíteo.

- **Tônus axial:** avalie o sustento cefálico na posição sentada (cabeça pendendo anteriormente); incline a criança para trás e observe a ação dos músculos anteriores do pescoço. Realize a tração simultânea de ambos os membros superiores e observe a postura da cabeça e a resposta em flexão dos cotovelos. Realize a suspensão vertical, alçando o paciente pelas axilas.
- **Movimentação normal e anormal:** em prono, observe a movimentação da cabeça após ser colocada na linha média. Ainda em prono, estenda os membros superiores posteriormente (ao longo do tronco), observando a habilidade da criança em trazê-los até a posição fletida. Em supino, observe a movimentação espontânea. Registre a presença de tremores, com relação à localização, frequência e amplitude. Tremores rápidos (> 6/segundo) e lentos (< 6/segundo). Registre a presença de clonias audiogênicas (reação de *startle*). Verifique a presença de movimentos e posturas anormais.
- **Reflexos:** pesquise os reflexos bicipital, tricipital, patelar e aquileu. O valor da pesquisa reside principalmente na detecção de assimetrias. Pesquise o reflexo cutaneoplantar.
- **Reações transitórias:** pesquise as reações de sucção, voracidade, preensão palmar e plantar, marcha e Moro.

O EXAME NEUROLÓGICO EVOLUTIVO[15, 16]

As técnicas do exame evolutivo permitem estimar o grau de maturidade do sistema nervoso, verificando se está compatível com a idade cronológica do paciente ou se há atraso do desenvolvimento.

Todas as formas de comportamento estão intimamente inter-relacionadas, mas podem e devem ser separadas para efeito diagnóstico.

Tabela 1.5 Estados comportamentais do recém-nascido.

Estados (segundo Prechtl e Beintema, 1964)[17]	Estados (segundo Brazelton, 1973)[18]
• **Estado 1** – Olhos fechados, respiração regular e ausência de movimentos amplos	• **Estado 1** – Sono profundo (respiração regular, olhos fechados, ausência de movimentação espontânea e ocular)
• **Estado 2** – Olhos fechados, respiração irregular e ausência de movimentos amplos	• **Estado 2** – Sono leve (respiração irregular, olhos fechados e presença de movimentos oculares rápidos)
• **Estado 3** – Olhos abertos, ausência de movimentos amplos	• **Estado 3** – Sonolência (olhos abertos ou fechados, atividade variável, movimentos discretos e suaves)
• **Estado 4** – Olhos abertos, movimentos amplos presentes	• **Estado 4** – Vigil, com olhar vivo; atividade motora mínima
• **Estado 5** – Choro	• **Estado 5** – Olhos abertos; atividade motora considerável
	• **Estado 6** – Choro

Capítulo 1

25

- **Comportamento adaptativo:** ajustamentos sensório-motores mais delicados aos objetos e situações: a coordenação dos olhos e mãos para alcançar e manusear; a capacidade de utilizar adequadamente o equipamento motor na solução de problemas práticos; a capacidade de iniciar novas adaptações na presença de situações-problemas simples.
- **Comportamento motor grosseiro:** inclui as reações posturais, o equilíbrio da cabeça, sentar, ficar de pé, engatinhar e andar.
- **Comportamento motor delicado:** uso de mãos e dedos na aproximação preensória do objeto e nos gestos de pegá-lo e manipulá-lo.
- **Comportamento de linguagem:** engloba todas as formas visíveis e audíveis de comunicação. Além disso, inclui a imitação e a compreensão das outras pessoas.
- **Comportamento pessoal-social:** compreende as reações pessoais da criança à cultura social em que vive.

Técnicas e materiais do exame

Na Figura 1.18, podem ser observados alguns objetos utilizados no exame neurológico evolutivo. Suas características também são descritas a seguir, juntamente com as técnicas utilizadas nessa etapa do exame. A argola pendente, o chocalho e o tilintar da sineta são apresentados com o paciente na posição supina; todos os outros objetos são apresentados durante a posição sentada sobre o tampo da mesa, desde que a criança já esteja sentando sem apoio (Quadro 1.1).

- **Supino:** o examinador simplesmente observa a postura e a atividade espontânea da criança.
- **Argola pendente:** vermelha, com diâmetro de 10 cm; corda de 25 cm, com diâmetro de 1 mm. O examinador segura a ponta da corda, deixando pender a argola.
- **Chocalho:** silenciosamente apresentado acima dos pés do bebê e movido até seu alcance, acima da parte superior do tórax do bebê em supino.
- **Sineta:** 8 cm de altura; base metálica com diâmetro de 3,5 cm. Segura a uma distância de 10 a 15 cm de um ouvido e, depois, do outro. Sacudida duas ou três vezes e, em seguida, silenciada.
- **Tração dos membros superiores até a posição sentada:** o examinador toma as mãos do bebê nas dele e exerce uma tração gentil e firme nos braços, num movimento para a frente. Se a cabeça do paciente pender excessivamente para trás, a tração é afrouxada e o bebê é levantado até a posição sentada com a cabeça apoiada.
- **Mesa:** apropriada para cada faixa etária. A apresentação dos objetos se dá sobre a mesa, de maneira padronizada: o objeto é levado até o centro da mesa; chama-se a atenção do bebê para a apresentação, batendo delicadamente com o objeto na mesa, se necessário. O examinador deve retirar sua mão da maneira mais discreta possível.
- **Cubos amontoados:** em número de 10, preferencialmente vermelhos; 2,5 cm de aresta, com extremidades retas e feitos em madeira maciça. O examinador dispõe os cubos num quadrado de nove, colocando o décimo cubo acima do monte, sendo posteriormente deslocados até a posição correta (centro da mesa).

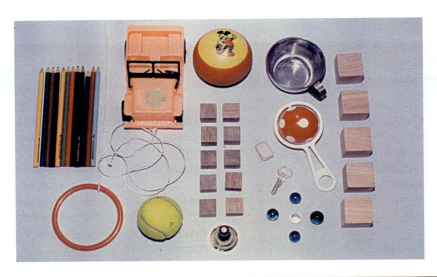

Figura 1.18 Materiais utilizados no exame neurológico evolutivo.

Propedêutica Neurológica

Quadro 1.1 Exame neurológico evolutivo – padrões etários normais.

2 meses

- **Expressivo:** expressão alerta.
- **Em supino:** postura assimétrica. Hipertonia apendicular em flexão, porém menos intensa quando comparada com o primeiro mês. Mãos predominantemente fechadas, porém já passam boa parte do tempo abertas. Polegares apoiados (externamente) nos demais dedos.
- **Argola pendente:** observa-a na linha de visão; quando lentamente deslocada, em direção à linha mediana, ele a acompanha até pouco após a linha mediana.
- **Tilintar da sineta:** reduz a atividade motora e modifica expressão facial.
- **Social:** sorriso social incipiente.
- **Tração dos membros superiores até a posição sentada:** a cabeça pende moderadamente (Figura 1.19A).
- **Sentado:** a cabeça pende predominantemente para a frente, porém tende a erguê-la repetidamente.
- **Em pé:** reação positiva de suporte; a marcha reflexa ainda pode estar presente.
- **Suspensão ventral:** busca alinhar a cabeça com o tronco, porém este ainda apresenta convexidade superior.
- **Em prono:** faz rotação da cabeça, apoiando-se no tórax. Os membros superiores permanecem fletidos, com as mãos próximas da cabeça, e as pernas ficam numa posição de ajoelhar-se, com a pelve elevada. O bebê estica e encolhe as pernas em movimento de rastejar. Se o examinador girar a cabeça até a posição mediana, ele elevará a cabeça até a zona II (entre 45º e 90º em relação à superfície do leito).
- **Vocalizações:** vocalizações moduladas ("a", "e", "u").

4 meses

- **Expressivo:** expressão alerta, olhar direto e definido.
- **Em supino:** postura simétrica. Excita-se e respira arfando. Mãos abertas, tocando perto do rosto ou sobre o tórax. Puxa roupa colocada sobre o rosto. Tateia, arranha e agarra. O olhar espontâneo para as mãos é frequente.
- **Argola pendente:** olha imediatamente para a argola sustentada acima de seus pés, ou para a mão do examinador que a segura. Acompanha-a de maneira contínua, de um lado para outro, num arco de 180º. Quando sustentada acima do tórax, os braços se agitam.
- **Social:** toma a iniciativa de um sorriso social. Antecipa chegada do alimento ao vê-lo. Diante de um espelho, olha para sua imagem refletida.
- **Chocalho:** olha-o na mão.
- **Tração dos membros superiores até a posição sentada:** a cabeça pende apenas ligeiramente (Figura 1.19B).
- **Sentado:** cabeça firme (sustento cefálico completo). Olha para o tampo da mesa ou para as mãos.
- **Em pé:** suporta brevemente uma pequena fração de seu peso, esticando repetidamente as pernas e elevando-se nas pontas dos pés. Tende a flexionar os dedos e pode ainda levantar os pés.
- **Suspensão ventral:** a cabeça é sustentada em posição alinhada com o tronco.
- **Em prono:** mantém a cabeça continuamente elevada na zona III (90º em relação à superfície do leito). As pernas ficam estendidas ou semiestendidas. Exibe tendência a rolar para o lado.
- **Vocalizações:** lalação; ri alto.

6 meses

- **Social:** discrimina os estranhos. Diante de um espelho, olha para sua imagem refletida, sorri, vocaliza e bate no espelho.
- **Sentado:** senta-se brevemente, inclinando-se para a frente, escorado nas mãos (a superfície deve ser rígida).
- **Em pé:** suporta grande parte de seu peso, com as pernas estendidas, e saltita ativamente.
- **Em prono:** mantém a cabeça continuamente elevada, apoiando o próprio peso no abdome e nas mãos. Realiza mudança de decúbito.
- **Em supino:** postura simétrica, levantando a cabeça (esforçando-se para sentar). Hipotonia fisiológica. Leva os pés à boca. Tolera pouco a posição supina durante o exame.
- **Tração dos membros superiores até a posição sentada:** ergue a cabeça, ajudando no movimento de sentar (Figura 1.19C).
- **Vocalizações:** arrulhos, guinchos. Balbucio polissilábico controlado (ah-oh-oh-uh). Diz "m-m-mã" ao chorar.

(Continua)

Capítulo 1

Tratado de Neurologia Infantil

Quadro 1.1 (*Continuação*) **O exame neurológico evolutivo – padrões etários normais.**

10 meses	1 ano e 1 mês	1 ano e 6 meses
• **Social:** começa a acenar adeus, bater palmas, jogar beijo. • **Sentado:** senta-se sem apoio (bom controle postural). Consegue passar à pronação, e vice-versa. • **Em pé:** põe-se de pé, com auxílio de uma barra. • **Marcha:** com apoio, instável. • **Em prono:** engatinha. • **Linguagem:** "mama", "papa" (com significado). Imita sons (tosse, estalidos, risinhos). Fala alguma outra palavra: perguntar se o bebê diz algo que signifique adeus, olá, não etc., que são comuns como primeiras palavras.	• **Cubos:** tenta erigir torre, porém falha. • **Xícara e cubo:** solta um cubo na xícara. • **Pelota e garrafa:** tenta inseri-la na garrafa, porém erra. Preensão em pinça superior (não apoia o antebraço). • **Marcha:** anda, bastando segurá-lo por uma das mãos. • **Linguagem:** duas palavras, além de "mama", "papa". Com relação à compreensão, entrega o brinquedo na mão do examinador. Caso recuse, deixa-se a mãe pedir o brinquedo à criança. • **Social:** oferece a bola à imagem no espelho.	• **Cubos:** erige torre com três ou quatro. • **Xícara e cubo:** coloca todos os cubos na xícara. • **Pelota e garrafa:** consegue despejá-la da garrafa. Consegue inseri-la na garrafa a partir dos 15 meses. • **Álbum de figuras:** vira duas ou três folhas de cada vez. • **Pranchas com desenhos:** nomeia ou aponta para uma (tende mais a identificar do que a nomear). • **Desenho:** rabisca espontaneamente. Faz risco imitativo, sem considerar a direção. • **Marcha:** raramente cai. Anda depressa, correndo com rigidez. Sobe escadas, seguro por uma das mãos. Sobe em cadeira de adulto. • **Bolinha:** consegue arremessá-la, em vez de simplesmente deixá-la cair. Segue pelo menos duas ordens direcionais (jogar a bola na cadeira, para a mãe ou para o examinador são respostas aceitáveis). • **Bola grande:** anda até ela. Após demonstração de chutar, pisa ou toca na bola, sem movimento pendular do pé. • **Linguagem:** dez palavras, incluindo nomes de pessoas. • **Social:** entrega o prato vazio. Come parte sozinho e derrama. Os esfíncteres estão controlados durante o dia. • **Atividade lúdica:** puxa o brinquedo, ao andar ou engatinhar. Carrega ou afaga boneca. Empenha-se na manipulação ativa de animal felpudo.

(*Continua*)

Seção 1 ■ Introdução

Propedêutica Neurológica

Quadro 1.1 (*Continuação*) **O exame neurológico evolutivo – padrões etários normais.**

2 anos	3 anos	4 anos
• **Cubos:** erige torre com seis ou sete.	• **Fala:** superadas as etapas de "palavra-frase", frase agramatical e dislalias por troca de fonemas. Podem apresentar dislalias por supressão de fonemas.	• **Fala:** superadas todas as etapas, inclusive a de dislalia por supressão de fonemas.
• **Álbum de figuras:** vira as folhas uma a uma.		• **Equilíbrio estático:** realiza a prova de Romberg por 30 s.
• **Pranchas com desenhos:** nomeia três ou mais. Identifica cinco ou mais.	• **Equilíbrio estático:** permanece em ortostase, com pés justapostos e membros superiores pendendo ao longo do corpo, com os olhos abertos, por 30 s.	• **Equilíbrio dinâmico:** anda nas pontas dos pés. Sobe e desce escada, sem apoio, alternando os pés.
• **Objetos de teste:** nomeia dois (lápis, sapato, chave, moeda, bola).	• **Equilíbrio dinâmico:** sobe e desce escada, sem apoio, colocando ambos os pés no mesmo degrau. Apanha objeto no chão, sem auxílio da outra mão.	• **Coordenação apendicular:** vira páginas de um livro eumetricamente. Copia uma cruz de um modelo desenhado em um cartão. Realiza manobra índex-nariz com os olhos fechados.
• **Marcha:** corre bem, sem cair, mas ainda não muito depressa. Sobe e desce escadas com apoio, colocando ambos os pés no mesmo degrau.	• **Coordenação apendicular:** constrói torre com nove cubos ou mais. Copia um traço vertical de um modelo desenhado em um cartão. Realiza manobra índex-nariz com os olhos abertos.	• **Persistência motora:** mantém os olhos fechados por 20 s. Mantém a boca aberta por 40 s. Mantém a língua protrusa com os olhos abertos por 40 s.
• **Bola:** segue pelo menos quatro ordens direcionais (jogar a bola na cadeira, para a mãe ou para o examinador são respostas aceitáveis).	• **Controle esfincteriano:** vesical diurno consolidado; vesical noturno e anal em consolidação.	• **Sensibilidade:** com os olhos fechados, reconhece as posições segmentares e objetos familiares (estereognosia).
• **Bola grande:** chuta.		• **Controle esfincteriano:** vesical noturno em consolidação. Anal consolidado.
• **Linguagem:** frases com três palavras. Utiliza "eu, mim, você". Refere-se a si próprio pelo nome (a criança diz "Pedro quer..."). Compreende e pede "mais um". Vocabulário com mais de 50 palavras.		
• **Social:** entrega o prato vazio. Come parte sozinho e derrama. Os esfíncteres estão regulados durante o dia.		
• **Vestir-se:** veste peça simples (meias, boné; puxa as calças para cima).		
• **Atividade lúdica:** mímica doméstica (põe a boneca na cama, finge alimentá-la, bate e esfrega a roupa, varre, tira pó, etc.). Predomina o jogo paralelo (brinca ao lado de outra criança e não com ela; frequentemente pratica a mesma atividade, mas de modo bastante separado).		

(*Continua*)

Capítulo 1

Tratado de Neurologia Infantil

Quadro 1.1 (*Continuação*) **O exame neurológico evolutivo – padrões etários normais.**

5 anos	6 anos	7 anos
• **Equilíbrio estático:** permanece em ortostase, com a ponta de um pé encostada no calcanhar do outro, com os olhos abertos, por 10 s. • **Equilíbrio dinâmico:** executa marcha em tandem. Consegue pular girando sobre si mesmo, sem desviar-se do lugar. • **Coordenação apendicular:** copia um círculo e um quadrado de um modelo desenhado em um cartão. Sentado, consegue bater com os pés no chão, alternadamente e ritmicamente. Abre e fecha as mãos alternadamente (membros superiores horizontalmente para a frente). Toca com a ponta do polegar em todos os dedos, nas duas mãos e nas duas direções. • **Persistência motora:** mantém a língua protrusa com os olhos fechados por 40 s. • **Controle esfincteriano:** consolidado.	• **Equilíbrio estático:** permanece em ortostase, com a ponta de um pé encostada no calcanhar do outro, com os olhos fechados, por 10 s. • **Equilíbrio dinâmico:** executa marcha em tandem para trás. • **Coordenação apendicular:** copia um triângulo. Descreve um círculo com os dedos indicadores, estando os braços estendidos horizontalmente para os lados. • **Coordenação tronco--membros:** estando de pé, o examinador força o tronco para trás e observa a flexão dos joelhos. • **Sensibilidade:** reconhecimento de dedos e noção de direita--esquerda.	• **Equilíbrio estático:** permanece em ortostase, com apoio plantar sobre um só pé (deixar escolher o pé) por pelo menos 10 s. Consegue agachar-se, apoiando-se nas pontas dos pés com os calcanhares unidos e braços abertos, por pelo menos 10 s. • **Equilíbrio dinâmico:** capaz de pular (o mais alto possível) e bater palmas duas vezes enquanto os pés estão sem contato com o solo. • **Coordenação apendicular:** copia um losango. Realiza prova das marionetes (eudiadococinesia). • **Coordenação tronco-membros:** consegue sentar-se sem apoio estando deitado e deitar-se sem apoio estando sentado (braços cruzados diante do tronco).

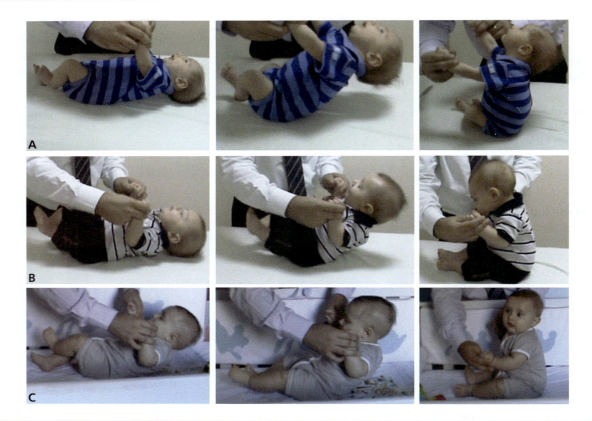

Figura 1.19 Manobra de tração dos membros superiores até a posição sentada, no mesmo lactente hígido, no segundo mês (A), quarto mês (B) e sexto mês (C) de vida.

- **Torre:** enquanto a criança segura um cubo, o examinador aponta para outro que se acha sobre a mesa, dizendo "coloque-o aqui".
- **Xícara:** de alumínio, com capacidade para 38 g, diâmetro superior a 9,5 cm e altura mínima de 6 cm. Apresentada de pé, com a alça voltada diretamente para a criança. Quando o bebê está com um cubo na mão, o examinador aponta a xícara e diz "coloque o cubo ali".
- **Pelota:** diâmetro de 6 mm, preferencialmente brilhante.
- **Garrafa:** de acrílico transparente, com 6,5 cm de altura e bocal com diâmetro de 2,5 cm.
- **Bolinha:** de tênis.
- **Bola grande:** diâmetro de aproximadamente 10 a 15 cm.
- **Molde para encaixes:** três aberturas equidistantes: círculo (9 cm), quadrado (8 cm) e triângulo (9,5 cm).

■ REFERÊNCIAS BIBLIOGRÁFICAS

1. Menkes JH, Moser FG. Neurologic Examination of the Child and Infant. In: Menkes JH, Sarnat HB, Maria BL, editors. Child Neurology. 1ª ed. Philadelphia: Lippincott Williams & Wilkins; 2006. p. 1-27.
2. Paine RS, Oppe TE. Neurological Examination of Children. London: William Heinemann; 1975.
3. Ropper AH, Samuels MA. Adams and Victor's Principles of Neurology. 9th ed. New York: The McGraw-Hill Companies; 2009.
4. Aicardi J, Bax M, Gillberg C. Diseases of the Nervous System in Childhood. 3 ed. London: Mac Keith Press; 2009. 963 p.
5. Masruha MR, Rodrigues MG, Vilanova LCP. Neurológico. In: Puccini RF, Hilário MOE, editors. Semiologia da Criança e do Adolescente. 1ª ed. Rio de Janeiro: Guanabara Koogan; 2008. p. 174-96.
6. Masruha MR, Ferraz HB, Bertolucci PHF. Propedêutica neurológica. In: Masruha MR, Bertolucci PHF, editors. Neurologia para o clínico-geral. 1ª ed. Barueri: Manole; 2014. p. 1-32.
7. Pernetta C. Semiologia Infantil. 3ª ed. Rio de Janeiro: Guanabara-Koogan; 1964.
8. DeJong RN. DeJong`s The Neurologic Examination. 5th ed. Philadelphia: Lippincott Williams & Wilkins; 1992.
9. Tolosa APM, Canelas HM. Propedêutica neurológica. São Paulo: Sarvier; 1971.
10. Bickerstaff ER. Exame Neurológico na Prática Médica. Rio de Janeiro: Livraria Atheneu; 1975.
11. Nitrini R. Semiologia Neurológica. In: Nitrini R, Bacheschi LA, editors. A neurologia que todo médico deve saber. São Paulo: Santos Livraria Editora; 1991.
12. Félix EPV, Annes M. Semiologia Neurológica – O Exame Físico Neurológico. In: Bertolucci PHF, Ferraz HB, Félix EPV, Pedroso JL, editors. Guia de Neurologia. Guias de Medicina Ambulatorial e Hospitalar da UNIFESP-EPM. Barueri: Manole; 2011.
13. Olhweiler L, da Silva AR, Rotta NT. [Primitive reflex in premature healthy newborns during the first year]. Arquivos de neuro-psiquiatria. 2005;63(2A):294-7.
14. Monrad-Krohn GH. Exploración clínica del sistema nervoso. Barcelona: Editorial Labor; 1967.
15. Lefèvre AB. Exame neurológico evolutivo. São Paulo: Sarvier; 1972.
16. Gesell A, Amatruda C. Psicologia do Desenvolvimento do Lactente e da Criança Pequena. 2ª ed. São Paulo: Atheneu; 2000.
17. Prechtl HFR, Beintema D. The neurological examination of the full term newborn infant. London: SIMP/Heinemann; 1964.
18. Brazelton TB. Neonatal behavioural assessment scale. London: SIMP/Heinemann Medical; 1973.

Seção 2

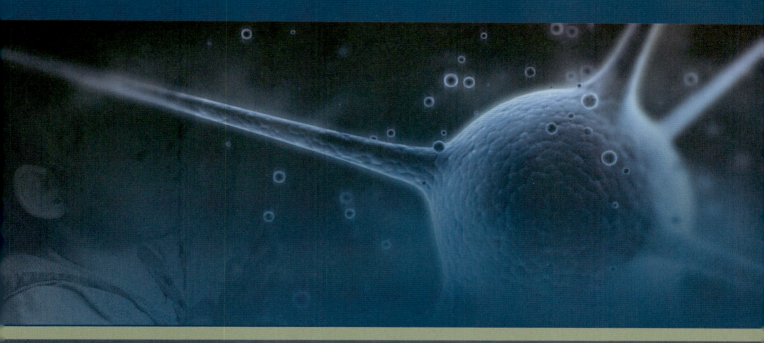

MANIFESTAÇÕES CARDINAIS DAS DOENÇAS NEUROLÓGICAS

capítulo 2

▸ Marcelo de Melo Aragão
▸ Marcelo Masruha Rodrigues

Alterações da Consciência

Define-se consciência como um perfeito conhecimento de si próprio e do ambiente.[1] Alterações da consciência são comuns na prática clínica, e os quadros de evolução aguda são considerados emergências médicas, devido à sua elevada morbimortalidade.

A consciência apresenta dois componentes fundamentais: o nível e o conteúdo. Este último é representado pelas funções corticais, dependendo, portanto, do funcionamento dos hemisférios cerebrais. Sua avaliação é pormenorizada no Capítulo 13 – Transtornos do Neurodesenvolvimento.

O nível de consciência relaciona-se com o grau de alerta ou vigília do indivíduo. Ele depende, além dos hemisférios cerebrais, do funcionamento de estruturas localizadas no tronco encefálico, que se sincronizam por meio de uma rede de núcleos e tratos conhecidos como Sistema Reticular Ativador Ascendente (SRAA). Esse sistema é responsável por um conjunto mais primitivo de respostas que, através de núcleos talâmicos retransmissores, é projetado difusamente ao córtex cerebral, estimulando-o ou inibindo-o (em sistema de retroalimentação) e promovendo os estados de vigília e sono.[2]

■ CLASSIFICAÇÃO

As alterações do nível da consciência constituem um *continuum*, variando da sonolência ao coma. A seguir, estão descritos os conceitos desses estados, embora existam algumas diferenças na literatura. Portanto, é mais importante que se descreva os achados ao exame clínico do que simplesmente resumi-los em uma única palavra.[1, 3, 4]

- **Sonolência:** estado de turvação da consciência no qual o paciente pode ser despertado prontamente, mediante estímulo verbal ou doloroso; suas respostas são coerentes.

- **Obnubilação:** o paciente permanece a maior parte do tempo dormindo e, quando acordado, apresenta alentecimento das respostas e perda do interesse pelo ambiente.
- **Estupor ou torpor:** caracteriza-se pelo despertar mediante estimulação vigorosa e repetida, mas as respostas aos comandos são lentas, inconsistentes e inadequadas.
- **Coma:** ausência ou extrema diminuição do alerta comportamental (nível de consciência); o paciente permanece não responsivo aos estímulos internos e externos.

A partir da terceira edição do Manual Diagnóstico e Estatístico dos Transtornos Mentais (DSM-III) da Academia Americana de Psiquiatria,[5] o termo *delirium* passou a representar o comprometimento agudo do conteúdo da consciência. Sua principal característica é o déficit atencional, que pode vir acompanhado de outras alterações da cognição (orientação e memória), da percepção (alucinações visuais e auditivas), da psicomotricidade (hipoatividade ou hiperatividade), do afeto (irritabilidade) e do ciclo sono-vigília. Os sintomas peculiares do *delirium* em crianças são a redução da interação com os familiares (perda do contato visual e da consolabilidade) e a regressão transitória do desenvolvimento.[6] Ele engloba as condições conhecidas como estado confusional agudo, reação orgânica aguda e psicose da UTI.[7]

■ DIAGNÓSTICO TOPOGRÁFICO

Para que ocorra alteração do nível de consciência, a lesão deverá comprometer:

- Uma grande extensão dos hemisférios cerebrais, sobretudo com envolvimento do lado dominante;
- O SRAA ou os núcleos talâmicos retransmissores.[8, 9]

Embora lesões focais do córtex possam produzir afasia, apraxia, agnosia ou déficit motores e sensitivos, elas não produzem estupor ou coma, a não ser que secundariamente causem danos ao SRAA, por exemplo, por meio de herniação uncal (Figuras 2.1 e 2.2).

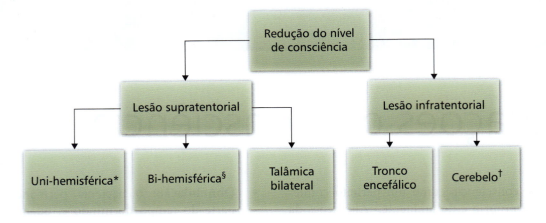

Figura 2.1 Diagnóstico topográfico do coma.[9]
*Tais lesões levam ao coma por mecanismo de herniação.
§A lesão pode ser de natureza estrutural ou disfuncional, por exemplo, um distúrbio metabólico.
†As lesões cerebelares levam ao coma se causarem compressão do tronco encefálico.

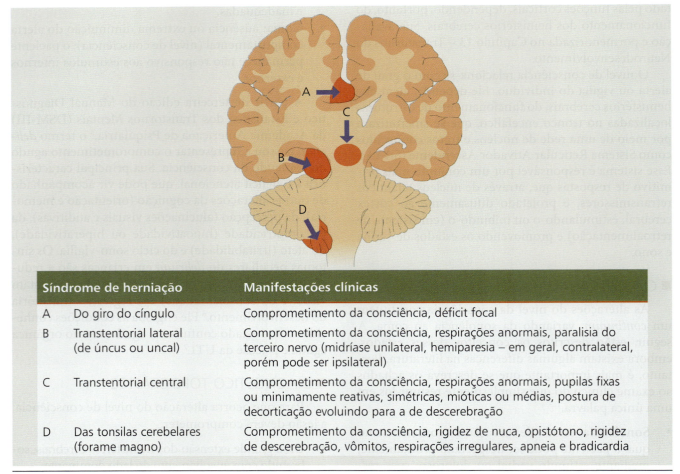

Figura 2.2 Resumo das principais síndromes de herniação encefálica, com o respectivo quadro clínico.[8]

Alterações da Consciência

DIAGNÓSTICO ETIOLÓGICO

A causa do coma pode ser facilmente detectada em casos nos quais há uma história prévia de parada cardiorrespiratória, diabetes *mellitus* descompensado ou hepatite viral grave (Tabela 2.1). Entretanto, o diagnóstico etiológico pode ser extremamente difícil em uma criança previamente hígida que evolui para o estado de coma.[10] Diante de um paciente nessa situação, o médico deve tentar responder às seguintes perguntas:

1. O distúrbio é primariamente estrutural ou tóxico-metabólico?
2. Se for estrutural, é focal ou difuso?
3. Se for focal, onde está localizado?
4. O quadro clínico do paciente está melhorando, estacionário ou piorando?
5. E, por fim, qual a provável causa do processo?

Tabela 2.1 Causas de coma na faixa etária pediátrica.[19]

I. Com lesão estrutural predominante

A Focal

i. Trauma de crânio acidental ou não acidental
ii. Vascular
   a. Malformação arteriovenosa
   b. Enxaqueca
   c. Embolia
   d. Encefalopatia hipertensiva
   e. Vasculite
   f. Associado com cardiopatia congênita (incluindo pós-operatório)
   g. Policitemia/trombocitemia
   h. Homocistinúria
   i. Trombose venosa
iii. Massa
   a. Hematoma
   b. Abscesso
   c. Outros
iv. Infecção intracraniana
   a. Meningite
   b. Encefalite
   c. Encefalomielite disseminada aguda (pós-infeccioso)
   d. Outras

B. Difusa

i. Trauma de crânio acidental ou não acidental
ii. Infecção intracraniana, incluindo encefalomielite disseminada aguda
iii. Hipóxia/isquemia difusa
   a. Parada cardiorrespiratória
   b. Hipotensão/choque prolongado grave
iv. Complicações de malignidade (da doença ou do tratamento)
v. Complicações de transtornos hemorrágicos

Tabela 2.1 (*Continuação*) **Causas de coma na faixa etária pediátrica.[19]**

vi. Vascular
   a. Trombose venosa
   b. Vasculite difusa
   c. Encefalopatia hipertensiva
vii. EIM afetando primariamente o cérebro
viii. Distúrbio hidroeletrolítico associado com mielinólise pontina
ix. Encefalopatia necrotizante aguda
x. Hidrocefalia/disfunção de derivação ventricular

II. Com disfunção metabólica predominante

A. Distúrbios hidroeletrolíticos/acidobásicos

i. Hiponatremia e hipernatremia
ii. Hipocalcemia e hipercalcemia
iii. Hipomagnesemia e hipermagnesemia
iv. Acidose e alcalose metabólica
v. Intoxicação hídrica
vi. Secreção inapropriada de hormônio antidiurético
vii. Diabetes insípido
viii. Correção rápida de desidratação/distúrbio hidroeletrolítico e acidobásico

B. Infecção – septicemia (encefalopatia da sepse)

C. Intoxicação exógena

D. Hepático

E. Insuficiência renal

F. Insuficiência respiratória

G. Endócrina

i. Hipoglicemia
ii. Diabetes *mellitus* e cetoacidose
iii. Hipotireoidismo
iv. Outros, inclusive insuficiência adrenal

H. EIM (primariamente sistêmicos)

i. Doenças do ciclo da ureia
ii. Síndromes de acidose láctica congênita
iii. Doença da urina em xarope de bordo
iv. Mitocondriopatias
v. Deficiência de carnitina-palmitoiltransferase

I. Hipotermia/hipertermia

J. Deficiências nutricionais

K. Iatrogênico

i. Correção rápida de desidratação/distúrbio hidroeletrolítico e acidobásico
ii. Nutrição parenteral
iii. Enema fosfato pediátrico

L. Tóxico

i. Queimaduras
ii. Intussuscepção

III. Ambos/não classificável/estado de mal epiléptico "EME"

Capítulo 2

37

Anamnese

Devem ser consideradas as circunstâncias prévias à instalação do coma, por exemplo, sucedendo trauma cranioencefálico, uso de medicação ou drogas ilícitas e doenças prévias. A averiguação da quantidade, tipo e horário de administração de insulina em uma criança diabética são de suma importância. Devido às intoxicações exógenas serem causas importantes de coma na faixa etária pediátrica, é importante que os pais realizem uma revisão cuidadosa das cartelas de medicações. Sempre se deve pensar em trauma não acidental, sobretudo em crianças menores de 1 ano, com relato dos pais de queda do colo ou do berço com consequente traumatismo craniano.[10]

É fundamental precisar como foi o início do coma, isto é, se de forma insidiosa ou súbita. Esta decorre, sobretudo, de transtornos vasculares ou desmielinizantes do SNC. Raramente neoplasias (por hemorragia) ou abscessos (por ruptura para o espaço subaracnóideo ou ventricular) podem causar coma de forma súbita; entretanto, nesses pacientes geralmente há história prévia de alteração clínico-neurológica (por exemplo, alteração de comportamento, vômitos, febre).[8]

Exame físico geral e dos demais aparelhos e sistemas

É necessário exame físico completo e minucioso de cada segmento corporal, além da averiguação dos sinais vitais. Hipertensão, bradicardia e irregularidade respiratória constituem a tríade de Cushing, que indica hipertensão intracraniana (HIC). Febre sugere um processo inflamatório, de causa infecciosa ou não. A ausculta torácica pode detectar sinais de uma cardiopatia, que por sua vez pode predispor à ocorrência de um AVC isquêmico.

Em lactentes, o aumento do perímetro cefálico, o abaulamento da fontanela anterior e a disjunção das suturas são sinais de HIC. Sinais de irritação meníngea podem ser encontrados nas meningites e na hemorragia subaracnóidea. Especial atenção deve ser dada a sinais de trauma (crianças vítimas de espancamento), por exemplo, equimoses, deformidades e calos ósseos.[10] A Tabela 2.2 mostra algumas pistas da história e do exame que ajudam a identificar a etiologia.

Exame neurológico

O exame neurológico do paciente em coma ou que apresente outros estados de alteração da consciência requer técnicas diferentes do exame neurológico tradicional. É essencial examinar: o nível de consciência, o ritmo respiratório, as pupilas e o fundo de olho, a motricidade ocular extrínseca e o padrão de resposta motora.[8]

Nível de consciência

Usualmente, utiliza-se da escala de coma de Glasgow modificada (Tabela 2.3), com a avaliação

---

Tabela 2.2 Achados da história e do exame físico que sugerem a causa do coma.[14]

- Coma recorrente sugere EIM, epilepsia com EME não convulsivo ou intoxicação exógena (sobretudo não acidental)
- Baixo ganho pondero-estatural e regressão do desenvolvimento prévios sugerem EIM
- Consanguinidade e história familiar de eventos semelhantes sugerem EIM. Nos casos de AVC, indicam hemoglobinopatia ou trombofilia hereditária
- Hipertensão arterial pode ocorrer na HIC e no estado pós-ictal, ou ser a causa do coma na encefalopatia hipertensiva
- Febre sugere um processo inflamatório (sobretudo os de natureza infecciosa). Ela também pode ser o fator de descompensação de um EIM
- Sudorese profusa e sialorreia ocorrem na intoxicação por organofosforados
- Hepatoesplenomegalia sugere EIM ou doenças linfoproliferativas
- Otite pode estar associada à meningite, abscesso cerebral e trombose venosa cerebral
- Mioclonia pode ocorrer nas epilepsias mioclônicas, nas encefalopatias de origem metabólica e hipóxico-isquêmicas
- Crises epilépticas focais ou déficits neurológicos focais sugerem lesão estrutural. Entretanto, podem ocorrer na hipoglicemia

Alterações da Consciência

Tabela 2.3 Escala de coma de Glasgow modificada.[19]

Abertura ocular	> 5 anos	< 5 anos
4	Espontânea	
3	Ao estímulo verbal	
2	Ao estímulo doloroso	
1	Ausente	
Melhor resposta verbal (pacientes não intubados)		
5	Orientado	Verbaliza normalmente ou balbucia
4	Confuso	Verbaliza menos que o normal, choro irritadiço
3	Palavras inapropriadas	Chora em resposta à dor
2	Palavras ininteligíveis	Gemido em resposta à dor
1	Ausente	
Mímica facial (em pacientes intubados)	**Independentemente da idade**	
5	Atividade facial/oromotora espontânea normal	
4	Atividade espontânea menor que a usual ou somente responde ao toque	
3	Careteamento vigoroso em resposta à dor	
2	Careteamento leve ou alguma mudança na expressão facial em resposta à dor	
1	Ausente	
Melhor resposta motora		
6	Obedece a comandos	Movimentos espontâneos normais
5	Localiza estímulos dolorosos	Localiza estímulos dolorosos (apenas crianças acima de 9 meses)
4	Retirada inespecífica	Retirada inespecífica
3	Decorticação	
2	Descerebração	
1	Ausente	

de três parâmetros: abertura ocular, resposta verbal e resposta motora, obtidos a partir da atividade espontânea, estímulos verbais, táteis e dolorosos, conforme a necessidade. O escore pode variar de 3 a 15, correspondendo inversamente à gravidade do caso. Há limitações para aplicação em pacientes sob ventilação mecânica.[1]

Quando os estímulos verbais ou táteis vigorosos não forem suficientes para determinar alguma resposta, aplicam-se os estímulos dolorosos. É prudente iniciar com estímulos moderados e laterais (compressão do leito ungueal, região supraorbitária, articulação temporomandibular), a fim de se obter respostas motoras lateralizadas, assim como realizá-los em ambos os lados do corpo. Na ausência de respostas, deve-se aplicar um estímulo doloroso mais vigoroso, na linha média (por exemplo, compressão manual do esterno).

Padrões respiratórios

A respiração é regulada por núcleos localizados na formação reticular e na porção inferior do tronco encefálico, entre o terço médio da ponte e a junção bulbo-medular.

Os padrões respiratórios apresentam valor relativo na localização de alterações neurológicas. Isso porque alterações fisiológicas secundárias a distúrbios pulmonares, hidroeletrolíticos, acidobásicos, tó-

Capítulo 2

xicos e a hipóxia podem alterar o ritmo respiratório. Entretanto, certos ritmos podem indicar disfunção em estruturas anatômicas definidas, conforme representado na Figura 2.3.

Exame das pálpebras, pupilas e fundo de olho

A inspeção das pálpebras no paciente em estado grave é de grande importância. Durante o coma, usualmente os olhos ficam fechados pelo relaxamento do elevador da pálpebra e certo grau de contração tônica do orbicular dos olhos. Sua oclusão incompleta pode indicar lesão do nervo facial. Piscamento espontâneo indica existência de atividade funcional da formação reticular do tronco encefálico, e piscamento à ameaça requer atividade cortical preservada.

O exame do fundo de olho pode mostrar hemorragias, edema de papila, retinopatia hipertensiva, entre

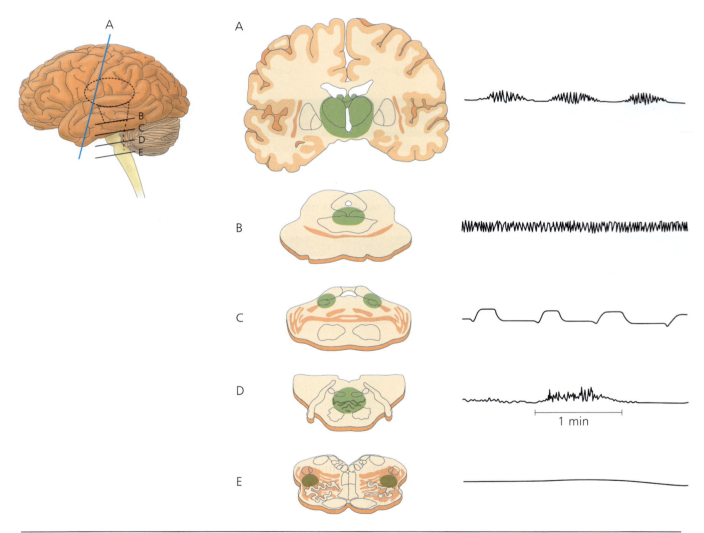

Figura 2.3 Relação entre a topografia das lesões neurológicas e os padrões respiratórios anormais. (A) Respiração de Cheyne-Stokes: disfunção diencefálica ou mesencefálica superior. Pode ocorrer no sono fisiológico, bem como em casos de hipóxia grave, encefalopatia hipertensiva, insuficiência cardíaca congestiva e uremia. (B) Hiperventilação neurogênica central: lesão em porção inferior do mesencéfalo ou superior da ponte, hipóxia, acidemia, encefalopatia hepática e intoxicação por salicilatos. (C) Apnêustica: lesão em porção inferior da ponte, meningoencefalite, anóxia e hipoglicemia. (D) Atáxica: lesão em bulbo (iminência de parada respiratória). (E) Apneia: lesão estrutural grave do bulbo, intoxicação por drogas sedativas ou lesão de vias motoras associadas (por exemplo, trauma medular cervical alto).[21]

outros achados, podendo ajudar a estabelecer o diagnóstico etiológico. Porém, é absolutamente contraindicada a dilatação da pupila para a sua realização, por prejudicar a obtenção de dados semiológicos na evolução do paciente.

A análise da pupila e de seus reflexos é fundamental na semiologia dos pacientes comatosos. O diâmetro pupilar é mantido pela atividade do sistema nervoso autônomo, tendo o componente simpático uma função pupilodilatadora, e o parassimpático, a função pupiloconstritora. Ao examinarmos as pupilas, observamos o diâmetro, simetria ou assimetria (anisocoria), bem como os reflexos fotomotor direto e consensual (Figura 2.4).

Motricidade ocular extrínseca

Os movimentos dos olhos dependem da ação da musculatura extrínseca ocular (ver Figura 1.15). O nervo oculomotor também inerva o músculo elevador da pálpebra superior. A análise da motricidade ocular extrínseca no paciente em coma é feita basicamente em quatro etapas, descritas no itens seguintes.[11]

Observação dos movimentos oculares espontâneos

A Tabela 2.4 resume os principais movimentos oculares espontâneos que ocorrem no paciente em coma e são importantes para localizar a origem da lesão.

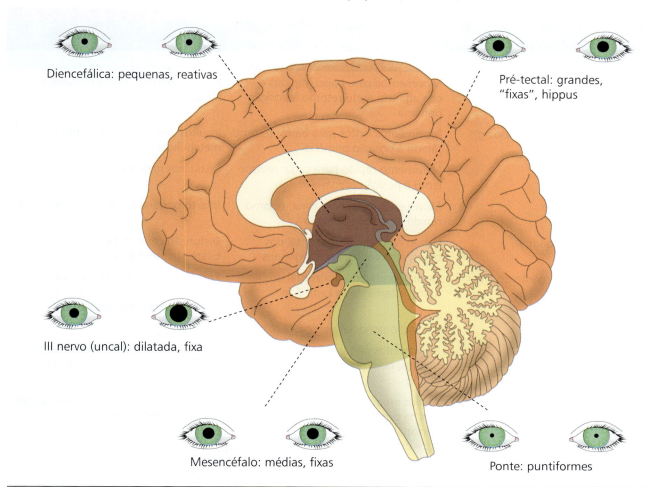

Figura 2.4 Resumo das alterações pupilares em pacientes com lesão em diferentes regiões do encéfalo.[21]

Desvios do olhar podem ser conjugados ou não conjugados. São pesquisados observando-se a posição dos olhos em repouso e após a movimentação ocular, avaliada com rotações da cabeça do paciente no sentido horizontal e vertical (Tabela 2.5).

Os desvios laterais do olhar são observados tipicamente em lesões destrutivas ou irritativas frontais, sendo que lesões destrutivas levam a desvios oculares ipsilaterais à lesão, ao passo que as lesões irritativas levam a desvios oculares contralaterais.

O desvio conjugado dos olhos em repouso abaixo do plano horizontal usualmente resulta de lesões em teto do mesencéfalo e da comissura posterior, na junção mesencéfalo-diencefálica. Além disso, lesões bilaterais do fascículo longitudinal medial e distúrbios metabólicos também podem causar esse tipo de alteração. Os desvios conjugados para cima sugerem atividade epileptiforme.[1]

Manobra dos olhos de boneca

Provocam-se bruscos movimentos da cabeça, para o lado direito e esquerdo, e posteriormente de flexão e extensão da cabeça sobre o tronco, o que permite verificar a possível presença de déficit de movimentos oculares isolados ou déficit de movimentos conjugados (Tabela 2.6). Essas manobras só devem ser realizadas após ter sido descartada qualquer suspeita de lesão da coluna cervical.

Prova oculovestibular

As vias dos movimentos oculares dentro do tronco encefálico têm conexões com a orelha interna. Deve-se irrigar o conduto auditivo externo (após descartar perfuração da membrana timpânica) com água gelada (15 °C a 20 °C) ou quente (44 °C) e observar os desvios oculares. Para testar a lateralidade, irrigamos o conduto auditivo com até 120 mL de água gelada (introdução lenta em 2 a

Tabela 2.4 Movimentos oculares espontâneos nos pacientes em coma.[11]

Termos	Descrição	Significado
Bobbing ocular	Movimentos para baixo, rápidos e conjugados; lento retorno à posição primária	Infarto pontino; outros distúrbios metabólicos, tóxicos ou estruturais
Bobbing ocular inverso ou *dipping* ocular	Movimentos lentos para baixo; retorno rápido à posição primária	Insultos hipóxico-isquêmicos ou metabólicos
Bobbing ocular reverso	Movimento rápido para cima; retorno lento à posição primária	Distúrbios metabólicos
Dipping ocular reverso	Movimento lento para cima; retorno rápido à posição primária	Infarto pontino e pacientes com SIDA
Olhar em "pingue-pongue"	Desvio conjugado horizontal dos olhos, alternantes após segundos	Disfunção cerebral hemisférica bilateral; intoxicação
Desvio periódico alternante do olhar	Desvio conjugado horizontal dos olhos, alternantes a cada 2 m	Encefalopatia hepática; desordens causadoras de nistagmo periódico alternante e estado vegetativo
Myoclonus vertical	Oscilação pendular vertical (2 a 3 Hz)	Infarto pontino
Movimentos monoculares	Movimentos pequenos, intermitentes, rápidos, horizontais, verticais ou de torção	Lesões pontinas ou mesencefálicas, podendo coexistir crises epilépticas
Nistagmo retrátil	Abalos irregulares dos olhos para trás na órbita, por vezes espontâneo, principalmente quando se olhar para a frente	Lesão em mesencéfalo com disfunção das fibras córtico-mesencefálicas inibitórias
Nistagmo de convergência	Desvios lentos, de divergência, seguidos por rápidos abalos convergentes	Lesão em mesencéfalo

Alterações da Consciência

Tabela 2.5 Desvios conjugados e não conjugados do olhar no paciente em coma.[11]

Lesão encefálica	Descrição	Representação gráfica	Significado
Nervo oculomotor (III)	Exotropia com ou sem ptose acentuada e midríase ipsilaterais		Lesão mesencefálica ou do nervo no trajeto até a órbita
Nervo troclear (IV)	Exotropia do globo ocular com dificuldade em abaixá-lo, principalmente quando aduzido (diplopia vertical com inclinação compensatória da cabeça para o lado da paresia)		Lesão pontina ou do nervo no trajeto até a órbita
Nervo abducente (VI)	Desvio medial do olho acometido		Lesão pontina, trajeto do nervo até a órbita ou hipertensão intracraniana
Fascículo longitudinal medial bilateral	Perde adução bilateral dos olhos, altera reflexo oculocefálico e vestíbulo-ocular, preservando reflexo pupilar		Lesão do tegmento mesencefálico ou pontino
Desvio *skew*	Um olho desvia para cima e o outro para baixo		Lesão em ponte, região rostro-lateral do bulbo, sistema vestibular, vias cerebelares ou fascículo longitudinal medial

Capítulo 2

Tabela 2.6 Respostas oculares reflexas dos pacientes em coma.[20]

Lesão cerebral	Respostas oculocefálicas	Respostas da prova calórica (água fria)
A. Encefalopatia metabólica com tronco encefálico intacto		
B. Lesão na região lateral direta da ponte		
C. Lesão do FLM (oftalmoparesia bilateral internuclear)		
D. Lesão pontina paramediana à direita (síndrome um e meio)		
E. Lesão mesencefálica (bilateralmente)		

Os reflexos de tronco normais são mostrados nas figuras do paciente com encefalopatia metabólica (A). O paciente na figura (B) apresenta lesão na região lateral da ponte, causando paralisia do olhar ipsilateralmente em cada olho. Na figura (C), lesão no fascículo longitudinal medial (FLM) bilateral, mantém-se apenas a abdução de ambos os olhos. O paciente (D) apresenta lesão em ambos os FLM e no núcleo do nervo abducente à direita (síndrome um e meio); apenas a abdução do olho esquerdo é preservada. O paciente (E) ilustra consequências de lesão mesencefálica eliminando ambas as respostas do nervo oculomotor e troclear, restando apenas abdução de ambos os olhos.[20]

Alterações da Consciência

3 minutos), estando o paciente com a cabeça fletida a 30° acima do plano horizontal. A resposta normal consiste em desvio lento dos olhos para o lado estimulado, com retorno rápido e nistagmo para o lado oposto. Usando-se água quente, o desvio lento é contralateral ao lado estimulado. Para testar o movimento ocular vertical, devemos irrigar os dois canais auditivos simultaneamente com água gelada. Nos casos de integridade de tronco, observa-se desvio dos olhos para baixo. Com água quente, o desvio ocorre para cima (Tabela 2.6).

Reflexo córneo-palpebral

Estimulando-se a córnea, temos como resposta o fechamento dos olhos com desvio ocular para cima (fenômeno de Bell). Nesse reflexo, avaliamos o nervo trigêmeo (via aferente), nervo facial (via eferente) e área tectal do mesencéfalo, responsável pelos movimentos verticais do olhar.

Padrão de resposta motora

Na análise das alterações motoras, devemos seguir uma sistemática de avaliação:

a) Observar a movimentação espontânea do paciente.

b) Pesquisar reflexos profundos avaliando simetria, sinais patológicos – como o sinal de Babinski – e reflexos de frontalização, como o de preensão palmar (*grasp reflex*).

c) Avaliar o tônus muscular, com atenção à hipertonia, hipotonia e paratonia (resistência à movimentação passiva que lembra hipertonia plástica).

d) Observar os movimentos apresentados pelo paciente à estimulação dolorosa (Figura 2.5).

Nos casos de alteração do nível de consciência com agitação motora, pode se tornar evidente, à inspeção, a presença de hemiplegia ou hemiparesia. Assimetria da mímica facial pode ser verificada pelo apagamento do sulco nasogeniano, com desvio da comissura labial para o lado não comprometido. Ausente à inspeção, esse padrão de assimetria facial pode ser obtido por estímulo doloroso decorrente da compressão bilateral e enérgica dos ângulos da mandíbula.

O paciente em decúbito dorsal, com os membros inferiores fletidos e com os pés apoiados no leito, pode mostrar déficit motor pela queda do membro em abdução, assim como assimetria de reflexos superficiais e profundos.

Diagnóstico diferencial

Algumas condições que cursam com redução das respostas aos estímulos externos fazem parte dos diagnósticos diferenciais do coma. As principais são o mutismo acinético, a catatonia e a síndrome do cativeiro.[12]

O *mutismo acinético* refere-se ao estado em que o paciente mantém-se acordado, porém permanece em silêncio e imóvel. Somente os olhos se dirigem a objetos ou pessoas se movendo. Pode haver sinais piramidais de liberação e sinais de frontalização. As lesões que cursam com mutismo acinético podem estar na região frontal bilateral (giro do cíngulo anterior), na formação reticular da transição mesencéfalo-diencefálica, no globo pálido ou no hipotálamo. Também é observado após manipulações cirúrgicas do cerebelo.

A *catatonia* é uma síndrome caracterizada por ausência de reações, imobilidade – por vezes com postura anormal e careteamento –, catalepsia (indução passiva de uma postura contra a gravidade), estereotipias, ecolalia, ecopraxia, mutismo e recusa alimentar. Está frequentemente associada à doença psiquiátrica (esquizofrenia e transtornos de humor), porém pode ocorrer em doenças neurológicas que afetam os núcleos da base, o sistema límbico, o diencéfalo e os lobos frontal e temporal.

Na *síndrome do cativeiro* o paciente está com a consciência preservada, porém não consegue se mover ou falar (estado desaferentado). A movimentação ocular horizontal frequentemente está comprometida, e a comunicação é realizada por meio da movimentação ocular vertical e palpebral. Geralmente a lesão responsável localiza-se na região ventral da ponte.

Exames complementares

Os exames complementares são muito importantes para a confirmação da causa do coma. A glicemia capilar deve ser realizada concomitantemente à avaliação clínica do paciente. Os exames laboratoriais iniciais são mostrados na Tabela 2.7. Recomenda-se a reserva de amostras de soro e urina para eventuais testes posteriores.[10]

A tomografia computadorizada (TC) de crânio é o exame de imagem indicado para a avaliação inicial. Deve ser realizada nos pacientes com alterações focais ao exame neurológico, na suspeita de HIC ou quando a causa do coma não for evidente após a avaliação inicial. A imagem por ressonância magnética (IRM) é mais sensível nos casos de isquemia precoce, encefalite, lesão axonal difusa, trombose venosa cerebral e desmielinização. Assim, caso se suspeite de uma dessas situações, e desde que o paciente esteja hemodinamicamente

Capítulo 2

Tratado de Neurologia Infantil

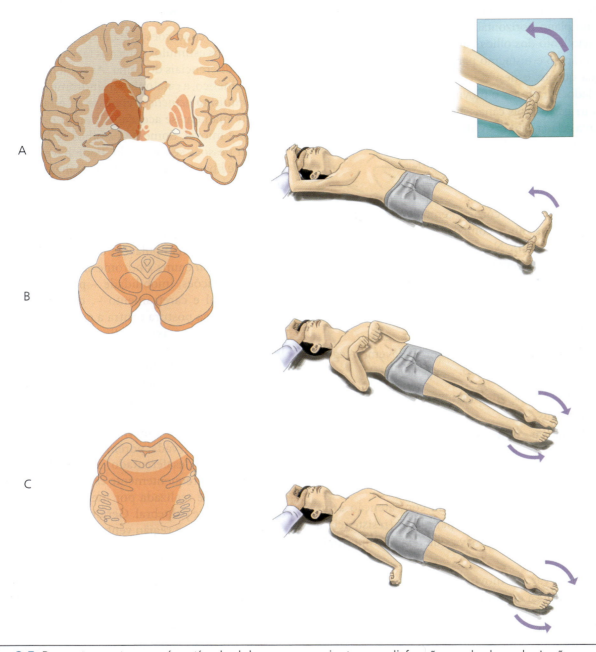

Figura 2.5 Respostas motoras após estímulo doloroso em paciente com disfunção cerebral aguda. Lesões no córtex ou diencéfalo podem cursar com hemiparesia (notar a falta de resposta do membro superior esquerdo, pé com rotação lateral e sinal de Babinski) (A). Lesões na região da junção diencéfalo-mesencéfalo podem determinar postura de decorticação, com flexão dos membros superiores e extensão dos membros inferiores (B). Lesões no mesencéfalo determinam postura em descerebração, com extensão dos membros superiores e inferiores (C).[21]

estável, o médico pode optar por realizar inicialmente a IRM do crânio, prescindindo da TC. Não se deve esquecer também que, no caso de recém-nascidos e lactentes, a ultrassonografia transfontanelar pode ser útil e tem a vantagem de não utilizar radiação ionizante.

A punção lombar deve ser realizada na suspeita de infecção do SNC. Nos pacientes com alteração da consciência, é importante a realização de exame de imagem antes do procedimento, pois o mesmo pode precipitar herniação transtentorial caso haja uma lesão com efeito de massa importante. Sempre que for coletado líquor, uma amostra deverá obrigatoriamente ser estocada.

Há que se ressaltar a importância do eletroencefalograma, exame muitas vezes subestimado e que poderá

Alterações da Consciência

fornecer valiosos subsídios para elucidação etiológica (coma pós-crise epiléptica ou estado de mal epiléptico sutil) na localização de disfunções corticais e para o prognóstico do paciente. A Figura 2.6 mostra o algoritmo de estabilização inicial e investigação diagnóstica complementar de acordo com a suspeita clínica inicial.

Tabela 2.7 Investigação complementar dos pacientes em coma.[10]

• Exames indicados para todos os pacientes	• Glicemia, ureia, creatinina, sódio, potássio, cálcio, magnésio, fósforo, amônia, lactato, gasometria arterial, hemograma, plaquetas, TGO, TGP, coagulograma, urinálise
• Exames indicados para pacientes com suspeita de coma de etiologia metabólica, cujos exames iniciais estejam normais ou para aqueles com suspeita de intoxicação	• Triagem toxicológica no sangue e na urina • TSH e T4 livre • Cromatografia de aminoácidos e ácidos orgânicos • Carnitina total, carnitina livre e perfil sérico de acilcarnitinas
• Exames indicados para pacientes com suspeita de infecção do SNC ou cujos resultados dos exames iniciais sugiram *sepse*	• Culturas de sangue e urina • Análise do líquor (neuroimagem deverá ser realizada antes da punção). Contraindicada se há instabilidade hemodinâmica • TC ou IRM do crânio
• Exames indicados para pacientes com suspeita de trauma não acidental	• Radiografias do esqueleto e cintilografia óssea • TC de crânio sem contraste
• Exame indicado para pacientes com suspeita de estado de mal epiléptico sutil	• Eletroencefalograma
• Exame indicado para pacientes vítimas de trauma	• TC de crânio sem contraste
• Exame indicado para pacientes com suspeita de lesão expansiva (neoplásica ou inflamatória)	• TC de crânio com contraste

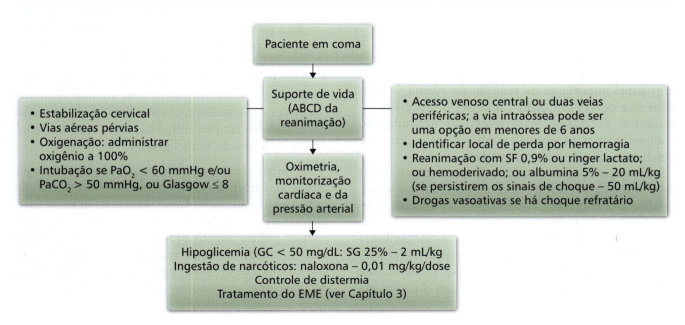

Figura 2.6 Abordagem terapêutica inicial do paciente em coma.[13]

GC: glicemia capilar; SG: soro glicosado; SF: soro fisiológico; PaO$_2$: pressão parcial de oxigênio; PaCO$_2$: pressão parcial de gás carbônico.

TRATAMENTO

A avaliação do paciente em coma demanda tempo. Portanto, algumas medidas imediatas devem ser tomadas após a rápida caracterização do estado de coma, com o objetivo de manter a viabilidade do tecido nervoso. Estas devem seguir as recomendações da Academia Americana de Pediatria por meio do Suporte de Vida Avançado em Pediatria (PALS) – manutenção de uma via aérea superior pérvia, oxigenação e ventilação adequadas, controle hemodinâmico e da temperatura corporal.[13]

Paralelamente à estabilização do paciente e investigação diagnóstica, deve-se proceder ao tratamento específico para as condições que desencadearam o coma, como trauma craniano, meningite, encefalite, doenças metabólicas, intoxicações exógenas, neoplasias, encefalopatia hipóxico-isquêmica etc. Além da avaliação e do tratamento da causa primária, há a necessidade de se ter em mente que o SNC está sujeito a sofrer lesões secundárias decorrentes de agravos clínicos e iatrogênicos.[10]

Nos casos em que houver grande suspeita de causa infecciosa, mesmo que o líquor e a TC de crânio estejam normais, recomenda-se iniciar tratamento empírico para encefalite herpética com aciclovir. Esses pacientes, sempre que possível, deverão realizar IRM do crânio com sequência de difusão e eletroencefalograma para estabelecimento do diagnóstico de certeza.[10]

Sugerimos que crianças em coma de origem estrutural, com escala de coma de Glasgow com pontuação inferior a 8 e que cursam HIC (suspeita ou confirmada), devam ser submetidas à monitorização da pressão intracraniana. O tratamento da HIC é idealmente realizado com o auxílio dessa técnica.[14]

O tratamento com corticosteroides está indicado nas doenças inflamatórias autoimunes. Eles também têm papel importante na redução do edema vasogênico que ocorre em alguns tumores e processos infecciosos. Entretanto, não devem ser utilizados no traumatismo cranioencefálico e no acidente vascular cerebral isquêmico ou hemorrágico.

Na suspeita de um erro inato do metabolismo (EIM) intermediário, o paciente deve permanecer em jejum, receber aporte hídrico e calórico por via parenteral, e reposição de cofatores até o resultado dos exames laboratoriais (ver Capítulo 19 – Erros Inatos do Metabolismo para detalhes sobre investigação e tratamento dos EIM).[15]

Alguns autores preconizam o uso profilático de anticonvulsivantes em algumas situações (hemorragia intracraniana, trauma cranioencefálico, encefalopatia hipóxico-isquêmica). Entretanto, não existem estudos conclusivos a respeito do benefício dessa prática.[16]

Não se esquecer de proteger as córneas, pois erosões podem ocorrer rapidamente (4 a 6 horas). Colírios e pomadas oftálmicas de proteção devem ser usados rotineiramente. O emprego de curativos com gaze sem os devidos cuidados pode até facilitar a ocorrência de lesões.[10]

O tratamento do *delirium* envolve medidas ambientais e farmacológicas. A presença dos familiares, o controle da dor, a manutenção do ciclo sono-vigília e a retirada de dispositivos invasivos são importantes tanto na prevenção quanto no controle dos sintomas. O haloperidol e a risperidona são as medicações mais utilizadas, embora com evidências limitadas a séries de casos.[6, 17] Os benzodiazepínicos devem ser evitados, pois podem exacerbar o *delirium*.

PROGNÓSTICO

O coma é um estado transitório que dura geralmente de uma a duas semanas. Os pacientes que sobrevivem a esse período têm desfechos variados, que vão desde o estado vegetativo até a recuperação completa, conforme a Figura 2.7. As definições são mostradas a seguir:[18]

- **Estado vegetativo:** caracterizado pela manutenção do ciclo sono-vigília, mas sem atividade mental superior. É chamado de persistente, quando dura mais que um mês, e de permanente, quando dura mais que três meses (acima de 1 ano nos casos de traumatismo cranioencefálico).
- **Estado de consciência mínima:** alteração profunda da consciência, porém com alguma evidência de função cognitiva, como a habilidade de seguir comandos simples, respostas tipo "sim" ou "não", ou verbalização ininteligível.

O prognóstico depende principalmente da etiologia. Em geral, é melhor quando a causa é tóxico-metabólica.[14] Alguns dados do exame físico e de exames complementares (EEG, potencial evocado somatossensitivo e IRM) podem sugerir prognóstico, embora nenhum deles isoladamente tenha valor preditivo para influenciar a tomada de decisões (ver capítulos específicos para detalhes sobre o prognóstico de cada condição).

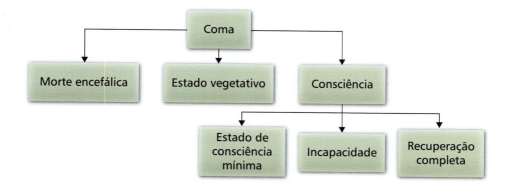

Figura 2.7 Desfechos possíveis após o coma.[18]

REFERÊNCIAS BIBLIOGRÁFICAS

1. Plum F, Posner JB. Diagnóstico de Estupor e Coma. 2.ed. Rio de Janeiro: Guanabara Koogan, 1977.
2. Fukujima MM, Ferraz MEMR. Alterações da Consciência. In: Masruha MR, Bertolucci PHF. Neurologia para o clínico-geral. 1.ed. Barueri: Manole, 2014. p.341-56.
3. Adams RD, Victor M. Principles of Neurology. 4.ed. New York: The McGraw-Hill Companies, 1989.
4. Campbell WW. DeJong, O Exame Neurológico. 1.ed. Rio de Janeiro: Guanabara Koogan, 2007.
5. American Psychiatric Association. Diagnostic and statistical manual of mental disorders. 3.ed. Washington: American Psychiatric Association, 1980.
6. Hatherill S, Flisher AJ. Delirium in children and adolescents: A systematic review of the literature. J Psychosom Res. 2010;68(4):337-44.
7. European Delirium A, American Delirium S. The DSM-5 criteria, level of arousal and delirium diagnosis: inclusiveness is safer. BMC Med. 2014;12:141.
8. Posner JB, Saper CB, Schiff ND, Plum F. Plum and Posner`s Diagnosis of Stupor and Coma. New York: Oxford University Press, 2007.
9. Hocker S, Rabinstein AA. A clinical and investigative approach to the patient with diminished responsiveness. Neurol Clin. 2011;29(4):739-47.
10. Farias VKPR, Cardeal M, Masruha MR, Vilanova LCP. Coma. In: Moraes MB, Campos SO, Hilário MOE. Pediatria: Diagnóstico e Tratamento. Barueri: Manole, 2012. p.1265-83.
11. Farias VKPR, Pinho RS, Masruha MR, Vilanova LCP. Coma. In: Carvalho WB, Souza RL, Souza ND. Emergência e Terapia Intensiva Pediátrica. 3.ed. São Paulo: Atheneu, 2014. p.269-78.
12. Brazis PW, Masdeu JC, Biller J. Localization in clinical neurology. 6.ed. Philadelphia: LWW, 2011.
13. Mângia CMF. Coma. In: Carvalho WB, de Souza N, de Souza RL. Emergência e Terapia Intensiva Pediátrica. São Paulo: Atheneu, 2003. p.272-81.
14. Seshia SS, Bingham WT, Kirkham FJ, Sadanand V. Nontraumatic coma in children and adolescents: diagnosis and management. Neurol Clin. 2011;29(4):1007-43.
15. Jardim LB, Ashton-Prolla P. [Inborn errors of metabolism: practical guidelines for clinical diagnosis in acutely ill children and infants]. J Pediatr. 1996;72(2):63-70.
16. Schierhout G, Roberts I. Anti-epileptic drugs for preventing seizures following acute traumatic brain injury. Cochrane Database Syst Rev. 2001(4):CD000173.
17. Smith HA, Brink E, Fuchs DC, Ely EW, Pandharipande PP. Pediatric delirium: monitoring and management in the pediatric intensive care unit. Pediatr Clin North Am. 2013;60(3):741-60.
18. Wijdicks EF. The bare essentials: coma. Pract Neurol. 2010;10(1):51-60.
19. Seshia SS, Bingham WT, Griebel RW. Coma in childhood. Handb Clin Neurol. 2008;90:329-50.
20. Kandel E, Schwartz L, Jessel T. Principles of Neural Science. 4.ed. New York: Oxford University Press, 2000.
21. Posner JB, Saper C, Schiff N, Plum F. Plum and Posner`s Diagnosis of Stupor and Coma. 4.ed. New York: Oxford University Press, 2007.

capítulo 3

▸ Ana Carolina Coan
▸ Maria Augusta Montenegro
▸ Marilisa Mantovani Guerreiro

Crises Epilépticas e o Estado de Mal Epiléptico

■ CRISES EPILÉPTICAS

Terminologia

- **Crise epiléptica**: ocorrência de sinais e/ou sintomas transitórios, decorrente de atividade neuronal anormal excessiva ou síncrona no cérebro.[1]
- **Crise sintomática aguda (crise provocada, crise reativa ou crise situacional)**: crise epiléptica que ocorre em estreita relação temporal com um insulto cerebral agudo.[2] Tal insulto não precisa necessariamente causar danos teciduais permanentes, como os encontrados no acidente vascular cerebral ou em encefalites. Assim, essas crises também podem surgir a partir de disfunções cerebrais transitórias, como as que decorrem de distúrbios metabólicos sistêmicos, intoxicações exógenas, hipóxia e hipercapnia (Tabelas 3.1 e 3.2).
- **Crise não provocada**: crise epiléptica que ocorre na ausência de um insulto cerebral agudo ou além do intervalo estimado para a ocorrência de uma crise sintomática aguda.[2]
- **Crise reflexa**: crise epiléptica na qual se demonstra, de forma objetiva e consistente, o desencadeamento por estímulo específico ou por atividade do paciente. Os estímulos podem ser elementares, isto é, não estruturados (flashes luminosos, susto, um som monotônico) ou elaborados (uma sinfonia). As atividades podem ser elementares (um movimento), elaboradas (leitura, cálculo, jogo de xadrez) ou ambas (ler em voz alta).[3]
- **Zona sintomatogênica**: região cerebral responsável por gerar os sinais e sintomas iniciais de uma crise epiléptica.[4]
- **Zona irritativa**: região do córtex cerebral geradora da atividade epileptiforme interictal.[4]
- **Zona epileptogênica**: região cerebral responsável pelo início da ictiogênese, detectada pelo registro eletroencefalográfico de superfície ou invasivo.

Tabela 3.1 Causas de crises sintomáticas agudas.

- Traumatismo cranioencefálico
- Infecções do sistema nervoso central
- Doenças autoimunes
- Hipóxia/isquemia e o acidente vascular cerebral (isquêmico e hemorrágico)
- Hipoglicemia e hiperglicemia
- Hiponatremia e hipernatremia
- Hipocalcemia e hipomagnesemia
- Hipotireoidismo e hipertireoidismo
- Intoxicações exógenas (incluindo a etílica e o uso de drogas ilícitas)
- Abstinência de drogas (incluindo o álcool)
- Hipertensão arterial sistêmica
- Uremia
- Síndrome do desequilíbrio dialítico
- Insuficiência hepática
- Porfiria

Tabela 3.2 Principais fármacos associados à indução de crises epilépticas.

Alto risco	Médio risco	Baixo risco
Clozapina	Bupropiona	Anestésicos gerais
Contraste iodado	Antineoplásicos	Anestésicos locais
Flumazenil	Fluorquinolonas	Antidepressivos
Penicilina	Isoniazida	Antivirais
Meperidina	Mefloquina	Cloroquina
Teofilina	Antibacterianos beta-lactâmicos	Opioides
	Tramadol	Anti-inflamatórios não esteroides
		Fenotiazinas

Essa área frequentemente se estende além de uma possível lesão estrutural, eventualmente visualizada na neuroimagem (lesão epileptogênica).[5]

- **Epilepsia (definição conceitual):** distúrbio cerebral caracterizado pela predisposição persistente do cérebro para gerar crises epilépticas e pelas consequências neurobiológicas, cognitivas, psicológicas e sociais dessa condição. A definição de epilepsia requer a ocorrência de pelo menos uma crise epiléptica. Como a epilepsia não é uma entidade nosológica única, mas advém de várias condições diferentes que ocasionam disfunção cerebral, alguns preferem o uso do termo no plural "epilepsias", porém a Comissão de Terminologia da *International League Against Epilepsy* (ILAE) preconiza seu uso no singular, embora reconheça essa diversidade.[1]
- **Epilepsia (definição operacional):** condição caracterizada por crises epilépticas recorrentes (duas ou mais), não provocadas por qualquer causa imediata. Crises múltiplas que ocorrem em período de 24 horas são consideradas evento único. Um episódio de estado de mal epiléptico é considerado um evento único.[6]

Classificação

A classificação vigente das crises epilépticas data de 1981.[7] Uma nova proposta, provendo nova terminologia e conceitos que melhor refletem os conhecimentos científicos atuais, foi apresentada em 2010 (Tabela 3.3).[8]

Descargas neuronais anormais, que caracterizam o fenômeno epiléptico, podem se originar em apenas uma parte de um hemisfério cerebral (e são, por esse motivo, designadas de crises focais ou parciais) ou de uma área mais extensa envolvendo ambos os hemisférios cerebrais (dando origem às crises generalizadas). Crises focais podem, com a propagação das descargas, se transformar em crises secundariamente generalizadas.[7,9]

Tabela 3.3 Proposta mais recente para a classificação das crises epilépticas.[8]

Crises generalizadas

Tônico-clônica (em qualquer combinação)

Ausência
- Típica
- Atípica
- Com características especiais
  - Ausência mioclônica
  - Ausência com mioclonias palpebrais

Mioclônica
- Mioclônica
- Mioclônica atônica
- Mioclônica tônica

Clônica
Tônica
Atônica

Crises focais
- Sem alteração do nível de consciência
- Com alteração do nível de consciência

Desconhecido
- Espasmos epilépticos*

Crises que não possam ser claramente diagnosticadas em uma das categorias precedentes devem ser consideradas não classificadas até que informações adicionais permitam o seu diagnóstico preciso. Entretanto, essa não é considerada uma categoria de classificação.

* Espasmos epilépticos caracterizam-se por contração tônica rápida, com duração de 1 a 15 segundos, da musculatura do pescoço, tronco e membros, podendo assumir caráter em flexão ou em extensão. Podem ocorrer formas limitadas, com contração da musculatura facial ou queda da cabeça. Ocorrem em salvas, especialmente ao despertar e durante sonolência. São mais comuns em lactentes, sendo frequentemente acompanhados de choro, e quando não presenciados pelo médico podem ser confundidos com cólicas, um diagnóstico que pode retardar a terapêutica adequada, comprometendo o prognóstico. Espasmos epilépticos são comumente associados ao padrão eletroencefalográfico de hipsarritmia e à deficiência intelectual, configurando a síndrome de West.[9]

52 Seção 2 ■ Manifestações Cardinais das Doenças Neurológicas

Abordagem diagnóstica
No âmbito do atendimento de urgência

A imensa maioria dos pacientes, por ocasião da primeira crise epiléptica de suas vidas, será levada a um pronto-socorro. Nesse cenário, a primeira medida será sempre a estabilização clínica do paciente (Figura 3.1).

Após, é preciso definir se houve alguma complicação associada à crise epiléptica. Deve-se realizar um exame físico completo, procurando sinais de traumatismo cranioencefálico, luxação de ombro, mordedura da língua e aspiração pulmonar. Sinal de Babinski presente bilateralmente pode ser observado no pós-ictal imediato. Em seguida, deve-se tentar estabelecer a causa da crise.

A classificação do evento epiléptico é muito importante, pois vai definir a conduta a ser tomada (Figura 3.2). Os fármacos antiepilépticos (FAEs) são

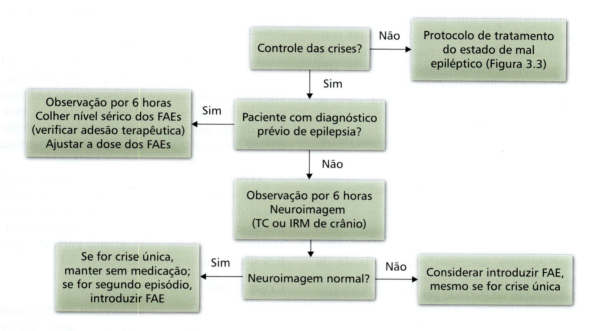

Figura 3.1 Abordagem do paciente com crise epiléptica afebril no pronto-socorro.

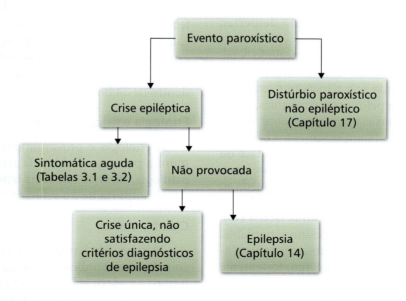

Figura 3.2 Diagnósticos possíveis para um paciente com queixa de um fenômeno paroxístico.

Tratado de Neurologia Infantil

pouco eficazes no controle de crises sintomáticas agudas decorrentes de distúrbios metabólicos. Nesses casos, o melhor tratamento é a correção da causa.

No âmbito do atendimento eletivo

A correta classificação das crises (Tabelas 3.3 e 3.4) e síndromes epilépticas (ver Capítulo 14 – Epilepsias e Síndromes Epilépticas) tem importância prognóstica e terapêutica, sobretudo na escolha do melhor FAE.

É essencial que, durante a consulta, os pacientes sejam acompanhados por uma testemunha que possa descrever os episódios em detalhes, pois muitas condições podem assemelhar-se às crises epilépticas. Na infância, os principais eventos paroxísticos não epilépticos são: síncope, distúrbios do sono, distúrbios do movimento e equivalentes da enxaqueca. Deve-se tentar responder às seguintes perguntas:

1. Os eventos paroxísticos em questão são de natureza epiléptica?
2. Qual o tipo de crise epiléptica?
3. Qual a síndrome epiléptica ou condição subjacente?

O diagnóstico de uma crise epiléptica, assim como de qualquer transtorno paroxístico, depende fundamentalmente de uma descrição pormenorizada do evento obtida com o paciente e as testemunhas.

A caracterização do período pré-ictal inclui a avaliação de possíveis fatores precipitantes (privação de sono, febre, distúrbios hidroeletrolíticos e acidobásicos, abstinência ou abuso de álcool, uso de drogas ilícitas, uso de medicamentos, estresse psíquico, estímulos incomuns – luzes piscantes, leitura, cálculos matemáticos); relação com o ritmo circadiano (ao despertar, durante a vigília, durante o sono).

Segue-se então a caracterização do período ictal, ou seja, da crise propriamente dita. Embora a crise tônico-clônica generalizada seja a mais impactante e, portanto, a mais relatada pelos acompanhantes, é importante questioná-los insistentemente sobre o que ocorreu no início da crise (comportamentos bizarros, movimentos rítmicos focais, automatismos da face ou membros, alterações sensitivas etc.), o que pode revelar um início focal da crise. Um grito gutural, queda ao solo em postura difusamente enrijecida, seguindo-se por clonias das extremidades, contraturas faciais com a boca cerrada e olhos semiabertos, cianose perilabial com sialorreia sanguinolenta ou bolhosa e incontinência urinária ou fecal são sinais que sugerem fortemente uma crise generalizada tônico-clônica. Muitas vezes a caracterização detalhada da crise só é obtida quando pedimos para o acompanhante imitar a crise.

Também é muito importante perguntar diretamente à criança se ela percebe que vai ter uma crise. Muitas vezes, a criança não sabe especificar o que sente no início da crise. Entretanto, a percepção de que uma crise está se iniciando faz com que seja muito provável que ela seja de início focal. Deve-se estimular a criança a falar espontaneamente sobre a crise, utilizando suas próprias palavras.

Ao final da crise, inicia-se o período pós-ictal. Nessa fase, o indivíduo geralmente fica inconsciente, com respiração ruidosa, e procura uma posição para dormir. Muitas vezes fica confuso por vários minutos. Segue-se uma lenta recuperação do nível de consciência.

Após a caracterização do tipo de crise e síndrome epiléptica, o próximo passo é definir qual será o tratamento medicamentoso. A escolha do FAE baseia-se principalmente no tipo de crise epiléptica, mas também devem ser levados em consideração o perfil de efeitos colaterais, as interações medicamentosas e o custo da medicação.

O objetivo do tratamento medicamentoso da epilepsia é o controle das crises. Para isso, o ideal é titular a dose do FAE desde a mínima dose eficaz até a máxima dose tolerada. Quando o FAE é escolhido e utilizado em doses adequadas, grande parte dos pacientes terá suas crises controladas (Tabela 3.4).

Crise febril

Crise febril ou convulsão febril ou crise epiléptica febril é evento próprio da infância e geralmente ocorre entre 3 meses e 5 anos de idade. Afeta aproximadamente 5% das crianças, e o pico de incidência é aos 20 meses. Trata-se de crise epiléptica em vigência de febre, na ausência de infecção intracraniana ou outra causa definida. Excluem-se crianças que já tiveram crises afebris. O termo crise febril também se aplica quando há febre precedendo ou sucedendo a crise dentro de 24 horas.[6,10]

Etiologia e fisiopatologia

A etiologia é provavelmente genética, pois é comum a presença de história familiar. Quanto à fisiopatologia, mais do que altas temperaturas, parece que o mais importante é a velocidade da elevação da febre.

Quadro clínico

As crises febris podem ser divididas em simples ou complicadas (também chamadas complexas). Como o termo complexo já foi utilizado para expressar o comprometimento de consciência em crises focais, preferimos denominar crises complicadas aquelas que mais

Tabela 3.4 Principais FAEs utilizados no tratamento profilático das epilepsias.

Fármacos*	Apresentações*	Indicações	Dose	Efeitos adversos mais comuns
Fenobarbital	Comp. de 50 mg e 100 mg Sol. oral a 4% (1 mg/gota) Sol. injetável – 200 mg/mL	CP, CGTC	Crianças: 3 a 5 mg/kg/dia (dose única noturna) Adultos: 100 a 200 mg/dia (dose única noturna)	Alterações do humor, agitação psicomotora, sonolência, depressão respiratória, osteomalácia, náuseas, vômitos, constipação, *rash* cutâneo, angioedema, síndrome de Stevens-Johnson, hepatotoxicidade
Fenitoína	Cáp. e comp. de 100 mg	CP, CGTC	Crianças: 5 mg/kg/dia ÷ 2-3× Adultos: 200 a 300 mg/dia ÷ 2-3×	Alterações cognitivas, neuropatia periférica, ataxia, hipertrofia gengival, hirsutismo, arritmia cardíaca, osteomalácia, *rash* cutâneo, síndrome de Stevens-Johnson, hepatotoxicidade, discrasias sanguíneas, linfadenopatia
Clobazam	Comp. de 10 e 20 mg	CA, CAt, CM, CP e CGTC	Crianças: 0,5 a 1 mg/kg/dia ÷ 2-3× Adultos: 10 a 40 mg ÷ 2-3× (máx. 60 mg/dia)	Alterações cognitivas, sedação, sonolência, *rash* cutâneo
Clonazepam	Comp. de 0,5 e 2 mg Sol. oral – 2,5 mg/mL (0,1 mg/gota)	CA, CAt, CM, CP e CGTC	Crianças: 0,05 a 0,2 mg/kg/dia ÷ 2-3× Adultos: 4 a 12 mg/dia ÷ 2-3× (máx. 20 mg/dia)	Alterações cognitivas, hipersecreção brônquica, discrasias sanguíneas, alteração de enzimas hepáticas
Nitrazepam	Comp. de 5 mg	E, CA, CAt, CM, CP e CGTC	Crianças: 0,5-1 mg/kg/dia ÷ 2-3× Adultos: 5-10 mg/dia ÷ 2-3×	Alterações cognitivas, *rash* cutâneo
Valproato de sódio	Cáp. de 250 mg Comp. de 250, 300 e 500 mg Sol. oral – 250 mg/5 mL Sol. oral – 200 mg/mL Sol. injetável – 100 mg/mL	CGTC, CA, E, CM, CP	Crianças: 20 a 50 mg/kg/dia ÷ 2-3× (máx. 60 mg/kg/dia) Adultos: 500 a 3.000 mg/dia ÷ 2-3×	Náusea, vômitos, alterações cognitivas, queda e alterações de cabelos, ganho de peso, irregularidade menstrual, trombocitopenia, hepatotoxicidade, pancreatite, discrasias sanguíneas
Divalproato de sódio	Comp. de 250 mg Comp. de 500 mg Comp. ER (liberação lenta) de 250 e 500 mg Cáp. sprinkle – 125 mg	CGTC, CA, E, CM, CP	Crianças: 20 a 50 mg/kg/dia ÷ 2-3× (máx. 60 mg/kg/dia) Adultos: 500 a 3.000 mg/dia ÷ 2-3× ER: 1 tomada diária	Náusea, vômitos, alterações cognitivas, queda e alterações de cabelos, ganho de peso, irregularidade menstrual, trombocitopenia, hepatotoxicidade, pancreatite, discrasias sanguíneas
Carbamazepina	Comp. de 200 e 400 mg Suspensão oral – 20 mg/mL	CP, CGTC	Crianças: 10 a 30 mg/kg/dia ÷ 2-3× Adultos: 800 a 1.800 mg/dia ÷ 2-3×	Alterações cognitivas, neuropatia periférica, retenção hídrica, hiponatremia, *rash* cutâneo, síndrome de Stevens-Johnson, discrasias sanguíneas

(Continua)

Tabela 3.4 *(Continuação)* **Principais FAEs utilizados no tratamento profilático das epilepsias.**

Oxcarbazepina	Comp. de 300 e 600 mg Susp. oral – 60 mg/mL	CP, CGTC	Crianças: 20 a 30 mg/kg/dia ÷ 2-3× Adultos: 600 a 2.400 mg ÷ 2×	Alterações cognitivas, neuropatia periférica, retenção hídrica e hiponatremia, *rash* cutâneo, síndrome de Stevens-Johnson
Topiramato	Cáp. sprinkle – 15 e 25 mg Comp. de 25, 50 e 100 mg	CGTC, CA, E, CM, CP	Crianças: 7 a 9 mg/kg/dia ÷ 2-3× Adultos: 150 a 1.600 mg ÷ 2-3×	Alterações cognitivas. problemas de linguagem, náuseas, parestesias, cálculo renal, glaucoma, perda de peso
Lamotrigina	Comp. de 25, 50 e 100 mg	CGTC, CA, CM, CP	Crianças:# Em uso de valproato: 1 a 5 mg/kg/dia Sem uso de valproato: 5 a 15 mg/kg/dia Adultos:# Em uso de valproato: 100 a 200 mg/dia Sem uso de valproato: 200 a 400 mg/dia	Alterações cognitivas, cefaleia, alteração do humor, náusea e vômitos, *rash* cutâneo, necrólise epidérmica tóxica, síndrome de Stevens-Johnson, hepatotoxicidade
Etossuximida	Sol. oral – 50 mg/mL	CA, CAt, CM	3 a 6 anos: 15 a 40 mg/kg/dia ÷ 2-3× > 6 anos: 500 a 1.500 mg/dia	Euforia, cefaleia, psicose, soluços, parkinsonismo, náusea e vômitos, dor abdominal, redução do apetite, exantema, lúpus eritematoso sistêmico
Vigabatrina	Comp. de 500 mg	E, CP, CGTC	Crianças: 50 a 150 mg/kg/dia ÷ 2-3× Adultos: 2 a 6 g/dia ÷ 1-2×	Sonolência, vertigem, fadiga, psicose, constrição concêntrica do campo visual
Levetiracetam	Comp. de 250, 500, 750 e 1.000 mg Sol. oral – 100 mg/mL Sol. injetável – 100 mg/mL	CP, CM, EGI	Crianças: 10 a 20 mg/kg/dia (máx. 60 mg/kg/dia – ajuste de acordo com o *clearance* de creatinina) Adultos: 500 mg a 3 g/dia ÷ 2	Alteração de personalidade, irritabilidade, sonolência, náuseas, cefaleia, astenia
Lacosamida	Comp. de 50, 100, 150 e 200 mg Sol. oral – 10 mg/mL Sol. injetável – 10 mg/mL	CP, CGTC	Crianças: 4 a 12 mg/kg/dia ÷ 2× Adultos: 200 a 400 mg ÷ 2×	Tontura, cefaleia, diplopia, náusea, vômitos e turvação visual
Acetazolamida	Comp. de 250 mg	CA, CP, CM, CTCG, EC	10-20 mg/kg/dia ÷ 2-3 doses (máx. 1 g/dia)	Letargia, parestesias, anorexia, cefaleia, supressão do crescimento, acidose metabólica, diarreia, náuseas, distúrbios visuais, litíase renal

CP: crises parciais; CGTC: crises generalizadas tônico-clônicas; CA: crises de ausência; CAt: crises atônicas; CT: crises tônicas; CC: crises clônicas; CM: crises mioclônicas; E: espasmos; EGI: epilepsias generalizadas idiopáticas; EC: epilepsia catamenial.

* Disponíveis no Brasil.

Iniciar em doses baixas e aumentar lentamente, sobretudo se houver uso concomitante de valproato de sódio.

raramente acometem as crianças com febre. As crises febris simples são as mais frequentes, ocorrendo em 75% dos casos. Caracterizam-se por crises generalizadas tônico-clônicas, com breve duração (nunca ultrapassando 15 minutos) e que não se repetem dentro do período de 24 horas. As crises febris complicadas, por outro lado, ocorrem em aproximadamente 25% dos casos e se caracterizam por serem focais ou muito prolongadas (> 15 minutos), ou recorrerem em 24 horas.[11]

Investigação complementar

A criança que dá entrada no pronto-socorro com queixa de crise febril deve ser avaliada quanto à etiologia da febre. Com o esclarecimento da causa da febre, a investigação pode ser interrompida. Caso a causa da febre não seja evidente, a possibilidade de meningite deve ser considerada. Se a suspeita tiver fundamento, a punção liquórica poderá ser indicada em crianças menores de 1 ano, pela impossibilidade de se confiar plenamente no exame neurológico.[12,13] Após 12 meses, pode-se esperar pelos sinais sugestivos de meningite para que ocorra ou não a indicação de punção.

Exames laboratoriais como hemograma e eletrólitos serão indicados apenas para esclarecimento da causa da febre, segundo o discernimento de cada um.

O eletroencefalograma (EEG) não é indicado para a maioria das crianças que apresenta crises febris.[14] Se a criança teve uma crise febril e seu exame neurológico é normal, a realização de EEG não é recomendada. Caso a crise tenha sido complicada ou o exame neurológico seja anormal, o EEG pode ser indicado para eventualmente, ajudar no diagnóstico de um possível quadro epiléptico.

Exames de neuroimagem, como a tomografia computadorizada (TC) ou a imagem por ressonância magnética (IRM) de crânio, também não são indicados rotineiramente. Crianças com crises febris simples não precisam ser submetidas a exames de neuroimagem.[13] Caso tenha havido uma crise focal ou haja algum sinal de localização no exame neurológico, o exame poderá ser solicitado.

Prognóstico

O prognóstico é favorável para a maioria das crianças que apresentam crises febris. Não há relatos de óbitos ou sequelas decorrentes dessas crises.[14] Deficit cognitivos foram observados apenas em crianças que já apresentavam comprometimento neurológico prévio. Quanto às complicações, duas situações podem ocorrer em crianças com crise febril: a recorrência de uma crise febril ou a ocorrência de epilepsia posterior.

Apresentaremos essas duas condições mais detalhadamente.

Recorrência

Um terço dos pacientes apresentarão a segunda crise febril e apenas 9% terão mais de três episódios.[14] Esses dados fazem com que não haja necessidade de tratamento na maioria das crianças com crise febril. Há inúmeros estudos que se preocuparam em responder qual o grupo de crianças apresentará recorrência. A maioria dos estudos concorda que há três fatores de risco para a recorrência de crise febril. São eles: idade cronológica da criança na primeira crise febril, história familiar de crise febril e duração da febre no primeiro evento.[15]

Alguns autores consideram que crianças abaixo de 15 meses apresentam risco maior de recorrência, enquanto outros aceitam 18 meses como limite. A história familiar de crise febril geralmente é considerada positiva se os parentes de primeiro grau são afetados (pais ou irmãos). Quanto à duração da febre no primeiro episódio, estima-se que se a duração for inferior a uma hora, haverá chance de recorrência. A curta duração está diretamente relacionada ao grau do aumento da temperatura (menor duração correlaciona-se com menor aumento da temperatura), sugerindo que, se a febre baixa puder desencadear a crise, há chance de recorrência em outro evento febril.

Crise febril e epilepsia

O risco de epilepsia posterior a uma crise febril é baixo. Os estudos apontam taxas variando entre 1,5% e 4,6%[16]. Estudam-se também os fatores de risco para epilepsia, bem diferentes daqueles que apontam para a recorrência de crise febril. Os fatores de risco para epilepsia são: história familiar de epilepsia, presença de crise febril complicada e alteração do exame neurológico.[17] Quando apenas um fator de risco está presente, a chance de epilepsia é de 2%. Se dois fatores de risco estiverem presentes, a chance de epilepsia fica por volta de 17%, e se três fatores de risco estiverem presentes, a chance de epilepsia alcança 50%. A seguir, apresentaremos algumas síndromes epilépticas que podem se associar à crise febril.

Crise febril e epilepsia do lobo temporal (ELT)

A história clássica de um paciente adulto com ELT revela, com frequência, a presença de crises febris na primeira infância. Quando refinamos essa informação, chegamos ao que se denomina fator precipitante inicial (*Initial Precipitating Injury* – IPI). A chance de encontrarmos um fator precipitante inicial em ELT chega a 50%. Entretanto, crise febril não é o único fator precipitante, pois há outros relevantes, como trauma cranioencefálico e meningite, que também são considerados dentro desse parâmetro.

Quando refinamos ainda mais a informação, observamos que as crises febris prolongadas ou focais podem ser consideradas como um fator precipitante inicial, mas não as crises febris simples. Sabe-se, hoje, que crise febril muito prolongada (> 30 minutos) pode levar à esclerose mesial temporal. O estudo FEBSTAT (*Febrile status epilepticus in children*) está acompanhando 226 crianças que entraram em estado de mal epiléptico em vigência de febre. A IRM foi realizada precocemente (dentro de 72 horas após a instalação do estado de mal), e aumento de sinal no hipocampo na sequência T2 foi detectado em aproximadamente 10% das crianças. Observou-se também maior chance de anormalidades do desenvolvimento no hipocampo em aproximadamente 10% da casuística. Os autores concluíram que o aumento de sinal no hipocampo na sequência T2 após estado de mal epiléptico com febre representa insulto agudo que frequentemente evolui para o aparecimento radiológico de esclerose hipocampal após um ano do quadro inicial.[18]

Crise febril e a síndrome de Dravet

A síndrome de Dravet tem início no primeiro ano de vida com crises geralmente prolongadas, generalizadas ou clônicas unilaterais e tipicamente desencadeadas por febre.[19] Elas podem ocorrer em *clusters* no mesmo dia e muitas vezes evoluem para o estado de mal epiléptico. Entre 1 e 4 anos de idade, crises afebris e mioclonias aparecem, e o atraso cognitivo fica evidente, além de ataxia e alteração comportamental. A extrema sensibilidade à febre persiste, e qualquer virose pode levar a estado de mal ou *clusters* de crises epilépticas. Muitas dessas crianças apresentam mutação do gene SCN1A. A evolução é desfavorável, pois as crises são resistentes ao tratamento medicamentoso e o prejuízo cognitivo é grave. Mais uma vez, se a crise febril for prolongada ou focal, poderemos estar diante de um quadro inicial de síndrome de Dravet.

Sendo assim, podemos dizer que crises febris prolongadas, focais ou que ocorrem em *clusters* podem ser consideradas bandeiras vermelhas (*red flags*) e levantam a suspeita de que poderão se seguir de epilepsia.

Crise febril e epilepsia generalizada com crises febris *plus*

Também conhecida pela sigla GEFS+ (do inglês *generalized epilepsy with febrile seizures plus*). Trata-se de uma síndrome epiléptica familiar com herança autossômica dominante e penetrância incompleta. A crise febril *plus* significa a presença de crises febris além dos 6 anos de idade, seguidas geralmente por crises generalizadas tônico-clônicas. Além dessas crises, outras formas de epilepsia podem se seguir, como formas leves de epilepsias generalizadas, encefalopatias epilépticas ou mesmo epilepsia de lobo temporal. Mutação do gene SCN1A está presente em 10% dessas crianças, o que estabelece uma conexão entre síndrome de Dravet e essa entidade.[20]

Crise febril e a síndrome epiléptica relacionada com infecção febril

Também conhecida pela sigla FIRES (do inglês *febrile infection-related epilepsy syndrome*). Refere-se a uma entidade cujas crises rapidamente evoluem para estado de mal epiléptico em crianças previamente normais (geralmente na idade escolar), na vigência ou logo após um quadro infeccioso inespecífico, sendo que em 50% das vezes a febre não está mais presente no início do quadro. O início é focal e a frequência é alta, podendo chegar a 100 episódios por dia.

O EEG entre as crises é bastante inespecífico e mostra alentecimento. A etiologia é desconhecida. Investigação para etiologia viral ou autoimune costuma ser negativa. A IRM precoce pode revelar hipersinal nos hipocampos na sequência T2 e na evolução aparecerá atrofia hipocampal bilateral. Há refratariedade aos tratamentos com FAE e pode haver resposta à dieta cetogênica em 50% dos casos. O prognóstico é ruim, pois há descrição de óbito quatro a oito meses após o início do quadro, quando não há resposta ao tratamento. Aqueles que respondem podem apresentar deterioração cognitiva e epilepsia crônica.[21]

Crise febril e vacinação

Vacinação é o segundo evento médico mais associado à crise febril. Há a questão sobre a febre induzida por vacina ser mais epileptogênica do que a febre induzida por quadro infeccioso, e a resposta é não.[22] Outra questão é sobre o fato de que algumas crianças com síndrome de Dravet tiveram o seu primeiro evento após a vacinação de rotina. Isso levantou a suspeita de que a febre após vacinação pudesse causar síndrome de Dravet. O que ficou claro após alguns estudos é que a vacina pode ser fator desencadeante em um terço das crianças com síndrome de Dravet, mas se sabe que elas teriam o quadro completo mesmo se não fossem vacinadas, uma vez que muitas delas apresentaram a mutação para o gene SCN1A e a vacinação não alterou o prognóstico.[23]

Tratamento profilático

Visa exclusivamente à prevenção da recorrência, pois não há tratamento para prevenir epilepsia. Se um ou mais fatores de risco para recorrência estiverem presentes, o tratamento poderá ser considerado. Nesse caso, há duas opções terapêuticas. Há a profilaxia contínua, que pode ser feita com fenobarbital (3 a 5 mg/kg/dia) ou valproato (15 a 60 mg/kg/dia).[24] Outras medicações não se mostraram eficazes na prevenção de recorrência. A maioria dos autores, entretanto, prefere indicar a profilaxia intermitente com benzodiazepínicos,[5] pois essa é uma maneira de evitar o uso diário de FAE. Tanto o clobazam quanto o diazepam podem ser utilizados em doses semelhantes de 0,5 a 1 mg/kg/dia, sendo essa dose dividida em duas tomadas diárias. A medicação deve ser iniciada ao primeiro sinal de febre (não há necessidade de esperar que a febre se estabeleça com certeza) e deverá ser interrompida 24 horas após o último pico febril.

■ ESTADO DE MAL EPILÉPTICO (EME)

- **Conceito amplo**: crise epiléptica suficientemente prolongada ou que se repete a intervalos suficientemente curtos a fim de produzir uma condição epiléptica invariável e duradoura.
- **Conceito para fins epidemiológicos e de pesquisa clínica**: um episódio único de crise epiléptica com duração superior a 30 minutos ou uma série de crises epilépticas que se repetem a intervalos curtos, sem que haja recuperação da consciência entre os episódios, com duração superior a 30 minutos.[6]

Essa definição de tempo é arbitrária, e crises que duram período maior que cinco minutos apresentam risco elevado de persistirem por mais de 30 minutos.[25] Assim, estudos mais recentes sugerem que o EME deve ser definido da seguinte forma:

- **Conceito operacional**: crises contínuas ou intermitentes com duração superior a cinco minutos, sem que haja recuperação da consciência entre os episódios (ou maior que 10 minutos em crianças menores de 5 anos de idade).[26]

Para o propósito terapêutico, essa definição de tempo mais curta é apropriada, uma vez que a demora para o início do tratamento medicamentoso está associada a menor resposta de controle da crise.

Epidemiologia e etiologia

EME é a emergência neurológica mais comum na faixa etária pediátrica, com 17 a 23 episódios por 100 mil crianças por ano. Essa incidência varia com a idade e é maior no primeiro ano de vida, sendo que 40% dos casos ocorrem em crianças menores de 2 anos.[27]

Cerca de 60% das crianças não apresentam antecedente de doença neurológica previamente à instalação do EME.[27] A mortalidade do EME varia entre 3% e 9% em crianças e está associada à etiologia, à duração da crise e ao atraso no início do tratamento.[28] Entre 10% e 20% das crianças com diagnóstico de epilepsia apresentarão pelo menos um episódio de EME no decorrer da doença, e EME pode ocorrer como a primeira crise em 12% das crianças com epilepsias.[29] Em crianças que apresentam EME como a primeira crise, o risco de novas crises epilépticas pode chegar a 50%, e esse risco é especialmente elevado em crianças com antecedente de doenças neurológicas ou alterações estruturais cerebrais, EEG alterado, crises durante o sono, antecedente de crises febris e déficit focais pós-ictais (como paralisia de Todd).[29]

A etiologia do EME na infância pode ser classificada como sintomática aguda (infecção, hipoxemia, distúrbios eletrolíticos ou da glicose, trauma, hemorragia, AVC), sintomática remota (insulto precoce, como insulto hipóxico-isquêmico perinatal, infecção congênita, malformação congênita) ou criptogênica (quando a causa do EME não é identificada).

Na criança, EME febril é a forma mais comum, seguida por EME criptogênico. A etiologia sintomática aguda mais frequente na infância são as encefalites infecciosas, e a etiologia sintomática remota mais comum são as malformações cerebrais.[30]

A FIRES é caracterizada por EME refratário no contexto de uma doença febril prodrômica (já descrita na seção sobre crises febris).[31]

Classificação

Há tantos tipos clínicos de EME quanto os tipos de crises inseridos na classificação das crises epilépticas (Tabela 3.2).

O termo EME não convulsivo refere-se a situações nas quais há atividade epileptiforme característica de um EME (detectada pelo eletroencefalograma), porém essa não se traduz clinicamente em atividade motora. Cerca de 70% dos episódios de EME na faixa etária pediátrica são do tipo generalizado tônico-clônico.

EME generalizado tônico-clônico
Complicações neurológicas e sistêmicas

No EME generalizado tônico-clônico, ocorre uma cascata de alterações sistêmicas progressivas, com elevada morbidade e mortalidade. Assim, nessa forma de

EME, o tratamento é sempre uma emergência. Lesões irreversíveis do sistema nervoso central começam a ocorrer após 20 minutos do início das crises. As crises prolongadas levam ainda a estresse sistêmico, incluindo danos cardíacos, respiratórios, renais e metabólicos.[32]

Alterações hemodinâmicas no EME generalizado tônico-clônico podem ser divididas em duas fases: fase hiperdinâmica e fase da falência da homeostase. Na fase hiperdinâmica, ocorre descarga simpática, hipertensão arterial, taquicardia e elevação da pressão venosa central. Nessa fase, o fluxo sanguíneo cerebral supre a taxa metabólica cerebral de consumo de oxigênio. Na fase de falência da homeostase (aproximadamente 60 minutos após o início das crises), ocorre hipotensão, hipoperfusão sistêmica e queda do fluxo sanguíneo cerebral devido à perda da autorregulação, com consequente lesão neuronal.[33] Complicações sistêmicas que ocorrem durante o EME incluem hipóxia e hipercapnia (devido à diminuição da capacidade ventilatória durante a crise e aumento de secreções, e eventualmente edema pulmonar neurogênico), acidose (devido à diminuição da oxigenação tecidual), hiperpirexia, leucocitose (em 50% das crianças), pleocitose liquórica (em 15% das crianças), hipercalemia, aumento de CK e mioglobinúria.[33]

Tratamento

A abordagem do EME inclui o controle das crises epilépticas, além do tratamento de suas causas e de suas consequências. Devido às rápidas implicações deletérias do EME generalizado tônico-clônico, seu tratamento é sempre uma emergência. De fato, o tempo é fator importante relacionado ao prognóstico do EME. A resposta de controle da crise com a terapia medicamentosa de primeira linha cai de 80%, quando instituída na primeira hora, para menos de 40% após duas horas do início da crise.[34] Em crianças com EME febril, as crises raramente remitem de forma espontânea, são frequentemente resistentes à terapia medicamentosa inicial e o tratamento precoce está associado à menor duração do evento.[35]

As etapas de tratamento descritas a seguir devem ser aplicadas para todas as idades (Figura 3.3), exceto neonatos (ver Capítulo 10 – Doenças Neurológicas do Período Neonatal). A primeira etapa do tratamento do EME é a aplicação de medidas gerais de suporte de vida. Essa etapa deve ser rapidamente cumprida e incluir, além da inspeção de via aérea, respiração e pressão arterial, acesso venoso, monitorização cardíaca e glicemia. As vias aéreas devem ser mantidas desobstruídas, e aspirações frequentes das secreções devem ser realizadas a fim de se evitar aspirações. Se necessário, intubação orotraqueal deve ser realizada.

Caso a avaliação da glicemia não possa ser realizada prontamente, infusão endovenosa de glicose (2 mL/kg de glicose a 25% para crianças ou 50 mL de glicose a 50% para adultos) deve ser feita. Em pacientes com história ou suspeita de déficit nutricional, deve-se realizar infusão concomitante de tiamina. Em crianças menores de 18 meses de idade e EME de causa desconhecida, infusão endovenosa de piridoxina é recomendada.[36]

O tratamento com FAEs pode ser dividido de acordo com seu estágio de evolução. Para o tratamento do EME precoce (em crises com duração de até 30 minutos), os agentes de primeira linha devem ser os benzodiazepínicos. O lorazepam é o benzodiazepínico com a maior evidência de eficácia no tratamento inicial do EME.[37,38] De acordo com a disponibilidade de benzodiazepínicos endovenosos no Brasil, o fármaco de escolha utilizado é o diazepam (0,2 a 0,3 mg/kg em crianças ou 10 mg em adultos, administrado a uma velocidade de até 1 mg/kg/minuto em crianças ou 2 mg/minuto em adultos). Essa medicação pode ser repetida após cinco minutos, até dose máxima de 0,4 mg/kg em crianças ou 40 mg em adultos. Caso o acesso venoso não esteja disponível, são alternativas o uso de diazepam retal (0,5 mg/kg, máximo 10 mg), midazolam bucal (0,5 mg/kg, máximo 10 mg), midazolam intranasal (0,2 mg/kg, máximo 10 mg) ou ainda midazolam intramuscular (0,1 a 0,2 mg/kg, máximo 10 mg).[39]

Estudo recente demonstrou que, no EME tratado em âmbito pré-hospitalar, o uso de midazolam intramuscular apresenta taxa de controle de crise superior ao lorazepam endovenoso; isso ocorre devido à possibilidade de administração mais rápida do midazolam.[40] Caso haja controle das crises após o uso do benzodiazepínico, um segundo fármaco antiepiléptico (preferencialmente endovenoso para titulação rápida) deve ser prontamente iniciado a fim de se prevenir recorrência.

Para o tratamento do EME estabelecido com crises que persistem após 10 minutos do uso de duas doses do benzodiazepínico, a fenitoína deve ser utilizada como agente de segunda linha (15 a 20 mg/kg endovenoso, a uma velocidade máxima de 25 mg/minuto em crianças e 50 mg/minuto em adultos). A administração da fenitoína deve ser feita com monitor cardíaco e controle de pressão arterial do paciente, devido aos riscos de hipotensão e arritmia cardíaca.[37]

Fenobarbital (20 mg/kg na velocidade de infusão máxima de 2 mg/kg/minuto ou 50 mg/minuto), valproato (20 a 40 mg/kg infundidos em 10 minutos), ou

Crises Epilépticas e o Estado de Mal Epiléptico

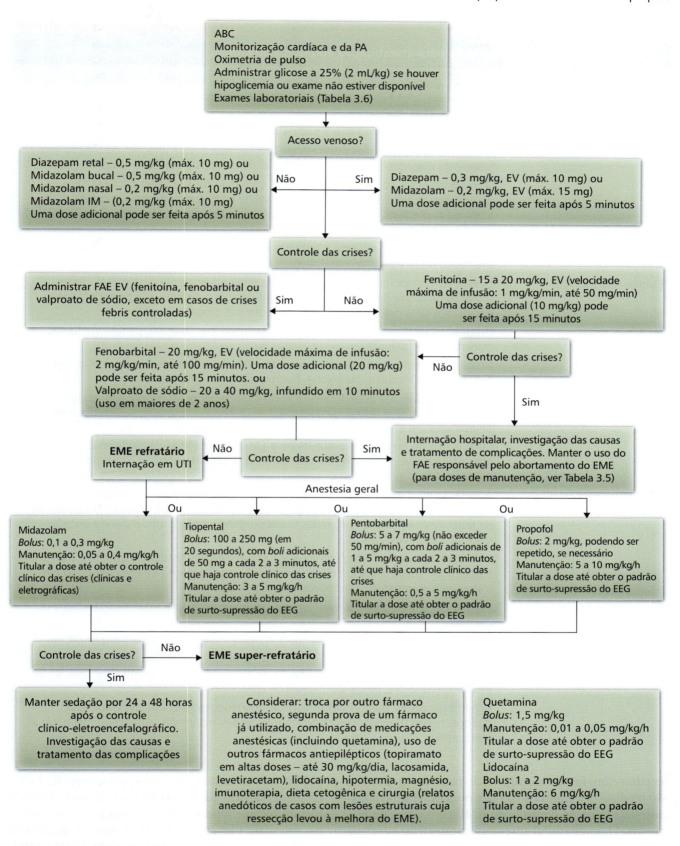

Figura 3.3 Tratamento do estado de mal epiléptico generalizado tônico-clônico.

Tratado de Neurologia Infantil

Tabela 3.5 Exames complementares para investigação etiológica do EME.

Métodos diagnósticos	Descrição
Exames laboratoriais	Hemograma, glicemia capilar e sérica, ureia, creatinina, sódio, potássio, cálcio, magnésio, TGO, TGP
	Armazenar amostras de sangue e urina para análises futuras e culturas
Punção lombar	A coleta está indicada nos casos em que houver suspeita de infecção do SNC ou em casos cujo diagnóstico etiológico não for evidente após a avaliação inicial do paciente
	A coleta pode ser postergada em crianças com mais de 18 meses, com exame neurológico normal, sem depressão do nível de consciência, toxemia ou sinais meníngeos positivos, com crise não complicada (crises focais com menos de 15 minutos e não repetidas em 24 horas)
Nível sérico de FAE	Deve ser considerado quando o paciente em EME tem epilepsia e encontra-se em uso profilático de fármacos antiepilépticos
Exames toxicológicos	Devem ser considerados quando não existe etiologia aparente para o EME. Testes urinários de rotina detectam apenas drogas de abuso. Exames séricos podem ser necessários para determinação de intoxicação por drogas específicas
	Drogas que causam crises: cocaína, crack, ciclosporina, chumbo, pentilenotetrazol, estricnina e tacrolimus
	Drogas que diminuem limiar para crise: aminofilina, antidepressivos tricíclicos, anti-histamínicos, clozapina, buspirona, fluoroquinolonas, imipenem
Pesquisa para erros inatos do metabolismo	Deve ser considerada quando ocorre encefalopatia neonatal inexplicável, atraso no desenvolvimento neurológico inexplicável, regressão neurológica, deterioração neurológica em evento agudo, coma e acidose inexplicável
	Erros inatos do metabolismo que levam a EME: dependência de piridoxina, aminoacidopatias, distúrbios do ciclo da ureia, acidúrias orgânicas, doenças mitocondriais
Eletroencefalograma	A situação ideal é que o tratamento seja feito na vigência de monitorização contínua; na impossibilidade, um EEG prolongado deve ser realizado diariamente. O EEG auxilia na determinação de anormalidades focais ou generalizadas, influenciando decisões diagnósticas e terapêuticas
	Indicação de monitorização contínua: coma persistente, história de EME não convulsivo, suspeita de "pseudoestado de mal epiléptico", monitorização de EME refratário em tratamento com uso de anestésicos
Exames de neuroimagem	Exames de neuroimagem devem ser realizados somente após estabilização clínica do paciente
	A IRM é mais sensível e específica que a TC. Esta, no entanto, é mais disponível em situações de emergência
	Indicações: história de trauma, evidência de aumento de pressão intracraniana, sinais neurológicos focais, perda inexplicável de consciência
	Achados possíveis: malformações corticais e arteriovenosas, infarto/hemorragia, doenças neurocutâneas, abscesso/cerebrite, lesões expansivas, alterações inflamatórias, hidrocefalia

levetiracetam (ainda não aprovado para uso no Brasil) são medicações endovenosas que podem ser utilizadas caso haja falha no controle do EME com o uso da fenitoína. O fenobarbital apresenta como efeito adverso o risco de hipotensão e depressão respiratória, sendo que a proteção da via aérea pode ser necessária. O valproato deve ser evitado em crianças menores de 2 anos de idade, devido aos riscos de insuficiência hepática. Estudo recente randomizado demonstrou que fenitoína, valproato e levetiracetam são seguros e igualmente eficazes como fármacos de segunda linha para o tratamento do EME generalizado tônico-clônico.[41]

Seção 2 ■ Manifestações Cardinais das Doenças Neurológicas

EME refratário é definido como crises que persistem após o uso de dois FAEs ou crises que persistem por tempo superior a uma hora.[37,42] São fatores de risco para a ocorrência de EME refratário o atraso no tratamento e etiologias como encefalites e encefalopatia hipóxico-isquêmica. Nessa fase do EME, é preciso lembrar que o paciente encontra-se em falha da homeostase e complicações sistêmicas começam a ocorrer. Ainda, com o passar do tempo, as crises recorrentes levam à diminuição progressiva da disponibilidade de receptores GABA A na membrana neuronal, o que resulta em perda adicional da inibição sináptica e diminuição da efetividade dos benzodiazepínicos.[43]

O tratamento do EME refratário deve ser feito com terapia de supressão prolongada com altas doses de agentes sedativos em infusão contínua (midazolam, propofol, tiopental, entre outros). Não há evidências de superioridade entre essas diferentes medicações para o tratamento do EME refratário. O midazolam parece ser o fármaco mais seguro em relação ao perfil de efeitos adversos, mas apresenta maior taxa de recorrência das crises. Por outro lado, o pentobarbital é altamente eficaz para o controle agudo na recorrência das crises, mas apresenta elevadas taxas de efeitos adversos cardiorrespiratórios.[44] O propofol deve ser utilizado com cuidado em crianças menores devido ao risco de síndrome de infusão do propofol (falência cardiorrespiratória, acidose lática, rabdomiólise, potencialmente fatal) e não deve ser utilizado em crianças recebendo dieta cetogênica. Esses fármacos sedativos endovenosos devem ser titulados até o controle clínico e eletroencefalográfico das crises. Devem ser mantidos por 24 a 48 horas após controle eletroencefalográfico, e então a sedação deve ser reduzida de forma lenta durante 24 horas.[45] É necessário que o paciente esteja em uso de pelo menos um FAE adicional durante a retirada do fármaco sedativo a fim de se evitar recorrência de crises.

Para o EME que não responde permanentemente a um fármaco anestésico (EME super-refratário), pode-se tentar uma segunda prova do mesmo fármaco ou a troca por outro fármaco anestésico. Outras alternativas para o tratamento do EME super-refratário incluem a combinação de drogas anestésicas, como quetamina, uso de magnésio, hipotermia, dieta cetogênica, imunoterapia (com uso de corticoide, plasmaférese ou imunoglobulina).[46] Algumas séries de casos demonstram que o topiramato, um FAE de amplo espectro, pode ser eficaz em alguns casos de EME refratário, sobretudo quando utilizado em altas doses.[47]

O tratamento do EME inclui ainda a definição e o manejo de sua causa. Essa investigação inclui história e exame físico geral e neurológico detalhados, além de avaliação laboratorial básica incluindo glicemia, hemograma, eletrólitos, função hepática e renal e gasometria. Em pacientes com diagnóstico prévio de epilepsia e em uso de FAEs, dosagem sérica dos níveis plasmáticos deve ser realizada sempre que disponível. Em casos de suspeita clínica, triagem toxicológica também deve ser realizada.

Exame de neuroimagem deve ser solicitado nos casos de suspeita clínica de EME secundário a lesões cerebrais (vasculares, tumorais, infecciosas) e nos casos de EME de origem desconhecida. Exame de líquor deve ser realizado em caso de suspeita de quadros infecciosos ou inflamatórios. EEG deve ser prontamente solicitado.[36] Este é especialmente importante para os pacientes que não recobram o nível de consciência após o controle clínico das crises motoras e quando medicação endovenosa contínua é necessária.[37] Nesses casos, sempre que disponível, monitorização eletroencefalográfica contínua é preferível.

No tratamento das complicações do EME, é preciso considerar que muitas das alterações metabólicas decorrentes do EME podem também aumentar o dano cerebral. Dessa forma, hipotensão arterial, hipertermia, hipo ou hiperglicemias devem ser prontamente corrigidas.

EME não convulsivo

O EME não convulsivo apresenta menor risco de complicações sistêmicas e sequelas neurológicas, e seu prognóstico está relacionado à etiologia.[48] O EME não convulsivo generalizado (EME do tipo ausência) apresenta prognóstico mais favorável que o EME não convulsivo focal.[49] Seu tratamento deve ser definido de forma individualizada. Deve-se dar preferência para o uso de fármacos não sedativos, que devem ser escolhidos de acordo com a síndrome epiléptica e outras características do paciente.[37]

■ REFERÊNCIAS BIBLIOGRÁFICAS

1. Fisher RS, van Emde Boas W, Blume W, Elger C, Genton P, Lee P, et al. Epileptic seizures and epilepsy: definitions proposed by the International League Against Epilepsy (ILAE) and the International Bureau for Epilepsy (IBE). Epilepsia. 2005;46(4):470-2.
2. Beghi E, Carpio A, Forsgren L, Hesdorffer DC, Malmgren K, Sander JW, et al. Recommendation for a definition of acute symptomatic seizure. Epilepsia. 2010;51(4):671-5.
3. Blume WT, Luders HO, Mizrahi E, Tassinari C, van Emde Boas W, Engel J Jr. Glossary of descriptive terminology for ictal semiology: report of the ILAE task force on classification and terminology. Epilepsia. 2001;42(9):1212-8.

4. Rosenow F, Luders H. Presurgical evaluation of epilepsy. Brain. 2001;124(Pt 9):1683-700.

5. Panayiotopoulos CP. Epileptic Seizures and their Classification. In: Panayiotopoulos CP. A Clinical Guide to Epileptic Syndromes and their Treatment. 2.ed. London: Springer, 2010.

6. Guidelines for epidemiologic studies on epilepsy. Commission on Epidemiology and Prognosis, International League Against Epilepsy. Epilepsia. 1993;34(4):592-6.

7. Proposal for revised clinical and electroencephalographic classification of epileptic seizures. From the Commission on Classification and Terminology of the International League Against Epilepsy. Epilepsia. 1981;22(4):489-501.

8. Berg AT, Berkovic SF, Brodie MJ, Buchhalter J, Cross JH, van Emde Boas W, et al. Revised terminology and concepts for organization of seizures and epilepsies: report of the ILAE Commission on Classification and Terminology, 2005-2009. Epilepsia. 2010;51(4):676-85.

9. Yacubian EMT. Crises Epilépticas e Epilepsias. In: Rodrigues MM, Bertolucci PHF. Neurologia para o Clínico Geral. Barueri: Manole, 2014.

10. Consensus development conference on febrile seizures, National Institutes of Health, May 19--21, 1980. Epilepsia. 1981;22(3):377-81.

11. Berg AT, Shinnar S. Complex febrile seizures. Epilepsia. 1996;37(2):126-33.

12. Casasoprana A, Hachon Le Camus C, Claudet I, Grouteau E, Chaix Y, Cances C, et al. [Value of lumbar puncture after a first febrile seizure in children aged less than 18 months. A retrospective study of 157 cases]. Arch Pediatr. 2013;20(6):594-600.

13. Subcommittee on Febrile S, American Academy of P. Neurodiagnostic evaluation of the child with a simple febrile seizure. Pediatrics. 2011;127(2):389-94.

14. Nelson KB, Ellenberg JH. Prognosis in children with febrile seizures. Pediatrics. 1978;61(5):720-7.

15. Berg AT, Shinnar S, Darefsky AS, Holford TR, Shapiro ED, Salomon ME, et al. Predictors of recurrent febrile seizures. A prospective cohort study. Arch Pediatr Adolesc Med. 1997;151(4):371-8.

16. Seinfeld S, Duchowny M. Febrile seizures. In: Wyllie E. Treatment of epilepsy: principles and practice. 6.ed. Philadelphia: Wolters Kluwer, 2015. p.426-30.

17. Shinnar S, Glauser TA. Febrile seizures. J Child Neurol. 2002;17 Suppl 1:S44-52.

18. Shinnar S, Bello JA, Chan S, Hesdorffer DC, Lewis DV, Macfall J, et al. MRI abnormalities following febrile status epilepticus in children: the FEBSTAT study. Neurology. 2012;79(9):871-7.

19. Wolff M, Casse-Perrot C, Dravet C. Severe myoclonic epilepsy of infants (Dravet syndrome): natural history and neuropsychological findings. Epilepsia. 2006;47 Suppl 2:45-8.

20. Scheffer IE, Berkovic SF. Generalized epilepsy with febrile seizures plus. A genetic disorder with heterogeneous clinical phenotypes. Brain. 1997;120 (Pt 3):479-90.

21. Nabbout R. FIRES and IHHE: Delineation of the syndromes. Epilepsia. 2013;54 Suppl 6:54-6.

22. Chung S. Febrile seizures. Korean J Pediatr. 2014;57(9):384-95.

23. McIntosh AM, McMahon J, Dibbens LM, Iona X, Mulley JC, Scheffer IE, et al. Effects of vaccination on onset and outcome of Dravet syndrome: a retrospective study. Lancet Neurol. 2010;9(6):592-8.

24. Wallace SJ, Smith JA. Successful prophylaxis against febrile convulsions with valproic acid or phenobarbitone. Br Med J. 1980;280(6211):353-4.

25. Shinnar S, Berg AT, Moshe SL, Shinnar R. How long do new-onset seizures in children last? Ann Neurol. 2001;49(5):659-64.

26. Lowenstein DH, Bleck T, Macdonald RL. It's time to revise the definition of status epilepticus. Epilepsia. 1999;40(1):120-2.

27. Chin RF, Neville BG, Peckham C, Bedford H, Wade A, Scott RC, et al. Incidence, cause, and short-term outcome of convulsive status epilepticus in childhood: prospective population-based study. Lancet. 2006;368(9531):222-9.

28. Raspall-Chaure M, Chin RF, Neville BG, Scott RC. Outcome of paediatric convulsive status epilepticus: a systematic review. Lancet Neurol. 2006;5(9):769-79.

29. Shinnar S, Berg AT, Moshe SL, O'Dell C, Alemany M, Newstein D, et al. The risk of seizure recurrence after a first unprovoked afebrile seizure in childhood: an extended follow-up. Pediatrics. 1996;98(2 Pt 1):216-25.

30. Singh RK, Stephens S, Berl MM, Chang T, Brown K, Vezina LG, et al. Prospective study of new-onset seizures presenting as status epilepticus in childhood. Neurology. 2010;74(8):636-42.

31. van Baalen A, Hausler M, Boor R, Rohr A, Sperner J, Kurlemann G, et al. Febrile infection-related epilepsy syndrome (FIRES): a nonencephalitic encephalopathy in childhood. Epilepsia. 2010;51(7):1323-8.

32. Foreman B, Hirsch LJ. Epilepsy emergencies: diagnosis and management. Neurol Clin. 2012;30(1):11-41, vii.

33. Towne AR, Pellock JM, Ko D, DeLorenzo RJ. Determinants of mortality in status epilepticus. Epilepsia. 1994;35(1):27-34.

34. Rosenow F, Hamer HM, Knake S. The epidemiology of convulsive and nonconvulsive status epilepticus. Epilepsia. 2007;48 Suppl 8:82-4.

35. Seinfeld S, Shinnar S, Sun S, Hesdorffer DC, Deng X, Shinnar RC, et al. Emergency management of febrile status epilepticus: results of the FEBSTAT study. Epilepsia. 2014;55(3):388-95.

36. Arif H, Hirsch LJ. Treatment of status epilepticus. Semin Neurol. 2008;28(3):342-54.

37. Treiman DM, Meyers PD, Walton NY, Collins JF, Colling C, Rowan AJ, et al. A comparison of four treatments for generalized convulsive status epilepticus. Veterans Affairs Status Epilepticus Cooperative Study Group. N Engl J Med. 1998;339(12):792-8.

38. Alldredge BK, Gelb AM, Isaacs SM, Corry MD, Allen F, Ulrich S, et al. A comparison of lorazepam, diazepam, and placebo for the treatment of out-of-hospital status epilepticus. N Engl J Med. 2001;345(9):631-7.

39. Appleton R, Macleod S, Martland T. Drug management for acute tonic-clonic convulsions including convulsive status epilepticus in children. Cochrane Database Syst Rev. 2008(3):CD001905.

40. Silbergleit R, Durkalski V, Lowenstein D, Conwit R, Pancioli A, Palesch Y, et al. Intramuscular versus intravenous therapy for prehospital status epilepticus. N Engl J Med. 2012;366(7):591-600.

41. Mundlamuri RC, Sinha S, Subbakrishna DK, Prathyusha PV, Nagappa M, Bindu PS, et al. Management of generalised convulsive status epilepticus (SE): A prospective randomised controlled study of combined treatment with intravenous lorazepam with either phenytoin, sodium valproate or levetiracetam - Pilot study. Epilepsy Res. 2015;114:52-8.

42. Mayer SA, Claassen J, Lokin J, Mendelsohn F, Dennis LJ, Fitzsimmons BF. Refractory status epilepticus: frequency, risk factors, and impact on outcome. Arch Neurol. 2002;59(2):205-10.

43. Jacob TC, Moss SJ, Jurd R. GABA(A) receptor trafficking and its role in the dynamic modulation of neuronal inhibition. Nat Rev Neurosci. 2008;9(5):331-43.

44. Claassen J, Hirsch LJ, Emerson RG, Mayer SA. Treatment of refractory status epilepticus with pentobarbital, propofol, or midazolam: a systematic review. Epilepsia. 2002;43(2):146-53.

45. Hirsch LJ, Gaspard N. Status epilepticus. Continuum. 2013;19(3 Epilepsy):767-94.

46. Shorvon S, Ferlisi M. The treatment of super-refractory status epilepticus: a critical review of available therapies and a clinical treatment protocol. Brain. 2011;134(Pt 10):2802-18.

47. Perry MS, Holt PJ, Sladky JT. Topiramate loading for refractory status epilepticus in children. Epilepsia. 2006;47(6):1070-1.

48. Ostrowsky K, Arzimanoglou A. Outcome and prognosis of status epilepticus in children. Semin Pediatr Neurol. 2010;17(3):195-200.

49. Akman CI. Nonconvulsive status epilepticus and continuous spike and slow wave of sleep in children. Semin Pediatr Neurol. 2010;17(3):155-62.

capítulo 4

▸ Mayara Cantalice Vogel da Silva
▸ Mara Lúcia Schmitz Ferreira Santos
▸ Marcelo Masruha Rodrigues

Atraso e Regressão do Desenvolvimento

■ INTRODUÇÃO

O desenvolvimento neurológico consiste em um processo contínuo e sequencial, no qual o ser humano adquire habilidades que vão desde movimentos simples e desorganizados a atividades altamente complexas.[1,2] As alterações do desenvolvimento têm grande prevalência, estimando-se que ocorram em 1% a 3% das crianças menores de 5 anos.[3] Dessa forma, representam uma das principais manifestações das doenças neurológicas na faixa etária pediátrica e figuram entre as principais queixas no consultório do especialista. O diagnóstico precoce é muito importante, permitindo a implementação de estratégias que possibilitem ao paciente alcançar o seu máximo potencial.[4]

Com relação ao padrão de comprometimento das diferentes áreas do desenvolvimento neurológico, as alterações podem ser classificadas como fazendo parte de:

1. Atraso global (comprometimento de duas ou mais áreas);
2. Dissociação (atraso isolado ou muito mais marcado em uma das áreas);
3. Desvio da sequência esperada das aquisições.[5]

Quanto à progressão temporal, o desenvolvimento pode ser classificado como:

- Regular (velocidade constante de aquisição das competências);
- Estagnado (quando não se verifica novos ganhos);
- Regressivo (quando há perda de marcos já alcançados).[6]

Lesões situadas em diferentes regiões do sistema nervoso da criança podem manifestar-se com atraso do desenvolvimento. Contudo, as lesões periféricas irão comprometer fundamentalmente o desenvolvimento motor, assim como as miopatias. As lesões encefálicas, que representam o principal grupo causador de alterações do desenvolvimento, mais frequentemente manifestam-se por um conjunto de alterações, como atraso do desenvolvimento motor e de linguagem, deficiência intelectual, comprometimento de outras funções corticais superiores (como atenção, memória, funções executivas), entre outras.

Pacientes que apresentam sinais e sintomas de disfunção encefálica causados por lesões permanentes e de caráter não progressivo são enquadrados, de maneira sindrômica, como tendo uma encefalopatia estática, não evolutiva ou não progressiva, sendo o atraso global do desenvolvimento uma de suas principais características. Já aqueles indivíduos que apresentam sinais e sintomas de disfunção encefálica causados por lesões de caráter progressivo são enquadrados, também de forma sindrômica, como tendo uma encefalopatia evolutiva ou progressiva, sendo a regressão do desenvolvimento a sua principal característica.

A diferenciação entre quadros estáticos e progressivos nem sempre é fácil. Por exemplo, é frequente que doenças progressivas se apresentem inicialmente, e às vezes por longos períodos, com atraso do desenvolvimento. De forma semelhante, quando esse tipo de enfermidade se manifesta ainda nas primeiras semanas ou meses de vida, pode haver comprometimento grave do desenvolvimento, impedindo qualquer tipo de ganho e impossibilitando a percepção da perda de alguma aquisição prévia. De outro modo, quadros estáticos podem evoluir com pseudorregressão, um fenômeno que será discutido mais adiante neste capítulo.

ATRASO DO DESENVOLVIMENTO

O atraso do desenvolvimento consiste em uma defasagem entre a idade cronológica da criança e a idade correspondente às aquisições demonstradas,[5] ou seja, uma condição na qual a criança não alcança as habilidades esperadas para a faixa etária.[7] É um termo que gera certa confusão entre alguns profissionais de saúde e principalmente entre os pais, pois a palavra "atraso" transmite a ideia de "demora", ou seja, que o desenvolvimento é lento mas, apesar disso, a criança ainda alcançará os marcos esperados, fato este que nem sempre ocorre.[8,9]

Como já mencionado previamente, o atraso do desenvolvimento pode ocorrer no contexto de doenças do sistema nervoso central, como nas encefalopatias estáticas ou progressivas, em doenças do sistema nervoso periférico e nas miopatias.[1] Entretanto, condições não neurológicas também podem comprometer o desenvolvimento, dentre as quais podem ser citadas: baixo peso ao nascer, prematuridade, doenças crônicas, desnutrição, baixa condição socioeconômica e nível educacional precário dos pais.[10]

O método de triagem na avaliação do desenvolvimento neurológico, chamado Denver II,[11,12] é um teste útil para o não especialista (por exemplo, para o pediatra geral), confiável e de rápida aplicação. Foi desenhado para avaliação de crianças desde o nascimento até a idade de 6 anos e consiste em 125 itens registrados por meio da observação direta ou informação do cuidador, divididos em quatro grupos: a) pessoal/social: aspectos da socialização da criança dentro e fora do ambiente familiar; b) motricidade grosseira: controle motor corporal, como sentar, caminhar, pular; c) motricidade fina: coordenação olho/mão, manipulação de pequenos objetos; d) linguagem: produção de som, capacidade de reconhecer, entender e usar a linguagem. Esses itens são registrados por meio de observação direta da criança e, para alguns deles, solicita-se que a mãe informe se o filho realiza ou não determinada tarefa.

O atraso do desenvolvimento neurológico pode ser global ou isolado, como é o caso do atraso de linguagem (descrito em detalhes no Capítulo 13 – Transtornos do Neurodesenvolvimento) ou do atraso motor.

Atraso do desenvolvimento motor

Crianças com atraso isolado do desenvolvimento motor devem ser investigadas para doenças neuromusculares e formas leves de ataxia, hemiplegia e paraplegia. Grande parte delas tem uma forma leve de paralisia cerebral, suficiente para retardar o alcance dos marcos do desenvolvimento motor, mas não grave o bastante para provocar alterações das funções cog-

nitivas no primeiro ano de vida (Tabela 4.1). Podem decorrer de mecanismo hipóxico-isquêmico, principalmente por complicações no período perinatal.[1,10]

Atraso global do desenvolvimento

Lesões cerebrais adquiridas no período perinatal ou antenatal, como os insultos hipóxico-isquêmicos, hemorragias e infecções congênitas, são as principais causas de atraso global do desenvolvimento em nosso meio. As malformações do encéfalo, de origem genética ou não, também representam um grupo etiológico significativo.[13]

Outra causa importante são as doenças genéticas. De 3,5% a 10% dos pacientes com atraso do desenvolvimento apresentam um distúrbio cromossômico, e 1% dos lactentes com essa queixa e sem evidências de regressão apresentam um erro inato do metabolismo (EIM).[1,10]

Tabela 4.1 Causas de atraso do desenvolvimento.[1]

Atraso predominantemente da fala

Atraso do desenvolvimento da fala e linguagem

Comprometimento da audição

Transtorno do espectro autista

Síndrome perissilviana bilateral congênita

Atraso predominantemente motor

Doenças neuromusculares

Ataxia

Hemiplegia

Hipotonia

Paraplegia

Atraso global do desenvolvimento

Distúrbios perinatais

Infecções congênitas

Malformações do encéfalo

Distúrbios cromossômicos

Encefalopatias progressivas

Avaliação do atraso do desenvolvimento

Estimar o atraso exige a habilidade de reconhecer que as etapas do desenvolvimento sofrem variações dentro do que pode ser aceito como normal. O médico deve individualizar a avaliação de cada paciente; em alguns casos, há necessidade de exames sequenciais para se estabelecer o diagnóstico.[9,14] Além de anamnese detalhada e do exame neurológico tradicional, o exame neurológico evolutivo (Capítulo 1 – Propedêu-

Atraso e Regressão do Desenvolvimento

tica Neurológica) é fundamental na avaliação desses pacientes. A abordagem diagnóstica geral para pacientes com atraso do desenvolvimento encontra-se sumarizada na Figura 4.1.

Também é importante lembrar que as crianças que vivem em países subdesenvolvidos, como o Brasil, podem estar expostas a determinados fatores de risco, como condições socioeconômicas adversas, gestações sem acompanhamento adequado, uso mais frequente de drogas ilícitas e álcool durante a gestação, entre outros.[15,16]

Conduta

A primeira atitude é fornecer aos cuidadores explicações sobre a situação do paciente. Em muitos casos, os pais se queixam de que os profissionais anteriores "não falaram nada", o que na maioria das vezes não é verdade. O que ocorre frequentemente é que os familiares não estão preparados para assimilar todas as informações prestadas. De fato, a maioria da população, num primeiro momento, não consegue lidar com a situação de que o paciente não é uma "criança normal", tendo como defesa psicológica o mecanismo de negação, requisitando novas explicações e conversas para que ocorra a assimilação.

Estudos mostram que a causa do atraso do desenvolvimento pode ser estabelecida apenas com base na história e no exame físico completo em 17% a 34% dos casos.[17,18]

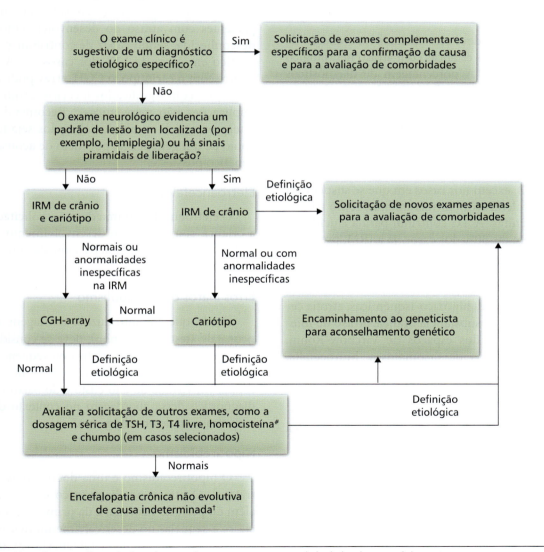

Figura 4.1 Abordagem diagnóstica dos pacientes com atraso global do desenvolvimento.

* As avaliações oftalmológica e auditiva devem ser solicitadas para todos os pacientes.
\# Para pacientes que não realizaram o teste do pezinho, a solicitação desses exames deve ser feita juntamente com a IRM de crânio. O T3 é solicitado para a pesquisa da síndrome de Allan-Herndon-Dudley.
† O papel do sequenciamento do DNA de nova geração na avaliação desses pacientes ainda não foi estabelecido.

Capítulo 4

Avaliação visual e auditiva

Crianças com atraso global do desenvolvimento possuem risco aumentado de apresentar alterações visuais (13% a 50%)[19] e auditivas (18%).[20] Devido a essa frequência elevada, as avaliações oftalmológica e auditiva são obrigatórias.[6] Esta inclui a audiometria tonal e comportamental, as emissões otoacústicas, a imitanciometria e o BERA (potencial evocado auditivo de tronco cerebral), quando possível.[6]

Os prejuízos visuais e auditivos interferem no desenvolvimento e, quando corrigidos precocemente, podem melhorar substancialmente o resultado final para o indivíduo.

Neuroimagem

A neuroimagem deve ser solicitada na avaliação de praticamente todas as crianças com atraso neurológico de origem cerebral.[6] A porcentagem de diagnósticos feitos por meio de uma solicitação aleatória de neuroimagem pode chegar a 14%. Quando há presença de achados físicos, como micro ou macrocefalia, ou déficit motores, esses valores aumentam em até três vezes.[17]

A imagem por ressonância magnética (IRM) deve ser obtida preferencialmente à tomografia computadorizada (TC), exceto nos casos em que se suspeite da presença de calcificações intracranianas, como nas infecções congênitas. A TC contribui para a elucidação diagnóstica em até 30% dos casos. Já a IRM, preferencialmente associada à espectroscopia, apresenta valores entre 48,6% e 65,5%, dependendo do estudo.[21]

As principais alterações encontradas nos exames de imagem são: lesões hipóxico-isquêmicas, atrofia cerebral, alterações de substância branca, atraso de mielinização, aumento dos espaços de Virchow-Robin, alterações conspícuas de facomatoses, hidrocefalia, malformações cerebrais, entre outras.

Análise citogenética

As anormalidades da estrutura cromossômica ou do seu número constituem a causa isolada mais comum de deficiência intelectual grave, porém elas abrangem somente um terço do total de casos.[1] Para os casos de atraso global do desenvolvimento, a taxa de positividade do cariótipo com bandeamento G de alta resolução é de apenas 3,7%. As anormalidades mais comuns encontradas são: trissomia do cromossomo 21, aneuploidias dos cromossomos sexuais (47, XXY), translocações e deleções. Quando há a presença de duas ou mais características dismórficas, observa-se um aumento de 20% na positividade do teste.[18]

A hibridização genômica comparativa em microarranjos de DNA (CGH-array) é uma técnica de citogenética molecular que permite verificar se há perdas ou ganhos de segmentos cromossômicos submicroscópicos no genoma de um indivíduo, demonstrando maior resolução e, portanto, sensibilidade, possibilitando a detecção de ganhos ou perdas de número de cópias muito pequenas. O cariótipo com bandeamento G é uma técnica citogenética que oferece informação semelhante, entretanto com limite de resolução menor. Por sua vez, o exame de CGH-array não é capaz de detectar alterações cromossômicas equilibradas, como translocações recíprocas, inversões ou inserções.

O CGH-array deve ser considerado em todos os pacientes com atraso do desenvolvimento de causa desconhecida, sendo capaz de contribuir para o diagnóstico em cerca de 12% dos casos.[22-24] Assim como ocorre com o cariótipo, o CGH-array pode evidenciar alterações com significados incertos, como deleções e duplicações não patogênicas.[25] Recomenda-se que a interpretação de resultados alterados seja feita com o apoio de um geneticista, por meio de aconselhamento genético pós-teste.[22,26]

Eletroencefalograma

O eletroencefalograma deve ser solicitado quando a criança com atraso no desenvolvimento apresentar história sugestiva de epilepsia ou de uma síndrome epiléptica específica.[6]

Erros inatos do metabolismo

Desde que foi introduzida a triagem metabólica neonatal[27] (teste do pezinho), deve-se considerar preferencialmente a avaliação seletiva ou sequencial dos testes laboratoriais para os EIM, em vez de um *screening* de rotina, em virtude do alto custo e do baixo rendimento diagnóstico dessa abordagem no contexto de crianças com atraso do desenvolvimento.[6]

Hipotireoidismo

O hipotireoidismo é uma doença potencialmente tratável. O atraso no diagnóstico e tratamento para além do período neonatal e da primeira infância associa-se a sequelas no desenvolvimento neurológico.[6] O programa de triagem neonatal tem sido extremamente bem-sucedido em eliminar tais consequências.

Na falta da triagem neonatal sistemática, o hipotireoidismo congênito pode ser responsável por 4% dos casos de atraso no desenvolvimento.[28]

Atraso e Regressão do Desenvolvimento

Dosagem de chumbo

O chumbo é um metal presente no meio ambiente e pode causar toxicidade neurológica. Há uma relação entre elevações acentuadas nos níveis de chumbo sérico em pacientes com déficit cognitivos. Estima-se que a cada 10 µg/dL de aumento dos níveis de chumbo no sangue haja a diminuição do quociente de inteligência (QI) de uma criança em um a três pontos.[29]

Segundo a Academia Americana de Pediatria, a dosagem de chumbo deve ser realizada em crianças:

1. De etnias ou grupos minoritários raciais que podem estar expostos a remédios populares compostos por chumbo;
2. Que emigraram de países onde há envenenamento por chumbo;
3. Expostas à poeira ou solo contaminado.

Visão geral do tratamento e prognóstico

O tratamento de crianças com atraso do desenvolvimento deve ser individualizado, frequentemente exigindo abordagem multidisciplinar. Inicialmente se deve orientar os pais e cuidadores quanto à importância da estimulação e da adesão às terapias.

Quando o atraso do desenvolvimento decorrer de uma doença para a qual há tratamento específico, obviamente que ele deverá ser instituído o quanto antes. Da mesma maneira, o adequado controle de crises epilépticas, sobretudo quando muito frequentes, favorece o desenvolvimento neurológico. O tratamento medicamentoso de pacientes com agitação psicomotora importante por meio do uso de fármacos específicos (sobretudo antipsicóticos) também pode contribuir para a melhora.[30]

Deve-se encaminhar o paciente para as terapias de habilitação/reabilitação, conforme cada necessidade específica. Inúmeras experiências demonstram que a estimulação nos primeiros anos de vida de crianças com atraso neurológico já estabelecido, ou naquelas com potencial risco, melhora seu desempenho; portanto, seu início deve ser incentivado o mais precocemente possível.[31]

Estabelecer o prognóstico pode ser bem difícil. A plasticidade do cérebro da criança pode oferecer resultados imprevisíveis. Sabe-se que o prognóstico é melhor nos casos em que apenas um hemisfério cerebral está afetado.[1] Em todos os casos, deve-se orientar a família com relação ao espectro de possibilidades e da probabilidade de déficit, muitas vezes irreversíveis.

■ REGRESSÃO NO DESENVOLVIMENTO

A perda dos marcos do desenvolvimento previamente estabelecidos decorre de doenças de caráter progressivo,[1,2] como as encefalopatias evolutivas (Tabelas 4.2 e 4.3) e distrofias musculares. Um outro grupo importante a causar regressão é o dos transtornos do espectro autista (Capítulo 13 – Transtornos no Neurodesenvolvimento), afetando principalmente a linguagem e a interação social.[32]

Tabela 4.2 Causas de encefalopatia progressiva cujos sintomas habitualmente se iniciam antes de 2 anos de idade.[1]

Encefalopatia da síndrome da imunodeficiência adquirida

Distúrbios do metabolismo de aminoácidos

Deficiência de guanidinoacetato metiltransferase
Homocistinúria
Doença da urina com odor de xarope de bordo (formas intermediária e responsiva à tiamina)
Fenilcetonúria

Distúrbios das enzimas lisossomais

Distúrbios da degradação de glicoproteínas
Distúrbios do armazenamento de gangliosídeos (gangliosidose GM1, gangliosidose GM2)
Doença de Gaucher tipo II
Doença de Krabbe
Leucodistrofia metacromática
Mucopolissacaridoses
Esfingolipidoses
Mucolipidoses

(Continua)

Capítulo 4

Tratado de Neurologia Infantil

Tabela 4.2 (*Continuação*) **Causas de encefalopatia progressiva cujos sintomas habitualmente se iniciam antes de 2 anos de idade.**[1]

Leucoencefalopatias

Doença de Alexander
Doença de Canavan
Doença de Pelizaeus-Merzbacher
Doença da substância branca evanescente
Outras leucodistrofias

Defeitos congênitos da glicosilação

Doenças mitocondriais

Outras doenças da substância cinzenta

Lipofuscinose ceroide
Doença de Menkes
Distrofia neuroaxonal infantil
Doença de Lesch-Nyhan

Hipotireoidismo

Síndrome de Rett

Hidrocefalia progressiva

Tabela 4.3 Causas de encefalopatia progressiva cujos sintomas habitualmente se iniciam após os 2 anos de idade.[1]

Distúrbios das enzimas lisossomais

Distúrbios da degradação de glicoproteínas
Aspartilglicosaminúria
Manosidose tipo II
Distúrbios do armazenamento de gangliosídeos (gangliosidose GM1, gangliosidose GM2) – formas juvenis
Doença de Gaucher tipo III
Doença de Krabbe de início tardio
Leucodistrofia metacromática de início tardio
Mucopolissacaridoses tipo II e VII
Esfingolipidoses (doença de Niemann-Pick tipo C)

Doenças infecciosas

Encefalopatia da síndrome da imunodeficiência adquirida
Panencefalite esclerosante subaguda
Sífilis congênita

Leucoencefalopatias

Adrenoleucodistrofia ligada ao X
Doença de Alexander
Outras leucodistrofias

Xantomatose cerebrotendínea

Doenças mitocondriais

Outras doenças da substância cinzenta

Lipofuscinose ceroide
Doença de Huntington

---

72   **Seção 2** ▪ Manifestações Cardinais das Doenças Neurológicas

Nem sempre é fácil notar a regressão do desenvolvimento, sobretudo em crianças muito pequenas. O quadro clínico inicial pode ser apenas de uma alteração discreta do comportamento, como um quadro de irritabilidade ou crises de choro inconsolável.[4] Na maioria das vezes, esses sinais incipientes só serão percebidos por meio de uma análise retrospectiva.

Pseudorregressão do desenvolvimento

Existem situações nas quais pacientes com doenças não progressivas apresentam piora clínica, com aparente involução do desenvolvimento. Tal regressão não é causada por um mecanismo fisiopatológico degenerativo, e sim por um distúrbio secundário. Esses quadros são considerados pseudorregressões e apresentam grande chance de serem revertidos a partir do tratamento do distúrbio secundário (Tabela 4.4).

Tabela 4.4 Causas de pseudorregressão do desenvolvimento neurológico.

- Epilepsia mal controlada
- Distúrbios do movimento de início recente (geralmente durante o segundo ano de vida)
- Uso excessivo de medicações antiepilépticas
- Doenças sistêmicas intercorrentes
- Distúrbios secundários, como perda de mobilidade decorrente de retração tendínea em criança com paralisia cerebral
- Hidrocefalia progressiva
- Problemas emocionais, como depressão

■ REFERÊNCIAS BIBLIOGRÁFICAS

1. Fenichel GM. Clinical pediatric neurology: a signs and symptoms approach. 6.ed. Philadelphia: Saunders, 2009.
2. Haywood KM GN. Desenvolvimento motor ao longo da vida. Porto Alegre: Artmed, 2004. p.344.
3. Savitz DA, Bornschein RL, Amler RW, Bove FI, Edmonds LD, Hanson JW, et al. Assessment of reproductive disorders and birth defects in communities near hazardous chemical sites. I. Birth defects and developmental disorders. Reprod Toxicol. 1997;11(2-3):223-30.
4. Teles TP, Rodrigues T, Pereira A, Lopes C, Miguel C, Barros H. [Growth and development of children with low birth weight at their first birthday]. Acta Med Port. 1995;8(1):23-8.
5. Accardo PJ, Shapiro BK. Neurodevelopmental disabilities in pediatrics and child neurology: Child development training for the future. J Pediatr Rehabil Med. 2008;1(2):113-4.
6. Shevell M, Ashwal S, Donley D, Flint J, Gingold M, Hirtz D, et al. Practice parameter: evaluation of the child with global developmental delay: report of the Quality Standards Subcommittee of the American Academy of Neurology and The Prac-

tice Committee of the Child Neurology Society. Neurology. 2003;60(3):367-80.
7. Accardo PJ, Whitman BY, Accardo JA. Dictionary of developmental disabilities terminology. 3.ed. Baltimore: Paul H. Brookes Pub., 2011. p.512.
8. Wong VC. Global developmental delay – a delay in development of terminology. Dev Med Child Neurol. 2011;53(7):585.
9. Dornelas Lde F, Duarte NM, Magalhaes Lde C. [Neuropsychomotor developmental delay: conceptual map, term definitions, uses and limitations]. Rev Paul Pediatr. 2015;33(1):88-103.
10. Halpern R, Giugliani ER, Victora CG, Barros FC, Horta BL. [Risk factors for suspicion of developmental delays at 12 months of age]. J Pediatr. 2000;76(6):421-8.
11. Frankenburg WK, Dodds JB. The Denver developmental screening test. J Pediatr. 1967;71(2):181-91.
12. Wade GH. Update on the Denver II. Pediatr Nurs. 1992;18(2):140-1.
13. Campbell WW. DeJong`s The Neurological Examination. Netherlands: Wolters Kluwer, 2013.
14. Shevell MI. Present conceptualization of early childhood neurodevelopmental disabilities. J Child Neurol. 2010;25(1):120-6.
15. Escalona SK. Babies at double hazard: early development of infants at biologic and social risk. Pediatrics. 1982;70(5):670-6.
16. Lipman EL, Offord DR, Boyle MH. Relation between economic disadvantage and psychosocial morbidity in children. CMAJ. 1994;151(4):431-7.
17. Shevell MI, Majnemer A, Rosenbaum P, Abrahamowicz M. Etiologic yield of subspecialists' evaluation of young children with global developmental delay. J Pediatr. 2000;136(5):593-8.
18. Battaglia A, Bianchini E, Carey JC. Diagnostic yield of the comprehensive assessment of developmental delay/mental retardation in an institute of child neuropsychiatry. Am J Med Genet. 1999;82(1):60-6.
19. Menacker SJ. Visual function in children with developmental disabilities. Pediatr Clin North Am. 1993;40(3):659-74.
20. Rupa V. Dilemmas in auditory assessment of developmentally retarded children using behavioural observation audiometry and brain stem evoked response audiometry. J Laryngol Otol. 1995;109(7):605-9.
21. Demaerel P, Kingsley DP, Kendall BE. Isolated neurodevelopmental delay in childhood: clinicoradiological correlation in 170 patients. Pediatr Radiol. 1993;23(1):29-33.
22. Moeschler JB, Shevell M. Comprehensive evaluation of the child with intellectual disability or global developmental delays. Pediatrics. 2014;134(3):e903-18.
23. Redon R, Ishikawa S, Fitch KR, Feuk L, Perry GH, Andrews TD, et al. Global variation in copy number in the human genome. Nature. 2006;444(7118):444-54.
24. Manning M, Hudgins L, Professional P, Guidelines C. Array-based technology and recommendations for utilization in medical genetics practice for detection of chromosomal abnormalities. Genet Med. 2010;12(11):742-5.
25. Iafrate AJ, Feuk L, Rivera MN, Listewnik ML, Donahoe PK, Qi Y, et al. Detection of large-scale variation in the human genome. Nat Genet. 2004;36(9):949-51.
26. Miller DT, Adam MP, Aradhya S, Biesecker LG, Brothman AR, Carter NP, et al. Consensus statement: chromosomal microarray is a first-tier clinical diagnostic test for individuals with developmental disabilities or congenital anomalies. Am J Hum Genet. 2010;86(5):749-64.
27. Lund AM, Hougaard DM, Simonsen H, Andresen BS, Christensen M, Duno M, et al. Biochemical screening of 504,049

newborns in Denmark, the Faroe Islands and Greenland--experience and development of a routine program for expanded newborn screening. Mol Genet Metab. 2012;107(3):281-93.

28. al-Qudah AA. Screening for congenital hypothyroidism in cognitively delayed children. Ann Trop Paediatr. 1998;18(4): 285-8.

29. Bellinger DC, Stiles KM, Needleman HL. Low-level lead exposure, intelligence and academic achievement: a long-term follow-up study. Pediatrics. 1992;90(6):855-61.

30. Marcondes E MD, Setian N, Carrazza FR. Pediatria básica: pediatria clínica geral. 8.ed. São Paulo: Sarvier, 1991.

31. Luna CB PT, Caballero CG. Desarrollo psicosocial en la infância. In: Pediatría extrahospitalaria – Aspectos básicos en atención primaria. Madrid: Ergon, 2001.

32. Backes B. Regressão da linguagem, desenvolvimento sociocomunicativo e perfil sintomatológico de crianças com transtorno do espectro autístico In: Instituto de Psicologia UFRGS. Porto Algre: Universidade Federal do Rio Grande do Sul, 2012.

capítulo 5

▸ Ana Carolina Meneghin Moraes
▸ Juliana Gurgel Giannetti

Fraqueza Muscular e a Síndrome do Lactente Hipotônico

■ INTRODUÇÃO

Diante de um paciente com fraqueza, o médico deve procurar sistematizar seu raciocínio para topografar em que nível o sistema motor está acometido. Para tanto, é essencial categorizar o quadro clínico entre duas grandes síndromes neurológicas: a síndrome do neurônio motor superior e a síndrome do neurônio motor inferior. Dessa forma, o conjunto de diagnósticos diferenciais se estreita, e a investigação etiológica se torna mais objetiva e menos dispendiosa.

Neste capítulo será discutida a abordagem da fraqueza muscular e da síndrome do lactente hipotônico, com ênfase nos diagnósticos sindrômico e topográfico. Em capítulos posteriores os principais grupos de doenças serão estudados detalhadamente.

■ FRAQUEZA MUSCULAR

Anatomia do sistema motor

Os impulsos nervosos para os movimentos voluntários são gerados principalmente no giro pré-central, localizado no lobo frontal, e nas áreas corticais adjacentes, onde estão localizados os corpos celulares dos neurônios motores superiores (primeiro neurônio motor). O conjunto de axônios desses neurônios forma o trato piramidal ou trato corticoespinal, que caminha, sucessivamente:

1. pela substância branca cerebral (coroa radiada);
2. pelo braço posterior da cápsula interna;
3. pela parte central do pedúnculo cerebral;
4. pela base da ponte; e
5. pela região anterior do bulbo.

Neste ponto, os tratos são externamente evidenciados, um de cada lado, por uma discreta saliência denominada pirâmide bulbar (responsável pelo nome do trato). Na região inferior do bulbo, 80% a 85% dessas fibras cruzam para o lado oposto, formando a decussação das pirâmides. Em seguida, as fibras que cruzaram a linha média descem a medula espinal pelo funículo lateral contralateral, formando o trato corticoespinal lateral, e as fibras que não cruzaram seguem pelo funículo anterior ipsilateral, formando o trato corticoespinal anterior. Este último cruza a linha média ao nível dos seguimentos medulares por ele supridos.[1]

No seu trajeto pelo tronco encefálico, fibras desse trato se ramificam e se dirigem aos núcleos motores dos nervos cranianos, responsáveis pelos movimentos voluntários da musculatura craniana (núcleos dos nervos trigêmeo, facial, glossofaríngeo, vago, acessório e hipoglosso), formando o trato córtico-nuclear.

Por fim, o trato corticoespinal termina em sinapses com interneurônios, que transmitem os impulsos motores aos neurônios motores inferiores (segundo neurônio motor ou motoneurônio), cujos corpos celulares localizam-se nos cornos anteriores da medula e nos núcleos motores dos nervos cranianos[2] (Figura 5.1).

Os impulsos gerados nos neurônios motores inferiores seguem pelas raízes anteriores, pelos plexos nervosos (nas regiões cervical e lombossacra) e pelos nervos periféricos, em seu trajeto até os músculos esqueléticos. Esses impulsos são transmitidos às células musculares através das placas motoras (junções neuromusculares). Um neurônio motor inferior, seu axônio e as fibras musculares por ele inervadas constituem, em conjunto, uma unidade motora, que representa a via final comum de todos os impulsos que geram a atividade motora (Figura 5.2).

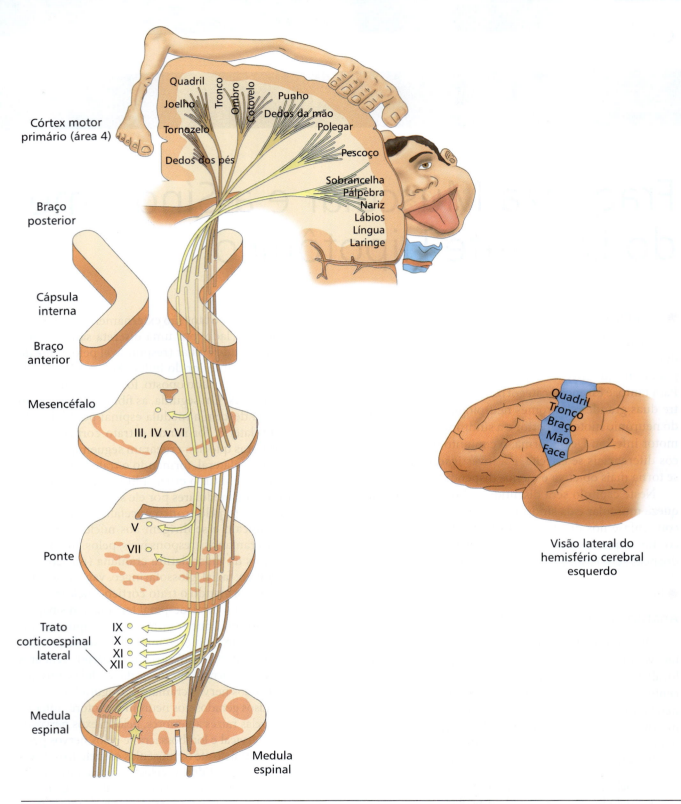

Figura 5.1 Trato piramidal.

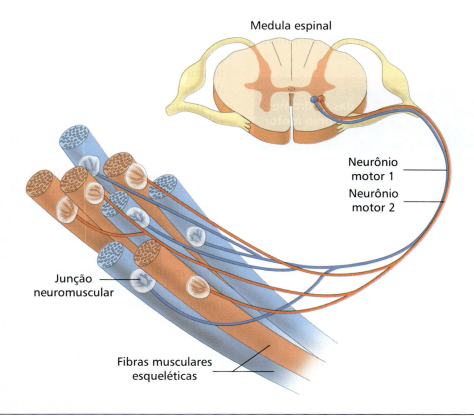

Figura 5.2 Unidade motora.

Conceitos

Força ou potência motora indica a capacidade dos músculos de exercer força e gastar energia. Paralisia ou plegia indica a ausência de movimento voluntário decorrente de uma lesão em qualquer ponto da via motora, entre o córtex e a fibra muscular. Se o déficit de movimentação voluntária for parcial, os termos utilizados são fraqueza ou paresia.[3]

A determinação dos padrões de fraqueza contribui para localização e diagnóstico diferencial das lesões que comprometem o sistema motor. A fraqueza pode ser generalizada ou focal, simétrica ou assimétrica, proximal ou distal, com padrão de neurônio motor inferior ou de neurônio motor superior.

Diante de uma fraqueza generalizada, o examinador deve encontrar comprometimento de força mais ou menos simétrico nos dois lados do corpo, ainda que possa ocorrer um predomínio mais localizado (p. ex., nas síndromes escápulo-umerais), além do envolvimento das funções motoras bulbares.

Quando existe fraqueza dos quatro membros, utiliza-se do termo quadriparesia (se a lesão for encefálica) ou tetraparesia (se a lesão for medular ou das estruturas que compõem a unidade motora).

Se os membros superior e inferior de um mesmo hemicorpo (dimídio) estão acometidos, o termo utilizado é hemiparesia. Se ambos os hemicorpos estão acometidos, porém o déficit se instalou em momentos diferentes, dá-se o nome de hemiparesia dupla.

Se apenas os membros homólogos exibirem fraqueza, o termo a ser empregado é paraparesia. No caso dos membros superiores, denomina-se paraparesia braquial e, dos membros inferiores, paraparesia crural ou, simplesmente, paraparesia.

Monoparesia denota o comprometimento de um único membro. Diplegia ou diparesia são termos que se referem à fraqueza de partes iguais dos dois lados do corpo (p. ex., diparesia facial denota fraqueza da musculatura da mímica da face, bilateralmente).

Fraqueza focal pode assumir características que distinguem o comprometimento de um nervo periférico ou raiz específica. Por exemplo, perda de força isolada do músculo extensor do punho e dos dedos, com consequente "mão caída", sugere lesão específica do nervo radial na altura do colo do úmero.[1]

Definindo-se a presença de qualquer um desses padrões de fraqueza, o próximo passo no raciocínio diagnóstico é categorizá-los nas duas síndromes motoras citadas no início do capítulo: síndrome do neurônio motor superior e síndrome do neurônio motor inferior, sumarizadas na Tabela 5.1.

Tabela 5.1 Diagnóstico diferencial das síndromes do neurônio motor superior e do neurônio motor inferior.

Neurônio motor superior	Neurônio motor inferior
Comprometimento de grupos musculares; nunca músculos acometidos individualmente	Pode haver comprometimento individual de músculos
Atrofia discreta, decorrente de desuso	Atrofia precoce e importante (amiotrofia)
Espasticidade, hiperreflexia, reflexos patológicos	Hipotonia, hipo ou arreflexia
Ausência de fasciculações	Fasciculações podem estar presentes

Síndrome do neurônio motor superior

O trato corticoespinal pode ser acometido por lesões em qualquer nível do seu percurso: córtex cerebral (corpo do neurônio motor superior), coroas radiadas, cápsula interna, tronco encefálico e medula espinal. As principais manifestações clínicas consistem na diminuição dos movimentos voluntários associada à atividade excessiva dos centros segmentares inferiores, por diminuição da inibição exercida pelo neurônio motor superior.

Nessa condição, a fraqueza é acompanhada de aumento do tônus dos músculos envolvidos (hipertonia elástica ou espasticidade). Ocorre o característico aumento de resistência ao movimento passivo, que é maior durante a tentativa de um movimento rápido, e pode ser seguido de súbita diminuição do tônus nos extremos do movimento (sinal do canivete). A espasticidade é mais acentuada nos músculos flexores e pronadores dos membros superiores e nos extensores dos membros inferiores. No entanto, durante a fase aguda de lesões da medula espinal, podem ser encontradas certas hipotonia e hipo ou arreflexia, situação conhecida como choque medular. De maneira similar, essa alteração também pode estar presente na fase aguda de lesões do tronco encefálico e do cérebro, com duração de horas a dias. Posteriormente, os reflexos se tornam exaltados e a espasticidade se torna evidente. Essas situações devem ser distinguidas das lesões do neurônio motor inferior.

Obviamente, os sintomas produzidos por uma lesão do trato corticoespinal estão relacionados aos grupos musculares envolvidos. Porém algumas características gerais podem ser enunciadas. A paresia tende a envolver extremidades inteiras ou determinados grupos musculares. Isso a diferencia de uma lesão do neurônio motor inferior, na qual a fraqueza pode se apresentar com um padrão de comprometimento que pode ser atribuído, por exemplo, a uma determinada raiz nervosa ou a um nervo periférico.

Uma avaliação cuidadosa de um paciente com lesão do trato corticoespinal evidencia que nem todos os músculos do lado acometido estão envolvidos, mesmo no contexto de uma hemiplegia. Regiões nas quais os músculos recebem inervação bilateral são poupadas, como mandíbula, faringe, pescoço, tórax e abdome. Quando há comprometimento da face, a fraqueza é limitada à região inferior, embora ocasionalmente o fechamento das pálpebras possa estar ligeiramente fraco. Esse padrão decorre do fato de o segmento superior da face receber inervação bilateral. Logo, paresia facial com comprometimentos dos segmentos superior e inferior sugere lesão ipsilateral do neurônio motor inferior (nervo facial ou núcleo do facial no tronco encefálico).[4]

As lesões do trato corticoespinal não resultam em atrofia muscular grave e precoce, podendo ocorrer alguma atrofia na fase tardia, desencadeada pelo desuso.

Os reflexos profundos estão aumentados (hiperreflexia) pela desinibição do arco reflexo. Outro sinal decorrente dessa desinibição é o clônus: contrações musculares rítmicas e involuntárias em resposta ao estiramento súbito do tendão do músculo examinado. Surgem ainda, com certa frequência, reflexos patológicos, como o sinal de Babinski (resposta extensora do hálux ao estímulo cutaneoplantar).

Este conjunto de achados (fraqueza, espasticidade, hiperreflexia e reflexos patológicos) caracteriza a síndrome piramidal ou do neurônio motor superior.[1]

Síndrome do neurônio motor inferior

Quando todas ou quase todas as fibras motoras periféricas que inervam um músculo são lesadas, todos os movimentos resultantes da ação desse músculo são comprometidos, incluindo movimentos voluntários, posturais e reflexos. O músculo torna-se flácido (hipotonia ou atonia). As fibras musculares envolvidas evidenciam o processo de hipotrofia ou atrofia por desnervação (amiotrofia) e, em cerca de três a quatro meses, o músculo fica reduzido a cerca de 20% a 30% do seu volume original.[2]

Seção 2 ■ Manifestações Cardinais das Doenças Neurológicas

Os reflexos profundos estão diminuídos (hiporreflexia) ou, mais frequentemente, abolidos (arreflexia), pois há comprometimento da alça reflexa eferente. Estes achados (fraqueza, hipotonia, amiotrofia e arreflexia) caracterizam a síndrome do neurônio motor inferior. Se existe comprometimento de apenas parte das fibras motoras, o músculo inervado demonstra fraqueza (paresia), hipotonia e amiotrofia menos marcantes do que na lesão completa.

A fraqueza associada ao neurônio motor inferior resulta primariamente de lesões que destroem ou comprometem a função de células no corno anterior da medula, ou de seus axônios que seguem pelas raízes anteriores e nervos periféricos. Os sinais e sintomas apresentados variam de acordo com a localização específica da lesão. Nesse contexto, definir a presença ou ausência de alterações sensitivas concomitantes é fundamental na avaliação clínica (ver Capítulo 7 – Distúrbios Sensitivos e Autonômicos). A combinação de fraqueza, hipotonia, arreflexia e alterações sensitivas indica envolvimento de fibras motoras e sensitivas ao nível do nervo periférico ou nas raízes anterior e posterior da medula, simultaneamente. Se as alterações sensitivas estão ausentes, a lesão deve estar localizada no corno anterior da medula, nas raízes anteriores, nas fibras motoras dos nervos periféricos, na junção neuromuscular ou no próprio músculo. Eventualmente, a distinção clínica topográfica entre corno anterior da medula e raiz anterior não é possível.[4]

Diagnóstico topográfico

O diagnóstico topográfico nos casos de fraqueza muscular leva em consideração os aspectos semiológicos das síndromes do neurônio motor superior e do neurônio motor inferior, bem como a distribuição do déficit de força e a presença de alterações neurológicas associadas (p. ex., alterações de sensibilidade ou de nervos cranianos),[5,6] conforme esquematizado na Tabela 5.2. Caracterizar o envolvimento específico de determinadas regiões do corpo (ocular, facial, região cervical, diafragma, musculatura axial, musculatura apendicular proximal e distal) também auxilia nesse processo. Reunindo todos os dados, torna-se possível, na maioria dos casos, direcionar o raciocínio clínico para um determinado grupo de doenças, facilitando a investigação etiológica.

Monoparesia ou monoplegia

O exame de um paciente que se queixa de fraqueza em um único membro frequentemente revela perda de força assintomática em outro membro, configurando-se, na verdade, uma hemiparesia ou paraparesia. Outras condições como ataxia, alterações sensitivas e limitação funcional por dor podem ser confundidas com fraqueza, e precisam ser claramente diferenciadas.[1]

Se uma monoparesia de fato está presente, a ocorrência de atrofia muscular é particularmente útil na avaliação diagnóstica. Atrofia importante, sobretudo de forma precoce, é indicativa de comprometimento do neurônio motor inferior. O padrão de distribuição da fraqueza no membro pode indicar a estrutura específica acometida, como um nervo periférico, plexo ou uma raiz nervosa. Outros achados como hipotonia, arreflexia e fasciculações reforçam a hipótese de lesão do neurônio motor inferior.

Monoparesia não associada à atrofia está mais comumente relacionada a uma lesão no córtex cerebral. Lesões vasculares são causas comuns, mas processos expansivos como um tumor ou abcesso também podem ser os responsáveis. Raramente a monoparesia está relacionada a uma lesão subcortical. Monoparesia associada a lesões do neurônio motor superior frequentemente acompanha-se de espasticidade, hiperreflexia e reflexos patológicos, como o sinal de Babinski. A atrofia muscular aparece apenas tardiamente, associada ao desuso do membro acometido.

Hemiparesia ou hemiplegia

Trata-se de padrão comum de perda de força e, exceto em raras exceções, indica comprometimento do trato corticoespinal. O nível exato da lesão pode ser inferido pela avaliação dos sinais neurológicos associados.

Quando há comprometimento associado da região inferior da face, a hemiparesia é dita completa. A ausência do seu envolvimento caracteriza a hemiparesia como incompleta. Quando os membros superior e inferior são comprometidos com a mesma intensidade, ou seja, há o mesmo grau de déficit de força, dá-se o nome de hemiparesia proporcionada. Caso um membro seja mais comprometido que o outro, denomina-se hemiparesia desproporcionada, que pode ser de predomínio braquial ou crural.

Lesões localizadas no córtex cerebral e na coroa radiada usualmente resultam em hemiparesia contralateral, completa ou incompleta, em geral, desproporcionada. Doenças que comprometem o córtex cerebral produzem, além da fraqueza contralateral, achados distintivos, como crises epilépticas, afasias, alterações da sensibilidade discriminativa e defeitos nos campos visuais.

Lesões localizadas na cápsula interna geralmente resultam em hemiparesia completa e proporcionada, contralateral à lesão.

Tabela 5.2 Diagnóstico topográfico da fraqueza muscular.

Diagnóstico sindrômico		Características do exame neurológico	Localização da lesão	Distribuição da fraqueza	Possíveis alterações associadas	Possíveis causas
Neurônio motor superior		ROT aumentados, podendo haver sinreflexia, aumento da área reflexógena e clônus RCP em extensão Espasticidade Trofismo muscular normal ou hipotrofia tardia por desuso	Córtex cerebral	Hemiparesia contralateral, completa ou incompleta, geralmente desproporcionada	Alterações de funções corticais (linguagem, visão, praxia, memória) Alterações sensitivas ipsilaterais à fraqueza Crises epilépticas Atraso do desenvolvimento cognitivo	Encefalopatia hipóxico-isquêmica Acidente vascular encefálico isquêmico ou hemorrágico Hemorragia subaracnoide Traumatismo cranioencefálico Tumor do SNC Adrenoleucodistrofia Esclerose múltipla Paralisia de Todd Enxaqueca hemiplégica Hemiplegia alternante da infância
			Coroa radiada	Hemiparesia contralateral, completa ou incompleta, geralmente desproporcionada	Alterações sensitivas ipsilaterais à paresia	
			Cápsula interna	Hemiparesia contralateral, em geral completa e proporcionada	Nenhuma ("síndrome motora pura")	
			Tronco encefálico	Hemiparesia contralateral	Alterações de nervos cranianos ou de seus núcleos contralaterais à paresia ("síndrome alterna") de acordo com nível acometido (mesencéfalo, ponte ou bulbo)	
			Medula (transecção)	Tetraparesia ou paraparesia, dependendo do nível acometido (cervical ou torácico, respectivamente)	Disfunção dos esfíncteres urinário e fecal Disfunção sexual Acometimento de todas as modalidades sensitivas abaixo do nível da lesão, demarcando-se um nível sensitivo	Traumatismo raquimedular Tumor medular Disrafismo espinal Mielite transversa Adrenomieloneuropatia Doença de Krabbe Paraparesia espástica familiar
Unidade motora	Neurônio motor inferior	ROT diminuídos ou abolidos, podendo ser desproporcional ao grau de fraqueza RCP em flexão Tônus muscular normal ou hipotonia	Corno anterior da medula	Fraqueza generalizada ou focal de acordo com o nível acometido	Fasciculações proeminentes	Atrofia muscular espinal Poliomielite Esclerose lateral amiotrófica juvenil

Atrofia ou hipotrofia muscular proeminente e precoce (amiotrofia)	Cauda equina	Fraqueza assimétrica de membros inferiores pelo comprometimento de múltiplas raízes	Dor radicular Alterações sensitivas com distribuição radicular e padrão em sela Disfunções esfincteriana e sexual	Compressão tumoral Hérnia discal
	Raiz nervosa única	Fraqueza envolvendo os músculos do miótomo correspondente (isto é, envolve músculos inervados por diferentes nervos)	Dor radicular proeminente e alterações sensitivas no dermátomo correspondente	Hérnia discal
	Plexo	Fraqueza envolvendo um único membro com comprometimento que não respeita um único miótomo ou nervo	Dor Alterações sensitivas distribuídas de acordo com as raízes envolvidas	Paralisia de Erb-Duchenne Neurofibromas Amiotrofia neurálgica hereditária
	Nervo periférico único (mononeuropatia)	Fraqueza nos músculos de inervação correspondente	Alterações sensitivas na área suprida pelo nervo afetado	Síndrome do túnel do carpo Lesões traumáticas
	Nervos periféricos (polineuropatia)	Fraqueza de distribuição predominantemente distal na maioria dos casos	Alterações sensitivas, incluindo dor neuropática, também de predomínio distal	Síndrome de Guillain-Barré Doença de Charcot-Marie-Tooth Polineuropatia inflamatória desmielinizante crônica
ROT normais ou diminuídos de forma proporcional ao grau de fraqueza RCP em flexão Tônus muscular normal ou diminuído Trofismo muscular normal ou discreta hipotrofia, mesmo em fases tardias	Junção neuromuscular	Distribuição predominantemente proximal da fraqueza, podendo haver envolvimento de musculatura craniana	Ptose palpebral, oftalmoparesia, disfagia, disfonia Padrão flutuante da fraqueza Presença de fatigabilidade muscular	Miastenia grave Botulismo Intoxicação por organofosforados
	Músculos	Múltiplos padrões de distribuição possíveis Tetraparesia de predomínio proximal Cinturas Fácio-escápulo-umeral Oculofaríngea	Mialgia Fenômeno miotônico Intolerância a atividades físicas Hipertrofia de panturrilhas	Miopatias inflamatórias (p. ex., dermatomiosite) Miopatias metabólicas (p. ex., doença de Pompe) Distrofia miotônica Distrofia muscular de Duchenne Distrofia fácio-escápulo-umeral

ROT: Reflexos osteotendíneos; RCP: Reflexo cutaneoplantar; SNC: Sistema nervoso central.

Se o comprometimento do trato corticoespinal ocorre ao nível do tronco encefálico, comumente estão associadas alterações decorrentes do envolvimento de nervos cranianos. Nesta situação, é habitual encontrar déficit de função de um nervo craniano ipsilateral e hemiparesia contralateral à lesão (síndromes alternas do tronco encefálico – Tabela 5.3). Por exemplo, um paciente que manifesta paralisia do terceiro nervo craniano esquerdo e hemiparesia à direita (síndrome de Weber) apresenta uma lesão do lado esquerdo do mesencéfalo. Lesões na ponte podem cursar com paralisia do sexto ou do sétimo nervos cranianos, associada à hemiparesia contralateral. Comprometimento do bulbo pode se manifestar com fraqueza da língua ou faringe ipsilaterais e hemiparesia do lado oposto.[1]

Raramente uma hemiparesia é produzida por uma lesão medular unilateral, que compromete o trato corticoespinal no seu trajeto cervical. Neste caso a face é poupada e alterações sensitivas características podem ser encontradas. A combinação de paresia que poupa a face, perda da propriocepção e sensibilidade vibratória do mesmo lado da paresia e da sensibilidade térmica e dolorosa do lado oposto configura a síndrome de Brown-Séquard, e representa o comprometimento unilateral dos tratos motores e sensitivos da medula espinal ipsilateral à fraqueza.

Paraparesia ou paraplegia

Fraqueza de ambos os membros inferiores pode estar relacionada a doenças da medula espinal, das raízes nervosas ou, menos frequentemente, dos nervos periféricos. As lesões de medula espinal que comprometem os tratos corticoespinais comumente resultam em fraqueza dos músculos inervados pelos segmentos inferiores à área acometida. Se os tratos sensitivos na substância branca medular também estão envolvidos, todas as modalidades sensitivas estarão comprometidas abaixo do nível da lesão, determinando um nível sensitivo (Capítulo 7 – Distúrbios Sensitivos e Autonômicos). Adicionalmente, as lesões bilaterais da me-

Tabela 5.3 Principais síndromes de tronco encefálico.*

Síndrome	Local da lesão	Estruturas envolvidas	Clínica
Síndrome de Parinaud	Dorso do mesencéfalo	Substância cinzenta periaquedutal, região pré-tectal, placa quadrigeminal	Paresia do olhar conjugado vertical, nistagmo retrátil à convergência ocular, dissociação do reflexo pupilar à luz/convergência
Síndrome de Weber	Base do mesencéfalo	Nervo oculomotor, pedúnculo cerebral	Paresia do nervo oculomotor ipsilateral e hemiparesia contralateral
Síndrome de Claude	Tegmento do mesencéfalo	Nervo oculomotor, núcleo rubro, pedúnculo cerebelar superior	Paresia do nervo oculomotor ipsilateral, ataxia e tremor contralaterais
Síndrome de Millard-Gubler	Ponte	Nervo facial, trato corticoespinal	Paresia facial periférica ipsilateral e hemiparesia contralateral
Síndrome de Wallenberg	Tegmento lateral do bulbo	Trato espinal e núcleo do nervo trigêmeo, núcleo ambíguo, nervos glossofaríngeo e vago, fibras descendentes simpáticas, núcleo vestibular, pedúnculo cerebelar inferior, trato espinotalâmico lateral, tratos espinocerebelares	Hipoestesia térmica e dolorosa facial ipsilateral e corporal contralateral, paresia do palato mole e da corda vocal ipsilaterais, perda do reflexo nauseoso ipsilateral, síndrome de Horner ipsilateral, ataxia apendicular ipsilateral, nistagmo, lateropulsão

* Ver também o Capítulo 8 - Distúrbios dos Nervos Cranianos e do Sistema Visual.

dula podem comprometer as funções esfincterianas, promovendo, por exemplo, retenção urinária e fecal.

Nas doenças que comprometem os nervos periféricos, a fraqueza e as alterações de sensibilidade, se presentes, predominam nas regiões mais distais, e as funções esfincterianas tendem a estar preservadas.

Tetraparesia ou tetraplegia

As características já descritas das paraparesias por comprometimento medular se aplicam às lesões localizadas em nível cervical, que promovem fraqueza dos membros superiores e inferiores. Se a lesão está localizada na porção anterior da medula cervical, comprometendo os cornos anteriores da medula (corpos dos neurônios motores inferiores), a fraqueza no nível da lesão assume características de síndrome do neurônio motor inferior (hipotonia muscular, hiporreflexia, atrofia). Abaixo do nível da lesão, predominam sinais de comprometimento do trato corticoespinal (espasticidade, hiperreflexia, sinal de Babinski). Doença vascular com oclusão da artéria espinal anterior, processo expansivo da medula ou do canal medular, e trauma raquimedular são condições que podem produzir esse padrão de apresentação de fraqueza.

A presença de tetraparesia com predomínio distal é, na maior parte dos casos, relacionada a doenças dos nervos periféricos, como as polineuropatias hereditárias sensitivo-motoras (doença de Charcot-Marie-Tooth), polineuropatias associadas a doenças sistêmicas (p. ex., diabetes melito) e polineuropatias idiopáticas (p. ex., polineuropatia desmielinizante inflamatória crônica). Nessas condições, os reflexos profundos estão diminuídos ou ausentes, e as funções esfincterianas mantêm-se preservadas. No entanto, algumas doenças musculares, como a distrofia muscular de Emery-Dreifuss e a distonia miotônica, também podem se apresentar com esse padrão.

Classicamente, as miopatias se apresentam como uma tetraparesia de predomínio proximal. O tônus muscular é normal ou há hipotonia leve. Os reflexos osteotendíneos podem estar normais ou diminuídos. Não há alterações de sensibilidade ou fasciculações, porém pode haver dor à palpação dos músculos, como nas miopatias inflamatórias.

As doenças da junção neuromuscular, cujo protótipo é a miastenia grave, também podem se manifestar com fraqueza generalizada de predomínio proximal. Entretanto, tais doenças podem acometer apenas grupos musculares específicos, como a musculatura ocular extrínseca ou a bulbar. A presença de flutuação dos sintomas, habitualmente mais intensos ao final do dia,

e de fatigabilidade (acentuação dos sintomas à medida que os músculos comprometidos são progressivamente utilizados) sugere esse grupo de doenças. O tônus muscular e os reflexos são normais ou levemente diminuídos. Não há alterações de sensibilidade ou fasciculações.

Apresentação clínica

Diante da dificuldade em verbalizar ou expressar os sintomas, o reconhecimento de um déficit de força em crianças pode não ser tão claro quanto em adultos. São fundamentais a participação dos pais, a observação e o exame neurológico cuidadoso para estabelecer o diagnóstico.

A maioria da população pediátrica que se apresenta com fraqueza muscular, seja ela generalizada ou localizada, apresenta uma doença neuromuscular como causa.[7] O acometimento do sistema nervoso central (SNC) também pode se apresentar com fraqueza muscular e, em geral, dados adicionais farão parte do quadro (epilepsia, atraso do desenvolvimento neurológico, alterações das funções corticais superiores, distúrbios do movimento, alterações esfincterianas).

A apresentação clínica é variável, estando relacionada com a idade de início dos sintomas e com o padrão de distribuição da fraqueza. Nos lactentes, é muito comum que a queixa inicial esteja relacionada ao comprometimento dos membros inferiores, em virtude da exigência progressiva de sustentação do peso do corpo sobre as pernas à medida que o ortostatismo e a deambulação se desenvolvem. Outras possíveis queixas são:

- Atraso do desenvolvimento motor;
- Alterações da marcha, quedas frequentes, dificuldade ou incapacidade para correr;
- Intolerância às atividades físicas e dificuldade em acompanhar crianças da mesma faixa etária;
- Ptose palpebral, diplopia, dificuldade para movimentar alimentos na cavidade oral, engasgos, alteração do volume e do tom da voz, choro fraco e assimetria facial;
- Déficit específicos relacionados ao grupo muscular envolvido, conforme exemplificado na Tabela 5.4.[8]

Durante a avaliação, o médico deve buscar informações que, muitas vezes, não são espontaneamente relatadas pelos pacientes e seus familiares. Algumas delas estão mencionadas abaixo:

- Padrão de instalação e de progressão da fraqueza;
- Intolerância à atividade física, com a presença de mialgia e câimbras;

Tratado de Neurologia Infantil

Tabela 5.4 Avaliação funcional de determinados grupos musculares.[8]

Grupo muscular	Manifestação
Facial	Dificuldade para fechar os olhos; incapacidade de assoviar; sorriso assimétrico
Ocular	Diplopia; ptose palpebral; prejuízo dos movimentos oculares conjugados
Bulbar	Fala anasalada; choro fraco; regurgitação nasal de líquidos; disfagia; pneumonia aspirativa recorrente
Cervical	Controle cefálico prejudicado
Tronco	Escoliose; hiperlordose; abdome protuberante; dificuldade em se manter sentado
Musculatura respiratória	Uso de musculatura acessória
Cintura escapular	Dificuldade em levantar objetos acima da cabeça; escápula alada
Antebraço e mão	Incapacidade de apreender objetos; mão caída; dificuldade em executar movimentos finos com os dedos
Cintura pélvica	Dificuldade em subir escadas; marcha anserina
Perna e pé	Pé caído; dificuldade em andar sobre a ponta dos pés ou sobre os calcanhares

- Sintomas sensitivos (positivos ou negativos) associados;
- Presença de alterações esfincterianas;
- Sintomas relacionados à fraqueza da musculatura ventilatória, levando à hipoventilação: dispneia aos esforços, ortopneia, distúrbios do sono e cefaleia ao despertar;
- Existência de quadros neurológicos semelhantes na família (o exame dos familiares pode ser interessante para detectar alterações subclínicas, como o encontro de diparesia facial na mãe portadora de distrofia miotônica e de pé cavo nos parentes portadores de neuropatias hereditárias).

Dentre as informações acima, o modo de instalação e de progressão da fraqueza merece especial atenção. Quadros agudos podem ser decorrentes de eventos vasculares e traumatismos até causas infecciosas e metabólicas, conforme exemplificado na Tabela 5.5.

Fraqueza transitória que se segue a uma crise epiléptica levanta a suspeita de paralisia de Todd. Enquanto aquela que sucede a uma crise de enxaqueca sugere o diagnóstico de enxaqueca hemiplégica, principalmente na presença de história familiar compatível. Em casos de tetraparesia ou fraqueza generalizada de instalação aguda, algumas doenças devem ser lembradas, como a síndrome de Guillain-Barré, as paralisias periódicas relacionadas a distúrbios dos canais iônicos, o botulismo, a porfiria intermitente aguda e a tirosinemia hereditária.

Doenças inflamatórias podem se apresentar de forma subaguda, como a dermatomiosite, bem como tumores do SNC. Quadros crônicos e progressivos são

Tabela 5.5 Exemplos de causas de fraqueza muscular de apresentação aguda.

- Paralisia de Todd
- Enxaqueca hemiplégica
- Hemiplegia alternante da infância
- Eventos vasculares (isquêmicos ou hemorrágicos)
- Traumatismos cranianos e raquimedulares
- Síndrome de Guillain-Barré
- Botulismo infantil
- Mielite transversa
- Poliomielite
- Miosite infecciosa
- Porfiria intermitente aguda
- Tirosinemia hereditária
- Paralisias periódicas (hipo/hiper/normocalêmica)
- Síndrome de Andersen-Tawil

compatíveis com doenças genéticas e degenerativas. Um quadro de fraqueza que piora ao longo do dia ou com esforços repetitivos sugere uma doença da junção neuromuscular, principalmente se houver envolvimento da musculatura extraocular. Fraqueza desencadeada por exercícios é característica da miastenia grave, das paralisias periódicas e da rabdomiólise, que pode fazer parte do quadro de miopatias metabólicas. Neste último caso, episódios de mioglobinúria, reportados como coloração escura da urina, podem estar associados.

Seção 2 • Manifestações Cardinais das Doenças Neurológicas

No exame físico geral, alguns achados podem sugerir um determinado diagnóstico. Por exemplo, lesões cutâneas eritematosas e descamativas sobre a superfície extensora das articulações dos dedos das mãos, cotovelos ou joelhos (pápulas de Gottron); mácula eritêmato-violácea periorbital (heliótropo); e máculas eritematosas em regiões fotoexpostas sugerem o diagnóstico de dermatomiosite.[9] O encontro de visceromegalias aumenta a suspeita, por exemplo, de doenças metabólicas, como a doença de Pompe e de infecções congênitas (toxoplasmose, rubéola, sífilis e citomegalovirose).

O exame neurológico sempre deve se iniciar pela inspeção. Atrofia ou hipertrofia muscular, fasciculações, contraturas e deformidades articulares devem ser reconhecidas. Porém, muitas vezes, na população pediátrica tais alterações podem passar despercebidas devido ao panículo adiposo mais desenvolvido. Em particular, as fasciculações (contrações breves, vermiformes e involuntárias, decorrentes da descarga espontânea de uma unidade motora) são dificilmente encontradas nas crianças e, quando presentes, são mais facilmente visualizadas na língua. Sua presença, quando associada à fraqueza, sugere o comprometimento do corpo do neurônio motor inferior. A presença de atrofia muscular marcada, em geral, está associada a desordens neurogênicas de caráter axonal,[10] mas também pode ser encontrada nas doenças musculares progressivas, como na distrofia fácio-escápulo-umeral, cuja atrofia está ilustrada na Figura 5.3.

Ainda na inspeção, deformidades ósseas, como escoliose, pé cavo, dedos em martelo e palato arqueado podem ser encontradas em situações de fraqueza muscular de longa data.

A palpação muscular pode ser dolorosa nas miopatias inflamatórias, nas miosites infecciosas e na rabdomiólise.

Na suspeita de distrofia miotônica, o fenômeno miotônico (relaxamento muscular reduzido após estímulo mecânico ou elétrico, ou até mesmo após contração voluntária) deve ser pesquisado. Esse fenômeno pode ser observado por meio da dificuldade em soltar objetos apreendidos com as mãos ou obtido pela percussão da eminência tenar, observando-se a adução forçada do polegar. Tais achados são classicamente descritos, porém destaca-se que o fenômeno miotônico é mais facilmente observado pela percussão da língua do paciente, utilizando-se de uma espátula. Nota-se a sulcação na região da língua que foi percutida (Figura 5.4). Em lactentes, por vezes, o fenômeno miotônico pode ser observado também nas pálpebras, após choro em que o paciente apresenta uma dificuldade de abrir os olhos.

Sempre que possível, a criança deve ser solicitada a se levantar do chão e o examinador pode observar a presença do sinal de Gowers (Figura 5.5): a criança se levanta apoiando progressivamente as mãos sobre os membros inferiores, como se estivesse escalando a si mesma.[11] Este sinal é compatível com fraqueza da musculatura proximal dos membros inferiores e está classicamente presente nas doenças musculares. Outro sinal que pode ser evidenciado na presença de fraqueza proximal é a manutenção de hiperextensão dos joelhos na posição ortostática, uma forma de garantir a estabilidade articular na ausência do suporte muscular adequado.

Posteriormente, a marcha da criança deve ser avaliada, observando-se a presença de padrões pato-

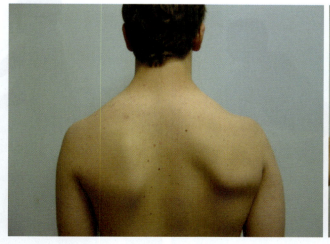
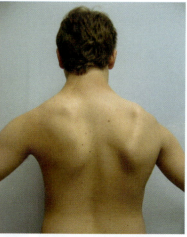

Figura 5.3 Atrofia de cintura escapular levando ao surgimento de escápulas aladas em paciente com distrofia fácio-escápulo-umeral (observar o afastamento do ângulo inferior da escápula da caixa torácica).

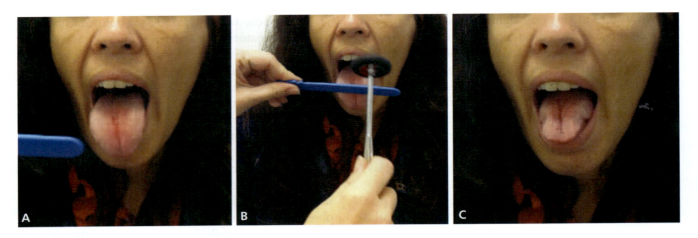

Figura 5.4 Fenômeno miotônico em língua. (A) Língua normal. (B) Percussão da língua utilizando espátula e martelo. (C) Fenômeno miotônico na língua, evidenciado a partir da sulcação nas regiões laterais.

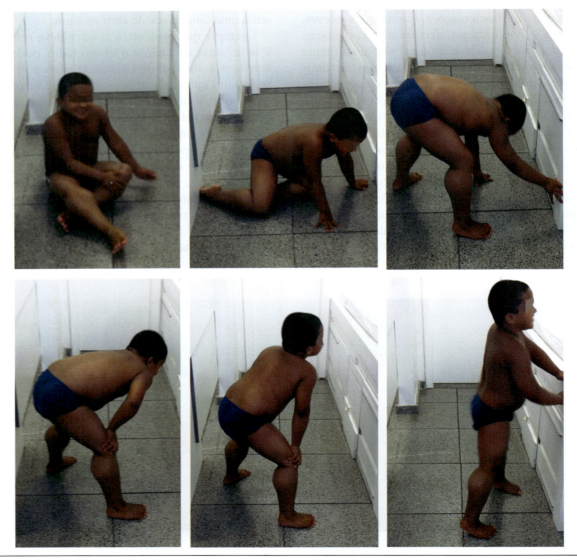

Figura 5.5 Sinal de Gowers.

Fraqueza Muscular e a Síndrome do Lactente Hipotônico

lógicos (escarvante, sobre a ponta dos pés, anserina, em tesoura). Devem ser testadas as capacidades de deambular sobre a ponta dos pés (função do músculo gastrocnêmico) e sobre os calcanhares (função do músculo tibial anterior). Além disso, os membros superiores devem ser observados: fraqueza da musculatura proximal pode ser evidenciada durante a marcha, por redução dos movimentos pendulares dos braços.

O tônus deve ser avaliado com o paciente relaxado por meio de movimentos passivos de extensão e flexão, pronação e supinação das extremidades. No paciente eutônico não se encontra resistência significativa durante toda a amplitude do movimento, a qual se mantém estável mesmo com a alteração da velocidade do movimento. O sinal do canivete mencionado anteriormente pode ser encontrado na presença de espasticidade. Ao contrário, quando há hipotonia, o examinador percebe facilidade excessiva para a movimentação das extremidades, algumas vezes acompanhada de hiperextensibilidade articular.

A avaliação e graduação da força de compartimentos musculares específicos podem ser difíceis em crianças muito pequenas, pela dificuldade na compreensão e na cooperação com os testes. Muitas vezes estarão baseadas na observação dos movimentos espontâneos da criança. A observação de movimentos antigravitacionais é um importante parâmetro, já que sua ausência está comumente relacionada a doenças neuromusculares.[12] Outra forma de estimar o grau de fraqueza é testar a capacidade em retirar os membros após um estímulo álgico. Deve-se buscar ainda caracterizar se a redução dos movimentos é global, se existe assimetria entre os dimídios ou entre grupos musculares (distais e proximais). Ponto fundamental é a avaliação dos principais marcos motores relacionados à idade da criança (veja Capítulo 1 – Propedêutica Neurológica), questionando detalhadamente os pais sobre o momento de sua aquisição ou não.[13]

Em crianças mais velhas, é possível testar objetivamente a força muscular e graduá-la de acordo com a escala do *Medical Research Council* (MRC),[14] que padroniza os graus de fraqueza, permitindo comparações entre grupos musculares e servindo de parâmetro para acompanhamento evolutivo. Essa escala, detalhada na Tabela 1.2, gradua a força de 0 (plegia) a 5 (normal). De acordo com a tabela, o grau 4 denota a presença de força capaz de vencer certa resistência exercida pelo examinador, englobando desde um comprometimento discreto até um quadro significativo, com prejuízo funcional. Para caracterizar melhor essa categoria, permitindo comparações entre um dimídio e outro e entre a porção proximal e a distal de um mesmo membro, aceita-se a sua subdivisão em 4–, 4 e 4+,[10] de acordo com a intensidade da resistência vencida.

Habitualmente, a maioria dos examinadores não testa cada músculo individualmente, e sim grupos musculares. Em geral, os movimentos testados são:[10] flexão, extensão e rotação do pescoço; abdução e adução do ombro; flexão e extensão do cotovelo; flexão e extensão do punho; abdução e adução dos dedos das mãos; oposição e abdução do polegar; flexão e extensão do quadril; flexão e extensão do joelho; dorsiflexão e flexão plantar do tornozelo; e, finalmente, dorsiflexão do hálux.

Em muitos casos o comprometimento muscular não está restrito à musculatura apendicular. Dessa forma, a avaliação da musculatura craniana e bulbar é fundamental, existindo casos em que seu envolvimento é exclusivo. A síndrome de Möbius, por exemplo, é uma causa de fraqueza congênita exclusiva da musculatura craniana, com comprometimento em geral bilateral no VII e no VI nervos cranianos.

Os movimentos extrínsecos oculares devem ser avaliados por meio da observação dos movimentos espontâneos de fixação do olhar e seguimento de um objeto (face humana ou objetos de cor forte). Uma alternativa na ausência de cooperação adequada é a pesquisa do reflexo oculocefálico, por meio de movimentos leves de rotação da cabeça.

Se há queixa de ptose palpebral, a observação de fotografias prévias auxilia na distinção de quadros agudos e crônicos, progressivos ou estacionários. Na presença de diplopia, é sempre de grande valia avaliar se há melhora da queixa com a oclusão de um dos olhos, o que sugere uma causa neuromuscular. Algumas doenças que podem cursar com ptose ou oftalmoplegia estão listadas na Tabela 5.6.

Tabela 5.6 Doenças neuromusculares que frequentemente cursam com ptose palpebral ou oftalmoplegia.

- Síndrome de Guillain-Barré
- Síndrome de Miller-Fisher
- Síndromes miastênicas
- Distrofia miotônica congênita (apenas ptose)
- Distrofias oculofaríngea e oculofaríngea distal (vistas apenas em adultos)
- Miopatias mitocondriais (síndrome de Kearns-Sayre, oftalmoplegia externa progressiva)
- Miopatias congênitas (miotubular, centronuclear, nemalínica)

A presença de fraqueza facial (Tabela 5.7) pode ser avaliada pela observação da mímica facial, notando-se desvios da comissura labial, assimetrias da musculatura frontal e dificuldade para fechar os olhos por comprometimento da função do músculo orbicular dos olhos. Além disso, podem ser relatadas dificuldades em assoviar, encher balões e beber líquidos através de canudos.

Tabela 5.7 Doenças neuromusculares que frequentemente cursam com acometimento facial.

- Síndrome de Guillain-Barré
- Síndrome de Miller-Fisher
- Síndrome de Möbius
- Distrofia miotônica congênita
- Distrofia fácio-escápulo-umeral
- Miopatia nemalínica

Comprometimento da musculatura mastigatória pode se manifestar com sensação de fadiga e desconforto durante a alimentação. Fraqueza da musculatura bulbar (língua, palato, faringe) frequentemente se associa a uma fala anasalada ou arrastada, além de comprometimento da deglutição, impondo risco de aspiração de conteúdos orofaríngeos para o interior das vias aéreas.

O envolvimento da musculatura cervical tanto extensora quanto flexora também deve ser avaliado, sendo frequentemente encontrado em algumas doenças como deficiência de carnitina, distrofias musculares congênitas, dermatomiosite, distrofia fácio-escápulo-umeral e distrofia miotônica.[8] O paciente pode ter inicialmente dificuldade em estabilizar a região cefálica em situações como aceleração e frenagem de um carro e, em fases mais avançadas, pode ser incapaz de estender o pescoço, mantendo o queixo permanentemente contra o peito (síndrome da cabeça caída). Essa última condição traz prejuízo na deglutição, além de limitação significativa do campo visual.

Na suspeita de doença da junção neuromuscular, testes que evoquem a característica fatigabilidade muscular devem ser realizados. Por exemplo, o olhar vertical para cima sustentado por dois a três minutos pode provocar ptose palpebral não evidenciada inicialmente. Do mesmo modo, a avaliação repetida da força de um determinado movimento pode resultar em aumento progressivo da fraqueza da musculatura envolvida. Ocasionalmente, o botulismo infantil pode

se apresentar de forma semelhante, porém, neste caso, pelo comprometimento autonômico associado, pupilas midriáticas e pouco reativas devem estar presentes.

A pesquisa dos reflexos osteotendíneos deve ser realizada e, nos primeiros meses de vida, esses reflexos apresentam algumas peculiaridades que devem ser lembradas. O reflexo tricipital pode ser difícil de ser obtido nos neonatos e a maioria dos reflexos são hipoativos nos prematuros.[15] O reflexo patelar pode ser acompanhado por resposta adutora cruzada em crianças sadias no primeiro ano de vida.[15] Clônus aquileu bilateral e simétrico, esgotável, é um achado comum em lactentes, sobretudo durante a sonolência.

O encontro de hiporreflexia ou arreflexia aponta para acometimento periférico, lembrando que esses achados não são exclusivos do comprometimento motor, sendo inclusive mais proeminentes nas lesões das vias de sensibilidade profunda.

O encontro de resposta extensora do hálux na pesquisa do reflexo cutaneoplantar é um grande marco de acometimento central. Porém, pode ser considerado normal na ausência de outros sinais de comprometimento neurológico até o segundo ano de vida, quando a resposta passa a ser flexora.

A avaliação da sensibilidade pode ser difícil em crianças muito pequenas. A observação do comportamento a um estímulo doloroso é, em geral, a forma mais objetiva de se caracterizar um déficit sensitivo. A ausência de retirada imediata dos membros ao estímulo, desacompanhada de fácies de dor ou de choro, sugere esse envolvimento. O comprometimento da sensibilidade profunda pode ser suspeitado naquelas crianças que não conseguem deambular sem auxílio e necessitam de apoio constante para se manter na posição ortostática.

A avaliação do trofismo muscular também é fundamental quando se está diante de alterações da força muscular. Podem-se observar alterações, como: atrofia ou hipotrofia segmentar ou generalizada, hipertrofia ou pseudo-hipertrofia muscular. Na síndrome do neurônio motor superior, a atrofia muscular é menor quando comparada à síndrome do neurônio motor inferior. Um outro achado que deve ser reconhecido é a pseudo-hipertrofia muscular que consiste no aumento do volume do músculo, porém sem aumento da força muscular. É mais facilmente observado nas panturrilhas, achado frequente nas distrofias musculares, classicamente relacionado à distrofia muscular de Duchenne (Figura 5.6).

Ao final do exame neurológico, reunindo todos os dados positivos ou negativos obtidos, o examinador deve conseguir topografar o local da lesão responsável pela fraqueza muscular em SNC ou periférico (Tabela 5.2).

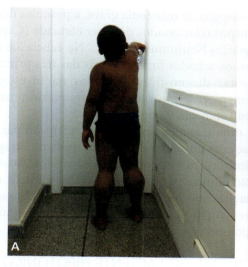
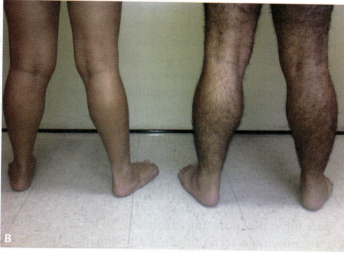

Figura 5.6 Pseudo-hipertrofia de panturrilhas em paciente com distrofia de Duchenne (A) e em dois irmãos com distrofia muscular de Becker (B).

Investigação complementar

A investigação complementar de uma criança com fraqueza muscular deve basear-se no diagnóstico topográfico, conforme discutido nos parágrafos acima.

Exames laboratoriais gerais devem ser realizados, pois podem evidenciar alterações em outros órgãos, como comprometimento da função renal, hepática e endocrinológica.

Na suspeita de uma doença comprometendo o SNC, um exame de neuroimagem voltado para o nível topográfico provável (encéfalo, colunas cervical, torácica ou lombar) deverá ser realizado. Nesses casos, a imagem por ressonância magnética (IRM) é o exame de eleição, por ser mais sensível e caracterizar melhor as possíveis alterações. Em alguns casos, o exame de imagem será diagnóstico, como nas hemorragias intracranianas, nos acidentes vasculares isquêmicos e nos traumatismos raquimedulares. Em outros casos, a investigação prosseguirá de acordo com as alterações encontradas. Por exemplo, o exame do líquido cefalorraquidiano pode ser útil na presença de lesões sugestivas de um processo infeccioso (p. ex., neurotoxoplasmose) ou inflamatório (p. ex., esclerose múltipla).

Diante da hipótese de uma doença neuromuscular, os exames complementares que comumente auxiliam no diagnóstico são a dosagem sérica da creatinoquinase (CK),[8] o estudo neurofisiológico e a biópsia muscular. O avanço dos estudos genéticos tem possibilitado o diagnóstico definitivo de muitas doenças neuromusculares e, à medida que se torna mais disponível na prática clínica, substitui os exames citados acima, mais invasivos e dispendiosos.

A dosagem da CK pode auxiliar na distinção entre um processo neurogênico e um quadro miopático. Em doenças neurogênicas, a CK estará normal ou moderadamente elevada. Já nas miopatias, notadamente nas distrofinopatias, seus níveis podem estar marcadamente elevados. Além disso, a dosagem da CK pode ser útil na distinção entre um evento monofásico e uma doença progressiva. No primeiro caso, há uma tendência de queda dos seus níveis de cerca de 50% a cada dois dias.[10] Se esta queda não se faz presente ou há uma alternância entre níveis mais altos e mais baixos, uma miopatia progressiva deve estar presente.

A dosagem sérica de eletrólitos como o potássio pode evidenciar alterações que correspondem à causa da fraqueza muscular (paralisias periódicas) ou à sua consequência (rabdomiólise). Neste último caso, a análise de amostra urinária pode revelar a presença de mioglobina. Episódios de fraqueza muscular desencadeados por esforço físico, associados à mioglobinúria, são característicos de miopatias metabólicas, doenças do metabolismo do glicogênio e dos lipídeos.[8] O estudo da função cardiológica também se faz importante, já que seu comprometimento faz parte do quadro clínico de muitas miopatias (distrofias musculares, doença de Pompe, miopatias mitocondriais) e traz grande morbidade ao paciente.

A eletroneuromiografia (ENMG), quando realizada por profissional experiente, traz informações fundamentais para o diagnóstico das doenças neuromusculares. De um modo geral, esse estudo permitirá a distinção entre uma neuronopatia motora, neuropatia, miopatia ou doença da junção neuromuscular.

Ainda, o estudo da condução nervosa e a eletromiografia permitem localizar a lesão neurogênica no corno anterior da medula, nas raízes nervosas, nos plexos nervosos ou nos nervos periféricos, além de caracterizá-la como uma doença primariamente axonal ou de caráter desmielinizante. O exame por agulha permite a identificação de atividade muscular espontânea anormal (miotonia, neuromiotonia, fibrilações, câimbras, mioquimia), por exemplo, em miopatias metabólicas e inflamatórias. A estimulação repetitiva pode ser capaz de caracterizar a fatigabilidade das doenças da junção neuromuscular.

A biópsia muscular ainda tem seu valor no diagnóstico de muitas doenças musculares. A seleção adequada do músculo a ser estudado é fundamental, devendo-se evitar músculos muito comprometidos ou que foram submetidos a estudo neurofisiológico. As amostras devem ser analisadas por microscopia óptica, microscopia eletrônica e, em alguns casos, por estudos bioquímicos e imunológicos. Na maioria dos casos, a microscopia óptica pode ser suficiente para o diagnóstico patológico.[8] Porém, nas miopatias congênitas e nas mitocondriopatias, a microscopia eletrônica se faz necessária. A análise imuno-histoquímica de proteínas musculares é útil nas miopatias decorrentes de deficiência de distrofina, sarcoglicanas e outras proteínas estruturais.[10]

Previamente muito utilizado, o teste isquêmico do antebraço, descrito por Brian McArdle[16] para o diagnóstico de miopatias metabólicas, é cada vez mais substituído por testes bioquímicos e genéticos, mais seguros e específicos. O método clássico é baseado na dosagem sérica seriada, no repouso e durante a contração isométrica do antebraço, de metabólitos como lactato, hipoxantina e amônia. Na ausência de miopatia, há um aumento dos três metabólitos, uma vez que em exercícios de curta duração a energia utilizada pelo músculo é proveniente do glicogênio nele armazenado (metabolismo anaeróbio). Nas doenças que cursam com defeitos nas vias glicolíticas (p. ex., doença de McArdle – deficiência da miofosforilase), diante da incapacidade em utilizar adequadamente o glicogênio, há aumento apenas da hipoxantina e da amônia. Nas doenças mitocondriais, a produção de lactato e hipoxantina é excessiva. Testes em pacientes com fraqueza excessiva ou pouco cooperativos poderão resultar em falsos negativos.[17] Além disso, é um exame desconfortável e que traz o risco, ainda que pequeno, de síndrome compartimental, devido ao edema induzido pela isquemia muscular.[18] Essas desvantagens limitam ainda mais o emprego desse teste na prática clínica.

Na suspeita de miastenia grave, a pesquisa dos autoanticorpos relacionados deve ser efetuada (Capítulo 27 – Doenças Neuromusculares).[19] Na Tabela 5.8 estão reunidos os achados fundamentais das três principais ferramentas diagnósticas utilizadas na investigação complementar de um quadro de fraqueza muscular, de acordo com sua topografia.[20]

De uma maneira geral, a abordagem do paciente com fraqueza muscular deve ser baseada nos diagnósticos sindrômico e topográfico elaborados durante a avaliação clínica. A reunião dos dados clínicos e das informações adquiridas a partir dos exames complementares então solicitados permitirá o diagnóstico etiológico em grande parte dos casos.

■ SÍNDROME DO LACTENTE HIPOTÔNICO

A síndrome do lactente hipotônico se refere à hipotonia generalizada presente já ao nascimento ou que se desenvolve nos primeiros meses de vida.[21] Sua apresentação clínica é variável, no que diz respeito à idade de início das manifestações clínicas e à gravidade, bem como à doença de base. Portanto, a síndrome do lactente hipotônico consiste em um grande desafio diagnóstico, uma vez que se associa a inúmeras doenças com diferentes etiologias, variando desde causas adquiridas a doenças metabólicas e genéticas. Ressalte-se ainda que o tônus muscular na infância apresenta uma variabilidade fisiológica inerente à faixa etária, que deve ser sempre considerada durante a avaliação dos pacientes.[22]

Conceitos

O tônus muscular é considerado o estado de tensão permanente dos músculos esqueléticos e pode ser avaliado como a resistência obtida pelo examinador durante a movimentação passiva dos membros ao nível das articulações.[23]

A base do tônus muscular normal é o reflexo miotático, que consiste em um arco reflexo medular. Informações a respeito do grau de estiramento das fibras musculares são fornecidas pelos fusos neuromusculares e transmitidas pelos nervos sensitivos até o corno anterior da medula. Neste local é feita a sinapse com os motoneurônios inferiores que transmitirão, através de seus axônios, estímulos para correção e manutenção do tônus muscular. Esse arco reflexo recebe influências de centros supraespinais que podem ter ação inibitória ou excitatória. O sistema inibidor é constituído pelas áreas supressoras corticais (área 4S, área 6), por alguns núcleos da base (paleoestriado, substância negra), cerebelo e formação bulbo-reticular inibidora. O sistema

Fraqueza Muscular e a Síndrome do Lactente Hipotônico

Tabela 5.8 Alterações nos principais exames complementares de acordo com o diagnóstico topográfico da fraqueza.[20]

Localização da lesão		Nível sérico da CK	Eletroneuromiografia	Biópsia muscular
Corpo do neurônio motor inferior		Normal ou moderadamente elevado	Fibrilações difusas	Padrão de desnervação
			Desnervação	
			Redução significativa do número de PAUM	
			PAUM de alta amplitude e polifásicos	
			Condução nervosa motora e sensitiva preservadas	
Nervo periférico	Padrão axonal	Normal	Podem ser encontrados fibrilações e potenciais de desnervação	Normal ou padrão de desnervação
			Redução significativa da amplitude da condução nervosa motora e sensitiva	
			Velocidade de condução nervosa motora e sensitiva discreta e tardiamente reduzida	
	Padrão desmielinizante	Normal	Redução significativa das velocidades de condução nervosa motora e sensitiva	Normal
			Prolongamento das latências distais	
			Dispersão temporal	
			Bloqueio de condução	
Junção neuromuscular		Normal	Padrão anormal de reposta à estimulação repetitiva	Normal
Músculo		Moderado a significativamente elevado	PAUM de baixa amplitude, curta duração e polifásico	Núcleos centralizados, fibras em degeneração e fibras em regeneração, substituição gordurosa das fibras musculares, aumento do tecido conjuntivo intersticial
				Achados variáveis de acordo com a etiologia

PAUM: Potenciais de ação da unidade motora.

facilitador é formado pelo neoestriado, núcleo vestibular, neocerebelo, formação reticular do diencéfalo, mesencéfalo, ponte e formação bulbo-reticular facilitadora. Em situações normais, prevalecem as influências inibitórias sobre o arco reflexo medular. Havendo um desequilíbrio entre estes dois sistemas, surgem as alterações do tônus: hipotonia ou hipertonia.[23]

Quando houver lesões do sistema inibitório predominarão os estímulos excitatórios sobre o arco reflexo minarão os estímulos excitatórios sobre o arco reflexo

medular, o que se traduzirá clinicamente por hipertonia e hiperreflexia. Dessa forma, define-se como hipertonia muscular o aumento do tônus muscular, cuja causa mais comum é a lesão do trato piramidal.

A hipotonia muscular consiste em uma diminuição do tônus muscular. Pode ser consequência de um predomínio do sistema inibitório sobre o arco reflexo medular (hipotonia central) ou decorrente de situações em que há uma interrupção do arco reflexo nos seus diferentes níveis: corno anterior, nervo periférico, junção neuromuscular ou no próprio tecido muscular (hipotonia periférica).[23]

Variação fisiológica do tônus muscular na infância

É importante ressaltar que existe uma variação do tônus muscular de acordo com a idade gestacional do recém-nascido. Com 28 semanas de gestação, o prematuro é normalmente hipotônico, apresentando mínima resistência à manipulação passiva. O tônus flexor se desenvolve progressivamente nas semanas seguintes da gestação. Aproximadamente na 32ª semana, um tônus flexor nos membros inferiores começa a ser notado. Por volta da 36ª semana esse tônus se torna proeminente e passa a ser palpável nos membros superiores. O recém-nascido a termo apresenta tônus flexor significativo nos quatro membros.[21]

Além disso, no primeiro ano de vida, o lactente também apresenta uma variação fisiológica do tônus muscular que faz parte da sua maturação motora. Esta maturação segue uma sequência céfalo-caudal e próximo-distal[22].

No primeiro trimestre de vida observa-se uma hipertonia flexora dos membros associada à hipotonia axial. Em decúbito ventral, o lactente apresenta a cintura pélvica em nível superior à cintura escapular, uma vez que a coxa fica sob o abdome, elevando a cintura pélvica.

A hipertonia flexora apendicular diminui progressivamente e, no segundo semestre de vida, o lactente vivencia uma fase de hipotonia apendicular fisiológica associada a uma eutonia axial. Essa diminuição do tônus muscular apendicular associada a um aumento da extensibilidade articular possibilita que o lactente do terceiro trimestre visualize os seus pés, levando-os facilmente à boca quando em decúbito dorsal. Em decúbito ventral nota-se a cintura escapular acima da cintura pélvica.

No quarto trimestre o lactente é capaz de colocar-se na posição de quatro, para posteriormente ficar em pé com apoio. Por volta de 1 ano de idade o lactente é capaz de iniciar a deambulação.[22]

Abordagem do lactente hipotônico

Na abordagem do lactente hipotônico é fundamental uma avaliação clínica minuciosa, incluindo anamnese, exame físico geral e exame neurológico.

Anamnese

A anamnese é de grande valia e pode trazer informações essenciais para o estabelecimento do diagnóstico etiológico da síndrome do lactente hipotônico. Os pais devem ser questionados sobre a presença de consanguinidade e de antecedentes familiares de doenças neurológicas ou de atraso do desenvolvimento. A história gestacional deve ser pormenorizada quanto ao passado de abortamentos, natimortos e mortes perinatais. Na gestação atual deve-se buscar por possíveis fatores adversos, como exposição a drogas ou a agentes tóxicos e infecciosos. Dados relativos ao tipo de parto, tipo de apresentação, idade gestacional e índice de Apgar são úteis na avaliação desses pacientes.

A presença de retardo do crescimento intrauterino, movimentos fetais reduzidos e polidrâmnio (por comprometimento da deglutição do líquido amniótico decorrente de fraqueza bulbar) podem antecipar a suspeita de hipotonia ainda durante a gestação. No momento do parto, fetos hipotônicos podem se apresentar de maneira anômala, não sendo incomum a apresentação pélvica. Além disso, toleram menos situações de estresse estando sob maior risco de sofrimento hipóxico-isquêmico. O encontro no recém-nascido de artrogripose (contraturas articulares, múltiplas ou localizadas, decorrentes de mobilidade reduzida na vida intrauterina) e de luxação congênita do quadril sugere hipotonia antenatal, mais comumente decorrente de doenças neuromusculares. Dependendo da gravidade do quadro, neonatos hipotônicos podem apresentar dificuldade na alimentação, além de dificuldade respiratória, até mesmo com necessidade de ventilação invasiva.

Um trabalho de parto prolongado e laborioso associado a baixas notas de Apgar, especialmente a nota do quinto minuto, aponta para uma possível hipóxia perinatal, que pode levar à hipotonia neonatal nas primeiras 24 horas de vida. Posteriormente, no seguimento desses bebês, surgirão sinais de envolvimento do trato piramidal. Por outro lado, na investigação de recém-nascidos que não tiveram intercorrências perinatais e evoluem com hipotonia após 24 horas de vida, deve-se considerar a possibilidade de erros inatos do metabolismo.

Em geral, com o passar dos meses, a hipotonia, apesar de ainda presente, deixa de ser a principal queixa dos pais e o atraso ou ausência de aquisição dos marcos motores passa a dominar o quadro clínico, principalmente quando há fraqueza associada.

Exame físico geral

O exame físico geral detalhado é de fundamental importância, a fim de se identificarem anormalidades em outros sistemas, tais como: cardiopatia, hepatomegalia, esplenomegalia, sinais de hipotireoidismo, bem como lesões de pele. Tais achados podem apontar para doenças sistêmicas que cursam com hipotonia ou erros inatos do metabolismo. Além dessas alterações, é importante a identificação de dismorfismos que podem ser exuberantes ou mais leves, o que pode direcionar o diagnóstico de algumas síndromes genéticas que precocemente se manifestam com hipotonia.

Exame neurológico

No exame neurológico deve-se dar especial atenção à avaliação do tônus muscular, da força muscular e dos reflexos osteotendíneos.

Exame do tônus muscular

A avaliação do tônus muscular pode ser dividida nas seguintes etapas: inspeção, palpação, movimentação passiva e balanço passivo.[24]

Durante a inspeção, a observação da postura da criança no leito pode revelar sinais de hipotonia, tais como a postura em batráquio de membros inferiores. Nessas crianças os membros inferiores abduzidos e rodados externamente mantêm a face lateral da coxa em contato com a maca de exame, e os membros superiores permanecem ao lado do corpo ou fletidos nos cotovelos, com as mãos ao lado da cabeça (Figura 5.7A). Na posição sentada podem-se avaliar: 1. o tônus cervical, observando-se a presença ou não do sustento cefálico; 2. o tônus do tronco, notando-se o controle axial e a presença de anormalidades da curvatura da coluna; 3. fraqueza de grupamentos musculares, bem como fasciculações.

Na palpação dos músculos, observa-se uma variabilidade individual acentuada, especialmente na infância. Portanto, valoriza-se mais o encontro de assimetrias.

Na avaliação da movimentação passiva, o examinador desloca passivamente alguns segmentos do corpo da criança, em algumas articulações, observando-se a resistência oferecida ao movimento. Por exemplo, podem-se realizar movimentos de flexão e extensão dos braços ou pernas, sobre as articulações do cotovelo e joelho. Na presença de hipertonia a resistência oferecida ao movimento será maior, ao contrário do que se observa na presença de hipotonia.[24]

O balanço passivo é testado pelo examinador, que faz movimentos rápidos e sucessivos em alguns segmentos do corpo do paciente, como mãos e pés. Para se testar o balanço passivo da mão, o examinador deve segurar a parte distal do antebraço da criança e realizar movimentos de balanceio da mão em todas as direções. Se o paciente apresentar hipotonia, esta movimentação será mais fácil e ampla.

Pode-se ainda utilizar algumas manobras para avaliação do tônus muscular em lactentes, tais como suspensão ventral, tração, cachecol.

A manobra de tração, que avalia o tônus axial e apendicular proximal, é o exame mais sensível para a detecção de hipotonia no neonato.[12] Um lactente normal ergue a cabeça simultaneamente à tração do tronco pelas mãos para a posição sentada e é capaz de mantê-la na linha média por alguns segundos. Essa resposta deve estar presente em todos os neonatos nascidos com 33 semanas ou mais de gestação.[12] Uma queda excessiva da cabeça após essa idade aponta para a presença de hipotonia (Figura 5.7B).

Bebês hipotônicos, quando segurados pelas axilas, permanecem com a cabeça e os membros inferio-

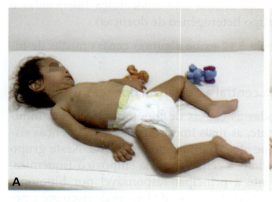
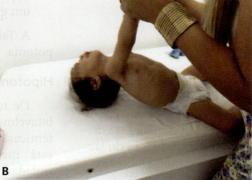
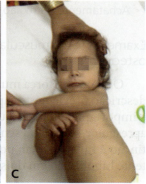

Figura 5.7 Avaliação do tônus muscular em criança com doença de Werdnig-Hoffmann. (A) Postura de batráquio. (B) Manobra de tração dos membros superiores, evidenciando queda cefálica acentuada. (C) Manobra do cachecol, por meio da qual se percebe que o cotovelo ultrapassa facilmente a linha média, denotando hipotonia da cintura escapular.

Tratado de Neurologia Infantil

res pendentes, tendendo a escorregar pelas mãos do examinador. Da mesma forma, quando suspensos na posição horizontal, não fazem esforço para manter o pescoço estendido, a coluna ereta e nem os membros fletidos contra a gravidade, se mantendo na chamada postura do "U" invertido. Outro sinal que denota a presença de hipotonia em neonatos a termo é o sinal do cachecol, caracterizado como uma ausência de resistência à movimentação passiva do braço sob o tórax em direção ao ombro oposto (o cotovelo passa facilmente à linha média, sem a formação de ângulos articulares – Figura 5.7C).

Na Tabela 5.9 podem ser encontradas as principais alterações no exame físico que devem alertar o examinador para a presença de hipotonia.

Tabela 5.9 Alterações ao exame físico sugestivas de hipotonia.

Luxação congênita do quadril

Deformidades articulares (p. ex.: pé torto)

Pectus excavatum

Sinais ao exame neurológico:

- Resistência diminuída aos movimentos passivos
- Aumento da mobilidade articular
- Postura de batráquio
- Cabeça pendendo excessivamente à manobra de tração
- Postura do "U" invertido à manobra de suspensão ventral
- Tendência a escorregar das mãos do examinador à manobra de suspensão vertical
- Achatamento da região occipital (braquicefalia)

Exame da força muscular e dos reflexos osteotendíneos

O exame da força muscular é feito de acordo com a descrição prévia neste capítulo e no de número 1. Aqui é importante enfatizar que o lactente hipotônico pode apresentar-se com ou sem fraqueza muscular. Esta distinção é fundamental, pois permitirá a divisão do lactente hipotônico em dois grupos segundo Dubowitz:

- **Forma paralítica ou hipotonia periférica:** a hipotonia acompanha-se de fraqueza muscular acentuada, frequentemente associada à hiporreflexia. Nesta situação as principais doenças envolvidas são as neuromusculares.

- **Forma não paralítica ou hipotonia central:** há predomínio de hipotonia e a força muscular encontra-se normal ou levemente diminuída, associada a reflexos osteotendíneos normais ou aumentados, podendo-se observar sinal de Babinski. Nestes casos, frequentemente estão envolvidas doenças sistêmicas, doenças do SNC, erros inatos do metabolismo e síndromes genéticas.

Diagnóstico topográfico

Para uma adequada investigação etiológica, é fundamental determinar se a hipotonia é de origem central ou periférica. A hipotonia central constitui a principal causa da síndrome do lactente hipotônico, correspondendo de 60% a 80% dos casos de acordo com as principais coortes estudadas.[25-27] Já a hipotonia periférica, representada pelas doença neuromusculares, é menos frequente e corresponde de 15% a 30% dos casos de hipotonia. Na Tabela 5.10 estão enumeradas as principais características de cada um desses grupos. Na Tabela 5.11 estão caracterizados os dados mais relevantes do exame neurológico que guiam o diagnóstico topográfico da hipotonia.

No entanto, esses dados não são exclusivos de um ou outro grupo. Por exemplo, algumas doenças provocam alterações do SNC (crises epilépticas, atraso do desenvolvimento cognitivo) e do sistema nervoso periférico (polineuropatias, miopatias), como a distrofia miotônica de Steinert, e outras doenças cursam com hipotonia de etiologia mista, como a doença de Pompe.

Segundo Bodensteiner,[28] a hipotonia central pode ser dividida em três grandes grupos:

- Hipotonia associada a doenças sistêmicas;
- Hipotonia central sindrômica (associada a síndromes genéticas);
- Hipotonia central não sindrômica (associadas a um grupo heterogêneo de doenças).

A Tabela 5.12 exibe algumas causas mistas de hipotonia.

Hipotonia central associada a doenças sistêmicas

De todas as causas de hipotonia neonatal, indubitavelmente, as mais importantes são as doenças sistêmicas que afetam difusamente o SNC. Neste grupo está incluída a encefalopatia hipóxico-isquêmica, isoladamente a principal responsável por hipotonia neonatal.[29] A identificação de fatores de risco pré e perinatais deve levantar essa hipótese como causa da hipotonia. Nesses casos, não é incomum que a hipotonia evolua nos primeiros meses de vida para espasticidade de predomínio apendicular.

94 Seção 2 ▪ Manifestações Cardinais das Doenças Neurológicas

Fraqueza Muscular e a Síndrome do Lactente Hipotônico

Tabela 5.10 Características da hipotonia: grupos não paralítico e paralítico.

Grupo não paralítico (hipotonia central)	Grupo paralítico (hipotonia periférica)
Presença de fatores de risco para encefalopatia hipóxico-isquêmica	História familiar de doença neuromuscular
Redução do nível de consciência	Sinais sugestivos ao exame físico:
Crises epilépticas	• Hipotonia generalizada
Sinais sugestivos ao exame físico:	• Movimentos antigravitacionais reduzidos ou ausentes
• Hipotonia de predomínio axial	• Reflexos osteotendíneos reduzidos ou ausentes
• Força preservada	• Atrofia muscular
• Punhos cerrados	• Fasciculações musculares (raramente presentes, sendo mais frequentemente visualizadas na língua)
• Reflexos osteotendíneos normais ou exaltados	• Ptose palpebral, movimentos oculares restritos
• Resposta adutora cruzada na suspensão vertical pelas axilas	• Hipomimia facial
• Alterações dismórficas	• Palato em ogiva, boca em formato de "carpa"
• Presença de malformações em outros órgãos ou do próprio sistema nervoso (p. ex., disrafismo espinal)	• Respiração diafragmática
• Atraso do desenvolvimento cognitivo associado	• Retrações e deformidades articulares
	• Luxação do quadril
	Desenvolvimento cognitivo relativamente preservado

Tabela 5.11 Características do exame neurológico dos pacientes com hipotonia, de acordo com o diagnóstico topográfico.

	Hipotonia central	Corno anterior da medula	Nervo periférico	Junção neuromuscular	Músculo
Tônus	Reduzido, com o desenvolvimento posterior de hipertonia	Reduzido	Reduzido	Normal ou reduzido	Normal ou reduzido
Força	Normal ou discretamente reduzida	Reduzida	Reduzida	Reduzida	Reduzida
Reflexos osteotendíneos	Normais ou aumentados	Reduzidos	Reduzidos	Normais ou reduzidos	Normais ou reduzidos
Sinal de Babinski	Presente	Ausente	Ausente	Ausente	Ausente
Reações primitivas	Podem persistir	Ausentes	Ausentes	Ausentes	Ausentes
Fasciculações	Ausentes	Presentes	Ausentes	Ausentes	Ausentes
Trofismo	Normal ou atrofia tardia por desuso	Atrofia	Atrofia	Pode haver atrofia	Pode haver atrofia

Tabela 5.12 Causas mistas de hipotonia.

• Encefalopatia hipóxico-isquêmica
• Neuropatia hereditária sensitiva e autonômica tipo III (síndrome de Riley-Day)
• Neuropatia axonal gigante
• Degeneração neuroaxonal infantil
• Distrofia miotônica congênita
• Glicogenose tipo II (doença de Pompe)
• Doenças do armazenamento lipídico
• Doenças lisossomais
• Doenças mitocondriais

Capítulo 5

A possibilidade de uma lesão medular como causa da hipotonia neonatal deve sempre ser lembrada, inclusive como parte do quadro de uma asfixia perinatal grave em que, muitas vezes, a hipotonia é atribuída apenas ao comprometimento cerebral. Ainda, traumas medulares podem ocorrer durante o parto vaginal, principalmente nas apresentações pélvicas,[15] mais comumente na medula cervical alta ou torácica baixa. O trauma pode variar de um simples edema local a quadros extensos de hemorragia intraespinal. Ocasionalmente, disrafismos espinais também podem se apresentar como uma síndrome do lactente hipotônico. Nesses casos, alterações do controle vesical e intestinal e alterações cutâneas na linha média (hemangioma, *nevus*, tufo piloso) sugerem o diagnóstico (Figura 1.3).

Além da encefalopatia hipóxico-isquêmica, outras causas frequentemente encontradas são os quadros sépticos, distúrbios metabólicos e eletrolíticos, intoxicações e cardiopatias graves (Tabela 5.13).

Tabela 5.13 Causas sistêmicas de hipotonia.

- Sepse
- Hipoglicemia
- Hiponatremia
- Hipotireoidismo
- Cardiopatias graves
- Erros inatos do metabolismo (p. ex., mucopolissacaridoses, lipidoses, acidúrias orgânicas)

Ainda dentro das causas sistêmicas, estão os erros inatos do metabolismo que devem ser investigados no contexto clínico apropriado: hipotonia que se desenvolve após 12 a 24 horas do nascimento, em geral acompanhada de alteração do estado mental e comprometimento de múltiplos órgãos.[30] Exemplos deste grupo de doenças estão listados na Tabela 5.14.

Hipotonia central sindrômica

Um número significativo de neonatos e lactentes apresenta como causa de sua hipotonia uma síndrome genética. São inúmeras as síndromes que cursam com hipotonia e muitas delas se caracterizam por dismorfismos relativamente específicos que auxiliam na suspeita diagnóstica. Segundo Bodensteiner,[28] a identificação de três ou mais características dismórficas está fortemente relacionada a malformações sistêmicas, sugerindo uma hipotonia de causa sindrômica. Algumas das principais síndromes estão listadas na

Tabela 5.14 Erros inatos do metabolismo que cursam com hipotonia.

Distúrbios do metabolismo do glicogênio

Deficiência da enzima ácido-maltase

Deficiência da enzima muscular fosfofrutoquinase

Deficiência da enzima fosforilase

Deficiência da enzima desramificadora

Deficiência primária de carnitina

Doenças peroxissomais

Adrenoleucodistrofia neonatal

Síndrome de Zellweger

Doenças do metabolismo da creatina

Miopatias mitocondriais

Deficiência de citocromo C oxidase

Tabela 5.15. A reunião de todos os achados neurológicos e sistêmicos é capaz de direcionar o diagnóstico para uma dessas síndromes.

A síndrome de Down é uma das principais causas de hipotonia neonatal e tem uma incidência de 1 em 600-700 nascimentos. As principais características da síndrome são face arredondada, fenda palpebral oblíqua, epicanto, nariz pequeno, ponte nasal baixa e língua protrusa. O crânio é braquicefálico e o pescoço curto e largo. Nas mãos observa-se prega simiesca, além de prega única de flexão do quinto dedo associada à clinodactilia deste dedo. A hipotonia muscular é acentuada e associa-se à frouxidão ligamentar, que pode levar à instabilidade articular e a luxações. O déficit cognitivo é uma constante, sendo que a maioria dos pacientes apresenta um comprometimento leve a moderado do QI. Como complicações da síndrome cita-se uma maior incidência de cardiopatias congênitas e de disfunção da medula óssea. A síndrome de Down pode ser decorrente de uma aberração cromossômica numérica (trissomia livre do cromossomo 21) em 95% dos casos, de uma translocação robertsoniana não balanceada (de uma porção ou de todo o cromossomo 21) em 3% a 4% dos casos, ou de mosaicismo. O diagnóstico pode ser confirmado por meio de cariótipo com bandas G.[31]

As síndromes de Prader-Willi (SPW) e de Angelman também podem cursar com hipotonia nos primeiros meses de vida e merecem destaque, principalmente porque os dismorfismos podem ser discretos durante os primeiros anos de vida, o que dificulta o diagnóstico precoce dessas condições. As duas síndromes estão

Fraqueza Muscular e a Síndrome do Lactente Hipotônico

Tabela 5.15 Causas de hipotonia central sindrômica.

- Síndrome de Down
- Síndrome de Prader-Willi
- Síndrome da duplicação do gene *MECP2*
- Síndrome do X frágil
- Síndrome de Smith-Lemli-Opitz
- Síndrome de Joubert
- Síndrome de Shprintzen
- Síndromes associadas a microdeleções e microduplicações
- Síndrome de Angelman
- Síndrome de Sotos
- Síndrome de Coffin-Lowry
- Síndrome de Edwards (trissomia do 18)
- Síndrome de Kabuki
- Síndrome *cri du chat*
- Síndrome cérebro-óculo-facial
- Síndrome de Marfan

associadas a anormalidades da região 15q11-13, sendo que na SPW a anormalidade encontra-se no alelo de origem paterna, e na síndrome de Angelman no alelo de origem materna.

A SPW caracteriza-se por dificuldade de deglutição e hipotonia acentuada nos primeiros meses de vida, que melhoram após o segundo semestre de vida. Em algumas casuísticas de lactente hipotônico a SPW é responsável por 10% dos casos (Figura 5.8). A face tem um diâmetro bifrontal estreito, os olhos são amendoados e o nariz afilado. As mãos e os pés são pequenos e observam-se alterações na genitália, sendo comum o encontro de hipoplasia dos pequenos lábios nas meninas e criptorquidia nos meninos. Após 12 a 24 meses os pacientes apresentam os achados característicos da síndrome, que são a hiperfagia, a obesidade e a deficiência intelectual. Cerca de 70% a 80% dos casos são causados por deleção da região 15q11.2-q12 do alelo paterno, enquanto o restante consiste em dissomia uniparental materna ou defeitos do centro de *imprinting*.

A síndrome de Angelman caracteriza-se por hipotonia nos primeiros meses de vida, microcefalia adquirida, afasia e deficiência intelectual grave. É comum no curso da doença o surgimento de crises epiléticas, por vezes de difícil controle. Esses pacientes apresentam uma marcha atáxica e episódios de riso imotivado. Alterações de pigmentação da pele, coroide e macrostomia são comuns. Em 80% dos casos há uma deleção da região 15q11.2-q12 do alelo materno, enquanto o restante é decorrente de dissomia uniparental paterna, mutações no centro de *imprinting* ou mutações no gene *UBE3A*.

Ressalta-se que o exame mais indicado para o diagnóstico das síndromes de Prader-Willi e Angelman é o estudo de DNA por metilação, que permitirá identificar os casos associados à deleção e dissomia uniparental. Caso seja normal, deve-se considerar a

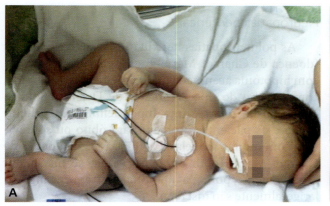
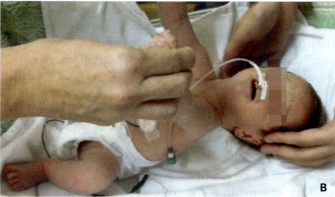

Figura 5.8 Hipotonia central em recém-nascido a termo, secundária à síndrome de Prader-Willi. (A) Postura de batráquio e necessidade de sonda nasogástrica devido à dificuldade de sucção. (B) Queda acentuada da cabeça durante a manobra de tração dos membros superiores.

possibilidade de mutações no centro de *imprinting* ou no gene *UBE3A*, que serão identificadas mediante estudo molecular por sequenciamento.

Destaca-se uma outra categoria de anormalidade cromossômica, as deleções subteloméricas, que geralmente se manifestam clinicamente por deficiência intelectual, hipotonia, atraso motor e dismorfismos. Estudos mostram que até 7% dos pacientes com deficiência intelectual de origem indeterminada podem ter este tipo de anormalidade cromossômica. O diagnóstico pode ser confirmado por técnica de FISH, utilizando-se de sondas para as regiões teloméricas dos cromossomos.[32]

Mais recentemente, com o surgimento da técnica de hibridização genômica comparativa em microarranjos de DNA (CGH-array), foram identificadas várias síndromes associadas a microdeleções e microduplicações cromossômicas que não se encontram nas regiões subteloméricas. Esse exame foi inicialmente utilizado na avaliação de três grupos de pacientes: pacientes com deficiência intelectual, pacientes com transtorno do espectro autista e crianças com anomalias congênitas. Esses pacientes frequentemente apresentam hipotonia nos primeiros anos de vida, atraso do desenvolvimento neurológico, epilepsia, distúrbios do comportamento e dismorfismos. Várias síndromes já são reconhecidas e destacam-se entre elas: deleção e duplicação de 17q21.31, deleção 15q13.3, deleção 16 p11p12.1 e deleção 1q21.1.[33]

Hipotonia central não sindrômica

Nesta categoria estão agrupadas condições em que estão ausentes os achados dismórficos característicos que permitem distinguir uma determinada síndrome. Algumas apresentarão alterações inespecíficas e pouco definidas à IRM de crânio, as quais não são classificáveis entre as malformações clássicas (esquizencefalia, lisencefalia, holoprosencefalia). Segundo Bodensteiner,[28] esses pacientes comumente apresentam atraso do desenvolvimento neurológico.

Assim, muitos indivíduos exibem um exame de neuroimagem aparentemente normal apesar de clinicamente apresentarem alterações neurológicas. Em uma parte desses pacientes pode ser evidenciado um atraso na mielinização do SNC, o qual tende a se recuperar ao longo dos anos. Nesses casos, as alterações clínicas são melhores preditoras do desfecho final: aquelas crianças hipotônicas, apenas com atraso motor, tenderão a recuperar esse atraso e apresentarão funcionalidade adequada, enquanto aquelas com hipotonia associada a atraso global do desenvolvimento

permanecerão com déficits em relação aos seus pares. Nesta última situação, de acordo com Bodensteiner,[28] cerca de 15% dos pacientes apresentarão anormalidades na análise cromossômica por CGH-array.

Hipotonia periférica

A hipotonia periférica representa o grupo das doenças neuromusculares e corresponde a uma menor porcentagem dos casos de síndrome do lactente hipotônico. Em geral, está relacionada a um comprometimento mais grave do tônus e à fraqueza muscular. As doenças envolvidas são diversas e se localizam na unidade motora, conforme exemplificado na Tabela 5.16. Por vezes, a hipotonia e a fraqueza são tão significativas a ponto de comprometerem a função ventilatória (Tabela 5.17) e a alimentação adequada (Tabela 5.18), impondo grande morbimortalidade a essas crianças.

Todas as condições citadas abaixo são detalhadamente descritas no Capítulo 27 – Doenças Neuromusculares. Aqui serão enfatizados os aspectos clínicos das doenças que apresentam maior relevância etiológica para a síndrome do lactente hipotônico.

Neuronopatias motoras

Na infância, a principal causa de comprometimento do corno anterior da medula é a atrofia muscular espinal (AME). Clinicamente, os pacientes apresentam um quadro de fraqueza muscular proximal, com maior comprometimento dos membros inferiores, associado à arreflexia osteotendínea, polimioclonias em mãos e fasciculações, facilmente visualizadas na língua. O encontro destes sinais em um lactente hipotônico aponta para doença do corno anterior da medula e a principal doença a ser investigada é a AME.[24]

Neuropatias periféricas

As polineuropatias hereditárias sensitivo-motoras (doença de Charcot-Marie-Tooth) raramente cursam com hipotonia acentuada nos primeiros meses de vida, com exceção do tipo 3 (doença de Dejerine-Sottas). Nesta forma ocorre uma hipomielinização generalizada e os pacientes evoluem para óbito ou sobrevivem com muitas sequelas. Os tipos 1 e 2 da doença de Charcot-Marie-Tooth também podem se manifestar precocemente, porém a hipotonia e a fraqueza muscular geralmente são discretas.

Doenças da junção neuromuscular

A primeira forma a ser citada é a miastenia neonatal transitória, que ocorre em 10% a 15% dos filhos de

Fraqueza Muscular e a Síndrome do Lactente Hipotônico

Tabela 5.16 Causas neuromusculares da síndrome do lactente hipotônico, de acordo com o diagnóstico topográfico.

Corpo do neurônio motor inferior (corno anterior da medula espinal)	Nervo periférico	Junção neuromuscular	Músculo
Amiotrofia espinal infantil tipos I, II e III	Polineuropatia hereditária sensitivo-motora tipo III (síndrome de Dejerine-Sottas)	Miastenia neonatal transitória	Distrofia miotônica congênita
Mielopatias (traumática, hipóxico-isquêmica)		Síndromes miastênicas congênitas	Distrofias musculares:
Artrogripose neurogênica	Neuropatia congênita hipomielinizante	Hipermagnesemia	• Distrofinopatias
Degeneração neuroaxonal infantil	Polirradiculoneuropatia inflamatória desmielinizante crônica	Botulismo infantil	• Distrofia muscular congênita merosina negativa
Poliomielite infeciosa (enterovirus, coxsackievirus, echovirus, pós-vacina antipoliovirus)	Polirradiculoneuropatia inflamatória desmielinizante aguda		• Distrofia muscular congênita merosina positiva
			• Doença de Walker-Warburg
			• Distrofia músculo-óculo-cerebral
			• Distrofia de Fukuyama
			• Distrofia muscular congênita com atrofia/hipoplasia cerebelar
			• Distrofia muscular congênita com agiria occipital
			• Forma infantil da distrofia fácio-escápulo-umeral
			Miopatias congênitas estruturais:
			• Miopatia nemalínica
			• Miopatia do tipo *central core*
			• Miopatia miotubular
			• Miopatia por desproporção de fibras
			• Miopatia do tipo *multicore*

Tabela 5.17 Causas de hipotonia que podem cursar com dificuldade respiratória neonatal.

- Atrofia muscular espinal tipo I
- Artrogripose neurogênica
- Neuropatia congênita hipomielinizante
- Distrofia miotônica congênita
- Distrofia muscular congênita merosina negativa
- Distrofia fácio-escápulo-umeral – forma infantil

- Síndromes miastênicas congênitas
- Miopatia miotubular forma grave
- Miopatia por desproporção de fibras
- Miopatia nemalínica neonatal
- Mitocondriopatias
- Glicogenose tipo II (doença de Pompe)

Tabela 5.18 Causas de hipotonia que podem cursar com dificuldade alimentar neonatal.

- Atrofia muscular espinal tipo I
- Artrogripose neurogênica
- Degeneração neuronal infantil
- Hipoplasia dos núcleos motores bulbares
- Neuropatia congênita hipomielinizante
- Disautonomia familiar (síndrome de Riley-Day)
- Distrofia miotônica congênita
- Distrofia muscular congênita merosina negativa
- Distrofia fácio-escápulo-umeral – forma infantil

- Síndromes miastênicas congênitas
- Miastenia neonatal transitória
- Miopatia miotubular forma grave
- Miopatia por desproporção de fibras
- Miopatia nemalínica neonatal
- Deficiência de miofosforilase
- Síndrome de Prader-Willi
- Síndrome da duplicação do gene *MECP2*

Capítulo 5

mães com a forma generalizada de miastenia grave, em consequência da passagem de anticorpo antirreceptor de acetilcolina da gestante para o feto. Os sintomas surgem nas primeiras horas de vida, caracterizados por uma fraqueza generalizada, choro fraco e dificuldade respiratória, e raramente nota-se ptose palpebral.

Um outro grupo de doenças consiste nas síndromes miastênicas congênitas, causadas por uma disfunção da transmissão neuromuscular. O defeito genético leva a alterações pré-sinápticas, sinápticas ou pós-sinápticas. Os pacientes podem apresentar hipotonia e fraqueza muscular em diferentes grupos musculares, tais como musculatura bulbar, cervical e de membros, associados à ptose palpebral e oftalmoparesia (Figura 5.9). A evolução é variável, com casos muito graves que apresentam quadros de apneia e risco de morte e outras formas mais benignas. O diagnóstico dessas doenças é muito importante, pois algumas formas respondem ao uso de fenoterol ou salbutamol oral. Por outro lado a resposta à piridostigmina é variável entre as diferentes formas, podendo-se observar pacientes que pioram com uso desta medicação e outros que melhoram (Tabela 27.16). O diagnóstico definitivo dessas condições deve ser feito pelo estudo genético ampliado (sequenciamento de nova geração), devido ao crescente número de genes envolvidos.[24]

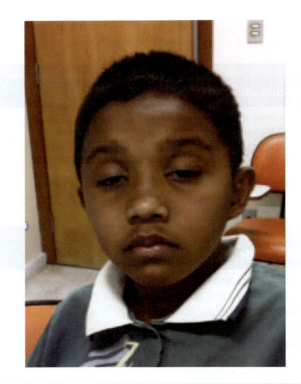

Figura 5.9 Ptose palpebral em paciente com síndrome miastênica congênita.

Miopatias

Miopatias congênitas

As miopatias congênitas são definidas como afecções musculares com início precoce na infância, geralmente hereditárias, e com curso estável ou lentamente progressivo. A biópsia muscular frequentemente revela predomínio e/ou atrofia de fibras tipo I associado a outras anormalidades estruturais. As miopatias congênitas mais frequentes são a miopatia nemalínica, *central core*, miotubular e centronuclear.

Clinicamente não existe sinal patognomônico que permita o diagnóstico dos subtipos de miopatias congênitas. Frequentemente esses pacientes apresentam-se como lactentes hipotônicos ou crianças com desenvolvimento motor deficiente. A fraqueza muscular é geralmente proximal nos membros e pode apresentar curso lentamente progressivo ou não progressivo. Os reflexos osteotendíneos podem ser normais, hipoativos ou abolidos (Figura 5.10).

Os níveis séricos de CK mostram-se normais ou levemente aumentados e a ENMG revela padrão normal ou miopático. No entanto, alguns achados podem ser sugestivos de algumas formas de miopatia congênita:

- Fraqueza facial, com face alongada, associada à voz anasalada: miopatia nemalínica.
- Ptose palpebral associada à oftalmoparesia: miopatia centronuclear e miotubular. Na miopatia nemalínica pode-se observar ptose sem oftalmoparesia.[34]

Distrofias musculares congênitas

As distrofias musculares congênitas (DMC) podem ser definidas como afecções musculares com manifestações clínicas evidentes desde o nascimento ou nos primeiros meses de vida, associadas a um padrão distrófico à biópsia muscular. A herança é frequentemente autossômica recessiva.

Distrofia miotônica (doença de Steinert)

A distrofia miotônica é uma doença multissistêmica que acomete o músculoesquelético, o músculo liso, bem como os olhos, sistema endócrino e SNC. É a distrofia mais comum do adulto, com uma incidência estimada de 1 para 20.000 indivíduos na população geral.

As manifestações clínicas podem ter início desde o nascimento até os 60 anos ou mais. Baseado na idade de início dos sintomas, são reconhecidas quatro formas clínicas: congênita, infantil, clássica (juvenil/adulto) e leve. Destas, apenas as formas congênita e infantil fazem parte do diagnóstico diferencial da síndrome do lactente hipotônico.

Fraqueza Muscular e a Síndrome do Lactente Hipotônico

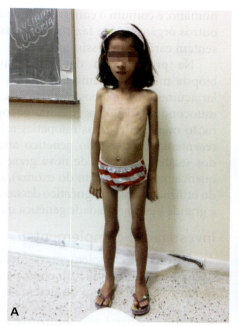
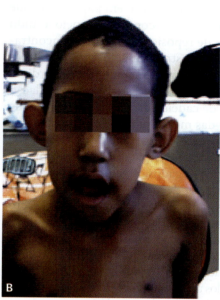

Figura 5.10 Pacientes com miopatias congênitas. (A) Hipotrofia muscular global. (B) Fraqueza da musculatura mímica e face alongada.

A distrofia miotônica congênita tem suas primeiras manifestações já evidentes no período pré-natal, revelando-se por polidrâmnio e diminuição da movimentação fetal. Ao nascimento, o recém-nascido apresenta hipotonia e fraqueza muscular acentuadas acometendo face (boca em carpa), tronco e membros, bem como dificuldade de sucção e deglutição, e insuficiência respiratória. A mortalidade é alta e está relacionada a complicações respiratórias. As crianças que sobrevivem apresentam melhora da função motora e tornam-se capazes de deambular. Não se observa fenômeno miotônico clínico durante os primeiros anos de vida, que se torna evidente por volta dos 11 anos de idade. No entanto, a miotonia poder ser detectada precocemente por meio de estudos eletrofisiológicos. A deficiência intelectual está presente em 50% a 60% dos afetados.

A distrofia miotônica infantil caracteriza-se por hipotonia e fraqueza generalizada, com predomínio em musculatura da face e distal em membros, associadas à deficiência intelectual. Os fenômenos miotônicos surgem entre 5 e 10 anos.[24]

Miopatias metabólicas

As miopatias metabólicas são aquelas que ocorrem em consequência de uma falha na produção de energia pelo tecido muscular. O tecido muscular utiliza como fonte de energia o glicogênio e os lipídeos, e a mitocôndria é a principal organela relacionada com a produção de energia. Portanto, podemos dividir as miopatias metabólicas em três grandes grupos: glicogenoses, doenças do metabolismo de lipídeos (defeitos do ciclo da carnitina e da beta-oxidação mitocondrial) e as mitocondriopatias.[32]

As glicogenoses são doenças relacionadas a defeitos no metabolismo do glicogênio, causando um acúmulo deste polissacarídeo e/ou a disfunção dos órgãos onde o glicogênio normalmente se deposita. De acordo com o defeito enzimático, que geralmente é órgão específico, os sintomas podem ser principalmente hepáticos (glicogenoses tipo I, IIIb, IV, VI, IX), miopáticos (glicogenoses V e VII) ou mistos (glicogenoses II e IIIa) (Capítulo 19 – Erros Inatos do Metabolismo).

A doença de Pompe ou glicogenose tipo II decorre da deficiência da enzima alfa-glicosidase, que se encontra dentro dos lisossomos. São reconhecidas duas formas clínicas da doença. Uma de início precoce, muito grave, que se caracteriza por hipotonia acentuada, miopatia, miocardiopatia hipertrófica, insuficiência respiratória e óbito frequentemente no primeiro ano de vida. A outra forma, de início tardio, na qual prevalece o comprometimento da musculatura esquelética, com fraqueza muscular progressiva, com poucas ou sem alterações cardíacas. Classicamente o diagnóstico era feito por meio da biópsia muscular, que revela uma miopatia vacuolar com acúmulo de glicogênio. Atualmente, pode-se realizar uma triagem por meio da dosagem enzimática, em papel filtro, que deve ser preferencialmente confirmada pelo estudo genético. A terapia de reposição enzimática encontra-se disponível e tem mostrado melhora dos sintomas em pacientes com a forma de início precoce e tardio.[35]

O segundo grupo de doenças envolve a oxidação dos ácidos graxos de cadeia curta, média e longa, que ocorre no interior das mitocôndrias e tem importante papel na produção de energia. Os ácidos graxos são uma importante fonte de energia durante o jejum e de exercícios físicos prolongados. A oxidação dos ácidos graxos leva à formação de corpos cetônicos, que podem ser utilizados como fonte de energia pelo cérebro e por outros órgãos.

Os defeitos da oxidação mitocondrial dos ácidos graxos (lipídeos) consistem em um grupo de doenças genéticas que interferem em alguma etapa do metabolismo mitocondrial dos ácidos graxos. Os principais órgãos acometidos são fígado, músculo esquelético e coração.

De uma forma geral, essas doenças apresentam-se clinicamente na infância com quadro agudo de coma associado à hipoglicemia hipocetótica, induzidos por jejum prolongado ou outros fatores desencadeantes, como infecções. Podem também cursar com um quadro muscular caracterizado por fraqueza muscular progressiva ou rabdomiólise aguda, ou ainda, um quadro cardíaco com miocardiopatia aguda ou crônica.

O diagnóstico dessas condições baseia-se na dosagem de carnitina no sangue e músculo e na dosagem plasmática do perfil de acilcarnitinas. A confirmação pode ser feita por meio da dosagem das enzimas, geralmente em fibroblastos, ou de testes genéticos.

O terceiro grupo de miopatias metabólicas corresponde às miopatias mitocondriais. As mitocôndrias são organelas citoplasmáticas responsáveis pela produção de energia celular, a partir da fosforilação oxidativa. Além desse importante papel, a mitocôndria tem uma particularidade fundamental: é a única organela que tem seu próprio DNA (DNA mitocondrial).

As doenças mitocondriais consistem em defeitos no funcionamento da cadeia respiratória (complexos I, II, III, IV e V), decorrentes de mutações ou deleções no DNA mitocondrial ou no DNA nuclear. Portanto, essas doenças podem ter diferentes padrões de herança: mitocondrial, autossômica recessiva, dominante ou ligada ao X.

O comprometimento muscular caracteriza-se por hipotonia e fraqueza muscular progressiva, intolerância a exercício físico, mialgia, mioglobinúria e atrofia muscular. No entanto, devido ao fato de as mitocôndrias estarem presentes em todos os tecidos do corpo humano, é comum o comprometimento simultâneo de outros órgãos, o que faz com que essas doenças apresentem caráter multissistêmico.[35]

Na propedêutica das miopatias metabólicas, a biópsia muscular é uma ferramenta útil e pode revelar acúmulo de lipídeos nos defeitos da beta-oxidação mitocondrial, de glicogênio nas glicogenoses e proliferação mitocondrial nas miopatias mitocondriais. Mais recentemente, o estudo genético ampliado, por meio dos sequenciamentos de nova geração (painéis ou sequenciamento completo do exoma), também vem sendo utilizado para o diagnóstico dessas condições, devido à grande heterogeneidade genética que apresentam.

Investigação complementar

Os exames complementares devem ser realizados de acordo com a avaliação clínica e a classificação do lactente nos subgrupos de lactente hipotônico.

Hipotonia central não sindrômica

Diante de um lactente hipotônico, o passo inicial na investigação etiológica é excluir causas sistêmicas ou não primariamente neurológicas, uma vez que representam a grande maioria dos casos. De uma maneira geral, sempre se considerando o contexto clínico, os principais exames iniciais a serem solicitados são:

- Hemograma, urina tipo I, glicemia, eletrólitos (sódio, cálcio, magnésio), avaliação das funções renal, hepática e tireoidiana, proteína C reativa, gasometria arterial com dosagem de lactato sérico;
- Culturas de sangue, urina, aspirado traqueal;
- Exame do líquido cefalorraquidiano, incluindo sua cultura;
- Considerar no contexto clínico adequado:
  - Avaliação cardiológica: eletrocardiograma e ecocardiograma;
  - Sorologias para as principais infecções congênitas: toxoplasmose, rubéola, sífilis, citomegalovirose, infecção pelo vírus da imunodeficiência humana e pela família dos herpesvírus;
  - Triagem para erros inatos do metabolismo: dosagem sérica de aminoácidos, ácidos orgânicos urinários, lactato, piruvato e amônia séricos; carnitina total, livre e perfil sérico de acilcarnitina, ácidos graxos de cadeia muito longa, entre outros.

Excluídas as causas sistêmicas mais imediatas e estando diante uma hipotonia de provável causa central, um exame de neuroimagem deve ser realizado. Muitas vezes quadros de hemorragia intracraniana, hidrocefalia, infecções congênitas e encefalopatia hipóxico-isquêmica podem se apresentar apenas com hipotonia e alteração do nível de consciência.

A ultrassonografia transfontanela é um exame simples e de fácil execução, podendo ser útil na avaliação inicial desses quadros. Posteriormente, um estudo mais detalhado com tomografia computadorizada (TC) de crânio e, principalmente, IRM de crânio será necessário em grande parte dos casos. A IRM pode identificar uma série de anormalidades, como malformações estruturais, defeitos de migração neuronal, alteração de sinal nos núcleos da base e distúrbios da mielinização.

Hipotonia central sindrômica

A presença ou a ausência de características dismórficas no exame físico pode ser um grande divisor, permitindo estudos genéticos específicos de acordo com as alterações encontradas. As técnicas destes estudos estão cada vez mais complexas e, entre outras, incluem o estudo do cariótipo, o CGH-array, estudos citogenéticos (FISH, do inglês *fluorescence in situ hybridization*) e estudos baseados na análise do DNA.[36] Ressalta-se aqui que o exame mais indicado para o diagnóstico da SPW e da síndrome de Angelman é o estudo de DNA por metilação, que permitirá identificar os casos associados à deleção e dissomia uniparental. De uma forma geral, nas suspeitas de síndromes de microdeleção, sem uma definição mais específica, deve-se solicitar o CGH-array.

Hipotonia periférica

Por outro lado, diante de uma hipotonia de provável causa periférica, os exames complementares inicialmente buscam refinar a topografia entre os componentes da unidade motora, restringindo os diagnósticos diferenciais. Entre os exames utilizados destacam-se tradicionalmente a dosagem sérica das enzimas musculares, ENMG e biópsia muscular.

De um modo geral, a dosagem sérica da CK é o primeiro exame a ser obtido, idealmente antes da realização de uma ENMG ou de uma biópsia muscular, já que estes podem elevá-la transitoriamente. Algumas peculiaridades devem ser lembradas, tais como: neonatos sadios que podem apresentar níveis de CK acima do normal nas primeiras 24 horas após o parto[15] ou recém-nascidos que sofreram asfixia grave, nos quais os valores de CK podem ser superiores a 1.000 U/L. Esses níveis de CK vão decrescendo ao longo dos dias, progressivamente, até sua normalização.

Diante de um aumento significativo dos níveis de CK, devem-se considerar as doenças primariamente musculares, que cursam com degeneração e necrose das fibras musculares, como em algumas formas de distrofias musculares congênitas, particularmente na forma merosina-negativa. Assim, nesses casos, não há necessidade de se realizar ENMG, podendo-se partir diretamente para a realização de biópsia muscular (ou estudos genéticos quando houver uma suspeita mais específica).

Por outro lado, o encontro de níveis normais ou moderadamente aumentados pode ser observado em doenças do corno anterior da medula, neuropatias ou miopatias. Nesta situação, a realização de ENMG está indicada, pois por meio dela pode-se identificar a topografia da lesão.[24]

A realização de uma ENMG por um profissional experiente traz informações essenciais na investigação da hipotonia, pois:

- Permite a distinção entre processo miopático e neurogênico;
- Permite localizar a lesão neuronal em corpo do neurônio motor, raízes nervosas ou nervo periférico;
- Permite caracterizar a lesão neuronal como uma doença desmielinizante ou uma axonopatia;
- Permite a avalição de doenças da junção neuromuscular por meio do estudo da estimulação repetitiva e da estimulação de fibra única;
- Auxilia na escolha do melhor grupo muscular para eventual biópsia.

No entanto, cabe ressaltar que nos neonatos o estudo da condução nervosa pode não ser elucidativo para o diagnóstico de uma neuropatia desmielinizante. Isso ocorre porque até os 6 meses de idade a velocidade de condução é fisiologicamente reduzida, não sendo capaz de distinguir bebês sadios de bebês doentes.[37,38] Além disso, eventualmente as miopatias podem não demonstrar alterações à eletromiografia, impondo a necessidade de biópsia muscular para confirmar ou descartar a suspeita diagnóstica. Adicionalmente, nem sempre há concordância entre os achados da ENMG e da biópsia muscular, variando de apenas 40% a até 70%,[39] dependendo da experiência do examinador e do patologista. Tais limitações devem ser claramente discutidas com os pais, pois, eventualmente, o diagnóstico etiológico não será obtido.

A biópsia muscular, quando indicada, deve ser realizada em um músculo intermediariamente afetado. Além do estudo histopatológico, a amostra deve ser avaliada por imuno-histoquímica, microscopia eletrônica e estudos da cadeia respiratória, para melhor caracterização patológica. No entanto, a biópsia pode ser inconclusiva, demonstrando apenas achados inespecíficos.

Ressalta-se aqui que, em algumas condições, o quadro clínico pode ser sugestivo de doenças que podem ser confirmadas por testes genéticos, dispensando a realização da propedêutica tradicional mais invasiva como ENMG, biópsia muscular e biópsia de nervo. É o caso, por exemplo, das seguintes doenças:

- Distrofia miotônica congênita (expansão da repetição do trinucleotídeo CTG no *locus* 19q13.32);
- Atrofia muscular espinal (deleção dos éxons 7 e 8 do gene *SMN* no *locus* 5q13.2);
- Forma infantil da distrofia fácio-escápulo-umeral (contração da repetição D4Z4 no *locus* 4q35);

Nos últimos anos, vários trabalhos apontam para a utilização rotineira de estudo por imagem da musculatura esquelética por meio de diferentes técnicas. Entre elas, citam-se o uso do ultrassom, TC e IRM. O ultrassom muscular tem algumas vantagens, tais como baixo custo, técnica bem estabelecida e facilidade de aplicação, especialmente em crianças mais novas que não colaboram durante o exame. Por outro lado, é um exame cujos resultados dependem da experiência do profissional que o realiza.[40]

A IRM da musculatura esquelética traz maiores informações e vem mostrando-se o método de escolha para o estudo de doenças musculares de origem gené-tica. A utilização de diferentes protocolos vem permitindo a identificação de padrões de comprometimento de músculos específicos, de acordo com o tipo de miopatia. Em determinados casos, traz indícios para direcionar o estudo molecular para triagem de mutações em genes específicos. Entre as miopatias congênitas e distrofias musculares, alguns padrões já estão claramente reconhecidos.[40]

Deve-se ressaltar ainda que nos últimos dez anos houve um grande avanço das técnicas de biologia molecular, com o desenvolvimento do sequenciamento de nova geração. Por meio desta técnica é possível o estudo de vários genes simultaneamente, a partir da construção de painéis com número de genes específicos ou do sequenciamento completo do exoma.[41] Esses exames vêm sendo amplamente utilizados no diagnóstico das doenças neuromusculares, especialmente no estudo das miopatias e distrofias congênitas, e das síndromes miastênicas congênitas, que apresentam grande heterogeneidade genética. A identificação de mutações em um gene específico permite estabelecer o aconselhamento genético (forma de herança) e facilita o acompanhamento do paciente, traçando medidas preventivas e terapêuticas de acordo com as complicações mais frequentes associadas a genes específicos.

A Figura 5.11 resume a abordagem diagnóstica da síndrome do lactente hipotônico de acordo com as considerações dos parágrafos anteriores.

Fraqueza Muscular e a Síndrome do Lactente Hipotônico

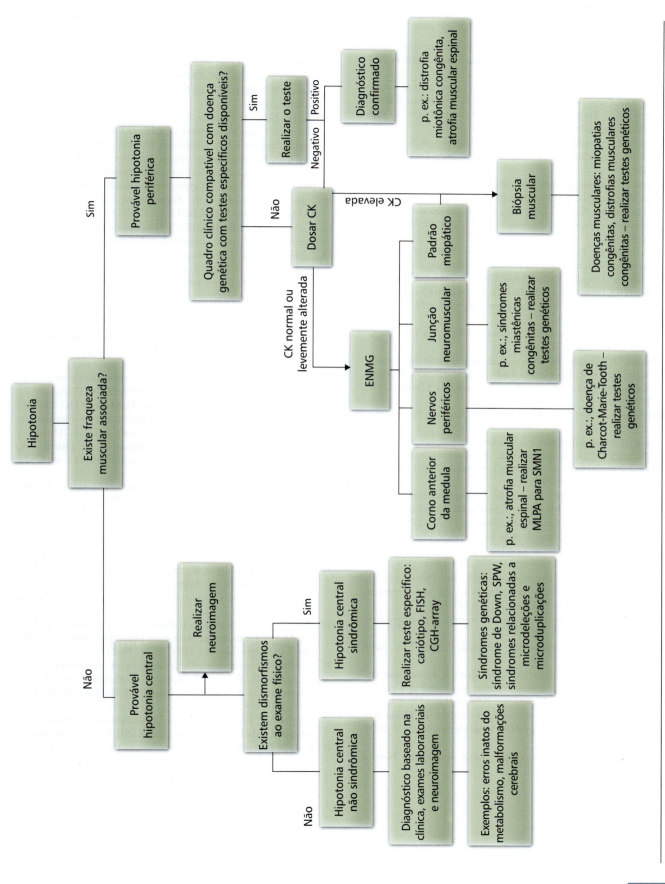

Figura 5.11 Algoritmo da abordagem diagnóstica da síndrome do lactente hipotônico.

■ REFERÊNCIAS BIBLIOGRÁFICAS

1. Toso FF, Oliveira ASB. Fraqueza muscular. In: Rodrigues MM, Bertolucci PHF. Neurologia para o clínico geral. Barueri: Manole, 2014. p.127-40.
2. Ropper A, Samuels M. Adams and Victor's principles of neurology. 9.ed. New York: The McGraw-Hill Companhies, 2009.
3. Campbell W. DeJong's The neurologic examination. 6.ed. Philadelphia: Lippincott Williams & Wilkins, 2005.
4. Bachr M, Frotscher M. Duss' topical diagnosis in neurology: anatomy, physiology, signs, symptoms. 4.ed. New York: Thieme, 2005.
5. Brazis P, Masdeu J, Biller J. Localization in clinical neurology. 6.ed. Philadelphia: Lippincott Williams & Wilkins, 2011.
6. Bhidayasiri R, Waters MFX, Giza C. Neurological differential diagnosis: a prioritized approach. 1.ed. Malden: Wiley-Blackwell, 2005.
7. Piña-Garza JE. Flaccid limb weakness in childhood. In: Piña-Garza JE. Fenichel's clinical pediatric neurology - a signs and symptoms approach. Philadelphia: Elsevier, 2014. p.170-94.
8. Barohn RJ, Dimachkie MM, Jackson CE. A pattern recognition approach to patients with a suspected myopathy. Neurol Clin. 2014;32(3):569-93, vii.
9. Koler R, Montemarano A. Dermatomyosistis. Am Fam Physician. 2001(64):1565-72.
10. Preston DC, Shapiro BE. Proximal, distal and generalized weakness. In: Daroff R, Fenichel G, Jankovic J, Mazziotta J. Bradley's neurology in clinical practice. 6.ed. Philadelphia: Elsevier, 2012. p.293-310.
11. Diament A, Cypel S. Neurologia infantil. 3.ed. São Paulo: Atheneu, 1996.
12. Volpe JJ. Neonatal hypotonia. In: Daras BT, Jones HR, Ryan MN, Vivo DCD. Neuromuscular disorders of infancy, childhood and adolescence: a clinician's approach. 2.ed. London: W B Saunders, 2015. p.85-95.
13. Fardeau M, Desguerre I. Diagnostic workup for neuromuscular diseases. In: Aminoff MJ, Boller F, Swaab DF. Handbook of clinical neurology. 113. Amsterdam: Elsevier, 2013. p.1291-7.
14. Medical Research Council. Aids to the examination of the peripheral nervous system. London: Her Majesty's Stationery Office, 1976.
15. Piña-Garza JE. The hypotonic infant. In: Piña-Garza JE. Fenichel's clinical pediatric neurologic: a signs and symptoms approach. Philadelphia: Elsevier, 2014. p.147-69.
16. McArdle B. Myopathy due to a defect in muscle glycogen breakdown. Clin Sci. 1951;10(1):13-35.
17. DiMauro S. Myophosphorylase deficiency. Curr Mol Med. 2002(2):189-96.
18. Lindner A, Reichert N, Eichhorn M, Zierz S. Acute compartment syndrome after forearm ischemic work test in a patient with McArdle's disease. Neurology. 2001;56(12):1779-80.
19. Sladky JT. Neuromuscular disorders in children. In: David RB. Clinical Pediatric Neurology. New York: Demos Medical, 2009. p.386-402.
20. Ross MA. Electrodiagnosis of peripheral neuropathy. Neurol Clin. 2012;30(2):529-49.

21. Crawford TO. The floppy infant. In: Daroff R, Fenichel G, Jankovic J, Mazziotta J, Bradley's neurology in clinical practice. Philadelphia: Elsevier, 2004. p.393-406.
22. Coriat LF. Maturação Psicomotora no primeiro ano de Vida da Criança. 3.ed. São Paulo: Moraes, 1991.
23. Sanvito WL. Propedêutica Neurológica Básica. 5.ed. São Paulo: Atheneu, 1996.
24. Gurgel-Gianetti J, Aguiar MB. Diagnóstico Diferencial da Síndrome da Criança Hipotônica. In: Freire LMS. Diagnóstico Diferencial em Pediatria: Guanabara Koogan, 2008. p.515-21.
25. Eng GD. Neuromuscular disease. In: Avery GB, Fletcher MS, Macdonald MG. Neonatology: pathophysiology and management. Philadelphia: J B Lippincott Company, 1994. p.1174-6.
26. Paine RS. The future of the 'floppy infant': a follow-up study of 133 patients. Dev Med Child Neurol. 1963;5:115-24.
27. Richer LP, Shevell MI, Miller SP. Diagnostic profile of neonatal hypotonia: an 11-year study. Pediatr Neurol. 2001;25(1):32-7.
28. Bodensteiner JB. The evaluation of the hypotonic infant. Semin Pediatr Neurol. 2008;15(1):10-20.
29. Dubowitz V. The floppy infant syndrome. In: Dubowitz V. Muscle disorders in childhood. London: W B Saunders, 1995.
30. Peredo DE, Hannibal MC. The floppy infant: evaluation of hypotonia. Pediatr Rev. 2009;30(9):e66-76.
31. Carakushnsky GZM. Síndrome de Down. In: Carakushnsky G, editor. Doenças genéticas em pediatria. Rio de Janeiro: Guanabara Koogan, 2001.
32. Prasad AN, Prasad C. The floppy infant: contribution of genetic and metabolic disorders. Brain Dev. 2003;25(7):457-76.
33. Watson CT, Marques-Bonet T, Sharp AJ, Mefford HC. The genetics of microdeletion and microduplication syndromes: an update. Annu Rev Genomics Hum Genet. 2014;15:215-44.
34. Reed UC. Síndrome da criança hipotônica. In: Diament A, Cypel S. Reed UC Síndrome da criança hipotônica. 4.ed. São Paulo: Atheneu, 2004. p.1431-62.
35. Gurgel-Gianetti J, Aguiar MB. Diagnóstico Diferencial dos Erros Inatos do Metabolismo. In: Freire LMS. Diagnóstico Diferencial em Pediatria. Rio de Janeiro: Guanabara Koogan, 2008. p.483-94.
36. Katsanis SH, Katsanis N. Molecular genetic testing and the future of clinical genomics. Nat Rev Genet. 2013;14(6):415-26.
37. Gutmann L, Fakadej A, Riggs JE. Evolution of nerve conduction abnormalities in children with dominant hypertrophic neuropathy of the Charcot-Marie-Tooth type. Muscle Nerve. 1983;6(7):515-9.
38. Zellweger H, Schochet SS Jr, Pavone L, Bodensteiner J. [Charcot-Marie-Tooth disease with early onset. Presentation of a family]. Pediatria (Napoli). 1971;79(2):198-214.
39. Jr HRJ. Electromyographic evaluation of the floppy infant. In: Jones HR, Bolton CF, Harper CM. Pediatric clinical electromyography. Philadelphia: Lippincott Williams & Wilkins, 1996. p.37-104.
40. Wattjes MP, Kley RA, Fischer D. Neuromuscular imaging in inherited muscle diseases. Eur Radiol. 2010;20(10):2447-60.
41. Evila A, Arumilli M, Udd B, Hackman P. Targeted next-generation sequencing assay for detection of mutations in primary myopathies. Neuromuscul Disord. 2016;26(1):7-15.

capítulo 6

▸ José Luiz Pedroso
▸ Orlando Graziani Povoas Barsottini

Ataxia

■ INTRODUÇÃO

Ataxia é um sinal neurológico caracterizado por perda do equilíbrio e da coordenação motora, afetando a marcha e fala. Na maioria das vezes a ataxia ocorre por lesão do cerebelo ou de suas vias. O termo ataxia sensitiva é utilizado quando há comprometimento da propriocepção consciente, sendo que a lesão pode estar situada no cordão posterior da medula ou nos nervos periféricos (neuropatias).

Existem várias doenças neurológicas que podem cursar com ataxia, ou como sinal principal, ou como parte de um espectro neurológico mais amplo. Além disso, as apresentações variam de acordo com a cronologia do surgimento dos sintomas, com evolução aguda ou crônica.

Para o melhor entendimento das ataxias, faz-se necessário o conhecimento da anatomia do cerebelo (Figura 6.1), que é subdividido em: hemisférios cerebelares, vérmis cerebelar e lóbulo flóculo-nodular. As lesões que acometem os hemisférios cerebelares causam predominantemente ataxia apendicular, que afeta a coordenação das extremidades, como mãos e pés. As lesões no vérmis produzem sintomas axiais, envolvendo a marcha. O lóbulo flóculo-nodular está ligado ao sistema vestibular e lesões nessa região provocam desequilíbrio associado a nistagmo.[1]

A etiologia das ataxias pode ser bem complexa e exige uma divisão didática nos seguintes grupos: as ataxias adquiridas (esporádicas ou não hereditárias) e as ataxias hereditárias (Tabela 6.1). As ataxias adquiridas em geral têm início na idade adulta. As ataxias hereditárias podem ter início na idade adulta (ataxias espinocerebelares ou SCAs, que são autossômicas dominantes) ou na infância (ataxias autossômicas recessivas). As ataxias hereditárias autossômicas recessivas são geralmente doenças de instalação crônica e pro-

gressiva. Elas podem se manifestar como ataxia pura (sintomas cerebelares isolados) ou complexa (associada a outras manifestações neurológicas). Dentre as manifestações neurológicas, podem figurar: déficit cognitivo, sinais extrapiramidais, oftalmoparesia e retinopatia, entre outras.[1]

■ ATAXIAS AUTOSSÔMICAS RECESSIVAS

As ataxias autossômicas recessivas são um grupo heterogêneo e complexo de doenças hereditárias, que se manifestam mais frequentemente na infância ou no adulto jovem, geralmente com início dos sintomas antes dos 20 anos de idade. A história de pais consanguíneos é frequente neste grupo de doenças.[1-3]

A ataxia cerebelar pode associar-se à neuropatia periférica e ao envolvimento de outros sistemas. Além disso, é comum a presença de sinais neurológicos, como distúrbios do movimento, anormalidades oculomotoras, déficit cognitivo, retinopatia e epilepsia.

Ataxia de Friedreich

A ataxia de Friedreich (AF) é a forma mais comum de ataxia autossômica recessiva. Esta doença neurodegenerativa é causada por expansão anormal do trinucleotídeo *GAA* (guanina-adenina-adenina) no gene *FXN*, localizado no cromossomo 9q21.11 e que codifica a síntese da frataxina. A doença afeta o sistema nervoso central e periférico, bem como o coração, o esqueleto e o sistema endócrino.[4]

A idade média de início dos sintomas é dos 12 aos 18 anos. O quadro clínico caracteriza-se por ataxia progressiva de apresentação mista, com componente cerebelar e sensitivo. Curiosamente, o quadro de ataxia sensitiva é mais proeminente do que o quadro cerebelar. Tal fato ocorre devido à degeneração das vias espinocerebelares, funículo posterior da medula espi-

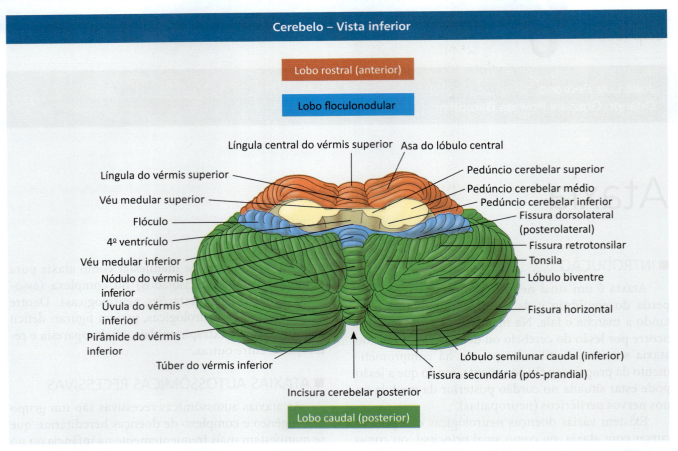
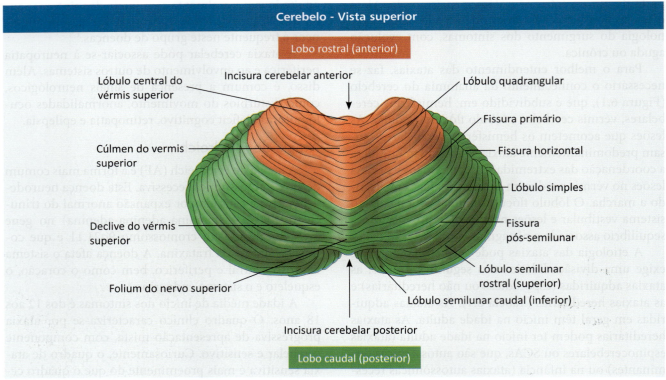

Figura 6.1 Anatomia do cerebelo.

Ataxia

Tabela 6.1 Classificação das ataxias hereditárias.

- Ataxias hereditárias autossômicas recessivas
- Ataxias autossômicas dominantes com início na infância
- Ataxias ligadas ao X
- Ataxias mitocondriais
- Ataxias episódicas
- Ataxias congênitas
- Doenças metabólicas que se manifestam com ataxia

nal e dos nervos periféricos. A presença de disartria e arreflexia ocorre na maioria dos pacientes. A presença de sinais piramidais, como o sinal de Babinski, reflete o envolvimento do trato corticoespinal.

Anormalidades oculares, como déficit de fixação (*square wave jerks*) é comum. Fraqueza muscular ocorre devido ao envolvimento piramidal e dos nervos periféricos. Perda da sensibilidade vibratória e da propriocepção consciente (anartrestesia) são frequentes devido à polineuropatia associada. Disfagia ocorre em fases avançadas da doença. Manifestações menos comuns incluem neuropatia óptica, déficit auditivo e tremor. Manifestações não neurológicas da doença incluem: escoliose, pés cavos (Figura 6.2), diabetes melito e miocardiopatia. Os pacientes podem inicialmente ser referenciados ao ortopedista, pois pés cavos e escoliose são comuns.[4]

Nas últimas duas décadas, com o aumento do acesso à investigação genética, muitos pacientes com sintomas de ataxia de início na idade adulta também foram diagnosticados com AF. Pacientes com AF e início dos sintomas depois de 25 anos são classificados como LOFA, do inglês *late onset Friedreich ataxia* (ataxia de Friedreich de início tardio). Há relatos de AF com início dos sintomas na sexta ou sétima décadas de vida. A Tabela 6.2 mostra os principais sinais e sintomas observados nos pacientes com AF.

A progressão da doença pode ser avaliada por meio de escalas de gravidade da ataxia. Pacientes com início mais precoce costumam apresentar evolução mais rápida da doença, ao passo que pacientes com início tardio dos sintomas apresentam evolução mais lenta. As complicações cardíacas são a causa mais comum de morte nos pacientes com AF.[4,5]

A imagem por ressonância magnética (IRM) do crânio usualmente não demonstra atrofia do cerebelo nos primeiros anos da doença. Devido ao envolvimento das estruturas espinocerebelares, pode ocorrer atrofia da medula espinal na evolução (Figura 6.2). A eletroneuromiografia mostra polineuropatia sensitivo-motora axonal de caráter crônico. O diagnóstico diferencial para AF inclui: ataxia-telangiectasia, ataxia com apraxia ocular (subtipos 1 a 4), ataxia espástica autossômica recessiva de Charlevoix-Saguenay, doença de Charcot-Marie-Tooth (CMT), paraparesias espásticas hereditárias, doença de Refsum e doenças mitocondriais.

Os aspectos patológicos da AF incluem processo degenerativo nos gânglios dorsais, nervos periféricos, medula espinal e cerebelo (núcleos denteados). O diagnóstico definitivo é realizado por meio do teste genético, que evidencia expansão anormal do trinucleotídeo GAA no gene *FXN*.[4-6]

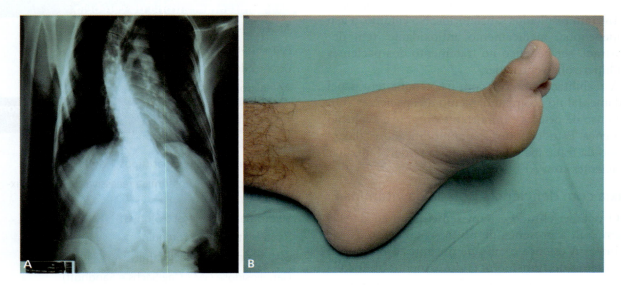

Figura 6.2 Sinais neurológicos frequentemente observados na ataxia de Friedreich: escoliose (A) e pé cavo (B).

Capítulo 6

Tabela 6.2 Sinais e sintomas observados nos pacientes com ataxia Friedreich.

Sinais e sintomas observados na forma clássica da ataxia de Friedreich

Ataxia (sensitiva e cerebelar)

Arreflexia

Hipoestesia nos membros inferiores

Fraqueza muscular

Disartria e disfagia

Sinal de Babinski bilateral

Distúrbios da movimentação ocular (*square wave jerks*)

Neuropatia óptica (incomum)

Hipoacusia (incomum)

Manifestações não neurológicas

Miocardiopatia

Diabetes melito

Escoliose

Pés cavos

Fenótipos atípicos

LOFA (do inglês *late onset Friedreich ataxia*)

VLOFA (do inglês *very late onset Friedreich ataxia*)

FARR (do inglês *Friedreich ataxia with retained reflexes*)

Ataxia de Friedreich de início precoce

Não existe tratamento específico para a doença até o momento. Vários estudos com idebenona, vitamina E, coenzima Q10 e quelantes de ferro (deferiprona) não tiveram resultados satisfatórios. No entanto, o uso da idebenona, medicamento antioxidante, tem demonstrado ser benéfico no tratamento dos pacientes com hipertrofia ventricular.

A reabilitação motora com fisioterapia tem papel fundamental no acompanhamento dos pacientes com AF. O uso de órteses é importante durante a evolução da doença. Estudos futuros com modificadores da expressão da frataxina e terapia gênica poderão auxiliar os pacientes com AF.[4]

Ataxia com deficiência isolada da vitamina E

O quadro clínico é bem semelhante ao da AF, porém com a presença de nível sérico baixo de vitamina E. A doença é causada por mutação no gene da proteína de transferência do α-tocoferol, localizado no cromossomo 8q13.[7,8] O tratamento é feito como suplementação de vitamina E, na dose de 600 a 2.400 mg/dia, o que parece interromper a progressão da doença. O teste genético não é necessário caso o fenótipo seja típico, associado a níveis baixos de vitamina E e melhora sintomática a partir da reposição vitamínica.[7-11]

Abetalipoproteinemia

A abetalipoproteinemia é uma doença autossômica recessiva rara, causada por mutação no gene *MTP*, localizado no cromossomo 4q23. Geralmente o início é precoce e o quadro clínico inclui ataxia, retinite pigmentosa, acantocitose, hepatomegalia e síndrome de má absorção (esteatorreia).[10] Em geral, a IRM do crânio não mostra atrofia do cerebelo (Tabela 6.3).[3] A doença ocorre por níveis baixos de apolipoproteína B e colesterol LDL.

O diagnóstico baseia-se na análise lipídica, após 12 horas de jejum, realizada nos doentes e nos seus pais para a determinação de LDL (< 0,1 g/L), triglicerídeos (< 0,2 g/L) e apolipoproteína B (< 0,1 g/L). A identificação de mutação no gene *MTP* confirma o diagnóstico. O tratamento é feito com a retirada dos ácidos graxos da dieta (substituindo-os por triglicerídeos de cadeia média) e suplementação com altas doses de vitaminas lipossolúveis.[10,12]

Tabela 6.3 Ataxias autossômicas recessivas que não apresentam atrofia do cerebelo na IRM do crânio e ataxias autossômicas recessivas que cursam com atrofia do cerebelo.

Ataxias autossômicas recessivas que usualmente não apresentam atrofia do cerebelo

Ataxia de Friedreich

Ataxia por deficiência de vitamina E

Doença de Refsum

Abetalipoproteinemia

Ataxias autossômicas recessivas que cursam com atrofia do cerebelo

Ataxia-telangiectasia

Ataxia com apraxia ocular (tipos 1 a 4)

Ataxia espástica autossômica recessiva de Charlevoix-Saguenay

Síndrome de Marinesco-Sjögren

Xantomatose cerebrotendínea

Distrofia neuroaxonal infantil

Gangliosidose GM2 (Tay-Sachs e Sandhoff)

Ataxia Cayman

Ataxia-telangiectasia

O início dos sintomas é mais precoce, por volta de 2 a 3 anos de idade. Trata-se do segundo tipo mais frequente de ataxia recessiva na maioria dos países e decorre de mutação no gene *ATM*, localizado no cromossomo 11q22-23.[13]

As telangiectasias estão presentes em cerca de 90% a 95% dos pacientes e ocorrem habitualmente na conjuntiva, orelha, face e pescoço (Figura 6.3). Coreoatetose é frequente, bem como apraxia oculomotora. Além disso, os pacientes apresentam imunodeficiência, com infecções respiratórias de repetição, além do aumento do risco para neoplasias, especialmente leucemias e linfomas.[13,14]

A avaliação laboratorial demonstra aumento da alfafetoproteína sérica em cerca de 95% dos casos e diminuição das imunoglobulinas IgA, IgE e IgG em até 60% dos pacientes afetados. A administração periódica de imunoglobulina deve ser considerada nos casos que cursam com infecções de repetição. Não há tratamento para evitar a progressão da doença. O tratamento multiprofissional e a reabilitação com fisioterapia são importantes.[14,15]

Ataxias com apraxia oculomotora

As ataxias com apraxia oculomotora (AOA) podem ser divididas em tipos 1, 2, 3 e 4. A AOA tipo 1 caracteriza-se por início entre 1 e 20 anos de idade (em média aos 7 anos de idade), movimentos involuntários como coreia e distonia, tremor de mãos e cabeça, ataxia global progressiva, neuropatia periférica e alteração da motricidade ocular. A avaliação laboratorial pode ser bem elucidativa, demonstrando hipoalbuminemia e hipercolesterolemia. A AOA tipo 1 está associada à mutação do gene *APTX*, localizado no cromossomo 9p13, e que codifica a síntese da proteína aprataxina.[16,17]

A AOA tipo 2, por sua vez, caracteriza-se por ataxia progressiva de início entre 8 e 25 anos de idade

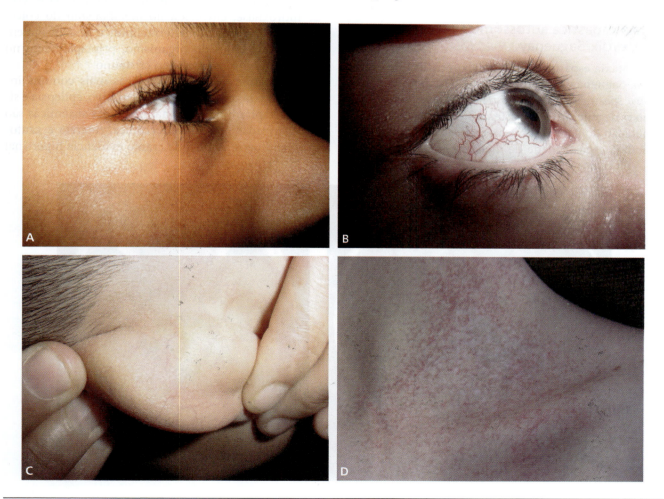

Figura 6.3 Pacientes com ataxia-telangiectasia, apresentando telangiectasias conjuntivais (A) e (B), em orelha (C) e na região cervical e supraclavicular esquerda (D).

(geralmente na adolescência), neuropatia periférica e apraxia oculomotora. A avaliação laboratorial demonstra nível sérico elevado de alfa-fetoproteína em praticamente todos os pacientes. Alguns estudos colocam a AOA tipo 2 como a segunda ataxia recessiva mais frequente em algumas regiões da Europa. A doença é causada pela mutação do gene *STX*, localizado no cromossomo 9q34, e que codifica a síntese da proteína senataxina.[18,19]

A AOA tipo 3 é uma condição rara que está relacionada com mutação no gene *PIK3R5*, sendo que o quadro clínico é semelhante ao da AOA2.[20] Recentemente descrita, a AOA tipo 4 (gene *PNKP*) apresenta clínica semelhante, com apraxia ocular, idade de início variável e presença de neuropatia periférica. Alterações nos níveis de alfafetoproteína podem ocorrer.[21] O quadro pode ser confundido com a doença de CMT, forma recessiva.[22]

Não há tratamento específico para as AOA, baseando-se na reabilitação com fisioterapia.

Ataxia espástica autossômica recessiva de Charlevoix-Saguenay

A ataxia espástica autossômica recessiva de Charlevoix-Saguenay (ARSACS, do inglês *autosomal recessive spastic ataxia of Charlevoix-Saguenay*) é uma doença degenerativa do sistema nervoso, relacionada à mutação do gene *SACS*, caracterizada por ataxia associada à espasticidade de início na infância. Muitos casos são erroneamente diagnosticados como paralisia cerebral.

A doença tem alta prevalência na região de Quebec, no Canadá. Entretanto, muitos casos de ARSACS têm sido descritos fora do Canadá nas últimas décadas, inclusive no Brasil.[23] As manifestações clínicas mais comuns incluem: ataxia de início precoce, espasticidade, neuropatia, pés cavos, disartria, nistagmo e hipermielinização da retina. Formas de início no adulto podem ocorrer.

As alterações de imagem típicas incluem atrofia predominante do vérmis cerebelar superior e estrias transversais na ponte (Figura 6.4).[23] O diagnóstico é confirmado pela detecção de mutações em homozigose no gene *SACS*. Não há tratamento específico.[23-25]

Xantomatose cerebrotendínea

A xantomatose cerebrotendínea é uma doença rara, de origem genética, autossômica recessiva, caracterizada por redução na atividade da enzima esterol 27-hidroxilase, envolvida no metabolismo do colesterol. Dessa maneira, material lipídico se deposita em diferentes regiões do organismo, principalmente no sistema nervoso central e no cristalino.[26]

As manifestações neurológicas mais comuns incluem: ataxia cerebelar, déficit cognitivo, epilepsia e sinais extrapiramidais. As manifestações sistêmicas são caracterizadas por diarreia crônica, catarata e xantomas tendíneos. A IRM de crânio evidencia hipersinal

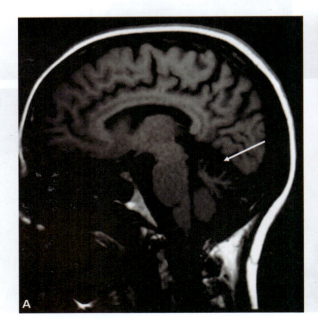
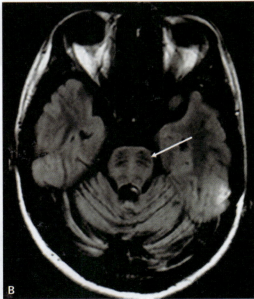

Figura 6.4 IRM de crânio de paciente com ARSACS, demonstrando alterações típicas: atrofia do vérmis cerebelar superior (A) e estrias transversais na ponte (B).

nos núcleos denteados e alterações da substância branca cerebral (Figura 6.5).[27]

O diagnóstico metabólico é feito por meio da dosagem sérica do colestanol, que se encontra aumentado. O diagnóstico genético é estabelecido ao se identificarem mutações em homozigose no gene *CYP27A1*. A base do tratamento sugerido é o uso do ácido quenodesoxicólico.[28,29]

Doença de Refsum

A doença de Refsum é uma condição genética autossômica recessiva rara, caracterizada pelo acúmulo de ácido fitânico nos tecidos celulares causando lesões neurológicas. O quadro clínico típico é composto de retinite pigmentosa e ataxia de início precoce, associadas a graus variáveis de neuropatia, surdez e ictiose (Figura 19.7C).

O início dos sintomas é variável, podendo ocorrer na idade adulta. Arritmia e insuficiência cardíaca causadas por cardiomiopatia podem ocorrer no curso da doença. O exame do líquor em geral mostra níveis muito elevados de proteínas (acima de 100 mg/dL). Quanto às alterações de imagem, a doença de Refsum é uma das formas de ataxias recessivas que não cursam com atrofia cerebelar.[30]

O diagnóstico da doença Refsum baseia-se na concentração elevada de ácido fitânico no plasma, superior a 200 µmol/L. Para a sua confirmação, são necessários: (1) teste genético (mutação no gene *PHYH*); ou (2) identificação de deficiência de atividade da enzima fitanoil-CoA-hidroxilase.[30]

O tratamento da doença de Refsum inclui principalmente a restrição dietética de ácido fitânico. A plasmaférese é usada para arritmias graves ou fraqueza extrema. Uma dieta de alto teor calórico impede a mobilização de ácido fitânico para o plasma.[31]

Síndrome de Marinesco-Sjögren

Trata-se de uma síndrome genética, autossômica recessiva, caracterizada por ataxia de início precoce, déficit cognitivo, fraqueza muscular, catarata, deformidades esqueléticas (escoliose) e hipogonadismo. É causada por mutações no gene *SIL1*. Não há tratamento específico para a síndrome de Marinesco-Sjögren.[32,33]

Ataxia Cayman

Forma de ataxia recessiva identificada nas Ilhas Cayman. O quadro clínico caracteriza-se por ataxia não progressiva, deficiência intelectual, nistagmo e tremor. Ocorre por mutação no gene *ATCAY*[34] (comentários adicionais na seção sobre as ataxias congênitas).

Outras ataxias recessivas

Novos genes têm sido relacionados à presença de ataxias recessivas, previamente sem definição genética. Mutações em homozigose no gene *SYNE1* têm sido identificadas em pacientes brasileiros (dados ainda não publicados), com ataxia de início tardio, atrofia cerebelar e reflexos mantidos.[35]

Pacientes com ataxia precoce e hipogonadismo devem ser investigados para mutações nos genes *PNPLA6* e *POLR3A*.[36,37] A presença de retinite pigmentosa, ataxia e hipogonadismo sugere fortemente mutações no gene *PNPLA6*.[38]

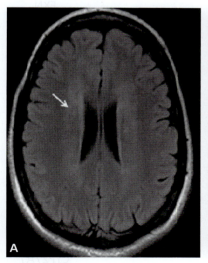
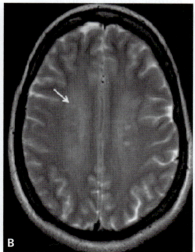
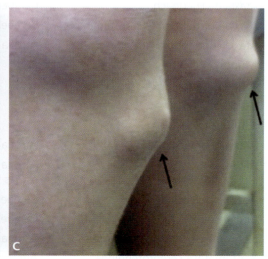

Figura 6.5 Xantomatose cerebrotendínea. IRM de crânio evidencia alterações da substância branca periventricular (A) e nos centros semiovais (B). Presença de xantomas sobre os tendões patelares (C).

Novos genes associados a ataxias espásticas têm sido descritos. Pacientes com quadro clínico de início precoce devem ser testados para mutações no gene *SACS* e para paraparesia espástica do tipo 7 (SPG7).[39,40] Mutações nos genes *ANO10* e *STUB1* podem causar ataxias recessivas de início mais tardio, com atrofia do cerebelo e espasticidade.[41,42] A Tabela 6.4 mostra causas comuns e raras de ataxias espásticas.

Tabela 6.4 Ataxias espásticas.

Doença	Quadro clínico
SPG7	Paraparesia espástica, ataxia, ptose, déficit visual
ARSACS	Ataxia, espasticidade, neuropatia, pés cavos e retinopatia
ANO10	Ataxia e espasticidade
STUB1	Ataxia e espasticidade
SPAX1	Ataxia e espasticidade
SPAX2	Ataxia, espasticidade e tremor
SPAX3	Ataxia, espasticidade e alterações da substância branca
SPAX4	Ataxia, espasticidade e atrofia óptica
SPAX5	Ataxia, espasticidade, neuropatia e epilepsia

Outras doenças neurológicas que podem cursar com ataxia de início na infância, associada a outros sinais neurológicos ou sistêmicos incluem: doença de Niemann-Pick tipo C (ataxia, oftalmoparesia vertical, déficit cognitivo e epilepsia), deficiência da hexosaminidase (Tay-Sachs e Sandhoff – ataxia, doença do neurônio motor, mácula vermelho-cereja e déficit cognitivo), neurodegeneração com acúmulo cerebral de ferro (mutações no gene *PLA2G6* – ataxia precoce, atrofia óptica, neuropatia e déficit cognitivo) e síndrome de Brown-Vialetto-Van Laere (ataxia, atrofia óptica, doença do neurônio motor e surdez).[43-46] A Tabela 6.5 apresenta a lista de ataxias recessivas mais comuns.

■ ATAXIAS AUTOSSÔMICAS DOMINANTES

As ataxias espinocerebelares autossômicas dominantes (SCAs) são doenças de origem genética, que usualmente se iniciam na idade adulta. A forma mais comum é a ataxia espinocerebelar do tipo 3 (SCA3) ou doença de Machado-Joseph.[47] Porém, em raras situações, as SCAs podem ter início na infância. A dica para orientação do teste genético e diagnóstico é a presença de história familiar positiva, com vários familiares acometidos (herança autossômica dominante). As principais SCAs que podem ter início na infância são a SCA2 e SCA7. A explicação para o início precoce é o fenômeno da antecipação genética, frequente nas doenças relacionadas à expansão do trinucleotídeo CAG.[48,49]

Tabela 6.5 Lista das ataxias recessivas mais comuns, incluindo aspectos de neuroimagem e mutações relacionadas.

Ataxias recessivas	Neuroimagem	Genética
Ataxia de Friedreich	Cerebelo normal; atrofia medular	FXN
Ataxia por deficiência de vitamina E	Cerebelo normal	TTPA
Ataxia com apraxia ocular	Atrofia cerebelar	
• Tipo 1		APTX
• Tipo 2		SETX
• Tipo 3		PIK3R5
• Tipo 4		PNKP
Ataxia-telangiectasia	Atrofia cerebelar	ATM
ARSACS	Atrofia cerebelar (vérmis superior), estrias transversais da ponte	SACS
Abetalipoproteinemia	Cerebelo normal	MTTP
Doença de Refsum	Cerebelo normal	PHYH
Síndrome de Marinesco-Sjögren	Atrofia cerebelar	SIL1
Xantomatose cerebrotendínea	Alteração do sinal dos núcleos denteados e da substância branca	CYP27A1
Ataxia Cayman	Atrofia cerebelar	ATCAY

Seção 2 ■ Manifestações Cardinais das Doenças Neurológicas

ATAXIAS LIGADAS AO X

A síndrome de tremor e ataxia associada ao X frágil é o exemplo mais representativo. A doença geralmente começa após os 50 anos de idade e é mais comum em homens. Casos de início precoce são raros. Os pacientes apresentam uma combinação variável de tremor cinético, ataxia de marcha, parkinsonismo, disfunção autonômica, polineuropatia e déficit cognitivo.[50]

A doença é causada pela pré-mutação do gene *FMR1*, localizado no cromossomo X. O gene *FMR1* contém uma área não codificadora de repetições do trinucleotídeo CGG, sendo que o número de repetições é polimórfico na população geral saudável, variando entre 6 e 55 repetições. Quando o número de repetições está entre 55 e 200, denominamos de pré-mutação. A IRM do crânio demonstra achados típicos caracterizados por hipersinal nos pedúnculos cerebelares médios. Não existe tratamento específico para a doença.[51,52]

ATAXIAS MITOCONDRIAIS

As doenças mitocondriais podem se apresentar com ataxia, que pode ser o principal sintoma ou estar no contexto de uma síndrome mais ampla.[53] As causas que mais comumente apresentam ataxia no decorrer da síndrome incluem: ataxia com mutação no gene da polimerase gama (*POLG*); ataxia com deficiência de coenzima Q10; encefalomiopatia mitocondrial, acidose láctica e episódios similares a acidentes vasculares cerebrais (MELAS); neuropatia, ataxia e retinite pigmentosa (NARP); síndrome de Kearns-Sayre; síndrome de Leigh.[53-59] A Tabela 6.6 mostra o quadro clínico e as alterações genéticas relacionadas a ataxias mitocondriais.

ATAXIAS EPISÓDICAS

As ataxias episódicas são doenças de origem genética, em geral com herança autossômica dominante, caracterizadas por episódios de ataxia, desequilíbrio da marcha e vertigem, com recuperação após minutos, horas ou dias. Em geral têm início na idade adulta, mas formas da infância podem ocorrer. Existem sete subtipos descritos, sendo que as ataxias episódicas tipo 1 e tipo 2 são as mais comuns.[60]

A ataxia episódica tipo 1 é causada por mutações no gene *KCNA1* (canal de potássio voltagem-dependente). Os episódios de ataxia têm curta duração (segundos a minutos), e podem estar associados a mioquimias e serem induzidos pelo exercício.[61]

A ataxia episódica tipo 2 é causada por mutações no gene *CACNA1A* (canal de cálcio voltagem-dependente). Os episódios de ataxia têm duração mais prolongada, podendo durar de minutos a horas. Quadros de ataxia progressiva podem ocorrer, associados à vertigem e nistagmo. A ataxia episódica tipo 2 é alélica da SCA6 e da enxaqueca hemiplégica familiar.[62]

Outras doenças genéticas ou erros inatos do metabolismo podem cursar com ataxia transitória. Por exemplo, a doença de Hartnup, relacionada a alterações no metabolismo do triptofano, que se caracteriza por ataxia transitória e lesões de pele tipo pelagra.[63]

ATAXIAS CONGÊNITAS

As ataxias cerebelares congênitas (ACC) são um grupo heterogêneo de doenças com características clínicas comuns: hipotonia ao nascimento, seguida por ataxia cerebelar não progressiva já nos primeiros meses ou anos de vida. Até o presente momento, mais de 20 genes relacionados à *ACC* já foram identificados. O comprometimento cognitivo nesses pacientes também é comum, assim como achados de anormalidades cerebelares, de graus variáveis, nos exames de neuroimagem. Atualmente, com o uso mais rotineiro do sequenciamento genético de última geração, novos genes têm sido descritos, fazendo com que as ACC,

Tabela 6.6 Lista das ataxias mitocondriais mais comuns, com a descrição do quadro clínico.

Doença mitocondrial	Quadro clínico
Deficiência de coenzima Q10	Graus variados de ataxia, encefalopatia, epilepsia, miopatia
POLG	
• SANDO	Ataxia sensitiva, neuropatia, disartria e oftalmoparesia
• MIRAS	Ataxia de início precoce e epilepsia
MELAS	Ataxia, cegueira cortical, surdez, miopatia e acidente vascular cerebral
NARP	Neuropatia, ataxia e retinose pigmentar
Síndrome de Leigh	Déficit cognitivo, distúrbios do movimento, ataxia e hipotonia
Síndrome de Kearns-Sayre	Ataxia, oftalmoparesia, retinite pigmentosa, cardiopatia, miopatia e surdez

Tratado de Neurologia Infantil

antes consideradas esporádicas, tenham agora um fator genético determinado.[64]

Deve-se ter o cuidado de não classificar como ataxias congênitas não progressivas os quadros secundários a infecções pré-natais, doenças perinatais, malformações cerebrais associadas à hipoplasia do cerebelo ou doenças neurológicas adquiridas no período pós-natal. Existe uma marcada heterogeneidade genética nos casos de ACC, com quadros ligados ao X, autossômicos dominantes e recessivos, sendo esta última forma provavelmente a mais comum.[64]

Ataxias congênitas ligadas ao X

As ACC ligadas ao X são um grupo extremamente heterogêneo, tanto clínica quanto geneticamente, mas que de forma comum apresentam como característica fundamental a disgenesia cerebelar (presença de hipoplasia, atrofia ou displasia cerebelar identificável nos exames de neuroimagem).

Os pacientes apresentam hipotonia ao nascimento, atraso dos marcos do desenvolvimento, movimentos oculares anormais, ataxia e comprometimento cognitivo. Em raros casos a cognição pode ser normal. A disgenesia cerebelar, por sua vez, pode ser isolada ou associada a outras anormalidades cerebrais. São três os principais genes relacionados aos casos de ACC ligadas ao X e que atuam tanto na morfogênese neuronal quanto na plasticidade sináptica: OPHN1, CASK e SLC9A6.

- **OPHN1 (OMIM 300486):** localizado no cromossomo Xq12, com 23 éxons, codifica a síntese da proteína oligofrenina-1. Clinicamente se caracteriza pela presença de hipotonia, atraso do desenvolvimento neurológico, comprometimento cognitivo moderado, ataxia e crises epilépticas em 50% dos casos. Outros achados comuns aos pacientes com a mutação do OPHN1 são a presença de estrabismo, nistagmo, oftalmoplegia, macro-

cefalia, hipogenitalismo e estatura elevada.[64,65] Os achados de imagem característicos são a hipoplasia cerebelar, dilatação cística da fossa posterior, ventriculomegalia, atrofia cortical e hipoplasia do núcleo caudado.

- **Síndrome CASK (OMIM 300749):** a síndrome CASK (do inglês, *calcium/calmodulin dependent serine protein kinase*) foi inicialmente descrita por Najm et al. em 2008, em um paciente de 4 anos de idade com microcefalia, atraso importante do desenvolvimento neurológico, crises convulsivas e surdez neurossensorial. Outros achados clínicos que podem estar presentes nesses pacientes são nistagmo, coloboma, atrofia do nervo óptico, catarata e malformações como hipertelorismo, micrognatia e orelhas grandes. Os exames de imagem mostram mais comumente hipoplasia cerebelar, aumento do quarto ventrículo e atrofia do corpo caloso.[64-66]

- **SLC9A6 (OMIM 300231):** localizado na posição Xq26.3, contém 16 éxons. Os pacientes apresentam grave comprometimento cognitivo, movimentos hipercinéticos, distonia, estrabismo, oftalmoparesia e caracteristicamente apresentam comportamento autístico, lembrando a síndrome de Angelman. Os exames de neuroimagem evidenciam atrofia cerebelar, com cisterna magna proeminente, e atrofia pontina. A espectroscopia mostra aumento do glutamato nos núcleos da base como achado característico.[64,67]

Além das principais formas descritas acima, várias outras síndromes genéticas ligadas ao X podem cursar com envolvimento cerebelar, conforme demonstrado na Tabela 6.7.

Ataxias congênitas autossômicas recessivas

Diversos genes causam formas distintas de ACC autossômicas recessivas nas crianças (Tabela 6.8).

Tabela 6.7 Genes do cromossomo X associados à disgenesia cerebelar.			
Gene	*Locus*	**Síndrome**	**Achados cerebelares**
ABC7	Xq13	Ataxia associada à anemia sideroblástica	Hipoplasia cerebelar
DCK1	Xq28	Hoyeraal-Hreidarsson	Atrofia cerebelar global
OFD1	Xp22	Orofaciodigital tipo 1	Hipoplasia do vérmis (sinal do dente molar)
M1D1	Xp22	Opitz G/BBB	Hipoplasia do vérmis anterior
MECP2	Xq28	Rett/duplicação do MECP2	Atrofia cerebelar
FMR1	Xq27	Síndrome do X frágil	Hipoplasia do vérmis posterior

Seção 2 ■ Manifestações Cardinais das Doenças Neurológicas

Ataxia

Tabela 6.8 Outros genes e loci associados às ACC recessivas.

Locus	Gene	Achados clínicos
9q34-qter	Desconhecido	Deficiência intelectual, albinismo, baixa estatura
20q11-q13	Desconhecido	Cognição normal, baixa estatura, espasticidade
17p	Desconhecido	Deficiência intelectual, hirsutismo, anormalidades faciais
16q21-23	Desconhecido	Deficiência intelectual, epilepsia, hiporreflexia
3q28-qter	KIAA0226	Epilepsia e deficiência intelectual

A ocorrência desses quadros em irmãos sugere uma transmissão autossômica recessiva. A seguir descreveremos os principais genes e suas apresentações clínicas mais comuns.

- **Ataxia Cayman (OMIM 601238):** mutação localizada no cromossomo 19p13.3. Em geral, se associa a grave comprometimento cognitivo.[68]
- **Mutações do gene VLDLR (OMIM 224050):** também conhecida como síndrome do desequilíbrio, tem o *locus* gênico na posição 9p24. Em geral os pacientes apresentam comprometimento cognitivo moderado, estrabismo, pés planos, baixa estatura, convulsões e simplificação giral. Esta doença já foi encontrada em pacientes de origem turca, iraniana e europeia.[69]
- **Mutações do gene da anidrase carbônica 8 (OMIM 613227):** *locus* gênico na posição 8q11--q12. Os pacientes podem apresentar raramente marcha quadrúpede e grave comprometimento cognitivo. Esse quadro foi inicialmente descrito em uma família iraquiana.[70]
- **Síndrome de ataxia cerebelar associada a retardo mental, atrofia óptica e anormalidades de pele – também conhecida pelo acrônimo de síndrome CAMOS (OMIM 606937):** gene *ZNF592* (*locus* gênico 15q24-q26). Os pacientes com esta síndrome apresentam comprometimento cognitivo importante, espasticidade, microcefalia, baixa estatura, atrofia óptica e alterações de pele (vasos osmofílicos na pele). Inicialmente descrita em uma grande família libanesa.[71]
- **Síndrome de Gillespie (OMIM 206700):** gene *PAX6*, com *locus* gênico na posição 11p13. Os pacientes apresentam a associação de ataxia cerebelar, retardo mental e aniridia. Os exames de imagem mostram hipoplasia cerebelar, em especial da região do vérmis cerebelar.[72]
- **Mutações do gene KCNJ10 (*OMIM 612780*):** *locus* gênico na posição 1q23.2. Os pacientes com esta síndrome apresentam epilepsia de início precoce, ataxia, surdez neurossensorial e tubulopatia.[73]
- **Mutações do gene NEUROD1:** *locus* gênico na posição 2q31.1-q36.1. Os pacientes apresentam diabetes melito neonatal, ataxia, surdez e miopia. Os exames de imagem mostram importante hipoplasia cerebelar.[74]

Recentemente, outros quadros raros de ataxias congênitas recessivas têm sido descritos. Mutações do gene do receptor do glutamato metabotrópico 1, em que os pacientes apresentam atraso global do desenvolvimento, ataxia, disartria e sinais piramidais foram descritos em ciganos provenientes da Bulgária. Mutações do gene *GRID2* foram identificadas por meio do uso do exoma e descritas em uma grande família proveniente da Argélia, podendo causar tanto ataxias congênitas quanto ataxias com início no adulto.[75]

Ataxias congênitas autossômicas dominantes

As ACC autossômicas dominantes têm sido descritas em poucas famílias. Como nas formas recessivas, os pacientes apresentam hipotonia, atraso do desenvolvimento neurológico, ataxia de início precoce, com ou sem envolvimento cognitivo. Os exames de imagem mostram hipoplasia cerebelar, mais pronunciada do vérmis cerebelar, ou mesmo cerebelos aparentemente normais. Até o momento nenhum gene específico foi identificado.[64]

■ MALFORMAÇÕES CEREBELARES
Síndrome de Dandy-Walker

Descrita originalmente em 1887 por Sutton, essa síndrome incluía a presença de hidrocefalia, hipoplasia do vérmis cerebelar e formações císticas da fossa posterior. Posteriormente, verificou-se que há uma grande variabilidade clínica, como veremos a seguir.

Capítulo 6

117

A síndrome de Dandy-Walker é relativamente comum, sendo considerada a malformação cerebelar mais frequente, com prevalência estimada de 1:30.000 nascidos vivos. Sua patogênese é desconhecida, sendo provavelmente multifatorial e heterogênea. Evidências recentes sugerem que a doença seja, em parte, causada pela perda heterozigótica dos *zinc finger genes* e de mutações envolvendo os genes *FOXC1* e *FGF17*.[76,77]

Ao nascimento, a maioria das crianças é assintomática ou oligossintomática, sendo a macrocefalia um dos achados mais comuns. Outras manifestações são: agenesia parcial ou completa do corpo caloso, encefalocele occipital, estenose do aqueduto cerebral, heterotopias, polimicrogiria, malformações das olivas inferiores e lipomas. Esta síndrome também pode apresentar achados sistêmicos, como polidactilia, pescoço curto, hemangioma de face, dismorfismos faciais, além de malformações cardíacas e do trato urinário.[77] Outras síndromes neurológicas bem definidas podem incluir achados da síndrome de Dandy-Walker (Tabela 6.9).

Tabela 6.9 Síndromes neurológicas definidas que incluem a síndrome de Dandy-Walker.

- Coffin-Siris
- Aase-Smith
- Ellis-van Creveld
- Meckel-Gruber
- Walker-Warburg
- Goldenhar
- Mohr

O diagnóstico é possível já nas primeiras 20 semanas de gestação e o diagnóstico pós-natal, em geral, feito já no primeiro ano de vida, baseia-se em achados clínicos e de IRM típicos. Todo paciente deve passar por detalhada avaliação clínica para excluir outras malformações já citadas anteriormente. Não existe um tratamento curativo para esta síndrome, mas intervenções cirúrgicas da fossa posterior e derivações ventrículo-peritoneais nos casos de hidrocefalia podem aliviar os sintomas.[76-78]

Síndrome de Joubert

É uma rara doença autossômica recessiva, caracterizada principalmente por malformação do tronco encefálico e hipoplasia do vérmis cerebelar, além de um amplo espectro de alterações fenotípicas decorrentes de disfunções ciliares (ciliopatias).

A prevalência da síndrome é estimada entre 1:80.000 e 1:100.000 nascidos vivos. A complexa malformação do tronco encefálico, identificada na IRM de crânio e característica da doença, é conhecida como "sinal do dente molar" (Figura 6.6). Outros achados cardinais da doença são: nistagmo, hipotonia, padrão respiratório anormal (taquipneia), ataxia e atraso do desenvolvimento motor.[79,80]

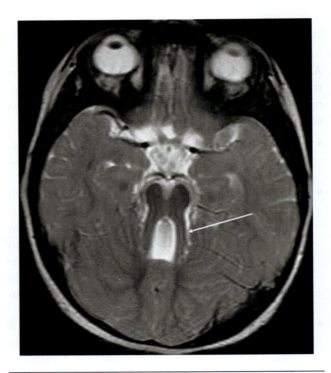

Figura 6.6 IRM de crânio de paciente com síndrome de Joubert, evidenciando o sinal do dente molar.

O aspecto facial dos pacientes é, em geral, muito característico, com sobrancelhas arqueadas, testa larga, ptose palpebral, epicanto, hipotonia facial com boca sempre entreaberta e movimentos anormais da língua. Uma variedade de outros achados clínicos podem ser identificados e incluem: distrofia retiniana, coloboma, frênulo oral e tumores da língua, polidactilia, cistos renais (nefronoftise e displasia cística) e fibrose hepática congênita. Como a apresentação desta síndrome pode ser extremamente pleomórfica, a maioria dos autores a classifica como pura ou associada a outras malformações, as assim chamadas "desordens relacionadas à síndrome de Joubert". A evolução dos pacientes é extremamente variável, com alguns chegando à vida adulta. Até o momento, ao menos dez genes diferentes foram identificados como causadores da síndrome (Tabela 6.10).

Tabela 6.10 Síndrome de Joubert e desordens relacionadas.

- Síndrome de Joubert pura (genes *INPP5E*, *TMEM216*, *AH11*, *TMEM27*, *CC2D2A*)
- Síndrome de Joubert com defeitos oculares (genes *AH11*, *INPP5E*, *CCD2D2A*)
- Síndrome de Joubert com defeitos renais (genes *NPHP1* e *RPGR1P1L*)
- Síndrome de Joubert com defeitos óculo-renais (gene *CEP290*)
- Síndrome de Joubert com defeitos hepáticos (gene *TMEM67*)
- Síndrome de Joubert com defeitos orofaciodigitais (gene *TMEM216*)

Dentre os diagnósticos diferenciais da síndrome de Joubert, figuram a malformação de Dandy-Walker, hipoplasia e atrofias pontocerebelares, defeitos congênitos da glicosilação e a síndrome de Meckel-Gruber. Não existe um tratamento específico para a doença e, em geral, esses pacientes devem ter uma abordagem multidisciplinar, com programas educacionais, fisioterapia e terapia ocupacional.[64,79,80]

Romboencefalosinapse

É um raro defeito congênito do cerebelo, caracterizado pela ausência do vérmis cerebelar e continuidade entre os hemisférios cerebelares, núcleos denteados e pedúnculos cerebelares superiores. Pode se apresentar como um defeito isolado ou associado a outras malformações cerebrais.

Clinicamente os pacientes apresentam ataxia leve, balanço da cabeça ou *head nodding* e, frequentemente, comprometimento cognitivo. A doença é considerada rara, esporádica e casos familiares não são comuns. Pode estar associada à síndrome de Gómez-López-Hernández ou displasia dérmica cerebelo-trigeminal.[81]

Hipoplasia e agenesia cerebelar

A agenesia completa do cerebelo é extremamente rara, pois mesmo em quadros mais graves a maioria dos pacientes ainda apresenta resquícios de tecido cerebelar. A maioria dos casos aparece em situações clínicas complexas, em geral associadas a outras malformações, e são decorrentes de prováveis alterações genéticas ou insultos graves no período intrauterino ou neonatal. A etiologia genética é suspeitada quando há associação com dismorfismos faciais, anomalias de outras estruturas neurológicas ou associações com distúrbios endócrinos hereditários, como o diabetes neonatal.

A hipoplasia cerebelar é a redução do volume cerebelar e pode ser decorrente de uma enorme variedade de fatores, desde infecções perinatais até causas genéticas.[82,83] As chamadas "hipoplasias pontocerebelares" são raras, em geral autossômicas recessivas, e caracterizam-se tanto pela hipoplasia do cerebelo quanto do tronco encefálico. Dez diferentes formas de hipoplasias pontocerebelares foram descritas em associação com vários tipos de achados adicionais, que incluem: movimentos anormais, epilepsia, atrofia óptica e neuropatia axonal. Recentemente, uma nova forma de hipoplasia pontocerebelar associada à atrofia do corpo caloso foi descrita em pacientes portadores da mutação da adenosina monofosfato deaminase 2 (AMPD2).[84] A hipoplasia pode ser de todo o cerebelo ou somente unilateral. Também pode associar-se a outros defeitos, como lisencefalia, polimicrogiria, heterotopias e outros distúrbios da migração neuronal, e fazer parte de outras síndromes genéticas bem definidas, por exemplo, mutações do FOXC1, onde há achados compatíveis com a síndrome de Dandy-Walker associados à hipoplasia do cerebelo. A seguir estão listadas as principais causas relacionadas às hipoplasias do cerebelo:[82,83]

- **Infecções perinatais:** citomegalovírus.
- **Causas teratogênicas:** uso de fármacos antiepilépticos, cocaína e ácido retinoico.
- **Defeitos cromossômicos:** trissomia do cromossomo 13, trissomia do cromossomo 18.
- **Metabólico:** deficiência da adenilsuccinase, doenças mitocondriais, síndrome de Zellweger, distúrbios congênitos da glicosilação, mucopolissacaridose tipo 1.
- **Defeitos da migração neuronal:** lisencefalia relacionada aos genes *LIS1*, *RELN*, *TUBA1A*, *DCX*, *VLDLR*.
- **Distrofias musculares congênitas:** deficiência da merosina, síndrome de Walker-Warburg, distrofia muscular congênita de Fukuyama, síndrome músculo-olho-cérebro (distroglicanopatias).
- **Genéticas:** ataxia Cayman, OPHN1, mutação do gene *CASK*, *FOXC1*, síndrome *CAMOS*, mutação do *NEUROD1*.
- **Síndromes neurológicas bem definidas:** Ritscher-Schinzel, Hoyeraal-Hreidarsson, Gillespie, síndrome CHARGE, velocardiofacial, PHACE.
- **Apraxia oculomotora congênita tipo Cogan:** apraxia ocular, ataxia, cognição normal e hipoplasia do vérmis cerebelar.

DOENÇAS METABÓLICAS E DA SUBSTÂNCIA BRANCA ASSOCIADAS A ATAXIAS

As Tabelas 19.23 e 19.25 apresentam as principais doenças metabólicas associadas à ataxia na criança e no adolescente.

ATAXIAS ADQUIRIDAS

Cerebelites

As cerebelites agudas se caracterizam por processo inflamatório agudo na estrutura do cerebelo, surgindo habitualmente durante ou logo após uma infecção viral, ou após vacinação. Os agentes infecciosos mais frequentemente implicados na etiologia são os vírus varicela-zóster, Epstein-Barr, do sarampo, da rubéola e coxsackie e, mais raramente, a difteria.

Ocorre com maior frequência na infância, sendo rara na idade adulta. O quadro clínico em geral se caracteriza por ataxia de início agudo associada a náuseas, vômitos e cefaleia. Febre e sinais meníngeos podem estar presentes. A evolução dos casos de cerebelite costuma ser benigna e autolimitada, embora em raras situações possa haver compressão do tronco cerebral.[1]

Nas cerebelites agudas infecciosas ou pós-infecciosas, o principal mecanismo fisiopatológico está relacionado a uma reação autoimune à presença do agente infeccioso, ou reação pós-vacinal. Do ponto de vista patológico, ocorre envolvimento predominante da substância branca cerebelar, com inflamação perivascular, edema intersticial e desmielinização.

A IRM de crânio usualmente demonstra hipersinal cerebelar nas sequências FLAIR e T2. O líquor, em geral, mostra pleocitose, com predomínio de linfócitos. Pacientes com edema importante da fossa posterior e compressão do tronco e do quarto ventrículo não devem ser submetidos à coleta de líquor, pelo risco de herniação tonsilar.

Não há consenso sobre o tratamento mais adequado para as cerebelites virais. O uso do aciclovir é controverso e recomendado para as formas mais graves. A tendência atual é o uso de antiviral, principalmente se a causa for confirmada por varicela-zóster. O uso de corticosteroides por via intravenosa pode auxiliar na redução do edema.[1]

Histiocitose

A histiocitose das células de Langerhans é uma doença sistêmica associada à proliferação de células de Langerhans nos tecidos, podendo envolver principalmente pele, sistema nervoso, pulmão, hipófise e os ossos. As manifestações neurológicas mais comuns incluem ataxia e espasticidade. O diagnóstico pode ser sugerido pela presença de diabetes insípido e fraturas.

A IRM do crânio pode mostrar alterações importantes, com hipersinal irregular na substância branca cerebelar e na ponte (Figura 6.7). O diagnóstico é feito por meio da biópsia do tecido afetado. O tratamento envolve o uso de corticosteroides e imunossupressores, com resposta variável.[85]

Formas de histiocitose não Langerhans incluem a doença de Erdheim-Chester e a síndrome de Rosai-Dorfman. A doença de Erdheim-Chester se carac-

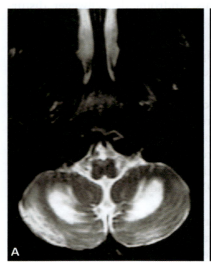
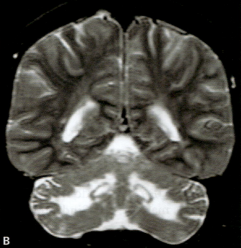
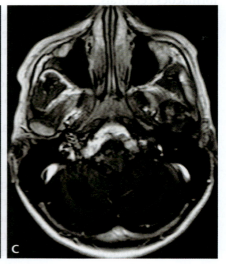

Figura 6.7 Paciente com histiocitose de células de Langerhans (forma neurodegenerativa). IRM de crânio evidencia hipersinal da substância branca cerebelar em T2 (A) e (B) e hiposinal em T1 (C).

teriza por sintomas sistêmicos (febre, perda de peso, dor óssea) e, mais raramente, manifestações neurológicas, cujo principal sintoma é a ataxia.[86] A síndrome de Rosai-Dorfman em geral cursa com linfadenopatia, sinais sistêmicos e envolvimento neurológico, com lesões que mimetizam meningiomas. Ataxia raramente está presente.[87]

Outras ataxias adquiridas

Doenças desmielinizantes, como a esclerose múltipla, e o acidente vascular cerebral podem envolver o cerebelo ou outras estruturas, causando ataxia. Essas doenças são discutias em capítulos específicos. A Tabela 6.11 mostra causas de ataxias adquiridas na infância, principalmente com apresentação aguda.

Tabela 6.11 Principais causas de ataxias adquiridas na infância.

Infecções
Cerebelites virais

Acidente vascular cerebral
Dissecção arterial

Anemia falciforme

Causas genéticas e hipercoagulabilidade

Tóxicas
Fenitoína

Lítio

Quimioterápicos

Carencial
Deficiência de vitamina E

Deficiência de vitamina B12

Deficiência de vitamina B1 (síndrome de Wernicke-Korsakoff)

Autoimunes
Opsoclonus-mioclonus

Doenças desmielinizantes (esclerose múltipla/ADEM)

Síndrome de Miller-Fisher

Doença celíaca

Causas estruturais
Tumores da fossa posterior

Malformação de Chiari

Hidrocefalia

Psicogênica

REFERÊNCIAS BIBLIOGRÁFICAS

1. Manto M, Marmolino D. Cerebellar ataxias. Curr Opin Neurol. 2009;22(4):419-29.
2. Embirucu EK, Martyn ML, Schlesinger D, Kok F. Autosomal recessive ataxias: 20 types, and counting. Arq Neuropsiquiatr. 2009;67(4):1143-56.
3. Fogel BL, Perlman S. Clinical features and molecular genetics of autosomal recessive cerebellar ataxias. Lancet Neurol. 2007;6(3):245-57.
4. Abrahao A, Pedroso JL, Braga-Neto P, Bor-Seng-Shu E, de Carvalho Aguiar P, Barsottini OG. Milestones in Friedreich ataxia: more than a century and still learning. Neurogenetics. 2015;16(3):151-60.
5. Martinez AR, Moro A, Abrahao A, Faber I, Borges CR, Rezende TJ, et al. Nonneurological Involvement in Late-Onset Friedreich Ataxia (LOFA): Exploring the Phenotypes. Cerebellum. 2016 Jan 11.
6. Abrahao A, Pedroso JL, de Carvalho Aguiar PM, Barsottini OG. Gene Expression Profile in Peripheral Blood Cells of Friedreich Ataxia Patients. Cerebellum. 2016;15(3):306-13.
7. Di Donato I, Bianchi S, Federico A. Ataxia with vitamin E deficiency: update of molecular diagnosis. Neurol Sci. 2010;31(4):511-5.
8. Jayaram S, Soman A, Tarvade S, Londhe V. Cerebellar ataxia due to isolated vitamin E deficiency. Indian J Med Sci. 2005;59(1):20-3.
9. Gabsi S, Gouider-Khouja N, Belal S, Fki M, Kefi M, Turki I, et al. Effect of vitamin E supplementation in patients with ataxia with vitamin E deficiency. Eur J Neurol. 2001;8(5):477-81.
10. Hentati F, El-Euch G, Bouhlal Y, Amouri R. Ataxia with vitamin E deficiency and abetalipoproteinemia. Handb Clin Neurol. 2012;103:295-305.
11. Koenig M. Rare forms of autosomal recessive neurodegenerative ataxia. Semin Pediatr Neurol. 2003;10(3):183-92.
12. Burnett JR, Hooper AJ. Vitamin E and oxidative stress in abetalipoproteinemia and familial hypobetalipoproteinemia. Free Radic Biol Med. 2015;88(Pt A):59-62.
13. Teive HA, Moro A, Moscovich M, Arruda WO, Munhoz RP, Raskin S, et al. Ataxia-telangiectasia – A historical review and a proposal for a new designation: ATM syndrome. J Neurol Sci. 2015;355(1-2):3-6.
14. Chaudhary MW, Al-Baradie RS. Ataxia-telangiectasia: future prospects. Appl Clin Genet. 2014;7:159-67.
15. Braga-Neto P, Dutra LA, Pedroso JL, Barsottini OG. Alpha-fetoprotein as a biomarker for recessive ataxias. Arq Neuropsiquiatr. 2010;68(6):953-5.
16. D'Arrigo S, Riva D, Bulgheroni S, Chiapparini L, Castellotti B, Gellera C, et al. Ataxia with oculomotor apraxia type 1 (AOA1): clinical and neuropsychological features in 2 new patients and differential diagnosis. J Child Neurol. 2008;23(8):895-900.
17. Tada M, Yokoseki A, Sato T, Makifuchi T, Onodera O. Early-onset ataxia with ocular motor apraxia and hypoalbuminemia/ataxia with oculomotor apraxia 1. Adv Exp Med Biol. 2010;685:21-33.
18. Asaka T, Yokoji H, Ito J, Yamaguchi K, Matsushima A. Autosomal recessive ataxia with peripheral neuropathy and elevated AFP: novel mutations in SETX. Neurology. 2006;66(10):1580-1.
19. Moreira MC, Koenig M. Ataxia with Oculomotor Apraxia Type 2. In: Pagon RA, Adam MP, Ardinger HH, Wallace SE, Amemiya A, Bean LJH, et al. GeneReviews(R). Seattle (WA) 1993.

20. Al Tassan N, Khalil D, Shinwari J, Al Sharif L, Bavi P, Abduljaleel Z, et al. A missense mutation in PIK3R5 gene in a family with ataxia and oculomotor apraxia. Hum Mutat. 2012;33(2):351-4.

21. Bras J, Alonso I, Barbot C, Costa MM, Darwent L, Orme T, et al. Mutations in PNKP cause recessive ataxia with oculomotor apraxia type 4. Am J Hum Genet. 2015;96(3):474-9.

22. Pedroso JL, Rocha CRR, Macedo-Souza LI, Mario VD, Marques-Jr W, Barsottini OG, et al. Mutation in PNKP presenting initially as axonal Charcot-Marie-Tooth disease. Neurol Genet. 2015;1:1-3.

23. Pedroso JL, Braga-Neto P, Abrahao A, Rivero RL, Abdalla C, Abdala N, et al. Autosomal recessive spastic ataxia of Charlevoix-Saguenay (ARSACS): typical clinical and neuroimaging features in a Brazilian family. Arq Neuropsiquiatr. 2011;69(2B):288-91.

24. Anheim M, Chaigne D, Fleury M, Santorelli FM, De Seze J, Durr A, et al. [Autosomal recessive spastic ataxia of Charlevoix-Saguenay: study of a family and review of the literature]. Rev Neurol (Paris). 2008;164(4):363-8.

25. Bouhlal Y, Amouri R, El Euch-Fayeche G, Hentati F. Autosomal recessive spastic ataxia of Charlevoix-Saguenay: an overview. Parkinsonism Relat Disord. 2011;17(6):418-22.

26. Bjorkhem I. Cerebrotendinous xanthomatosis. Curr Opin Lipidol. 2013;24(4):283-7.

27. Pedroso JL, Pinto WB, Souza PV, Santos LT, Abud IC, Avelino MA, et al. Early-onset epilepsy as the main neurological manifestation of cerebrotendinous xanthomatosis. Epilepsy Behav. 2012;24(3):380-1.

28. Verrips A, Hoefsloot LH, Steenbergen GC, Theelen JP, Wevers RA, Gabreels FJ, et al. Clinical and molecular genetic characteristics of patients with cerebrotendinous xanthomatosis. Brain. 2000;123(Pt 5):908-19.

29. Verrips A, Wevers RA, Van Engelen BG, Keyser A, Wolthers BG, Barkhof F, et al. Effect of simvastatin in addition to chenodeoxycholic acid in patients with cerebrotendinous xanthomatosis. Metabolism. 1999;48(2):233-8.

30. Weinstein R. Phytanic acid storage disease (Refsum's disease): clinical characteristics, pathophysiology and the role of therapeutic apheresis in its management. J Clin Apher. 1999;14(4):181-4.

31. Sa MJ, Rocha JC, Almeida MF, Carmona C, Martins E, Miranda V, et al. Infantile Refsum Disease: Influence of Dietary Treatment on Plasma Phytanic Acid Levels. JIMD Rep. 2016;26: 53-60.

32. Horvers M, Anttonen AK, Lehesjoki AE, Morava E, Wortmann S, Vermeer S, et al. Marinesco-Sjogren syndrome due to SIL1 mutations with a comment on the clinical phenotype. Eur J Paediatr Neurol. 2013;17(2):199-203.

33. Krieger M, Roos A, Stendel C, Claeys KG, Sonmez FM, Baudis M, et al. SIL1 mutations and clinical spectrum in patients with Marinesco-Sjogren syndrome. Brain. 2013;136(Pt 12):3634-44.

34. Nystuen A, Benke PJ, Merren J, Stone EM, Sheffield VC. A cerebellar ataxia locus identified by DNA pooling to search for linkage disequilibrium in an isolated population from the Cayman Islands. Hum Mol Genet. 1996;5(4):525-31.

35. Noreau A, Bourassa CV, Szuto A, Levert A, Dobrzeniecka S, Gauthier J, et al. SYNE1 mutations in autosomal recessive cerebellar ataxia. JAMA Neurol. 2013;70(10):1296-31.

36. Synofzik M, Gonzalez MA, Lourenco CM, Coutelier M, Haack TB, Rebelo A, et al. PNPLA6 mutations cause Boucher-Neuhauser and Gordon Holmes syndromes as part of a broad neurodegenerative spectrum. Brain. 2014;137(Pt 1):69-77.

37. Terao Y, Saitsu H, Segawa M, Kondo Y, Sakamoto K, Matsumoto N, et al. Diffuse central hypomyelination presenting as 4H syndrome caused by compound heterozygous mutations in POLR3A encoding the catalytic subunit of polymerase III. J Neurol Sci. 2012;320(1-2):102-5.

38. Kmoch S, Majewski J, Ramamurthy V, Cao S, Fahiminiya S, Ren H, et al. Mutations in PNPLA6 are linked to photoreceptor degeneration and various forms of childhood blindness. Nat Commun. 2015;6:5614.

39. Choquet K, Tetreault M, Yang S, La Piana R, Dicaire MJ, Vanstone MR, et al. SPG7 mutations explain a significant proportion of French Canadian spastic ataxia cases. Eur J Hum Genet. 2016;24(7):1016-21.

40. Sanchez MG, Perez JE, Perez MR, Redondo AG. Novel SACS mutation in autosomal recessive spastic ataxia of Charlevoix-Saguenay. J Neurol Sci. 2015;358(1-2):475-6.

41. Renaud M, Anheim M, Kamsteeg EJ, Mallaret M, Mochel F, Vermeer S, et al. Autosomal recessive cerebellar ataxia type 3 due to ANO10 mutations: delineation and genotype-phenotype correlation study. JAMA Neurol. 2014;71(10):1305-10.

42. Synofzik M, Schule R, Schulze M, Gburek-Augustat J, Schweizer R, Schirmacher A, et al. Phenotype and frequency of STUB1 mutations: next-generation screenings in Caucasian ataxia and spastic paraplegia cohorts. Orphanet J Rare Dis. 2014;9:57.

43. El Arbi S, Demant A, Kohlschmidt N, Horneff G. Infantile neuroaxonal dystrophy: a rare cause of early childhood ataxia with poor prognosis. Klin Padiatr. 2013;225(1):41-2.

44. Foley AR, Menezes MP, Pandraud A, Gonzalez MA, Al-Odaib A, Abrams AJ, et al. Treatable childhood neuronopathy caused by mutations in riboflavin transporter RFVT2. Brain. 2014;137(Pt 1):44-56.

45. Lorenzoni PJ, Cardoso E, Crippa AC, Lourenco CM, Souza FT, Giugliani R, et al. Niemann-Pick disease type C: a case series of Brazilian patients. Arq Neuropsiquiatr. 2014;72(3):214-8.

46. Rozenberg R, Kok F, Burin MG, Sa Miranda MC, Vasques C, Henriques-Souza AM, et al. Diagnosis and molecular characterization of non-classic forms of Tay-Sachs disease in Brazil. J Child Neurol. 2006;21(6):540-4.

47. Pedroso JL, Braga-Neto P, Radvany J, Barsottini OG. Machado-Joseph disease in Brazil: from the first descriptions to the emergence as the most common spinocerebellar ataxia. Arq Neuropsiquiatr. 2012;70(8):630-2.

48. Albuquerque MV, Pedroso JL, Braga Neto P, Barsottini OG. Phenotype variability and early onset ataxia symptoms in spinocerebellar ataxia type 7: comparison and correlation with other spinocerebellar ataxias. Arq Neuropsiquiatr. 2015;73(1):18-21.

49. Avelino MA, Pedroso JL, Orlacchio A, Barsottini OGP, Masruha MR. Neonatal SCA2 Presenting With Choreic Movements and Dystonia With Dystonic Jerks, Retinitis, Seizures, and Hypotonia. Movement Disorders Clinical Practice. 2014;1:252-54.

50. Chonchaiya W, Utari A, Pereira GM, Tassone F, Hessl D, Hagerman RJ. Broad clinical involvement in a family affected by the fragile X premutation. J Dev Behav Pediatr. 2009;30(6):544-51.

51. Basuta K, Narcisa V, Chavez A, Kumar M, Gane L, Hagerman R, et al. Clinical phenotypes of a juvenile sibling pair carrying the fragile X premutation. Am J Med Genet A. 2011;155A(3):519-25.

52. Brown SS, Stanfield AC. Fragile X premutation carriers: A systematic review of neuroimaging findings. J Neurol Sci. 2015;352(1-2):19-28.

53. Chinnery PF. Mitochondrial Disorders Overview. In: Pagon RA, Adam MP, Ardinger HH, Wallace SE, Amemiya A, Bean LJH, et al. GeneReviews(R). Seattle (WA) 1993.

54. Emmanuele V, Lopez LC, Berardo A, Naini A, Tadesse S, Wen B, et al. Heterogeneity of coenzyme Q10 deficiency: patient study and literature review. Arch Neurol. 2012;69(8):978-83.

55. Finsterer J. Mitochondrial ataxias. Can J Neurol Sci. 2009;36(5):543-53.

56. Kerrison JB, Biousse V, Newman NJ. Retinopathy of NARP syndrome. Arch Ophthalmol. 2000;118(2):298-9.

57. Leshinsky-Silver E, Shuvalov R, Inbar S, Cohen S, Lev D, Lerman-Sagie T. Juvenile Leigh syndrome, optic atrophy, ataxia, dystonia, and epilepsy due to T14487C mutation in the mtDNA-ND6 gene: a mitochondrial syndrome presenting from birth to adolescence. J Child Neurol. 2011;26(4):476-81.

58. Mignarri A, Cenciarelli S, Da Pozzo P, Cardaioli E, Malandrini A, Federico A, et al. Mitochondrial recessive ataxia syndrome: A neurological rarity not to be missed. J Neurol Sci. 2015;349(1-2):254-5.

59. Rajakulendran S, Pitceathly RD, Taanman JW, Costello H, Sweeney MG, Woodward CE, et al. A Clinical, Neuropathological and Genetic Study of Homozygous A467T POLG-Related Mitochondrial Disease. PLoS One. 2016;11(1):e0145500.

60. Fernandez-Alvarez E, Perez-Duenas B. Paroxysmal movement disorders and episodic ataxias. Handb Clin Neurol. 2013;112:847-52.

61. Graves TD, Cha YH, Hahn AF, Barohn R, Salajegheh MK, Griggs RC, et al. Episodic ataxia type 1: clinical characterization, quality of life and genotype-phenotype correlation. Brain. 2014;137(Pt 4):1009-18.

62. Nachbauer W, Nocker M, Karner E, Stankovic I, Unterberger I, Eigentler A, et al. Episodic ataxia type 2: phenotype characteristics of a novel CACNA1A mutation and review of the literature. J Neurol. 2014;261(5):983-91.

63. Patel AB, Prabhu AS. Hartnup disease. Indian J Dermatol. 2008;53(1):31-2.

64. Boltshauser E, Poretti A. Nonprogressive Congenital Ataxia. In: Boltshauser E, Schmahmann J. Cerebellar Disorders in Children. London: Mac Keith Press, 2011. p.456.

65. Billuart P, Bienvenu T, Ronce N, des Portes V, Vinet MC, Zemni R, et al. Oligophrenin-1 encodes a rhoGAP protein involved in X-linked mental retardation. Nature. 1998;392(6679):923-6.

66. Najm J, Horn D, Wimplinger I, Golden JA, Chizhikov VV, Sudi J, et al. Mutations of CASK cause an X-linked brain malformation phenotype with microcephaly and hypoplasia of the brainstem and cerebellum. Nat Genet. 2008;40(9):1065-7.

67. Gilfillan GD, Selmer KK, Roxrud I, Smith R, Kyllerman M, Eiklid K, et al. SLC9A6 mutations cause X-linked mental retardation, microcephaly, epilepsy, and ataxia, a phenotype mimicking Angelman syndrome. Am J Hum Genet. 2008;82(4):1003-10.

68. Bomar JM, Benke PJ, Slattery EL, Puttagunta R, Taylor LP, Seong E, et al. Mutations in a novel gene encoding a CRAL-TRIO domain cause human Cayman ataxia and ataxia/dystonia in the jittery mouse. Nat Genet. 2003;35(3):264-9.

69. Boycott KM, Bonnemann C, Herz J, Neuert S, Beaulieu C, Scott JN, et al. Mutations in VLDLR as a cause for autosomal recessive cerebellar ataxia with mental retardation (dysequilibrium syndrome). J Child Neurol. 2009;24(10):1310-5.

70. Turkmen S, Guo G, Garshasbi M, Hoffmann K, Alshalah AJ, Mischung C, et al. CA8 mutations cause a novel syndrome characterized by ataxia and mild mental retardation with predisposition to quadrupedal gait. PLoS Genet. 2009;5(5):e1000487.

71. Nicolas E, Poitelon Y, Chouery E, Salem N, Levy N, Megarbane A, et al. CAMOS, a nonprogressive, autosomal recessive, congenital cerebellar ataxia, is caused by a mutant zinc-finger protein, ZNF592. Eur J Hum Genet. 2010;18(10):1107-13.

72. Marien P, Brouns R, Engelborghs S, Wackenier P, Verhoeven J, Ceulemans B, et al. Cerebellar cognitive affective syndrome without global mental retardation in two relatives with Gillespie syndrome. Cortex. 2008;44(1):54-67.

73. Bockenhauer D, Feather S, Stanescu HC, Bandulik S, Zdebik AA, Reichold M, et al. Epilepsy, ataxia, sensorineural deafness, tubulopathy, and KCNJ10 mutations. N Engl J Med. 2009;360(19):1960-70.

74. Rubio-Cabezas O, Minton JA, Kantor I, Williams D, Ellard S, Hattersley AT. Homozygous mutations in NEUROD1 are responsible for a novel syndrome of permanent neonatal diabetes and neurological abnormalities. Diabetes. 2010;59(9):2326-31.

75. Coutelier M, Burglen L, Mundwiller E, Abada-Bendib M, Rodriguez D, Chantot-Bastaraud S, et al. GRID2 mutations span from congenital to mild adult-onset cerebellar ataxia. Neurology. 2015;84(17):1751-9.

76. Aldinger KA, Lehman OJ, Hudgins L, Chizhikov VV, Bassuk AG, Ades LC, et al. FOXC1 is required for normal cerebellar development and is a major contributor to chromosome 6p25.3 Dandy-Walker malformation. Nat Genet. 2009;41(9):1037-42.

77. Alexiou GA, Sfakianos G, Prodromou N. Dandy-Walker malformation: analysis of 19 cases. J Child Neurol. 2010;25(2):188-91.

78. Boltshauser E, Poretti A. Dandy-Walker malformation. In: Boltshauser E, Schmahmann J. Cerebellar Disorders in Children. London: Mac Keith Press, 2011. p.456.

79. Bachmann-Gagescu R, Dempsey JC, Phelps IG, O'Roak BJ, Knutzen DM, Rue TC, et al. Joubert syndrome: a model for untangling recessive disorders with extreme genetic heterogeneity. J Med Genet. 2015;52(8):514-22.

80. Boltshauser E, Poretti A. Joubert Syndrome and Related Disorders. In: Boltshauser E, Schmahmann J. Cerebellar Disorders in Children. London: Mac Keith Press, 2011. p.456.

81. Passi GR, Bhatnagar S. Rhombencephalosynapsis. Pediatr Neurol. 2015;52(6):651-2.

82. Poretti A, Boltshauser E, Doherty D. Cerebellar hypoplasia: differential diagnosis and diagnostic approach. Am J Med Genet C Semin Med Genet. 2014;166C(2):211-26.

83. Poretti A, Boltshauser E, Huisman TA. Pre- and Postnatal Neuroimaging of Congenital Cerebellar Abnormalities. Cerebellum. 2016;15(1):5-9.

84. Marsh APL, Lukic V, Pope K, Bromhead C, Tankard R, Ryan MM, et al. Complete callosal agenesis, pontocerebellar hypoplasia and axonal neuropathy. Neurol Genet. 2015;1(2):e16.

85. Wnorowski M, Prosch H, Prayer D, Janssen G, Gadner H, Grois N. Pattern and course of neurodegeneration in Langerhans cell histiocytosis. J Pediatr. 2008;153(1):127-32.

86. Patil AK, Muthusamy K, Aaron S, Alexander M, Kachare N, Mani S, et al. A case of Erdheim Chester disease with central nervous system involvement. Ann Indian Acad Neurol. 2015;18(3):338-41.

87. Candeias da Silva C, Pedroso JL, Moraes FM, Rivero RL, Callegari FM, Araujo F Jr, et al. Teaching NeuroImages: Rosai-Dorfman disease presenting with progressive early-onset cerebellar ataxia. Neurology. 2013;81(5):e27-8.

Capítulo 6

capítulo 7

- Juliana Silva de Almeida Magalhães
- Fabiano Moulin de Moraes
- Ubirajara de Oliveira Barroso Júnior
- Alexandra Prufer de Queiroz Campos Araújo

Distúrbios Sensitivos e Autonômicos

■ SISTEMA SENSORIAL

O sistema sensorial provê os meios pelos quais o indivíduo percebe o mundo externo, permanece alerta, constrói uma imagem corporal e regula seus movimentos.[1] Toda sensação depende de impulsos que surgem por estímulos externos aos bilhões de receptores distribuídos pelo corpo humano. Esses impulsos são levados ao sistema nervoso central (SNC) por nervos sensoriais, e então transmitidos através de tratos de fibras nervosas a centros superiores para o reconhecimento consciente, ação reflexa ou outras consequências da estimulação sensorial.[2]

Divisão e esquema geral

Há diversas formas de classificação da sensibilidade.[3] Um dos esquemas foi proposto por Sherrington no início do século XX e divide o sistema sensorial em exteroceptivo (fornece informações do meio externo), proprioceptivo (percepção do corpo no ambiente) e interoceptivo (responsável pelas sensações viscerais, além de prover informações para a homeostase).[4]

Outra classificação divide o sistema sensorial em somático geral (aferências da pele, músculos e articulações), somático especial (visão, tato, olfato, paladar e audição) e visceral (função dos órgãos internos, pressão arterial, osmolaridade). Os sistemas sensoriais podem funcionar num nível consciente ou inconsciente. Por exemplo, o monitoramento da posição dos membros no espaço é feito tanto pela via da coluna posterior (consciente) quanto pela via espinocerebelar (inconsciente). O sistema somatossensorial consciente tem dois componentes principais: o sistema posição/vibração/tato fino discriminatório (epicrítico) e o sistema dor/temperatura/tato grosseiro (protopático).[1,4]

As diferentes modalidades sensoriais são levadas por fibras nervosas que variam quanto ao diâmetro e à mielinização. Os impulsos são levados aos gânglios da raiz dorsal (posterior) e daí ao SNC. Depois de uma ou mais sinapses, os impulsos ascendem por tratos específicos até o tálamo contralateral e, posteriormente, alcançam áreas sensoriais no hemisfério cerebral contralateral ao estímulo. Do tato epicrítico, a vibração e a posição são levadas pelo sistema da coluna posterior/lemnisco medial. Dor, temperatura e tato protopático são levados pelos tratos espinotalâmicos[5] (Figura 7.1).

Receptores

A interface entre o sistema sensorial e o ambiente é o receptor. Há muitos tipos diferentes de receptores na pele, nos tecidos subcutâneos, nos músculos, nos tendões, no periósteo e em estruturas viscerais, para mediar a transdução de diversos tipos de informações sensoriais em impulsos nervosos. Os receptores são a parte terminal de um nervo sensorial e são contínuos a ele. Eles são mais densos sobre a língua, os lábios, a genitália e as pontas dos dedos, e estão mais separados na parte superior dos braços, nas nádegas e no tronco.[1]

Uma fibra nervosa pode inervar mais de um receptor e um receptor pode receber filamentos de mais de uma fibra nervosa. Os receptores podem responder a mais de um tipo de estímulo, mas têm especificidade porque seu limiar é mais baixo para um tipo específico. A estimulação do receptor causa uma alteração na permeabilidade de sua membrana, que dá origem a um potencial local não propagado, cuja intensidade é proporcional à intensidade do estímulo. Os receptores podem adaptar-se a um estímulo em graus variáveis.

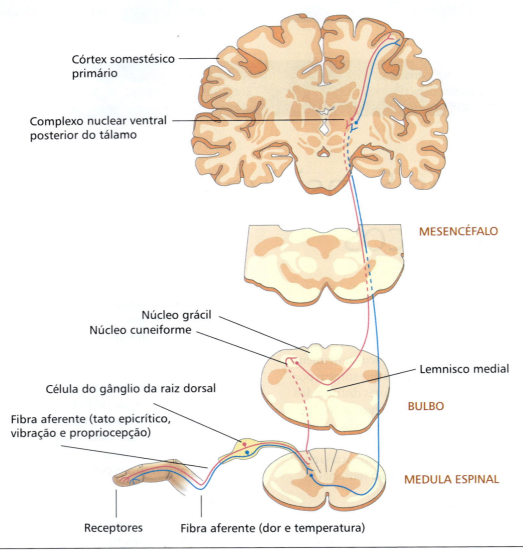

Figura 7.1 Representação anatômica do sistema posição/vibração/tato epicrítico (traço vermelho) e do sistema dor/temperatura/tato protopático (traço azul).

Os potenciais do receptor induzem potenciais de ação no nervo, sendo a frequência de descargas de potenciais de ação proporcional à amplitude do potencial do receptor, que é por sua vez proporcional à intensidade do estímulo aplicado.[2]

Cada neurônio tem um campo receptivo específico, que consiste em todos os receptores a que ele pode responder. Os campos receptivos formam mapas mais ou menos detalhados no sistema nervoso em que regiões específicas do corpo são representadas em regiões específicas do cérebro (somatotopia). Os receptores podem ser terminações nervosas livres ou podem ser encapsulados ou estar ligados a estruturas não neurais especializados para formar o órgão sensorial. Estes podem ser classificados pelas modalidades específicas a

que eles são mais sensíveis, como mecanorreceptores, termorreceptores, quimiorreceptores, fotorreceptores e osmorreceptores. Os receptores também podem ser classificados pela morfologia, mas a correlação entre função e morfologia não é tão estreita como se acreditava previamente. De modo geral, os receptores encapsulados medeiam o tato e a propriocepção (órgãos tendinosos de Golgi, fusos musculares, corpúsculos de Meissner), enquanto aqueles sem cápsulas medeiam a dor e temperatura (terminações nervosas livres).[2]

Nervos, raízes e dermátomos

No sistema nervoso periférico, os axônios são divididos em três grupos principais, de acordo com o seu calibre: fibras mielinizadas grossas do tipo A-alfa e

Distúrbios Sensitivos e Autonômicos

tipo A-beta, fibras mielinizadas finas do tipo A-delta e fibras amielínicas do tipo C (Tabela 7.1).[2] Mecanorreceptores para tato e propriocepção são inervados por fibras mielinizadas grossas, enquanto receptores para dor, termorreceptores e quimiorreceptores o são por fibras mielinizadas finas e amielínicas.[2] Existem doenças que comprometem seletivamente um determinado tipo de fibra nervosa e as características clínicas das sensações podem indicar quais são as fibras envolvidas (Tabela 7.2).

A informação sensorial atinge o SNC pelos 31 pares de nervos espinais (8 cervicais, 12 torácicos, 5 lombares, 5 sacrais e 1 coccígeo). Esses impulsos periféricos se propagam até o corpo celular do gânglio da raiz dorsal (GRD), que se situa na raiz posterior. Os neurônios do GRD são pseudounipolares. Seus axônios se bifurcam em ramos periféricos, que transmitem impulsos aferentes até o corpo, e centrais, que se projetam para o SNC, fazendo a primeira sinapse da via sensitiva na medula espinal ou no tronco encefálico.[5]

As raízes nervosas sensoriais fornecem inervação cutânea a dermátomos específicos. A pele e o tecido subcutâneo inervados pelas fibras aferentes de um único nervo espinal constituem um *dermátomo* (Figura 7.2), e os músculos inervados por esse nervo constituem um *miótomo*. É importante salientar que há sobreposição da inervação dos dermátomos, sendo,

pois, necessária a secção de três raízes adjacentes para que haja perda completa da sensibilidade em todo um dermátomo.[1]

Vias de dor e temperatura

Os impulsos que levam a sensação de dor superficial originam-se de nociceptores (terminações nervosas livres) na pele e nas membranas mucosas. Os termorreceptores para sensação de calor e frio são terminações nervosas livres na derme. Dor e sensação térmica são levadas por fibras mielinizadas finas e amielínicas até o GRD. Os axônios do GRD atravessam a raiz dorsal e passam ao fascículo dorsolateral da medula (trato de Lissauer) e onde se ramificam longitudinalmente por dois ou três segmentos. Os axônios saem do trato de Lissauer, passam ao corno cinzento posterior, onde fazem sinapse com o segundo neurônio da via. A maioria dos axônios que se originam desses neurônios cruza a linha média na comissura branca anterior e se reúne nos tratos espinotalâmicos anterior e lateral, enquanto uma minoria das fibras sobe ipsilateralmente.[2]

O trato espinotalâmico lateral (TEL) é o mais importante clinicamente, sendo didaticamente a via de dor e temperatura. O TEL tem organização somatotópica. As fibras mais inferiores, sacrais e lombares, que

Tabela 7.1 Classificação das fibras nervosas sensitivas.

	Tipo de fibra	Diâmetro (μm)	Velocidade de condução (m/s)
Mielinizadas			
Grossas	Aα	12-20	72-120
Médias	Aβ	6-12	36-72
Pequenas	Aδ	1-6	4-36
Amielínicas	C	0,2-1,5	0,4-2,0

Obs.: A velocidade da fibra mielinizada pode ser presumida multiplicando o diâmetro por 6, enquanto a não mielinizada, por 1,5.

Tabela 7.2 Sensações anormais causadas por comprometimento de tipos específicos de fibras nervosas.

Sintomas	Estruturas afetadas
Parestesia, formigamento	Fibras grossas (tipo Aδ e Aβ)
Queimação, calor e frio	Fibras finas (tipo Aδ e C)
Pseudocâimbra	Fibras grossas (tipo Aδ e Aβ)
Sensação de faixa ou banda compressiva	Coluna posterior da medula
Dor lancinante	Fibras finas (tipo Aδ e C) ou radiculopatias

Capítulo 7

Tratado de Neurologia Infantil

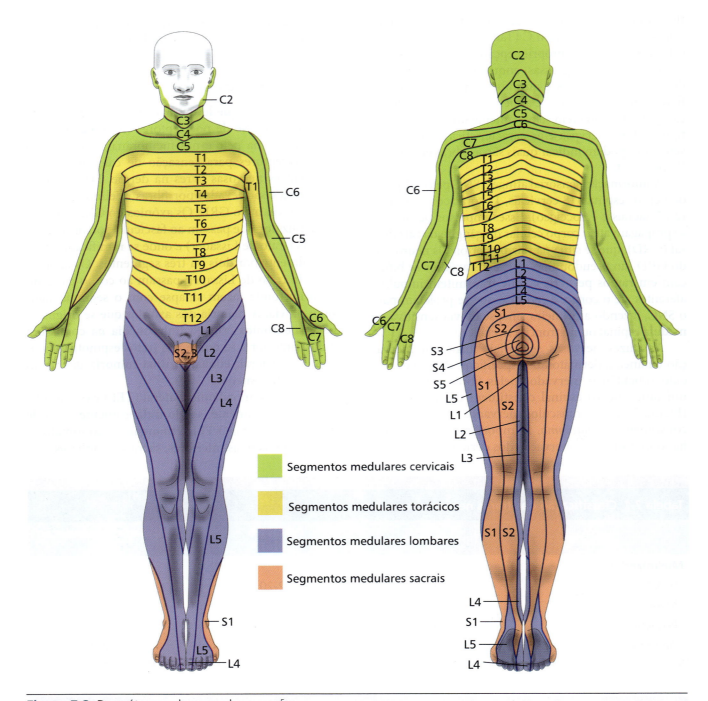

Figura 7.2 Dermátomos do corpo humano.[5]

entram primeiro, são deslocadas progressivamente mais lateralmente pelas fibras que entram posteriormente, com as fibras cervicais mais mediais. O trato sobe então pelo tronco encefálico se unindo às fibras trigeminotalâmicas (responsáveis pela sensação de dor e temperatura da face) para chegar ao tálamo.[1]

As fibras oriundas do tronco e membros seguem até o núcleo ventral posterolateral (VPL), enquanto a sensibilidade da face segue para o núcleo ventral posteromedial (VPM). A partir do tálamo, as fibras seguem nas radiações talâmicas pela alça posterior da cápsula interna até o córtex somestésico primário, lo-

Seção 2 ■ Manifestações Cardinais das Doenças Neurológicas

Distúrbios Sensitivos e Autonômicos

calizado no giro pós-central, para o reconhecimento consciente.[4,5]

Existem também vias descendentes que modulam a atividade dos neurônios do trato espinotalâmico. A atividade de determinadas regiões cerebrais inibe a resposta das células do trato espinotalâmico a estímulos nociceptivos. Sabe-se que as influências descendentes originam-se dos núcleos da rafe, da substância cinzenta periaquedutal, da formação reticular do tronco cerebral e, inclusive, do córtex parietal. Essas vias são importantes no controle da dor.[2]

Vias do tato, vibração e propriocepção

Os receptores cutâneos que medeiam o tato incluem terminações nervosas livres, terminações celulares de Merkel e terminações encapsuladas, como os corpúsculos de Meissner e Pacini, e as terminações de Ruffini. As sensações proprioceptivas originam-se dos tecidos mais profundos do corpo, principalmente músculos, ligamentos, ossos, tendões e articulações. A propriocepção tem tanto um componente consciente como inconsciente. As sensações proprioceptivas conscientes, que podem ser testadas clinicamente, são as de movimento, posição, vibração e pressão. Os principais receptores para propriocepção são os fusos musculares, sendo essenciais para a coordenação, gradação normal da contração muscular e para a manutenção do equilíbrio. A via da propriocepção consciente é a mesma que a via de tato epicrítico, e a via inconsciente é a espinocerebelar.[2]

A sensação do tato epicrítico é levada por fibras mielinizadas pequenas e grandes de nervos periféricos até o GRD. A sensação tátil segue vias distintas no SNC. As fibras do tato protopático seguem o sistema anterolateral, já descrito na via da dor e temperatura. As fibras que levam o tato epicrítico chegam à medula pela raiz dorsal e sobem então pela coluna posterior ipsilateral, sem fazer sinapse, até os núcleos grácil e cuneiforme, localizados na transição da medula cervical com o bulbo. Nas colunas posteriores, as fibras da região lombossacra agregam-se medialmente, e das regiões mais rostrais, lateralmente, produzindo uma laminação somatotópica inversa em relação aos tratos espinotalâmicos. Todas as fibras abaixo de T8 agrupam-se no fascículo grácil, enquanto as fibras acima de T8 formam o fascículo cuneiforme.[5]

Os axônios nos fascículos grácil e cuneiforme fazem sinapse com neurônios de segunda ordem nos núcleos grácil e cuneiforme, na junção cervicomedular. Os neurônios de segunda ordem cruzam a linha média e se aglomeram no lemnisco medial (LM), no bulbo. As fibras do LM são acompanhadas por fibras análogas da face e que decussam depois de fazerem sinapse no núcleo sensorial principal do trigêmeo na ponte. O LM termina no tálamo. As fibras oriundas do corpo seguem até o núcleo VPL, enquanto as da sensibilidade da face seguem para o núcleo VPM. A partir do tálamo, as radiações talamocorticais se projetam para o córtex sensitivo primário, no giro pós-central, no lobo parietal.[4,5]

Conexões talamocorticais

Os núcleos VPL e VPM recebem fibras do lemnisco medial, lemnisco trigeminal e dos tratos espinotalâmicos, e projetam fibras para o córtex somestésico primário, correspondente ao giro pós-central. Essas aferências se distribuem de forma somatotópica nesse giro, com a perna sendo associada à superfície medial, e a face e a mão à superfície superolateral. O homúnculo sensitivo mostra a representação cortical das informações sensoriais no giro pós-central (Figura 7.3). Assim como na representação motora, há uma desproporção das áreas envolvidas com a mão, lábios e com a face. A informação transmitida a essas áreas é principalmente tátil e proprioceptiva, derivadas do sistema lemnisco medial/coluna posterior, já que a sensação de dor e temperatura é mediada pelo tálamo. A estimulação elétrica dessa área provoca sensação de formigamento, dormência e calor em regiões específicas contralaterais. Não é possível provocar dor com estimulação elétrica cortical.[4,5]

Exame neurológico

A função sensorial é dividida clinicamente em modalidades primárias e modalidades secundárias ou corticais. As modalidades primárias incluem tato, pressão, dor, temperatura, sentido de posição articular e vibração. As modalidades secundárias ou corticais são aquelas que requerem síntese e interpretação de modalidades primárias pela área associativa sensorial no lobo parietal, sendo estas a estereognosia, a discriminação de dois pontos, a grafestesia e a localização tátil.[4] Os termos habitualmente utilizados para descrição de anormalidades sensoriais encontram-se na Tabela 7.3.

O exame sensorial (Capítulo 1 – Propedêutica Neurológica) é realizado para se descobrir se estão presentes áreas de sensação ausente ou diminuída (sintomas negativos), aumentada ou pervertida (sintomas positivos) e dissociadas (perda de um tipo, mas não de outro), e para se definir o tipo de sensação afetada, o grau e a distribuição da anormalidade.

Capítulo 7

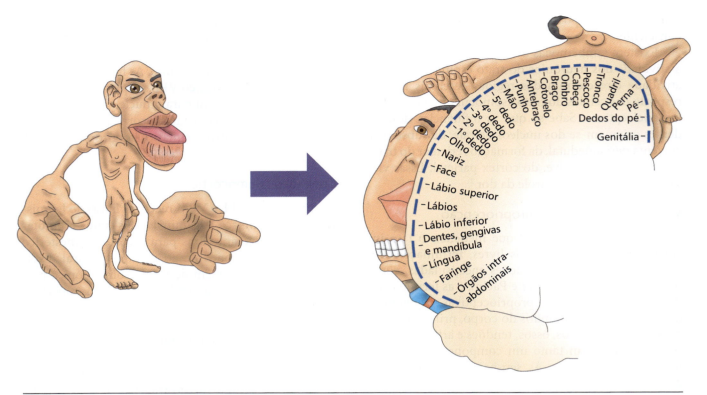

Figura 7.3 Homúnculo sensitivo.

Tabela 7.3 Termos habitualmente utilizados para descrição de anormalidades sensoriais.	
Alodínia	Dor em resposta a um estímulo não doloroso
Alestesia	Percepção de um estímulo em um outro local
Analgesia	Ausência de dor
Anestesia	Ausência de todas as sensações
Apalestesia	Ausência da sensibilidade vibratória
Anatresia	Ausência da percepção de movimento e posição das articulações
Astereognosia	Incapacidade de identificar objetos pelo tato
Disestesia	Sensação desagradável após estímulo não doloroso
Hipoalgesia	Diminuição da sensibilidade dolorosa
Hipoestesia*	Diminuição de todas as sensações
Hiperalgesia	Aumento da sensibilidade dolorosa
Hipopalestesia	Diminuição da sensibilidade vibratória
Parestesia	Sensação anormal espontânea
Termoanestesia	Perda da sensibilidade térmica

* Pode ser empregado para uma modalidade sensorial específica, por exemplo, hipoestesia térmica, hipoestesia tátil, hipoestesia dolorosa.

Diagnóstico topográfico

Diminuição ou perda da sensibilidade, dor ou parestesias podem ocorrer devido a lesões envolvendo os nervos periféricos, as raízes nervosas, a medula espinal, o tronco cerebral ou o cérebro. A localização depende do padrão e da distribuição da anormalidade sensorial.

A chave para o entendimento da localização da lesão na via sensorial é a anatomia. As vias que conduzem dor e temperatura (espinotalâmicas) e as vias que conduzem tato, pressão, posição e vibração (coluna posterior) passam ora em lugares próximos, ora em distantes. Quando as vias estão próximas, como nos nervos periféricos, nas raízes espinais e no tálamo, os processos mórbidos tendem a afetar todas as modalidades primárias num grau aproximadamente igual. Quando as vias estão distantes entre si, como na medula espinal e no tronco encefálico, um processo mórbido pode afetar um tipo de sensação e não outra.

Quando alguma modalidade sensorial primária é mais afetada que outras, diz-se que a perda sensorial é "dissociada". Uma causa clássica de perda dissociada é a siringomielia, dilatação patológica do canal central da medula. As fibras de dor e temperatura que cruzam na comissura anterior são afetadas, enquanto as fibras do tato, vibração e propriocepção, por estarem nas colunas posteriores intactas, ficam preservadas. Outro exemplo é infarto medular, causado pela obstrução da artéria espinal anterior. O território de irrigação desta artéria envolve os dois terços anteriores da medula, poupando as colunas posteriores. Os pacientes têm déficit motores graves e perda intensa da sensação de dor e temperatura, preservando a sensação de tato, pressão, posição e vibração. Outra síndrome que causa dissociação é de Brown-Séquard ou hemissecção medular, causando perda de dor e temperatura contralateral à lesão, e perda de tato, vibração e propriocepção ipsilateral à lesão medular (Figuras 7.4 e 7.5). Em contraste, processos mórbidos que afetam um tronco nervoso periférico ou uma raiz espinal tendem a envolver todas as fibras sensoriais que seguem por esse nervo ou raiz. A perda sensorial costuma envolver todas as modalidades.[4,5]

A outra consideração na elucidação da causa de perda sensorial, além das modalidades envolvidas, é a distribuição da anormalidade. Déficits com padrão de distribuição "hemi" sugerem acometimento do SNC, envolvendo provavelmente o córtex ou o tálamo. Déficits cruzados, afetando a face de um lado e o corpo do lado oposto (*síndrome alterna*), sugerem acometimento do tronco encefálico. Déficits acometendo ambos os lados do corpo abaixo de determinado nível sugerem doença da medula espinal. Um nível medular espinal com "região sacral poupada" sugere lesão medular intraparenquimatosa e não por compressão externa. Os déficits causados por acometimento generalizado de nervos periféricos envolvem tipicamente as regiões mais distais do corpo numa distribuição em "bota e luva". Perda sensorial causada pela disfunção de um nervo periférico (Figura 7.6), uma raiz nervosa ou um plexo nervoso acompanha o padrão de inervação daquela estrutura e costuma acometer todas as modalidades sensoriais (Tabela 7.4).

Perda sensorial não orgânica ou funcional

As anormalidades sensoriais não orgânicas são geralmente áreas de sensibilidade diminuída. São comumente encontradas áreas de hipoestesia, hipoalgesia, anestesia e analgesia, que podem ser completas ou parciais, afetar todas as modalidades ou ser dissociadas.

Uma das indicações óbvias de que a perda sensorial não é orgânica é a incapacidade de seguir qualquer tipo de distribuição anatômica. A demarcação entre o normal e o anormal ocorre em algum ponto anatômico estratégico, que não tem nenhuma significância neurológica, como uma articulação ou prega de pele, produzindo um achado como dormência circunferencial abaixo do joelho ou cotovelo. A perda sensorial facial costuma ter limite na linha de implantação capilar e no ângulo da mandíbula, uma distribuição não anatômica.[4]

■ SISTEMA NERVOSO AUTÔNOMO

O sistema nervoso autônomo (SNA) é responsável pelo controle dos músculos lisos e cardíaco, das glândulas, regula o apetite, a respiração, a circulação, a digestão, a sede e o comportamento sexual, e mantém a homeostase. Embora o SNA seja basicamente involuntário e inconsciente, ele está intrinsecamente integrado ao sistema motor somático voluntário. Correr e escalar são ações voluntárias com necessidades metabólicas e consequências termorregulatórias que são automaticamente satisfeitas pelo SNA por meio de mudanças cardiorrespiratórias (débito cardíaco, fluxo sanguíneo regional e ventilação). Comportamentos automáticos relacionados a estresse, reações de defesa, estímulo emocional, assim como sentimentos de medo, felicidade e tristeza, possuem manifestações autonômicas características.[6]

Há três divisões no SNA: simpática (toracolombar), parassimpática (craniossacral) e entérica. As vias eferentes simpáticas e parassimpáticas caracterizam-se por uma cadeia de dois neurônios, com dois elementos anatômicos: um neurônio pré-ganglionar (primeira ordem) no SNC, que faz sinapse com um neurônio pós-ganglionar (segunda ordem), localizado em um gânglio (por definição, fora do SNC), que leva impulsos a um destino nas vísceras. Além disso, neurônios do GRD, primeiro neurônio da via sensorial, levam impulsos aferentes que se originam tanto de fibras simpáticas quanto de parassimpáticas. Há também neurônios autonômicos no SNC em diversos níveis do córtex cerebral, que se dirigem à medula espinal.

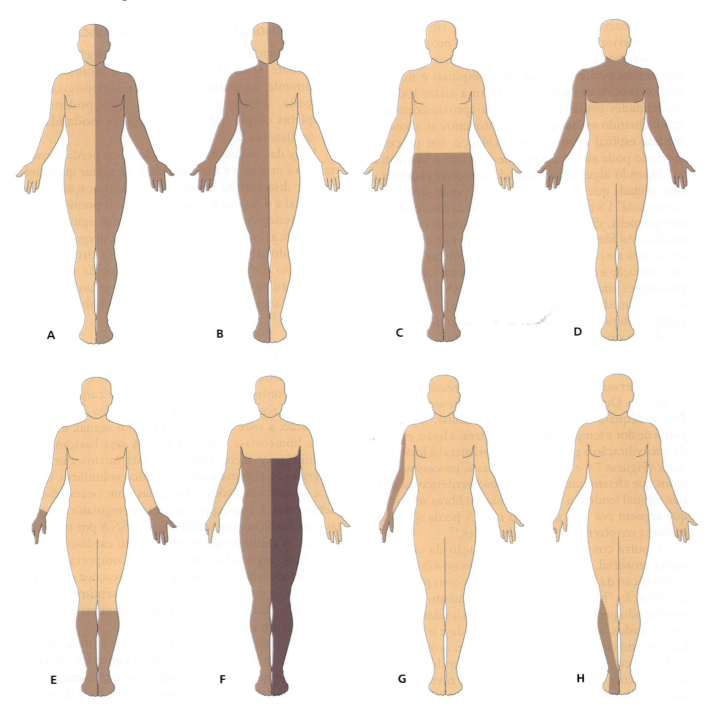

Figura 7.4 Padrões de distribuição corporal das alterações sensoriais. (A) Hemi-hipoestesia secundária à lesão hemisférica. (B) Hemi-hipoestesia alterna no contexto de lesão da porção lateral do bulbo. (C) Nível sensitivo por lesão em medula torácica. (D) Alteração sensorial suspensa, com dissociação (comprometimento apenas de dor e temperatura), secundária à siringomielia. (E) Hipoestesia em bota e luva, secundária à polineuropatia periférica. (F) Síndrome de Brown-Séquard, secundária à hemissecção medular torácica à esquerda (perda de dor e temperatura no hemicorpo direito, e perda do tato, vibração e propriocepção ipsilateral à lesão medular, ou seja, à esquerda, associada à paresia do membro inferior esquerdo). (G) Alteração sensitiva em um dermátomo, secundária à radiculopatia cervical. (H) Alteração sensitiva em um dermátomo, secundária à radiculopatia lombossacra. Adaptada de Campbell, 2007.[4]

Distúrbios Sensitivos e Autonômicos

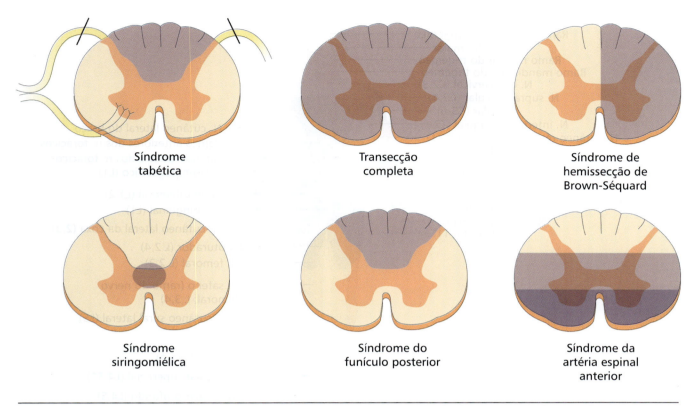

Figura 7.5 Locais das lesões nas síndromes medulares sensoriais. Adaptada de Ropper, et al., 2009.[5]

A divisão simpática supre todas as partes do corpo. Suas funções são catabólicas e dirigidas à utilização de energia. Ela prepara o organismo para combater ou escapar (resposta de luta e fuga). Age sempre que é necessário em um ajuste rápido ao ambiente. Ela acelera o coração, dilata os vasos coronários, aumenta a pressão arterial, esvazia os reservatórios sanguíneos, dilata os brônquios, libera glicose e inibe a atividade do trato gastrintestinal (TGI). A divisão parassimpática conserva energia, controla funções anabólicas, excretoras e reprodutivas. Em geral, essas duas divisões são antagônicas e recíprocas em suas funções, mas há exceções (Figura 7.7 e Tabela 7.5).

Todo o TGI, do esôfago ao reto, incluindo o pâncreas e a vesícula biliar, é controlado pelo sistema entérico. Esse sistema é, de longe, a divisão mais complexa do SNA, totalizando pelo menos 100 milhões de neurônios. Possui dois plexos distintos e interconectados: o mioentérico e o submucoso. Juntos controlam a propulsão peristáltica, a secreções gastrintestinais e o fluxo sanguíneo. São modulados por aferências externas do plexo pré-vertebral simpático e pelo componente parassimpático do nervo vago.[6]

Exame físico

A avaliação do SNA pode ser realizada por meio de exame físico mais detalhado, assim como de testes específicos para determinada função.[4] No exame físico geral deve-se observar a aparência da pele, pois pacientes com distúrbios autonômicos podem apresentar ressecamento anormal, anidrose ou sudorese, além de alterações na temperatura ou cor, ausência de piloereção, alopecia e hipertricose. Além disso, é possível avaliar as alterações ortostáticas da frequência cardíaca (FC) e pressão arterial (PA) à beira do leito. O teste consiste em aferição da FC e da PA com o paciente em decúbito dorsal e depois em ortostase, após 1, 3 e 5 minutos. A variação normal da pressão arterial sistólica (PAS) em ortostase é a diminuição de até 20 mmHg, e da pressão arterial diastólica (PAD) de até 10 mmHg. Já a FC normalmente não aumenta mais do que 30 batimentos por minutos após ficar de pé. Também deve-se realizar avaliação da pupila no exame físico (ver Capítulo 2 – Alterações da Consciência e Capítulo 8 – Distúrbios dos Nervos Cranianos e do Sistema Visual).

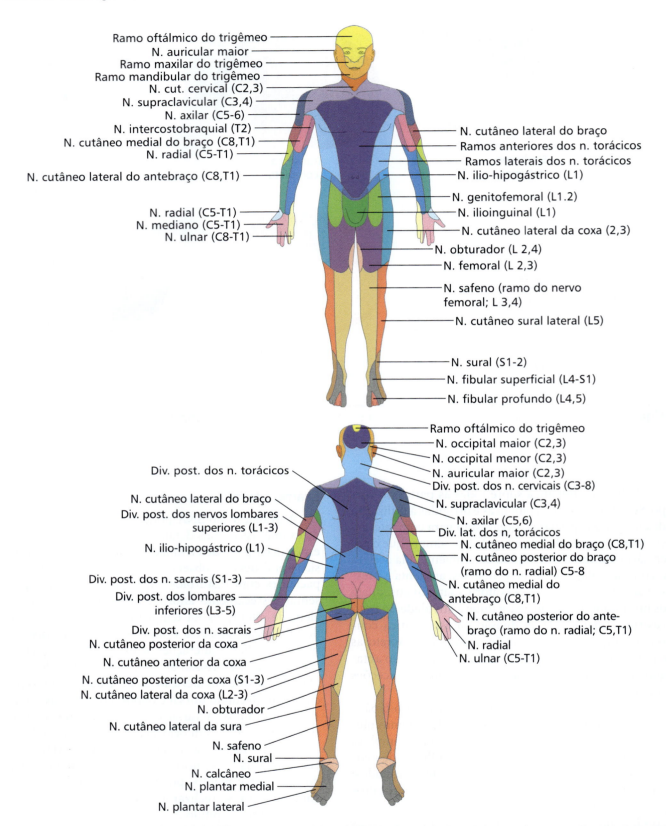

Figura 7.6 Territórios cutâneos de inervação dos nervos periféricos.

Distúrbios Sensitivos e Autonômicos

Tabela 7.4 Localização das lesões que afetam as vias somatossensitivas.[7]

Localização da lesão	Achados clínicos
Nervo periférico (mononeuropatia)	Sintomas sensitivos principalmente na distribuição do suprimento sensitivo do nervo, mas pode se irradiar para além da distribuição do nervo afetado Perda sensitiva geralmente confinada à área suprimida pelo nervo Em geral, a área de perda do tato leve é maior que a área de perda de dor
Polineuropatia	Geralmente, perda sensitiva distal simétrica (p. ex., pés) Rara perda sensitiva proximal (p. ex., neuropatia sensitiva proximal na porfiria ou doença de Tangier) Rara perda sensitiva relacionada com temperatura (p. ex., hanseníase) A perda sensitiva evolui de acordo com o comprimento do axônio A perda sensitiva pode afetar preferencialmente algumas modalidades, dependendo da etiologia (p. ex., perda sensitiva de pequenas fibras na amiloidose primária)
Gânglio da raiz dorsal	Semelhante à lesão da raiz dorsal Envolvimento difuso nas ganglionopatias da raiz dorsal – perda pansensitiva difusa com ataxia sensitiva
Raiz dorsal	Sintomas irritativos (p. ex., dor radicular ou parestesia) e perda sensitiva numa distribuição dermatômica (isto é, segmentar) Devido à superposição da inervação, a interrupção de uma raiz dorsal torácica ou lombar superior pode ocasionar sintomas sensitivos sem perda clara da sensibilidade A perda sensitiva ao tato pode se estender por um território maior que a perda da dor e temperatura
Medula espinal	Lesão do corno dorsal ou da substância cinzenta central produz o mesmo distúrbio sensitivo segmentar ipsilateral das lesões da raiz dorsal; a perda sensitiva segmentar "marca" o nível do envolvimento da medula espinal Lesões do funículo anterolateral causam perda do sentido de dor e temperatura do lado contralateral do corpo em todos os níveis caudais ao local da lesão; a borda superior da perda sensitiva corresponde aproximadamente à borda inferior do dermátomo pertencente ao segmento medular mais inferior preservado Se a lesão estiver limitada às partes superficiais do trato, ocorre uma perda sensitiva mais restrita, com a parte mais alta da perda sensitiva sendo encontrados vários segmentos caudalmente distantes; quanto mais caudal, mais superficial é a lesão Se a lesão é profunda e polpa fibras superficiais, a perda da sensibilidade pode "poupar" os segmentos distais (p. ex., limitação sacral) Lesão do funículo dorsal causa perda do sentido de posição e vibração e ataxia sensitiva abaixo do segmento envolvido ipsilateral à lesão Síndrome de Brown-Séquard (hemimedular) Lesão medular espinal central (p. ex., siringomielia) – dissociação da perda sensitiva
Bulbo	Associação de anormalidades sensitivas a outros sinais e sintomas do bulbo – frequentemente achados "cruzados" (paralisia de NC de um lado da face e perda sensitiva ou motora do lado oposto do corpo) Bulbo lateral: • Perda da dor e temperatura do lado contralateral do corpo; pode poupar funções do lemnisco medial • Frequentemente associada ao envolvimento do trato e do núcleo espinal do V NC – diminuição da dor e temperatura na face ipsilateral e na parte contralateral do corpo (hemianestesia alternante)

(*Continua*)

Capítulo 7

135

Tratado de Neurologia Infantil

Tabela 7.4 (*Continuação*) **Localização das lesões que afetam as vias somatossensitivas.[7]**

Localização da lesão	Achados clínicos
Bulbo	Bulbo medial: • Alteração do sentido vibratório e posicional do lado oposto do corpo; pode poupar o trato espinotalâmico • Frequentemente associada à paresia do XII NC • Devido à organização somatotópica, pode haver alterações sensitivas "um nível abaixo" ou "em um nível", imitando o envolvimento da medula espinal
Ponte	Semelhantes às alterações sensitivas delineadas nas lesões do bulbo, porém associadas a sinais e sintomas dos NC pontinos (p. ex., paralisias do olhar horizontal)
Mesencéfalo	Semelhantes às alterações sensitivas delineadas nas lesões do bulbo, porém associadas a sinais e sintomas dos NC mesencefálicos (p. ex., paralisias do olhar vertical)
Tálamo	Lesão do núcleo VPL acarreta perda sensitiva de todas as modalidades do lado oposto da face e do corpo Localização somatotópica existe no tálamo
Encéfalo	Lesão circunscrita do giro pós-central causa perda sensitiva localizada em parte da metade oposta do corpo (p. ex., lesão do giro pós-central parassagital causa alterações sensitivas na perna oposta)

NC = nervo craniano.

A avaliação urológica do SNA também deve estar inclusa no exame clínico, principalmente em pacientes com lesão da medula espinal. Inicialmente, devem-se realizar a palpação e percussão abdominal, a fim de identificar distensão vesical. Em adultos, é possível observar essa alteração quando há volume urinário acima de 500 mL, sendo que até 150 mL é impossível palpar ou realizar percussão deste órgão.[5] Além disso, pode ser realizado o reflexo do esfíncter anal interno, o qual se caracteriza pela contração deste, mediante inserção de um dedo enluvado no ânus. Caso o reflexo esteja comprometido, ocorrem diminuição do tônus esfincteriano e o não fechamento imediato do ânus após a retirada.

A avaliação mais específica das funções autonômicas pode ser feita por meio de testes detalhados para tal. O teste de Schirmer é utilizado para verificar a produção lacrimal pelas glândulas lacrimais e consiste na colocação de papel-filtro esterilizado na pálpebra inferior (entre o terço médio e o temporal), após 5 minutos, retira-se o papel, medindo quantidade umedecida em milímetros (> 15 mm – secreção normal; 6 a 15 mm – diminuída; < 6 mm – debilitada). Já a integridade dos reflexos autonômicos pode ser avaliada pelo teste de inclinação da mesa (*tilt-test*). Além disso, podem-se analisar as funções termorreguladora e sudomotora por meio dos seguintes testes: resposta simpática cutânea (avalia a função simpática periféri-

ca), QSART (*quantitative sudomotor axon reflex test* – avalia as fibras sudomotoras pós-ganglionares), teste de sudorese termorreguladora (avalia os componentes simpáticos centrais e periféricos) e o teste da impressão do suor (quantifica a produção de suor).

Disautonomias

O SNA pode ser afetado tanto em distúrbios genéticos quanto em doenças que o afetem secundariamente. Síncopes, motivo frequente de atendimento em emergências pediátricas, podem ser causadas por distúrbios do SNA, como a hipotensão ortostática, por exemplo. Também cefaleias ou intolerância a exercícios, queixas comuns em ambulatórios de pediatria geral, podem ser causadas por distúrbios do SNA, como a síndrome de taquicardia postural ortostática. A síndrome de Panayiotopoulos, uma epilepsia benigna e relativamente frequente, caracteriza-se predominantemente por sintomas autonômicos como náuseas, vômitos, palidez, midríase, alterações cardiorrespiratórias, termorregulatórias, incontinência, saliva, seguidos de arresponsividade (Capítulo 14 – Epilepsias e Síndromes Epilépticas). Além disso, doenças degenerativas que afetam primariamente o sistema motor, como a atrofia muscular espinal e a esclerose lateral amiotrófica, podem, nos casos de maior sobrevivência, apresentar sintomas e sinais de acometimento do SNA.[8-10]

136 Seção 2 ▪ Manifestações Cardinais das Doenças Neurológicas

Distúrbios Sensitivos e Autonômicos

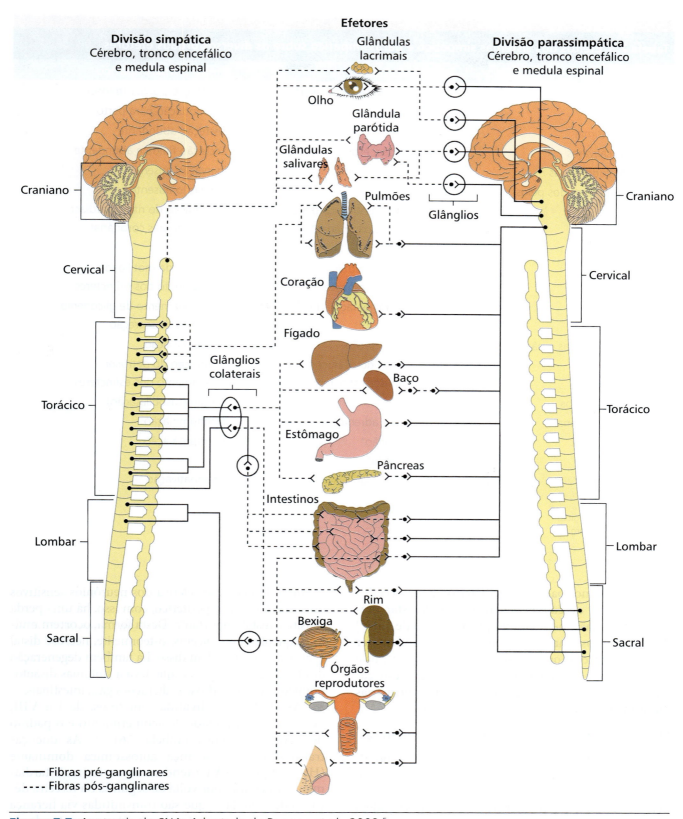

Figura 7.7 Anatomia do SNA. Adaptada de Ropper, *et al.*, 2009.[5]

Tratado de Neurologia Infantil

Tabela 7.5 Efeitos dos sistemas simpático e parassimpático sobre os diversos órgãos efetores.

Órgão	Efeito simpático	Efeito parassimpático
Íris	Dilatação pupilar (midríase)*	Constrição pupilar (miose)
Cristalino	Acomodação para longe	Acomodação para perto
Glândula lacrimal	Pouco efeito	Secreção abundante
Glândulas salivares	Saliva viscosa, espessa e escassa*	Secreção fluida e abundante
Glândulas sudoríparas	Secreção aumentada§	Inervação ausente
Músculos eretores dos pelos	Ereção dos pelos	Inervação ausente
Coração	Aceleração do ritmo cardíaco#	Diminuição do ritmo cardíaco
	Dilatação das coronárias#	Constrição das coronárias
Brônquios	Dilatação#	Constrição
Tubo digestivo	Diminuição da motilidade#	Aumento da motilidade
	Contração dos esfíncteres*	Relaxamento dos esfíncteres
Fígado	Aumento da liberação de glicose*#	Armazenamento de glicogênio
		Aumento de secreção
Glândulas digestivas e pâncreas	Diminui a secreção	Nenhuma ação
Bexiga	Relaxamento do detrusor#	Contração do detrusor
	Contração dos esfíncteres*	Relaxamento dos esfíncteres
Genitais masculinos	Ejaculação (vasoconstrição)	Ereção (vasodilatação)
Glândula suprarrenal	Secreção de adrenalina	Nenhuma ação
Vasos sanguíneos	Vasoconstrição*	Nenhuma ação
	Vasodilatação#	
Órgãos linfoides	Imunossupressão	Imunoativação
Tecido adiposo	Lipólise*#	

* Efeito alfa-adrenérgico.
\# Efeito beta-adrenérgico.
§ Efeito colinérgico.

Contudo, nos pacientes pediátricos, a maioria dos casos decorre de causas genéticas e pode estar presentes já ao nascimento ou no primeiro ano de vida.[11] Além disso, os transtornos autonômicos podem ser divididos entre os que afetam os elementos centrais e os que afetam o sistema nervoso periférico. Neste capítulo, abordaremos somente as neuropatias primárias que atingem o SNA.

Neuropatias hereditárias sensitivas e autonômicas

As neuropatias hereditárias sensitivas e autonômicas (HSAN, do inglês *hereditary sensitive and autonomic neuropathies*) é o grupo mais raro dentre as doenças hereditárias dos nervos periféricos.[11-13] Correspondem a um grupo heterogêneo, no qual cada doença é decorrente de um diferente erro genético, levando a uma expressão fenotípica variável. Nestas doenças, verifica-se uma degeneração seletiva dos neurônios sensitivos do sistema nervoso periférico, com isso, há uma perda sensitiva distal importante. Desta forma, ocorrem muito frequentemente úlceras, osteomielite, necrose distal e autoamputação. Além disso, há também degeneração das fibras autonômicas, o que leva a sintomas disautonômicos, como anidrose e alterações gastrintestinais.

As HSAN são divididas em tipos, de I a VIII, de acordo com a idade de acometimento e o padrão de herança genética (Tabela 7.6).[12-17] As doenças transmitidas via herança autossômica dominante (HSAN tipos I e VII) tendem a ocorrer mais tardiamente, iniciando por volta da segunda ou terceira décadas de vida. Já as que são transmitidas via herança autossômica recessiva tendem a estar presentes desde o nascimento ou nos primeiros anos de vida. Além disso, em alguns subtipos pode haver também fraqueza

138

Seção 2 ▪ Manifestações Cardinais das Doenças Neurológicas

Distúrbios Sensitivos e Autonômicos

Tabela 7.6 Neuropatias hereditárias sensitivas e autonômicas na faixa etária pediátrica.

Tipos	Subtipos/ sinonímia	Herança	Gene, região cromossômica	Idade de início	Quadro clínico	
I	IA #162400	AD	SPTLC1, 9q22.31	2ª década	Surdez neurossensorial	Fraqueza muscular distal
					Pé cavo	Perda sensorial distal de todas as modalidades
	IB %608088		3p24-p22		Tosse crônica	Perda auditiva sensorial
					Refluxo gastresofágico	Perda sensorial mais proeminente à dor e temperatura
	IC #613640		SPTLC2, 14q24.3		Fraqueza muscular distal	Perda sensorial distal de todas as modalidades
					Anidrose	
II	IIA #201300 Doença de Morvan	AR	WNK1, 12p13.33	Lactente ou pré-escolar	Diminuição do paladar	Degeneração articular
						Acrosteólise
					Refluxo gastresofágico	Perda sensorial distal de todas as modalidades
					Diminuição do reflexo do vômito	Evolução progressiva
					Hiperidrose episódica	
					Fraturas indolores	
	IIB #613115		FAM134B, 5p15.1	1ª e 2ª décadas	Resposta pupilar diminuída à luz	Acrosteólise
					Incontinência urinária	Perda sensorial mais proeminente à dor e temperatura
					Hiperidrose episódica	
						Evolução progressiva
	IIC #614213		KIF1A, 2q37.3	Pré-escolar	Atrofia e fraqueza muscular distal	Evolução progressiva
					Insensibilidade distal à dor	
	IID #243000 Analgesia congênita		SCN9A, 2q24.3	Lactente ou pré-escolar	Perda auditiva sensorial	Fraturas indolores
					Hiposmia/anosmia	Degeneração articular
					Hipoidrose/anidrose	Insensibilidade isolada à dor
					Incontinência urinária	
III #223900	Síndrome de Riley-Day Disautonomia familiar	AR	IKBKAP, 9q31.3	Ao nascimento	Déficit de crescimento	Constipação
					Alacrimia	Hiperidrose episódica
					Úlcera de córnea	Labilidade emocional
					Diminuição do paladar	Febre episódica
					Hipertensão episódica	Hipotonia
					Hipotensão postural sem taquicardia reflexa	Escoliose

(Continua)

Capítulo 7

139

Tratado de Neurologia Infantil

Tabela 7.6 (*Continuação*) **Neuropatias hereditárias sensitivas e autonômicas na faixa etária pediátrica.**

Tipos	Subtipos/ Sinonímia	Herança	Gene, região cromossômica	Idade de início	Quadro clínico	
III #223900	Síndrome de Riley-Day Disautonomia familiar	AR	*IKBKAP*, 9q31.3	Ao nascimento	Diminuição da sensibilidade à hipoxemia Dificuldade de alimentação Refluxo gastresofágico Vômitos recorrentes Diarreia	Ataxia Redução das sensibilidades à dor e temperatura Perda tardia da sensibilidade vibratória Progressiva
IV #256800	Analgesia congênita com anidrose Disautonomia familiar tipo 2	AR	*NTRK1*, 1q23.1	Lactentes	Úlcera e opacidade de córnea Hipotensão postural Anidrose Febre episódica	Atraso do desenvolvimento neurológico Deficiência intelectual Suscetibilidade a infecções pelo *S. aureus* Insensibilidade à dor (inclusive a visceral) e temperatura
V #608654	Analgesia congênita	AR	*NGF*, 1p13.2	Lactentes	Fraturas indolores Anidrose desigual Hipertermia episódica	Deficiência intelectual Suscetibilidade a infecções pelo *S. aureus* Insensibilidade distal à dor e temperatura
VI #614653		AR	*DST*, 6p12.1	Lactentes	Déficit de crescimento Diminuição/ausência do reflexo córneo-palpebral Alacrimia Febre Labilidade da PA e instabilidade vasomotora	Insuficiência respiratória Apneia episódica Atraso no desenvolvimento neurológico Redução da sensibilidade à dor
VII #615548	Analgesia congênita com hiperidrose e disfunção gastrintestinal	AD	*SCN11A*, 3p22.2	Ao nascimento	Hiperidrose Disfunção gastrintestinal Fraturas indolores	Fraqueza muscular leve Atraso no desenvolvimento motor Insensibilidade à dor
VIII #616488	Analgesia congênita tipo 3	AR	*PRDM12*, 9q34.12	1º ano	Ausência do reflexo córneo-palpebral Redução da produção lacrimal e da transpiração	Insensibilidade à dor Redução da sensibilidade à temperatura

PA: Pressão Arterial

140

Seção 2 ▪ Manifestações Cardinais das Doenças Neurológicas

Distúrbios Sensitivos e Autonômicos

muscular discreta e retardo mental. O diagnóstico na maioria das vezes é baseado nos dados clínicos, exame físico e padrão da eletroneuromiografia. Entretanto, o diagnóstico confirmatório é feito somente pelo teste genético, porém este não é universalmente disponível.

A HSAN III, conhecida como síndrome de Riley--Day, é uma doença autossômica recessiva causada por mutação no gene *IKBKAP*. Existe uma frequência elevada de carreadores heterozigotos dentre descendentes dos Ashkenazi e do leste europeu. O quadro clínico engloba hipotonia e dificuldade de sucção no período neonatal, tendência à abrasão da córnea devido à pobreza de lubrificação lacrimal, extremidades frias com pele moteada ou eritematosa, dificuldade de ganho ponderal e atraso puberal, enurese noturna persistente, anormalidades na percepção de dor e temperatura, labilidade cardiovascular, dismotilidade gastrintestinal, atraso do desenvolvimento psicomotor, alterações osteoarticulares, arreflexia profunda, apalestesia progressiva, redução do reflexo córneo-palpebral, ausência de papilas na ponta da língua e resposta cutânea anormal à injeção intradérmica de histamina.[18]

Hipotensão postural

A hipotensão ortostática (HO) é caracterizada por uma redução sustentada > 20 mmHg da PAS ou > 10 mmHg da PAD dentro de 3 minutos após o paciente permanecer de pé.[19] A prevalência aumenta com a idade, devido ao fato de a maior parte dos casos ser secundária a outras doenças.[20-23] Dentre as possíveis causas da HO, estão doenças neurodegenerativas (demência com corpos de Lewy, doença de Parkinson, atrofia de múltiplos sistemas e falência autonômica pura), doenças sistêmicas (diabetes melito e amiloidose), além de medicamentos (diuréticos, antidepressivos tricíclicos e alfabloqueadores) (Tabela 7.7).[1]

Os sintomas mais frequentes são: tontura, distúrbios visuais, pré-síncope e síncope. Entretanto, os pacientes podem relatar sintomas inespecíficos e mais difíceis de serem atribuídos à hipotensão postural, como fadiga, fraqueza generalizada, cefaleia, dor cervical, turvação visual, alentecimento cognitivo, dispneia ortostática e dor torácica. Ademais, tais sintomas podem ser intensificados após as refeições, longos períodos em pé, febre e no início da manhã.[24] Pode ocorrer piora também após ingestão alcoólica, atividades físicas e em ambientes com altas temperaturas (Tabela 7.8).

Tabela 7.7 Causas de hipotensão ortostática.

Distúrbios autonômicos sem envolvimento do SNC ou SNP
Falência autonômica pura
Distúrbios autonômicos com envolvimento cerebral
Atrofia de múltiplos sistemas
Demência com corpos de Lewy
Síndrome de Wernicke-Korsakoff
Tumores de fossa posterior
Atrofia olivopontocerebelar
Falha do barorreflexo
Leucodistrofia autossômica dominante do adulto
Distúrbios autonômicos com envolvimento da medula espinal
Tetraplegia traumática
Siringomielia
Degeneração combinada subaguda
Esclerose múltipla
Tumores de medula
Neuropatias autonômicas
Agudas
• Ganglionopatia autonômica autoimune
• Neuropatia autonômica paraneoplásica aguda
• Síndrome de Guillain-Barré
• Botulismo
• Porfiria
• Neuropatias autonômicas induzidas por medicamentos
• Neuropatias autonômicas agudas tóxicas
Crônicas
• Neuropatia adrenérgica pura
• Falha combinada autonômica e simpática
• Amiloidose
• Neuropatia autonômica diabética
• Neuropatia paraneoplásica
• Neuropatia sensorial com disautonomia
• Disautonomia familiar (síndrome de Riley-Day)
• Neuropatia autonômica autoimune

SNC: sistema nervoso central; SNP: sistema nervoso autônomo.

Capítulo 7

141

Tabela 7.8 Condições que podem reduzir a PA ou exacerbar a hipotensão postural.

Desidratação	Drogas
Anemia	Narcóticos: morfina
Descondicionamento físico	Antidepressivos: imipramina, trazodona, paroxetina, venlafaxina
Levantar rápido depois de sentar ou deitar por tempo prolongado	Neurolépticos: clorpromazina, quetiapina
Ortostatismo prolongado	Anti-hipertensivos: clonidina, labetalol, verapamil, captopril, hidralazina, furosemida
Ingestão alcoólica	Antiparkinsonianos: levodopa, bromocriptina, pramipexol
Exercícios extenuantes	Alfabloqueadores: prazosina e terazosina
Refeições ricas em carboidratos	Vasodilatadores: sildenafil, nitratos
Febre ou calor	Drogas que causam neuropatia periférica: amiodarona, vincristina, cisplatina
Manobra de Valsalva durante evacuação, tosse ou ao urinar	

É necessário o funcionamento adequado de diversos mecanismos fisiológicos para que haja a manutenção da PA, independentemente do posicionamento corporal. Quando o indivíduo fica em ortostase, há um incremento de cerca de 500 a 1.000 mL na circulação sanguínea dos membros inferiores, circulação pulmonar e esplênica,[20,22-25] além de translocação para o espaço intersticial. Consequentemente, há redução do retorno venoso, do enchimento ventricular e do volume sistólico (pode ocorrer queda de até 20% no débito cardíaco).[22] Ocorre em seguida a resposta compensatória mediada pelos barorreceptores arteriais, responsáveis pela ativação do sistema nervoso simpático, levando a um aumento da resistência vascular periférica, do retorno venoso e do débito cardíaco. Este mecanismo reflexo causa uma redução de 5 a 10 mmHg na PAS, aumento de 5 a 10 mmHg na PAD e de 10 a 25 bpm na frequência cardíaca.

A abordagem diagnóstica ocorre de forma diferenciada entre os pacientes ambulatoriais e na emergência.[26] Em um estudo prospectivo realizado na Suíça,[27] foram avaliados 1.725 pacientes com queixa de síncope na admissão do pronto-socorro. Destes, 16% tiveram diagnóstico de HO. Inicialmente, dentre os pacientes que apresentaram perda da consciência, devem ser identificados aqueles com alto risco cardiovascular ou com doenças neurológicas e pesquisadas tais causas para a síncope. Caso o paciente não tenha apresentado síncope ou não sejam pacientes de risco cardíaco ou neurológico, devem ser afastadas causas secundárias e tratáveis imediatamente (p. ex., desidratação), continuando a investigação ambulatorial nos pacientes estáveis para a alta hospitalar.

Ambulatorialmente, devem-se aferir os sinais vitais em ortostase de todos os pacientes que tenham história de síncope ou sintomas pré-síncope. A maioria dos pacientes ambulatoriais terão queixas crônicas de sintomas referidos à HO. Inicialmente, as medicações capazes de agravar ou provocar a HO deverão ser suspensas, se possível, e deve ser feita reavaliação após. Além disso, devem ser realizados exames laboratoriais básicos e uma ressonância magnética (RM) no crânio a fim de se identificarem outras prováveis causas secundárias. Caso toda essa investigação inicial seja normal, deverá ser feito o *tilt-test*.

O tratamento da hipotensão postural crônica deve basear-se tanto em intervenções farmacológicas quanto em não farmacológicas.[20,22,24,26,28] Todo paciente tem que ser bem orientado em relação ao diagnóstico, ao tratamento e aos fatores de piora da HO. O objetivo é a melhora da qualidade de vida, baseada na elevação da PA em ortostase, com consequente diminuição da sintomatologia, aumento do tempo de ortostatismo e melhora da funcionalidade do paciente.

Inicialmente, as medidas não farmacológicas devem ser estabelecidas para todos os pacientes como primeira linha do tratamento. O paciente pode ser orientado a fazer um diário dos sintomas e evitar os fatores precipitantes. Primeiramente, as medicações que predispõem ou exacerbam a HO devem ser evitadas, porém, caso não seja viável a suspensão, o paciente deverá ser orientado a tomá-las à noite, quando possível. Além disso, podem ser utilizadas manobras corporais tanto para evitar a HO quanto para melhorar a sintomatologia, principalmente em casos de pré--síncope (exercícios isométricos; levantar-se devagar; posição em genupeitoral; cruzar as pernas quando em

Distúrbios Sensitivos e Autonômicos

pé; enrijecer os músculos dos membros inferiores ativamente). Outras medidas utilizadas visam ao aumento do volume sanguíneo (consumo mínimo de água de 1,3 a 2,5 L ao dia; ingestão diária de 6 a 9 g de cloreto de sódio) e à diminuição da noctúria (elevação da cabeceira da cama em 10 cm), além do uso de faixas de compressão abdominal ou de membros inferiores.

Nos casos em que os pacientes apresentem sintomas graves ou não respondam bem ao tratamento não farmacológico, podem ser instituídas algumas medicações (Tabela 7.9). A fludrocortisona é considerada a primeira linha do tratamento medicamentoso para pacientes que não são hipertensos e sem insuficiência cardíaca. Trata-se de um mineralocorticoide sintético que age por meio do aumento da reabsorção renal de sódio, promovendo o aumento do volume intravascular. Devido a esse efeito, podem ocorrer edema periférico e ganho de peso. Os efeitos adversos incluem: cefaleia, hipocalemia (dose-dependente), hipertensão supina e insuficiência cardíaca.

Outros medicamentos podem ser utilizados como segunda linha do tratamento. A midodrina, um agonista seletivo alfa-1-adrenérgico, possui duração de ação curta (4 horas), sendo usada principalmente em pacientes hipertensos ou com insuficiência cardíaca. Os mesmos devem ser orientados a tomar a medicação cerca de 30 a 45 minutos antes das atividades em ortostase, porém a última dose não deve ser feita após as 18 horas, a fim de evitar hipertensão supina. Os principais efeitos colaterais são parestesias e a hipertensão supina. A piridostigmina é um inibidor da colinesterase que atua a nível dos neurônios mediados pela acetilcolina no SNA. Ela age principalmente elevando a PA em ortostase, sem ocasionar hipertensão supina. Os efeitos adversos incluem fezes amolecidas, sudorese, salivação e fasciculações. A octreotida, análogo da somatostatina, também pode ser usada para HO, pois atua como vasoconstritor da circulação esplâncnica. Entretanto, tem uso limitado devido à forma de administração (subcutânea) e aos efeitos colaterais (dor abdominal, diarreia e hiperglicemia).

■ BEXIGA NEUROGÊNICA

O termo bexiga neurogênica é utilizado para disfunções vesicais decorrentes de doenças do sistema nervoso. As lesões podem ocorrer em qualquer parte do trajeto desde o córtex cerebral até a medula espinal e nervos periféricos. As principais causas de disfunção do trato urinário inferior são os disrafismos espinais,[29,30] os quais podem ser abertos, como a mielomeningocele, ou ocultos (lipomielomeningocele, lipoma, diastematomielia e filamento terminal lipomatoso). Outras condições relacionadas à bexiga neurogênica são a agenesia sacral, medula ancorada, anomalias anorretais, além dos transtornos adquiridos, como as lesões medulares traumáticas, paralisia cerebral, tumores e processos inflamatórios medulares.[31]

Neurofisiologia do trato urinário inferior

O trato urinário inferior é constituído pela bexiga e pela uretra, sendo responsável pelo armazenamento e excreção da urina. Para que o processo de micção ocorra de forma adequada, é necessário que a bexiga mantenha complacência suficiente para estocar a urina a baixas pressões e capacidade contrátil para promover o esvaziamento completo. Além disso, é imprescindí-

Tabela 7.9 Tratamento medicamentoso da HO.

Droga	Dose	Efeitos adversos	Contraindicações
Fludrocortisona	Dose inicial de 0,1 mg/dia. Titular com aumento de 0,1 mg/semana. Dose máxima: 1 mg/dia	Cefaleia, hipertensão supina, hipocalemia, edema e insuficiência cardíaca	Infecção fúngica sistêmica, hipersensibilidade à droga
Midodrina	Dose inicial de 2,5 mg, três vezes ao dia. Titular com aumento de 2,5 mg/semana. Dose máxima: 30 mg/dia	Hipertensão supina, piloereção, prurido e parestesias	Insuficiência renal aguda, insuficiência cardíaca grave, retenção urinária, tireotoxicose e feocromocitoma
Piridostigmina	Dose inicial de 30 mg, duas ou três vezes/dia. Titular até 60 mg, três vezes/dia	Efeitos colinérgicos (salivação, sudorese e fasciculações)	Obstrução mecânica do trato gastrintestinal ou vias urinárias; hipersensibilidade à droga

Capítulo 7

vel que haja a coordenação conjunta com a atividade esfincteriana durante a fase de esvaziamento vesical.

O reflexo da micção se inicia com os receptores localizados na parede vesical, os quais recebem o estímulo por meio da distensão da bexiga. Segue-se então a condução dos impulsos nervosos pelas vias aferentes até a medula espinal sacral e daí para a substância cinzenta periaquedutal, sendo então retransmitidos ao centro miccional pontino (núcleo de Barrington). A via eferente do impulso é realizada pela inervação parassimpática da bexiga, responsável pela contração do músculo detrusor, e pela via somática, para o esfíncter uretral. O esvaziamento urinário dá-se após o relaxamento da musculatura uretral externa e ativação reflexa parassimpática que fará com que o detrusor se contraia.

As vias sensitivas responsáveis pela inervação da bexiga podem ser oriundas tanto do sistema nervoso simpático (SNS) quanto do parassimpático. As fibras pertencentes ao SNS realizam a inervação do colo vesical e porção proximal da uretra e atingem a medula na região torácica baixa (T10-L2) através do nervo hipogástrico e plexo hipogástrico superior. Já a inervação parassimpática inicia-se nos neurônios pré-ganglionares na medula sacral (S2-S4), originando as fibras pré-ganglionares e, posteriormente, formam os nervos esplâncnicos pélvicos e fibras pós-ganglionares que inervam a parede vesical. O esfíncter uretral externo é inervado pelo nervo pudendo, originado no núcleo de Onuf (localizado no corno ventral dos segmentos S2-S4 da medula espinal) (Figura 7.8).

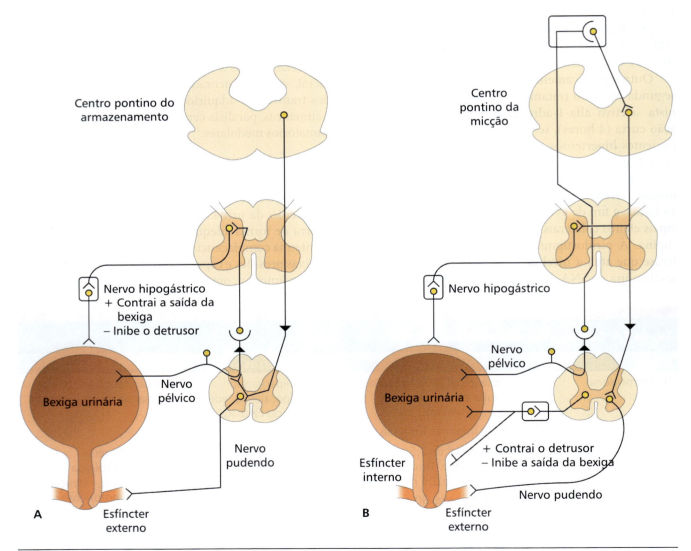

Figura 7.8 Mecanismo dos reflexos de armazenamento e micção. (A) Reflexos de armazenamento. (B) Reflexos de micção.[32]

Nos adultos, a micção é originada por um processo voluntário. Crianças com mais de 5 anos de idade já deverão estar amadurecidas o suficiente para ter as funções de armazenamento e esvaziamento adequadas. Lactentes urinam de forma involuntária, com predominância de ato reflexo e pouca participação cortical.

Classificação

Ao longo das últimas décadas foram criados diversos sistemas de classificação para bexiga neurogênica, a fim de facilitar o entendimento clínico e o seu manejo adequado. Cada classificação baseia-se em um diferente ponto de vista acerca da doença e, portanto, todas possuem pontos positivos e pontos negativos, e nenhuma é perfeita. O primeiro esquema foi proposto por Wein em 1981,[33] levando em conta o aspecto funcional da doença, o qual indica se a disfunção ocorre na fase de enchimento (armazenamento) ou esvaziamento (micção) (Tabela 7.10). Esta classificação engloba tanto distúrbios neurológicos quanto não neurológicos.[32] Além disso, os achados dos exames urodinâmicos podem ser facilmente interpretados e aplicados.

Tabela 7.10 Classificação funcional simplificada.

Falha no armazenamento
Causa vesical
Causa infravesical

Falha no esvaziamento
Causa vesical
Causa infravesical

A classificação urodinâmica foi aventada inicialmente por Krane e Siroky em 1984 e consiste em resultados das avaliações dos testes de urodinâmica (Tabela 7.11). Esse sistema permite a definição precisa sobre qual o tipo de disfunção e, assim, programação da melhor abordagem terapêutica. Entretanto, certas alterações da micção não estão incluídas, por exemplo, distúrbios da complacência. Já o sistema proposto pela *International Continence Society* (ICS) é o mais utilizado e também se vale de dados de urodinâmica, tendo muita aplicação prática ao relacionar o tratamento possível para cada tipo de alteração vesical ou uretral. Neste sistema, as fases de armazenamento e esvaziamento urinário são descritas separadamente (Tabela 7.12).

Tabela 7.11 Classificação urodinâmica.

Hiperatividade do detrusor

- Esfíncteres coordenados
- Dissinergia do esfíncter externo
- Dissinergia do esfíncter interno
- Esfíncter interno não relaxado

Arreflexia do detrusor

- Esfíncteres coordenados
- Esfíncter externo não relaxado
- Esfíncter externo desnervado
- Esfíncter interno não relaxado

Tabela 7.12 Classificação da *International Continence Society*.

Fase de armazenamento	Fase de esvaziamento
Função vesical	**Função vesical**
Atividade do detrusor	**Atividade do detrusor**
Normal ou estável	Normal
Hiperativa	Hipoativa
• Neurogênica	Acontrátil
• Idiopática	Arreflexa
Sensação vesical	
• Normal	
• Aumentada ou hipersensitiva	
• Reduzida ou hipossensitiva	
• Ausente	
Capacidade vesical	
• Normal	
• Alta	
• Baixa	
Função uretral	**Função uretral**
Mecanismo de fechamento normal	Normal
	Anormal
Mecanismo de fechamento incompetente	• Obstrução mecânica
	• Hiperatividade
	• Micção disfuncional
	• Dissinergia esfíncter detrusor
	• Disfunção do relaxamento do esfíncter uretral

Diagnóstico

A bexiga neurogênica é mais comumente causada por disrafismos espinais, como a mielomeningocele ou lipomielocele. Pode estar associada também à agenesia sacral, malformações anorretais, traumatismo raquimedular, paralisia cerebral e, mais raramente, a tumores e acidentes vasculares encefálicos.

O diagnóstico e manejo adequado do paciente com sintomas urinários dependem inicialmente da anamnese e exame físico completos.[31,34] A anamnese é realizada com os pais e a criança a fim de identificar a disfunção presente e orientar a investigação clínica. A história clínica deve incluir: condições neurológicas congênitas ou adquiridas; sintomas neurológicos (início, evolução e tratamento realizado); espasticidade ou disautonomia; nível cognitivo; cirurgias prévias; medicamentos utilizados; mobilidade e função manual; situação socioeconômica. Também deve conter informações acerca da idade de início do controle da micção e evacuação, assim como seus hábitos. Além disso, deve-se questionar se há dificuldade para iniciar a micção ou se há necessidade da utilização de manobras manuais de esvaziamento vesical para que a micção ocorra, uma vez que estes dados identificam as crianças com retenção urinária.

Em lactentes, pode-se suspeitar de alterações do trato urinário inferior quando os pais não percebem a presença de jato urinário, quando se nota saída contínua de urina pela uretra ou quando a fralda está sempre seca. O tipo de incontinência urinária também deve ser avaliado. Incontinência contínua sugere insuficiência do esfíncter uretral externo ou hipocontratilidade detrusora com perda por transbordamento. Incontinência em jatos sugere a presença de contrações involuntárias da bexiga. A ocorrência de infecção urinária em criança deve levantar a suspeita de bexiga neurogênica.

O exame físico geral e neurológico tem que ser realizado e descrito minuciosamente, principalmente a respeito dos reflexos e sensibilidade na região pélvica (Figura 7.9). Deve-se investigar a região sacral, pois pode haver a existência de estigmas que denotem a presença de bifidez espinal oculta, como orifícios na prega glútea, lipomas, manchas, tufos de pelos e assimetria da prega glútea (Figura 1.3).

A abordagem diagnóstica da bexiga neurogênica consiste tanto em exames invasivos quanto em não invasivos.[29,31,34-37] Entretanto, antes da realização de exames complementares, é importante a realização de um diário urinário contendo: volume de líquido ingerido, frequência e volume urinário, presença de noctúria, incontinência ou urgência urinária. Em pacientes aptos para urinar, devem ser realizadas a urofluxometria e ultrassonografia urinária. Trata-se de exames não invasivos capazes de identificar distúrbios, como baixa taxa do fluxo urinário, hesitação, fluxo intermitente, volume residual aumentado ou baixo volume urinário, além de alterações no trato urinário superior secundárias à bexiga neurogênica.

É necessária a avaliação do paciente por meio de ultrassonografia e cistouretrografia. A ultrassonografia irá verificar a presença de hidronefrose, o tamanho dos rins, presença de resíduo pós-miccional e espessura da parede da bexiga. Grandes volumes de urina na bexiga após a micção ou parede vesical espessada sugerem alte-

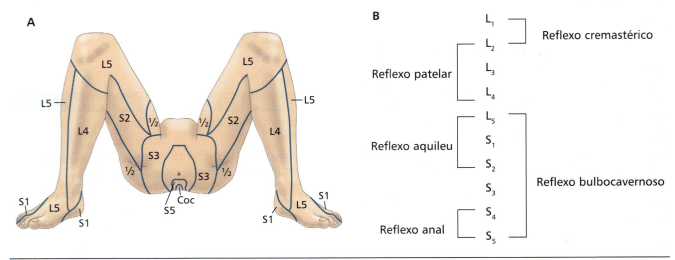

Figura 7.9 O exame neurológico do paciente com disfunção do trato urinário inferior deve conter a avaliação de: (A) Dermátomos dos níveis de L2-S4; (B) Reflexos urogenitais e outros reflexos da medula espinal baixa.[34]

ração da função do trato urinário inferior. Na cistografia, pesquisa-se a ocorrência de refluxo vesicoureteral, presente em cerca de 30% dos casos. A bexiga costuma ter um formato de pinheiro ou árvore de natal.

Apesar de ser um exame invasivo, a avaliação urodinâmica é considerada o padrão-ouro na abordagem da bexiga neurogênica. É, portanto, imprescindível. Por meio dela é possível avaliar a capacidade cistométrica, a pressão de abertura, a função uretral e o estudo de fluxopressão. O resultado deste teste serve tanto para o diagnóstico quanto para a evolução durante o tratamento.

Alguns conceitos urodinâmicos são importantes. Capacidade vesical é o volume que a bexiga suporta até haver desejo de urinar ou perda urinária contínua. Complacência é a pressão que existe na bexiga em um determinado volume. Uma boa complacência significa que em volume adequado de urina a pressão dentro da bexiga eleva-se pouco. Contrações involuntárias da bexiga são aquelas que ocorrem durante a fase de enchimento. Normalmente elas inexistem. A presença dessas contrações leva à urgência miccional e incontinência urinária. Durante o estudo urodinâmico é possível também avaliar a atividade esfincteriana, podendo esta ser hipotônica ou tônica.

Tratamento

O tratamento da bexiga neurogênica tem como objetivo preservar a função renal, restabelecer o funcionamento do trato urinário inferior e melhorar a qualidade de vida do paciente. A conduta deverá ser adaptada para cada paciente, de acordo com os dados do estudo urodinâmico. Além disso, ao realizar o planejamento do tratamento, tem que ser levada em consideração a condição clínica do paciente, assim como as possíveis complicações, os aspectos técnicos e o custo. O tratamento irá variar de acordo com as funções comprometidas na bexiga neurogênica, se da fase de enchimento e/ou esvaziamento vesicais.

Se há alteração da fase de esvaziamento, significa que existe grande volume de resíduo pós-miccional. Isso pode dever-se a uma hipocontratilidade detrusora, na qual a contração vesical é insuficiente para um esvaziamento satisfatório, ou por um dissinergismo vésico-esfincteriano. Neste caso, a contração da bexiga é acompanhada por contração ou não relaxamento do esfíncter uretral externo, levando a altas pressões intravesicais, refluxo vesicoureteral, infecção urinária e grande risco de lesão renal irreversível.

Quando o esvaziamento vesical é insatisfatório, o cateterismo intermitente é considerado o padrão-ouro entre as opções de tratamento conservador e deve ser iniciado precocemente a fim de se evitar a deterioração da função renal.[30,34,35,37-43] Foi utilizado inicialmente em 1966 por Guttmann e Frankel[44] no tratamento de pacientes com bexiga neurogênica secundária a trauma raquimedular. Entretanto, somente a partir de 1972 a técnica foi chamada de cateterismo intermitente limpo, de acordo com o trabalho de Lapides.[45] Trata-se de uma técnica limpa, por meio da inserção de um cateter pelo meato uretral com uma frequência de quatro a seis vezes ao dia. Através dela é possível o esvaziamento urinário e, consequentemente, diminuição da pressão intravesical, do refluxo vesicoureteral e do volume residual, além da melhora da capacidade funcional.

Outras técnicas, como a manobra de Valsalva e Credé (compressão externa) devem ser desencorajadas, pois podem criar altas pressões intravesicais e serem maléficas. Técnicas de reabilitação do trato urinário inferior, como exercícios para a musculatura do assoalho pélvico, treinamento da bexiga (micção cronometrada) e até eletroestimulação do assoalho pélvico podem ser utilizadas, mas são mais eficazes nas alterações não neurogênicas do trato urinário inferior.

Quando há alteração da fase de enchimento vesical a bexiga pode ter baixa capacidade, baixa complacência e/ou contrações involuntárias. Diversos medicamentos podem ser utilizados em associação ao cateterismo intermitente. Os anticolinérgicos são os mais amplamente usados e atuam nos receptores muscarínicos, impedindo a ligação da acetilcolina.[34,41,46,47] Devido a isso, provocam uma diminuição da hiper-reatividade do detrusor, aumentam a capacidade funcional da bexiga, diminuem a pressão intravesical, reduzem os eventos de urge-incontinência e, consequentemente, previnem a deterioração da função renal. Dentre os anticolinérgicos, a oxibutinina possui mais estudos nos pacientes pediátricos,[30,38,48] porém pode apresentar efeitos colaterais, como boca seca e constipação, sendo a administração intravesical uma alternativa nos pacientes que fazem cateterismo intermitente.

O acompanhamento deverá ser realizado em conjunto com a equipe da urologia, a qual possui maior experiência no manejo medicamentoso da bexiga neurogênica. Podem ser utilizados medicamentos para melhorar tanto a fase de enchimento vesical (Tabela 7.13) quanto a fase de esvaziamento (Tabela 7.14).[30,32,34,35,37-41,48] Além disso, podem ser utilizados métodos invasivos, como a aplicação de toxina botulínica,[49-52] eletroestimulação,[53-55] neuromodulação[56] e procedimentos cirúrgicos. Em situações mais extremas, porém não tão incomuns, faz-se necessária a indicação de ampliação da bexiga com intestino.

Tabela 7.13 Terapias para facilitar o armazenamento de urina/enchimento da bexiga.[32]

Relacionada com a bexiga (inibir a contratilidade e aumentar a capacidade da bexiga)	Relacionada com a saída (aumento da resistência de saída)	Contornando o problema
Terapia comportamental	Terapia comportamental	Produtos absorventes
Educação	Educação	Dispositivos externos de coleta
Treinamento de bexiga	Treinamento de bexiga	Agentes semelhantes a hormônio antidiurético
Micção cronometrada	Micção cronometrada	Diuréticos de ação curta
Restrição hídrica	Restrição hídrica	Cateterismo intermitente
Fisioterapia do assoalho pélvico ± *biofeedback*	Fisioterapia do assoalho pélvico ± *biofeedback*	Cateterismo contínuo
Terapia farmacológica (oral, intravesical, intradetrusor)	Estimulação elétrica	Derivação urinária
Agentes anticolinérgicos	Terapia farmacológica	
Drogas com ações mistas	Agonistas α-adrenérgicos	
Antagonistas de cálcio	Antidepressivos tricíclicos; inibidores da receptação da norepinefrina e serotonina	
Abridores do canal de potássio	Antagonistas/agonistas β-adrenérgicos	
Inibidores da prostaglandina		
Antagonistas α-adrenérgicos	Dispositivos de apoio e/ou oclusivos vaginais e perineais; *plugs* uretrais	
Agonistas β-adrenérgicos	Reservatório periuretral não cirúrgico	
Antidepressivos tricíclicos; inibidores da receptação da norepinefrina e serotonina	Colágeno, sintéticos, transferência de células (engenharia de tecidos)	
Capsaicina, resiniferatoxina e agentes semelhantes	Fechamento ou compressão da saída da bexiga (balão ou fechamento cirúrgico)	
Dimetilsulfóxido (*DMSO*)	Esfíncter urinário artificial	
Inibidores polissinápticos	Reconstrução da saída da bexiga	
Toxina botulínica	Mioplastia (transposição do músculo)	
Distensão da bexiga		
Estimulação elétrica e neuromodulação		
Acupuntura e eletroacupuntura		
Interrupção da inervação		
Central (bloqueio subaracnoide)		
Menos central (rizotomia sacral, rizotomia sacral seletiva)		
Periférica motora e/ou sensitiva		
Cistoplastia de aumento (auto, intestine, engenharia de tecidos)		

Distúrbios Sensitivos e Autonômicos

Tabela 7.14 Terapia para facilitar o esvaziamento da bexiga/micção.[32]

Relacionada com a bexiga (aumentar a pressão intravesical ou facilitar a contratilidade da bexiga)	Relacionada com a saída (diminuição da resistência de saída)	Contornando o problema
Compressão externa, Valsalva	**Ao nível do esfíncter liso**	• Cateterismo intermitente
Promoção ou iniciação de contração reflexa – "Treinamento" de bexiga	Terapia farmacológica	• Cateterismo contínuo
Terapia farmacológica (oral, intravesical)	• Antagonistas α-adrenérgicos	• Derivação urinária
• Agentes parassimpatomiméticos	• Antagonistas β-adrenérgicos	
• Prostaglandinas	• Toxina botulínica (injeção)	
• Bloqueadores de inibição	Ressecção ou incisão transuretral	
• Antagonistas α-adrenérgicos	• Y-V plastia	
• Antagonistas de opioides	**Ao nível do esfíncter estriado**	
Estimulação elétrica	Terapia comportamental ± *biofeedback*	
• Diretamente para a bexiga ou da medula espinal	Terapia farmacológica	
• Diretamente para as raízes nervosas	• Benzodiazepínicos	
• Intravesical (transuretral)	• Baclofeno	
• Neuromodulação	• Dantrolene	
Mioplastia de bexiga (envoltório muscular)	• Antagonistas α-adrenérgicos	
	• Toxina botulínica (injeção)	
	Dilatação uretral	
	Esfincterotomia cirúrgica	
	Stent uretral	
	Interrupção do nervo pudendo	

■ REFERÊNCIAS BIBLIOGRÁFICAS

1. Moraes FMd, Oliveira ASB. Propedêutica neurológica. In: Masruha MR, Bertolucci PHF, editors. Neurologia para o clínico-geral. 1.ed. Barueri: Manole, 2014. p.209-32.

2. Gardner EP, Johnson KO. The Somatosensory System: Receptors and Central Pathways. In: Kandel ER. Principles of Neural Science. 5.ed. New York: McGraw-Hill, 2013. p.1056-78.

3. Machado A, Haertel LM. Neuroanatomia Funcional. 3.ed. São Paulo: Atheneu, 2013.

4. Campbell WW. Sensory Localization. In: Campbell WW. DeJong's The Neurologic Examination. 6.ed. Philadelphia: Lippincott Williams & Wilkins, 2005. p.456-67.

5. Ropper AH, Samuels MA. Pain and Other Disorders of Somatic Sensation. In: Ropper AH, Samuels MA. Adams and Victor's Principles of Neurology. 9.ed. New York: The McGraw-Hill Companies, 2009. p.124-61.

6. Horn JP, Swanson LW. The Autonomic Motor System and the Hypothalamus. In: Kandel ER. Principles of Neural Science. 5.ed. New York: McGraw-Hill, 2013. p.1056-78.

7. Brazis PW, Masdeu JC, Biller J. Localization in Clinical Neurology. 6.ed. Philadelphia: Lippincott Williams & Wilkins, 2011.

8. Hachiya Y, Arai H, Hayashi M, Kumada S, Furushima W, Ohtsuka E, et al. Autonomic dysfunction in cases of spinal muscular atrophy type 1 with long survival. Brain Dev. 2005;27(8):574-8.

9. McLeod KA. Dysautonomia and neurocardiogenic syncope. Curr Opin Cardiol. 2001;16(2):92-6.

10. Parisi P, Villa MP, Pelliccia A, Rollo VC, Chiarelli F, Verrotti A. Panayiotopoulos syndrome: diagnosis and management. Neurol Sci. 2007;28(2):72-9.

11. Axelrod FB, Chelimsky GG, Weese-Mayer DE. Pediatric autonomic disorders. Pediatrics. 2006;118(1):309-21.

12. Landrieu P, Baets J, De Jonghe P. Hereditary motor-sensory, motor, and sensory neuropathies in childhood. Handb Clin Neurol. 2013;113:1413-32.

13. Jonghe PD, Kuhlenbäumer G. Hereditary sensory and autonomic neuropathies (HSAN). In: Kuhlenbäumer G, Stögbauer F, Ringelstein EB, Young P. Hereditary Peripheral Neuropathies. Heidelberg: Springer, 2005. p.157-69.

14. Axelrod FB, Gold-von Simson G. Hereditary sensory and autonomic neuropathies: types II, III, and IV. Orphanet J Rare Dis. 2007;2:39.

15. Edvardson S, Cinnamon Y, Jalas C, Shaag A, Maayan C, Axelrod FB, et al. Hereditary sensory autonomic neuropathy caused by a mutation in dystonin. Ann Neurol. 2012;71(4):569-72.

16. Leipold E, Liebmann L, Korenke GC, Heinrich T, Giesselmann S, Baets J, et al. A de novo gain-of-function mutation in SCN11A causes loss of pain perception. Nat Genet. 2013;45(11):1399-404.

17. Rotthier A, Baets J, De Vriendt E, Jacobs A, Auer-Grumbach M, Levy N, et al. Genes for hereditary sensory and autonomic neuropathies: a genotype-phenotype correlation. Brain. 2009;132(Pt 10):2699-711.

Capítulo 7

149

18. Gold-von Simson G, Axelrod FB. Familial dysautonomia: update and recent advances. Curr Probl Pediatr Adolesc Health Care. 2006;36(6):218-37.

19. Freeman R, Wieling W, Axelrod FB, Benditt DG, Benarroch E, Biaggioni I, et al. Consensus statement on the definition of orthostatic hypotension, neurally mediated syncope and the postural tachycardia syndrome. Clin Auton Res. 2011;21(2):69-72.

20. Arnold AC, Shibao C. Current concepts in orthostatic hypotension management. Curr Hypertens Rep. 2013;15(4):304-12.

21. Low PA. Prevalence of orthostatic hypotension. Clin Auton Res. 2008;18 Suppl 1:8-13.

22. Metzler M, Duerr S, Granata R, Krismer F, Robertson D, Wenning GK. Neurogenic orthostatic hypotension: pathophysiology, evaluation, and management. J Neurol. 2013;260(9):2212-9.

23. Stewart JM. Update on the theory and management of orthostatic intolerance and related syndromes in adolescents and children. Expert Rev Cardiovasc Ther. 2012;10(11):1387-99.

24. Low PA, Singer W. Management of neurogenic orthostatic hypotension: an update. Lancet Neurol. 2008;7(5):451-8.

25. Stewart JM. Common syndromes of orthostatic intolerance. Pediatrics. 2013;131(5):968-80.

26. Lanier JB, Mote MB, Clay EC. Evaluation and management of orthostatic hypotension. Am Fam Physician. 2011;84(5):527-36.

27. Sarasin FP, Pruvot E, Louis-Simonet M, Hugli OW, Sztajzel JM, Schlapfer J, et al. Stepwise evaluation of syncope: a prospective population-based controlled study. Int J Cardiol. 2008;127(1):103-11.

28. Lahrmann H, Cortelli P, Hilz M, Mathias CJ, Struhal W, Tassinari M. EFNS guidelines on the diagnosis and management of orthostatic hypotension. Eur J Neurol. 2006;13(9):930-6.

29. Bauer SB. Neurogenic bladder: etiology and assessment. Pediatr Nephrol. 2008;23(4):541-51.

30. Verpoorten C, Buyse GM. The neurogenic bladder: medical treatment. Pediatr Nephrol. 2008;23(5):717-25.

31. Bauer SB, Austin PF, Rawashdeh YF, de Jong TP, Franco I, Siggard C, et al. International Children's Continence Society's recommendations for initial diagnostic evaluation and follow-up in congenital neuropathic bladder and bowel dysfunction in children. Neurourol Urodyn. 2012;31(5):610-4.

32. Wein AJ, Kavoussi LR, Novick AC, Partin AW, Peters CA. Campbell-Walsh Urology. Philadelphia: Saunders, 2012. p.4320.

33. Wein AJ. Classification of neurogenic voiding dysfunction. J Urol. 1981;125(5):605-9.

34. Stohrer M, Blok B, Castro-Diaz D, Chartier-Kastler E, Del Popolo G, Kramer G, et al. EAU guidelines on neurogenic lower urinary tract dysfunction. Eur Urol. 2009;56(1):81-8.

35. Bankhead RW, Kropp BP, Cheng EY. Evaluation and treatment of children with neurogenic bladders. J Child Neurol. 2000;15(3):141-9.

36. Guerra L, Leonard M, Castagnetti M. Best practice in the assessment of bladder function in infants. Ther Adv Urol. 2014;6(4):148-64.

37. Nambiar A, Lucas M. Chapter 4: Guidelines for the diagnosis and treatment of overactive bladder (OAB) and neurogenic detrusor overactivity (NDO). Neurourol Urodyn. 2014;33 Suppl 3:S21-5.

38. Chase J, Austin P, Hoebeke P, McKenna P. The management of dysfunctional voiding in children: a report from the Standardisation Committee of the International Children's Continence Society. J Urol. 2010;183(4):1296-302.

39. Curran MJ, Kaefer M, Peters C, Logigian E, Bauer SB. The overactive bladder in childhood: long-term results with conservative management. J Urol. 2000;163(2):574-7.

40. de Jong TP, Chrzan R, Klijn AJ, Dik P. Treatment of the neurogenic bladder in spina bifida. Pediatr Nephrol. 2008;23(6):889-96.

41. Frimberger D, Cheng E, Kropp BP. The current management of the neurogenic bladder in children with spina bifida. Pediatr Clin North Am. 2012;59(4):757-67.

42. Lehnert T, Weisser M, Till H, Rolle U. The effects of long-term medical treatment combined with clean intermittent catheterization in children with neurogenic detrusor overactivity. Int Urol Nephrol. 2012;44(2):335-41.

43. Rawashdeh YF, Austin P, Siggaard C, Bauer SB, Franco I, de Jong TP, et al. International Children's Continence Society's recommendations for therapeutic intervention in congenital neuropathic bladder and bowel dysfunction in children. Neurourol Urodyn. 2012;31(5):615-20.

44. Guttmann L, Frankel H. The value of intermittent catheterisation in the early management of traumatic paraplegia and tetraplegia. Paraplegia. 1966;4(2):63-84.

45. Lapides J, Diokno AC, Silber SM, Lowe BS. Clean, intermittent self-catheterization in the treatment of urinary tract disease. 1972. J Urol. 2002;167(4):1584-6.

46. Cartwright PC, Coplen DE, Kogan BA, Volinn W, Finan E, Hoel G. Efficacy and safety of transdermal and oral oxybutynin in children with neurogenic detrusor overactivity. J Urol. 2009;182(4):1548-54.

47. Novara G, Galfano A, Secco S, D'Elia C, Cavalleri S, Ficarra V, et al. A systematic review and meta-analysis of randomized controlled trials with antimuscarinic drugs for overactive bladder. Eur Urol. 2008;54(4):740-63.

48. Cameron AP. Pharmacologic therapy for the neurogenic bladder. Urol Clin North Am. 2010;37(4):495-506.

49. Chuang YC, Kaufmann JH, Chancellor DD, Chancellor MB, Kuo HC. Bladder instillation of liposome encapsulated onabotulinumtoxina improves overactive bladder symptoms: a prospective, multicenter, double-blind, randomized trial. J Urol. 2014;192(6):1743-9.

50. Figueroa V, Romao R, Pippi Salle JL, Koyle MA, Braga LH, Bagli DJ, et al. Single-center experience with botulinum toxin endoscopic detrusor injection for the treatment of congenital neuropathic bladder in children: effect of dose adjustment, multiple injections, and avoidance of reconstructive procedures. J Pediatr Urol. 2014;10(2):368-73.

51. Hassouna T, Gleason JM, Lorenzo AJ. Botulinum toxin A's expanding role in the management of pediatric lower urinary tract dysfunction. Curr Urol Rep. 2014;15(8):426.

52. Mangera A, Apostolidis A, Andersson KE, Dasgupta P, Giannantoni A, Roehrborn C, et al. An updated systematic review and statistical comparison of standardised mean outcomes for the use of botulinum toxin in the management of lower urinary tract disorders. Eur Urol. 2014;65(5):981-90.

53. Barroso U, Jr., Tourinho R, Lordelo P, Hoebeke P, Chase J. Electrical stimulation for lower urinary tract dysfunction in children: a systematic review of the literature. Neurourol Urodyn. 2011;30(8):1429-36.

54. Kajbafzadeh AM, Sharifi-Rad L, Mozafarpour S, Ladi-Seyedian SS. Efficacy of transcutaneous interferential electrical stimulation in treatment of children with primary nocturnal enuresis: a randomized clinical trial. Pediatr Nephrol. 2015;30(7):1139-45.

55. Ren J, Chew DJ, Biers S, Thiruchelvam N. Electrical nerve stimulation to promote micturition in spinal cord injury patients: A review of current attempts. Neurourol Urodyn. 2015.

56. Burks FN, Bui DT, Peters KM. Neuromodulation and the neurogenic bladder. Urol Clin North Am. 2010;37(4):559-65.

capítulo 8

▶ Mariana Braatz Krueger
▶ Mário Luiz Ribeiro Monteiro
▶ Sergio Antonio Antoniuk

Distúrbios dos Nervos Cranianos e do Sistema Visual

■ SISTEMA OLFATÓRIO

Anatomia das vias olfatórias

Os neurônios olfatórios se agrupam em pequenos aglomerados por entre o epitélio da mucosa das porções superior e posterior da cavidade nasal. Esses neurônios são células bipolares, com seus dendritos terminais formando de 3 a 50 cílios, que se projetam para o muco da cavidade nasal.

Os axônios dos neurônios olfatórios, que coletivamente formam filetes nervosos denominados, em conjunto, nervos olfatórios, atravessam a lâmina cribiforme e alcançam o bulbo olfatório, onde fazem sinapse com os dendritos das células mitrais e tufadas, formando os glomérulos olfatórios.[1]

Os axônios das células mitrais e tufadas, por sua vez, projetam-se para o córtex olfatório, que é composto de núcleos olfatórios anteriores, córtex piriforme (principal área cortical olfatória primária, sendo representado pelo úncus e por uma pequena porção do giro para-hipocampal adjacente), núcleos anteriores da amígdala, córtex periamigdaloide e córtex entorrinal.[2]

Alterações do olfato

Os principais termos empregados na caracterização das alterações do olfato encontram-se descritos na Tabela 8.1.

Os déficits olfatórios podem ser *de condução*, quando decorrem de processos que interferem na capacidade das substâncias de entrar em contato com o epitélio olfatório (p. ex., pólipo nasal, infecção das vias aéreas superiores), ou *neurossensoriais*, que são gerados por disfunções dos receptores ou de suas conexões centrais.[3]

Tabela 8.1 Termos empregados na caracterização das alterações do olfato.[1]

- *Normosmia*: função olfatória preservada
- *Hiposmia*: diminuição da olfação
- *Anosmia*: ausência do olfato
- *Hiperosmia*: aumento da percepção olfatória
- *Disosmia*: qualquer distorção da sensação olfatória. Pode ocorrer na presença de um estímulo odorífero (*parosmia* ou *troposmia*) ou na ausência deste (*fantosmia* – duração superior a poucos segundos; *alucinação olfatória* – duração de poucos segundos). O termo *cacosmia* pode ser utilizado para a disosmia, que ocorre na ausência de estímulo odorífero e que apresenta caráter de um odor muito desagradável*

---

* Ocorrendo de forma paroxística, deve suscitar a suspeição de crise epiléptica que, neste caso, recebe o nome de crise uncinada, devido à zona sintomatogênica ser, frequentemente, o úncus.

Além disso, os distúrbios do olfato podem ser *congênitos* ou *adquiridos*.

As três principais causas de anosmia são: infecções das vias aéreas superiores, doenças nasais e paranasais, traumatismo craniencefálico (TCE) e da face.[4]

O TCE pode ocasionar hiposmia ou anosmia por meio de três mecanismos: 1. lesão direta dos nervos olfatórios na lâmina cribiforme e nas cavidades nasais; 2. lesão dos tratos olfatórios adjacentes ao parênquima órbito-frontal e 3. lesões das regiões dos lobos temporais envolvidas no processamento olfatório.

A incidência de TCE evoluindo com alterações do olfato em crianças não é bem documentada, inclusive pela dificuldade de avaliação nessa faixa etária, apresentando resultados conflitantes em diversos estudos (variando entre 3% e 58%). Alguns pacientes apresentam melhora da função olfatória durante o acompanhamento.[5]

A anosmia congênita pode ser secundária a malformações, como arrinencefalia e síndrome de Kallmann. Esta é uma doença genética, com heterogeneidade gênica e que pode ter herança ligada ao X, caracterizada por hipogonadismo hipogonadotrófico e anosmia ou hiposmia congênitas, secundárias à agenesia ou hipoplasia dos bulbos e tratos olfatórios. Os pacientes ainda podem apresentar criptorquidia, surdez neurossensorial, fenda palatina, cardiopatias congênitas, blefaroptose, escoliose e agenesia renal.[6]

As principais causas de hiposmia ou anosmia encontram-se sumarizadas na Tabela 8.2.

Os tumores da base do lobo frontal podem manifestar-se pela *síndrome de Foster-Kennedy*, caracterizada por anosmia ipsilateral (lesão direta do bulbo ou trato olfatório), atrofia óptica ipsilateral (lesão direta do nervo óptico) e edema da papila óptica contralateral (pela hipertensão intracraniana).

■ SISTEMA VISUAL

Anatomia das vias ópticas

Os nervos ópticos são compostos de axônios das células ganglionares da retina e apresentam organização somatotópica, de tal forma que as fibras originárias das células ganglionares de regiões superiores e inferiores da retina estão localizadas nas regiões superiores e inferiores do nervos ópticos.

No quiasma óptico há decussação das fibras originárias da hemiretina nasal, enquanto as fibras da hemiretina temporal não o fazem, conforme Figura 8.1. Após o quiasma são encontrados os tratos ópticos, por onde as fibras seguem até atingirem os corpos geniculados laterais.

Os corpos geniculados laterais são núcleos talâmicos, e constituem-se em estações retransmissoras para todos os axônios da retina que medeiam a visão. As fibras que conectam os corpos geniculados laterais com o córtex pericalcarino são denominadas radiações ópticas. Cada lobo occipital recebe projeções da metade nasal do olho oposto e da metade temporal da retina ipsilateral.[7,8]

A relação entre os defeitos de campo visual e a correspondente topografia lesional nas vias ópticas encontra-se descrita na Tabela 8.3.

Alterações visuais

As condições que acarretam diminuição da acuidade visual são frequentes, podendo estar associadas

Tabela 8.2 Causas de hiposmia ou anosmia.[1]

- Rinite – alérgica, atrófica, por uso de cocaína, infecciosa (herpes, *influenzae*)
- Sinusite
- Traumatismo craniencefálico e de face*
- Cirurgias da face
- Fenda palatina
- Lobectomia temporal
- Lesões compressivas ou infiltrativas da fossa craniana anterior (meningioma, craniofaringioma, encefalocele, aneurisma)
- Hidrocefalia
- Doenças neurodegenerativas
- Doença de Huntington
- Carências nutricionais (deficiência de vitamina A, vitamina B1, B12, zinco)
- Hemodiálise e insuficiência renal crônica
- Diabetes *mellitus*
- Hipotireoidismo
- Insuficiência adrenal crônica
- Síndrome de Down
- Síndrome de Klinefelter
- Síndrome de Kallmann
- Síndrome de Sjögren
- Granulomatose de Wegener
- Doença de Paget
- Doença de Refsum
- Medicamentos – vasoconstritores tópicos, antibióticos (aminoglicosídeos, tetraciclina), corticosteroides, metotrexato e outros quimioterápicos, opioides, levodopa, betabloqueadores, drogas antitireoidianas, diidropiridínicos (bloqueadores dos canais da cálcio), anfetaminas e inibidores da enzima conversora de angiotensina
- Exposição a agentes tóxicos – tabagismo, solventes orgânicos, herbicidas, pesticidas e metais pesados (cádmio, cromo, níquel, manganês)
- Radioterapia
- Sequela de hemorragia subaracnóidea
- Sequela de meningite (sobretudo as que comprometem predominantemente a base do crânio)
- Síndrome da imunodeficiência adquirida
- Simulação e histeria

* Existe uma relação direta entre o grau de hiposmia e a gravidade do trauma. Os neurônios olfatórios apresentam capacidade de se regenerarem. Contudo, apenas 10% de pacientes adultos demonstraram melhora da olfação após o trauma em um estudo longitudinal.[9]

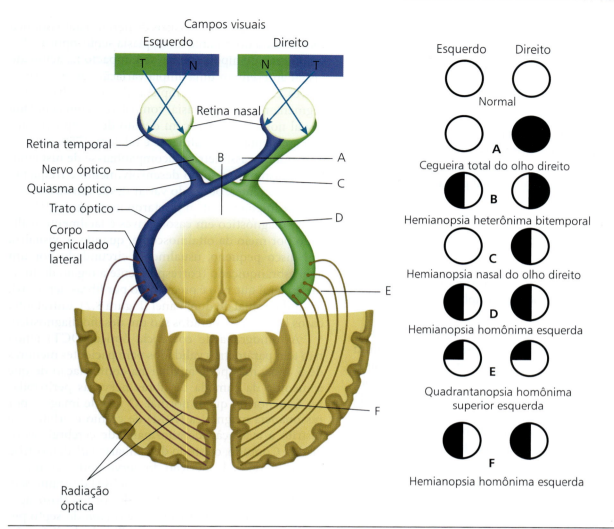

Figura 8.1 Lesões das vias ópticas.

Tabela 8.3 Relação entre os defeitos de campo visual e a localização das lesões nas vias ópticas.[2,10,11]	
Localização da lesão	Defeito do campo visual
Retina	Quadrantanopsias ou hemianopsias binasais, defeitos anulares, moscas volantes, fotopsia*, sensação de cortina no olhos
Nervo óptico	Escotoma central ou cecocentral, defeito altitudinal monocular, depressão nasal, constrição difusa do campo visual
Quiasma anterior ou junção do nervo óptico com o quiasma	Escotoma juncional (escotoma central unilateral e defeito temporal superior contralateral)
Corpo do quiasma	Hemianopsia ou quadrantanopsia bitemporais
Quiasma posterior	Escotomas bitemporais
Retroquiasmático	Hemianopsia homônima contralateral congruente ou incongruente
Córtex occipital	Hemianopsia homônima contralateral congruente poupando ou não a mácula

*Sensação de *flashes* de luz.

Capítulo 8

Cegueira congênita

A cegueira congênita pode ser de causa pré-natal ou perinatal. Dentre as causas pré-natais, podemos citar: catarata congênita, distrofias retinianas, glaucoma congênito, coloboma e microftalmia. Dentre as perinatais, figuram a cegueira cortical por asfixia e retinopatia da prematuridade.

Catarata congênita

Catarata congênita é uma importante causa reversível de cegueira, sendo responsável por 12,8% dos casos no Brasil. Sua incidência estimada é de 6 por 10 mil nascidos vivos, podendo duplicar os valores em países subdesenvolvidos.

Apresenta causa variada, sendo as hereditárias responsáveis por até metade dos casos (a mais comum tem herança autossômica dominante). Outras causas genéticas, tais como trissomias (13, 18 e 21), deleções (5p, 18p, 18q), herança autossômica recessiva e ligada ao X são descritas.

Pode associar-se a um grande número de doenças: infecções intrauterinas (rubéola, toxoplasmose, citomegalovírus), diabetes, hipoglicemia, erros inatos do metabolismo (Tabela 19.9), síndrome de Marinesco-Sjögren, distrofia miotônica, incontinência pigmentar e exposição materna a drogas (corticosteroides e clorpromazina).[13,14] O diagnóstico pode ser suspeitado por meio da realização do "teste do olhinho" nas maternidades, quando não estará presente o reflexo vermelho. A privação visual prolongada pode acarretar ambliopia irreversível e, portanto, deve-se encaminhar o paciente para um serviço de oftalmologia com urgência.

Hipoplasia congênita do nervo óptico

A hipoplasia do nervo óptico é a causa congênita mais comum de anomalia do disco óptico, com incidência estimada em 10,9 por 100 mil habitantes.[15] É uma doença não progressiva, caracterizada por número subnormal de axônios do nervo óptico, resultando em um disco pequeno e pálido.[15] A maioria dos casos é esporádica, contudo pode haver herança autossômica dominante.[16]

Pode ocorrer isoladamente ou em associação com outras anormalidades neurológicas e endocrinológicas. Hipoplasia do nervo óptico, disfunção hipofisária e agenesia do septo pelúcido fazem parte da *displasia septo-óptica (síndrome de Morsier)*. Mutação no HESX1

(#182230) é descrita em casos de herança autossômica recessiva ou dominante na displasia septo-óptica.[17,18]

O grau de hipoplasia e o seu impacto na acuidade visual apresentam uma ampla variação, desde formas graves, com amaurose completa, até formas discretas e segmentares de hipoplasia, compatíveis com acuidade visual normal (porém com defeito de campo visual). Sua apresentação geralmente é bilateral (75% a 93%), podendo ser assimétrica, acompanhar-se de nistagmo e estrabismo. Atraso do desenvolvimento é frequente nesses pacientes, podendo variar desde um atraso isolado de linguagem até um retardo motor grave.[15,10]

O diagnóstico em casos graves é facilmente realizado por meio da oftalmoscopia, quando se visualiza um disco pequeno, usualmente circundado por um anel esbranquiçado (correspondente à região do forame escleral que não é preenchido por fibras nervosas), gerando o sinal do duplo anel (Figura 8.2). Entretanto, casos leves ou moderados são um desafio diagnóstico.

A tomografia de coerência óptica (OCT) ainda não tem parâmetros validados para pacientes menores de 5 anos, mas pode auxiliar na confirmação de que a medida da camada de fibras nervosas peripapilares é menor do que o normal. O uso de imagem por ressonância magnética (IRM) de crânio e órbitas era restrito à avaliação de anormalidade cerebrais associadas. Contudo, o estudo de Lenhart *et al.* demostrou a possibilidade de aferição do nervo óptico com essa modalidade.[17] Achados comuns na IRM de crânio são: hipoplasia de cerebelo, agenesia de corpo caloso, agenesia de fórnix, sela turca vazia e *cavum* do septo pelúcido. Deve ser avaliada a possibilidade de disfunção endocrinológica com exames laboratoriais.[12]

Coloboma ocular

O coloboma ocular é uma malformação relacionada a um defeito na embriogênese. Pode acometer qualquer estrutura ocular e, geralmente, mais de uma estrutura simultaneamente, podendo ser uni ou bilateral. Podem ser classificados em: 1. típicos: aqueles de localização nasal inferior, causados por um defeito do fechamento da fissura retiniana; 2. atípicos: os que apresentam outra localização.

A perda visual é variável, desde cegueira total até visão normal, dependendo da extensão e estruturas envolvidas. O coloboma de íris geralmente não tem efeito sobre a acuidade visual, diferentemente dos que comprometem a retina e o nervo óptico, quando habitualmente há perda visual.

Frequentemente, o coloboma isolado é esporádico, mas também pode ocorrer com herança autossômica dominante, recessiva ou ligada ao X.[16,20,21] A associação

Distúrbios dos Nervos Cranianos e do Sistema Visual

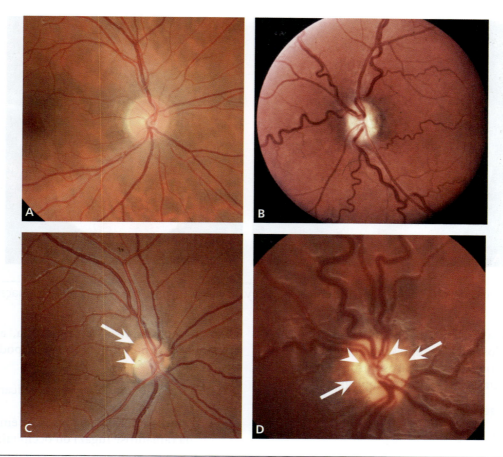

Figura 8.2 Hipoplasia do nervo óptico. Fotografia do fundo de olho mostrando um disco óptico normal (A), que pode ser comparado com três exemplos de hipoplasia do nervo óptico (B, C e D). Em B, observar disco óptico pequeno comparado ao disco normal. Em C e D, observar que o disco óptico é pequeno (com o término delimitado pela cabeça de seta) e circundado por um halo hipopigmentado (delimitado por seta) no setor temporal na figura C e em toda a volta do disco óptico em D (sinal do duplo anel).

com outras síndromes oculares e anomalias cromossômicas é frequente, como na síndrome CHARGE, síndrome de Gorlin-Goltz, síndrome de Goldenhar, síndrome de Aicardi, entre outras.[22]

Anomalia do disco óptico em *morning glory*

Trata-se de uma rara malformação esporádica, geralmente unilateral e com predileção pelo sexo feminino. O disco óptico apresenta-se grande, largo, com um proeminente anel peripapilar pigmentado e vasos emergindo de forma radial, dando o aspecto de uma flor de nome *morning glory* (Figura 8.3).

Pode associar-se com estrabismo, catarata, nistagmo e colobomas, assim como outras doenças sistêmicas, tais como: síndrome de Aicardi, neurofibromatose tipo 2, encefalocele basal e doença de Moyamoya. O comprometimento visual é variável, desde a normalidade até amaurose.[23]

Atrofia óptica congênita

A atrofia óptica congênita é geralmente uma sequela de diferentes insultos nas vias ópticas anteriores e posteriores, culminando com a perda de axônios e células da retina, sendo frequentemente encontrada em pacientes com doenças neurológicas e raro o seu achado de forma isolada.[24]

Suas causas mais frequentes são os insultos hipóxico-isquêmicos, seguidos por hidrocefalia, infecções congênitas, malformações oculares e cerebrais.[24] Casos hereditários são descritos, com heranças dominante, recessiva e ligada ao X, a síndrome de Behr e a síndrome PEHO.

A atrofia óptica dominante (#165500) é uma condição caracterizada por degeneração bilateral dos nervos ópticos, causando perda visual nos primeiros anos de vida. A gravidade da perda visual é variável, geral-

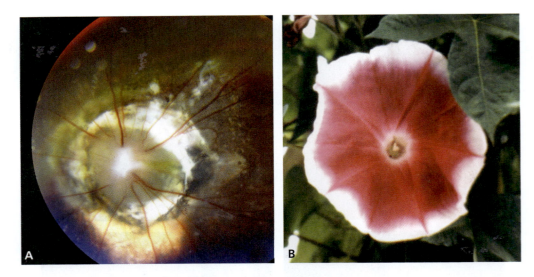

Figura 8.3 (A) Anomalia do disco óptico em *morning glory*. (B) Flor que dá o nome a essa malformação.

mente com baixa discreta a moderada da função visual. Cerca de 20% dos pacientes apresentam manifestações extraoculares, como surdez neurossensorial, miopatia, ataxia, paraplegia espástica e oftalmoplegia.[25]

Amaurose congênita de Leber

A amaurose congênita de Leber é uma distrofia grave da retina, tornando-se evidente ao nascimento ou até o primeiro ano de vida, de caráter geralmente estático. O quadro clínico é composto de cegueira ou comprometimento visual importante, nistagmo pendular, fotofobia, reflexos pupilares ausentes ou alentecidos e o sinal óculo-digital (sinal de Franceschetti), caracterizado por esfregar e pressionar os olhos. Acompanha-se de história familiar tipicamente de herança autossômica recessiva.

A fundoscopia pode ser normal ou apresentar atrofia óptica, vasos retinianos afilados e dispersão difusa de pigmento retiniano (aspecto de sal e pimenta). A avaliação deve incluir o eletrorretinograma, que mostra redução ou extinção de atividade elétrica na retina.[26]

A amaurose congênita de Leber pode estar associada a vários quadros sistêmicos, principalmente à deficiência intelectual. Têm sido relatas associações com alterações neurológicas (hipoplasia cerebelar), cardiomiopatia, anormalidades esqueléticas e comportamento autista.[22,27,28]

Não há tratamento específico, sendo recomendada a reabilitação precoce.

Cegueira aguda monocular e binocular

O diagnóstico diferencial de causas de cegueira aguda é extenso, como indicado na Tabela 8.4.[12]

Quando a perda visual é transitória, a duração do comprometimento da função visual pode auxiliar no diagnóstico:

1. poucos segundos podem indicar aumento da pressão intracraniana;
2. poucos minutos nos casos de embolia retiniana (amaurose fugaz) ou occipital;
3. usualmente mais do que cinco minutos ou até algumas horas na enxaqueca;
4. geralmente dias na neurite óptica.[12]

Doenças retinianas

Oclusão da artéria central da retina

A oclusão da artéria central da retina é uma emergência oftalmológica, podendo ser parcial ou total. As oclusões parciais apresentam um bom prognóstico, por afetarem áreas menores da retina. A oclusão pode ser causada por um trombo ou êmbolo, interrompendo o fluxo sanguíneo. Pode ocorrer também oclusão da artéria central por espasmo, devido ao aumento súbito e extremamente elevado da pressão intraocular ou por compressão externa. São fatores de risco: cardiopatias congênitas, prolapso da válvula mitral, anemia falciforme, vasculite, enxaqueca e gravidez.

O quadro clínico é perda visual súbita, variando de intensidade, conforme total ou parcial, sem sintomas premonitórios, habitualmente monocular e indolor. Ao exame oftalmoscópico há aspecto esbranquiçado da retina, com preservação da fóvea (por sua irrigação ser independente), resultando em aspecto de mácula "em cereja".

Distúrbios dos Nervos Cranianos e do Sistema Visual

Tabela 8.4 Causas de comprometimento agudo da função visual.[12]

Afecções retinianas
Oclusão da artéria central da retina
Descolamento de retina
Enxaqueca retiniana
Lesões do nervo óptico
Neurite óptica
Trauma indireto do nervo óptico
Lesões isquêmicas do nervo óptico
Papiledema de evolução aguda
Dissecção carotídea com comprometimento isquêmico do nervo óptico ou da retina
Apoplexia hipofisária
Lesões isquêmicas das radiações ópticas e córtex occipital
Cegueira cortical
Acidente vascular cerebral/Ataque isquêmico transitório
Encefalopatia hipertensiva
Hipoglicemia
Enxaqueca
Epilepsia occipital benigna
Hidrocefalia
Hiperviscosidade
Encefalite
Trauma
Panencefalite esclerosante subaguda
Tóxico (síndrome da encefalopatia posterior reversível)
Infecção congênita
Hipotensão
Psicogênica

Enxaqueca retiniana

A enxaqueca retiniana caracteriza-se por episódios recorrentes de perturbação visual monocular, incluindo cintilações, escotomas ou amaurose, associados à cefaleia do tipo enxaqueca. É uma causa extremamente rara de perda visual transitória monocular, devendo o paciente ser investigado adequadamente para excluir outras causas de amaurose fugaz. Trata-se, portanto, de um diagnóstico de exclusão.

Neuropatia óptica

Neuropatia óptica refere-se à perda visual relacionada a dano do nervo óptico. A neurite óptica é descrita no Capítulo 22 – Doenças Inflamatórias Não Infecciosas.

Neuropatia óptica isquêmica

A neuropatia óptica isquêmica representa o infarto do nervo óptico, com frequência estimada em 0,54 em 100 mil,[29] sendo muito infrequente na criança. A afecção pode acometer a porção anterior do nervo óptico, visível à oftalmoscopia, quando é denominada de neuropatia óptica isquêmica anterior (NOIA). Menos comumente, lesões isquêmicas acometem a porção posterior do nervo, sendo denominada de neuropatia óptica isquêmica posterior (NOIP). A NOIA pode ainda ser classificada em arterítica (NOIA-A), geralmente causada por arterite temporal (mas também outras vasculites), e NOIA não arterítica (NOIA-NA).

Os fatores de risco descritos na NOIA-NA são: a anatomia do disco (discos pequenos), distúrbios hemodinâmicos, hematológicos, hipertensão, diabetes, enxaqueca e vasculites. São descritos casos na faixa etária pediátrica relacionados a desordens e/ou procedimentos que promovam a diminuição da pressão arterial (diálise, durante tratamento de encefalopatia hipertensiva, cirurgia cardíaca, entre outros).[29-31]

Os pacientes referem perda visual súbita e indolor, acometendo a visão central ou partes do campo visual. A campimetria evidencia defeito tipo altitudinal (que respeita o meridiano horizontal, acometendo preferencialmente o campo visual inferior) e o fundo de olho (nos casos de NOIA) mostra edema de papila e hemorragias peripapilares.

Nenhuma terapia disponível foi comprovada para o tratamento de NOIA-NA, contudo a tentativa de restauração da perfusão do nervo óptico pode ser realizada com infusão de volume.[31]

Neuropatia óptica traumática

O trauma, particularmente da órbita ou da calota craniana, pode causar dano do nervo óptico pelo impacto indireto no canal óptico. Raramente, traumas penetrantes podem causar lesão direta do nervo. Clinicamente, o paciente apresenta defeito pupilar aferente, comprometimento da acuidade visual e, tardiamente, pode evoluir com atrofia óptica.

O tratamento do trauma indireto do nervo óptico é controverso. Habitualmente se utiliza de altas doses de corticosteroide nos primeiros dias após a lesão para melhorar o edema, com a finalidade de se obter a des-

Tratado de Neurologia Infantil

compressão do nervo. A descompressão cirúrgica do canal óptico também pode ser aventada em casos não responsivos ao corticosteroide e na primeira semana pós--trauma, embora os seus resultados sejam controversos.[32]

Neuropatia óptica hereditária de Leber

A neuropatia óptica hereditária de Leber é uma doença mitocondrial de caráter degenerativo, que afeta o nervo óptico, com apresentação tardia. Aproximadamente 90% dos indivíduos com essa doença apresentam uma das seguintes três mutações de ponto do DNA mitocondrial: m.3460G>A, m.11778G>A ou m.14484T>C. Os homens são mais frequentemente afetados dos que as mulheres, numa proporção de 5:1.[32] A idade de início dos sintomas é entre 15 e 35 anos, variando entre 2 e 80 anos. Apresenta grande variabilidade fenotípica, inclusive entre os membros da mesma família.

Clinicamente há perda visual geralmente indolor, de caráter agudo e unilateral, acompanhada de alteração na percepção das cores. O campo visual é afetado principalmente em região central. O segundo olho é afetado depois de algumas semanas ou meses. A apresentação bilateral desde o início ocorre em 20% dos casos. Na fundoscopia, observa-se atrofia óptica nas fases tardias. Na fase aguda da perda visual, por outro lado, ocorre hiperemia do disco, dilatação e tortuosidade dos vasos, telangiectasias nas arcadas vasculares, discretas hemorragias retinianas e no disco, e velamento dos bordos da papila (Figura 8.4).[22,33]

Na maioria dos pacientes, a disfunção visual é a única manifestação. Entretanto, há casos de pacientes que exibem alterações da condução elétrica cardíaca, ataxia cerebelar, distúrbios do movimento, convulsões, mioclonias e neuropatia periférica.

A recuperação da visão é incomum, sendo em sua maioria permanente e profunda. O tratamento geralmente não é efetivo, embora possa ser útil para as outras manifestações. Terapia com cofatores e antioxidantes tem sido utilizada.[33]

Apoplexia hipofisária

A apoplexia hipofisária é uma situação na qual ocorre hemorragia ou infarto da hipófise, com aumento rápido de seu volume, comprimindo estruturas vizinhas. Na maioria das vezes há um tumor preexistente. A apresentação clínica depende das estruturas comprimidas, podendo variar de redução da função visual (bilateral ou monocular), oftalmoplegia (lesão de estruturas do seio cavernoso), alteração do nível de consciência, cefaleia intensa súbita e meningite quí-

mica. A maior incidência ocorre na quinta década de vida, sendo infrequente na população pediátrica.[34]

O diagnóstico é realizado por meio da visualização da glândula pituitária com lesão por métodos de neuroimagem, preferencialmente a IRM. O manejo com estabilização clínica inicial deve envolver controle adequado do balanço hidreletrolítico e déficits hormonais, muitas vezes necessitando de descompressão cirúrgica.[35]

Cegueira cortical

A cegueira cortical é definida como a deficiência visual na ausência de dano em estruturas oculares ou das vias ópticas anteriores.[36] Importante ressaltar a necessidade da preservação dos reflexos pupilares, motricidade ocular e fundoscopia normal.[37] Embora o aspecto do disco óptico usualmente seja normal, em alguns casos pode haver atrofia óptica por degeneração transináptica das células ganglionares da retina.

Cegueira cortical na criança pode ser permanente ou transitória, dependendo da causa. Atualmente, com a melhora dos cuidados perinatais, houve diminuição da mortalidade dos prematuros, fazendo da encefalopatia hipóxico-isquêmica a principal causa de cegueira cortical em países em desenvolvimento.[36] Frequentemente é acompanhada por outros comprometimentos neurológicos, tais como epilepsia, diparesia espástica, atraso global do desenvolvimento, distúrbios auditivos e comportamentais. Nos exames de neuroimagem é comum a presença de leucomalácia periventricular, atrofia encefálica difusa e malformações estruturais.[36] O prognóstico da recuperação visual é ruim, com poucos casos apresentando alguma melhora.[37]

Hipoglicemia

A hipoglicemia no período neonatal pode causar cegueira cortical permanente.[38] Nesses casos, a IRM de crânio mostra alterações preferencialmente corticais e subcorticais na região parieto-occipital. Na fase aguda, há edema do córtex cerebral e da substância branca adjacente, acompanhado de restrição à difusão no sulco calcarino,[39] com hipersinal em T2. Na fase crônica evidenciam-se gliose e atrofia da região (Figura 10.20).[40]

Em crianças maiores também pode haver cegueira cortical transitória em episódios de hipoglicemia.[38]

Perda progressiva da visão

As principais causas de comprometimento visual progressivo são citadas na Tabela 8.5.

158   Seção 2 ▪ Manifestações Cardinais das Doenças Neurológicas

Distúrbios dos Nervos Cranianos e do Sistema Visual

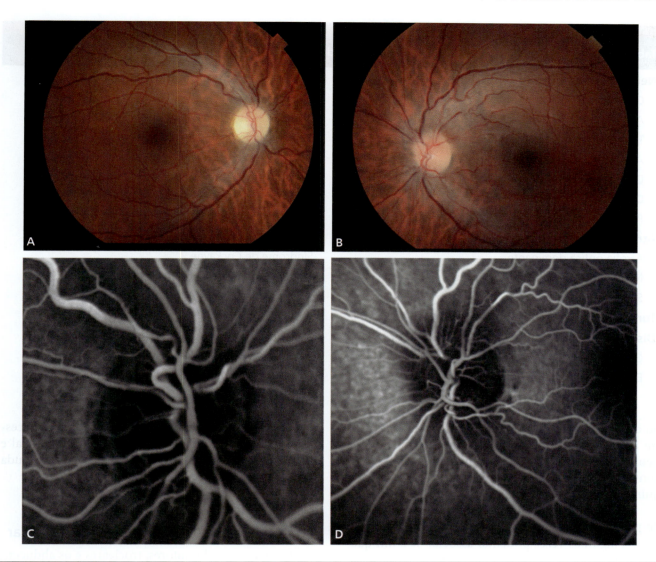

Figura 8.4 Neuropatia óptica hereditária de Leber. (A) Retinografia colorida de olho direito mostrando palidez relativa de nervo óptico. (B) Retinografia colorida de olho esquerdo revelando edema papilar com aumento do reflexo da espessura da camada de fibras nervosas retinianas. Notar as discretas telangiectasias vasculares peridiscais. (C) angiografia fluorescente empregando oftalmoscopia confocal a laser de fases de trânsito inicial em olho direito sem alterações relevantes. (D) O mesmo exame em olho esquerdo, revelando superiormente telangiectasias vasculares peridiscais radiais. Imagens gentilmente cedidas pelo Prof. Dr. Laurentino Biccas Neto (Ocular Oftalmologia – Vitória, ES).

Neuropatia óptica compressiva

A compressão do nervo óptico é uma complicação frequente de tumores diencefálicos, como o craniofaringioma e gliomas de vias ópticas. A doença de Graves, com espessamento dos músculos orbitários, figura entre as causas menos frequentes na faixa etária pediátrica, assim como tumores ósseos, macroadenomas, meningiomas, osteopetrose e inflamações orbitárias (granulomatose de Wegener, pseudotumor orbitário).[41,42]

A apresentação mais comum é a perda visual insidiosa, com perda de acuidade de intensidade variável, presença de defeito pupilar aferente e defeitos de campo, tais como escotomas centrais ou cecocentrais. Nos casos de acometimento quiasmático, o defeito de campo é a hemianopsia ou quadrantanopsia heterônima bitemporal. Baixa estatura e outras alterações endocrinológicas podem ocorrer.[12]

Neuropatia óptica tóxica e nutricional

Drogas, toxinas e déficit nutricionais podem causar neuropatia óptica progressiva, bilateral e indolor, sendo menos frequente o envolvimento unilateral

Tabela 8.5 Causas de comprometimento progressivo da função visual.[12]

Neuropatias ópticas compressivas	Degenerações tapeto-retinianas
Glioma óptico	Hiperoxalúria primária
Aneurisma	Abetalipoproteinemia
Tumores hipotalâmicos e de vias ópticas	Deficiência de múltiplas sulfatases
Adenoma pituitário	Doença de Niemann-Pick
Doença de Graves	Lipofuscinose ceroide neuronal
Doenças inflamatórias crônicas	Síndrome de Usher
Pseudotumor cerebral	Doença de Refsum
Atrofia ótica hereditária	Síndrome de Bardet-Biedl
Atrofia óptica dominante	Síndrome de Cockayne
Neuropatia óptica hereditária de Leber	Síndrome de Laurence-Moon
Síndrome de Wolfram	
Tumores intraoculares	
Distúrbios do cristalino	
Catarata	
Ectopia de cristalino	

ou assimétrico. Muitas drogas são relacionadas, dentre elas: antibióticos (estreptomicina, cloranfenicol e penicilamina), derivados do ergot, digitálicos, anticonvulsivantes (barbitúricos e vigabatrina) e agentes quimioterápicos (metotrexato).[12,22]

Déficit nutricionais de vitaminas do complexo B e de proteínas podem ser responsáveis por neuropatia óptica, algumas vezes podendo associar-se a um quadro de neuropatia periférica, bem como a intoxicação por metanol. Os déficits nutricionais podem ser secundários à doenças gastrintestinais, como síndromes malabsortivas e anemia perniciosa, ou mesmo induzidas por medicamentos (isoniazida e etambutol).[43]

Em geral, com a suspensão da medicação ou recuperação nutricional, ocorre completa remissão do quadro visual. Entretanto, podem haver déficits residuais.[43]

Perda visual de origem psicogênica

Os sintomas visuais sem causa orgânica são comuns em pré-adolescentes e adolescentes (especialmente em meninas). A apresentação mais comum é uma queixa de borramento visual, geralmente na escola. Crianças queixando-se de não perceberem a luz (cegueira total) são raras. As alterações visuais geralmente são bilaterais e simétricas. A suspeita ocorre quando a visão de cores é normal, assim como as respostas pupilares à luz e ao exame oftalmoscópio.

O diagnóstico não é fácil. Algumas vezes é necessário realizar o exame de potencial evocado visual e exame de imagem. A normalidade dos exames ajuda no diagnóstico diferencial de doenças orgânicas.

■ MOTRICIDADE OCULAR

Anatomia e fisiologia da motricidade ocular

Os nervos oculomotores, trocleares e os abducentes são responsáveis pela motricidade ocular, inervando os levantadores das pálpebras superiores, os retos superiores, os retos inferiores, os retos mediais, os retos laterais, os oblíquos superiores e os oblíquos inferiores.[4] Todos esses músculos são inervados pelo oculomotores, exceto os retos laterais e os oblíquos superiores, inervados, respectivamente, pelos abducentes e trocleares.[44]

O nervo oculomotor possui fibras parassimpáticas responsáveis pela inervação do músculo esfíncter da pupila e do músculo ciliar, originárias dos núcleos de Edinger-Westphal.[4,44] Os núcleos do nervo oculomotor e troclear localizam-se no mesencéfalo. O núcleo do abducente situa-se na ponte.[4] O nervos trocleares são os únicos a emergirem da face posterior tronco.

O núcleo do nervo oculomotor apresenta divisões superior e inferior, sendo que a divisão superior (subnúcleo medial) supre o reto superior contralateral. Portanto, devido à sua inervação cruzada, a paralisia

Seção 2 ■ Manifestações Cardinais das Doenças Neurológicas

Distúrbios dos Nervos Cranianos e do Sistema Visual

nuclear do terceiro nervo causa fraqueza do reto superior no olho oposto.[4] O nervo troclear também supre o músculo oblíquo superior contralateral.[4]

O controle supranuclear do olhar visa assegurar que a fóvea seja direcionada para o local de atenção ou ainda mantenha a fixação no objeto de interesse, apesar do movimento do objeto, dos olhos ou da cabeça. Para tal, realiza movimentos oculares, descritos na Tabela 8.6.[4]

As fibras da via sacádica originam-se no lobo frontal, descem e decussam a caminho da formação reticular pontina paramediana (FRPP) e, a partir daí, integram a informação para o núcleo do nervo oculomotor contralateral (via fascículo longitudinal medial – FLM) e abducente ipsilateral, produzindo o olhar horizontal conjugado.[4,10]

As fibras da via supranuclear do segmento lento ou perseguição estão localizadas na junção têmporo-parieto-occipital ipsilateral, onde, por meio de uma dupla decussação, apresentam controle ipsilateral ao estímulo inicial.

O centro primário do olhar conjugado vertical é a região pré-tectal do mesencéfalo, onde se localiza o núcleo intersticial rostral do FLM (irFLM). A parte lateral desse núcleo é responsável pelo olhar para cima, e a parte medial pelo olhar para baixo. O irFLM se projeta, através da comissura posterior, ao seu equivalente no outro lado do mesencéfalo, bem como diretamente ao núcleo do nervo oculomotor. Lesões da comissura posterior, portanto, dão origem a perturbações da mirada vertical, especialmente o olhar para cima.[4]

Os movimentos óculo-vestibulares têm como principal função manter a fixação do objeto na fóvea, independentemente do movimento da cabeça. Este arco reflexo tem como entrada sensorial o nervo vestibular, através dos canais semicirculares, fazendo sinapse com os nervos responsáveis pela motricidade ocular contralateral no tronco, através do FLM.

Ptose palpebral

A ptose palpebral ou blefaroptose é uma condição em que a margem palpebral, na posição primária do olho, cobre mais do que 2 mm do limbo superior (transição da córnea com a esclera).[4] A medida é realizada através da distância entre o centro pupilar e a margem palpebral superior, devendo-se levar em conta também a simetria (valores diferentes de 1 mm interocular podem indicar blefaroptose). Outros dados importantes são: anisocoria, alteração da motricidade ocular extrínseca, fatigabilidade e outros sinais neurológicos presentes para auxiliar no diagnóstico diferencial.[45] Fotografias antigas podem auxiliar na diferenciação entre ptose adquirida e congênita.

A ptose congênita é causada pela disgenesia do músculo levantador da pálpebra superior, com consequente hipofunção, grande elevação do supercílio por contração do músculo frontal e elevação do queixo para desobstruir o eixo visual, podendo ser esporádica ou familiar.[22,46]

As formas hereditárias podem apresentar herança autossômica dominante (do inglês, *hereditary congenital ptosis 1*, PTOS1, %178300) ou ligada ao X (do inglês, *hereditary congenital ptosis 2*, POTS2, %300245).[12,46] A PTOS1 ocorre em associação com oftalmoplegia ou blefarofimose, sendo em 70% dos casos unilateral.[22] A PTOS2 manifesta-se com ptose bilateral simétrica, sendo homens e mulheres igualmente afetados.[46]

Tabela 8.6 Classificação dos movimentos oculares.[10]

Tipo de movimento	Função	Estímulo
Sacada	Movimento ocular rápido, para uma nova posição prevista, visando à fixação de um estímulo visual	Nova posição do objeto de interesse
Seguimento lento ou perseguição	Permite perseguir visualmente objetos que se deslocam lentamente	Deslizamento da imagem na retina, em que a sua velocidade ultrapassa a do desvio natural dos olhos
Reflexo vestíbulo-ocular	Mantém os olhos estáveis durante breve rotações cefálicas, assim permitindo estabilidade da imagem	Rotação cefálica transitória
Vergência	Movimento desconjugado dos olhos para permitir a fusão e visão binocular	Disparidade na imagem projetada na retina

Capítulo 8

161

Tratado de Neurologia Infantil

A síndrome de blefarofimose, ptose e epicanto invertido (do inglês, *blepharophimosis ptosis epicanthus inversus*, BPES, #110100) é autossômica dominante, cujas manifestações são bilaterais.[47] A síndrome de Duane pode ocorrer associadamente. É dividida em dois subtipos: BPES tipo 1, associa-se à falência ovariana prematura, e a tipo 2 em que não está presenta tal alteração.[47]

A ptose palpebral que ocorre no contexto da lesão do nervo oculomotor é discutida na seção sobre oftalmoplegia adquirida do oculomotor.

A *síndrome de Horner* (SH) resulta da disfunção do sistema nervoso autônomo simpático responsável pela inervação pupilar (Figura 8.5).[4] A disfunção é classificada como de primeira ordem quando o acometimento é entre o hipotálamo e a medula espinal, de segunda ordem no centro cílio-espinal (C8-T2) e de terceira ordem com acometimento do gânglio espinal superior ou distal a ele.[4]

A tríade clássica é ptose palpebral (pode ser sutil), miose e anidrose ipsilateral. Podemos encontrar ainda pálpebra inferior elevada em 1 a 2 mm (ptose inversa) e assimetria pupilar menor no escuro do que na claridade (na anisocoria fisiológica a assimetria na claridade e no escuro é semelhante, e na paralisia do terceiro nervo, bem como na pupila de Adie a assimetria é maior na claridade).

A SH pode ser congênita ou adquirida. A heterocromia de íris, secundária à não estimulação dos melanócitos pela via simpática, ocorre mais frequentemente na SH congênita (ou mesmo em lesões que ocorram até os dois anos).[48] Dentre as causas de SH congênita podemos citar o trauma obstétrico (estiramento da artéria carótida) como uma das causas principais. Entre as adquiridas são descritas causas relacionadas à abordagem cirúrgica, trauma, massas mediastinais (neuroblastoma) e idiopática.[49] Para os casos idiopáticos, visto a possibilidade da SH poder ser o primeiro sintoma de neuroblastoma (2,2%),[50] deve-se realizar dosagem dos ácidos vanilmandélico e homovanílico, associada à IRM cervical, de tórax e abdome, conforme a evolução clínica para investigar esta causa.[49]

O *fenômeno de Marcus Gunn* ocorre em 2% a 13% dos pacientes com ptose congênita, sendo geralmente unilateral. Movimentos como a abertura de boca, mastigação ou movimentos laterais da mandíbula causam elevação reflexa exagerada da pálpebra em ptose.[4,51,52] Acredita-se ser resultado de conexões aberrantes no mesencéfalo entre o núcleo do trigêmeo e do oculomotor.[51,52]

Alterações da motricidade ocular extrínseca
Oftalmoplegia congênita

O desalinhamento dos eixos visuais pode fazer parte de uma imaturidade do controle cortical da bi-nocularidade, podendo persistir nos primeiros 4 meses de vida.[53]

Em lactentes com oftalmoplegia, deve-se sempre cogitar a possibilidade da mesma ser congênita, mesmo quando esse dado de história não está presente.

A disfunção do nervo oculomotor manifesta-se por meio de ptose palpebral, exotropia e hipotropia. A pupila pode ser isocórica ou miótica, em consequência de reinervação aberrante, na qual há o redirecionamento das fibras que inervam os músculos levantador e retos, produzindo elevação da pálpebra quando o paciente realiza adução do globo ocular ou quando olha para baixo, podendo também haver contração pupilar.[22,54]

O acometimento do nervo oculomotor é, na sua maioria, unilateral e completo (ou seja, com comprometimento pupilar). Quando bilateral, geralmente associa-se a alterações cerebrais do desenvolvimento ou lesões perinatais.[22] Paresia do oculomotor com espasmo cíclico é um fenômeno raro, usualmente congênito, caracterizado por quadros intermitentes de espasmo da adução, constrição pupilar e elevação da pálpebra, alternando com miose e paresia da adução, com duração média de um a dois minutos, de caráter espontâneo ou provocados pela focalização. Há relatos de melhora do quadro com o uso de carbamazepina, fenitoína e lamotrigina.[55]

O troclear é o nervo mais comumente acometido nos casos de oftalmoplegia congênita. Pode acarretar torcicolo para o lado paralisado, a fim de eliminar a ciclotropia e a hipertropia, além de diplopia vertical e a presença do sinal de Bielschowsky.[56] Este sinal é pesquisado por meio do teste de inclinação da cabeça para cada lado. Quando existe uma paralisia do nervo troclear, ocorre piora do desvio ocular (para cima) e da diplopia quando se inclina a cabeça sobre o ombro homolateral à lesão.[4] Queixas vagas de dificuldade de olhar para baixo, como ao descer escadas, ocorrem pela piora da diplopia no olhar para baixo.[4]

Descompensação tardia de um comprometimento antigo do nervo troclear pode ocorrer com diplopia sintomática, mimetizando lesão aguda. A diferenciação pode ser feita com o auxílio de fotografias antigas mostrando torcicolo, assimetria facial, ciclotropia e teste das versões, com acentuação do esodesvio com a elevação do olho em adução.[54]

A paralisia do sexto nervo tem como apresentação clássica a queixa de diplopia horizontal, pior a distância.[57] Raramente é observada em recém-nascidos hígidos, nos quais quadro transitório de paresia unilateral pode ocorrer, associado principalmente ao uso de fórceps,[57] ou, ainda, fazer parte da síndrome de Möbius (descrita na seção sobre fraqueza facial congênita) e da síndrome de Duane.[58]

Seção 2 ■ Manifestações Cardinais das Doenças Neurológicas

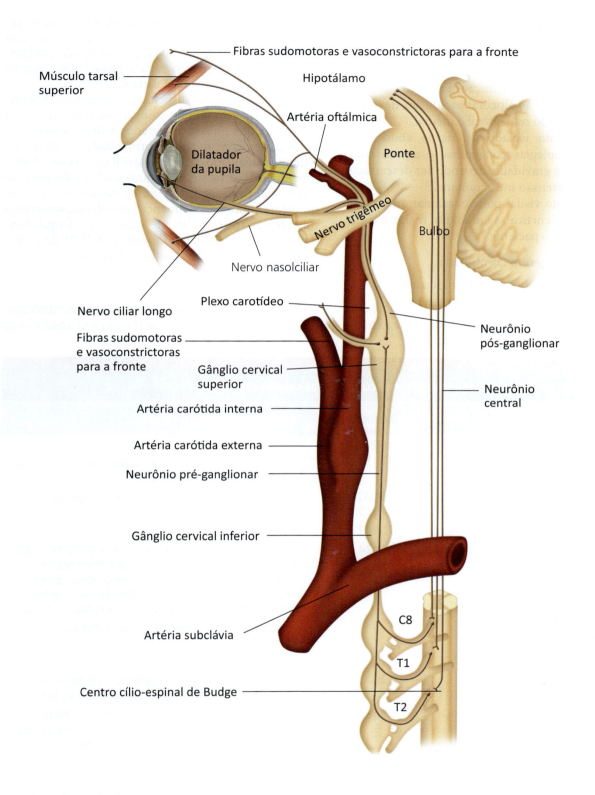

Figura 8.5 Anatomia da inervação simpática da pupila.

Tratado de Neurologia Infantil

A síndrome de Duane caracteriza-se por agenesia do núcleo do abducente unilateral ou bilateral, com hipoplasia secundária dos músculos afetados e inervação anômala através do nervo oculomotor, levando a déficit de abdução com retração do globo ocular e estreitamento da fissura palpebral na adução, devido à contração conjunta do reto lateral e medial.[59]

O acometimento isolado do nervo abducente, dentre as oftalmoplegias congênitas, é aquela com maior potencial de gravidade, devendo ser descartada síndrome de hipertensão intracraniana.[57]

Desalinhamento visual pode ocasionar ambliopia devido à supressão cortical, sendo tanto maior o risco quanto mais jovem o paciente.[54]

Oftalmoplegia congênita combinada

Fibrose congênita dos músculos extraoculares

A fibrose congênita dos músculos extraoculares – CFEOM (do inglês, *congenital fibrosis of the extrao-* *cular muscles*) é o termo utilizado para descrever oftalmoplegia congênita restritiva, afetando os músculos inervados pelo troclear ou oculomotor, não progressiva, podendo estar associada à ptose.[60] Os tipos de CFEOM são descritos na Tabela 8.7.[47,60-62]

O diagnóstico é suspeitado quando há história familiar e quadro clínico compatível, podendo haver hipoplasia dos músculos afetados à IRM de órbitas.[63] Associações com outras anormalidades oculares ou sistêmicas têm sido descritas, assim como comprometimento de outros nervos cranianos.[60] O diagnóstico diferencial deve ser feito com outras causas de oftalmoplegia combinadas: doença tireoidiana, síndromes miastênicas (principalmente quando há fatigabilidade) e fratura de assoalho de órbita. A IRM de crânio também auxilia no diagnóstico diferencial.[63]

Síndrome de Brown

A síndrome de Brown caracteriza-se por limitação da elevação do olho em adução (Figura 8.6), sendo ainda

Tabela 8.7 Tipos de fibrose congênita dos músculos extraoculares (CFEOM).

CFEOM	Subtipo	Herança	Gene, região cromossômica	Dados clínicos sugestivos
CFEOM1 #135700		AD	*KIF21A* 12q12	Penetrância completa
				Infradução e ptose bilateral. Inabilidade de elevar os olhos acima da linha média
CFEOM2 #602078		AR	*PHOX2A* 11q13.4	Exotropia e ptose bilateral. Grave limitação da motricidade ocular
CFEOM3	CFEOM3A #600638	AD	*TUBB3* 16q24.3	Fenótipo variável
				Oftalmoplegia unilateral ou bilateral, podendo estar fixada em exotropia ou infradução. Pode ocorrer fraqueza facial, hipoplasia do nervo ocular, ptose. Mutações do gene *TUBB3* podem causar displasia cortical complexa e outras malformações cerebrais
				Manifestações extraneurológicas, como as contraturas
	CFEOM3B #135700	AD	*KIF21A* 12q12	Penetrância reduzida
				Infradução bilateral ou unilateral, com possível exotropia ou esotropia secundária. Ptose variável
	CFEOM3C %609384	AD	13q12.11	Infradução bilateral com ptose associada. Pode estar associada a cristas orbitais rasas, sobrancelhas arqueadas, exoftalmia, lábio superior fino e deficiência intelectual
CFEOM4 (síndrome de Tukel) %609428		AR	*TUKLS* 21q22	Infradução unilateral associada à ptose e oligodactilia/oligosindactilia, fusão ou ausência dos ossos do carpo
CFEOM5 #616219		AR	*COL25A1* 4q25	Infradução unilateral ou bilateral, podendo ou não se associar à blefaroptose

164

Seção 2 ▪ Manifestações Cardinais das Doenças Neurológicas

Distúrbios dos Nervos Cranianos e do Sistema Visual

descrito o alargamento da fissura palpebral em adução, inclinação compensatória da cabeça para trás, elevação normal ou próxima da normal em abdução, limitação do olhar para cima com padrão de divergência.[64,65]

A síndrome de Brown congênita apresenta quadro constante, com recuperação espontânea infrequente. A patogênese é descrita como secundária à restrição causada por anomalia do tendão ou do músculo do oblíquo superior, sendo habitualmente unilateral.[65] Ainda não está definida a causa, mas apresenta fortes evidências de base hereditária.[65,66]

Formas adquiridas podem estar relacionadas a processos inflamatórios sistêmicos ou locais, trauma orbital, idiopático, entre outros que podem acometer a região da tróclea. Nesses casos, o quadro clínico pode ser intermitente, associado a sinais inflamatórios, tais como dor orbital ou dor à movimentação ocular.[65]

O tratamento é indicado quando ocorre hipotropia ao olhar em repouso, ambliopia ou postura anormal da cabeça.[63] As formas adquiridas apresentam maiores taxas de remissão espontânea, assim como boa resposta ao tratamento das comorbidades.[65]

Oftalmoplegia adquirida

A oftalmoplegia adquirida pode ser aguda (Tabela 8.8) ou crônica (Tabela 8.9), e unilateral ou bilateral.

Oftalmoplegia adquirida do oculomotor

O nervo oculomotor pode ser lesado desde o seu núcleo até suas ramificações na órbita (Tabela 8.10).[57] O envolvimento pupilar nas paresias do oculomotor geralmente decorre de lesões traumáticas ou compressivas, ao passo que a isquemia do nervo habitualmente não causa disfunção pupilar.[67]

As causas nas crianças diferem dos adultos, nos quais aneurismas são responsáveis por 20% dos casos. Na faixa etária pediátrica, trauma (20%) é o primeiro dentre as causas adquiridas, seguido por paralisias de causa inflamatória (10%), neoplásica (10%), pela enxaqueca oftalmoplégica (5%) e por aneurisma (3%).[22,57]

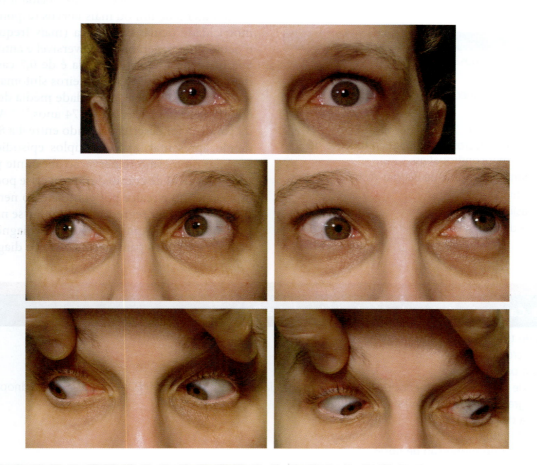

Figura 8.6 Paciente apresenta quadro clássico da síndrome de Brown à direita. Observe os olhos alinhados na posição primária do olhar (acima), limitação à elevação do olho direito em adução (foto do meio, à direita) e preservação dos demais movimentos oculares.

Tabela 8.8 Causas de oftalmoplegia adquirida aguda.[12,22]

Unilateral

Aneurisma
Tumores do tronco encefálico, pineal e região parasselar
Acidente vascular de tronco encefálico
Fístula de seio cavernoso
Trombose de seio cavernoso
Síndrome de Gradenigo
Hipertensão intracraniana
Esclerose múltipla
Miastenia gravis e síndromes miastênicas congênitas
Enxaqueca oftalmoplégica
Traumatismo craniencefálico e orbitário
Tumor orbitário
Pseudotumor orbitário
Paralisia idiopática dos nervos oculomotor, troclear ou abducente
Síndrome de Tolosa-Hunt
Fratura do osso temporal
Mastoidite

Bilateral

Fístula carótido-cavernosa
Difteria
Síndrome de Miller Fisher
Miastenia gravis
Polineurorradiculopatia
Encefalomielopatia necrosante subaguda (doença de Leigh) e outras mitocondropatias
Doença de Lyme e síndrome de Baggio-Yoshinari
Doença de Whipple
Meningite basilar
Encefalopatia de Wernicke
Encefalite

A oftalmoplegia secundária a trauma geralmente requer que este seja extenso e associado à perda de consciência, fratura de base de crânio ou hemorragia subaracnoide.[68] Frequentemente é acompanhada de outros déficits neurológicos. Trauma craniano leve, contudo, pode precipitar lesão no nervo oculomotor, principalmente em pacientes com lesão compressiva crônica, como um tumor intracraniano oculto.[22,69] A recuperação espontânea é lenta, ocorrendo habitualmente em um prazo de 1 ano, sendo após esse período recomendado o tratamento cirúrgico ou com toxina botulínica.[70]

Infecções, tais como meningite, abscesso e tromboflebite do seio cavernoso, são descritas como causas possíveis.[22,71,72] Apesar da maioria ser bacteriana, são descritos casos causados por vírus, fungos, protozoários, espiroquetas, entre outros.[71-75] A recuperação espontânea pode ocorrer.[74]

A enxaqueca oftalmoplégica é uma condição caracterizada por episódios recorrentes de cefaleia com características enxaquecosas, associada à oftalmoplegia unilateral de um ou mais nervos responsáveis pela motricidade ocular extrínseca (mais frequentemente o oculomotor), geralmente reversível e autolimitada.[76] Sua incidência anual estimada é de 0,7 caso por milhão de indivíduos.[76] Os primeiros sintomas são habitualmente na infância, com idade média de início aos 8 anos, com descrição até os 74 anos.[10,78] A resolução da paralisia foi descrita variando entre 4 a 84 dias, podendo apresentar, após múltiplos episódios, quadro sequelar ou mesmo reinervação aberrante permanente.[10,76,78] A IRM de crânio durante a crise pode detectar espessamento e realce por contraste no nervo acometido, podendo ter regressão ou manter-se nas imagens subsequentes (Figura 8.7).[76] Outros diagnósticos devem ser excluídos para se considerar o diagnóstico de

Tabela 8.9 Causas de oftalmoplegia adquirida crônica.[12]

- Tumores do tronco encefálico
- Meningite crônica
- Inflamação orbital crônica
- Síndrome de Kearns-Sayre, doença de Leigh, oftalmoplegia externa progressiva (PEO) e outras mitocondriopatias
- Miastenia gravis e síndromes miastênicas congênitas
- Orbitopatia de Graves
- Miopatias (Capítulo 27 – Doenças Neuromusculares)
  – Miopatia por desproporção de fibras
  – Miopatias mitocondriais
  – Miopatia miotubular
- Distrofia muscular oculofaríngea

Distúrbios dos Nervos Cranianos e do Sistema Visual

Tabela 8.10 Sinais localizatórios e etiologia da oftalmoplegia adquirida do nervo oculomotor.[79]

Sinal	Topografia	Etiologia
Ptose palpebral bilateral	Nuclear	Hemorragia, infarto
Fraqueza do músculo reto superior contralateral	Nuclear	Hemorragia, infarto
Paralisia bilateral do nervo troclear, com ou sem ptose	Nuclear	Esclerose múltipla, tumor, infecção
Hemiparesia contralateral (síndrome de Weber)	Pedúnculo cerebral	Infarto
Tremor contralateral (síndrome de Benedikt)	Fascicular – entre núcleo do oculomotor e o núcleo rubro	Esclerose múltipla, hemorragia
Síndrome de Horner ou paralisia do troclear, trigêmeo ou abducente	Seio cavernoso	Trombose, aneurisma da artéria carótida interna, fístula carótido-cavernosa, síndrome de Tolosa-Hunt
Disfunção do nervo óptico com ou sem lesão do troclear, trigêmeo ou abducente	Ápice orbitário	Trauma, inflamação
Proptose ocular	Órbita	Tumor
Sem outros sinais associados	Usualmente porção subaracnoide ou ainda menos frequente em outra localização	Hipertensão intracraniana, meningite, trauma

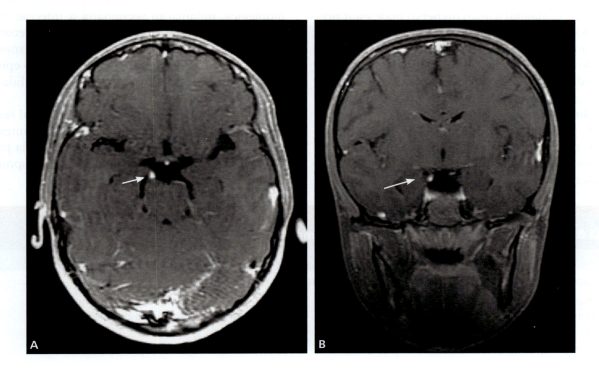

Figura 8.7 IRM de crânio de paciente com enxaqueca oftalmoplégica. Observam-se espessamento focal e realce do segmento cisternal proximal do nervo oculomotor nos planos axial (A) e coronal (B). Imagens gentilmente cedidas pelo Prof. Dr. Antônio José da Rocha – Faculdade de Ciências Médicas da Santa Casa de São Paulo e Laboratório Fleury, São Paulo, SP.

Tratado de Neurologia Infantil

enxaqueca oftalmoplégica. O tratamento sugerido para as exacerbações é o uso de corticosteroide,[78] também tendo sido relatada a melhora com a administração de indometacina.[80] A paralisia isolada da divisão superior pode simular miastenia gravis.

Oftalmoplegia adquirida de causa vascular é rara em crianças, sendo ainda mais infrequente em lactentes.[81] O aneurisma em crianças representa de 0,5% a 4,6% das etiologias. Apresenta características peculiares em relação ao do adulto, tais como predominância no sexo feminino, maior distribuição em circulação posterior e com maior diâmetro (aneurismas gigantes). Devido ao fato de as fibras parassimpáticas estarem na periferia do nervo oculomotor, midríase é praticamente uma constante nas compressões.[10,12] A ptose palpebral pode preceder a instalação dos demais sintomas por dias ou horas, pelo acometimento inicial divisional.[12] Estudo com angiografia não é recomendado para menores de 10 anos e na ausência de evidências de hemorragia subaracnoide com líquor e IRM normais.[82]

Oftalmoplegia adquirida do troclear

O trauma é a causa mais frequente de oftalmoplegia adquirida do nervo troclear em adultos e crianças. Usualmente o traumatismo é grave, especialmente nos casos bilaterais. A presença de inclinação da cabeça para o lado ipsilateral à lesão do nervo pode estar presente.[83] O troclear é um nervo mais sensível ao trauma devido ao fato de ser mais fino, emergir da região posterior do tronco encefálico e trafegar em contato com a tenda do cerebelo em direção ao seio cavernoso.[57] A recuperação espontânea é infrequente, sendo descrita habitualmente em um período de um ano. Após este período, geralmente é recomendada a correção cirúrgica nos casos de diplopia clinicamente significativa.[57]

Acometimento do núcleo do troclear no tronco encefálico por lesões desmielinizantes ou tumores es-

tão entre as outras causas, assim como lesões em aqueduto cerebral, no contexto da síndrome de Parinaud ou hidrocefalia (Tabela 8.11).[57]

A investigação com imagem fica reservada para casos no quais há progressão ou persistência dos sintomas ou quando há outros sinais neurológicos associados.[10,23]

Oftalmoplegia adquirida do abducente

O acometimento do nervo abducente pode representar lesões potencialmente graves, principalmente quando associado a outros sinais neurológicos, tais como cefaleia, rebaixamento do nível de consciência ou déficit motor.[57,84]

Assim como as demais oftalmoplegias adquiridas, o trauma é a principal causa descrita (32%), seguido por tumor (30%), inflamatória (13%) e outras etiologias (20%).[57] Alguns sinais clínicos podem auxiliar na topografia do local do envolvimento do nervo abducente (Tabela 8.12).

A oftalmoplegia benigna ou idiopática é descrita com frequência de 13% dos pacientes com envolvimento do nervo abducente.[85] A resolução espontânea usualmente ocorre em dias ou meses, podendo, contudo, ser recorrente.[57,85] Várias etiologias têm sido propostas, incluindo variante da enxaqueca oftalmoplégica, inflamação secundária à infecção viral e resposta idiossincrática à vacina. A forma recorrente permanece com causa inexplicada.[85] Estudos mostram que os pacientes que apresentam o primeiro episódio com menos de 14 meses têm maior probabilidade de recorrência do quadro.[85]

A hipertensão intracraniana é a principal responsável por paresia bilateral do nervos abducentes. Entretanto, neste contexto, há a possibilidade da paresia ser unilateral, ou ainda se associar ao comprometimento do nervo troclear.[83]

Tabela 8.11 Sinais localizatórios e etiologia da oftalmoplegia adquirida do nervo troclear.[79]

Sinal	Topografia	Etiologia
Ataxia apendicular contralateral	Fascículo contralateral	Desmielinizante
Síndrome de Horner ou envolvimento de terceiro, quinto ou sexto nervo craniano	Seio cavernoso	Trombose, aneurisma, tumor, Síndrome de Tolosa-Hunt
Disfunção do nervo óptico com ou sem lesão de terceiro, quinto ou sexto nervo craniano	Ápice orbitário	Inflamação ou trauma
Paralisia do troclear isolado	Porção subaracnoide	Tumor
Síndrome de Horner contralateral	Fascículo contralateral	Malformação arteriovenosa

Seção 2 ▪ Manifestações Cardinais das Doenças Neurológicas

Distúrbios dos Nervos Cranianos e do Sistema Visual

Tabela 8.12 Sinais localizatórios e etiologia da oftalmoplegia adquirida do nervo abducente.[79]

Sinal	Topografia	Etiologia
Paralisia do olhar conjugado horizontal ipsilateral, síndrome de Horner ipsilateral, hemiparesia ipsilateral, paralisia do quinto ao oitavo nervos cranianos ipsilateralmente	Tronco encefálico	Tumor, hemorragia, infarto, desmielinizante
Papiledema	Subaracnoide	Trauma, hipertensão intracraniana, meningite, tumor no ângulo pontocerebelar, tumor do clívus.
Síndrome de Gradenigo	Ápice do petroso	Mastoidite, fratura do osso temporal, trombose do seio petroso inferior
Síndrome de Horner ou envolvimento de terceiro, quarto ou quinto nervo craniano ipsilateralmente	Seio cavernoso	Trombose, fístula carótido-cavernosa, aneurisma, tumor
Proptose, quemose, restrição mecânica do globo ocular e paralisia do terceiro, quarto ou sexto nervo craniano	Órbita	Tumor, inflamação idiopática orbitária

Oftalmoplegia adquirida combinada

Síndrome de Gradenigo

A síndrome de Gradenigo consiste em dor no território do nervo trigêmeo e paralisia do nervo abducente ipsilateral, secundária à inflamação no ápice petroso (porção medial do osso temporal, em contato direto com os nervos cranianos, estruturas vasculares e dura-máter), embora paresia do segundo ao décimo nervos cranianos possa ocorrer.[86,87]

A causa mais frequente é a complicação de otite média aguda (OMA), mas pode ser secundária à meningite, tumores, traumas, osteíte, entre outros.[2,87] Exames laboratoriais são inespecíficos, com elevação das provas inflamatórias. A tomografia computadorizada de crânio evidencia a presença de líquido na células mastoides e realce pelo contraste. A IRM de crânio, além desses achados, evidencia o espessamento e realce das meninges e do seio cavernoso.[86] O tratamento com antibiótico endovenoso deve cobrir os principais agentes etiológicos responsáveis por OMA (*Staphylococcus* spp., *Streptococcus pneumoniae*, *Haemophilus* spp.) com duração de três a cinco semanas. A abordagem cirúrgica é indicada quando houver mastoidite associada e falha terapêutica.[86]

Síndrome do seio cavernoso

Ambos os seios cavernosos são estruturas trabeculadas formadas a partir da dura-máter, que se encontram de cada lado da sela turca, onde nervos cranianos (oculomotor, troclear, abducente e a divisão oftálmica do nervo trigêmeo), artéria carótida interna e fibras simpáticas estão em íntima relação (Figura 8.8).

A oftalmoplegia unilateral total inicia-se pelo abducente, caso a lesão origine-se lateralmente, ou pela paralisia do oculomotor, caso a lesão origine-se da sela turca, associando-se então a dores, parestesia na distribuição da divisão oftálmica do nervo trigêmeo e, mais raramente, divisão maxilar nervo trigêmo.[2] São descritas como causas: tromboflebite séptica, aneurismas, fístula carótido-cavernosa, dissecação de carótida, arterites, neoplasias, trauma,

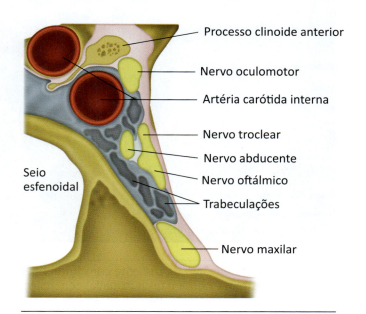

Figura 8.8 Esquema das estruturas do seio cavernoso (corte coronal).

infecções (tuberculose, mucormicose, sífilis), inflamações granulomatosas (sarcoidose, granulomatose de Wegener, síndrome de Tolosa-Hunt).[88-90]

Trombose do seio cavernoso

Na maioria das vezes representa uma tromboflebite séptica, resultando em infecções das vias aéreas superiores, terço médio da face, infecções dentárias e otológicas. *Staphylococcus aureus* (50% a 70%), *Streptococcus pneumoniae*, anaeróbios e bacilos Gram negativos são os agentes mais encontrados, apresentando-se muito frequentemente como uma infecção mista. Estados de hipercoagulabilidade, tais como desidratação, câncer e trombofilias hereditárias são também descritos como causas da trombose asséptica.

Os sinais e sintomas são cefaleia, febre (tromboflebite séptica), meningismo, proptose, quemose, vômitos, papiledema e oftalmoparesia ipsilateral. Complicações tardias descritas são abscessos parenquimatosos, durais ou subdurais, formação de fístula carótido-cavernosa, perda visual (oclusão da artéria central da retina) e lesões residuais dos nervos cranianos. A IRM de crânio evidencia alterações da intensidade do sinal, do tamanho e contorno do seio cavernoso, dilatação das veias tributárias e aumento do realce dural ao longo da borda lateral do seio (Figura 8.9).[91]

O tratamento da tromboflebite séptica deve ser precoce e agressivo, com o uso de antibióticos de largo espectro contra agentes Gram positivos, negativos e anaeróbios, por via endovenosa. O uso de corticosteroides é controverso. Na tromboflebite séptica o emprego de anticoagulantes não é recomendado, visto não haver evidência na melhora da recanalização e levar a risco de sangramento. Na trombose asséptica deve-se administrar anticoagulante, com um tempo médio de tratamento em 26 semanas (variando de 14 a 119 semanas). A mortalidade descrita em algumas séries é de 22%.[92-95]

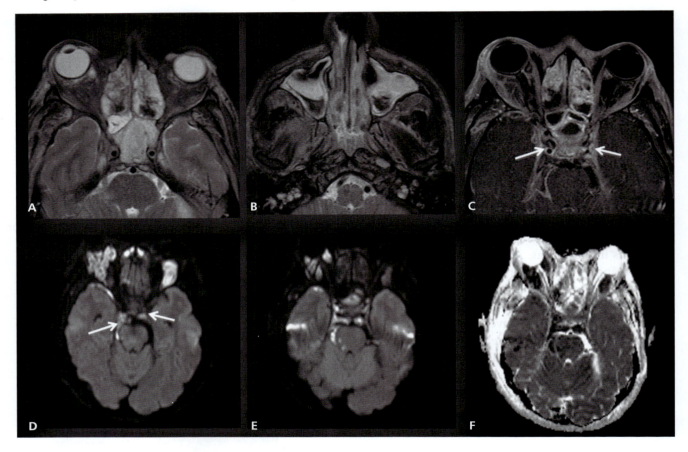

Figura 8.9 IRM de crânio de paciente com tromboflebite séptica dos seios cavernosos. Sequências ponderadas em T2 (A e B) mostram extensa pansinusopatia, com coleções intraorbitárias e proptose. Na sequência T1 pós-gadolínio (C), evidencia-se enchimento parcial de ambos os seios cavernosos (setas) e empiemas subdurais. As sequências ponderadas em difusão (D e E) e mapa de ADC (F) confirmam as coleções intraorbitárias e intracranianas, de natureza piogênica, inclusive com acometimento dos seios cavernosos (setas). Imagens gentilmente cedidas pelo Dr. Bruno Guedes – Clínica Multiscan, Vitória, ES.

Distúrbios dos Nervos Cranianos e do Sistema Visual

Fístula carótido-cavernosa

Fístulas carótido-cavernosas são conexões anormais entre a artéria carótida e o seio cavernoso. A fístula gera um fluxo volumoso e, por conseguinte, há sobrecarga e dilatação do seio cavernoso, causando hipertensão e reversão do fluxo para as veias oftálmicas.

A principal causa descrita é traumática (penetrante ou por fratura). Contudo, dentre as espontâneas, podem ser citadas as congênitas, aneurismas rotos, causas genéticas (displasia fibromuscular, síndrome de Ehlers-Danlos), gravidez e puerpério, entre outras.[96,97]

Os sinais e sintomas podem ser agudos (fístula de alto fluxo) ou insidiosos (fístula de baixo fluxo) em sua apresentação, havendo hiperemia ocular com arterialização das veias conjuntivais, quemose, edema e hiperemia palpebral, proptose ocular (que pode ser pulsátil), cefaleia, sopro na região orbital, diplopia, oftalmoparesia, acometimento de outros nervos cranianos, turvação visual e dor orbital.[87,96] A angiografia é o padrão-ouro para o diagnóstico. Entretanto, a IRM de crânio pode sugerir a afecção quando evidencia dilatação da veia oftálmica superior, do seio cavernoso e dos vasos leptomeníngeos, além de espessamento da musculatura ocular extrínseca.[96] O tratamento é a embolização transarterial da artéria carótida interna ou de ramos durais da carótida, ou a intervenção cirúrgica. A oclusão espontânea é descrita em 50% dos casos de fístulas de baixo fluxo.[98]

Síndrome de Tolosa-Hunt

A síndrome de Tolosa-Hunt é um processo inflamatório granulomatoso no seio cavernoso ou fissura orbitária superior, apresentando-se como oftalmoplegia dolorosa, com evolução habitual em semanas, recorrente e, ocasionalmente, acometendo o nervo óptico, ramos do trigêmeo e a inervação simpática ocular.[22,82,99,100]

O nervo oculomotor geralmente é o primeiro nervo envolvido e a condição apresenta boa resposta com o uso de corticosteroide.[100] A IRM de crânio evidencia processo inflamatório, pelo espessamento e abaulamento da parede externa do seio cavernoso, órbita e fissura orbitária superior.[99] Pode haver realce com contraste da lesão e estreitamento da artéria carótida interna no trajeto intracavernoso.[99] Entretanto, em alguns casos a IRM de crânio pode ser normal.[101]

O tratamento consiste no uso de prednisona por um período de quatro semanas. Melhora dos sintomas habitualmente ocorre nas primeiras 24 horas de tratamento e a ausência de resposta ao tratamento sugere um diagnóstico alternativo.[102] São diagnósticos diferenciais outras causas de oftalmoplegias dolorosas, incluindo: tromboflebite do seio cavernoso, enxaqueca oftalmoplégica, malformação arteriovenosa, vasculite, pseudotumor orbitário, meningite de base de crânio, tumores (meningioma, linfoma, condromas e condrossarcomas, hamartomas), entre outras.[76,99,103]

Doenças que comprometem a junção neuromuscular ou a musculatura esquelética

A miastenia gravis, as síndromes miastênicas congênitas e o botulismo são causas importantes de oftalmoplegia adquirida combinada, e são descritos em detalhes no Capítulo 27 – Doenças Neuromusculares.

Oftalmoplegia externa progressiva

A oftalmoplegia externa progressiva – PEO (do inglês, *progressive external ophthalmoplegia*) é uma doença mitocondrial, caracterizada por ptose palpebral (geralmente bilateral) e oftalmoparesia de instalação insidiosa, sem flutuação diurna ou comprometimento pupilar, em geral com início dos sintomas antes dos 10 anos de idade.[10,104]

O envolvimento multissistêmico é comum, com disfunção esquelética, endócrina, coclear, retiniana, encefálica e cardíaca, sendo então denominada de PEO plus.[104,105] História familiar é descrita em 40% dos casos.[57] As complicações respiratórias são a principal causa da morte.[105]

A síndrome de Kearns-Sayre pode ser descrita como fazendo parte do espectro PEO, sendo composta pela tríade de oftalmoplegia crônica progressiva, início dos sintomas antes da segunda década de vida e retinose pigmentar, além de pelo menos um dos seguintes achados: ataxia cerebelar, defeito de condução cardíaca e proteinorraquia (> 100 mg/dL).[12,106] Tratamento sintomático da ptose e da oftalmoparesia por meio da abordagem cirúrgica é indicado em casos selecionados.[107,108]

Outras doenças podem evoluir com oftalmoplegia externa progressiva (Tabela 8.13).[57]

Tabela 8.13 Doenças associadas na oftalmoplegia externa crônica progressiva (CPEO).[57]

- Degenerações espinocerebelares
- Distrofia miotônica
- Doença de Kugelberg-Welander
- Doença de Werdnig-Hoffman
- Miopatia miotubular
- Fibrose cística
- Deficiência de vitamina E

Pseudotumor orbitário

Pseudotumor orbitário ou inflamação orbitária idiopática inespecífica é um processo inflamatório não granulomatoso idiopático, extremamente raro na infância, usualmente unilateral. A sintomatologia depende da extensão e da localização do processo inflamatório, sendo frequentes edema, dor, proptose, ptose palpebral, oftalmoparesia, diplopia e hiperemia conjuntival (Figura 8.10), podendo ter apresentação aguda, subaguda ou crônica.

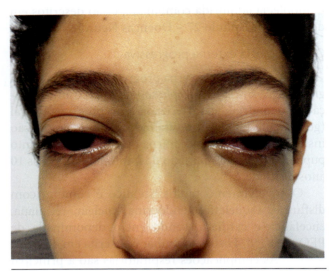

Figura 8.10 Paciente com pseudotumor orbitário bilateral.

O diagnóstico diferencial inclui lesões malignas de crescimento rápido (rabdomiossarcoma, retinoblastoma com invasão orbitária, infiltração leucêmica), doenças infecciosas (celulite orbitária), outros processos inflamatórios (histiocitose, granulomatose de Wegener, doença de Graves), entre outros. A IRM demonstra massa orbital, espessamento dos músculos extraoculares, aumento da glândula lacrimal e, ocasionalmente, espessamento úveo-escleral. A biópsia é recomendada quando do curso clínico atípico e da não responsividade a corticosteroides.[109] A terapêutica recomendada se faz com doses altas de corticosteroide (1-1,5 mg/kg/dia), apresentando boa resposta em 24 a 48 horas.[110]

Paralisias do olhar

Os centros supranucleares iniciam, controlam e coordenam todos os movimentos oculares. Distúrbios supranucleares acometendo os centros do olhar conjugado provocam paralisias do olhar conjugado vertical ou horizontal.[22]

Paralisias do olhar conjugado

Uma paralisia do olhar conjugado é aquela em que ambos os olhos apresentam limitação simétrica em sua excursão para um dos lados, para cima ou para baixo.[2]

Paralisia do olhar conjugado horizontal

Desvios conjugados dos olhos podem ocorrer por lesão localizada em um hemisfério cerebral ou no tronco encefálico. Devido à relação dessas vias com as vias piramidais, há duas síndromes clínicas: na síndrome de Foville inferior (lesão infratentorial), a lesão da FRPP de um lado causa desvio do olhar para o lado oposto da lesão, e a lesão piramidal leva à hemiparesia contralateral (hemiparesia direita com desvio do olhar conjugado para a direita ou hemiparesia esquerda com desvio do olhar conjugado para a esquerda); já na síndrome de Foville superior ocorre lesão frontal – área 8 de Brodmann (com desvio do olhar para o lado da lesão encefálica) – e lesão piramidal contígua com hemiparesia contralateral (hemiparesia direita com desvio do olhar conjugado para a esquerda ou hemiparesia esquerda com desvio do olhar conjugado para a direita). Essa síndrome ocorre em lesões focais supratentoriais, geralmente extensas.[2] Nas hemorragias profundas, com acometimento do tálamo medial, pode haver desvio dos olhos para o lado da hemiparesia, desvio tônico dos olhos para baixo e para dentro ou ainda esotropia.[2]

Causas hereditárias são muito raras, com poucos relatos. A síndrome de paralisia do olhar conjugado horizontal e escoliose progressiva (do inglês, *familial horizontal gaze palsy with progressive scoliosis*, HGPPS, #607313) são de herança autossômica recessiva, devido à mutações no gene *ROBO3*. Em seu quadro clínico há escoliose progressiva com predomínio toracolombar de início precoce (antes dos 2 anos) e paralisia do olhar horizontal desde o nascimento, no qual estão ausentes todas as sacadas e todos os movimentos oculares conjugados horizontais de seguimento, optocinético e vestibulares. As sacadas verticais podem estar deficientes. O envolvimento do nervo facial em alguns pacientes, manifestando-se por meio de fraqueza facial, espasmos e mioquimias, pode estar relacionado à disfunção pontina.[111,112]

Alterações do olhar conjugado vertical

A paralisia do olhar conjugado vertical decorre do comprometimento do mesencéfalo dorsal, região do núcleo rostral do FLM, comissura posterior, núcleo intersticial de Cajal, substância cinzenta periaquedutal e tálamo.[113]

Distúrbios dos Nervos Cranianos e do Sistema Visual

As causas mais importantes de paralisia do olhar vertical são os tumores da região pineal, bem como do mesencéfalo (ao nível da junção mesencéfalo-diencéfalo). A constelação de achados causados por lesões nessa topografia foi designada como síndrome mesencefálica dorsal ou síndrome de Parinaud, que se caracteriza por paresia do olhar conjugado para cima, embora o reflexo óculo-vestibular e o sinal de Bell possam ser poupados.[4,114] Retração palpebral (sinal de Collier), resposta pupilar à luz insuficiente, com preservação relativa do reflexo de acomodação, e nistagmo convergente-retratório na tentativa de olhar para cima também podem fazer parte do quadro.[4,114]

A hidrocefalia também pode levar à paresia do olhar conjugado vertical, especialmente nos casos em que a dilatação do terceiro ventrículo e do aqueduto de Sylvius associam-se a aumento do recesso suprapineal e causam pressão sobre a comissura posterior e sua deformação. Em casos extremos pode-se observar o sinal do sol poente (Figura 9.6B).

Desvios conjugados oculares para baixo podem ocorrer em lesões talâmicas bilaterais ou mesencefálicas.[115]

Intoxicação ou reação adversa idiossincrática a fármacos, tais como antieméticos, procinéticos, barbitúricos, neurolépticos, anticonvulsivantes e antidepressivos, podem causar desvios tônicos do olhar (crises oculógiras).[22,116] A síndrome do desvio supraversivo tônico paroxístico do olhar é descrita no Capítulo 17 – Distúrbios do Movimento.

A paresia progressiva do olhar vertical inclui em seu diagnóstico diferencial doenças como a de Niemann-Pick tipo C, doença de Gaucher, ataxia-telangiectasia, doença de Whipple, neurodegeneração associada à deficiência de pantotenato quinase e à doença de Huntington.[2,117] A síndrome de Miller Fisher pode simular uma paralisia do olhar conjugado.[118,119]

Paralisias desconjugadas do olhar

Paralisia desconjugada do olhar horizontal: oftalmoplegia internuclear e síndrome um e meio

A oftalmoplegia internuclear (OIN) se caracteriza pelo acometimento do FLM (localizado no tegmento dorsal do tronco encefálico), coluna que conecta o centro do olhar conjugado horizontal pontino ao subnúcleo do reto medial do nervo oculomotor, para a realização de movimentos de forma sincrônica e conjugada, com ação principal de coordenar o olhar lateral.[4,22] Lesão no fascículo causa déficit de adução ipsilateral, com nistagmo em abdução no olho contralateral.[120] Pode ser uni ou bilateral, sendo rara em crianças.

A síndrome do um e meio é determinada pela lesão da FRPP ou do núcleo do abducente, juntamente do FLM. Desta forma, a lesão da FRPP e FLM à direita resultaria em paralisia do olhar conjugado para direita ("um") e oftalmoparesia internuclear na mirada para esquerda ("e meio"). Assim, o único movimento possível é a abdução do olho esquerdo, com leve nistagmo.[121]

São descritas como causas dessas alterações: acidente vascular encefálico, lesões desmielinizantes, neoplasias, trauma e infecções.[120]

Miastenia gravis, síndrome de Guillain-Barré a síndrome de Miller Fisher podem manifestar disfunção na motricidade ocular semelhante à OIN, exceto pelo nistagmo que está ausente e pelo fato de o FLM estar preservado, recebendo a denominação de pseudo-OIN.[9,122]

Alterações da convergência ocular

A convergência ocular exige movimento dissociado, com a rotação dos olhos em direções opostas.[123] Para a aproximação do olho, são desencadeados os reflexos de acomodação e convergência, associados à contração pupilar, com finalidade de manter a visão na fóvea.[114] Para sua pesquisa, solicita-se ao paciente que siga com o olhar o dedo do examinador, levando-o então até próximo do nariz.[114] O ponto mais próximo da convergência normal varia entre 5 e 10 cm. Sua pesquisa só deve ser feita na ausência de lesões do músculo reto medial.[22,123]

Insuficiência na convergência é descrita em pacientes com trauma moderado craniano, com prevalência de 47% a 64%,[123] assim como nas lesões mesencefálicas (síndrome de Parinaud), cerebelares e corticais (frontais e parietais).[114] Os pacientes podem queixar-se de sonolência e fadiga à leitura.

Apraxia oculomotora congênita

A apraxia oculomotora congênita (AOC) foi descrita em 1952 por David Cogan, sendo caracterizada por deficiência ou ausência dos movimentos sacádicos horizontais voluntários, associada a movimento compensatório da cabeça para realizar a refixação ocular.[124]

O primeiro sinal referido pelos familiares é não seguir objetos com os olhos. Ao estímulo visual da periferia, ocorre movimento da cabeça na direção do estímulo. No entanto, há um movimento ocular no sentido contrário ao da cabeça (pela preservação do reflexo vestíbulo-ocular), o que requer um movimento da cabeça além do local onde se situa o estímulo visual. Desta forma, a criança aparenta "jogar a cabe-

Tratado de Neurologia Infantil

ça", executando movimentos bruscos e aparentemente exagerados na tentativa de fazer a refixação do olhar. Gradativamente é reduzido o sinal compensatório com a idade, sendo substituído por piscamento na iniciação da sacada até que exista a maturação normal dos movimentos sacádicos. Geralmente é bilateral, contudo há casos unilaterais.[124]

A fisiopatologia está relacionada com o dano ou imaturidade do sistema de controle supranuclear dos movimentos sacádicos. Descrita por Cogan como uma condição de caráter esporádico, documentaram-se casos de herança autossômica recessiva e dominante, cujo *locus* possivelmente localiza-se no cromossomo 2q13.[125]

A associação com outras doenças, tais como neurofibromatose, hipoplasia cerebelar, defeitos de migração, deficiência parcial de piruvato carboxilase e agenesia de corpo caloso são descritas. A AOC foi originalmente descrita como condição benigna, entretanto a presença de comprometimento neurológico foi relatada em alguns estudos.[126]

Distúrbios pupilares

Anisocoria fisiológica

A anisocoria fisiológica está presente em até 20% da população, sendo muitas vezes observada pela primeira vez na adolescência. Ao exame, a diferença pupilar é tipicamente menor que 1 mm e o reflexo pupilar é simétrico. Além disso, caracteristicamente a anisocoria se mantém proporcionada em diferentes níveis de iluminação, ou seja, está presente tanto na presença como na ausência de luz. Esses pacientes não apresentam ptose palpebral ou oftalmoparesia. Por exemplo, na síndrome de Horner a anisocoria é mais acentuada na ausência de luz do que em sua presença, e esse comportamento também auxilia na diferenciação em relação à anisocoria fisiológica.[127]

Pupila tônica

A pupila tônica é causada por disfunção parassimpática pós-ganglionar, por lesão no gânglio ciliar ou nos nervos ciliares curtos. Na fase aguda da pupila tônica, o esfíncter da pupila e os músculos ciliares estão paralisados, resultando em uma oftalmoplegia interna isolada, representada clinicamente por uma pupila fixa e midriática com perda da acomodação. Em fases posteriores, a pupila se mantém midriática e com reação fraca ou ausente à luz, mas passa a apresentar constrição leve no esforço prolongado para ver de perto (caracterizando uma dissociação luz-perto na reação pupilar). Após a contração para perto, a dilatação subsequente da pupila ao olhar para longe é demorada e tônica, o que caracteriza a afecção.

A queixa dos pacientes é fotofobia e visão turva para perto. Movimentos vermiformes segmentares da borda da íris, secundários ao fato de a lesão do nervo ser tipicamente parcial (acometendo mais alguns setores do que outros da íris), podem ser evidenciados à lâmpada de fenda.

A fase crônica é caracterizada por regeneração nervosa, na qual o músculo ciliar pode inervar o diafragma do esfíncter, ocorrendo a dilatação lenta e demorada (tônica), com redução da midríase. O desenvolvimento de hipersensibilidade ao teste colinérgico ocorre nesse momento, com a pupila midriática apresentando maior constrição quando comparada com a pupila não afetada. Entretanto, esse teste apresenta baixa sensibilidade e especificidade.

Pode ocorrer como parte de uma neuropatia periférica ou autonômica generalizada, ou em indivíduos sadios sob todos os demais aspectos (síndrome da pupila tônica de Adie).[2] A síndrome de Adie pode ser unilateral ou bilateral, é mais comum em mulheres jovens, sendo rara em crianças, podendo ser associada à sensação córnea alterada e depressão dos reflexos tendinosos, podendo evoluir para pupila miótica. Outras causas são descritas na Tabela 8.14.

Pupilas de Argyll-Robertson

As pupilas de Argyll-Robertson são descritas como secundárias a lesões da região pré-tectal do mesencéfalo, sendo encontradas em pacientes com encefalites, encefalopatia de Wernicke, desmielinização, tumores da região pineal e neurossífilis. O envolvimento é geralmente bilateral, com pupilas mióticas e irregulares, com reação fotomotora diminuída ou ausente, mas preservando a reação de acomodação (dissociação luz-perto).[7,8]

Nistagmo

Nistagmo é definido como um movimento rítmico, oscilatório e involuntário dos olhos, que ocorre em pelo menos um plano, secundário à disfunção dos mecanismos de manutenção da fixação ocular, geralmente bilateral.[22] Pode ser classificado em: 1. pendular: no qual ambas as fases são de igual amplitude e velocidade; 2. espasmódico: com uma fase rápida e outra lenta. Outras características avaliadas são: rápido/lento, grosseiro/fino, manifesto/latente e o plano de direção.[4] A direção do componente rápido usualmente é o que intitula o nistagmo.[12] A lei de Alexander afirma que o nistagmo espasmódico aumenta com o olhar na direção da fase rápida.[4]

O diagnóstico diferencial do nistagmo inclui inúmeras condições oftalmológicas e neurológicas, de-

Seção 2 ■ Manifestações Cardinais das Doenças Neurológicas

Distúrbios dos Nervos Cranianos e do Sistema Visual

Tabela 8.14 Causas da pupila tônica.[128-130]

Infecção local*	Idiopática na síndrome de Adie
Inflamação#	Neuropatia periférica/autonômica
Isquemia	• Amiloidose
• Enxaqueca	• Disautonomia familiar
• Tumor orbitário	• Neuropatia hereditária
• Poliarterite nodosa	• Síndrome de Guillain-Barré
Anestesia local	• Síndrome de Miller Fisher
Cirurgias oftalmológicas	• Polirradiculoneuropatia desmielinizante inflamatória crônica
Hamartoma neuroglial orbitário	Pandisautonomia
Toxicidade	Síndrome de Sjögren
• Quinino	Síndrome de Ross¶
• Tricloroetileno	Paraneoplásica
Trauma	Após transplante de medula óssea
• Fratura de assoalho de órbita	Após paralisia do nervo oculomotor
• Hemorragia retrobulbar	Neuroblastoma congênito, doença de Hirschsprung e Ondine

* Infecção que afete o gânglio ou nervo ciliar (p. ex., celulite, varicela, citomegalovírus, coroidite, coqueluche, sinusite, sífilis, vírus da herpes, influenza, entre outros).
# Danos por irite, uveíte, infiltração por leucemia, artrite idiopática juvenil, entre outros.
¶ Pupila tônica associada à hiporreflexia e hipoidrose segmentar progressiva.

vendo ser diferenciado dos movimentos nistagmoides errantes da criança com comprometimento visual.[22] Outras formas de oscilações oculares são descritas na Tabela 8.15.

Nistagmo fisiológico

Os tipos de nistagmo fisiológicos são: nistagmo optocinético (NOC), da posição extrema do olhar e o vestibular induzido.

O NOC ocorre sempre que os olhos têm de acompanhar uma série de objetos que passam rapidamente, como cercas ou trens, gerando um nistagmo breve, com fase rápida na direção oposta do movimento. Alterações do NOC ocorrem principalmente em lesões parietais, tornando-se assimétrico.[4]

O nistagmo na posição extrema do olhar é manifesto ao extremo do olhar lateral, podendo, contudo, surgir a 30 graus de desvio da posição primária. Tem caráter irregular e baixa amplitude.[4,12]

A indução vestibular pode gerar nistagmo, como na irrigação da orelha com água ou a partir de rotação.[4]

Nistagmo induzido por drogas

Álcool, sedativos hipnóticos, anticonvulsivantes e antidepressivos podem produzir nistagmo. Esse nistagmo induzido por drogas é habitualmente simétrico e evocado no sentido horizontal e vertical, especialmente no olhar para cima, sendo mais proeminente do que o nistagmo da posição extrema do olhar.[4] Lítio também é reconhecido por produzir nistagmo, frequentemente do tipo vertical e com a fase rápida para baixo ("batendo para baixo"), sendo descrito também nistagmo periódico alternante e dismetria ocular.[131,132] A melhora do nistagmo geralmente é observada após suspensão da medicação.

Nistagmo congênito

Nistagmo congênito (NC) frequentemente é reconhecido ao nascimento, entretanto pode raramente emergir ou aumentar ao longo da vida, refletindo uma predisposição à instabilidade da motricidade ocular.[57] Nesses casos, geralmente, é inicialmente evidenciado apenas quando se oclui um dos olhos (nistagmo latente), mas pode passar a ser constante mesmo com os dois olhos abertos (nistagmo latente manifesto). A prevalência estimada é de 1:1.000.[133] Pode ser esporádico ou familiar (herança autossômica dominante, autossômica recessiva ou ligada ao X), conforme Tabela 8.16.

Capítulo 8

175

Tratado de Neurologia Infantil

Tabela 8.15 Movimentos oculares anormais que podem mimetizar nistagmo. Outros movimentos oculares espontâneos nos pacientes em coma são descritos na Tabela 2.4.

Tipo de movimento	Características clínicas
Opsoclonus	Movimentos arrítmicos, caóticos, multidirecionais das sacadas, sem intervalo interssacádico. Habitualmente associado a mioclonias de membros e tronco, no contexto da síndrome de opsoclonus-mioclonus. Etiologia: paraneoplásica (neuroblastoma), podendo ainda ser secundário a infecções (HIV, caxumba, tuberculose), toxinas (organofosforados, tolueno), drogas (amitriptilina, cocaína, fenitoína com diazepam), entre outros. Tratamento com agentes imunomoduladores, tais como o hormônio adrenocorticotrófico (ACTH), corticosteroides ou imunoglobulina.[134]
Flutter ocular	Sacadas horizontais intermitentes, rápidas, desencadeadas pela fixação, causando um movimento de tremor. Intimamente relacionado a opsoclonus, com etiologias semelhantes.[135]
Bobbing ocular	Movimento conjugado descendente rápido dos olhos, seguido de retorno lento à posição de repouso. Atribuído principalmente a lesões destrutivas em ponte,[136] embora também possa ser observado em distúrbios metabólicos e tóxicos.
Dipping ocular	Movimento conjugado descendente lento dos olhos, seguido de retorno rápido à posição de repouso. Pode ser observado em pacientes comatosos ou com *status* epiléptico prolongado, sendo marcador de lesão cerebral difusa. Há um relato de caso em encefalite antirreceptor N-metil-D-aspartato.[136]
Dismetria ocular	Os olhos ultrapassam ou não alcançam o alvo pretendido, seguido de oscilações breves e de pequena amplitude, decrescentes até atingir a fixação. Reflete lesão cerebelar, principalmente de vérmis.[57]
Mioquimia do oblíquo superior	Movimento de pequena amplitude, monocular, torcional com oscilopsia, secundário a contrações involuntárias do músculo oblíquo superior. Fenômeno usualmente idiopático, contudo há descrições de casos relacionados à compressão do nervo troclear.[137]
Square wave jerks	São movimentos involuntários e horizontais, nos quais a sacada move a fóvea para longe da posição de fixação pretendida, seguida após 200 ms de uma segunda sacada na direção oposta, para atingir o alvo. São relatados em 89% da população pediátrica e adolescente normal, podendo, contudo, estar presentes em lesões estruturais encefálicas.[138]

Tabela 8.16 Nistagmo congênito familiar.

Nistagmo	Gene e região cromossômica	Herança e característica clínica
NYS1	*FRMD7*	Ligada ao X
#310700	Xq26.2	Heterogeneidade genética
NYS2	*NYS2*	Autossômica dominante
%164100	6p12	Acuidade visual moderadamente reduzida. Heterogeneidade genética
NYS3	*NYS3*	Autossômica dominante
%608345	7p11.2	Variação fenotípica intrafamiliar
NYS4	*NYS4*	Autossômica dominante
%193003	13q31-q33	Sinais cerebelares associados
NYS5	*NYS5*	Dominante ligada ao X
%300589	Xp11.4	Erros de refração presentes
NYS6	*GPR143*	Ligada ao X
#300814	Xp22.2	
NYS7	*NYS7*	Autossômica dominante
%614826	1q31.2-q32.1	
Nistagmo congênito AR	*NYSAR*	Autossômica recessiva
257400	Localização não mapeada	

176

Seção 2 ▪ Manifestações Cardinais das Doenças Neurológicas

Distúrbios dos Nervos Cranianos e do Sistema Visual

O NC pode ser idiopático, no qual se acredita que ocorra o desenvolvimento anormal de áreas do cérebro que controlam os movimentos oculares e a estabilidade do olhar conjugado, sendo, portanto, uma desordem primariamente motora. As características do NC são descritas na Tabela 8.17.[57] Uma segunda forma é o NC sensorial, devido à privação visual no lactente, como na catarata congênita ou hipoplasia do nervo óptico. A associação com albinismo e doenças congênitas da retina também pode ocorrer. A terceira forma é o NC neurológico, secundário à lesão de mecanismos eferentes e vias do olhar conjugado.[22]

Tabela 8.17 Características do nistagmo congênito.[57]

- Binocular com amplitudes semelhantes

- Usualmente horizontal e torcional, mantendo-se mesmo no olhar conjugado para cima

- Pendular ou espasmódico

- Provocado ou exacerbado com a fixação

- Abolido durante o sono

- Inversão do reflexo optocinético*

- Pode associar-se com postura de inclinação da cabeça

- Sem oscilopsia, exceto em raras condições

- Modulado pela mirada, não evocado pela mesma

- Sobreposição de possíveis componentes latentes

- Diminuição com a convergência ou pode haver uma posição de cabeça que leva ao desaparecimento do nistagmo

* Quando testados com fita optocinética ou tambor optocinético portátil, a fase rápida do nistagmo evocado no reflexo optocinético invertido geralmente acompanha a direção da fita.[4]

Acerca do tratamento, a correção de defeitos visuais pode reduzir o nistagmo.[12] Estudos com adultos com NC demonstraram melhora da acuidade visual e diminuição da intensidade do nistagmo com gabapentina e memantina, havendo a necessidade de novos estudos para ajuste de dose e melhor análise da eficácia.[133] A abordagem com prismas, lentes ou cirurgia deve ser individualizada, podendo ser útil em casos selecionados.

Nistagmo latente

O nistagmo latente é provavelmente o nistagmo mais comum na infância e é geralmente congênito, tendo como uma das principais características ser exacerbado quando um dos olhos é coberto. Os dois olhos apresentam um nistagmo horizontal (pode ter componente rotacional e pendular associado) conjugado, com o olho não coberto tendo uma fase lenta para o nariz. Apesar de congênito, devido à pouca ou nenhuma sintomatologia, habitualmente é diagnosticado em uma etapa mais tardia da vida, em uma avaliação oftalmológica. Associa-se com estrabismo, principalmente esotropia.[2,139] É uma condição benigna, contudo pode interferir no tratamento da ambliopia (oclusão monocular), sendo nessas situações indicada intervenção cirúrgica.[139]

Nistagmo adquirido

Nistagmo é uma manifestação frequente de doenças do sistema nervoso. A Tabela 8.18 resume os principais tipos de nistagmo adquiridos e a etiologia. O tratamento é descrito na Tabela 8.19.

Spasmus nutans

O *spasmus nutans* é um transtorno de movimento benigno da infância, caracterizado pela tríade de titubeio da cabeça, nistagmo e torcicolo/posicionamento anômalo da cabeça. O nistagmo é assimétrico, de baixa amplitude e com alta frequência, podendo ser monocular. O titubeio da cabeça geralmente é do tipo "não-não", mas também pode ser rotatório e "sim-sim", estando presente em 40% dos casos.

O início dos sintomas ocorre geralmente entre 4 e 18 meses, podendo, contudo, ocorrer até os 3 anos. Habitualmente, apresenta melhora espontânea com 1 ou 2 anos depois do início, não sendo necessário tratamento. São relatados casos familiares, o que sugere fatores genéticos envolvidos.[140-142]

Quadros mimetizando spasmus nutans podem ocorrer secundários à gliomas de vias ópticas, afecções retinianas, erros de refração graves, hipoplasia de vérmis cerebelar, entre outros.[140] A associação é sinalizada por defeito pupilar aferente relativo, atrofia óptica ou edema de papila, aumento do perímetro cefálico, início após 1 ano de idade, outros sinais localizatórios e demora na resolução espontânea do movimento.[12,141] O diagnóstico diferencial com a síndrome de opsoclonus-mioclonus (Tabela 8.15) é importante, haja vista a abordagem das duas condições ser muito diferente.[142]

Tratado de Neurologia Infantil

Tabela 8.18 Descrição dos tipos de nistagmo adquirido, topografia e sua possível causa.[2,4,12,22,143]

Tipo de nistagmo	Características	Topografia da lesão	Possível doença
Nistagmo de batidas ascendentes	Nistagmo de batidas para cima no olhar primário	Vérmis cerebelar (se o nistagmo aumentar) ou bulbo (se diminuir) no olhar para cima. Lesões difusas em tronco encefálico, incluindo a ponte e o mesencéfalo Anormalidades na via óptica anterior (privação sensorial)	Meningite e encefalite, encefalopatia de Wernicke, esclerose múltipla, tumores da fossa posterior, infartos ou hemorragias do tronco encefálico ou cerebelo Doença de Pelizaeus-Merzbacher* Amaurose congênita de Leber, catarata congênita e outros transtornos congênitos da via visual Induzido por drogas
Nistagmo de batidas descendentes	Nistagmo de batidas para baixo no olhar primário; máximo no olhar excêntrico para baixo Paciente se queixa de oscilopsia vertical, visão turva e dificuldade na leitura	Junção crânio-cervical, lesões na linha média cerebelar posterior ou cerebelares difusas	Anomalias da junção crânio-cervical, incluindo ectopia cerebelar, malformação de Arnold-Chiari#, platibasia, invaginação basilar Tumores de fossa posterior, MELAS, infarto ou hemorragia, esclerose múltipla, idiopático, siringomielia/siringobulbia, deficiência de tiamina, hipomagnesemia, degeneração cerebelar Induzido por drogas
Nistagmo convergente-retratório¶	Movimentos de convergência e/ou retração simultâneos dos globos oculares nas órbitas, devido à contração principalmente do reto medial	Mesencéfalo rostral, pré-tecto, comissura posterior, terceiro ventrículo posterior	Tumores da região pineal, doenças vasculares (síndrome mesencefálica dorsal de Parinaud), herniação transtentorial ascendente
Nistagmo de rebote§	Nistagmo horizontal que bate brevemente na direção oposta ao retorno na posição primária	Cerebelo e tronco encefálico	Lesões cerebelares, tais como acidentes vasculares ou tumores, cistos de Dandy-Walker, síndrome de Marinesco-Sjögren, esclerose múltipla
Nistagmo alternante periódico	Nistagmo horizontal que bate numa direção por 1-3 min, faz uma pausa e então bate na outra direção, em ciclos contínuos No intervalo pode apresentar nistagmo de batidas ascendentes e descendentes Geralmente não é afetado pela fixação visual	Cerebelo, junção crânio-cervical, tronco encefálico	Congênito (associado com albinismo), anomalias da junção crânio-cervical, ataxia-telangiectasia, massas cerebelares, encefalites, acidentes vasculares em tronco encefálico, degeneração cerebelar Intoxicação por fenitoína

(Continua)

178

Seção 2 ▪ Manifestações Cardinais das Doenças Neurológicas

Distúrbios dos Nervos Cranianos e do Sistema Visual

Tabela 8.18 (*Continuação*) **Descrição dos tipos de nistagmo adquirido, topografia e sua possível causa.**[2,4,12,22,143]

Tipo de nistagmo		Características	Topografia da lesão	Possível doença
Nistagmo em gangorra		Movimento cíclico dos olhos com um componente rotacional conjugado e um componente vertical disjuntivo – enquanto um olho se eleva e produz uma rotação interna, o outro se abaixa e efetua rotação externa Associado, por vezes, com hemianopsia bitemporal	Terceiro ventrículo anterior, região parasselar, mesodiencefálicas, quiasma óptico e tronco encefálico	Congênito Tumores parasselares, especialmente craniofaringioma, displasia septo-óptica, siringobulbia, acidentes vasculares do tronco encefálico e tálamo, malformação de Chiari do tipo I, doença de Leigh
Nistagmo de divergência		Oscilações oculares horizontais com fases rápidas divergentes	Cerebelo e ponte Metabólico	Ataxias espinocerebelares, anormalidades em fossa posterior Encefalopatia hepática
Nistagmo pendular		Ambas as fases são de igual amplitude e velocidade, podendo ser horizontal, vertical ou ter componente misto Pode ser monocular ou binocular	Lesões estruturais grandes ou múltiplas	Congênito Esclerose múltipla, acidentes vasculares, degenerações difusas (síndrome de Cockayne, doença de Pelizaeus-Merzbacher, adrenoleucodistrofia neonatal) Perda visual monocular (resultando em nistagmo monocular) ou binocular Primeiro sinal de *spasmus nutans*
Nistagmo vestibular	Central	Nistagmo constante e não sofre influência da mudança da posição cefálica; pode ser horizontal ou vertical Não atenua com a fixação, podendo aumentar	Núcleo do nervo vestibular, tronco encefálico	Ataxias espinocerebelares, doença de Leigh, ataxias periódicas, doenças desmielinizantes, lesões tumorais e vasculares
	Periférico	Geralmente cedem em 24-48 horas; horizontal ou torcional, intermitente, fatigável com a fixação do olhar e não muda de sentido. Associado com sintomas autonômicos, tontura e zumbido	Labirintopatia	Relacionado com infecção (geralmente viral), vertigem paroxística benigna, enxaqueca vestibular

* Nistagmo de batidas ascendentes na posição primária combinado com nistagmo pendular elíptico bilateral.

\# O nistagmo de batidas descendentes intermitente, acompanhado de oscilopsia vertical episódica, pode ser um sinal precoce da malformação de Arnold-Chiari, assim como nistagmo induzido por manobra de Valsalva.[2]

¶ Deve ser diferenciado dos efeitos da convergência sobre o nistagmo, no qual pode converter um nistagmo de batidas descendentes em um de batidas ascendentes e um nistagmo pendular em um de batidas ascendentes.[2]

§ Nistagmo evocado pelo olhar e de rebote transitório podem ocorrer em episódios de vertigem associada à enxaqueca.

Capítulo 8

179

Tabela 8.19 Tratamento farmacológico do nistagmo adquirido.[144-146]

Tipo de nistagmo	Tratamento
Nistagmo pendular	Gabapentina, memantina, baclofeno, cannabis
Nistagmo vestibular periférico	Exercícios posicionais, betaistina, cinarizina, benzodiazepínicos
Nistagmo de batidas ascendentes	Clonazepam, gabapentina, diaminopiridina
Nistagmo de batidas descendentes	Baclofeno, clonazepam, gabapentina
Nistagmo alternante periódico	Baclofeno e memantina
Nistagmo em gangorra	Baclofeno, benzodiazepínico (lorazepam, diazepam)

■ NERVO TRIGÊMEO

Anatomia do nervo trigêmeo e das vias centrais correlatas

O nervo trigêmeo é um nervo misto, sendo o componente sensitivo consideravelmente maior. Sua raiz sensitiva é formada pelos prolongamentos centrais de neurônios localizados no gânglio trigeminal (gânglio de Gasser), que se localiza no cavo trigeminal, sobre a parte petrosa do osso temporal. As fibras sensitivas chegam a um extenso núcleo que se estende do mesencéfalo ao corno posterior da medula, e que se subdivide em três subnúcleos: 1. o núcleo do trato espinal, que conduz as sensações de dor e temperatura; 2. o núcleo sensitivo principal, que recebe as sensações táteis; 3. o núcleo mesencefálico, responsável pela propriocepção.

Os prolongamentos periféricos dos neurônios sensitivos formam, distalmente ao gânglio, os três ramos do nervo trigêmeo: 1. o nervo oftálmico (V1), que inerva a pele da região frontal e pálpebra superior, a córnea e a conjuntiva; 2. o nervo maxilar (V2), que inerva a pele das bochechas, nariz, pálpebra inferior e lábio superior, gengiva e dentes superiores; 3. o nervo mandibular (V3), que inerva a pele da região mandibular, lábio inferior, gengiva, os dentes inferiores e os dois terços anteriores da língua (Figura 1.16).[4]

O núcleo motor do trigêmeo é uma estrutura pequena e arredondada, situada no tegmento da ponte. Ele recebe fibras corticais (feixe corticonuclear) originadas na porção inferior do giro pré-central. Essas fibras seguem pela cápsula interna, base do pedúnculo cerebral e, ao nível da ponte, mais da metade sofre decussação. Os axônios dos neurônios localizados nesse núcleo emergem da ponte pela raiz motora, passam pelo gânglio trigeminal e deixam o crânio pelo forame oval, constituindo uma parte do nervo mandibular, que inerva os músculos da mastigação.

Alterações do nervo trigêmeo

Disfunção motora

Por receber aferências de fibras cruzadas e diretas, lesões unilaterais das vias supranucleares do trigêmeo geralmente não determinam alterações dos músculos de mastigação, embora infrequentemente possa ocorrer uma ligeira fraqueza dos músculos contralaterais com um reflexo mandibular exagerado.[4] Fraqueza preferencial dos músculos responsáveis pelo fechamento da mandíbula (temporal e masseter), com preservação da função dos músculos de abertura (pterigoides), faz com que a mandíbula permaneça aberta, podendo ser observada na miastenia gravis, esclerose lateral amiotrófica e distrofia miotônica.[2]

Pacientes com lesões pontinas dorsais (geralmente tumores) podem apresentar espasmos e contratura unilateral do masseter, prejudicando a capacidade de abrir a boca e forçando o paciente a falar "por entre os dentes".[2]

Disfunção sensitiva

Entre as causas de disfunção do nervo trigêmeo, podemos citar: síndrome de Gradenigo, síndrome do seio cavernoso, neuralgia do trigêmeo, neuropatia sensorial trigeminal, anestesia trigeminal congênita, síndrome de Möbius, síndrome paratrigeminal de Raeder, TCE, síndrome de Wallenberg e tumores em tronco encefálico, base de crânio e região cervical.

Danos ao nervo trigêmeo podem cursar com alterações tróficas secundárias da pele, mais frequentemente na região nasal ou próxima a esta.[147] Anestesia corneana com ulceração e outra complicações oculares são frequentes quando do envolvimento do primeiro ramo.

O transtorno que mais comumente envolve a função sensorial do trigêmeo em adultos é a neuralgia, conquanto seja rara em crianças. É definida como dor súbita, usualmente unilateral, intensa e de curta duração, recorrente, no território de inervação do trigêmeo. Uma característica importante é apresentar zona de gatilho. Pode ser secundária a tumores do ângulo pontocerebelar, malformações vasculares e estruturais (cisto de aracnoide, malformação de Chiari tipo I) e esclerose múltipla; ou, ainda, idiopática.[148,149] Em pacientes pediátricos as causas secundárias são mais comuns e, portanto, recomenda-se sempre fazer IRM de crânio com cortes finos na fossa posterior para a investigação.[150] O tratamento deve considerar a etiologia e a carbamazepina é o tratamento medicamentoso de primeira linha para crianças e adultos. Outras opções são: oxcarbazepina, lamotrigina, fenitoína, gabapentina e baclofeno. A abordagem cirúrgica deve ser indicada em casos refratários.[151]

A neuropatia sensorial trigeminal caracteriza-se por dor espasmódica intensa afetando os locais inervados pelo nervo trigêmeo, associada à mínima hipoestesia local. Na maioria dos casos os ramos envolvidos são o maxilar e o mandibular, sendo infrequente o comprometimento do ramo oftálmico. É muito infrequente na faixa etária pediátrica (menos de 1% dos casos ocorrem em pacientes menores de 20 anos). Alguns casos são idiopáticos, porém a maioria dos casos em adultos é secundária a lúpus eritematoso sistêmico, síndrome de Sjögren, dermatomiosite, esclerose múltipla e tumores do ângulo pontocerebelar.[152]

A síndrome de Wallenberg, embora não seja infrequente em adultos, é muito rara em crianças. O quadro clínico tipicamente decorre de infarto da porção dorsolateral do bulbo, secundário à oclusão da artéria cerebelar posteroinferior, habitualmente causado por dissecção da artéria vertebral até o seu óstio. Suas manifestações clínicas são vertigem, náusea, síndrome de Horner ipsilateral, síndrome cerebelar ipsilateral, diplopia, disfagia, disfonia, anestesia facial ipsilateral e hemianestesia contralateral. São descritos poucos casos em crianças, secundários a varicela, tromboflebite associada à osteomielite de base de crânio, embolia de origem cardíaca, subluxação cervical, coagulopatias e dissecção.[153]

A anestesia trigeminal congênita é uma condição rara, geralmente esporádica, havendo descrição de casos com herança autossômica dominante. Caracteriza-se pelo envolvimento parcial ou completo do nervo trigêmeo, podendo ocorrer isoladamente ou associada a outras anormalidades. Ceratite indolor geralmente é a apresentação inicial, haja vista o envolvimento do ramo oftálmico ser o mais usual. A realização de exames de imagem do crânio e do trato urinário é recomendada para o reconhecimento de possíveis malformações e anomalias associadas.[154]

■ NERVO FACIAL

Anatomia do nervo facial e das vias centrais correlatas

O nervo facial também é um nervo misto, emergindo do sulco bulbo-pontino através de uma raiz motora (o nervo facial propriamente dito) e de uma raiz sensorial e visceral (nervo intermédio). Juntamente do nervo vestibulococlear, os dois componentes do nervo facial penetram no meato acústico interno, no interior do qual o nervo intermédio perde a sua individualidade, formando assim um tronco nervoso único que posteriormente penetra no canal facial.

Ele se origina a partir de quatro núcleos: 1. núcleo motor; 2. núcleo do trato solitário (gustação dos dois terços anteriores da língua e sensibilidade geral do conduto auditivo externo e pavilhão auditivo); 3. núcleo salivatório superior (fibras destinadas às glândulas salivares, exceto a parótida); 4. núcleo lacrimal (fibras destinadas à glândula lacrimal).

As fibras da divisão motora suprem a musculatura da mímica facial, o estapédio, o estilo-hióideo e o ventre posterior do digástrico. As sensações gustativas dos dois terços anteriores da língua, a inervação sensitiva do conduto auditivo externo e as fibras parassimpáticas para as glândulas lacrimais e salivares (exceto a parótida) são levadas pelo nervo intermédio.

O controle supranuclear dos movimentos da face se dá por meio de fibras córtico-bulbares que se originam do terço inferior do giro pré-central. Essas fibras passam pela coroa radiada, pelo joelho da cápsula interna e pela parte medial do pedúnculo cerebral, quando enfim chegam à ponte. Neste momento, muitas fibras decussam, terminando no núcleo motor facial contralateral. A parte ventral do núcleo facial inerva os dois terços inferiores da face, com um controle supranuclear cruzado. Nas lesões supranucleares, a parte dorsal que supre o terço superior da face é poupada, por também apresentar controle supranuclear bilateral. Assim, a lesão do nervo facial traduz-se por uma paralisia de todos os músculos da face (*paralisia facial periférica*), ao passo que uma lesão corticonuclear determina uma paralisia apenas dos dois terços inferiores da face (*paralisia facial central*). Na paralisia facial periférica (PFP) unilateral observa-se assimetria dos sulcos da face, com desvio da musculatura para o lado normal. Ipsilateralmente, há borramento dos sulcos frontais, aumento da fenda palpebral, redução ou ausência de piscamento e borramento do sulco nasolabial. O paciente, ao tentar executar os movimentos faciais, apresenta incapacidade de enrugar a testa, fechar os olhos, de elevar o lábio superior (mostrar a arcada dentária superior), de assobiar e protrair os lábios.

Fraqueza facial

Há dois tipos principais de fraqueza neurogênica dos músculos da mímica facial: 1. *periférica*, ou do neurônio motor inferior; 2. *central*, ou do neurônio motor superior. A PFP pode decorrer de uma lesão em qualquer ponto desde o núcleo motor na ponte até os ramos terminais na face, com consequente comprometimento ipsilateral. A paralisia facial central se deve a uma lesão envolvendo as vias supranucleares antes que elas façam sinapse no núcleo facial, com quadro clínico contralateral.[4] As causas da fraqueza facial podem ainda ser miopáticas ou da junção neuromuscular. Didaticamente, podem ainda ser classificadas em causas congênitas e pós-natais, conforme Tabela 8.20.

A causa mais comum de PFP é a idiopática (paralisia de Bell), representando de 40% a 75% dos casos, seguida por trauma (21%), infecções (13%), causas congênitas (8%) e neoplasias (2%).[155]

Fraqueza facial congênita

A causa mais comum de assimetria facial ao nascimento é a aplasia ou hipoplasia de músculos, principalmente quando incompleta e unilateral. Quando completa e unilateral é mais provavelmente secundária a trauma do nervo facial.[12]

Aplasia ou hipoplasia de músculos faciais

A hipoplasia do músculo depressor do ângulo da boca é a causa mais comum de assimetria facial ao nascimento. Em recém-nascidos e lactentes, as alterações são observadas apenas durante o choro ou por ocasião de um sorriso largo. Observa-se assimetria da boca, com incapacidade de movimentar o lado afetado lateralmente e para baixo. A palpação do lábio inferior próximo às comissuras pode evidenciar que o lado afetado apresenta-se discretamente mais fino. Em crianças maiores e cooperativas, basta solicitar que abram a boca (Figura 8.11). Não tem causa conhecida, ocorre duas vezes mais frequentemente em meninos e acomete muito mais o lado esquerdo. Trata-se de uma condição benigna e que não exige tratamento específico. Entretanto, há uma maior associação com malformações cardíacas.

Outras causas de aplasia de músculos faciais são: síndrome de Goldenhar, síndrome de DiGeorge, síndrome de Poland, osteopetrose, trissomia do 13 e 18.[12]

Trauma do parto

A paralisia facial secundária à lesão traumática do nervo facial após partos vaginais ocorre em 0,06% até 0,7% dos nascimentos.[156] Os principais fatores de risco

---

Tabela 8.20 Causas de fraqueza facial.[9]

Congênitas

Aplasia ou hipoplasia dos músculos faciais

Trauma no parto

Síndrome de Möbius

Síndrome perissilviana bilateral

Distrofia miotônica congênita

Miopatia congênita com desproporção dos tipos de fibras

Miastenia (síndromes miastênicas congênitas e miastenia neonatal transitória)

De início pós-natal

Inflamatórias não infecciosas ou idiopáticas
- Paralisia de Bell
- Paralisia facial recorrente
- Miastenia gravis
- Síndrome de Guillain-Barré (incluindo a variante de Miller Fisher)
- Esclerose múltipla
- Polineuropatia craniana idiopática

Genéticas ou provavelmente genéticas
- Doença de Fazio-Londe (paralisia bulbar progressiva juvenil)
- Distrofia fácio-escápulo-umeral
- Miopatia congênita com desproporção dos tipos de fibras
- Síndrome de Melkersson-Rosenthal
- Distrofia miotônica e distrofia oculofaríngea
- Síndromes miastênicas congênitas
- Osteopetrose

Hipertensão arterial sistêmica

Infecciosas
- Difteria
- Vírus do herpes humano tipos 6 e 7
- Caxumba
- Citomegalovírus
- Vírus Epstein-Barr
- Otite média
- Sarcoidose
- Tuberculose
- Síndrome de Ramsay Hunt
- Doença de Lyme brasileira

Transtornos metabólicos
- Hiperparatireoidismo
- Hipotireoidismo

Siringobulbia

Toxinas (incluindo toxicidade à quimioterapia)

Trauma

Acidente vascular encefálico

Tumores

Seção 2 ■ Manifestações Cardinais das Doenças Neurológicas

Distúrbios dos Nervos Cranianos e do Sistema Visual

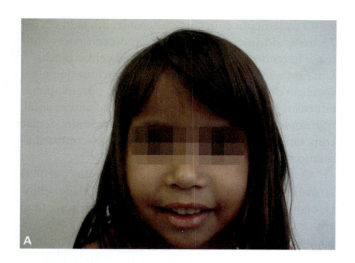
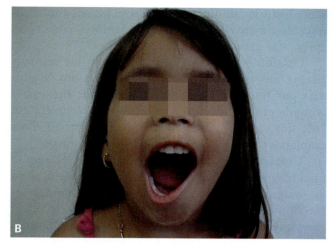

Figura 8.11 Paciente com hipoplasia do músculo depressor do ângulo da boca à esquerda. (A) Face simétrica em repouso. (B) Assimetria facial secundária ao não rebaixamento do ângulo da boca quando da abertura da mesma. Imagens gentilmente cedidas pela Dra. Maria Elisa Paiva Pires – Neurologista Infantil do Centro de Epilepsia do Instituto do Cérebro Paulo Niemeyer, Rio de Janeiro, RJ.

são o uso de fórceps e parto prolongado. A compressão do nervo, pelo promontório sacral ou pelo fórceps, ocorre em sua porção periférica, próximo à saída do forame estilomastóideo ou do ramo da mandíbula, resultando em edema ou ruptura das fibras nervosas. Ocasionalmente o envolvimento pode ser parcial. Ao exame, comporta-se como uma PFP, podendo estar associada a outros sinais de trauma externo da face e crânio, como lacerações.[156]

A lesão traumática deve ser distinguida das demais causas, que habitualmente se acompanham de outras alterações neurológicas e têm apresentação bilateral. O prognóstico é bom, com recuperação completa espontânea em 90% dos casos e, na maioria dos remanescentes, pelo menos parcialmente.[156] Os primeiros sinais de melhora ocorrem nas duas primeiras semanas. Os pacientes que não apresentam melhora do quadro nesse período devem ser submetidos à eletroneuromiografia e a cirurgia com reparação do nervo pode ser indicada para casos selecionados.[156,157]

Síndrome de Möbius

Caracteriza-se por fraqueza facial não progressiva associada à limitação da abdução ocular. A apresentação mais frequente é bilateral, embora casos unilaterais sejam descritos.[158] É atribuída fundamentalmente à hipoplasia ou agenesia de núcleos de nervos cranianos, embora também possa ocorrer o desenvolvimento incompleto dos nervos faciais, outros nervos cranianos e de outras partes do sistema nervoso central.

O comprometimento de outros nervos cranianos é descrito, como o do III, IV, V, VIII, IX e XII. Comprometimento cognitivo, disfunção cerebelar, convulsões, dismorfismos faciais, deformidades dos membros (p. ex., artrogripose), ausência do músculo peitoral (síndrome de Poland), entre outras características, podem estar associados.[159] Também pode-se observar paralisia do olhar conjugado horizontal.

A maioria dos casos é esporádica, embora possa haver herança ligada ao X, autossômica recessiva ou dominante. No Brasil, a principal causa é teratogênica (secundária ao uso da substância abortiva misoprostol). Insultos vasculares e malformações do tronco encefálico também podem causar esta síndrome. Recomenda-se a realização de IRM de crânio para a pesquisa de outras malformações associadas.

Fraqueza facial pós-natal

Paralisia de Bell

A paralisia de Bell é uma paralisia aguda unilateral do nervo facial, cuja fisiopatologia ainda não foi totalmente esclarecida. Alguns autores acreditam ser um processo autoimune secundário a infecções virais, sobretudo relacionado à família Herpesviridae (vírus do herpes simples, vírus varicela-zóster, citomegalovírus).[160]

A incidência na faixa etária pediátrica é de 21,2 casos para cada 100 mil indivíduos menores de 15 anos.[155] Embora possa ocorrer em qualquer faixa etária, com casos descritos em lactentes, o pico é entre 15 e 45 anos.[161] Em 4% a 10% dos casos o indivíduo apresenta história familiar, com provável herança autossômica dominante com penetrância variável, parecendo apresentar maior suscetibilidade ao frio.[161,162]

Os sintomas podem se iniciar com dor retroauricular, hiper ou hipoacusia, seguidas em um ou dois dias por fraqueza facial, cuja intensidade máxima é atingida em menos de 24 horas, sendo completa em 70% dos casos.[161] O envolvimento de outros nervos cranianos (V, IX e XII) ocorre em 30% dos casos.[161]

Uma criança com paralisia facial aguda requer uma história detalhada e exame físico completo, a fim de se descartar outras causas. Deve-se questionar sobre sintomas sistêmicos, história de trauma ou infecção viral recente. Os pacientes com sinais e sintomas atípicos, conforme a Tabela 8.21, devem ser investigados.[146] Para os demais, nenhum exame complementar é necessário. Para pacientes que apresentam quadros recorrentes, envolvimento segmentar ou progressivo, recomenda-se a investigação com IRM de crânio. Os principais diagnósticos diferenciais são: infecções (HIV, varicela, parotidite), complicação de otite média e mastoidite, síndrome de Ramsay Hunt, TCE (principalmente nas fraturas do osso temporal), síndrome de Guillain-Barré, neoplasias, síndrome de Melkersson-Rosenthal, entre outros.

A regeneração aberrante é comum após a paralisia de Bell, podendo envolver fibras motoras, autonômicas e gustativas. Os axônios destinados a um músculo crescem novamente e inervam um outro músculo, de modo que há contrações anormais da face, por exemplo, ao sorrir ocorre fechamento ocular (sinal de Marin Amat).[4]

Tabela 8.21 Sinais e sintomas indicativos de investigação em crianças com paralisia facial.[161]

- Aumento do volume da parótida
- Anormalidades na otoscopia
- Diminuição da audição
- Anormalidades no exame neurológico
- Envolvimento seletivo de uma determinada divisão do nervo facial
- Progressão da paralisia no período superior a três semanas
- Paralisia facial recorrente
- Antecedente recente de trauma
- Manifestações sistêmicas*
- Hipertensão arterial sistêmica

* Linfonodomegalia, hemorragias, artralgia, entre outros.

O tratamento com corticosteroide, iniciado em até 72 horas do início do quadro, é indicado para adultos, não tendo sua eficácia comprovada em crianças.[163] Uma revisão recente da Cochrane concluiu que a associação de aciclovir pode ser benéfica, porém apenas em casos graves.[164] A proteção ocular é fundamental, utilizando-se de lágrimas artificiais e oclusão ocular com tampão para dormir, assim como acompanhamento com oftalmologista.

O prognóstico geralmente é excelente, particularmente em crianças. Os primeiros sinais de melhora ocorrem em três semanas, com recuperação total em cerca de 90% a 98% dos pacientes.[165,166] Caso não haja nenhuma evidência de melhora em três semanas, o paciente deve ser submetido a um estudo eletrofisiológico. Se o potencial de ação composto do nervo comprometido for menor do que 90%, quando comparado ao lado normal, o prognóstico é desfavorável. Para estes casos, a abordagem cirúrgica é controversa. Quadros residuais com ceratite de exposição, sincinesias, contraturas, espasmos faciais e disfunção autonômica podem ocorrer.[166]

Paralisia facial recorrente

Episódios recorrentes de PFP ipsilateral ou que alternam de lado ocorrem em aproximadamente 10% a 15% dos pacientes após um primeiro episódio de PFP, frequentemente no contexto de história familiar. Suscetibilidade genética foi sugerida, contudo, nenhum padrão de herança definido.[167]

Apesar de geralmente idiopáticos (cerca de 80% dos casos), quadros recorrentes de PFP devem levantar a suspeita de causas tratáveis, estando indicada investigação complementar.[166,167] A associação com doenças autoimunes é descrita, como esclerose múltipla, doença de Behçet e doença celíaca.[168] Doença celíaca atípica, ou seja, sem sinais gastrintestinais, pode apresentar-se com sintomas neurológicos bem documentados, como ataxia e neuropatia periférica. Contudo, estudos recentes apontam para a possibilidade de relação da doença celíaca com PFP recorrente.[169]

Síndrome de Melkersson-Rosenthal

A síndrome de Melkersson-Rosenthal caracteriza-se pela tríade de PFP, edema facial e "língua plicata". A forma completa, com as três características, é infrequente, ocorrendo em apenas 25% dos pacientes. A paralisia facial é recorrente em 75% dos pacientes, frequentemente unilateral. O lábio superior é a região mais frequentemente comprometida pelo edema[170] e em 25% dos pacientes o edema inicial persiste.

Pode ocorrer em qualquer faixa etária, com predomínio na segunda década, sendo rara em crianças.[171] Acomete mais o sexo feminino, e a história familiar está presente em aproximadamente 30% dos pacientes. A etiologia ainda não está definida, com diversas teorias propostas: hereditária, infecciosa, linfogranulomatosa ou imunoalérgica.

O tratamento é sintomático. A terapia conservadora da paralisia facial pode ser empregada, porém devido à alta taxa de recorrência, a indicação de descompressão do nervo facial deve ser discutida, não havendo consenso na literatura. A redução cosmética do edema facial pode ser alcançada por meio do uso de corticosteroide ou mesmo de cirurgia reparadora, porém com chance de recorrência.[170,171]

Síndrome de Ramsay Hunt

A síndrome de Ramsay Hunt decorre do envolvimento unilateral dos nervos cranianos VII e VIII, relacionado à reativação do vírus varicela-zóster no gânglio geniculado. É responsável por 2% a 10% dos casos de PFP.

O quadro se inicia com dor retroauricular e auricular, com duração de um a três dias. Então, surgem vesículas no conduto auditivo externo, região auricular, mucosa oral, língua, face e pescoço, além de PFP. O envolvimento do nervo vestibulococlear resulta em náuseas, vômitos, vertigem, nistagmo, zumbido e hipo ou hiperacusia. Os nervos hipoglosso, trigêmeo, vago e nervos cervicais também podem estar envolvidos. As vesículas estão presentes em cerca de 80% dos pacientes, podendo aparecer somente dias após a paralisia facial.[172]

O diagnóstico baseia-se na história clínica e no exame físico. A IRM de crânio evidencia realce pelo contraste do nervo facial, desde o segmento meatal até o mastoide, podendo também haver realce dos demais nervos envolvidos.[172]

O tratamento recomendado é a associação de corticosteroide e antiviral. O corticosteroide reduz a dor e a vertigem, assim como a possibilidade de neuralgia pós-herpética e acelera a resolução das vesículas. Os agentes antivirais reduzem a propagação do vírus ao longo do nervo, sendo recomendado nas crianças o aciclovir.[172-174] As doses e duração da terapia ainda são controversas. A taxa de recuperação completa é de cerca de 75% quando o tratamento é iniciado nos primeiros três dias a partir do início dos sintomas.[175,176]

Complicação de otite média

A otite média aguda (OMA), crônica ou secretora, pode evoluir com PFP. A incidência na era pré-antibiótico era de 0,5%, e, atualmente, é de 0,005%.[177]

Ocorre com maior frequência nos 3 primeiros anos de vida, devido à maior incidência de OMA nesta faixa etária. Sua patogênese ainda não está completamente esclarecida.

A PFP pode apresentar-se simultaneamente ao início dos sintomas da otite ou mais tardiamente. Em um estudo com 23 pacientes, 39% a apresentaram no mesmo momento do diagnóstico de OMA, 39% em dois a três dias, e 22% em até nove dias.[177] O quadro pode ser agudo ou subagudo, com envolvimento completo ou incompleto do nervo facial.

O tratamento pode ser conservador (apenas medicamentoso) ou cirúrgico (miringotomia, descompressão do nervo ou mastoidectomia), não havendo consenso sobre a melhor abordagem, haja vista a baixa incidência dessa complicação. Alguns serviços optam por tentarem inicialmente o tratamento conservador e, caso não haja resposta satisfatória, tentam o tratamento cirúrgico.[178] A escolha do antibiótico baseia-se na cobertura dos principais agentes etiológicos, conforme evolução da otite e faixa etária do paciente.[179] A associação com corticosteroide deve ser ponderada.

O prognóstico é bom, com resolução completa em praticamente todos os pacientes. Os primeiros sinais de melhora habitualmente ocorrem nas três semanas seguintes ao início dos sintomas.

Hipertensão arterial sistêmica

A PFP pode estar associada à hipertensão arterial sistêmica (HAS) não controlada ou hipertensão maligna (incluindo os quadros de pré-eclâmpsia), principalmente em crianças e adolescentes, sendo responsável por 8% das causas de PFP em crianças.[180] O mecanismo provável é o edema do nervo facial na passagem pelo canal, evoluindo com hemorragia, ou na região do núcleo motor do nervo do facial.

O curso da doença é semelhante ao da paralisia de Bell, geralmente unilateral, podendo ser recorrente. Outros sintomas podem estar associados, como cefaleia, vômitos, convulsões, alteração do nível de consciência e liberação piramidal.[181]

O diagnóstico é geralmente tardio, haja vista que em muitos serviços a pressão arterial não é aferida rotineiramente em crianças. O tempo entre os primeiros sintomas da PFP e a confirmação de HAS é, em média, de 45 dias (há descrições de até 2 anos). Deve-se sempre investigar a causa da HAS.

O controle da HAS leva à recuperação total da PFP em poucas semanas após a introdução dos fármacos anti-hipertensivos. O uso de corticosteroides não é

Capítulo 8

185

Tratado de Neurologia Infantil

indicado, devido ao potencial de aumentar a pressão arterial e de dificultar seu controle.[181]

■ SISTEMA VESTIBULAR

Anatomia e fisiologia do sistema vestibular

O oitavo nervo craniano apresenta dois componentes funcionais distintos: o nervo auditivo (coclear), relacionado com a audição (cuja avaliação e disfunções são discutidas no Capítulo 13 – Transtornos do Neurodesenvolvimento), e o nervo vestibular, relacionado com o equilíbrio.[2]

A orelha interna, também chamada de labirinto, é dividida anatomicamente em uma porção anterior e outra posterior. O labirinto anterior corresponde à cóclea, e o posterior aos canais semicirculares e ao vestíbulo, onde se localizam o sáculo e o utrículo. Os órgãos sensoriais da audição e do equilíbrio estão presentes dentro do mesmo compartimento da orelha interna (labirinto membranoso), e são sensíveis a estímulos mecânicos, representados pelas ondas sonoras e pela movimentação da cabeça. Os mecanorreceptores desses órgãos são as células ciliadas, presentes no órgão de Corti (na rampa média da cóclea), nas máculas do sáculo e utrículo, e nas cristas ampulares dos ductos semicirculares.

Os canais semicirculares, em número de três, estão orientados aproximadamente em ângulo reto entre si, para detectar movimentos de aceleração angular da cabeça. Esses canais incluem o canal lateral ou horizontal, o canal anterior ou superior, e o canal posterior ou inferior. Quando a cabeça está na posição ereta, o canal horizontal encontra-se praticamente horizontal (há uma pequena inclinação para baixo e para trás), e os canais superior e posterior estão dispostos em dois planos verticais que formam um ângulo de 45 graus com o plano frontal e o sagital.[2]

O utrículo e o sáculo também estão dispostos em ângulo reto, com o utrículo paralelo à base do crânio e o sáculo ao plano sagital. Portanto, os movimentos horizontais estimulam linearmente o utrículo, enquanto a inclinação ativa o sáculo.[2]

Com a estimulação das cristas e máculas, desenvolvem-se potenciais nas terminações nervosas aferentes, cujos corpos celulares se encontram no gânglio vestibular de Scarpa, situado no meato acústico interno. Esses impulsos são então transmitidos pelas fibras nervosas que constituem o componente vestibular do nervo vestibulococlear.[2]

As fibras do nervo vestibular entram no tronco encefálico, ao nível bulbopontino, terminando nos núcleos vestibulares. Estes núcleos fazem conexão com quatro áreas principais: cerebelo, medula espinal, sistema oculomotor (FLM) e córtex temporal superior e frontal.

Alterações do sistema vestibular e outras causas de tontura

Tontura é a percepção errônea de movimento, o que resulta em sensação de perturbação do equilíbrio corporal. Quando essa ilusão de movimento apresenta um caráter rotatório, é chamada de vertigem. A vertigem é a forma mais comum de tontura. A tontura de caráter não rotatório pode adquirir inúmeras características, como sensação de flutuação, desequilíbrio, látero, ântero ou retropulsão, sensação de cabeça vazia (*lightheadedness*), sensação de mareio, de afundamento, oscilação etc.

A vertigem é uma queixa relativamente comum na criança. As principais causas na faixa etária pediátrica são: cinetose, vertigem paroxística benigna da infância e enxaqueca. Contudo, também pode decorrer de OMA, epilepsia, neurite vestibular, infecções, trauma, intoxicação, doença de Ménière, entre outros.[182] O diagnóstico na faixa etária pediátrica pode ser difícil, devido à limitação da capacidade de descrição dos sintomas.

Diante de pacientes que relatam vertigem ou outros tipos de tontura, deve-se ter em mente uma ampla gama de causas possíveis. Situações que possam alterar a precisa interação dos diversos estímulos que orientam o equilíbrio corporal, incluindo disfunções nos sistemas vestibular, cardiovascular, nervoso central, visual, proprioceptivo, sanguíneo e endocrinológico, entre outros, podem resultar no sintoma tontura e/ou vertigem. O acometimento vestibular responde pela maioria das causas de tontura, sendo este o sintoma principal e mais prevalente de disfunção vestibular, enfoque principal desta seção. A síndrome vestibular aguda pode ser classificada em periférica (acometimento da orelha interna e nervos vestibulares), central (tronco encefálico, cerebelo e córtex cerebral) e mista.

O exame do paciente com vertigem deve seguir uma avaliação clínica criteriosa e, quando necessário, exames complementares devem ser solicitados (Figura 8.12). Sempre questionar sobre medicações ou internações prévias, devido à possível toxicidade de alguns antibióticos (aminoglicosídeos, especialmente a gentamicina), anticonvulsivantes (fenitoína), diuréticos de alça, ácido acetilsalicílico e antiarrítmicos.

Vertigem paroxística benigna da infância

A vertigem paroxística benigna da infância (VPBI) é a causa mais comum de vertigem na criança em idade pré-escolar. A estimativa de sua prevalência é de 2,6% em crianças de 5 a 15 anos.[183] O início dos sintomas

186

Seção 2 ■ Manifestações Cardinais das Doenças Neurológicas

Distúrbios dos Nervos Cranianos e do Sistema Visual

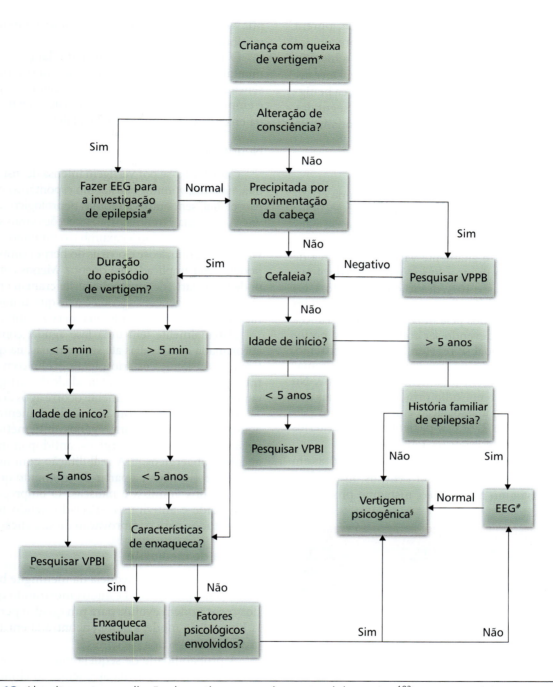

Figura 8.12 Algoritmo para avaliação de vertigem em crianças e adolescentes.[182]

*Em pacientes com déficit focais ou história de TCE recente, realizar IRM de crânio. Em paciente com hipoacusia, realizar audiometria e considerar IRM de crânio.

#Os pacientes com EEG alterado devem ser submetidos à IRM de crânio. Considerar tratamento com fármaco antiepiléptico.

§Realizar avaliação oftalmológica, eletrocardiograma e medida da pressão arterial.

geralmente é antes dos 4 anos e apresenta resolução espontânea, geralmente antes dos 8 anos.[183,184]

Caracteriza-se por episódios súbitos e de curta duração de vertigem paroxística, que podem durar de segundos a poucos minutos. Pode haver nistagmo nas crises, porém não ocorre alteração do nível de consciência. A frequência é variável, apresentando um ou poucos ataques ao longo do mês.[20] Os exames neurológico e otorrinológico no período interictal são normais.

Sua patogênese ainda não foi esclarecida, porém se acredita que a VPBI seja uma síndrome precursora da enxaqueca na infância.[183] Nesse contexto, a história familiar de enxaqueca é um dado importante. Deve ser diferenciada da vertigem posicional paroxística benigna (VPPB), cujas crises duram cerca de 30 segundos e são precipitadas por mudanças do posicionamento cefálico, sendo infrequente em crianças.

Enxaqueca vestibular

É uma das principais causas de vertigem na criança e caracteriza-se por sintomas vestibulares associados com enxaqueca. Sintomas auditivos transitórios, náuseas, vômitos e prostração podem estar presentes. A duração dos episódios é altamente variável (em cerca de 30% a duração é de minutos; 30% têm duração de horas; 30%, duração de dias; e 10%, duração de segundos). Os pacientes cujos episódios duram segundos apresentam os sintomas precipitados pela movimentação da cabeça e estímulos visuais, devendo ser contabilizado o período total durante o qual se repetem. No outro extremo, existem indivíduos que podem levar até quatro semanas para se recuperarem totalmente de uma crise. No entanto, raramente o episódio principal dura mais que 72 horas. É descrita a associação com transtornos psíquicos em cerca de 27% dos pacientes.[185] Os critérios diagnósticos estão descritos na Tabela 8.22.

Alterações na avaliação vestibular são descritas em 73% dos pacientes, podendo ser centrais ou periféricas, como nistagmo espontâneo, nistagmo provocado por vibração ou rotação cefálica e alterações no reflexo vestíbulo-ocular.[187]

O tratamento deve visar a mudanças comportamentais, como evitar privação do sono e outros desencadeantes identificados pelo paciente. A profilaxia é empregada com as mesmas indicações e medicações da enxaqueca (Capítulo 15 – Cefaleias).

Neurite vestibular

Caracteriza-se por vertigem intensa de instalação súbita, náuseas, vômitos e nistagmo espontâneo horizontal e torcional, sem outros sintomas neurológicos ou auditivos. A etiologia é multifatorial. Infecções virais sistêmicas ou respiratórias, como a caxumba, o sarampo, os enterovírus, a mononucleose e o vírus do herpes simples tipo 1, podem estar implicadas na doença. Menos comumente, pode fazer parte de uma polineurite craniana pós-infecciosa.[12] A patogênese sugerida é a de que as infecções virais possam lesar o labirinto ou o nervo vestibular.

Habitualmente tem uma fase aguda, com duração aproximada de dois dias até seis semanas, na qual a vertigem é constante. Posteriormente, evolui com episódios transitórios de moderada intensidade de vertigem. A recuperação completa geralmente ocorre após dois anos.

O tratamento sintomático é fundamental na fase aguda, podendo ser empregados antieméticos, anti-histamínicos, anticolinérgicos, antidopaminérgicos e agentes gabaérgicos.[188] A reabilitação com fisioterapia deve ser estimulada, a partir do momento que houver melhora dos vômitos e náuseas. O emprego de corticosteroide e antivirais é sugerido, sendo necessário mais estudos para comprovação de sua eficácia.[188,189]

Sequela de meningite

A vertigem como sequela da meningite bacteriana é muito frequente, com estudos mostrando que 22,4% dos casos podem evoluir para um quadro permanente. A hipoacusia moderada foi encontrada em 19,4%, e a grave em 10,4% dos pacientes.[190]

A probabilidade de sequela mais intensa aumenta conforme a gravidade da apresentação clínica da meningite (com rebaixamento do nível de consciência na fase aguda e pleocitose acentuada) e segundo o agente etiológico, sendo mais frequente nos casos causados pelo *Streptococcus pneumoniae*.[190,191] É recomendada avaliação neurológica e audiométrica de rotina nos pacientes após diagnóstico de meningite, principalmente quando há fatores de risco na evolução.

Otite média aguda

A OMA pode raramente evoluir com complicações, sendo em sua maioria intratemporais e intra-

---

Tabela 8.22 Critérios diagnósticos da enxaqueca vestibular, segundo a ICHD-3.[186]

A. Ao menos cinco crises preenchendo os critérios C e D

B. História atual ou passada de enxaqueca sem aura ou com aura

C. Sintomas vestibulares de intensidade moderada ou grave, com duração entre 5 min e 72 h

D. Pelo menos 50% dos episódios associam-se a uma das seguintes três características de enxaqueca:

  1. Cefaleia com, pelo menos, duas das quatro seguintes características: unilateralidade, pulsatilidade, intensidade moderada ou grave, agravamento pela atividade física de rotina

  2. Fotofobia e fonofobia

  3. Aura visual

E. Não atribuída a outro transtorno listado na ICHD-3 ou a outra doença vestibular

cranianas. Dentre as complicações intratemporais, mastoidite e paralisia do nervo facial são as mais frequentes, entretanto também podem ocorrer petrosite, labirintite supurativa e serosa.

A labirintite supurativa ocorre por invasão bacteriana direta, ao passo que a serosa é secundária a mediadores inflamatórios. Usualmente, ocorre com a janela redonda preservada, podendo, contudo, ser facilitada por um fístula perilinfática, cirurgia otológica recente, erosão por colesteatoma ou infecção crônica.

Na forma serosa, o paciente apresenta-se com hipoacusia de caráter neurossensorial, vertigem e com estado geral preservado. Na forma supurativa, com comprometimento do estado geral, náuseas, vômitos, palidez, dor acentuada, hipoacusia neurossensorial e febre alta.[192]

O diagnóstico é realizado pelos achados clínicos e de audiometria. A IRM de crânio e de osso temporal com gadolínio pode evidenciar realce pelo contraste e preenchimento dos espaços com fluido. O exame de imagem também auxilia na investigação de fatores de risco.

O tratamento deve ser realizado com antibióticos de largo espectro, com cobertura para os agentes mais frequentes. Deve-se levar em conta se a otite é aguda ou crônica para a escolha do antibiótico. Miringotomia e implantação de tubo de ventilação devem ser recomendadas. A perda auditiva geralmente é permanente e a vertigem pode demorar meses para resolução completa.[192]

Otite média com efusão

A otite média com efusão pode resultar em distúrbios do sistema vestibular por alterações da pressão na orelha média ou labirintite aguda. Os pais podem referir quadro de quedas mais frequentes ou mesmo irritabilidade, mas geralmente estes sintomas são negligenciados.[193]

Em um estudo foram demonstradas alterações no sistema vestibular em 33% dos pacientes com otite média com efusão, sendo esse quadro reversível após resolução da otite com miringotomia ou implantação de tubo de ventilação.[194]

Epilepsia com sintomas vestibulares

As crises epilépticas podem desencadear vertigem a partir de lesões dos lobos temporal superior, frontal, occipital ou da junção têmporo-parietal. A maioria dos pacientes apresenta outros sintomas associados, como visuais, autonômicos, sensitivos ou motores, com duração de poucos segundos até alguns minutos.[195,196]

São descritos também casos de epilepsia apenas com sintomas vestibulares (mais frequentes em crianças), porém não é bem documentada a sua prevalência e suas características clínicas.[196]

Trauma

Pacientes com trauma craniano moderado ou concussão podem apresentar cefaleia, irritabilidade, impulsividade, alterações do humor, comprometimento da atenção e concentração, lentificação do processamento mental e vertigem. Um estudo demonstrou que 32% dos pacientes após TCE moderado apresentam vertigem por mais de duas semanas.

O mecanismo da vertigem pode ocorrer por lesão das estruturas da orelha interna, dano direto do nervo, vertigem paroxística posicional benigna, fístula perilinfática, hidropsia endolinfática traumática, trauma causando enxaqueca vestibular e lesão axonal difusa.

Em alguns casos, o início dos sintomas pode começar após semanas ou até mesmo meses a partir do trauma craniano.[197] A maioria dos pacientes apresenta melhora em dias ou semanas, contudo, alguns indivíduos mantêm sintomas vestibulares sequelares por vários anos.[198]

Fístula perilinfática

A fístula perilinfática é definida como comunicação anormal do fluido perilinfático com a orelha interna e média, mais comumente através da janela oval ou redonda.[199] As fístulas perilinfáticas em crianças são usualmente encontradas em associação com anomalias do osso temporal e perda auditiva preexistente. Podem ocorrer também em meningite recorrente, relacionada à trauma contuso da orelha média ou de fraturas do osso temporal, barotrauma, otites crônicas e colesteatoma ou após cirurgias otológicas.

Sua caraterística mais importante é a presença associada de sintomas vertiginosos e auditivos. Entretanto, os sintomas vestibulares podem ocorrer isoladamente. Deve ser suspeitada naqueles pacientes com fatores de risco e com nistagmo após pressão positiva com otoscópio pneumático ou manobra de Valsalva, sendo, contudo, muito infrequente.[200] A realização de TC ou IRM de osso temporal com cortes finos pode auxiliar ao demonstrar sinais sugestivos, como o pneumolabirinto.

Causas sistêmicas

As condições sistêmicas podem afetar as estruturas vestibulares periféricas ou centrais, causando vertigem. Entre elas, causas cardiovasculares (arritmias cardíacas, estenose aórtica, insuficiência cardíaca, miocardiopatias, lesões valvares), vasculites (síndrome de Cogan), hematológicas (anemia, policitemia vera e síndromes de hiperviscosidade), hipoglicemia, hipotireoidismo, síndrome de hiperventilação e transtornos oculares (uso de lentes corretivas fortes, anormalidades da refração, glaucoma).[2]

■ NERVOS CRANIANOS BULBARES

Anatomia dos nervos cranianos bulbares

O nervo glossofaríngeo contém fibras motoras, sensitivo-sensoriais e parassimpáticas. Ele emerge próximo dos nervos vago e acessório, no bulbo, dorsalmente à oliva. Então, esses três nervos seguem juntos pelo forame jugular. As fibras motoras inervam o músculo estilofaríngeo e os músculos constritores da faringe (juntamente do nervo vago). As fibras sensitivo-sensoriais incluem aferentes gustativos, que suprem o terço posterior da língua, faringe, região tonsilar, arco palatino posterior, palato mole, nasofaringe e trago da orelha. A sensibilidade da membrana timpânica, da tuba auditiva e da região mastoide é suprida pelo ramo timpânico. O nervo glossofaríngeo também inerva os quimiorreceptores e barorreceptores do corpo e seio carotídeos. As fibras parassimpáticas são responsáveis pela inervação da parótida, com fibras secretoras e vasodilatadoras.[2]

O nervo vago contém fibras nervosas motoras, sensitivas e parassimpáticas. As seis a oito radículas do nervo vago emergem do sulco posterior do bulbo. Essas radículas formam um tronco único, que segue em direção ao forame jugular. As fibras parassimpáticas inervam a faringe, esôfago, traqueia, brônquios, pulmões, coração, estômago, intestino delgado, cólons ascendente e transverso, fígado e pâncreas. As fibras motoras suprem a musculatura do palato mole, da faringe, da laringe (exceto pelo tensor do véu palatino, cuja inervação é pelo trigêmeo, e o estilofaríngeo, inervado pelo glossofaríngeo), nos quais os centros supranucleares localizam-se nos giros pré-frontais, bilateralmente. As fibras sensitivas são responsáveis pela sensação gustativa da epiglote, dos palatos e da faringe, assim como sensações viscerais da orofaringe, laringe e das vísceras torácicas e abdominais.[2]

O nervo acessório é puramente motor, com origem em parte no bulbo e na medula espinal (do primeiro ao sexto segmento). As raízes cranianas e espinhais se unem e saem do crânio pelo forame jugular. Ele inerva os músculos trapézio e esternocleidomastóideo.

O nervo hipoglosso é responsável pela motricidade da língua. É composto de 10 a 12 radículas, que se unem e saem do crânio pelo canal hipoglosso, descendo verticalmente pelo pescoço até o ângulo da mandíbula, com trajeto muito próximo da artéria carótida interna e da veia jugular interna. O controle supranuclear da língua é mediado por fibras córtico-bulbares que se originam dos giros pré-centrais.

Fisiologia da sucção e deglutição

A sucção exige a integridade dos nervos trigêmeo, facial e hipoglosso. A estimulação dos lábios produz movimentos coordenados da face, mandíbula e língua. O reflexo da sucção desaparece por volta do sexto mês, podendo retornar ou persistir nos casos de lesão hemisférica bilateral.

O reflexo da deglutição, em seu arco aferente, necessita das fibras dos nervos trigêmeo e glossofaríngeo e, em seu eferente, do trigêmeo, glossofaríngeo, vago e hipoglosso. O centro da deglutição está localizado na ponte e no bulbo, sendo estimulado por alimentos na base da língua ou parede da faringe, resultando em um movimento coordenado da língua, arcos palatinos, palato mole e faringe, direcionando o alimento para o esôfago.

A deglutição é um processo contínuo, mas didaticamente pode ser dividido em quatro fases: a preparatória, a oral, a faríngea e a esofágica. A fase preparatória ocorre quando o alimento é manipulado na cavidade oral e mastigado. Nessa fase, o selamento labial é importante para evitar escape, assim como a integridade da musculatura da mastigação.

Na fase oral inicia-se o descolamento do bólus alimentar com um movimento anteroposterior da língua, ejetando e transferindo o alimento para a faringe. Para que a fase oral ocorra com êxito são necessários: o selamento labial, movimentos adequados de língua e tensão apropriada da musculatura bucal.

Segue-se então a fase faríngea, na qual o alimento percorre a faringe por meio da contração dos músculos constritores faríngeos, em direção ao esôfago. Neste momento, devem estar íntegras: 1. a força dos músculos estiloglosso e hioglosso responsáveis pelos movimentos da língua, assim como dos músculos do palato mole e a parte posterior da faringe para propulsão do bólus alimentar; 2. a ação do músculo elevador e tensor do véu palatino, para vedação do esfíncter nasal; 3. a ação dos músculos constritores mediais e inferiores faríngeos, contribuindo para o peristaltismo e movimento posterior e de rebaixamento da epiglote, com concomitante movimento de elevação do osso hioide, para proteção das vias aéreas inferiores.

Distúrbios dos Nervos Cranianos e do Sistema Visual

A última fase da deglutição, a esofágica, inicia-se com o rebaixamento da laringe e passagem do bólus alimentar pela transição faringoesofágica. Nessa fase, continuam as ondas peristálticas, de forma sequencial à faringe, levando o alimento ao estômago.

Alterações dos nervos cranianos bulbares

As manifestações clínicas secundárias ao comprometimento dos nervos cranianos bulbares encontram-se sumarizadas na Tabela 8.23.

Distúrbios da sucção e deglutição

A disfagia frequentemente associa-se a doenças neurológicas, as quais afetam principalmente as fases oral e faríngea. Seu impacto sobre a qualidade de vida dos pacientes é muito importante, devido aos riscos de desnutrição, desidratação e aspiração pulmonar. Alguns sinais podem sugerir comprometimento na sucção e deglutição:[201]

- Pneumonias aspirativas de repetição;
- Dificuldades nas mamadas: muito prolongadas ou com desconforto inexplicável durante as mesmas; baixo ganho ponderal; mudança do tônus, coloração facial e ritmo respiratório durante as mamadas.
- Sialorreia excessiva;
- Doenças respiratórias crônicas;

- Ruído anormal das vias aéreas superiores;
- Disfagia ou anorexia inexplicada;
- Reflexo nauseoso excessivo.

Na avaliação da sucção, devem-se observar o cerramento dos lábios e sua capacidade de manter os alimentos na boca, a mobilidade da mandíbula, o tônus do masseter e temporal, os movimentos anteroposteriores da língua, assim como sua anatomia, seu tônus, sua posição e procurar por fasciculações. O reflexo nauseoso também é importante.

Ao se examinar uma criança durante a deglutição, deve-se avaliar se há tosse durante as mamadas; observar se há refluxo do alimento através das narinas, devido à insuficiência do músculo tensor do véu palatino; avaliar a coordenação entre deglutição e ventilação e seu comportamento durante a alimentação.

A determinação de qual fase da sucção ou deglutição está comprometida auxilia na investigação etiológica. Alguns exames complementares podem ser requeridos, como:[201]

- **Broncoscopia:** confirma broncoaspiração por meio do achado de saliva abaixo das cordas vocais. Pesquisa traqueomalácia e avalia a movimentação da língua. O colapso da base da língua pode ser evidenciado em pacientes com síndrome de Pierre Robin, enquanto hipomotilidade global pode ocorrer em doenças neuromusculares.

Tabela 8.23 Manifestações clínicas secundárias ao comprometimento dos nervos cranianos bulbares.[202]

Nervo glossofaríngeo

Otalgia externa

Disfagia leve

Perda do paladar no terço posterior da língua

Perda do reflexo do vômito ipsilateral

Diminuição da produção de saliva pela parótida

Taquicardia (após ressecção cirúrgica)

Nervo vago

Palato mole com queda do lado afetado

Desvio da parede posterior da faringe ipsilateral

Rouquidão (paralisia da corda vocal – nervo laríngeo recorrente)

Paralisia bilateral resulta em distúrbio da motilidade do esôfago, estômago e intestino

Nervo acessório

Queda do ombro ipsilateral (secundário ao comprometimento do músculo trapézio)

Força diminuída para virar a cabeça para o lado paralisado

Nervo hipoglosso

Fraqueza da língua – quando exteriorizada desvia-se para o lado afetado

Capítulo 8

Tratado de Neurologia Infantil

- **Videonasofibroscopia ou videofluoroscopia (padrão-ouro, mas com o inconveniente da radiação):** na suspeita de disfagia, especialmente da fase faríngea, para permitir a avaliação da permeabilidade das fossas nasais e *cavum*, a mobilidade do véu palatino, a avaliação dos movimentos da língua, do aspecto estrutural da hipofaringe e laringe, do *clearance* faríngeo (presença de alimento ou saliva em valéculas ou seios piriformes) e pesquisa de aspiração para vias aéreas.
- **Eletroneuromiografia dinâmica durante sucção e deglutição:** investiga os vários nervos cranianos envolvidos no processo. Útil principalmente em condições em que haja suspeita de comprometimentos dos pares cranianos, como síndrome de Möbius.
- **Manometria faringoesofágica:** avalia as ondas peristálticas faringoesofágicas, na pesquisa de distúrbios da motilidade.

A complementação com outros exames pode ser necessária, conforme outros sinais ou sintomas associados, como IRM de crânio, enzimas musculares, entre outros.

Etiologia da dificuldade na sucção e deglutição

São muitas as causas de dificuldade de deglutição e sucção, podendo ser de origem neurológica, cardíaca, respiratória, gástrica, otorrinolaringológica e genética. As principais causas neurológicas são descritas na Tabela 8.24.

Nos quadros de paralisia pseudobulbar, em que há necessariamente o comprometimento hemisférico bilateral (podem ocorrer, por exemplo, no contexto de uma malformação cerebral, encefalopatia hipóxico-isquêmica e doenças degenerativas), o quadro clínico caracteriza-se, em um primeiro momento, por preservação do reflexo de sucção e deglutição e, tardiamente, por comprometimento da sucção e deglutição voluntárias.

Abordagem terapêutica da dificuldade de sucção e deglutição

O tratamento é voltado para a reabilitação, por meio de algumas técnicas, como engrossar o leite com espessantes, posicionar a cabeça no eixo do corpo, verificar se não há hiperextensão cervical e fragmentar a alimentação. Para os pacientes com risco de aspiração, deve-se assegurar a dieta enteral e administrar medicações ou intervenções para diminuir a saliva.

Tabela 8.24 Principais causas de dificuldade de deglutição e sucção.[12,201]

Lesões supranucleares

Lesões corticais ou do trato corticonuclear (lesões hipóxico-isquêmicas, malformações, leucodistrofias)

Lesões em núcleos da base, cursando principalmente com distonia (lesões hipóxico-isquêmicas, síndrome de Aicardi-Goutières, kernicterus, doenças da neurotransmissão monoaminérgica e outros erros inatos do metabolismo)

Lesões em tronco encefálico

Malformações da fossa posterior (hipoplasia pontocerebelar, defeitos congênitos da glicosilação, síndrome de Dandy-Walker, síndrome de Joubert, siringobulbia)

Tumores (síndrome do ângulo pontocerebelar, síndrome de Vernet, síndrome de Collet-Sicard)

Secundárias ao uso de drogas teratogênicas (ácido valproico), isquemia perinatal ou infecções congênitas (citomegalovírus)

Síndrome de Möbius

Anormalidades da junção crânio-vertebral (malformação de Chiari ou compressão por acondroplasia)

Vasculares (síndrome de Wallenberg, malformações vasculares)

Disfunção do tronco encefálico (síndromes de Pierre Robin, CHARGE, Goldenhar, Franceschetti, Nager, Kabuki)

Causas neuromusculares

Distrofia miotônica de Steinert congênita e outras distrofias musculares congênitas

Miopatias congênitas

Miastenia gravis ou síndromes miastênicas congênitas

Síndrome de Guillain-Barré e suas variantes

Miopatias inflamatórias

Seção 2 ▪ Manifestações Cardinais das Doenças Neurológicas

Paralisia isolada do nervo glossofaríngeo

O nervo glossofaríngeo pode raramente ser lesado de forma isolada, como em cirurgias (p. ex., tonsilectomia),[203] traumatismos ou outras lesões no espaço retroparotídeo. O quadro clínico apresenta-se como otalgia e diminuição do paladar (disgeusia), disfagia leve e anestesia no território de inervação.

Paralisia isolada do nervo vago

O tronco do nervo vago pode ser lesado no pescoço ou tórax por tumores, dissecção da artéria carótida interna, traumas, intubação orotraqueal e linfonodomegalia. No caso de haver comprometimento do ramo laríngeo recorrente, há paralisia das cordas vocais e redução da sensibilidade acima das mesmas, com consequente rouquidão e predisposição a episódios de aspiração.

A paralisia isolada do nervo laríngeo recorrente tem como principais causas: complicações cirúrgicas (principalmente de tireoidectomia), aneurismas do arco aórtico ou linfonodomegalia da cadeia traqueobrônquica. A paralisia da prega vocal esquerda é mais comum que a direita, haja vista o seu trajeto ser mais longo. Nos casos de lesão unilateral ocorre rouquidão, frequentemente transitória. Entretanto, nos casos bilaterais, pode haver evolução para insuficiência respiratória.

Paralisia isolada do nervo acessório

A paralisia isolada do nervo acessório pode ocorrer como complicação de cirurgia (biópsia de linfonodo ou ressecção tumoral cervical) ou de cateterismo da veia jugular interna no triângulo posterior do pescoço, nos traumatismos penetrantes do ombro, na luxação do ombro ou pós-radioterapia. A lesão do nervo acarreta fraqueza ipsilateral dos músculos esternocleido-

mastóideo e trapézio. Sua lesão não é rara, haja vista a superficialidade de seu trajeto.[2]

Paralisia isolada do nervo hipoglosso

O nervo hipoglosso pode ser lesado isoladamente no pescoço ou em seu trajeto mais distal, nas proximidades da língua, com consequente fraqueza da língua e seu desvio para o lado da lesão, quando exteriorizada. Pode ocorrer como sinal inicial de uma lesão tumoral intracraniana ou extracraniana (responsável por aproximadamente metade dos casos, principalmente cordomas, carcinoma nasofaríngeo, linfomas, neurinoma do hipoglosso e adenocarcinoma de língua), trauma craniano (fratura do côndilo da mandíbula), dissecção da artéria carótida (devendo ser considerada principalmente quando houver dor cervical e síndrome de Horner), alguns procedimentos ou cirurgias (extração dentária, tonsilectomia, broncoscopia, intubação orotraqueal e cirurgia cervical), neuropatia pós-vacinação, pós-radioterapia e pós-infeccioso. A paralisia isolada do nervo hipoglosso deve ser sempre investigada, haja vista a sua associação com lesões malignas.[204] Paralisia transitória idiopática do nervo hipoglosso é descrita, podendo associar-se a do nervo vago, sendo, contudo, rara.[205]

Paralisia de múltiplos nervos cranianos baixos

A paralisia de múltiplos nervos cranianos baixos é mais frequente do que o seu comprometimento isolado. Lesões da fossa posterior, pescoço, espaço retrofaríngeo ou retroestiloide, assim como a síndrome de Guillain-Barré, botulismo e outras causas de oftalmoplegias combinadas, são descritas na etiologia desse quadro. A cadeia simpática pode ser envolvida nas lesões do pescoço, ocasionando uma síndrome de Horner ipsilateral. As principais síndromes são descritas na Tabela 8.25.

Tabela 8.25 Síndromes que envolvem os nervos cranianos bulbares.[2]		
Síndromes	**Nervos acometidos**	**Localização da lesão**
Vernet	IX, X, XI	Forame jugular
Collet-Sicard	IX, X, XI, XII	Retroparotídea
Villaret	IX, X, XI, XII e cadeia simpática (síndrome de Horner). Pode ter envolvimento do VII	Retroparotídea ou retrofaríngea
Schmidt	X e XI	Geralmente intracraniana, antes das fibras saírem do crânio; ocasionalmente na margem inferior do forame magno
Jackson	X, XI e XII	Geralmente antes das fibras saírem do crânio
Tapia	X e XII. Pode comprometer a cadeia simpática e o XI	Na região alta do pescoço ou por estiramento

Síndrome do forame jugular ou de Vernet

Lesões no forame jugular, especialmente fraturas de base de crânio, comprometem os nervos glossofaríngeo, vago e acessório, que passam por esse forame. Outras causas são: schwannoma (principalmente em pacientes com neurofibromatose tipo 2), colesteatomas, infecções (meningites, vírus varicela-zóster),[206] meningiomas e tumores do glomo jugular.

Síndrome do ângulo pontocerebelar

Alguns tumores, especialmente o schwannoma do vestibulococlear, ocorrem preferencialmente neste ângulo, com compressão secundária da ponte e cerebelo, bem como dos nervos cranianos nessa localização. Os principais sintomas são hipoacusia, vertigem, anormalidades sensitivas da face, diminuição da sensibilidade no terço posterior da língua e disfagia.

Síndrome de Collet-Sicard

A síndrome de Collet-Sicard representa o envolvimento unilateral do IX até o XII. A lesão é próxima ao ponto de saída dos nervos cranianos, ou seja, do forame jugular e canal hipoglosso, geralmente no espaço retroparotídeo, podendo ser intracraniana ou extracraniana. Pode ser secundária a lesões tumorais da base do crânio (schwannomas do nervo hipoglosso, tumor do glomo jugular, entre outros), lesões traumáticas (fratura do atlas e côndilos occipitais),[207] dissecção da artéria carótida e infecções (otite média aguda com disseminação para região cervical). A principal queixa é disfagia e rouquidão, podendo acompanhar-se de dor cervical.[208]

Síndrome de Villaret

Trata-se da associação da síndrome de Collet-Sicard com a síndrome de Horner.[209] Também pode haver PFP. A lesão dos nervos ocorre no espaço retroparotídeo ou retrofaríngeo, como por infecções, lesões compressivas (vasculares ou tumorais) ou traumáticas.

Síndrome de Tapia

A síndrome de Tapia caracteriza-se por envolvimento dos nervos vago e hipoglosso, podendo comprometer também o nervo acessório e a cadeia simpática.[210] Pode ser central, devido à lesão do núcleo ambíguo, núcleo do hipoglosso e tratos piramidais; ou periférica, por lesão do nervo hipoglosso e ramo do nervo vago.[211]

A lesão dos nervos cranianos pode ser indireta (por estiramento), como na intubação orotraqueal (hiperextensão cervical, mal posicionamento do tubo traqueal, insuflação exagerada do *cuff* e extubação inadvertida com o *cuff* insuflado), ou ainda direta, como nas cirurgias, traumas ou compressões (vasculares ou tumorais). O dano indireto pela hiperextensão cervical tem sido relatado como causa de lesão isolada ou múltipla aos nervos abducente, hipoglosso e vago.[211]

O diagnóstico requer a exclusão de outras causas, como vasculares ou compressivas. O tratamento é de suporte, sem evidência atual para indicação do uso de corticosteroide. A recuperação é completa em 30% dos pacientes, e parcial em 39%.[212]

■ REFERÊNCIAS BIBLIOGRÁFICAS

1. Neto PB, Barsottini OGP. Propedêutica neurológica. In: Masruha MR, Bertolucci PHF. Neurologia para o clínico-geral. 1.ed. Barueri: Manole, 2014. p.233-45.
2. Brazis P, Masdeu J, Briller J. Localização em neurologia clínica. 6.ed. Rio de Janeiro: ed: Di Livros, 2011.
3. Campbell WW. DeJong`s The Neurologic Examination. 7.ed. Philadelphia: Lippincott Williams & Wilkins, 2012. p.830.
4. Campbell W. DeJong`s the neurologic examination. 6.ed. São Paulo: Guanabara Koogan, 2013.
5. Bakker K, Catroppa C, Anderson V. Olfactory dysfunction in pediatric traumatic brain injury: a systematic review. J Neurotrauma. 2014;31(4):308-14.
6. Assouline S, Shevell MI, Zatorre RJ, Jones-Gotman M, Schloss MD, Oudjhane K. Children who can't smell the coffee: isolated congenital anosmia. J Child Neurol. 1998;13(4):168-72.
7. Brazis PW, Masdeu JC, Biller J. Localization in Clinical Neurology. 6.ed. Philadelphia: Lippincott Williams & Wilkins, 2011. p.668.
8. Dutra LA, Barsottini OGP. Propedêutica neurológica. In: Masruha MR, Bertolucci PHF. Neurologia para o clínico-geral. 1.ed. Barueri: Manole, 2014. p.233-45.
9. Collet S, Grulois V, Bertrand B, Rombaux P. Post-traumatic olfactory dysfunction: a cohort study and update. B-ENT. 2009;5 Suppl 13:97-107.
10. Wiwatwongwana A, Lyons CJ. Eye movement control and its disorders. Handb Clin Neurol. 2013;113:1505-13.
11. Silva RR, Penna ER, Fusao EF, Faria EC, Pinho RS, Pereira Vilanova LC, et al. An unusual cause of blindness: infarction in the bilateral lateral geniculate bodies. J Stroke Cerebrovasc Dis. 2014;23(6):1736-7.
12. Piña-Garza J. Fenichel`s clinical pediatric neurology. 7.ed. Amsterdã: Elsevier, 2013.
13. Chan WH, Biswas S, Ashworth JL, Lloyd IC. Congenital and infantile cataract: aetiology and management. Eur J Pediatr. 2012;171(4):625-30.
14. Santana A, Waiswo M. The genetic and molecular basis of congenital cataract. Arq Bras Oftalmol. 2011;74(2):136-42.
15. Mohney BG, Young RC, Diehl N. Incidence and associated endocrine and neurologic abnormalities of optic nerve hypoplasia. JAMA Ophthalmol. 2013;131(7):898-902.
16. Azuma N, Yamaguchi Y, Handa H, Tadokoro K, Asaka A, Kawase E, et al. Mutations of the PAX6 gene detected in patients with a variety of optic-nerve malformations. Am J Hum Genet. 2003;72(6):1565-70.

Distúrbios dos Nervos Cranianos e do Sistema Visual

17. Dattani MT, Martinez-Barbera JP, Thomas PQ, Brickman JM, Gupta R, Martensson IL, et al. Mutations in the homeobox gene HESX1/Hesx1 associated with septo-optic dysplasia in human and mouse. Nat Genet. 1998;19(2):125-33.

18. Thomas PQ, Dattani MT, Brickman JM, McNay D, Warne G, Zacharin M, et al. Heterozygous HESX1 mutations associated with isolated congenital pituitary hypoplasia and septo-optic dysplasia. Hum Mol Genet. 2001;10(1):39-45.

19. Lenhart PD, Desai NK, Bruce BB, Hutchinson AK, Lambert SR. The role of magnetic resonance imaging in diagnosing optic nerve hypoplasia. Am J Ophthalmol. 2014;158(6):1164-71 e2.

20. Pagon RA, Kalina RE, Lechner DJ. Possible autosomal-recessive ocular coloboma. Am J Med Genet. 1981;9(3):189-93.

21 Kelberman D, Islam L, Lakowski J, Bacchelli C, Chanudet E, Lescai F, et al. Mutation of SALL2 causes recessive ocular coloboma in humans and mice. Hum Mol Genet. 2014;23(10):2511-26.

22. Aicardi J. Diseases of the nervous system in childhood. 3.ed. London: Mac Keith Press, 2009. p.963.

23. Ceynowa DJ, Wickstrom R, Olsson M, Ek U, Eriksson U, Wiberg MK, et al. Morning Glory Disc Anomaly in childhood - a population-based study. Acta ophthalmologica. 2015;93(7):626-34.

24. Mudgil AV, Repka MX. Childhood optic atrophy. Clin Experiment Ophthalmol. 2000;28(1):34-7.

25. Lenaers G, Hamel C, Delettre C, Amati-Bonneau P, Procaccio V, Bonneau D, et al. Dominant optic atrophy. Orphanet J Rare Dis. 2012;7:46.

26. Weleber RG, Francis PJ, Trzupek KM, Beattie C. Leber Congenital Amaurosis. In: Pagon RA, Adam MP, Ardinger HH, Wallace SE, Amemiya A, Bean LJH, et al. GeneReviews(R). Seattle (WA) 1993.

27. Nickel B, Hoyt CS. Leber's congenital amaurosis. Is mental retardation a frequent associated defect? Arch Ophthalmol. 1982;100(7):1089-92.

28. Russell-Eggitt IM, Taylor DS, Clayton PT, Garner A, Kriss A, Taylor JF. Leber's congenital amaurosis--a new syndrome with a cardiomyopathy. Br J Ophthalmol. 1989;73(4):250-4.

29. Sivaswamy L, Vanstavern GP. Ischemic optic neuropathy in a child. Pediatric Neurol. 2007;37(5):371-2.

30. Chutorian AM, Winterkorn JM, Geffner M. Anterior ischemic optic neuropathy in children: case reports and review of the literature. Pediatric Neurol. 2002;26(5):358-64.

31. Lapeyraque AL, Haddad E, Andre JL, Bremond-Gignac D, Taylor CM, Rianthavorn P, et al. Sudden blindness caused by anterior ischemic optic neuropathy in 5 children on continuous peritoneal dialysis. Am J Kidney Dis. 2003;42(5):E3-9.

32. Dworak DP, Nichols J. A review of optic neuropathies. Dis Mon. 2014;60(6):276-81.

33. Newman NJ, Biousse V. Hereditary optic neuropathies. Eye. 2004;18(11):1144-60.

34. Chao CC, Lin CJ. Pituitary apoplexy in a teenager--case report. Pediatric Neurol. 2014;50(6):648-51.

35. Turgut M, Ozsunar Y, Basak S, Guney E, Kir E, Meteoglu I. Pituitary apoplexy: an overview of 186 cases published during the last century. Acta Neurochir. 2010;152(5):749-61.

36. Khetpal V, Donahue SP. Cortical visual impairment: etiology, associated findings, and prognosis in a tertiary care setting. J AAPOS. 2007;11(3):235-9.

37. Wong VC. Cortical blindness in children: a study of etiology and prognosis. Pediatric Neurol. 1991;7(3):178-85.

38. Garty BZ, Dinari G, Nitzan M. Transient acute cortical blindness associated with hypoglycemia. Pediatric Neurol. 1987;3(3):169-70.

39. Tam EW, Widjaja E, Blaser SI, Macgregor DL, Satodia P, Moore AM. Occipital lobe injury and cortical visual outcomes after neonatal hypoglycemia. Pediatrics. 2008;122(3):507-12.

40. Barkovich AJ. Pediatric Neuroimaging. 3.ed. Philadelphia: Lippincott Williams & Wilkins, 2000.

41. Schmidt RH, Rietz LA, Patel BC, Osborne AG, Pratt D, Digre KB. Compressive optic neuropathy caused by renal osteodystrophy. Case report. J Neurosurg. 2001;95(4):704-9.

42. Aakalu VK, Ahmad AZ. Wegener granulomatosis causing compressive optic neuropathy in a child. Ophthal Plast Reconstr Surg. 2009;25(4):327-8.

43. Orssaud C, Roche O, Dufier JL. Nutritional optic neuropathies. J Neurol Sci. 2007;262(1-2):158-64.

44. Machado A. Neuroanatomia funcional. 6.ed. São Paulo: Atheneu, 2005. p.363.

45. Cahill JA, Ross J. Eye on children: acute work-up for pediatric Horner's syndrome. case presentation and review of the literature. J Emerg Med. 2015;48(1):58-62.

46. McMullan TF, Collins AR, Tyers AG, Robinson DO. A novel X-linked dominant condition: X-linked congenital isolated ptosis. Am J Hum Genet. 2000;66(4):1455-60.

47. SooHoo JR, Davies BW, Allard FD, Durairaj VD. Congenital ptosis. Surv Ophthalmol. 2014;59(5):483-92.

48. Pollard ZF, Greenberg MF, Bordenca M, Lange J. Atypical acquired pediatric Horner syndrome. Arch Ophthalmol. 2010;128(7):937-40.

49. Smith SJ, Diehl N, Leavitt JA, Mohney BG. Incidence of pediatric Horner syndrome and the risk of neuroblastoma: a population-based study. Arch Ophthalmol. 2010;128(3):324-9.

50. Musarella MA, Chan HS, DeBoer G, Gallie BL. Ocular involvement in neuroblastoma: prognostic implications. Ophthalmology. 1984;91(8):936-40.

51. Demirci H, Frueh BR, Nelson CC. Marcus Gunn jaw-winking synkinesis: clinical features and management. Ophthalmology. 2010;117(7):1447-52.

52. Kannaditharayil D, Geyer H, Hasson H, Herskovitz S. Bilateral Marcus Gunn jaw-winking syndrome. Neurology. 2015;84(10):1061.

53. Horwood A. Too much or too little: neonatal ocular misalignment frequency can predict later abnormality. Br J Ophthalmol. 2003;87(9):1142-5.

54. Jivraj I, Patel V. Treatment of ocular motor palsies. Curr Treat Options Neurol. 2015;17(3):338.

55. Gadoth A, Kipervasser S, Korczyn AD, Neufeld MY, Kesler A. Acquired oculomotor nerve paresis with cyclic spasms in a young woman, a rare subtype of neuromyotonia. J Neuroophthalmol. 2013;33(3):247-8.

56. Holmes JM, Mutyala S, Maus TL, Grill R, Hodge DO, Gray DT. Pediatric third, fourth, and sixth nerve palsies: a population-based study. Am J Ophthalmol. 1999;127(4):388-92.

57. Tomsak R, Dell'Osso L. Eye movement disturbances in children. In: Tomsak R. Pediatric Neuro-opthalmology. Boston: Butterworth-Heinemann, 1995.

58. Lee MS, Galetta SL, Volpe NJ, Liu GT. Sixth nerve palsies in children. Pediatric Neurol. 1999;20(1):49-52.

59. Xia S, Li RL, Li YP, Qian XH, Chong V, Qi J. MRI findings in Duane's ocular retraction syndrome. Clin Radiol. 2014;69(5):e191-8.

60. Cooymans P, Al-Zuhaibi S, Al-Senawi R, Ganesh A. Congenital fibrosis of the extraocular muscles. Oman J Ophthalmol. 2010;3(2):70-4.

Capítulo 8

61. Shinwari JM, Khan A, Awad S, Shinwari Z, Alaiya A, Alanazi M, et al. Recessive mutations in COL25A1 are a cause of congenital cranial dysinnervation disorder. Am J Hum Genet. 2015;96(1):147-52.

62. Aubourg P, Krahn M, Bernard R, Nguyen K, Forzano O, Boccaccio I, et al. Assignment of a new congenital fibrosis of extraocular muscles type 3 (CFEOM3) locus, FEOM4, based on a balanced translocation t(2;13) (q37.3;q12.11) and identification of candidate genes. J Med Genet. 2005;42(3): 253-9.

63. Lim KH, Engle EC, Demer JL. Abnormalities of the oculomotor nerve in congenital fibrosis of the extraocular muscles and congenital oculomotor palsy. Invest Ophthalmol Vis Sci. 2007;48(4):1601-6.

64. Sorrentino D, Warman R. Clinical progression of untreated bilateral Brown syndrome. J AAPOS. 2014;18(2):156-8.

65. Wright KW. Brown's syndrome: diagnosis and management. Trans Am Ophthalmol Soc. 1999;97:1023-109.

66. Kim JH, Hwang JM. Magnetic resonance imaging in congenital Brown syndrome. Graefes Arch Clin Exp Ophthalmol. 2015;253(8):1385-9.

67. Trobe JD. Third nerve palsy and the pupil. Footnotes to the rule. Arch Ophthalmol. 1988;106(5):601-2.

68. Levy RL, Geist CE, Miller NR. Isolated oculomotor palsy following minor head trauma. Neurology. 2005;65(1):169.

69. Eyster EF, Hoyt WF, Wilson CB. Oculomotor palsy from minor head trauma. An initial sign of basal intracranial tumor. JAMA. 1972;220(8):1083-6.

70. Kim E, Chang H. Isolated oculomotor nerve palsy following minor head trauma: case illustration and literature review. J Korean Neurosurg Soc. 2013;54(5):434-6.

71. Keane JR. Third nerve palsy: analysis of 1400 personally-examined inpatients. Can J Neurol Sci. 2010;37(5):662-70.

72. Sethi DS, Lau DP, Chan C. Sphenoid sinus mucocoele presenting with isolated oculomotor nerve palsy. J Laryngol Otol. 1997;111(5):471-3.

73. Hess CW, Rosenfeld SS, Resor SR Jr. Oculomotor nerve palsy as the presenting symptom of gummatous neurosyphilis and human immunodeficiency virus infection: clinical response to treatment. JAMA Neurol. 2013;70(12):1582-3.

74. Saeki N, Yotsukura J, Adachi E, Yamaura A. Isolated superior division oculomotor palsy in a child with spontaneous recovery. J Clin Neurosci. 2000;7(1):62-4.

75. Hertenstein JR, Sarnat HB, O'Connor DM. Acute unilateral oculomotor palsy associated with echo 9 viral infection. J Pediatr. 1976;89(1):79-81.

76. Ambrosetto P, Nicolini F, Zoli M, Cirillo L, Feraco P, Bacci A. Ophthalmoplegic migraine: from questions to answers. Cephalalgia. 2014;34(11):914-9.

77. Hansen SL, Borelli-Moller L, Strange P, Nielsen BM, Olesen J. Ophthalmoplegic migraine: diagnostic criteria, incidence of hospitalization and possible etiology. Acta Neurol Scand. 1990;81(1):54-60.

78. Gelfand AA, Gelfand JM, Prabakhar P, Goadsby PJ. Ophthalmoplegic "migraine" or recurrent ophthalmoplegic cranial neuropathy: new cases and a systematic review. J Child Neurol. 2012;27(6):759-66.

79. Tomsak RL, Dell'Osso LF. Eye movement disturbances in children. In: Tomsak RL. Pediatric Neuro-opthalmology. Boston: Butterworth-Heinemann, 1994. p.188.

80. Pareja JA, Churruca J, de la Casa Fages B, de Silanes CL, Sanchez C, Barriga FJ. Ophthalmoplegic migraine. Two patients with an absolute response to indomethacin. Cephalalgia. 2010;30(6):757-60.

81. Tamhankar MA, Liu GT, Young TL, Sutton LN, Hurst RW. Acquired, isolated third nerve palsies in infants with cerebrovascular malformations. Am J Ophthalmol. 2004;138(3):484-6.

82. Mehkri IA, Awner S, Olitsky SE, Dias MS, Elmer TR Jr. Double vision in a child. Surv Ophthalmol. 1999;44(1):45-51; discussion -2.

83. Speer C, Pearlman J, Phillips PH, Cooney M, Repka MX. Fourth cranial nerve palsy in pediatric patients with pseudotumor cerebri. Am J Ophthalmol. 1999;127(2):236-7.

84. Afifi AK, Bell WE, Menezes AH. Etiology of lateral rectus palsy in infancy and childhood. J Child Neurol. 1992;7(3):295-9.

85. Mahoney NR, Liu GT. Benign recurrent sixth (abducens) nerve palsies in children. Arch Dis Child. 2009;94(5):394-6.

86. Gibier L, Darrouzet V, Franco-Vidal V. Gradenigo syndrome without acute otitis media. Pediatric Neurol. 2009;41(3):215-9.

87. Bone I, Hadley DM. Syndromes of the orbital fissure, cavernous sinus, cerebello- pontine angle, and skull base. J Neurol Neurosurg Psychiatry. 2005;76 Suppl 3:iii29-iii38.

88. Rotstein DL, Tyndel FJ, Tang-Wai DF. A case report of cavernous sinus syndrome in a patient with Takayasu's arteritis. Headache. 2014;54(8):1371-5.

89. Kapoor S. Cavernous sinus syndrome: a rare complication of neurosyphilis. Intern Med J. 2014;44(4):428-9.

90. Kumari B, Goyal MK, Lal V. Pearls & Oy-sters: bilateral cavernous sinus syndrome as presenting manifestation of nasopharyngeal carcinoma. Neurology. 2014;82(6):e51-4.

91. Razek AA, Castillo M. Imaging lesions of the cavernous sinus. AJNR Am J Neuroradiol. 2009;30(3):444-52.

92. Varshney S, Malhotra M, Gupta P, Gairola P, Kaur N. Cavernous sinus thrombosis of nasal origin in children. Indian J Otolaryngol Head Neck Surg. 2015;67(1):100-5.

93. Dyer SR, Thottam PJ, Saraiya S, Haupert M. Acute sphenoid sinusitis leading to contralateral cavernous sinus thrombosis: a case report. J Laryngol Otol. 2013;127(8):814-6.

94. Neilan RE, Isaacson B, Kutz JW Jr, Lee KH, Roland PS. Pediatric otogenic lateral sinus thrombosis recanalization. Int J Pediatr Otorhinolaryngol. 2011;75(6):850-3.

95. Ranta S, Tuckuviene R, Makipernaa A, Albertsen BK, Frisk T, Tedgard U, et al. Cerebral sinus venous thromboses in children with acute lymphoblastic leukaemia - a multicentre study from the Nordic Society of Paediatric Haematology and Oncology. Br J Haematol. 2015;168(4):547-52.

96. Ellis JA, Goldstein H, Connolly ES, Jr., Meyers PM. Carotid-cavernous fistulas. Neurosurg Focus. 2012;32(5):E9.

97. Yeung SW, Suen SS, Yu SC, Lao TT, Leung TY, Lau TK. Spontaneous carotid cavernous fistula complicating pregnancy. Hong Kong Med J. 2013;19(3):258-61.

98. Borba R, Sonda I, Dini LI, Calcagnotto FN, Marchett N, Cobalchini PC. [Carotid-cavernous fistula with lethal epistaxis: case report]. Arq Neuropsiquiatr. 2001;59(2-A):276-9.

99. Hung CH, Chang KH, Chen YL, Wu YM, Lai CL, Chang HS, et al. Clinical and radiological findings suggesting disorders other than tolosa-hunt syndrome among ophthalmoplegic patients: a retrospective analysis. Headache. 2015;55(2):252-64.

100. Hao R, He Y, Zhang H, Zhang W, Li X, Ke Y. The evaluation of ICHD-3 beta diagnostic criteria for Tolosa-Hunt syndrome: a study of 22 cases of Tolosa-Hunt syndrome. Neurol Sci. 2015;36(6):899-905.

Distúrbios dos Nervos Cranianos e do Sistema Visual

101. Hung CH, Chang KH, Wu YM, Chen YL, Lyu RK, Chang HS, et al. A comparison of benign and inflammatory manifestations of Tolosa-Hunt syndrome. Cephalalgia. 2013;33(10):842-52.

102. Zurawski J, Akhondi H. Tolosa-Hunt syndrome--a rare cause of headache and ophthalmoplegia. Lancet. 2013;382(9895):912.

103. Cerisola A, Gonzalez G, Scavone C. Tolosa-Hunt syndrome preceded by facial palsy in a child. Pediatric Neurol. 2011;44(1):61-4.

104. Pfeffer G, Sirrs S, Wade NK, Mezei MM. Multisystem disorder in late-onset chronic progressive external ophthalmoplegia. Can J Neurol Sci. 2011;38(1):119-23.

105. Smits BW, Fermont J, Delnooz CC, Kalkman JS, Bleijenberg G, van Engelen BG. Disease impact in chronic progressive external ophthalmoplegia: more than meets the eye. Neuromuscul Disord. 2011;21(4):272-8.

106. Khambatta S, Nguyen DL, Beckman TJ, Wittich CM. Kearns-Sayre syndrome: a case series of 35 adults and children. Int J Gen Med. 2014;7:325-32.

107. Andrews RM, Griffiths PG, Chinnery PF, Turnbull DM. Evaluation of bupivacaine-induced muscle regeneration in the treatment of ptosis in patients with chronic progressive external ophthalmoplegia and Kearns-Sayre syndrome. Eye. 1999;13(Pt 6):769-72.

108. Soejima K, Sakurai H, Nozaki M, Fujiwara O, Masuda M, Yamada H, et al. Surgical treatment of blepharoptosis caused by chronic progressive external ophthalmoplegia. Ann Plast Surg. 2006;56(4):439-42.

109. Kitei D, DiMario FJ, Jr. Childhood orbital pseudotumor: case report and literature review. J Child Neurol. 2008;23(4):425-30.

110. Guerriero S, Di Leo E, Piscitelli D, Ciraci L, Vacca A, Sborgia C, et al. Orbital pseudotumor in a child: diagnostic implications and treatment strategies. Clin Exp Med. 2011;11(1):61-3.

111. Jen J, Coulin CJ, Bosley TM, Salih MA, Sabatti C, Nelson SF, et al. Familial horizontal gaze palsy with progressive scoliosis maps to chromosome 11q23-25. Neurology. 2002;59(3):432-5.

112. Bosley TM, Salih MA, Jen JC, Lin DD, Oystreck D, Abu-Amero KK, et al. Neurologic features of horizontal gaze palsy and progressive scoliosis with mutations in ROBO3. Neurology. 2005;64(7):1196-203.

113. Khan M, Sidiropoulos C, Mitsias P. Unilateral thalamic infarction presenting as vertical gaze palsy: a case report. J Med Case Rep. 2011;5:535.

114. Serra A, Chen AL, Leigh RJ. Disorders of vergence eye movements. Curr Opin Neurol. 2011;24(1):32-7.

115. Clark JM, Albers GW. Vertical gaze palsies from medial thalamic infarctions without midbrain involvement. Stroke. 1995;26(8):1467-70.

116. Edis RH, Mastaglia FL. Vertical gaze palsy in barbiturate intoxication. Br Med J. 1977;1(6054):144.

117. Averbuch-Heller L, Paulson GW, Daroff RB, Leigh RJ. Whipple's disease mimicking progressive supranuclear palsy: the diagnostic value of eye movement recording. J Neurol Neurosurg Psychiatry. 1999;66(4):532-5.

118. Keane JR, Finstead BA. Upward gaze paralysis as the initial sign of Fisher's syndrome. Arch Neurol. 1982;39(12):781-2.

119. Meienberg O, Ryffel E. Supranuclear eye movement disorders in Fisher's syndrome of ophthalmoplegia, ataxia, and areflexia. Report of a case and literature review. Arch Neurol. 1983;40(7):402-5.

120. Rizzo JL, Lloyd M, O'Hara MA. Pediatric internuclear ophthalmoplegia. J Neuroophthalmol. 2013;33(2):134-6.

121. Wall M, Wray SH. The one-and-a-half syndrome--a unilateral disorder of the pontine tegmentum: a study of 20 cases and review of the literature. Neurology. 1983;33(8):971-80.

122. Nijsse B, Bettink MW, Neuteboom RF. Pseudointernuclear ophthalmoplegia as a presenting feature of ocular myasthenia gravis. BMJ Case Rep. 2014;2014.

123. Ventura RE, Balcer LJ, Galetta SL. The neuro-ophthalmology of head trauma. Lancet Neurol. 2014;13(10):1006-16.

124. Goncalves Carrasquinho S, Teixeira S, Cadete A, Bernardo M, Pego P, Prieto I. Congenital ocular motor apraxia. Eur J Ophthalmol. 2008;18(2):282-4.

125. Phillips PH, Brodsky MC, Henry PM. Congenital ocular motor apraxia with autosomal dominant inheritance. Am J Ophthalmol. 2000;129(6):820-2.

126. Kondo A, Saito Y, Floricel F, Maegaki Y, Ohno K. Congenital ocular motor apraxia: clinical and neuroradiological findings, and long-term intellectual prognosis. Brain Dev. 2007;29(7):431-8.

127. Kaeser PF, Kawasaki A. Disorders of pupillary structure and function. Neurol Clin. 2010;28(3):657-77.

128. Brooks-Kayal AR, Liu GT, Menacker SJ, Heher KL, Katowitz JA, Bilaniuk LT. Tonic pupil and orbital glial-neural hamartoma in infancy. Am J Ophthalmol. 1995;119(6):809-11.

129. Millar E, Habib M, Gnanaraj L. Bilateral tonic pupil secondary to migraine in a child. J Pediatr Ophthalmol Strabismus. 2010;47 Online:e1-2.

130. Lambert SR, Yang LL, Stone C. Tonic pupil associated with congenital neuroblastoma, Hirschsprung disease, and central hypoventilation syndrome. Am J Ophthalmol. 2000;130(2):238-40.

131. Lee MS, Lessell S. Lithium-induced periodic alternating nystagmus. Neurology. 2003;60(2):344.

132. Adamec I, Nankovic S, Zadro I, Hajnsek S, Habek M. Oxcarbazepine-induced jerky see-saw nystagmus. Neurol Sci. 2013;34(10):1839-40.

133. McLean R, Proudlock F, Thomas S, Degg C, Gottlob I. Congenital nystagmus: randomized, controlled, double-masked trial of memantine/gabapentin. Ann Neurol. 2007;61(2):130-8.

134. Wong A. An update on opsoclonus. Curr Opin Neurol. 2007;20(1):25-31.

135. Kruger JM, Yonekawa Y, Skidd P, Cestari DM. Ocular flutter as the presenting sign of lung adenocarcinoma. Digit J Ophthalmol. 2014;20(1):4-6.

136. Shimazaki H, Morita M, Nakano I, Dalmau J. Inverse ocular bobbing in a patient with encephalitis associated with antibodies to the N-methyl-D-aspartate receptor. Arch Neurol. 2008;65(9):1251.

137. Kang S, Kim JS, Hwang JM, Choi BS, Kim JH. Mystery case: superior oblique myokymia due to vascular compression of the trochlear nerve. Neurology. 2013;80(13):e134-5.

138. Salman MS, Sharpe JA, Lillakas L, Steinbach MJ. Square wave jerks in children and adolescents. Pediatr Neurol. 2008;38(1):16-9.

139. Ehrt O. Infantile and acquired nystagmus in childhood. Eur J Paediatr Neurol. 2012;16(6):567-72.

140. Chillag KL, Chillag EM. A child with benign neonatal jitteriness and spasmus nutans. J Child Neurol. 2014;29(2):247-8.

141. Brodsky MC, Keating GF. Chiasmal glioma in spasmus nutans: a cautionary note. J Neuroophthalmol. 2014;34(3):274-5.

Capítulo 8

142. Bonnet C, Roubertie A, Doummar D, Bahi-Buisson N, Cochen de Cock V, Roze E. Developmental and benign movement disorders in childhood. Mov Disord. 2010;25(10):1317-34.

143. Oh SY, Seo MW, Kim YH, Choi KD, Kim DS, Shin BS. Gaze-evoked and rebound nystagmus in a case of migrainous vertigo. J Neuroophthalmol. 2009;29(1):26-8.

144. Hertle RW. Nystagmus in infancy and childhood: characteristics and evidence for treatment. Am Orthopt J. 2010;60:48-58.

145. Ehrhardt D, Eggenberger E. Medical treatment of acquired nystagmus. Curr Opin Ophthalmol. 2012;23(6):510-6.

146. Straube A. Pharmacology of vertigo/nystagmus/oscillopsia. Curr Opin Neurol. 2005;18(1):11-4.

147. Garza I. The trigeminal trophic syndrome: an unusual cause of face pain, dysaesthesias, anaesthesia and skin/soft tissue lesions. Cephalalgia. 2008;28(9):980-5.

148. Lopes PG, Castro ES, Jr., Lopes LH. Trigeminal neuralgia in children: two case reports. Pediatric Neurol. 2002;26(4):309-10.

149. Papanastassiou AM, Schwartz RB, Friedlander RM. Chiari I malformation as a cause of trigeminal neuralgia: case report. Neurosurgery. 2008;63(3):E614-5; discussion E5.

150. Grande-Martin A, Diaz-Conejo R, Verdu-Perez A, Hernandez-Moneo JL. Trigeminal Neuralgia in a Child With a Cerebellopontine Angle Arachnoid Cyst. Pediatr Neurol. 2015;53(2):178-9.

151. Egemen E, Borcek AO, Karaaslan B, Baykaner MK. Trigeminal neuralgia associated with cerebellopontine angle lipoma in childhood. Pediatr Neurosurg. 2012;48(5):306-9.

152. Matoth I, Taustein I, Shapira Y. Idiopathic trigeminal sensory neuropathy in childhood. J Child Neurol. 2001;16(8):623-5.

153. Kibe T, Ikeya M, Yokochi K, Okumura N. Lateral medullary syndrome in a boy with hereditary dysfibrinogenemia. Brain Dev. 2012;34(10):857-60.

154. Iyer A, Hassan E, Newman W, Kneen R. Congenital trigeminal anaesthesia: a rare preventable cause of visual loss in children. BMJ Case Rep. 2012;2012.

155. Jenke AC, Stoek LM, Zilbauer M, Wirth S, Borusiak P. Facial palsy: etiology, outcome and management in children. Eur J Paediatr Neurol. 2011;15(3):209-13.

156. Uhing MR. Management of birth injuries. Pediatr Clin North Am. 2004;51(4):1169-86, xii.

157. Hughes CA, Harley EH, Milmoe G, Bala R, Martorella A. Birth trauma in the head and neck. Arch Otolaryngol Head Neck Surg. 1999;125(2):193-9.

158. Jacob FD, Kanigan A, Richer L, El Hakim H. Unilateral Mobius syndrome: two cases and a review of the literature. Int J Pediatr Otorhinolaryngol. 2014;78(8):1228-31.

159. Rucker JC, Webb BD, Frempong T, Gaspar H, Naidich TP, Jabs EW. Characterization of ocular motor deficits in congenital facial weakness: Moebius and related syndromes. Brain. 2014;137(Pt 4):1068-79.

160. Pavlou E, Gkampeta A, Arampatzi M. Facial nerve palsy in childhood. Brain Dev. 2011;33(8):644-50.

161. Singhi P, Jain V. Bell's palsy in children. Semin Pediatr Neurol. 2003;10(4):289-97.

162. Sun B, Zhou C, Han Z. Facial palsy in Melkersson-Rosenthal syndrome and Bell's palsy: familial history and recurrence tendency. Ann Otol Rhinol Laryngol. 2015;124(2):107-9.

163. Pitaro J, Waissbluth S, Daniel SJ. Do children with Bell's palsy benefit from steroid treatment? A systematic review. Int J Pediatr Otorhinolaryngol. 2012;76(7):921-6.

164. Gagyor I, Madhok VB, Daly F, Somasundara D, Sullivan M, Gammie F, et al. WITHDRAWN: Antiviral treatment for Bell's palsy (idiopathic facial paralysis). Cochrane Database Syst Rev. 2015;9:CD001869.

165. Unuvar E, Oguz F, Sidal M, Kilic A. Corticosteroid treatment of childhood Bell's palsy. Pediatr Neurol. 1999;21(5):814-6.

166. Biebl A, Lechner E, Hroncek K, Preisinger A, Eisenkolbl A, Schmitt K, et al. Facial nerve paralysis in children: is it as benign as supposed? Pediatr Neurol. 2013;49(3):178-81.

167. Oosterveer DM, Benit CP, de Schryver EL. Differential diagnosis of recurrent or bilateral peripheral facial palsy. J Laryngol Otol. 2012;126(8):833-6.

168. Yilmaz U, Cubukcu D, Yilmaz TS, Akinci G, Ozcan M, Guzel O. Peripheral facial palsy in children. J Child Neurol. 2014;29(11):1473-8.

169. Capone F, Batocchi AP, Cammarota G, Pilato F, Profice P, Di Lazzaro V. Gluten-related recurrent peripheral facial palsy. J Neurol Neurosurg Psychiatry. 2012;83(6):667-8.

170. Rivera-Serrano CM, Man LX, Klein S, Schaitkin BM. Melkersson-Rosenthal syndrome: a facial nerve center perspective. J Plast Reconstr Aesthet Surg. 2014;67(8):1050-4.

171. Feng S, Yin J, Li J, Song Z, Zhao G. Melkersson-Rosenthal syndrome: a retrospective study of 44 patients. Acta Otolaryngol. 2014;134(9):977-81.

172. Kansu L, Yilmaz I. Herpes zoster oticus (Ramsay Hunt syndrome) in children: case report and literature review. Int J Pediatr Otorhinolaryngol. 2012;76(6):772-6.

173. Robillard RB, Hilsinger RL, Jr., Adour KK. Ramsay Hunt facial paralysis: clinical analyses of 185 patients. Otolaryngol Head Neck Surg. 1986;95(3 Pt 1):292-7.

174. Grose C, Bonthius D, Afifi AK. Chickenpox and the geniculate ganglion: facial nerve palsy, Ramsay Hunt syndrome and acyclovir treatment. Pediatr Infect Dis J. 2002;21(7):615-7.

175. Kim D, Bhimani M. Ramsay Hunt syndrome presenting as simple otitis externa. CJEM. 2008;10(3):247-50.

176. Murakami S, Honda N, Mizobuchi M, Nakashiro Y, Hato N, Gyo K. Rapid diagnosis of varicella zoster virus infection in acute facial palsy. Neurology. 1998;51(4):1202-5.

177. Ellefsen B, Bonding P. Facial palsy in acute otitis media. Clin Otolaryngol Allied Sci. 1996;21(5):393-5.

178. Kvestad E, Kvaerner KJ, Mair IW. Otologic facial palsy: etiology, onset, and symptom duration. The Ann Otol Rhinol Laryngol. 2002;111(7 Pt 1):598-602.

179. Rizk EB, El-Bitar MA, Matae GM, Saad K, Mikati MA. Facial nerve palsy with acute otitis media during the first 2 weeks of life. J Child Neurol. 2005;20(5):452-4.

180. Lloyd AV, Jewitt DE, Still JD. Facial paralysis in children with hypertension. Arch Dis Child. 1966;41(217):292-4.

181. Jorg R, Milani GP, Simonetti GD, Bianchetti MG, Simonetti BG. Peripheral facial nerve palsy in severe systemic hypertension: a systematic review. Am J Hypertens. 2013;26(3):351-6.

182. Batu ED, Anlar B, Topcu M, Turanli G, Aysun S. Vertigo in childhood: a retrospective series of 100 children. Eur J Paediatr Neurol. 2015;19(2):226-32.

183. Batuecas-Caletrio A, Martin-Sanchez V, Cordero-Civantos C, Guardado-Sanchez L, Marcos MR, Fabian AH, et al. Is benign paroxysmal vertigo of childhood a migraine precursor? Eur J Paediatr Neurol. 2013;17(4):397-400.

184. Gioacchini FM, Alicandri-Ciufelli M, Kaleci S, Magliulo G, Re M. Prevalence and diagnosis of vestibular disorders in children: a review. Int J Pediatr Otorhinolaryngol. 2014;78(5):718-24.

Distúrbios dos Nervos Cranianos e do Sistema Visual

185. Langhagen T, Lehrer N, Borggraefe I, Heinen F, Jahn K. Vestibular migraine in children and adolescents: clinical findings and laboratory tests. Front Neurol. 2014;5:292.

186. Headache Classification Committee of the International Headache S. The International Classification of Headache Disorders, 3rd edition (beta version). Cephalalgia. 2013;33(9):629-808.

187. Marcelli V, Furia T, Marciano E. Vestibular pathways involvement in children with migraine: a neuro-otological study. Headache. 2010;50(1):71-6.

188. Baloh RW. Clinical practice.Vestibular neuritis. N Engl J Med. 2003;348(11):1027-32.

189. Ergul Y, Ekici B, Tastan Y, Sezer T, Uysal S.Vestibular neuritis caused by enteroviral infection. Pediatr Neurol. 2006;34(1):45-6.

190. Jusot JF, Tohon Z, Yazi AA, Collard JM. Significant sequelae after bacterial meningitis in Niger: a cohort study. BMC Infect Dis. 2013;13:228.

191. Bohr V, Paulson OB, Rasmussen N. Pneumococcal meningitis. Late neurologic sequelae and features of prognostic impact. Arch Neurol. 1984;41(10):1045-9.

192. Kitsko DJ, Dohar JE. Inner ear and facial nerve complications of acute otitis media, including vertigo. Curr Allergy Asthma Rep. 2007;7(6):444-50.

193. Kolkaila EA, Emara AA, Gabr TA. Vestibular evaluation in children with otitis media with effusion. J Laryngol Otol. 2015;129(4):326-36.

194. Koyuncu M, Saka MM, Tanyeri Y, Sesen T, Unal R, Tekat A, et al. Effects of otitis media with effusion on the vestibular system in children. Otolaryngol Head Neck Surg. 1999;120(1):117-21.

195. Hewett R, Guye M, Gavaret M, Bartolomei F. Benign temporo-parieto-occipital junction epilepsy with vestibular disturbance: an underrecognized form of epilepsy? Epilepsy Behav. 2011;21(4):412-6.

196. Tarnutzer AA, Lee SH, Robinson KA, Kaplan PW, Newman-Toker DE. Clinical and electrographic findings in epileptic vertigo and dizziness: a systematic review. Neurology. 2015;84(15):1595-604.

197. Ernst A, Basta D, Seidl RO, Todt I, Scherer H, Clarke A. Management of posttraumatic vertigo. Otolaryngol Head Neck Surg. 2005;132(4):554-8.

198. Fife TD, Kalra D. Persistent vertigo and dizziness after mild traumatic brain injury. Ann N Y Acad Sci. 2015;1343:97-105.

199. Alzahrani M, Fadous R, Dufour JJ, Saliba I. Perilymphatic fistulas: can we predict the diagnosis? Eur Arch Otorhinolaryngol. 2015;272(8):1885-91.

200. Erbek SH, Erbek SS, Yilmaz I, Topal O, Ozgirin N, Ozluoglu LN, et al. Vertigo in childhood: a clinical experience. Int J Pediatr Otorhinolaryngol. 2006;70(9):1547-54.

201. Abadie V, Couly G. Congenital feeding and swallowing disorders. Handb Clin Neurol. 2013;113:1539-49.

202. Policeni BA, Smoker WR. Pathologic conditions of the lower cranial nerves IX, X, XI, and XII. Neuroimaging Clin N Am. 2008;18(2):347-68, xi.

203. Trinidade A, Philpott CM. Bilateral glossopharyngeal nerve palsy following tonsillectomy: a very rare and difficult complication of a common procedure. J Laryngol Otol. 2015;129(4):392-4.

204. Hadjikoutis S, Jayawant S, Stoodley N. Isolated hypoglossal nerve palsy in a 14-year-old girl. Eur J Paediatr Neurol. 2002;6(4):225-8.

205. Zannolli R, Acquaviva A, D'Ambrosio A, Pucci L, Balestri P, Morgese G. Vagal and hypoglossal Bell's palsy. J Child Neurol. 2000;15(2):130-2.

206. Kawabe K, Sekine T, Murata K, Sato R, Aoyagi J, Kawase Y, et al. A case of Vernet syndrome with varicella zoster virus infection. J Neurol Sci. 2008;270(1-2):209-10.

207. Dettling SD, Morscher MA, Masin JS, Adamczyk MJ. Cranial nerve IX and X impairment after a sports-related Jefferson (C1) fracture in a 16-year-old male: a case report. J Pediatr Orthop. 2013;33(3):e23-7.

208. Kapoor S. Collet-Sicard syndrome: a rare cause of hypoglossal nerve palsy. J Laryngol Otol. 2013;127(10):1040.

209. de Beer F, Post B. Teaching neuroimages: Villaret syndrome. Neurology. 2010;75(9):e43.

210. Yavuzer R, Basterzi Y, Ozkose Z, Yucel Demir H, Yilmaz M, Ceylan A. Tapia's syndrome following septorhinoplasty. Aesthetic Plast Surg. 2004;28(4):208-11.

211. Lykoudis EG, Seretis K. Tapia's syndrome: an unexpected but real complication of rhinoplasty: case report and literature review. Aesthetic Plast Surg. 2012;36(3):557-9.

212. Gevorgyan A, Nedzelski JM. A late recognition of tapia syndrome: a case report and literature review. Laryngoscope. 2013;123(10):2423-7.

Capítulo 8

capítulo 9

- Igor de Assis Franco
- Marcelo Masruha Rodrigues

Alterações do Volume e da Forma do Crânio

■ INTRODUÇÃO

Alterações do volume e da forma do crânio estão entre as queixas mais comuns apresentadas nos consultórios de neurologia infantil. Podem representar tanto alterações constitucionais benignas quanto condições patológicas. Para a sua adequada avaliação, é necessário que o médico tenha conhecimento de aspectos fundamentais da anatomia e da fisiologia do crescimento do crânio e das características clínicas das doenças que o afetam.

■ ANATOMIA E FISIOLOGIA DO CRESCIMENTO DO CRÂNIO

O encéfalo humano cresce de a partir de 400 g ao nascimento até aproximadamente 1.400 g na idade adulta, sendo que aproximadamente 80% desse crescimento ocorre durante os dois primeiros anos de vida. Nesse período, influências genéticas e fatores ambientais (exposição fetal ao álcool, drogas, toxinas, nicotina, infecção materna durante a gravidez, complicações perinatais e prematuridade) podem afetar o crescimento e o desenvolvimento encefálico.

A calota craniana é composta de placas ósseas separadas por suturas.[1] Seis espaços membranosos denominados fontanelas estão presentes ao nascimento. Além de fornecerem pistas sobre a integridade cerebral, sua palpação consiste em um marcador fidedigno dos transtornos do crescimento do cérebro (Figura 9.1).

O crescimento craniano ocorre por meio da adaptação passiva ao aumento volumétrico dos hemisfé-

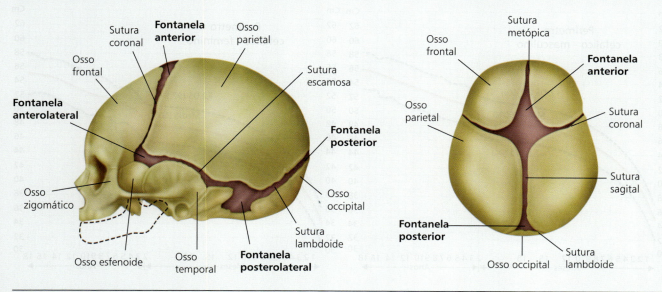

Figura 9.1 Nome e localização das suturas e fontanelas.

rios cerebrais. A medida do perímetro cefálico (PC) é proporcional ao volume intracraniano: 80% cérebro, 10% sangue e 10% líquido cefalorraquiano (LCR). Mudanças no volume de qualquer um de seus componentes antes do fechamento das suturas podem alterar o valor do PC.

As suturas funcionam como locais de formação e reabsorção óssea, permitindo o crescimento e, ao mesmo tempo, o ajuste do formato do crânio. O crescimento dos ossos da calota craniana ocorre no sentido perpendicular ao das suturas e seu fechamento precoce pode cursar com alterações da forma e do volume do crânio (Tabela 9.1).

A fontanela posterior está presente ao nascimento e após 6 semanas de vida não é mais palpável. Sua persistência ou tamanho aumentado pode associar-se a outras doenças (hipotireoidismo e síndromes genéticas). A fontanela anterior, também conhecida como bregmática, apresenta aproximadamente 3 cm de largura e 3 cm de comprimento ao nascimento e, aos 6 meses de idade, tem aproximadamente 1 cm de largura e 1 cm de comprimento. O aumento do volume intracraniano pode resultar em abaulamento da fontanela bregmática e sua depressão pode estar relacionada com quadros de desnutrição e desidratação.[1]

O PC ao nascimento é em média 35 cm, sendo que diferentes fatores intrínsecos, como o sexo e etnia podem influencia-lo.[2] Os meninos tendem a apresentar 0,5 cm a mais do que as meninas.[3] No primeiro ano de vida o crânio cresce 12 cm (2 cm por mês no primeiro trimestre; 1 cm por mês no segundo trimestre; 0,5 cm por mês no segundo semestre). Se a cabeça apresenta tamanho adequado, porém disforme, deve-se pensar em uma deformidade posicional ou craniossinostose. Vários gráficos padronizados estão disponíveis para o acompanhamento do PC em crianças de termo e prematuros (Figuras 9.2 e 9.3).[1]

Normocefalia é definida por um PC localizado entre dois desvios-padrão (DP) acima e dois DP abaixo da média para a idade e sexo (entre os percentis 2,5 e 97,5). O PC que cresce paralelamente às curvas dos percentis tem diferentes implicações quando comparado ao crescimento que cruza as linhas de percentis.[4]

Tabela 9.1 Tempo de fechamento das suturas e fontanelas.

Estrutura	Fechamento
Sutura metópica	3 a 9 meses
Sutura coronal	20 a 29 anos
Sutura sagital	21 a 30 anos
Sutura lambdoide	21 a 30 anos
Fontanela anterior	4 a 24 meses
Fontanela posterior	2 meses

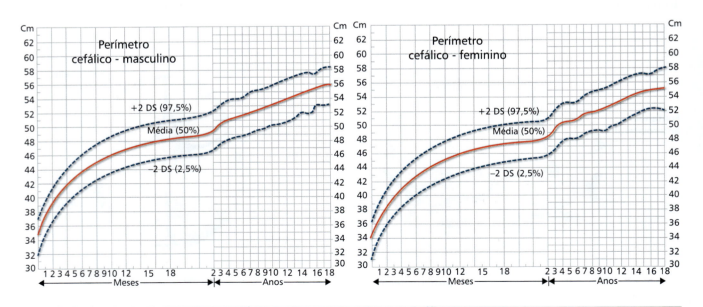

Figura 9.2 Gráficos de perímetro cefálico para ambos os sexos. Modificada de Nellhaus G, 1968.[5]

Alterações do Volume e da Forma do Crânio

A aceleração da curva do PC através das linhas de percentis indica um aumento excessivo do volume intracraniano, que pode ser visto nos pacientes com hidrocefalia, hematoma subdural, megalencefalia de origem metabólica e macrocefalia familiar, enquanto a desaceleração indica uma doença que destruiu o tecido cerebral ou afetou gravemente a mielinização e o crescimento neuronal. Padrões com medida do PC consistentemente pequenos ou grandes desde o nascimento geralmente indicam um processo congênito, ou seja, ocorrido durante o desenvolvimento fetal.

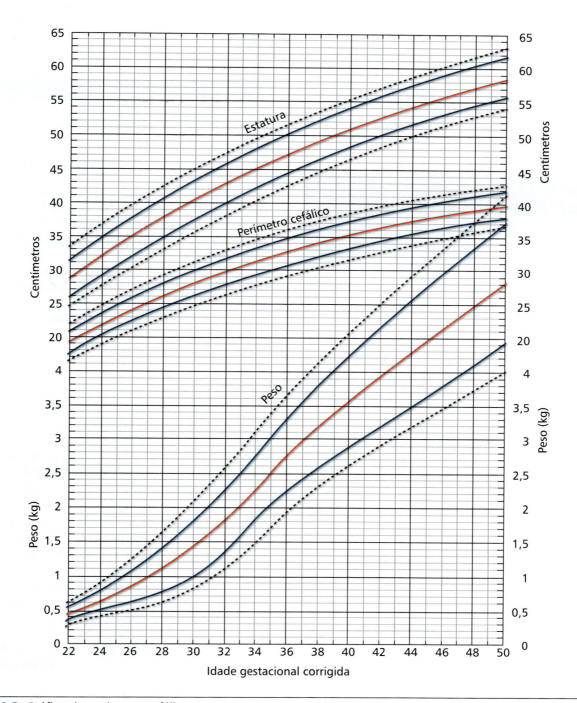

Figura 9.3 Gráfico de perímetro cefálico, peso e estatura para crianças pré-termo de ambos os sexos. Modificada de Fenton TR, 2003.[6]

■ MACROCEFALIA

Macrocefalia é uma condição na qual o PC é superior a 2 DP acima da média para idade e sexo, podendo ser causada pelo aumento no tamanho de qualquer um dos componentes do crânio.[7] Megalencefalia, ou macroencefalia, é definida como uma razão de peso/volume cerebral maior do que 2 DP acima da média, e pode resultar de um volume excessivo dos constituintes normais do cérebro, da proliferação celular, da inadequada apoptose e do acúmulo de metabólitos.

A megalencefalia é geralmente acompanhada por macrocefalia. No entanto, a macrocefalia pode ocorrer na ausência de megalencefalia, sugerindo causas subjacentes como hidrocefalia, edema cerebral, neoplasia, coleções intracranianas e espessamento dos ossos do crânio (Tabelas 9.2 e 9.3).[7]

Tabela 9.2 Principais causas de macrocefalia.

Causada pelo aumento do volume do encéfalo (megalencefalia) ou dos seus envoltórios

Megalencefalia de origem anatômica

Síndromes neurocutâneas
- Neurofibromatose tipo 1
- Síndrome do nevo epidérmico
- Hipomelanose de Ito
- Incontinência pigmentar
- Síndrome de Proteus
- Hemangiomatoses (síndromes de Klippel-Trénaunay-Weber, Sturge-Weber, Bannayan-Riley-Ruvalcaba)
- Doença de Cowden
- Síndrome de macrocefalia/malformação capilar

Síndrome de polidrâmnio, megalencefalia e epilepsia sintomática

Macrocefalia e deficiência mental ligada ao X

Síndrome do X frágil

Síndrome de macrocefalia/autismo

Síndromes dismórficas
- Acondroplasia
- Gigantismo cerebral (síndrome de Sotos)
- Síndrome de Weaver
- Síndrome de Simpson-Golabi-Behmel
- Síndrome de Beckwith-Wiedemann
- Síndrome de megalencefalia/polimicrogiria/megacorpo caloso

Megalencefalia primária (usualmente não familial, associada com anormalidades da arquitetura cerebral)

Variantes da normalidade

(Continua)

Tabela 9.2 (Continuação) Principais causas de macrocefalia.

Causada pelo aumento do volume do encéfalo (megalencefalia) ou dos seus envoltórios

Megalencefalia de origem metabólica

Leucodistrofias (doenças de Canavan-van Bogaert e Alexander, leucoencefalopatia megalencefálica com cistos subcorticais)

Gangliosidoses GM_2

Acidúria glutárica tipos 1 e 2

De origem não megalencefálica

Macrocefalia associada a alargamento idiopático benigno do espaço subaracnóideo frontal

Hidrocefalia (Tabela 9.4)

Coleções periencefálicas – hematomas, empiemas, efusões e higromas

Anomalias congênitas das veias intra ou extraencefálicas (aneurisma da veia de Galeno; outras anormalidades da drenagem venosa)

Cistos intracranianos (sobretudo os cistos aracnoides gigantes em lactentes)

Acondroplasia e outras displasias esqueléticas (displasia tanatofórica, doença de Pyle, displasia cleidocraniana)

Mucopolissacaridoses e alfa-manosidose

Anemias crônicas

Osteopetrose

A avaliação inicial do paciente macrocefálico inclui anamnese e exame físico completo da criança e dos pais, sempre se considerando a variação familiar do PC. Os exames complementares para a avaliação adicional são direcionados pelos achados clínicos e incluem: neuroimagem, análise do gene *NSD1* na suspeita de síndrome de Sotos,[8] do gene *FMR1* na suspeita de síndrome X frágil[9] e a hibridização genômica comparativa em microarranjos de DNA (*array-CGH*, do inglês: *array-based comparative genomic hybridization*). A análise dos ácidos orgânicos na urina e do perfil sérico de acilcarnitinas no sangue deve ser considerada na suspeita de megalencefalia de etiologia metabólica.[10]

Macrocefalia causada pelo aumento do volume do encéfalo (megalencefalia) ou de seus envoltórios

A megalencefalia é dividida em anatômica e metabólica.[7,11]

Alterações do Volume e da Forma do Crânio

Tabela 9.3 Principais síndromes dismórficas associadas à macrocefalia.

Síndrome	Herança	Gene, região cromossômica	Características principais
Acondroplasia #100800	AD	*FGFR3*, 4p16.3	Forma mais comum de condrodisplasia. Os indivíduos afetados apresentam baixa estatura, membros curtos com rizomelia, braquidactilia, mão em forma de "tridente", limitação da extensão do cotovelo, geno varo, hiperlordose lombar, macrocefalia com bossa frontal e hipoplasia da porção média da face. Sinais e sintomas neurológicos podem estar presentes e são compostos de hidrocefalia (ocasionalmente), atraso do desenvolvimento motor, hipotonia e sintomas de compressão do tronco encefálico.
Síndrome de Sotos #117550	AD	*NSD1*, 5q35.2-q35.3	As características craniofaciais mais evidentes entre 1 e 6 anos de idade são compostas de fronte ampla, bossa frontal, escassez de cabelo em região frontoparietal, fissuras palpebrais com inclinação inferior, hipertelorismo, rosto comprido e estreito, mandíbula proeminente e eritema malar. A presença de palato alto e estreito, erupção prematura dos dentes, mãos e pés grandes é comum. Defeitos cardíacos congênitos, estrabismo, nistagmo, palidez do disco óptico, atrofia da retina, catarata, glaucoma e hipoplasia da íris são achados ocasionais. Existe um risco de neoplasia nos indivíduos afetados de 3,9%. Nesses indivíduos, as neoplasias mais frequentes são: tumor de Wilms, carcinoma hepatocelular, neuroblastoma, carcinoma epidermoide vaginal, carcinoma pulmonar de pequenas células, teratoma sacrococcígeo, granuloma de células gigantes da mandíbula e leucemia linfocítica aguda. Entre os sintomas neurológicos, são comuns: hipotonia, atraso da fala, dificuldade de sucção e déficit intelectual. A IRM de crânio pode demonstrar ventriculomegalia, anormalidades do corpo caloso, proeminência dos cornos occipitais e aumento da fossa posterior. Sulcos corticais proeminentes e persistência do cavum do septo pelúcido também foram relatados.
Síndrome de Weaver #277590	AD	*EZH2*, 7q36.1	As manifestações craniofaciais consistem em macrocefalia, fronte larga, occipital plano, hipertelorismo, telecanto, pavilhões auriculares grandes e de implantação baixa, filtro longo e proeminente e micrognatia relativa. As anomalias dos membros incluem almofadas digitais proeminentes, unhas finas de inserção profunda, camptodactilia, polegares largos, deformações dos pés, clinodactilia dos dedos do pé, limitação da extensão dos joelhos e cotovelos. Achados esqueléticos adicionais incluem anomalias das vértebras cervicais, alargamento das metáfises dos ossos longos. Estão também associados o atraso psicomotor, voz rouca e grave, hérnia umbilical e inguinal e pele laxa redundante. Existe risco aumentado de neoplasia, principalmente neuroblastoma, tumor de ovário e teratoma sacrococcígeo. Hipertonia leve (75%) e hipotonia podem estar presentes como sinais precoces. Estudos de imagem do SNC revelaram cistos no septo pelúcido, paquigiria, atrofia cerebral e dilatação dos vasos com consequente hipervascularização em territórios arteriais da cerebral média e cerebral posterior.

(Continua)

Capítulo 9

Tratado de Neurologia Infantil

Tabela 9.3 (*Continuação*) Principais síndromes dismórficas associadas à macrocefalia.

Síndrome	Herança	Gene, região cromossômica	Características principais
Síndrome de Simpson-Golabi-Behmel #312870	Recessiva ligada ao X	*GPC3*, Xq26.2	As características faciais são distintas, consistindo em fácies grosseira, inclinação inferior das fissuras palpebrais, hipertelorismo, nariz curto com ponte nasal plana, fenda labial e/ou fenda palatina, macrostomia, macroglossia, implantação baixa das orelhas. Achados adicionais incluem polidactilia pós-axial e sindactilia cutânea das mãos, unhas hipoplásicas (particularmente dos dedos indicadores), polegares e primeiro dedo dos pés largos, mamilos extranumerários, diástase abdominal, hérnias umbilicais ou inguinais e criptorquidia. Cardiopatias congênitas, defeitos de condução cardíaca, anomalias vertebrais e displasia renal cística podem ocorrer. Aproximadamente 10% dos indivíduos desenvolvem tumores, incluindo tumor de Wilms, hepatoblastoma, neuroblastoma adrenal, gonadoblastoma e carcinoma hepatocelular. O intelecto pode variar desde normal até DI grave, com QI médio 1 DP abaixo da média. Hipotonia, ausência de reflexos primitivos, choro estridente, epilepsia e eletroencefalograma alterado têm sido relatados em recém-nascidos. Malformações do SNC, como agenesia do corpo caloso, aplasia ou hipoplasia do vérmis cerebelar, malformação de Chiari e hidrocefalia podem estar presentes.
Síndrome de Beckwith-Wiedemann #130650	AD	*NSD1*, 5q35.2-q35.3 *ICR1*, 11p15.5 *H19*, 11p15.5 *KCNQ1OT1*, 11p15.5 *CDKN1C*, 11p15.4	Recém-nascidos com síndrome de Beckwith-Wiedemann são grandes para a idade gestacional. As características fundamentais da síndrome incluem supercrescimento pré e pós-natal, macroglossia e defeitos da parede abdominal anterior (mais comumente, onfalocele). Achados variáveis incluem indentação helical posterior da orelha externa e crescimento excessivo de órgãos (hepatomegalia e nefromegalia). Hipoglicemia neonatal é comum. Outras complicações que podem associar-se à síndrome incluem: hemi-hipertrofia, anormalidades do trato geniturinário, e, em cerca de 5% a 20% das crianças, tumores embrionários (mais frequentemente, tumor de Wilms) e tumores suprarrenais, tais como neoplasias adrenocorticais. Malformações do SNC são raras (anormalidades da fossa posterior, malformação de Dandy-Walker).
Síndrome de megalencefalia/polimicrogiria/megacorpo caloso #603387	AD	*PIK3R2*, 19p13.11	Os pacientes apresentam macrocefalia, bossa frontal, olhos grandes, cegueira, palidez dos discos ópticos, alterações cardíacas (defeito do septo atrial e/ou ventricular), cifose, contratura de ambos os joelhos, alterações neurológicas, como hipotonia difusa, atraso do desenvolvimento e da fala, DI, crises epilépticas. Megalencefalia, corpo caloso espesso, aumento da substância branca, paquigiria focal, polimicrogiria, aumento discreto dos ventrículos laterais e fissura silviana alargada podem estar presentes e serem evidenciados por meio dos exames de imagem do encéfalo.

- **Megalencefalia anatômica:** é causada pelo aumento no tamanho ou no número de células cerebrais na ausência de doenças metabólicas ou encefalopatias agudas. Geralmente está presente desde o nascimento e o PC mantém-se aumentado no período pós-natal, com o crescimento paralelo aos percentis superiores[11]

206

Seção 2 ■ Manifestações Cardinais das Doenças Neurológicas

Alterações do Volume e da Forma do Crânio

- **Megalencefalia metabólica:** é causada pela deposição de produtos metabólicos nos tecidos cerebrais ou edema cerebral secundário a um erro inato do metabolismo. O PC na criança com megalencefalia metabólica é geralmente normal ao nascimento. O aumento ocorre nos meses subsequentes, geralmente acompanhado de regressão neurológica e sinais e sintomas de hipertensão intracraniana (HIC). A apresentação mais comum geralmente envolve lactentes menores de 2 anos que apresentam regressão grave do desenvolvimento, associada a crises epilépticas, sinais de liberação piramidal e dificuldade de sucção.[11,12]

De origem não megalencefálica

A macrocefalia de origem não megalencefálica engloba todas as causas de macrocefalia em que não há crescimento verdadeiro do parênquima cerebral. Fazem parte do grupo as macrocefalias devido ao aumento da espessura da calota craniana (anemia, raquitismo, osteopetrose, etc.), do volume liquórico (hidrocefalia, cistos aracnoides, higromas) e sanguínea (hematomas).

Macrocefalia associada a alargamento idiopático benigno do espaço subaracnoideo frontal (hidrocefalia externa idiopática, efusão benigna do lactente)

Lactentes apresentam o espaço subaracnoideo relativamente maior do que crianças mais velhas e adultos. Contudo, o achado em exames de neuroimagem do espaço subaracnoideo frontal anormalmente aumentado em um lactente normal é denominado "alargamento idiopático benigno do espaço subaracnoideo frontal" (Figura 9.4). Tal situação pode ser encontrada tanto em crianças normocefálicas quanto naquelas com macrocefalia. Nestas últimas, há predomínio do sexo masculino (4:1) e cerca de um terço dos casos apresentam história familiar (o habitual é o pai apresentar macrocefalia), sendo que nesses a condição passa a ser denominada macrocefalia familial benigna (Figura 9.5).[7,13]

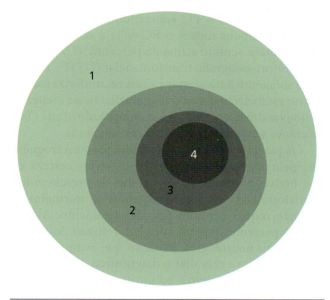

Figura 9.5 1. universo de lactentes; 2. lactentes que apresentam alargamento benigno idiopático do espaço subaracnoideo frontal; 3. indivíduos com o diagnóstico de macrocefalia associada a alargamento benigno e idiopático do espaço subaracnoideo frontal; 4. indivíduos com o diagnóstico de macrocefalia familial benigna.

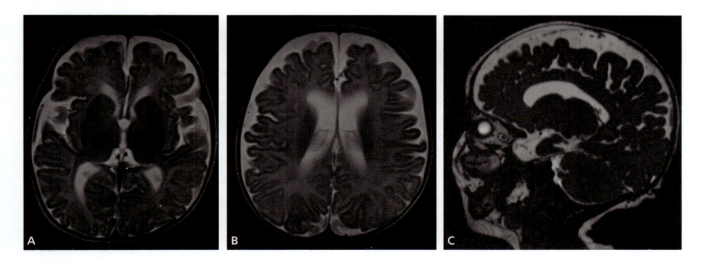

Figura 9.4 IRM de crânio de lactente com macrocefalia associada a alargamento benigno e idiopático do espaço subaracnóideo frontal. Todas são aquisições ponderadas em T2, sendo as duas primeiras no plano axial (A) e (B) e a terceira no plano sagital (C). O alargamento ocorre tipicamente na região frontotemporal.

Tratado de Neurologia Infantil

Trata-se de uma causa relativamente comum de macrocefalia em lactentes e, nos casos familiares, suspeita-se de uma causa genética (provável herança autossômica dominante).[12] É importante medir o PC de ambos os genitores de crianças com macrocefalia e que se apresentam normais do ponto de vista neurológico.

Em geral, a criança nasce com o PC acima do percentil 90, e nos meses subsequentes há um ritmo mais elevado de crescimento do crânio e fuga do canal de crescimento, com o PC superando o percentil 97,5. Após mais alguns meses, o PC volta a acompanhar a curva, porém sempre acima do percentil 97,5.

A ultrassonografia transfontanelar (USTF), em geral, é suficiente para afastar causas secundárias e auxiliar no estabelecimento do diagnóstico nesse contexto. Se houver dúvida, a tomografia computadorizada (TC) de crânio sem contraste deverá ser solicitada.

Os pacientes devem ser reavaliados com frequência (pelo menos mensalmente até se ter certeza de que houve normalização do ritmo de crescimento). A maioria das crianças desenvolve-se normalmente e não requer nenhum tipo de tratamento. Alguns poucos pacientes podem apresentar atraso do desenvolvimento neurológico, situação que sempre deverá levar o médico a reavaliar o diagnóstico. Nestes casos, alguns autores sugerem a administração de acetazolamida, com o intuito de reduzir a produção de LCR.[14]

Hidrocefalia

Representa o acúmulo hipertensivo de LCR no interior do crânio. Pode ser classificada em *aguda* ou *crônica*, e em *não comunicante* e *comunicante* (Tabelas 9.4 e 9.5).[15]

Tabela 9.4 Principais causas de hidrocefalia.

Hidrocefalia fetal e em recém-nascidos

Malformações

Atresia, estenose, bifurcação ou diafragma membranoso do aqueduto cerebral

Síndrome L1 (Tabela 9.5)

Malformação de Arnold-Chiari tipo II

Síndrome de Dandy-Walker

Bifurcação do aqueduto cerebral

Estenose do forame de Monro

Obstrução membranosa dos forames do quarto ventrículo

(Continua)

Tabela 9.4 Principais causas de hidrocefalia.

Hidrocefalia fetal e em recém-nascidos

Malformações

Hiperplasia vilosa difusa do plexo coroide

Mau desenvolvimento das granulações aracnoideas (excepcional)

Cistos intracranianos (incluindo-se cistos aracnoides e porencefálicos)

Hidranencefalia

Holoprosencefalia

Esquizencefalia

Síndrome de Walker-Warburg

Neoplasias congênitas

Eventos anormais durante a gravidez

Infecções intrauterinas (toxoplasmose, citomegalovírus, parvovírus B19, coriomeningite linfocítica)

Hemorragia pré-natal (intra ou periventricular)

Trauma

Hidrocefalia em lactentes

Manifestação ou reconhecimento tardio de uma causa pré-natal ou neonatal

Hemorragia perinatal

Meningite bacteriana (incluindo-se a meningoencefalite tuberculosa)

Meningite química (no contexto, por exemplo, de pacientes com tumores dermoides)

Aneurisma da veia de Galeno ou outras anomalias vasculares (por mecanismo de compressão ou trombose venosa)

Hiperplasia vilosa difusa do plexo coroide

Neoplasias (incluindo-se os tumores do plexo coroide)

Mucopolissacaridoses

Síndrome de Dandy-Walker

Hidrocefalia em pré-escolares, escolares e adolescentes

Neoplasias (incluindo-se os tumores do plexo coroide e as infiltrações neoplásicas meníngeas)

Neuroinfecções (incluindo-se a neurocisticercose)

Hemorragias (intraparenquimatosas e subaracnoideas)

Mucopolissacaridoses

Acondroplasia

Síndrome de Klippel-Feil

Manifestação tardia da estenose de aqueduto cerebral

Manifestação tardia da síndrome de Dandy-Walker

Alterações do Volume e da Forma do Crânio

Tabela 9.5 Síndrome L1.

Doença	Subtipos fenotípicos	Herança/ Incidência	Gene, região cromossômica	Idade de início	Dados clínicos sugestivos	Defeito básico e exames complementares
Síndrome L1	Hidrocefalia causada por estenose congênita do aqueduto cerebral (HSAS)	XR 1/30 mil	*L1CAM*, Xq28	Congênita	Indivíduos do sexo masculino com macrocefalia congênita e polegares aduzidos (deformidade em flexão). Aqueles que sobrevivem o período neonatal evoluem com paraparesia espástica e DI grave.	Neuroimagem: dilatação hipertensiva dos ventrículos laterais e do terceiro ventrículo; hipoplasia, displasia ou agenesia do corpo caloso; Sequenciamento do gene *L1CAM* (codifica a síntese da molécula de adesão celular L1).
	Síndrome MASA	XR	*L1CAM*, Xq28	Congênita	Indivíduos do sexo masculino com DI, afasia, paraparesia espástica e polegares aduzidos (deformidade em flexão).	Neuroimagem: hidrocefalia compensada; hipoplasia, displasia ou agenesia do corpo caloso; Sequenciamento do gene *L1CAM* (codifica a síntese da molécula de adesão celular L1).
	Paraparesia espástica hereditária tipo 1 (SGP-1)	XR	*L1CAM*, Xq28	Lactentes e pré-escolares	Indivíduos do sexo masculino com paraparesia espástica e DI leve a moderada. Pode haver a presença de polegares aduzidos (deformidade em flexão).	Neuroimagem normal; Sequenciamento do gene *L1CAM* (codifica a síntese da molécula de adesão celular L1).
	Agenesia do corpo caloso ligada ao X	XR	*L1CAM*, Xq28	Lactentes e pré-escolares	Indivíduos do sexo masculino com paraparesia espástica e DI leve a moderada. Pode haver a presença de polegares aduzidos (deformidade em flexão).	Neuroimagem: hipoplasia, displasia ou agenesia do corpo caloso; pode associar-se à hidrocefalia e/ ou a cisto inter-hemisférico. Sequenciamento do gene *L1CAM* (codifica a síntese da molécula de adesão celular L1).

Capítulo 9

- **Hidrocefalia não comunicante:** há obstrução ao fluxo liquórico em algum ponto do sistema ventricular (até os forames de Luschka e Magendie);
- **Hidrocefalia comunicante:** há livre trânsito do LCR do sistema ventricular para o espaço subaracnoideo. Nesta situação, o mecanismo mais comum é a deficiência de absorção do LCR pelas granulações aracnoides. Outro mecanismo importante, porém menos frequente, é o de aumento da produção liquórica causada, por exemplo, por um papiloma de plexo coroide.

O quadro clínico depende muito da idade do paciente e da velocidade de progressão da hidrocefalia, com importante diferença entre os casos que surgem antes e depois do fechamento das suturas cranianas.

- Antes do fechamento das suturas (< 2 anos): macrocefalia, aumento do PC cruzando as linhas de percentis, desvio dos olhos para baixo deixando a esclera visível entre a pálpebra superior e a íris (sinal do olhar em sol poente), dilatação das veias do couro cabeludo e atraso ou regressão do desenvolvimento (Figura 9.6).
- Após o fechamento das suturas, apresentação aguda: cefaleia, vômitos, sonolência e papiledema, podendo evoluir para coma.

Em vigência de um quadro clínico compatível com hidrocefalia é necessária a confirmação do diagnóstico por meio de um método de imagem. No período intrauterino e em crianças com fontanelas abertas, a USTF pode ser utilizada para avaliar com precisão o tamanho dos ventrículos e a presença de hemorragias intracranianas. A TC de crânio é uma excelente ferramenta para avaliar o tamanho e a morfologia dos ventrículos, possibilitando, muitas vezes, inferir o grau de obstrução ao fluxo liquórico, além de identificar tumores e hemorragias intracranianas. A imagem por ressonância magnética (IRM) de crânio fornece detalhes da anatomia, sendo útil na caracterização das lesões da fossa posterior. O tratamento da hidrocefalia depende da causa, da idade do paciente e da velocidade de aparecimento dos sintomas.[15]

MICROCEFALIA

Microcefalia é definida como um PC inferior a 2 DP abaixo da média para a idade, sexo e etnia. Constitui-se em um importante sinal neurológico que pode estar presente de forma isolada ou em associação com outras anomalias.[16] Alguns autores utilizam o termo microcefalia grave na evidência de um PC < 3 DP.[17]

As várias etapas do desenvolvimento encefálico encontram-se sob o controle de fatores genéticos e ambientais. Quaisquer condições que afetem os processos de crescimento cerebral, tais como a prolifera-

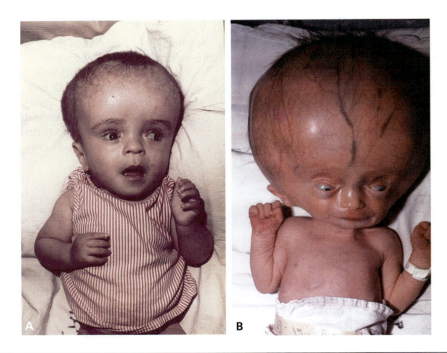

Figura 9.6 Lactentes com macrocefalia secundária à hidrocefalia de grau moderado (A) e de grau extremo (B). Em ambos, observar a dilatação das veias do escalpo e, no segundo, o sinal do olhar em sol poente.

Alterações do Volume e da Forma do Crânio

ção de células progenitoras, a diferenciação celular e a morte celular, podem induzir microcefalia.[18]

A microcefalia pode ser evidente ao nascimento (congênita) ou desenvolver-se após o nascimento (início pós-natal). Anomalias levando à microcefalia podem afetar exclusivamente o desenvolvimento cerebral (microcefalia não sindrômica) ou estarem associadas a malformações ósseas, viscerais e a dismorfismos faciais (microcefalia sindrômica). A microcefalia também pode ser classificada etiologicamente como adquirida (infecções, toxinas, estados de privação) ou genética (Tabela 9.6).[19]

Tabela 9.6 Principais causas de microcefalia.

Congênita	De início pós-natal
Genética	**Genética**
Isolada*	*Erros inatos do metabolismo*
• Microcefalia autossômica recessiva	• Distúrbios congênitos da glicosilação
• Microcefalia autossômica dominante	• Doenças mitocondriais
• Microcefalia ligada ao X	• Doenças peroxissomais
• Alterações cromossômicas (raras: rearranjos "aparentemente" balanceados e cromossomos em anel)	• Aminoacidopatias e acidemias orgânicas
	• Doença de Menkes
	• Deficiência do transportador de glicose tipo 1
Sindrômica	
Cromossômica	*Sindrômica*
• Trissomias: 21, 13, 18	Defeitos de um único gene
• Rearranjos desbalanceados	• Síndrome de Rett
Deleção de genes contíguos	• Síndrome de quebra de Nijmegen
• Deleção 4p (síndrome de Wolf-Hirschhorn)	• Ataxia-telangiectasia
• Deleção 5p (síndrome do miado do gato)	• Síndrome de Cockayne
• Deleção 7q11.23 (síndrome de Williams)	• Síndrome de Aicardi-Goutières
• Deleção 17p13.3 (síndrome de Miller-Dieker)	• Síndrome de Cohen
• Deleção 22q11.2 (síndrome velocardiofacial)	
Defeitos de um único gene	**Adquirida**
• Síndrome de Cornélia de Lange	Lesões hipóxico-isquêmicas
• Síndrome de Seckel	Hemorragias intracranianas
• Síndrome de Smith-Lemli-Opitz	Traumatismo cranioencefálico
• Holoprosencefalia (isolada ou sindrômica)	Infecções
	• Meningites e encefalites
Adquirida	• Encefalopatia congênita pelo HIV
Lesões hipóxico-isquêmicas	Toxinas
Hemorragias intracranianas	• Intoxicação por chumbo
Infecções congênitas	• Insuficiência renal crônica
• TORCHES (toxoplasmose, rubéola, citomegalovírus, herpes simples, sífilis), HIV e Zika	Estados de privação
Substâncias e condições teratogênicas	• Hipotireoidismo
• Álcool, fenitoína, radiação	• Desnutrição
• Fenilcetonúria materna	• Anemia
• Diabetes gestacional	• Doença cardíaca congênita
Estados de privação	
• Hipotireoidismo materno	
• Deficiência materna de folato	
• Desnutrição materna	
• Insuficiência placentária	

* Esse grupo representa os casos de microcefalia primária ou vera.

Capítulo 9

211

As manifestações clínicas e fenotípicas da microcefalia são amplamente heterogêneas. A maioria dos indivíduos com microcefalia grave apresenta uma desproporção característica entre a face e o crânio. A redução do tamanho da calota craniana gera uma falsa impressão de face e orelhas grandes. Geralmente a fronte inclina-se posteriormente e a região occipital é plana, formando-se, em alguns casos, pregas na região posterior do couro cabeludo.[20]

Comorbidades incluem epilepsia (40%), paralisia cerebral (20%), deficiência intelectual (50%) e alterações oftalmológicas (20% a 50%).[17] O comprometimento cognitivo varia desde ausente até grave. Nos indivíduos com deficiência intelectual (DI) moderada, a agitação psicomotora pode ser o transtorno do comportamento dominante, enquanto o tônus muscular pode ser normal. Microcefalia, quando associada à DI, na ausência de comprometimento motor, é invariavelmente de origem pré-natal.

Indivíduos com microcefalia leve e sem alterações ao exame neurológico podem apresentar inteligência normal, no entanto, é sabido que a probabilidade e a gravidade dos sintomas neurológicos são proporcionais ao grau de microcefalia.[21,22]

A avaliação da microcefalia deverá ser iniciada na presença de um PC < 2 DP abaixo da média para idade, sexo e etnia ou quando as medidas seriadas do PC revelarem redução progressiva do tamanho da cabeça (cruzamento das linhas de percentis).

A abordagem do paciente microcefálico inclui aspectos relevantes da anamnese, como história pré-natal (diabetes, epilepsia, medicamentos, infecções, uso de tabaco, álcool ou drogas), história perinatal (complicações perinatais, infecções, alterações metabólicas), peso, comprimento e PC ao nascimento (estabelecer o início da microcefalia e se ela é proporcional ao peso e ao comprimento), trajetória do PC (determinar se a microcefalia é estática ou progressiva), história de crises epilépticas, história do desenvolvimento neurológico (regressão dos marcos pode indicar doença metabólica ou síndrome de Rett), história de consanguinidade e prematuridade (hemorragias periventriculares estão mais associadas à microcefalia).[23]

O exame físico, além da medida do PC do paciente e de seus familiares, deverá incluir a pesquisa de sinais dismórficos, palpação das fontanelas (craniossinostose, hipertireoidismo, hipoparatireoidismo, síndromes genéticas, toxinas), exame oftalmológico (catarata, coriorretinite), exame da orofaringe (fenda palatina, úvula bífida, incisor maxilar central), exame dermatológico (infecções congênitas, icterícia, *rash* eczematoso), palpação abdominal (hepatomegalia, esplenomegalia) e exame neurológico completo.[23]

A investigação complementar deverá ser direcionada pelos achados clínicos da história e do exame físico. A IRM de crânio identifica com precisão a maioria das malformações cerebrais (defeitos da migração neuronal, malformações do corpo caloso, anormalidades estruturais da fossa posterior, distúrbios da mielinização).[16] A TC de crânio é mais sensível do que a IRM na identificação de calcificações intracranianas, principalmente na suspeita de infecções congênitas (TORCH). Etiologias genéticas têm sido relatadas em 15% a 50% dos pacientes com microcefalia isolada ou sindrômica. Array-CGH, hibridização *in situ* fluorescente (FISH, do inglês, *fluorescent in situ hybridization*) e estudos de metilação devem ser considerados nos casos em que uma causa adquirida não for evidente. Estudos metabólicos (T4 livre, TSH, lactato sérico, aminoácidos séricos, ácidos orgânicos na urina) devem ser solicitados quando a suspeita clínica for de microcefalia de etiologia metabólica (Figura 9.7).[17,20]

Geralmente não há tratamento específico para a microcefalia. Um diagnóstico etiológico definitivo é importante, a fim de se prever o prognóstico e oferecer aconselhamento genético. A intervenção assistencial precoce auxilia na melhora do desenvolvimento e da qualidade de vida nos pacientes microcefálicos.

Microcefalia vera

Termo empregado para designar os casos de microcefalia isolada de origem genética. Por ser um diagnóstico de exclusão, deve ser suspeito após extensa avaliação etiológica em um paciente que não apresenta história clínica de complicações durante a gestação, parto e período pós-natal. A microcefalia vera pode apresentar herança gênica (autossômica recessiva – AR, autossômica dominante – AD, ligada ao X – LX) e cromossômica (rearranjos equilibrados, cromossomos em anel). A maioria dos pacientes com microcefalia vera apresenta herança AR, sendo divididos em dois grupos:

- **Com o córtex cerebral normal ou fino:** neste grupo, exceto por suas menores dimensões, o aspecto macroscópico do encéfalo é normal. O grau da microcefalia é proeminente (PC < 3 DP e, frequentemente, < 5 DP). Os pacientes apresentam a fronte recuada e o vértex saliente, configurando um aspecto clínico-radiológico peculiar do crânio. Além disso, habitualmente apresentam baixa estatura, mento pequeno e orelhas e nariz proeminentes. Paradoxalmente, esses indivíduos não apresentam alterações da motricidade grosseira. Entretanto, comportamento hipercinético, DI (em geral leve ou moderada) e alterações da motrici-

Alterações do Volume e da Forma do Crânio

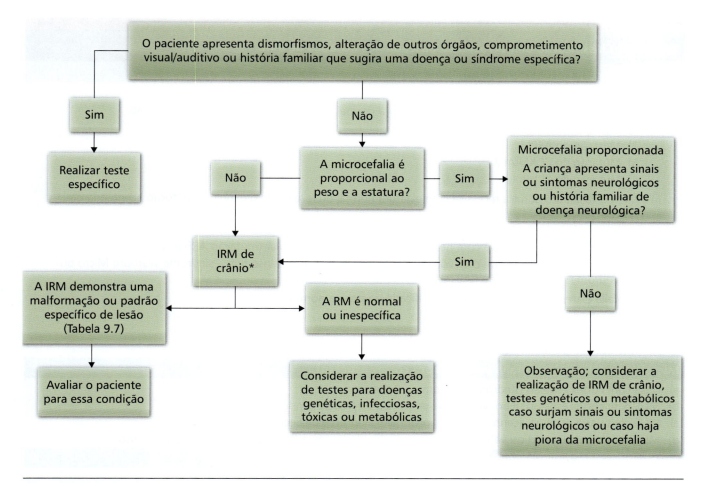

Figura 9.7 Avaliação dos pacientes com microcefalia.

* Solicitar TC de crânio se for grande a suspeita de infecção congênita, devido à maior sensibilidade para a detecção de calcificações.

dade fina estão comumente presentes. Epilepsia não é frequente.

- **Com paquigiria, polimicrogiria ou outras displasias corticais:** os casos com paquigiria também são denominados de *microlisencefalias* ou *microcefalias oligogíricas*. Este padrão patológico também pode ser encontrado no contexto de síndromes genéticas, entretanto, tais pacientes não podem ser diagnosticados como portadores de microcefalia vera, pois não apresentam microcefalia isolada. Clinicamente apresentam DI grave ou profunda, epilepsia e outras alterações neurológicas proeminentes (Tabela 9.7 e Tabela 9.8).

Microcefalia sindrômica

Um grande número de síndromes associa-se à microcefalia. O PC ao nascimento mais frequentemente segue uma curva entre 2 DP e 4 DP abaixo da média para idade, sexo e idade gestacional. Os dismorfismos em alguns casos não são percebidos pelos pais, podendo ser identificados na consulta ambulatorial, principalmente nos casos em que a procura médica for devida a uma queixa de atraso no desenvolvimento. Embora o déficit de desenvolvimento possa ser global, a gravidade entre os domínios (motor, linguagem) varia em cada paciente.

Outros sinais clínicos, como distúrbios visuais e auditivos, alterações cutâneas, malformações de órgãos e anomalias de membros, podem estar presentes. O risco de recorrência depende do diagnóstico de base. Um padrão de dismorfismos sugere um diagnóstico clínico, porém, raramente o fenótipo de uma criança dismórfica é tão marcante para que o diagnóstico seja rapidamente realizado. A avaliação genética é muito importante quando se busca uma síndrome subjacente (Tabela 9.9).[19]

Tabela 9.7 Classificação da microcefalia baseada nos achados de IRM.[16]

Microcefalia com córtex normal a fino

a) Microcefalia autossômica recessiva
   i) Microcefalia autossômica recessiva com estatura normal ou levemente diminuída e alta função
      1) Mutação do MCPH1
      2) Mutação do ASPM
      3) Mutação do CDK5RAP2
      4) Mutação do CENPJ
   ii) Microcefalia autossômica recessiva com estatura normal ou levemente diminuída e redução acentuada da função
      1) Microcefalia profunda – microcefalia letal tipo Amish (mutação SLC25A19)
      2) Microcefalia menos grave com heterotopia nodular periventricular (mutação ARFGEF2)
      3) Microcefalia menos grave com córtex frontal anormal e corpo caloso fino – síndrome Warburg Micro ou síndrome Micro (mutação RAB3GAP)
b) Microcefalia extrema com padrão giral simplificado e estatura normal
   i) Microcefalia extrema com atresia jejunal
   ii) Microcefalia com atresia pontocerebelar
   iii) Microcefalia primária, não classificada de outra forma

Microlisencefalia (microcefalia extrema com córtex espesso)

a) MLIS com córtex espesso (síndrome de Norman-Roberts)
b) MLIS com córtex espesso, hipoplasia grave de tronco e cerebelo (síndrome Barth MLIS)
c) MLIS com baixa estatura acentuada e proporcional – Síndrome de Seckel (mutação ATR)
d) MLIS com espessura cortical variando de leve a moderada (6 mm a 8 mm), agenesia do corpo caloso

Microcefalia com polimicrogiria ou outras displasias corticais

a) Microcefalia extrema com polimicrogiria difusa ou assimétrica
b) Microcefalia extrema com agenesia do corpo caloso e displasia cortical

---

Tabela 9.8 Classificação sindrômica da microcefalia primária e genes associados.[16]

Microcefalia autossômica recessiva
- *MCPH1* (*Microcephalin; 8p22-pter*)
- *MCPH2* (*19q13.1-13.2*)
- *MCPH3* (*CDK5RAP2; 9q34*)
- *MCPH4* (*15q15-q21*)
- *MCPH5* (*ASPM; 1q31*)
- *MCPH6* (*CENPJ; 13q12.2*)

Microcefalia com grave CIUR
- ATR Síndrome de Seckel
- PCNT2 nanismo primordial osteodisplásico microcefálico tipo 2; Síndrome de Seckel

Microcefalia com padrão giral simplificado (OMIM 603802)

Microcefalia autossômica dominante (OMIM 156580)

Microcefalia letal tipo Amish (OMIM 607196)

Outros genes
- *AKT3* microcefalia grave pós-natal
- *SLC25A19* microcefalia letal tipo Amish
- *LIS1* lisencefalia
- *DCX* lisencefalia (ligada ao X)
- *SHH* holoprosencefalia
- *ZIC2* holoprosencefalia
- *TGIF* holoprosencefalia
- *SIX3* holoprosencefalia
- *DHCR7* síndrome de Smith-Lemli-Opitz
- *CREBBP* síndrome de Rubinstein-Taybi
- *PAK3* deficiência intelectual ligada ao X
- *NBS1* síndrome de quebras de Nijmegen
- *MECP2* síndrome de Rett (ligada ao X)

Alterações do Volume e da Forma do Crânio

Tabela 9.9 Síndromes que apresentam a microcefalia como uma de suas características.

Síndrome	Herança	Gene*, região cromossômica	Características principais
Síndrome de deleção do 1q43-q44 #612337	Cromossômica	*ZBTB18*, 1q44	Retardo do crescimento, hipertelorismo, ponte nasal baixa, fronte proeminente, face arredondada, micrognatia, orelhas mal formadas, DI, epilepsia, linguagem pobre ou ausente, hipotonia, agenesia do corpo caloso.
Síndrome de Wolf--Hirschhorn #194190	Cromossômica	*WHSC1, LETM1 e MSX1*, 4p16.3	Crescimento intrauterino retardado, assimetria craniana, glabela proeminente, hipertelorismo, defeito cardíaco congênito, perda auditiva, ponte nasal larga, lábio leporino e fenda palatina, lábio superior voltado para baixo, DI grave, hipotonia, epilepsia, persistência do cavum do septo pelúcido, ausência do septo pelúcido, cistos periventriculares e intraventriculares, hidrocefalia, ventrículos alargados e anormalidades do corpo caloso.
Deleção do 5p (síndrome do miado do gato)#123450	Cromossômica	*CTNNT2*, 5p	Hipertelorismo, face arredondada, pregas epicânticas, micrognatia, choro estridente típico e hipotonia.
Síndrome de Williams #194059	Cromossômica	*CLIP2, ELN, GTF2I, GTF2IRD1 e LIMK1*, 7q11.23	Baixa estatura, hipertelorismo, nariz pequeno e arrebitado, boca larga com lábios grandes e carnudos, estenose aórtica supravalvar, hipercalcemia idiopática, personalidade amigável, DI (QI médio de 65), dificuldade na leitura, escrita e aritmética, facilidade com línguas e gosto exacerbado por músicas.
Síndrome 22q11 (síndrome de DiGeorge/síndrome velocardiofacial) #192430 #188400	Cromossômica	*TBX1*, 22q11.21	Hipocalcemia neonatal secundária à hipoplasia das glândulas paratireoides (epilepsia, tetania), predisposição a infecções devido à aplasia ou hipoplasia do timo, micrognatia, telecanto, microstomia, fenda palatina, nariz com base larga e ponta bulbosa, defeito cardíaco congênito (tetralogia de Fallot, defeito de septo interventricular), DI, deficiência auditiva.
Síndrome de microdeleção 1q21.1 #612474	Cromossômica	*PRKAB2*, FMO5, *CHD1L*, BCL9, *ACP6*, GJA5, GJA8 e GPR89B,1q21.1	DI leve a moderado, defeitos cardíacos congênitos, frouxidão ligamentar, hipermobilidade articular, hipotonia, epilepsia, baixa estatura e catarata. Penetrância incompleta: a deleção pode ser encontrada em parentes assintomáticos.
Síndrome de microdeleção 1p36 #607872	Cromossômica	1p36	Braquicefalia, fontanela ampla, bossa frontal, fissura palpebral estreita, sobrancelhas retas, queixo pontudo, hipoplasia da região medial da face, perda auditiva, ponte nasal baixa, fenda palatina, fenda labial, quinto dedo curto, baixa estatura, defeito cardíaco, DI e hipotonia.

* O gene citado representa aquele que é o principal responsável pela manifestação clínica, embora outros genes possam estar envolvidos.

(*Continua*)

Capítulo 9

215

Tratado de Neurologia Infantil

Tabela 9.9 (*Continuação*) Síndromes que apresentam a microcefalia como uma de suas características.

Síndrome	Herança	Gene*, região cromossômica	Características principais
Síndrome de Miller--Dieker #247200	Cromossômica, AD	*PAFAH1B1* e *YWHAE*, 17p13.3	Fronte proeminente, hipoplasia da porção média da face, nariz pequeno e voltado para cima, micrognatia, lábio superior grosso, testa franzida, anomalias genitourinárias, hipotonia, dificuldade de sucção e lisencefalia.
Síndrome de Renpenning (microcefalia ligada ao X) #309500	RLX	*PQBP1*, Xp11.23	DI, baixa estatura, testículos pequenos, rosto comprido e estreito, ouvidos em forma de concha, filtro curto, nariz longo ou bulboso, colobomas oculares, malformações cardíacas, fenda palatina, anomalias anais, atrofia cerebral, espasticidade, atrofia muscular afetando os músculos das costas e parte superior do pescoço e polegares rígidos.
Síndrome de Feingold #164280	AD	*MYCN*, 2p24.3	Malformações dos membros (polegares hipoplásicos, sindactilia entre o quarto e quinto dedos dos pés), fissuras palpebrais estreitas, atresia esofágica e duodenal, dificuldade de aprendizagem, malformações cardíacas e renais, anomalias vertebrais e surdez.
Síndrome de Cohen #216550	AR	*VPS13B*, 8q22.2	DI, hipotonia, mãos e pés estreitos, frouxidão ligamentar, distrofia retinocoroidal progressiva, miopia, leucopenia, retinite pigmentar, obesidade troncular, dentes centrais superiores proeminentes e fissuras palpebrais inferiores oblíquas.
Síndrome de Rubinstein-Taybi #180849 #613684	Cromossômica, AD	*CREBBP*, 16p13.3 *EP300*, 22q13.2	DI, baixa estatura pós-natal, polegares e hálux largos (não visto na mutação do EP300), sobrancelhas arqueadas, cílios longos, inclinação inferior das fissuras palpebrais, nariz em forma de bico, ponte nasal larga, maxila hipoplásica, palato arqueado, micrognatia, sorriso incomum (caretas), risco aumentado de formação de tumores.
Síndrome de Rett #312750	DLX	*MECP2*, Xq28	Meninas com história pré e perinatal normal, desenvolvimento e perímetro cefálico normal até 6 meses de idade, subsequente regressão das habilidades motoras com perda do uso propositado das mãos e perda das habilidades sociais, presença de movimentos estereotipados caracterizados por torcer as mãos ou bater palmas, levarem as mãos a boca, ataxia de tronco e de marcha, epilepsia, períodos alternantes de polipneia e apneia.

* O gene citado representa aquele que é o principal responsável pela manifestação clínica, embora outros genes possam estar envolvidos.

(*Continua*)

Seção 2 ▪ Manifestações Cardinais das Doenças Neurológicas

Alterações do Volume e da Forma do Crânio

Tabela 9.9 (*Continuação*) Síndromes que apresentam a microcefalia como uma de suas características.

Síndrome	Herança	Gene*, região cromossômica	Características principais
Síndrome de Rett congênita #613454	Casos isolados	*FOXG1*, 14q.12	Meninos e meninas com início precoce de encefalopatia grave e movimentos estereotipados semelhantes à síndrome de Rett clássica, epilepsia e malformações cerebrais (padrão giral simplificado, hipoplasia do corpo caloso, atraso da mielinização, redução do volume da substância branca e paquigiria).
Encefalopatia epiléptica infantil precoce tipo 2 #300672	DLX	*CDKL5*, Xp22.13	Caracteriza-se por convulsões de início nos primeiros meses de vida e atraso global do desenvolvimento, resultando em grave DI e controle motor pobre. Outras características incluem a falta de desenvolvimento da fala, características faciais dismórficas sutis, distúrbios do sono, problemas gastrintestinais e movimentos estereotipados das mãos. Existe alguma sobreposição fenotípica com síndrome de Rett, mas é considerada como uma entidade distinta.
Síndrome de Mowat--Wilson #235730	AD	*ZEB2*, 2q22.3	Baixa estatura, hipertelorismo, coloboma de íris, olhos profundos, olhos grandes, fissuras palpebrais voltadas para baixo, orelhas com formato de concha, queixo pontudo, expressão de boca aberta, epilepsia, hipospádia, doença de Hirschsprung, doença cardíaca congênita e agenesia do corpo caloso.
Síndrome de Smith--Lemli-Opitz #270400	AR	*DHCR7*, 11q13.4	Baixa estatura, orelhas de implantação baixa, catarata, hipertelorismo, ptose, estreitamento bitemporal, narinas antevertidas, ponta nasal larga, micrognatia, anomalias viscerais, hipospádia, sindactilia do segundo e terceiro dedos dos pés, nível alto de 7-dehidrocolesterol na corrente sanguínea, estenose pilórica, DI, hipotonia, genitália ambígua, cabelo loiro, epilepsia, hipoplasia do lobo frontal, hidrocefalia e heterotopia da substância cinzenta periventricular.
Síndrome de Cornélia de Lange #122470	AD, LX	*NIPBL*, RAD21, *HDAC8*, SMC3, *SMC1A*, 5p13.2	CIUR, baixa estatura pós-natal, dismorfismos faciais (presença de pelos na fronte, fusão das sobrancelhas, cílios longos, nariz curto e antevertido, filtro longo, lábio superior fino, boca de "carpa", dentes espaçados), sindactilia do segundo e terceiro dedos dos pés, redução dos membros e ausência de alguns dedos. A forma ligada ao X é menos grave, e o paciente não apresenta anomalias dos membros.

* O gene citado representa aquele que é o principal responsável pela manifestação clínica, embora outros genes possam estar envolvidos.

(*Continua*)

Capítulo 9

Tratado de Neurologia Infantil

Tabela 9.9 (*Continuação*) Síndromes que apresentam microcefalia como uma de suas características.

Síndrome	Herança	Gene*, região cromossômica	Características principais
Síndrome de Cockayne #216400	AR	*ERCC8*, 5q12.1	Crescimento e desenvolvimento lento após o nascimento (nanismo caquético), fotossensibilidade cutânea, cabelos finos e secos, aparência progeroide, retinopatia pigmentar progressiva, perda auditiva neurossensorial, cárie dentária, aparência desproporcional com membros, mãos e pés grandes, contraturas em flexão das articulações, DI e regressão do desenvolvimento neurológico.
Xeroderma pigmentoso #278700	AR	*XPA*, 9q22.33	Ictiose, fotossensibilidade, baixa estatura, surdez, predisposição a câncer de pele, DI, hiporreflexia (envolvimento do sistema nervoso periférico), espasticidade, ataxia e coreoatetose.
Síndrome de Tay #601675	AR	*ERCC2*, 19q13.32	Ictiose, fotossensibilidade, catarata, cabelos e unhas quebradiços, hipogamaglobulinemia e DI.
Síndrome de quebra de Nijmegen #251260	AR	*NBS1*, 8q21.3	Atraso do crescimento, dismorfismos craniofaciais (queixo pequeno, fronte inclinada posteriormente, face média proeminente, nariz longo, micrognatia), QI normal na infância, imunodeficiência e predisposição a câncer.
Síndrome LIG4 #606593	AR	*LIG4*, 13q33.3	Atraso do crescimento, dismorfismos craniofaciais (fronte inclinada posteriormente, face média proeminente, nariz longo, micrognatia), anomalias de pele, imunodeficiência, pancitopenia, linfoma e atraso do desenvolvimento.
Anemia de Fanconi #227650	AR	*FANCA*, 16q24.3	Malformações cardíacas, renais e de membros (ausência ou anormalidade dos polegares e do rádio), alteração da pigmentação da pele (hiper ou hipopigmentação e manchas café com leite), baixo peso ao nascimento, baixa estatura, face com aparência típica (microcefalia, microftalmia, estrabismo, boca pequena), hipogonadismo, redução da fertilidade, DI, anemia, predisposição ao câncer, mielodisplasia e leucemia.
Síndrome de Seckel #210600	AR	ATR, 3q23	Retardo do crescimento pré e pós-natal, nanismo, dismorfismos craniofaciais (fronte inclinada posteriormente, face média proeminente, nariz longo, micrognatia), microcefalia grave com aparência tipo "cabeça de pássaro", pancitopenia, DI, epilepsia, hipoplasia do vérmis cerebelar, paquigiria, hiperatividade.

* O gene citado representa aquele que é o principal responsável pela manifestação clínica, embora outros genes possam estar envolvidos.

(*Continua*)

218

Seção 2 ■ Manifestações Cardinais das Doenças Neurológicas

Alterações do Volume e da Forma do Crânio

Tabela 9.9 (*Continuação*) Síndromes que apresentam microcefalia como uma de suas características.

Síndrome	Herança	Gene*, região cromossômica	Características principais
Nanismo primordial osteodisplásico tipo 2 #210720	AR	*PCNT*, 21q22.3	Nanismo, dismorfismos craniofaciais (fronte inclinada posteriormente, retrognatia, nariz grande, raiz nasal proeminente, hipoplasia do esmalte dentário, dentes opalescentes, microdontia), displasia óssea, diabetes tipo 2, manchas café com leite, DI, doença de moyamoya, múltiplos aneurismas e infartos cerebrais.
Síndrome de Aicardi--Goutières #225750	AR, AD	*TREX1*, 3p21.31	Microcefalia congênita, movimentos oculares anormais, hepatoesplenomegalia, calcificação cerebral, trombocitopenia, espasticidade e epilepsia.
Síndrome de Down #190685	Casos isolados	21q22.3	Braquicefalia, prega epicantal, língua protrusa, pescoço curto, instabilidade da articulação atlantoaxial, fissuras palpebrais inclinadas para cima, prega palmar transversal, espaço entre o primeiro e o segundo dedos do pé, hipotonia, malformações cardíacas congênitas, DI, doença de Alzheimer, hipotireoidismo e hipoplasia da falange média do quinto dedo.
Síndrome de Angelman #105830	Casos isolados	15q11.2, UBE3A	DI, atraso do desenvolvimento, ataxia, hipotonia, epilepsia, ausência de fala, diminuição da necessidade de sono, escoliose, língua protrusa, macrostomia e hipopigmentação ocular.
Alfa talassemia – atraso mental, ligada ao X #301040	DLX	Xq21.1, ATRX	Microcefalia, hipoplasia da porção média da face, ausência dos seios frontais, orelhas pequenas e de implantação baixa, hipertelorismo ou telecanto, nariz pequeno, lábio superior em tenda, lábio inferior proeminente, anormalidades genitais (genitália ambígua, micropênis, hipospádia), redemoinho na região frontal do cabelo e atraso do desenvolvimento. Incidência de alfa-talassemia em 90%.
Síndrome de microcefalia-coriorretinopatia--linfedema #152950	AD	10q23.33, KIF11	Atraso do desenvolvimento, fissuras palpebrais com obliquidade voltada para cima, nariz largo e com ponta arredondada, filtro longo com lábio superior fino, queixo proeminente, orelhas proeminentes, Anormalidades oculares (coriorretinopatia, microftalmia, descolamento de retina) e linfedema congênito tipicamente confinado aos pés.

* O gene citado representa aquele que é o principal responsável pela manifestação clínica, embora outros genes possam estar envolvidos.

Distúrbios do espectro da síndrome alcoólica fetal

O álcool é um teratógeno com efeito irreversível no sistema nervoso central (SNC), podendo atuar em todos os estágios da gestação. Os efeitos podem variar de acordo com a quantidade de álcool ingerida, fatores genéticos maternos e fetais, idade materna, nutrição, tabagismo, etc. Os distúrbios do espectro da síndrome alcoólica fetal (DESAF) incluem: síndrome alcoólica fetal (SAF), síndrome alcoólica fetal parcial (SAFP) e distúrbios do neurodesenvolvimento relacionados à exposição pré-natal ao álcool (DNEPA).[19]

Capítulo 9

219

A prevalência de DESAF nos Estados Unidos é estimada em 1 a 2 por mil nascidos vivos, porém, se acredita que seja uma condição subdiagnosticada. Crianças afetadas apresentam retardo de crescimento pré e pós-natal, microcefalia, distúrbios de aprendizagem, distúrbios do desenvolvimento, alterações cognitivas, problemas comportamentais (hiperatividade, prejuízo nas habilidades de função executiva), alterações faciais características (filtro plano ou subdesenvolvido, fissuras palpebrais estreitas, afilamento do lábio superior) e um risco aumentado para doença cardíaca congênita e DI.[19]

Para o diagnóstico da SAF é necessária a presença das seguintes características: três sinais dismórficos faciais típicos, retardo do crescimento e envolvimento do SNC (Figura 9.8). Quando todas as três características estiverem presentes não é necessária a confirmação da exposição pré-natal ao álcool. O diagnóstico da SAFP requer pelo menos duas características faciais da SAF, retardo do crescimento ou envolvimento do SNC e confirmação de exposição pré-natal ao álcool. O diagnóstico do DNEPA necessita da confirmação da exposição pré-natal ao álcool e do acometimento das funções cognitivas (DI, funções executivas, memória), do controle comportamental (humor, atenção, controle de impulso) e das funções adaptativas (comunicação, habilidades de vida diária, habilidades motoras). Estas alterações não podem ser justificadas por alterações genéticas, substâncias teratógenas ou outras condições médicas.

Achados neurológicos frequentes incluem tremores no período neonatal, irritabilidade e hiperatividade na infância. Os exames de imagem evidenciam, além de microcefalia, anomalias estruturais no cerebelo, corpo caloso e núcleos da base.[24] SAF pode mimetizar uma doença hereditária quando se repete nas famílias. O reconhecimento do fenótipo é um passo importante na diminuição da incidência dessa doença potencialmente evitável.

Microcefalia metabólica

A prevalência de distúrbios metabólicos entre as crianças com microcefalia é desconhecida. Esses distúrbios têm maior probabilidade de causar microcefalia de início pós-natal e são tipicamente associados com atraso global do desenvolvimento. Doenças metabólicas raramente apresentam microcefalia congênita não sindrômica, com três exceções notáveis: fenilcetonúria materna (PKU), deficiência de serina e microcefalia letal Amish.[16]

A PKU materna é uma aminoacidopatia caracterizada por níveis elevados de fenilalanina plasmática na gestante, o que pode provocar anormalidades no desenvolvimento do feto, condição que se denomina síndrome de PKU materna. Manifesta-se no feto por restrição do crescimento intrauterino, microcefalia, DI e malformações cardíacas congênitas. Para o diagnóstico de PKU na gestação conciliam-se achados clínicos, que levarão à suspeita da doença, com o exame laboratorial confirmatório. Dentre os achados clínicos na fase adulta, podem-se encontrar DI, epilepsia, microcefalia, hipopigmentação e odor rançoso na pele, olhos e cabelos, e alta suscetibilidade ao eczema e outros problemas dermatológicos. Além disso, há história de hiperatividade, irritabilidade, atraso do desenvolvimento, distúrbios comportamentais e epi-

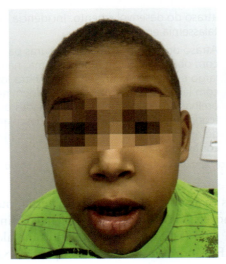
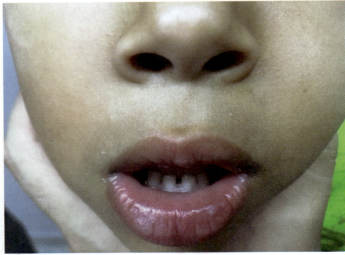

Figura 9.8 Paciente com síndrome alcoólica fetal. Nota-se a presença de filtro nasal liso e lábio superior fino.

lepsia na infância. Deve-se suspeitar de PKU durante a gravidez, diante de paciente com DI, antecedente de filhos com DI, microcefalia ou cardiopatia. A presença de uma concentração elevada de fenilalanina no plasma confirma o diagnóstico. O tratamento consiste em restringir a fenilalanina da dieta.[25]

Os distúrbios secundários à deficiência de serina caracterizam-se por um grupo de doenças neurometabólicas causadas por um defeito na biossíntese de L-serina, um precursor dos seguintes metabólitos: nucleotídeos, fosfolípides e os neurotransmissores glicina e D-serina. As manifestações clínicas incluem microcefalia congênita, epilepsia e retardo psicomotor grave, com sinais piramidais exuberantes. O diagnóstico de deficiência de serina baseia-se na detecção de concentrações baixas de serina e glicina no plasma em jejum e, de preferência, no LCR. Os distúrbios relacionados à deficiência de serina podem resultar em pelo menos três defeitos enzimáticos diferentes: deficiência de 3-fosfoglicerato desidrogenase (levando a convulsões intratáveis), 3-fosfoserina fosfatase e fosfoserina aminotransferase. A deficiência de serina é potencialmente tratável com suplementação de L-serina, por vezes, combinada com glicina.[17,26]

Microcefalia letal Amish é um tipo de microcefalia vera caracterizada por microcefalia congênita grave e morte precoce, geralmente no primeiro ano de vida. O PC é geralmente de 6 a 12 DP abaixo da média e as fontanelas anterior e posterior são fechadas ao nascimento. Todas as crianças afetadas são homozigotas para a mesma mutação do gene *SLC25A19* no cromossomo 17q25.3. A patologia segue um padrão de hereditariedade AR. A expectativa de vida é de cinco a seis meses. Alterações anatômicas como hipoplasia do vérmis cerebelar, lisencefalia e disgenesia do corpo caloso podem estar associadas. As crianças afetadas têm níveis urinários elevados de ácido alfa-cetoglutárico. O tratamento é apenas de suporte.[16,17,27]

Não há evidência suficiente quanto à solicitação de testes metabólicos de rotina na avaliação do recém-nascido ou do lactente com microcefalia. Os testes metabólicos devem ser solicitados na vigência de um paciente microcefálico com atraso global do desenvolvimento que apresente história de consanguinidade, sintomas episódicos (epilepsia, ataxia, vômitos, encefalopatia), regressão do desenvolvimento, falência de órgãos extracranianos e nos casos cuja microcefalia permanece sem definição etiológica após ampla investigação.[16]

■ CRANIOSSINOSTOSE

Definida como o fechamento prematuro de uma ou mais suturas cranianas. Com exceção da sutura metópica, que tem seu fechamento iniciado no período pré-natal, as demais suturas apresentam a união fibrosa por volta dos 6 meses de idade e a ossificação concluída na fase adulta. A despeito do fechamento precoce das suturas, a fontanela bregmática em geral permanece aberta, até o seu período normal de obliteração (entre 6 e 24 meses de idade).[28]

O crescimento dos ossos da calvária ocorre em direção perpendicular às suturas. Quando uma sutura se fecha precocemente, o crescimento é impedido na direção correspondente, havendo expansão compensatória a partir das suturas remanescentes, resultando, assim, em deformidade craniana (Figura 9.9).[29]

As craniossinostoses podem ser *primárias* ou *secundárias* a diversas condições, por exemplo, a doenças metabólicas (hipertireoidismo materno durante a gestação, deficiência de vitamina D, hipofosfatemia, mucopolissacaridoses, mucolipidoses e hipertireoidismo), doenças hematológicas (talassemia, anemia falciforme e anemias hemolíticas), exposição a substâncias teratogênicas (fenitoína, valproato de sódio e aminopterinas) e no contexto de displasias esqueléticas, anormalidades cromossômicas e em situações em que há redução da pressão intracraniana, como em hidrocefalias derivadas.[29]

Também podem ser classificadas em *simples* (sinostose de uma única sutura) ou *complexas* (de duas ou mais suturas) e em *não sindrômicas* e *sindrômicas* (Tabelas 9.10 e 9.11 e Figura 9.10).[28]

O PC pode estar normal, aumentado (no caso da escafocefalia) ou diminuído (nos casos de sinostose de múltiplas suturas). A distância biauricular (DBA) é medida da inserção superior de uma orelha à outra, passando-se a fita pela sutura coronal. A distância anteroposterior (DAP) é aferida passando-se a fita pela sutura sagital da glabela à protuberância occipital externa. A relação da DBA/DAP é um índice cefálico constante durante o primeiro ano de vida, o qual varia entre 0,85 a 1,0 para ambos os sexos.

HIC é uma complicação comum das craniossinostoses. É mais frequentemente encontrada nas formas complexas, sobretudo quando no contexto de síndromes, porém pode ocorrer mesmo em casos com comprometimento de uma única sutura.[30]

A radiografia pode ser utilizada na avaliação inicial da craniossinostose, porém, seus achados não são confiáveis nos três primeiros meses de vida devido à baixa mineralização do crânio nesse período, tornando difícil a visualização da fusão das suturas. A avaliação radiográfica consiste principalmente na detecção de esclerose óssea das margens das suturas, na perda da definição das suturas, pontes ósseas e sinais secun-

Etiologia	Forma	Visão frontal	Visão lateral	Visão a partir do vértice
Ausência de sinostose ou alteração deformacional	Normocefalia	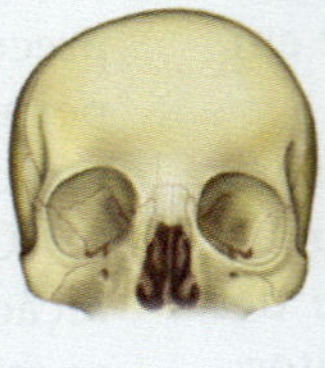	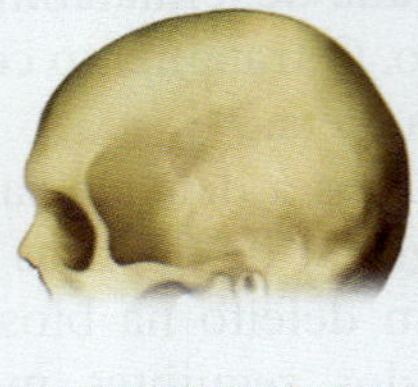	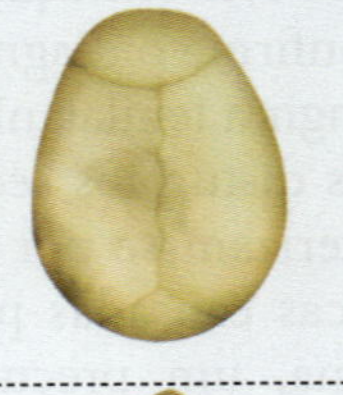
Sinostose da sutura metópica	Trigonocefalia	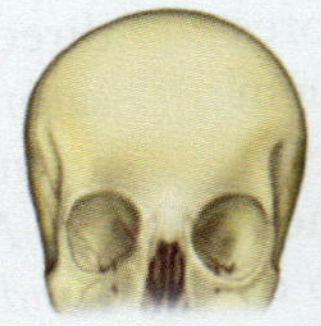	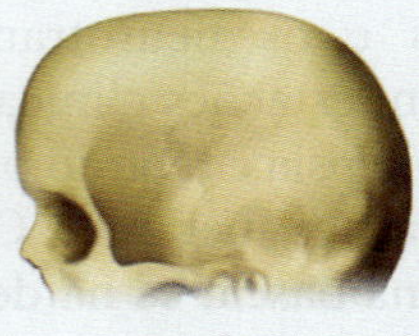	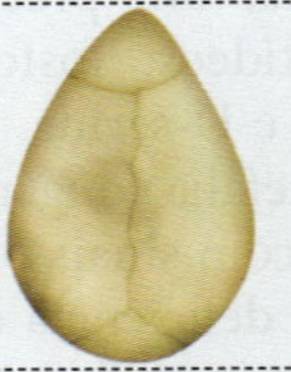
Craniossinostose coronal	Braquicefalia	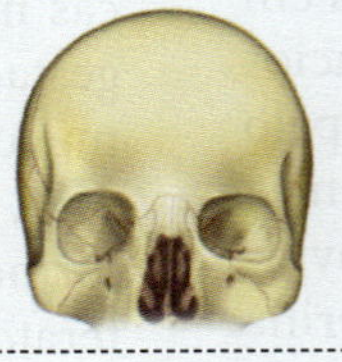	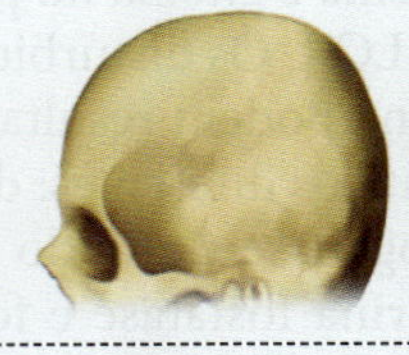	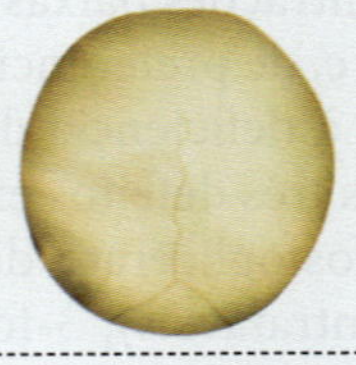
Sinostose unilateral da sutura coronal	Plagiocefalia	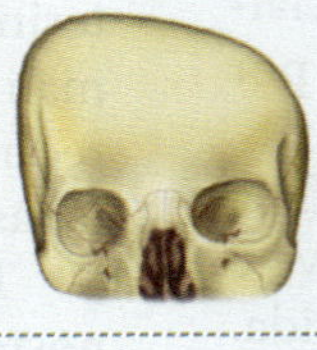	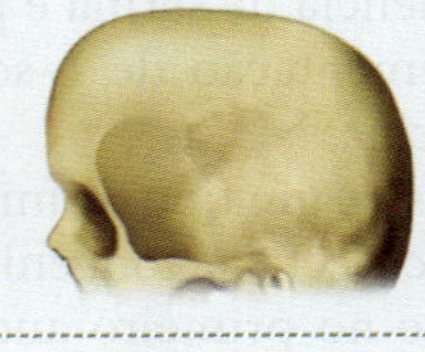	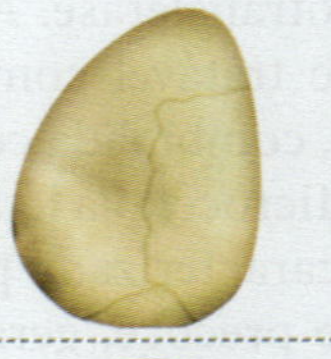
Sinostose da sutura sagital	Escafocefalia	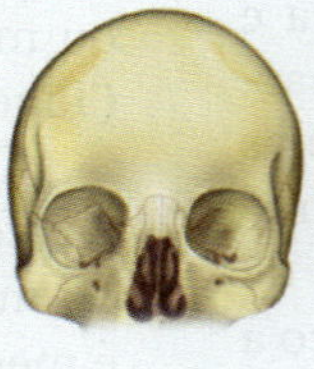	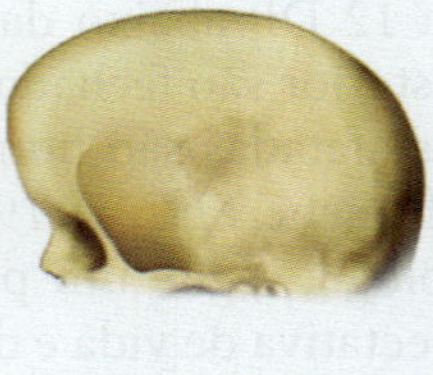	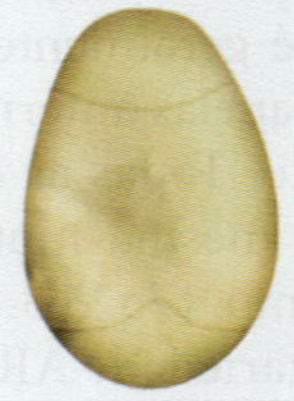
Sinostose unilateral da sutura lambdoide	Plagiocefalia	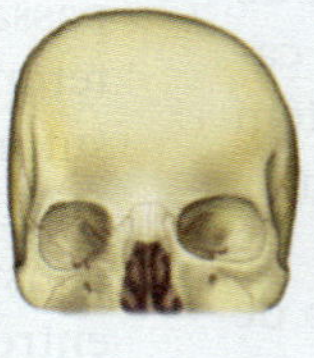	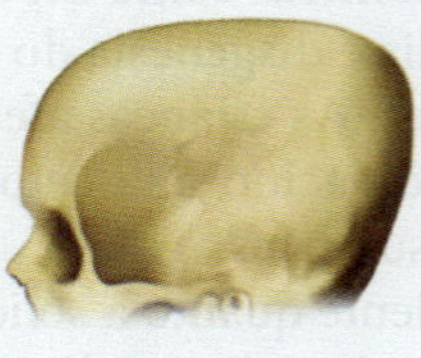	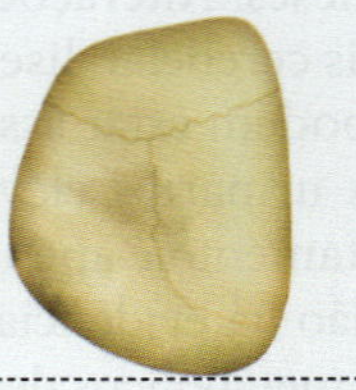
Plagiocefalia deformacional	Plagiocefalia	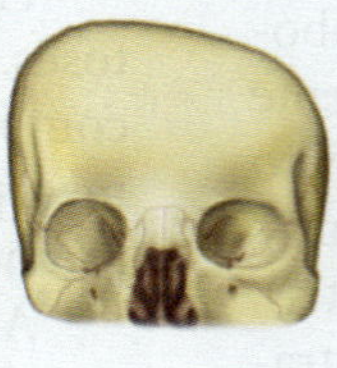	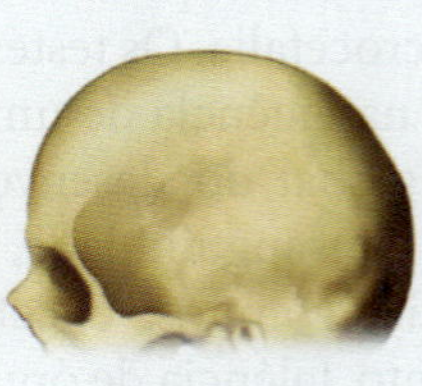	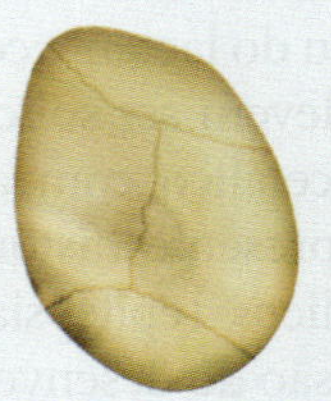

Figura 9.9 Normocefalia, formas comuns de craniossinostose e plagiocefalia deformacional.[29]

Alterações do Volume e da Forma do Crânio

Tabela 9.10 Craniossinostoses não sindrômicas.

Sutura envolvida Forma do crânio	Frequência dentre as craniossinostoses	Frequência de casos familiares	Características principais
Sagital Escafocefalia/ dolicocefalia	31,6% a 50%	2% a 9,2%	Predomínio do sexo masculino; a aparência do crânio é característica (alongada no sentido anteroposterior), sendo o perímetro cefálico maior do que 2 ou 3DP; tal deformidade é reconhecível ao nascimento, sendo que outras anormalidades podem estar associadas (13% a 31% dos casos): cardiopatias congênitas, anomalias vertebrais; deficiência mental não é usual; a correção cirúrgica é relativamente fácil e tem finalidade estética.
Coronal unilateral Plagiocefalia	20% a 25%	27%	Predomínio do sexo feminino; na plagiocefalia o crânio está assimétrico, sendo que há ausência da borda supraorbitária e obliquidade da sobrancelha no lado afetado e do lado contralateral é evidente uma bossa frontal compensatória; na braquicefalia há diminuição do diâmetro anteroposterior do crânio; uma proporção significativa dos casos relaciona-se com mutações do gene que codifica o receptor do fator de crescimento de fibroblastos tipo 3 (FGFR3), podendo ocorrer de novo ou ser familiais; o fechamento unilateral habitualmente não causa repercussões neurológicas (apenas estéticas); entretanto, o fechamento bilateral frequentemente causa distúrbios neurológicos: hipertensão intracraniana, atrofia óptica, deficiência mental (definitivamente mais comum do que na craniossinostose sagital); a correção cirúrgica, além da finalidade estética, pode reduzir ou evitar o prejuízo funcional.
Coronal bilateral Braquicefalia	5%		
Metópica Trigonocefalia	14%	5,6%	Frequentemente associada a malformações encefálicas, sobretudo à holoprosencefalia. A compressão intracraniana intrauterina é uma hipótese patogênica plausível para os casos não associados a malformações. A exposição fetal ao valproato é uma causa cada vez mais reconhecida, podendo estar ou não associada a anomalias. A trigonocefalia resultante é caracterizada por um estreitamento bifrontal e bitemporal adquirindo um formato triangular da fronte semelhante a uma "quilha". Os pacientes também apresentam medialização das órbitas (pseudo-hipotelorismo). O procedimento cirúrgico deve ser realizado de preferência entre 8 e 12 meses de idade.[31]
Coronal e sagital Oxicefalia*	12%	26%	A oxicefalia ou turricefalia tem maior frequência nos países do norte da África, sendo encontrada na maioria das vezes nas craniossinostoses sindrômicas. Refere-se a um crânio alongado verticalmente devido à restrição do crescimento anteroposterior e lateral secundária à sinostose da sutura coronal e sagital. Essas sinostoses resultam em crescimento compensatório na região da fontanela anterior gerando um crânio pontiagudo ou em forma de cone. A correção cirúrgica previne o aumento da pressão intracraniana, a inibição do crescimento cerebral e o prejuízo da função e do desenvolvimento cognitivo.[32,33]

* A obliteração mais ou menos simultânea das suturas coronal e sagital produz um crânio de formato pontiagudo. Entretanto, se a sutura coronal fechar-se antes, ocorrerá braquicefalia com expansão vertical secundária, a partir do momento em que houver o fechamento da sutura sagital (turricefalia).

(Continua)

Capítulo 9

Tratado de Neurologia Infantil

Tabela 9.10 (*Continuação*) Craniossinostoses não sindrômicas.

Sutura envolvida Forma do crânio	Frequência dentre as craniossinostoses	Frequência de casos familiares	Características principais
Múltiplas suturas *Complexa e variável*	5,5%	15,3%	Os pacientes com craniossinostoses complexas estão mais propensos a sofrer vários procedimentos operatórios e associação com malformações de Chiari (especialmente os que possuem envolvimento da sutura lambdoide). A frequência de atraso de desenvolvimento é maior do que nos pacientes que apresentam craniossinostose isolada. Seu tratamento requer vários procedimentos cirúrgicos, e recomenda-se monitoramento de rotina com IRM nos casos em que houver associação com malformação de Chiari.[30]
Lambdoide *Plagiocefalia*	2,9%	Raras	Ao contrário da sinostose coronal, estruturas faciais e orbitais geralmente não são afetadas. Os pacientes com sinostose lambdoide unilateral com frequência apresentam ipsilateralmente ao lado da sinostose um achatamento do osso occipital e deslocamento posterior da orelha decorrente da restrição do crescimento dessa região. Abaulamento parietal e occipital é evidente do lado contralateral, dando ao crânio um aspecto "trapezoide". O diagnóstico diferencial deve ser feito com a plagiocefalia posicional, onde o crânio apresenta a forma de um "paralelogramo", sendo evidente o achatamento de um dos lados da região occipital e o avanço ipsilateral da orelha e da região frontal. Sinostose bilateral da sutura lambdoide causa braquicefalia, com ambas as orelhas dispostas anteriormente e inferiormente. Os sinais radiológicos incluem assimetria trapezoide do crânio, fossa posterior pequena e esclerose da sutura lambdoide. A correção cirúrgica tem finalidade estética, podendo ser realizada entre 8 e 12 meses de idade.[34,35]
Coronal e sagital *Crânio em trevo*	< 1%	Frequentes	Sinostose complexa envolvendo múltiplas suturas. Trata-se de deformidade caracterizada por acentuado alargamento da cabeça com configuração trilobulada da visão frontal, lembrando um trevo de três folhas. Outras alterações que se associam ao quadro são a exoftalmia, a implantação baixa das orelhas e a obstrução das vias aéreas superiores. Tem sido reportada nas formas sindrômica e não sindrômica (isolada). Quase todos os afetados apresentam hidrocefalia e DI. Os principais objetivos da cirurgia corretiva são eliminar a pressão intracraniana por meio da reconstrução do crânio, corrigir deformidades mediofaciais, abrir as vias aéreas nasofaríngeas e expandir as órbitas rasas para acomodar os globos oculares.[36-38]
Todas as suturas *Craniossinostose microcefálica*	Raras		Craniossinostose microcefálica é rara, podendo ser familiar. A forma do crânio é normal, mas a pressão intracraniana encontra-se elevada. Atrofia óptica ou papiledema são sinais clínicos frequentemente encontrados.

Seção 2 ■ Manifestações Cardinais das Doenças Neurológicas

Alterações do Volume e da Forma do Crânio

Tabela 9.11 Principais craniossinostoses sindrômicas.

Síndrome	Herança	Gene, região cromossômica	Características principais
Crouzon #123500	AD	*FGFR2*,10q26.13	Braquicefalia, hipoplasia da maxila, prognatismo mandibular relativo, nariz adunco, hipertelorismo, órbitas rasas e proptose ocular.
Apert #101200	AD	*FGFR2*,10q26.13	Turribraquicefalia, acrobraquicefalia, hipoplasia da porção média da face, proptose, fissuras palpebrais oblíquas (sentido antimongólico), sindactilia completa simétrica de mãos e pés (envolvendo, pelo menos, o terceiro, quarto e quinto dedos).
Pfeiffer #101600	AD	*FGFR1*, 8p11.23-p11.22 *FGFR2*, 10q26.13	Turribraquicefalia, crânio em trevo (em alguns pacientes), estrabismo, proptose, hipertelorismo, polegares e hálux grandes, anormalidades cutâneas variáveis (de grau leve), sindactilia de mãos e pés.
Saethre-Chotzen #101400	AD	*TWIST1*, 7p21.1 *FGFR2*, 10q26.13	Braquicefalia, acrocefalia, assimetria facial, linha capilar frontal de implantação baixa, ptose, desvio do septo nasal, sindactilia variável (sobretudo do segundo e terceiro dedos); polegares e hálux normais; foramina parietal.
Carpenter #201000	AR	*RAB23*, 6p11.2	Craniossinostose (suturas coronal, sagital, lambdoide), braquicefalia, polidactilia pré-axial dos pés, joelho valgo, obesidade, baixa estatura, cardiopatias congênitas, sindactilia de tecidos moles, braquimesofalangia; deficiência mental frequente, puberdade precoce.
Baller-Gerold #218600	AR	*RECQL4*, 8q24.3	Craniossinostose (coronal, metópica, lambdoide), turribraquicefalia, micrognatia, baixa estatura, aplasia radial, sinostose radioumeral, hipoplasia dos ossos do carpo, fístula retovaginal, ânus imperfurado, deficiência mental.
Muenke #602849	AD	*FGFR3*, 4p16.3	Craniossinostose da sutura coronal (uni ou bicoronal), braquicefalia, plagiocefalia, perda auditiva, atraso do desenvolvimento, hipoplasia facial, fusão dos ossos carpais e tarsais, braquidactilia.
Jackson-Weiss #123150	AD	*FGFR1*, 8p11.23-p11.22 *FGFR2*, 10q26.13	Craniossinostose, hipoplasia da porção média da face, anormalidades dos pés caracterizadas por desvio medial, sindactilia cutânea do segundo e terceiro dedos, metatarso curto e largo, e fusão tarsonavicular e calcâneo navicular.
Beare-Stevenson #123790	AD	*FGFR2*, 10q26.13	Craniossinostose, deformidades da orelha, cutis gyrata, acantose nigricans, atresia de coanas, estenose de coanas, anomalias anogenitais, marcas na pele, coto umbilical proeminente.
Antley-Bixler #207410 #201750	AR	*POR*, 7q11.23 *FGFR2*, 10q26.13	Braquicefalia, microcefalia, sinostose radioumeral presente desde o período neonatal, hipoplasia da porção média da face, estenose ou atresia de coanas, múltiplas contraturas articulares, anormalidades viscerais (particularmente do sistema genitourinário), prejuízo da esteroidogênese (presente apenas no pacientes com mutação do POR).
Greig #175700	AD	*GLI3*, 7p14.1	Macrocefalia, escafocefalia, trigonocefalia, bossa frontal, hipertelorismo, polidactilia pré e pós-axial, sindactilia, inteligência normal.

(Continua)

Capítulo 9

Tratado de Neurologia Infantil

Tabela 9.11 (*Continuação*) Principais craniossinostoses sindrômicas.

Síndrome	Herança	Gene, região cromossômica	Características principais
Opitz #145410	AD	*SPECC1L*, 22q11.23	Craniossinostose (alguns pacientes), assimetria craniana, hipertelorismo, telecanto, fissura laringotraqueoesofágica, fendas labial, palatal e de úvula, malformações do aparelho genitourinário, dificuldades de deglutição, DI, atraso do desenvolvimento.
Displasia crânio--fronto-nasal #304110	XD	EFNB1, *Xq13.1*	As mulheres são mais gravemente afetadas, apresentando displasia frontonasal, assimetria craniana, braquicefalia, craniossinostose, ponta nasal bífida, unhas sulcadas, cabelo duro, anomalias do esqueleto torácico. Enquanto os homens normalmente só apresentam hipertelorismo e braquicefalia.
Síndrome de Robinow-Sorauf #180750	AD	TWIST1, *7p21.1*	Plagiocefalia (assimetria de órbitas), órbitas rasas, hipertelorismo, estrabismo, nariz longo, fino e pontudo, falange distal do hálux duplicada.

dários, como impressões digitais e aspecto de prata batida dos ossos do crânio. Em alguns casos, apenas um pequeno segmento pode estar envolvido, por isso deve ser feita a avaliação da sutura por toda sua extensão.[29]

A IRM pode ser utilizada para avaliação fetal de anormalidades da forma do crânio, mas não diagnostica a fusão das suturas cranianas. No período pós-natal a IRM é importante no diagnóstico de anomalias congênitas da linha média, anomalias da junção crânio-cervical como Chiari, malformações de drenagem venosa da fossa posterior e hidrocefalia.[39]

A USTF é um exame aplicável somente nos casos com fontanelas abertas, apresentando boa qualidade. É um método diagnóstico acessível, barato e capaz de diagnosticar fusão das suturas cranianas. Além disso, a US pode ser utilizada no diagnóstico pré-natal de sinostoses. No entanto, o diagnóstico de craniossinostose no primeiro trimestre de gestação não é possível.[39]

A TC com reconstrução 3D e baixa dose de radiação é o exame complementar de escolha no diagnóstico das craniossinostoses, pois propicia maior precisão na avaliação pré-operatória e no planejamento da correção cirúrgica. Por ser um exame com aquisição rápida de imagem, que permite a avaliação com precisão das deformidades craniofaciais e das alterações estruturais do cérebro, na maioria dos casos não é necessária a sedação anestésica do paciente. A reconstrução 3D fornece informações que não são detectadas em imagens axiais 2D ou radiografias simples, com uma precisão diagnóstica de 90% a 100%. O exame de TC fornece dados de estruturas ósseas, como cristas ósseas proe-

minentes que predominam na sutura sagital, espessamento e erosões ósseas focais, que são mais suscetíveis na sutura metópica, e esclerose óssea perissutural, que predomina na sutura lambdoide.[39]

O tratamento ideal do paciente com craniossinostose requer uma abordagem multidisciplinar que envolve: anestesia, cardiologia, cirurgia bucomaxilofacial, cirurgia plástica, dermatologia, enfermagem, fonoaudiologia, genética, neurocirurgia, neurologia, odontologia, oftalmologia, ortopedia, otorrinolaringologia, nutrição, pediatria, pneumologia, psicologia, psiquiatria, radiologia e serviço social.[32] No entanto, são poucos os lugares no Brasil que possuem uma infraestrutura adequada com uma equipe multidisciplinar disponível. Nesse caso, o paciente deverá ser encaminhado para um especialista em cirurgia craniofacial, como um neurocirurgião ou cirurgião plástico. Embora os lactentes devam ser avaliados nas primeiras semanas de vida, o encaminhamento é adequado em qualquer idade. O objetivo da correção cirúrgica precoce é principalmente evitar a HIC, uma das principais complicações da sinostose sutural única e múltipla.[29]

Uma vez que o diagnóstico de craniossinostose é confirmado, o tratamento é por correção cirúrgica. A cirurgia apresenta duas finalidades: corrigir a aparência anormal do crânio causada pelos padrões alterados de crescimento (finalidade estética) e tratar os efeitos deletérios sobre o desenvolvimento cerebral causados pela HIC (finalidade terapêutica).[40]

Os cuidados no manejo agudo dos neonatos e lactentes com sinostose grave de múltiplas suturas devem

226   **Seção 2** ■ Manifestações Cardinais das Doenças Neurológicas

Alterações do Volume e da Forma do Crânio

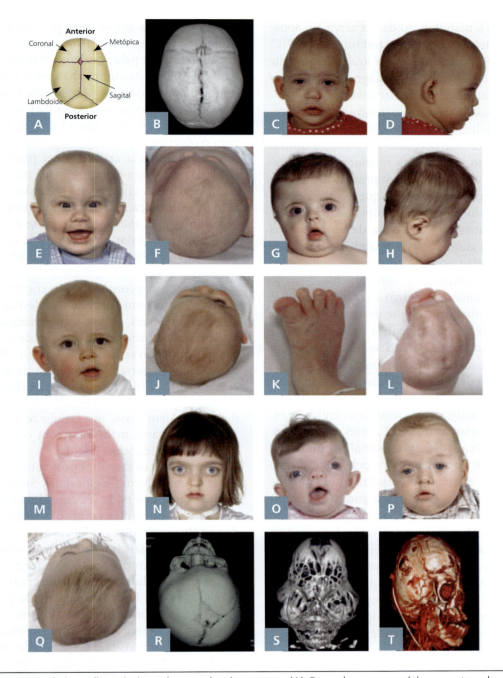

Figura 9.10 Características diagnósticas das craniossinostoses. (A) Desenho esquemático mostrando as posições das principais suturas cranianas. (B) TC de crânio (visão a partir do vértice), mostrando as principais suturas. (C, D) Sinostose sagital: cabeça longa e estreita. (E, F) Sinostose da sutura metópica: hipotelorismo e formato triangular da fronte. (G, H) Sinostose bicoronal: cabeça larga e achatada no sentido anteroposterior. (I, J) Sinostose unicoronal direita: fronte achatada e posição anterior da orelha no lado afetado, desvio de ponte nasal e fronte proeminente no lado não afetado. Anomalias congênitas das mãos e pés, características da síndrome de Pfeiffer (K), síndrome de Apert (L) e síndrome craniofrontonasal (M). (N) Aparência facial da síndrome de Crouzon. (O) Hipertelorismo grave, sulco na ponta nasal e sinostose unicoronal esquerda na síndrome craniofrontonasal. (P) Ptose e sinostose unicoronal esquerda na síndrome Saethre-Chotzen. (Q) Plagiocefalia posicional: proeminência à direita anteriormente e à esquerda posteriormente, com anteriorização da orelha direita e crânio com formato de paralelogramo. (R) Reconstrução de TC de crânio evidenciando sinostose da sutura coronal esquerda. (S) Reconstrução de TC mostrando crânio em trevo. (T) Angiotomografia mostrando drenagem venosa anômala na craniossinostose sindrômica de múltiplas suturas. Reproduzido a partir de Johnson D, Wilkie AO. Craniosynostosis. Eur J Hum Genet. 2011; 19(4): 369-76, com permissão.[28]

Capítulo 9

ser direcionados à manutenção da via aérea, ao apoio alimentar, à proteção ocular e ao tratamento da PIC. Dificuldade respiratória pode exigir avaliação urgente pelo médico especialista a fim de diagnosticar e tratar possíveis causas anatômicas e obstrutivas.[28]

A HIC associada à craniossinostose pode apresentar várias etiologias, implicando diferentes tratamentos. A hidrocefalia necessita de *shunt*; a apneia obstrutiva do sono requer uma melhora da permeabilidade das vias aéreas. A descompressão do forame magno é necessária nos casos em que ocorre herniação tonsilar. Nas sinostoses de múltiplas suturas deve-se dar especial atenção à presença de uma possível drenagem venosa anômala, principalmente durante a abordagem da região posterior do crânio, constituindo-se em um risco potencial de sangramento.[28]

O tratamento cirúrgico eletivo da craniossinostose tem três grandes objetivos, que se destinam a corrigir a deformidade do crânio, impedir a sua progressão e reduzir o risco futuro de HIC. Não há consenso em relação ao momento adequado para a realização da cirurgia. O tempo de intervenção cirúrgica é influenciado pela preferência do cirurgião, pelo tempo de referência ao especialista e pela técnica cirúrgica de escolha, podendo variar de três a 12 meses. Atenção especial deve ser dada aos déficits sensoriais secundários, por exemplo, resultantes de ptose palpebral (síndrome Saethre-Chotzen), estrabismo (sinostose unicoronal e síndrome craniofrontonasal), perda auditiva (condutiva no caso de mutações FGFR2 e neurossensorial no caso de síndrome Muenke) e má oclusão dentária (especialmente mutações FGFR2). Malformações associadas, como a sindactilia e a fenda palatina (síndrome de Apert) também requerem cirurgia.[28,31] Em relação ao prognóstico, a frequência de complicações cirúrgicas (hematoma, infecção de ferida operatória, abscesso subgaleal, deformidade residual) é baixa e apresenta bom resultado em longo prazo.

■ PLAGIOCEFALIA DEFORMACIONAL

Plagiocefalia é uma condição caracterizada por uma distorção assimétrica (achatamento de um dos lados) do crânio. Duas diferentes formas de plagiocefalia são descritas em lactentes: a plagiocefalia sinostótica (descrita anteriormente) e a forma não sinostótica. Esta última condição, definida como plagiocefalia posicional ou deformacional (PD), é secundária a forças externas que atuam no crescimento e na moldagem do crânio, tanto no período pré-natal como no pós-natal.[41]

As PD tornaram-se mais prevalentes após a instituição da campanha *"back to sleep"* (dormir em decúbito dorsal) pela Academia Americana de Pediatria, em 1992. Esta campanha teve o intuito de evitar a morte por sufocação, relacionada ao decúbito ventral.[42] No entanto, as alterações da forma do crânio já eram relatadas no passado. O uso de forças externas com o objetivo de moldar o crânio (denominadas deformação craniana artificial) era praticado na Antiguidade na cultura egípcia e pelas tribos germânicas, e também pelas civilizações pré-colombianas maia e inca. A deformação era considerada um sinal de afiliação a um grupo, *status* social e parte de um ritual cultural que visava criar um formato de crânio que fosse esteticamente mais agradável ou associado a atributos desejáveis, como a inteligência.[43,44]

Um estudo prospectivo de coorte da Nova Zelândia mostrou uma prevalência de PD de 19,7% em crianças saudáveis. O pico de prevalência da PD gira em torno de 4 meses de idade e tende a diminuir com a idade, podendo ser tão baixa quanto 3,3% aos 2 anos. Estes dados suportam a evidência de que, na ausência de qualquer tratamento, a forma do crânio poderá mudar naturalmente dentro dos dois primeiros anos de vida.[45] Além disso, um estudo recente mostra que PD menos graves melhoram com o tempo e podem resolver-se na idade pré-escolar.[46]

Nem todos os lactentes posicionados em decúbito dorsal desenvolvem plagiocefalia. Sendo assim, o decúbito dorsal não pode ser considerado o único fator etiológico e diferentes condições estão associadas ao desenvolvimento de PD (Tabela 9.12).

O aspecto mais importante na avaliação de qualquer criança com plagiocefalia é fazer um diagnóstico correto e excluir a presença de craniossinostose. O diagnóstico de PD na infância é feito principalmente a partir da história clínica e confirmado pelo exame físico, que deve ser realizado no momento do nascimento e em cada visita de controle de saúde até 1 ano de idade. A PD geralmente caracteriza-se por um crânio de formato adequado ao nascimento e que após duas semanas adquire a forma de um paralelogramo, com achatamento occipital unilateral ou achatamento da parte central da região occipital. Por outro lado, se o crânio apresenta um achatamento occipital desde o nascimento, o diagnóstico de sinostose unilateral da sutura lambdoide deverá ser considerado.[44]

A análise detalhada da forma do crânio (visão anterior, posterior e a partir do vértice), a posição das orelhas ipsilateral e contralateral, bem como o grau de assimetria facial associada são extremamente importantes. Ao visualizar a criança de frente (vista

Alterações do Volume e da Forma do Crânio

Tabela 9.12 Fatores de risco para o desenvolvimento de plagiocefalia deformacional.[44]		
Fatores maternos	**Fatores perinatais**	**Fatores pós-natais**
Idade	Sexo masculino	Hospitalização
Educação	Apresentação transversa ou pélvica	Crianças inativas
Etnia	Gravidez múltipla	Posição supina prolongada
	Anormalidades congênitas	Posicionamento favorito da cabeça
	Oligodrâmnio	Ganho lento das habilidades motoras
	Injúria ao nascimento	
	Baixo peso ao nascimento	
	Prematuridade	
	Parto assistido	
	Primiparidade	
	Parto prolongado	
	Torcicolo congênito	

facial), deverá ser avaliada a simetria das bochechas, olhos e ouvidos. Em até 80% dos recém-nascidos com PD lateral, a fronte ipsilateral ao achatamento é deslocada para frente.[47] Em crianças com PD posterior (braquicefalia), a cabeça parece larga, e o crânio pode ser proeminente acima das orelhas.[48] Sinostose coronal bilateral pode levar à braquicefalia, que se apresenta de forma semelhante à PD posterior.[49] O crânio na PD lateral, visualizado a partir do vértice, apresenta a forma de um "paralelogramo", onde é evidente o achatamento de um dos lados da região occipital e o avanço ipsilateral da orelha e da região frontal. Outro dado importante ao exame físico é a presença de cristas ósseas palpáveis no trajeto da sutura lambdoide, o que não é encontrado na PD. Diferentes características fenotípicas ajudam o médico a fazer o correto diagnóstico diferencial entre PD e craniossinostoses, em especial a da sutura lambdoide (Figuras 9.9 e 9.11).

Também é importante analisar os pais do paciente, devido ao fato de o formato do crânio poder ser muitas vezes hereditário. O exame da região cervical (amplitude de movimento, movimento da cabeça) é essencial em crianças com suspeita de DP. Em crianças com torcicolo, a apresentação clínica inclui inclinação ipsilateral (*tilt*) associada à rotação e à translação contralaterais.[44]

Exames complementares, como a TC de crânio, poderão ser úteis nos casos em que houver dúvida diagnóstica após a avaliação clínica, para descartar craniossinostose. US é um método diagnóstico não invasivo, que não utiliza radiação ionizante, de fácil execução, rápido e seguro, que poderá auxiliar na avaliação das suturas cranianas.[48]

O reconhecimento e a abordagem clínica da PD nos primeiros meses de vida poderão evitar, na maioria dos casos, a necessidade de intervenções cirúrgicas. O tratamento específico será determinado com base na gravidade da PD. Deverá ser iniciado o mais precocemente possível, visto que o crescimento cefálico é maior no primeiro ano de vida, o que consequentemente auxiliará na melhora da deformidade craniana.

Embora seja geralmente aceito que aproximadamente 70% dos pacientes com PD melhorem espontaneamente, várias opções de tratamento conservador foram estabelecidas, incluindo aconselhamento dos pais, mudanças regulares de posição, fisioterapia e também capacetes de remodelação craniana nos casos de assimetria moderada a grave.[50] Reposicionamento ativo é um método barato, porém, exige o cumprimento rigoroso, com participação diária. O método consiste em alternar a posição da cabeça durante o sono, deixar a criança acordada 30 minutos diariamente em decúbito ventral sobre supervisão e reduzir o tempo gasto diariamente na mesma posição no assento do carro.[44]

Há, no entanto, uma escassez de recomendações baseadas em evidências na literatura internacional para o manejo de pacientes com PD. Os pais devem ser alertados de que a PD é essencialmente um problema cosmético, que não causa risco de vida, incapacidade ou déficit neurológico. É extremamente importante a in-

Capítulo 9

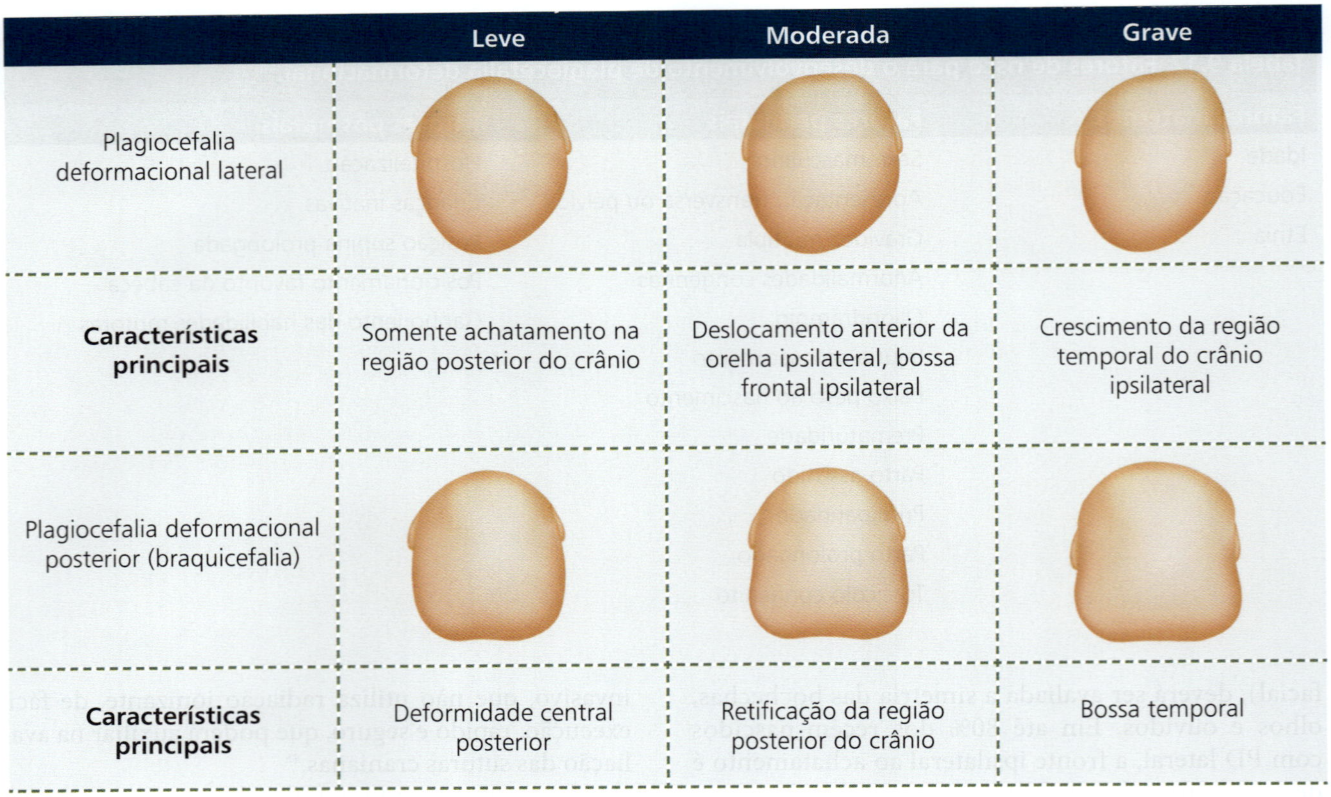

	Leve	Moderada	Grave
Plagiocefalia deformacional lateral			
Características principais	Somente achatamento na região posterior do crânio	Deslocamento anterior da orelha ipsilateral, bossa frontal ipsilateral	Crescimento da região temporal do crânio ipsilateral
Plagiocefalia deformacional posterior (braquicefalia)			
Características principais	Deformidade central posterior	Retificação da região posterior do crânio	Bossa temporal

Figura 9.11 Visualização a partir do vértice da plagiocefalia deformacional lateral e posterior.

formação de que a história natural é favorável, mesmo sem tratamento. Nos casos de PD de grau moderado a grave, nos quais exercícios posicionais e fisioterapia não apresentam bons resultados, um capacete de remodelação craniana deverá ser considerado. Portanto, formas leves de PD normalmente não necessitam de tratamento com a utilização de capacete, enquanto nas formas graves é frequentemente recomendado.[44,51]

A melhor resposta ao tratamento com capacetes ocorre entre 4 e 12 meses de idade devido à maior maleabilidade do osso craniano infantil e ao efeito normalizador do rápido crescimento cerebral. Poucas mudanças no formato do crânio parecem ocorrer quando utilizados após 12 meses de idade. Para serem eficazes, os capacetes devem ser utilizados por pelo menos 23 horas por dia, durante pelo menos dois a seis meses, dependendo da idade do lactente e da gravidade da PD. Ajustes frequentes também são necessários, às vezes semanalmente, para garantir o adequado crescimento do crânio e a correção ideal da deformidade.[44]

Vários estudos têm comparado a eficácia dos capacetes ortopédicos e do reposicionamento ativo, mas as evidências atuais ainda são insuficientes para orientar objetivamente as decisões de tratamento. No entanto, para crianças com PD grave, além do tratamento conservador aos 6 meses de idade, um capacete de remodelação craniana poderá proporcionar uma melhora significativa na forma craniana e minimizar as deformidades. A melhora significativa ocorre após os três meses iniciais do uso da órtese.[52] Complicações relacionadas ao uso da órtese, como úlceras de pressão e dermatite de contato são raras e autolimitadas.[53]

Devido às altas taxas de sucesso do tratamento conservador, a cirurgia para correção da PD é raramente indicada. O tratamento cirúrgico deve ser indicado apenas em casos muito graves, após o esgotamento de todos os outros métodos não cirúrgicos, e de preferência em um centro especializado em cirurgia craniofacial que combine neurocirurgia pediátrica e cirurgia plástica. Por outro lado, a cirurgia está normalmente indicada no tratamento da craniossinostose: o diagnóstico precoce e preciso é muito importante, pois orienta o curso do tratamento.[54]

■ REFERÊNCIAS BIBLIOGRÁFICAS

1. Amiel-Tison C, Gosselin J, Infante-Rivard C. Head growth and cranial assessment at neurological examination in infancy. Dev Med Child Neurol. 2002;44(9):643-8.

Alterações do Volume e da Forma do Crânio

2. Natale V, Rajagopalan A. Worldwide variation in human growth and the World Health Organization growth standards: a systematic review. BMJ Open. 2014;4(1):e003735.

3. Raymond GV, Holmes LB. Head circumferences standards in neonates. J Child Neurol. 1994;9(1):63-6.

4. Miles JH, Hadden LL, Takahashi TN, Hillman RE. Head circumference is an independent clinical finding associated with autism. Am J Med Genet. 2000;95(4):339-50.

5. Nellhaus G. Head circumference from birth to eighteen years. Practical composite international and interracial graphs. Pediatrics. 1968;41(1):106-14.

6. Fenton TR. A new growth chart for preterm babies: Babson and Benda's chart updated with recent data and a new format. BMC Pediatr. 2003;3:13.

7. Olney AH. Macrocephaly syndromes. Semin Pediatr Neurol. 2007;14(3):128-35.

8. Cecconi M, Forzano F, Milani D, Cavani S, Baldo C, Selicorni A, et al. Mutation analysis of the NSD1 gene in a group of 59 patients with congenital overgrowth. Am J Med Genet A. 2005;134(3):247-53.

9. Gatchel JR, Zoghbi HY. Diseases of unstable repeat expansion: mechanisms and common principles. Nat Rev Genet. 2005;6(10):743-55.

10. Hoffmann GF, Zschocke J. Glutaric aciduria type I: from clinical, biochemical and molecular diversity to successful therapy. J Inherit Metab Dis. 1999;22(4):381-91.

11. DeMyer W. Megalencephaly: types, clinical syndromes, and management. Pediatr Neurol. 1986;2(6):321-8.

12. Williams CA, Dagli A, Battaglia A. Genetic disorders associated with macrocephaly. Am J Med Genet A. 2008;146A(15): 2023-37.

13. Alvarez LA, Maytal J, Shinnar S. Idiopathic external hydrocephalus: natural history and relationship to benign familial macrocephaly. Pediatrics. 1986;77(6):901-7.

14. Weaver DD, Christian JC. Familial variation of head size and adjustment for parental head circumference. J Pediatr. 1980;96(6):990-4.

15. Corns R, Martin A. Hydrocephalus. Surgery. 2012;30(3):142-8.

16. Ashwal S, Michelson D, Plawner L, Dobyns WB, Quality Standards Subcommittee of the American Academy of N, the Practice Committee of the Child Neurology S. Practice parameter: Evaluation of the child with microcephaly (an evidence-based review): report of the Quality Standards Subcommittee of the American Academy of Neurology and the Practice Committee of the Child Neurology Society. Neurology. 2009;73(11): 887-97.

17. Passemard S, Kaindl AM, Verloes A. Microcephaly. Handb Clin Neurol. 2013;111:129-41.

18. Barkovich AJ, Kuzniecky RI, Jackson GD, Guerrini R, Dobyns WB. A developmental and genetic classification for malformations of cortical development. Neurology. 2005;65(12): 1873-87.

19. Abuelo D. Microcephaly syndromes. Semin Pediatr Neurol. 2007;14(3):118-27.

20. Bale Jr JF, Bonkowsky JL, Filloux FM, Hedlund GL, Nielsen DM, Larsen PD. Pediatric Neurology: A Color Handbook. London: Manson Publishing Ltd, 2012.

21. Sugimoto T, Yasuhara A, Nishida N, Murakami K, Woo M, Kobayashi Y. MRI of the head in the evaluation of microcephaly. Neuropediatrics. 1993;24(1):4-7.

22. Woods CG, Parker A. Investigating microcephaly. Arch Dis Child. 2013;98(9):707-13.

23. von der Hagen M, Pivarcsi M, Liebe J, von Bernuth H, Didonato N, Hennermann JB, et al. Diagnostic approach to microcephaly in childhood: a two-center study and review of the literature. Dev Med Child Neurol. 2014;56(8):732-41.

24. Riley EP, McGee CL, Sowell ER. Teratogenic effects of alcohol: a decade of brain imaging. Am J Med Genet C Semin Med Genet. 2004;127C(1):35-41.

25. Figueiró-Filho EA, Lopes AHA, Senefonte FRdA, Souza Júnior VGd, Botelho CA, Duarte G. Fenilcetonúria materna: relato de caso. Rev Bras Ginecol Obstetr. 2004;26:813-7.

26. Tabatabaie L, Klomp LW, Berger R, de Koning TJ. L-serine synthesis in the central nervous system: a review on serine deficiency disorders. Mol Genet Metab. 2010;99(3):256-62.

27. Lindhurst MJ, Biesecker LG. Amish Lethal Microcephaly. In: Pagon RA, Adam MP, Ardinger HH, Wallace SE, Amemiya A, Bean LJH, et al. GeneReviews(R). Seattle (WA), 1993.

28. Johnson D, Wilkie AO. Craniosynostosis. Eur J Hum Genet. 2011;19(4):369-76.

29. Ursitti F, Fadda T, Papetti L, Pagnoni M, Nicita F, Iannetti G, et al. Evaluation and management of nonsyndromic craniosynostosis. Acta Paediatr. 2011;100(9):1185-94.

30. Czerwinski M, Kolar JC, Fearon JA. Complex craniosynostosis. Plast Reconstr Surg. 2011;128(4):955-61.

31. Garza RM, Khosla RK. Nonsyndromic craniosynostosis. Semin Plast Surg. 2012;26(2):53-63.

32. Stal S, Chebret L, McElroy C. The team approach in the management of congenital and acquired deformities. Clin Plast Surg. 1998;25(4):485-91, vii.

33. Parameters for evaluation and treatment of patients with cleft lip/palate or other craniofacial anomalies. American Cleft Palate-Craniofacial Association. March, 1993. Cleft Palate Craniofac J. 1993;30 Suppl:S1-16.

34. Adamo MA, Pollack IF. Current Management of Craniosynostosis. Neurosurg Quarterly. 2009;19(2):82-7.

35. Trad CS, Rosique RG. Craniossinostoses primárias: ensaio iconográfico. Radiol Bras. 2005;38:377-80.

36. Fonseca JM, Borém LMA. Síndrome do crânio em folha de trevo: relato de caso. Radiol Bras. 2014;47:189-90.

37. Iannaccone G, Gerlini G. The so-called "cloverleaf skull syndrome". Pediatric Radiol. 1974;2(3):175-83.

38. Tubbs RS, Sharma A, Griessenauer C, Loukas M, Shoja MM, Watanabe K, et al. Kleeblattschadel skull: a review of its history, diagnosis, associations, and treatment. Childs Nerv Syst. 2013;29(5):745-8.

39. Kotrikova B, Krempien R, Freier K, Muhling J. Diagnostic imaging in the management of craniosynostoses. Eur Radiol. 2007;17(8):1968-78.

40. Fearon JA. Evidence-based medicine: Craniosynostosis. Plast Reconstr Surg. 2014;133(5):1261-75.

41. Looman WS, Flannery AB. Evidence-based care of the child with deformational plagiocephaly, Part I: assessment and diagnosis. J Pediatr Health Care. 2012;26(4):242-50; quiz 51-3.

42. Positioning ATFoI, SIDS. Positioning and SIDS. Pediatrics. 1992;89(6):1120-6.

43. Ayer A, Campbell A, Appelboom G, Hwang BY, McDowell M, Piazza M, et al. The sociopolitical history and physiological underpinnings of skull deformation. Neurosurgical focus. 2010;29(6):E1.

44. Pogliani L, Mameli C, Fabiano V, Zuccotti GV. Positional plagiocephaly: what the pediatrician needs to know. A review. Childs Nerv Syst. 2011;27(11):1867-76.

Capítulo 9

45. Jenny B, Smoll NR, Rilliet B, Gautschi OP. Management of positional plagiocephaly--helmet or no helmet? Childs Nerv Syst. 2014;30(7):1153-4.

46. Hutchison BL, Stewart AW, Mitchell EA. Deformational plagiocephaly: a follow-up of head shape, parental concern and neurodevelopment at ages 3 and 4 years. Arch Dis Child. 2011;96(1):85-90.

47. Losee JE, Mason AC. Deformational plagiocephaly: diagnosis, prevention, and treatment. Clin Plast Surg. 2005;32(1):53-64, viii.

48. Regelsberger J, Delling G, Tsokos M, Helmke K, Kammler G, Kranzlein H, et al. High-frequency ultrasound confirmation of positional plagiocephaly. J Neurosurg. 2006;105(5 Suppl):413-7.

49. Blaser SI. Abnormal skull shape. Pediatr Radiol. 2008;38 Suppl 3:S488-96.

50. Kluba S, Kraut W, Calgeer B, Reinert S, Krimmel M. Treatment of positional plagiocephaly--helmet or no helmet? J Craniomaxillofac Surg. 2014;42(5):683-8.

51. Flannery AB, Looman WS, Kemper K. Evidence-based care of the child with deformational plagiocephaly, part II: management. J Pediatr Health Care. 2012;26(5):320-31.

52. Robinson S, Proctor M. Diagnosis and management of deformational plagiocephaly. J Neurosurg Pediatr. 2009;3(4):284-95.

53. Gump WC, Mutchnick IS, Moriarty TM. Complications associated with molding helmet therapy for positional plagiocephaly: a review. Neurosurg Focus. 2013;35(4):E3.

54. Marchac A, Arnaud E, Di Rocco F, Michienzi J, Renier D. Severe deformational plagiocephaly: long-term results of surgical treatment. J Craniofac Surg. 2011;22(1):24-9.

Seção 3

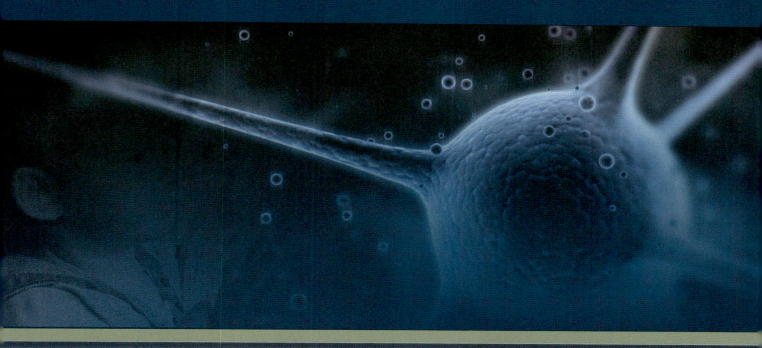

DOENÇAS E SÍNDROMES NEUROLÓGICAS

Seção 3

DOENÇAS E SÍNDROMES NEUROLÓGICAS

capítulo 10

▸ Dayane Danieli
▸ Marcos Rosa Júnior
▸ Catherine Marx

Doenças Neurológicas do Período Neonatal

■ CRISES EPILÉPTICAS

Crises epilépticas são um dos eventos neurológicos mais frequentes em recém-nascidos (RN). Podem ser causadas por uma variedade de distúrbios do sistema nervoso central (SNC) que ocorrem nos períodos pré, peri ou pós-natal. Às vezes se apresentam autolimitadas e benignas, como também prolongadas e graves, ameaçando a vida.[1-4] Além disso, crises epilépticas são um dos poucos sinais neurológicos identificáveis nos RN com lesões no SNC.

São consideradas crises epilépticas do período neonatal aquelas que ocorrem em até 44 semanas de idade gestacional pós-concepcional (idade gestacional mais o tempo em semanas de vida pós-natal). Os sobreviventes apresentam maior risco de evoluir com atraso do desenvolvimento neurológico, epilepsia e comprometimento cognitivo.[5-7]

A classificação das crises é fundamental para o raciocínio diagnóstico e terapêutico; a de Volpe[8] é uma das mais utilizadas (Tabela 10.1).

A classificação de Mizrahy e Kellaway também é bastante prática e útil,[9-12] pois considera apenas três tipos de crises:

- crises com manifestação puramente clínica, sem correspondência eletroencefalográfica;
- crises clínico-eletroencefalográficas;
- crises com demonstração apenas eletroencefalográfica.

Quando um RN apresenta movimentos anormais associados a alterações eletroencefalográficas simultâneas, não há muita dúvida em tratar esses fenôme-

nos motores como crises epilépticas. As crises com demonstração apenas eletroencefalográfica são aquelas em que o traçado demonstra início súbito de uma atividade repetitiva, a qual se destaca da atividade de base regular e evolui de forma progressiva tanto na frequência quanto na distribuição espacial e na morfologia das ondas, tendo uma duração maior que 10 segundos[13-16] (Figura 10.1). Cada vez mais tem sido demonstrada a necessidade de tratamento desse tipo de crise, considerando-se o desenvolvimento futuro da criança.[14,17-21] As crises de manifestação clínica sem correspondência eletroencefalográfica são alvo de amplo debate em relação à sua classificação, havendo dúvida sobre se devem realmente ser consideradas crises epilépticas. Isso porque poderiam ser crises de início em regiões muito profundas do encéfalo, em que os eletrodos de escalpo não seriam capazes de detectar a atividade epiléptica, ou de ser fenômenos de liberação de tronco encefálico.[22]

A maioria das crises neonatais é sintomática, sendo que um número significativo de causas deve ser pesquisado e tratado. O processo investigativo deve seguir uma hierarquia, com o intuito de identificar a causa e estabelecer seu tratamento específico.[23] Nos grandes centros, com um controle rigoroso dos cuidados neonatais, as causas mais comuns são os fenômenos vasculares, isquêmicos ou hemorrágicos. Entretanto, os distúrbios metabólicos (alterações dos níveis de cálcio, magnésio e glicemia) também são causas importantes. A história gestacional e de parto podem alertar o neonatologista para um RN com maior risco de desenvolver crises epilépticas (Tabela 10.2).

Tabela 10.1 Classificação das crises epilépticas, segundo Volpe.[1]

Classificação	Característica
Clônica	Contrações rítmicas e repetitivas de grupos musculares, uni ou multifocais; 1 a 3 abalos/segundo
Tônica	
Focal	Postura sustentada de membro, tronco ou desvio ocular
Generalizada	Postura sustentada e simétrica de membros e tronco (assemelha-se à postura de descerebração). Pode ser provocada ou intensificada por estimulação
Mioclônica	Contrações musculares breves e erráticas em face, tronco ou membros. Podem ser provocadas ou intensificadas por estimulação
Espasmo	Flexor, extensor ou misto; ocorre em salvas
Sutil	
Automatismo ocular	Movimentos circulares ou tipo nistagmo; piscamento, fixação do olhar, desvio do olhar. Podem ser provocados ou intensificados por estimulação
Automatismo orobucolingual	Sucção, mastigação, protrusão lingual. Podem ser provocados ou intensificados por estimulação
Automatismos com movimentos de progressão	Movimentos do tipo pedalar, remar, nadar. Podem ser provocados ou intensificados por estimulação
Automatismos complexos	Despertar súbito associado a movimentos de membros. Podem ser provocados ou intensificados por estimulação
Apneia ictal (em RN a termo)	Apneia prolongada (1-2 min), geralmente não associada à bradicardia; piora com o uso de teofilina. EEG ictal concomitante

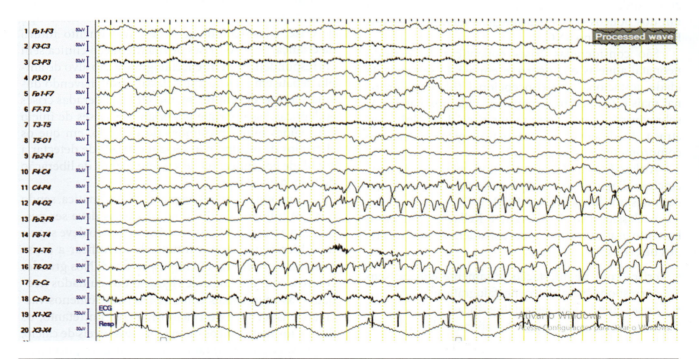

Figura 10.1 EEG de RN a termo que sofreu asfixia perinatal grave, evoluindo com encefalomalácia multicística, apresentando crises tônicas discretas, com desvio cefálico para a esquerda de curta duração. Por vezes as crises apresentavam-se apenas no traçado do EEG, sem manifestações clínicas (como na figura acima, sem artefatos musculares ou de movimentação). Crise eletrográfica caracterizada por atividade monorrítmica na faixa teta, de início em região occipital direita, envolvendo a região parietal adjacente após cerca de 3 segundos, com duração total de 40 segundos.

Doenças Neurológicas do Período Neonatal

Tabela 10.2 Considerações clínicas diante de um RN com crises neonatais.[3]

História

História materna (antecedentes mórbidos, uso de medicações, álcool e de drogas ilícitas)

História familiar de crises neonatais

- Gestação: pré-natal; infecções (TORCH; vírus do herpes simples, vírus Zika, sífilis, HIV, Parvovírus B19, vírus Coxsackie, *Streptococcus agalactiae*, *Enterococcus*, *Listeria monocytogenes*, *Chlamydia trachomatis*, *Escherichia coli*, *Neisseria gonorrhoeae*), uso de medicações, álcool e drogas ilícitas
- Parto: tipo e duração, presença de monitorização fetal, trauma cefálico, necessidade de ressuscitação, nota de Apgar, gasometria venosa ou arterial
- História neonatal: peso ao nascer, idade gestacional estimada, sinais vitais

Exame físico

Exame físico completo	Exame neurológico	Descrição dos movimentos anormais
Sinais vitais	Nível de consciência	Tipo de movimento, região envolvida
Dismorfismos	Postura	Duração e frequência dos movimentos
Evidências de traumatismo craniano ou de outras partes do corpo	Tônus muscular	Estado de vigília/sono em que os movimentos ocorrem
Lesões cutâneas ou descolorações	Movimentos dos membros	Verificar se os movimentos cessam quando contidos ou são desencadeados por estímulos específicos (geralmente são tremores ou *jitteriness*)
Perímetro cefálico	Reações primitivas e reflexos osteotendíneos	
Exame da fontanela	Nervos cranianos	

Epidemiologia

A incidência aproximada é de um a três casos para cada 1.000 nascidos a termo, sendo esse valor 10 vezes maior entre prematuros.[24-26] Alguns estudos apontam para uma maior incidência em RN com muito baixo peso e em meninos. Um terço das crises ocorre no primeiro dia de vida e outro terço, no restante da primeira semana.[7]

As crises em prematuros são, em grande parte, do tipo sutil, levando a uma grande variabilidade no reconhecimento e diagnóstico das mesmas. As crises com demonstração apenas eletroencefalográfica provavelmente são subestimadas, porque a maioria dos hospitais não dispõe de eletroencefalograma (EEG) para avaliar os RN.

Etiologia

Identificar e evitar os fatores de risco para o desenvolvimento de crises epilépticas no período neonatal podem diminuir a morbimortalidade em crianças. Há poucos estudos a respeito e alguns baseiam-se apenas na análise de um fator de risco específico (p. ex., anóxia perinatal) ou estudam uma coorte muito pequena de casos[27,28] (Tabela 10.3).

Tabela 10.3 Fatores de risco para crises epilépticas no período neonatal.[28]

Maternos/gestacionais	Parto	Recém-nascido
Idade materna avançada (> 40 anos)	Corioamnionite	Prematuros extremos
Nuliparidade	Sofrimento fetal evidente	Baixo peso
Diabetes *mellitus*	Placenta prévia	Pós-data (> 42 sem)
Febre	Prolapso de cordão	Sexo masculino
Baixo nível socioeconômico	Parto prolongado	
Etnia (menor em brancos, hispânicos e asiáticos)	Ruptura uterina	

Tratado de Neurologia Infantil

O momento de início das crises e a sua duração, bem como a resposta à terapia medicamentosa, são dados que auxiliam no diagnóstico etiológico (Tabela 10.4).

Hiperexcitabilidade cerebral do recém-nascido

O cérebro do RN é hiperexcitável e está predisposto ao desenvolvimento de crises epilépticas. É impor-

---

Tabela 10.4 Causas mais comuns das crises epilépticas neonatais, frequência desses fatores etiológicos e período mais comum de instalação das crises após o nascimento.

Etiologia	Frequência	Instalação
EHI	40%-60%	< 48h de vida
Trauma de parto		< 72h de vida
Vascular	7%-18%	
• Infarto arterial		Variável
• Trombose ou hemorragia venosa		Variável
• Hemorragia subaracnóidea		< 2 dias de vida
• Hemorragia intracraniana		< 7 dias de vida
Malformações cerebrais	3%-17%	A qualquer momento
Infeccioso	2%-14%	
• Meningite/encefalite		Após a primeira semana de vida
• Septicemia		Qualquer idade
• Infecções congênitas		Qualquer idade
Metabólico	3%-5%	
• Distúrbios eletrolíticos		
$\downarrow$ Ca e $\downarrow$ Mg		4º ao 10º dia de vida
$\uparrow$ ou $\downarrow$ Na		> 7 dias de vida
• Hipoglicemia		< 3 dias de vida
• Dependência de piridoxina/ácido folínico		Intraútero/qualquer período pós-natal variável
• Outros EIM		
Kernicterus	1%	Qualquer fase do período neonatal
Síndromes neurocutâneas (síndrome de Sturge-Weber, esclerose tuberosa, incontinência pigmentar)		
Abstinência de drogas maternas	4%	Primeiras horas pós-parto até 48h de vida (às vezes mais tardio)
Idiopático	2%	
Síndromes epilépticas	1%	
• EMP		Em qualquer momento
• EEPI		Em qualquer momento
• CNB		5º ao 7º dia de vida
• CNFB		Em qualquer momento
Tumores e malformações vasculares	Raro	Em qualquer momento

EIM: erros inatos do metabolismo; EMP: encefalopatia mioclônica precoce; EEPI: encefalopatia epiléptica precoce da infância – síndrome de Ohtahara; CNB: crises neonatais benignas; CNFB: crises neonatais familiares benignas.

238

Seção 3 ■ Doenças e Síndromes Neurológicas

tante conhecer esse processo de maturação cerebral, principalmente quando se considera a terapêutica medicamentosa. No RN, o sistema excitatório se desenvolve antes do sistema inibitório[29,30] (Figura 10.2).

O principal sistema excitatório, mediado pelo glutamato, potencializa-se durante o período neonatal. Isso é bastante evidente quando se observa os subtipos de receptores NMDA e AMPA,[31] pois sua composição é diferente em RN, predispondo à excitação. Os receptores NMDA demonstram expressiva ação do subtipo NR2B, que levam ao prolongamento do período de decréscimo da corrente elétrica e, portanto, à hiperexcitabilidade. Receptores AMPA apresentam menor proporção da subunidade GluR2, levando ao aumento da excitabilidade celular e à despolarização neuronal por meio do aumento da permeabilidade aos íons cálcio.[32-35]

Por outro lado, também o sistema gabaérgico (principal sistema inibitório cerebral) se apresenta paradoxalmente excitatório em RN, principalmente nos prematuros. Em cérebros maduros, os receptores $GABA_A$, ao serem ativados, tornam-se permeáveis ao íon cloreto e ao bicarbonato, levando à hiperpolarização celular.[36] Entretanto, esses mesmos receptores em RN, quando ativados, sofrem despolarização em razão das elevadas concentrações do íon cloreto no compartimento intracelular, pois há baixa expressão dos canais iônicos de KCC2 (que levam cloreto para fora da célula) e elevada expressão dos canais de NKCCl (que levam cloreto para dentro da célula), levando ao efluxo de íons cloreto após a ativação de receptores gabaérgicos, o que despolariza a membrana (Figura 10.3).

Os eventos hipóxico-isquêmicos são os principais desencadeadores de crises epilépticas no período neonatal. As crises geralmente ocorrem entre 12 e 24 horas de vida, habitualmente com a ocorrência de *status epilepticus*; apresentam padrão multifocal ou sutil e, em geral, cessam após 72 horas de vida. A hipóxia e o *status epilepticus* no RN a termo aumentam a excitabilidade neuronal no hipocampo e no córtex cerebral, observado por meio do excesso de receptores glutamatérgicos do tipo NMDA

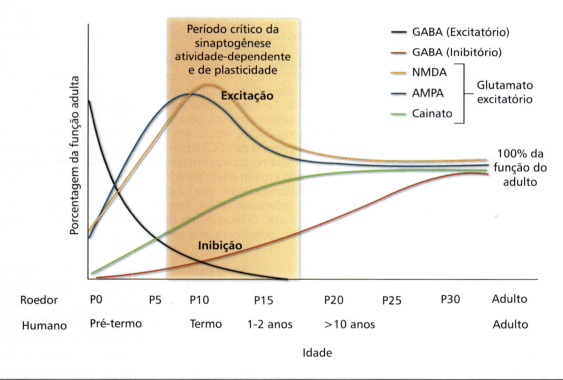

Figura 10.2 Representação esquemática do perfil de desenvolvimento dos receptores GABA e de glutamato, quanto à sua expressão e função.[37] Os períodos de equivalência entre ratos e humanos está representada no eixo X do gráfico. A ativação de receptores GABA é despolarizante em ratos, de forma bastante precoce já na primeira semana de vida, e em humanos durante todo o período neonatal. A função inibitória, no entanto, é gradualmente alcançada tanto em ratos quanto em humanos. Antes da completa maturação do GABA, os receptores glutamatérgicos NMDA e AMPA atingem um pico entre a primeira e segunda semana de vida pós-natal em ratos e no período neonatal em humanos. A ligação aos receptores cainato é inicialmente baixa e gradualmente se eleva por volta da quarta semana de vida. Crises epilépticas surgem nesse período crítico de sinaptogênese e desenvolvimento cerebral. Abreviações: AMPA (ácido α-amino-3-hidroxi-5-metil-4-isoxazolpropiônico); GABA (ácido γ-aminobutírico); NMDA (N-metil-D-aspartato).

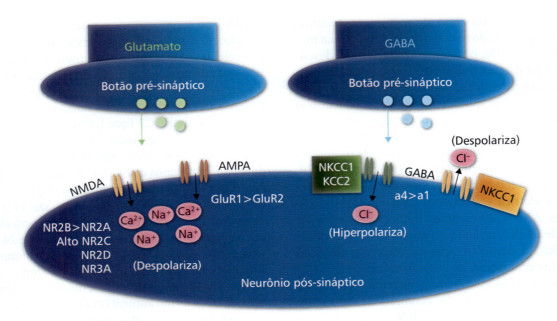

Figura 10.3 Dinâmica da transmissão sináptica cortical no período neonatal.[38] Do lado esquerdo está representada a sinapse excitatória glutamatérgica e à direita a sinapse inibitória gabaérgica. A liberação pré-sináptica de glutamato resulta em despolarização (excitação) do neurônio pós-sináptico por meio da ativação dos receptores AMPA e NMDA. Por outro lado, a liberação de GABA resulta em hiperpolarização (inibição), quando o neurônio pós-sináptico expressa quantidades suficientes de transportador de cloreto KCC2, mas despolarização (excitabilidade) quando íons cloreto se acumulam no intracelular devido à ação oposta do NKCCl que capta cloreto. Os receptores glutamatérgicos imaturos são compostos de altos níveis de subunidades NR2B, NR2C, NR2D e NR3A do receptor NMDA, aumentando o influxo de Ca^{2+} e Na^+, se comparados a sinapses amadurecidas. Além disso, receptores AMPA apresentam escassez de subunidades GluR2, resultando em aumento da permeabilidade Ca^{2+}, se comparados às sinapses mais maduras. Portanto, antagonistas específicos dos receptores NMDA e AMPA podem ser alvos para desenvolvimento terapêutico específico idade dependente. Ainda, enquanto a ativação de receptores $GABA_A$ resulta em hiperpolarização e inibição de sinapses amadurecidas, devido a coexpressão de NKCCl e KCC2, a expressão de KCC2 é baixa no período neonatal em comparação com estágios mais avançados e, portanto, o íon Cl se acumula no espaço intracelular e a abertura de receptores $GABA_A$ permite o fluxo passivo de Cl^- para fora da célula, resultando em um efeito paradoxal de despolarização. Somado a isso, o receptor imaturo $GABA_A$ apresenta elevados níveis de subunidade α4, que funcionalmente o torna menos suscetível à ação de benzodiazepínicos. Essas duas características dos receptores $GABA_A$ tornam os agonistas gabaérgicos (barbitúricos e benzodiazepínicos) menos efetivos no período neonatal. O bloqueador de canal NKCCl, bumetanida, apresenta efeitos anticonvulsivantes quando associado ao fenobarbital, pelo sinergismo entre as drogas.[2]

(subtipo GluN). A alteração dos receptores GluN causada pela hipóxia pode contribuir para o desenvolvimento de crises epilépticas espontâneas e para epileptogênese futura. Dessa forma, a modulação de subunidades específicas de GluN pode representar um alvo terapêutico em potencial na prevenção das alterações cognitivas relacionadas às alterações da função e à plasticidade sinápticas induzidas pelas crises por hipóxia.[39]

Investigação

Laboratorial

Além dos exames físico e neurológico completos, alguns exames complementares devem ser solicitados (Tabela 10.5). Na maioria das vezes, a causa conseguirá ser estabelecida a partir dessa abordagem.

Se os exames iniciais se apresentarem normais e as crises epilépticas persistirem, deverá ser realizada uma investigação bioquímica mais ampla, voltada ao diagnóstico de erros inatos do metabolismo (Capítulo 19 – Erros Inatos do Metabolismo). Se ainda assim a causa não for identificada, deve-se considerar a realização de exames genéticos, como a hibridização genômica comparativa em microarranjos de DNA (CGH-*array*) e o sequenciamento do exoma. A análise genética das epilepsias familiares tem identificado mutações em diferentes genes de canais iônicos, que resultam em crises neonatais como as familiares benignas. Mutações de genes dos canais de sódio (*SCN1B*, *SCN1A*, *SCN2A1*), canais de potássio (*KCNQ2* e *KCNQ3*) e receptores gabaérgicos (*GABRG2*) têm sido descritas em pacientes com crises neonatais.[40]

Doenças Neurológicas do Período Neonatal

Tabela 10.5 Exames laboratoriais que devem ser solicitados inicialmente, na vigência de crises neonatais*.

- Hemograma, VHS, proteína C reativa, hemocultura
- Gasometria arterial, lactato, eletrólitos (sódio, potássio, cálcio, magnésio e cloreto) – calcular o *ânion gap*
- Glicemia, ureia, creatinina, TGO, TGP
- Amônia plasmática
- Cromatografia de aminoácidos no sangue (principalmente se crises após introdução da dieta)
- Líquor – análise quimiocitológica e dosagem de lactato
- Urinálise, com pesquisa de nitritos e cultura de urina

* Estocar soro, urina e líquor a –20 °C, para eventuais análises adicionais como, por exemplo, PCR para vírus específicos.

Neurofisiológica

O diagnóstico da crise é corroborado pela poligrafia (EEG convencional, acompanhado por avaliação cardíaca, respiratória, ocular e muscular) associada à monitorização por vídeo. Esse exame é considerado padrão de referência para o diagnóstico, e a monitorização contínua com poligrafia constitui o método ideal de avaliação do RN com fenômenos possivelmente epilépticos.[41,42]

O EEG de amplitude integrada (aEEG), cada vez mais comum nas unidades de terapia intensiva (UTI) neonatais pela maior facilidade de interpretação e pelo menor custo do aparelho, apresenta limitações quando comparado à poligrafia neonatal. Por exemplo, ele não monitoriza todo o cérebro, limitando-se a poucas áreas de observação, além de não conseguir avaliar crises de curta duração.[43-47] É um exame de grande utilidade para monitorização de RN que sofreram anóxia neonatal, sobretudo para a avaliação das regiões de fronteira vascular. Seu uso ideal é feito com a monitorização contínua, pelo período que for necessário para a captação dos movimentos anormais, identificando se há correspondência eletrográfica ou não.[48-53] Detectada a alteração clínica descrita, com sua correspondente alteração no aEEG, confirma-se a presença de crise epiléptica (Figura 10.4). No entanto, a ausência de alteração eletrográfica não exclui esse diagnóstico.[54,55]

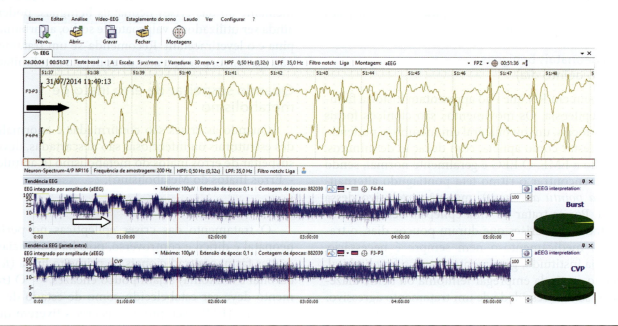

Figura 10.4 Imagem de aEEG com dois canais (F3-P3 e F4-P4), demonstrando na parte de cima da figura (seta preta) crise eletrográfica caracterizada pela presença de atividade contínua ritmada de espícula-onda, com maior amplitude à direita do traçado de EEG, e na parte inferior da figura a representação desse traçado no aEEG (seta branca), onde se observa elevação simultânea das margens inferior e superior do traçado (formato semelhante a um cone). Imagem gentilmente cedida pelo Dr. Gabriel Fernando Todeschi Variane – Faculdade de Ciências Médicas da Santa Casa de São Paulo.

Capítulo 10

Neuroimagem

A imagem por ressonância magnética (IRM) é o método de imagem padrão de referência para investigação de RN que apresentam crises epilépticas. Deve-se incluir a sequência de difusão, a espectroscopia e, nos casos em que houver suspeita de malformações vasculares, a angiorressonância. Em 88% dos casos são encontradas alterações.

A ultrassonografia (US) transfontanelar é excelente para detecção de hemorragia, hidrocefalia e cistos, porém tem baixa sensibilidade para infartos e outras lesões parenquimatosas.

Diagnóstico diferencial de crises epilépticas

Muitas vezes o RN apresenta movimentos anormais, mas não necessariamente de origem epiléptica. Alguns dos mais importantes: mioclonia neonatal benigna do sono, tremor fisiológico e *jitteriness*, hiperecplexia, distonia (por encefalopatia bilirrubínica, exposição intrauterina a drogas, torcicolo paroxístico benigno, síndrome de Sandifer), distúrbios da movimentação ocular (desvio tônico do olhar para cima, desvio tônico do olhar para baixo, opsoclonus), soluços, fasciculação de língua e automatismos motores.[56,57]

Síndromes epilépticas no período neonatal

A síndrome de Ohtahara e a encefalopatia mioclônica precoce são discutidas no Capítulo 14 – Epilepsias e Síndromes Epilépticas.

Crises neonatais benignas (crise do quinto dia)

Surgem em RN que não apresentam história familiar de epilepsia. Os movimentos são clônicos focais ou multifocais, uni ou bilateral em membros, podendo se manifestar como apneia, com duração de minutos, chegando a EME. O EEG é geralmente normal, sendo possível encontrar o ritmo teta pontiagudo alternante (*theta pointu alternant*), mas não exclusivo dessa doença. Por se tratar de uma epilepsia benigna e autolimitada, com crises que duram poucos dias, o tratamento medicamentoso nem sempre é necessário. Caso seja instituído, geralmente usa-se o fenobarbital, podendo-se ainda empregar fenitoína ou benzodiazepínicos, sem necessidade de um tratamento agressivo.

Os critérios diagnósticos são: 1. RN a termo; 2. gestação e parto normais; 3. início das crises entre o 4º e 6º dias de vida; 4. estado neurológico normal antes e durante as crises; 5. crises clônicas e/ou de apneia; 6. ausência de crises tônicas; 7. exames laboratoriais normais; 8. EEG interictal normal.[58,59]

Crises neonatais familiares benignas

Apresentam causa genética, de herança autossômica dominante na maioria dos casos, com alta penetrância. Já foram descritas mutações dos genes *KCNQ2* (cromossomo 20q) e *KCNQ3* (cromossomo 8q). O tipo recessivo está relacionado a mutações de genes que codificam proteínas do canal de sódio (*SCN2A*) no cromossomo 2q.

As crises têm início entre o 2º e o 15º dia de vida. A maioria ocorre durante o sono e geralmente é tônica, focal ou generalizada. Elas podem estar relacionadas a apneia, vocalização, movimentos mastigatórios e movimentos anormais dos olhos. Crises clônicas são raras. Ao longo do dia podem ocorrer inúmeras crises, que vão diminuindo em frequência até cessarem, no máximo, até o 6º mês de vida. O EEG interictal é normal, o ritmo teta pontiagudo alternante pode estar presente e o ictal é caracterizado por decremento da atividade de base bilateral e simétrico, seguido por espículas e ondas agudas bilaterais que duram de 1 a 2 minutos.

Os critérios diagnósticos são: 1. história familiar de crises no período neonatal; 2. curso neurológico normal; 3. cessação espontânea das crises por volta dos 6 meses de vida. O diagnóstico no período neonatal pode ser estabelecido pelo encontro das mutações dos canais de sódio e potássio.

O tratamento medicamentoso mais utilizado é semelhante ao das crises neonatais benignas, podendo ainda ser utilizados o valproato de sódio, a carbamazepina e o levetiracetam. Recomenda-se um tratamento não agressivo, por se tratar de epilepsia autolimitada.

Quando suspeitar de erro inato de metabolismo

Quando as crises são confirmadas e anormalidades estruturais ou infecciosas são descartadas, deve-se suspeitar de erros inatos do metabolismo (Capítulo 19 – Erros Inatos do Metabolismo).

Tratamento

O tratamento das crises epilépticas no período neonatal é difícil e controverso, pois há evidências de que os fármacos tradicionais de primeira linha (fenobarbital e fenitoína) sejam pouco eficazes.[60-62] O tratamento deve ser estabelecido como de estado de mal epiléptico (EME) sempre que as crises tiverem duração maior que 3 minutos ou forem curtas, mas em salvas. Todas as crises eletrográficas devem ser tratadas.[63] Procura-se sempre identificar e tratar a doença de base, quando possível, evitando o uso de drogas antiepilépticas nestes casos.

Quase 50% das crises epilépticas neonatais são refratárias à dose inicial do primeiro fármaco antiepiléptico (FAE) escolhido e 30% são refratárias ao segundo.[64] Poucos FAE estão disponíveis para tratamento nesse período, não só pela carência de estudos com novas medicações, mas também pelas condições clínicas nas quais o RN muitas vezes se encontra em UTI neonatal (p. ex., jejum oral e com acesso venoso limitado). Há poucas opções de medicações de uso intravenoso, sendo esse um dos motivos da maior frequência do uso de fenobarbital e fenitoína.[61]

Não há medicação ideal para o tratamento de crises epilépticas no RN e, portanto, cada instituição deve ter um protocolo específico, que seja aceito tanto pelos neonatologistas quanto pelos neurologistas, evitando atraso no manejo das crises. Da mesma maneira, o tempo de tratamento das crises também é desconhecido. Os últimos consensos pregam um tempo mínimo de tratamento, mas sabe-se que a recorrência de crises não é diferente entre os grupos que recebem FAE por um longo período e aqueles que recebem medicação por um período mais curto.[65-67]

A diretriz da Organização Mundial da Saúde (OMS) e da International League Against Epilepsy (ILAE), publicada em 2011, orienta o uso do fenobarbital como droga de primeira linha, e tanto a fenitoína quanto os benzodiazepínicos, e também a lidocaína, podem ser usados como drogas de segunda linha, pois não há evidências de melhor controle de crises ao se comparar essas três classes de drogas (Figuras 10.5).[7]

Os FAE, que não o fenobarbital ou a fenitoína, são empregados com base em séries de casos, não em estudos clínicos cegos, randomizados. Assim, a verdadeira eficácia dessas medicações é desconhecida (Tabela 10.6).

As crises decorrentes de insultos agudos, como eventos hipóxico-isquêmicos e infartos, raramente persistem além de alguns dias. Dessa forma, as drogas adicionais usadas podem parecer mais eficazes quando na verdade não o são.[68] Além disso, os estudos mais antigos não incluíam o uso de vídeo-EEG prolongado e, portanto, as crises não convulsivas, comuns após o uso de fenobarbital, podem ter passado despercebidas.

Se a causa das crises não for identificada mesmo após os exames laboratoriais iniciais e de imagem, devem-se introduzir a piridoxina, o piridoxal-5-fosfato e o ácido folínico, e prosseguir com o *screening* metabólico (Tabela 14.1).

Quando retirar as medicações

Crises neonatais secundárias a eventos hipóxico-isquêmicos ou a infecções intracranianas (crises sin-tomáticas agudas) tendem a durar apenas alguns dias, sendo autolimitadas. Portanto, o FAE deve ser descontinuado logo após o término das crises (frequentemente antes da alta hospitalar).[67]

Em casos de malformações do desenvolvimento cortical ou de alterações dos exames de imagem que sugiram lesão cerebral permanente, o risco de crises será maior e, portanto, o FAE deve ser continuado por um período mais prolongado.[69]

Caso a criança esteja em uso de FAE e em uma tentativa de retirada haja recorrência de crise, a dose da medicação deve voltar ao nível anterior, quando ela não apresentava mais crises, e uma nova tentativa de retirada pode ser feita após 1 ou 2 meses. Após essa nova tentativa de retirada, se a criança voltar a apresentar crises, é possível que ela apresente epilepsia, devendo ser tratada como tal, com maior cautela no manejo das drogas.[3]

Prognóstico

O prognóstico das crises está bastante relacionado à causa subjacente. Fatores etiológicos que levam a lesão cerebral difusa apresentam pior prognóstico. Os tipos de crises geralmente associados a lesões difusas são o das mioclônicas generalizadas, o das tônicas generalizadas e o dos automatismos motores. São fatores associados a pior prognóstico aos dois anos de idade:

- Idade ao nascer (principalmente aqueles com menos de 1 kg);
- Idade gestacional (principalmente os abaixo de 29 semanas);
- Apgar no primeiro, quinto e décimo minutos (significativo abaixo de 7 no primeiro e quinto minutos);
- Etiologia (principalmente hemorragias);
- Atividade de base no EEG (moderadamente anormal ou extremamente anormal);
- Exame neurológico muito alterado;
- Presença de EME (mais significativo nos RN a termo);
- Crises recorrentes por período superior a 48 horas.

São fatores associados ao desenvolvimento de epilepsia pós-natal:

- US transfontanelar anormal (hemorragia peri-intraventricular graus III e IV, leucomalácia periventricular, hemorragia intraparenquimatosa, malformações cerebrais);
- Atividade de base anormal no EEG;
- Presença de EME.[3]

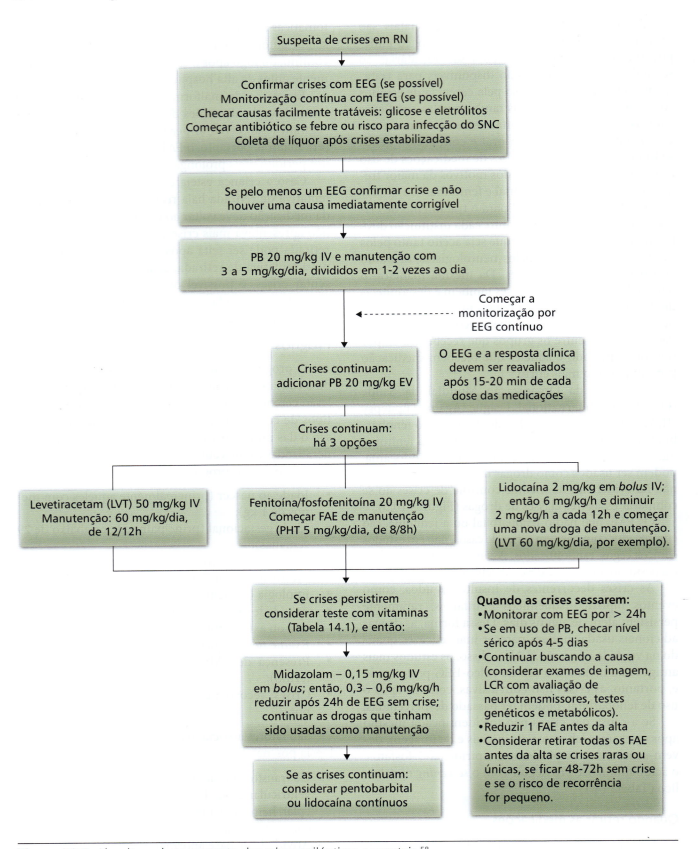

Figura 10.5 Algoritmo de tratamento das crises epilépticas neonatais.[58]

Doenças Neurológicas do Período Neonatal

Tabela 10.6 FAE utilizados em crises neonatais.

FAE de uso habitual

Fenobarbital

Ataque: 20 mg/kg IV ou IM (máximo de 40 mg/kg).

Manutenção: 3-5 mg/kg/dia, 1 ×/dia ou de 12/12h, IV, IM ou VO.

Nível sérico terapêutico: 20-40 mg/L; meia-vida de 100h, após 5-7 dias.

Fenitoína

Ataque: 15-20 mg/kg IV (infundir em 30-45 min).

Manutenção: 3-4 mg/kg/dia, de 8/8h ou 12/12h.

Nível sérico terapêutico: 10-20 mg/L; meia-vida de 100h (variando entre 40-200h).

Diazepam

Apresenta *clearance* rápido, curta duração de ação e efeito depressor do SNC, principalmente quando associado ao fenobarbital. Pode levar a parada cardiorrespiratória.

Bolus: 0,25-1 mg/kg IV ou 0,5 mg/kg por via retal. Pode ser repetido 1-2 vezes; meia-vida de 31-54h.

Lorazepam*

Bolus: 0,05-0,1 mg/kg IV (em 2-5 min), podendo ser repetido; meia-vida de 31-54h.

Midazolam

Ataque: 0,05-0,2 mg/kg IV ou IM.

Manutenção: infusão contínua de 0,06 mg/kg/h, aumentando de 0,03 a 0,06 mg/kg/h a cada 2 min, até o controle das crises (dose máxima de 1 mg/kg/h).[70,71] Após 15 a 30 minutos, uma outra dose de ataque de 0,1-0,15 mg/kg pode ser feita.

Clonazepam*

Ataque: 0,1-0,2 mg/kg IV, em 30 minutos.

Manutenção: 0,1-0,5 mg/kg em 24h. O nível plasmático deve se manter entre 30-100 mg/mL.

Lidocaína

Não há consenso sobre qual FAE deve ser usado como segunda escolha, mas alguns estudos sugerem o uso de lidocaína endovenosa, principalmente nos RN a termo.[72-74]

Uma das formas de uso é administrar 2 mg/kg IV em 10 minutos, seguidos de 6 mg/kg/h por 6h, depois reduzindo para 4 mg/kg por mais 12h, depois 2 mg/kg por mais 12h.

Outra forma de tratamento é 4-6 mg/kg/hora, em infusão contínua. O nível plasmático varia de 3-6 mg/L.

Tiopental

Deve-se tomar cuidado na infusão pelo risco de necrose local, por se tratar de uma solução de pH básico. Respeitar a diluição máxima de 2,5 mg/mL.

A dose de ataque para cessar o EME é de 3 a 5 mg/kg com doses adicionais de 1 a 2 mg/kg a cada 3 a 5 minutos, máximo 10 mg/kg.

A manutenção varia de 1 a 5 mg/kg/h; meia-vida de 14-20h, podendo levar de 2-5 dias para desaparecer da corrente sanguínea.[75,76] A manutenção deve variar de 12-24h, mantendo um traçado de EEG isoelétrico. Após esse período, a medicação deve ser retirada lentamente.[77]

Propofol

Também com ação gabaérgica, agindo em sítios diferentes dos benzodiazepínicos nos receptores GABA$_A$. Iniciar com 1 mg/kg, com doses adicionais de 1 a 2 mg/kg a cada 3 a 5 minutos, se necessário, até no máximo 10 mg/kg. Manutenção de 2 a 4 mg/kg/h. Não deve ser mantido por mais de 48h.[76]

(Continua)

Capítulo 10

245

Tabela 10.6 (*Continuação*) FAE utilizados em crises neonatais.

Outros FAE de uso neonatal

Levetiracetam

Tem sido bastante empregado nos Estados Unidos por causa da facilidade de apresentação IV e boa tolerabilidade. No entanto, não demonstra maior eficácia que os FAE convencionais. Aparentemente tem efeito neuroprotetor.[78-81]

Ataque: 20 mg/kg.

Manutenção: 5-60 mg/kg/dia, de 12/12h ou de 8/8h. O elevado volume de distribuição e rápido *clearance* em neonatos pode exigir maior dose de ataque e de manutenção para manter níveis adequados de concentração sérica.

Topiramato

Apresenta múltiplos mecanismos de ação antiepiléptica e parece ter um efeito neuroprotetor em modelos experimentais, principalmente logo após eventos hipóxico-isquêmicos associados a hipotermia.[82] Sua maior dificuldade de uso é a formulação de apresentação exclusivamente oral. No entanto, o emprego da formulação IV está sendo estudado, com boa tolerabilidade para os voluntários adultos saudáveis.[83,84] Por se tratar de droga de uso *off-label*, não há consenso sobre a forma de tratamento, sendo empregada a dose de ataque de 10 mg/kg/dia e manutenção de 5 mg/kg/dia, por via oral.[85] Alguns autores sugerem o uso de 0,5 a 1 mg/kg/dia, com aumentos diários de 0,5 a 1 mg/kg/dia até dose máxima de 8 mg/kg/dia.[86]

Lamotrigina

Estabiliza a membrana neuronal e inibe a liberação de glutamato e aspartato, ao agir em canais de sódio voltagem-dependentes. Apresenta formulação apenas de uso oral e deve ser titulada lentamente, afim de evitar *rash* cutâneo. Existem poucos estudos com seu uso no período neonatal e a dose terapêutica de manutenção descrita chega a 5 mg/kg/dia.[87]

Bumetanida

Trata-se de um diurético de alça que tem sido empregado para uso em associação ao fenobarbital, para auxiliar a reversão do potencial excitatório gabaérgico no período neonatal ao reduzir as concentrações de íons cloreto no intracelular (Figura 10.3). Os estudos têm demonstrado redução da frequência e duração das crises, além de efeito neuroprotetor.[88] Outros, porém, revelam não haver qualquer diferença em relação ao controle de crises e ainda destacam os riscos de uso dessa medicação em relação à ototoxicidade e à nefrotoxicidade e os riscos de biodisponibilidade limitada ao SNC.[89-91]

Valproato de sódio

Evitar o uso na suspeita de um erro inato do metabolismo. Age de múltiplas formas, bloqueando canais de sódio e potencializando os efeitos gabaérgicos ao inibir a enzima GABA transaminase. Utiliza-se a dose de 15-30 mg/kg IV em 5 minutos, podendo ser usado de 1-3 mg/kg/h como dose de manutenção.[76]

Vigabatrina

Medicação que também não tem seu uso liberado para esta faixa etária, com poucos estudos descritos para o tratamento neonatal, sendo utilizada ocasionalmente em situações especiais, como na síndrome de Ohtahara, com dose descrita de 50-100 mg/kg/dia. Pode levar a uma piora de crises mioclônicas.[92]

Em 2011, Garfinkle criou um escore para predizer o prognóstico neurológico após crises epilépticas neonatais (Tabela 10.7). A nota de corte para uma evolução desfavorável é 3, com sensibilidade de 81% e especificidade de 84%.[93]

■ ENCEFALOPATIA HIPÓXICO-ISQUÊMICA

Eventos mórbidos pré, peri ou pós-natais podem acarretar hipoperfusão tecidual (isquemia) e diminuição da oferta de oxigênio (hipóxia), ambos responsáveis pela síndrome hipóxico-isquêmica. Sua causa mais frequente no período neonatal é a asfixia perinatal, que pode ser causada por: 1. interrupção do fluxo sanguíneo umbilical (p. ex., compressão do cordão umbilical); 2. troca insuficiente de gases pela placenta (p. ex., descolamento de placenta); 3. perfusão placentária inadequada do lado materno (p. ex., hipotensão materna); 4. feto comprometido que não tolera o estresse do trabalho de parto (p. ex., restrição do crescimento intrauterino); 5. falha ao expandir o pulmão logo após o nascimento.[94]

Tabela 10.7 Escore para classificação do prognóstico após crise epiléptica neonatal.[93]

Variável	Score
Parto	
Cesárea	1
Normal	0
Início das crises (em horas)	
≤ 24	1
>24	0
Tipo de crise	
Sutil, clônica multifocal, tônica, mioclônica	1
Clônica focal	0
Atividade de base do EEG	
Anormal moderado ou grave	1
Normal ou discretamente anormal	0
Etiologia	
I, PO, DC, EIM, ODG	1
Asfixia intraparto, hemorragia, AVC	0
Total	**0-5**

I: infecciosa; PO: pós-operatória; DC: disgenesia cerebral; EIM: erro inato do metabolismo; ODG: outras doenças genéticas; AVC: acidente vascular cerebral.

A encefalopatia hipóxico-isquêmica (EHI) neonatal é uma síndrome neurológica caracterizada por sinais de comprometimento encefálico, de ocorrência no período neonatal, decorrente de lesões hipóxico-isquêmicas nos períodos pré-natal, intraparto ou neonatal. A incidência de asfixia perinatal varia na literatura de 3 a 6 por 1.000 nascidos vivos e a de EHI de 0,3 a 2 por 1.000 nascidos vivos a termo.[95,96] Os RN pré-termos, devido à imaturidade da resposta tecidual a agressões e reação glial limitada, possuem maior predisposição para desenvolver dano cerebral.[97]

O diagnóstico de insulto hipóxico-isquêmico decorrente de asfixia perinatal deve ser feito com cautela, analisando os fatores pré-parto e excluindo outras causas (p. ex., malformações cerebrais, doenças metabólicas, infecções, acidente vascular cerebral neonatal). Estudos mostram que a asfixia perinatal responde por apenas 12% a 20% das crianças com paralisia cerebral e por cerca de 10% dos indivíduos com deficiência intelectual.[98,99]

Várias são as possíveis causas da EHI, mas é sempre difícil saber o momento exato de sua ocorrência. A hipoxemia costuma ocorrer intraútero, por causas maternas e fetais, em 20% dos casos; durante o trabalho de parto em 35% e, no período pós-natal, em 10% dos casos[70] (Tabela 10.8).

Tabela 10.8 Fatores de risco para encefalopatia hipóxico-isquêmica.

Fatores maternos/obstétricos
Oxigenação materna inadequada (hipoventilação durante anestesia, cardiopatia, falência respiratória)
Hipotensão arterial (hemorragia uterina, anemia, hemorragia placentária, compressão da cava e aorta pelo útero gravídico)
Obstrução da circulação sanguínea através do cordão umbilical (circular de cordão, prolapso de cordão)
Descolamento prematuro de placenta
Placenta prévia
Diabetes
Hipertensão arterial e eclâmpsia
Fatores fetais
Infecções congênitas
Prematuridade
Fatores neonatais
Falência de oxigenação (cardiopatia e apneia)
Anemia (hemorragia e doença hemolítica)
Choque grave

Patogênese

O insulto hipóxico causa mudança do metabolismo aeróbico para anaeróbico, o que leva a acidose metabólica (láctica) e a alterações cardiovasculares. Por causa da redução do débito cardíaco e da vasodilatação periférica, ocorre uma hipotensão acentuada, resultando em diminuição da perfusão cerebral e morte neuronal. Os insultos mais leves e progressivos causam dano isquêmico que leva a apoptose, na qual ocorre a fragmentação do DNA e a redução do núcleo e do citoplasma celular. Os insultos de curta duração e mais intensos levam à necrose, que causa edema, reação inflamatória intensa e quebra das membranas celulares.[100]

Durante a fase de isquemia/hipóxia cerebral acontece uma diminuição da recaptação de glutamato, levando ao aumento de seus níveis sinápticos e à ativação de receptores de aminoácidos excitatórios, como NMDA, AMPA e de cainato, processo denominado excitotoxicidade. Há então acúmulo dos íons Na^+ e Ca^{++} e diminuição da ação da Na^+/K^+ – ATPase, cujo funcionamento depende de energia, conduzindo a um rápido edema citotóxico e a necrose. Os principais responsáveis pelo aumento de Ca^{++} intracelular são a ativação dos receptores NMDA e a liberação de Ca^{++} pelas mitocôndrias e pelo retículo endoplasmático. Esse aumento causa ativação das fosfolipases e da sintase do óxido nítrico. Uma segunda onda prolongada de produção de óxido nítrico pode ocorrer 4 a 7 dias após a hipóxia, devido a uma resposta à inflamação da isquemia cerebral. Os mediadores inflamatórios, particularmente a interleucina 1-B, também participam desse processo de lesão.[94,101]

Após a reperfusão e o restabelecimento da oxigenação mitocondrial, observa-se a fase tardia de lesão neuronal, que surge ao longo das primeiras 24 a 48 horas. Nela ocorrem a formação de substâncias oxidantes (radicais livres) que causam lesão tecidual, alteração dos aminoácidos intracelulares, oxidação dos ácidos nucleicos, peroxidação dos ácidos graxos poli-insaturados da membrana celular e o desencadeamento de apoptose.[102]

Os danos causados pelos radicais livres no encéfalo dos RN são ainda maiores, porque eles têm mecanismos antioxidantes imaturos e podem ter outros fatores concorrentes que influenciam na lesão, como uma doença cerebral preexistente e restrição de crescimento intrauterino grave. A seletividade das lesões hipóxico-isquêmicas ao comprometerem regiões específicas do encéfalo dos fetos e RN decorre, sobretudo, de fatores maturacionais.

Quadro clínico

Na EHI as manifestações neurológicas podem ter início ao nascimento ou poucas horas depois. É a principal causa de crises epilépticas no período neonatal (60% a 65%), tanto no termo como no pré-termo. Costumam aparecer nas primeiras 24 horas de vida e muitas vezes são refratárias aos fármacos antiepilépticos (FAE).[103]

Habitualmente os primeiros sintomas são letargia e apneia, evoluindo com crises epilépticas, apatia e hipotonia. Com o passar das horas surgem os sinais bulbares e de disfunção do tronco encefálico, podendo culminar com morte em menos 72 horas de vida. As alterações motoras encontradas se correlacionam com a topografia da lesão cerebral isquêmica.

A gravidade da encefalopatia depende da duração do insulto hipóxico-isquêmico e de seu momento de ocorrência, este último relacionado ao grau de maturação encefálica. A EHI pode ser classificada de acordo com a gravidade em três estádios: 1. leve: há sinais transitórios, com persistência de discreta alteração de tônus, além de irritabilidade e sonolência; 2. moderado: há alteração dos reflexos, tônus e vigília, e já é possível ocorrerem crises epilépticas; 3. grave: torpor ou coma, com morte em 50% dos casos (Tabela 10.9).[104,105]

Diagnóstico

Os exames de imagem são fundamentais para a definição topográfica e da extensão da lesão isquêmica, além de ajudarem na predição da gravidade do quadro.

A US transfontanelar tem a vantagem de poder ser realizada na beira do leito, o que é ideal para os pacientes com alto risco de serem transportados. Entretanto, sua utilidade é limitada na avaliação de lesões hipóxico-isquêmicas, podendo identificar alterações em núcleos da base e tálamos, leucomalácia periventricular (LPV) e lesões parenquimatosas extensas, focais ou multifocais.[106]

A tomografia computadorizada (TC) do crânio, em locais onde não há disponibilidade de realização de IRM, tem algum valor na avaliação inicial do RN com encefalopatia hipóxico-isquêmica. Entretanto, quando ambos os métodos são disponíveis, a IRM é de longe preferível. A TC pode auxiliar na identificação de lesão cortical difusa em pacientes com necrose neuronal seletiva grave, lesões dos núcleos da base e tálamos, LPV, áreas de infarto focal e multifocal. Complicações hemorrágicas das lesões hipóxico-isquêmicas como, por exemplo, o infarto hemorrágico, são prontamente visualizadas na TC.[107]

A IRM é o exame com maior acurácia para a identificação de lesões hipóxico-isquêmicas no RN. Os padrões de imagem descritos a seguir são variados e dependem do momento do insulto e do grau de maturação cerebral, pois há uma correlação direta da IRM com as alterações neuropatológicas.[108] A sequência de difusão permite a visualização de anormalidades nas primeiras 24 a 48 horas após o insulto.

O EEG é utilizado para avaliar a presença de atividade epiléptica e ajudar no estadiamento da encefalopatia (Tabela 10.9).

Necrose neuronal seletiva

Refere-se à necrose de neurônios em uma distribuição característica. Insultos graves e prolongados resultam em necrose neuronal difusa, podendo afetar RN a termo e pré-termo, cujo prognóstico é muito reservado. Entretanto, um padrão bem estabelecido é o de lesões combinadas das regiões perirolândicas, dos núcleos da base (sobretudo a porção posterior dos putames) e tálamos, que ocorre tipicamente em crianças a termo, com insultos graves e relativamente abruptos.[107]

(Figura 10.6). Apesar de as lesões serem relativamente restritas, esses pacientes costumam evoluir com quadros de paralisia cerebral mista, de difícil tratamento.

Tabela 10.9 Estádios da encefalopatia hipóxico-isquêmica.[105]

	Estádio 1	Estádio 2	Estádio 3
Nível de consciência	Hiperalerta	Letárgico ou obnubilado	Torporoso
Controle neuromuscular			
Tônus muscular	Normal	Hipotonia leve	Hipotonia moderada ou grave
Postura	Flexão distal leve	Flexão distal intensa	Descerebração intermitente
Reflexos osteotendíneos	Hiper-reflexia	Hiper-reflexia	Hipo ou arreflexia
Mioclonias segmentares	Presentes	Presentes	Ausentes
Reflexos e reações primitivas			
Sucção	Fraca	Fraca ou ausente	Ausente
Moro	Forte, com baixo limiar	Fraco, incompleto, com limiar alto	Ausente
Oculovestibular	Normal	Hiperativo	Fraco ou ausente
Tônico-cervical	Discreto	Forte	Ausente
Funções autonômicas	Simpáticas generalizadas	Parassimpáticas generalizadas	Ambos os sistemas deprimidos
Pupilas	Midríase	Miose	Variável; anisocoria frequente; pouca resposta à luz
Frequência cardíaca	Taquicardia	Bradicardia	Variável
Secreções brônquicas e salivares	Esparsas	Profusas	Variáveis
Motilidade gastrintestinal	Normal ou diminuída	Aumentada; diarreia	Variável
Crises epilépticas	Ausentes	Comuns; focais ou multifocais	Frequentes
EEG	Normal	Precocemente: traçado contínuo formado por ondas lentas (teta e delta) de baixa voltagem	Precocemente: padrão surto-supressão
		Posteriormente: padrão periódico	Posteriormente: traçado isoelétrico
		Crises: atividade focal por complexos espícula-onda de 1 Hz	
Duração dos sintomas	1-3 dias	2-14 dias	Horas a semanas
Seguimento	100% normal	Prognóstico variável (80% normal; anormal se sintomas por mais de 5 a 7 dias)	Letalidade de 50%; os demais indivíduos permanecem com déficits graves

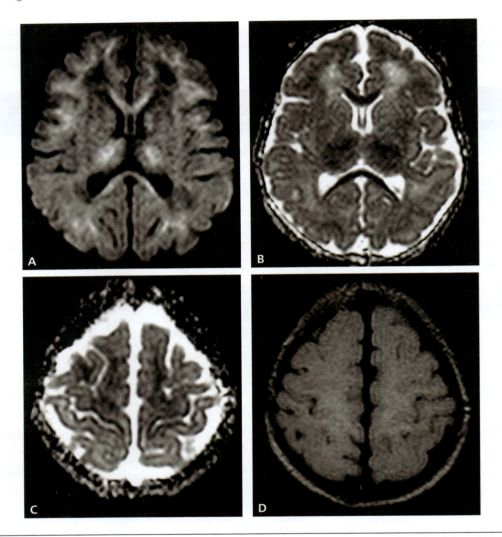

Figura 10.6 Encefalopatia hipóxico-isquêmica. RN a termo, 38 semanas, com 3 dias de vida e histórico de asfixia durante o parto. Apgar inicial de 3, com IRM demonstrando restrição à difusão das moléculas de água, acometendo os tálamos e o corpo caloso (A), confirmado no mapa *ADC* (B). Há também acometimento do córtex perirrolândico, que se encontra com difusão restrita no mapa *ADC* (C). Note que a sequência FLAIR ainda não exibe alteração de sinal, pois é mais tardia em relação à difusão (sequência mais precoce em demonstrar a isquemia).

Lesão cerebral parassagital e ulegiria

Refere-se à lesão do córtex cerebral e da substância branca subcortical com um padrão de distribuição característico, isto é, a região superomedial parassagital das convexidades cerebrais. A lesão é bilateral e, embora usualmente simétrica, pode comprometer um dos hemisférios com maior gravidade. A região posterior dos hemisférios cerebrais, especialmente a região parieto-occipital, é mais afetada do que a anterior. O termo "infarto em zonas de fronteiras corticais" é utilizado por alguns autores para descrever essas lesões.[107] Com o passar do tempo, segue-se a atrofia dos giros envolvidos, que ocorre predominantemente na porção inferior dos mesmos, fazendo com que eles assumam o característico aspecto de cogumelos (ulegiria).

A patogênese relaciona-se a um distúrbio da perfusão cerebral que costuma ocorrer no último trimestre da gestação ou no período perinatal. Contudo, não estão completamente esclarecidas as razões pelas quais uma criança pode apresentar esse tipo de lesão ao passo que outras apresentam os vários padrões de necrose neuronal seletiva.

Leucomalácia periventricular

A LPV é a necrose da substância branca em uma distribuição característica, isto é, dorsal e lateral-

Doenças Neurológicas do Período Neonatal

mente aos ângulos externos dos ventrículos laterais, com comprometimento menos intenso da substância branca periférica a essa região, sendo normalmente simétrica e bilateral. Decorre, sobretudo, de insultos hipóxico-isquêmicos que ocorrem entre 24 e 34 semanas gestacionais, independentemente do momento do nascimento. A US transfontanelar pode detectar, na fase aguda, hiperecogenicidade periventricular, que pode evoluir para a formação de cistos (Figura 10.7). Estes, por sua vez, tendem a coalescer após algumas semanas. A leucomalácia pode ser classificada em quatro graus pelos critérios de DeVries, a partir das alterações ecográficas encontradas (Tabela 10.10).[109]

A LPV é frequentemente diagnosticada meses após o nascimento da criança por meio de realização de TC ou IRM (Figura 10.8). Esta última é a modalidade de escolha e, em lactentes, deve ser feita preferen-

Tabela 10.10 Estadiamento da leucomalácia periventricular, segundo De Vries.[110]

- Grau I: área de PVE que persiste por mais de 7 dias
  a. PVE homogênea
  b. PVE não homogênea
- Grau II: PVE evolui para lesões císticas pequenas localizadas na região frontoparietal
- Grau III: PVE evolui para lesões císticas periventriculares extensas
- Grau IV: a hiperecogenicidade se estende para a substância branca profunda, evoluindo para extensos cistos subcorticais – SCL

PVE: hiperecogenicidade periventricular; SCL: leucomalácia subcortical.

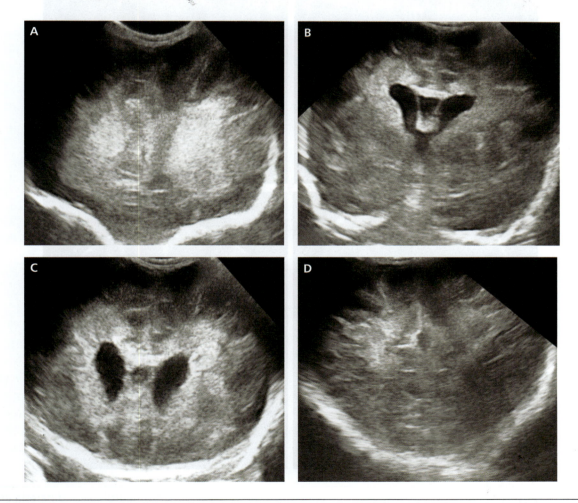

Figura 10.7 Leucomalácia periventricular. Paciente pré-termo com anóxia perinatal, apresentando extensas áreas hiperecogênicas na substância branca periventricular nas imagens coronais de US transfontanelar (A a D, de anterior para posterior), compatível com leucomalácia periventricular (Imagens gentilmente cedidas pela Dra. Liliana Prata – Serviço de Radiologia da Universidade Federal do Espírito Santo).

cialmente após os 2 anos de idade, quando o padrão de mielinização já está avançado, semelhante ao do adulto, facilitando o diagnóstico de formas leves de LPV.[111]

O quadro clínico na fase aguda é de hipotonia e letargia, além de crises epilépticas sutis. Com o passar das semanas, a criança adquire um padrão hipertônico associado a irritabilidade e tremores. Na fase crônica sobrevêm a diplegia espástica e as alterações visuais (Capítulo 12 – Paralisia Cerebral). Algumas crianças têm um prognóstico melhor por apresentarem somente cistos individuais ou restritos à substância branca periventricular.[109]

Infartos focais e multifocais

Nesta categoria estão incluídas as áreas localizadas de necrose que surgem dentro da distribuição de um ou múltiplos grandes vasos cerebrais. Assim, estão incluídos os acidentes vasculares cerebrais isquêmicos e os infartos venosos (discutidos na seção sobre hemorragias intracranianas). Quando as áreas de necrose

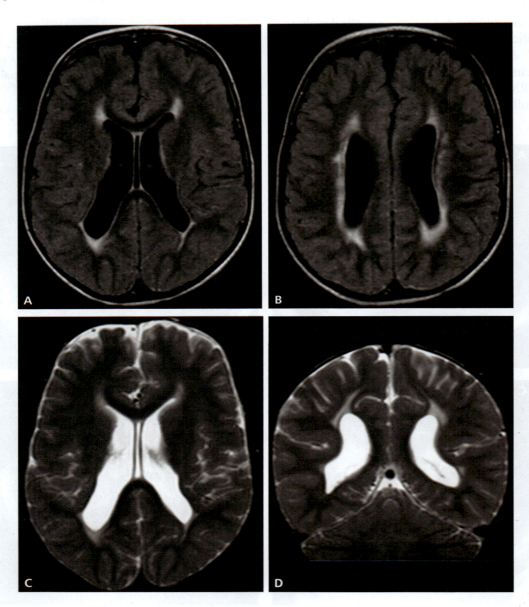

Figura 10.8 Leucomalácia periventricular. Paciente com atraso do desenvolvimento neurológico, diparesia espástica e estrabismo divergente. Sequências axiais FLAIR (A e B), axial T2 (C) e coronal T2 (D) demonstrando a sequela da leucomalácia periventricular, com extensas áreas de alteração de sinal periventriculares, caracterizadas por hipersinal em T2 e FLAIR, bem como alargamento e irregularidades nas paredes dos ventrículos laterais, além de redução da espessura da substância branca periventricular.

Doenças Neurológicas do Período Neonatal

evoluem com dissolução do tecido e cavitação, os termos hidranencefalia, porencefalia e encefalomalácia multicística são utilizados para descrever as lesões.[107]

Hidranencefalia

Trata-se de uma anormalidade congênita rara, que ocorre em menos de 1 caso para cada 10.000 nascidos vivos. Caracteriza-se pela ausência completa ou quase completa dos hemisféricos cerebrais, sendo os mesmos substituídos por líquor. Estruturas do diencéfalo, partes dos núcleos da base e o rombencéfalo costumam estar intactos. Sua etiologia não está completamente esclarecida, porém parece decorrer da oclusão bilateral das artérias carótidas internas, provocando necrose maciça do parênquima cerebral em desenvolvimento (Figura 10.9).[112,113]

Porencefalia

Designa uma única cavidade preenchida por líquor no interior de um hemisfério cerebral, que pode ou não comunicar-se com o ventrículo lateral. Quando relacionada à isquemia (em vez de uma hemorragia ou infecção), a porencefalia representa a sequela de um infarto com envolvimento do córtex cerebral e da substância branca na distribuição de uma única grande artéria, geralmente da artéria cerebral média.

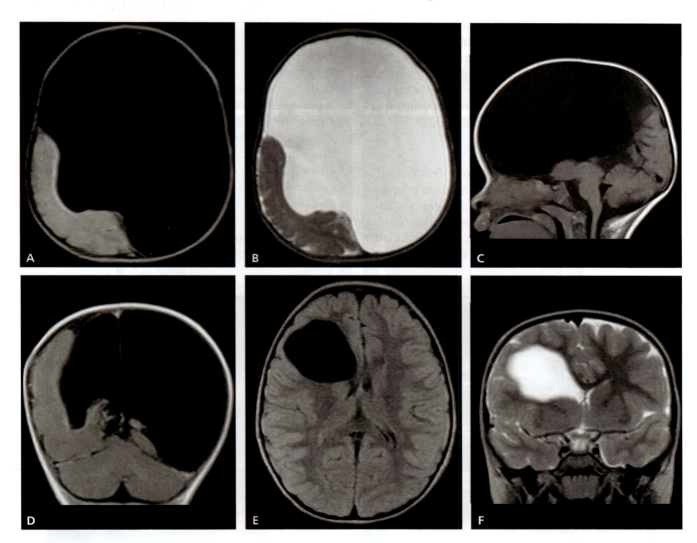

Figura 10.9 Anóxia perinatal. IRM de crânio com sequela de insulto vascular intraútero – hidranencefalia em A, B, C, D e cisto porencefálico E e F. Sequência axial T1(A), axial T2 (B), sagital T1 (C) e coronal T1 (D) demonstrando a grande cavidade cística com intensidade de sinal semelhante ao líquor, ocupando quase todo o compartimento supratentorial, poupando apenas o parênquima occipitotemporal direito, o tronco encefálico e o cerebelo. Sequência axial FLAIR (E) e coronal T2 (F) de outro paciente demonstrando um cisto porencefálico com intensidade de sinal semelhante ao líquor no interior do lobo frontal direito e comunicação com o ventrículo lateral deste lado.

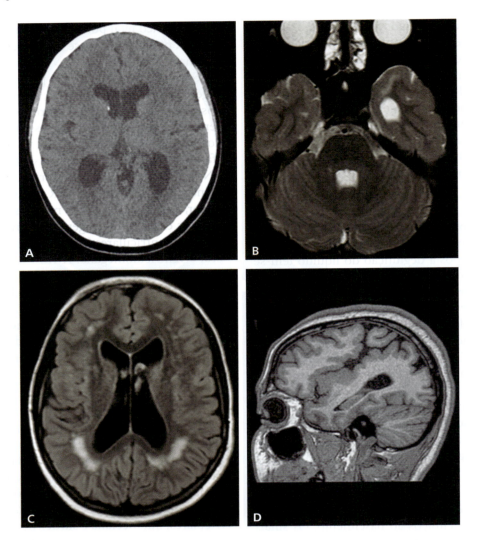

Figura 10.18 Infecção congênita pelo CMV. Quatro imagens demonstrando os diferentes padrões que podem ser encontrados na infecção congênita pelo citomegalovírus. (A) TC sem contraste de paciente com surdez neurossensorial demonstrando tênue foco de calcificação periventricular à direita. (B) Outro paciente em investigação de surdez neurossensorial, com IRM demonstrando cisto subcortical no polo temporal esquerdo na sequência axial T2, além da alteração de sinal na substância branca. (C) Sequência axial FLAIR de IRM demonstrando as alterações de sinal na substância branca dos lobos frontais e parietais. (D) Sequência sagital T1 de IRM demonstrando as malformações corticais que podem ser encontradas nos pacientes com infecção congênita pelo CMV (neste caso, polimicrogiria).

quarto mês de gestação é mais rara e não causa muita repercussão ao feto. A viremia materna é necessária para a transmissão placentária da infecção.

Patogênese

Após a infecção materna, através de secreções respiratórias infectadas, o vírus se replica no epitélio respiratório e dissemina-se para os linfonodos regionais. Ele causa um infiltrado inflamatório mononuclear e necrose nas porções maternas e fetais da placenta, esclerose vascular placentária, necrose tecidual no feto por insuficiência vascular, quebras cromossômicas e paradas mitóticas em alguns tipos de células, por conta da produção de um inibidor de proteína.

O RN infectado libera o vírus nas secreções nasofaríngeas, no sangue e na urina por até 12 a 18 semanas após o nascimento, com a probabilidade de a transmissibilidade diminuir com o passar dos meses.[147]

Quadro clínico

As principais manifestações são: prematuridade, baixo peso, hepatoesplenomegalia, trombocitopenia

Doenças Neurológicas do Período Neonatal

e *rash* purpúrico. A síndrome da rubéola congênita tem como principais manifestações: alterações visuais (catarata, retinopatia em "sal e pimenta" e microftalmia), alterações cardíacas, microcefalia e deficiência intelectual. As cardiopatias congênitas ocorrem em 50% dos neonatos infectados nas primeiras semanas gestacionais, sendo a persistência do canal arterial o defeito mais relatado, seguida pelas lesões das artérias pulmonares e pela doença valvular.[117]

As anormalidades neurológicas são comuns e evoluem até o nascimento; 10% a 20% dos lactentes apresentarão meningoencefalite, que pode persistir até os doze meses de vida.[117] O vírus provoca também vasculite cerebral, com destruição de arteríolas e capilares, o que leva a microinfartos e microcefalia devido à inibição da proliferação neuronal. A surdez neurossensorial é o achado mais comumente encontrado, isoladamente ou em associação a outras manifestações, pode ser unilateral ou bilateral e tem piora progressiva.

Até 90% das crianças com a infecção são assintomáticas ao nascimento, sendo importante acompanhar a evolução. Podem surgir anormalidades sensoriais, motoras, deficiência intelectual e alterações comportamentais, sendo que 50% das crianças assintomáticas ao nascimento poderão apresentar graus diferentes de déficits cognitivos, distúrbio de aprendizado e transtorno do espectro autista.[114]

A panencefalite progressiva da rubéola pode ocorrer em crianças com rubéola congênita, e se desenvolve entre a primeira e segunda décadas de vida. É um quadro neurológico progressivo com epilepsia, espasticidade, deterioração mental e ataxia, com prognóstico muito ruim. O diagnóstico é realizado a partir da identificação de aumento de gamaglobulina no líquor, além de títulos elevados de anticorpos antirrubéola no soro e líquor.[114]

Diagnóstico

O diagnóstico materno é realizado por meio da sorologia (IgG e IgM). Em casos positivos, o PCR no líquido amniótico ou sangue fetal pode ser realizado. A US pré-natal ajuda a demostrar malformações fetais que indiquem a presença de infecção.

O diagnóstico no RN é realizado pela detecção de IgM ou pelo acompanhamento do IgG. Para confirmar a infecção, realiza-se PCR ou cultura viral no sangue, urina, líquor ou secreção nasofaríngea.[148]

Tratamento

Não há tratamento específico para a rubéola e o uso de imunoglobulina não mostrou redução do risco

de infecção congênita, por isso a importância da prevenção e da vacinação.

Herpes simples

Na grande maioria das vezes a infecção congênita é causada pelo vírus do herpes simples tipo 2 (75% a 80%), um vírus de DNA da família *Herpesviridae*. Estima-se que no Brasil a infecção esteja presente em 1 de cada 5.000 nascidos vivos.[129] Em 85% dos casos de transmissão vertical a infecção ocorre no momento do parto; 10% ocorrem no pós-natal e 5% são intraútero. O risco de transmissão é maior quando a primo-infecção materna ocorre no último trimestre.[149,150]

Quadro clínico

As primeiras manifestações aparecem já nos primeiros dias de vida e são inespecíficas, como icterícia, petéquias, letargia, febre, irritabilidade, crises epilépticas, apneia e hepatoesplenomegalia. Os neonatos infectados podem ainda evoluir para choque e morte. A tríade clássica, composta por alterações neurológicas (encefalomalácia, microcefalia e calcificações intracranianas), oftalmológicas (coriorretinite, atrofia óptica e microftalmia) e alterações dermatológicas (exantema macular, aplasia de cútis e lesões ativas), ocorre quando a infecção se dá intraútero.[151]

O acometimento do SNC é muito comum. Em 60% a 75% dos casos ocorrem meningoencefalite com letargia, crises epilépticas, instabilidade térmica e irritabilidade, além de lesões vesiculares da pele, que aparecerão em algum período da infecção.[149]

Diagnóstico

O diagnóstico é realizado com o isolamento do vírus ou DNA viral por PCR das lesões de pele ou secreções. Os anticorpos são de pouca utilidade, em virtude da dificuldade de diferenciá-los dos transmitidos passivamente pela placenta.

O exame do líquor deve ser solicitado em todos os casos suspeitos, sendo que ele tem característica inflamatória com pleocitose e hiperproteinorraquia, além do PCR para o vírus positivo. Por causa da extensa destruição que o vírus do herpes causa no SNC, com lesões com característica hemorrágica, é possível encontrar hemácias no líquor. O EEG é inespecífico e os exames de imagem evidenciam alterações secundárias à meningoencefalite difusa.[152]

Tratamento

O tratamento é feito com aciclovir (60 mg/kg/dia, de 8/8h) por vinte e um dias para doença disseminada ou com encefalite. Nos casos de doença limitada, o tratamento dura apenas quatorze dias.[153]

Sífilis congênita

A sífilis é causada pelo *Treponema pallidum,* uma bactéria Gram-negativa. A transmissão vertical ocorre da gestante infectada não tratada ou inadequadamente tratada para o feto por via transplacentária, fazendo com que o patógeno se dissemine de forma ampla pelo organismo do feto. Ainda que seja um problema presente também em países desenvolvidos, 90% dos casos são registrados em países em desenvolvimento e, segundo dados de 2004, a prevalência de soropositividade em parturientes brasileiras era de 1,6%.[154] Além disso, a taxa de incidência de sífilis congênita no Brasil aumentou de 1,7 para 1,9 a cada 1.000 nascidos vivos entre 2003 e 2005.[155] Em 30% a 40% dos casos de infecção precoce pode ocorrer abortamento e natimortalidade nas infecções após 18 semanas gestacionais.[156]

O acometimento do SNC só acontece na fase secundária da doença; 30% dos pacientes serão assintomáticos e 5% terão quadro neurológico, o qual é constituído de meningite linfocitária associada a repercussões neurológicas, como cefaleia, diplopia e vertigens.

Patogênese

A disseminação ocorre pela passagem do treponema (espiroquetas) por via transplacentária (cordão umbilical, membranas e líquido amniótico). Tal transmissão pode ocorrer em qualquer momento da gestação, porém, o risco de infecção fetal diminui quanto maior for o tempo de infecção da mãe. Dessa forma, ela é muito menos comum na fase terciária e latente tardia da infecção. O RN também pode ser infectado pelo contato com uma possível lesão genital materna durante o parto. O aleitamento materno não causa transmissão, exceto nos casos de lesão na mama.

Quadro clínico

Na infecção materna, as lesões primárias passam despercebidas na maioria das vezes, uma vez que são indolores e, após um período que varia de semanas a meses, podem surgir lesões cutaneomucosas e até manifestações sistêmicas que caracterizam a sífilis secundária. Esse quadro regride e dá início a um período de latência conhecido como sífilis terciária.

As crianças com infecção congênita que sobrevivem apresentam manifestações que são divididas em sinais de início precoce, que surgem até os dois anos de vida, e sinais de início tardio, que aparecem gradualmente nas primeiras duas décadas de vida. Cerca de 70% dos casos de sífilis precoce são assintomáticos e o momento de início dessas manifestações e sua intensidade se relacionam com o momento da infecção do feto. Os sintomas são prematuridade, baixo peso, hepatoesplenomegalia, osteocondrite metafisária ou periostite diafisária – principalmente dos ossos longos, lesões cutâneas (pênfigo sifilítico, petéquias, fissura perioral e condiloma plano), pneumonite, leucocitose, anemia e trombocitopenia, febre e déficit de crescimento.[157] O sinal característico é o da rinite sifilítica, devido a uma sufusão sanguinolenta da mucosa nasal. O acometimento do sistema ósseo, na maioria das vezes, é múltiplo e simétrico, sendo que a dor intensa pode levar à pseudoparalisia de Parrot.

O SNC é acometido em 23% dos casos, e estes, na maioria das vezes, são assintomáticos.[158] A neurossífilis pode cursar com leptomeningite nos primeiros meses, apresentando clínica típica de uma meningite bacteriana e líquor de uma meningite asséptica. Outro padrão de manifestação é o da doença meningovascular crônica, que ocorre no final do primeiro ano de vida, apresentando paralisia de nervos cranianos, hidrocefalia progressiva e retardo no desenvolvimento neurológico. O envolvimento ocular com coriorretinite é frequente, assim como as crises epiléticas.

Cerca de 40% dos RN não tratados apresentarão manifestações clínicas de sífilis tardia e elas podem representar um fenômeno de hipersensibilidade com lesões destrutivas. As principais manifestações são destruição da cartilagem nasal, bossa frontal, espessamento da porção esternoclavicular da clavícula (sinal de Higoumenakis), efusões sinoviais, perfuração do palato duro, fissuras periorificiais, molares em amora, dentes de Hutchinson, ceratite intersticial, glaucoma e surdez.

Diagnóstico

A gestante deve realizar o teste não treponêmico (VDRL) na primeira consulta de pré-natal e no início da 28ª semana de gestação, sendo este ainda repetido na admissão para o parto. Caso positivo, deve-se solicitar o teste treponêmico, FTA-Abs ou ELISA. O diagnóstico no RN é realizado com os testes não treponêmicos, porém a confirmação é feita a partir do isolamento do *T. pallidum* em amostras de lesões cutâneas ou da placenta.

No caso de tratamento materno inadequado ou não realizado durante a gestação, independentemente de o RN ser ou não sintomático, deve-se solicitar VDRL, radiografia de ossos longos, líquor, hemograma, exame oftalmoscópico e exames auditivos. O diagnóstico de neurossífilis é realizado pela presença de pleocitose, hiperproteinorraquia e VDRL positivo no líquor.[98]

Tratamento

Na presença de alteração liquórica, o tratamento deverá ser feito com penicilina G cristalina, na dose de 50.000 U/kg/dose, por via intravenosa, a cada 12 horas nos primeiros sete dias de vida e a cada 8 horas após, completando dez dias de tratamento.

Vírus da Zika

O vírus da Zika foi isolado pela primeira vez em 1947 na floresta Zika, em Uganda, em uma fêmea de macaco *Rhesus*. Em seres humanos o primeiro relato ocorreu em 1954, na Nigéria.[159,160] Durante anos houve casos nos países africanos e nas ilhas do Pacífico, porém, recentemente os surtos tomaram proporções maiores, com a ocorrência de casos graves, com alterações neurológicas e síndromes autoimunes relacionadas.[161] Somente em 2014 foram notificados 8.273 casos na Polinésia Francesa e, no Brasil, casos foram confirmados por métodos moleculares em fevereiro de 2015.[162]

Patogênese

O vírus da Zika é um flavivírus (família *Flaviviridae*), sendo um vírus RNA com linhagem africana e asiática, transmitido principalmente por vetores, apesar de relatos de transmissão via sexual e perinatal. Os vetores são os mosquitos do gênero *Aedes*. O período de incubação nos seres humanos é de 3 a 6 dias.

Quadro clínico

Os sintomas mais comuns dessa infecção viral são febre, conjuntivite, artralgia, exantema maculopapular e cefaleia, e os menos frequentes são tosse e sintomas gastrintestinais. O desaparecimento deles ocorre de 3 a 7 dias após o início do quadro.

A síndrome de Guillain-Barré aparenta ter uma importante correlação com a infecção do vírus da Zika, pois em locais com surtos (Polinésia Francesa e Micronésia) foi observado um aumento importante na incidência dessa doença neurológica.[163]

Em 2015 foi identificado um aumento nos casos de microcefalia no Brasil e notou-se que grande parte das gestantes relatavam uma doença exantemática no primeiro trimestre da gravidez. A relação com o vírus da Zika foi estabelecida a partir do momento em que foi identificado esse vírus no líquido amniótico de duas gestantes cujos fetos apresentavam microcefalia e no tecido cerebral de dois fetos também acometidos.[164a]

Diagnóstico

O exame de confirmação da infecção pelo vírus da Zika na fase aguda (entre o primeiro e o quinto dia) é a reação em cadeia da polimerase via transcriptase reversa. A partir do quinto dia já é possível realizar a sorologia para o vírus, com a quantificação de IgG e IgM.[164b] Todos os casos suspeitos devem ser notificados à vigilância epidemiológica.

Durante o surto no Brasil foram identificadas alterações nos exames de imagem em 35 RN com microcefalia.[164c] As anormalidades encefálicas são ventriculomegalia, calcificações intracranianas e distúrbios de migração neuronal (lisencefalia e paquigiria) (Figura 10.19).

Tratamento

Ainda não há tratamento específico para essa infecção.

Prognóstico

O prognóstico ainda é incerto, mas em microcefalias graves por outras causas várias sequelas neurológicas podem ocorrer, como paralisia cerebral, deficiência intelectual, epilepsia, alterações visuais e auditivas.

■ DISTÚRBIOS METABÓLICOS

Hipoglicemia

Em RN são comuns baixos níveis de glicose, pois ocorre a transição entre o meio intrauterino, onde era contínua a oferta de nutrientes, e o estado de relativo jejum pós-natal. A glicose é a principal fonte de energia para o cérebro.[165] Ao nascimento, os mecanismos de regulação da glicose são lentos. Assim, quando o fornecimento endógeno é limitado e a necessidade de glicose é aumentada, o RN fica suscetível à hipoglicemia.

Hipoglicemia neonatal é definida como a diminuição na concentração de glicose no sangue, em que a intervenção é necessária para evitar morbidade significativa, principalmente sequelas neurológicas. Apesar de não se ter estabelecido a concentração específica de glicose e a duração de hipoglicemia associada a dano agudo ou sequelas neurológicas, a definição atual utilizada pela maioria dos autores é que uma concentração plasmática menor que 45 mg/dL após 24 horas de vida necessita de intervenção terapêutica.[166] Glicemia menor que 35 mg/dL entre a primeira e terceira horas de vida e menor que 40 mg/dL nas primeiras 24 horas também é classificada como hipoglicemia.[167]

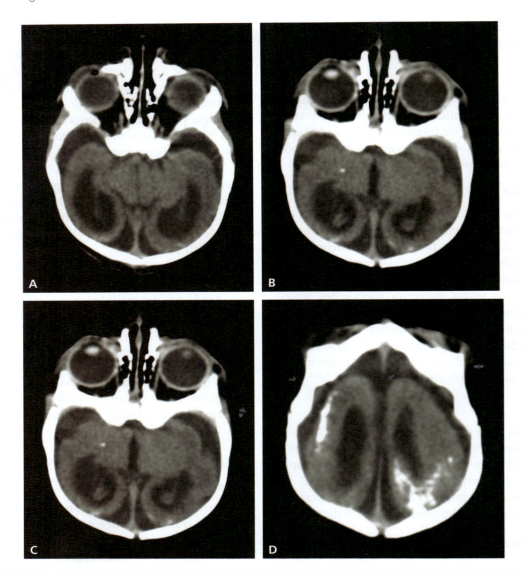

Figura 10.19 Infecção congênita pelo vírus Zika. Imagens axiais de TC sem contraste demonstrando as calcificações no parênquima encefálico, além de grave alteração do desenvolvimento cortical (padrão compatível com lisencefalia).

Cerca de 10% dos neonatos podem apresentar hipoglicemia assintomática transitória, que ocorre nas primeiras 6 horas de vida e responde bem com alimentação oral, não apresentando alterações neurológicas no futuro.

Diversas são as causas de hipoglicemia neonatal (Tabela 10.12) e a incidência atual é de 1 a 5 para cada 1.000 nascidos vivos, com incidência maior nos grupos de risco. Acomete aproximadamente 15% dos neonatos pequenos para a idade gestacional e 8% dos filhos de mães diabéticas. Com a melhora da assistência perinatal houve importante redução da morbidade relacionada a esse distúrbio.

Patogênese

Com a diminuição da concentração de glicose cerebral, outros mecanismos metabólicos adaptativos são utilizados, como a formação de corpos cetônicos.[168] Nas primeiras horas de vida os hormônios contrarreguladores estimulam a gliconeogênese e a glicogenólise, em que ocorre a utilização de ácidos graxos livres para a produção de energia. Na produção hepática de glicose o lactato, o piruvato e o glicerol também são substratos utilizados. Com esse aumento de ácidos graxos e radicais livres, há diminuição do AMP cíclico. O principal efeito bioquímico da hipoglicemia é a morte neuronal gerada pela perda da integridade da

Doenças Neurológicas do Período Neonatal

Tabela 10.12 Causas de hipoglicemia neonatal.[169]

Transitória primária
- Restrição de crescimento intrauterino
- Prematuridade
- Mães diabéticas (diabetes *mellitus* ou gestacional)
- Trabalho de parto complicado

Transitória secundária
- Asfixia perinatal
- Hipotermia
- Sepse
- Distúrbios do SNC

Hipoglicemia persistente
- Galactosemia
- Intolerância à frutose
- Hiperinsulinismo congênito persistente
- Hipopituitarismo (deficiência de GH e ACTH)
- Hipocortisolismo primário
- Defeitos da oxidação dos ácidos graxos
- Aminoacidopatias
- Glicogenoses

SNC: sistema nervoso central.

membrana celular, ativada pelo transporte prejudicado de íons, permitindo assim a entrada de cálcio e sódio na célula com lesão e morte.

Quadro clínico

Os sintomas da hipoglicemia são inespecíficos e semelhantes aos de outras doenças do RN. Muitas vezes ela é assintomática. Os principais sintomas são irritabilidade, agitação, apneia, abalos mioclônicos, cianose, hipotonia e crises epilépticas. Apesar de corrigida a glicemia, em algumas situações o quadro neurológico pode ser persistente por causa do dano cerebral causado.[170] Cerca de 80% dos lactentes sintomáticos apresentam *jitteriness* (Capítulo 17 – Distúrbios do Movimento).

Diagnóstico

O diagnóstico das alterações neurológicas causadas pela hipoglicemia é realizado com IRM do encéfalo. Há edema no córtex parietal e occipital, além de atrofia nessas regiões na fase crônica[171,172] (Figura 10.20).

Tratamento

O tratamento inicial da hipoglicemia é feito com a reposição de glicose. Nos RN assintomáticos e com glicemia entre 25 e 45 mg/dL, opta-se primeiro por ofertar

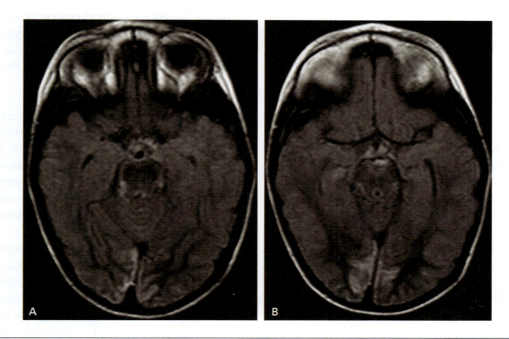

Figura 10.20 Hipoglicemia. Sequência FLAIR axial de IRM demonstrando a sequela de hipoglicemia como áreas de hipersinal acometendo principalmente os lobos occipitais, associado a leve efeito atrófico. Imagens gentilmente cedidas pelo Dr. Felipe Pacheco, neurorradiologista do Fleury Medicina e Saúde – SP.

leite materno por via oral. Nos casos em que o paciente se encontra sintomático ou com glicemia menor que 25 mg/dL é realizada infusão de soro glicosado 10% (2 mL/kg), em bólus. Deve-se manter a infusão contínua de 6 a 8 mg/kg/min de glicose até a manutenção de níveis glicêmicos normais.

Prognóstico

O prognóstico ruim e as sequelas estão relacionados ao diagnóstico tardio e à terapia inadequada. As principais sequelas são alterações do desenvolvimento neurológico, déficits motores (espasticidade e ataxia), epilepsia, distúrbios visuais e microcefalia.

Hiperglicemia

A hiperglicemia neonatal é um fenômeno bem menos frequente que a hipoglicemia. O risco da ocorrência é muito maior em prematuros (menores de 32 semanas) e com baixo peso extremo (< 1.000 g), pois estes costumam apresentar intolerância à infusão endovenosa de glicose. A definição ocorre com concentração sanguínea de glicose maior que 125 mg/dL e plasmática maior que 145 mg/dL.[173] Contudo, somente glicemias maiores que 180 a 200 mg/dL requerem intervenção.

A osmolaridade plasmática aumenta 1 mOsm/L para cada 18 mg/dL de glicose. Assim, somente glicemias mais altas (> 360 mg/dL) causam alterações significativas de osmolaridade, que levam a diurese osmótica e alterações neurológicas como edema cerebral, crises epilépticas e HPIV.[174]

Patogênese

A hiperglicemia surge quando um RN não consegue se adaptar a um aporte intravenoso de glicose ou por doença (diabetes melito transitório neonatal e agenesia de pâncreas). Os prematuros demonstram uma inabilidade para manipular o aporte de glicose ofertada, devido a vários mecanismos diferentes, sendo os principais o aumento da concentração de insulina circulante e a diminuição da produção endógena de glicose pelo fígado.

A secreção inadequada de hormônios contrarreguladores da insulina (adrenalina e cortisol), que estão aumentados no estresse, inibe a ação da insulina e aumenta a degradação de aminoácidos, causando um maior aporte de glicose por liberação hepática. O aumento da resistência periférica à insulina também é responsável por essa alteração, pois causa uma diminuição da captação, utilização e armazenamento de glicose no organismo. Esse mecanismo ocorre principalmente em neonatos prematuros, sobretudo nos com muito baixo peso ou com restrição de crescimento, devido a sua menor massa muscular e adiposa, déficit de processamento de pró-insulina pelas células beta do pâncreas e/ou pela menor secreção de incretinas devido a não alimentação entérica.[175,176]

Quadro clínico

As manifestações clínicas não são específicas da hiperglicemia, sendo secundárias à hiperosmolaridade e à diurese osmótica. Os principais sintomas são desidratação, letargia, irritabilidade, perda de peso, acidose metabólica, crises epilépticas, coma, podendo chegar até a morte se o distúrbio não for corrigido.

Diagnóstico

O diagnóstico é feito pelos altos níveis de glicemia plasmática (> 145 mg/dL) na amostra capilar ou venosa, em fita reativa ou dosagem sérica de glicose. A glicosúria é um parâmetro que não deve ser usado para o diagnóstico, pois em RN prematuros ou sépticos o limiar renal de excreção de glicose é menor, então esses neonatos apresentarão aumento de glicose na urina mesmo com glicemia normal.[177]

Tratamento

A correção da hiperglicemia deve ser iniciada com a redução da oferta de glicose e o aumento da oferta de proteína. No entanto, quando não se obtém sucesso com essa terapêutica, a infusão de insulina deve ser iniciada.[178] A monitorização dos níveis plasmáticos de potássio, lactato e do pH é muito importante nesses neonatos.

Hipocalcemia

O termo hipocalcemia é utilizado na presença de níveis plasmáticos de cálcio total inferiores a 7 mg/dL em RN pré-termo com menos de 1.500 g e inferiores a 8 mg/dL em RN a termo ou com mais de 1.500 g. A transferência do cálcio intrauterino ocorre no último trimestre gestacional e, após o nascimento, o RN realiza absorção óssea de cálcio para ter seu aporte complementado pela dieta.

A hipocalcemia neonatal pode ocorrer em dois períodos diferentes. No precoce, a hipocalcemia surge nas primeiras 48 a 72 horas de vida, principalmente em filhos de mães diabéticas ou que usam FAE, pré--termos, pequenos para a idade gestacional, sépticos ou com anóxia perinatal. Entretanto, no fim da primeira semana de vida os neonatos já possuem os valores normais de cálcio para a infância (9 a 11 mg/dL). A hipocalcemia tardia ocorre entre a segunda e a quarta semanas de vida em neonatos com dieta inadequada ou com outras causas de hipocalcemia, como hiperfosfatemia, distúrbios da vitamina D, alcalose respiratória, síndrome do intestino curto, uso de diurético de alça ou bicarbonato, hipoparatireoidismo congênito ou pseudo-hipoparatireoidismo (sequência de Di George ou osteodistrofia hereditária de Albright).[179]

Quadro clínico

O RN com o quadro precoce pode apresentar torpor, hipotonia generalizada, irritabilidade e hiperexcitação. Na hipocalcemia tardia surge clônus, hiperreflexia, hipertonia, cianose, tremores (tetania), abalos e estado hiperalerta entre as crises epilépticas.

Diagnóstico

O diagnóstico é realizado pela dosagem de cálcio plasmático. A incidência de hipocalcemia em prematuros é de 30%.

Tratamento

O tratamento do quadro clínico acompanhado de crises epilépticas é realizado com gluconato de cálcio 10% (2 mL/kg), intravenoso, em bólus (5 a 10 minutos), monitorizando a frequência cardíaca.

Hipomagnesemia

A hipomagnesemia neonatal é acompanhada de hipocalcemia na maioria dos casos, uma vez que a secreção e ação do paratormônio são comprometidas pela deficiência de magnésio. O diagnóstico é feito quando seus níveis plasmáticos forem inferiores a 1,5 mg/dL. As principais causas são asfixia, restrição do crescimento intrauterino, má absorção, RN de baixo peso, filhos de mães diabéticas insulinodependentes, hiperfosfatemia neonatal e hipoparatireoidismo neonatal.[180]

O quadro clínico é semelhante ao da hipocalcemia, com exacerbação da excitabilidade neuromuscular, irritabilidade, tremores, tetania e crises epilépticas. O tratamento deve ser realizado quando o neonato for sintomático ou apresentar dosagem < 1,2 mg/dL, sendo feito com sulfato de magnésio a 50%.

Hipercalcemia

Esse distúrbio é menos comum que a hipocalcemia e é classificada quando o cálcio sérico encontra-se maior que 11 mg/dL (iônico > 5,4 mg/dL), sendo considerada grave quando o valor é superior a 14 mg/dL.[181] As principais causas são hipervitaminose D, hipotireoidismo, hipercalcemia materna, hiperparatireoidismo congênito e uso de diuréticos tiazídicos.

Quadro clínico

As formas leves costumam ser assintomáticas. Entretanto, quando presentes, os sintomas são inespecíficos e parecidos aos da hipocalcemia, como irritabilidade e vômitos. Quando tardia, surge letargia, hipotonia, apneia, crises epilépticas e ganho insuficiente de peso.

Diagnóstico

O cálcio sérico está elevado e é importante a solicitação de fósforo, fosfatase alcalina, paratormônio (PTH) e dosagem urinária de cálcio, para ajudar no diagnóstico etiológico. Níveis aumentados de PTH e fósforo diminuído ocorrem no hiperparatireoidismo, e fosfatase alcalina elevada nos casos de reabsorção óssea (subperiostal).

Tratamento

Nos casos de hipercalcemia é importante eliminar a causa subjacente. Nas formas assintomáticas e leves, apenas a diminuição do aporte de cálcio já ajuda na diminuição do nível sérico. Nos casos graves (> 14 mg/dL) ou sintomáticos, é realizada expansão com soro fisiológico (10 a 20 mL/kg), com manutenção de hiper-hidratação posteriormente e furosemida se houver presença de calciúria. Na presença de hipofosfatemia associada (< 1,5 mg/dL), se faz a reposição do fosfato por via oral.

Hipermagnesemia

É a presença de magnésio sérico maior que 2,8 mg/dL; pode ser encontrada em neonatos cujas mães apresentavam pré-eclâmpsia, fazendo uso de sulfato de magnésio, ou em oferta excessiva de magnésio na dieta parenteral. O quadro clínico pode evoluir com a presença de hipotonia, letargia, hiporreflexia, poliúria, hipotensão, anormalidades ósseas e desidratação. Podem ocorrer apneia e bloqueio atrioventricular se houver níveis maiores que 6 mg/dL.[182]

Nos casos assintomáticos, é realizada a hidratação adequada e a suspensão do magnésio. Os casos com níveis acima de 4 mg/dL podem ser tratados com furosemida 1 a 2 mg/kg. Na presença de sintomas, deve-se administrar gluconato de cálcio a 10% (2 mL/kg), em *bolus*.

■ TRAUMA OBSTÉTRICO

O traumatismo obstétrico causa lesões decorrentes de injúria mecânica durante o parto. Nos últimos anos houve uma grande diminuição na sua incidência devido a uma melhora da técnica obstétrica e a diminuição de partos fora do ambiente hospitalar. As lesões obstétricas graves são responsáveis por 2% das mortalidades neonatais ocorridas atualmente.

Hemorragias extracranianas

As hemorragias extracranianas podem ser localizadas em três regiões: entre o osso e o periósteo (céfalo-hematoma), entre o periósteo e a aponeurose (hemorragia subgaleal) ou acima da aponeurose (bossa serossanguínea ou *caput succedaneum*).

O céfalo-hematoma (Figura 10.21) é causado por um descolamento do periósteo e pode estar relacionado com fratura. O hematoma não ultrapassa as suturas cranianas, tem consistência firme e na sua grande maioria tem localização parietal. Os principais fatores de risco são o uso de fórceps e primiparidade. É possível notá-lo nas primeiras 24 horas de vida; possui uma involução lenta, durando semanas, mas se resolve espontaneamente, sem a necessidade de tratamento.

A hemorragia subgaleal não é limitada a um único osso do crânio e o sangue pode se espalhar por baixo de todo o couro cabeludo, surgindo uma extensa área de flutuação a palpação.[99] O sangramento tende a aumentar de tamanho nas primeiras 48 a 72 horas de vida e pode atingir grandes proporções, levando a anemia aguda, hiperbilirrubinemia e choque. Discrasia sanguínea e uso de extrator a vácuo são fatores de risco para esse tipo de hemorragia.[183] Esses RN preci-

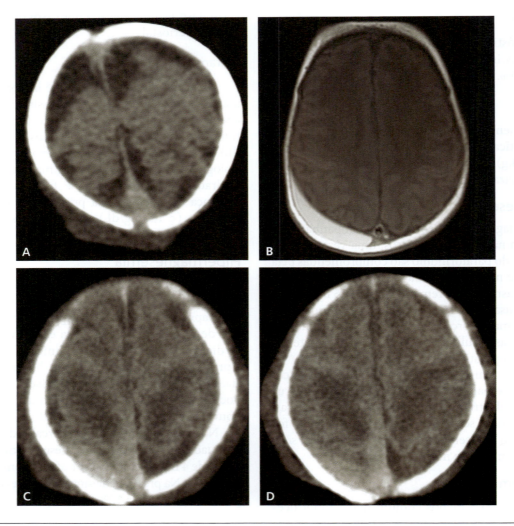

Figura 10.21 Trauma de parto. (A) Tomografia no plano axial de RN demonstrando aumento das partes moles da região parietal direita, que ultrapassa as linhas de sutura, compatível com bossa serossanguinolenta. (B) Sequência axial FLAIR de IRM demonstrando coleção com hipersinal, que não ultrapassa as suturas, compatível com céfalo-hematoma. (C e D) Imagens axiais de tomografia de RN demonstrando hematoma subdural agudo na convexidade parietal direita, estendendo-se junto a foice deste mesmo lado. Imagens C e D gentilmente cedidas pelo Dr. Nelson Fortes, neurorradiologista do Hospital do Coração e da Teleimagem – SP).

Doenças Neurológicas do Período Neonatal

sam ser monitorizados e a administração de vitamina K e transfusão sanguínea pode ser necessária. Em algumas semanas ocorre a reabsorção do sangramento espontaneamente. A bossa serossanguínea (Figura 10.21) não tem significado patológico.

Hemorragias intracranianas

São as mais graves lesões decorrentes de trauma obstétrico e podem ocorrer no espaço subdural, intraparenquimatoso e epidural. Causam manifestações devido ao edema cerebral e à hipertensão intracraniana que pode ocorrer. Acontecem pela deformação craniana durante a passagem pelo canal de parto, podendo ocasionar estiramento das veias corticais e laceração da foice cerebral.

A hemorragia subdural é a menos comum, porém a mais grave. Localiza-se nos hemisférios cerebrais e na fossa posterior. Quando atinge essa localização, ocasiona dificuldades respiratórias e de deglutição, além de instabilidade clínica (Figura 10.21). Na maioria dos casos é necessária drenagem cirúrgica para reduzir riscos de déficits neurológicos permanentes.

A hemorragia subaracnoide é causada pela ruptura, durante o parto, de veias que atravessam a aracnoide para drenar o córtex. A ruptura dessas veias também pode causar a hemorragia no espaço subdural. O sangramento pode ser focal ou difuso e, nesse último, os neonatos apresentam asfixia intrauterina. Na TC é possível ver sangue como material hiperatenuante no interior dos sulcos e fissuras acompanhando o córtex cerebral. O tratamento é de suporte.

Traumatismo medular

É um traumatismo raro, mas quando ocorre é geralmente secundário à tração longitudinal excessiva da coluna em partos com apresentação pélvica. A lesão atinge a região cervical inferior ou torácica superior e pode surgir distúrbio respiratório e respiração diafragmática. No início ocorre uma flacidez abaixo da lesão, que evolui após alguns meses para um quadro espástico. Quando a lesão é completa, surge tetraplegia flácida, além de perda do controle esfincteriano retal e vesical e ausência de sensibilidade abaixo do nível da lesão. O diagnóstico é realizado com IRM da medula espinal, sendo importante para poder excluir lesões com tratamento cirúrgico.

Lesões do plexo braquial

As lesões do plexo braquial quase sempre decorrem do excesso de tração no momento do parto. Os fatores de risco são: primíparas, RN grandes para a idade gestacional, parto prolongado e o mau posicio-

namento da criança. Há relatos de que a lesão possa se originar no período intrauterino, secundária a um posicionamento inadequado do feto. Entretanto, tal ocorrência é extremamente incomum e, nesses casos, é importante sempre descartar uma lesão de outra natureza.[184]

As lesões de raízes inferiores raramente ocorrem no momento do parto, ao passo que e as raízes de C5 e C6 são frequentemente afetadas. A lesão da sétima raiz aparece em metade dos casos e a paralisia total do plexo braquial ocorre em apenas 10% das lesões, enquanto o envolvimento bilateral ocorre em 8% a 23% dos casos.[99]

Quadro clínico

O envolvimento do plexo superior é conhecido como paralisia de Erb-Duchenne. Causa uma postura de adução e rotação interna do braço, pronação do antebraço e dedos parcialmente fletidos (Figura 1.4). O neonato apresenta a reação de Moro apenas no lado não comprometido.

Lesões que se estendem acima de C4 cursam com paralisia diafragmática ipsilateral. A lesão completa do plexo braquial acarreta membros flácidos, sem movimentação distal ou proximal. A hipoestesia está associada tanto a quadros com lesão completa como de lesão parcial, não necessariamente no mesmo padrão segmentar da fraqueza.

As lesões de raízes inferiores (C7, C8 e T1) causam síndrome de Horner, com paralisia da mão, miose e ptose palpebral ipsilateral.

Tratamento

Uma boa parcela dos RN apresenta recuperação espontânea (70% a 90%) e a melhora clínica no primeiro mês de vida indica um bom prognóstico. O objetivo do tratamento é evitar a ocorrência de contraturas que possam levar à incapacitação futura. Assim,os pacientes devem iniciar exercícios específicos já na primeira semana de vida. O tratamento cirúrgico com a reconstrução do plexo é indicado apenas para crianças que não demonstram recuperação espontânea até os seis meses de vida e o uso de tala é proscrito.[185]

■ REFERÊNCIAS BIBLIOGRÁFICAS

1. Clancy RR. Summary proceedings from the neurology group on neonatal seizures. Pediatrics. 2006;117(3 Pt 2):S23-7.
2. Jensen FE. Acute and chronic effects of seizures in the developing brain: experimental models. Epilepsia. 1999;40 Suppl 1:S51-8; discussion S64-6.
3. Co JP, Elia M, Engel J Jr, Guerrini R, Mizrahi EM, Moshe SL, et al. Proposal of an algorithm for diagnosis and treat-

ment of neonatal seizures in developing countries. Epilepsia. 2007;48(6):1158-64.

4. Glass HC, Hong KJ, Rogers EE, Jeremy RJ, Bonifacio SL, Sullivan JE, et al. Risk factors for epilepsy in children with neonatal encephalopathy. Pediatr Res. 2011;70(5):535-40.

5. Holmes GL. Effects of seizures on brain development: lessons from the laboratory. Pediatr Neurol. 2005;33(1):1-11.

6. Garcias Da Silva LF, Nunes ML, Da Costa JC. Risk factors for developing epilepsy after neonatal seizures. Pediatr Neurol. 2004;30(4):271-7.

7. Guidelines on Neonatal Seizures. Geneva: WHO Guidelines Approved by the Guidelines Review Committee, 2011.

8. Volpe JJ. Neonatal seizures: current concepts and revised classification. Pediatrics. 1989;84(3):422-8.

9. Mizrahi EM, Clancy RR. Neonatal seizures: early-onset seizure syndromes and their consequences for development. Ment Retard Dev Disabil Res Rev. 2000;6(4):229-41.

10. Mizrahi EM. Neonatal seizures: problems in diagnosis and classification. Epilepsia. 1987;28 Suppl 1:S46-55.

11. Mizrahi EM. Neonatal seizures: the need for precise clinical characterization. Ann Neurol. 1987;21(3):312-3.

12. Mizrahi EM, Kellaway P. Characterization and classification of neonatal seizures. Neurology. 1987;37(12):1837-44.

13. Clancy RR, Legido A. The exact ictal and interictal duration of electroencephalographic neonatal seizures. Epilepsia. 1987;28(5):537-41.

14. Abend NS, Wusthoff CJ, Goldberg EM, Dlugos DJ. Electrographic seizures and status epilepticus in critically ill children and neonates with encephalopathy. Lancet Neurol. 2013;12(12):1170-9.

15. Abend NS, Chapman KE, Gallentine WB, Goldstein J, Hyslop AE, Loddenkemper T, et al. Electroencephalographic monitoring in the pediatric intensive care unit. Curr Neurol Neurosci Rep. 2013;13(3):330.

16. Tsuchida TN, Wusthoff CJ, Shellhaas RA, Abend NS, Hahn CD, Sullivan JE, et al. American clinical neurophysiology society standardized EEG terminology and categorization for the description of continuous EEG monitoring in neonates: report of the American Clinical Neurophysiology Society critical care monitoring committee. J Clin Neurophysiol. 2013;30(2):161-73.

17. McBride MC, Laroia N, Guillet R. Electrographic seizures in neonates correlate with poor neurodevelopmental outcome. Neurology. 2000;55(4):506-13.

18. van Rooij LG, de Vries LS, Handryastuti S, Hawani D, Groenendaal F, van Huffelen AC, et al. Neurodevelopmental outcome in term infants with status epilepticus detected with amplitude-integrated electroencephalography. Pediatrics. 2007;120(2):e354-63.

19. Clancy RR, Legido A. Postnatal epilepsy after EEG-confirmed neonatal seizures. Epilepsia. 1991;32(1):69-76.

20. Legido A, Clancy RR, Berman PH. Neurologic outcome after electroencephalographically proven neonatal seizures. Pediatrics. 1991;88(3):583-96.

21. Srinivasakumar P, Zempel J, Trivedi S, Wallendorf M, Rao R, Smith B, et al. Treating EEG Seizures in Hypoxic Ischemic Encephalopathy: A Randomized Controlled Trial. Pediatrics. 2015;136(5):e1302-9.

22. Mizrahi EM. Consensus and controversy in the clinical management of neonatal seizures. Clin Perinatol. 1989;16(2):485-500.

23. Hallberg B, Blennow M. Investigations for neonatal seizures. Semin Fetal Neonatal Med. 2013;18(4):196-201.

24. Ronen GM, Penney S, Andrews W. The epidemiology of clinical neonatal seizures in Newfoundland: a population-based study. J Pediatr. 1999;134(1):71-5.

25. Vasudevan C, Levene M. Epidemiology and aetiology of neonatal seizures. Semin Fetal Neonatal Med. 2013;18(4):185-91.

26. Ghanshyambhai P, Sharma D, Patel A, Shastri S. To study the incidence, etiology and EEG profile of neonatal seizures: a prospective observational study from India. J Matern Fetal Neonatal Med. 2016;29(4):554-8.

27. Hall DA, Wadwa RP, Goldenberg NA, Norris JM. Maternal risk factors for term neonatal seizures: population-based study in Colorado, 1989-2003. J Child Neurol. 2006;21(9):795-8.

28. Glass HC, Pham TN, Danielsen B, Towner D, Glidden D, Wu YW. Antenatal and intrapartum risk factors for seizures in term newborns: a population-based study, California 1998-2002. J Pediatr. 2009;154(1):24-8 e1.

29. Sarnat HB, Flores-Sarnat L, Trevenen CL. Synaptophysin immunoreactivity in the human hippocampus and neocortex from 6 to 41 weeks of gestation. J Neuropathol Exp Neurol. 2010;69(3):234-45.

30. Wirrell EC. Neonatal seizures: to treat or not to treat? Semin Pediatr Neurol. 2005;12(2):97-105.

31. Insel TR, Miller LP, Gelhard RE. The ontogeny of excitatory amino acid receptors in rat forebrain-I. N-methyl-D-aspartate and quisqualate receptors. Neuroscience. 1990;35(1):31-43.

32. Zhong J, Carrozza DP, Williams K, Pritchett DB, Molinoff PB. Expression of mRNAs encoding subunits of the NMDA receptor in developing rat brain. J Neurochem. 1995;64(2):531-9.

33. Monyer H, Burnashev N, Laurie DJ, Sakmann B, Seeburg PH. Developmental and regional expression in the rat brain and functional properties of four NMDA receptors. Neuron. 1994;12(3):529-40.

34. Burnashev N, Monyer H, Seeburg PH, Sakmann B. Divalent ion permeability of AMPA receptor channels is dominated by the edited form of a single subunit. Neuron. 1992;8(1):189-98.

35. Jonas P, Racca C, Sakmann B, Seeburg PH, Monyer H. Differences in Ca2+ permeability of AMPA-type glutamate receptor channels in neocortical neurons caused by differential GluR-B subunit expression. Neuron. 1994;12(6):1281-9.

36. Kaila K. Ionic basis of GABAA receptor channel function in the nervous system. Prog Neurobiol. 1994;42(4):489-537.

37. Silverstein FS, Jensen FE. Neonatal seizures. Ann Neurol. 2007;62(2):112-20.

38. Jensen FE. Neonatal seizures: an update on mechanisms and management. Clin Perinatol. 2009;36(4):881-900, vii.

39. Zhou C, Sun H, Klein PM, Jensen FE. Neonatal seizures alter NMDA glutamate receptor GluN2A and 3A subunit expression and function in hippocampal CA1 neurons. Front Cell Neurosci. 2015;9:362.

40. Burgess DL. Neonatal epilepsy syndromes and GEFS+: mechanistic considerations. Epilepsia. 2005;46 Suppl 10:51-8.

41. Shellhaas RA, Chang T, Tsuchida T, Scher MS, Riviello JJ, Abend NS, et al. The American Clinical Neurophysiology Society's Guideline on Continuous Electroencephalography Monitoring in Neonates. J Clin Neurophysiol. 2011;28(6):611-7.

42. American Clinical Neurophysiology S. Guideline twelve: guidelines for long-term monitoring for epilepsy. J Clin Neurophysiol. 2008;25(3):170-80.

43. Shellhaas RA, Gallagher PR, Clancy RR. Assessment of neonatal electroencephalography (EEG) background by conventional and two amplitude-integrated EEG classification systems. J Pediatr. 2008;153(3):369-74.

Doenças Neurológicas do Período Neonatal

44. Luo F, Lin HJ, Wang CH, Bao Y, Chen Z, Ma XL, et al. [Diagnostic value of amplitude-integrated electroencephalography in predicting outcome of newborn patients in neonatal intensive care unit]. Zhonghua Er Ke Za Zhi. 2013;51(8):614-20.

45. Kazanci E, Kolsal E, Ergenekon E, Vural O, Gucuyener K. Long-term monitoring of a critically ill preterm infant with two-channel amplitude integrated electroencephalography. Neuropediatrics. 2011;42(6):237-9.

46. Ito A, Mishima Y, Koga Y, Saho M, Hiraki T, Ushijima K. The use of amplitude-integrated electroencephalography combined with continuous conventional electroencephalography during therapeutic hypothermia for an infant with postnatal cardiac arrest. Springerplus. 2014;3:373.

47. Freeman JM. The use of amplitude-integrated electroencephalography: beware of its unintended consequences. Pediatrics. 2007;119(3):615-7.

48. Shah DK, de Vries LS, Hellstrom-Westas L, Toet MC, Inder TE. Amplitude-integrated electroencephalography in the newborn: a valuable tool. Pediatrics. 2008;122(4):863-5.

49. Suk D, Krauss AN, Engel M, Perlman JM. Amplitude-integrated electroencephalography in the NICU: frequent artifacts in premature infants may limit its utility as a monitoring device. Pediatrics. 2009;123(2):e328-32.

50. Shah NA, Van Meurs KP, Davis AS. Amplitude-integrated electroencephalography: a survey of practices in the United States. Am J Perinatol. 2015;32(8):755-60.

51. Shany E, Khvatskin S, Golan A, Karplus M. Amplitude-integrated electroencephalography: a tool for monitoring silent seizures in neonates. Pediatr Neurol. 2006;34(3):194-9.

52. Helsmoortel A, Schmitt E, Hascoet JM, Jellimann JM, Hamon I. [Neonatal therapeutic hypothermia: amplitude-integrated electroencephalography to confirm the indication]. Arch Pediatr. 2013;20(2):181-5.

53. Shany E, Goldstein E, Khvatskin S, Friger MD, Heiman N, Goldstein M, et al. Predictive value of amplitude-integrated electroencephalography pattern and voltage in asphyxiated term infants. Pediatr Neurol. 2006;35(5):335-42.

54. Shellhaas RA, Soaita AI, Clancy RR. Sensitivity of amplitude-integrated electroencephalography for neonatal seizure detection. Pediatrics. 2007;120(4):770-7.

55. Hugo Lagercrantz MAH, Laura R. Ment, Donald M. Peebles. The Newborn Brain. Neuroscience and Clinical Applications. 2.ed. United States of America: Cambridge University Press, 2010.

56. Orivoli S, Facini C, Pisani F. Paroxysmal nonepileptic motor phenomena in newborn. Brain Dev. 2015;37(9):833-9.

57. Cross JH. Differential diagnosis of epileptic seizures in infancy including the neonatal period. Semin Fetal Neonatal Med. 2013;18(4):192-5.

58. Hart AR, Pilling EL, Alix JJ. Neonatal seizures-part 2: Aetiology of acute symptomatic seizures, treatments and the neonatal epilepsy syndromes. Arch Dis Child Educ Pract Ed. 2015;100(5):226-32.

59. Duchowny MS, Resnick TJ. Diagnosing neonatal seizures. Ann Neurol. 1987;22(1):97.

60. Booth D, Evans DJ. Anticonvulsants for neonates with seizures. Cochrane Database Syst Rev. 2004(4):CD004218.

61. Painter MJ, Scher MS, Stein AD, Armatti S, Wang Z, Gardiner JC, et al. Phenobarbital compared with phenytoin for the treatment of neonatal seizures. N Engl J Med. 1999;341(7):485-9.

62. Sankar R, Painter MJ. Neonatal seizures: after all these years we still love what doesn't work. Neurology. 2005;64(5):776-7.

63. Boylan GB, Pressler RM, Rennie JM, Morton M, Leow PL, Hughes R, et al. Outcome of electroclinical, electrographic, and clinical seizures in the newborn infant. Dev Med Child Neurol. 1999;41(12):819-25.

64. Boylan GB, Rennie JM, Chorley G, Pressler RM, Fox GF, Farrer K, et al. Second-line anticonvulsant treatment of neonatal seizures: a video-EEG monitoring study. Neurology. 2004;62(3):486-8.

65. Guillet R, Kwon JM. Prophylactic phenobarbital administration after resolution of neonatal seizures: survey of current practice. Pediatrics. 2008;122(4):731-5.

66. Guillet R, Kwon J. Seizure recurrence and developmental disabilities after neonatal seizures: outcomes are unrelated to use of phenobarbital prophylaxis. J Child Neurol. 2007;22(4):389-95.

67. Hellstrom-Westas L, Blennow G, Lindroth M, Rosen I, Svenningsen NW. Low risk of seizure recurrence after early withdrawal of antiepileptic treatment in the neonatal period. Arch Dis Child Fetal Neonatal Ed. 1995;72(2):F97-101.

68. Lynch NE, Stevenson NJ, Livingstone V, Murphy BP, Rennie JM, Boylan GB. The temporal evolution of electrographic seizure burden in neonatal hypoxic ischemic encephalopathy. Epilepsia. 2012;53(3):549-57.

69. Seshia SS, Huntsman RJ, Lowry NJ, Seshia M, Yager JY, Sankaran K. Neonatal seizures: diagnosis and management. Zhongguo Dang Dai Er Ke Za Zhi. 2011;13(2):81-100.

70. Castro Conde JR, Hernandez Borges AA, Domenech Martinez E, Gonzalez Campo C, Perera Soler R. Midazolam in neonatal seizures with no response to phenobarbital. Neurology. 2005;64(5):876-9.

71. Sirsi D, Nangia S, LaMothe J, Kosofsky BE, Solomon GE. Successful management of refractory neonatal seizures with midazolam. J Child Neurol. 2008;23(6):706-9.

72. Weeke LC, Toet MC, van Rooij LG, Groenendaal F, Boylan GB, Pressler RM, et al. Lidocaine response rate in aEEG-confirmed neonatal seizures: Retrospective study of 413 full-term and preterm infants. Epilepsia. 2016;57(2):233-42.

73. Lundqvist M, Agren J, Hellstrom-Westas L, Flink R, Wickstrom R. Efficacy and safety of lidocaine for treatment of neonatal seizures. Acta Paediatr. 2013;102(9):863-7.

74. Shany E, Benzaqen O, Watemberg N. Comparison of continuous drip of midazolam or lidocaine in the treatment of intractable neonatal seizures. J Child Neurol. 2007;22(3):255-9.

75. Demarquez JL, Galperine R, Billeaud C, Brachet-Liermain A. High-dose thiopental pharmacokinetics in brain-injured children and neonates. Dev Pharmacol Ther. 1987;10(4):292-300.

76. Navarro V, Mazoit JX. [Drugs for status epilepticus treatment]. Rev Neurol (Paris). 2009;165(4):355-65.

77. Hubert P, Parain D, Vallee L. [Management of convulsive status epilepticus in infants and children]. Rev Neurol (Paris). 2009;165(4):390-7.

78. Glass HC, Kan J, Bonifacio SL, Ferriero DM. Neonatal seizures: treatment practices among term and preterm infants. Pediatr Neurol. 2012;46(2):111-5.

79. Silverstein FS, Ferriero DM. Off-label use of antiepileptic drugs for the treatment of neonatal seizures. Pediatr Neurol. 2008;39(2):77-9.

80. Mbizvo GK, Dixon P, Hutton JL, Marson AG. Levetiracetam add-on for drug-resistant focal epilepsy: an updated Cochrane Review. Cochrane Database Syst Rev. 2012;9:CD001901.

81. Kilicdag H, Daglioglu K, Erdogan S, Guzel A, Sencar L, Polat S, et al. The effect of levetiracetam on neuronal apoptosis in ne-

Capítulo 10

277

onatal rat model of hypoxic ischemic brain injury. Early Hum Dev. 2013;89(5):355-60.

82. Jiang H, Lei JJ, Zhang YH. Protective effect of topiramate on hypoxic-ischemic brain injury in neonatal rat. Asian Pac J Trop Med. 2014;7(6):496-500.

83. Clark AM, Kriel RL, Leppik IE, White JR, Henry TR, Brundage RC, et al. Intravenous topiramate: safety and pharmacokinetics following a single dose in patients with epilepsy or migraines taking oral topiramate. Epilepsia. 2013;54(6):1106-11.

84. Clark AM, Kriel RL, Leppik IE, Marino SE, Mishra U, Brundage RC, et al. Intravenous topiramate: comparison of pharmacokinetics and safety with the oral formulation in healthy volunteers. Epilepsia. 2013;54(6):1099-105.

85. Glass HC, Poulin C, Shevell MI. Topiramate for the treatment of neonatal seizures. Pediatr Neurol. 2011;44(6):439-42.

86. Riesgo R, Winckler MI, Ohlweiler L, Ranzan J, Becker M, Salvador S, et al. Treatment of refractory neonatal seizures with topiramate. Neuropediatrics. 2012;43(6):353-6.

87. Barr PA, Buettiker VE, Antony JH. Efficacy of lamotrigine in refractory neonatal seizures. Pediatr Neurol. 1999;20(2):161-3.

88. Cleary RT, Sun H, Huynh T, Manning SM, Li Y, Rotenberg A, et al. Bumetanide enhances phenobarbital efficacy in a rat model of hypoxic neonatal seizures. PLoS One. 2013;8(3):e57148.

89. Chabwine JN, Vanden Eijnden S. A claim for caution in the use of promising bumetanide to treat neonatal seizures. J Child Neurol. 2011;26(5):657-8; author reply 8-9.

90. Glass HC. Neonatal seizures: advances in mechanisms and management. Clin Perinatol. 2014;41(1):177-90.

91. Pressler RM, Boylan GB, Marlow N, de Vries LS, Blennow M, Chiron C, et al. Bumetanide for neonatal seizures-back from the cotside. Nat Rev Neurol. 2015;11(12):724.

92. Baxter PS, Gardner-Medwin D, Barwick DD, Ince P, Livingston J, Murdoch-Eaton D. Vigabatrin monotherapy in resistant neonatal seizures. Seizure. 1995;4(1):57-9.

93. Garfinkle J, Shevell MI. Prognostic factors and development of a scoring system for outcome of neonatal seizures in term infants. Eur J Paediatr Neurol. 2011;15(3):222-9.

94. Procianoy RS, Silveira RC. Síndrome hipóxico-isquêmica. J Pediatr. 2001;77 Suppl 1:S63-70.

95. Cruz ACS, Cecon MEJ. Prevalência de asfixia perinatal e encefalopatia hipóxico-isquêmica em recém-nascidos de termo considerando dois critérios diagnósticos. Revista Brasileira Crescimento Desenvolvimento Humano, 2010.

96. Fattuoni C, Palmas F, Noto A, Fanos V, Barberini L. Perinatal asphyxia: a review from a metabolomics perspective. Molecules. 2015;20(4):7000-16.

97. Taylor DL, Edwards AD, Mehmet H. Oxidative metabolism, apoptosis and perinatal brain injury. Brain pathology. 1999;9(1):93-117.

98. Nelson. Textbook of Pediatrics. 18.ed. Philadelphia: Saunders, 2007.. p.719-20.

99. Fenichel GM. Neonatal Neurology. 4.ed. Philadelphia: Churchill Livingstone, 2007.

100. Pulera MR, Adams LM, Liu H, Santos DG, Nishimura RN, Yang F, et al. Apoptosis in a neonatal rat model of cerebral hypoxia-ischemia. Stroke. 1998;29(12):2622-30.

101. Zanelli ASM. Hypoxic-ischemic encephalopathy. Medscape, 2015. [Internet] [Acesso em 04 Jul 2016]. Disponível em: http://emedicine.medscape.com/article/973501-overview

102. Flowers F, Zimmerman JJ. Reactive oxygen species in the cellular pathophysiology of shock. New Horiz. 1998;6(2):169-80.

103. Volpe JJ. Neurology of the Newborn. 4.ed. Philadelphia: Saunders, 2001.

104. Delfino A, Weinberger M, Delucchi G, Campo S, Bargueño M, L Filgueira EA. Seguimiento de recién nacidos con asfixia perinatal. Arch Pediatr Uruguay. 2010;8:73-7.

105. Sarnat HB, Sarnat MS. Neonatal encephalopathy following fetal distress. A clinical and electroencephalographic study. Arch Neurol. 1976;33(10):696-705.

106. Fenichel GM. Neonatal Neurology. 4.ed. Philadelphia: Churchill Livingstone, 2007. p.69-75.

107. Volpe JJ. Neurology of the newborn. 5.ed. Philadelphia: Saunders, 2008. p.1094.

108. Keeling J. Acquired diseases of the nervous system. Fetal Neonatal Pathol. 2000;24:571-93.

109. Aicardi J. Diseases of the Nervous system in childhood. 3.ed. London: Wiley, 2009.

110. Aicardi J, Bax M, Gillberg C. Diseases of the Nervous System in Childhood. 3.ed. London: Mac Keith Press, 2009. p.963.

111. Welch RJ, Byrne P. Periventricular leukomalacia (PVL) and myelination. Pediatrics. 1990;86(6):1002-4.

112. Sepulveda W, Cortes-Yepes H, Wong AE, Dezerega V, Corral E, Malinger G. Prenatal sonography in hydranencephaly: findings during the early stages of disease. J Ultrasound Med. 2012;31(5):799-804.

113. Montenegro MA, Baccin CE. Neuropediatria ilustrada. 1.ed. Rio de Janeiro: Ed Revinter, 2010.

114. Rosemberg S. Neuropediatria. 2.ed. São Paulo: Sarvier, 2010.

115. Ahimann PA, Lazzara A, Dykes FD, Brann AW, Schwarz JF. Intraventricular hemorrhage in the high-risk preterm infant: incidence and outcome. Ann Neurol. 1980;9:118-24..

116. Shalak L, Perlman JM. Hemorrhagic-ischemic cerebral injury in the preterm infant: current concepts. Clin Perinatol. 2002;29(4):745-63.

117. Behrman RE, Kliegman R, Jenson HB. Nelson - Tratado de Pediatria. 18.ed. Rio de Janeiro: Elsevier, 2009.

118. Airoldi MJ, Silva SBC, Souza RCT. Neurological evaluation of neonates with intraventricular hemorrhage and periventricular leukomalacia. São Paulo: Revista Neurociências, 2009. p.24-9.

119. Ghazi-Birry HS, Brown WR, Moody DM, Challa VR, Block SM, Reboussin DM. Human germinal matrix: venous origin of hemorrhage and vascular characteristics. AJNR Am J Neuroradiol. 1997;18(2):219-29.

120. Volpe JJ. Cerebral white matter injury of the premature infant-more common than you think. Pediatrics. 2003;112(1 Pt 1):176-80.

121. Papile LA. Intracranial hemorrhage. St. Louis: Mosby, 1997. p.891-8.

122. Shankaran S, Bauer CR, Bain R, Wright LL, Zachary J. Prenatal and perinatal risk and protective factors for neonatal intracranial hemorrhage. National Institute of Child Health and Human Development Neonatal Research Network. Arch Pediatr Adolesc Med. 1996;150(5):491-7.

123. Garcia JM, Gherpelli JL, Leone CR. The role of spontaneous general movement assessment in the neurological outcome of cerebral lesions in preterm infants. J Pediatr. 2004;80(4):296-304.

124. Welch K, Strand R. Traumatic parturitional intracranial hemorrhage. Dev Med Child Neurol. 1986;28(2):156-64.

125. DATASUS. Ministério da Saúde- Secretaria Executiva. Informações de Saúde. Mortalidade, Brasil, 2013. [Internet] [Acesso em 04 Jul 2016]. Disponível em: http://www.datasus.gov.br

126. Menkes JH, Sarnat HB, Maria BL. Child neurology. 6.ed. Los Angeles: LWW, 2000.

127. Margotto PR. Encefalopatia bilirrubínica (kernicterus): Aspectos fisiopatológicos e clínicos. 2006. [Internet] [Acesso em 04 Jul 2016]. Disponível em: www.paulomargotto.com.br/documentos/Kernicterus_fiopatologia.doc

128. Klein JO, Remington JS. Current Concepts of infections of the fetus and newborn infant. In: Remington JS, Klein JO. Infectious Diseases of the Fetus and Newborn Infant. 4.ed. Philadelphia: WB Saunders Co, 1995. p.1-19.

129. Mussi-Pinhata MM, Yamamoto AY. [Congenital and perinatal infections]. J Pediatr. 1999;75 Suppl 1:S15-30.

130. Remington JS. Toxoplasmosis. Philadelphia 2006.

131. Pappas G, Roussos N, Falagas ME. Toxoplasmosis snapshots: global status of Toxoplasma gondii seroprevalence and implications for pregnancy and congenital toxoplasmosis. Int J Parasitol. 2009;39(12):1385-94.

132. Diebler C, Dusser A, Dulac O. Congenital toxoplasmosis. Clinical and neuroradiological evaluation of the cerebral lesions. Neuroradiology. 1985;27(2):125-30.

133. Neves JM, Nascimento LB, Ramos JGL. Toxoplasmose na gestação. Rev Bras Ginecol Obstetr. 1994;16:197-202.

134. Alford CA Jr, Stagno S, Reynolds DW. Congenital toxoplasmosis: clinical, laboratory, and therapeutic considerations, with special reference to subclinical disease. Bull N Y Acad Med. 1974;50(2):160-81.

135. Montoya JG, Remington JS. Management of Toxoplasma gondii infection during pregnancy. Clin Infect Dis. 2008;47(4):554-66.

136. Melaned J, Dornelles F, Eckert GU. Cerebral CT scan alterations in children with ocular lesions caused by congenital toxoplasmosis. J Pediatr. 2001;77(6):475-80.

137. Wallon M, Gandilhon F, Peyron F, Mojon M. Toxoplasmosis in pregnancy. Lancet. 1994;344(8921):541.

138. McLeod R, Boyer K, Karrison T, Kasza K, Swisher C, Roizen N, et al. Outcome of treatment for congenital toxoplasmosis, 1981-2004: the National Collaborative Chicago-Based, Congenital Toxoplasmosis Study. Clin Infect Dis. 2006;42(10):1383-94.

139. Brown HL, Abernathy MP. Cytomegalovirus infection. Semin Perinatol. 1998;22(4):260-6.

140. de Mello AL, Ferreira EC, Vilas Boas LS, Pannuti CS. Cytomegalovirus infection in a day-care center in the municipality of Sao Paulo. Rev Instit Med Trop Sao Paulo. 1996;38(3):165-9.

141. Raynor BD. Cytomegalovirus infection in pregnancy. Semin Perinatol. 1993;17(6):394-402.

142. Zafar U, Ong S, Gray J, Martin WM, Kilby MD. The limitations of cytomegalovirus screening. Prenat Diagn. 2006;26(9):869-70.

143. Boppana SB, Pass RF, Britt WJ, Stagno S, Alford CA. Symptomatic congenital cytomegalovirus infection: neonatal morbidity and mortality. Pediatr Infect Dis J. 1992;11(2):93-9.

144. Couto JCF, Rodrigues MV, Leite JM. Citomegalovírus e gestação: um antigo problema sem novas soluções. Femina. 2003;31:509-16.

145. Manara R, Balao L, Baracchini C, Drigo P, D'Elia R, Ruga EM. Brain magnetic resonance findings in symptomatic congenital cytomegalovirus infection. Pediatr Radiol. 2011;41(8):962-70.

146. Nigro G, Adler SP, La Torre R, Best AM, Congenital Cytomegalovirus Collaborating G. Passive immunization during pregnancy for congenital cytomegalovirus infection. N Engl J Med. 2005;353(13):1350-62.

147. Guia de Vigilância para a Erradicação do Sarampo, Controle da Rubéola e da Síndrome da Rubéola Congênita, 2012. [Internet]. [Acesso em 04 Jul 2016]. Disponível em: http://www.saude.sp.gov.br/cve-centro-de-vigilancia-epidemiologica-prof.-alexandre-vranjac/

148. Doenças Infecciosas e Parasitárias: Guia de Bolso - Ministério da Saúde. 3.ed. Brasília/DF junho/2004.

149. Kimberlin DW. Neonatal herpes simplex infection. Clin Microbiol Rev. 2004;17(1):1-13.

150. Brown ZA, Wald A, Morrow RA, Selke S, Zeh J, Corey L. Effect of serologic status and cesarean delivery on transmission rates of herpes simplex virus from mother to infant. JAMA. 2003;289(2):203-9.

151. Reed UC, Marques-Dias MJ. Neurologia. In: Schwartsman BGS Jr. PTM. São Paulo, 2012. p.372.

152. Tunkel AR, Glaser CA, Bloch KC, Sejvar JJ, Marra CM, Roos KL, et al. The management of encephalitis: clinical practice guidelines by the Infectious Diseases Society of America. Clin Infect Dis. 2008;47(3):303-27.

153. Sanchez PJ. Perinatal infections and brain injury: current treatment options. Clin Perinatol. 2002;29(4):799-826.

154. Rodrigues CS, Guimaraes MD, Grupo Nacional de Estudo sobre Sifilis C. [Syphilis positivity in puerperal women: still a challenge in Brazil]. Rev Panam Salud Publica. 2004;16(3):168-75.

155. Atenção a saúde do recém-nascido. Ministério da saúde Secretaria de atenção à saúde. 2011.

156. Woods CR. Syphilis in children: congenital and acquired. Semin Pediatr Infect Dis. 2005;16(4):245-57.

157. Departmento de Ciencia e Tecnoloiga SdCTIEMdSBB. [Congenital syphilis and syphilis during pregnacy]. Rev Saude de Publica. 2008;42(4):768-72.

158. Kitagawa H. [Congenital syphilis]. Ryoikibetsu Shokogun Shirizu. 1999(25 Pt 3):21-3.

159. Dick GW, Kitchen SF, Haddow AJ. Zika virus. I. Isolations and serological specificity. Trans Royal Soc Trop Med Hyg. 1952;46(5):509-20.

160. Macnamara F. Zika virus: a report on three cases of human infection during an epidemic of jaundice in Nigeria. Trans R Soc Trop Med Hyg. 1954;48:139-45.

161. Mons S, Ghawche F, Oehler E, Lastere S, Larre P, Mallet H. Epidémie de syndromes de Guillain-Barre durant l'épidémie de Zika en Polynésie française. Bull Veille Sanitaire Antilles. 2015;8-9:14-5.

162. Campos GS, Bandeira AC, Sardi SI. Zika Virus Outbreak, Bahia, Brazil. Emerg Infect Dis. 2015;21(10):1885-6.

163. Balm MN, Lee CK, Lee HK, Chiu L, Koay ES, Tang JW. A diagnostic polymerase chain reaction assay for Zika virus. J Med Virol. 2012;84(9):1501-5.

164a. Brasil. Secretaria do Estado de São Paulo. Vigilância das Microcefalia relacionada à infecção pelo vírus Zika. Centro de Vigilância Epidemiológica Instituto Adolfo Lutz. 2015. [Internet] [Acesso em 04 Jul 2016]. Disponível em: http://www.cve.saude.sp.gov.br/htm/zoo/informes/IF0115_Zika.pdf

164b. Brasil. Governo do Estado de São Paulo. Febre pelo Vírus Zika no Estado de São Paulo. Secretaria de Estado da saúde.

Coordenadoria de controle de doenças. Centro de Vigilância Epidemiológica. Nota Informativa n°1 – Maio. 2015.

164c. CDC. Questions and Answers for Pediatric Healthcare Providers: Infants and Zika Virus Infection Centers for Disease Control and Prevention. National Center for Emerging and Zoonotic Infectious Diseases (NCEZID) 2016. [Internet] [Acesso em 04 Jul 2016]. Disponível em: http://www.cdc.gov/zika/hc-providers/qa-pediatrician.html.

165. Staff ICNH. Neonatal Hypoglycemia. The Regents of the University of California. 2004;Manual 153.

166. DGheirpelu JL, Casagrande MS, Kfuri JM. Síndrome de hiperexcitabilidade no período neonatal: estudo de fatores etiológicos. Arq Neuropsiquiatr. 1993;51(1):46-9.

167. Volpe JJ. Neurology of the Newborn. 4 ed. Filadélfia: Muscle & Nerve, 2001. p.592-610.

168. Boardman JP, Hawdon JM. Hypoglycaemia and hypoxic-ischaemic encephalopathy. Dev Med Child Neurol. 2015;57 Suppl 3:29-33.

169. Fenichel GM. Seizures. Neonatal Neurology. 4.ed. Philadelphia 2007. p.26-7.

170. Pagliara AS, Karl IE, Haymond M, Kipnis DM. Hypoglycemia in infancy and childhood. II. J Pediatr. 1973;82(4):558-77.

171. Traill Z, Squier M, Anslow P. Brain imaging in neonatal hypoglycaemia. Arch Dis Child Fetal Neonatal Ed 1998;79(2):F145-7.

172. Wong DS, Poskitt KJ, Chau V, Miller SP, Roland E, Hill A, et al. Brain injury patterns in hypoglycemia in neonatal encephalopathy. AJNR Am J Neuroradiol. 2013;34(7):1456-61.

173. Wilker RE. Hypoglycemia and hyperglycemia. Manual of Neonatal Care. 4 ed. Philadelphia: Lippincott-Raven, 1998. p.545-53.

174. Rozance PJ, Hay WW. Neonatal hyperglycemia. Neorewiews. 2010;11:632-9.

175. Meetze W, Bowsher R, Compton J, Moorehead H. Hyperglycemia in extremely- low-birth-weight infants. Biol Neonate. 1998;74(3):214-21.

176. Kairamkonda VR, Khashu M. Controversies in the management of hyperglycemia in the ELBW infant. Indian Pediatr. 2008;45(1):29-38.

177. Falcão M. Efeitos da infusão parenteral de glicose sobre glicemia e glicosúria em recém-nascidos pré-termo saudáveis e doentes. Tese (Doutorado) Faculdade de Medicina. 1996. p.200.

178. Stanley C, Levitt-Katz L. Disorders of glucose and others sugars. Intensive Care Of The Fetus And Neonate. St Louis: Mosby-Yearbook Inc, 1996.

179. Gotlin RW, Kappy MS, Slover RH, Zeitler PS. Endocrine disorders in current pediatric diagnosis and treatment. Curr Pediatr Diag Treat. 1999;14:812-50 p.

180. Causes of hypomagnesemia. 2010. [Internet] [Acesso em 05 Jul 2016]. Disponível em: http://www.uptodateonline.com/online/content/topic.do?topicKey=calcium/2444&selected Title=2%7E150&source=search_result

181. Lopes EN, Chova FC. Metabolismo fosfocálcico en el periodo neonatal. Asociación Española de Pediatría, 2008. [Internet] [Acesso em 05 Jul 2016]. Disponível em: https://www.aeped.es/sites/default/files/documentos/19_0.pdf

182. Wiston W, Koo K, Tsang RC. Calcium and magnesium homeostasis. In: MacDonald MG, Mullett MD, Seshia MMK. Avery's Neonatology Pathophysiology and Management of Newborn. 6.ed. Philadelphia: Lippincott Willians & Wilkins, 2005.

183. Govaert P, Vanhaesebrouck P, De Praeter C, Moens K, Leroy J. Vacuum extraction, bone injury and neonatal subgaleal bleeding. Eur J Pediatr. 1992;151(7):532-5.

184. Gherman RB, Ouzounian JG, Goodwin TM. Brachial plexus palsy: an in utero injury? Am J Obstet Gynecol. 1999;180(5):1303-7.

185. Laurent JP, Lee RT. Birth-related upper brachial plexus injuries in infants: operative and nonoperative approaches. J Child Neurol. 1994;9(2):111-7; discussion 8.

capítulo 11

▸ Lucas Victor Alves
▸ Renato Hoffmann Nunes

Malformações do Sistema Nervoso Central

■ INTRODUÇÃO

As malformações representam alterações estruturais congênitas do sistema nervoso central (SNC), que decorrem de anormalidades (de origem genética ou ambiental) do processo morfogênico normal. O diagnóstico do tipo específico de malformação tem implicações prognósticas, além de ser importante para a estimativa do risco de recorrência em uma eventual futura gestação.

Estudos experimentais em modelos de animais vertebrados expandiram de maneira significativa a compreensão da embriologia do SNC, levando a uma melhor categorização das malformações e à identificação de possíveis genes responsáveis.

Avanços recentes em estudos neurorradiológicos permitiram uma detecção mais precisa de alterações sutis do desenvolvimento, além de uma compreensão mais global de malformações morfofuncionais, levando à identificação de possíveis assinaturas genéticas. Tal fato confirmou a inclusão da neurorradiologia como ferramenta paraclínica essencial no reconhecimento fenotípico e, consequentemente, na investigação das desordens malformativas.

É importante salientar que aproximadamente metade das malformações do SNC tem causa desconhecida.[1] Logo, é fundamental ter em mente a época do desenvolvimento do sistema nervoso na qual o insulto ocorreu. Um mesmo agente teratogênico pode causar malformações distintas, dependendo do momento da gravidez em que houve a exposição (Tabela 11.1).

■ DISTÚRBIOS DA SEPARAÇÃO DOS FOLHETOS EMBRIONÁRIOS, NEURULAÇÃO E DA FORMAÇÃO DO TUBO NEURAL CAUDAL

O disrafismo ou estado disráfico representa a falha do fechamento ósseo posterior de uma extensão variável do esqueleto axial, ocasionada pela persistência de uma continuidade entre o neuroectoderma posterior e o ectoderma cutâneo.[2]

- **Disrafismo aberto**: a malformação não se apresenta recoberta por pele;
- **Disrafismo fechado ou oculto**: a malformação encontra-se recoberta por pele;
- **Disrafismo espinal** ou **espinha bífida**;
- **Disrafismo craniano** ou **crânio bífido**.

O amplo espectro de distúrbios malformativos e a possiblidade de associação de malformações acometendo múltiplos sistemas tornam a apresentação clínica do disrafismo muito abrangente. Atualmente essas lesões estão sendo diagnosticadas no período pré-natal, logo após o nascimento ou no início da infância. A dosagem de alfa-fetoproteína no líquido amniótico para o diagnóstico de estados disráficos abertos não mais se justifica quando há possibilidade de realização de estudo morfológico por ultrassonografia (US). A US tridimensional pelo modo multiplanar é capaz de aumentar ainda mais a acurácia diagnóstica. Apesar de a imagem por ressonância magnética (IRM) proporcionar uma avaliação anatômica mais precisa das

Tratado de Neurologia Infantil

estrututras intrarraquianas e das suas relações com as demais estruturas extraespinais, sendo de grande valia para a avaliação de malformações associadas, o US permanece como método de rastreio durante a rotina pré-natal, geralmente sendo complementado por estudos de IRM fetal ou pós-natal.[2]

Disrafismos cranianos

Anencefalia

A maior parte do cérebro não está presente e os elementos remanescentes não estão recobertos pela calvária. O diencéfalo e os núcleos da base podem

Tabela 11.1 Relação temporal entre os principais estágios de desenvolvimento doSNC e as malformações correspondentes.

Estágio	Pico temporal de ocorrência	Principais eventos morfogênicos	Principais malformações correspondentes
Implantação uterina	1 semana		
Separação dos três folhetos	2 semanas	Placa neural	Cisto neuroentérico e fístula neuroentérica
Neurulação	3–4 semanas	Tubo neural, cristas neurais e derivados; fechamento do neuróporo rostral (24 dias) e caudal (29 dias); placas alares pareadas	Anencefalia, encefalocele, craniorraquisquise, espinha bífida, meningoceles
Formação do tubo neural caudal	4–7 semanas	Canalização e diferenciação regressiva da medula espinal; lábios rômbicos e placas cerebelares	Diastematomielia, síndrome de Dandy-Walker, hipoplasia cerebelar
Indução ventral	5–6 semanas	Prosencéfalo e face; clivagem do prosencéfalo e formação das vesículas cerebrais (33 dias); placódios ópticos e olfatórios; diencéfalo; fusão das placas cerebelares	Holoprosencefalia; defeitos de linha média facial
Proliferação neuronal e glial	8–16 semanas	Proliferação celular nas zonas ventricular e subventricular; diferenciação precoce em glioblastos e neuroblastos; migração das células de Purkinje; migração dos neurônios que formarão a camada granular externa do cerebelo	Microcefalia, megalencefalia
Migração	12–20 semanas	Migração radial e através de caminhos acessórios; formação do corpo caloso; arborização dendrítica das células de Purkinje	Lisencefalia, heterotopias, algumas formas de polimicrogiria, agenesia de corpo caloso
Organização	24 semanas até pós-natal	Migração tardia (até o quinto mês); alinhamento, orientação e estruturação em camadas dos neurônios corticais; sinaptogênese; proliferação e diferenciação glial; migração dos neurônios que formarão a camada granular interna do cerebelo; apoptose (segunda metade da gestação e durante o primeiro ano de vida extrauterina)	Displasias corticais menores, anormalidades dendrítica e sinápticas; algumas formas de polimicrogiria
Mielinização	24 semanas até 2 anos pós-natal		Distúrbios hipomielinizantes

282

Seção 3 ■ Doenças e Síndromes Neurológicas

Malformações do Sistema Nervoso Central

estar parcial ou completamente formados. A medula espinal, o tronco encefálico e o cerebelo apresentam dimensões reduzidas. Apresenta etiologia multifatorial, sendo que cerca de 3% dos casos apresentam anormalidades cromossômicas.[3,4]

- **Atelencefalia:** variante na qual a calvária recobre a malformação, sem a presença de estruturas nervosas adequadamente formadas acima do diencéfalo.[3]
- **Aprosencefalia:** semelhante à atelencefalia, mas sem preservação das estruturas diencefálicas.[3]
- **Exencefalia:** caracteriza-se por acrania, uma condição extremamente rara na qual a calvária está ausente e um encéfalo malformado encontra-se recoberto apenas por um epitélio vascular. Na exencefalia, o tecido encefálico malformado protrui para o interior da cavidade amniótica por meio da falha na calvária. Acredita-se que essa condição possa ser um estágio prévio no desenvolvimento da anencefalia, sendo a destruição do restante do encéfalo exposto ao líquido amniótico apenas uma questão de tempo.[4]

Quadro clínico

Há grande predomínio no sexo feminino. Os recém-nascidos exibem automatismos e movimentos espontâneos lentos, estereotipados e frequentemente assumem postura de descerebração. Tais movimentos também podem ser induzidos por estimulação nociceptiva. A reação de Moro e a reação de inclinação de Gamper estão frequentemente presentes. Essa última reação, que também pode ser observada em pré-termos saudáveis durante o sétimo mês de idade gestacional e em crianças com hemiparesia dupla grave, consiste na elevação da cabeça e do tronco a partir da flexão lenta de ambas as coxas sobre o tronco, com a criança em posição supina. Crises epilépticas também podem ocorrer. Apresenta um prognóstico reservado,

com o óbito pré-natal ou nas primeiras horas, dias ou semanas de vida.[3,4]

Intervenção e aconselhamento genético

Nos casos não sindrômicos, deve-se averiguar a possibilidade de doação de órgãos. A frequência de disrafismos em gestações subsequentes pode chegar a 10%, entretanto, é bastante reduzida a partir da suplementação de ácido fólico (5 mg/dia, iniciado pelo menos um mês antes da concepção e interrompido após dois meses de gestação). Um fator de risco genético com transmissão matrilinear parece estar envolvido.[4]

Anomalias do mesênquima (meninges e crânio)

Cefalocele, meningocele craniana e meningoencefalocele

- **Cefalocele:** corresponde ao crânio bífido isolado, isto é, aquele em que há uma falha óssea craniana simples sem prolapso de meninges ou do encéfalo.[5]
- **Meningocele craniana:** há herniação apenas de meninges através de uma falha óssea craniana. São menos comuns que as meningoencefaloceles.[5]
- **Meningoencefalocele:** também conhecida como *encefalocele*, trata-se de malformação na qual há herniação das meninges e de porções variáveis do encéfalo por uma falha óssea craniana. Quando há herniação do ventrículo, podem ser denominadas meningoencefalocistoceles. As denominadas *cefaloceles atrésicas* representam uma forma frustra de meningoencefalocele, que ocorrem predominante nas regiões parietal e occipital.[5]

Apresentam etiologia multifatorial, podendo raramente ocorrer no contexto de síndromes (Tabela 11.2).[6] As principais formas de encefalocele são apresentadas na Tabela 11.3.

Tabela 11.2 Principais síndromes que podem cursar com encefalocele.

Síndrome	Subtipos	Herança	Gene, *locus*	Características principais
Meckel		AR	*MKS1*, 17q22 *TMEM216*, 11q13.1 *TMEM67*, 8q22.1 *CEP290*, 12q21.32 *RPGRIP1L*, 16q12.2 *CC2D2A*, 4p15.32 *NPHP3*, 3q22.1 *TCTN2*, 12q24.31	Uma grande variedade de malformações pode ser observada na síndrome de Meckel, também conhecida como Meckel-Gruber. Entretanto, a tríade clássica consiste em malformações do SNC (sobretudo encefalocele occipital), doença renal cística e anormalidades hepáticas, incluindo fibrose portal e proliferação ductal. Polidactilia, sobretudo pós-axial, também é frequentemente observada.

(Continua)

Capítulo 11

283

Tratado de Neurologia Infantil

Tabela 11.2 (*Continuação*) Principais síndromes que podem cursar com encefalocele.

Síndrome	Subtipos	Herança	Gene, *locus*	Características principais
Microssomia hemifacial		AD	?, 14q32	Também conhecida como síndrome de Goldenhar, caracteriza-se por fenótipo altamente variável, que inclui anomalias craniofaciais (deformidade unilateral da orelha externa, hemiface ipsilateral pequena, coloboma da pálpebra superior, fenda labial/ /palatina), malformações cardíacas, alterações vertebrais e malformações do SNC, dais quais pode fazer parte a encefalocele occipital.
Knobloch		AR	*COL18A1*, 22q22.3 ?, 17q11.2	Miopia, displasia vítreo-retiniana, descolamento de retina e malformações do SNC (tipicamente encefalocele occipital).
DK focomelia		AR	?	Focomelia, encefalocele, anomalias urogenitais e trombocitopenia.
Walker-Warburg		AR	*POMT1*, 9q34.1	Lisencefalia tipo II, hidrocefalia, encefalocele occipital, malformações oculares, distrofia muscular (níveis séricos de CK aumentados).
Complexo SAKODA		?	?	Encefalocele esfenoetmoidal, agenesia do corpo caloso e fenda labial/palatina.
Joubert	Tipo 1 Tipo 2	AR	*INPP5E*, 9q34.3 *TMEM216*, 11q13.1	Hipoplasia do verme cerebelar (presença de sinal radiológico característico, denominado malformação do dente molar), irregularidade respiratória, hipotonia, atraso do desenvolvimento, movimentos oculares anormais. Encefalocele pode estar presente, sendo tipicamente occipital (mais frequente no tipo 2).
Roberts		AR	*ESCO2*, 8p21.1	Uma grande variedade de malformações pode ser observada na síndrome de Roberts. Entretanto, focomelia, fenda labial/palatina e encefalocele frontal são bastante conspícuas.
Fraser		AR	*FRAS1*, 4q21.21 *FREM2*, 13q13.3	Uma grande variedade de malformações pode ser observada na síndrome de Fraser. Criptoftalmia, encefalocele, anormalidades digitais e geniturinárias são frequentes.
Malformação de Dandy-Walker associada à encefalocele occipital		AD	?	Encefalocele occipital atrésica associada à malformação de Dandy-Walker. O desenvolvimento neurológico é normal na maioria dos casos.

Quadro clínico

Frequentemente essas anomalias associam-se a outras malformações, como, por exemplo, agenesia de corpo caloso, alterações do padrão de giração, hidrocefalia, fenda palatina, microftalmia, holoprosencefalia, malformações cardíacas e cerebelares. As encefaloceles occipitais representam 85% dos casos nos países ocidentais, ocorrendo mais frequentemente em mulheres. Aquelas localizadas nas regiões frontal, parietal, temporal, nasal e na base do crânio (etmoidal, esfenoidal, orbital posterior e temporal basal) são menos comuns (Figuras 11.1, 11.2 e 11.3). Os pacientes podem apresen-

284 | Seção 3 ■ Doenças e Síndromes Neurológicas

Malformações do Sistema Nervoso Central

Tabela 11.3 Principais formas de encefalocele.

Encefaloceles	Características principais
Occipital	Apresentam grandes dimensões, frequentemente maiores que 5 mm, com quantidade variável de parênquima encefálico herniado. É frequente a associação a outras malformações do SNC: disgenesia do corpo caloso, holoprosencefalia e, quando associada a estigmas da malformação de Chiari II, constitui a malformação de Chiari III.
Frontoetmoidal	São derivadas da regressão incompleta de uma saculação dural existente na vida fetal responsável pela formação do forame cego. De acordo com a relação com os ossos nasal, frontal e etmoide, as encefaloceles podem ser classificadas em nasofrontais, nasoetmoidais e naso-orbitais.
Esfenoidal	Por ser clinicamente oculta é muitas vezes diagnosticada na fase adulta. Pode atravessar qualquer porção esfenoidal, herniando-se em direção à órbita, fossa pterigopalatina ou nasofaringe. Na linha média, a encefalocele pode englobar a hipófise, infundíbulo, hipotálamo e quiasma óptico. Podem cursar com obstrução nasal, distúrbios visuais, endócrinos e rinoliquorreia. Várias síndromes podem cursar com a encefalocele no seu espectro de malformações: Joubert, Walker-Warburg, Klippel-Feil e disrafia tetocerebelar.
Atrésica	Caracterizado por pequenos nódulos extracranianos nas regiões parietal e occipital, acima da protuberância occipital externa, constituído por tecido fibroso, meninge, tecido neural e glial, recobertos por pele. Um pequeno defeito está presente abaixo da lesão de pele, e é por ele que a encefalocele se comunica com a cavidade intracraniana através de um fio de tecido conjuntivo. Acredita-se que a encefalocele atrésica seja decorrente da involução de uma encefalocele ou, ainda, apenas uma persistência de remanescentes da crista neural. Podem estar associadas a presença de *sinus pericranii* e a persistência do seio falcino.

tar déficits neurológicos múltiplos e crises epilépticas. Indivíduos com encefaloceles ocultas da base do crânio podem manifestar otoliquorreia, rinoliquorreia e meningites de repetição. Encefaloceles de base de crânio com maiores dimensões podem se apresentar como tumorações intranasais ou nasofaríngeas.[7]

O prognóstico relaciona-se de maneira inversa com o volume de encéfalo herniado e com a presença de malformações associadas. De maneira geral, é pior nas occipitais, quando comparadas às frontais.[8,9]

Intervenção e aconselhamento genético

A partir do diagnóstico pré-natal, o parto deverá ocorrer por meio de cesariana. O neurocirurgião deverá estar disponível logo após o parto para avaliar a necessidade de correção cirúrgica imediata, caso haja lesões ulceradas com extravasamento de líquor. Deverão ser solicitadas tomografia computadorizada (TC) de crânio sem contraste com reconstrução tridimensional, RM e ângio-RM de crânio para planejamento cirúrgico. É de extrema importância a avaliação das estruturas vasculares, inclusive venosas, adjacentes à área de herniação.[10]

A frequência de disrafismos em gestações subsequentes varia de 1,5% a 5%. Recomenda-se suplementação de ácido fólico (5 mg/dia, com início pelo menos um mês antes da concepção e interrupção após dois meses de gestação).[5]

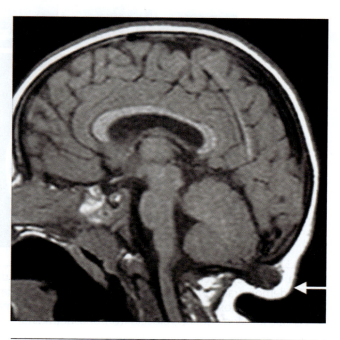

Figura 11.1 Meningocele occipital – IRM no plano sagital ponderada em T1 demonstrando defeito no osso occipital com herniação da aracnoide e do conteúdo liquórico (seta branca).

Capítulo 11

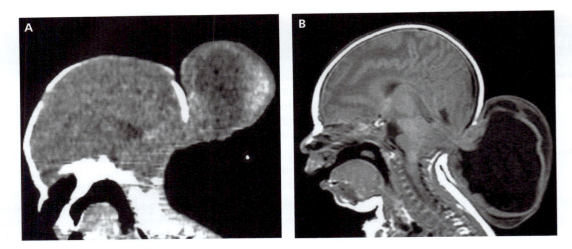

Figura 11.2 Meningoencefalocele occipital na malformação de Chiari III – (A) Imagem sagital de TC e (B) IRM no plano sagital ponderada em T1 evidenciando fossa posterior de dimensões reduzidas, com o tronco cerebral e o cerebelo estendendo-se posteriormente em direção a um defeito no aspecto inferior do osso occipital pelo qual hernia tecido dos compartimentos supra e infratentoriais com formação de volumoso saco herniário.

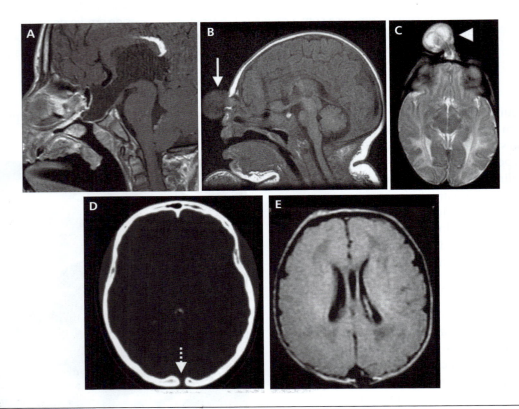

Figura 11.3 Cefalocele transesfenoidal com persistência do canal craniofaríngeo – (A) IRM no plano sagital ponderada em T1 demonstrando herniação de conteúdo liquórico da região selar para o aspecto posterior da rinofaringe. Como achados associados, observam-se rebaixamento do quiasma óptico e presença de lipoma curvilíneo junto ao esplênio do corpo caloso. Meningoencefalocele frontonasoetmoidal – Imagens de IRM no plano sagital ponderada em T1 (B) e axial ponderada em T2 (C) evidenciando herniação de conteúdo liquórico e material encefálico displásico por defeito ósseo na linha mediana entre os ossos frontal, nasal e etmoide (seta branca e ponta de seta). (D) Cefalocele atrésica – Imagem axial de TC em janela óssea revelando pequena descontinuidade no osso parietal na linha mediana (seta pontilhada). (E) IRM no plano axial ponderada em FLAIR demonstrando herniação de conteúdo meníngeo na região do defeito ósseo, sem a formação de saco herniário, com formação de pequena lesão subcutânea.

Craniossinostoses

Descritas no Capítulo 9 – Alterações do Volume e da Forma do Crânio.

Cisto aracnoide

É uma coleção de líquor, benigna, que se desenvolve no interior da membrana aracnoide devido à sua duplicação nos estágios iniciais da embriogênese. É geralmente esporádico, único e mais comum em homens. Apresenta maior incidência em pacientes com doença do rim policístico e síndrome de Aicardi.[11]

Aproximadamente a metade dos casos localiza-se na fossa craniana média junto à fissura silviana. Outras localizações incluem a cisterna suprasselar, fissura inter-hemisférica, além do compartimento infratentorial da fossa posterior, particularmente nas cisternas pontocerebelar, magna e quadrigeminal.[12]

Os cistos aracnoides congênitos são frequentemente estáveis, porém raramente podem apresentar crescimento lento e progressivo. Esse aumento de tamanho ocorre pela atividade secretora das células de revestimento do cisto.[13,14]

Os cistos aracnoides correspondem a cerca de 1% das massas intracranianas. Nas últimas décadas ocorreu um aumento da incidência em pacientes assintomáticos, devido a uma maior realização de exames de neuroimagem por sintomas não relacionados ao quadro clínico de cisto aracnoide. Em uma revisão retrospectiva de mais de 48.000 exames de IRM, a prevalência foi de 1,4%, sendo 95% assintomáticos.[15]

Quadro clínico

Os cistos eventualmente podem produzir sintomas quando apresentam dimensões aumentadas ou efeito expansivo sobre estruturas adjacentes. Nesses casos, os sintomas estão diretamente relacionados ao efeito sobre o fluxo liquórico. Quando presentes na fossa craniana média, podem causar uma assimetria do crânio. Cistos suprasselares podem causar hidrocefalia obstrutiva, por obliteração do forame de Monro ou compressão do mesencéfalo. Raramente os cistos suprasselares provocam alterações visuais ou endócrinas.[16]

Cefaleia pode ser observada em alguns pacientes, mas nem sempre é possível estabelecer a relação causal desse sintoma com a presença do cisto. Uma revisão de 45 crianças sintomáticas com cisto aracnoide demonstrou que 61% dos pacientes apresentavam cefaleia e 31% apresentavam epilepsia. Outras manifestações mais raras também podem ser observadas, como proptose, afasia e macrocrania.[17]

Diagnóstico

O diagnóstico é realizado por meio de exames de imagem. Os cistos aracnoides na TC e na IRM se apresentam como lesões arredondadas ou de aspecto ovoide, homogêneas, extra-axiais, sem realce pelo contraste. Na TC, a densidade do conteúdo do cisto assemelha-se à do líquor. O osso adjacente pode ser normal ou revelar algum estreitamento. Nas lesões mais antigas pode haver remodelamento da tábua óssea. Na IRM, o sinal do cisto é igual ao do líquor em todas as sequências (Figura 11.4). As sequências FLAIR e a difusão permitem a supressão do sinal do líquor, aumentando a acurácia desse exame para o diagnóstico. Cistos complicados, com conteúdo hemorrágico ou hiperproteico, apresentam sinal heterogêneo na IRM.[18]

Os cistos da região suprasselar podem expandir-se inferiormente à sela turca, lateralmente para a fossa craniana média e posteriormente para as cisternas interpedunculares e prepontina. À medida que o cisto se expande superiormente, preenche o espaço ocupado pelo terceiro ventrículo, comprimindo-o. Nesse processo de expansão pode romper a haste pituitária e comprimir o hipotálamo. Cistos de grandes dimensões podem obstruir, através de seu pólo superior, o forame de Monro, causando hidrocefalia. A IRM confirma o diagnóstico ao demonstrar no corte sagital, o cisto deslocando o assoalho do terceiro ventrículo superiormente.

Na IRM, a sequência 3D CISS ou FIESTA pode ser realizada para uma avaliação mais detalhada dos limites e da parede do cisto. A análise da dinâmica do fluxo liquórico é útil para avaliação das repercussões do cisto sobre as vias liquóricas, sobretudo sobre o aqueduto do mesencéfalo.[19]

O diagnóstico diferencial inclui hematomas subdurais crônicos, gliomas de baixo grau, gangliogliomas, cistos hidátidos, neurocisticercose e cistos epidermoides. Nos cistos epidermoides, a IRM com imagens ponderadas em difusão demonstra hipersinal.[19]

Tratamento

O tratamento conservador, com acompanhamento neurológico e exames de imagem, é recomendado para os indivíduos assintomáticos. A cirurgia é indicada se houver aumento da pressão intracraniana, epilepsia ou déficits neurológicos focais, justificados pela presença da lesão cística. As opções cirúrgicas incluem a derivação cistoperitoneal ou a fenestração do cisto. Em geral, a aspiração da lesão por agulha apresenta um benefício temporário, não sendo uma boa opção de tratamento em longo prazo. TC com administração

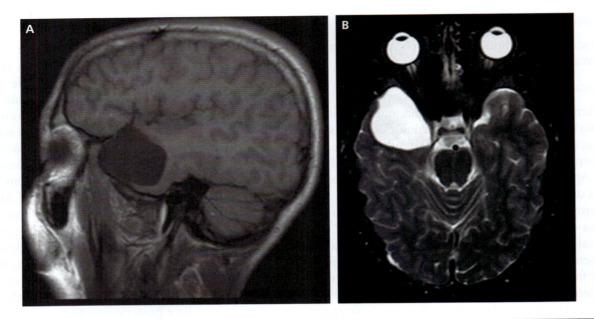

Figura 11.4 Cisto aracnoide – (A) IRM no plano sagital ponderada em T1 demonstrando um cisto de tamanho moderado na fossa craniana média. (B) IRM no plano axial ponderada em T2 demonstra hipoplasia do polo temporal associado a discreto efeito expansivo, caracterizado por retificação dos giros corticais do parênquima encefálico adjacente.

de contraste iodado intratecal (cisternotomografia) pode ser empregada para avaliar a comunicação do cisto com o espaço liquórico ou para acompanhamento pós-cirúrgico.[18]

Lipoma intracraniano

Lipomas são malformações resultantes da diferenciação anormal da meninge primitiva, que normalmente se diferencia em leptomeninge e espaço subaracnoide. Por motivos ainda desconhecidos algumas partes da meninge primitiva se transformam em gordura, formando os lipomas intracranianos.[20] Como resultado do local da sua formação, a maior parte dos lipomas está localizado no espaço subaracnoide.[21]

Apresentam incidência estimada de 0,1% a 0,4% de todas as lesões expansivas intracranianas. Pode ocorrer uma hipertrofia das células do lipoma quando há ganho de peso do paciente ou utilização de esteroides. Entretanto, raramente exercem efeito compressivo sobre as estruturas adjacentes.

Lipomas inter-hemisféricos são frequentemente associados a hipogenesia ou agenesia do corpo caloso. Essas malformações podem apresentar dimensão aumentada e aspecto lobulado, sendo classificadas como tubulonodulares. Quando lineares, revestindo o corpo caloso, são classificados como curvilíneos. Encefalocele e lipomas cutâneos podem estar associados.[22]

Quadro clínico

Geralmente constituem achados de imagem incidentais. Entretanto, alguns pacientes podem apresentar epilepsia, deficiência intelectual ou malformações craniofaciais. A presença de lipomas inter-hemisféricos associados a anomalias do corpo caloso, a fenda palatina ou a pólipos cutâneos na face constitui a síndrome de Pai.[23]

Diagnóstico

A TC permite um diagnóstico de confiança da presença de gordura no interior de uma lesão, observando-se coeficientes de atenuação entre –50 UH a –100 UH. De uma maneira prática, os lipomas podem ser detectados na TC como lesões hipoatenuantes tanto quanto a gordura subcutânea. Já na IRM, apesar do diagnóstico ser um pouco mais complexo, algumas características permitem a sua distinção de outras lesões que apresentam alto sinal em T1, como a melanina, metais, o cálcio e algumas fases de degradação da hemoglobina. Os lipomas caracteristicamente exibem na IRM hipersinal na sequência T1, perdendo o sinal com a adição de pulso específico para supressão de gordura (Figura 11.5). Além disso, normalmente não apresentam realce pelo gadolíneo ou edema. Calcificações podem estar presentes em lipomas inter-hemisféricos, mais comumente no interior da cápsula fibrosa em torno do lipoma. O conjunto dessas características

Malformações do Sistema Nervoso Central

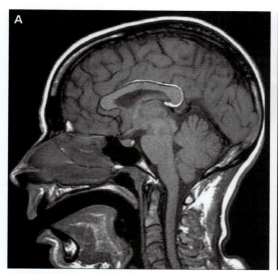
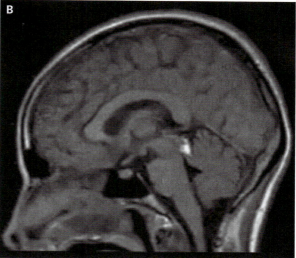

Figura 11.5 Lipoma da linha mediana curvilíneo – (A) IRM no plano sagital ponderada em T1 demonstrando lesão hiperintensa ao longo do esplênio, istmo e aspecto posterior do tronco do corpo caloso, compatível com lipoma curvilíneo. (B) IRM no plano sagital ponderada em T1 evidenciando formação nodular hiperintensa na linha mediana, ocupando a cisterna quadrigeminal e envolvendo a placa quadrigeminal, pedúnculos cerebelares superiores e o véu medular superior, compatível com lipoma tubulonodular da placa quadrigeminal.

permite o seu reconhecimento de maneira confiável por estudos de IRM na imensa maioria dos casos; entretanto, quando há dúvidas, a TC é recomendada para confirmação do diagnóstico.[24]

Tratamento

O tratamento cirúrgico se destina apenas aos pacientes sintomáticos, que apresentam epilepsia de difícil controle. Dada a alta vascularização de algumas lesões, existe o risco de adesão aos tecidos circundantes.

DEFEITOS DO PROSENCÉFALO MEDIOBASAL, HOLOPROSENCEFALIA E ENTIDADES RELACIONADAS

Holoprosencefalia

A holoprosencefalia resulta da falha no desenvolvimento da vesícula prosencefálica, extremidade cranial do tubo neural. Por volta da quinta semana gestacional, a vesícula prosencefálica se divide sagitalmente formando os hemisférios cerebrais, transversalmente dando origem ao telencéfalo e diencéfalo, e horizontalmente formando os bulbos olfatórios e as vesículas ópticas.[25-27]

A holoprosencefalia está frequentemente associada a anormalidades faciais e agenesia do bulbo e dos tratos olfatórios. Também são achados comuns: ciclopia (junção de dois olhos em um só olho), cebocefalia (redução do espaço interorbitário e do nariz), etmocefalia (probóscide entre os olhos, ausência de estruturas nasais e microftalmia), fenda facial mediana, estenose das coanas, hipo ou hipertelorismo, coloboma, displasia da retina, incisivo central único e artéria cerebral anterior ázigos.[28-30] Com base nas características anatômicas são descritas quatro formas de holoprosencefalia (Figuras 11.6 e 11.7):[31]

- **Holoprosencefalia clássica:** região ventral do prosencéfalo (lobo frontal anterior, hipotálamo, terceiro ventrículo) é a mais afetada, em relação à posterior (lobos parietais e occipitais).[32]
- **Alobar:** forma mais grave. A porção ventromedial do cérebro e da face (ossos nasais, região medial do maxilar e etmoide) não é formada. Ciclopia, hipertelorismo e micrognatia podem estar presentes.[33,34]
- **Semilobar:** o cérebro é mais desenvolvido do que na forma alobar. Anomalias faciais são leves, como hipotelorismo, lábio leporino e palato fendido ou ausente. A fissura inter-hemisférica e a foice cerebral são parcialmente formadas posteriormente.
- **Lobar:** forma menos grave. O lobo frontal é mais desenvolvido que na holoprosencefalia semilobar, os cornos frontais dos ventrículos laterais estão presentes, as fissuras silvianas apresentam orientação normal e a fissura inter-hemisférica pode ser normal ou hipoplásica apenas no seu aspecto mais anterior.[35] Cursa com leve ou moderado atraso do desenvolvimento.

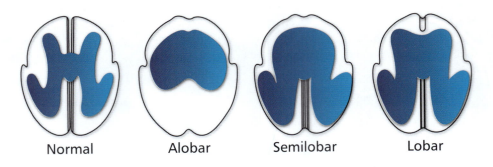

Figura 11.6 Apresentação das formas da holoprosencefalia.

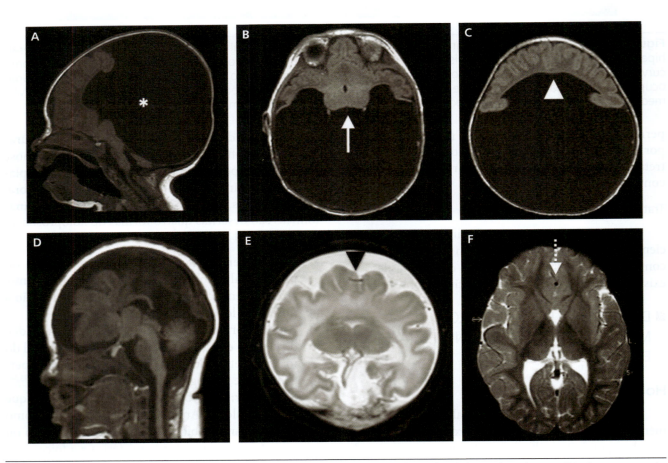

Figura 11.7 Holoprosencefalia alobar – (A) IRM nos planos sagital e (B e C) axial ponderadas em T1 demonstrando a presença de parênquima cerebral contínuo (ponta de seta branca) na linha mediana junto ao aspecto anterior da calota craniana. Observa-se volumoso holoventrículo posterior (asterisco) exercendo efeito expansivo sobre as estruturas supra e infratentoriais. Há fusão dos núcleos da base e dos tálamos (seta branca). Holoprosencefalia semilobar – (D) IRM no plano sagital ponderada em T1 e (E) axial ponderada em T2 evidenciando continuação do parênquima encefálico pela linha mediana no seu aspecto anterior (ponta de seta branca), mas sem a presença de holoventrículo. Os cornos temporais dos ventrículos laterais estão formados, apresentando aspecto rudimentar. Nota-se ainda fusão dos tálamos e dos núcleos caudados na linha mediana. Holoprosencefalia lobar – (F) IRM no plano axial ponderada em T2 revelando fusão do parênquima dos lobos frontais no seu aspecto anteroinferior junto à área pré-septal.

Malformações do Sistema Nervoso Central

A variante septo-pré-óptica da holoprosencefalia apresenta um espectro mais brando da malformação – descrito mais recentemente, no qual os ventrículos e a fissura inter-hemisférica são normais, porém, ocorre fusão somente da região da área septal e pré-óptica e, como nas outras formas de holoprosencefalia, não se caracteriza o septo pelúcido.[36]

Apresenta etiologia heterogênea, variando de anormalidades cromossômicas (aneuploidias, triploidias, monossomias, mosaicismos) a fatores ambientais (diabetes gestacional, hipocolesterolemia durante a gestação) e síndromes CHARGE (coloboma, alterações cardíacas, atresia das coanas nasais, retardo do desenvolvimento, anormalidades genitais e da orelha) e Smith-Lemli-Opitz.[37-43] Até o momento, 14 genes já foram implicados na holoprosencefalia. A hibridiza-ção genômica comparativa com o uso de *arrays* (CGH-*array*) identifica microdeleções ou microduplicações em até 22% dos casos.[44]

Quadro clínico

É descrita uma vasta gama de manifestações: atraso no desenvolvimento, epilepsia, disfunção oromotora e diparesia espástica. São frequentes distúrbios endócrinos devido a defeitos da glândula pituitária.[45,46]

As formas graves são muitas vezes fatais e a mortalidade está relacionada com a gravidade da malformação cerebral e defeitos associados.[47] O estadiamento da holoprosencefalia pela classificação de Demyer *et al.* (1964)[48] ainda é utilizado, pois permite estabelecer o prognóstico e planejar a abordagem terapêutica (Tabela 11.4).

Tabela 11.4 Classificação de anormalidades holoprosencefálicas. Modificado de Demyer *et al.*, 1964.[48]

Grupo	Morfologia facial	Morfologia encefálica
I. ciclopia	Olho único ou fendido	Alobar
	Arrinia com probóscide	Microcefalia
II. etmocefalia	Hipotelorismo grave	Alobar
	Arrinia com probóscide	Microcefalia
III. cebocefalia	Hipotelorismo	Alobar
	Narina única	Microcefalia
IV. A (agenesia pré-maxilar)	Hipotelorismo	Alobar
	Nariz achatado	Semilobar
	Fenda labial mediana	Trigonocefalia
IV. B	Hipotelorismo	
	Nariz plano	Lobar
	Fenda labial bilateral	
V. A dismorfismo acentuado	Hipotelorismo	
	Nariz plano	Lobar
	Fenda palatina	
V. B	Hipotelorismo	
	Hipoplasia médio facial	–

Grupos I, II e III: ocorrem frequentemente abortos espontâneos e óbitos intraútero; não sobrevivem além da infância.

Grupo IV A: apresentam grave déficit neurológico, sendo pequeno o benefício obtido com a correção cirúrgica.

Grupos IV B, V A e V B: são eletivos para a correção cirúrgica, pois geralmente possuem um quociente de inteligência suficiente para a independência social.

Capítulo 11

Intervenção e aconselhamento genético

O tratamento requer uma abordagem multidisciplinar, sendo basicamente sintomático e de suporte. Nos casos associados à hidrocefalia o tratamento neurocirúrgico pode ser indicado.

Devido à grande variabilidade clínica e genética, o diagnóstico pré-natal é baseado na ultrassonografia e na IRM, podendo ser útil em gestantes com diabetes ou história familiar de holoprosencefalia.[49]

A associação com síndromes deve sempre ser investigada. Além disso, o estudo do cariótipo é recomendado. Para pacientes não sindrômicos sem alterações cromossômicas, o estudo de análise molecular para busca dos três genes mais relacionados à holoprosencefalia (*SHH*, *ZIC2* e *SIX3*) pode trazer informações adicionais (Figura 11.8). Nos casos de pacientes com anormalidades hormonais e/ou polidactilia associada, o teste para mutações no *GLI2* pode ser incluído.[47]

O prognóstico reservado nas formas mais severas eleva a importância do aconselhamento genético. Para as famílias com pacientes portadores de holoprosencefalias sindrômicas, cromossomopatias ou mutações genéticas, o aconselhamento genético pode ser realizado com informações mais específicas. De forma geral, a hereditariedade na holoprosencefalia não sindrômica é autossômica dominante; para casos esporádicos o risco estimado de recorrência é de 13% a 15%. Para aqueles casos sem uma etiologia definida, o risco de recorrência é presumivelmente baixo, desde que os fatores ambientais sejam controlados, como diabetes materno (risco de 1%), hipocolesterolemia na gestação ou exposição ao álcool e ao ácido retinoico.[47]

Sintelencefalia (variante inter-hemisférica média)

Resulta da fusão dos hemisférios cerebrais no aspecto posterior do lobo frontal e/ou da transição frontoparietal, associado à disgenesia segmentar do corpo caloso (Figura 11.9A). Malformações da região hipotalâmica e dos núcleos lentiformes também podem ocorrer. Além disso, a substância cinzenta adjacente é frequentemente heterotópica.[50-54] Raramente, a heterotopia da substância cinzenta regional é tão extensa, o que confere o aspecto descrito como "*brain-in-brain*".[55] A variante inter-hemisférica média é considerada uma forma de holoprosencefalia, estando presente em cerca de 2% a 15% dos pacientes com holoprosencefalia.[56] Está associada a mutação no gene *ZIC2* (13q32).[57,58]

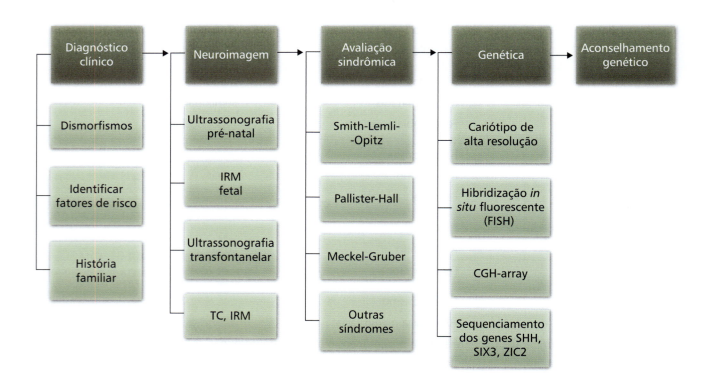

Figura 11.8 Avaliação diagnóstica de pacientes com suspeita de holoprosencefalia.

Quadro clínico

Os pacientes são menos gravemente afetados que na holoprosencefalia alobar ou semilobar. Apresentam discretas alterações faciais, como hipertelorismo, ponte nasal baixa ou estreita ou uma aparência relativamente normal. Microcefalia, declínio cognitivo leve a moderado e espasticidade podem ser encontrados.[59,60] O prognóstico é mais favorável que nas formas clássicas de holoprosencefalia.

Intervenção e aconselhamento genético

Não existe tratamento específico. A abordagem terapêutica deve ser multidisciplinar e consiste em: fisioterapia, terapia ocupacional, fonoaudiologia e medicamentos, quando necessários para o controle de epilepsia e outras manifestações neurológicas. Por se tratar de uma mutação *de novo* no gene *ZIC2* (13q32), a chance de recorrência no casal é baixa.[57,58]

Arrinia/Arrinencefalia

Ausência do bulbo olfatório, podendo ser isolada ou associada a outras anomalias da base do cérebro e da linha média da face (Figura 11.9B). A ausência do nariz é conhecida como arrinia.[61] Os achados incluem ausência de ossos nasais e placa cribriforme e do septo nasal, decorrentes de uma falha na invaginação dos placoides nasais durante a quinta semana do desenvolvimento fetal.[62,63]

Ocorre devido a uma injúria intraútero ou a uma alteração genética responsável pelo desenvolvimento do prosencéfalo ventral.

Quadro clínico

A arrinencefalia geralmente está associada a múltiplas anomalias congênitas. É encontrada em 23% dos pacientes com síndrome CHARGE.[64,65] Hipertelorismo, microftalmia e alterações nasais e dos seios paranasais também podem estar presentes. O prognóstico está relacionado ao grau de malformações associadas do SNC.

Intervenção e aconselhamento genético

Deve-se realizar o tratamento cirúrgico reparador, estético e funcional. Nos casos de arrinia, é necessário obter uma passagem aérea fisiológica. Essa abordagem inicial, em geral, é realizada no primeiro mês de vida, substituindo a prática da traqueostomia. A cirurgia de reconstrução habitualmente é postergada até os quatro anos de idade, sendo executada em múltiplos estágios.[63]

Por se tratar de uma afecção extremamente rara e com um número ainda pequeno de casos descritos, o aconselhamento genético ainda não é realizado de forma mais evidente. Felizmente, a maioria dos casos é esporádica e não apresenta recorrência em gestações posteriores. Porém, não se deve esquecer que a arrinia é uma condição heterogênea que envolve diferentes etiologias como a autossômica recessiva, a dominante e a teratogênica.[63]

Displasia septo-óptica

Caracteriza-se pela tríade clássica de hipoplasia dos nervos ópticos, anomalias hormonais da hipófise e alterações da linha média. Apresenta uma ampla variedade fenotípica e em apenas 30% dos pacientes a tríade completa é encontrada.[66-68]

O espectro de imagem é variável, incluindo combinações de malformações das estrututras da linha mediana, que classicamente consistem em agenesia ou disgenesia do septo pelúcido com fusão dos fórnices (60% dos casos) e alterações do corpo caloso (agenesia, disgenesia ou hipoplasia) (Figura 11.9D). Malformações hipofisárias incluem hipoplasia, lobo posterior ectópico e interrupção da haste hipofisária (Figura 11.10). Os bulbos olfatórios podem estar ausentes ou hipoplásicos. Malformações no tronco encefálico e cerebrais também podem estar presentes, sendo a mais comum a esquizencefalia, denominada de displasia septo-óptica – *plus*.[69]

A hipoplasia do nervo óptico pode ser unilateral ou bilateral e, em 25% dos casos, uma deficiência visual significativa está presente.[70] Alguns pacientes podem apresentar a displasia septo-óptica desde o nascimento, enquanto outros a desenvolvem durante a infância. A deficiência do hormônio do crescimento é o distúrbio endocrinológico mais comum. Hipopituitarismo e déficit no hormônio liberador de gonadotrofinas também podem ser encontrados.[71-74]

A maioria dos casos ocorre de forma esporádica. Entretanto, são descritos casos familiares, incluindo a mutação no gene *HESX1* (3p21.2-p21.1), podendo levar à transmissão autossômica dominante ou recessiva.[75-77] Também são relatados durante a gestação fatores ambientais como o uso de álcool ou de drogas.[78]

Quadro clínico

A apresentação clínica é variável. A acuidade visual pode estar normal ou diminuída, associada ou não com nistagmo. Retardo mental, diabetes insípido, transtorno

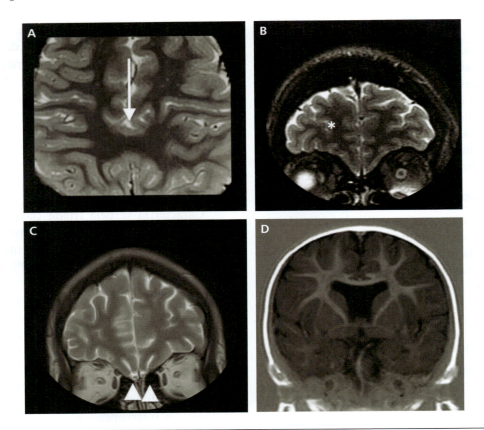

Figura 11.9 Sintelencefalia – (A) IRM no plano axial ponderada em T2 evidenciando a continuidade dos lóbulos parietais superiores através da linha mediana. Arrinencefalia em paciente com Síndrome de Kallman – (B) IRM no plano coronal ponderada em T2 com saturação de gordura demonstrando ausência do sulco e bulbo olfatório. (C) IRM no plano coronal ponderada em T2 de paciente normal demonstrando o aspecto normal dos sulcos e bulbos olfatórios (setas brancas). Displasia septo-óptica – (D) RM no plano coronal ponderada em T1 IR, não caracterizando o septo pelúcido entre os ventrículos laterais, que assumem aspecto "em caixa".

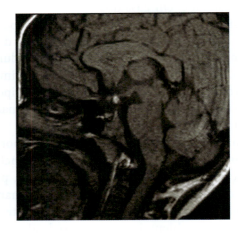

Figura 11.10 Anormalidades do eixo hipotálamo/hipofisário – IRM no plano sagital ponderada em T1 demonstrando lobo anterior da hipófise de dimensões reduzidas e hipoplasia da haste pituitária. Não se caracteriza o alto sinal característico do lobo posterior da hipófise, entretanto observa-se imagem com alto sinal no tubercinério, compatível com lobo posterior ectópico.

do espectro autista, puberdade precoce, obesidade, anosmia e alterações cardíacas também são encontrados.[79-82]

O diagnóstico precoce é associado a um melhor resultado, pois permite uma intervenção oportuna dos déficits hormonais.[79-82]

Intervenção e aconselhamento genético

O tratamento é sintomático e necessita de uma equipe multidisciplinar. As alterações hormonais devem ser tratadas com reposição hormonal. Pacientes com alterações visuais podem se beneficiar de programas de terapia ocupacional e estimulação visual. O diagnóstico pré-natal e o aconselhamento genético podem ser feitos naquelas famílias nas quais a mutação foi identificada.[80]

A Tabela 11.5 apresenta as principais malformações oculares e a Tabela 11.6 descreve algumas anormalidades do eixo hipotálamo-hipofisário de natureza genética.

Malformações do Sistema Nervoso Central

Tabela 11.5 Principais malformações oculares.

Síndrome	Subtipos	Herança	Gene, *locus*	Características principais
Anoftalmia		AR	*SOX*, 3q26.3-q27 *OTX*, 14q22 *RAX* 18q21.3	Caracterizada pela ausênica de um ou dos dois olhos. Na forma primária, mais rara, os primórdios oculares não são formados, possivelmente resultantes de mutações nos genes responsáveis pelo desenvolvimento da vesícula óptica.[83] A forma secundária é mais comum e está relacionada a infecções congênitas, traumas, eventos vasculares ou exposição a toxinas nas primeiras quatro semanas de gestação. Neuroimagem demonstra ausência do globo ocular e do nervo óptico.[84-86]
Microftalmia	Colobomas	AR	*PAX6*, 11p13 *GDF6*, 8q21.2-q22.1	É o nome dado a uma fissura ou descontinuidade de qualquer estrutura ocular. A forma mais comum é resultante de uma falha no fechamento da fissura coroide. Pode estar associada a outras malformações cerebrais, como síndrome de Joubert ou Aicardi. Neuroimagem característica é a de uma secção da retina e um deslocamento posterior da cabeça do nervo óptico.[87,88]
	Vítreo primário hiperplásico persistente	AD, AR	*ATOH7*, 10q21	Causada por uma falha na regressão no tecido fibrovascular do vítreo primário e da artéria hialoide. Pacientes apresentam microftalmia, leucocoria e catarata congênita.[89]
Glaucoma congênito		AR	*CYP1B1*, 2p22-p21	A câmara anterior ocular encontra-se dilatada por obstrução do fluxo do humor aquoso. O glaucoma congênito pode ser um achado isolado ou pode estar associados a outras doenças sistêmicas, como síndrome de Marfan, Smith-Lemli-Opitz, homocistinúria, infecções congênitas e síndromes neurocutâneas. A neuroimagem demonstra um aumento de todo o globo ocular, com um alongamento no diâmetro anteroposterior.[90]
Doença de Coats		NH		Anomalia congênita causada por uma desordem vascular da retina. Ocorre acúmulo de exsudato proteico no espaço subretiniano e descolamento de retina, geralmente unilateral. Mais frequente no sexo masculino, levando frequentemente à diminuição da acuidade visual. Ao exame é evidenciada leucocoria. Retinoblastoma deve ser descartado. O exsudato de proteína na IRM é evidenciado por um sinal de intensidade uniforme em T2, não apresentando realce ao contraste; no retinoblastoma é encontrada hipointensidade em T2 e realce após infusão do contraste.[91,92]

NH: não hereditária.

Capítulo 11

Tratado de Neurologia Infantil

Tabela 11.6 Anormalidades do eixo hipotálamo-hipofisário.

Síndrome	Herança	Gene, *locus*	Características principais	Neuroimagem
Ausência e hipoplasia da glândula pituitária	AD, AR	*POU1F1*, 3p11.2 *SOX2*, 3q26.33 *SOX3*, Xq27.1 *HESX1*, 3p14.3	É uma anomalia rara em que ocorre a hipoplasia ou ausência do lobo anterior e posterior e, na maioria dos casos, da haste da pituitária.[93,94] Outras alterações podem estar associadas: hipoplasia da adrenal, da tireoide, do ovário e do pênis. Na maior parte dos pacientes ocorre o óbito no período neonatal. Pequeno número de pacientes sobrevive com a terapia de reposição hormonal e evolui com baixa estatura, devido à deficiência do hormônio do crescimento.[95,96]	O achado de hipoplasia é mais frequente que a aplasia.[105]
Nanismo pituitário	AD, AR	*POU1F1*, 3p11.2 *PROP1*, 5q35.3 *LHX3*, 9q34.3 *LHX4*, 1q25.2 *OTX2*, 14q22.3	É composto por um grupo heterogêneo de doenças causadas por uma deficiência do hormônio do crescimento. É caracterizado por baixa estatura, atraso na maturação óssea e alterações dentárias. A deficiência hormonal pode ser isolada do GH ou envolver hormônios da adeno e neuro--hipófise.[97-99]	Diminuição da sela túrcica e do lobo anterior da pituitária, hipoplasia ou ausência da haste da hipófise e hipersinal da neurohipófise (no infundíbulo ou na eminência mediana do hipotálamo).[106-108]
Síndrome de Kallman	AD, XR	*FGFR1*, 8p11.2-p11.1 *KAL1*, Xp22.3 *PROKR2*, 20p13 *PROK2*, 3p21.1 *CHD7*, 8q12.1 *FGF8*, 10q24	Caracterizada pela associação de hipogonadismo hipogonadotrófico e hipoplasia ou aplasia do bulbo olfatório. É causada por uma falha de migração dos neurônios produtores de GnRH do epitélio olfatório para o hipotálamo.[100-102] A maioria dos casos é diagnosticada na puberdade devido à falta de desenvolvimento sexual. Na infância, alguns casos são reconhecidos pela presença de criptorquidia e micropênis. Outras alterações podem ser encontradas: sincinesia bimanual, aplasia renal unilateral, anosmia ou hiposmia. A terapia de reposição hormonal é utilizada para induzir a puberdade.[90,103,104]	Ausência dos sulcos e bulbos olfatórios, melhor evidenciados no corte coronal e em T2.[109,110]

296   **Seção 3** ■ Doenças e Síndromes Neurológicas

■ ANOMALIAS DA JUNÇÃO CRANIOCERVICAL (MALFORMAÇÕES DE CHIARI)

Malformações de Chiari são um grupo heterogêneo de doenças caracterizadas por alterações anatômicas do cerebelo, tronco e junção craniocervical, conjuntamente com o deslocamento do cerebelo isolado ou com a medula para o canal cervical.[111] Foi descrita inicialmente por John Cleland em 1883[112] e, posteriormente, em 1891, classificada por Hans Chiari em quatro grupos:[113]

- **Chiari tipo I:** protrusão caudal das tonsilas cerebelares, através do forame magno no canal espinal cervical.
- **Chiari tipo II:** também conhecida como malformação de Arnold-Chiari, é caracterizada pelo pronunciado deslocamento caudal do verme e da tonsila cerebelar para o interior do canal vertebral associado a um disrafismio espinal.[114]
- **Chiari tipo III:** corresponde às mesmas características do tipo II, sendo associada à meningoencefalocele cervical alta ou occipital baixa.
- **Chiari tipo IV:** caracterizada pela grave hipoplasia ou aplasia do cerebelo associada a estigmas de malformação de Chiari II.

Malformação de Chiari tipo I

Trata-se de uma condição multifatorial que ocorre por uma disparidade entre as dimensões da fossa posterior e do cerebelo. Normalmente é atribuída ao hipodesenvolvimento do somito occipital e, consequentemente, do osso occipital.[115] Em geral, em exames de neuroimagem, amígdalas cerebelares 5 mm ou mais abaixo do forame magno são considerados consistentes com uma malformação de Chiari. Não há uma correlação direta entre a extensão da protrusão das amígdalas e a gravidade clínica.[116]

Antes do advento da neuroimagem a malformação de Chiari I apenas era diagnosticada quando os pacientes apresentavam sintomas que justificassem a investigação. Por isso, estudos de séries mais antigos não descreviam pacientes com menos de 12 anos de idade, assumindo-se erroneamente que a doença era apenas encontrada em adolescentes e adultos. Porém, com uma maior utilização da IRM em pacientes assintomáticos ou com sintomatologia branda passou-se a reconhecer esse diagnóstico em idades mais precoces. Estima-se uma prevalência de 0,1% a 0,5% na população geral.[117]

A frequência de alterações espinais (siringomielia e hidromielia) associadas à Chiari I varia entre 40% e 75%, enquanto a prevalência de hidrocefalia é de 10%.[118,119]

Quadro clínico

Na maioria dos casos, os pacientes apenas se tornam sintomáticos na adolescência ou na fase adulta. Cerca de 37% a 57% das crianças são assintomáticas no momento do diagnóstico e a descoberta é um achado acidental na IRM. Em geral, o início dos sintomas é insidioso. Uma variedade de sintomas neurológicos pode ocorrer: cefaleia, ataxia, cervicalgia, vertigem e alterações visuais.[117] O quadro clássico de dor occipital, precipitada por tosse ou manobra de Valsava, é mais frequente em adultos jovens. Postula-se que a manobra de Valsalva leve à exacerbação da dor, por provocar impacto das tonsilas cerebelares no forame magno.[120] A disfunção orofaríngea é um quadro característico em 35% das crianças com menos de seis anos de idade, seguido de cefaleia em 23%. A dor geralmente é occipital, paroxística, mas pode ser persistente. Crianças até os dois anos de idade, na maioria das vezes, apresentam disfunção orofaríngea, enquanto aquelas com idade entre três a cinco anos, normalmente apresentam escoliose ou cefaleia.[121,122]

Os sintomas também podem ser secundários à hidrossiringomielia, principalmente escoliose, alterações sensitivas e espasticidade nos membros inferiores.[123] Neuropatias cranianas ou compressão do tronco encefálico podem levar à rouquidão, paralisia das cordas vocais, disartria, atrofia da língua e nistagmo (especialmente *down-beating*). Sinais e sintomas menos comuns incluem oscilopsia, perda auditiva neurossensorial, bradicardia sinusal, síncope e soluços. Alterações no exame neurológico, como atrofia e hiporreflexia nos membros superiores, espasticidade e hiper-reflexia nos membros inferiores são encontradas em até 80% dos pacientes.[124,125]

Diagnóstico

O diagnóstico de malformação de Chiari I baseia-se na neuroanatomia. Assim, a neuroimagem é de primordial importância, sendo a IRM o melhor método para avaliação. Alterações do cerebelo, do tronco encefálico, da junção craniocervical e hidrossiringomielia (Figura 11.11) podem ser mais bem detectadas com cortes sagital, coronal e axial do cérebro, com imagens em sagital e axial da medula espinal em T1 e sequência ponderada em T2. Para os pacientes que não podem realizar IRM, a TC com reconstrução sagital pode ser usada para o diagnóstico. Em alguns casos de ventriculomegalia fetal, a Chiari I pode ser diagnosticada por meio da ultrassonografia, durante o pré-natal. Platibasia, invaginação basilar, assimilação atlanto-axial, síndrome de Klippel-Feil e

Tratado de Neurologia Infantil

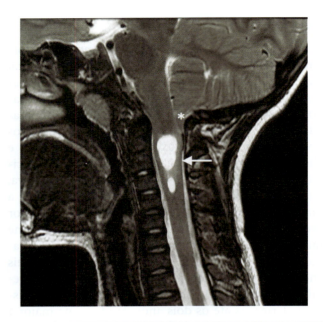

Figura 11.11 Malformação de Chiari I associada à hidrossiringomielia – IRM no plano sagital ponderada em T2 evidenciando compressão das tonsilas cerebelares (asterisco), que se estendem abaixo do forame magno. Há volumosa dilatação do canal ependimário (cavidade seringomiélica; seta branca) na medula cervical alta.

deformidade de Sprengel são malformações que podem estar associadas à malformação de Chiari I.[126]

Os indivíduos sintomáticos usualmente apresentam tonsilas cerebelares pelo menos 5 mm abaixo do forame magno, o que justifica, na prática clínica, o emprego desse limite para a definição diagnóstica por imagem. Os limites do forame magno podem ser estabelecidos a partir de uma linha traçada entre o *basion* e *opisthion* (Figura 11.12).[127] Alguns autores, porém, tomando como base o desenvolvimento das tonsilas que ascendem com o crescimento das crianças, subdividem esse limite conforme a idade, aceitando limiares de 6 mm na primeira década e 5 mm a partir da segunda década.[128] Níveis limítrofes (3 mm a 5 mm) devem ser considerados significativos se houver associação com afilamento tonsilar, redução dos espaços liquóricos da transição cervicobulbar ou siringomielia. Raramente as tonsilas encontram-se mais de 3 mm abaixo do forame magno em adultos normais. Em casos extremos, pode haver herniação do bulbo e da ponte para o interior do canal vertebral.[129,130]

Estudo comparando 200 indivíduos normais com 25 pacientes com malformação Chiari I, utilizando um ponto de corte de 3 mm abaixo do forame magno como a mais baixa posição normal das tonsilas cerebelares, evidenciou esse ponto com uma sensibilidade de 96% e especificidade 99,5%, para a presença de manifestações clínicas.[131]

Estudos têm demonstrado que a técnica de IRM por contraste de fase (Phase-contrast) pode evidenciar a posição baixa das tonsilas durante a sístole. Esta informação pode ser útil para selecionar pacientes para descompressão cirúrgica do forame magno, a fim de estabelecer o fluxo normal de líquor.[132,133] O estudo com

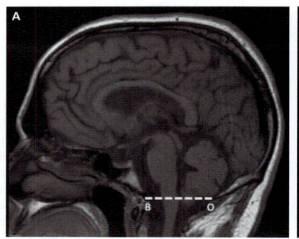
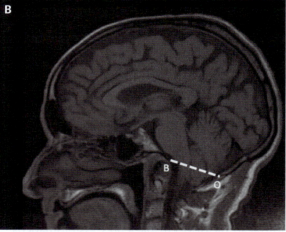

Figura 11.12 Aferição das tonsilas cerebelares – Imagens de IRM no plano sagital ponderadas em T1 demonstram: (A) imagem normal e (B) malformação de Chiari I. Deve-se traçar uma linha conectando o *basion* (B) ao *opisthion* (O) no corte sagital. A extensão da ectopia das tonsilas cerebelares é aferida por um traçado perpendicular a partir da ponta das tonsilas até a linha B-O. Em indivíduos normais (A), a ponta das tonsilas situa-se acima da linha B-O, enquanto no Chiari I (B) situa-se abaixo de 3 mm da linha B-O (na imagem encontra-se a 8,0 mm). Observam-se, ainda, sinais de platibasia e invaginação vertebrobasilar no paciente com Chiari I, os quais são achados frequentes.

Doppler também pode demonstrar a perda do fluxo liquórico bidirecional através do forame magno.[134]

Tratamento

O manejo das malformações de Chiari depende da natureza das alterações e do grau de prejuízos neurológicos associados. Os pacientes assintomáticos com diagnóstico incidental que não têm siringomielia podem ser tratados de forma conservadora, com acompanhamento clínico e de neuroimagem. No entanto, nem todos os especialistas concordam com esta abordagem. Uma minoria defende a cirurgia profilática para prevenir o desenvolvimento de siringomielia e outras complicações associadas.[135,136]

Nos pacientes assintomáticos ou oligossintomáticos com exame neurológico normal, mas com siringomielia na IRM, a conduta é controversa. Como há relatos de resolução espontânea do deslocamento das tonsilas ou da siringomielia, alguns autores têm argumentado que um período de observação seja justificado em crianças assintomáticas.[137]

Para pacientes sem obstrução do fluxo liquórico, uma conduta expectante deve ser adotada, enquanto para os pacientes com obstrução do fluxo de líquor, sintomáticos ou assintomáticos, o tratamento cirúrgico é o mais indicado.[138,139] Estudos não controlados têm demonstrado que a obstrução do fluxo liquórico está associada a sintomas clínicos, e um aumento no fluxo do líquor após a cirurgia é acompanhado de uma melhora clínica.[140,141] Estudo retrospectivo com 130 pacientes submetidos a cirurgia descompressiva concluiu que fluxo de líquor normal na IRM, por meio da técnica de contraste de fase, foi preditivo de recidiva dos sintomas após a cirurgia (risco relativo de 4,8, IC 95% 1,9-12,5). Este resultado sugere que mesmo os pacientes sintomáticos sem evidência de obstrução do fluxo liquórico podem não se beneficiar da cirurgia descompressiva.[142]

Cirurgia

A cirurgia descompressiva é indicada para pacientes que apresentam manifestações clínicas de paralisia de nervos cranianos, siringomielia, mielopatia, sintomas cerebelares, disfunções orofaríngeas ou cefaleia. Os objetivos da cirurgia visam descomprimir a junção craniocervical e restaurar o fluxo normal do líquor na região do forame magno. O procedimento mais comum é a descompressão posterior via craniectomia suboccipital com ou sem duroplastia. Também é realizada descompressão anterior do forame magno por odontoidectomia e derivações.[143-145]

Malformação de Chiari tipo II

Em 1896, Hans Chiari relatou a primeira descrição da malformação de Chiari II, a qual consiste em uma anomalia complexa envolvendo o encéfalo, a coluna vertebral e a medula. O epônimo Arnold-Chiari foi introduzido em 1907 por Schwalbe e Gredig e refere-se apenas ao tipo Chiari II.[146]

Essa malformação resulta de um defeito do fechamento do neuroporo caudal, limitando a distensão das vesículas embriogênicas e diminuindo o estímulo mesenquial necessário para o crescimento e desenvolvimento normal da fossa posterior. A fossa posterior mal desenvolvida não contém o cerebelo em rápido desenvolvimento, especialmente entre a 12ª e 20ª semana gestacional, o que origina a herniação do verme e amígdalas cerebelares, através do forame magno. Essa herniação do cerebelo é acompanhada pela medula, ponte e quarto ventrículo, obstruindo a circulação do líquor e provocando hidrocefalia. Outras anomalias neuroembriogênicas podem estar associadas à malformação da fossa posterior, como as anomalias do corpo caloso e do tálamo, além da mielomeningocele que está habitualmente presente. Disrafismo espinal aberto ocorre quase sempre, enquanto hidrossiringomielia atinge entre 20% e 90% dos pacientes. Podem estar associadas, ainda, anomalias do arco posterior de C1 e diastematomielia.[147,148]

Chiari II tem uma incidência nos Estados Unidos de um caso para cada 1.000 nascidos vivos. O uso da neuroimagem tem contribuído para um maior reconhecimento dessa malformação. Chiari II é observada em quase todo paciente com mielomeningocele, embora menos de um terço desenvolva sintomatologia. Em seres humanos é sugerido um padrão de ocorrência multifatorial poligênica.[147,148]

Quadro clínico

Por ser associada a uma mielomeningocele, a malformação de Chiari II geralmente é detectada no pré-natal ou no momento do nascimento. As manifestações clínicas costumam aparecer após a segunda semana de vida. Em crianças com menos de um ano de vida predominam as manifestações relacionadas ao comprometimento do bulbo e dos nervos cranianos. Paralisia de cordas vocais e estridor laríngeo costumam ser as manifestações clínicas mais frequentes. Dificuldade de sucção, apneia, choro fraco ou ausente e sinais de hipertensão intracraniana são frequentemente observados.[147,148]

A hidrocefalia progressiva é comumente observada em crianças em idade escolar e adolescentes. Sintomas mais insidiosos como nistagmo e paraparesia podem estar presentes. Apesar das malformações extensas do SNC, alguns pacientes têm inteligência normal.[147,148]

Diagnóstico

O diagnóstico pode ser realizado ainda na vida intrauterina com a realização do exame de ultrassonografia durante o pré-natal. Em todo recém-nascido com evidência clínica de mielomeningocele o diagnóstico de Chiari II se impõe.

Todo paciente com hipótese diagnóstica de Chiari II deve ser submetido a exames neurorradiológicos. A radiografia pode demonstrar anomalias ósseas como escoliose e defeitos de fusão dos arcos posteriores. A TC é indicada para avaliar o aspecto lacunar do crânio, caracterizado por áreas focais arredondadas de afilamento da calota craniana, e as estruturas ósseas da fossa posterior juntamente com a transição craniocervical.[149-151] A IRM é o exame que melhor demonstra as anomalias da fossa posterior como o deslocamento inferior do verme cerebelar através do forame magno no canal cervical superior.[152,153]

As principais anomalias da fossa posterior incluem compartimento infratentorial pequeno com herniação inferior do seu conteúdo. As tonsilas cerebelares envolvem o bulbo anteriormente (cerebelo "em banana") e o verme cerebelar encontra-se posicionado inferiormente, podendo-se observar alongamento da ponte, raízes dos nervos cranianos e quarto ventrículo. A concentração de várias estruturas na transição craniocervical é responsável pela compressão mecânica que pode induzir a isquemia das tonsilas cerebelares. A impossibilidade da descida da medula, devido à restrição imposta pelo ligamento denteado, pode levar a um abaulamento posterior do bulbo, formando o acotovelamento da medula cervical (Figura 11.13). Outros achados de imagem do encéfalo são: "mesencéfalo em bico"; estenose de aqueduto; herniação superior do cerebelo, assumindo aspecto "em torre"; e hipertrofia da aderência interlâmica. Além disso, alterações durais são evidenciadas, como a fenestração da foice inter-hemisférica, levando à interdigitação dos giros cerebrais, e hipoplasia da tenda cerebelar. A disgenesia do corpo caloso associada à colpocefalia e à estenogiria também é um achado frequente (Figura 11.14).[154,155]

Tratamento

O tratamento depende da natureza da malformação e do grau das lesões neurológicas associadas. A neurocirurgia deve incluir o fechamento de defeitos do tubo neural, correção da hidrocefalia, e descompressão das estruturas da fossa posterior. Quando

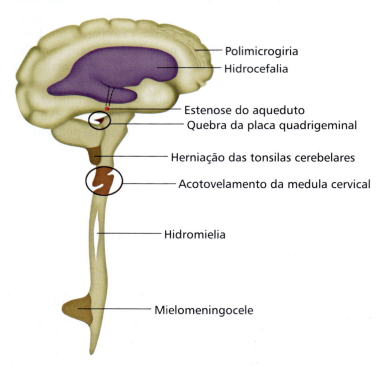

Figura 11.13 Alterações frequentes na malformação de Chiari II – Ilustração demonstrando as principais alterações do neuroeixo observadas no plano sagital.

Malformações do Sistema Nervoso Central

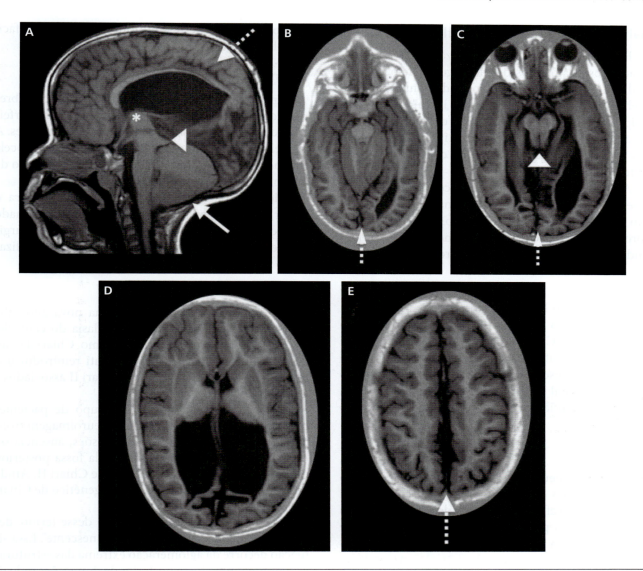

Figura 11.14 Alterações frequentes na malformação de Chiari II – (A-E) Imagens de IRM no plano sagital ponderadas em T1 IR evidenciam quarto ventrículo de pequenas dimensões e deslocamento inferior das tonsilas e do verme cerebelar, mesencéfalo "em bico" com estiramento posteroinferior da placa quadrigeminal (ponta de seta), hipertrofia da massa intermédia (aderência intertalâmica; asterisco), disgenesia do corpo caloso com afilamento do istmo e esplênio, associado à interdigitação da foice inter-hemisférica com aspecto estenogírico do córtex parieto-occipital (seta pontilhada). Nota-se padrão colpocefálico dos ventrículos laterais, caracterizado por dilatação dos átrios ventriculares e paralelismo ventricular no plano axial (D). Observa-se, ainda, alteração de sinal do aspecto inferior do cerebelo (seta branca, imagem A), que decorre de evento vascular isquêmico por provável compressão das artérias cerebelares posteroinferiores pelas tonsilas cerebelares.

o diagnóstico da mielomeningocele é feito no pré-natal, o parto deve ocorrer em um centro hospitalar com experiência no tratamento. A correção cirúrgica deve ser feita intraútero nas primeiras 72 horas de vida, para diminuir o risco de infecção do SNC. Mais de 80% dos pacientes necessitam de derivação ventrículo-peritoneal após a correção da mielomeningocele.[156]

A cirurgia intraútero para mielomeningocele pode diminuir o vazamento do fluido espinal e prevenir a malformação de Chiari II. Essa cirurgia já é realizada em alguns centros no Brasil. Estudos iniciais não randomizados sugerem que a cirurgia fetal, além de reduzir a incidência de Chiari II, também contribui para um melhor desenvolvimento neurológico dessas crianças.[157,158]

Malformação de Chiari tipo III

É uma condição rara, caracterizada pelo conjunto de achados anatômicos de meningoencefalocele cervical alta ou occipital baixa, podendo conter parte do cerebelo e do tecido supratentorial, incluindo o córtex occipital e parte do corno occipital do ventrículo lateral, associado a um deslocamento inferior do tronco encefálico ou a uma herniação do conteúdo da fossa posterior.[159]

A etiologia não é precisamente conhecida. Acredita-se que ocorra uma imperfeição na formação da região occipital devido à neuralização incorreta durante o processo de extensão ventricular no embrião, provocando o prolapso do cerebelo e do tronco encefálico.[159]

Quadro clínico

Os dados são limitados em relação à história natural e evolução clínica. Os recém-nascidos com malformação de Chiari III geralmente apresentam insuficiência respiratória grave, tornando o prognóstico extremamente reservado. Aqueles que sobrevivem ao período neonatal têm retardo do desenvolvimento, epilepsia, diparesia espástica, disfunção da deglutição e amiotonia.[159]

Diagnóstico

Exames de neuroimagem demonstram herniação caudal do tronco encefálico para o interior do canal vertebral. A encefalocele sempre deve conter tecido encefálico, como parte do lobo occipital, da ponte e do bulbo. A falha óssea ocorre abaixo do inion e comumente da coluna cervical alta (C1-C3). Além disso, estão associados achados da malformação de Chiari II, como fossa posterior de tamanho reduzido, hidrocefalia, disgenesia do corpo caloso e baixa implantação do tentório.[159] Um importante diagnóstico diferencial são as desordens que cursam com disrafia tetocerebelar, uma forma rara de malformação que consiste em encefalocele occipital, agenesia do verme cerebelar e acentuada deformidade do teto mesencefálico, o qual se apresenta tracionado posteriormente para o interior do saco herniário. A diferenciação pode ser feita pela análise dos demais achados de imagem encefálicos e, principalmente, pelas dimensões da fossa posterior, que se apresenta de dimensões reduzidas em Chiari III e normais ou até aumentadas na disrafia tetocerebelar.[159-161] A síndrome de Walker-Warburg também pode cursar com encefalocele occipital em alguns casos; entretanto, as particularidades do comprometimento encefálico desta síndrome permitem seu fácil reconhecimento.[162]

Tratamento

Apesar do prognóstico reservado, a taxa de sobrevida tem aumentado nos últimos anos, com o aperfeiçoamento de técnicas neurocirúrgicas mais recentes. A primeira escolha terapêutica da meningoencefalocele em pacientes com Chiari III é cirúrgica, no sentido de prevenir meningite ou ruptura da encefalocele.[163]

Métodos de reabilitação estão indicados para o maior desenvolvimento motor e têm proporcionado progressos nesses pacientes após a abordagem cirúrgica. A estimulação da percepção visual tem sido utilizada no manuseio do dano visual cortical.[163]

Malformação de Chiari tipo IV

Chiari descreveu, em 1896, uma nova anomalia caracterizada por uma grave hipoplasia do cerebelo. Porém, nos anos posteriores o termo Chiari IV foi descartado. Em 1996, Tortori-Donati reintroduziu o termo para designar achados de Chiari II associados a grave hipoplasia cerebelar.[135]

Representa um pequeno subgrupo de pacientes com Chiari II que demonstram na neuroimagem tronco encefálico com pequenas dimensões, ausência ou hipoplasia do cerebelo e aumento da fossa posterior, diferentemente dos casos clássicos de Chiari II. Ainda não se sabe se o mecanismo embriogenético de Chiari II é semelhante ao tipo IV.[135]

Deve-se ter cautela no emprego desse termo, devido à possibilidade de "cerebelo evanescente". Essa situação decorre da aglomeração extrema das estruturas nervosas em uma fossa posterior de dimensões reduzidas, resultando em necrose do cerebelo.[164]

■ ANOMALIAS DO DESENVOLVIMENTO DO PROSENCÉFALO DORSAL

As malformações do desenvolvimento cortical englobam um grande grupo de anormalidade que resultam da interrupção do processo ordenado de geração e maturação do córtex cerebral (Tabela 11.7). Acreditava-se que o conceito de alterações do desenvolvimento cortical basicamente implicava uma falha dos neurônios em completar a jornada da matriz germinal periventricular ao córtex e, portanto, permanecendo em um local ao longo da sua rota migratória. Porém, a migração neuronal contempla uma série de processos de maturação complexa, os quais se sobrepõem parcialmente e que podem ser agrupados essencialmente em

Malformações do Sistema Nervoso Central

Tabela 11.7 Classificação das malformações do desenvolvimento cortical.[165]

I. Malformações relacionadas com a proliferação ou apoptose neuronal ou glial.

A. Redução da proliferação/aumento da apoptose ou aumento da proliferação/redução da apoptose com alteração do volume cerebral.

1. Microcefalia com córtex normal a afilado
2. Microlisencefalia (microcefalia extrema com córtex espesso)
3. Microcefalia com extensa polimicrogiria
4. Macrocefalia

B. Proliferação anormal (tipos celulares anormais)

1. Não neoplásicos
   - Hamartomas corticais da esclerose tuberosa
   - Displasia cortical com células "em balão"
   - Hemimegalencefalia
2. Neoplásicos
   - DNET (tumor neuroepitelial disembrioblástico)
   - Ganglioglioma
   - Gangliocitoma

II. Malformações relacionadas com a migração neuronal anormal

A Espectro lisencefalia/heterotopia subcortical em banda

B Complexo lisencefalia *cobblestone*/síndromes de distrofia muscular congênita

C Heterotopia

1. Subependimária (periventricular)
2. Subcortical (diferente de heterotopia em banda)
3. Glioneural regional

III. Malformações relacionadas com a organização cortical anormal (incluindo migração neuronal tardia)

A Polimicrogiria e esquizencefalia

1. Síndromes de polimicrogiria bilaterais
2. Esquizencefalia (polimicrogiria com fendas)
3. Polimicrogiria ou esquizencefalia como parte de síndromes de anomalias congênitas múltiplas/retardo mental

B. Displasia cortical sem células (em balão)

C. Microdisgenesia

IV. Malformações do desenvolvimento cortical sem outras classificações

A. Malformações secundárias a erros inatos do metabolismo

1. Desordens do metabolismo mitocondrial e do piruvato
2. Distúrbios peroxissomais

B. Outras malformações não classificadas

1. Displasia sublobar
2. Outras

Capítulo 11

303

Tratado de Neurologia Infantil

três etapas principais: proliferação neuronal ou glial, migração neuronal e organização cortical.[166]

Na embriogênese o tubo neural que irá formar o neuroeixo fecha-se precocemente. Seguem-se a condensação focal, a expansão e a diverticulação, desencadeadas por expressão compartimentalizada de genes e eventos celulares. Rostralmente, as vesículas telencefálicas formam-se e originam os hemisférios cerebrais. Os neurônios que irão constituir o neocórtex originam-se de duas fontes principais: o epitélio ventricular e os precursores estriatais. Os neurônios corticais migram por distâncias variadas até alcançar o córtex em suas posições finais, formando a citoarquitetura hexalaminar do neocórtex adulto. As conexões corticais formam-se muito precocemente e continuam a se desenvolver em um mecanismo intricado que leva ao desenvolvimento das substâncias cinzenta e branca.[166]

Os neurônios têm origem nas células da camada subependimária da parede dos ventrículos. Os neuroblastos, quando maduros, iniciam a migração. Esse processo que envolve o deslocamento dos neurônios da região periventricular para os núcleos profundos e superfície do córtex cerebral são orientados pelas fibras radiais a partir da oitava semana de gestação. Após estarem organizados nas diversas camadas, os neurônios separam-se das fibras radiais e iniciam a formação dos dendritos e sinapses. A maior parte do processo de migração neuronal ocorre ao redor da 16ª semana de gestação. A sulcação e a giração estão diretamente relacionadas com a migração neuronal, sendo responsáveis pelo aumento da superfície cortical, sem aumento do volume.[167]

Insultos exógenos e genéticos são responsáveis por causar distúrbios nas diversas vias moleculares que regulam esse mecanismo. A natureza e o momento gestacional do insulto em relação ao processo do desenvolvimento determinam o tipo de malformação.[166]

Nos últimos anos ocorreu um maior entendimento desse grupo de malformação do SNC, uma parte substancial desse desenvolvimento deve-se à IRM. A neuroimagem permitiu uma maior identificação de malformações do desenvolvimento cortical em pacientes com quadros clínicos heterogêneos. Essas malformações são uma importante causa de epilepsia na infância e na fase adulta e, também, podem se manifestar por meio de atraso no desenvolvimento neurológico, de alterações comportamentais e de déficits motores.[168]

A técnica de imagem adequada em um quadro clínico suspeito é fundamental para a identificação de malformação cortical. A IRM é o exame de escolha, pois permite um maior contraste entre a substância branca e

a cinzenta, avaliação topográfica precisa do desenvolvimento dos giros e sulcos corticais, além da análise mais acurada da formação da substância branca e de seus estágios de mielinização. A TC não evidencia anormalidade em mais de 30% dos pacientes afetados.[168]

Tomografia por emissão de pósitron (PET) com fluorodesoxiglicose (FDG) e tomografia computadorizada por emissão de fóton único (SPECT) são potencialmemte úteis para evidenciar lesões de pequenas dimensões. Além disso, avanços recentes em sequências de IRM permitiram melhorar a qualidade das imagens e, consequentemente, o diagnóstico das malformações.[69,168,169] Técnicas perfusionais por IRM, como a *arterial spin-labeling* (ASL), são tidas como promissoras para a identificação de pequenos focos epileptogênicos.[170] A espectroscopia por RM, apesar das suas limitações técnicas, também é potencialmente útil para detectar focos epileptogênicos, particularmente na esclerose hipocampal, já que níveis metabólicos alterados estão presentes em cerca de 90% dos pacientes com malformações corticais.[168]

O uso de sequências volumétricas, sobretudo as ponderadas em T1 com alta resolução espacial (*spoiled gradiente recalled echo* [SPGR], ou *magnetization prepared rapid gradient echo* [MPRAGE]), permitem reconstruções multiplanares que facilitam uma melhor visualização das malformações. Além disso, sequências convencionais como FLAIR, imagem ponderada em difusão (DWI) e *susceptibility weighted imaging* (SWI) também são úteis na avaliação das lesões malformativas. O uso da tractografia por IRM gerada por imagem de tensor de difusão (DTI) tem se monstrado uma importante ferramenta para avaliação da anatomia e do comprometimento da substância branca nas malformações encefálicas, assumindo particular relevância na análise do tractocorticospinal.[169]

Lisencefalia

Uma falha na migração neuronal entre a 12ª e a 24ª semana gestacional é responsável pela anomalia, caracterizada por uma falha no desenvolvimento de sulcos e giros. A migração de todos os neurônios é gravemente afetada e a superfície cerebral é lisa, com desorganização cortical e redução do volume da substância branca. O termo agiria define a ausência completa de giros na superfície cerebral e é sinônimo de lisencefalia completa, enquanto a paquigiria representa poucos giros, com sulcos rasos.[171,172] Geralmente é associada a outras malformações: microcefalia, ventriculomegalia, agenesia do corpo caloso e alargamento das fissuras silvianas.[171,172]

304

Seção 3 ▪ Doenças e Síndromes Neurológicas

Malformações do Sistema Nervoso Central

Os genes relacionados à lisencefalia participam do processo de formação e regulação da atividade dos microtúbulos, via da relina-LIS1-tubulinas, os quais estão envolvidos em múltiplos processos celulares, como a migração nuclear, divisão celular e transporte de vesículas.[173] Estima-se que 40% a 75% dos pacientes com lisencefalia apresentem mutações nos genes LIS1 (até 60%) e DCX (15%). O gene LIS1 é responsável pela codificação da subunidade não catalítica da proteína Lis1, que por sua vez regula o fator de ativação de plaquetas (FAP). O FAP está envolvido em uma variedade de processos patológicos e biológicos; é estipulado que o gene LIS1 influencia a migração neuronal amediante a regulação da FAP.[174] Pelo fato de o gene DCX estar localizado no cromossomo Xq22.3-q23, as suas mutações levam a um padrão de herança ligada ao X, apresentando manifestação distinta em pacientes do sexo masculino (filhos), lisencefalia clássica, em relação à manifestação presente no sexo feminino (mães), heterotopia subcortical em banda. A lisencefalia apresenta um amplo espectro fenotípico relacionado a diversas malformações encefálicas e sistêmicas, as quais apresentam estreita relação genotípica. Mutações nos genes XLIS, YWHAE, ARX, TUBA1A e RELN também têm sido associadas à lisencefalia, com particularidades em cada uma delas (Tabela 11.8).[175-178]

Quadro clínico

A lisencefalia pode ocorrer de forma isolada ou associada a outras síndromes. Entre elas a mais frequente é a síndrome de Miller-Dieker.[179] É frequente a presença de epilepsias de difícil controle, atraso no desenvolvimento neurológico e retardo mental.

Tabela 11.8 Tipos de lisencefalia.[173]

Gene	Localização citogenética	Fenótipo
Lisencefalia com agenesia do corpo caloso		
ARX	Xp22.1	Lisencefalia grave ligada ao X com genitália ambígua.
Lisencefalia relacionada à relina		
RELN	7q22.1	Lisencefalia branda (padrão giral simplificado com paquigiria de predomínio frontal) associada à hipoplasia cerebelar grave. Hipoplasias dos hipocampos e do corpo caloso também são observadas.
VLDLR	9p24.2	Padrão giral simplificado associado à hipoplasia cerebelar grave. Hipoplasias dos hipocampos e do corpo caloso também são observadas.
Lisencefalia com gradiente anteroposterior		
ACTB	7p22.1	Síndrome de Baraitser-Winter com lisencefalia grau 4-5 com predomínio frontal.
ACTG1	17q25.3	Síndrome de Baraitser-Winter com lisencefalia grau 4-5 com predomínio frontal.
DCX	Xq23	XX (feminino) – heterotopia em banda subcortical. XY (masculino) – lisencefalia grau 1 ou grau 2-4 com predomínio frontal.
Lisencefalia com gradiente posteroanterior		
DYNC1H1	14q32.31	Lisencefalia grau 4 com predomínio têmporo-parieto-occipital.
LIS1	17p13.3	Lisencefalia grau 3-4 com predomínio têmporo-parieto-occipital.
Deletion LIS1 e YWHAE	17p13.3	Síndrome de Miller-Dieker ou lisencefalia grau 1-2 com predomínio têmporo-parieto-occipital.
KIF2A	5q12.1	Lisencefalia grau 4 com predomínio têmporo-parieto-occipital.
TUBA1A	12q13.12	Lisencefalia grau 1 ou grau 2-4 com predomínio têmporo-parieto-occipital. Como achados associados pode-se observar a presença de disgiria localizada ou generalizada, além de hipoplasia cerebelar, hipoplasia assimétrica do tronco encefálico com ou sem a presença de fendas, disgenesia do corpo caloso e fusão dos núcleos da base.
TUBB2B	6p25.2	
TUBG1	17q21.2	

Capítulo 11

305

Diagnóstico

Pode ser feito no período pré-natal por meio da ultrassonografia transvaginal, que permite identificar as imagens da superfície dos hemisférios cerebrais. Porém, não deve ser feito de forma totalmente confiável até a 26ª semana gestacional, quando os giros e sulcos tornam-se mais bem definidos. Até este período, o cérebro fetal normal tem uma aparência lisa.

Na IRM é evidenciada uma superfície cortical lisa e também pode ser evidenciada uma escassez dos giros e uma opercularização incompleta, com as fissuras silvianas rasas e verticalizadas (Figura 11.15).[180]

A gravidade da lisencefalia clássica varia desde agiria completa (grau 1 e 2) até um padrão misto de agiria-paquigiria (grau 3), padrão de paquigiria isolada (grau 4), padrão de paquigiria mais heterotopia subcortical em banda (grau 5), até um padrão de heterotopia subcortical em banda isolada (grau 6).[173]

Existe uma relação entre o padrão giral e a mutação no gene responsável pela mutação. Alterações no gene *LIS1* são associadas com um padrão posteroanterior de lisencefalia, com uma malformação mais grave nas regiões parieto-occipitais. Já mutações nos genes *DCX* e *XLIS* demonstram um padrão anteroposterior, com predomínio nas regiões frontais do cérebro.[181-183]

Alterações nos genes relacionados às tubulinas podem levar a um amplo espectro de malformações encefálicas, que variam desde lisencefalia clássica com hipoplasia cerebelar severa até alterações mais brandas, como polimicrogiria e distúrbios das vias de migração axonal. A presença de fusão dos núcleos da base e de fendas ou hipoplasias assimétricas do tronco encefálico favorecem o diagnóstico por imagem dessas alterações em relação às demais causas de lisencefalia.[184]

Tratamento

O tratamento é sintomático e necessita de uma equipe multidisciplinar. As crises epilépticas em geral são refratárias ao tratamento medicamentoso. A cirurgia geralmente é pouco eficaz, apesar de a calosotomia algumas vezes ser considerada.

Polimicrogiria

Refere-se a um padrão cortical anormal caracterizado por um excesso de pequenas circunvoluções anormais que produzem uma superfície cortical irregular. É o resultado de eventos ocorridos durante o processo final da migração neuronal e no início da organização cortical.[185]

Causas genéticas ou adquiridas são responsáveis pela malformação. Fatores ambientais da polimicro-

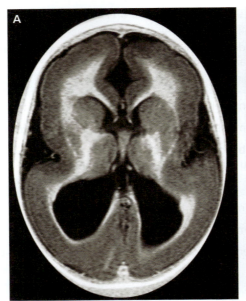 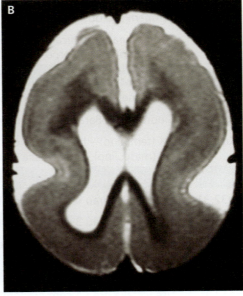

Figura 11.15 Lisencefalia – (A) IRM no plano axial ponderada em T1 IR demonstrando superfície cortical lisa e uma camada cortical profunda ondulante, definindo áreas de agiria e paquigiria com espessamento cortical. Destaca-se o predomínio do comprometimento nos lobos temporais e occipitais, onde assume aspecto agírico. (B) IRM no plano axial ponderada em T2 evidencia o aspecto "em ampulheta" do cérebro lisencefálico em um outro paciente.

giria incluem infecção congênita pelo citomegalovírus e eventos isquêmicos intraútero. Mutações cromossômicas, herança ligada ao X e autossômica recessiva já foram descritas.[186,187]

Quadro clínico

Pacientes com polimicrogiria podem apresentar atraso do desenvolvimento neurológico, sinais focais ou epilepsia, a depender da porção do cérebro envolvida. Não é encontrada associação da manifestação neurológica com a etiologia da malformação. A gravidade da apresentação clínica irá se relacionar com a extensão do envolvimento cortical, acometimento bilateral e superior à metade de um hemisfério cerebral são indicadores de um prognóstico reservado.[188]

A malformação pode ser focal, multifocal ou difusa, com acometimento assimétrico ou simétrico. A fissura silviana é afetada em 60% a 80% dos casos. A associação com outras malformações e síndromes é frequente e inclui: agenesia do corpo caloso, hipoplasia do cerebelo, heterotopia subcortical, síndrome de Neu-Laxova, hipomelanose de Ito e distrofia muscular congênita de Fukuyama. Pacientes podem ter microcefalia ou macrocefalia.[188]

Diagnóstico

A polimicrogiria tem uma aparência variável nos estudos de IRM (Figura 11.16). O padrão encontrado depende do plano da imagem, da espessura dos cortes realizados e da fase da mielinização cerebral no

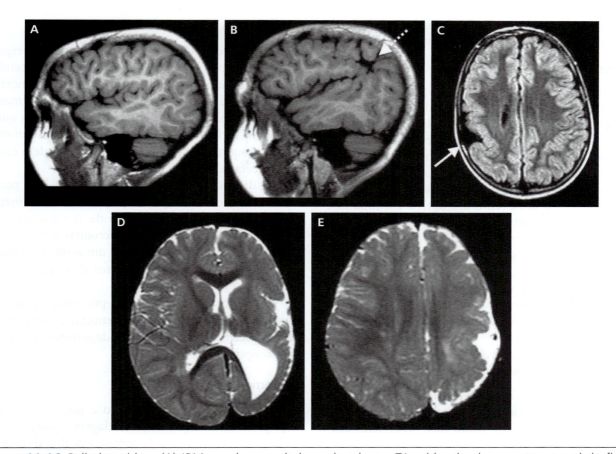

Figura 11.16 Polimicrogiria – (A) IRM no plano sagital ponderada em T1 evidenciando aspecto normal da fissura silviana direita e do córtex opercular. (B) IRM no plano sagital ponderada em T1 do lado contralateral do mesmo paciente demonstrando córtex opercular de aspecto de polimicrogírico (seta pontilhada), caracterizado por sulcos rasos e giros corticais curtos, levando a aparente espessamento cortical com borramento da junção corticossubcortical e a consequente verticalização da orientação da fissura silviana. (C) A polimicrogiria perisilviana direita (seta branca) é confirmada nas imagens de IRM no plano axial ponderadas em FLAIR. (D e E) IRM no plano axial ponderada em T2 revelando assimetria dos hemisférios cerebrais, sendo o esquerdo menor, devido a extensa polimicrogiria frontotemporoparietal, com predomínio posterior, que determina redução volumétrica encefálica e ectasia compensatória do ventrículo lateral esquerdo.

momento do estudo de imagem. O córtex apresenta-se irregular, com múltiplos e minúsculos giros. O formato achatado ou irregular da superfície cortical é resultado da fusão dos giros individuais uns com os outros. Isto resulta em um espessamento aparente da faixa cortical, a qual pode simular uma paquigiria.[189]

A polimicrogiria bilateral e simétrica, com um acometimento mais evidente das regiões perisilvianas, normalmente é encontrada em síndromes genéticas. Nesses casos há uma falha na opercularização silviana, com as fissuras silvianas alargadas e orientadas verticalmente, estendendo-se até os lobos parietais.[190,191]

Tratamento

Não existe tratamento específico. A abordagem terapêutica deve ser multidisciplinar e consiste em: fisioterapia, terapia ocupacional, fonoaudiologia e medicamentos, quando necessários para o controle de epilepsia, e outras manifestações neurológicas.

Esquizencefalia

É o termo usado para definir a presença de uma fenda transcortical, que se estende desde a superfície ventricular até a superfície pial, delineada por substância cinzenta. Está frequentemente associada à polimicrogiria. É uma condição rara com uma frequência estimada de 1.5 para 100.000 pessoas.[192,193]

As causas da esquizencefalia são heterogêneas e relacionadas a um evento disruptivo em uma fase precoce do desenvolvimento cerebral intraútero, incluindo desde fatores ambientais, como uso de teratógenos durante a gestação, idade jovem materna, infecção congênita pelo citomegalovírus a causas genéticas e insultos vasculares.[194] A esquizencefalia pode associar-se a uma variedade de malformações, envolvendo os nervos ópticos, septo pelúcido, hipocampo e corpo caloso.[192,193]

De acordo com a alteração anatômica, a esquizencefalia pode ser dividida em dois grupos:

- **Tipo 1 ou de lábios fechados:** caracterizado por uma aposição das paredes da fenda com um grau variável de fusão das superfícies corticais opostas, resultando em um sulco estreito, variavelmente obliterado, que se estende a partir da superfície ao longo da parede lateral do ventrículo.
- **Tipo 2 ou de lábios abertos:** apresenta uma grau variável de separação das paredes da fissura, o que

resulta em uma fenda holo-hemisférica, bem definida, preenchida por líquor.

Quadro clínico

Pode ocorrer um grande espectro de manifestações clínicas, com uma associação direta da gravidade dos sintomas com o tamanho do envolvimento cerebral. Pacientes com fendas bilaterais geralmente apresentam atraso no desenvolvimento, comprometimento cognitivo, epilepsia, dupla hemiparesia espástica e amaurose. A alteração visual é resultado da hipoplasia do nervo óptico, presente em até um terço dos pacientes com esquizencefalia. Naqueles com fendas unilaterais as manifestações mais comuns são a epilepsia e uma discreta hemiparesia, porém, alguns casos podem apresentar desenvolvimento neurológico normal.[195,196]

Diagnóstico

Exames de IRM demonstram uma fenda espessa preenchida por líquor através do hemisfério cerebral afetado (Figura 11.17). A aparência da esquizencefalia na IRM fetal é idêntica à da pós-natal. As formas de lábios abertos são mais facilmente visualizadas que as de lábios fechados. Quando em dimensões aumentadas, as esquizencefalias de lábio aberto podem causar macrocefalia.[197,198]

O diagnóstico diferencial com cavidades porencefálicas baseia-se na presença de substância cinzenta revestindo ambos os lados da fenda. A associação com malformações corticais, polimicrogiria e heterotopia subependimária é comum, com um acometimento do hemisfério contralateral em casos de esquizencefalia unilateral.[199]

A não caracterização do septo pelúcido quando associada a achados de esquizencefalia caracterizam um espectro de malformações denominado displasia septo-óptica-*plus*.[69]

Tratamento

O tratamento é sintomático e necessita de uma equipe multidisciplinar. Abordagem cirúrgica tem sido proposta em casos de epilepsia de difícil controle, mas raramente é indicado.

A Tabela 11.9 descreve a hemimegalencefalia (Figura 11.18) e os tipos de heterotopias (Figuras 11.19 e 11.20). A Tabela 11.10 apresenta as displasias corticais focais (Figura 11.21).

Malformações do Sistema Nervoso Central

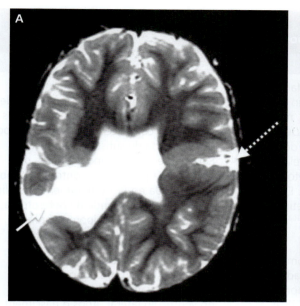 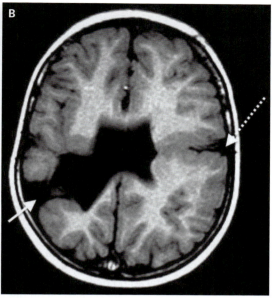

Figura 11.17 Displasia septo-óptica-*plus* com esquizencefalia – IRM no plano axial ponderadas em T2 (A) e T1 (B) não caracterizando o septo pelúcido e demonstrando esquizencefalia do tipo lábio fechado à esquerda (seta pontilhada), caracterizada por substância cinzenta displásica que se estende da superfície pial à superfície ependimária, além de esquizencefalia do tipo lábio aberto à direita, caracterizada por cavidade liquórica que se estende da superfície pial à superfície ependimária margeada por substância cinzenta displásica.

Tabela 11.9 Hemimegalencefalia e tipos de heterotopia.		
Síndrome	**Características principais**	**Neuroimagem**
Hemimegalencefalia	Relatada pela primeira vez em 1835 para descrever um supercrescimento hamartomatoso de um hemisfério cerebral, devido a uma falha na proliferação, migração e organização neuronal. A diferença radiológica e patológica dos muitos casos sugere uma malformação heterogênea com diferentes etiologias.[200] Alteração cutânea está presente em um terço dos casos, hemi-hipertrofia ipsilateral, também pode ser encontrada ou apenas o cérebro ser afetado.[201] Em metade dos casos há outras anomalias associadas. As crianças afetadas, na maior parte dos casos, apresentam macrocefalia ao nascimento. Atraso no desenvolvimento, hemiparesia e epilepsia, também estão associados.[202,203] Há um aumento da incidência de hemimegalencefalia na síndrome do nevo epidérmico, síndrome de Proteus, hipomelanose de Ito, síndrome de Klippel-Trenaunay-Weber, esclerose tuberosa e neurofibromatose tipo 1.[204]	Na TC ou IRM uma parte ou todo o hemisfério cerebral pode ser comprometido. Apesar de o aspecto do hemisfério de dimensões aumentadas variar nos diversos casos, a imagem mais frequente é de um córtex espesso, com um padrão anormal dos giros e os sulcos rasos. A substância branca apresenta uma hipodensidade na TC e um sinal heterogêneo na IRM, frequentemente apresentando sinais de mielinização precoce. O sistema ventricular encontra-se comumente assimétrico, estando maior no lado do hemisfério comprometido, ou seja, no hemisfério de maiores dimensões, fato este que ocorre de maneira oposta nos casos de hemiatrofia cerebral.[205,206] O aspecto radiológico da malformação, sobretudo das alterações da substância branca adjacente, pode se modificar com o tempo. Pode haver comprometimento infratentorial coincidente com o hemisfério cerebral afetado.[207]

(Continua)

Tratado de Neurologia Infantil

Tabela 11.9 *(Continuação)* **Hemimegalencefalia e tipos de heterotopia.**

Síndrome	Características principais	Neuroimagem
Banda de heterotopia ou duplo córtex	É a forma mais branda da lisencefalia clássica. Apresenta um predomínio quase exclusivo no sexo feminino, nos pacientes com mutação no gene *DCX*, com um quadro clínico de atraso do desenvolvimento e epilepsia. Há relatos de casos em pacientes normais, exceto por apenas epilepsia de fácil controle. Existe associação do grau de comprometimento cortical com o quadro epiléptico.[208,209]	Na IRM, a heterotopia é demonstrada por meio de uma banda homogênea de substância cinzenta entre os ventrículos laterais e o córtex cerebral, separadas por uma camada de substância branca.[213] Raramente uma segunda camada de heterotopia pode ser encontrada no lobo temporal. Já no PET um aumento de glicose é evidenciado na banda de heterotopia, em contraste com o hipometabolismo encontrado em displasias corticais.[214,215]
Heterotopia nodular periventricular	A forma clássica é ligada ao X, com um predomínio no sexo feminino, ligada a mutação no gene *FLNA*. Podem apresentar uma inteligência normal ou um déficit intelectual limítrofe, epilepsia de gravidade variável e, especialmente, alterações cardiovasculares ou coagulopatia.[210] Há relato de associação com outras alterações encefálicas, como malformação Chiari II, encefaloceles, hipoplasia do cerebelo, síndrome de Donnai-Barrow, X frágil e agenesia do corpo caloso. Acredita-se que seja causada devido a perda da integridade neural ependimária na parede do ventrículo, devido a um trauma físico ou a mutações genéticas.[211,212]	Pode ser identificada no pré-natal, por meio da IRM ou ultrassonografia fetal que evidenciam os nódulos na parede do ventrículo lateral. Após o nascimento apresentam um aspecto redondo ou ovoide. Em alguns casos podem ser salientes ao ventrículo lateral adjacente e, por vezes, fazendo com que o ventrículo pareça ser comprimido ou extendendo-se até a substância branca adjacente. Na forma clássica, apresentam predomínio anterior, já quando são bilaterais e de predomínio posterior, não há substrato genético bem definido e comumente de associam a disgenesia do corpo caloso e malformações infratentoriais.
Heterotopia subcortical focal	É o nome dado à presença de grandes lesões arredondadas e curvilíneas contendo substância branca e cinzenta, estendendo-se do córtex ao ventrículo que muitas vezes contêm líquor e vasos sanguíneos. Os pacientes podem apresentar um quadro neurológico variável, a depender da extensão da lesão. Crianças com uma heterotopia cortical espessa e de dimensões aumentadas evoluem com um atraso grave do desenvolvimento grave. No entanto, os pacientes com heteropia unilateral irão apresentar hemiplegia e um retardo mental menos grave. Quadro clínico de pacientes assintomáticos com uma heterotopia subcortical pequena é relatado.	É demonstrada uma imagem de uma lesão isointensa à substância cinzenta em todas as sequências na IRM. Pode apresentar um aspecto de massa multinodular ou de uma lesão curvilínea de substância cinzenta. A porção do hemisfério cerebral afetado é frequentemente menor em comparação ao hemisfério contralateral, com o córtex sobreposto fino e giros rasos, semelhante à polimicrogiria.[216]

■ ANOMALIAS DAS COMISSURAS CEREBRAIS

As comissuras cerebrais são feixes de neurônios que surgem dos neurônios corticais e conectam os dois hemisférios cerebrais, cruzando a linha mediana. Alterações nas suas morfologias podem ser identifi-cadas em desordens hemisféricas ou do desenvolvimento, uma vez que prejudicam a migração celular e a orientação dos axônios.[217]

Esse grupo de malformações pode estar presente em muitas doenças, portanto as anomalias das comis-

Malformações do Sistema Nervoso Central

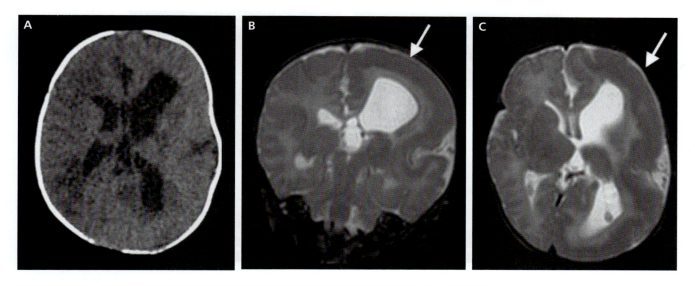

Figura 11.18 Hemimegalencefalia – (A) Imagem no plano axial de TC demonstrando assimetria dos hemisférios cerebrais, sendo o esquerdo maior. O ventrículo lateral deste lado também apresenta tamanho aumentado em relação ao contralateral. Há ainda discreto remodelamento da calota craniana à esquerda. IRM no planos coronal (B) e axial (C) ponderadas em T2 confirmam a assimetria hemisférica, revelando um hemisfério esquerdo alargado com extensa paquigiria hemisférica (seta branca). A substância branca subcortical apresenta sinal mais baixo no hemisfério anormal do que no restante do encéfalo, o que demonstra aceleração da mielinização na área comprometida.

Tabela 11.10 Displasias corticais focais.

Tipos	Características principais	Neuroimagem
I	É considerada uma alteração estrutural focal do córtex cerebral, sem a presença de neurônios anormais. Não possui causa definida, mas acredita-se que seja devida a injúrias intraútero. A maior parte dos pacientes apresenta crises parciais e exame neurológico normal, sem alteração do desenvolvimento ou da cognição.[218] Em alguns casos pode ocorrer a epilepsia parcial contínua, sendo o tratamento cirúrgico uma modalidade terapêutica considerada em casos selecionados.[219,220]	Os achados na IRM são variáveis, o que sugere uma heterogeneidade na doença. Cerca de 50% dos pacientes apresentam uma imagem inicial normal. O aspecto característico é de um borramento focal entre as substâncias branca e cinzenta. Um aumento de sinal na substância branca subjacente, algumas vezes com "cauda cuneiforme", com distribuição radial a partir da superfície do ventrículo. PET ou SPECT podem ser úteis para detectar uma pequena área de displasia.[227]
II ou de Taylor	Histológica e radiologicamente e, idêntica aos hamartomas corticais presentes na esclerose tuberosa, inclusive com alteração nos genes TSC1 e TSC2 em alguns casos.[221,222] Devido à sobreposição com a facomatose e, esses pacientes devem ser investigados para outras alterações encontradas na esclerose tuberosa. A displasia cortical focal tipo II cursa com uma maior alteração arquitetural, com a presença de neurônios dismórficos e células "em balão". Ocorre devido a uma alteração precoce no desenvolvimento cortical.[223,224] Praticamente todos os pacientes apresentam epilepsia na primeira década de vida. Em comparação aos outros tipos de displasia, a epilepsia é mais frequente e com um início mais precoce.[225,226]	Alteração da intensidade do sinal, normalmente hiperintenso no FLAIR e T2, é visualizada na região subcortical.[228] Em alguns casos um foco linear ou curvilíneo de alteração anormal de sinal estende-se do córtex à superfície ventricular. A intensidade do sinal pode variar com a idade: recém-nascidos e lactentes apresentam hipersinal em T1 e hipossinal em T2.[229,230]
III	A displasia cortical tipo III é definida na presença do tipo I associada a outra alteração cerebral. As mais frequentes são: esclerose hipocampal, tumores do SNC, malformações vasculares e áreas de gliose.	Neuroimagem da displasia cortical focal tipo III demonstra um afinamento cortical ou hipersinal em T2 e FLAIR da substância branca adjacente à esclerose hipocampal.

Capítulo 11

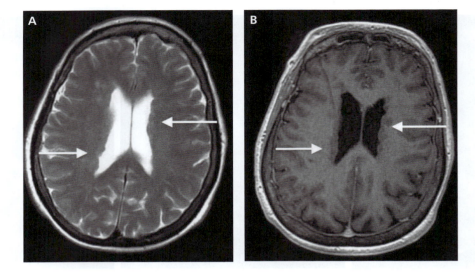

Figura 11.19 Heterotopia nodular subependimária – IRM no plano axial ponderadas em T2 (A) e T1 (B) demonstrando múltiplas imagens nodulares periventriculares (setas brancas) com sinal semelhante ao do córtex cerebral em todas as sequências ao longo da superfície ependimária dos ventrículos laterais, determinando discretas projeções para o seu interior. O diagnóstico diferencial dessa malformação faz-se com lesões neoplásicas gliais com disseminação supendimária, as quais, de modo semelhante a outras condições nosológicas, frequentemente apresentam sinal diferente daquele apresentado pelo córtex. Além disso, nódulos subependimários também devem ser distinguidos da heterotopia, pelo seu típico aspecto triangular, predomínio de localização central, poupando os átrios e cornos frontais, além da eventual presença de calcificação lesional.

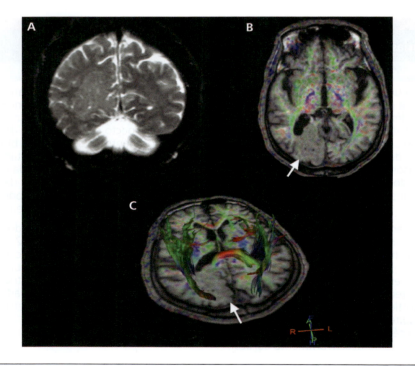

Figura 11.20 Heterotopia subcortical – (A) IRM no plano coronal ponderada em T2 demonstrando desarranjo do córtex do *cúneus* e giro lingual direitos, que assumem aspecto displásico e encontram-se expandidos, assumindo conformação nodular e estendendo-se pela substância branca peritrigonal à superfície ependimária. A lesão determina discreto efeito expansivo e apresenta sinal semelhante ao do córtex. (B) IRM ponderada em T1 fundida com sequência de tractografia no plano axial (B) e axial inclinado (C), confirmando o comportamento de sinal da lesão, que é semelhante ao do córtex em todas as sequências, logo, caracterizando-a como uma formação expansiva composta por substância cinzenta displásica. As sequências de tractografia revelam a ausência de fibras na região da heterotopia.

Malformações do Sistema Nervoso Central

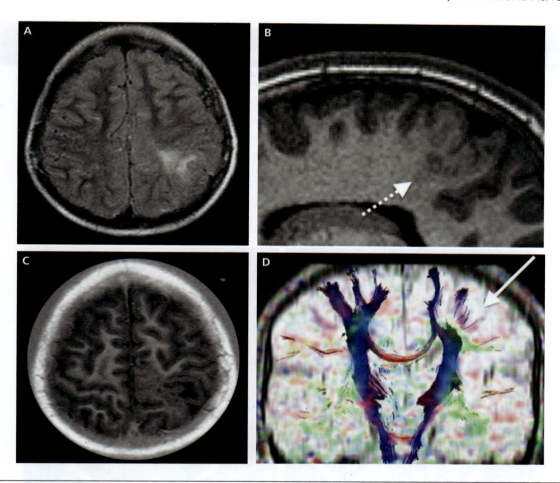

Figura 11.21 Displasia cortical focal (DCF) tipo II – (A) IRM no plano axial ponderada em FLAIR demonstrando área de aspecto displásico no lóbulo parietal superior esquerdo com expansão giral e alteração de sinal da substância branca adjacente assumindo aspecto triangular. Os achados são confirmados na imagem magnificada de IRM no plano sagital ponderada em T1 (B) (seta pontilhada) e na IRM no plano axial ponderada em T1 IR (C). IRM no plano coronal ponderada em T1 fundida à tractografia (D) evidenciando paucidade das fibras de associação no local da lesão (seta branca).

suras cerebrais estão entre as alterações mais comuns do desenvolvimento cerebral, com uma incidência de 1,8 para 10.000 nascidos vivos. Uma maior frequência é encontrada em prematuros, em filhos de mães com mais de 37 anos, em crianças com outras síndromes (Tabela 11.11), alterações cromossomiais e cardíacas e em até metade dos pacientes com outras malformações do SNC. Cerca de 3% a 4% dos pacientes com atraso cognitivo ou motor apresentam anomalias comissurais, mais frequentemente alterações no corpo caloso. Diante desses dados é importante analisar as comissuras cerebrais em todos os pacientes que realizarem exames de neuroimagem. Uma pequena minoria desses pacientes pode ter desenvolvimento neurológico normal.[217]

As comissuras cerebrais incluem a comissura anterior, que conecta o córtex olfatório e o neocórtex têmporo-occipital lateral e inferior dos dois hemisférios; a comissura hipocampal, que liga os hipocampos mediante a comunicação entre as colunas posteriores do fórnix; e o corpo caloso, que conecta a maior parte do neocórtex hemisférico. Apesar de o corpo caloso ser a principal via pela qual as fibras neocorticais comissurais cruzam a linha média, alguns axônios neocorticais também também a cruzam pela comissura anterior (Figura 11.22). O septo pelúcido é fundamental para esse processo, pois é cercado pelas três comissuras.[217]

Corpo caloso

Embriologia

É composto por cinco partes, do sentido anterior para o posterior: rostro, joelho, tronco, istmo e esplênio. Anteriormente, o rostro comunica-se com a comissura

Tabela 11.11 Grupo de doenças que apresentam associação com anomalias comissurais.

- Síndrome de Aicardi
- Síndrome de Apert
- Malformação de Dandy-Walker
- Malformação de Chiari II
- Síndrome de Walker-Warburg
- Displasia frontonasal
- Síndrome alcoólica fetal

- Síndrome de Mowat-Wilson
- Síndrome de Neu-Laxoxa
- Síndrome de Rubinstei Taybi
- Hiperglicinemia não cetótica
- Síndrome orofaciodigital
- Deficiência de piruvato desidrogenase

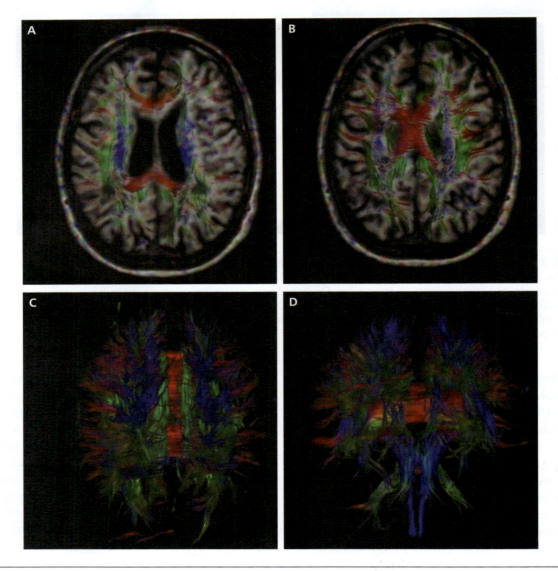

Figura 11.22 Corpo caloso – (A e B) Imagens de IRM no plano axial ponderadas em T1 fundidas com imagens de tractografia de um paciente adulto demonstrando as fibras comissurais que compõem o corpo caloso (em vermelho). (C e D) Imagens de IRM de reconstruções em 3D de tractografia demonstrando a disposição anatômica normal das fibras calosais em vista anterior e superior (em vermelho). As fibras em azul apresentam-se orientadas no eixo Z (craniocaudal), as em verde no eixo Y (anteroposterior) e as em vermelho no eixo X (laterolateral).

anterior por meio da lâmina rostral, que vai ser responsável pelo fechamento do cavo do septo pelúcido.[217]

A formação do corpo caloso é iniciada na 12ª semana de gestação e se estende até a 20ª, quando adquire um formato morfológico semelhante ao do adulto. O processo de formação do corpo caloso ocorre no sentido anteroposterior, com o desenvolvimento terminal do rostro. Porém, ele não é uma estrutura única e contínua, com desenvolvimento sequencial independente. Recentes estudos demonstram que o processo é mais abrangente, resultante de um processo com novas vias de fusão inter-hemisférica e de migração glial. Portanto, admite-se que o corpo caloso resulta da fusão de dois segmentos distintos e separados, com representações funcionais de estruturas hemisféricas definidas em seus diversos segmentos.[217]

Agenesia comissural com displasia meníngea

As meninges têm íntima associação com o desenvolvimento encefálico. A meninge telencefálica é derivada da crista neural anterior, conjuntamente com o osso membranoso. Na embriogênese a meninge primitiva forma uma conexão sólida, que circunda o cérebro. No final do período embriogênico, a progressiva diferenciação da meninge primitiva produz a dura-máter. A meninge representa um papel importante no desenvolvimento do SNC, primeiramente permitindo a difusão de nutrientes na embriogênese e, posteriormente, provindo suporte à formação vascular.

Dois tipos são comumentemente encontrados: a mais comum, com cistos inter-hemisféricos e, menos frequentemente, os lipomas. Os cistos inter-hemisféricos são decorrentes da displasia meníngea e, na maioria dos casos, associados à agenesia comissural. Pelos estudos de neuroimagem, podem ser classificados como tipo I e II. Os cistos inter-hemisféricos do tipo I não apresentam septações internas e apresentam sinal semelhante ao do líquor em todas as sequências. Já os cistos inter-hemisféricos do tipo II são multisseptados, com cavidades que não se comunicam entre si, e apresentam sinal distinto do liquórico. Em alguns casos, observa-se ainda comunicação do cisto com o terceiro ventrículo.[217]

Agenesia comissural clássica completa

É o tipo mais frequente de agenesia comissural, representando um terço dos casos. Por definição, tanto o corpo caloso quanto a comissura hipocampal estão totalmente ausentes. Em cerca de metade dos casos a comissura anterior também está ausente e, quando presente, pode se apresentar de dimensões reduzidas. Além da ausência das comissuras, a morfologia medial

do hemisfério é anormal. A fissura inter-hemisférica estende-se inferiormente ao teto do terceiro ventrículo, o padrão cortical encontra-se alterado e o giro do cíngulo não é reconhecido.[217]

A agenesia comissural completa clássica é um defeito que vai além das comissuras telencefálicas, havendo importante comprometimento de grandes tratos de associação (cíngulo) e das fibras dos lobos occipitais.[217]

Os cornos temporais dos ventrículos laterais apresentam um aspecto dismórfico no plano coronal, em posição inferior aos hipocampos, delimitando o espaço do giro para-hipocampal, provavelmente pela ausência do cíngulo inferior. Os hipocampos também exibem alteração de sua rotação (má rotação hipocampal bilateral). Nos estudos de neuroimagem, é possível ainda identificar que os ventrículos laterais se apresentam retificados e paralelos no plano axial, assumindo aspecto colpocefálico (em forma de raquete). Os cornos frontais apresentam pequenas dimensões e morfologia particular, que lembra a cabeça de um alce. Além disso, as bandas de Probst, que correspondem às fibras axonais que não cruzaram para o lado contalateral, podem ser observadas no aspecto inferolateral dos ventrículos laterais.[217]

A agenesia comissural clássica completa (Figura 11.23) pode estar associada a outras anomalias, sobretudo anomalias da morfoestruturais da linha mediana (Figura 11.24). Dentre as múltiplas alterações hemisféricas relacionadas destacam-se a heterotopia periventricular ou subcortical e a polimicrogiria. Alterações típicas do cerebelo incluem as malformações císticas e a rombencefalossinapse. As manifestações visuais são comuns, ocorrendo em até 20% dos casos, sendo o coloboma, a microftalmia, o estrabismo e o nistagmo congênito as mais frequentes. Síndrome de Joubert e de Apert, encefalocele e alterações faciais também são comuns.[217] Algumas doenças associadas à agenesia de corpo caloso são citadas na Tabela 11.12.

■ DOENÇAS DO COMPLEXO *COBBLESTONE*

É formado por um grupo heterogêneo de doenças com alterações oculares, cerebrais e musculares. Foi inicialmente descoberto com a observação de que um elevado número de crianças com distrofias musculares congênitas apresentavam associação com anomalias cerebrais e oculares. Posteriormente foi demonstrado que a alteração muscular nesses pacientes é resultante de uma ligação anormal das fibras musculares com a lamina basal muscular. Esse mesmo processo é importante para o desenvolvimento do cérebro e da retina.[162]

Capítulo 11

315

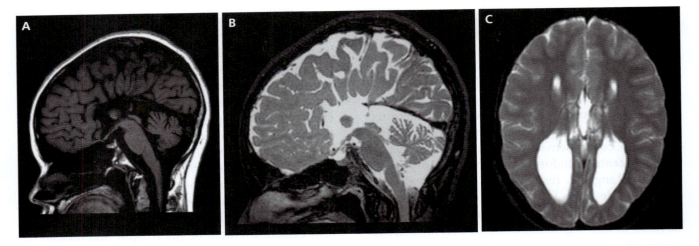

Figura 11.23 Agenesia comissural completa – IRM no plano sagital ponderadas em T1 (A) e T2 (B) demonstrando ausência completa do corpo caloso e das comissuras anterior e hipocampal com consequente ausência do giro do cíngulo e conformação estenogírica dos giros cerebrais adjacentes. (C) IRM no plano axial ponderada em T2 evidenciando sinais de colpocefalia.

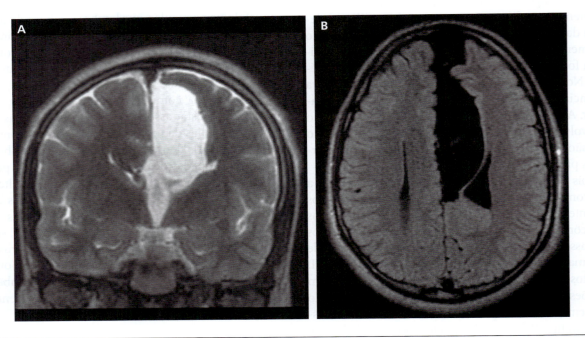

Figura 11.24 Agenesia comissural completa com cisto inter-hemisférico tipo 1 – Imagens de IRM nos planos coronal ponderada em T2 (A) e axial ponderada em FLAIR (B) demonstrando ventrículos laterais paralelos no plano axial, decorrente do processo disgenético comissural, e formação cística paramediana à esquerda com sinal semelhante ao do líquor e sem a presença de septações no seu interior. Observe ainda no plano coronal que há redução volumétrica dos cornos frontais e, apesar de distorcidos pelo efeito expansivo da formação cística, é possível notar que eles assumem aspecto semelhante ao de uma cabeça de alce, sinal característico da agenesia do corpo caloso.

Malformações do Sistema Nervoso Central

Tabela 11.12 Doenças associadas à agenesia do corpo caloso.

Síndromes	Manifestações associadas
Síndrome de Mowat-Wilson	Neuropatia e demência progressiva
Agenesia calosal com acidose lática fatal	Microcefalia, doença de Hirschsprung, doença cardíaca, anomalias geniturinárias
Síndrome acrocalosal	Deficiência dos complexos I e IV do metabolismo mitocondrial e outras malformações cerebrais
Síndrome de Aicardi	Coloboma óptico, cistos ou tumores do plexo coroide, espasmos infantis e retardo mental
Síndrome de Chudley-McCullough	Surdez, hidrocefalia e cerebelo displásico
Síndrome de Donnai-Barrow	Surdez e hérnia diafragmática
Síndrome de Opitz-Kaveggia	Anomalias faciais, retardo mental, macrocrania, ânus imperfurado e hipotonia
Síndrome genitopatelar	Agenesia patelar e malformações urogenitais
Síndrome de Temtamy	Coloboma óptico, alterações craniofaciais e retardo mental
Síndrome de Toriello-Carey	Alterações craniofaciais, cardíacas e retardo mental
Síndrome de Vici	Albinismo, infecções recorrentes e retardo mental
Síndrome de Marden-Walker	Blefarofimose e micrognatia
Síndrome de Meckel-Gruber	Encefalocele, polidactilia e rins policísticos
Síndrome de Opitz G	Fenda faríngea. Alterações craniofaciais e retardo mental

Dentre as distrofias musculares, destacam-se pelo comprometimento encefálico a distrofia muscular merosina-negativa e as distroglicanopatias. A primeira apresenta-se nos estudos de neuroimagem, com extensas alterações dismielinizantes, não estando associada a distúrbios malformativos. O comprometimento encefálico e retiniano é característico do subgrupo das distroglicanopatias, destacando-se as alterações morfoestruturais congênitas típicas, que permitem o reconhecimento dessas entidades pelos estudos neurorradiológicos.[162]

A apresentação clinicorradiológica das distroglicanopatias é espectral, entretanto, alguns aspectos de imagem permitem o seu reconhecimento. O complexo *cobblestone* (padrão em pedra-de-calçamento) é descrito como um achado de imagem típico desse subgrupo, sendo caracterizado por um espessamento cortical com uma superfície externa irregular que compreende uma mistura de agiria, paquigiria e polimicrogiria.[231] A substância branca também é alterada devido à dismielinização, resultando em um hipersinal em T2 na IRM. A presença de cistos nos pólos temporais é frequente nas distroglicanopatias e permite incluí-la em um se-

leto grupo de doenças que apresentam essa alteração, o que permite estreitar o diagnóstico diferencial.[232] Caracteristicamente, nos espectros mais graves de apresentação, alterações infratentorias são facilmente identificadas, como: hipoplasia pontina, alargamento da lamina quadrigeminal, *kink* posterior no dorso da ponte e anterior na transição bulbomedular, dando um "aspecto em Z" ao tronco encefálico, além de cerebelo dismórfico. Deve-se destacar o padrão de dismorfismo cerebelar observado nas distroglicanopatias.[162,231,232] Esse se caracteriza por variável hipoplasia e presença de pequenos cistos subcorticais, que, apesar de não serem patognomônicos, são altamente sugestivos deste diagnóstico.[232,233] Além disso, alterações oftalmológicas permitem um diagnóstico mais confiante: microftalmia, glaucoma, hemorragia retiniana, persistência do vítreo primário hiperplásico, colobomas.[162,231,232]

As doenças encontradas nesse grupo são: distrofia muscular congênita de Fukuyama, doença músculo-olho-cérebro, síndrome de Walker-Warburg e polimicrogiria frontoparietal bilateral (Tabela 11.13 e Figura 11.25).[162]

Capítulo 11

317

Tratado de Neurologia Infantil

Tabela 11.13 Doenças do complexo *cobblestone*.

Síndrome	Herança	Gene, *locus*	Características principais
Distrofia muscular congênita fenótipo Fukuyama	AR	*FKNT*, 9q31-q33	É a distrofia muscular congênita mais frequente no Japão, porém é rara em outras populações. A doença se manifesta nos primeiros meses de vida com uma hipotonia, dificuldade de sucção, atraso do desenvolvimento e epilepsia, presente em até 50% dos casos.[234] Todos os pacientes têm retardo mental grave, com um coeficiente de inteligência de entre 30 e 60.[235,236] A IRM demonstra dois padrões de envolvimento cortical: um aspecto em *cobblestone* no lobo temporal e occipital e polimicrogiria ou paquigiria. Também podem ser encontrados hipoplasia da ponte e cistos cerebelares. O diagnóstico é baseado no quadro clínico, achados característicos de neuroimagem e eletroneuromiografia, biópsia muscular e teste genético.[237]
Síndrome de Walker-Warburg	AR	*POMPT1*, 9q34.1	É o fenótipo mais grave desse grupo de doenças, caracterizado por displasia ocular, hidrocefalia e malformações cerebrais. As alterações oculares incluem catarata, hipoplasia do nervo óptico e displasia ou deslocamento da retina.[238,239] Pacientes apresentam uma média de sobrevida de quatro meses. Na IRM é evidenciado um córtex espessado, com apenas alguns sulcos rasos, hidrocefalia, hipoplasia do corpo caloso e hipomielinização.[240,241] O córtex cerebral é composto por vários feixes de neurônios corticais desorganizados que se projetam através da pia na superfície cortical exterior e na substância branca adjacente à margem cortical interna. Esse aspecto é conhecido como *cobblestone*. Cefaloce occipital está presente em cerca de 10%.[242,243]
Doença músculo-olho-cérebro	AR	*POMGNT1*, 1p34-p33	É a menos grave desse grupo de malformações, com um predomínio de incidência na Finlândia. Pacientes com a doença músculo-olho-cérebro normalmente apresentam hipotonia, miopia progressiva grave e atraso no desenvolvimento. Epilepsia é comum e o comprometimento cognitivo é muitas vezes grave.[244,245] Com cinco anos de idade a maior parte dos pacientes encontra-se com uma deterioração motora, com espasticidade. Achados de neuroimagem demonstram um padrão de *cobblestone* menos grave do que as outras doenças desse grupo, com uma alteração cortical difusa, semelhante à polimicrogiria. O envolvimento cortical prevalece nos lobos frontal, temporal e occipital.[246,247]
Polimicrogiria frontoparietal bilateral	AR	*GPR56*, 16q12.1-21	Pacientes apresentam um fenótipo semelhante ao da doença músculo-olho-cérebro, caracterizado por um atraso no desenvolvimento, olhar desconjugado (esotropia) e crises epilépticas refratárias. A IRM demonstra um córtex frontal irregular, espessado, com um predomínio nos lobos frontais. Corpo caloso de dimensões aumentadas e com contorno anormal e um cerebelo dismórfico também são achados frequentes.

318

Seção 3 ▪ Doenças e Síndromes Neurológicas

Malformações do Sistema Nervoso Central

■ ANOMALIAS DO DESENVOLVIMENTO DO TRONCO ENCEFÁLICO E CEREBELO

A classificação das malformações do desenvolvimento do tronco encefálico e do cerebelo encontra-se na Tabela 11.14. A descrição de cada entidade pode ser encontrada nas Tabelas 11.15 e 11.16. A anatomia normal das estruturas infratentoriais é apresentada na Figura 11.26.

Malformação de Dandy-Walker

Consiste na tríade de hipoplasia ou agenesia do verme cerebelar, dilatação do quarto ventrículo e aumento das dimensões do compartimento infratentorial da fossa posterior. Porém, existe uma grande variação da gravidade das alterações cerebrais, inclusive em casos familiares com a mesma mutação genética. O termo variante de Dandy-Walker deve ser reservado para os casos que apresentam alterações semelhantes, porém menos evidentes. Existe um discreto predomínio em

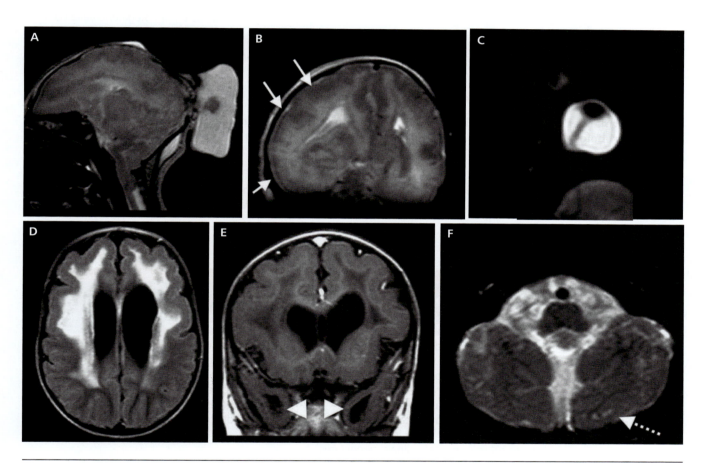

Figura 11.25 Distrofia muscular congênita fenótipo síndrome de Walker-Warburg – (A) IRM no plano sagital ponderada em T2 demonstrando meningoencefalocefalocele occipital alta, hipoplasia do tronco encefálico, que assume conformação "em Z", e do cerebelo com redução volumétrica da fossa posterior e do quarto ventrículo. (B) IRM no plano coronal ponderada em T2 demonstra córtex em aspecto de *cobblestone* (pedra-de-calçamento) (setas brancas) e dismielinização difusa. (C) IRM no plano axial das órbitas em ponderada em T2 evidenciando persistência do vítreo primário hiperplásico no bulbo ocular esquerdo. Distrofia muscular congênita fenótipo doença músculo-olho-cérebro – (D) IRM no plano axial ponderada em FLAIR evidenciando paquigiria frontoparietal e dismielinização difusa, ambas com predomínio frontal. (E) IRM no plano coronal ponderada em T1 revelando imagens císticas nos pólos temporais (pontas de setas). Confirmam-se ainda a paquigiria frontoparietal bilateral e a extensa rarefação mielínica. (F) IRM no plano axial ponderada em T2 demonstrando hipoplasia cerebelar e diminutos cistos subcorticais nos hemisférios cerebelares (seta pontilhada).

Tratado de Neurologia Infantil

Tabela 11.14 Classificação das malformações de desenvolvimento do tronco encefálico e do cerebelo.[248]

I. **Malformações secundárias aos defeitos de padronização anteroposterior ou dorsoventral** (p. ex., defeitos da padronização anteroposterior, como displasia da junção mesencefalodiencefálica e síndrome de desconexão do tronco encefálico, e defeitos da padronização dorsoventral, como síndrome de Moebius, síndrome de Duane e rombencefalosinapse).

II. **Malformações associadas com desordens generalizadas do desenvolvimento de início tardio que comprometem de maneira significativa o tronco encefálico e o cerebelo.**

    A. Encefalopatias generalizadas de início tardio ou migração neuronal anormal (p. ex,: *hipoplasia e displasias cerebelares*).

    B. Defeitos da sinalização mesênquimo-neuroepitelial (p. ex., *malformações císticas da fossa posterior*).

    C. Proliferação celular (neuronal ou glial) anormal (p. ex., *doença de Lhermitte-Duclos e hemimegalencefalia com cerebelomegalia homolateral*).

    D. Migração neuronal anormal (p. ex., *distúrbios da via da Relina-LIS1-tubulina, distrofias musculares congênitas, síndrome de Poretti-Boltshauser e mutação no gene GPR56*).

    E. Ciliopatias (p. ex., *síndrome de de Joubert e desordens associadas*).

III. **Malformações encefálicas localizadas que comprometem de maneira significativa o tronco encefálico e o cerebelo** (p. ex., *distúrbios das vias de migração axonal, como displasia pontina "em boné", displasia medular "em boné", fendas mesencefálicas e pontinas, bem como paralisia do olhar horizontal com escoliose congênita progressiva*).

IV. **Desordens degenerativas de início pré-natal que cursam com a combinação de hipoplasia e atrofia das estruturas infratentoriais** (p. ex., *hipoplasia pontocerebelar e mutações da CDG*).

Tabela 11.15 Malformações do cerebelo.

Malformação	Características principais	Neuroimagem
Agenesia cerebelar	Representa uma condição rara na qual ocorre a ausência do verme e dos hemisférios cerebelares. A fossa posterior apresenta um tamanho normal ou levemente reduzido apenas com a presença do tronco. Apresentação clínica pode ser surpreendentemente leve e involve um discreto retardo mental e sinais cerebelares. A escassez das manifestações clínicas pode ser explicada pela plasticidade do cérebro fetal, que permitiria a compensação por outras estruturas encefálicas, visto que o distúrbio ocorre provavelmente em uma época precoce da embriogênese.	Podem ser visualizadas, em alguns casos, massas desorganizadas de subtância branca na fossa posterior. O compartimento infratentorial da fossa posterior encontra-se preenchido por líquor. Pode estar associada a hidrocefalia, agenesia do corpo caloso e arrinencefalia.
Duplicação do hemisfério cerebelar	Condição extremamente rara, com até o momento, menos de uma dezena de casos descritos. Possui mecanismo embriológico de causa ainda não definida.	As IRM no plano sagital e coronal confirmam o diagnóstico quando o hemisfério supranumerário e seus pedúnculos são visualizados.

(Continua)

320

Seção 3 ▪ Doenças e Síndromes Neurológicas

Malformações do Sistema Nervoso Central

Tabela 11.15 (*Continuação*) Malformações do cerebelo.

Malformação	Características principais	Neuroimagem
Macrocerebelo	Condição infrequente descrita pela primeira vez em 1997, caracterizada por um cerebelo de dimensões aumentadas, com o restante do formato preservado. Definido pelo aumento do volume cerebelar acima de dois desvios-padrão. Clinicamente os pacientes apresentam hipotonia, atraso no desenvolvimento e apraxia oculomotora.	A IRM não demonstra alteração tecidual, apenas aumento volumétrico.
Hipoplasia pontocerebelar (HPC)	Representa uma doença com uma manifestação clínica bastante variável, com achados radiológicos similares. O quadro clínico e a patologia podem variar significativamente entre os pacientes com os mesmos achados na IRM. A HPC tipo I apresenta-se pelo acometimento dos motoneurônios medulares, por uma manifestação no período neonatal, com insuficiência respiratória, hipotonia e morte precoce. Já a HPC tipo II manifesta-se com uma microcefalia progressiva, importante retardo mental e distonia de início no período pré-escolar.	São observados hipoplasia do verme e hemisférios cerebelares com preservação da forma; todos os lobos vermianos estão presentes; porém, há um número reduzido de folhas e os hemisférios cerebelares são diminuídos. O ponto-chave no reconhecimento radiológico da HPC é a combinação de hipoplasia com atrofia cerebelar. Apesar de não ser possível distinguir os subtipos de HPC exclusivamente pelos achados de imagem, os casos de mutação do gene TSEN54 apresentam frequentemente um aspecto de imagem típico, descrito como sinal da libélula (*dragon-fly sign*), carcaterizado por marcado comprometimento dos hemisférios cerebelares, que apresentam-se restritos ao aspecto superior da fossa posterior, com preservação relativa do verme.
Hipoplasia e aplasia neocerebelar	Aplasia inclui uma não formação primária do neocerebelo e lesões que resultam em um dano nas fases iniciais da embriogênese. Já o termo "hipoplasia" é reservado àqueles casos com redução volumétrica cerebelar, mas com estrutura microscópica normal. Agenesia cerebelar constitui frequentemente um achado de imagem isolado, já a hipoplasia frequentemente é acompanhada de outras malformações supratentoriais. A presença de agenesia cerebelar associada a diabetes tipo I em meninos vem sendo descrita como associada a mutação do gene PTF1A.	É fundamental a distinção entre atrofia cerebelar, situação na qual ocorre uma desproporção entre os sulcos e as folhas cerebelares, e a hipoplasia, em que as folhas têm tamanho reduzido de forma proporcional aos sulcos.
Hipoplasia e aplasia cerebelar unilateral	A hipoplasia cerebelar unilateral é mais frequente que a agenesia cerebelar. repetir hífen na quebra que seja em consequência da ocorrência de uma lesão destrutiva no período neonatal, de provável etiologia vascular. Geralmente é descrita de forma esporádica, porém pode estar associada à síndrome de Aicardi, Möebius e hemangioma facial como parte da síndrome PHACE. Apresenta um quadro clínico variável, devido ao momento da embriogênese em que ocorreu o insulto, de apenas um nistagmo à hipotonia e ataxia.	É frequente a presença de hipoplasia do verme inferior, resultando em uma fissura que conecta o quarto ventrículo ao espaço subaracnoideo. O pedúnculo cerebelar ipsilateral também tem um tamanho reduzido. O núcleo denteado homolateral e o complexo olivar contralateral são hipoplásicos.

Capítulo 11

321

Tabela 11.16 Malformações da proliferação glial e neuronal que afetam tronco e cerebelo.

Doença	Características principais	Neuroimagem
Lhermitte-Duclos (gangliocitoma cerebelar displásico)	Descrita primeiramente em 1920 por Lhermitte e Duclos; os pacientes podem se tornar sintomáticos em qualquer faixa etária, devido ao efeito de massa da lesão que resulta em hipertensão intracraniana. Sinais cerebelares frequentemente são leves ou ausentes.[249] Outras alterações podem estar associadas, como megalencefalia, microgiria, heterotopia e múltiplos hamartomas viscerais e neoplasias. Patologicamente, a doença consiste de uma região marginada e de dimensões aumentadas de córtex cerebelar.[250]	TC demonstra a presença de uma massa hipodensa não específica no cerebelo. O efeito de massa produzido pela lesão pode causar herniação das tonsilas cerebelares, frequentemente descrita como malformação de Chiari tipo I e seringomielia.[252-254]
Hipoplasia cerebelar devida a mutações no gene CASK	Doença familiar caracterizada por microcefalia e retardo mental, com alteração do desenvolvimento cortical do cerebelo e importante hipoplasia pontocerebelar. Foi recente associada a uma mutação no gene CASK, localizado no cromossomo Xp11.4. Supõe-se que a proteína CASK desempenhe várias funções durante o desenvolvimento, incluindo aumentar a atividade da TBR1, uma proteína que regula a expressão da proteína reelin, uma substância importante na migração e na laminação cortical do cérebro.[251]	IRM demonstra importante hipoplasia do cerebelo e do tronco e uma sulcação cerebral anormal. Tem uma característica distintiva da de um corpo caloso normal ou de dimensões aumentadas; achado incomum na microcefalia.

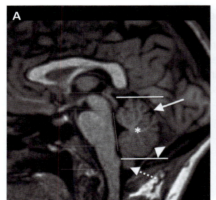 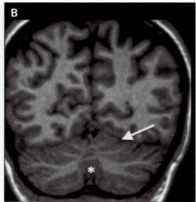 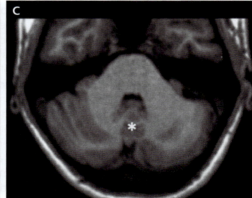

Figura 11.26 Anatomia normal das estruturas infratentoriais – Imagens de iRM nos planos sagital (A) coronal (B) e axial (C) ponderadas em T1, demonstrando tronco encefálico e cerebelo normais em um paciente adolescente. Observe que no plano sagital a ponte apresenta dimensões duas vezes maiores do que o mesencéfalo e o bulbo (linhas pontilhadas) e possui a sua superfície dorsal retificada (linha tracejada). O fastígio apresenta-se localizado no centro ou um pouco abaixo do dorso pontino. As fissuras primária (setas brancas) e pré-piramidal (ponta de seta) dividem o verme (asterisco) em três partes, e no plano sagital elas têm tamanho semelhante, com a parte mais inferior nunca menor que as demais. Tonsila cerebelar (seta pontilhada) em topografia normal no plano sagital. Além disso, é possível reconhecer no plano sagital os marcos anatômicos (linhas brancas) que permitem a caracterização de um cerebelo de tamanho normal. O cerebelo normal apresenta no plano sagital o seu limite superior próximo ao nível do sulco intercolicular (linha branca superior) e o seu limite inferior próximo ao nível do óbex (linha branca inferior). Quando o cerebelo mostra dimensões cujos limites são inferiores aos planos delimitados por esses marcos anatômicos, ele apresenta-se hipoplásico ou atrofiado.

Malformações do Sistema Nervoso Central

mulheres e a prevalência estimada é de cerca de 1 para cada 30.000 nascidos vivos.[255]

Acredita-se que a malformação de Dandy-Walker seja em consequência de distúrbios da sinalização mesenquimo-neuroepitleial,[1] levando ao atraso no desenvolvimento do rombencéfalo e, consequentemente, a uma falha na fusão do cerebelo na linha mediana, com persistência da área membranosa anterior. A pulsação contínua do líquor determina a expansão dessa área que desloca o verme cerebelar superiormente, girando-o no sentido anti-horário.[256]

A maior parte dos casos é esporádica, apesar de existirem relatos com herança recessiva ligada ao X. Tais casos podem ocorrer como parte de uma doença mendeliana (síndrome de Meckel), aneuploidia cromossômica (45X, triploidia), exposições ambientais (álcool, infecções congênitas), etiologia multifatorial (cardiopatias congênitas) ou defeitos esporádicos (holoprosencefalia). Alguns casos também foram atribuídos a alterações nos genes *FOXC1, ZIC1* e *ZIC4*.[257] Muitas síndromes podem cursar com a malformação de Dandy-Walker, como Klippel-Feil, Cornelia de Lange, Aicardi e Walker-Warburg.[258]

Quadro clínico

Pode ocorrer um grande espectro de manifestações clínicas, com uma associação direta da gravidade dos sintomas com a gravidade das lesões encefálicas, notadamente o grau de hidrocefalia e as malformações supratentoriais, bem como das anormalidades extracranianas associadas. Podem estar presentes atraso no desenvolvimento neurológico, epilepsia, ataxia e nistagmo. Hidrocefalia geralmente não é evidente ao nascimento e começa a aparecer em torno do terceiro mês de vida.[259] A colocação precoce de um cateter no quarto ventrículo pode auxiliar no desenvolvimento cerebral no primeiro ano de vida.[260,261]

Diagnóstico

A forma clássica da malformação de Dandy-Walker nos exames de neuroimagem demonstram acentuada hipoplasia ou agenesia do verme cerebelar, hipoplasia dos hemisférios cerebelares, dilatação do quarto ventrículo e aumento da fossa posterior. O tronco encefálico frequentemente é comprimido contra o *clivus* (Figura 11.27).[262]

Ocorre proeminência occipital, afilamento do *occiput* e aspecto dolicocefálico em alguns casos, além da inversão da relação torcular lambdoide com posição alta do seio reto e do tentório. O principal aspecto de imagem para adequado reconhecimento desta entida-

de é a rotação superior do verme cerebelar no sentido anti-horário, estando este localizado posteriormente à placa quadrigeminal e aderido ao tentório.[263]

Os hemisférios cerebelares encontram-se deslocados em direção às cristas pétreas devido à dilatação maciça do quarto ventrículo. O tronco encefálico geralmente é fino, por causa da hipoplasia da ponte, porém em uma minoria dos casos pode haver uma conformação normal. O mesencéfalo pode apresentar uma configuração em forma de borboleta no plano axial, possivelmente relacionado a ausência da decussação dos pedúnculos cerebelares superiores. Na malformação de Dandy-Walker outros achados na neuroimagem podem estar presentes, como, por exemplo, disgenesia do corpo caloso, encefalocele, heterotopia, polimicrogiria e esquizencefalia.[262]

Apesar de clássico e de importância histórica, o uso do termo variante de Dandy-Walker, tido como um espectro mais brando de apresentação da doença, não é mais recomendado. O seu desuso passou a ser aconselhável pelo fato de compreender um amplo grupo de doenças com fisiopatologias e prognósticos distintos, não passíveis de ser agrupadas em uma só denominação. A grande maioria dos casos previamente reconhecidos como variantes de Dandy-Walker compreendem hipoplasias cerebelares, particularmente do aspecto inferior do verme cerebelar, o que confere um relativo aumento das dimensões do quarto ventrículo e uma aparente rotação superior do verme cerebelar no sentido anti-horário. A ausência de uma nítida rotação do verme cerebelar e de um evidente aumento volumétrico da fossa posterior permite separar essa apresentação de imagem da descrita na forma clássica da malformação de Dandy-Walker.[262]

Rombencefalossinapse

Primeiramente descrita por Obersteiner em 1914, é uma malformação caracterizada por uma falta de separação dos hemisférios cerebelares, com ausência ou grave hipoplasia do verme cerebelar e fusão dos núcleos denteados do cerebelo e dos pedúnculos cerebelares superiores. A grande maioria dos casos até então publicados foram esporádicos, sem uma causa determinada. A rombencefalossinapse frequentemente está associada a outras malformações da linha mediana, como a holoprosencefalia. Além disso, pode fazer parte da síndrome cerebelar trigeminal displasia dermal ou Gomez-Lopez-Hernandez, na qual é associada a anestesia trigeminal, baixa estatura, retardo mental e alopécia temporal.[264] Também já foi descrita em associação à síndrome VACTERL-H (anomalias da coluna vertebral, cardíacas, renais e dos membros,

Capítulo 11

323

Tratado de Neurologia Infantil

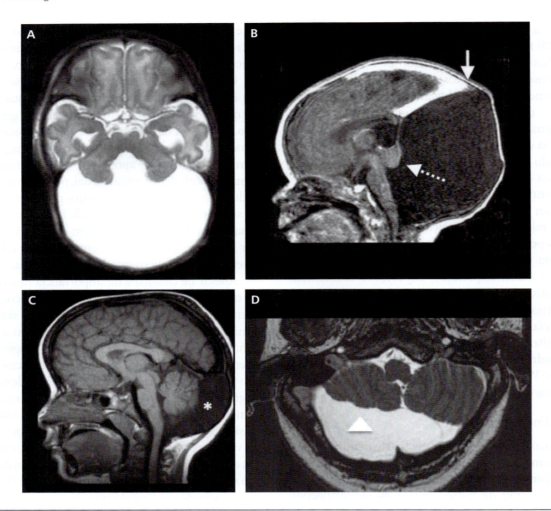

Figura 11.27 Malformação de Dandy-Walker – IRM no plano axial ponderada em T2 (A) e no plano sagital ponderada em T1 após a administração do agente de contraste paramagnético, evidenciando aumento das dimensões da fossa posterior e da cisterna magna, bem como do quarto ventrículo, com marcada hipoplasia do verme cerebelar que encontra-se deslocado superiormente e rodado no sentido anti-horário (seta pontilhada). Há elevação da tórcula com inversão da relação torcular lambdoide e com consequente posição alta do seio reto e do tentório. Megacisterna magna – (C) IRM no plano sagital ponderada em T1 demonstrando aumento das dimensões da cisterna magna e, consequentemente, da fossa posterior (asterisco), com remodelamento do *occipitum*. Observe que o verme cerebelar apresenta topografia e dimensões normais, assim como o quarto ventrículo. Cisto de aracnoide retrocerebelar – (D) IRM no plano axial ponderada em T2 revelando formação císitica retrocerebelar com isossinal ao líquor que aumenta as dimensões da fossa posterior e desloca os hemisférios cerebelares anteriormente, com consequente hipoplasia do hemisfério cerebelar direito (ponta de seta).

fístula traqueoesofágica, atresia esofágica e hidrocefalia) e doença dos rins policísticos tipo I.[265,266]

No período embrionário, o rombencéfalo apresenta uma constrição no seu istmo, que o separa do mesencéfalo. Essa região, denominada organizador ístmico, tem papel fundamental no desenvolvimento precoce do rombencéfalo anterior e do mesencéfalo. Acredita-se que a rombencefalossinapse decorra da hipoexpressão de genes que regulam o organizador ístmico, sendo resultado de um distúrbio da padronização dorsoventral das estuturas infratentorias.[248,265,266]

Quadro clínico

Apresentação clínica é variável de quadros graves de hidrocefalia congênita, atraso no desenvolvimento neurológico, retardo mental a pacientes com aspecto cognitivo preservado. Porém, a maioria apresenta algum grau de déficit cognitivo e transtorno do déficit de atenção e hiperatividade. Ao exame neurológico comumente são encontrados dismetria, ataxia, disdiadococinesia e algum grau de déficit motor. Um grande número de pacientes exibe malformações adicionais em mão (sin-

Malformações do Sistema Nervoso Central

dactilia, polidactia, hipoplasia falangiana e duplicação do polegar). Pan-hipopotuitarismo também pode ser encontrado quando ocorre alterações da glândula hipofisária.[267] O prognóstico em geral é reservado, com óbito precoce. Poucos pacientes chegam à idade adulta.[268]

Diagnóstico

O diagnóstico inicial pode ser feito intraútero pela constatação de uma ventriculomegalia fetal. Nesses casos deve-se tentar visualizar o verme cerebelar nos fetos com ventriculomegalia e ausência do septo pelúcido. Quando a imagem sagital na linha mediana demonstra uma folheação anormal do verme e as imagens axiais mostram uma continuação dos hemisférios cerebelares ao longo de toda a linha mediana, o diagnóstico deve ser de romboencefalossinapse.[269]

O quarto ventrículo assume aspecto semelhante a um "buraco de fechadura". O diagnóstico é mais facilmente estabelecido na IRM na demonstração de que o padrão das folhas e fissuras cerebelares é contínuo ao longo da linha média. Essa alteração é mais facilmente visualizada nas imagens coronais através do cerebelo posterior (Figura 11.28). Outros achados característicos da malformação são: agenesia do verme cerebelar anterior, fusão dos hemisférios cerebelares, dos núcleos denteados, dos pedúnculos cerebelares inferiores e colículos inferiores.[270] Pode ser classificada em forma branda (agenesia parcial do nódulo cerebelar e dos vermes anterior e posterior), forma parcial (ausência do verme posterior, com agenesia parcial do nódulo e do verme anterior), e forma severa (agenesia vermiana, inclusive do nódulos).[169,271]

Na romboencefalossinapse outros achados na neuroimagem podem estar presentes, como holoprosencefalia, estenose de aqueduto, displasia septo-óptica e disgenesia do corpo caloso. Em neonatos com hidrocefalia severa, a presença de rombencefalossinapse deve sempre ser pesquisada pela alta associação com estenose aquedutal congênita.[271]

Síndrome de Joubert e doenças associadas

O conceito de alterações típicas das estruturas infratentoriais expressas pelo "sinal do dente molar" na neuroimagem, classificadas anteriormente como síndrome de Joubert, evoluiu, nos últimos anos, para uma definição mais complexa de várias síndromes associadas. Trabalhos recentes evidenciaram que essa malformação do tronco e do cerebelo está presente em um grupo heterogêneo de doenças, conhecidas como síndrome de Joubert e doenças associadas.[272]

A síndrome de Joubert e doenças associadas estão hoje agrupadas em um conjunto de desordens classificadas como cliopatias, e estipula-se que a causa da malformação possa estar relacionada a um distúrbio do organizador ístmico, pela observação da ausência da de-

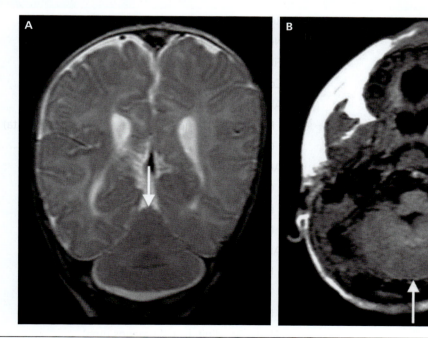

Figura 11.28 Rombencefalossinapse. Imagens de IRM no plano coronal ponderada em T2 (A) e no plano axial ponderada em T1 (B), evidenciando agenesia do verme cerebelar com fusão dos hemisférios cerebelares (setas brancas), formando um lobo único, com continuidade das folhas cerebelares ao longo da linha mediana.

Tratado de Neurologia Infantil

cussação dos pedúnculos cerebelares superiores, dos núcleos denteados e núcleos olivares inferiores displásicos, bem como hipoplasia dos núcleos do tronco encefálico, fusão dos fascículos gráceis e cuneiformes e ausência de decussação das pirâmides.[273]

A base genética dessa malformação é altamente heterogênea, nove *locus* genéticos já foram identificados no cromossomo 9q34.3. A maior parte das síndromes associadas resultam de mutações nos genes que codificam proteínas ciliares, por isso o nome ciliopatia, as quais desempenham uma grande gama de funções, incluindo a formação do corpo do axis, função renal, desenvolvimento cerebral e ocular. Portanto, mutações que afetam

essas estruturas irão ser responsáveis por uma importante variedade fenotípica.[274]

Quadro clínico

A classificação desse grupo de doenças foi recentemente revisado por Zakiet al. em 2008, que dividiram as malformações em quatro subtipos: síndrome de Joubert, COACH (hipoplasia do verme cerebelar, oligofrenia, ataxia, coloboma ocular e fibrose hepática), CORS (síndrome oculo-cérebro-renal) e síndrome orofaciodigital tipo VI (Tabela 11.17). Os pacientes apresentam em comum hipotonia, ataxia, episódios de

Tabela 11.17 Síndrome de Joubert e síndromes associadas.

Critérios principais

Sinais neurológicos	Hipotonia, ataxia
	Atraso no desenvolvimento
	Apraxia oculomotora
Achado radiológico	Sinal do dente molar
Achados ocasionais (visto em todas as formas)	Deficiência intelectual
	Anormalidades respiratórias
	Polidactilia
	Retinopatia

Critérios secundários

Síndrome de Joubert	Retinopatia
	Nefropatia
Síndrome COACH (pelo menos um)	Fibrose hepática
	Coloboma
Síndrome cerebelo-oculorrenal (CORS)	Alterações oculares (pelo menos uma)
	Retinopatia (frequentemente amaurose congênita)
	Coloboma
	Alterações renais (pelo menos uma)
	Cistos renais
	Insuficiência renal
	Nefronoftise
Síndrome oro-facio-digital tipo VI	Alterações oro-faciais (pelo menos uma)
	Fenda palatina
	Tumor na língua
	Nodulação no lábio superior
	Alterações digitais (pelo menos uma)
	Polidactiliameso-axial ou pré-axial
	Dedos bífidos

326   **Seção 3** ■ Doenças e Síndromes Neurológicas

hiperpneia, atraso no desenvolvimento neurológico e apraxia oculomotora.[275,276]

Diagnóstico

As particularidades neurorradiológicas da malformação do "dente molar" são características, a sequência sagital demonstra um verme de dimensões reduzidas com rotação rostral do fastígio. O padrão de foliação do verme é anormal. Imagens coronais mostram uma fenda na linha média no verme superior. O seu tamanho reduzido resulta em uma dilatação variável do quarto ventrículo, o qual assume um aspecto peculiar, cuja aparência lembra um "guarda-chuva" em sua porção rostral, quando analisado em imagens axiais (Figura 11.29).[277,278]

Os pedúnculos cerebelares superiores não se cruzam no mesencéfalo dorsal, apresentam um tamanho aumentado, são orientados perpendicularmente ao dorso da ponte e se estendem entre o mesencéfalo e o cerebelo. A aparência característica do mesencéfalo em imagens axiais, com os pedúnculos cerebelares superiores espessados e a ausência da sua decussação, formam a imagem clássica do "dente molar". A tractografia confirma a ausência da decussação dos pedúnculos cerebelares superiores.[277,278]

O diagnóstico da síndrome de Joubert e doenças associadas necessitam de manifestações clínicas, portanto, não deve ser considerado apenas a partir da imagem. Portanto, o achado do "sinal do dente molar" deverá suscitar a busca de outras anormalidades clínicas. Na ausência de marcadores genéticos específicos, por vezes é difícil distinguir a síndrome de Joubert das outras doenças associadas.[277,278]

Displasia em "boné" do tegmento pontino

Os distúrbios de *axonal pathfinding* (vias de migração axonal) consistem em alterações na via de migração dos axônios pelo encéfalo durante o período de desenvolvimento. Inúmeros genes vêm sendo descritos como responsáveis por esse processo, entretanto, até o momento, poucos deles podem ser atribuídos como responsáveis únicos por uma determinada malformação. Classicamente, esses distúrbios apresentam nos estudos neurorradiológicos malformações no tronco encefálico caracterizadas por alterações morfológicas nos três eixos avaliados: craniocaudal, dorsoventral e laterolateral. No entanto, destacam-se como achados sugestivos a presença de fendas mesencefálicas, pontinas ou bulbares e morfologia assimétrica das estruturas infratentoriais no plano axial. Além disso, pelo fato de esses distúrbios afetarem as vias de migração axonal, acúmulos anômalos de feixes de substância branca podem ser observados, sendo o mais clássico o descrito na displasia em "boné" do tegmento pontino.[1,169,279]

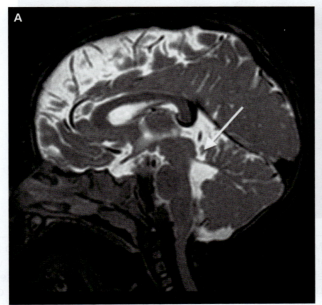 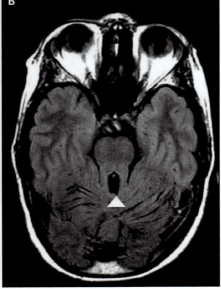

Figura 11.29 Síndrome de Joubert – Imagens de IRM no plano sagital ponderada em T2 (A) e no plano axial ponderada em FLAIR (B) demonstrando os pedúnculos cerebelares superiores espessados e orientados de forma perpendicular ao dorso da ponte (seta branca), o que leva a um aspecto de "dente molar" (ponta de seta). Observe ainda que o verme apresenta dimensões reduzidas e padrão de foliação anormal associado a rotação rostral do fastígio.

Tal condição é bastante rara, sendo descrita na literatura apenas casos esporádicos, afetando homens e mulheres na mesma proporção, não apresentando um gene definido. Com o desenvolvimento de técnicas mais sensíveis de IRM estrutural, a obtenção de cortes mais finos e a possibilidade de avaliar os tratos de substância branca, o número de relatos dessas malformações tem aumentado. Apresenta um aspecto característico na neuroimagem de hipoplasia do aspecto ventral da ponte com uma projeção posterior do tegmento pontino com aspecto em "boné".[248,280]

Quadro clínico

As manifestações clínicas mais frequente são as alterações nos pares cranianos; o oitavo par é o mais afetado, seguido pelo sétimo e quinto. Alterações sensoriais e motoras decorrentes do acometimento do nervo trigêmeo também são descritas. Os pacientes afetados podem apresentar retardo mental, disfagia e alteração no olhar conjugado horizontal.[248,280] A presença de paresia do olhar horizontal e de escoliose progressiva deve ser pesquisada, pois é descrita nas alterações relacionadas à mutação no gene *ROBO3*, que entram no diagnóstico diferencial da displasia em "boné" e dos outros distúrbios das vias de migração axonal.[1,169,279]

Diagnóstico

O diagnóstico é confirmado pela IRM, que demonstra uma ponte ventral de dimensões reduzidas em associação a uma protuberância pontina dorsal "em forma de bico" (Figura 11.30). Os pedúnculos cerebelares médios são pequenos ou ausentes. O estudo de tractografia assumiu importância fundamental na avaliação radiológica das malformações infratentoriais,[169] sendo uma das suas principais aplicações práticas no diagnóstico da displasia em boné do tegmento pontino. Usualmente as fibras transversas da ponte se localizam no plano axial entre o trato corticoespinal, anterior, e os feixes lemniscais, posteriores. Já nesta entidade, as fibras transversas cruzam no plano axial posteriormente aos lemniscos, o que pode ser facilmente demonstrado nos estudos de tractografia.[281] Além disso, a utilização dessa técnica permitiu concluir que o "boné" do tegmento pontino não é uma malformação hamartomatosa, mas sim uma estrutura composta exclusivamente por substância branca, basicamente de axônios orientados transversalmente que se conectam aos pedúnculos cere-

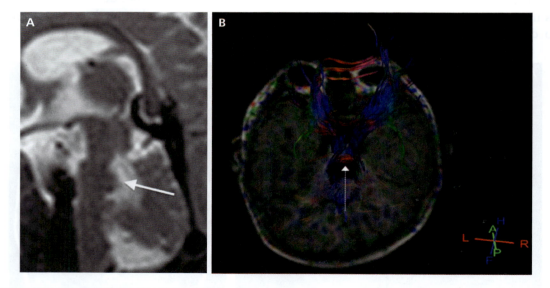

Figura 11.30 Displasia "em boné" da ponte – IRM no plano sagital ponderada em T2 (A) demonstrando hipoplasia pontocerebelar associada a protuberância no dorso pontino (seta branca) para o assoalho do quarto ventrículo, isointensa ao tegmento e em continuidade com ele, formando um "boné" na porção posterior da ponte no plano sagital. (B) IRM no plano axial ponderada em T1 fundida com reconstrução de tractografia, evidenciando que a área da protuberância do dorso pontino corresponde a feixes de substância branca com direção laterolateral (seta pontilhada), mais especificamente às fibras transversas da ponte. O trato corticospinal e os feixes leminiscais (representados em azul na reconstrução) estão deslocados anteriormente.

belares médios. Alterações associadas, como hipoplasia do verme ou dos hemisférios cerebelares e o "sinal do dente molar", podem ser observadas.[1,169,281]

A mutação no gene *ROBO3* leva a um padrão de imagem tido como quase patognomônico da paralisia do olhar horizontal e escoliose congênita progressiva, caracterizado por uma hipoplasia do tronco encefálico com fenda pontina ventral e o bulbo "em aspecto de borboleta", o qual deve ser distinguido do da displasia "em boné".[282] Além disso, protuberâncias por acúmulo de feixes anômalos de substância branca semelhantes à displasia em boné também são descritas em outros distúrbios das vias de migração da axonal. Particularmente, quando ocorrem no bulbo, sendo displasias "em boné" do bulbo,[283] são de localização preferencial dorsolateral e não na linha mediana, conferindo frequentemente aspecto assimétrico ao tronco encefálico.[1,248,279]

Persistência cística da bolsa de Blake

A persistência cística da bolsa de Blake é caracterizada por uma protrusão caudal do quarto ventrículo em aspecto de "dedo de luva", que resulta da não involução da área membranosa posterior durante o desenvolvimento. A área membranosa posterior é uma estrutura embriológica transitória, que inicialmente não se comunica com o espaço subaracnoide circundante e a sua permeabilização subsequente origina o forame de Magendie.[284]

A falha na permeabilização com a persistência pós-natal da bolsa de Blake tem sido sugerida como a explicação da ocorrência, de coleções liquóricas infra e retrocerebelares, associadas a um cerebelo normal e a uma hidrocefalia tetraventricular. Essas condições são caracterizadas pela ausência de comunicação entre o quarto ventrículo e o espaço subaracnoide e, portanto, não seguem os critérios diagnósticos de malformação de Dandy-Walker, mega cisterna magna ou cisto de aracnoide.[169,284,285]

Quadro clínico

Manifestação clínica pode ter início no período neonatal, com macrocrania e hidrocefalia. Porém, em alguns caso a competência do forâmen de Luschka pode ajudar a manter um fluxo liquórico adequado entre o espaço subaracnoide e o intraventricular, estabelecendo, portanto, um equilíbrio precário com uma ventriculomegalia compensatória. Nesses casos a malformação irá se manifestar na fase adulta.[284]

Diagnóstico

Há dois tipos de apresentação do ponto de vista neurorradiológico. No primeiro, o cisto, que é essencialmente um prolongamento do quarto ventrículo, é puramente infravermiano, com conteúdo liquórico, o que determina alargamento da valécula e retificação do contorno inferior do verme, com um quarto ventrículo aumentado e uma fossa posterior normal (Figura 11.31). No segundo tipo, a extensão do cisto para o espaço retrocerebelar interfere no desenvolvimento meníngeo, causando uma elevação do tentório, separação da foice cerebral, deslocamento anterior do tronco encefálico e aumento da fossa posterior com afilamento da escama occipital. O verme cerebelar, apesar de discretamente rodado no sentido anti-horário em alguns casos, tem desenvolvimento normal, diferente da malformação de Dandy-Walker. A identificação do plexo coroide, sobretudo nas imagens ponderadas em T1 após a administração do agente de contraste paramagnético, como um estrutura no aspecto anterossuperior do cisto e inferior ao verme, auxilia no diagnóstico desta condição, pois demonstra que o cisto é essencialmente um prolongamento de um quarto ventrículo aumentado.[169,284,285]

É importante reconhecer que o diagnóstico diferencial com megacisterna magna e com hipoplasia discreta do verme cerebelar pode ser difícil em alguns casos, entretanto, a presença de hidrocefalia favorece o diagnóstico de persistência cística da bolsa de Blake.[262]

Tratamento

O reconhecimento dessa entidade e a diferenciação de outras malformações císticas da fossa posterior são relevantes para a decisão do tratamento. Enquanto na malformação de Dandy-Walker e no cisto de aracnoide o *shunt* cisto peritoneal é uma opção de escolha, na persistência cística da bolsa de Blake a derivação ventriculoperitoneal é um procedimento seguro e efetivo.[284,285]

■ MALFORMAÇÕES CONGÊNITAS DA MEDULA ESPINAL

Embriogênese

No 15º dia de vida embriogênica, as células ectodermais proliferam-se para a formação da linha primitiva, ao longo da superfície do embrião. Uma rápida proliferação de um grupo de células forma-se em uma extremidade da linha primitiva, essa formação nodu-

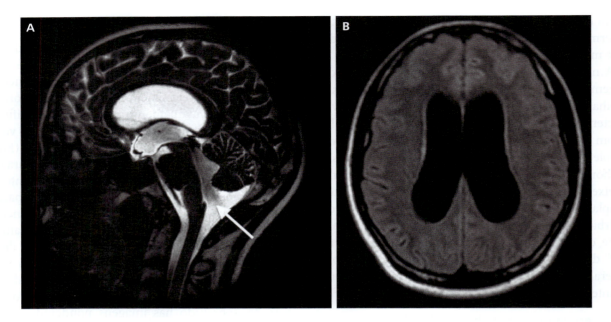

Figura 11.31 Persistência cística da bolsa de Blake – (A) IRM no plano sagital ponderada em T2 demonstrando dilatação cística da cisterna magna em continuidade com o quarto ventrículo, que determina discreta rotação do sentido anti-horário do verme cerebelar, o qual se apresenta de tamanho e morfologia normais. Observe artefato de turbilhonamento do fluxo liquórico no interior da formação cística (seta branca). (B) IRM no plano axial ponderada em FLAIR evidenciando dilatação dos ventrículos laterais de aspecto hipertensivo, mas sem sinais de edema transependimário.

lar ocorre em torno do nódulo de Hensen. Entre o 15º e 16º dias ocorre uma migração interior entre o ectoderma e o endoderma, para formar o mesoderma interposto entre as duas camadas. Posteriormente, essas células mesodérmicas irão juntar-se na linha média para formar o processo notocordal, o qual acabará por formar um tubo, separando-se da endoderme e tornando-se a notocorda (Figura 11.32).

Uma vez formada a notocorda, ela induz a formação de uma placa de células ectodérmicas na linha média dorsal, em sentido cefálico ao nó de Hensen. A fusão da região caudal do tubo neural com a notocorda acaba por formar o broto caudal. Na evolução da embriogênese ocorre a regressão do broto caudal e do seu lúmen, tornando-se o cone medular, o filamento terminal e o ventrículo terminal.

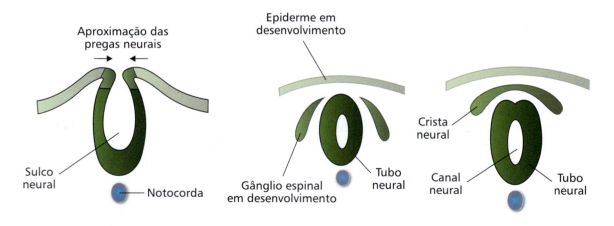

Figura 11.32 Processo normal de neurulação.

Malformações do Sistema Nervoso Central

A notocorda também é responsável pela formação dos somitos, que por sua vez dividem-se em miótomos e esclerótomos. Os esclerótomos se subdividem e cada metade se funde com a outra metade do esclerótomo adjacente, formando o corpo vertebral.

Disjunção é caracterizada pela separação do tubo neural e do ectoderma cutâneo. O espaço entre os dois é ocupado pelo mesênquima que irá formar as meninges, a coluna vertebral e a musculatura paravertebral. Quando ocorre a disjunção prematura, ocorre invasão da goteira neural pelo mesênquima, mecanismo que explica a lipomatose espinal e a lipomielomeningocele. Os disrafismos espinais abertos também são resultados de uma grande área de falha da disjunção.[2,286]

Mielocele e mielomeningocele

A mielomeningocele é o defeito mais comum do tubo neural e é caracterizada por uma fenda na coluna vertebral, com um defeito correspondente na pele de modo que a meninge e a medula espinal sejam expostas. Quando ocorre uma exposição do tecido neural, é conhecido como disrafismo espinal aberto (Figura 11.33). Em contraste, o disrafismo espinal oculto é caracterizado por uma fenda na coluna vertebral, sem uma alteração epitelial correspondente e o tecido neural não é exposto.[286]

Ocorre devido a uma falha de fechamento do tubo neural e espinal, com uma consequente malformação da coluna vertebral e da medula espinal. O diagnóstico da mielomeningocele é geralmente evidente no nascimento devido à visualização de lesão grosseira. Em aproximadamente 80% dos casos, o defeito vertebral envolve as regiões lombar e sacral, que são a última porção do tubo neural a fechar. Porém, qualquer segmento da coluna vertebral pode ser envolvido.[286]

A incidência de defeitos do tubo neural é altamente variável e depende de fatores étnicos, geográficos e nutricionais, com uma variação de 1 a 7 por 1.000 nascidos vivos, com uma incidência maior no sexo feminino. Nos últimos anos ocorreu um declínio da prevalência da doença com a suplementação periconcepcional de ácido fólico.

A maioria das mielomeningoceles representa malformações isoladas de origem multifatorial, mas que também podem ocorrer como parte de síndromes, em

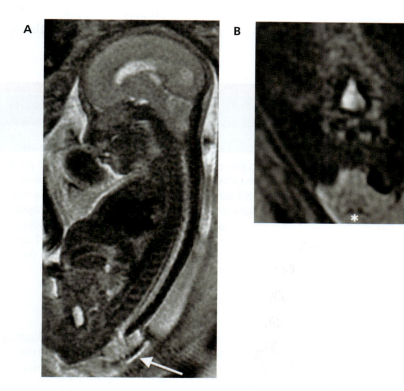

Figura 11.33 Mielomeningocele – Imagens de IRM fetal nos planos sagital (A) e axial (B) ponderadas em T2 demonstrando ausência dos elementos posteriores de vértebras lombares com herniação do placode (asterisco) e meninges para fora do canal vertebral, formando um saco herniário (seta branca). Observe que a fossa posterior do paciente tem pequenas dimensões e as tonsilas cerebelares estão herniando pelo forame magno, achados compatíveis com malformação de Chiari II.

Tratado de Neurologia Infantil

associação com doenças cromossômicas ou como resultado de uma exposição ambiental. Usos de valproato, carbamazepina, fenobarbital, fenitoína, primidona e sulfassalazina são considerados fatores de risco.[2,286]

Diagnóstico

A dosagem sérica materna da alfa fetoproteína no segundo semestre é destinada principalmente para a detecção da meningomielocele aberta e anencefalia e também pode detectar várias anomalias fetais não neurais. A ultrassonografia fetal pode detectar a mielomeningocele antes da 12ª semana gestacional por demonstrar irregularidades da coluna vertebral ou um abaulamento dentro do contorno posterior do dorso fetal. Outros achados sugestivos incluem ventriculomegalia, microcefalia e obliteração da cisterna magna.

Tratamento

Quando o diagnóstico é feito no pré-natal, o parto deve ocorrer em hospital com experiência no manejo neonatal desses pacientes. A indicação do parto pré-termo pode ser realizada quando um aumento rápido da ventriculomegalia é observado, desde que a maturidade pulmonar fetal tenha sido assegurada.

A cirurgia fetal para mielomeningocele pode interromper o vazamento liquórico e poderia, portanto, prevenir ou reverter a malformação de Chiari II e hidrocefalia. Estudos iniciais não randomizados sugerem que a cirurgia fetal melhora a função dos membros inferiores e reduz a incidência de Chiari II. Em uma série retrospectiva de crianças que se submeteram à cirurgia fetal para mielomeningocele, a maior parte apresentou melhores resultados no desenvolvimento neurológico aos cinco anos de idade.[2]

O ensaio para o manejo da mielomeningocele foi concebido para determinar a segurança e eficácia da cirurgia fetal, e foi realizado entre 2003 e 2010 em três instituições dos Estados Unidos. Os pacientes foram randomizados para a cirurgia fetal com 18 a 25 semanas de gestação contra o reparo padrão logo após o nascimento. A análise dos resultados dos primeiros 158 pacientes revelou que a cirurgia fetal reduziu o risco de morte ou a necessidade de colocação de *shunt* durante o primeiro ano de vida em 68% do grupo que passou por uma cirurgia fetal contra 98% entre os submetidos a correção cirúrgica após o nascimento.[2]

A cirurgia pré-natal também resultou em uma melhora no desenvolvimento mental e na função motora aos 30 meses de vida. O estudo randomizado foi interrompido precocemente por causa da eficácia.[2]

As malformações da medula espinal são descritas na Tabela 11.18.

Tabela 11.18 Malformações da medula espinal.

Doenças	Características principais	Neuroimagem
Seio dérmico dorsal	Caracterizado por um canal recoberto por epitélio que se estende da superfície ao SNC ou ao seu revestimento. É resultante de uma disjunção incompleta do ectoderma durante o processo de neurrulação. Apresenta uma maior incidência nas regiões occipitais e lombossacrais, com uma incidência igual entre os sexos. Ao exame é evidenciado um orifício paramediano ou mediano associado a alterações cutâneas, como nevus pigmentar ou angioma capilar. A sintomatologia está presente quando ocorre infecção ou compressão por um tumor dermoide ou epidermoide associado.	USG, TC e IRM podem demonstrar o trajeto subcutâneo do seio dérmico dorsal. A IRM é mais utilizada para evidenciar o trajeto intratecal e os tumores dermoide e epidermoides. A sequência T1 apresenta um maior detalhamento do trajeto subcutâneo (Figura 11.34).
Lipoma intradural	São massas encapsuladas preenchidas por tecido adiposo e conectivo que possuem conexão com a medula espinal ou a leptomeninge. Os lipomas intradurais são massas justamedulares que apresentam um contato direto com a dura-máter, sendo mais comuns nas regiões cervical e torácica. Pacientes manifestam um quadro clínico lentamente progressivo de monoparesia ou paraparesia espástica.	Lipomas intradurais apresentam um aspecto de massas ovais mais frequentes na região dorsal da medula espinal. São facilmente demonstrados no T1 da IRM por seu formato lobulado e pelo aumento do sinal. Supressão de gordura pode ser utilizada para confirmar a sua natureza.

(Continua)

Malformações do Sistema Nervoso Central

Tabela 11.18 (*continuação*) Malformações da medula espinal.

Doenças	Características principais	Neuroimagem
Mielocistocele cervical	Mielocistocele é uma malformação em que o canal central da medula está dilatado e ocorre protrusão da área contendo a siringomielia através do defeito ósseo. Pacientes com mielocistocele cervical apresentam no período neonatal uma massa cística dorsal. Geralmente os pacientes não apresentam alteração ao exame neurológico. Porém, as alterações mais frequentes são de tônus ou de força muscular.	O diagnóstico é realizado pela identificação da protrusão da medula espinal, por meio da IRM ou do USG. A mielografia tem eficácia limitada, devido à radiação, por ser um procedimento invasivo e por não detectar o aumento focal do canal central.
Diastematomielia	Refere-se a uma divisão sagital da medula espinal em duas partes simétricas ou assimétricas, cada uma contendo um canal central, um corno anterior e posterior e o revestimento pial. Pode envolver a medula em toda a sua espessura ou apenas as metades anteriores ou posteriores (diastematomielia parcial). Na maior parte dos casos o cone medular encontra-se abaixo da segunda vértebra lombar e o filamento terminal é espesso. Pode estar associada a outras malformações como hidromielia, mielocele, hemimieloce e Klippel-Feil.	A medula espinal encontra-se alterada em praticamente todos os pacientes. Associação da fusão laminar intersegmentar com a espinha bífida está presente em 60% dos casos e é patognomônica dessa doença. Anomalias dos corpos vertebrais também são um achado frequente (Figura 11.35).

A

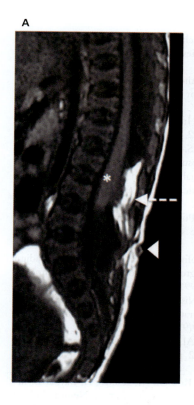

B

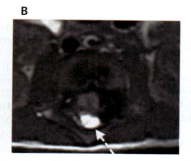

C

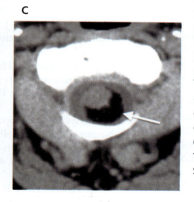

Figura 11.34 Seio dérmico dorsal – (A) IRM no plano sagital ponderada em T1 demonstrando o seio dermal (ponta de seta), caracterizado como trajeto fistuloso que comunica o canal vertebral com a superfície cutânea. O cone medular (asterisco) apresenta localização baixa (nível de L3-L4) e encontra-se aderido a formação expansiva com alto sinal em T1 no aspecto posterior do canal vertebral (seta pontilhada). (B) IRM no plano axial ponderada em T1 evidenciando a mesma formação expansiva (seta pontilhada) localizada dorsalmente no canal vertebral com sinal alto em T1 de provável origem lipomatosa. Lipoma cervical intradural – (C) Imagem de TC no plano axial com janela de partes moles revelando formação expansiva (seta branca) que amolda a superfície dorsolateral da medula espinal, assumindo aspecto em meia-lua com coeficientes de atenuação semelhantes aos dos planos adiposos cervicais.

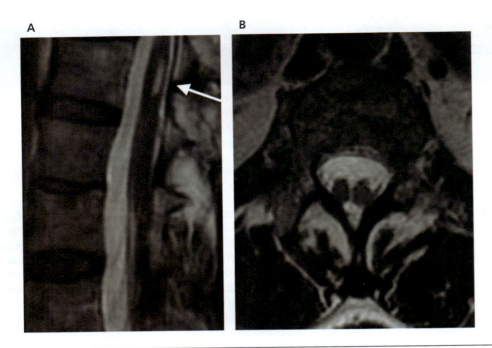

Figura 11.35 Diastematomielia tipo II – Imagens de IRM nos planos sagital e axial ponderadas em T2 demonstrando separação da medula espinal em duas partes (seta branca), formando duas hemimedulas, sem a interposição de um septo osteocartilaginoso entre elas.

■ REFERÊNCIAS BIBLIOGRÁFICAS

1. Barkovich AJ. Developmental disorders of the midbrain and hindbrain. Front Neuroanat. 2012;6:7.
2. Schwartz ES, Rossi A. Congenital spine anomalies: the closed spinal dysraphisms. Pediatr Radiol. 2015;45 Suppl 3:S413-9.
3. Harris CP, Townsend JJ, Norman MG, White VA, Viskochil DH, Pysher TJ, et al. Atelencephalic aprosencephaly. J Child Neurol. 1994;9(4):412-6.
4. Beinder E, Gruner C, Erhardt I, Mauch E, Begon S. [The exencephaly-anencephaly sequence. Ultrasound diagnosis in early pregnancy]. Ultraschall Med. 1995;16(4):192-5.
5. David DJ. Cephaloceles: classification, pathology, and management--a review. J Craniofac Surg. 1993;4(4):192-202.
6. Naidich TPAN BB, McLone DG, Zimmerman RA Cephaloceles and related malformations. Am J Neuroradiol. 1992;13:655-90.
7. Diebler C, Dulac O. Cephaloceles: clinical and neuroradiological appearance. Associated cerebral malformations. Neuroradiology. 1983;25(4):199-216.
8. Lo BW, Kulkarni AV, Rutka JT, Jea A, Drake JM, Lamberti-Pasculli M, et al. Clinical predictors of developmental outcome in patients with cephaloceles. J Neurosurg Pediatr. 2008;2(4):254-7.
9. Martines-Lage JFPM SJ. The child with a cephalocele: etiology, neuroimaging, and outcome. Childs Nerv Syst. 1996;12:540-50.
10. Kotil K, Kilinc B, Bilge T. Diagnosis and management of large occipitocervical cephaloceles: a 10-year experience. Pediatr Neurosurg. 2008;44(3):193-8.
11. Schievink WI, Huston J 3rd, Torres VE, Marsh WR. Intracranial cysts in autosomal dominant polycystic kidney disease. J Neurosurg. 1995;83(6):1004-7.
12. Catala M, Poirier J. [Arachnoid cysts: histologic, embryologic and physiopathologic review]. Rev Neurol (Paris). 1998;154(6-7):489-501.
13. Boltshauser E, Martin F, Altermatt S. Outcome in children with space-occupying posterior fossa arachnoid cysts. Neuropediatrics. 2002;33(3):118-21.
14. Naidich TP MD RM. Intracranial arachnoid cysts. Pediatr Neurosci. 1986;12:112-22.
15. Harsh GRt, Edwards MS, Wilson CB. Intracranial arachnoid cysts in children. J Neurosurg. 1986;64(6):835-42.
16. Gosalakkal JA. Intracranial arachnoid cysts in children: a review of pathogenesis, clinical features, and management. Pediatr Neurol. 2002;26(2):93-8.
17. Oberbauer RW, Haase J, Pucher R. Arachnoid cysts in children: a European co-operative study. Childs Nerv Syst. 1992;8(5):281-6.
18. Becker T, Wagner M, Hofmann E, Warmuth-Metz M, Nadjmi M. Do arachnoid cysts grow? A retrospective CT volumetric study. Neuroradiology. 1991;33(4):341-5.
19. Awaji M, Okamoto K, Nishiyama K. Magnetic resonance cisternography for preoperative evaluation of arachnoid cysts. Neuroradiology. 2007;49(9):721-6.
20. Truwit CL, Barkovich AJ. Pathogenesis of intracranial lipoma: an MR study in 42 patients. AJNR Am J Neuroradiol. 1990;11(4):665-74.
21. Yildiz H, Hakyemez B, Koroglu M, Yesildag A, Baykal B. Intracranial lipomas: importance of localization. Neuroradiology. 2006;48(1):1-7.
22. Rengachary SS, Watanabe I. Ultrastructure and pathogenesis of intracranial arachnoid cysts. J Neuropathol Exp Neurol. 1981;40(1):61-83.

Malformações do Sistema Nervoso Central

23. Hadecke J, Buchfelder M, Triebel HJ, Schneyer U. Multiple intracranial lipoma: a case report. Neurosurg Rev. 1997;20(4):282-7.

24. Ginat DT, Meyers SP. Intracranial lesions with high signal intensity on T1-weighted MR images: differential diagnosis. Radiographics. 2012;32(2):499-516.

25. Cohen MM, Jr. Holoprosencephaly: clinical, anatomic, and molecular dimensions. Birth Defects Res A Clin Mol Teratol. 2006;76(9):658-73.

26. Marcorelles P, Laquerriere A. Neuropathology of holoprosencephaly. Am J Med Genet C Semin Med Genet. 2010;154C(1):109-19.

27. Simon EM, Barkovich AJ. Holoprosencephaly: new concepts. Magn Reson Imaging Clin N Am. 2001;9(1):149-64, viii-ix.

28. Cohen MM, Jr. Malformations of the craniofacial region: evolutionary, embryonic, genetic, and clinical perspectives. Am J Med Genet. 2002;115(4):245-68.

29. Mercier S, Dubourg C, Garcelon N, Campillo-Gimenez B, Gicquel I, Belleguic M, et al. New findings for phenotype-genotype correlations in a large European series of holoprosencephaly cases. J Med Genet. 2011;48(11):752-60.

30. Ming JE, Muenke M. Holoprosencephaly: from Homer to Hedgehog. Clin Genet. 1998;53(3):155-63.

31. Plawner LL, Delgado MR, Miller VS, Levey EB, Kinsman SL, Barkovich AJ, et al. Neuroanatomy of holoprosencephaly as predictor of function: beyond the face predicting the brain. Neurology. 2002;59(7):1058-66.

32. Golden JA. Towards a greater understanding of the pathogenesis of holoprosencephaly. Brain Dev. 1999;21(8):513-21.

33. Castillo M, Bouldin TW, Scatliff JH, Suzuki K. Radiologic-pathologic correlation. Alobar holoprosencephaly. AJNR Am J Neuroradiol. 1993;14(5):1151-6.

34. Veneselli E, Biancheri R, Di Rocco M, Fondelli MP, Perrone MV, Donati PT. Unusually prolonged survival and childhood-onset epilepsy in a case of alobar holoprosencephaly. Childs Nerv Syst. 1999;15(5):274-7.

35. Barkovich AJ, Simon EM, Clegg NJ, Kinsman SL, Hahn JS. Analysis of the cerebral cortex in holoprosencephaly with attention to the sylvian fissures. AJNR Am J Neuroradiol. 2002;23(1):143-50.

36. Hahn JS, Barnes PD, Clegg NJ, Stashinko EE. Septopreoptic holoprosencephaly: a mild subtype associated with midline craniofacial anomalies. AJNR Am J Neuroradiol. 2010;31(9):1596-601.

37. Barr M, Jr., Hanson JW, Currey K, Sharp S, Toriello H, Schmickel RD, et al. Holoprosencephaly in infants of diabetic mothers. J Pediatr. 1983;102(4):565-8.

38. Belloni E, Muenke M, Roessler E, Traverso G, Siegel-Bartelt J, Frumkin A, et al. Identification of Sonic hedgehog as a candidate gene responsible for holoprosencephaly. Nat Genet. 1996;14(3):353-6.

39. Fitz CR. Holoprosencephaly and related entities. Neuroradiology. 1983;25(4):225-38.

40. Lazaro L, Dubourg C, Pasquier L, Le Duff F, Blayau M, Durou MR, et al. Phenotypic and molecular variability of the holoprosencephalic spectrum. Am J Med Genet A. 2004;129A(1):21-4.

41. Roessler E, Belloni E, Gaudenz K, Jay P, Berta P, Scherer SW, et al. Mutations in the human Sonic Hedgehog gene cause holoprosencephaly. Nat Genet. 1996;14(3):357-60.

42. Roessler E, Muenke M. Holoprosencephaly: a paradigm for the complex genetics of brain development. J Inherit Metab Dis. 1998;21(5):481-97.

43. Stashinko EE, Clegg NJ, Kammann HA, Sweet VT, Delgado MR, Hahn JS, et al. A retrospective survey of perinatal risk factors of 104 living children with holoprosencephaly. Am J Med Genet A. 2004;128A(2):114-9.

44. Bendavid C DC, Seguin J, Gicquel I, Pasquier L. Array-CGH analysis indicates a high prevalence of genomic rearrangements in holoprosencephaly: an updated map of candidate loci. Hum Mutat. 2009;30(8):1175-8.

45. Cohen MM, Jr. Perspectives on holoprosencephaly: Part I. Epidemiology, genetics, and syndromology. Teratology. 1989;40(3):211-35.

46. Hahn JS, Plawner LL. Evaluation and management of children with holoprosencephaly. Pediatr Neurol. 2004;31(2):79-88.

47. Kauvar EF, Muenke M. Holoprosencephaly: recommendations for diagnosis and management. Curr Opin Pediatr. 2010;22(6):687-95.

48. Demyer W, Zeman W, Palmer CG. The Face Predicts the Brain: Diagnostic Significance of Median Facial Anomalies for Holoprosencephaly (Arhinencephaly). Pediatrics. 1964;34:256-63.

49. Nyberg DA, Mack LA, Bronstein A, Hirsch J, Pagon RA. Holoprosencephaly: prenatal sonographic diagnosis. AJR Am J Roentgenol. 1987;149(5):1051-8.

50. Barkovich AJ, Quint DJ. Middle interhemispheric fusion: an unusual variant of holoprosencephaly. AJNR Am J Neuroradiol. 1993;14(2):431-40.

51. Lewis AJ, Simon EM, Barkovich AJ, Clegg NJ, Delgado MR, Levey E, et al. Middle interhemispheric variant of holoprosencephaly: a distinct cliniconeuroradiologic subtype. Neurology. 2002;59(12):1860-5.

52. Lewis AJ BA. Middle interhemispheric variant of holoprosencephaly: a distinct cliniconeuroradiologic subtype. Neurology. 2009;59:1860-65.

53. Simon EM, Hevner RF, Pinter JD, Clegg NJ, Delgado M, Kinsman SL, et al. The middle interhemispheric variant of holoprosencephaly. AJNR Am J Neuroradiol. 2002;23(1):151-6.

54. Simon EM PJ, Clegg NJ, Delgado M, Kinsman SL, Hahn JS, Barkovich AJ. The middle interhemisferic variant of holoprosencephaly. Am J Neuroradiol. 2002;23:151-56.

55. da Rocha AJ, Santana PJ Jr, Maia AC Jr. Midline brain-in-brain malformation associated with bilateral perirolandic cortical abnormalities: an image review of this rare disorder. Pediatr Radiol. 2012;42(12):1523-6.

56. Pulitzer SB, Simon EM, Crombleholme TM, Golden JA. Prenatal MR findings of the middle interhemispheric variant of holoprosencephaly. AJNR Am J Neuroradiol. 2004;25(6):1034-6.

57. Brown SA, Warburton D, Brown LY, Yu CY, Roeder ER, Stengel-Rutkowski S, et al. Holoprosencephaly due to mutations in ZIC2, a homologue of Drosophila odd-paired. Nat Genet. 1998;20(2):180-3.

58. Chabchoub E, Willekens D, Vermeesch JR, Fryns JP. Holoprosencephaly and ZIC2 microdeletions: novel clinical and epidemiological specificities delineated. Clin Genet. 2012;81(6):584-9.

59. Coleman LT, McCubbin JP, Smith LJ, Reddihough DS, Gardner RJ. Syntelencephaly presenting with spastic diplegia. Neuropediatrics. 2000;31(4):206-10.

60. Robin NH, Ko LM, Heeger S, Muise KL, Judge N, Bangert BA. Syntelencephaly in an infant of a diabetic mother. Am J Med Genet. 1996;66(4):433-7.

61. Albernaz VS, Castillo M, Mukherji SK, Ihmeidan IH. Congenital arhinia. AJNR Am J Neuroradiol. 1996;17(7):1312-4.

62. Demyer W, Zeman W. Alobar holoprosencephaly (arhinencephaly) with median cleft lip and palate: clinical, electroencephalographic and nosologic considerations. Confin Neurol. 1963;23:1-36.

Capítulo 11

63. Kobori JA, Herrick MK, Urich H. Arhinencephaly. The spectrum of associated malformations. Brain. 1987;110,Pt 1):237-60.

64. Blustajn J PA, Netchine I. Olfactory anomalies in CHARGE syndrome: imaging findings of a potencial major diagnostic criterion. Am J Neuroradiol. 2008;29:1266-69.

65. Lin AE, Siebert JR, Graham JM Jr. Central nervous system malformations in the CHARGE association. Am J Med Genet. 1990;37(3):304-10.

66. Acers TE. Optic nerve hypoplasia: septo-optic-pituitary dysplasia syndrome. Trans Am Ophthalmol Soc. 1981;79:425-57.

67. Barkovich AJ, Fram EK, Norman D. Septo-optic dysplasia. MR imaging. Radiology. 1989;171(1):189-92.

68. Sener RN. Septo-optic dysplasia (de Morsier's syndrome) associated with total callosal absence. A new type of the anomaly. J Neuroradiol. 1996;23(2):79-81.

69. Severino M, Allegri AE, Pistorio A, Roviglione B, Di Iorgi N, Maghnie M, et al. Midbrain-hindbrain involvement in septo--optic dysplasia. AJNR Am J Neuroradiol. 2014;35(8):1586-92.

70. Garcia-Filion P, Epport K, Nelson M, Azen C, Geffner ME, Fink C, et al. Neuroradiographic, endocrinologic, and ophthalmic correlates of adverse developmental outcomes in children with optic nerve hypoplasia: a prospective study. Pediatrics. 2008;121(3):e653-9.

71. Arslanian SA, Rothfus WE, Foley TP Jr, Becker DJ. Hormonal, metabolic, and neuroradiologic abnormalities associated with septo-optic dysplasia. Acta Endocrinol (Copenh). 1984;107(2):282-8.

72. Brodsky MC. Septo-optic dysplasia: A reappraisal. Semin Ophthalmol. 1991;6(4):227-32.

73. Ouvrier R, Billson F. Optic nerve hypoplasia: a review. J Child Neurol. 1986;1(3):181-8.

74. Stanhope R, Preece MA, Brook CG. Hypoplastic optic nerves and pituitary dysfunction. A spectrum of anatomical and endocrine abnormalities. Arch Dis Child. 1984;59(2):111-4.

75. Dattani MT, Martinez-Barbera JP, Thomas PQ, Brickman JM, Gupta R, Martensson IL, et al. Mutations in the homeobox gene HESX1/Hesx1 associated with septo-optic dysplasia in human and mouse. Nat Genet. 1998;19(2):125-33.

76. Dattani MT, Robinson IC. HESX1 and Septo-Optic Dysplasia. Rev Endocr Metab Disord. 2002;3(4):289-300.

77. Kelberman D, Dattani MT. Genetics of septo-optic dysplasia. Pituitary. 2007;10(4):393-407.

78. McMahon CL, Braddock SR. Septo-optic dysplasia as a manifestation of valproic acid embryopathy. Teratology. 2001;64(2):83-6.

79. Garcia ML, Ty EB, Taban M, David Rothner A, Rogers D, Traboulsi EI. Systemic and ocular findings in 100 patients with optic nerve hypoplasia. J Child Neurol. 2006;21(11):949-56.

80. Shuman RM, Leech RW. Optic nerve hypoplasia: one part of a spectrum. J Child Neurol. 1986;1(3):180, 250.

81. Skarf B, Hoyt CS. Optic nerve hypoplasia in children. Association with anomalies of the endocrine and CNS. Arch Ophthalmol. 1984;102(1):62-7.

82. Willnow S, Kiess W, Butenandt O, Dorr HG, Enders A, Strasser--Vogel B, et al. Endocrine disorders in septo-optic dysplasia (De Morsier syndrome)--evaluation and follow up of 18 patients. Eur J Pediatr. 1996;155(3):179-84.

83. Hever Am WK, van Heyningen V. Developmental malformations of the eye: the role of PAX6, SOX2 and OTX2. Clinical genetics. 2006;69:459-70.

84. Fantes J, Ragge NK, Lynch SA, McGill NI, Collin JR, Howard-Peebles PN, et al. Mutations in SOX2 cause anophthalmia. Nat Genet. 2003;33(4):461-3.

85. Morini F, Pacilli M, Spitz L. Bilateral anophthalmia and esophageal atresia: report of a new patient and review of the literature. Am J Med Genet A. 2005;132A(1):60-2.

86. Verma AS, Fitzpatrick DR. Anophthalmia and microphthalmia. Orphanet J Rare Dis. 2007;2:47.

87. Azuma N, Yamaguchi Y, Handa H, Tadokoro K, Asaka A, Kawase E, et al. Mutations of the PAX6 gene detected in patients with a variety of optic-nerve malformations. Am J Hum Genet. 2003;72(6):1565-70.

88. Gregory-Evans CY, Williams MJ, Halford S, Gregory-Evans K. Ocular coloboma: a reassessment in the age of molecular neuroscience. J Med Genet. 2004;41(12):881-91.

89. Haddad R, Font RL, Reeser F. Persistent hyperplastic primary vitreous. A clinicopathologic study of 62 cases and review of the literature. Surv Ophthalmol. 1978;23(2):123-34.

90. Anderson DR. The development of the trabecular meshwork and its abnormality in primary infantile glaucoma. Trans Am Ophthalmol Soc. 1981;79:458-85.

91. Edward DP, Mafee MF, Garcia-Valenzuela E, Weiss RA. Coats' disease and persistent hyperplastic primary vitreous. Role of MR imaging and CT. Radiol Clin North Am. 1998;36(6):1119-31, x.

92. Sherman JL, McLean IW, Brallier DR. Coats' disease: CT-pathologic correlation in two cases. Radiology. 1983;146(1):77-8.

93. di Iorgi N SA, Napoli F, Calandra E, Rossi A, Maghnie M. Development abnormalities of the posterior pituitary gland. Endocr Dev. 2009;14:83-94.

94. Kelberman D DM. Hypothalamic and pituitary development: novel insights into the aetiology. Eur J Endocrinol. 2007;157(Suppl 1):S3-S14.

95. Ikeda H, Suzuki J, Sasano N, Niizuma H. The development and morphogenesis of the human pituitary gland. Anat Embryol (Berl). 1988;178(4):327-36.

96. Kelberman D, Dattani MT. Role of transcription factors in midline central nervous system and pituitary defects. Endocr Dev. 2009;14:67-82.

97. Chen S, Leger J, Garel C, Hassan M, Czernichow P. Growth hormone deficiency with ectopic neurohypophysis: anatomical variations and relationship between the visibility of the pituitary stalk asserted by magnetic resonance imaging and anterior pituitary function. J Clin Endocrinol Metab. 1999;84(7):2408-13.

98. Hoyt WF, Kaplan SL, Grumbach MM, Glaser JS. Septo-optic dysplasia and pituitary dwarfism. Lancet. 1970;1(7652):893-4.

99. Kornreich L, Horev G, Lazar L, Schwarz M, Sulkes J, Pertzelan A. MR findings in growth hormone deficiency: correlation with severity of hypopituitarism. AJNR Am J Neuroradiol. 1998;19(8):1495-9.

100. Duke VM, Winyard PJ, Thorogood P, Soothill P, Bouloux PM, Woolf AS. KAL, a gene mutated in Kallmann's syndrome, is expressed in the first trimester of human development. Mol Cell Endocrinol. 1995;110(1-2):73-9.

101. Hardelin JP. Kallmann syndrome: towards molecular pathogenesis. Mol Cell Endocrinol. 2001;179(1-2):75-81.

102. Legouis R, Hardelin JP, Levilliers J, Claverie JM, Compain S, Wunderle V, et al. The candidate gene for the X-linked Kallmann syndrome encodes a protein related to adhesion molecules. Cell. 1991;67(2):423-35.

Malformações do Sistema Nervoso Central

103. Dode C, Levilliers J, Dupont JM, De Paepe A, Le Du N, Soussi-Yanicostas N, et al. Loss-of-function mutations in FGFR1 cause autosomal dominant Kallmann syndrome. Nat Genet. 2003;33(4):463-5.

104. Sato N, Katsumata N, Kagami M, Hasegawa T, Hori N, Kawakita S, et al. Clinical assessment and mutation analysis of Kallmann syndrome 1 (KAL1) and fibroblast growth factor receptor 1 (FGFR1, or KAL2) in five families and 18 sporadic patients. J Clin Endocrinol Metab. 2004;89(3):1079-88.

105. Argyropoulou MI, Kiortsis DN. MRI of the hypothalamic-pituitary axis in children. Pediatr Radiol. 2005;35(11):1045-55.

106. Abrahams JJ, Trefelner E, Boulware SD. Idiopathic growth hormone deficiency: MR findings in 35 patients. AJNR Am J Neuroradiol. 1991;12(1):155-60.

107. Kuroiwa T, Okabe Y, Hasuo K, Yasumori K, Mizushima A, Masuda K. MR imaging of pituitary dwarfism. AJNR Am J Neuroradiol. 1991;12(1):161-4.

108. Triulzi F, Scotti G, di Natale B, Pellini C, Lukezic M, Scognamiglio M, et al. Evidence of a congenital midline brain anomaly in pituitary dwarfs: a magnetic resonance imaging study in 101 patients. Pediatrics. 1994;93(3):409-16.

109. Dewes W, Krahe T, Klingmuller D, Harder T. [MR tomography of Kallmann's syndrome]. Rofo. 1987;147(4):400-2.

110. Truwit CL, Barkovich AJ, Grumbach MM, Martini JJ. MR imaging of Kallmann syndrome, a genetic disorder of neuronal migration affecting the olfactory and genital systems. AJNR Am J Neuroradiol. 1993;14(4):827-38.

111. Sarnat HB. Disorders of segmentation of the neural tube: Chiari malformations. Handb Clin Neurol. 2008;87:89-103.

112. Carmel PW, Markesbery WR. Early descriptions of the Arnold-Chiari malformation. The contribution of John Cleland. J Neurosurg. 1972;37(5):543-7.

113. Chiari H. Über Veränderungen des Kleinhirns infolge von Hydrocephalie des Grosshirns. Deutsch Medizinische Wocherschrift. 1891;17:1171-5.

114. Bloch S, Van Rensburg MJ, Danziger J. The Arnold-Chiari malformation. Clin Radiol. 1974;25(3):335-41.

115. Nishikawa M, Sakamoto H, Hakuba A, Nakanishi N, Inoue Y. Pathogenesis of Chiari malformation: a morphometric study of the posterior cranial fossa. J Neurosurg. 1997;86(1):40-7.

116. Novegno F, Caldarelli M, Massa A, Chieffo D, Massimi L, Pettorini B, et al. The natural history of the Chiari Type I anomaly. J Neurosurg Pediatr. 2008;2(3):179-87.

117. Steinbok P. Clinical features of Chiari I malformations. Childs Nerv Syst. 2004;20(5):329-31.

118. Aitken LA, Lindan CE, Sidney S, Gupta N, Barkovich AJ, Sorel M, et al. Chiari type I malformation in a pediatric population. Pediatr Neurol. 2009;40(6):449-54.

119. Menezes AH. Chiari I malformations and hydromyelia--complications. Pediatr Neurosurg. 1991;17(3):146-54.

120. Pascual J, Oterino A, Berciano J. Headache in type I Chiari malformation. Neurology. 1992;42(8):1519-21.

121. Elster AD, Chen MY. Chiari I malformations: clinical and radiologic reappraisal. Radiology. 1992;183(2):347-53.

122. Nohria V, Oakes WJ. Chiari I malformation: a review of 43 patients. Pediatr Neurosurg. 1990;16(4-5):222-7.

123. Speer MC, Enterline DS, Mehltretter L, Hammock P, Joseph J, Dickerson M, et al. Review Article: Chiari Type I Malformation with or Without Syringomyelia: Prevalence and Genetics. J Genet Couns. 2003;12(4):297-311.

124. Banerji NK, Millar JH. Chiari malformation presenting in adult life. Its relationship to syringomyelia. Brain. 1974;97(1):157-68.

125. Greenlee JD, Donovan KA, Hasan DM, Menezes AH. Chiari I malformation in the very young child: the spectrum of presentations and experience in 31 children under age 6 years. Pediatrics. 2002;110(6):1212-9.

126. James HE. Chiari malformation type I. J Neurosurg. 2007;107(2 Suppl):184; author reply

127. Tubbs RS, Lyerly MJ, Loukas M, Shoja MM, Oakes WJ. The pediatric Chiari I malformation: a review. Childs Nerv Syst. 2007;23(11):1239-50.

128. Mikulis DJ, Diaz O, Egglin TK, Sanchez R. Variance of the position of the cerebellar tonsils with age: preliminary report. Radiology. 1992;183(3):725-8.

129. Milhorat TH, Chou MW, Trinidad EM, Kula RW, Mandell M, Wolpert C, et al. Chiari I malformation redefined: clinical and radiographic findings for 364 symptomatic patients. Neurosurgery. 1999;44(5):1005-17.

130. Wu YW, Chin CT, Chan KM, Barkovich AJ, Ferriero DM. Pediatric Chiari I malformations: do clinical and radiologic features correlate? Neurology. 1999;53(6):1271-6.

131. Barkovich AJ, Wippold FJ, Sherman JL, Citrin CM. Significance of cerebellar tonsillar position on MR. AJNR Am J Neuroradiol. 1986;7(5):795-9.

132. Panigrahi M, Reddy BP, Reddy AK, Reddy JJ. CSF flow study in Chiari I malformation. Childs Nerv Syst. 2004;20(5):336-40.

133. Ventureyra EC, Aziz HA, Vassilyadi M. The role of cine flow MRI in children with Chiari I malformation. Childs Nerv Syst. 2003;19(2):109-13.

134. Wolpert SM, Bhadelia RA, Bogdan AR, Cohen AR. Chiari I malformations: assessment with phase-contrast velocity MR. AJNR Am J Neuroradiol. 1994;15(7):1299-308.

135. Cama A, Tortori-Donati P, Piatelli GL, Fondelli MP, Andreussi L. Chiari complex in children--neuroradiological diagnosis, neurosurgical treatment and proposal of a new classification (312 cases). Eur J Pediatr Surg. 1995;5 Suppl 1:35-8.

136. Park JK, Gleason PL, Madsen JR, Goumnerova LC, Scott RM. Presentation and management of Chiari I malformation in children. Pediatr Neurosurg. 1997;26(4):190-6.

137. Sun PP, Harrop J, Sutton LN, Younkin D. Complete spontaneous resolution of childhood Chiari I malformation and associated syringomyelia. Pediatrics. 2001;107(1):182-4.

138. Bhadelia RA, Bogdan AR, Wolpert SM. Analysis of cerebrospinal fluid flow waveforms with gated phase-contrast MR velocity measurements. AJNR Am J Neuroradiol. 1995;16(2):389-400.

139. Pujol J, Roig C, Capdevila A, Pou A, Marti-Vilalta JL, Kulisevsky J, et al. Motion of the cerebellar tonsils in Chiari type I malformation studied by cine phase-contrast MRI. Neurology. 1995;45(9):1746-53.

140. Albert GW, Menezes AH, Hansen DR, Greenlee JD, Weinstein SL. Chiari malformation Type I in children younger than age 6 years: presentation and surgical outcome. J Neurosurg Pediatr. 2010;5(6):554-61.

141. McGirt MJ, Nimjee SM, Fuchs HE, George TM. Relationship of cine phase-contrast magnetic resonance imaging with outcome after decompression for Chiari I malformations. Neurosurgery. 2006;59(1):140-6; discussion -6.

Capítulo 11

142. Tubbs RS, McGirt MJ, Oakes WJ. Surgical experience in 130 pediatric patients with Chiari I malformations. J Neurosurg. 2003;99(2):291-6.

143. Durham SR, Fjeld-Olenec K. Comparison of posterior fossa decompression with and without duraplasty for the surgical treatment of Chiari malformation Type I in pediatric patients: a meta-analysis. J Neurosurg Pediatr. 2008;2(1):42-9.

144. Mutchnick IS, Janjua RM, Moeller K, Moriarty TM. Decompression of Chiari malformation with and without duraplasty: morbidity versus recurrence. J Neurosurg Pediatr. 2010;5(5):474-8.

145. Navarro R, Olavarria G, Seshadri R, Gonzales-Portillo G, McLone DG, Tomita T. Surgical results of posterior fossa decompression for patients with Chiari I malformation. Childs Nerv Syst. 2004;20(5):349-56.

146. Ehara S, Shimamura T. The semantics of terminology: distinguishing Arnold-Chiari malformations from Chiari malformations. J Bone Joint Surg Am. 2002;84-A(2):321.

147. Naidich TP, McLone DG, Fulling KH. The Chiari II malformation: Part IV. The hindbrain deformity. Neuroradiology. 1983;25(4):179-97.

148. Vachha B, Adams RC, Rollins NK. Limbic tract anomalies in pediatric myelomeningocele and Chiari II malformation: anatomic correlations with memory and learning--initial investigation. Radiology. 2006;240(1):194-202.

149. Naidich TP, Pudlowski RM, Naidich JB. Computed tomographic signs of the Chiari II malformation. III: Ventricles and cisterns. Radiology. 1980;134(3):657-63.

150. Naidich TP, Pudlowski RM, Naidich JB. Computed tomographic signs of Chiari II malformation. II: Midbrain and cerebellum. Radiology. 1980;134(2):391-8.

151. Naidich TP, Pudlowski RM, Naidich JB, Gornish M, Rodriguez FJ. Computed tomographic signs of the Chiari II malformation. Part I: Skull and dural partitions. Radiology. 1980;134(1):65-71.

152. Sarnat HB. Regional ependymal upregulation of vimentin in Chiari II malformation, aqueductal stenosis, and hydromyelia. Pediatr Dev Pathol. 2004;7(1):48-60.

153. Wolpert SM, Anderson M, Scott RM, Kwan ES, Runge VM. Chiari II malformation: MR imaging evaluation. AJR Am J Roentgenol. 1987;149(5):1033-42.

154. Filly MR, Filly RA, Barkovich AJ, Goldstein RB. Supratentorial abnormalities in the Chiari II malformation, IV: the too-far-back ventricle. J Ultrasound Med. 2010;29(2):243-8.

155. Wong SK, Barkovich AJ, Callen AL, Filly RA. Supratentorial abnormalities in the Chiari II malformation, III: The interhemispheric cyst. J Ultrasound Med. 2009;28(8):999-1006.

156. Vandertop WP, Asai A, Hoffman HJ, Drake JM, Humphreys RP, Rutka JT, et al. Surgical decompression for symptomatic Chiari II malformation in neonates with myelomeningocele. J Neurosurg. 1992;77(4):541-4.

157. Tulipan N, Sutton LN, Bruner JP, Cohen BM, Johnson M, Adzick NS. The effect of intrauterine myelomeningocele repair on the incidence of shunt-dependent hydrocephalus. Pediatr Neurosurg. 2003;38(1):27-33.

158. Worley G, Schuster JM, Oakes WJ. Survival at 5 years of a cohort of newborn infants with myelomeningocele. Dev Med Child Neurol. 1996;38(9):816-22.

159. Caldarelli M, Rea G, Cincu R, Di Rocco C. Chiari type III malformation. Childs Nerv Syst. 2002;18(5):207-10.

160. Anik I, Koc K, Anik Y, Yildiz DK, Ceylan S. Tectocerebellar dysraphism with vermian encephalocele. J Child Neurol. 2010;25(11):1411-4.

161. Poretti A, Singhi S, Huisman TA, Meoded A, Jallo G, Ozturk A, et al. Tecto-cerebellar dysraphism with occipital encephalocele: not a distinct disorder, but part of the Joubert syndrome spectrum? Neuropediatrics. 2011;42(4):170-4.

162. Bertini E, D'Amico A, Gualandi F, Petrini S. Congenital muscular dystrophies: a brief review. Semin Pediatr Neurol. 2011;18(4):277-88.

163. Isik N, Elmaci I, Silav G, Celik M, Kalelioglu M. Chiari malformation type III and results of surgery: a clinical study: report of eight surgically treated cases and review of the literature. Pediatr Neurosurg. 2009;45(1):19-28.

164. Boltshauser E, Schneider J, Kollias S, Waibel P, Weissert M. Vanishing cerebellum in myelomeningocoele. Eur J Paediatr Neurol. 2002;6(2):109-13.

165. Barkovich AJ, Kuzniecky RI, Jackson GD, Guerrini R, Dobyns WB. A developmental and genetic classification for malformations of cortical development. Neurology. 2005;65(12):1873-87.

166. Guerrini R, Parrini E. Neuronal migration disorders. Neurobiol Dis. 2010;38(2):154-66.

167. Butt SJ, Cobos I, Golden J, Kessaris N, Pachnis V, Anderson S. Transcriptional regulation of cortical interneuron development. J Neurosci. 2007;27(44):11847-50.

168. Francis F, Meyer G, Fallet-Bianco C, Moreno S, Kappeler C, Socorro AC, et al. Human disorders of cortical development: from past to present. Eur J Neurosci. 2006;23(4):877-93.

169. Jissendi-Tchofo P, Severino M, Nguema-Edzang B, Toure C, Soto Ares G, Barkovich AJ. Update on neuroimaging phenotypes of mid-hindbrain malformations. Neuroradiology. 2015;57(2):113-38.

170. Toledo M, Munuera J, Salas-Puig X, Santamarina E, Lacuey N, Rovira A. Localisation value of ictal arterial spin-labelled sequences in partial seizures. Epileptic Disord. 2011;13(3):336-9.

171. Aicardi J. The agyria-pachygyria complex: a spectrum of cortical malformations. Brain Dev. 1991;13(1):1-8.

172. Walker AE. Lissencephaly. Arch Neurol Psychiatry. 1942;48:13-29.

173. Guerrini R, Dobyns WB. Malformations of cortical development: clinical features and genetic causes. Lancet Neurol. 2014;13(7):710-26.

174. Lo Nigro C, Chong CS, Smith AC, Dobyns WB, Carrozzo R, Ledbetter DH. Point mutations and an intragenic deletion in LIS1, the lissencephaly causative gene in isolated lissencephaly sequence and Miller-Dieker syndrome. Hum Mol Genet. 1997;6(2):157-64.

175. Dobyns WB. The neurogenetics of lissencephaly. Neurol Clin. 1989;7(1):89-105.

176. Fallet-Bianco C, Loeuillet L, Poirier K, Loget P, Chapon F, Pasquier L, et al. Neuropathological phenotype of a distinct form of lissencephaly associated with mutations in TUBA1A. Brain. 2008;131(Pt 9):2304-20.

177. Kumar RA, Pilz DT, Babatz TD, Cushion TD, Harvey K, Topf M, et al. TUBA1A mutations cause wide spectrum lissencephaly (smooth brain) and suggest that multiple neuronal migration pathways converge on alpha tubulins. Hum Mol Genet. 2010;19(14):2817-27.

178. Matsumoto N, Leventer RJ, Kuc JA, Mewborn SK, Dudlicek LL, Ramocki MB, et al. Mutation analysis of the DCX gene and genotype/phenotype correlation in subcortical band heterotopia. Eur J Hum Genet. 2001;9(1):5-12.

179. Dobyns WB, Elias ER, Newlin AC, Pagon RA, Ledbetter DH. Causal heterogeneity in isolated lissencephaly. Neurology. 1992;42(7):1375-88.

180. Barkovich AJ CC. The spcetrum of lissencephaly: report of ten cases analyzed by magnetic resonance imaging. Ann Neurol. 1991;30:139-46.

181. Mei D, Lewis R, Parrini E, Lazarou LP, Marini C, Pilz DT, et al. High frequency of genomic deletions--and a duplication--in the LIS1 gene in lissencephaly: implications for molecular diagnosis. J Med Genet. 2008;45(6):355-61.

182. Pilz DT, Matsumoto N, Minnerath S, Mills P, Gleeson JG, Allen KM, et al. LIS1 and XLIS (DCX) mutations cause most classical lissencephaly, but different patterns of malformation. Hum Mol Genet. 1998;7(13):2029-37.

183. Ross ME, Allen KM, Srivastava AK, Featherstone T, Gleeson JG, Hirsch B, et al. Linkage and physical mapping of X-linked lissencephaly/SBH (XLIS): a gene causing neuronal migration defects in human brain. Hum Mol Genet. 1997;6(4):555-62.

184. Bahi-Buisson N, Poirier K, Fourniol F, Saillour Y, Valence S, Lebrun N, et al. The wide spectrum of tubulinopathies: what are the key features for the diagnosis? Brain. 2014;137(Pt 6):1676-700.

185. Guerrini R, Dubeau F, Dulac O, Barkovich AJ, Kuzniecky R, Fett C, et al. Bilateral parasagittal parietooccipital polymicrogyria and epilepsy. Ann Neurol. 1997;41(1):65-73.

186. Barkovich AJ, Hevner R, Guerrini R. Syndromes of bilateral symmetrical polymicrogyria. AJNR Am J Neuroradiol. 1999;20(10):1814-21.

187. Guerreiro MM, Andermann E, Guerrini R, Dobyns WB, Kuzniecky R, Silver K, et al. Familial perisylvian polymicrogyria: a new familial syndrome of cortical maldevelopment. Ann Neurol. 2000;48(1):39-48.

188. Becker PS, Dixon AM, Troncoso JC. Bilateral opercular polymicrogyria. Ann Neurol. 1989;25(1):90-2.

189. Hayashi N, Tsutsumi Y, Barkovich AJ. Polymicrogyria without porencephaly/schizencephaly. MRI analysis of the spectrum and the prevalence of macroscopic findings in the clinical population. Neuroradiology. 2002;44(8):647-55.

190. Guerrini R, Barkovich AJ, Sztriha L, Dobyns WB. Bilateral frontal polymicrogyria: a newly recognized brain malformation syndrome. Neurology. 2000;54(4):909-13.

191. Jansen A, Andermann E. Genetics of the polymicrogyria syndromes. J Med Genet. 2005;42(5):369-78.

192. Hayashi N, Tsutsumi Y, Barkovich AJ. Morphological features and associated anomalies of schizencephaly in the clinical population: detailed analysis of MR images. Neuroradiology. 2002;44(5):418-27.

193. Robinson RO. Familial schizencephaly. Dev Med Child Neurol. 1991;33(11):1010-2.

194. Curry CJ, Lammer EJ, Nelson V, Shaw GM. Schizencephaly: heterogeneous etiologies in a population of 4 million California births. Am J Med Genet A. 2005;137(2):181-9.

195. Barkovich AJ, Kjos BO. Schizencephaly: correlation of clinical findings with MR characteristics. AJNR Am J Neuroradiol. 1992;13(1):85-94.

196. Denis D, Chateil JF, Brun M, Brissaud O, Lacombe D, Fontan D, et al. Schizencephaly: clinical and imaging features in 30 infantile cases. Brain Dev. 2000;22(8):475-83.

197. AJ B. MR of schizencephaly. Am J Neuroradiol. 1988;9:297-302.

198. Packard AM, Miller VS, Delgado MR. Schizencephaly: correlations of clinical and radiologic features. Neurology. 1997;48(5):1427-34.

199. Miller GM, Stears JC, Guggenheim MA, Wilkening GN. Schizencephaly: a clinical and CT study. Neurology. 1984;34(8):997-1001.

200. L F-S. Hemimegalencephaly. I. Genetic, clinical, and imaging aspects. Am J Med Genet A. 2002;17:373-84.

201. Bosman C, Boldrini R, Dimitri L, Di Rocco C, Corsi A. Hemimegalencephaly. Histological, immunohistochemical, ultrastructural and cytofluorimetric study of six patients. Childs Nerv Syst. 1996;12(12):765-75.

202. Sasaki M, Hashimoto T, Furushima W, Okada M, Kinoshita S, Fujikawa Y, et al. Clinical aspects of hemimegalencephaly by means of a nationwide survey. J Child Neurol. 2005;20(4):337-41.

203. Tinkle BT, Schorry EK, Franz DN, Crone KR, Saal HM. Epidemiology of hemimegalencephaly: a case series and review. Am J Med Genet A. 2005;139(3):204-11.

204. Flores-Sarnat L, Sarnat HB, Davila-Gutierrez G, Alvarez A. Hemimegalencephaly: part 2. Neuropathology suggests a disorder of cellular lineage. J Child Neurol. 2003;18(11):776-85.

205. Barkovich AJ, Chuang SH. Unilateral megalencephaly: correlation of MR imaging and pathologic characteristics. AJNR Am J Neuroradiol. 1990;11(3):523-31.

206. Kalifa GL, Chiron C, Sellier N, Demange P, Ponsot G, Lalande G, et al. Hemimegalencephaly: MR imaging in five children. Radiology. 1987;165(1):29-33.

207. Fitz CR, Harwood-Nash DC, Boldt DW. The radiographic features of unilateral megalencephaly. Neuroradiology. 1978;15(3):145-8.

208. Franzoni E, Bernardi B, Marchiani V, Crisanti AF, Marchi R, Fonda C. Band brain heterotopia. Case report and literature review. Neuropediatrics. 1995;26(1):37-40.

209. Sicca F, Kelemen A, Genton P, Das S, Mei D, Moro F, et al. Mosaic mutations of the LIS1 gene cause subcortical band heterotopia. Neurology. 2003;61(8):1042-6.

210. Huttenlocher PR, Taravath S, Mojtahedi S. Periventricular heterotopia and epilepsy. Neurology. 1994;44(1):51-5.

211. Raymond AA, Fish DR, Stevens JM, Sisodiya SM, Alsanjari N, Shorvon SD. Subependymal heterotopia: a distinct neuronal migration disorder associated with epilepsy. J Neurol Neurosurg Psychiatry. 1994;57(10):1195-202.

212. Sheen VL, Topcu M, Berkovic S, Yalnizoglu D, Blatt I, Bodell A, et al. Autosomal recessive form of periventricular heterotopia. Neurology. 2003;60(7):1108-12.

213. Barkovich AJ, Guerrini R, Battaglia G, Kalifa G, N'Guyen T, Parmeggiani A, et al. Band heterotopia: correlation of outcome with magnetic resonance imaging parameters. Ann Neurol. 1994;36(4):609-17.

214. Miura K MN. MR imaging and positron emission tomography of band heterotopia. Brain Dev. 1993;15:288-90.

215. Pinard J, Feydy A, Carlier R, Perez N, Pierot L, Burnod Y. Functional MRI in double cortex: functionality of heterotopia. Neurology. 2000;54(7):1531-3.

216. Barkovich AJ. Morphologic characteristics of subcortical heterotopia: MR imaging study. AJNR Am J Neuroradiol. 2000;21(2):290-5.

217. Edwards TJ, Sherr EH, Barkovich AJ, Richards LJ. Clinical, genetic and imaging findings identify new causes for corpus callosum development syndromes. Brain. 2014;137(Pt 6):1579-613.

218. Cepeda C, Andre VM, Flores-Hernandez J, Nguyen OK, Wu N, Klapstein GJ, et al. Pediatric cortical dysplasia: correlations between neuroimaging, electrophysiology and location of cytomegalic neurons and balloon cells and glutamate/GABA synaptic circuits. Dev Neurosci. 2005;27(1):59-76.

219. Palmini A, Najm I, Avanzini G, Babb T, Guerrini R, Foldvary--Schaefer N, et al. Terminology and classification of the cortical dysplasias. Neurology. 2004;62(6 Suppl 3):S2-8.

220. Taylor DC, Falconer MA, Bruton CJ, Corsellis JA. Focal dysplasia of the cerebral cortex in epilepsy. J Neurol Neurosurg Psychiatry. 1971;34(4):369-87.

221. Becker AJ, Urbach H, Scheffler B, Baden T, Normann S, Lahl R, et al. Focal cortical dysplasia of Taylor's balloon cell type: mutational analysis of the TSC1 gene indicates a pathogenic relationship to tuberous sclerosis. Ann Neurol. 2002;52(1): 29-37.

222. Schonberger A, Niehusmann P, Urbach H, Majores M, Grote A, Holthausen H, et al. Increased frequency of distinct TSC2 allelic variants in focal cortical dysplasias with balloon cells and mineralization. Neuropathology. 2009;29(5):559-65.

223. Blumcke I, Thom M, Aronica E, Armstrong DD, Vinters HV, Palmini A, et al. The clinicopathologic spectrum of focal cortical dysplasias: a consensus classification proposed by an ad hoc Task Force of the ILAE Diagnostic Methods Commission. Epilepsia. 2011;52(1):158-74.

224. Hildebrandt M, Pieper T, Winkler P, Kolodziejczyk D, Holthausen H, Blumcke I. Neuropathological spectrum of cortical dysplasia in children with severe focal epilepsies. Acta Neuropathol. 2005;110(1):1-11.

225. Lamparello P, Baybis M, Pollard J, Hol EM, Eisenstat DD, Aronica E, et al. Developmental lineage of cell types in cortical dysplasia with balloon cells. Brain. 2007;130(Pt 9):2267-76.

226. Urbach H, Scheffler B, Heinrichsmeier T, von Oertzen J, Kral T, Wellmer J, et al. Focal cortical dysplasia of Taylor's balloon cell type: a clinicopathological entity with characteristic neuroimaging and histopathological features, and favorable postsurgical outcome. Epilepsia. 2002;43(1):33-40.

227. Yagishita A, Arai N, Maehara T, Shimizu H, Tokumaru AM, Oda M. Focal cortical dysplasia: appearance on MR images. Radiology. 1997;203(2):553-9.

228. Mackay MT, Becker LE, Chuang SH, Otsubo H, Chuang NA, Rutka J, et al. Malformations of cortical development with balloon cells: clinical and radiologic correlates. Neurology. 2003;60(4):580-7.

229. Colombo N, Tassi L, Galli C, Citterio A, Lo Russo G, Scialfa G, et al. Focal cortical dysplasias: MR imaging, histopathologic, and clinical correlations in surgically treated patients with epilepsy. AJNR Am J Neuroradiol. 2003;24(4):724-33.

230. Usui N, Matsuda K, Mihara T, Tottori T, Ohtsubo T, Baba K, et al. MRI of cortical dysplasia--correlation with pathological findings. Neuroradiology. 2001;43(10):830-7.

231. van der Knaap MS, Smit LM, Barth PG, Catsman-Berrevoets CE, Brouwer OF, Begeer JH, et al. Magnetic resonance imaging in classification of congenital muscular dystrophies with brain abnormalities. Ann Neurol. 1997;42(1):50-9.

232. Nunes RH, Pacheco FT, da Rocha AJ. Magnetic resonance imaging of anterior temporal lobe cysts in children: discriminating special imaging features in a particular group of diseases. Neuroradiology. 2014;56(7):569-77.

233. Boltshauser E, Scheer I, Huisman TA, Poretti A. Cerebellar cysts in children: a pattern recognition approach. Cerebellum. 2015;14(3):308-16.

234. Beltran-Valero de Barnabe D VT, Longman C. Mutations in the FKRP gene can cause muscle-eye-brain disease and Walker-Warburg syndrome. J Med Genet. 2004;41:e61.

235. Aida N, Tamagawa K, Takada K, Yagishita A, Kobayashi N, Chikumaru K, et al. Brain MR in Fukuyama congenital muscular dystrophy. AJNR Am J Neuroradiol. 1996;17(4):605-13.

236. Beltran-Valero de Bernabe D, Voit T, Longman C, Steinbrecher A, Straub V, Yuva Y, et al. Mutations in the FKRP gene can cause muscle-eye-brain disease and Walker-Warburg syndrome. J Med Genet. 2004;41(5):e61.

237. Saito Y, Yamamoto T, Mizuguchi M, Kobayashi M, Saito K, Ohno K, et al. Altered glycosylation of alpha-dystroglycan in neurons of Fukuyama congenital muscular dystrophy brains. Brain Res. 2006;1075(1):223-8.

238. van Reeuwijk J GP, Salih M. Intragenic deletion in the LARGE gene causes Walker-Warburg syndrome. Hum Genet. 2007;121(6):685-90.

239. Rhodes RE HH, Jr Ellington KS. Walker-Warburg syndrome. Am J Neuroradiol. 1992;13:123-6.

240. Williams RS SC, Jennings M, Ambler M, Caviness VSJ. Cerebro-ocular dysgenesia (Walker-Warburg syndrome): neuropathologic and etiologic analysis. Neurology. 1984;34:1531-41.

241. Beltran-Valero de Bernabe D CS, Steinbrecher A. Mutations in the O-mannosyltransferase gene POMT1 give rise to the severe neuronal migration disorder Walker-Warburg syndrome. Am J Hum Genet. 2002;71:1033-43.

242. van Reeuwijk J JM, van den Elzen C. POMT2 mutations cause (alpha)-dystroglycan hypoglycosylation and Walker--Warburg syndrome. J Med Genet. 2005;42(12):907-12.

243. van Reeuwijk J MS, van der Elzen C. The expanding phenotype of POMT1 mutations: from Walker-Warburg syndrome to congenital muscular dystrophy, microcephaly, and mental retardation. Hum Mutat. 2006;27(5):453-9.

244. Santavuori P LJ, Kruus S. Muscle, eye and brain disease: a new syndrome. Neuropädiatrie (supp). 1977;8:553-8.

245. Haltia M LI, Somer H. Muscle-eye-brain disease: a neuropathological study. Ann Neurol. 1997;41:173-80.

246. Santavuori P SH, Sainio K. Muscle-eye-brain disease. Brain Dev. 1989;11:147-53.

247. Valanne L PH, Katevuo K, Karttunen P, Somer H, Santavuori P. MRI of the brain in muscle-eye-brain (MEB) disease. Neuroradiology. 1994;36:473-6.

248. Barkovich AJ, Millen KJ, Dobyns WB. A developmental and genetic classification for midbrain-hindbrain malformations. Brain. 2009;132(Pt 12):3199-230.

249. Milbouw G BJ, Marin D. Clinical and radiological aspects of dysplastic gangliocytoma (Lhermitte-Duclos disease): report of two cases and review of the literature. Neurosurgery. 1988;22:124-8.

250. Padberg GW SJ, Vielvoye GJ, Bots GT, de Beer FC. Lhermitte-Duclos disease and Cowden disease: a single phakomatosis. Ann Neurol. 1991;29:517-23.

251. Najm J HD, Wimplinger I. Mutations of CASK cause an X-linked brain malformation phenotype with microcephaly and hypoplasia of the brainstem and cerebellum. Nat Genet. 2008;40:1065-7.

252. Kulkantrakorn K AE, Levy B. MRI in Lhermitte-Duclos disease. Neurology. 1997;48:725-31.

253. Reeder RF SR, Roberts DW, Fratkin JD, Cromwell LD. MRI in the diagnosis and treatment of Lhermitte-Duclos disease (dysplastic gangliocytoma of the cerebellum). Neurosurgery. 1988;23:240-5.

254. Smith RR GR, Goldberg H. MR imaging of Lhermitte-Duclos disease: a case report Am J Neuroradiol. 1989;10:187-9.

255. Hart MN, Malamud N, Ellis WG. The Dandy-Walker syndrome. A clinicopathological study based on 28 cases. Neurology. 1972;22(8):771-80.

256. Maria BL, Zinreich SJ, Carson BC, Rosenbaum AE, Freeman JM. Dandy-Walker syndrome revisited. Pediatr Neurosci. 1987;13(1):45-51.

257. Grinberg I, Northrup H, Ardinger H, Prasad C, Dobyns WB, Millen KJ. Heterozygous deletion of the linked genes ZIC1 and ZIC4 is involved in Dandy-Walker malformation. Nat Genet. 2004;36(10):1053-5.

258. Golden JA, Rorke LB, Bruce DA. Dandy-Walker syndrome and associated anomalies. Pediatr Neurosci. 1987;13(1):38-44.

259. Klein O, Pierre-Kahn A, Boddaert N, Parisot D, Brunelle F. Dandy-Walker malformation: prenatal diagnosis and prognosis. Childs Nerv Syst. 2003;19(7-8):484-9.

260. Bindal AK, Storrs BB, McLone DG. Management of the Dandy-Walker syndrome. Pediatr Neurosurg. 1990;16(3):163-9.

261. Boddaert N, Klein O, Ferguson N, Sonigo P, Parisot D, Hertz-Pannier L, et al. Intellectual prognosis of the Dandy-Walker malformation in children: the importance of vermian lobulation. Neuroradiology. 2003;45(5):320-4.

262. Bosemani T, Orman G, Boltshauser E, Tekes A, Huisman TA, Poretti A. Congenital abnormalities of the posterior fossa. Radiographics. 2015;35(1):200-20.

263. Osenbach RK, Menezes AH. Diagnosis and management of the Dandy-Walker malformation: 30 years of experience. Pediatr Neurosurg. 1992;18(4):179-89.

264. Gomy I, Heck B, Santos AC, Figueiredo MS, Martinelli CE Jr, Nogueira MP, et al. Two new Brazilian patients with Gomez-Lopez-Hernandez syndrome: reviewing the expanded phenotype with molecular insights. Am J Med Genet A. 2008;146A(5):649-57.

265. Elliott R, Harter DH. Rhombencephalosynapsis associated with autosomal dominant polycystic kidney disease Type 1. J Neurosurg Pediatr. 2008;2(6):435-7.

266. Pasquier L, Marcorelles P, Loget P, Pelluard F, Carles D, Perez MJ, et al. Rhombencephalosynapsis and related anomalies: a neuropathological study of 40 fetal cases. Acta Neuropathol. 2009;117(2):185-200.

267. Toelle SP, Yalcinkaya C, Kocer N, Deonna T, Overweg-Plandsoen WC, Bast T, et al. Rhombencephalosynapsis: clinical findings and neuroimaging in 9 children. Neuropediatrics. 2002;33(4):209-14.

268. Poretti A, Alber FD, Burki S, Toelle SP, Boltshauser E. Cognitive outcome in children with rhombencephalosynapsis. Eur J Paediatr Neurol. 2009;13(1):28-33.

269. Napolitano M, Righini A, Zirpoli S, Rustico M, Nicolini U, Triulzi F. Prenatal magnetic resonance imaging of rhombencephalosynapsis and associated brain anomalies: report of 3 cases. J Comput Assist Tomogr. 2004;28(6):762-5.

270. Truwit CL, Barkovich AJ, Shanahan R, Maroldo TV. MR imaging of rhombencephalosynapsis: report of three cases and review of the literature. AJNR Am J Neuroradiol. 1991;12(5):957-65.

271. Ishak GE, Dempsey JC, Shaw DW, Tully H, Adam MP, Sanchez-Lara PA, et al. Rhombencephalosynapsis: a hindbrain malformation associated with incomplete separation of midbrain and forebrain, hydrocephalus and a broad spectrum of severity. Brain. 2012;135(Pt 5):1370-86.

272. Gleeson JG, Keeler LC, Parisi MA, Marsh SE, Chance PF, Glass IA, et al. Molar tooth sign of the midbrain-hindbrain junction: occurrence in multiple distinct syndromes. Am J Med Genet A. 2004;125A(2):125-34; discussion 17.

273. Yachnis AT, Rorke LB. Neuropathology of Joubert syndrome. J Child Neurol. 1999;14(10):655-9; discussion 69-72.

274. Louie CM, Gleeson JG. Genetic basis of Joubert syndrome and related disorders of cerebellar development. Hum Mol Genet. 2005;14 Spec No. 2:R235-42.

275. Mykytyn K. Clinical variability in ciliary disorders. Nat Genet. 2007;39(7):818-9.

276. Sadran D DW. Cerebello-Oculo-Renal syndromes including Arima, Senior-Löken and COACH syndromes: more than just variants of Joubert syndrome. Am J Med Genet A. 1999;86:459-69.

277. Kendall B, Kingsley D, Lambert SR, Taylor D, Finn P. Joubert syndrome: a clinico-radiological study. Neuroradiology. 1990;31(6):502-6.

278. Saleem SN, Zaki MS. Role of MR imaging in prenatal diagnosis of pregnancies at risk for Joubert syndrome and related cerebellar disorders. AJNR Am J Neuroradiol. 2010;31(3):424-9.

279. Nunes RH, Littig IA, da Rocha AJ, Vedolin L. Basic genetic principles applied to posterior fossa malformations. Top Magn Reson Imaging. 2011;22(6):261-70.

280. Barth PG, Majoie CB, Caan MW, Weterman MA, Kyllerman M, Smit LM, et al. Pontine tegmental cap dysplasia: a novel brain malformation with a defect in axonal guidance. Brain. 2007;130(Pt 9):2258-66.

281. Jissendi-Tchofo P, Doherty D, McGillivray G, Hevner R, Shaw D, Ishak G, et al. Pontine tegmental cap dysplasia: MR imaging and diffusion tensor imaging features of impaired axonal navigation. AJNR Am J Neuroradiol. 2009;30(1):113-9.

282. Bosley TM, Salih MA, Jen JC, Lin DD, Oystreck D, Abu-Amero KK, et al. Neurologic features of horizontal gaze palsy and progressive scoliosis with mutations in ROBO3. Neurology. 2005;64(7):1196-203.

283. Jurkiewicz E, Nowak K. Medullary cap dysplasia: MRI and diffusion tensor imaging of a hindbrain malformation. Neurology. 2015;84(1):102-3.

284. Tortori-Donati P, Fondelli MP, Rossi A, Carini S. Cystic malformations of the posterior cranial fossa originating from a defect of the posterior membranous area. Mega cisterna magna and persisting Blake's pouch: two separate entities. Childs Nerv Syst. 1996;12(6):303-8.

285. Calabro F, Arcuri T, Jinkins JR. Blake's pouch cyst: an entity within the Dandy-Walker continuum. Neuroradiology. 2000;42(4):290-5.

286. Tortori-Donati P, Rossi A, Biancheri R, Cama A. Magnetic resonance imaging of spinal dysraphism. Top Magn Reson Imaging. 2001;12(6):375-409.

capítulo 12

▸ Ellen Rocha Penna
▸ Lúcia Helena Costa Mercuri
▸ Lúcia Helena Coutinho dos Santos (*in memoriam*)

Paralisia Cerebral

■ ASPECTOS HISTÓRICOS E DEFINIÇÃO

A paralisia cerebral (PC) foi descrita pela primeira vez em 1843 por William John Little, ortopedista britânico, a partir da observação de crianças com hipertonia muscular, retrações tendíneas e deformidades dos membros, além de deficiência intelectual. Naquela época não existiam prontuários, os antecedentes maternos e neonatais não eram catalogados e não se avaliavam de forma padronizada as condições do nascimento. Apesar disso, Little conseguiu perceber que essas crianças, com características clínicas semelhantes, tinham também uma história comum de nascimento (partos prematuros, prolongados ou traumáticos, que levavam à asfixia), atribuindo pela primeira vez a causa da PC ao traumatismo intraparto, o que muito desagradou os obstetras da época. Já a expressão "paralisia cerebral" foi cunhada por William Osler em 1889, quando publicou sua monografia *The Cerebral Palsies of Children*.[1]

Por mais de um século essa relação foi contestada, até que em 1968 Sigmund Freud postulou que as causas da PC estariam ligadas tanto a eventos pré-natais quanto a pós-natais, além de confirmar por meio de estudos anatomopatológicos que a PC decorria de lesões cerebrais.[1]

Ao longo dos anos que se seguiram, inúmeras tentativas foram feitas com o intuito de se conseguir uma definição de consenso para o termo PC, mas sem sucesso. A mais aceita na atualidade representa um trabalho conjunto do *Surveillance of Cerebral Palsy in Europe* e da *American Academy of Cerebral Palsy*,[2] publicado em 2005:

> O termo PC descreve um grupo de distúrbios permanentes do desenvolvimento da postura e do movimento, causando limitação nas atividades, atribuídos a alterações não progressivas que ocorreram no encéfalo em desenvolvimento, do feto ou lactente. Os distúrbios motores da PC são frequentemente acompanhados de alterações sensoriais, cognitivas, comportamentais e da comunicação, podendo associar-se também a epilepsia e a problemas musculoesqueléticos secundários.[2, 3]

Por ser um diagnóstico essencialmente clínico, é importante que alguns termos empregados nessa definição sejam analisados de forma pormenorizada.

Paralisia, ou plegia, indica a ausência de movimento voluntário decorrente de uma lesão em qualquer ponto da via motora, entre o encéfalo e a fibra muscular. Logo, o emprego desse termo no contexto da PC é impreciso, uma vez que na imensa maioria dos casos o que se observa não é uma paralisia. Contudo, a expressão foi mantida pelo fato de estar bem estabelecida na literatura e por ser utilizada universalmente por médicos e outros profissionais da área da saúde, pesquisadores, políticos e organizações patrocinadoras de fundos para o cuidado desses indivíduos.

A PC é descrita como *um grupo* por se tratar de uma condição heterogênea em termos de etiologia, assim como nos tipos clínicos e quanto à gravidade das disfunções. A palavra *permanente* é utilizada porque a definição exclui distúrbios transitórios, mas reconhece que crianças e adultos acometidos apresentam mudanças nas manifestações clínicas com o decorrer do tempo.

A palavra *desenvolvimento* enfatiza o aspecto maturacional do sistema nervoso da criança e chama atenção para as frequentes alterações clínicas durante a vida dos indivíduos com PC. Dessa forma, os sinais motores que levam ao diagnóstico começam a aparecer precocemente, em geral antes dos 18 meses de vida. Entretanto, outras dificuldades no desenvolvimento e na funcionalidade podem aparecer posteriormente.

Os termos *postura e movimento* referem-se às anormalidades na função e organização da motricidade grossa e fina, refletindo o controle motor anormal. Os problemas motores podem levar a dificuldades na marcha, alimentação e deglutição, movimentos coordenados dos olhos, articulação da fala e alterações secundárias no comportamento, na função musculoesquelética e na participação social. No entanto, crianças com incapacidades no desenvolvimento neurológico que não afetam primariamente a postura e o movimento não são consideradas portadoras de PC.

A Organização Mundial da Saúde (OMS) considera como *limitação nas atividades* as dificuldades que uma pessoa pode ter na execução de ações e tarefas. *As alterações não progressivas* são aquelas cujos mecanismos fisiopatológicos são presumivelmente únicos e desencadeadores, ou uma série de eventos distintos que não estão ativos no momento do diagnóstico. Tais alterações produzem a ruptura da estrutura e função normal do encéfalo, podendo associar-se a mudanças ou manifestações adicionais com o decorrer do tempo quando sobrepostas ao processo de desenvolvimento. Disfunções motoras resultantes de doenças progressivas não são consideradas PC.

A especificação do *feto* ou *lactente* reflete a ideia de que as alterações que ocorrem precocemente no desenvolvimento neurológico causam um impacto diferente na função motora quando comparadas àquelas que ocorrem mais tardiamente, ainda que afetem crianças pequenas. Não está explicitada uma idade limite específica, embora os primeiros dois a três anos de vida sejam os mais importantes. Em termos práticos, as alterações que resultam em PC ocorrem presumivelmente antes da função afetada ter se desenvolvido, como a marcha, a manipulação, etc.

O termo *encéfalo* inclui o cérebro, o cerebelo e o tronco encefálico. Isso exclui distúrbios motores secundários às lesões exclusivas da medula, dos nervos periféricos, dos músculos ou de origem mecânica.

Além de distúrbios motores, os indivíduos com PC frequentemente apresentam outras alterações neurológicas, que podem decorrer primariamente da lesão subjacente ou serem secundárias a restrições de atividades relacionadas ao aprendizado e as experiências perceptuais. Várias modalidades *sensoriais* podem estar afetadas como, por exemplo, a visão e a audição. A *cognição,* tanto no que concerne aos processos cognitivos específicos como ao processo cognitivo global, pode ser afetada. Anormalidades na *comunicação* expressiva, receptiva ou das habilidades de interação social podem estar presentes. A palavra *comportamento* inclui transtornos psiquiátricos e outras alterações comportamentais, tais como o transtorno do espectro autista, transtorno do déficit de atenção e hiperatividade, transtornos do humor, transtornos de ansiedade e distúrbios do sono. Um indivíduo que apresente qualquer uma desses distúrbios, isoladamente ou em associação, mas não apresenta comprometimento motor, não tem PC.

No que concerne a *epilepsia*, praticamente qualquer tipo de *crise e síndrome epiléptica* pode ocorrer em indivíduos com PC. Eles também podem desenvolver uma variedade de *problemas musculoesqueléticos secundários*, como contratura muscular, retração tendínea, torsão óssea, luxação de quadril e deformidade espinal. A maioria desses problemas aparece no decorrer da vida e relaciona-se ao crescimento físico, à espasticidade, à idade e a outros fatores.[3]

■ EPIDEMIOLOGIA

Embora existam variações entre as diferentes populações estudadas, uma revisão sistemática e metanálise de 2013 relatam a frequência mundial aproximada de dois casos para cada 1.000 nascidos vivos, permanecendo estável nos últimos 20 anos.[4] Após a disseminação do uso da ventilação mecânica nos 1970, um marco na terapia intensiva neonatal, houve um aumento da frequência de PC, seguindo-se por estabilização dos índices a partir da década de 1990.[5,6]

A prevalência de PC é inversamente proporcional à idade gestacional e ao peso de nascimento.[5] Por exemplo, com relação a idade gestacional, para cada 1.000 nascidos vivos foram observados 111,8 casos entre aqueles que nasceram com menos de 28 semanas, em contraste com apenas 1,35 para crianças nascidas com mais de 36 semanas.[4] Em relação ao peso, por 1.000 nascidos vivos foram observados os seguintes índices: 60 em crianças abaixo de 1.499 g, 8,3 naquelas com peso entre 1.500 g e 2.499 g e 1,16 entre aquelas com peso acima de 2.500 g.[4]

O risco de PC é maior em gemelares, dada a tendência de suas gestações serem mais curtas e com menor crescimento intrauterino (CIU). Além disso, também figuram entre as causas de dano cerebral nessa população a síndrome da transfusão feto-fetal e os problemas intraparto. A contribuição dos nascimentos múltiplos na frequência da PC tem sido atribuída ao aumento da idade materna e ao uso de terapias de reprodução assistida, esta última por elevar as taxas de nascimentos triplos, aumentando em 18 vezes o risco de PC por lactente e aproximadamente 50 vezes por gravidez.[5]

A PC adquirida no período pós-natal representa 5% a 60% de todos os casos. Esta proporção correlaciona-se inversamente com o grau de desenvolvimento do país, o que justifica uma variação tão ampla desse índice. Entre suas causas estão infecções, acidente vascular cerebral (AVC), traumatismo craniencefálico e um grupo misto, composto principalmente por diferentes formas de asfixia (incluindo os casos de crianças vitimizadas).[5]

Entre as crianças que adquiriram PC no período pós-natal, há um predomínio de meninos. A importância das infecções do sistema nervoso central (SNC) tem diminuído, mas existe uma pequena, porém crescente, proporção de PC adquirida como resultado de cirurgias precoces para corrigir defeitos cardíacos congênitos e por AVC.[5]

Todos esses fatores podem causar, por si só, PC. Entretanto, na maioria das vezes há a presença de múltiplos fatores de risco, o que usualmente suplanta os mecanismos de defesa da criança e leva à PC. A contribuição da variabilidade genética associada aos fatores de estresse ambiental tem sido cada vez mais valorizada como fator causal da PC.[7]

▪ ETIOLOGIA

As quatro principais causas de PC são: injúria hipóxico-isquêmica, hemorragias intracranianas, malformações do encéfalo e AVC. Infecções do SNC (congênitas ou adquiridas), trauma e lesões de natureza tóxica e metabólica são causas menos comuns.[8] Entretanto, a partir de 2015, com a epidemia de infecção congênita pelo vírus Zika no Brasil, é possível que esta passe a figurar como uma das principais causas de paralisia cerebral em nosso meio. Aproximadamente 20% dos indivíduos com PC não têm uma causa aparente e são classificados como criptogênicos.[9]

Em 1998, o *Western Australia Case-control Study* demonstrou que muitos casos de encefalopatia neonatal não resultam em paralisia cerebral e que a incidência de encefalopatia neonatal atribuível a eventos intraparto, na ausência de qualquer outra anormalidade pré-concepcional ou anteparto, é estimada sendo aproximadamente de 1,5 por 10.000 crianças.[10-12] Do mesmo modo, tem sido demonstrado que as causas de encefalopatia neonatal são heterogêneas com diversos fatores desencadeantes tanto pré-concepcionais como antenatais. Particularmente em relação ao período intraparto, Hankins e Speer, em 2003, observaram que não há evidência de hipóxia intraparto em mais de 70% dos casos de encefalopatia neonatal e que a hipóxia intraparto isolada é responsável por somente 4% dos casos de encefalopatia grave em recém-nascidos (RN). Além disso, a hipóxia intraparto pode estar sobreposta a fatores de risco pré-concepcionais ou anteparto com dano preexistente em 25% dos casos.[12]

Dessa forma, as evidências atuais dão embasamento ao conceito de que a paralisia cerebral deve ser o resultado de uma combinação de fatores, os quais vão desde uma predisposição genética a fatores desencadeadores, que podem atuar nos ambientes intra e extrauterino. A lista de fatores de risco para encefalopatia do recém-nascido vem aumentando à medida que o conhecimento médico se desenvolve (Tabela 12.1).

Os critérios para definir um evento hipóxico agudo como suficiente para causar paralisia cerebral no recém-nascido baseiam-se em revisões sobre o tema, consulta e consenso entre especialistas e foram propostos pela primeira vez em 1992, pelo *American College of Obstetricians and Gynecologists*.[13] A Tabela 12.2 apresenta a modificação e atualização desses critérios feita por Hankins e Speer em 2007.[14]

Um estudo de neuroimagem de 211 pacientes com PC, realizado no Centro de Neuropediatria do Hospital de Clínicas da Universidade Federal do Paraná (CENEP – HC – UFPR), mostrou um predomínio de RN a termo, do sexo masculino, com 74% da amostra sem história de complicações gestacionais ou de parto. Alterações na neuroimagem foram diagnósticas em 89% dos casos e em 43% sugestivas da presença de mecanismo hipóxico-isquêmico como causa da PC.[15]

O papel da neuroimagem em revelar a causa da PC está bem estabelecido. A tomografia computadorizada (TC) de crânio consegue fazê-lo em 77% dos casos e a imagem por ressonância magnética (IRM) do encéfalo em 89%. Ela também é capaz de identificar os diferentes tipos de alterações patológicas, desde malformações congênitas a diferentes lesões destrutivas da substância branca e cinzenta.[14]

A neuroimagem tem demonstrado que a morfologia de certas lesões depende da maturação do encéfalo no momento da lesão. A vulnerabilidade seletiva de diferentes partes do tecido nervoso durante os distintos estágios de maturação cerebral tem maior importância na determinação das alterações anatomopatológicas do que o tipo de insulto (Figuras 12.1 e 12.2). Por exemplo, a neuroimagem demonstra que o dano primário à substância branca, isto é, a leucomalácia periventricular (LPV), relaciona-se a insultos que ocorreram entre 24 e 34 semanas gestacionais, independentemente do momento do nascimento.[16]

Baxe e colaboradores classificaram os achados à IRM de encéfalo em seis categorias e as relacionaram aos achados clínicos em uma população europeia de crianças com PC (Figura 12.3).[16]

O mesmo estudo de neuroimagem do CENEP – HC – UFPR, já citado previamente,[15] demonstrou que as lesões localizadas representavam 26% dos casos, seguidas pela LPV (24%), lesões córtico-subcorticais (17%) e malformações (16%). IRM normal foi observada em 9% da população estudada (Figura 12.4).

Tratado de Neurologia Infantil

Tabela 12.1 Fatores de risco para PC.[14]

Fatores maternos	Fatores fetais
Pré-concepcionais	**Pré-natais**
• Tratamento para infertilidade	• Malformações congênitas (p. ex., do SNC, cardíacas)
• Genética: história familiar de doença neurológica	• Restrição de CIU
• Tumores intrauterinos	**Perinatais**
• Idade materna	• Frequência cardíaca fetal com variabilidade reduzida desde o início do trabalho de parto
Pré-natais	• Primogenitura
• Pré-eclâmpsia e eclâmpsia	• Prematuridade
• Infecções	• Gemelaridade
• Alterações metabólicas (p. ex., diabetes, desnutrição, doença tireoidiana)	• Macrossomia fetal
• Doenças crônicas	• Hipoglicemia
• Anomalia placentária e anomalia do cordão	• Apresentação anômala
• Trauma	**Pós-natais**
• Tóxicas: medicamentos, álcool, droga ilícitas	• Hiperbilirrubinemia
• Coagulopatias	• Displasia broncopulmonar
Perinatais	• Distúrbios bioquímicos
• Desproporção cefalopélvica	• Distúrbio hematológicos
• Prolapso/pinçamento do cordão	• Malformações congênitas
• Anomalias da contração uterina	• Infecções
• Narcose	
• Anestesia	
• Hipertermia intraparto	
• Cesariana de emergência	
• Parto instrumentado	
• Descolamento prematuro de placenta	
• Choque hipovolêmico materno	

Tabela 12.2 Critérios da *International Cerebral Palsy Task Force Consensus Statement*, revisados por Hankins e Speer em 2007.[17, 18]

Critérios essenciais para definir que o evento agudo intraparto foi suficiente para causar PC[a]

Evidência de acidose fetal intraparto em amostras do sangue arterial do cordão umbilical (pH < 7 e déficit de base ≥ 12 mmol/L)[b]

Início precoce (dentro das primeiras 24h) de encefalopatia neonatal moderada ou grave em RN com idade gestacional ≥ 34 semanas

PC do tipo espástica quadriplégica ou do tipo discinética[c]

Exclusão de outras causas identificáveis, como: trauma, distúrbios da coagulação, infecção intrauterina, alterações genéticas, nascimento pré-termo, restrição de CIU, coagulopatias maternas, gestações múltiplas, hemorragia anteparto, apresentação pélvica e anormalidades cromossômicas ou congênitas

(Continua)

346   **Seção 3** ▪ Doenças e Síndromes Neurológicas

Paralisia Cerebral

Tabela 12.2 (*Continuação*) Critérios da *International Cerebral Palsy Task Force Consensus Statement*, revisados por Hankins e Speer em 2007.[17,18]

Critérios não essenciais[d]

Evento hipóxico "sentinela" ocorrendo imediatamente antes ou durante o trabalho de parto[e]

Bradicardia fetal de início súbito e sustentada ou ausência de variabilidade na frequência cardíaca fetal (FCF) na presença de desacelerações tardias ou variáveis, que ocorrem geralmente após um evento "sentinela", quando o padrão da FCF previamente era normal[f]

Escores de Apgar de zero a três, além do quinto minuto do nascimento[g]

Início de envolvimento multissistêmico no recém-nascido dentro de 72h do nascimento[h]

Exames de imagem precoces, mostrando anormalidade cerebral aguda não focal[i]

a. Todos os quatro critérios devem estar presentes.
b. O componente metabólico (déficit de base e bicarbonato) é a variável mais importante.
c. Quadriplegia espástica e, menos comumente, PC discinética são os únicos tipos de PC associados a eventos hipóxicos agudos intraparto.
d. São critérios que, em conjunto, sugerem o momento intraparto como causa de PC, mas não são específicos para asfixia.
e. O feto saudável tem muitos mecanismos biológicos para proteger-se de episódios hipóxicos leves, transitórios e recorrentes que ocorrem durante o trabalho de parto. Para que fetos neurologicamente intactos (não comprometidos por hipóxia crônica) tenham uma hipóxia aguda neurologicamente danosa, há que ocorrer um grave evento patológico sentinela. Exemplos destes eventos são: ruptura uterina, descolamento prematuro da placenta, prolapso do cordão umbilical, embolia amniótica, parada cardiorrespiratória da gestante, ruptura de vasa prévia ou outras hemorragias feto-maternas com exsanguinação do feto.
f. Embora os padrões de FCF mais frequentemente associados com PC sejam os de desacelerações tardias múltiplas com diminuição da variabilidade, estes padrões não podem ser usados para predizer dano neurológico por apresentarem taxa de falsos-positivos de 99%.
g. Existe boa correlação entre escores extremamente baixos no 15º e 20º minutos e subsequente disfunção neurológica. Essas crianças, em geral, nascem muito deprimidas e são resistentes aos esforços de reanimação. Além disso, nesses casos, nos quais são necessárias compressões torácicas, ventilação mecânica ou ressuscitação química, a asfixia pode se sobrepor ao dano preexistente. Por outro lado, está bem estabelecido que os escores de Apgar no primeiro e quinto minutos são preditores pobres de desfecho neurológico a longo prazo. Além disso, 75% das crianças com PC têm escores normais de Apgar ao nascimento.
h. A hipóxia aguda suficiente para resultar em encefalopatia neonatal quase sempre envolve não somente o cérebro como também múltiplos órgãos. Esse envolvimento pode incluir dano intestinal agudo, insuficiência renal, lesão hepática e cardíaca, complicações respiratórias e anormalidades hematológicas.
i. A imagem por ressonância magnética é a melhor técnica de avaliação. Edema cerebral precoce sugere insulto recente.

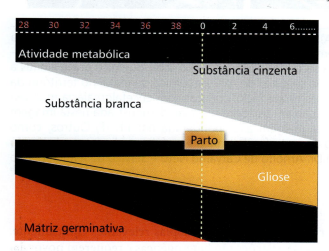

Figura 12.1 Atividade metabólica cerebral no RN a termo, mais intensa na substância cinzenta que na substância branca. Dessa forma, os insultos que ocorrem nesse período predominam no córtex cerebral, nos núcleos da base e no cerebelo, acompanhados de gliose. Imagem gentilmente cedida pelo Dr. Arnolfo de Carvalho Neto – Serviço de Radiologia do Departamento de Medicina Interna da UFPR.

* Os números na parte superior da figura representam as semanas de gestação.

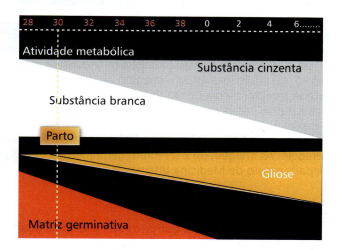

Figura 12.2 Atividade metabólica cerebral no RN pré-termo, mais intensa na substância branca que na substância cinzenta. Dessa forma, os insultos que ocorrem nesse período tipicamente causam a LPV. Imagem gentilmente cedida pelo Dr. Arnolfo de Carvalho Neto – Serviço de Radiologia do Departamento de Medicina Interna da UFPR.

* Os números na parte superior da figura representam as semanas de gestação.

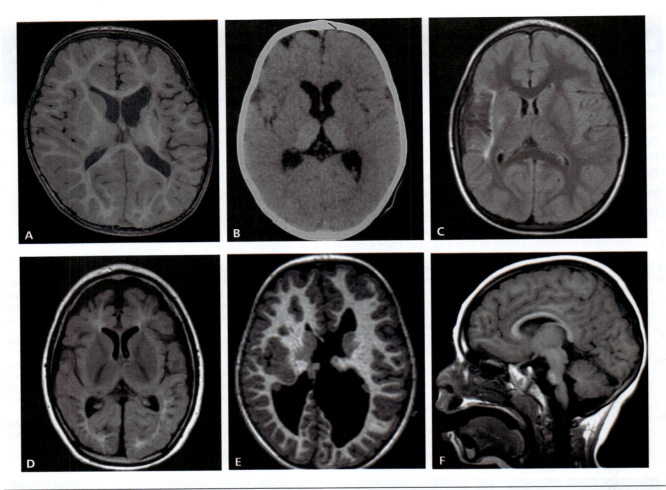

Figura 12.3 Categorias de IRM em pacientes com PC.[16] (A) Lesão de substância branca – essa categoria inclui a hemorragia periventricular e a LPV, demonstrada nesta imagem axial ponderada em T1. (B) Lesão de núcleos da base – TC de crânio sem contraste evidencia hiperdensidade talâmica secundária a insulto hipóxico-isquêmico grave em RN a termo. (C) Lesão localizada – imagem axial FLAIR evidencia lesão sequelar de AVC isquêmico perinatal no território da artéria cerebral média direita. (D) *Lesão córtico-subcortical* – esse grupo inclui crianças com encefalomalácia multicística e outras lesões corticais como, por exemplo, o padrão de lesão em fronteira vascular, demonstrada nesta imagem de axial FLAIR. (E) Malformações, como a demonstrada nesta imagem axial ponderada em T1. (F) Outros, como neste caso de lesão hipóxico-isquêmica grave em RN a termo com atrofia de tronco encefálico e discreta redução do cerebelo. As imagem (B) e (F) foram gentilmente cedidas pelo Dr. Arnolfo de Carvalho Neto – Serviço de Radiologia do Departamento de Medicina Interna da UFPR.

A Figura 12.5 mostra que entre RN a termo a lesão localizada foi a mais prevalente, seguida da córtico-subcortical e das malformações. Na população da prematuros e prematuros extremos, a lesão mais encontrada foi a LPV.

Até recentemente, apenas 1% a 2% dos casos de PC, a maioria familial, tinham sido relacionados a mutações. Novos estudos genéticos de casos esporádicos de PC, usando técnicas de sequenciamento de nova geração, demonstraram que 14% dos indivíduos têm como causa mutações de gene único e até 31% têm variações do número de cópias relevantes clinicamente. Essas variações são heterogêneas e requerem novos estudos no sentido de provar a sua causalidade.[9,14]

Fatores de risco, como os citados na Tabela 12.1, podem atuar como gatilho quando há suscetibilidade genética. Esses novos achados podem mudar o rumo das pesquisas das causas da PC. Existe uma grande discussão sobre a exclusão desses casos do conceito de PC, porém, se a clínica mostrar que a manifestação motora é predominante e não progressiva, eles continuarão dentro da definição atual de PC.

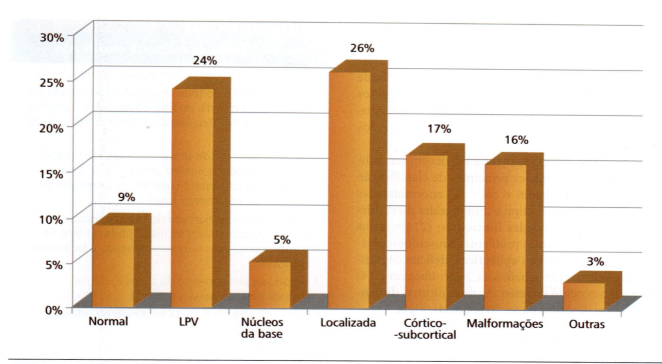

Figura 12.4 Achados em neuroimagem em uma população com PC no Brasil.[15]

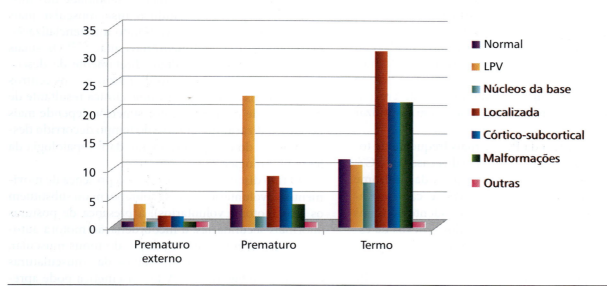

Figura 12.5 Achados em neuroimagem em uma população com PC no Brasil, segundo a idade gestacional.[15]

CLASSIFICAÇÃO

A definição atual de PC abrange uma vasta gama de apresentações clínicas e graus de limitação das atividades, fazendo-se necessária a categorização dos indivíduos com PC em classes ou grupos para detalhar claramente a natureza do distúrbio e sua gravidade, prever a necessidade de cuidados e permitir comparações de desempenho entre os indivíduos dessa população e do indivíduo consigo próprio no decorrer do tempo.

Esquemas de classificação tradicionais da PC concentram-se, principalmente, sobre o padrão de distribuição do prejuízo motor (por exemplo, hemiplegia, quadriplegia e diplegia) com uma descrição

Tratado de Neurologia Infantil

do tipo predominante de anormalidade de tônus muscular, como espástica e discinética. No entanto, desde 2001, com a publicação da Classificação Internacional de Funcionalidade, Incapacidade e Saúde (CIF) pela OMS, tornou-se evidente que aspectos relacionados a funcionalidade contribuem substancialmente para a compreensão e o tratamento dos indivíduos com PC.[19]

Desse modo, para classificar a PC devem ser utilizadas as quatro dimensões principais de classificação sugeridas por Rosenbaum e col.:[3] (1) anormalidades motoras, descrevendo o tipo e a topografia do distúrbio motor, e as habilidades funcionais; (2) prejuízos associados, considerando problemas musculoesqueléticos ou sensoriais, crises epilépticas, déficits cognitivos, entre outros; (3) achados de neuroimagem e (4) etiologia e momento da lesão. As duas últimas dimensões já foram descritas na seção sobre etiologia.

Anormalidades motoras

Tipo de anormalidade do tônus muscular ou do movimento

Recomenda-se que os casos de PC sejam classificados pelo tipo dominante de anormalidade do tônus muscular ou do movimento,[3,20] categorizados como espasticidade, discinesia (distonia e/ou coreoatetose) ou ataxia. Quando mais de um tipo de distúrbio do movimento estiver presente, recomenda-se a classificação do paciente pelo distúrbio predominante, descrevendo também os distúrbios secundários, sem se utilizar o termo "mista".[2,3]

A forma espástica da PC é a mais frequente de todas, correspondendo de 72% a 91% dos casos de PC.[21] A espasticidade é um dos componentes da síndrome de neurônio motor superior (SNMS) e caracteriza-se por um aumento velocidade-dependente do tônus muscular, com hiperexcitabilidade dos reflexos de estiramento.[22-24] A espasticidade difere da rigidez por sua dependência da velocidade do estiramento muscular e pela presença de outros sinais positivos da SNMS, como: hiper-reflexia, clônus, reflexo cutaneoplantar em extensão (sinal de Babinski) e sinais negativos, como fraqueza e perda de destreza, especialmente nos músculos extensores das extremidades superiores e nos flexores das extremidades inferiores.[23,25,26] A espasticidade pode ser quantificada por meio da escala modificada de Ashworth (Tabela 12.3).

A espasticidade decorrente de lesões no córtex frontal ou na cápsula interna resulta da perda dos impulsos corticais para o centro inibitório bulbar, reduzindo assim a atividade nas vias reticuloespinais

---

Tabela 12.3 Escala de Ashworth modificada.

0 = sem aumento do tônus muscular

1 = leve aumento do tônus muscular, manifestado por resistência mínima no final do arco de movimento, quando o membro afetado é movido em flexão ou extensão

1+ = leve aumento do tônus muscular, manifestado por resistência mínima através do arco de movimento restante (menos que a metade do arco de movimento total)

2 = aumento mais marcado do tônus muscular, manifestado através da maior parte do arco de movimento, mas o membro afetado é facilmente movido

3 = considerável aumento do tônus muscular. O movimento passivo é difícil

4 = a parte afetada é rígida em flexão ou extensão

---

cruzadas inibitórias e liberando os reflexos miotáticos na medula espinal. A liberação das vias corticais inibitórias gera, então, a hiperexcitabilidade dos motoneurônios gama, deixando o fuso muscular mais sensível ao estiramento e causando a potencialização pré-sináptica dos motoneurônios alfa.[23,27,28] Os sinais negativos da SNMS resultam diretamente da desconexão entre os centros motores inferiores e os centros motores mais altos.[23] A síndrome clínica resultante de uma lesão de neurônio motor superior depende mais de sua localização, extensão e do tempo decorrido desde tal lesão do que propriamente da fisiopatologia da lesão neurológica.[28]

O tipo discinético da PC inclui a presença de movimentos involuntários (que se sobrepõem ou substituem os atos motores voluntários), a presença de posturas anormais secundárias, a incoordenação motora automática e a alteração na regulação do tônus muscular, decorrente da ativação simultânea das musculaturas agonista e antagonista.[29] A PC discinética pode apresentar-se de duas formas, a depender do movimento involuntário predominante: a forma distônica e a forma coreoatetósica (ou hipercinética)*.

A forma distônica da PC, frequentemente associada a forma espástica, é causada por lesão nos núcleos da base, em particular, no putâmen e globo pálido. Também há comprometimento do tálamo, do tronco encefálico e/ou do cerebelo, geralmente decorrente de

---

* As definições de distonia, atetose e coreia podem ser encontradas no Capítulo 17 – Distúrbios do Movimento.

350 Seção 3 ▪ Doenças e Síndromes Neurológicas

lesão hipóxico-isquêmica.[29] Na PC, a distonia predomina na musculatura extensora de tronco e, comumente, é induzida por estímulo emocional, mudanças de posturas ou atos motores voluntários, tendendo a desaparecer em repouso.[29,30]

A atetose raramente aparece de forma isolada na PC, associando-se via de regra à coreia e, por isso, devem-se classificar esses casos como PC coreoatetósica ou hipercinética. As crianças com essa forma de PC, frequentemente associada ao kernicterus, apresentam boa amplitude articular, mas não graduam seus atos motores. Os movimentos coreicos predominam nas musculaturas proximais e os atetósicos nas musculaturas distais e da face.[29,30]

Por fim, a PC atáxica decorre de alterações cerebelares e é a forma menos frequente de PC.[31] É um distúrbio caracterizado por incoordenação, levando a problemas com a inicialização e a finalização do movimento, seu controle de velocidade e sua decomposição.[32]

Topografia da disfunção motora

A classificação que valoriza a distribuição da espasticidade não tem consenso na literatura mundial, mas é utilizada há décadas pelos vários profissionais que tratam de crianças com PC. Os europeus consideram apenas se ela é unilateral ou bilateral. Americanos e canadenses utilizam a seguinte nomenclatura:

- **Monoplegia:** forma rara, que resulta do envolvimento de apenas um membro (usualmente um dos inferiores).
- **Hemiplegia:** comprometimento apenas dos membros superior e inferior de um mesmo dimídio (Figura 12.6).
- **Diplegia:** comprometimento de membros inferiores, comos membros superiores poupados ou pouco afetados (Figura 12.7).
- **Triplegia:** comprometimento de três membros. Mais comumente encontrada como uma combinação de hemiplegia e diplegia (logo, tipicamente de ambos os membros inferiores e um membro superior).
- **Quadriplegia:** quando os quatro membros são acometidos de maneira semelhante (usualmente grave).
- **Hemiplegia dupla:** envolvimento dos quatro membros, porém com maior gravidade nos membros superiores.

Embora a criança com PC não apresente de fato plegia, a classificação considera o uso desse termo, não fazendo menção a paresia. Embora a classificação topográfica seja considerada obsoleta por muitos, ela

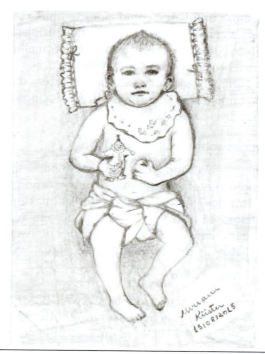

Figura 12.6 Representação artística de lactente com hemiplegia espástica.

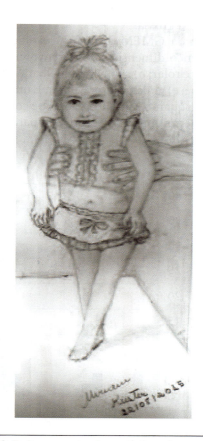

Figura 12.7 Representação artística de paciente com diplegia espástica – a lactente bailarina.

tem algumas utilidades, como, por exemplo, valorizar a diferença entre hemiplegia dupla e quadriplegia. Na primeira, o controle de tronco costuma ser melhor que na última, bem como a resposta à reabilitação.[3]

Na Figura 12.8 observa-se que a natureza da lesão cerebral também varia entre os diferentes tipos de topografias de espasticidade.[15]

Limitações sobre a funcionalidade

Refere-se às limitações que o indivíduo tem na sua função motora, incluindo a função oromotora e a fala. Um dos grandes desafios das últimas décadas foi a criação de instrumentos que pudessem avaliar a função das crianças com PC no decorrer do tempo e a resposta aos diferentes tipos de tratamento.

GMFM e GMFCS

A medida da função motora grossa (GMFM, do inglês *gross motor function measure*) foi desenvolvida por Russel e col. em 1989.[31] É um instrumento válido, replicável e utilizado na prática clínica e em pesquisa em todo o mundo, possibilitando registros detalhados do desenvolvimento motor de crianças com PC. Ela foi a base para a criação do sistema de classificação da função motora grossa.

Os itens da GMFM avaliam a evolução motora dentro de cinco dimensões do desenvolvimento motor: a) deitar e rolar; b) sentar; c) ajoelhar e engatinhar; d) ficar em pé; e) andar, correr e pular. É uma avaliação detalhada do quanto a criança consegue completar em cada item, permitindo um escore comparável em novas avaliações.[34]

O sistema de classificação da função motora grossa (GMFCS, do inglês *gross motor function classification system*) classifica crianças com PC em cinco níveis, descrevendo indivíduos com trajetórias diferentes na sua função motora. É um sistema ordinal, em que o nível I contempla crianças com maior independência motora e o nível V descreve aqueles com maior necessidade de assistência por parte do cuidador.

O GMFCS foi desenvolvido em resposta à necessidade de padronizar uma linguagem única para mensurar a gravidade da incapacidade em crianças e adolescentes com PC. Ele foi aceito mundialmente tão logo publicado pelos diferentes profissionais que tratam das crianças com PC, sendo uma forma rápida e objetiva de classificar a função motora grossa. Abrange todos os tipos de PC e descreve a função motora em termos da capacidade para iniciar o movimento, enfatizando o controle de tronco, o andar e o uso de tecnologia assistiva e nível de assistência do cuidador.[35]

Os pesquisadores também conseguiram criar regras, por meio da observação de centenas de crianças, para a classificação nos 5 níveis em diferentes idades – antes do segundo aniversário; do 2º ao 4º; do 4º até antes do 6º aniversário; e do 6º até o 12º aniversário. Graham ilustrou os cinco níveis do GMFCS para crianças e adolescentes (Figuras 12.9 e 12.10). As ilustrações mostram que na adolescência existe uma perda de função dos níveis II ao V, sendo o I o único a manter seu desempenho no decorrer do tempo. Esse sistema, quando foi desenvolvido, não considerava a possibilidade de haver mudanças positivas no GMFCS em decorrência de tratamentos.

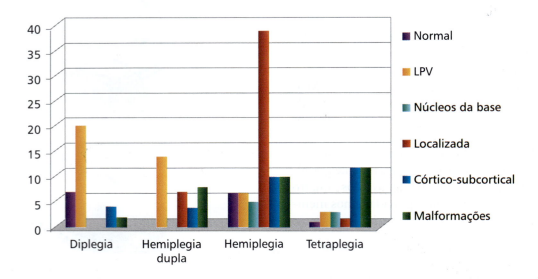

Figura 12.8 Achados em neuroimagem em uma população com PC no Brasil, segundo a classificação topográfica.[15]

Paralisia Cerebral

GMFCS para crianças entre 6-12 anos: descrição e ilustrações

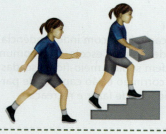

GMFCS nível I
A criança caminha dentro e fora de casa e sobe escadas sem limitação. Crianças realizam habilidades motoras grossas, como correr e pular, mas com comprometimento na velocidade, equilíbrio e coordanação.

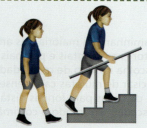

GMFCS nível II
A criança caminha dentro e fora de casa e sobe escadas com apoio do corrimão. Apresentam limitações para andar em superfícies irregulares e inclinadas, assim como em lugares fechados e com multidões em longas distâncias.

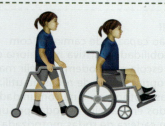

GMFCS nível III
A criança caminha dentro e fora de casa em superfícies planas com auxílio de acessórios e podem subir escadas apoiando-se no corrimão. Podem utilizar cadeira de rodas quando se movimentam em longas distâncias ou fora de casa em terrenos irregulares.

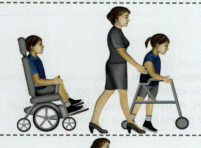

GMFCS nível IV
A criança utiliza mobilidade que requer a assistência de um adulto. Elas podem caminhar curtas distâncias com assistência física, mas dependem mais da cadeira de rodas (impedindo-as ou utilizando cadeiras motorizadas) fora de casa, na escola e na comunidade.

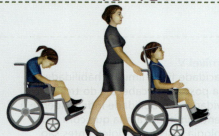

GMFCS nível V
A incapacidade física restringe o controle voluntário do movimento e a habilidade de manter a postura da cabeça e do tronco antigravidade. A criança não tem mobilidade independente e é transportada por um adulto

Figura 12.9 Descrição e ilustrações dos diferentes níveis do GMFCS em crianças de 6 a 12 anos (Imagem gentilmente cedida pelo Dr. H. Kerr Graham –*The Royal Children's Hospital*, Melbourne, Austrália).

GMFCS para adolescentes entre 13-18 anos: Descrição e ilustrações

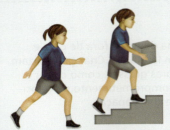

GMFCS nível I
Adolescentes caminham com independência dentro e fora de casa, na escola, e na comunidade. Eles podem subir o meio-fio e escadas sem utilizar o corrimão e são capazes de participar de atividades de lazer e recreação.

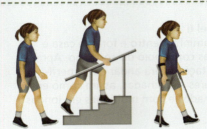

GMFCS nível II
Adolescentes caminham na maioria dos ambientes, mas fatores ambientais e pessoais influenciam na escolha do tipo de mobilidade. Eles podem precisar de muletas canadenses ou uma cadeira de rodas para longas distâncias, e sobem escadas segurando o corrimão.

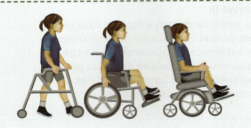

GMFCS nível III
Adolescentes são capazes de caminhar com acessório de mobilidade assistiva na maioria dos ambientes. Na escola eles podem propelir manualmente sua própria cadeira de rodas ou utilizar cadeira de rodas motorizada e na comunidade são transportados em cadeira de rodas por um adulto ou usam cadeira de rodas motorizada.

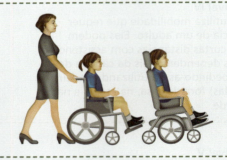

GMFCS nível IV
Adolescentes utilizam a cadeira de rodas como método de mobilidade usual em todos os ambientes. Assistência física de uma ou duas pessoas é necessária para as transferências.

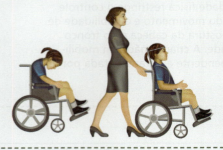

GMFCS nível V
A incapacidade física limita a habilidade de manter a postura da cabeça e do tronco antigravidade. A mobilidade independente é gravemente limitada, ainda que com o uso de tecnologia assistiva. Adolescentes são transportados em cadeira de rodas por um adulto em todos os ambientes.

Figura 12.10 Descrição e ilustrações dos diferentes níveis do GMFCS em adolescentes de 13 a 18 anos. Imagem adaptada do original gentilmente cedida e pelo Dr. H. Kerr Graham –*The Royal Children's Hospital,* Melbourne, Austrália.

Os diversos níveis do GMFCS também correlacionam-se com diferentes achados presentes na neuroimagem, como se observa na Figura 12.11.[15]

Curvas de desenvolvimento motor

Beckunge e col. (2007) desenvolveram curvas de desenvolvimento motor para PC específicas para cada tipo de distribuição topográfica utilizando os escores da GMFM e o nível do GMFCS. As curvas foram construídas no seguimento de crianças em reabilitação e submetidas à intervenções, como a aplicação de toxina botulínica, órteses e gessos seriados. É um instrumento extremamente interessante para o seguimento clínico, especialmente em pesquisas, pois possibilita a avaliação quantitativa dos resultados de intervenções e a padronização das informações (Figura 12.12).

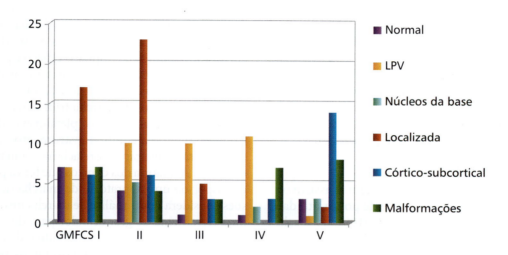

Figura 12.11 Achados em neuroimagem em uma população com PC no Brasil, segundo o GMFCS.[15]

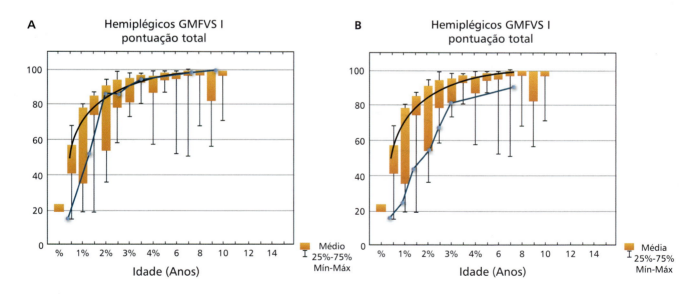

Figura 12.12 Curvas de desenvolvimento motor para PC para pacientes hemiplégicos do nível I do GMFCS. (A) Paciente prematura extrema inicia o estudo no 3º percentil, alcança a média aos dois anos e meio de idade e fica acima da média depois dos oito anos de idade. (B) Paciente a termo inicia o estudo no 3º percentil, alcança a média inferior aos dois anos e meio de vida e se mantém abaixo da média após essa idade. Esse período de piora do desenvolvimento motor coincidiu com o início de epilepsia refratária e piora cognitiva.[34] Imagens gentilmente cedidas pela Dra. E. Beckung – *Institute of Neuroscience and Physiology, Sahlgrenska Academy*, Universidade de Gothenburg, Gotemburgo, Suécia.

Rosenbaumet e col. (2002)[34] também desenvolveram curvas de desenvolvimento motor a partir da associação dos escores na GMFM e dos cinco níveis do GMFCS, mas não consideram a distribuição topográfica da PC. Essas curvas têm como objetivo a visualização da evolução motora, considerando o máximo de aquisição de capacidades em cada um dos níveis do GMFCS e também se há tendência a uma perda funcional com o passar do tempo.

Como explicado anteriormente, as alterações musculoesqueléticas vão se instalando ao longo do tempo, com piora funcional nos pacientes com PC não tratados adequadamente. Hanna e col. (2009)[37] avaliaram indivíduos com PC entre 2 e 21 anos de idade e observaram declínio funcional. Não foi observado declínio em crianças dos níveis I e II no GMFCS. No entanto, para os níveis III, IV e V o declínio médio foi de 4,7, 7,8 e 6,4 pontos, respectivamente (Figura 12.13).

Escala de mobilidade funcional

Classificar quem utiliza vários sistemas assistivos e cadeiras de rodas pode ser difícil e de pouca utilidade na prática apenas com o uso do GMFCS. A escala de mobilidade funcional (FMS, do inglês *functionalmobilityscale*) objetiva classificar quanta assistência o indivíduo precisa no ambiente familiar, escolar e na comunidade. Ele descreve seis níveis em três distâncias: 5 metros, 50 e 500 metros. Mostrou-se válido e replicável, especialmente quando em conjunto com o GMFCS.[38]

Padrões de marcha

O entendimento dos desvios da marcha normal é um componente-chave para o tratamento da PC. Sua análise pode ser bidimensional ou tridimensional. Na primeira é utilizada uma câmera lateral e, na segunda, uma frontal e outra lateral. Ambas possibilitam documentação e mensurações do passo, da passada, e correlacionando-se o tempo e o espaço é possível obter a cadência, a velocidade da marcha e os detalhes das fases de apoio e balanço (Figura 12.14).

Os laboratórios de marcha tridimensional em geral possuem múltiplas câmeras, plataformas de peso, eletroneuromiografia e outros instrumentos, além de *softwares* para mensurar e correlacionar centenas de dados objetivos. A maioria dos clínicos que têm a possibilidade de dispor de um laboratório de marcha dessas dimensões considera que a análise de marcha instrumentada é uma ferramenta de grande valor para descrever minuciosamente o envolvimento individual de cada criança, planejar as intervenções e mensurar os resultados de diferentes modalidades de tratamento.[39]

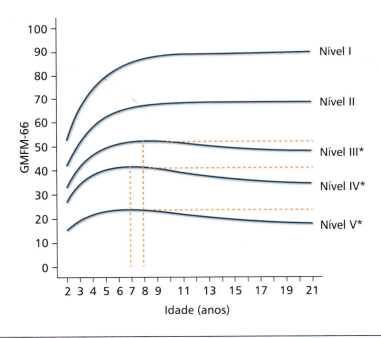

Figura 12.13 Curvas de desenvolvimento motor para PC de Rosenbaume e col.[36] mostrando a manutenção do desempenho motor nos níveis I e II e a piora motora nos níveis III, IV e IV. As linhas azuis indicam as idades em que se observou o pico dos escores médios do GMFM, respectivamente aos 7 anos e 11 meses, 6 anos e 11 meses e 6 anos e 11 meses.[37]

Paralisia Cerebral

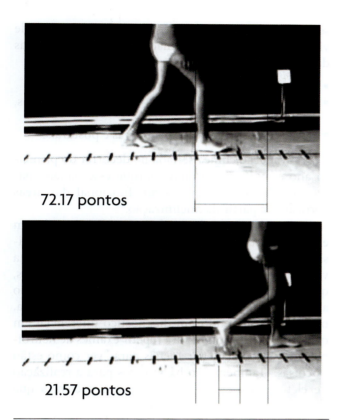

Figura 12.14 Trilha com demarcações para avaliação da marcha bidimensional.[40]

Existem limitações não apenas de custo, mas em relação à realização do próprio exame, que é minucioso, demorado e utiliza inúmeros eletrodos. Crianças pequenas têm muita dificuldade para realizar o exame, mas podem colaborar para uma análise bidimensional, que também fornece informações para o clínico e possibilita à equipe visualizar os resultados de suas intervenções.[40]

Já a análise tridimensional precisa de uma colaboração maior do paciente, mas muito menor que a das análises dos grandes laboratórios de marcha, e fornece mais informações pela possibilidade de visualizar a criança frontalmente também. Embora essas análises "caseiras" tenham pouco custo e tragam informações interessantes para os profissionais envolvidos na reabilitação de crianças e adolescentes, o tempo dispendido para mensurar os dados e correlacioná-los posteriormente é um fator limitante na prática clínica diária. O padrão de referência seria mesmo as análises em laboratórios de marcha, com equipes muito experientes em sua análise, mas elas acabam ficando restritas a pacientes com planejamento cirúrgico, na maioria das vezes.[39]

Sistema de classificação de habilidade manual

A função dos membros superiores é fundamental para a criança realizar suas atividades da vida diária (AVDs) e também deve ser avaliada. O sistema de classificação da habilidade manual (MACS, do inglês *manual ability classification system*) é mais conhecido em nosso meio, com estudos mostrando ser uma ferramenta válida e replicável. Ele classifica as crianças com PC segundo a possibilidade que a criança tem de manusear objetos e quanto ela precisa de adaptações do ambiente para realizar tarefas manuais. EO sistemale considera o resultado do uso das duas mãos e não as observa separadamente. São cinco níveis, sendo I o de maior independência e V o de menor.[41]

Sistema de classificação da função comunicativa

A comunicação é muito importante na vida do ser humano e sua avaliação é um desafio para os profissionais que trabalham com crianças com PC. Hideckere e col.[42] desenvolveram em 2011 o sistema de classificação da função comunicativa (CFCS, do inglês *communication function classification system*), com razoável quantidade de informações, mostrando ser uma ferramenta válida e replicável.

Esses mesmos autores demonstraram no ano seguinte que o nível I do GMFCS e da MACS tinha uma boa correlação com o nível I do CFCS, e o nível V do GMFCS e da MACS com o nível V do CFCS, mas os outros níveis não possuíam correlação estreita entre os sistemas de classificação.[43]

Nesse sistema o avaliador deve observar como a criança funciona como emissora e receptora da fala e outras formas de linguagem, como a comunicação alternativa e aumentativa e até mesmo a linguagem de sinais. É importante lembrar-se das comorbidades associadas, como surdez e déficit cognitivo. Alguns estudos longitudinais têm comprovado que o atraso no desenvolvimento da linguagem é um preditor de inteligência inferior à média, sendo a deficiência intelectual diagnosticada na idade escolar.[44]

Inventário de avaliação pediátrica de incapacidade

Outro aspecto importante da função nas crianças com PC se refere ao seu desempenho em casa. Escalas como a GMFM enfatizam a capacidade motora, ou seja, pontuam a capacidade para determinados itens, mas não o fato de a criança efetivamente utilizar esta capacidade dentro do seu repertório motor de atividades diárias em casa ou na escola, objetivo do inventário de avaliação pediátrica da incapacidade (PEDI, do inglês *pediatric evaluation of disability inventory*).

Nesse aspecto, a GMFM e a PEDI são bastante distintas e complementares, pois avaliam níveis de incapacidade diferentes e tanto a forma de avaliar como as funções consideradas são também distintas. A PEDI é um instrumento padronizado, válido e com boa replicabilidade, permitindo detalhar as potencialidades e o desempenho funcional em crianças e também comparar as mudanças que ocorrem com o passar do tempo ou após intervenções.[45]

Incapacidades associadas

A incapacidade associada mais comum, observada em 40% a 65% de todas as crianças com PC, é a deficiência intelectual. Essas crianças têm um risco aumentado de problemas emocionais, comportamentais e outras doenças crônicas, necessitando de hospitalizações frequentes.[46]

Epilepsia foi observada em 30% da população do estudo de Coutinho dos Santos e col. (2011).[47] Destes, 77% apresentavam controle das crises com uma ou duas medicações e 23% apresentavam epilepsia refratária. Outros problemas são hipoacusia, déficits visuais, transtorno do déficit de atenção e hiperatividade, distúrbios de aprendizagem e transtornos comportamentais.

A maioria das crianças com PC não apresenta deformidades musculoesqueléticas ao nascimento. Elas se desenvolvem com o tempo, por efeitos combinados do distúrbio do movimento e diminuição da função motora grossa. Existe uma relação linear entre o nível no GMFCS e a ocorrência de luxação de quadril. A incidência de deformidades na PC é muito alta e a utilização do GMFCS auxilia a cuidar dos problemas musculoesqueléticos.[39]

Contraturas podem ser definidas como dinâmicas, quando são resultado do distúrbio de movimento, e fixas, quando existe encurtamento na unidade musculotendínea em relação ao comprimento dos ossos longos. As deformidades torcionais nos ossos longos acontecem em muitas crianças com PC, sendo as mais comuns a torsão femoral média e a torsão tibial lateral. As deformidades torcionais contribuem para a disfunção da marcha e podem predispor a instabilidade articular e a artrite degenerativa, sendo a mais comum a luxação de quadril.[39]

■ DIAGNÓSTICO

A PC é um distúrbio predominantemente motor, cujo desenvolvimento ocorre de modo acelerado no primeiro ano de vida. Logo, não há razão para que esse diagnóstico não seja cogitado precocemente. A presença ou ausência de PC nos primeiros dois anos de vida é determinada por achados definitivos em duas das seguintes áreas:[48]

- Atraso nos marcos do desenvolvimento motor;
- Anormalidades do tônus, reflexos profundos, coordenação e movimento;
- Alterações nas reações primitivas e posturais.

A avaliação clínica seriada no decorrer do primeiro ano é muito importante, porque esses sinais aparecem com o amadurecimento funcional das áreas corticais e a partir da mielinização.[49]

Essas alterações devem levar à solicitação de um exame de neuroimagem, de preferência uma IRM, visando ao diagnóstico e à intervenção precoces. Uma vez que exista uma IRM por volta dos dois anos, quando a mielinização já está muito semelhante à do adulto e, não havendo sinais de regressão neurológica, ou seja, não havendo um diagnóstico diferencial em questão, não há motivo para repetir exames de neuroimagem periodicamente apenas para "ver como estão as coisas". Também não há motivos para a realização de eletroencefalogramas seriados em pacientes que não apresentam crises epilépticas.

Por definição, a PC é uma encefalopatia não evolutiva, mas que ao longo do tempo apresenta doença musculoesquelética progressiva, sendo necessária, em muitos casos, experiência clínica para diferenciá-la de uma encefalopatia progressiva. Nesta última existe uma deterioração global da criança e a cada consulta de retorno, é importante que o médico esteja alerta aos possíveis diagnósticos diferenciais.

Crianças enquadradas nos níveis IV e V do GMFCS costumam apresentar epilepsia precocemente em suas vidas, em geral desde o primeiro ano. Já as dos níveis I e II, especialmente com a forma hemiplégica da classificação topográfica, apresentam crises mais ao final da primeira infância, muitas vezes refratárias ao tratamento. É fundamental ter em mente as doenças metabólicas que mimetizam a PC (Tabela 12.4).[50]

■ TRATAMENTO

As características heterogêneas de cada indivíduo com PC fazem os objetivos da reabilitação serem estabelecidos individualmente. Dessa maneira, o tratamento devem ser precoce, individualizado e de acordo com o prognóstico. Antes de iniciar a reabilitação, deve-se identificar as capacidades e incapacidades da criança e os aspectos clínicos que possam interferir na evolução da reabilitação, como epilepsia, problemas respiratórios e digestivos, entre outros.[51]

Paralisia Cerebral

Tabela 12.4 Doenças metabólicas cujo fenótipo pode mimetizar PC.[50]

- Doença de Hartnup
- Síndrome hiperornitinemia-hiperamonemia--homocitrulinúria (HHH)
- Hiperglicinemia não cetótica de início tardio
- Fenilcetonúria
- Deficiência de serina
- Deficiência do transportador cerebral de glicose tipo 1 (GLUT-1)
- Deficiência da guanidinoacetatometiltransferase (deficiência de GAMT)
- Deficiência dedesidrogenase das acil-CoAdesidrogenase de cadeia média (MCAD)
- Deficiência dedesidrogenase das acil-CoAdesidrogenase de cadeia curta (SCAD)
- Deficiência desidrogenase das acil-CoAdesidrogenase de cadeia muito longa (VLCAD)
- Homocistinúria devido a deficiência de cistationina β-sintase
- Deficiência de metileno tetrahidrofolato redutase (MTHFR)
- Abetalipoproteinemia
- Fucosidose
- Doença de Krabbe
- Leucodistrofiametacromática
- Doença de Niemann-Pick tipo C
- Doença de Menkes
- Doença de Wilson
- Deficiência de coenzima Q10
- MELAS
- Deficiência de piruvato desidrogenase
- Deficiência da descarboxilase de L-aminoácidos aromáticos
- Deficiência de dihidropterina redutase
- Defeito do transportador de dopamina
- Doença de Segawa
- Deficiência de 6-pirovol-tetrahidropterinasintase
- Deficiência da sepiapterina redutase
- Deficiência da desidrogenase semialdeído succínica
- Deficiência de tirosina hidroxilase
- Defeito do transportador vesicular de monoaminas2 (VMAT2)

- Deficiência de beta-cetotiolase
- Deficiência da 2-metil-3-hidroxibutiril-CoA desidrogenase (MHBD)
- Deficiência da 3-metilcrotonil-CoA carboxilase (MMC)
- Acidúria 3-metilglutacoconic tipo 1
- Encefalopatia etilmalônica
- Acidemiaglutárica tipo I
- Acidemia isovalérica
- Acidemiaglutárica tipo II
- Doença da urina em xarope de bordo
- Acidemiametilmalônica
- Síndrome de Lesch-Nyhan
- Acidemiapropiônica
- Argininemia
- Acidúria argininossuccínica
- Citrulinemia tipo II
- Deficiência de ornitina transcarbamilase
- Deficiência de biotinidase
- Doença dos núcleos da base responsiva a biotina--tiamina
- Síndrome da deficiência cerebral de folato
- Deficiência de holocarboxilase sintase
- Hipermanganesemia com distonia, policitemia e cirrose (HMDPC)
- Deficiência do cofator de molibdênio
- Deficiência de sulfito oxidase
- Deficiência de piridoxina 5-fosfato oxidase

A reabilitação deve contemplar o ganho de novas habilidades e minimizar ou prevenir complicações.[51] Dessa forma, é importante fazer um planejamento usualmente em etapas, para melhorar a função por meio de técnicas de restauração e, quando isso não for possível, por meio de estratégias compensatórias, com a finalidade de ajudar a criança a tornar-se o mais independente e participativa socialmente, dentro de suas possibilidades.

Os pacientes com PC devem, de preferência, ser tratados por uma equipe multidisciplinar composta por profissionais de diferentes áreas da saúde: médicos, como neurologista infantil, pediatra, fisiatra, ortopedista, oftalmologista, entre outras especialidades;

Capítulo 12

359

Tratado de Neurologia Infantil

fisioterapeuta, terapeuta ocupacional, fonoaudiólogo, pedagogo, psicólogo, musicoterapeuta e ainda, nutricionista, educador físico, assistente social, podendo incluir outros profissionais.

Consultas regulares de reavaliação são necessárias para garantir que a criança esteja atingindo o seu máximo potencial e para verificar a eficácia das terapias em curso. Caso o paciente não apresente o desenvolvimento esperado, é necessário determinar o motivo pelo qual isso não está acontecendo.

É importante rever o progresso do paciente em todos os aspectos da sua vida (familiar, escolar e na comunidade) e reavaliar os tratamentos de reabilitação, garantindo que ele esteja recebendo tudo o que necessita e, ao mesmo tempo, que o paciente não esteja sobrecarregado.[8] Existe uma escala de prioridades para cada indivíduo, em cada fase do tratamento.

Quanto mais uma criança necessite de assistências para as AVDs, mais problemas psicológicos e físicos o cuidador desenvolverá.[8,52] Durante a consulta o médico deve lembrar-se de perguntar pela família e pelos sistemas de apoio. Elas precisam de ajuda prática com os desafios do dia a dia de cuidar de uma criança com PC. Deve-se atentar ao comportamento da criança, pois esse é um fator de forte influência sobre os cuidados. A família é considerada o mediador mais importante. Em um sentido muito real, o "paciente" é a criança com PC e sua família.[8]

O médico e a equipe de reabilitação também devem estar cientes de que os trabalhos publicados consideram médias ou medianas e que é importante observar a variação e se dar conta de que a doença tem, sem dúvida, um impacto imenso e determinante na evolução do paciente, mas o resultado também depende da adesão ao tratamento, dos recursos disponíveis, da persistência, da disponibilidade e de outras características muito individuais e irreplicáveis. Com essa abordagem mais suave, as chances de o indivíduo aceitar as propostas de reabilitação, que consomem seu tempo e de seu cuidador além de recursos financeiros, serão maiores e com certeza serão observadas evoluções surpreendentes.

Também é fundamental adaptar essa prescrição às condições socioeconômicas e culturais do paciente e de sua família. Em serviços universitários ou não, com equipes multidisciplinares disponíveis, o serviço social atua dando informações sobre os direitos de acesso ao tratamento, educação e trabalho.

O fisioterapeuta especializado em reabilitação neurológica infantil é normalmente o reabilitador procurado mais precocemente. Ele acompanha o paciente

semanalmente e adquire intimidade com o paciente e sua família. O fisioterapeuta também conhece a realidade do sujeito em casa, na escola e no trabalho. Na nossa experiência, é o profissional que faz a ponte entre o médico e os demais membros da equipe, inclusive sugerindo novas opções terapêuticas.

É necessário acompanhamento regular e contínua integração entre os profissionais da equipe de reabilitação. A troca de informações sobre o paciente, seu comportamento e desenvolvimento fornece dados atualizados da evolução. Conforme a avaliação da equipe a cada fase do tratamento, encaminhamentos para outras modalidades de terapia podem ser indicados. Características relativas à linguagem/comunicação e alimentação são importantes para a atuação da terapia fonoaudiológica.

O desempenho nas atividades do dia a dia, de autocuidados, escolares, o brincar, a integração social e ainda a atividade laborativa são de abrangência da terapia ocupacional, na busca pela conquista da independência funcional para o indivíduo. Como parte da conquista desta independência, faz-se necessário um planejamento das adaptações do ambiente domiciliar, escolar e no trabalho, com todo o arsenal de tecnologia assistiva.

Outros profissionais podem estar envolvidos na equipe de reabilitação: pedagogo, educador físico especializado em atividade física adaptada, reabilitador visual, entre outros. Usualmente o paciente e sua família podem necessitar de acompanhamento psicológico, o qual visa dar apoio e orientações ao longo do tratamento.

Fisioterapia

A fisioterapia neurológica é fundamental na reabilitação do paciente com PC. O fisioterapeuta deve fazer uma avaliação inicial, coletando dados dos variados aspectos da vida do paciente: familiar, social, educativo, emocional, de saúde geral. Deve ainda, identificar comorbidades e realizar exame físico geral e específico, em que se observa a conformação corporal (esqueleto, trofismo muscular, deformidades), a postura e movimentação global, a interação com o examinador e o ambiente. Em exame específico são avaliados o tônus muscular, a presença de movimentação involuntária, de reflexos patológicos, as reações associadas e as reações posturais de proteção, a mobilidade articular, a força muscular, a coordenação motora, o equilíbrio (estático e dinâmico), a realização de movimentos funcionais dos membros superior e inferior (alcance e preensão de objetos, desempenho

360

Seção 3 ■ Doenças e Síndromes Neurológicas

para marcha, por exemplo). Pode haver necessidade de realizar avaliação respiratória, para possíveis alterações que também necessitarão de tratamento fisioterápico (higiene brônquica, expansibilidade pulmonar, aumento da capacidade respiratória, etc.).

Existem vários métodos terapêuticos utilizados no tratamento da PC, como, por exemplo, Rood, Vojta, Phelps e Bobath (método neuroevolutivo). Este último é muito utilizado e tem como princípio básico a facilitação do desenvolvimento motor normal pela inibição dos reflexos primitivos e de posturas anormais. Estudos sobre a efetividade dessas técnicas são inconclusivos.[51,53] Contudo, na prática, observa-se melhora das habilidades motoras nas crianças com melhor QI e menor acometimento neurológico.[54]

Os exercícios terapêuticos têm por objetivo melhorar a força muscular, a amplitude articular, o alongamento muscular dos membros e do tronco, o equilíbrio e a coordenação motora global e fina, a postura, o condicionamento físico e a resistência. Como exemplos de treinos, há os de movimentação e reeducação motora, treino de mudanças posturais, treino da marcha (equilíbrio, cadência, velocidade, transposição de obstáculos (degrau, rampa, piso irregular). Há ainda o treino funcional voltado à tarefa. Este tipo de treinamento objetiva reproduzir a função de membro superior e inferior, melhorando a qualidade do movimento com objetivo funcional (função manual e desempenho na marcha).

Diferentes técnicas são usadas para a realização dos exercícios terapêuticos: exercícios ativos, passivos, com e sem auxílio de equipamentos e órteses, estimulação elétrica funcional. A estimulação é usada para aumentar a força muscular e melhorar a função motora de músculos específicos (extensores do punho e dedos para melhora da preensão; glúteos, quadríceps e dorsiflexores do tornozelo para melhora da marcha, por exemplo) em pacientes com lesão do neurônio motor superior, com espasticidade, para fortalecimento da musculatura antagonista.[55]

Outra modalidade de treino da marcha é a "marcha suspensa", que utiliza dispositivos de sustentação e é indicada quando há participação ativa do paciente (Figura 12.15). A literatura sugere que crianças entre 6 e 14 anos toleram bem o treino de marcha sustentada. O equipamento faz a suspensão do paciente, por sistema de correias ou por sistema robótico, para estimulação da marcha, promovendo expansão na área representativa do córtex motor (neuroplasticidade), treinando e reeducando os movimentos envolvidos na marcha.[56]

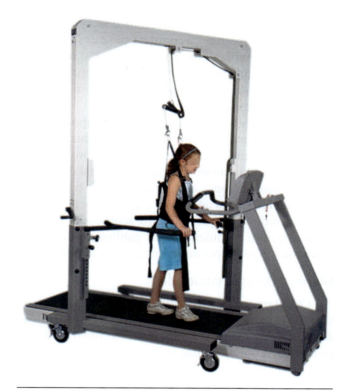

Figura 12.15 Treino de marcha suspensa.

Terapia ocupacional

A terapia ocupacional tem como objetivo o desenvolvimento das habilidades para o desempenho das atividades de vida diária (higiene, vestuário, alimentação, locomoção) e nas atividades de vida prática (brincar, estudar e atividade laboral para adultos com PC). Atua ainda nos aspectos cognitivo, perceptuais (coordenação visomotora), na indicação de adaptações de objetos (lápis, faca, garfo, roupas, etc.), equipamentos (cadeira de rodas, por exemplo) e no ambiente (domiciliar, escolar e laboral). Deste modo, o foco é na independência e melhora funcional ou, nos casos em que o paciente é parcial ou totalmente dependente, o objetivo é facilitar os cuidados e o manuseio, proporcionando melhor qualidade de vida para o paciente e seus familiares. O método Bobath e a integração sensorial podem ser usados com esta finalidade.[57]

O paciente é avaliado em relação a sua interação e capacidade intelectual, social e de comunicação. Do ponto de vista motor, são observados a postura global e do segmento (membro superior, por exemplo), a dominância, a movimentação, o tônus muscular, a coordenação motora, a presença de contraturas ou deformidades e independência (própria para a idade) para alimentar-se, vestir-se, realizar a própria higiene, escrever, brincar.

O tratamento visa estimular o desenvolvimento neurológico, a preensão, a coordenação e a estimulação sensorial. A terapia de integração sensorial objetiva a estimulação sensorial tátil, vestibular, proprioceptiva com atividades lúdicas, observando como o paciente se organiza e responde aos estímulos.[58]

Segundo revisão da literatura, na PC tipo hemiparesia espástica a terapia por contenção induzida pode ser usada para melhorar a função do membro superior acometido.[59] O membro superior funcional é imobilizado durante a terapia, com protocolos de tratamento variáveis em relação ao tempo e ao tipo de imobilização, forçando o uso do membro acometido. Estudos demonstraram manutenção dos ganhos no desempenho motor pós-terapia de contenção por seis meses.[51,60]

Manejo da espasticidade

O tratamento da espasticidade tem como objetivos: melhorar a função, prevenir ou evitar deformidades, facilitar o manuseio e os cuidados com o paciente, minimizar a dor. A avaliação da espasticidade deve ser feita por meio de escalas. Na avaliação do paciente deve-se fazer observação da postura, da movimentação e do desempenho para as atividades. No caso de a criança não andar, determinar a razão mais provável pela qual isso não acontece. Quando há espasticidade, a incapacidade de andar pode estar relacionada à falta de controle do tronco, fraqueza muscular ou deficiência visual grave. Nesses casos, a melhora da espasticidade não irá melhorar a função. No caso de criança que tem movimentação e apresenta postura em flexão do joelho, é provável que a espasticidade ou a contratura muscular estejam interferindo com o desempenho para a marcha.

O manejo da espasticidade precisa de abordagem múltipla e em etapas. Inicialmente é necessário avaliar possíveis causas: alteração da postura? Alteração da movimentação e da função? Dificuldade no posicionamento, no manuseio e nos cuidados com o paciente? Aparecimento e/ou progressão de deformidades? Dor?

Na presença de espasticidade deve-se investigar a existência de fatores que possam agravar a hipertonia: quadros infecciosos, baixas temperaturas, ansiedade/ nervosismo, obstipação intestinal, dor. Primeiramente, deve-se tratar cada fator agravante e, só depois, avaliar a real intensidade da espasticidade que acomete o indivíduo.

Nos casos em que a espasticidade é focal, a terapia também é direcionada para o que se quer tratar especificamente. Por exemplo, no tratamento do pé equino varo que interfere na marcha, o tratamento focal para esta condição pode ser a aplicação de toxina botulínica nos músculos do membro inferior que provocam a alteração do tornozelo e do pé.

Quando a espasticidade causa problema para a função dos membros inferiores ou para a postura, dificultando o cuidado com o paciente, deve-se considerar o uso de baclofeno intratecal e rizotomia dorsal seletiva.[8]

No tratamento da espasticidade, o uso da toxina botulínica tipo A (TBA) é um recurso muito útil e não deve ser usado isoladamente, mas sempre associado a outros recursos terapêuticos (exercícios, órteses e equipamentos, etc.). A TBA foi usada pela primeira vez em crianças com PC em 1993, sendo indicada para diminuir a intensidade da espasticidade e melhorar a marcha.[61]

A toxina botulínica A é uma neurotoxina sintetizada por uma bactéria, o *Clostridium botulinum*. São conhecidos sete sorotipos (denominados de A a G), dos quais A, B e F tiveram uso terapêutico. Embora todos os sorotipos atuem sobre a junção neuromuscular, produzindo um bloqueio seletivo da neurotransmissão colinérgica, o sorotipo A atua sobre a proteína SNAP-25 (proteína da membrana associada à sinaptossoma), e o B e o F sobre a VAMP (proteína de membrana associada à vesícula/sinaptobrevina). Por isso, a junção neuromuscular é desativada com intensidade variável, dependendo da quantidade de toxina metabolizada na mesma terminação e da capacidade de substituição de cada célula das proteínas desativadas. O crescimento de novos axônios terminais, iniciado dias após o bloqueio, até a formação de novas sinapses entre a quinta e a décima semanas permitem a recuperação da transmissão colinérgica e do funcionamento da junção, o que justifica a temporalidade da proposta clínica.[62]

A dose de TBA para o tratamento de PC varia significativamente. A recomendação da dose é calculada por unidade/kg. Essa dose total não está baseada em evidências, mas sim na opinião de especialistas.[62] Entretanto, nas últimas duas décadas de uso de TBA em PC, várias diretrizes dão suporte ao seu uso seguro e eficaz.

Em relação à espasticidade generalizada, as medicações orais são indicadas, entretanto, geralmente o resultado é insatisfatório. As medicações podem causar sonolência quando utilizadas em uma dose limite. A medicação oral poderá afetar o tônus muscular como um todo, afetando também a musculatura axial.

As medicações frequentemente usadas para tratamento da espasticidade generalizada são benzodiazepínicos, baclofeno, tizanidina e dantrolene (Tabela 12.5).[8] Medicamentos orais podem influenciar o tônus por meio da modulação dos sinais aferentes ou eferentes a partir de vários sítios dentro ou fora do SNC, incluindo os centros corticais superiores, a glia, o cerebelo, a medula espinal e os músculos.[63]

Paralisia Cerebral

Tabela 12.5 Medicações habitualmente utilizadas no tratamento da espasticidade.

Fármacos	Apresentações*	Dose	Efeitos adversos mais comuns
Dantrolene*	Sem apresentação oral no Brasil (Dantrium – EUA caps. 25/50/100 mg)	0,5-3 mg/kg/dose, 2-4×/dia	Hepatotoxidade, retenção urinária, *rash*, fotossensibilidade, febre
Diazepam	Valium 5 e 10 mg	0,05-0,2 mg/kg/dose	Depressão respiratória, sonolência, hipersecreção
Clonazepam	Rivotril 0,5 mg/2 mg/2,5 mg/mL	0,05-0,2 mg/kg/dia, 2-4 ×/dia	Depressão respiratória, sonolência, hipersecreção
Clobazam	Frisium e Urbanil (10 e 20 mg)	0,5-2 mg/kg/dia, 2-4 ×/dia	Depressão respiratória, sonolência, hipersecreção
Nitrazepam	Sonebom 5 mg	0,5-2 mg/kg/dia, 2-4 ×/dia	Depressão respiratória, sonolência, hipersecreção
Baclofeno	Lioresal 10 mg, Baclofeno 10 mg	< 2 anos: 2,5–20 mg/dia, 3 ×/dia 2 e 7 anos: 5–40 mg/dia, 3 ×/dia > 7 anos: 10–60 mg/dia, 3 ×/dia	Fadiga, vertigem, hipotonia, crises epilépticas
Tizanidina	Sirdalud 2 mg	0,3-0,5 mg/kg/dia, 3×/dia (máx. 36 mg/dia)	Xerostomia, sonolência, tontura e astenia
Modafinila	Stavigile 200 mg	2-3 mg/kg/dia, dose única matinal	Cefaleia, náuseas, insônia

* Não disponível no Brasil.

Hidroterapia

O uso da água como recurso terapêutico remonta aos primeiros registros datados de 2.400 a.C., em que a cultura protoindiana usava instalações higiênicas e os egípcios, assírios e muçulmanos faziam uso das fontes minerais para propósito curativo. Os hindus, em 1.500 a.C., usavam a água para combater a febre.[64] Banhos quentes eram utilizados pelos gregos para diminuir a fadiga, auxiliar a cicatrização, combater a depressão. Cerca de 500 a.C. os romanos já utilizavam banho frio logo após a atividade atlética.[64] Por volta de 339 d.C. os banhos passaram a ser utilizados com o propósito de cura e o tratamento era indicado para sintomas de doenças reumáticas, paralisias e sintomas após lesões.

No final do século XIX, exercícios aquáticos em água quente passaram a ser recomendados e foram sistematizados com a construção do primeiro tanque de Hubbard (1920) (Figura 12.16).

A hidroterapia, técnica utilizada na reabilitação física e neurológica que se baseia em exercícios terapêuticos realizados em imersão, de forma individual, tem por objetivo recuperar a função, treinar funções e movimentos específicos (treino de atividades de vida diária – AVDs), promover a melhora da autoestima, a autoconfiança e a reinserção social do paciente.

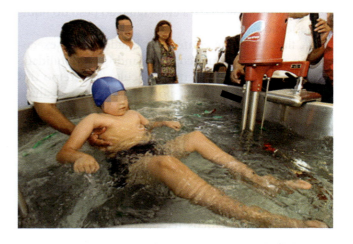

Figura 12.16 Exercícios terapêuticos em tanque de Hubbard.

O paciente neurológico que apresenta distúrbios do movimento (espasticidade/distonia, especialmente), alterações no equilíbrio, déficits motores e dificuldade para a realização de movimentos beneficia-se da técnica porque os "efeitos terapêuticos" da água proporcionam: relaxamento e equilíbrio do tônus muscular, aumento da mobilidade articular, facilitação para exercícios de fortalecimento muscular e treino de propriocepção e equilíbrio, diminuição da dor e do edema, treinamento em AVDs, melhora do condicionamento cardiorrespiratório.

O paciente imerso sofre mudanças no sistema musculoesquelético causadas pelos efeitos compressivos e pela regulação reflexa do tônus dos vasos sanguíneos. Estudos concluíram que a maior parte do débito cardíaco aumentado é redistribuída para pele e músculos. Forças hidrostáticas somam uma força circulatória adicional e imersão em profundidade de apenas 36 polegadas (0,91 m) de água age para eliminar o edema, o lactato muscular e outros produtos finais do metabolismo.[65]

A ação no sistema nervoso central e periférico se dá nas terminações nervosas cutâneas e nos receptores de temperatura, tato e pressão. Foi sugerido que, pelo mecanismo de "extravasamento sensorial", a dor é menos percebida quando a parte afetada do está imersa. O efeito relaxante da imersão na água é multifatorial e provavelmente produzido dentro do sistema reticular ativador no interior do cérebro.[64]

Dentre os princípios físicos e mecânicos da imersão, merece destaque a flutuação, que obedece o princípio de Arquimedes: "quando um corpo está completa ou parcialmente imerso em um líquido em repouso, ele sofre um empuxo para cima igual ao peso do líquido deslocado".[64]

A flutuabilidade confere facilidade para a execução do exercício aquático, auxiliando na mobilidade articular, no fortalecimento muscular, no treino dos movimentos, permitindo, posteriormente, a realização de movimentos de modo mais fácil quando fora do meio aquático.

Os profissionais geralmente habilitados para tratamento com hidroterapia são: fisioterapeuta, terapeuta ocupacional e educador físico. A equipe de reabilitação fará a avaliação e traçará os objetivos a serem alcançados, o que será considerado no planejamento dos exercícios aquáticos terapêuticos. São utilizados diferentes acessórios para auxílio dos profissionais durante a realização dos exercícios: flutuadores, halteres, tablado, bolas, pranchas, etc.

Na terapia aquática, o paciente deixa de ser passivo e de receber as técnicas de tratamento e para tornar-se ativo, sob a supervisão do terapeuta, experimentando novas posturas e movimentos, melhorando sua interação social e autoconfiança.

As contraindicações gerais para este recurso de terapia são: infecções gerais graves, infecções da pele, úlceras ou feridas, traqueostomia aberta, gastrostomia, insuficiência cardíaca, hipertensão arterial não controlada, incontinência urinária ou fecal, doença vascular periférica, alergia a cloro e medo da água. Algumas dessas condições podem ser contornadas para posterior início da hidroterapia.

Em conclusão, os exercícios realizados em imersão permitem que o indivíduo seja participativo e que, pelas propriedades físicas da água, os exercícios ativos e/ou passivos sejam executados com mais conforto, pela diminuição da rigidez muscular e da dor, caso esta esteja presente, tornando a sessão de tratamento mais prazerosa e auxiliando na adesão e aceitação da terapia, como um momento lúdico no processo da reabilitação.

Equoterapia

É um método terapêutico que utiliza o cavalo dentro de uma abordagem interdisciplinar. Atua em aspectos emocional, cognitivo e motor do indivíduo, levando a um desenvolvimento sensoriomotor dos pacientes com déficits neurológicos.

Equoterapia significa tratamento com auxílio do cavalo, considerando o animal um instrumento vivo e treinado especialmente para tal atividade, sobre o qual o paciente exercita movimentos diversos sob supervisão de terapeutas especializados, aproveitando ao máximo os estímulos proporcionados pelo cavalo e pelo ambiente. O paciente, montado, responde ativamente aos movimentos do cavalo; assim, deve-se analisar suas respostas e direcionar o tratamento de acordo com a finalidade de cada terapia.[66] A *American Hippotherapy Association* define como uma terapia física, ocupacional e educativa que utiliza os movimentos do cavalo para atingir ganhos funcionais.

Órteses

As órteses são dispositivos indicados para colocar um segmento corporal na posição mais anatômica possível, manter o alongamento muscular e prevenir deformidades, melhorando a simetria e favorecendo a biomecânica (Figura 12.17).[67] Em PC as órteses de membro inferior mais usadas são:

- Suropodálica (AFO, do inglês *ankle foot orthosis*) ou antiequino, que mantém o tornozelo a 90°. Pode ser fixa ou articulada, quando tem mobilidade para a flexão plantar do pé. Usada para pé equino sem deformidade estruturada, para posicionar o pé em ortostatismo ou na marcha;
- De reação ao solo. Indicada para marcha com membros em flexão ou agachada (*crouch*). Contraindicada quando houver desvios rotacionais e torcionais de MMII ou deformidade fixa em flexão dos joelhos;

364

Seção 3 ■ Doenças e Síndromes Neurológicas

Paralisia Cerebral

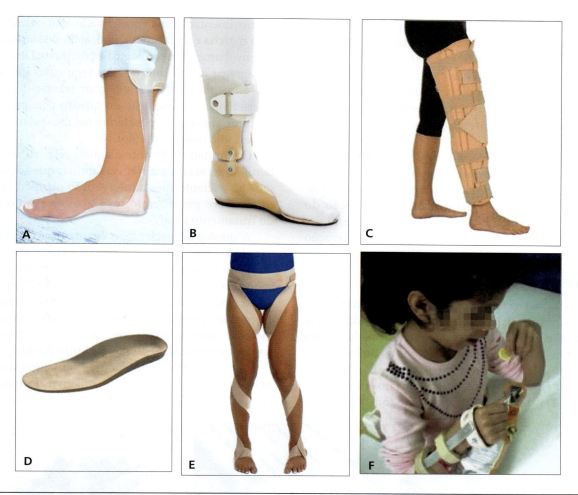

Figura 12.17 Órteses. (A) Goteira antiequino (AFO). (B) Goteira articulada. (C) Tala extensora de joelho. (D) Palmilha. (E) Faixa rotativa ou *sling*. (F) Órtese de abdutor do polegar com punho neutro.

- Tala de lona para extensão dos joelhos, a fim de mantê-los esticados e forçar o alongamento da musculatura posterior do membro inferior, prevenindo encurtamentos; indicada também em ortostatismo;
- Faixa derrotativa ou *sling*. Faixa elástica que auxilia na correção de rotação interna ou externa do membro inferior, usada durante a marcha;
- Palmilhas que sustentam e corrigem as posturas do pé em valgo (pronado) ou em varo (supinado); também usadas para complementação da diferença de comprimento entre um membro e outro (dismetria).

Existem diferentes modelos de órteses para o membro superior. Podem ser para posicionamento (cotovelo, punho e dedos), chamadas de órteses fixas, ou órteses dinâmicas ou funcionais, que permitem algum grau de movimentação ativa e facilitam a função do membro e a função manual.

As mais comuns são: a) de posicionamento do punho e dos dedos (posição anatômica); b) tala extensora do cotovelo para inibição do padrão em flexão; c) abdutor do polegar, visando deixar o polegar em posição anatômica para facilitar a preensão.

A escolha do modelo e o objetivo do uso da órtese passa pela avaliação do médico reabilitador e dos terapeutas, levando em consideração a postura, a movimentação e a função do membro superior. Conforme a evolução do quadro motor do paciente, o modelo e o objetivo do uso da órtese podem ser modificados.

Tecnologia assistiva

Trata-se de todo arsenal de dispositivos, equipamentos e adaptações, pré-fabricados ou feitos sob molde, que favoreçam o conforto, a postura anatômica e o desempenho funcional do paciente (Figura 12.18). Nas lojas especializadas o paciente poderá ser atendido por profissional (fisioterapeuta, terapeuta ocupacional ou um ortesista) técnico que confecciona órteses, próteses, adaptações para cadeira de rodas, equipamentos para ortostatismo, entre outros, com o objetivo de, conforme prescrição, adquirir a órtese ou um equipamento.

Todos os dispositivos são importantes coadjuvantes ao tratamento, proporcionando postura correta, estabilização de um segmento corporal, a inibição de padrões que favoreçam deformidades, facilitação do manuseio e de cuidados como alimentação e higiene, bem como o estímulo da comunicação e interação com o ambiente.[51]

Tratamento ortopédico

Na paralisia cerebral, o tratamento cirúrgico ortopédico deve estar baseado em um detalhado exame físico geral e especial, com manobras ortopédicas para avaliação de quadril, joelhos, pés, coluna, ombro, cotovelo, punho e dedos, observando a presença de deformidades e/ou encurtamentos musculares nos membros e no tronco. Deve-se fazer a avaliação do tônus muscular, da movimentação ativa e seletiva, avaliar o desempenho para marcha e a função manual, além do *status* atual do desenvolvimento neurológico e cognitivo. Deve-se, ainda, agregar as informações dos terapeutas que avaliam e acompanham o paciente, com relatos de possíveis interferências na evolução do quadro pela presença de posturas anormais, encurtamentos musculares, rigidez (hipertonia muscular) e dor.

Outro dado relevante é aquele relativo ao suporte familiar, ou seja, a assistência familiar que será dispensada ao paciente após a intervenção ortopédica, já que os cuidados pós-operatórios são vitais para o sucesso do tratamento cirúrgico.

A queixa do paciente, o exame físico, a classificação de acordo com o GMFCS, o parecer da equipe e os exames complementares permitem melhor decisão sobre o tratamento a ser instituído. O GMFCS auxilia na orientação do tipo de tratamento cirúrgico a ser empregado para cada paciente, com base em seu nível motor, e também auxilia na categorização dos pacientes em deambuladores e não deambuladores.

Para os não deambuladores sem prognóstico de marcha (GMFCS nível V), o objetivo do tratamento ortopédico é a melhora do posicionamento do seg-

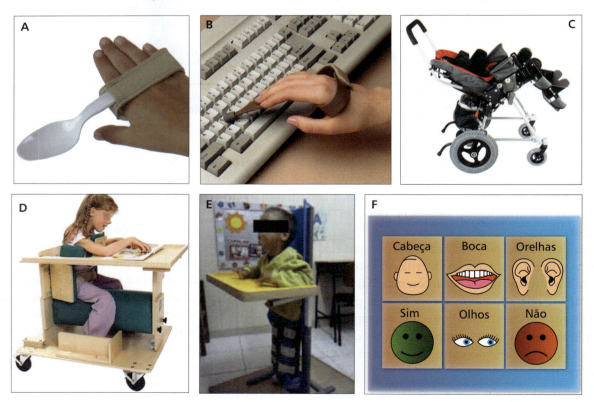

Figura 12.18 Exemplos de dispositivos assistivos. (A) Adaptação para colher. (B) Adaptação para uso de teclado de computador. (C) Cadeira de rodas adaptada. (D) Cadeirão de posicionamento. (E) Parapodium. (F) Prancha de comunicação.

mento, a facilitação dos cuidados de higiene, a prevenção da formação de úlceras de pressão e da dor.

Nos indivíduos não deambuladores com prognóstico de marcha (GMFCS nível III e IV), bom controle do tronco e boa compreensão, a presença de deformidades é o fator limitante para aquisição da marcha. A adução dos quadris e o pé equino varo adutossupinado bilateral faz o contato do pé com o solo ser na região dorsolateral, o que causa grande instabilidade no apoio do pé no chão. A postura em flexão dos quadris e joelhos, associada ao equinismo do tornozelo, também limita a aquisição da marcha. Essas condições devem ser tratadas e o objetivo da cirurgia ortopédica é o alinhamento biomecânico para melhorar a postura ortostática e possibilitar o treino da marcha.

Para pacientes deambuladores (GMFCS I a IV) as correções cirúrgicas têm por objetivo deixar o padrão da marcha o mais próximo da normalidade (biomecânica da marcha normal), diminuir a sobrecarga nas articulações e, reduzir o gasto de energia, melhorando o desempenho na marcha.

Para o pé equino com encurtamento do músculo do tríceps sural (gastrocnêmios e sóleos), cujo envolvimento é apenas dos gastrocnêmios, recomendam-se o alongamento cirúrgico dos gastrocnêmios realizado no terço proximal da perna (zona I), as cirurgias de Strayer e Baumann. Quando o equinismo envolver o músculo sóleo, a correção recomendada é no terço médio da perna (zona II), cirurgia da Vulpius, e distal. O alongamento no terço distal, alongamento do tendão calcâneo, fica reservado para casos de equinismo acentuado.

O equino do tornozelo é a deformidade mais comum na PC e correções inadequadas podem trazer sequelas irreversíveis, como o pé calcâneo e a marcha agachada.

A deformidade em flexão dos joelhos normalmente é causada pela espasticidade ou pelo encurtamento dos isquiotibiais. A marcha com joelho em flexão de 40° aumenta em até três vezes o gasto energético.[68] Esta condição deve ser tratada pelo alongamento intramural dos músculos grácil, semitendíneo e semimembranoso. A este tratamento cirúrgico pode ser associado o uso de gessos inguinopodálicos seriados ou osteotomia do fêmur distal.

Nos casos de hemiparesia, o pé varo aduto é frequente e se a deformidade for flexível pode-se fazer o alongamento do músculo tibial posterior ou a transferência muscular do hemitendão do tibial anterior ou do tibial posterior para a borda lateral do pé. Caso a deformidade seja fixa, os procedimentos citados podem ser associados com osteotomias para valgização do calcâneo ou para correção da adução do antepé.

Dedos do pé em garra podem ser tratados por alongamento em Z dos tendões dos músculos flexor longo dos artelhos e flexor longo do hálux.

Na PC com postura em flexão dos quadris, o músculo ileopsoas é o principal causador da deformidade, devendo-se fazer seu alongamento cirúrgico. Para pacientes deambuladores com flexão dos quadris o tratamento preferencial é a tenotomia intrapélvica do psoas.

Na PC com tetraparesia é frequente a subluxação dos quadris naquelas crianças sem prognóstico de marcha, com espasticidade dos músculos adutores e flexores dos quadris e fêmur valgizado e antevertido. A luxação total pode ocorrer em crianças maiores (6 a 10 anos) e apresentar dor, conforme progressão. Deformidades da coluna vertebral podem estar associadas às deformidades dos quadris. O tratamento é feito com tenotomia dos músculos adutor longo, adutor curto e grácil, podendo ser associado à tenotomia do psoas, além do alongamento dos isquiotibiais com imobilização gessada para manutenção da extensão dos joelhos.

No membro superior as indicações de tratamento cirúrgico podem ser de cunho higiênico ou funcional. O tratamento para melhora da postura e facilitação dos cuidados de um membro não funcional e com deformidades (cotovelo, punho e dedos fletidos, rotação do ombro) tem por objetivo posicionar, facilitar a higiene e o vestuário, além de melhorar a autoestima do paciente.

Nas cirurgias para melhora funcional do membro superior (tenotomias, alongamentos, transferências musculares, osteotomias), a avaliação minuciosa em relação a sensibilidade, movimentação, tônus muscular, representação cortical do segmento e aspectos cognitivos deve ser considerada para o sucesso da intervenção e para a reabilitação do membro. Tratamento de reabilitação intensivo pós-cirúrgico englobando o uso de órteses e terapias é essencial para uma melhora da função manual.

Terapia fonoaudiológica

A terapia fonoaudiológica no âmbito da PC tem como objetivo a melhora da alimentação e da comunicação. De grande importância é a avaliação da audição, isto é, se o paciente atende quando chamado, se reage aos sons do ambiente, se interage com música, por exemplo.

A avaliação inicial deve coletar informações sobre condições passadas e presentes: intubação orotraqueal, uso de sonda nasal ou oral, traqueostomia, gastrostomia, refluxo gastresofágico, infecções de vias aéreas superiores, condições e hábitos nutricionais. A alimentação deve ser avaliada em relação às características e à consistência dos alimentos.

A terapia nutricional está voltada para a correção de fatores que podem interferir na reabilitação, como disfagia, desnutrição e obesidade.

O cirurgião dentista integra a equipe, como responsável pelo tratamento e pelas orientações para os cuidados orais e manutenção da cavidade bucal em estado de higidez.[69] Pode haver necessidade de avaliação por parte do cirurgião bucomaxilofacial e do ortodontista para correção ortodôntica e de alterações orofaciais.

Pedagogia

O atendimento realizado pelo pedagogo visa, por meio de atividades lúdico-pedagógicas, o desenvolvimento global e a preparação para o aprendizado.[70] O atendimento pode ser individual ou realizado em grupo.

Musicoterapia

Pelo uso da música abre-se um canal de comunicação, possibilitando coordenar voz com música ou movimentos motores com música, de forma espontânea, em que se abordam a interação social, a atenção e a concentração, o planejamento, a articulação, o ritmo.

Para Bruscia (1987), a musicoterapia é um processo voltado a um fim, aquele em que o terapeuta ajuda o paciente a acrescentar, manter ou restaurar um estado de bem-estar utilizando experiências musicais e as relações que se desenvolvem por meio delas, como forças dinâmicas de mudanças.[71]

O paciente com PC pode interagir com instrumentos musicais, realizar movimentos cadenciados e aprender pela repetição do gesto. O aprendizado ocorre pela repetição, pelo reconhecimento e pelas experiências auditivas, visuais e motoras com instrumentos musicais.

Psicologia

O paciente e sua família devem receber suporte psicológico no intuito de abordar o impacto da deficiência na dinâmica familiar. É importante estimular o paciente para aceitação, adesão e motivação para o tratamento. O atendimento também pode ser feito em grupo. A avaliação psicológica acompanha as condições cognitiva e emocional do paciente, estabelecendo algum tipo de intervenção, conforme a necessidade.

Serviço social

A assistência social tem papel importante do ponto de vista social, buscando orientar paciente e familiares sobre seus direitos e viabilizar o acesso do paciente aos tratamentos. O assistente social transmite à pessoa com deficiência informações sobre os recursos terapêuticos disponíveis na comunidade e, ainda, faz visita domiciliar para obter melhores informações sobre as necessidades do indivíduo e de sua família.

■ REFERÊNCIAS BIBLIOGRÁFICAS

1. Raju TN. Historical perspectives on the etiology of cerebral palsy. Clin Perinatol. 2006;33(2):233-50.
2. Bax M, Goldstein M, Rosenbaum P, Leviton A, Paneth N, Dan B, et al. Proposed definition and classification of cerebral palsy, April 2005. Dev Med Child Neurol. 2005;47(8):571-6.
3. Rosenbaum P, Paneth N, Leviton A, Goldstein M, Bax M, Damiano D, et al. A report: the definition and classification of cerebral palsy April 2006. Dev Med Child Neurol Suppl. 2007;109:8-14.
4. Oskoui M, Coutinho F, Dykeman J, Jette N, Pringsheim T. An update on the prevalence of cerebral palsy: a systematic review and meta-analysis. Dev Med Child Neurol. 2013;55(6):509-19.
5. Blair E, Watson L. Epidemiology of cerebral palsy. Semin Fetal Neonatal Med. 2006;11(2):117-25.
6. O'Shea M. Cerebral palsy. Semin Perinatol. 2008;32(1):35-41.
7. Nelson KB. Causative factors in cerebral palsy. Clin Obstet Gynecol. 2008;51(4):749-62.
8. Wood E. The child with cerebral palsy: diagnosis and beyond. Semin Pediatr Neurol. 2006;13(4):286-96.
9. Segel R, Ben-Pazi H, Zeligson S, Fatal-Valevski A, Aran A, Gross-Tsur V, et al. Copy number variations in cryptogenic cerebral palsy. Neurology. 2015;84(16):1660-8.
10. Badawi N, Kurinczuk JJ, Keogh JM, Alessandri LM, O'Sullivan F, Burton PR, et al. Intrapartum risk factors for newborn encephalopathy: the Western Australian case-control study. BMJ. 1998;317(7172):1554-8.
11. Badawi N, Kurinczuk JJ, Keogh JM, Alessandri LM, O'Sullivan F, Burton PR, et al. Antepartum risk factors for newborn encephalopathy: the Western Australian case-control study. BMJ. 1998;317(7172):1549-53.
12. Hankins GD, Speer M. Defining the pathogenesis and pathophysiology of neonatal encephalopathy and cerebral palsy. Obstet Gynecol. 2003;102(3):628-36.
13. Fetal and neonatal neurologic injury. ACOG Technical Bulletin Number 163--January 1992. Int J Gynaecol Obstet. 1993;41(1):97-101.
14. MacLennan AH, Thompson SC, Gecz J. Cerebral palsy: causes, pathways, and the role of genetic variants. Am J Obstet Gynecol. 2015;213(6):779-88.
15. Coutinho dos Santos LH, Agertt F, Carvalho Neto A. Cerebral palsy: correlations between clinical findings and neuroimaging. In: 1st Global Congress for Consensus in Pediatrics & Child Health. Paris: Program and abstracts, 2011. p.140.
16. Bax M, Tydeman C, Flodmark O. Clinical and MRI correlates of cerebral palsy: the European Cerebral Palsy Study. JAMA. 2006;296(13):1602-8.
17. Speer M, Hankins GD. Defining the true pathogenesis and pathophysiology of neonatal encephalopathy and cerebral palsy. J Perinatol. 2003;23(3):179-80.
18. MacLennan A. A template for defining a causal relation between acute intrapartum events and cerebral palsy: international consensus statement. BMJ. 1999;319(7216):1054-9.

Paralisia Cerebral

19. Rosenbaum P, Stewart D. The World Health Organization International Classification of Functioning, Disability, and Health: a model to guide clinical thinking, practice and research in the field of cerebral palsy. Semin Pediatr Neurol. 2004;11(1):5-10.

20. Surveillance of cerebral palsy in Europe: a collaboration of cerebral palsy surveys and registers. Surveillance of Cerebral Palsy in Europe (SCPE). Dev Med Child Neurol. 2000;42(12):816-24.

21. Odding E, Roebroeck ME, Stam HJ. The epidemiology of cerebral palsy: incidence, impairments and risk factors. Disabil Rehabil. 2006;28(4):183-91.

22. Sanger TD, Delgado MR, Gaebler-Spira D, Hallett M, Mink JW, Task Force on Childhood Motor D. Classification and definition of disorders causing hypertonia in childhood. Pediatrics. 2003;111(1):e89-97.

23. Young RR. Spasticity: a review. Neurology. 1994;44(11 Suppl 9):S12-20.

24. Lance JW. Symposium synopsis. In: Feldmann RG, Young RR, Koella WP. Spasticity: disordered motor control. Chicago: Year Book Medical Publishers, 1980. p.485-95.

25. Rethlefsen SA, Ryan DD, Kay RM. Classification systems in cerebral palsy. Orthop Clin North Am. 2010;41(4):457-67.

26. Sanger TD, Chen D, Delgado MR, Gaebler-Spira D, Hallett M, Mink JW, et al. Definition and classification of negative motor signs in childhood. Pediatrics. 2006;118(5):2159-67.

27. Pandyan AD, Gregoric M, Barnes MP, Wood D, Van Wijck F, Burridge J, et al. Spasticity: clinical perceptions, neurological realities and meaningful measurement. Disabil Rehabil. 2005;27(1-2):2-6.

28. Sheean G. The pathophysiology of spasticity. Eur J Neurol. 2002;9 Suppl 1:3-9; dicussion 53-61.

29. Sanger TD, Chen D, Fehlings DL, Hallett M, Lang AE, Mink JW, et al. Definition and classification of hyperkinetic movements in childhood. Mov Disord. 2010;25(11):1538-49.

30. Fenichel GM. Movement Disorders. In: Fenichel GM. Clinical Pediatric Neurology: A Signs and Symptoms Approach. 6.ed. Philadelphia: Saunders Elsevier, 2009. p.293-8.

31. Howard J, Soo B, Graham HK, Boyd RN, Reid S, Lanigan A, et al. Cerebral palsy in Victoria: motor types, topography and gross motor function. J Paediatr Child Health. 2005;41(9-10):479-83.

32. ML L. Cerebellar Disorders. In: ML L. Neurophysiological basis of movement. 2.ed. USA: Human Kinetics, 2008. p.335-40.

33. Russell DJ, Rosenbaum PL, Cadman DT, Gowland C, Hardy S, Jarvis S. The gross motor function measure: a means to evaluate the effects of physical therapy. Dev Med Child Neurol. 1989;31(3):341-52.

34. Zonta MB, Bruck I, Puppi M, Muzzolon S, Neto Ade C, Coutinho dos Santos LH. Effects of early spasticity treatment on children with hemiplegic cerebral palsy: a preliminary study. Arq Neuropsiquiatr. 2013;71(7):453-61.

35. Palisano R, Rosenbaum P, Walter S, Russell D, Wood E, Galuppi B. Development and reliability of a system to classify gross motor function in children with cerebral palsy. Dev Med Child Neurol. 1997;39(4):214-23.

36. Rosenbaum PL, Walter SD, Hanna SE, Palisano RJ, Russell DJ, Raina P, et al. Prognosis for gross motor function in cerebral palsy: creation of motor development curves. JAMA. 2002;288(11):1357-63.

37. Hanna SE, Rosenbaum PL, Bartlett DJ, Palisano RJ, Walter SD, Avery L, et al. Stability and decline in gross motor function among children and youth with cerebral palsy aged 2 to 21 years. Dev Med Child Neurol. 2009;51(4):295-302.

38. Graham HK, Harvey A, Rodda J, Nattrass GR, Pirpiris M. The Functional Mobility Scale (FMS). J Pediatr Orthop. 2004;24(5):514-20.

39. Dobson F, Morris ME, Baker R, Graham HK. Gait classification in children with cerebral palsy: a systematic review. Gait Posture. 2007;25(1):140-52.

40. Zonta MB, Ramalho-Júnior A, Santos LHCd. Avaliação funcional na paralisia cerebral. Acta Pediatr Port. 2011;42(2):27-32.

41. Eliasson AC, Krumlinde-Sundholm L, Rosblad B, Beckung E, Arner M, Ohrvall AM, et al. The Manual Ability Classification System (MACS) for children with cerebral palsy: scale development and evidence of validity and reliability. Dev Med Child Neurol. 2006;48(7):549-54.

42. Hidecker MJ, Paneth N, Rosenbaum PL, Kent RD, Lillie J, Eulenberg JB, et al. Developing and validating the Communication Function Classification System for individuals with cerebral palsy. Dev Med Child Neurol. 2011;53(8):704-10.

43. Hidecker MJ, Ho NT, Dodge N, Hurvitz EA, Slaughter J, Workinger MS, et al. Inter-relationships of functional status in cerebral palsy: analyzing gross motor function, manual ability, and communication function classification systems in children. Dev Med Child Neurol. 2012;54(8):737-42.

44. Oki J, Cho K. [A longitudinal study of three-year-old children with delayed development of language]. Hokkaido Igaku Zasshi. 1996;71(5):637-50.

45. Ko J. Sensitivity to functional improvements of GMFM-88, GMFM-66, and PEDI mobility scores in young children with cerebral palsy. Percept Mot Skills. 2014;119(1):305-19.

46. Pakula AT, Van Naarden Braun K, Yeargin-Allsopp M. Cerebral palsy: classification and epidemiology. Phys Med Rehabil Clin N Am. 2009;20(3):425-52.

47. Coutinho dos Santos LH, Bufara Rodrigues DC, Simoes de Assis TR, Bruck I. Effective results with botulinum toxin in cerebral palsy. Pediatr Neurol. 2011;44(5):357-63.

48. The Definition and Classification of Cerebral Palsy. Dev Med Child Neurol. 2007;49(s109):1-44.

49. Oishi K, Faria AV, Yoshida S, Chang L, Mori S. Quantitative evaluation of brain development using anatomical MRI and diffusion tensor imaging. Int J Dev Neurosci. 2013;31(7):512-24.

50. Leach EL, Shevell M, Bowden K, Stockler-Ipsiroglu S, van Karnebeek CD. Treatable inborn errors of metabolism presenting as cerebral palsy mimics: systematic literature review. Orphanet J Rare Dis. 2014;9:197.

51. Mukherjee S, Spira DJG. Cerebral Palsy. In: Braddom RL. Physical Medicine and Rehabilitation. 3.ed. Philadelphia: Saunders Elsevier, 2007. p.1243-67.

52. Marx C, Rodrigues EM, Rodrigues MM, Vilanova LCP. Depression, anxiety and daytime sleepiness of primary caregivers of children with cerebral palsy. Rev paul pediatr. 2011;29(4):483-88.

53. Murphy N, Such-Neibar T. Cerebral palsy diagnosis and management: the state of the art. Curr Probl Pediatr Adolesc Health Care. 2003;33(5):146-69.

54. Goldkamp O. Treatment effectiveness in cerebral palsy. Arch Phys Med Rehabil. 1984;65(5):232-4.

55. Jorge LL, Hsing WT. Meios físicos em reabilitação. In: Greve JMA. Tratado de Medicina de Reabilitação. 1.ed. São Paulo: Roca, 2007.

56. Phillips JP, Sullivan KJ, Burtner PA, Caprihan A, Provost B, Bernitsky-Beddingfield A. Ankle dorsiflexion fMRI in children with cerebral palsy undergoing intensive body-weight-supported treadmill training: a pilot study. Dev Med Child Neurol. 2007;49(1):39-44.

Capítulo 12

57. Patel DR. Therapeutic interventions in cerebral palsy. Indian J Pediatr. 2005;72(11):979-83.

58. Magalhães LC, Lambertucci MCF. Integração sensorial na criança com paralisia cerebral. In: Lima CLA, Fonseca LF. Paralisia cerebral: neurologia, ortopedia e reabilitação. 1.ed. Rio de Janeiro: Guanabara Koogan, 2004. p.229-309.

59. Hoare B, Imms C, Carey L, Wasiak J. Constraint-induced movement therapy in the treatment of the upper limb in children with hemiplegic cerebral palsy: a Cochrane systematic review. Clin Rehabil. 2007;21(8):675-85.

60. Eliasson AC, Krumlinde-sundholm L, Shaw K, Wang C. Effects of constraint-induced movement therapy in young children with hemiplegic cerebral palsy: an adapted model. Dev Med Child Neurol. 2005;47(4):266-75.

61. Jozefczyk PB. The management of focal spasticity. Clin Neuropharmacol. 2002;25(3):158-73.

62. Strobl W, Theologis T, Brunner R, Kocer S, Viehweger E, Pascual-Pascual I, et al. Best Clinical Practice in Botulinum Toxin Treatment for Children with Cerebral Palsy. Toxins. 2015;7(5):1629-48.

63. Teive HAG, Zonta M, Kumagai Y. Tratamento da espasticidade: uma atualização. Arq Neuropsiquiatr. 1998;56:852-8.

64. Campion MR. Hidroterapia: Princípios e Prática. Barueri: Manole, 2000. p.14-9.

65. Skinner AT, Thomson AM. Duffield: Exercícios na água. 3.ed. Baueri: Manole, 1985.

66. Whalen CN, Case-Smith J. Therapeutic effects of horseback riding therapy on gross motor function in children with cerebral palsy: a systematic review. Phys Occup Ther Pediatr. 2012;32(3):229-42.

67. Autti-Ramo I, Suoranta J, Anttila H, Malmivaara A, Makela M. Effectiveness of upper and lower limb casting and orthoses in children with cerebral palsy: an overview of review articles. Am J Phys Med Rehabil. 2006;85(1):89-103.

68. Gage JR, Perry J, Hicks RR, Koop S, Werntz JR. Rectus femoris transfer to improve knee function of children with cerebral palsy. Dev Med Child Neurol. 1987;29(2):159-66.

69. Frangella VS, Tchakmanian LA, Falcão PC, Silva FSA, Silveira VC. Nutrição em reabilitação – Paralisia Cerebral. In: Silva SMCS, Mura JDAP. Tratado de Alimentação, Nutrição e Dietoterapia. 1.ed. São Paulo: Roca, 2007. p.422-30.

70. Baladi ABPT, Castro NMD, Filho MCM. Paralisia cerebral. In: Fernandes AC, Ramos ACR, Casalis MEP, Hebert SK. AACD - Medicina de Reabilitação - Princípios e Prática. São Paulo: Artes Médicas, 2007. p.15-34.

71. Bruscia KE. Definindo Musicoterapia. Trad. Mariza Velloso Fernandez Conde. Rio de Janeiro: Enelivros, 2000.

capítulo 13

▸ Eduardo Ferracioli Fusão
▸ Luiz Celso Pereira Vilanova

Transtornos do Neurodesenvolvimento

■ INTRODUÇÃO

Os transtornos do neurodesenvolvimento formam um grupo heterogêneo de condições crônicas que têm por base alterações neurológicas ou sensoriais, e que se manifestam com atraso ou desvio nas aquisições do desenvolvimento neurológico e por distúrbios comportamentais.[1]

Esses transtornos causam déficits no funcionamento pessoal, social e/ou acadêmico; alguns de maneira mais leve, como os transtornos de aprendizagem, enquanto outros podem acarretar um déficit global e muitas vezes incapacitante, como o transtorno do espectro autista. As crianças com transtornos do neurodesenvolvimento podem corresponder a mais de 10% da população infantil.[2]

Ao longo da evolução humana, o cérebro cresceu em tamanho e, especialmente, em complexidade.[3] Tornou-se um órgão com um potencial extraordinário para guardar e evocar rapidamente um vasto repertório de comportamentos e conhecimentos. Seu adequado funcionamento depende de estágios distintos de desenvolvimento, determinados por expressões gênicas e atividades neuronais intrínsecas que regem os delicados processos de orientação molecular responsáveis pelo desenvolvimento do sistema nervoso.[3,4] A isso associa-se a estimulação ambiental que, por meio da plasticidade cerebral, especialmente da sinaptogênese, modela a formação desses circuitos envolvidos com os comportamentos. Esse delicado equilíbrio mostra que as alterações no neurodesenvolvimento, embora possam ocorrer precocemente na vida, podem resultar em um comprometimento permanente, em qualquer combinação das funções motoras, sensoriais, cognitivas e de linguagem.

■ BREVE HISTÓRICO

O neurodesenvolvimento infantil tem sido objeto de diversos estudos que procuram entender os seus intrincados e complexos processos, sendo que os trabalhos mais sistemáticos sobre o tema já têm quase um século. Inicialmente o enfoque dessa investigação foi mais restrito. Contudo, nas últimas décadas, tornou-se mais abrangente e acabou por envolver uma série de avaliações interdisciplinares.

Os estudos foram iniciados na década de 1920 com o psicólogo e pediatra norte-americano Arnold Gesell, que procurou descrever o desenvolvimento da criança de um mês até os seis anos de idade. Posteriormente, na década de 1930, o psicólogo e biólogo suíço Jean Piaget investigou o desenvolvimento e sua relação com a aprendizagem. Mais tarde, já na década de 1950, os estudos passaram a ter um enfoque mais médico. No Brasil, o professor Antonio Frederico Branco Lefèvre padronizou o exame neurológico do recém-nascido a termo, caracterizando o comportamento e as reações dos neonatos normais, e o neurologista francês André-Thomas e seus discípulos descreveram comparativamente o padrão neurológico do recém-nascido a termo e pré-termo. As pesquisas prosseguiram até que, no final da década de 1970 e principalmente no início da década de 1980, os trabalhos que enfocavam o desenvolvimento do recém-nascido prematuro, em especial os de peso muito baixo, passaram a ser realizados por equipes multidisciplinares.

■ ETAPAS DO NEURODESENVOLVIMENTO

O primeiro tipo de movimentação a surgir na escala animal, e também o primeiro a aparecer na vida intrauterina, é o movimento reflexo. Apesar de ser o mais simples e primitivo, ele é essencial durante toda a vida do indivíduo. Essa forma de movimentação é organizada pelo denominado arco reflexo e é sempre desencadeada por um padrão de estímulo. Este, desde que suficientemente forte para ultrapassar determinado limiar, vai desencadear o mesmo padrão de resposta motora ou movimento. A partir do 6º para o 7º mês de vida intrauterina começam a surgir padrões de movimentação mais complexos, que envolvem necessariamente a participação de estruturas cerebrais. Essa forma de movimentação, denominada reflexo arcaico ou automatismo inato, desaparecerá após algum tempo do nascimento do bebê em razão da inibição realizada por estruturas do sistema nervoso central (SNC) mais recentes, do ponto de vista evolutivo, especialmente as do sistema extrapiramidal, localizadas na região subcortical. Com isso, padrões mais primitivos darão lugar a automatismos adquiridos, relacionados a reações posturais e de locomoção (padrão táxico), determinados por fatores biológicos característicos de cada espécie.

Posteriormente a criança iniciará o desenvolvimento de habilidades ou comportamentos aprendidos, isto é, os atos práxicos (ou voluntários). Entretanto, ao contrário das outras etapas do desenvolvimento, esta depende não apenas do componente biológico, mas também das vivências ou experiências da criança. O componente biológico sofrerá uma modulação pelos estímulos externos.Os neurônios poderão modificar-se, diminuindo ou aumentando o número de sinapses com as células subjacentes. Apesar de o indivíduo já nascer com o número total de células do SNC, a maior parte das sinapses neocorticais ocorrerá após o nascimento. Dessa forma, o processo de formação de sinapses (também conhecido como sinaptogênese) depende não somente do componente biológico, mas também de estímulos externos. Isto permite a formação de um maior número de circuitos cerebrais, importantes para o processo de aprendizagem e de plasticidade cerebral. Tais circuitos também são importantes em situações patológicas, que envolvem processos de reabilitação.

Diante do exposto, é fácil entender o motivo de, apesar de a criança normal, nos primeiros meses de vida, apresentar um desenvolvimento neurológico regido basicamente por um programa biológico, com pouca interferência de estímulos externos, os mesmos serem fundamentais para realizar um processo silencioso, o de sinaptogênese. Logo, para uma criança poder alcançar todo seu potencial em processos de aprendizagem, é necessário e fundamental que ela, já desde as primeiras semanas de vida, possa ter experiências sensoriais e motoras adequadas ao realizar movimentos, manipular objetos e interagir com adultos, para ajustar aos poucos seu controle postural e de tônus.

■ COMUNICAÇÃO E LINGUAGEM

A comunicação significa *tornar comum* e por meio dela os seres humanos são capazes de compartilhar informações, o que é de suma importância para a vida em sociedade. O processo de comunicação implica a transmissão de informação entre um indivíduo emissor e um receptor, que vai decodificar a mensagem. Para que a comunicação seja eficiente é necessário um sistema de sinais, os quais podem ser compostos de gestos, sons, fala, figuras ou outros sinais que respeitem um código preestabelecido.

A comunicação realizada por meio da fala ou da escrita é denominada comunicação verbal. Dessa forma, a comunicação inclui todo o comportamento verbal e não verbal (intencional ou não), que influencia o comportamento, as ideias ou as atitudes de outro indivíduo.[5]

A linguagem pode ser definida como o domínio do código utilizado na comunicação e pode ser dividida em duas fases: a linguagem receptiva (entendimento) e a linguagem expressa (habilidade em transmitir informações, pensamentos, emoções e ideias).[6]

Fala é a produção de sons articulados que compõem um determinado idioma e inclui, além da articulação, a fluência, a voz e a qualidade da ressonância de um indivíduo.

Um transtorno da linguagem está presente quando uma criança falha em desenvolver os marcos para a linguagem de sua idade cronológica, conforme mostra a Tabela 13.1. A maioria das crianças com dois anos de idade apresenta boa linguagem receptiva, junto a um vocabulário composto por 50 a 100 palavras, e algumas iniciam a formulação de frases simples.[7]

Desenvolvimento da linguagem

A busca pelo entendimento de como o cérebro humano processa a linguagem é, sem dúvida, um dos maiores mistérios da ciência e tornou-se uma busca atemporal.

Muitas características acústicas predizem a percepção da identidade (inteligibilidade) de um dado estímulo sonoro incluindo, mas não limitado, à dinâmica temporal do timbre, afinação e volume de uma dada

Transtornos do Neurodesenvolvimento

Tabela 13.1 Marcos do desenvolvimento da linguagem.[7,8]

Idade	Linguagem receptiva	Linguagem expressiva
0 a 3 meses	Assusta-se com sons altos	Sons guturais
	Aquieta-se ou sorri quando alguém lhe fala	Chora de maneira diferente para necessidades diferentes
	Aumenta ou diminui a atividade de sucção em resposta a sons	Sorriso social
4 a 6 meses	Movimenta os olhos para a origem do som	Lalação ("sons" de letras como "mmmmm" e "bbbbbbbb")
	Responde às mudanças no tom de voz	
	Percebe que brinquedos fazem barulhos	Gargalhadas
	Presta atenção à música	Vocaliza excitação e desprazer
		Sons em "borbulha" quando fica só ou brincando
7 a 12 meses	Gosta de brincar de "cadê o nenê"	Balbucio
	Vira e olha em direção ao som	Usa outros sons além do choro para ter e manter atenção
	Presta atenção quando lhe falam	
	Reconhece palavras para objetos familiares	Usa gestos para comunicação (dá tchau, manda beijo, levanta os braços para ser pego)
	Começa a responder a requisições ("venha aqui", "quer mais?")	
12 a 15 meses	Aponta para objetos familiares	Vocabulário contém 5 a 10 palavras
	Balança a cabeça para "não"	Diz dissílabas com significado como "mama" e "dada"
	Segue comandos de um passo	Aponta para duas a quatro partes do corpo
		Jargões misturados com palavras reais
15 a 18 meses	Balança a cabeça para perguntas em resposta a "sim" ou "não"	Conhece cerca de 20 palavras
	Reconhece figuras quando nomeadas	Repete palavras
	Compreende até 50 palavras	Imita sons do ambiente
18 a 24 meses	Aponta partes do corpo	Imita fala
	Compreende pronomes pessoais	Usa "meu" ou "eu"
	Realiza duas direções com objetos ("rola a bola", "cadê o sapato?")	Jargões e palavras para relatar experiências
		Vocabulário de 100 a 200 palavras
24 a 36 meses	Segue direções com dois passos	Vocabulário de até 900 palavras
	Responde "sim" ou "não" a questões	Frases contendo três a quatro palavras
	Entende conceito de "um"	Faz-se entender por meio da fala em 50% a 75% das vezes
36 a 48 meses	Aponta objetos por categorias	Frases com quatro ou mais palavras
	Identifica cores primárias	Relata experiências
	Entende negativas	Faz-se entender em 75% das vezes
4 a 5 anos	Segue direções complexas	Reconta histórias
	Compreende conceitos de tempo	Usa sentenças no passado irregular
	Presta atenção e responde questões simples referentes a pequenas histórias	Usa sentenças complexas ricas em detalhes
		Fala palavras em rima

onda sonora e a integração desta informação a curto e longo prazos. O estímulo sonoro pode ser traduzido em mensagens com significado (semântica), associações articulatórias (produção da fala), ortografia e ações físicas em direção ou para longe da fonte do som (processamento espacial). Como o estímulo sonoro pode ser ambíguo, a compreensão pode ser facilitada por caracteres auditivos da prosódia e por elementos

Tratado de Neurologia Infantil

visuais, tais como gestos manuais, movimentação dos lábios, expressão facial e escrita (Tabela 13.2).[9]

A compreensão da fala no nível da sentença também é ambígua, pois o significado de uma sentença pode ser diferente de suas partes, particularmente quando se faz uso de metáforas como em "você é o sol no meu céu". A compreensão desta sentença é primariamente restringida pelo nosso conhecimento prévio do mundo (restrições semânticas), o que esperávamos ouvir (efeito do contexto) e como as palavras são tipicamente combinadas (restrições sintáticas). Conforme o significado da sentença emerge, a memória auditiva de curto prazo é requerida para manter as palavras individualmente na memória até que uma interpretação satisfatória dessa combinação de vocábulos seja alcançada. Cada estágio na hierarquia do processamento da fala envolve a integração de um processamento de estímulos auditivos e visuais com nosso conhecimento prévio da linguagem e do contexto na qual foi usada.[9]

Pierre Broca e Karl Wernicke fizeram contribuições fundamentais em um período em que a busca por esse mistério foi frenética e generalizada. Seus estudos estiveram entre os primeiros a definir a localização funcional da linguagem em cérebros com lesões específicas. Com o tempo, seus nomes tornaram-se sinônimos de duas regiões-chave da linguagem: o giro frontal inferior e a área temporal posterossuperior, respectivamente. Por mais de um século esse modelo clássico, no qual a área de Broca e de Wernicke se comunicavam através do fascículo arqueado, predominou como o funcionamento da linguagem.[10] Com o avanço das técnicas de neuroimagem, a imagem por ressonância magnética (IRM) funcional foi capaz de prover uma nova perspectiva de organização da linguagem, uma melhor definição dos circuitos cerebrais envolvidos, a apreciação da flexibilidade desses circuitos em se adaptar aos diferentes aspectos da produção da fala, a identificação de áreas anteriormente não associadas aos aspectos cognitivos

da linguagem e uma nova compreensão da implicação de lesões cerebrais específicas.[11]

Fisiologia da audição[12]

Como a linguagem falada tem origem no aprendizado por repetição (isto é, devemos ouvir para poder emitir os sons na ordem certa), será iniciado o estudo da "nova" anatomia da linguagem a partir do início: da orelha externa até o reconhecimento completo do som no córtex cerebral.

Mecanismos de condução sonora

Qualquer interrupção que ocorra no som entre as orelhas externa e média acarretará uma surdez de condução.

Orelha externa

A orelha externa é composta pelo pavilhão auricular, canal auditivo externo e pela superfície externa da membrana timpânica. Têm sua origem no primeiro e segundo arcos branquiais e no primeiro sulco branquial. Desenvolve-se entre o 40º dia e o quarto mês de gestação.[13] A orelha tem a curvatura necessária para formar o melhor ângulo capaz de captar melhor os sons que vem da frente em relação aos sons de trás, o que por si só auxilia na localização do som.[14] Malformações da orelha externa, predominantemente as encontradas em síndromes genéticas, frequentemente estão associadas a alterações auditivas e alterações no desenvolvimento da fala e da linguagem.

Orelha média

Tem a função de transmitir a energia acústica que chega até o tímpano através da orelha externa em energia mecânica através do ressoar da membrana timpânica. Essa energia mecânica, transmitida por uma cadeia ossicular, se transformará em energia hidráulica na orelha interna. A cadeia ossicular é composta pelo martelo, pela bigorna e pelo estribo, que se

Tabela 13.2 Glossário de termos linguísticos.	
Fonema	Unidade sonora distinta em uma linguagem. Na língua portuguesa, há 34 fonemas, sendo 14 vogais, 19 consoantes e 2 semivogais.
Fonologia	Regra a ser seguida por aquele que fala ao combinar os sons da fala.
Pragmatismo	Intenção comunicativa da fala. Não leva em conta o conteúdo (p. ex., fazer uma pergunta num momento apropriado e da maneira correta).
Prosódia	É a melodia da linguagem. O tom da voz ao se realizar perguntas ou demonstrar emoções.
Semântica	Significado das palavras, sua definição.
Sintaxe	A "gramática" da linguagem. É a relação aceitável entre as palavras de uma dada sentença.

Seção 3 ■ Doenças e Síndromes Neurológicas

localizam em uma câmara "aberta" preenchida por ar, denominada mastoide. A disposição dos ossículos da orelha média, juntamente com a câmara preenchida por ar, faz praticamente ser anulada a perda energética da conversão de onda acústica (na orelha externa) em onda hidráulica (na orelha interna), quando ocorre o fechamento do estribo sobre a janela oval na cóclea.

Para que a orelha média mantenha sua função corretamente, é importante a manutenção do ar no interior da mastoide. Para que isso ocorra existe a tuba auditiva (tuba de Eustáquio), que comunica a orelha média com o trato respiratório superior, próximo às adenoides. É função da tuba auditiva manter a câmara da orelha média aerada e, por sua localização, esse tubo pode sofrer obstrução, tendo como consequência a perda de sua função. Isso é particularmente comum na hipertrofia da adenoide, frequente em crianças alérgicas.

Mecanismos de transdução sonora[12]

Orelha interna

A orelha interna é responsável pela audição e pelo equilíbrio, por meio da cóclea e do sistema vestibular (Capítulo 8 – Distúrbios dos Nervos Cranianos e do Sistema Visual), respectivamente. O canal membranoso que compõe a cóclea é preenchido por endolinfa, e seu movimento estimula o órgão de Corti, formado por um epitélio ciliar que termina no VIII nervo. A estimulação dos cílios faz com que ocorra liberação de neurotransmissores na sinapse, transformando assim uma onda hidráulica em estímulo nervoso, que irá até o córtex cerebral para iniciar a decodificação do som. É importante lembrar que existe uma tonotopia frequencial na cóclea, a qual se repete em outras estações auditivas importantes no processo da audição e de localização sonora. A lesão do epitélio ciliar acarreta surdez neurossensorial.

Porção central da audição

Inicia-se após a liberação de neurotransmissores na fenda sináptica da porção coclear do nervo vestibulococlear. Esse impulso percorreá o VIII nervo até o tronco encefálico e, eventualmente, até o córtex. As vias auditivas são uma complexa rede de neurônios interligados e funcionam como capacitores, armazenando o sinal até atingir o limite e repassando o estímulo ao neurônio seguinte. Por causa dessa intricada rede neuronal, o estímulo sonoro pode atingir diferentes regiões cerebrais, mesmo quando seja proveniente de um uma única fonte.

O primeiro nível dessa rede é o VIII nervo. Após fazer sinapse com o órgão de Corti ele percorre o meato auditivo interno até atingir o ângulo pontocerebelar e passar ao próximo neurônio localizado no núcleo coclear na ponte. Os neurônios desse núcleo partem até o complexo olivar superior e, então, através do lemnisco lateral, seus prolongamentos atingem o colículo inferior no mesencéfalo e assim o tálamo, especificamente os corpos geniculados mediais. A grande maioria das fibras nervosas irá se dirigir ao giro temporal superior esquerdo, onde se localizam as áreas auditivas primárias e secundárias para os estímulos serem decodificados de forma mais precisa; essas informações serão repassadas às áreas terciárias, que trabalharam de modo integrado com outras informações recebidas naquele momento e em colaboração com sistemas integrados da memória, podendo utilizar informações de arquivos memorizados.

Fonologia

O processamento fonológico é um passo fundamental para a percepção da fala, e consiste em transformar informação acústica externa em uma representação interna de material verbal. Esse processo ocorre em rede complexa, envolvendo a porção posterior do córtex do giro temporal superior, do giro supramarginal e de uma parte do giro frontal inferior (*pars opercularis*).

O córtex da região do giro temporal superior posterior é um local importante na representação do som em fonemas e, em especial, a região vizinha à superfície opercular temporal, próxima ao sulco transverso posterior ou sulco de Heschl. A porção posterior do giro frontal inferior é responsável pelas decisões fonológicas relevantes.[15]

Córtex motor e pré-motor

Classicamente, o papel do córtex pré-motor na linguagem está relacionado à articulação da fala. Entretanto, novos dados apoiam a participação dessa área na representação fonológica e na capacidade de analisar palavras no giro pré-central esquerdo. Conforme o indivíduo é exposto ao som da fala, ocorre ativação das mesmas áreas que seriam utilizadas para criar o som apresentado.[16]

Semântica

Atualmente há duas vertentes para tentar compreender e elucidar as bases neurais do conhecimento semântico. O primeiro modelo "distributivo" postula que a representação conceptual é representada especificamente em relação à modalidade sensório-motora correspondente.[17] De acordo com esse modelo, o significado da palavra "pão" seria guardada na região perissilviana, que percebe e produz a linguagem, enquanto o conhecimento do seu gosto estaria guardado no córtex gustató-rio relacionado. O outro modelo "amodal" postula que os conceitos são representados independentemente da modalidade sensório-motora na qual é comumente adquirida.[18] Nesse caso, a representação conceitual de "pão" seria única e independente da sensação que evoca; seria acessada, por exemplo, pela visão, pelo paladar ou até mesmo com a leitura da palavra "pão".

Gramática e sintaxe

A gramática e a sintaxe independem da semântica, embora o contrário não seja verdadeiro, ou seja, pseudo-palavras podem pertencer a uma classe gramatical e uma sentença sem sentido pode ser sintaticamente correta.

Algumas pessoas apresentam dissociação entre diferentes classes gramaticais (tipicamente verbos e substantivos) durante a compreensão e a produção da fala. Há uma ativação dorsolateral dos lobos frontais para produção verbal e mais ventral para os substantivos. A análise sintática é baseada em uma rede envolvendo o circuito parietofrontal e o sistema frontotemporal.[16]

Surdez

A falha em detectar uma perda auditiva, seja congênita ou adquirida, pode levar a déficits permanentes na vida de uma criança, seja em relação à aquisição da linguagem e da fala, ao baixo desempenho acadêmico, à inadaptação social e a dificuldades emocionais.[19] Como a identificação precoce de uma perda auditiva

e uma intervenção apropriada podem amenizar esses déficits, é fundamental que o profissional da saúde tenha o conhecimento de como realizar a investigação e de como interpretá-la.

A avaliação da audição dá-se por meio da medição dos limiares da condução aérea e óssea do som. Quando há um aumento do limiar auditivo, têm-se uma perda auditiva. Os principais tipos de perda auditiva são: de condução, neurossensorial, mista e central.

Surdez de condução

Ocorre quando há alterações na(s) orelhas(s) externa e/ou média. Neste caso ocorrerá um hiato da condução aéreo-óssea, uma vez que o som propagado pelos ósseos do crânio será ouvido melhor que o propagado pelo ar (orelha externa e média), causando um aumento do limiar de transdução aérea. As principais causas de surdez de condução estão na Tabela 13.3.

Surdez neurossensorial

A surdez neurossensorial ocorre por alterações da orelha interna (sensorial) e/ou do VIII nervo (neural). A surdez neural é frequentemente referida como surdez retrococlear. Na surdez neurossensorial o limiar ósseo e o aéreo estão aumentados e não ocorrerá hiato de condução.

O principal mecanismo de surdez neurossensorial envolve o comprometimento do epitélio ciliar. É geralmente causado por defeitos no desenvolvimento des-

Tabela 13.3 Principais causas de perda auditiva por condução.[12]

Doença	Estrutura envolvida	Causa/tratamento
Cerúmen	Orelha externa	Remoção do cerúmen impactado
Corpo estranho	Orelha externa	Remoção do corpo estranho
Atresia congênita	Orelha externa	Defeito congênito associado a diversas síndromes genéticas. Cirurgia para fins exclusivamente estético
Otite externa	Orelha externa	Tratamento da infecção
Perfuração timpânica	Membrana timpânica	Tratar causa e aguardar cicatrização. Em alguns casos, cirurgia é necessária para o fechamento
Otite média	Cavidade da orelha média	Antibioticoterapia, drenagem, se necessário
Otoesclerose	Porção distal ("pé") do estribo	Crescimento ósseo ao redor da janela oval imobilizando o estribo; cirurgia para remoção do estribo e crescimento ósseo e reposição com prótese
Fixação ossicular	Qualquer ossículo da orelha média	Fusão de um ou mais ossículo; pode ser congênito. Cirurgia para descontinuação óssea
Descontinuidade ossicular	Qualquer ossículo da orelha média	Lesão ligamentar dos ossículos. Pode ser congênita. Cirurgia

Transtornos do Neurodesenvolvimento

sas células, seja por fatores genéticos que levam a um desenvolvimento anormal dessas estruturas, seja por fatores congênitos, por ação externa como infecções (citomegalovírus e rubéola) ou na incompatibilidade Rh. As principais causas de surdez neurossensorial são apresentadas na Tabela 13.4.

Surdez mista

Ocorre quando há lesão tanto da orelha interna e/ou VIII nervo e da orelha externa e/ou médio. Isso resulta em um aumento do limiar da condução aérea e óssea, bem como em um hiato aéreo-ósseo.

Surdez central

Ocorre quando há lesão nas vias centrais da audição, isto é, da conexão do tronco encefálico até as áreas corticais. Nos casos puros de surdez central, os limiares de transmissão estão normais e não ocorre o hiato aéreo-ósseo. A surdez central, na verdade, é uma distorção grave do processamento auditivo (ouve mas não entende) e não uma hipoacusia, como as três causas de surdez previamente descritas. A surdez central é geralmente associada a uma lesão (tumor, lesão traumática ou vascular), levando à distorção do processamento auditivo. Nos casos de comprometimento menos intenso desse processamento auditivo, que

Tabela 13.4 Principais causas de perda auditiva neurossensorial.[12]

Doença	Estrutura envolvida	Causa/tratamento
Congênita	Células ciliares, cóclea, VIII nervo	Defeitos embrionários, doenças maternas com repercussão fetal (drogas, STORCH), fatores hereditários, agenesia ou disgenesia do VIII nervo
Ototoxicidade	Células ciliares, estruturas da cóclea	Aminoglicosídeos, quimioterápicos, intoxicação exógena (ácido acetilsalicílico)
Infecções virais	Células ciliares, fluido coclear	Vírus da família herpes
Infecções bacterianas	Células ciliares, fluido coclear	*Streptococcus*
Fístula perilinfática	Perilinfa	Fístulas no ligamento entre o estribo e a janela oval leva à perda de perilinfa, com perda auditiva temporária e tontura. Fechamento da fístula (espontâneo ou cirúrgico)
Síndrome de Ménière	Endolinfa	Absorção imprópria da endolinfa leva a um aumento da pressão nos canais membranosos da orelha interna, causando tontura e hipoacusia, que flutuam com alterações da pressão. Em estágios avançados da doença, pode haver ruptura da membrana de Reissner, fazendo a perilinfa e endolinfa se misturarem, com consequente desequilíbrio iônico na cóclea, podendo levar à destruição do epitélio ciliar
Otoesclerose coclear	Perilinfa, membrana basilar, epitélio ciliar	Em alguns casos o crescimento ósseo causado pela otoesclerose pode invadir a orelha interna levando à lesão de suas estruturas
Tumores do VIII nervo	VIII nervo	Especialmente relacionados com neurofibromatose tipo 2. Cirurgia ou radioterapia em casos selecionados
Neuropatia do acústico	VIII nervo	Neurotoxicidade por drogas, doenças desmielinizantes, EIM (Refsum, doenças mitocondriais)
Trauma	VIII nervo	TCE. Prognóstico depende da lesão; pode ser temporária mas frequentemente permanente

STORCH: sífilis, toxoplasmose, rubéola, citomegalovírus e herpes.

Tratado de Neurologia Infantil

muitas vezes é ocasionado apenas por alterações funcionais, clinicamente é utilizado o termo "distúrbio do processamento auditivo central".

Transtornos da linguagem

A linguagem humana é uma função cortical e seu desenvolvimento se sustenta, por um lado, em uma estrutura anatomofuncional geneticamente predeterminada e, por outro, em um estímulo que depende do circunstancial ou ambiental,[20] e inclui a forma, a função e o uso de um sistema convencional de símbolos com um conjunto de regras para a comunicação.

Os transtornos da linguagem podem ser primários ou secundários. Estes últimos são atribuídos a outras condições nas quais, geralmente, a linguagem é um dos domínios do neurodesenvolvimento que se encontram alterados. Já nos transtornos primários, o próprio transtorno da linguagem é a doença.[8] Seu diagnóstico é clínico e respeita os critérios adotados pelo DSM-5, conforme dados a seguir:

1. Dificuldades persistentes na aquisição e no uso da linguagem em suas diversas modalidades (i.e., falada, escrita, sinais ou outras) devido a déficits na compreensão ou na produção, inclusive:
   a) Vocabulário reduzido (conhecimento e uso das palavras);
   b) Estrutura limitada de frases (capacidade de unir palavras e terminações de palavras, de modo a formar frases, com base nas regras gramaticais e morfológicas);
   c) Prejuízos no discurso (capacidade de usar vocabulário e unir frases para explicar ou descrever um tópico ou uma série de eventos, ou ter uma conversa);
2. As capacidades linguísticas estão, de forma substancial e quantificável, abaixo do esperado para a idade, resultando em limitações funcionais na comunicação efetiva, na participação social, no sucesso acadêmico ou no desempenho profissional, individualmente ou em qualquer combinação.
3. Início dos sintomas durante o período de neurodesenvolvimento.
4. As dificuldades não são atribuíveis à deficiência auditiva ou a outro prejuízo sensorial, à disfunção motora ou a outra condição médica ou neurológica, não sendo mais bem explicada por deficiência intelectual ou por atraso global do desenvolvimento.

Prevalência

Estima-se que até 19% dos pré-escolares apresentam alguma forma de alteração da linguagem. Aproximadamente 10% a 15% das crianças com dois anos apresentam algum grau de atraso da linguagem com queda para 5% após o terceiro ano.[21] Em crianças em idade escolar, a prevalência de algum transtorno de linguagem é de 6% a 8%.[22] Em um estudo no interior do Espírito Santo, 30,4% das crianças apresentaram algum tipo de alteração na comunicação, sendo que, destas, 25% apresentavam alteração da fala, 17,8% alteração da voz e 8,8% da linguagem. Quinze por cento apresentaram associação de duas ou mais alterações.[23] Crianças em que esta alteração persiste além dos cinco anos de idade estão mais sujeitas a dificuldades sociais e transtornos de atenção.[24] Crianças que apresentam história familiar de atraso da linguagem, prematuridade, sexo masculino e baixo peso ao nascer apresentam um risco maior para alterações da linguagem.[25]

O desenvolvimento normal da linguagem dá-se de forma paulatina, com predomínio da linguagem receptiva sobre a expressiva. Tem-se início com a lalação, balbucio, palavras isoladas e então combinações destas, levando a conceitos mais complexos[8] conforme a Tabela 13.1. O desenvolvimento da proficiência no uso do vocabulário depende fortemente do estímulo dado pela família, da escolaridade da pessoa que cuida e da inserção escolar precoce.[26] Crianças expostas a um ambiente bilíngue comumente misturam os idiomas entre si, o que tende a melhorar com o desenvolvimento da linguagem. Normalmente, tornam-se proficientes em ambas as línguas por volta dos cinco anos.[27]

Transtornos primários da linguagem

O processo de desenvolvimento da linguagem envolve a participação de quatro sistemas interdependentes: o pragmático, que se refere ao uso comunicativo da linguagem em contexto social; o fonológico, envolvendo a percepção e a produção de sons para formar palavras; o semântico, respeitando as palavras e seu significado; e o gramatical, compreendendo as regras sintáticas e morfológicas para combinar palavras em frases compreensíveis.[28]

Os transtornos primários da linguagem (especialmente os que envolvem a linguagem receptiva) têm forte associação com transtornos psiquiátricos, sendo que até 26% dos indivíduos terão alguma comorbidade comportamental (principalmente transtorno do déficit de atenção com hiperatividade, bem como transtornos opositivo-desafiador e de conduta) e até 20% apresentarão algum transtorno de humor.[29]

378

Seção 3 ■ Doenças e Síndromes Neurológicas

Atraso constitucional da fala e linguagem

Nesta situação, a criança apresenta-se com a fala predominantemente atrasada, tem compreensão, inteligência, audição, relação social e habilidades articulatórias normais. O prognóstico é excelente e as crianças tipicamente já terão adquirido a fala normal na idade escolar, muitas vezes mesmo sem o auxílio fonoaudiológico,[30] embora a terapia fonoaudiológica ajude na recuperação precoce. Como nessa situação a linguagem expressiva é a afetada, a diferenciação do transtorno pragmático social é fundamental, embora muitas vezes seja difícil diferenciá-lo.

Transtorno da comunicação social (pragmática)

Embora o termo semântico-pragmático tenha sido utilizado pela primeira vez em 1983[31] para descrever crianças excessivamente prolixas e que demonstravam dificuldade em encontrar palavras, bem como dificuldade em conversação, somente em 2013 tornou-se uma entidade única e com critérios diagnósticos definidos como parte dos transtornos da comunicação encontrados no DSM-5:

1. Dificuldades persistentes no uso social da comunicação verbal e não verbal como manifestado por todos os elementos a seguir:
   a) Déficits no uso da comunicação com fins sociais, como em saudações e compartilhamento de informações, de forma adequada ao contexto social.
   b) Prejuízo da capacidade de adaptar a comunicação para se adequar ao contexto ou às necessidades do ouvinte, tal como falar de modo diferente em uma sala de aula e em uma praça, falar de forma diferente a uma criança e a um adulto e evitar o uso de linguagem excessivamente formal.
   c) Dificuldade de seguir regras para conversar e contar histórias, como aguardar a vez, reconstruir o que foi dito quando não entendido e saber usar sinais verbais e não verbais para regular a interação.
   d) Dificuldades para compreender o que não é dito de forma explícita e sentidos não literais ou ambíguos da linguagem.
2. Os déficits resultam em limitações funcionais na comunicação efetiva, na participação social, nas relações sociais, no sucesso acadêmico ou no desempenho profissional, individualmente ou em conjunto.
3. O início dos sintomas ocorre precocemente no período inicial do desenvolvimento.
4. Os sintomas não são atribuíveis a outra condição médica ou a baixas capacidades nos domínios da estrutura da palavra e da gramática, não sendo mais bem explicados por transtorno do espectro autista, deficiência intelectual ou atraso global do desenvolvimento.

As habilidades pragmáticas são difíceis de serem medidas de maneira padronizada, pois dependem do comportamento humano, que ocorre de maneira dinâmica. A estrutura dada por testes padronizados tornam difíceis a captação dos problemas na comunicação social que possam emergir em situações do dia a dia, em que as regras de interação são menos explícitas e muito mais dinâmicas.[32]

Como o prejuízo na comunicação social é uma característica nuclear do transtorno do especto autista, uma certa sobreposição entre sintomas do pragmatismo social e autismo pode ser encontrada.[33] Vale ressaltar que as crianças com transtorno semântico-pragmático não costumam ter os comportamentos repetitivos e interesses restritos típicos do autismo.[34] Assim como todas as alterações do neurodesenvolvimento, o transtorno semântico-pragmático também apresenta indícios de ser uma condição com base genética, uma vez que ocorre tanto em famílias com casos de autismo[35] quanto em famílias com outros transtornos da linguagem,[36] e é fortemente ligado à presença de cromossomos Y supranumerários.[37]

O prognóstico dessas crianças é variável e muitas persistem com problemas de relacionamento na vida adulta, como manter amizades próximas ou de relacionamento conjugal.[38] Terapias com especialistas em linguagem e fala parecem ter um impacto positivo no transtorno.[39,40]

Transtorno da linguagem receptiva

Nesta situação, a criança apresenta dificuldades em adquirir a compreensão da linguagem, embora tenha inteligência não verbal normal. Seu diagnóstico é importante pelo grande impacto sobre a linguagem, o aprendizado e o comportamento.[41] A fala é atrasada, entretanto o discurso é esparso, agramático e quase indistinguível quanto a sua articulação. A criança pode ter dificuldade ou até mesmo não olhar ou apontar para objetos e pessoas nomeadas pelos pais ou pelo examinador (o que demonstra o déficit na compreensão), embora apresente respostas normais a estímulos não verbais.[8] É raro nestas crianças o desenvolvimento da linguagem normal. O efeito da terapia fonoaudióloga é muito menor em relação às duas condições anteriores.[40] Essas crianças necessitam de tratamento intensivo.

Transtornos da fala

Referem-se ao comprometimento da produção fonatória, da articulação dos sons da fala e da prosódia, podendo estar associados ao comprometimento da respiração, da deglutição e da ressonância. Os transtornos motores da fala podem ser divididos em duas categorias: as disartrofonias e as apraxias.

As disartrofonias, geralmente associadas a quadros lesionais centrais ou periféricos, referem-se a problemas na execução motora, enquanto as apraxias envolvem alterações na programação motora necessária à fala. Muitas vezes tais transtornos levam a alguma dificuldade persistente para produção ou inteligibilidade da fala, com prejuízo social, acadêmico ou profissional.

- **Disartrofonia espástica:** associada a quadros neurológicos que aparecem após algumas semanas ou meses da lesão do neurônio motor superior, como nos quadros de acidente vascular cerebral, sequelas de paralisia cerebral, sequelas de meningoencefalites.
- **Disartrofonia flácida:** decorre do comprometimento da unidade motora (corpo celular do neurônio motor inferior, seu axônio, a junção mioneural ou as próprias fibras musculares). Desse modo, muitas vezes observam-se músculos hipotônicos, com alteração dos movimentos automáticos ou reflexos. Exemplos de doenças com essa característica são as polirradiculoneurites, que comprometem a face, e quadros que atingem a junção mioneural ou o próprio músculo, como a miastenia grave e as miopatias.
- **Disartrofonia hipercinética:** relaciona-se a doenças que comprometem o sistema extrapiramidal, principalmente os núcleos da base e as vias extrapiramidais, responsáveis pela regulação do tônus muscular, integração e controle dos movimentos normais. Está associada a quadros como a coreoatetose, distonia, discinesia tardia, mioclonia palatal e tremor vocal, encontrado em pacientes com tremor essencial, por exemplo.
- **Disartrofonia hipocinética:** geralmente associada a quadro que se manifesta com bradicinesia, tipicamente encontrada nos pacientes com síndromes parkinsonianas.
- **Disartrofonia atáxica:** associada a quadros com comprometimento do cerebelo e de suas vias, determinando falta de coordenação dos dados sensoriais com o desempenho motor, levando a uma fala com emissão imprecisa, distorção das vogais e ritmo e cadência irregulares. A alteração mais evidente deste tipo de disartrofonia é a alteração característica do ritmo de fala (escandida).
- **Disartrofonias mistas:** associadas a quadros nos quais há mais de um sistema motor comprometido, como nos pacientes com esclerose múltipla, em que as lesões desmielinizantes podem atingir de modo diferente e aleatório os diversos sistemas motores; ou nos indivíduos com esclerose lateral amiotrófica, em que há alteração do neurônio motor inferior e do neurônio motor superior, levando à imprecisão na emissão dos fonemas, distorção das consoantes e hipernasalidade exuberante.

Apraxia da fala do desenvolvimento

Apraxia da fala é um distúrbio em que ocorre uma incapacidade na programação dos movimentos dos músculos necessários para a produção e sequência dos fonemas. Ela compreende dois tipos de apraxia: a bucolingual e a fonoarticulatória.

A apraxia bucolingual é uma limitação nos movimentos dos lábios e da língua, sem a presença de um déficit de força, enquanto a apraxia fonoarticulatória é uma condição em que a criança tem dificuldade em programar os movimentos necessários para a produção dos sons na ordem certa, devido a uma incoordenação dos órgãos fonoarticulatórios. O paciente apresenta dificuldade na programação do gesto articulatório, especialmente na fala encadeada. Algumas dessas crianças mostram também uma percepção não perfeita dos sons a serem reproduzidos, mostrando distúrbio na utilização de informações aferentes acústicas. Outras apresentam dificuldade em perceber os pontos de apoio para produzir os fonemas e palavras, especialmente na fala encadeada.[42] Isto faz com que a fala dessas crianças possa ser de difícil entendimento para os demais, especialmente quando relacionada a fonemas fricativos (/f/, /s/, /ch/, /v/, /z/ e /j/).[43] Essas crianças comunicam-se muito bem por meio de gestos (o que demonstra a intenção em comunicação), embora falhem em habilidades de fala. Acompanhamento fonoaudiólogo costuma levar a um bom prognóstico nos quadros mais leves e quando iniciado nos primeiros anos da vida.

Transtorno da fluência

Os transtornos do ritmo da fala podem ser divididos em taquifemia e disfemia. A taquifemia é pouco comentada na literatura e trata-se um transtorno do ritmo da fala acelerado. Pode ser diferenciado da taquilalia, que representa o aumento da velocidade das articulações do fonemas, pelo fato de na verdadeira taquifemia a velocidade de fala estar aumentada o suficiente para prejudicar a inteligibilidade. Há aumento no número de hesitações e disfluência, e geralmente o paciente não tem esta percepção.

A disfemia ou disfluência, popularmente conhecida como gagueira, é um transtorno da fluência da fala frequente em crianças e costuma ter início entre o segundo e quinto ano de vida, afetando até 5% das crianças pré-escolares,[44] com predomínio do sexo masculino.[45] Acredita-se que a forma denominada gagueira do desenvolvimento ocorra quando as habilidades linguísticas e de fala da criança não conseguem suprir suas demandas verbais.[46] Mesmo os indivíduos fluentes podem apresentar, em determinadas situações, graus variáveis de disfluência.

Nas situações de disfluência patológica, os estudos de IRM funcional e tractografia mostram um desenvolvimento anormal das conexões entre as redes audiomotoras envolvendo o circuito talamocortical, o qual afeta o planejamento e a execução dos processos necessários para um discurso fluente.[47]

O prognóstico da gagueira do desenvolvimento é excelente, mesmo sem terapia fonoaudiológica, com recuperação em até quatro anos após o início.[48] Entretanto, como a disfluência patológica inicia-se muitas vezes na mesma faixa etária, com manifestações clínicas semelhantes, nem sempre é fácil para o não especialista diferenciá-las e, portanto, depondo de sua intensidade e gravidade, é aconselhável uma avaliação especializada, sendo a sua persistência após os oito anos um fator preditivo da persistência na adolescência e na vida adulta.[5] Esses indivíduos apresentam-se com perturbações persistentes na fluência normal e no padrão temporal da fala, caracterizadas por ocorrência frequente e marcante de ao menos um dos sintomas a seguir:[5] repetições de som e sílabas, prolongamento sonoros das consoantes e das vogais, palavras interrompidas (p. ex., pausas em uma palavra), bloqueio audível ou silencioso, circunlocuções (substituição de palavras para evitar palavras problemáticas), palavras produzidas com excesso de tensão física e/ou repetições de palavras monossilábicas (p. ex., "Eu-eu-eu-eu vejo"). A disfemia normalmente não está presente durante a leitura oral, canto, cochicho ou quando a criança conversa com objetos ou animais de estimação.[46]

A disfemia pode recorrer em indivíduos da mesma família e já apresenta quatro genes ligados ao distúrbio familiar: *STUT1* (18q – autossômico dominante),[50] *STUT2* (12q24 – herança desconhecida),[51] *STUT3* (3q – herança desconhecida)[52] e *STUT4* (16q – herança desconhecida).[53] Outros três genes com associação à disfemia persistente foram identificados: *NAGPA* (16p13.3), *GNPTAB* (12q 23.2), *GNPTG* (16p13.3), sendo os dois últimos associados às mucolipidoses tipos II e III, respectivamente.[54,55]

O tratamento muitas vezes é necessário e tem como base uma terapia fonoaudióloga comportamental[56] (Tabela 13.5). Deve ser dada atenção especial às comorbidades, especialmente aos transtornos de ansiedade, que podem estar presentes em mais de 50% destes indivíduos.[57]

Transtornos secundários da linguagem

Transtornos da aquisição da linguagem

Nas crianças com lesão cerebral, especialmente aquelas adquiridas no período pré-natal, os transtornos da aquisição de linguagem são frequentes. Os cuidadores têm como queixas o fato de essas crianças não falarem, ou falarem pouco para a idade cronológica, ou não entenderem ordens e comandos que a maioria das crianças da mesma idade consegue compreender. Além disso, quase invariavelmente apresentam alterações da fala, quer por apraxias ou por disartrofonias. As alterações fonoarticulatórias decorrem muitas vezes das alte-

---

Tabela 13.5 Recomendações para tratamento da disfemia.[49]

- Prover um ambiente familiar que dê oportunidade à criança para falar, além de reservar um período para conversar com a criança com calma, especialmente quando ela estiver excitada ou com muito a dizer.
- Evitar reações negativas quando a criança gaguejar. Os pais devem reagir à gagueira como reagem a outra dificuldade qualquer que a criança apresente. Recomendar aos pais que façam correções gentis quando a criança gaguejar e que comemorem o discurso fluente.
- Exigir menos que a criança fale de certo modo ou não expor a criança às situações em público.
- Conversar com a criança de maneira calma e devagar. Isso pode ajudar a reduzir a pressão sobre o tempo para falar que estas crianças vivenciam.
- Ouvir atentamente o que a criança quer dizer e esperar que ela diga a palavra intencionada. Evitar completar suas sentenças e mostrar que a pessoa pode se comunicar mesmo na vigência da gagueira.
- Conversar abertamente sobre a gagueira com a criança se ela trouxer o assunto à tona.

Tratado de Neurologia Infantil

rações de tônus, força, coordenação dos músculos dos lábios, da língua, masseteres e bucinadores, perda auditiva (infecções congênitas), coexistência de deficiência intelectual e/ou a lesões corticais cerebrais.

Muitas vezes, especialmente nos casos mais acentuados, as disartrofonias estão associadas a alterações da deglutição, sendo importante identificá-las para o correto encaminhamento, evitando complicações respiratórias infecciosas recorrentes.

Essas crianças podem se beneficiar de terapias fonoaudiológicas para fala, disfagia, linguagem e talvez utilizem métodos alternativos de comunicação, como cartões com símbolos, discursos sintetizados, favorecendo formas naturais de comunicação da criança e treino de padrões de comunicação.

Perda auditiva

As características e o prognóstico dependem do fato de serem ou não bilaterais, da intensidade, do padrão da perda auditiva e do momento da vida em que a mesma ocorreu. Crianças com déficit auditivo antes da aquisição da fala apresentarão atraso da mesma, podem ter distorções nos sons e padrões de prosódia produzidos (entonação, ritmo e volume da fala). Geralmente apresentam alteração na linguagem receptiva concomitante. Essas crianças devem ser avaliadas por especialistas em audiologia para que seja programada a intervenção mais apropriada. Intervenções precoces, especialmente com a participação familiar, promovem tanto o desenvolvimento da linguagem como o da cognição.

Se a surdez ocorrer após a aquisição da linguagem, é comum um detrimento progressivo da fala, com declínio na precisão da articulação do discurso e da aquisição de vocabulário. Essas crianças frequentemente são estigmatizadas pelos pais como "falam melhor do que ouvem". Prognóstico e método de intervenção dependem da causa básica.

Outro fator referente à perda auditiva é se esta é bi ou unilateral. As crianças com perda auditiva unilateral podem apresentar-se quase assintomáticas ou apresentar uma alteração da linguagem mista (isto é, expressiva e receptiva) em comparação com indivíduos normais, mas apresentam linguagem expressiva melhor que a de indivíduos com perda bilateral.[58]

Mutismo seletivo

Descrito pela primeira vez em 1877 por Adolf Kussmaul, sob o nome de *aphasia voluntaria,* em que conceituava crianças que voluntariamente suprimiam a fala em certos contextos. Essas crianças apresentam uma incapacidade de falar em certos contextos, como por exemplo na escola, no consultório ou em público, embora tenham uma linguagem (verbal e não verbal) normal em outras situações, como em casa ou na presença de um membro específico da família.[59]

Não há causa definida para essa condição, embora muitos autores acreditem ser um espectro do transtorno de ansiedade social, com provável componente genético, já que até 90% dos parentes de primeiro grau apresentam histórico de algum transtorno psiquiátrico.[60] Crianças com esta forma de mutismo devem fazer acompanhamento multiprofissional com fonoaudiólogo, psicólogo e, especialmente, terapia cognitivo-comportamental para diminuir a ansiedade concomitante.[61]

Investigação

A investigação da criança com atraso no desenvolvimento da linguagem deve compreender uma anamnese detalhada, um exame físico em busca de outros sinais (Tabela 13.6) que permitam inferir um diagnóstico presuntivo e avaliação auditiva.[62]

Audiometria tonal

A audiometria tonal consiste em avaliar a audição por meio da obtenção de limiares auditivos (em dB) para tons puros, para cada frequência (em Hz) apresentada, na qual a criança consegue ouvir o som em 50% do tempo. O limiar de audição normal é entre zero e 20 dB e qualquer limiar acima deste valor é indicativo de perda auditiva (leve entre 20 e 40 dB, moderada entre 40 e 60 dB, grave entre 60 e 80 dB e profunda, acima de 80 dB). O exame deve ser realizado com fones de ouvido para testar a condução aérea e com um osciloscópio sobre a mastoide para avaliar condução óssea.

Se houver um aumento do limiar aéreo com audiometria tonal óssea normal, têm-se uma perda auditiva de condução. Se ambas as audiometrias apresentarem um limiar aumentado, a perda auditiva é do tipo neurossensorial.

Audiometria vocal

Esta avaliação é dividida em duas partes: limiar da fala (limiar receptivo) e escore de discriminação de palavras. O limiar da fala é o nível mais simples em que a criança consegue repetir ao menos 50% de palavras compostas por duas sílabas longas. É realizada a comparação com os resultados obtidos na audiometria tonal, com resultados normais quando apresenta um limiar ± 10 dB. A fala encontra-se na faixa de frequência de 500 a 4.000 Hz.

Seção 3 ■ Doenças e Síndromes Neurológicas

Transtornos do Neurodesenvolvimento

Tabela 13.6 Síndromes genéticas associadas à surdez.

Síndrome	Características associadas	Tipo da surdez
Waardenburg	Mecha branca de cabelo, mandíbula proeminente, íris heterocrômica (azul borboleta monarca)	Neurossensorial
Usher	Retinite pigmentar, ataxia	Neurossensorial
Pendred	Bócio familiar, disfunção tireoidiana	Neurossensorial
Alport	Nefrite, retinite, defeito cristalino	Neurossensorial
Anomalias craniofaciais (Apert, Pfeiffer, Crouzon)	Craniossinostose, micrognatia, sindactilia	Neurossensorial, condução ou mista
CHARGE	Atresiacoanas, colobomas, defeitos cardíacos, DI, hipoplasia genital e anormalidades da orelha	Neurossensorial ou mista
Goldenhar	Hipoplasia facial, anomalias da orelha e vértebras	Condução e mista
Mucopolissacaridoses	Fácies infiltrada, deficiência intelectual, opacificação de córneas, hérnia umbilical, articulações rígidas	Mista
Treacher-Collins	Dismorfismos faciais, fenda palatina	Condução
LEOPARD	Lentiginose, estenose pulmonar, hipertelorismo, anomalias genital	Neurossensorial
Kartagener	*Situs* inverso, imobilidade ciliar, defeitos cardíacos, anomalias esplênicas	
Cockayne	Degeneração retiniana, progéria, retardo do crescimento, fotossensibilidade	Neurossensorial
Klippel-Feil	Movimentos em espelho, fusão de vértebra cervical (C4), pescoço alado, defeitos cardíacos	Neurossensorial, condução e mista
Duane	Estrabismo, anormalidade de orelha e esqueleto, paralisia de nervos cranianos	Condução
Marfan	Subluxação de cristalino, aracnodactilia, aneurisma de aorta, hiperextensibilidade	Neurossensorial, condução e mista
Moebius	Paralisia nervos cranianos (VII, VI e III), anormalidade de membros, hipoglossia, micrognatia	Condução
Pierre-Robin	Micrognatia, fenda palatina, glossoptose	Condução
Jervell e Lange-Nielsen	Síncopes recorrentes e QT longo	Neurossensorial
Neurofibromatose tipo 2	Meningiomas, schwannoma do acústico	Neurossensorial
Ehlers-Danlos	Hiperextensibilidade de articulações, frouxidão da pele	Mista

A avaliação de discriminação de palavras serve para estabelecer o prognóstico do uso de aparelho auditivo e ajudar a determinar o local da lesão. O escore é dado com base no número de palavras foneticamente balanceadas que a criança consegue repetir. Tipicamente o exame é realizado a um nível de 40 dB acima do limiar da fala alcançado no início do teste. Um baixo escore discriminativo indica perda neurossensorial e torna a criança um mau candidato ao uso de aparelhos, pois ele amplificará o som mas não permitirá à criança compreender o que está sendo dito.

Capítulo 13

Audiometria comportamental

A audiometria comportamental é um método subjetivo para a avaliação da audição em crianças que, por algum motivo, não possam cooperar na realização da audiometria tonal e vocal, como lactentes e crianças com deficiência intelectual. O teste é realizado observando-se a mudança no comportamento que a criança apresenta ao ouvir algum estímulo sonoro, como a voz do examinador ou ruídos de banda estreita (ruído em uma dada frequência selecionada) em um ambiente sem isolamento acústico. As mudanças no comportamento avaliadas são a movimentação da cabeça em direção ao som, a interrupção da sucção, o piscamento e a elevação das sobrancelhas, entre outros.

Em crianças com menos de três anos de idade e para as que não colaboram, é possível realizar um teste de campo acústico com reforço visual, no qual a criança é exposta a sons variados por meio de alto falantes localizados em uma sala. A criança é treinada e estimulada a se virar para o lado da fonte sonora e, ao responder, é recompensada com um entretenimento visual ou brinquedo.

Impedanciometria

A impedanciometria ou imitanciometria avalia a integridade e a função da orelha média por meio da timpanometria e do reflexo estapediano. É um exame simples, rápido e independe de colaboração.

Timpanometria

Avalia as mudanças na impedância (propagação) acústica na orelha média com base na mudança da pressão no ar. Conforme a pressão aumenta, a membrana timpânica é empurrada medialmente e, conforme a pressão negativa se inicia, a membrana timpânica desloca-se lateralmente. A complacência máxima é plotada no gráfico conforme a Figura 13.1 e apresenta os seguintes resultados:

- **Curva tipo A:** padrão normal.
- **Curva tipo As:** complacência diminuída, sugerindo um sistema "rígido"; pode ser causada por miringoesclerose ou otoesclerose.
- **Curva tipo Ad:** complacência aumentada, vista em descontinuidade da cadeia ossicular.
- **Curva tipo B:** pouca ou nenhuma mobilidade da membrana timpânica. É sugestiva de efusões da orelha média ou perfuração timpânica.
- **Curva tipo C:** pressão negativa na orelha média, sugestiva de membrana timpânica retraída.

- **Curva tipo D:** curva com duplo pico; variante da normalidade encontrada principalmente em recém-nascidos.

Reflexo estapediano

O reflexo estapediano tem a função de proteger a cóclea de sons intensos e, quando desencadeado, há uma contração do músculo estapédio, enrijecendo a cadeia ossicular e provocando uma mudança na imitância. É um arco reflexo dependente da cóclea, do VIII nervo craniano, do núcleo coclear ventral, do complexo olivar superior, do núcleo motor e do ramo motor do nervo facial. Sua ausência é indicativa de lesão retrococlear, embora perdas condutivas e/ou neurossensoriais significativas possam alterar o reflexo estapediano. A resposta do reflexo é obtida quando ocorre o estímulo ipsilateral, contralateral ou binaural. O limiar normal para obter o reflexo é de 90 a 95 dB para tons puros e 70 a 75 dB para os de banda larga.

Potencial evocado auditivo de tronco encefálico (BERA)

O BERA (do inglês, *brainstem evoked response audiometry*) avalia a integridade da via auditiva, desde o nervo coclear até o tronco encefálico, ocorrendo nos primeiros oito milissegundos de estimulação sonora. Os estímulos mais utilizados são o clique de 80 dB (que corresponde à área de 2 e 4 kHz na audiometria tonal) e os surtos de tons curtos a 20 dB (que correspondem às áreas de 500 a 2.000 Hz). As respostas são registradas por eletrodos fixados na cabeça e na orelha da criança (o que depende minimamente de colaboração e por isso a necessidade de sedação em alguns casos, pois o menor movimento da cabeça pode interferir na resposta), e então se obtêm ondas registradas pelo software do computador.

Embora os resultados sejam feitos com base em três ondas (ver a seguir), o exame gera sete ondas em porções distintas: I – porção do VIII nervo distal ao tronco encefálico; II – porção do VIII nervo proximal ao tronco encefálico; III – núcleo coclear; IV – complexo olivar superior; V – lemnisco lateral; VI – colículo inferior e VII – corpo geniculado medial.

Na interpretação do BERA, observam-se a presença das ondas I, III e V com latências médias de 1,5, 3,5 e 5,5 ms, respectivamente, bem como os intervalos entre essas ondas. É importante a comparação da latência interpico (intervalo entre as ondas) I – V entre as duas orelhas, e a latência média entre elas não deve exceder

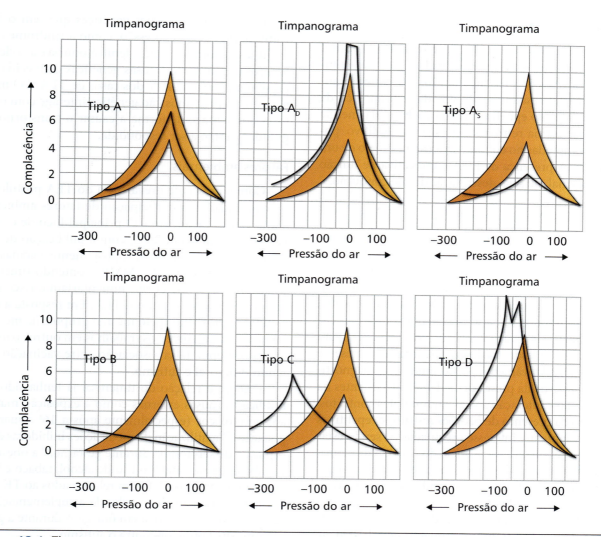

Figura 13.1 Timpanogramas. As curvas A e D são variantes da normalidade; as curvas B e C correspondem às anormalidades.

0,3 ms em indivíduos normais. Por meio desses elementos pode-se estimar a origem da perda auditiva:

1. Condutiva
    a. Aumento da latência absoluta de todas as ondas;
    b. Limiar eletrofisiológico moderadamente elevado;
    c. Latência interpico I – V normal (média de 4 ms).
2. Coclear
    a. Latência absoluta de ondas I, III e V normais;
    b. Latência interpicos normais;
    c. Limiar eletrofisiológico elevado.
3. Retrococlear
    a. Latência interpico I–V aumentada:
        i. Se latência I–III aumentada: comprometimento de tronco encefálico baixo;
        ii. Se latência III–V aumentada: comprometimento de tronco encefálico alto.
    b. Presença somente da onda I, com ausência de III e V.
    c. Ausência de todas as ondas, com limiar psicoacústico melhor que 60 dB nas frequências entre 2 e 4 kHz.
    d. Falta de reprodutibilidade.
    e. Diferença entre as orelhas da latência I–V, ou da latência absoluta da onda V, maior de 0,3 ms.
    f. Amplitude da onda V menor que a onda I.
    g. Mudança morfológica e ausência do potencial com a inversão de polaridade.

Emissão otoacústica

A emissão otoacústica (EOA) é realizada no Brasil como triagem neonatal, denominada "teste da orelhinha". As EOA são sons encontrados no conduto auditivo externo, resultantes da atividade fisiológica da movimentação do epitélio ciliar da cóclea, cuja energia caminha de forma retrógrada ao sistema auditivo, podendo ser captadas no conduto externo por meio de um microfone. A presença de EOA é indicativa de função coclear normal, ou seja, descarta surdez de condução.

■ TRANSTORNO DO ESPECTRO AUTISTA

A primeira descrição de um paciente com transtorno do espectro autista (TEA) foi feita em 1943 pelo austríaco Leo Kanner, o qual descreveu um grupo de 11 crianças, as quais ele acreditava "terem vindo ao mundo sem a predisposição de serem sociais".[63] Em seu trabalho, enfatizava a retração social, obsessão por comportamentos repetitivos e incapacidade de uso da linguagem para comunicação.[64] Desde sua descrição inicial até a presente classificação, relativamente pouco mudou. O diagnóstico é feito a partir da presença de déficits persistentes na comunicação e interação social em múltiplos contextos, bem como da presença de padrões restritos e repetitivos de comportamento, interesse ou atividades, sendo estas alterações presentes desde o início do período de neurodesenvolvimento (embora possam não se tornar plenamente manifestos até que as demandas sociais excedam as capacidades do indivíduo).[5]

Estudos sobre a prevalência do TEA de 1980 até a última década mostram um aumento de 5:10.000 até 116:10.000,[65,66] com estimativas similares em amostras de crianças e adultos, sendo esse transtorno mais frequente em meninos, numa relação de 4:1.[67] Há algumas razões que contribuem para esse aumento tão importante: os critérios diagnósticos tornaram-se mais amplos e mais conhecidos, o autismo passou a poder ser diagnosticado concomitantemente com outras síndromes e o conhecimento público do transtorno faz mais pais procurarem o diagnóstico. Claramente esses fatores fizeram o número de diagnósticos aumentar; entretanto, também pode ter havido um aumento real da incidência.[13]

Etiologia

Ao contrário de outras doenças nas quais o mecanismo causal pode ser bem definido, a causa precisa do TEA ainda é um mistério. Trata-se de uma doença neurocomportamental multifatorial, mas com influência genética importante, o que explica a grande heterogeneidade fenotípica do espectro.[68]

Há diversas alterações genéticas que têm o TEA como parte de sua expressão, como a síndrome do X frágil, a síndrome de Rett, a fenilcetonúria e a esclerose tuberosa. Entretanto, causas genéticas conhecidas representam cerca de 10% dos casos de TEA.[69] O modo pelo qual a predisposição genética interage com os fatores ambientais, de forma a causar o transtorno, é a grande questão a ser respondida.

Fatores ambientais

Com a crescente prevalência do TEA postulou-se a possibilidade da participação de fatores ambientais como causas de autismo. O principal foco de controvérsia teve início em 2003, com a publicação de uma série de casos[70-72] em que, supostamente, vacinas (em especial a tríplice viral – MMR) contendo timerosal, um derivado do mercúrio, aumentariam o risco de as crianças desenvolverem um TEA. Em resposta a esses estudos (todos feitos pelo mesmo grupo e de metodologia duvidosa), diversos trabalhos em outros países já comprovaram a falsa associação entre vacinação contendo timerosal e autismo.[73-77]

Embora a relação do timerosal já tenha sido desmitificada, causas externas como a exposição materna aos agrotóxicos (especialmente após a 16ª semana de gestação),[78] a utilização de medicações inibidoras da recaptação de serotonina durante gestação,[79] a obesidade e diabetes gestacional,[80] o uso de álcool, tabaco e baixa ingestão de ômega-3,[81] foram relacionados ao TEA. Da mesma forma, tem sido atribuída à suplementação de ácido fólico e à dieta rica em ômega-6 durante a gestação um papel protetor contra o autismo.

Fatores genéticos

O conhecimento da influência genética sobre o TEA alcançou um estado de paradoxo: há evidência importante de hereditariedade, porém com limitada detecção de genes e modos de transmissão envolvidos. As primeiras evidências de que há uma base genética no TEA surgiram pela observação da recorrência familiar e concordância entre gêmeos. Há um risco entre 2% e 8% de recorrência entre irmãos,[82] uma concordância de 60% em gêmeos homozigóticos e de 10% em dizigóticos.[83]

Com a evolução das pesquisas, o entendimento da genética do TEA cresceu de maneira promissora com a descoberta das variações em número de cópias de segmentos do DNA como fatores de risco. Essas variações, cuja vasta maioria são deleções, podem ser herdadas ou ocorrerem por mutações *de novo*.[84] A frequência de mutações *de novo* é próxima a 15%, mas

Transtornos do Neurodesenvolvimento

provavelmente seja maior, uma vez que a resolução dos métodos de *microarray* ainda é limitada.[85] Estudos de todo o genoma apontam diversas regiões que podem ser consideradas de maior suscetibilidade para o desenvolvimento do TEA, como as regiões 1p, 2q, 3q, 5q, 7q, 15q, 16p, 17q, 19p e Xq.[86]

Muitos desses cromossomos, em especial o 2, 7, 15 e X, estão envolvidos na transmissão sináptica, na programação e no desenvolvimento das redes neurais. Esses achados genéticos com implicações sobre a maturação sináptica são de excepcional importância, pois remetem às alterações encontradas em neuroimagem que sugerem uma alteração na conectividade cerebral, estrutural e funcional,[87] especialmente em cerebelo,[88] giro fusiforme,[89] amígdala[90] e córtex pré-frontal.[91] Esses achados, em conjunto, corroboram a hipótese de o TEA ter origem em alterações da maturidade/conectividade das sinapses, geneticamente mediada.[65]

Diagnóstico

Na prática, neurologistas infantis tendem a basear a investigação do TEA mais em suas experiências que em algoritmos baseados em evidências científicas, até porque há uma carência muito grande desses algoritmos. Fatores que podem "potencializar" a investigação por parte dos profissionais incluem: trabalhar em um centro médico terciário, recente início na prática clínica, ser o terceiro ou quarto profissional a avaliar a criança e, por parte das crianças, apresentação de uma involução social ou da comunicação (geralmente entre o primeiro e segundo ano de vida).[92,93]

O diagnóstico do TEA é clínico e tem como base os critérios diagnósticos do DSM-5, conforme Tabela 13.7. A nova edição do DSM reestruturou o diagnóstico do TEA, tornando-o muito mais amplo. A primeira grande mudança foi a exclusão do critério envolvendo atraso ou ausência de linguagem expressiva. A outra mudança na classificação foi a criação de dois grandes domínios de prejuízo, sendo um na esfera do déficit de comunicação social e outro do comportamento e interesse restrito/repetitivo. Uma vez feito o diagnóstico sindrômico de autismo, passa-se à pesquisa etiológica, conforme sugestão:

Neuroimagem

Indivíduos com TEA apresentam uma trajetória atípica da maturação cerebral, o que leva a diferenças anatômicas, funcionais e de conexão entre as diversas áreas do SNC que provavelmente medeiam os diferentes sintomas e traços autistas. Esse desenvolvimento é complexo e provavelmente determinado por fatores genéticos, ambientais e suas interações.[94]

A solicitação de tomografia computadorizada (TC) e/ou IRM, de forma rotineira, deve ser desencorajada e somente realizada na vigência de uma razão clínica específica.[95] Mesmo na presença de macrocefalia (exceto em casos nos quais existam sinais e sintomas de hipertensão intracraniana) o estudo de neuroimagem não se faz necessário. É de conhecimento que grande parte das crianças com autismo apresentam um crescimento no volume encefálico (de 5 a 10% a mais que a população normal), especialmente nos primeiros dois anos de vida,[96-98] com posterior desaceleração após o segundo ano, tornando-se volumetricamente semelhante ao de um adulto normal.[99]

Tabela 13.7 Critérios diagnósticos do TEA, segundo o DSM-5.[5]

1. Déficits clinicamente significativos e persistentes na comunicação e nas interações sociais, manifestados de todas as seguintes maneiras:

    a. Déficits expressivos na comunicação não verbal e verbal, usadas para interação social;

    b. Falta de reciprocidade social;

    c. Incapacidade para desenvolver e manter relacionamentos de amizade, apropriados para o estágio de desenvolvimento.

2. Padrões restritos e repetitivos de comportamento, interesses e atividades, manifestados por pelo menos duas das formas abaixo:

    a. Comportamentos motores ou verbais estereotipados ou comportamentos sensoriais incomuns;

    b. Excessiva adesão/aderência a rotinas e padrões ritualizados de comportamento;

    c. Interesses restritos, fixos e intensos.

3. Os sintomas devem estar presentes no período de neurodesenvolvimento, mas podem não se manifestar completamente até que as demandas sociais excedam o limite de suas capacidades.

Capítulo 13

Eletroencefalografia

Embora a prevalência de epilepsia seja maior em crianças com TEA que em relação à população normal,[100] o eletroencefalograma (EEG) deve ser realizado somente quando houver indícios de epilepsia.[95] Embora as encefalopatias epilépticas possam causar regressão e, dessa forma, ser um importante diagnóstico diferencial das crianças autistas que cursem com regressão, as encefalopatias epilépticas que ocorrem em crianças até os dois anos são associadas à regressão global e, frequentemente, apresentam ataxia, o que não ocorre nas crianças com autismo, uma vez que seu desenvolvimento motor não é afetado.

Embora a síndrome de Landau-Kleffner possa se manifestar sem crises clínicas e destoe das demais encefalopatias epilépticas pela falta de regressão motora e cognitiva, a involução ocorre após os três anos em mais de 85% dos casos.[101] A regressão na síndrome de Landau-Kleffner é dramática e ocorre quando a criança já apresenta um vocabulário extenso, não sendo acompanhada de uma mudança equivalente no aspecto comportamental. Entretanto, quando esta ocorre, é atribuída à frustração pela inabilidade em se comunicar.[102]

Pesquisa de erros inatos do metabolismo

Os erros inatos do metabolismo (EIM) correspondem a menos de 5% dos TEA,[103] sendo os principais: aminoacidopatias (fenilcetonúria, homocistinúria), distúrbios do metabolismo de purinas, transtornos da creatina (síntese ou transporte), biossíntese do colesterol (Smith-Lemli-Opitz), deficiência de biotinidase e transtornos do ciclo da ureia.[104] Devido à baixa prevalência de EIM como causa de autismo, essas doenças devem ser investigadas somente na presença de sinais clínicos sugestivos, como letargia, vômitos cíclicos, epilepsia precoce, características dismórficas e deficiência intelectual.[95,103]

Tratamento

O TEA é uma condição vitalícia e seu tratamento exige uma abordagem multidisciplinar. Para uma mesma criança, as características clínicas do autismo podem variar em gravidade durante seu curso clínico e podem ser modificadas por diversos fatores, como educação, habilidades e temperamento. Em adição a isso, é comum a comorbidade (Tabela 13.8) com transtornos psiquiátricos, como o transtorno do déficit de atenção e hiperatividade, a depressão, a ansiedade e o transtorno obsessivo-compulsivo.[95,105]

Tratamento não farmacológico

Evidências acumuladas ao longo dos anos mostram que quanto mais cedo a criança com TEA iniciar o tratamento, melhor será seu prognóstico, com cerca de 15% desses indivíduos sendo capazes de ter uma vida próxima ao normal, de maneira autossuficiente, e outros 15% a 20% com funcionalidade razoável com terapia de suporte.[106] Essa discrepância em resultados mostra que a resposta às terapias é variável e cria um dilema: o que funciona para quem e por quê?

Treinamento dos pais e familiares[107]

A participação dos pais e familiares é considerada um elemento essencial nos programas de intervenção para crianças com autismo. O pressuposto básico do treinamento comportamental dos pais é que o comportamento das crianças é aprendido e mantido por meio de contingências dentro do contexto familiar, que promovem e reforçam o comportamento adequado. A educação parental parece funcionar melhor com adultos altamente motivados e com bom funcionamento, que não estejam lidando com estresses de vida ou estresses psicológicos adicionais, que interferem na aquisição e na implementação de estratégias parentais positivas.

Terapia cognitivo-comportamental

Há diversos planos terapêuticos com base na intervenção cognitivo-comportamental. Dentre as terapias existentes neste grupo a mais promissora seria a intervenção comportamental intensiva precoce (EIBI – do inglês, *early intensive behavioral intervention*).[108,109] A EIBI utiliza abordagens de ensino operantes, para reduzir problemas comportamentais, e formação de julgamento para desenvolver novas habilidades, como atenção, imitação, recepção/expressão de discurso e competências para a vida.[108] Após cerca de dois anos de intervenção intensiva (até 20 horas por semana), grande parte das crianças apresenta uma melhora importante no comportamento adaptativo, quase se equiparando a crianças normais.[110]

Tratamento farmacológico

O tratamento farmacológico no TEA é empregado como uma abordagem adjuvante na maioria dos indivíduos ao longo da vida. Destina-se a controlar sintomas-alvos associados, como insônia, agitação psicomotora, impulsividade, irritabilidade, agressividade, desatenção, transtornos do humor, tiques e comportamentos estereotipados.[107] A prevalência desses transtornos psiquiátricos muda conforme a idade

Transtornos do Neurodesenvolvimento

Tabela 13.8 Principais comorbidades do TEA e respectivos tratamentos.[65]

Comorbidade	Frequência	Tratamento
Neurodesenvolvimento		
Deficiência intelectual	40%-80%	Educacional, TEACCH*
Déficit na comunicação	50%-63%	Terapia fonoaudiológica, treinamento da comunicação (PECS§)
Déficit de atenção e/ou hiperatividade	59%	TCC, psicoestimulantes,
Atraso motor e hipotonia	9%-50%	Fisioterapia
Comportamento sexual inapropriado[111]	65%	TCC, ISRS, mirtazapina
Psiquiátricas		
Ansiedade	43%-84%	TCC, ISRS, alfa-2-agonistas
Depressão	2%-30%	Psicoterapia, antidepressivos
Transtorno obsessivo compulsivo	37%	TCC, ISRS, antipsicóticos atípicos
Transtorno opositivo-desafiador	7%	TCC, antipsicóticos
Comportamento agressivo (auto ou hetero)	8%-34%	TCC, antipsicóticos atípicos
Sensoriais		
Tato	80%-90%	Terapia ocupacional, TCC e dessensibilização
Auditiva	5%-47%	Terapia ocupacional e TCC
Neurológicas		
Epilepsia	5%-49%	Anticonvulsivantes
Tiques	8-10%	Alfa-2-agonistas, antipsicóticos
Distúrbios do sono	52%-73%	Higiene do sono, TCC, investigar causas associadas (apneia obstrutiva), alfa-2 agonistas, antipsicóticos, melatonina

TCC: terapia cognitivo-comportamental; IRSR: inibidores seletivos da recaptação de serotonina.
*Método de ensino adaptado para portadores de necessidades especiais.
§Sistema de comunicação por troca de figuras.

do indivíduo, sendo que em crianças pré-escolares predominam agitação, comportamento estereotipado, irritabilidade e rompantes de fúria; nos escolares predominam tiques, agressividade e autoagressão. Em adolescentes e adultos, especialmente em indivíduos com TEA leve, depressão e transtorno obsessivo-compulsivo podem surgir e interferir no funcionamento desses indivíduos.[112]

Assim como em outras doenças psiquiátricas, os neurotransmissores têm mostrado papel fundamental na sintomatologia e, provavelmente, na origem dos indivíduos com TEA.[113] Entre os neurotransmissores mais estudados encontram-se a serotonina e a dopamina, alvos primários das medicações utilizadas para controle dos sintomas, conforme mostra a Tabela 13.9.

Antipsicóticos

Os antipsicóticos são classicamente divididos em convencionais ou típicos e atípicos. Os convencionais são caracterizados pela sua propriedade em bloquear os receptores D_2 da dopamina. Sua ação no controle dos sintomas positivos é obtida pelo bloqueio dos receptores D_2 na via mesolímbica, responsável também pelo sistema de prazer e recompensa, o que pode deixar os pacientes apáticos. O bloqueio desses receptores na via nigroestriatal pode causar sintomas extrapiramidais e discinesia tardia.[114]

No Brasil, os antipsicóticos convencionais mais utilizados são o haloperidol, a clorpromazina e a pimozida. Os dois últimos são de pouca utilidade no tratamento dos sintomas do TEA, exceto a pimozida,

Tabela 13.9 Antipsicóticos mais utilizados no TEA*.

Droga	Mecanismo de ação			Dose	Sintomas alvo	Efeitos colaterais
	D_2	$5HT_{2A}$	H_1			
Antipsicóticos convencionais (típicos)						
Haloperidol (Haldol®)	+++			0,01 a 0,08 mg/kg/dia, máximo 4 mg	Estereotipias, hiperatividade e comportamentos disruptivos	Sedação, sintomas extrapiramidais, acatisia e discinesia tardia
Antipsicóticos atípicos						
Risperidona (Risperdal®)	+++	++++	++	0,5 a 6 mg/dia	Agressividade, irritabilidade, comportamento repetitivo	Sedação, ganho ponderal, dislipidemia
Ziprasidona (Geodon®)	+++	++++	++	20 a 120 mg/dia	Agressividade e irritabilidade	Sedação, pouco ganho ponderal
Aripiprazol (Abilify®)	+++	++	++	10 a 30 mg/dia	Agressividade e irritabilidade	Menor ganho ponderal
Clozapina (Leponex®)	+	++	+++	25 a 300 mg/dia	Comportamento disruptivo	Sedação, ganho de peso, risco metabólico, agranulocitose (risco grave)
Olanzapina (Zyprexa®)	++	+++	+++	0,1 a 0,3 mg/kg/dia, máximo 20 mg	Melhora global	Sedação e ganho ponderal
Quetiapina (Seroquel®)	+	++	+++	25 a 400 mg em crianças, até 800 mg em adolescentes e adultos	Agressividade, hiperatividade, desatenção	Sedação, agitação e ganho ponderal leve

* São citados apenas os nomes fantasia dos medicamentos de referência.

quando houver associação com tiques. O haloperidol, embora apresente uma eficácia sobre vários sintomas comportamentais do autismo,[115] vem sendo utilizado somente em crianças com refratariedade ao tratamento, tendo em vista sua alta incidência de efeitos extrapiramidais, discinesias na retirada e discinesia tardia.[116]

Os antipsicóticos atípicos são assim chamados por terem ação antipsicótica sobre os sintomas positivos igual aos convencionais, porém com menos efeitos colaterais (sintomas extrapiramidais e hiperprolactinemia). Não obstante, são considerados mais efetivos que os convencionais em melhorar os sintomas negativos da esquizofrenia, os quais compartilham as características do comprometimento social no autismo.[117] Do ponto de vista farmacológico, os antipsicóticos atípicos atuais podem ser definidos como antagonistas simultâneos dos receptores de serotonina $5HT_{2A}$, que acompanham o antagonismo D_2.[114] A serotonina tem

um papel crítico como fator de crescimento no cérebro imaturo, direcionando a proliferação e maturação neuronal.[117]

Os antipsicóticos atípicos comumente prescritos para o TEA são: risperidona,[118] aripiprazol,[119] olanzapina,[120] ziprasidona,[121] clozapina[122] e quetiapina.[123] Algumas particularidades dessas medicações: risperidona acima de 2 mg passa a se comportar como um antipsicótico "típico", o que aumenta a incidência de efeitos colaterais; a quetiapina possui um perfil de ligação aos receptores dose-dependente, sendo que doses baixas (25 a 50 mg) têm avidez por receptores H_1, o que induz a sedação. Em doses intermediárias (100 a 300 mg) possui ação antidepressiva por meio do bloqueio da recaptação de serotonina e noradrenalina. Sua ação predominantemente antipsicótica é alcançada com doses altas (800 mg), normalmente não toleradas por crianças.[114,123] A clozapina não é utilizada com frequência por causa de seus efeitos colaterais graves, como crises epilépticas e agranulocitose. Se seu uso for necessário, deve-se realizar controle com hemograma no mínimo a cada duas semanas.

Medicações de outras classes

Outras medicações como antidepressivos inibidores seletivos da recaptação da serotonina[124] podem ajudar nos sintomas de ansiedade, no comportamento repetitivo e na inflexibilidade comportamental. Tricíclicos podem melhorar sintomas de comportamento obsessivo-compulsivo e irritabilidade, mas os estudos que avaliaram essa classe de medicação apresentam resultados conflitantes.[125] A mirtazapina, antidepressivo com ação sobre receptores α_2, 5HT e H_1, é de grande ajuda em transtornos do sono e comportamento sexual inapropriado.[126]

■ DEFICIÊNCIA INTELECTUAL

É uma condição que leva a limitações significativas tanto no funcionamento intelectual quanto no comportamento adaptativo, social e de habilidades práticas. Essa deficiência deve estar presente antes dos 18 anos de idade.[127]

Desde 2010* o termo "deficiência intelectual" (DI) vem substituindo o antigo termo "retardo mental". Uma mudança adequada, pois o termo retardo dá a falsa impressão de que há um atraso e que, portanto, poderia ser recuperado, o que não é possível, pois a DI é uma condição definitiva. Estima-se que a prevalência mundial de DI seja de 1 a 3%[128] e, segundo dados do IBGE,[129] em 2010 a prevalência de DI no Brasil era de 1,4%, número provavelmente muito subestimado.

Classificação

A DI é classificada em quatro graus de gravidade: leve, moderada, grave e profunda. Como em sua definição, a classificação pode ser de acordo com o funcionamento intelectual, quer na aprendizagem acadêmica ou pela experiência, quer pelo comportamento adaptativo, o qual se resume pelo fracasso em atingir padrões de desenvolvimento e socioculturais em relação à independência pessoal e responsabilidade social.

A classificação da DI deve basear-se na avaliação global e não em uma única área ou comprometimen-

---

* Modificado em 5 de outubro de 2010 pelo presidente dos Estados Unidos da América, Barack Obama, sob a Lei de Rosa (*Rosa's Law*), em homenagem a Rosa Marcellino, uma menina com síndrome de Down que, na ocasião da sanção da lei, lutava contra a discriminação causada pelo termo "retardo".

to específico. Escores de quociente de inteligência (QI) são fornecidos como um guia, mas não devem ser aplicados de forma rígida, pois são divisões de um processo de desenvolvimento complexo que não pode ser definido com precisão absoluta.[130]

Funcionamento intelectual

A inteligência é entendida como "capacidade mental geral", incluindo raciocínio, pensamento abstrato, compreensão de ideias complexas, facilidade de aprendizagem, inclusive das experiências vividas, a capacidade de planejar e solucionar problemas. O funcionamento intelectual reflete, portanto, a capacidade para compreender o ambiente e reagir a ele adequadamente. Existem diversos testes padronizados para quantificar a inteligência de um indivíduo, como a escala de maturidade mental de Columbia, figuras complexas de Rey e escala de inteligência de Wechsler para crianças – WISC. A realização do teste de QI por profissionais da área de psicologia tem como resultado a idade mental obtida nos testes (ou seja, a idade equivalente à qual a maioria das crianças realiza as tarefas propostas) dividida pela idade cronológica ao se realizar o teste. Este cálculo irá gerar o QI, o qual irá revelar basicamente seis resultados: um QI maior ou igual a 85 (normal), entre 84-70 (limítrofe), entre 69-55 (DI leve), entre 54-40 (DI moderada), entre 39-25 (DI grave) e abaixo de 25 (DI profunda).

Elevados índices de QI estariam relacionados com maior sucesso acadêmico, mais anos de educação e um fator preditivo positivo no desenvolvimento do indivíduo como melhor saúde mental, maior expectativa de vida, menor índice de divórcio, baixa criminalidade e ocupação de cargos de prestígio.[64]

Comportamento adaptativo

É o conjunto de habilidades conceituais, sociais e práticas adquiridas pela pessoa, a fim de viver com autonomia e independência na comunidade na qual está inserida. Historicamente, pessoas eram definidas ou identificadas como sendo portadoras de DI devido à incapacidade de se adaptarem a seu ambiente social.[130] Uma vez que o comportamento adaptativo dita o nível de apoio necessário ao indivíduo, este define melhor a gravidade da DI. Portanto, é possível diagnosticar uma DI em indivíduos com QI entre 70 e 84, que exibem déficits significativos no comportamento adaptativo. Inversamente, DI não deve ser diagnosticada em um indivíduo com um QI inferior a 70 se não existirem déficits ou prejuízos significativos no funcionamento adaptativo (Tabela 13.10).

Tratado de Neurologia Infantil

Tabela 13.10 Características do comportamento adaptativo.[5]

Domínio conceitual (acadêmico)	Memória, linguagem, leitura, escrita, raciocínio matemático, aquisição de conhecimentos práticos, solução de problemas e julgamento em situações novas.
Domínio social	Percepção de pensamentos, sentimentos e experiências dos outros, empatia, habilidades em comunicação interpessoal, habilidades em criar amizades, julgamento social.
Domínio prático	Aprendizagem e autogestão com cuidados pessoais, responsabilidade profissional, controle de dinheiro, recreação, autocontrole comportamental e organização de tarefas escolares e profissionais.

Etiologia

Múltiplas são as causas de DI e refletem uma complexa interação envolvendo predisposição genética, insultos ambientais, hereditariedade e aspectos socioculturais. Predisposição genética refere-se à suscetibilidade individual à influência dos agentes ambientais. Hereditariedade leva em conta um "dano genético" como os que ocorrem durante a replicação do DNA ou a expressão gênica, seja em um gene isolado, como na fenilcetonúria, ou em genes contíguos, como na síndrome de Williams.[130]

Seria tarefa extenuante e de pouca utilidade ao leitor a enumeração de todas as causas de DI, uma vez que esta, na maioria dos casos, faz parte de uma gama de sintomas dentro de uma mesma síndrome em que a DI raramente é o sintoma-chave. Em países subdesenvolvidos como o Brasil, as infecções congênitas e as condições precárias à assistência perinatal ainda são responsáveis pela maioria dos casos de DI. Já em países desenvolvidos, a maioria desses casos tem origem genética (Tabela 13.11).[131] A seguir serão apresentadas brevemente algumas das principais causas DI.

Síndrome de Down

É a causa mais frequente de DI, sendo causada por uma anormalidade cromossômica demonstrável microscopicamente, presente em 1:700 nascidos vivos. Embora já ao nascimento o diagnóstico possa ser inferido em quase a totalidade dos casos, em virtude de hipotonia e dismorfismos típicos, o diagnóstico deve ser confirmado com a pesquisa genética.[132]

A síndrome de Down pode ser causada por três tipos de anormalidades cromossômicas: a trissomia do cromossomo 21, que ocorre em até 95% dos casos por não disjunção do cromossomo na primeira etapa da meiose materna, a qual está diretamente relacionada com a idade materna; translocações, mais frequentes entre o cromossomo 14 ou 21, encontradas em 3% a 4% dos casos (mecanismo responsável em mães jovens) e mosaicismo em 1% a 2% dos casos.[133]

As crianças com síndrome de Down estão mais sujeitas às complicações neurológicas quando comparadas com a população normal. Uma característica marcante da síndrome é a hipotonia. Ela leva ao atraso da aquisição dos marcos motores, à dificuldade em manter o equilíbrio (especialmente de tronco) e a uma frouxidão ligamentar.[134] Uma potencial complicação nessas crianças, devido a esta frouxidão ligamentar, é a luxação da articulação atlanto-occipital que, associada à hipoplasia da primeira vértebra cervical e estenose do canal medular, pode aumentar o risco de mielopatia cervical compressiva.[135] Epilepsia pode estar presente em até 13% dessas crianças e costuma ter uma ocorrência bimodal: 40% apresentarão crises no primeiro ano de vida (síndrome de West em até 13% desses casos), e outros 40% apresentarão crises generalizadas tônico-clônicas ou mioclônicas, após a terceira década de vida.[136]

Muitos dos indivíduos com síndrome de Down apresentarão demência com padrão Alzheimer após os 40 anos, embora alguns possam começar a apresentar os sintomas aos 20 anos.[137] Quase a metade das crianças pode apresentar apneia obstrutiva durante o sono, entre dois e quatro anos de idade, sendo esta decorrente de alterações laringológicas próprias da síndrome.[135] Os indivíduos com síndrome de Down apresentam uma probabilidade maior do que a população em geral de terem outras comorbidades, como otite média secretora, hipotireoidismo, diabetes, cardiopatia e neoplasias.

Síndrome do X frágil

Descrita pela primeira vez em 1943 por Martin e Bell,[138] a síndrome do X frágil é a principal causa de DI hereditária e a segunda de causa genética, perdendo somente para a síndrome de Down. Com preva-

Seção 3 ■ Doenças e Síndromes Neurológicas

Transtornos do Neurodesenvolvimento

Tabela 13.11 Condições associadas à DI.

1. Causas pré-natais

a. Genéticas
   i. Autossômicas recessivas ou dominantes
   ii. Ligadas ao X
   iii. Alterações do número de cromossomos
      1. Trissomias
      2. Aneuploidias
      3. Dissomia uniparental
   iv. Mutações
b. Erros inatos do metabolismo
   i. Aminoacidopatias
   ii. Desordens dos carboidratos
   iii. Mucopolissacaridoses
   iv. Mucolipidoses
   v. Doenças do ciclo da ureia
   vi. Doenças do metabolismo do cobre
   vii. Doenças mitocondriais
   viii. Doenças peroxissomais
c. Formação do SNC
   i. Defeitos do fechamento do tubo neural
   ii. Defeitos de formação cerebral
   iii. Defeitos de migração neuronal
   iv. Defeitos adquiridos
      1. Porencefalia
      2. Hidrocefalia
d. Influência ambiental
   i. Desnutrição intrauterina
   ii. Drogas, toxinas e teratógenos
   iii. Doenças maternas
   iv. Irradiação

2. Causas perinatais

a. Intrauterinas
   i. Insuficiência placentária
   ii. Intercorrências do parto
      1. Prematuridade
      2. Apresentação anormal
   iii. Gestações múltiplas
b. Neonatais
   i. Encefalopatia hipóxico-isquêmica
   ii. Hemorragia intracraniana
   iii. Hidrocefalia
   iv. Leucomalácia periventricular
   v. Crises neonatais
   vi. Infecções
   vii. Distúrbios metabólicos
   viii. Desnutrição

3. Causas pós-natais

a. Traumatismos cranianos
b. Infecções
c. Doenças desmielinizantes
d. Doenças degenerativas
e. Encefalopatias epilépticas
f. Tóxico-metabólicas
g. Desnutrição
h. Social
   i. Desvantagem psicossocial
   ii. Criança vitimizada
   iii. Criança negligenciada

lência superior no sexo masculino (3:1), o distúrbio genético está presente em até um em cada 2.500 a 4.000 homens e uma em cada 6.000 a 8.000 mulheres.[139] A síndrome decorre da mutação do gene *FMR1* localizado no *locus* Xq27.3, local responsável pela regulação da produção da proteína FMRP, que tem papel importante no desenvolvimento e na formação das sinapses. Indivíduos afetados pela síndrome apresentam uma repetição de trinucleotídeos CGG aumentada nesta região. Normalmente esse fragmento de DNA está repetido de cinco a 40 vezes em indivíduos normais, ao passo que indivíduos acometidos pela síndrome apresentam mais de 200 repetições.

Essa repetição anormal faz o gene *FMR1* ser silenciado, levando a uma produção insuficiente da FMRP.[140]

Clinicamente, o que mais ajuda na hipótese diagnóstica da síndrome do X frágil são as alterações fenotípicas físicas, uma vez que as manifestações neuropsiquiátricas (DI, TEA, atraso no desenvolvimento motor e da linguagem, hipotonia, transtornos do humor, déficit de atenção e hiperatividade e epilepsia)[141] são comuns a diversas outras síndromes. Esses indivíduos apresentam uma face alongada, orelhas proeminentes e frequentemente em abano, macrocefalia, estrabismo, pés planos e hiperextensibilidade das articulações (Figura 13.2). Os meninos pós-púberes

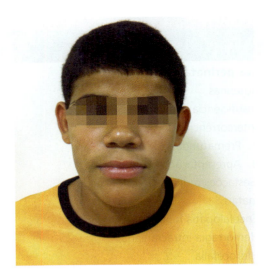

Figura 13.2 Síndrome do X frágil. Observar o fácies alongado, o prognatismo e as orelhas proeminentes.

apresentam macrorquidia quase universalmente.[142] Há ainda relato de um fenótipo do X frágil com características da síndrome de Prader-Willi, que cursa com hiperfagia e obesidade, mas sem alterações nos estudos de metilação do cromossomo 15.[143]

Indivíduos que apresentem uma repetição CGG entre 55 e 200 vezes são ditos como portadores da pré-mutação do X frágil e podem apresentar um quadro de tremor intencional e ataxia progressivos, de início na idade adulta, e normalmente apresentam inteligência normal, embora transtornos psiquiátricos e características físicas sutis possam estar presentes em até 25% dos indivíduos. Mulheres portadoras da pré-mutação podem apresentar falência ovariana prematura em 20% dos casos.[144]

O diagnóstico é feito por meio da análise por PCR para identificar o número de repetições CGG ou pelo estudo de metilação no DNA genômico por Southern Blot.[145] Há ainda a possibilidade diagnóstica pelos anticorpos monoclonais anti-FMRP por análise da raiz capilar, mas esta análise apresenta baixa sensibilidade para indivíduos do sexo feminino.[146] Não há tratamento específico para a síndrome e esses indivíduos devem ser encaminhados para terapias de suporte.

Síndrome alcoólica fetal

A síndrome alcoólica fetal é um termo genérico que engloba uma gama de características físicas, mentais, comportamentais e cognitivas, secundárias à exposição intrauterina ao álcool, e é uma das principais causa de DI congênita completamente passível de prevenção. Estima-se que um entre 1.000 nascidos vivos seja portador dessa síndrome.[147] Além da DI, um amplo espectro de alterações fenotípicas pode ser encontrado, sendo as mais comuns: baixo desenvolvimento ponderoestatural, fenda palpebral estreita, filtro nasal hipoplásico, lábio superior afilado, retrognatia e microcefalia (Figura 9.8). Não há dose de álcool dita segura em não gerar a síndrome, mas o grau de deficiencia, bem como as alterações fenotipicas, estão diretamente relacionados à quantidade de álcool absoluto ingerida e ao tempo de exposição.[148,149]

Alterações estruturais do SNC decorrentes da síndrome alcoólica fetal compreendem: redução do volume encefálico, com maior comprometimento dos lobos frontais, núcleos da base, cerebelo e hipoplasia de corpo caloso, e um funcionamento anormal das amígdalas.[150]

Síndrome de Angelman

A síndrome de Angelman, presente em um em cada 12.000 a 20.000 nascidos vivos, caracteriza-se por atraso no desenvolvimento motor e na aquisição da linguagem, ataxia axial, apendicular ou ambas, e um comportamento único caracterizado por uma atitude feliz, riso excessivo e excitabilidade (Figura 13.3), o que frequentemente dá a impressão de um fantoche (*happy puppet*).[151]

Um sintoma relativamente frequente é o não desenvolvimento da comunicação oral em relação à sua capacidade intelectual e à compreensão dos comandos verbais, assemelhando-se a um mutismo. Podem ainda estar presentes microcefalia e epilepsia. Esta última geralmente surge entre o primeiro e terceiro ano de vida e acomete até 80% dos indivíduos, que podem manifestar qualquer padrão de crise; no entanto, na idade adulta, tendem a predominar as crises de ausência atípica e mioclônicas. Há um padrão muito próprio no EEG, caracterizado por ondas deltas trifásicas rítmicas, de grande amplitude, com maior frequência em regiões frontais.[152] A IRM geralmente é normal, embora um padrão hipomielinizante possa ser encontrado.[153]

As características cardinais da síndrome ocorrem por causa da expressão funcional deficiente do alelo *UBE3A*, localizado no cromossomo 15q11.2-q13, da porção materna do DNA. A disfunção desse alelo afeta múltiplos processos neuronais, como síntese e degradação dos receptores de membrana, e outros eventos necessários para a plasticidade neuronal e o correto funcionamento das sinapses. Esta disrupção pode ocorrer por vários mecanismos: deleção do cromossomo 15q11.2-q13 materno (65% a 75%), dissomia paterna do cromossomo 15 (3% a 7%), defeitos de *imprinting* (3%), mutação do alelo *UBE3A* (5% a 11%) e em outros 11% não se encontra a causa.[151] Crianças

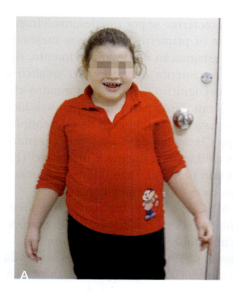 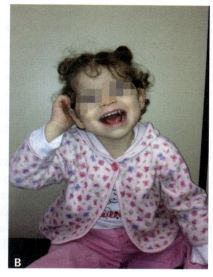 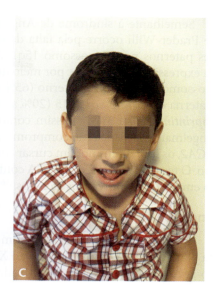

Figura 13.3 Aspecto sorridente de três pacientes com síndrome de Angelman.

com grandes deleções que afetem o gene *OCA2* (localizado próximo ao *UBE3A*) apresentam hipopigmentação da pele, olhos e fâneros.[154]

A investigação deve iniciar-se pela pesquisa da metilação do DNA (que detecta a síndrome em 80% dos casos). Caso a mesma resulte normal, deve-se proceder ao sequenciamento do gene *UBE3A*.

Síndrome de Prader-Willi

A síndrome de Prader-Willi é uma desordem multissistêmica, com prevalência estimada de 1 para 10.000 a 30.000 nascidos vivos,[155] e que se manifesta precocemente com hipotonia grave (Figura 5.8), sucção débil e dificuldades de alimentação, ainda no período de lactação, seguido por hiperfagia no período pré-escolar que, se não controlada, gradualmente evolui para obesidade mórbida (com predomínio em abdome, quadril e coxas). O desenvolvimento é atrasado e todos os indivíduos apresentam algum grau de DI.[156]

Apresentam ainda face típica, com nariz pequeno e retrovertido, dolicocefalia, estrabismo, cantos da boca para baixo e olhos amendoados (Figura 13.4). Em crianças pequenas, as mãos e os dedos podem ter um aspecto edemaciado e os dedos podem parecer cônicos. À medida que a criança cresce, as mãos tornam-se alongadas, com hipoplasia da região hipotenar. Após os três anos surge comportamento caracterizado por rompantes de fúria, teimosia e comportamentos compulsivos e manipulativos. Apresentam ainda hipogonadismo, com hipoplasia genital (nos meninos é frequente criptorquidia), desenvolvimento puberal incompleto e, na maioria, infertilidade.[157]

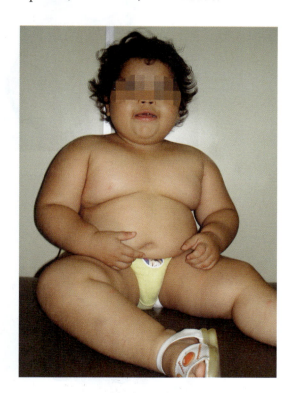

Figura 13.4 Menina de 3 anos com a síndrome de Prader-Willi. Além da obesidade mórbida centrípeta, observar nariz pequeno com narinas antevertidas e dedos das mãos de aspecto cônico.

Semelhante à síndrome de Angelman, a síndrome de Prader-Willi ocorre pela falta da expressão dos genes paternos no cromossomo 15q11.2-q13. Esta falha na expressão pode ocorrer por meio de: deleção do cromossomo 15q11.2-q13 paterno (65% a 75%), dissomia materna do cromossomo 15 (20% a 30%) e defeitos de *imprinting* (1% a 3%).[158] Assim como na síndrome de Angelman, caso a deleção comprometa a região do gene *OCA2*, os indivíduos podem cursar com hipopigmentação. O teste de metilação do DNA confirma o diagnóstico em 99% dos indivíduos afetados.[156]

Síndrome de Rett

A síndrome de Rett clássica é um transtorno grave da plasticidade neuronal, ligado ao X, quase exclusivo do sexo feminino, e afeta 1 em cada 10.000 crianças nascidas vivas. Caracteriza-se por um desenvolvimento normal durante os primeiros seis a doze meses de vida, seguido de estagnação do desenvolvimento, desaceleração do crescimento do perímetro cefálico e de uma regressão cognitiva rápida, com quadro clínico compatível com TEA, perda da funcionalidade das mãos, da linguagem e surgimento de estereotipias manuais do tipo "lavagem de mãos" ou "rezando" (Figura 13.5). A evolução da doença é inexorável (Figura 13.6), havendo perda das habilidades motoras e comprometimento cognitivo importante.[159]

A proteína MECP2 é necessária para a manutenção dos neurônios nos estágios finais do desenvolvimento e após a maturação neuronal estar completa.

A forma clássica da síndrome de Rett está associada à mutação do gene *MECP2* (Xq28) em 80% dos casos.

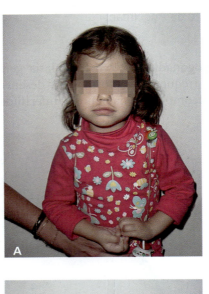
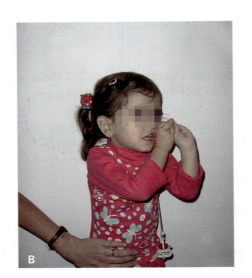
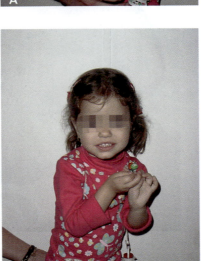
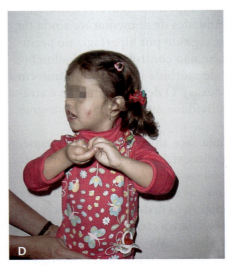

Figura 13.5 Estereotipia manual típica da síndrome de Rett.

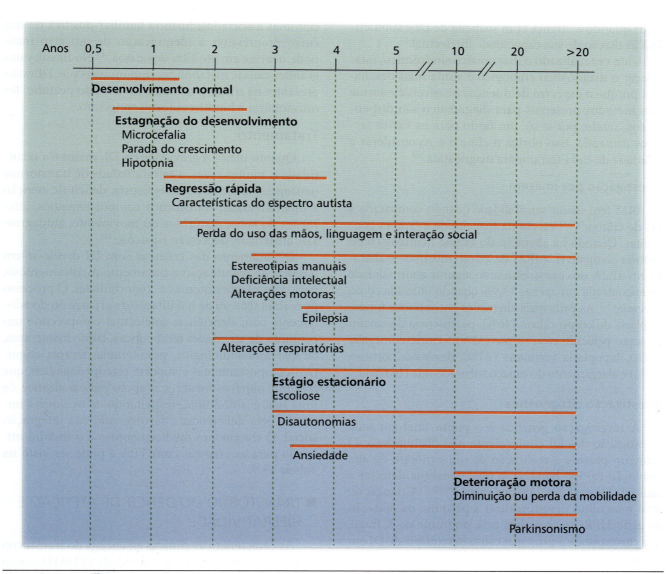

Figura 13.6 Evolução clínica da síndrome de Rett.[160]

Outros 10% correspondem à mutação *CDKL5* (Xp22), que cursa com epilepsia precoce e tende a ter um pior prognóstico.[161] Há ainda uma forma congênita, causada por mutações no gene *FOXG1* (14q12), que cursa com hipotonia, atraso do desenvolvimento motor desde os primeiros meses de vida, que precedem à clínica clássica.[162] Os indivíduos dos sexo masculino afetados por mutações do *MECP2* apresentam um de três desfechos: síndrome de Rett, quando ocorre concomitantemente à síndrome de Klinefelter;[163] encefalopatia neonatal grave e letal;[164] e transtornos neuropsiquiátricos.[165]

Não há cura para a síndrome e o tratamento visa combater os sintomas associados. A epilepsia é altamente prevalente nessa população, assim como as irregularidades respiratórias que costumam surgir a partir do segundo ano de vida predominam durante o sono. Elas podem ser tratadas com naltrexona, buspirona e escitalopram.[166] A grande maioria das crianças sobrevive além dos 10 anos de idade e há relatos de indivíduos que chegam a sobreviver mais de 50 anos.[167]

Diagnóstico

O diagnóstico de DI é muitas vezes difícil, especialmente quando a ela se apresenta de forma pura e sutil. Diversos fatores podem estar associados à impossibilidade do correto funcionamento intelectual e/ou do comportamento adaptativo, como, por exemplo, transtornos específicos da leitura e escrita, psicose, transtornos do humor, baixo nível socioeconômico ou cultural. Esses fatores devem ser adequadamente afas-

Tratado de Neurologia Infantil

tados quando a criança com suspeita de DI é submetida à avaliação de sua capacidade intelectual.[5]

Uma vez realizado o diagnóstico sindrômico, estabelecer o diagnóstico etiológico é ainda mais desafiador, porque o espectro de doenças possíveis é enorme e os métodos presentes para diagnóstico são dispendiosos, sendo, por si só, um fardo para os vários serviços de saúde. Isso obriga o clínico a reconsiderar a utilidade de cada ferramenta diagnóstica.[168]

Investigação por imagem

IRM tem maior sensibilidade quando comparada à TC de crânio,[169,170] exceto na suspeita de infecções congênitas. Quando há alteração do exame neurológico ou história compatível, a IRM de crânio mostrou-se alterada em 41,2% dos casos, enquanto alguma anormalidade foi encontrada em apenas 13,9% quando utilizada como *screening*.[171] As principais alterações encontradas foram: displasia do corpo caloso (46%), persistência do cavum do septo pelúcido e/ou *vergae* (33%), ventriculomegalia (33%), hipoplasia vermiana (33%), displasias corticais (23%) e alargamento do espaço subaracnoide (16,6%).[172]

Investigação citogenética

A investigação genética é o ponto final em toda investigação das DI clinicamente não distinguíveis. O primeiro passo é a realização de um cariótipo de alta resolução (> 550 bandas), o qual consegue detectar a causa da DI em 8% a 22% dos casos.[168,173,174] Crianças do sexo masculino devem realizar a pesquisa da mutação do gene *MFR1*, responsável pela síndrome do X frágil, que corresponde à principal causa hereditária de DI em homens.[175] Mulheres com história familiar positiva para a mutação também devem ser investigadas.[176]

Após a realização do cariótipo, se este não identificar a causa, podem-se seguir dois caminhos: realização da hibridização *in situ* fluorescente (FISH), que irá buscar por alterações subteloméricas de cada cromossomo conhecido como causa de DI,[177] capaz de identificar uma causa de DI em até 7% dos casos com cariótipo normal.[178] O segundo caminho é a realização da hibridização genômica comparativa em microarranjos de DNA (CGH-*array*). Este cada vez mais vem se tornando o "padrão de referência" na investigação das DI,[179] sendo capaz de identificar entre 15% e 20% dos casos de DI em que o cariótipo é normal.[179–181]

Investigação metabólica

EIM são causas raras de DI. A investigação dessas causas em todas as crianças com DI deve ser desencorajada. Em situações em que existam outros sinais e sintomas associados, história familiar positiva ou um curso progressivo, a identificação de um erro inato pode ocorrer em até 14% dos casos.[182] No Brasil, duas grandes causas metabólicas responsáveis por DI estão presentes na triagem neonatal do teste do pezinho: fenilcetonúria e hipotireoidismo congênito.

Tratamento

Quanto maior a gravidade da DI, maior é a quantidade e, muitas vezes, a refratariedade de transtornos neuropsiquiátricos, como epilepsia, déficit de atenção e hiperatividade, transtornos comportamentais, alterações do sono, distúrbios do movimento, autoagressão, ansiedade, depressão e psicose.[183]

O tratamento das crianças com DI divide-se em terapias de reabilitação e tratamento medicamentoso, para controle de sintomas e comorbidades. O processo de reabilitação ou de habilitação da criança ou do adolescente com deficiência intelectual compreende um conjunto de atividades terapêuticas, como fisioterapia, terapia fonoaudiológica, psicoterapia, terapia cognitivo-comportamental e suporte psicopedagógico, que têm por objetivo fornecer o apoio para o alcance de uma maior autonomia, respeitando-se os limites impostos pela deficiência e favorecendo sua integração social. O tratamento medicamentoso é o mesmo utilizado para as crianças com TEA e pode ser visto na Tabela 13.9.

■ TRANSTORNO DO DÉFICIT DE ATENÇÃO E HIPERATIVIDADE

As características clínicas essenciais do transtorno do déficit de atenção e hiperatividade (TDAH), como o próprio nome sugere, são um padrão persistente de desatenção, hiperatividade e impulsividade que interferem no funcionamento ou no desenvolvimento normal do indivíduo.[5]

Embora o TDAH tenha sido "validado" em 1998,[184] relatos históricos são consistentes com os critérios diagnósticos modernos do TDAH. O primeiro relato de desatenção foi feito por Sir Alexander Crichton em 1798. Sir Crichton era um médico escocês que estudava psiquiatria, e notou que certos indivíduos apresentavam-se com incapacidade de participar com um certo grau de constância para um objeto qualquer.[185] Em 1844 surge o primeiro, e talvez mais famoso, relato de uma criança com sintomas de hiperatividade. O psiquiatra alemão Heinrich Hoffmann adiciona à segunda edição de seu livro de histórias infantis *Struwwelpeter* uma pequena história em três quadrinhos intitulada "*Fidgety Philip*" (Philip inquieto), vista na Figura 13.7. A pequena histó-

398

Seção 3 ■ Doenças e Síndromes Neurológicas

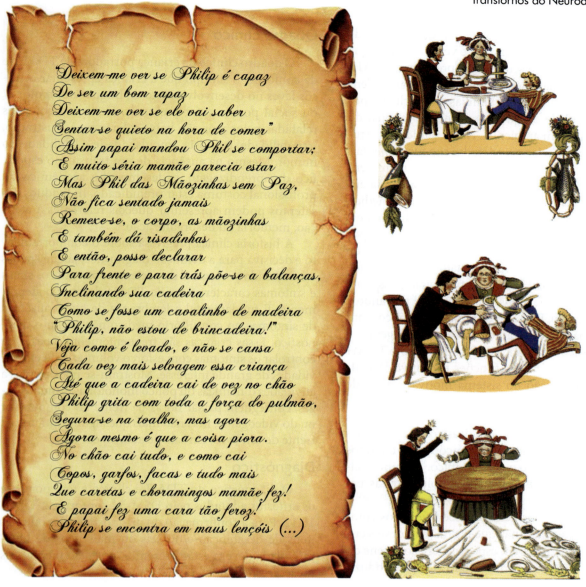

Figura 13.7 Trecho do poema *Philip Inquieto*, traduzido de Hoffmann.[186]

ria reflete o desejo dos pais de que a criança se comportasse à mesa uma única vez, retratando a incapacidade da criança em atender a súplica, tal qual muitas famílias descrevem seus filhos.[185]

Epidemiologia

O TDAH é o transtorno neurocomportamental mais frequente na infância e mundialmente presente, afetando de 2,6 a 21,8%[187,188] dos indivíduos e mais de cinco milhões de crianças de entre seis e 17 anos nos Estados Unidos, correspondendo a 9,5% das crianças norte-americanas.[189] No Brasil, a prevalência do TDAH é estimada em 13%.[190] Há uma nítida diferença entre os sexos quanto à prevalência, bem como com relação à gravidade dos sintomas do TDAH, com predomínio do sexo masculino (3:1) em amostras na comunidade e até 10:1 em centros especializados.[191]

Etiologia

Acredita-se que a etiologia do TDAH seja multifatorial, mas certamente com forte componente genético. Intercorrências perinatais, como eclâmpsia, prematuridade, baixo peso ao nascimento e estresse fetal[192] podem estar associadas a um discreto risco no surgimento do TDAH, assim como exposição materna a álcool e tabaco e uso de substâncias contendo bisfenol.[193]

Estudos mostram que pais com diagnóstico de TDAH apresentam risco duas a oito vezes maior do que grupos-controle de que seus filhos apresentem TDAH, com risco entre irmãos semelhante.[194] Todas as evidências obtidas nos estudos com famílias não excluem, porém, a possibilidade de que a transmissão familiar do TDAH tenha origem ambiental. Nesse sentido, os estudos com gêmeos e crianças adotadas são fundamentais para determinar se uma característica é de fato influenciada por fatores genéticos. A concordância obtida entre os pares de gêmeos nada mais é do que uma medida da herdabilidade que, por sua vez, representa uma estimativa de qual porção do fenótipo é influenciada por fatores genéticos.[195] A concordância entre gêmeos é de 0,8[196] e estudos com crianças adotadas mostram que a prevalência de TDAH em seus pais biológicos é até cinco vezes maior que a dos pais adotivos,[197] levando à conclusão de que o TDAH é claramente genético, com questionável participação ambiental em sua origem.

Grande parte das crianças e dos adultos com TDAH apresenta um prejuízo das funções executivas[198] e algum grau de alteração no sistema motivacional e de recompensa,[199] com incapacidade em aguardar algo de grande desejo, trocando assim por pequenos ganhos imediatos. Dessa forma, as pesquisas voltaram-se para identificar, respectivamente, disfunções nos circuitos fronto-estriato-talâmico e mesolímbico.[200] Embora alguns trabalhos apontem alterações volumétricas em núcleos da base e córtex frontal e cerebelar,[201-203] o enfoque maior está nos genes que codificam os componentes das catecolaminas que participam destes circuitos. Entre estes, recebem especial atenção o gene do transportador D4 da dopamina (DRD4), que produziria uma resposta intracelular menor à dopamina (DA). Este gene está associado a um comportamento de busca por novas atividades em adultos e encontra-se 1,5 vez mais frequente em indivíduos com TDAH do que na população em geral.[204] Polimorfismos do gene do transportador D5 da dopamina (DRD5) também são associados a maiores níveis de desatenção.[205]

Embora a associação genética do TDAH seja evidente, nenhum dos genes investigados, nem mesmo o DRD4 ou o DRD5, podem ser considerados necessários ou suficientes ao desenvolvimento do transtorno. Este panorama deve-se, em grande parte, a uma heterogeneidade etiológica ímpar, representada pela alta complexidade clínica da doença. O futuro do estudo da etiologia do TDAH vai envolver, provavelmente, a definição de possíveis "subfenótipos" ou "endofenótipos", em que essa heterogeneidade esteja reduzida.[195]

Quadro clínico

O quadro clínico da criança portadora de TDAH se dá conforme o subtipo que a criança apresentar. Atrasos leves no desenvolvimento da linguagem, motor e/ou social podem estar presentes. Queixas frequentes relatadas pelos pais são baixa tolerância à frustração, irritabilidade, teimosia, impulsividade e labilidade do humor. Mesmo na ausência de um transtorno específico da aprendizagem, o desempenho acadêmico ou profissional costuma estar prejudicado. Indivíduos desatentos podem apresentar queixas referentes à atenção, memória ou desorganização.[5]

A história clínica pregressa sobre o comportamento é decisiva para a definição diagnóstica, já que apenas um reduzido percentual de pacientes apresenta os sinais e sintomas característicos de TDAH durante o atendimento. É fundamental a lembrança de que a ausência de sintomas no consultório médico não exclui o diagnóstico. Essas crianças são frequentemente capazes de controlar os sintomas com esforço voluntário ou em atividades de grande interesse. Mostram-se mais atentas a atividades dinâmicas ou pouco monótonas e, muitas vezes, conseguem passar horas na frente do computador ou do videogame, mas não mais que alguns minutos na frente de um livro, em sala de aula ou em casa.[195]

Diagnóstico

O diagnóstico do TDAH é clínico e tem por base os critérios adotados pelo DSM-5,[5] conforme a Tabela 13.12. Para a confirmação do diagnóstico, seis ou mais itens de desatenção e/ou seis ou mais itens de hiperatividade devem estar presentes, por pelo menos seis meses, respeitando:

- Vários sintomas devem estar presentes antes dos 12 anos de idade;
- Os sintomas devem estar presentes em pelo menos dois ambientes (casa, escola, trabalho, com amigos ou parentes, ou em outras atividades);
- Os sintomas devem interferir no funcionamento social, acadêmico ou profissional;
- Os sintomas não ocorrem exclusivamente durante o curso de outra doença psiquiátrica, excluindo-se o autismo;
- Em indivíduos com 17 anos ou mais, bastam cinco itens em cada categoria.

O subtipo é determinado conforme os critérios preenchidos. Ocorrendo critérios para desatenção e hiperatividade, têm-se a apresentação combinada (ou mista); somente critérios de desatenção, apresentação predominantemente desatenta e com critérios somente

Transtornos do Neurodesenvolvimento

Tabela 13.12 Critérios diagnósticos do TDAH, segundo o DSM-5.[5]

Desatenção

a. Frequentemente deixa de prestar atenção a detalhes ou comete erros por descuido em atividades escolares, de trabalho ou outras atividades

b. Com frequência tem dificuldades para manter a atenção em tarefas ou atividades lúdicas

c. Com frequência parece não escutar quando lhe dirigem a palavra diretamente

d. Com frequência não segue instruções e não termina os deveres escolares, as tarefas domésticas ou os deveres profissionais (não devido a comportamento de oposição ou incapacidade de compreender instruções)

e. Com frequência tem dificuldade para organizar tarefas e atividades

f. Com frequência evita, antipatiza ou reluta a envolver-se em tarefas que exijam esforço mental constante (como tarefas escolares ou deveres de casa)

g. Com frequência perde coisas necessárias para tarefas ou atividades (p. ex., brinquedos, tarefas escolares, lápis, livros ou outros materiais)

h. É facilmente distraído por estímulos alheios à tarefa

i. Com frequência apresenta esquecimento em atividades diárias

Hiperatividade e impulsividade

a. Frequentemente agita as mãos ou os pés ou se remexe na cadeira

b. Frequentemente abandona sua cadeira em sala de aula ou outras situações nas quais se espera que permaneça sentado

c. Frequentemente corre ou escala em demasia, em situações nas quais isto é inapropriado (em adolescentes e adultos, pode estar limitado a sensações subjetivas de inquietação)

d. Com frequência tem dificuldade para brincar ou se envolver silenciosamente em atividades de lazer

e. Está frequentemente "a mil" ou muitas vezes age como se estivesse "a todo vapor"

f. Frequentemente fala em demasia

Impulsividade

a. Frequentemente dá respostas precipitadas antes de as perguntas terem sido completadas

b. Com frequência tem dificuldade para aguardar sua vez

c. Frequentemente interrompe ou se mete em assuntos de outros (p. ex., intromete-se em conversas ou brincadeiras)

para hiperatividade, apresentação predominantemente hiperativa/impulsiva. Podem ainda ser divididos em leve, moderado e grave conforme impacto e prejuízo causado na vida do indivíduo. O subtipo combinado é o mais frequente e é responsável por 50% a 75% dos casos, seguido pelo tipo desatento (20% a 30%) e pelo hiperativo/impulsivo (menos de 15%).[206] Meninas apresentam mais sintomas de desatenção que meninos e tendem a ser subdiagnosticadas.[207]

A avaliação neuropsicológica pode contribuir para o correto diagnóstico, especialmente nos casos de apresentação atípica. Contudo, os exames de EEG, neuroimagem (TC, IRM ou tomografia computadorizada com emissão de fóton único – SPECT) e testes genéticos ainda pertencem ao ambiente de pesquisa, e não devem fazer parte da rotina diagnóstica.[208]

Comorbidades e prognóstico

O curso do TDAH é altamente variável. Até 15% dessas crianças serão adultos com a sintomatologia completa e até 65% podem ter remissão parcial, com permanência de alguns sintomas, especialmente de desatenção.[209] O TDAH está associado a desempenho escolar e sucesso acadêmico reduzidos, rejeição social

e, nos adultos, a pior desempenho profissional, inassiduidade e a maior probabilidade de desemprego, além de altos níveis de conflito interpessoal e risco de suicídio.[5,210]

Esse curso desanimador pode estar associado à alta prevalência de outros transtornos psiquiátricos comórbidos ao TDAH. Os transtornos disruptivos do comportamento (transtorno de conduta e transtorno opositivo-desafiador) são os mais prevalentes (em torno de 30% a 50%). Outros transtornos podem estar presentes como depressão (15% a 20%), transtornos de ansiedade (em torno de 25%) e transtornos específicos da aprendizagem (10% a 25%).[211,212]

Tratamento

O tratamento do TDAH é multiprofissional e composto por orientação aos pais, participação da escola, terapia cognitivo-comportamental e medicamentosa. A eficácia do tratamento medicamentoso em diminuir os sintomas do TDAH e transtornos disruptivos é superior às terapias adjuvantes, especialmente no primeiro ano de tratamento,[213] fazendo com que seu uso seja quase obrigatório, uma vez que o diagnóstico seja certo. Não existe diferença comprovada entre tra-

Capítulo 13

401

Tratado de Neurologia Infantil

tamento medicamentoso isolado ou em combinação com psicoterapias.[213]

A abordagem terapêutica deve ser feita com base na idade e na presença ou não de comorbidades. Em crianças pré-escolares, o tratamento inicial é com intervenção psicossocial e participação da família e, se não houver melhora e o prejuízo social ou do desenvolvimento for significativo, pode ser introduzida medicação psicoestimulante, como o metilfenidato.[208] Em crianças, adolescentes e adultos, se houver associação com abuso de substâncias, transtornos do humor ou de ansiedade, estes devem ser tratados antes do TDAH, sempre que possível.[114]

Medicamentos psicoestimulantes

Existem no Brasil duas categorias de psicoestimulantes disponíveis: a derivada do metilfenidato e aquela com base em anfetamina. Até 70% das crianças obterão resposta com algum psicoestimulante[214] e, como estes podem produzir respostas positivas mas subótimas, mesmo em baixas doses, recomenda-se a titulação até a maior dose capaz de controlar os sintomas sem efeitos colaterais, ao invés de titulação baseada em miligrama por quilo.[208]

Existem três formulações derivadas do metilfenidato: a Ritalina® (metilfenidato), Ritalina LA® (metilfenidato composto por cápsulas de curta e longa ação, dispersando o metilfenidato imediatamente e cerca de 4 horas após, respectivamente) e o Concerta® (metilfenidato OROS – sistema de liberação controlada por osmose). A ação do metilfenidato ocorre pelo bloqueio alostérico, ou seja, fora do sítio onde as monoaminas normalmente se conectam, do transportador da dopamina (DAT) e da noradrenalina (NAT). Dessa maneira, o metilfenidato interrompe as bombas de recaptação, de modo que o neurotransmissor não seja transportado para dentro do neurônio pré-sináptico.[114] Os efeitos colaterais tendem a ser mais evidentes em formulações de liberação rápida.

O estimulante derivado da anfetamina presente no Brasil é o dimesilato de lisdexanfetamina (Venvanse®), uma pró-droga que, após ser absorvida, apresenta dois metabólitos: L-lisina e D-anfetamina.[214] Sua ação é semelhante à do metilfenidato, porém o bloqueio do DAT e NAT se faz de maneira competitiva, ou seja, ele se liga ao mesmo sítio onde as aminas se conectam ao transportador, inibindo, assim, a recaptação de dopamina e noradrenalina.[114]

Medicamentos não psicoestimulantes

A atomoxetina (Strattera®), embora não comercializada no Brasil, teve seu uso regularizado pela ANVISA em 2011[215] e é um agente inibidor seletivo da receptação de noradrenalina.[114] É uma boa alternativa para crianças que não obtiveram resposta ou não toleram os efeitos adversos dos estimulantes, bem como nos indivíduos com histórico de abuso de substâncias.[216]

Outras medicações com mecanismos de ação similares, como bupropiona (inibidor fraco NAT e DAT), antidepressivos tricíclicos (inibidores da NAT) como imipramina e nortriptilina, também já foram utilizados no tratamento do TDAH, com graus variados de sucesso.[217] Outra classe que pode ser utilizada é a dos agonistas α_{2A}-adrenérgicos, representada no Brasil pela clonidina (Atensina®). Acredita-se que os receptores α_{2A} sejam os mediadores primários dos efeitos da noradrenalina no córtex pré-frontal, regulando os sintomas de desatenção, hiperatividade e impulsividade no TDAH.[114] A clonidina parece ter uma resposta mais adequada ao TDAH quando este é acompanhado por tiques, transtornos disruptivos e transtornos do sono.[218] Por não ser um antagonista seletivo, os efeitos colaterais da clonidina, como sonolência e hipotensão, podem limitar seu uso.

A Tabela 13.13 lista as medicações disponíveis para tratamento do TDAH com suas respectivas doses, tempo de ação e possíveis efeitos adversos.

■ TRANSTORNO ESPECÍFICO DA APRENDIZAGEM

O transtorno específico da aprendizagem é um transtorno do neurodesenvolvimento que impede a aprendizagem e/ou o uso de habilidades acadêmicas específicas (como leitura, escrita ou matemática), as quais servem de base fundamental para o aprendizado acadêmico.[219] Deve-se preferir este rótulo ao termo mais abrangente de dificuldade escolar, que pode ser secundária a outras adversidades como problemas pedagógicos. A nova classificação do DSM-5 tornou o transtorno específico da aprendizagem em um grande grupo unificado, pois é nítida a continuidade entre os transtornos da leitura, soletração, expressão escrita e funções relacionadas à matemática.

Apesar da dificuldade de conceituar precisamente o processo da aprendizagem, em todas as explicações propostas por diversos autores encontra-se implícita uma relação bilateral, tanto da pessoa que ensina como da que aprende, podendo assim "aprendizagem" ser definida como um processo evolutivo e constante, que implica uma sequência de modificações observáveis e reais no comportamento do indivíduo e do meio que o rodeia, em que esse processo se traduz pelo apa-

Seção 3 ■ Doenças e Síndromes Neurológicas

Transtornos do Neurodesenvolvimento

Tabela 13.13 Medicamentos disponíveis no Brasil para o tratamento do TDAH*.

Medicação	Nome comercial e apresentação	Dose	Duração do efeito em horas	Efeitos adversos
Estimulantes a base de metilfenidato				
Metilfenidato	Ritalina – 10 mg	5 a 60 mg/dia (geralmente 1 mg/kg), dividida em 1 a 3 tomadas	3-5	Adinamia, cefaleia, dor abdominal, atraso de fase de sono, tiques, episódio depressivo
Metilfenidato LA	Ritalina LA – 10, 20, 30 e 40 mg	20 a 60 mg/dia	6-8	
Metilfenidato OROS	Concerta – 18, 36 e 54 mg	18 a 72 mg/dia	12	
Estimulantes à base de anfetamina				
Lisdexanfetamina	Venvanse – 30, 50 e 70 mg	30 a 70 mg	10-12	Mesmos dos estimulantes com base o metilfenidato
Inibidor da receptação de noradrenalina				
Atomoxetina	Strattera – 10, 18, 25, 40, 60, 80 e 100 mg	0,5 a 1,4 mg/kg/dia	10-12	Adinamia, efeitos gastrointestinais, prolongamento do intervalo QT
Antidepressivos				
Imipramina	Tofranil – 10 e 25 mg	1 a 3 mg/kg/dia divididos em 2 doses	12-24	Sonolência, constipação, retenção urinária e xerostomia
Nortriptilina	Pamelor – 10, 25, 50 e 75 mg	0,4 a 4,5 mg/kg/dia divididos em 2 tomadas	12-24	
Bupropiona	Wellbutrin SR – 150 mg	3 a 6 mg/kg/dia máximo 300 mg	20	Mesmos dos estimulantes com base no metilfenidato
Agonistas α_{2A}-adrenérgicos				
Clonidina	Atensina – 0,1, 0,15 e 0,2 mg	0,05 mg/kg/dia de 1 a 2 tomadas	5-25	Sonolência, hipotensão e tontura

* São citados apenas os nomes fantasia dos medicamentos de referência.

recimento de formas realmente novas e compromissadas com o comportamento.[220]

Epidemiologia

O número de indivíduos identificados como portadores de alguma dificuldade de aprendizado é extremamente variável e depende de alguns fatores: conceito utilizado, classificação adotada, critério avaliativo e também das características do próprio indivíduo e do sistema de ensino no qual está inserido, podendo atingir até 20% da população em idade escolar em países desenvolvidos, nos quais apenas 7% teriam algum tipo de transtorno do aprendizado.[220] No Brasil, a dificuldade escolar atinge cifras assustadoras, mesmo com as tentativas governamentais equivocadas em minimizar essa situação (como o sistema de aprovação automáti-

ca), atingindo de 30% a 40% das crianças que frequentam o ensino fundamental.[221]

Caracterização clínica

O transtorno específico da aprendizagem compreende transtornos que devem apresentar quatro critérios essenciais e podem ser especificados de acordo com a dificuldade apresentada, isto é, com prejuízo na leitura, expressão escrita e/ou matemática.[222]

1. Dificuldade persistente para aprender habilidade(s) acadêmica(s) fundamental(is), conforme indicado pela presença de ao menos um dos sintomas abaixo, e que persista por pelo menos seis meses, apesar da provisão de intervenções dirigidas a essas dificuldades;

Capítulo 13

403

Tratado de Neurologia Infantil

a. Leitura de palavras de forma imprecisa ou lenta e com esforço;

b. Dificuldade para compreender o sentido do que é lido;

c. Dificuldade para ortografar;

d. Dificuldade com a expressão escrita;

e. Dificuldade para dominar o senso numérico, fatos numéricos ou cálculo;

f. Dificuldade no raciocínio;

2. O desempenho do indivíduo nestas habilidades escolares afetadas está abaixo da média para a idade;

3. Devem estar presentes desde os primeiros anos escolares (em algumas crianças podem não se manifestar plenamente até anos escolares mais tardios, período em que as demandas de aprendizagem aumentam e excedem as capacidades individuais limitadas);

4. O transtorno de aprendizagem não pode estar associado a: DI, atraso global do desenvolvimento, deficiências auditivas ou visuais e não pode ser atribuído a outro transtorno neurológico, como sequela de acidente vascular cerebral ou adversidade psicossocial, falta de proficiência na língua de instrução, ensino inadequado.

A principal mudança que o DSM-5 apresenta, em relação à classificação anterior, é uma mudança de visão quanto ao diagnóstico dos transtornos do aprendizado (TA): a ênfase deixa de ser a discrepância da habilidade de leitura, escrita ou matemática em relação ao QI e passa para o desempenho inadequado da habilidade de acordo com testes padronizados para sexo, idade, escolaridade ou grupos culturais ou linguísticos. O maior problema que tal mudança traz para países como o Brasil diz respeito à falta de testes padronizados que sirvam para as diferentes regiões do país, o que poderia tornar difícil um diagnóstico de TA de maneira correta.[223] Outra importante dificuldade para grande parte da população brasileira é o acesso limitado às terapias de intervenção dirigidas, tornando-se um grande viés especialmente na população de baixa renda.

O reconhecimento dos TA costuma ocorrer durante o ensino fundamental, quando as crianças precisam aprender as habilidades acadêmicas básicas. Entretanto, sinais precoces de um TA podem estar presentes ainda na pré-escola, quando a criança não for capaz de aprender o nome das letras, contar objetos ou fazer rimas.[224]

A expressão "insucesso acadêmico inesperado" é frequentemente citada como uma característica desses indivíduos afetados por algum TA. Podem, ainda, ocorrer em indivíduos identificados como intelectualmente "talentosos". Eles podem conseguir manter um funcionamento acadêmico aparentemente adequado mediante o uso de estratégias compensatórias, esforço maior ou apoio, até que as exigências de aprendizagem ou dos métodos de avaliação, como testes cronometrados, imponham barreiras à sua aprendizagem ou à realização de tarefas exigidas.[5]

Com prejuízo na leitura

Leitura, o processo pelo qual ocorre o reconhecimento das palavras (decodificação) e compreensão daquilo que se decodifica, é uma habilidade complexa e lentamente adquirida que requer a integração de várias funções superiores, como visão, linguagem, cognição, memória e atenção. A primeira descrição de um TA com prejuízo na leitura foi realizada em 1896 por Pringle Morgan,[225] que descreveu um jovem de 14 anos que, apesar de inteligente, tinha uma incapacidade quase absoluta em relação à linguagem escrita, designada na ocasião como "cegueira verbal". Após sua descrição inicial, em 1968, a Federação Mundial de Neurologia utilizou pela primeira vez a expressão "dislexia do desenvolvimento", definindo-a como um transtorno que se manifesta por dificuldades na aprendizagem da leitura, apesar de as crianças serem ensinadas com métodos convencionais e oportunidades socioculturais adequadas.[226]

Indivíduos com TA com prejuízo na leitura apresentam uma dificuldade importante na aquisição de habilidades de leitura básica, como precisão na leitura das palavras, velocidade e/ou fluência da leitura e compreensão da leitura realizada.[5] A dislexia é frequentemente utilizada como sinônimo de dificuldade em leitura por ser o protótipo desse transtorno. Entretanto, se apresenta como uma dificuldade em decodificar o texto (reconhecimento preciso e fluente das palavras), com dificuldades concomitantes em decodificação fonológica (correlação fonema-som) e de ortografia (p. ex. estrefossimbolia, conhecida como escrita em espelho).

Epidemiologia

Os TA com prejuízo na leitura ocorrem em todas as classes sociais e sua prevalência é muito variável, com extremos entre 5% a 17,5%,[227] amplitude esta provavelmente resultante de conceitos diversos e critérios adotados, não pelo comportamento biológico. As diferenças entre a prevalência devem-se em parte às diferentes ortografias. Em línguas mais "transparentes", isto é, naquelas em que correspondência grafema-fonema é mais regular, como o italiano e o finlandês são cometidos menos erros. Nas línguas "opacas", em que existem muitas irregularidades nesta correspondência, como a língua inglesa, o número de erros é maior. O português é uma língua "semitransparente".[228] No Brasil, em um estudo realizado no Rio Grande do Sul, encontrou-se uma prevalência de 12,3% entre escolares do ensino fundamental.[229] Os transtornos referentes à leitura são mais frequentes em meninos com razão de 3:1,[230] mas provavelmente seja uma falsa prevalência secundária à maior associação de outros transtornos como o TDAH[231] nessa população, fazendo com que estes procurem auxílio com maior frequência.

Etiologia

Há diversas teorias para tentar explicar o porquê de um dado indivíduo ser incapaz de ler. Dentre elas, a mais aceita é a teoria fonológica. Esse déficit fonológico dificulta a discriminação e o processamento dos sons da linguagem, a consciência de que a linguagem é formada por palavras, as palavras por sílabas, sílabas por fonemas e o conhecimento de que os caracteres do alfabeto são a representação gráfica desses fonemas.[232] Como visto no início do capítulo, durante a leitura o cérebro ativa três áreas-chave no hemisfério esquerdo:

- O giro frontal inferior: responsável pelo processamento da articulação e vocalização das palavras (início da análise dos fonemas). A subvocalização ajuda a leitura fornecendo um modelo oral das palavras. Essa zona fica muito ativa nos indivíduos disléxicos.
- Região temporoparietal: local onde é realizada uma parte da análise das palavras. Ocorre o processamento visual da forma das letras, a correspondência grafo-fonêmica, a segmentação e a fusão silábica e fonêmica. Essa leitura analítica processa-se lentamente e é a via utilizada pelos leitores disléxicos.
- Região occipitotemporal: local do processamento visual das palavras, onde se realiza a leitura rápida e automática da palavra. É o local onde fica armazenado o "modelo neurológico da palavra". Este "modelo" contém a informação relevante sobre cada palavra, integrando a ortografia com a pronúncia e o significado. Quanto mais automática e veloz é a ativação desta área, mais eficiente é o processo de leitura.

Os indivíduos com dificuldade em leitura apresentam uma disrupção deste sistema, o que dificulta o processamento fonológico e o consequente acesso ao sistema de análise das palavras e ao sistema de leitura automática. Para compensar esta dificuldade, utilizam mais intensamente a área da linguagem oral (região frontal inferior) e as áreas temporoparietais, que ajudam a fornecer pistas visuais.

Assim como nos demais transtornos do neurodesenvolvimento, o TA com prejuízo na leitura tem etiologia multifatorial, envolvendo múltiplos genes e provavelmente fatores ambientais. Desde o início do século XX, estudos observacionais demonstravam o maior risco de recorrência dentro da mesma família[233] e estudos em gêmeos e crianças adotadas mostraram que o agrupamento familiar apresenta mais fatores genéticos que ambientais em comum.[234] Estima-se que a hereditariedade seja de 40% a 60%, com amplo espectro fenotípico,[235,236] e diretamente relacionada com o nível educacional dos pais.[237]

Há seis genes fortemente candidatos à dislexia: *DYX1C1* (15q21), *DCDC2* e *KIAA0319* (6p21), *C2Orf3* e *MRPL19* (2p16-p15) e *ROBO1* (3p12-q12). Todos, com exceção dos localizados no cromossomo 2, têm participação no processo de migração neuronal e orientação axonal de maneira correguladora,[238] o que corrobora os achados de IRM funcional, mostrando uma interrupção nas bases neurais envolvendo os processos fonológicos e ortográficos,[239] bem como os achados iniciais em estudos *post mortem,* revelando ectopias e displasias neuronais nestes indivíduos.[240]

Apresentação clínica

A apresentação clínica depende da idade da criança, bem como de sua habilidade em compensar a dificuldade em leitura (que será tanto maior quanto a inteligência do indivíduo). O diagnóstico precoce é importante para um melhor prognóstico; 75% das crianças com baixa habilidade em leitura na terceira série irão permanecer com o déficit até o ensino médio e além.[241]

Embora o reconhecimento e o diagnóstico das crianças com prejuízo na leitura costume ocorrer durante o ensino fundamental, sinais precoces podem identificar a criança de risco ainda na idade pré-escolar, conforme a Tabela 13.14.

Com prejuízo na expressão escrita

Juntamente com a leitura, expressar-se corretamente através da escrita é um marco essencial para uma maior facilidade e, consequentemente, recompensa na vida adulta e, por isso, a proficiência na expressão escrita pode ser considerada o sucesso educacional de uma criança. Prejuízos acadêmicos na expressão escrita frequentemente são acompanhadas com déficits na leitura e, de fato, ainda permanece incerto se há esta desordem de maneira isolada.

Tabela 13.14 Sinais presentes em crianças com transtornos específicos do aprendizado.[5,232]

Pré-escolares

- Falta de interesse em jogos com sons da língua (p. ex. repetições e rimas)
- Dificuldades em aprender cantigas infantis com rimas como "atirei o pau no gato" e "ciranda cirandinha"
- Persistir com a pronúncia de palavras erradas (falar como bebês)
- Dificuldade em aprender e lembrar nomes de letras
- Não saber reconhecer as letras do próprio nome

Jardim de infância e primeiros anos de alfabetização

- Incapacidade em reconhecer e escrever as letras
- Não reconhecer ou escrever o próprio nome
- Dificuldade em quebrar a palavra em sílabas (p. ex. quarto separado em quarto)
- Inabilidade de aprender a associação da letra com seu som equivalente
- Dificuldade em reconhecer fonemas semelhantes (p. ex., qual, em um conjunto de palavras – carro, bolo, gato, inicia com o mesmo som de "casa")
- Queixas de quão difícil é ler ou esconde-se e inventa desculpas na hora de ler
- História familiar positiva para dificuldade em ler

Ensino fundamental

- Dificuldade em decodificar as palavras com fluência, ortografar ou compreender fatos matemáticos
- Leitura em voz alta lenta, imprecisa e trabalhosa
- Dificuldade em compreender a magnitude que um número falado ou escrito representa
- Dificuldade em ler palavras monossilábicas (p. ex., cão e pó)
- Dificuldade para colocar letras e números em sequência
- Dificuldade para lembrar fatos numéricos ou operações matemáticas
- Má pronúncia ou omissão de parte de palavras (p. ex., "convido" ao invés de "convidado" e "aminal" ao invés de "animal") bem como confundir palavras com sons semelhantes (p. ex. "combustível" com "comestível")
- Dificuldade em recordar datas, nomes e números de telefone
- Deixar parte das avaliações em branco sob o pretexto de "não deu tempo"
- Letra ilegível
- Não compreensão do que foi lido

A habilidade em saber escrever de acordo com a idade é necessária para todo o processo acadêmico. O primeiro passo em expressão escrita é o rabisco, que emerge no segundo ano de vida, quando a criança desenvolve a preensão em pinça fina. Com o avançar da idade inicia traços verticais (2 anos), traços horizontais (2,5 anos) e círculos rudimentares (3 anos). Imitação e cópia tipicamente são iniciados aos 4 anos, com a capacidade de copiar uma cruz, um quadrado aos 5 anos e um triângulo até o sexto ano completo.[7] Antes de a criança estar habilitada para a escrita convencional, elas tentam agregar significado por meio de rabiscos ou formas arranjados linearmente. Essa "escrita" rudimentar serve como função simbólica, isto é, que sequências de símbolos representam uma unidade linguística.[242] No Brasil, o sistema educacional da escrita geralmente se inicia pela escrita em letra bastão e, posteriormente, em letra cursiva e torna-se automática entre oito e nove anos de idade, com velocidade máxima aproximadamente aos 15 anos.[243]

O transtorno da expressão escrita é associado ao comprometimento da escrita à mão, codificação ortográfica (memorizar palavras escritas e processar as letras nelas) e sequenciamento digital. Este tripé contribui para o *loop* ortográfico, isto é, a palavra previamente memorizada é "conectada" com o movimento sequencial dos dedos para a saída através da mão, com concomitante *feedback* pelos olhos, sendo provável que este mesmo *loop* esteja comprometido e interfira na composição da fluência.[244]

Devido à grande associação de TA com prejuízo na expressão escrita com outros transtornos do aprendizado, é difícil predizer com certeza a prevalência da disgrafia, mas estima-se que seja entre 5% e 27% dependendo da idade, dos critérios de seleção e dos instrumentos de avaliação utilizados.[245]

Com prejuízo na matemática

A matemática é quase tão antiga quanto a humanidade e, ao contrário da leitura e escrita, que precisam ser ensinadas, há uma propensão inata em adquirir habilidades matemáticas (p. ex., contar, somar, comparar e compreender quantidades) mesmo sem instrução formal.[246] Seu conhecimento é de primordial importância para um funcionamento no dia a dia, permitindo a compreensão de conceitos numéricos e realização de cálculos. Organizar nosso tempo, recursos monetários, ler um calendário, localizar um endereço e até mesmo seguir uma simples receita são exemplos do quanto dependentes somos da matemática e, mesmo assim, sua incapacidade de aprendizado não recebe a mesma atenção que os demais transtornos do aprendizado.[247] Uma falta de sucesso em aprender matemática está relacionada com maior chance de um indivíduo não conseguir um emprego em tempo integral e, frequentemente, deixa como opção trabalhos manuais e de baixa remuneração.[248]

Epidemiologia e etiologia

O transtorno do aprendizado com prejuízo em matemática é prevalente em 3% a 13,8% das crianças. Há discordância se existe diferença entre os sexos (talvez leve predomínio no sexo masculino).[249,250] Assim como nos demais transtornos do aprendizado, o prejuízo em matemática tende a ocorrer até dez vezes mais em membros de uma mesma família.[251] Embora maior parte dos indivíduos apresente dificuldades maiores em senso numérico e para relembrar fatos matemáticos, essas crianças podem apresentar uma grande combinação de sintomas relacionados:[252,253]

1. **Senso numérico:** refere à capacidade de realizar uma representação mental de quantidade, isto é, fazer a transcendência do concreto para o abstrato. É normalmente a primeira habilidade matemática que falha nesses indivíduos e pode ser representada por:
   a. Dificuldade em estimar e julgar magnitude;
   b. Dificuldade em compreender os princípios da comutatividade (ordem dos fatores não altera o produto) em problemas matemáticos, os quais são importantes para organizar os tipos de operações de grupos de acordo com a propriedade comutativa ou não (p. ex., adição e multiplicação são comutativas, enquanto subtração e divisão, não);
   c. Inabilidade em representar um número em mais de uma maneira;
   d. Inabilidade em reconhecer resultados insensatos em cálculos;
   e. Atraso em progredir da contagem nos dedos para a contagem verbal, que geralmente ocorre na transição do primeiro para o segundo ano de ensino;
2. Relembrar fatos matemáticos: estes referem-se às operações matemáticas básicas que tipicamente são utilizadas de maneira automática em problemas mais complexos e frequentemente estão associadas à dificuldade no senso numérico. Relembrar esses fatos pode ser um foco específico para intervenção e instrução.
3. Habilidade em compreender problemas apresentados em textos: as funções matemáticas dependem da linguagem e habilidade da criança em compreender as palavras associadas com as funções matemáticas e palavras contidas nos problemas. Como os transtornos do aprendizado tendem a coexistir (17% a 43% apresentam dificuldade em matemática e leitura concomitantes[254]), crianças com transtornos na leitura podem apresentar uma dificuldade ainda maior.
4. Habilidades visuoespacial e organizacional: crianças com transtornos na matemática podem apresentar dificuldade em organizar os problemas nas páginas. Eles podem copiar os números de maneira incorreta, ilegível, desalinhados, em espelho, trocar dígitos em números envolvendo multidígitos, "pular" linhas ou colunas durante cálculos, começar o cálculo em local inadequado ou não reconhecer os símbolos das operações.
5. Apresentam grande dificuldade em planejar e organizar a resolução dos problemas, bem como verificar o resultado encontrado.

Estudos realizados em indivíduos com discalculia (termo até então utilizado para identificar indivíduos com um padrão de dificuldade caracterizado por problemas no processamento de informações numéricas, aprendizagem de fatos aritméticos e realização de cálculos precisos ou fluentes[5]) mostram uma organização atípica, bem como uma diminuição volumétrica da substância cinzenta no sulco intraparietal direito,[255,256] enquanto estudos de IRM funcional apontam o envol-

Tratado de Neurologia Infantil

vimento dos giros parietais superiores bilateralmente, e giro fusiforme, para-hipocampal e córtex temporal anterior direito.[257] Crianças com transtorno no aprendizado da matemática apresentam uma ativação atípica do sulco intraparietal em tarefas que envolvam o uso simbólico dos números (algarismos arábicos) ou não simbólicos (grupo de objetos, isto é, a apresentação concreta do número), sugerindo que talvez a origem do déficit não seja somente em recuperar a magnitude representada pelo algarismo arábico, mas que a representação numérica por si só possa estar comprometida.[258]

Diagnósticos diferenciais e comórbidos aos transtornos do aprendizado

Baixo rendimento escolar pode advir de uma gama de transtornos e inclui deficiência visual ou auditiva, DI, transtornos genéticos, neurológicos ou psiquiátricos, privação ou negligência psicossocial, absenteísmo escolar excessivo e instrução acadêmica insatisfatória.[5] A síndrome de Gerstmann, composta pela tétrade disgrafia, discalculia, agnosia digital e desorientação direita-esquerda, pode estar associada a crianças com transtorno do aprendizado (síndrome de Gerstmann do desenvolvimento)[259] ou, mais frequentemente, associada a lesões isquêmicas envolvendo a artéria cerebral posterior esquerda.[260]

Embora seja particularmente difícil determinar quando uma condição é de fato um sintoma de outra – casualidade *versus* correlação – há diversas condições comórbidas aos transtornos do aprendizado, como a síndrome de Tourette,[261] esquizofrenia,[262] epilepsia[263] e, especialmente, o TDAH.[264]

Tratamento

A gravidade do transtorno do aprendizado é provavelmente o maior preditor do prognóstico no funcionamento adaptativo na vida adulta,[265] o qual frequentemente é refletido na obtenção de subempregos e, consequentemente, em baixa renda.[266] Indivíduos com transtornos do aprendizado são capazes de aprender estratégias para compensar, em parte, suas dificuldades, e quanto mais cedo obtêm ajuda maior a chance de obterem sucesso na escola e na vida adulta.

Após o diagnóstico do transtorno do aprendizado, cabe ao médico assistente basicamente instituir o tratamento adequado para transtornos clínicos ou psiquiátricos que possam estar associados e orientar sobre a importância das intervenções terapêuticas apropriadas, de acordo com as necessidades da criança. Deve-se ainda instruir, apoiar e oferecer orientações (Tabela 13.15) que ajudem a criança e sua família, além de educação especializada.[267,268]

Tabela 13.15 Orientações à escola para crianças com transtorno do aprendizado.

- Realizar as provas em sala separada, silenciosa e adequada
- Oferecer tempo adicional para a realização de provas e atividades, pois os indivíduos disléxicos processam as informações de modo mais lento
- Fazer a leitura da prova para o aluno, questão por questão, e esclarecer dúvidas
- Verificar se o aluno entendeu o que foi perguntado nas questões
- Solicitar ao aluno que explique oralmente aquilo que escreveu
- Realizar provas orais sempre que o aluno não for capaz de escrever as respostas e se certificar de que ele assimilou o conteúdo pedagógico
- Fazer avaliações que contenham múltiplos formatos, como questões objetivas, dissertativas, de múltipla escolha ou com espaços a completar. Podem ser realizadas individualmente ou em grupo, com ou sem consulta
- Permitir ao aluno o uso de tabuada impressa, calculadora, tabelas, fórmulas e dicionário, sempre que necessário
- Utilizar metodologia de ensino que priorize o exemplo, a atividade prática e a aplicação do conteúdo
- Não descontar pontos da nota final em função de erros relacionados à disfunção
- Não corrigir provas ou trabalhos com a cor vermelha
- Facilitar a inclusão do aluno em atividades e trabalhos em grupo
- Não expor o aluno a situações em que ele tenha que ler em público ou a qualquer constrangimento
- Não corrigir sistematicamente erros de fala, principalmente na presença de outras pessoas
- Trabalhar em conjunto com os profissionais que atendem o aluno
- Utilizar recursos multimídia
- Cobrar dos pais o cumprimento dos encaminhamentos mencionados no relatório

---

408

Seção 3 ▪ Doenças e Síndromes Neurológicas

■ REFERÊNCIAS BIBLIOGRÁFICAS

1. American Psychiatric Association. Manual Diagnóstico e Estatístico de Transtornos Mentais: DSM-5. 5.ed. Porto Alegre: Artmed, 2014. p.31-86.
2. Reichenberg LW. DSM-5TM essentials: the savvy clinician's guide to the changes in criteria. New Jersey: Wiley, 2014. p.116.
3. Marin O, Valiente M, Ge X, Tsai L-H. Guiding Neuronal Cell Migrations. Cold Spring Harb Perspect Biol. 2010 Feb 1;2(2):1–20.
4. Chilton JK. Molecular mechanisms of axon guidance. Dev Biol. 2006 Apr;292(1):13–24.
5. American Psychiatric Association, American Psychiatric Association, editors. Diagnostic and statistical manual of mental disorders: DSM-5. 5.ed. Washington: American Psychiatric Association, 2013. p.947.
6. McLaughlin MR. Speech and language delay in children. Am Fam Physician. 2011 May 15;83(10):1183–8.
7. Gesell A. A Criança do 0 aos 5 anos. 6.ed. São Paulo: Martins Fontes, 2003. p.498.
8. McLaughlin MR. Speech and language delay in children. Am Fam Physician. 2011 May 15;83(10):1183–8.
9. Price CJ. The anatomy of language: a review of 100 fMRI studies published in 2009. Ann NY Acad Sci. 2010 Mar;1191(1):62–88.
10. Chang EF, Raygor KP, Berger MS. Contemporary model of language organization: an overview for neurosurgeons. J Neurosurg. 2015 Feb;122(2):250–61.
11. Raichle ME. What words are telling us about the brain. Cold Spring Harb Symp Quant Biol. 1996;61:9–14.
12. Hersh MA, Johnson MA. Assistive technology for the hearing-impaired, deaf and deafblind. Berlim: Springer Science & Business Media, 2003.
13. Swaiman KF, As S, Ferriero DM, Schor NF. Pediatric Neurology. 5.ed. London: Elsevier Health Sciences, 2012.
14. Alberti PW. The anatomy and physiology of the ear and hearing. Occup Expo Noise Eval Prev Control. 2001;53–62.
15. Nath AR, Beauchamp MS. Dynamic changes in superior temporal sulcus connectivity during perception of noisy audiovisual speech. J Neurosci Off J Soc Neurosci. 2011 Feb 2;31(5):1704–14.
16. Price CJ. A review and synthesis of the first 20years of PET and fMRI studies of heard speech, spoken language and reading. NeuroImage. 2012 Aug;62(2):816–47.
17. Martin A. The Representation of Object Concepts in the Brain. Annu Rev Psychol. 2007 Jan;58(1):25–45.
18. Bedny M, Caramazza A. Perception, action, and word meanings in the human brain: the case from action verbs: Word meanings and sensory experience. Ann N Y Acad Sci. 2011 Apr;1224(1):81–95.
19. Harlor ADB, Bower C. Hearing Assessment in Infants and Children: Recommendations Beyond Neonatal Screening. Pediatrics. 2009 Oct 1;124(4):1252–63.
20. Castaño J. Bases neurobiológicas del lenguaje y sus alteraciones. Rev Neurol. 2003;36(8):781–5.
21. Stein MT, Parker S, Coplan J, Feldman H. Expressive language delay in a toddler. J Dev Behav Pediatr JDBP. 2001 Apr;22(2 Suppl):S99–103.
22. Shriberg LD, Tomblin JB, McSweeny JL. Prevalence of speech delay in 6-year-old children and comorbidity with language impairment. J Speech Lang Hear Res JSLHR. 1999 Dec;42(6):1461–81.

23. Dadalto EV, Nielsen CSCB, Oliveira EAM, Taborda A. Levantamento da prevalência de distúrbios da comunicação em escolares do ensino público fundamental da cidade de Vila Velha/ES. Rev CEFAC. 2012 Dec;14(6):1115–21.
24. Snowling MJ, Bishop DVM, Stothard SE, Chipchase B, Kaplan C. Psychosocial outcomes at 15 years of children with a preschool history of speech-language impairment. J Child Psychol Psychiatry. 2006 Aug;47(8):759–65.
25. US Preventive Services Task Force. Screening for speech and language delay in preschool children: recommendation statement. Pediatrics. 2006 Feb;117(2):497–501.
26. Porter CP, Pender NJ, Hayman LL, Armstrong ML, Riesch SK, Lewis MA. Educating APNs for implementing the guidelines for adolescents in Bright futures: guidelines of health supervision of infants, children, and adolescents. Nurs Outlook. 1997 Dec;45(6):252–7.
27. Gollan TH, Ferreira VS. Should I stay or should I switch? A cost-benefit analysis of voluntary language switching in young and aging bilinguals. J Exp Psychol Learn Mem Cogn. 2009 May;35(3):640–65.
28. Schirmer CR, Fontoura DR, Nunes ML. Distúrbios da aquisição da linguagem e da aprendizagem. J Pediatr (Rio J). 2004;80(2):95–103.
29. Toppelberg CO, Shapiro T. Language Disorders: A 10-Year Research Update Review. J Am Acad Child Adolesc Psychiatry. 2000 Feb;39(2):143–52.
30. McRae KM, Vickar E. Simple developmental speech delay: a follow-up study. Dev Med Child Neurol. 1991 Oct;33(10):868–74.
31. Kirk U. Neuropsychology of language, reading, and spelling. New York: Academic Press, 1983. p.283.
32. Volden J, Coolican J, Garon N, White J, Bryson S. Brief Report: Pragmatic Language in Autism Spectrum Disorder: Relationships to Measures of Ability and Disability. J Autism Dev Disord. 2009 Feb;39(2):388–93.
33. Brook SL, Bowler DM. Autism by another name? Semantic and pragmatic impairments in children. J Autism Dev Disord. 1992 Mar;22(1):61–81.
34. Mandy W, Charman T, Gilmour J, Skuse D. Toward specifying pervasive developmental disorder-not otherwise specified. Autism Res Off J Int Soc Autism Res. 2011 Apr;4(2):121–31.
35. Geschwind DH. Genetics of autism spectrum disorders. Trends Cogn Sci. 2011 Sep;15(9):409–16.
36. Vernes SC, Newbury DF, Abrahams BS, Winchester L, Nicod J, Groszer M, et al. A functional genetic link between distinct developmental language disorders. N Engl J Med. 2008 Nov 27;359(22):2337–45.
37. Lee NR, Wallace GL, Adeyemi EI, Lopez KC, Blumenthal JD, Clasen LS, et al. Dosage effects of X and Y chromosomes on language and social functioning in children with supernumerary sex chromosome aneuploidies: implications for idiopathic language impairment and autism spectrum disorders: Language and social skills in sex chromosome aneuploidies. J Child Psychol Psychiatry. 2012 Oct;53(10):1072–81.
38. Whitehouse AJO, Line EA, Watt HJ, Bishop DVM. Qualitative aspects of developmental language impairment relate to language and literacy outcome in adulthood. Int J Lang Commun Disord R Coll Speech Lang Ther. 2009 Aug;44(4):489–510.
39. Adams C, Lloyd J, Aldred C, Baxendale J. Exploring the effects of communication intervention for developmental pragmatic language impairments: a signal generation study. Int J Lang Commun Disord. 2006 Jan;41(1):41–65.

Tratado de Neurologia Infantil

40. Law J, Garrett Z, Nye C. Speech and language therapy interventions for children with primary speech and language delay or disorder. Cochrane Database Syst Rev. 2003;(3):CD004110.

41. Clark A, O'Hare A, Watson J, Cohen W, Cowie H, Elton R, et al. Severe receptive language disorder in childhood--familial aspects and long-term outcomes: results from a Scottish study. Arch Dis Child. 2007 Jul 1;92(7):614–9.

42. Souza TNU, Payão LM da C. Apraxia da fala adquirida e desenvolvimental: semelhanças e diferenças. Rev Soc Bras Fonoaudiol. 2008 Jun;13(2):193–202.

43. Lopes Filho O. Novo tratado de fonoaudiologia. 3.ed. Barueri: Manole, 2013.

44. McKinnon DH, McLeod S, Reilly S. The Prevalence of Stuttering, Voice, and Speech-Sound Disorders in Primary School Students in Australia. Lang Speech Hear Serv Sch. 2007 Jan 1;38(1):5.

45. Yairi E, Ambrose N, Cox N. Genetics of stuttering: a critical review. J Speech Hear Res. 1996 Aug;39(4):771–84.

46. Culatta R, Goldberg SA. Stuttering therapy: an integrated approach to theory and practice. Boston: Allyn and Bacon, 1995. p.442.

47. Chang S-E, Zhu DC. Neural network connectivity differences in children who stutter. Brain. 2013 Dec 1;136(12):3709–26.

48. Yairi E, Ambrose NG. Early Childhood Stuttering I: Persistency and Recovery Rates. J Speech Lang Hear Res. 1999 Oct 1;42(5):1097.

49. National Institute on Deafness and Other Communication Disorders. Stuttering. [Internet] [Acesso em 04 Jul 2016]. Disponível em: http://www.nidcd.nih.gov/health/voice/pages/stutter.aspx

50. OMIM Entry - % 184450 - STUTTERING, FAMILIAL PERSISTENT, 1; STUT1 [Internet]. [Acesso em 04 Jul 2016]. Disponível em: http://omim.org/entry/184450

51. OMIM Entry - % 609261 - STUTTERING, FAMILIAL PERSISTENT, 2; STUT2 [Internet]. [Acesso em 04 Jul 2016]. Disponível em: http://omim.org/entry/609261

52. OMIM Entry - % 614655 - STUTTERING, FAMILIAL PERSISTENT, 3; STUT3 [Internet]. [Acesso em 04 Jul 2016]. Disponível em: http://omim.org/entry/614655

53. OMIM Entry - % 614668 - STUTTERING, FAMILIAL PERSISTENT, 4; STUT4 [Internet]. [Acesso em 04 Jul 2016]. Disponível em: http://omim.org/entry/614668

54. Drayna D, Kang C. Genetic approaches to understanding the causes of stuttering. J Neurodev Disord. 2011 Dec;3(4):374–80.

55. Kang C, Riazuddin S, Mundorff J, Krasnewich D, Friedman P, Mullikin JC, et al. Mutations in the Lysosomal Enzyme–Targeting Pathway and Persistent Stuttering. N Engl J Med. 2010 Feb 25;362(8):677–85.

56. Bothe AK, Davidow JH, Bramlett RE, Ingham RJ. Stuttering Treatment Research 1970–2005: I. Systematic Review Incorporating Trial Quality Assessment of Behavioral, Cognitive, and Related Approaches. Am J Speech Lang Pathol. 2006 Nov 1;15(4):321.

57. Iverach L, O'Brian S, Jones M, Block S, Lincoln M, Harrison E, et al. Prevalence of anxiety disorders among adults seeking speech therapy for stuttering. J Anxiety Disord. 2009 Oct;23(7):928–34.

58. José MR, Mondelli MFCG, Feniman MR, Lopes-Herrera SA. Language disorders in children with unilateral hearing loss: a systematic review. Int Arch Otorhinolaryngol. 2014 Apr;18(2):198–203.

59. Viana AG, Beidel DC, Rabian B. Selective mutism: A review and integration of the last 15 years. Clin Psychol Rev. 2009 Feb;29(1):57–67.

60. Remschmidt H, Poller M, Herpertz-Dahlmann B, Hennighausen K, Gutenbrunner C. A follow-up study of 45 patients with elective mutism. Eur Arch Psychiatry Clin Neurosci. 2001 Dec;251(6):284–96.

61. Manassis K. Silent suffering: understanding and treating children with selective mutism. Expert Rev Neurother. 2009 Feb;9(2):235–43.

62. Gelfand SA. Essentials of audiology. 3.ed. New York: Thieme, 2009. p.582.

63. Volkmar FR, McPartland JC. From Kanner to DSM-5: Autism as an Evolving Diagnostic Concept. Annu Rev Clin Psychol. 2014 Mar 28;10(1):193–212.

64. Menkes JH, Sarnat HB, Maria BL. Child Neurology. 7.ed. Philadelphia: Lippincott Williams & Wilkins, 2006.

65. Levy SE, Mandell DS, Schultz RT. Autism. The Lancet. 2009 Nov;374(9701):1627–38.

66. Newschaffer CJ, Croen LA, Daniels J, Giarelli E, Grether JK, Levy SE, et al. The Epidemiology of Autism Spectrum Disorders. Annu Rev Public Health. 2007 Apr;28(1):235–58.

67. Fombonne E. Epidemiology of pervasive developmental disorders. Pediatr Res. 2009 Jun;65(6):591–8.

68. Happé F, Ronald A, Plomin R. Time to give up on a single explanation for autism. Nat Neurosci. 2006 Oct;9(10):1218–20.

69. Herman GE, Henninger N, Ratliff-Schaub K, Pastore M, Fitzgerald S, McBride KL. Genetic testing in autism: how much is enough? Genet Med. 2007 May;9(5):268–74.

70. Geier DA, Geier MR. An assessment of the impact of thimerosal on childhood neurodevelopmental disorders. Pediatr Rehabil. 2003 Jun;6(2):97–102.

71. Geier DA, Geier MR. A comparative evaluation of the effects of MMR immunization and mercury doses from thimerosal-containing childhood vaccines on the population prevalence of autism. Med Sci Monit Int Med J Exp Clin Res. 2004 Mar;10(3):PI33–9.

72. Geier MR, Geier DA. Neurodevelopmental disorders after thimerosal-containing vaccines: a brief communication. Exp Biol Med Maywood NJ. 2003 Jun;228(6):660–4.

73. Andrews N, Miller E, Grant A, Stowe J, Osborne V, Taylor B. Thimerosal exposure in infants and developmental disorders: a retrospective cohort study in the United kingdom does not support a causal association. Pediatrics. 2004 Sep;114(3):584–91.

74. DeStefano F. Vaccines and autism: evidence does not support a causal association. Clin Pharmacol Ther. 2007 Dec;82(6):756–9.

75. Mrozek-Budzyn D, Majewska R, Kiełtyka A, Augustyniak M. [Lack of association between thimerosal-containing vaccines and autism]. Przeglad Epidemiol. 2011;65(3):491–5.

76. Muñoz M A, Abarca V K, Jiménez de la J J, Luchslnger F V, O'Ryan G M, Ripoll M E, et al. [Safety of thimerosal containing vaccines. Statement of the Consultive Committee of Immunizations on behalf of the Chilean Infectious Diseases Society]. Rev Chil Infectol Órgano Of Soc Chil Infectol. 2007 Oct;24(5):372–6.

77. Verstraeten T, Davis RL, DeStefano F, Lieu TA, Rhodes PH, Black SB, et al. Safety of thimerosal-containing vaccines: a two-phased study of computerized health maintenance organization databases. Pediatrics. 2003 Nov;112(5):1039–48.

78. Shelton JF, Geraghty EM, Tancredi DJ, Delwiche LD, Schmidt RJ, Ritz B, et al. Neurodevelopmental Disorders and Prenatal Residential Proximity to Agricultural Pesticides: The CHARGE Study. Environ Health Perspect [Internet]. [04 Jul 2016]. Disponível em: http://ehp.niehs.nih.gov/1307044

Seção 3 ■ Doenças e Síndromes Neurológicas

79. Croen LA. Antidepressant Use During Pregnancy and Childhood Autism Spectrum Disorders. Arch Gen Psychiatry. 2011 Nov 1;68(11):1104.

80. Krakowiak P, Walker CK, Bremer AA, Baker AS, Ozonoff S, Hansen RL, et al. Maternal Metabolic Conditions and Risk for Autism and Other Neurodevelopmental Disorders. Pediatrics. 2012 May 1;129(5):e1121–8.

81. Lyall K, Schmidt RJ, Hertz-Picciotto I. Maternal lifestyle and environmental risk factors for autism spectrum disorders. Int J Epidemiol. 2014 Apr 1;43(2):443–64.

82. Muhle R, Trentacoste SV, Rapin I. The genetics of autism. Pediatrics. 2004;113(5):e472–86.

83. Bailey A, Le Couteur A, Gottesman I, Bolton P, Simonoff E, Yuzda E, et al. Autism as a strongly genetic disorder: evidence from a British twin study. Psychol Med. 1995 Jan;25(1):63–77.

84. Cook Jr EH, Scherer SW. Copy-number variations associated with neuropsychiatric conditions. Nature. 2008 Oct 16;455(7215):919–23.

85. Sebat J, Lakshmi B, Malhotra D, Troge J, Lese-Martin C, Walsh T, et al. Strong Association of De Novo Copy Number Mutations with Autism. Science. 2007 Apr 20;316(5823):445–9.

86. Klauck SM. Genetics of autism spectrum disorder. Eur J Hum Genet. 2006 Jun;14(6):714–20.

87. Minshew NJ, Williams DL. The New Neurobiology of Autism: Cortex, Connectivity, and Neuronal Organization. Arch Neurol. 2007 Jul 1;64(7):945.

88. Allen G, Müller R-A, Courchesne E. Cerebellar function in autism: functional magnetic resonance image activation during a simple motor task. Biol Psychiatry. 2004 Aug 15;56(4):269–78.

89. Schultz RT, Gauthier I, Klin A, Fulbright RK, Anderson AW, Volkmar F, et al. Abnormal ventral temporal cortical activity during face discrimination among individuals with autism and Asperger syndrome. Arch Gen Psychiatry. 2000 Apr;57(4):331–40.

90. Sweeten TL, Posey DJ, Shekhar A, McDougle CJ. The amygdala and related structures in the pathophysiology of autism. Pharmacol Biochem Behav. 2002 Mar;71(3):449–55.

91. Courchesne E, Mouton PR, Calhoun ME, Semendeferi K, Ahrens-Barbeau C, Hallet MJ, et al. Neuron Number and Size in Prefrontal Cortex of Children With Autism. JAMA. 2011 Nov 9;306(18):2001.

92. Davidovitch M, Glick L, Holtzman G, Tirosh E, Safir MP. Developmental regression in autism: maternal perception. J Autism Dev Disord. 2000;30(2):113–9.

93. Cass H, Sekaran D, Baird G. Medical investigation of children with autistic spectrum disorders. Child Care Health Dev. 2006;32(5):521–33.

94. Ecker C, Bookheimer SY, Murphy DGM. Neuroimaging in autism spectrum disorder: brain structure and function across the lifespan. Lancet Neurol [Internet]. [Acesso em 04 Jul 2016]. Disponível em: http://linkinghub.elsevier.com/retrieve/pii/S1474442215000502

95. National Collaborating Centre for Women's and Children's Health (UK). Autism: Recognition, Referral and Diagnosis of Children and Young People on the Autism Spectrum. London: RCOG Press, 2011. (National Institute for Health and Clinical Excellence: Guidance).

96. Courchesne E, Carper R, Akshoomoff N. Evidence of brain overgrowth in the first year of life in autism. JAMA. 2003 Jul 16;290(3):337–44.

97. Dementieva YA, Vance DD, Donnelly SL, Elston LA, Wolpert CM, Ravan SA, et al. Accelerated head growth in early development of individuals with autism. Pediatr Neurol. 2005 Feb;32(2):102–8.

98. An MRI study of brain size in autism. Am J Psychiatry. 1995 Aug;152(8):1145–9.

99. Aylward EH, Minshew NJ, Field K, Sparks BF, Singh N. Effects of age on brain volume and head circumference in autism. Neurology. 2002 Jul 23;59(2):175–83.

100. Tuchman R, Rapin I. Epilepsy in autism. Lancet Neurol. 2002;1(6):352–8.

101. Dugas M, Gerard CL, Franc S, Sagar D. Natural History, Course and Prognosis of the Landau and Kleffner Syndrome. In: Martins IP, Castro-Caldas A, Dongen HR, Hout A, editors. Acquired Aphasia in Children [Internet]. Dordrecht: Springer Netherlands, 1991. p.263-77. [Acesso em 04 Jul 2016]. Disponível em: http://link.springer.com/10.1007/978-94-011-3582-5_22

102. Mantovani JF. Autistic regression and Landau-Kleffner syndrome: progress or confusion? Dev Med Child Neurol. 2000 May;42(5):349–53.

103. Ghaziuddin M, Al-Owain M. Autism Spectrum Disorders and Inborn Errors of Metabolism: An Update. Pediatr Neurol. 2013 Oct;49(4):232–6.

104. Manzi B, Loizzo AL, Giana G, Curatolo P. Autism and Metabolic Diseases. J Child Neurol. 2008 Jan 11;23(3):307–14.

105. Inglese MD. Caring for Children With Autism Spectrum Disorder, Part II: Screening, Diagnosis, and Management. J Pediatr Nurs. 2009 Feb;24(1):49–59.

106. Volkmar FR, Pauls D. Autism. Lancet. 2003 Oct;362(9390):1133–41.

107. Brentani H, Paula CS de, Bordini D, Rolim D, Sato F, Portolese J, et al. Autism spectrum disorders: an overview on diagnosis and treatment. Rev Bras Psiquiatr. 2013;35:S62–72.

108. Lovaas OI. Behavioral treatment and normal educational and intellectual functioning in young autistic children. J Consult Clin Psychol. 1987 Feb;55(1):3–9.

109. Sallows GO, Graupner TD. Intensive Behavioral Treatment for Children With Autism: Four-Year Outcome and Predictors. Am J Ment Retard. 2005;110(6):417.

110. Dawson G, Rogers S, Munson J, Smith M, Winter J, Greenson J, et al. Randomized, controlled trial of an intervention for toddlers with autism: the Early Start Denver Model. Pediatrics. 2010 Jan;125(1):e17–23.

111. Stokes MA. High-functioning autism and sexuality: A parental perspective. Autism. 2005 Aug 1;9(3):266–89.

112. Tsai LY. Psychopharmacology in autism. Psychosom Med. 1999 Oct;61(5):651–65.

113. Berkell Zager D. Autism spectrum disorders: identification, education, and treatment. 3.ed. Mahwah: Lawrence Erlbaum Associates, 2005. p.589.

114. Stahl SM. Stahl's essential psychopharmacology: neuroscientific basis and practical application. 4.ed. Cambridge: Cambridge University Press, 2013. p.608.

115. Anderson LT, Campbell M, Grega DM, Perry R, Small AM, Green WH. Haloperidol in the treatment of infantile autism: effects on learning and behavioral symptoms. Am J Psychiatry. 1984 Oct;141(10):1195–202.

116. Campbell M, Armenteros JL, Malone RP, Adams PB, Eisenberg ZW, Overall JE. Neuroleptic-related dyskinesias in autistic children: a prospective, longitudinal study. J Am Acad Child Adolesc Psychiatry. 1997 Jun;36(6):835–43.

117. Posey DJ, Stigler KA, Erickson CA, McDougle CJ. Antipsychotics in the treatment of autism. J Clin Invest. 2008 Jan 2;118(1):6–14.

118. Miral S, Gencer O, Inal-Emiroglu FN, Baykara B, Baykara A, Dirik E. Risperidone versus haloperidol in children and adolescents with AD: A randomized, controlled, double-blind trial. Eur Child Adolesc Psychiatry. 2008 Feb;17(1):1–8.

119. Stigler KA, Posey DJ, McDougle CJ. Aripiprazole for maladaptive behavior in pervasive developmental disorders. J Child Adolesc Psychopharmacol. 2004;14(3):455–63.

120. Potenza MN, Holmes JP, Kanes SJ, McDougle CJ. Olanzapine treatment of children, adolescents, and adults with pervasive developmental disorders: an open-label pilot study. J Clin Psychopharmacol. 1999 Feb;19(1):37–44.

121. McDougle CJ, Kem DL, Posey DJ. Case series: use of ziprasidone for maladaptive symptoms in youths with autism. J Am Acad Child Adolesc Psychiatry. 2002 Aug;41(8):921–7.

122. Beherec L, Lambrey S, Quilici G, Rosier A, Falissard B, Guillin O. Retrospective Review of Clozapine in the Treatment of Patients With Autism Spectrum Disorder and Severe Disruptive Behaviors. J Clin Psychopharmacol. 2011 Jun;31(3):341–4.

123. Martin A, Koenig K, Scahill L, Bregman J. Open-label quetiapine in the treatment of children and adolescents with autistic disorder. J Child Adolesc Psychopharmacol. 1999;9(2):99–107.

124. Williams K, Brignell A, Randall M, Silove N, Hazell P. Selective serotonin reuptake inhibitors (SSRIs) for autism spectrum disorders (ASD). In: The Cochrane Collaboration. Cochrane Database of Systematic Reviews [Internet]. Chichester: John Wiley & Sons Ltd, 2013. [Acesso em 04 Jul 2016]. Disponível em: http://doi.wiley.com/10.1002/14651858.CD004677.pub3

125. Hurwitz R, Blackmore R, Hazell P, Williams K, Woolfenden S. Tricyclic antidepressants for autism spectrum disorders (ASD) in children and adolescents. In: The Cochrane Collaboration, editor. Cochrane Database of Systematic Reviews [Internet]. Chichester: John Wiley & Sons Ltd, 2012. [Acesso em 04 Jul 2016]. Disponível em: http://doi.wiley.com/10.1002/14651858.CD008372.pub2

126. Coskun M, Karakoc S, Kircelli F, Mukaddes NM. Effectiveness of Mirtazapine in the Treatment of Inappropriate Sexual Behaviors in Individuals with Autistic Disorder. J Child Adolesc Psychopharmacol. 2009 Apr;19(2):203–6.

127. Carulla LS, Reed GM, Vaez-Azizi LM, Cooper S-A, Leal R, Bertelli M, et al. Intellectual developmental disorders: towards a new name, definition and framework for "mental retardation/intellectual disability" in ICD-11. World Psychiatry. 2011;10(3):175–80.

128. Maulik PK, Mascarenhas MN, Mathers CD, Dua T, Saxena S. Prevalence of intellectual disability: A meta-analysis of population-based studies. Res Dev Disabil. 2011 Mar;32(2):419–36.

129. CENSO 2010. Inst Bras Geogr E Estastística [Internet]. 2011 [Acesso em 04 Jul 2016]. Disponível em: http://www.ibge.gov.br/apps/snig/v1/?loc=0&cat=-1,-2,-3,128&ind=4645

130. American Association on Intellectual and Developmental Disabilities. Intellectual disability: definition, classification and systems of supports. 11.ed. American Association on Intellectual and Developmental Disabilities, 2010.

131. Ropers HH. Genetics of Early Onset Cognitive Impairment. Annu Rev Genomics Hum Genet. 2010 Sep;11(1):161–87.

132. Lev N, Melamed E. [Neurological complications in Down's Syndrome]. Harefuah. 2002 Sep;141(9):820–3, 857.

133. Patterson D. Genetic mechanisms involved in the phenotype of Down syndrome. Ment Retard Dev Disabil Res Rev. 2007;13(3):199–206.

134. Hawli Y, Nasrallah M, El-Hajj Fuleihan G. Endocrine and musculoskeletal abnormalities in patients with Down syndrome. Nat Rev Endocrinol. 2009 Jun;5(6):327–34.

135. Lott IT. Neurological phenotypes for Down syndrome across the life span. In: Progress in Brain Research [Internet]. Amsterdã: Elsevier, 2012. p.101-21. [Acesso em 04 Jul 2016]. Disponível em: http://linkinghub.elsevier.com/retrieve/pii/B9780444542991000066

136. Arya R, Kabra M, Gulati S. Epilepsy in children with Down syndrome. Epileptic Disord Int Epilepsy J Videotape. 2011 Mar;13(1):1–7.

137. Lott IT, Head E. Alzheimer disease and Down syndrome: factors in pathogenesis. Neurobiol Aging. 2005 Mar;26(3):383–9.

138. Martin JP, Bell J. A pedigree of mental defect showing sexlinkage. J Neurol Psychiatry. 1943 Jul;6(3-4):154–7.

139. Bagni C, Tassone F, Neri G, Hagerman R. Fragile X syndrome: causes, diagnosis, mechanisms, and therapeutics. J Clin Invest. 2012 Dec 3;122(12):4314–22.

140. Bhakar AL, Dölen G, Bear MF. The pathophysiology of fragile X (and what it teaches us about synapses). Annu Rev Neurosci. 2012;35:417–43.

141. Terracciano A, Chiurazzi P, Neri G. Fragile X syndrome. Am J Med Genet C Semin Med Genet. 2005 Aug 15;137C(1):32–7.

142. Phalen JA. Fragile X Syndrome. Pediatr Rev. 2005 May 1;26(5):181–2.

143. Nowicki ST, Tassone F, Ono MY, Ferranti J, Croquette MF, Goodlin-Jones B, et al. The Prader-Willi Phenotype of Fragile X Syndrome. J Dev Behav Pediatr. 2007 Apr;28(2):133–8.

144. Jacquemont S, Hagerman RJ, Leehey M, Grigsby J, Zhang L, Brunberg JA, et al. Fragile X Premutation Tremor/Ataxia Syndrome: Molecular, Clinical, and Neuroimaging Correlates. Am J Hum Genet. 2003 Apr;72(4):869–78.

145. Mandel JL, Biancalana V. Fragile X mental retardation syndrome: from pathogenesis to diagnostic issues. Growth Horm IGF Res Off J Growth Horm Res Soc Int IGF Res Soc. 2004 Jun;14 Suppl A:S158–65.

146. Willemsen R, Anar B, Otero YDD, de Vries BB, Hilhorst-Hofstee Y, Smits A, et al. Noninvasive test for fragile X syndrome, using hair root analysis. Am J Hum Genet. 1999;65(1):98–103.

147. Fetal alcohol syndrome: dashed hopes, damaged lives. Bull World Health Organ. 2011 Jun 1;89(6):398–9.

148. Paintner A, Williams AD, Burd L. Fetal alcohol spectrum disorders-- implications for child neurology, part 1: prenatal exposure and dosimetry. J Child Neurol. 2012 Feb;27(2):258–63.

149. Wilson Jones M, Thomas Bass W. Fetal Alcohol Syndrome. Neonatal Netw J Neonatal Nurs. 2003 Jan 1;22(3):63–70.

150. Astley SJ, Aylward EH, Olson HC, Kerns K, Brooks A, Coggins TE, et al. Magnetic resonance imaging outcomes from a comprehensive magnetic resonance study of children with fetal alcohol spectrum disorders. Alcohol Clin Exp Res. 2009 Oct;33(10):1671–89.

151. Williams CA, Driscoll DJ, Dagli AI. Clinical and genetic aspects of Angelman syndrome. Genet Med. 2010 Jul;12(7):385–95.

152. Laan LAEM, Renier WO, Arts WFM, Buntinx IM, Burgt IJAM, Stroink H, et al. Evolution of Epilepsy and EEG Findings in Angelman Syndrome. Epilepsia. 1997 Feb;38(2):195–9.

153. Harting I, Seitz A, Rating D, Sartor K, Zschocke J, Janssen B, et al. Abnormal myelination in Angelman syndrome. Eur J Paediatr Neurol. 2009 May;13(3):271–6.

154. King RA, Wiesner GL, Townsend D, White JG. Hypopigmentation in Angelman syndrome. Am J Med Genet. 1993 Apr 1;46(1):40–4.

155. Whittington JE, Holland AJ, Webb T, Butler J, Clarke D, Boer H. Population prevalence and estimated birth incidence and mortality rate for people with Prader-Willi syndrome in one UK Health Region. J Med Genet. 2001 Nov;38(11):792–8.

156. Cassidy SB, Schwartz S, Miller JL, Driscoll DJ. Prader-Willi syndrome. Genet Med. 2012 Jan;14(1):10–26.

157. Bittel DC, Butler MG. Prader–Willi syndrome: clinical genetics, cytogenetics and molecular biology. Expert Rev Mol Med [Internet]. 2005 Jul;7(14). [Acesso em 04 Jul 2016].Disponível em: http://www.journals.cambridge.org/abstract_S1462399405009531

158. Buiting K. Prader-Willi syndrome and Angelman syndrome. Am J Med Genet C Semin Med Genet. 2010 Aug 15;154C(3):365–76.

159. Pantaleón F G, Juvier R T. [Molecular basis of Rett syndrome: A current look]. Rev Chil Pediatr. 2015 Jul 31;

160. Chahrour M, Zoghbi HY. The Story of Rett Syndrome: From Clinic to Neurobiology. Neuron. 2007 Nov;56(3):422–37.

161. Gold WA, Christodoulou J. The Utility of Next-Generation Sequencing in Gene Discovery for Mutation-Negative Patients with Rett Syndrome. Front Cell Neurosci [Internet]. 2015 Jul 14;9. [Acesso em 04 Jul 2016]. Disponível em: http://journal.frontiersin.org/Article/10.3389/fncel.2015.00266/abstract

162. Mencarelli MA, Spanhol-Rosseto A, Artuso R, Rondinella D, De Filippis R, Bahi-Buisson N, et al. Novel FOXG1 mutations associated with the congenital variant of Rett syndrome. J Med Genet. 2010 Jan 1;47(1):49–53.

163. Schwartzman JS, Bernardino A, Nishimura A, Gomes RR, Zatz M. Rett Syndrome in a Boy with a 47,XXY Karyotype Confirmed by a Rare Mutation in the MECP2 Gene. Neuropediatrics. 2001 Jun;32(3):162–4.

164. Geerdink N, Rotteveel JJ, Lammens M, Sistermans EA, Heikens GT, Gabreëls FJM, et al. MECP2 Mutation in a Boy with Severe Neonatal Encephalopathy: Clinical, Neuropathological and Molecular Findings. Neuropediatrics. 2002 Feb;33(1):33–6.

165. Zeev BB, Yaron Y, Schanen NC, Wolf H, Brandt N, Ginot N, et al. Rett syndrome: clinical manifestations in males with MECP2 mutations. J Child Neurol. 2002 Jan;17(1):20–4.

166. Percy A. Rett Syndrome: Coming to Terms with Treatment. Adv Neurosci. 2014;2014:1–20.

167. Kirby RS, Lane JB, Childers J, Skinner SA, Annese F, Barrish JO, et al. Longevity in Rett syndrome: analysis of the North American Database. J Pediatr. 2010 Jan;156(1):135–8.e1.

168. van Karnebeek CDM, Jansweijer MCE, Leenders AGE, Offringa M, Hennekam RCM. Diagnostic investigations in individuals with mental retardation: a systematic literature review of their usefulness. Eur J Hum Genet. 2005 Jan;13(1):6–25.

169. Kjos BO, Umansky R, Barkovich AJ. Brain MR imaging in children with developmental retardation of unknown cause: results in 76 cases. AJNR Am J Neuroradiol. 1990 Oct;11(5):1035–40.

170. Demaerel P, Kingsley DP, Kendall BE. Isolated neurodevelopmental delay in childhood: clinicoradiological correlation in 170 patients. Pediatr Radiol. 1993;23(1):29–33.

171. Shevell MI, Majnemer A, Rosenbaum P, Abrahamowicz M. Etiologic yield of subspecialists' evaluation of young children with global developmental delay. J Pediatr. 2000 May;136(5):593–8.

172. Soto-Ares G, Joyes B, Lemaître MP, Vallée L, Pruvo JP. MRI in children with mental retardation. Pediatr Radiol. 2003 May;33(5):334–45.

173. Schreppers-Tijdink GA, Curfs LM, Wiegers A, Kleczkowska A, Fryns JP. A systematic cytogenetic study of a population of 1170 mentally retarded and/or behaviourly disturbed patients including fragile X-screening. The Hondsberg experience. J Génétique Hum. 1988 Dec;36(5):425–46.

174. Shevell MI, Ashwal S, Donley D, Flint J, Gingold M, Hirtz D, et al. Practice parameter: Evaluation of the child with global developmental delay Report of the Quality Standards Subcommittee of the American Academy of Neurology and The Practice Committee of the Child Neurology Society. Neurology. 2003;60(3):367–80.

175. Crawford DC, Acuña JM, Sherman SL. FMR1 and the fragile X syndrome: human genome epidemiology review. Genet Med Off J Am Coll Med Genet. 2001 Oct;3(5):359–71.

176. Curry CJ, Stevenson RE, Aughton D, Byrne J, Carey JC, Cassidy S, et al. Evaluation of mental retardation: recommendations of a Consensus Conference: American College of Medical Genetics. Am J Med Genet. 1997 Nov 12;72(4):468–77.

177. Battaglia A, Carey JC. Diagnostic evaluation of developmental delay/mental retardation: An overview. Am J Med Genet C Semin Med Genet. 2003 Feb 15;117C(1):3–14.

178. Moeschler JB. Clinical Genetic Evaluation of the Child With Mental Retardation or Developmental Delays. Pediatrics. 2006 Jun 1;117(6):2304–16.

179. Miller DT, Adam MP, Aradhya S, Biesecker LG, Brothman AR, Carter NP, et al. Consensus Statement: Chromosomal Microarray Is a First-Tier Clinical Diagnostic Test for Individuals with Developmental Disabilities or Congenital Anomalies. Am J Hum Genet. 2010 May;86(5):749–64.

180. de Vries BBA, Pfundt R, Leisink M, Koolen DA, Vissers LELM, Janssen IM, et al. Diagnostic Genome Profiling in Mental Retardation. Am J Hum Genet. 2005 Oct;77(4):606–16.

181. de Ligt J, Willemsen MH, van Bon BWM, Kleefstra T, Yntema HG, Kroes T, et al. Diagnostic Exome Sequencing in Persons with Severe Intellectual Disability. N Engl J Med. 2012 Nov 15;367(20):1921–9.

182. Engbers HM, Berger R, van Hasselt P, de Koning T, de Sain-van der Velden MGM, Kroes HY, et al. Yield of additional metabolic studies in neurodevelopmental disorders. Ann Neurol. 2008 Aug;64(2):212–7.

183. Bjelogrlic-Laakso N, Aaltonen S, Dorn T, Arvio M. Need for special units for the management of neuropsychiatric disorders in people with intellectual disabilities. Acta Psychiatr Scand. 2014 Aug;130(2):77–9.

184. Diagnosis and treatment of attention deficit hyperactivity disorder (ADHD). NIH Consens Statement. 1998 Nov 16;16(2):1–37.

185. Lange KW, Reichl S, Lange KM, Tucha L, Tucha O. The history of attention deficit hyperactivity disorder. ADHD Atten Deficit Hyperact Disord. 2010 Dec;2(4):241–55.

186. Hoffmann H. Der Struwwelpeter: lustige Geschichten und drollige Bilder für Kinder von 3 bis 6 Jahren. Frankfurter Orig.-Ausg., [3. Aufl.]. Esslingen: Esslinger Verl Schreiber, 1998. p.10.

187. Gomez R, Harvey J, Quick C, Scharer I, Harris G. DSM-IV AD/HD: confirmatory factor models, prevalence, and gender and age differences based on parent and teacher ratings of Australian primary school children. J Child Psychol Psychiatry. 1999 Feb;40(2):265–74.

188. Ercan ES, Bilaç Ö, Uysal Özaslan T, Rohde LA. Is the prevalence of ADHD in Turkish elementary school children really high? Soc Psychiatry Psychiatr Epidemiol. 2015 Jul;50(7):1145–52.

189. Pastor PN, Reuben CA. Diagnosed attention deficit hyperactivity disorder and learning disability: United States, 2004-2006. Vital Health Stat 10. 2008 Jul;(237):1–14.

190. Fontana R da S, Vasconcelos MM de, Werner Jr. J, Góes FV de, Liberal EF. Prevalência de TDAH em quatro escolas públicas brasileiras. Arq Neuropsiquiatr. 2007 Mar;65(1):134–7.

191. Biederman J, Mick E, Faraone SV, Braaten E, Doyle A, Spencer T, et al. Influence of gender on attention deficit hyperactivity disorder in children referred to a psychiatric clinic. Am J Psychiatry. 2002;159(1):36–42.

192. Sprich-Buckminster S, Biederman J, Milberger S, Faraone SV, Lehman BK. Are perinatal complications relevant to the manifestation of ADD? Issues of comorbidity and familiality. J Am Acad Child Adolesc Psychiatry. 1993 Sep;32(5):1032–7.

193. Banerjee TD, Middleton F, Faraone SV. Environmental risk factors for attention-deficit hyperactivity disorder. Acta Paediatr. 2007 Sep;96(9):1269–74.

194. Faraone SV, Mick E. Molecular Genetics of Attention Deficit Hyperactivity Disorder. Psychiatr Clin North Am. 2010 Mar;33(1):159–80.

195. Rohde LA, Halpern R. Transtorno de déficit de atenção/hiperatividade: atualização. J Pediatr (Rio J). 2004;80(2):61–70.

196. Faraone SV. Genetics of childhood disorders: XX. ADHD, Part 4: is ADHD genetically heterogeneous? J Am Acad Child Adolesc Psychiatry. 2000 Nov;39(11):1455–7.

197. Sprich S, Biederman J, Crawford MH, Mundy E, Faraone SV. Adoptive and Biological Families of Children and Adolescents With ADHD. J Am Acad Child Adolesc Psychiatry. 2000 Nov;39(11):1432–7.

198. Hervey AS, Epstein JN, Curry JF. Neuropsychology of adults with attention-deficit/hyperactivity disorder: a meta-analytic review. Neuropsychology. 2004 Jul;18(3):485–503.

199. Sagvolden T, Johansen EB, Aase H, Russell VA. A dynamic developmental theory of attention-deficit/hyperactivity disorder (ADHD) predominantly hyperactive/impulsive and combined subtypes. Behav Brain Sci [Internet]. 2005 Jun;28(3). [Acesso em 04 Jul 2016]. Disponível em: http://www.journals.cambridge.org/abstract_S0140525X05000075

200. Sonuga-Barke EJS. Causal Models of Attention-Deficit/Hyperactivity Disorder: From Common Simple Deficits to Multiple Developmental Pathways. Biol Psychiatry. 2005 Jun;57(11):1231–8.

201. Frodl T, Skokauskas N. Meta-analysis of structural MRI studies in children and adults with attention deficit hyperactivity disorder indicates treatment effects: Meta-analysis of structural MRI ADHD studies. Acta Psychiatr Scand. 2012 Feb;125(2):114–26.

202. Valera EM, Faraone SV, Murray KE, Seidman LJ. Meta-Analysis of Structural Imaging Findings in Attention-Deficit/Hyperactivity Disorder. Biol Psychiatry. 2007 Jun;61(12):1361–9.

203. Villemonteix T, De Brito SA, Slama H, Kavec M, Balériaux D, Metens T, et al. Grey matter volume differences associated with gender in children with attention-deficit/hyperactivity disorder: A voxel-based morphometry study. Dev Cogn Neurosci. 2015 Aug;14:32–7.

204. Reiff MI, Stein MT. Attention-deficit/hyperactivity disorder evaluation and diagnosis. Pediatr Clin North Am. 2003 Oct;50(5):1019–48.

205. Lowe N, Kirley A, Hawi Z, Sham P, Wickham H, Kratochvil CJ, et al. Joint Analysis of the DRD5 Marker Concludes Association with Attention-Deficit/Hyperactivity Disorder Confined to the Predominantly Inattentive and Combined Subtypes. Am J Hum Genet. 2004 Feb;74(2):348–56.

206. Spencer TJ, Biederman J, Mick E. Attention-Deficit/Hyperactivity Disorder: Diagnosis, Lifespan, Comorbidities, and Neurobiology. Ambul Pediatr. 2007 Jan;7(1):73–81.

207. Gershon J. A meta-analytic review of gender differences in ADHD. J Atten Disord. 2002 Jan;5(3):143–54.

208. American Academy of Pediatrics. Subcommittee on Attention-Deficit/Hyperactivity Disorder and Committee on Quality Improvement. Clinical practice guideline: treatment of the school-aged child with attention-deficit/hyperactivity disorder. Pediatrics. 2001 Oct;108(4):1033–44.

209. Faraone SV, Biederman J, Mick E. The age-dependent decline of attention deficit hyperactivity disorder: a meta-analysis of follow-up studies. Psychol Med. 2005 May 3;36(02):159.

210. James A, Lai FH, Dahl C. Attention deficit hyperactivity disorder and suicide: a review of possible associations. Acta Psychiatr Scand. 2004 Dec;110(6):408–15.

211. Biederman J, Monuteaux MC, Mick E, Spencer T, Wilens TE, Silva JM, et al. Young adult outcome of attention deficit hyperactivity disorder: a controlled 10-year follow-up study. Psychol Med. 2006 Jan 18;36(02):167.

212. Jensen PS, Hinshaw SP, Kraemer HC, Lenora N, Newcorn JH, Abikoff HB, et al. ADHD Comorbidity Findings From the MTA Study: Comparing Comorbid Subgroups. J Am Acad Child Adolesc Psychiatry. 2001 Feb;40(2):147–58.

213. MTA Cooperative Group. National Institute of Mental Health Multimodal Treatment Study of ADHD follow-up: 24-month outcomes of treatment strategies for attention-deficit/hyperactivity disorder. Pediatrics. 2004 Apr;113(4):754–61.

214. Findling RL. Evolution of the treatment of attention-deficit/hyperactivity disorder in children: A review. Clin Ther. 2008 May;30(5):942–57.

215. De Mello DR. Agência nacional de vigilância sanitária–anvisa. [Internet] [Acesso em 04 Jul 2016]. Disponível em: http://hyperfarma.net/legislacao/RDC15.07.pdf

216. Mohammadi MR, Akhondzadeh S. Pharmacotherapy of attention-deficit/hyperactivity disorder: nonstimulant medication approaches. Expert Rev Neurother. 2007 Feb;7(2):195–201.

217. Spencer T, Biederman J, Wilens T, Harding M, O'Donnell D, Griffin S. Pharmacotherapy of Attention-Deficit Hyperactivity Disorder across the Life Cycle. J Am Acad Child Adolesc Psychiatry. 1996 Apr;35(4):409–32.

218. Grevet EH, Rohde LA. Diretrizes e algoritmo para o tratamento do transtorno de déficit de atenção/hiperatividade na infância, adolescência e idade adulta. Porto Alegre: Artmed, 2005. [Internet] [Acesso em 04 Jul 2016]. Disponível em: http://www.saudedireta.com.br/docsupload/1340460256Algoritmo%20%20TDAH.pdf

219. Scanlon D. Specific Learning Disability and Its Newest Definition: Which Is Comprehensive? and Which Is Insufficient? J Learn Disabil. 2013 Jan 1;46(1):26–33.

220. Ciasca SM. Grupo de Pesquisa CNPq: neurodesenvolvimento escolaridade e aprendizagem. Distúrbios de aprendizagem: proposta de avaliação interdisciplinar. São Paulo: Casa do Psicólogo, 2003.

221. Lima RF, Mello RJL, Massoni I, Ciasca SM. Dificuldades de aprendizagem: queixas escolares e diagnósticos em um serviço de neurologia infantil. Rev Neurociências. 2006;14(4):185–90.

222. American Psychiatric Association. Manual Diagnóstico e Estatístico de Transtornos Mentais: DSM-5. 5.ed. Porto Alegre: Artmed, 2014. p.31-86.

223. Dorneles BV, Corso LV, Costa AC, Pisacco NMT, Sperafico YLS, Rohde LAP. Impacto do DSM-5 no diagnóstico de transtornos de aprendizagem em crianças e adolescentes com TDAH: um estudo de prevalência. Psicol Reflex E Crítica. 2014 Dec;27(4):759–67.

224. Grizzle KL, Simms MD. Early Language Development and Language Learning Disabilities. Pediatr Rev. 2005 Aug 1;26(8):274–83.

225. Morgan WP. A case of congenital word blindness. Br Med J. 1896;2(1871):1378.

226. Nicolson RI, Fawcett AJ, Dean P. Developmental dyslexia: the cerebellar deficit hypothesis. Trends Neurosci. 2001 Sep;24(9):508–11.

227. Shaywitz SE, Morris R, Shaywitz BA. The Education of Dyslexic Children from Childhood to Young Adulthood. Annu Rev Psychol. 2008 Jan;59(1):451–75.

228. Goswami U. Phonology, reading development, and dyslexia: A cross-linguistic perspective. Ann Dyslexia. 2002 Jan;52(1):139–63.

229. Gutierrez L, Tomasi E. Prevalência de dislexia e fatores associados em Escolares do 1° ao 4° anos. In: La lengua, lugar de encuentro: Actas del XVI Congreso Internacional de la ALFAL (Alcalá de Henares 6-9 de junio de 2011), recurso electrónico. Servicio de Publicaciones, 2011. p.2913-20. [Internet] [Acesso e 04 Jul 2016]. Disponível em: http://antares.ucpel.tche.br/ppgsaude/dissertacoes/Mestrado/2010/Liza%20Gutierrez-Preval%EAncia%20de%20dislexia%20e%20fatores%20associados%20em%20escolares%20do%201%20ao%204%20anos.pdf

230. Rutter M, Caspi A, Fergusson D, Horwood LJ, Goodman R, Maughan B, et al. Sex differences in developmental reading disability: new findings from 4 epidemiological studies. JAMA. 2004 Apr 28;291(16):2007–12.

231. Willcutt EG, Pennington BF. Psychiatric comorbidity in children and adolescents with reading disability. J Child Psychol Psychiatry. 2000 Nov;41(8):1039–48.

232. Shaywitz SE. Overcoming dyslexia: a new and complete science-based program for reading problems at any level. New York: A.A. Knopf: Distributed by Random House, 2003.

233. Peterson RL, Pennington BF. Developmental dyslexia. Lancet. 2012 May;379(9830):1997–2007.

234. Gayán J, Olson RK. Genetic and environmental influences on orthographic and phonological skills in children with reading disabilities. Dev Neuropsychol. 2001;20(2):483–507.

235. Raskind WH, Hsu L, Berninger VW, Thomson JB, Wijsman EM. Familial aggregation of dyslexia phenotypes. Behav Genet. 2000 Sep;30(5):385–96.

236. Hsu L, Wijsman EM, Berninger VW, Thomson JB, Raskind WH. Familial aggregation of dyslexia phenotypes. II: paired correlated measures. Am J Med Genet. 2002 May 8;114(4):471–8.

237. Friend A, DeFries JC, Olson RK. Parental Education Moderates Genetic Influences on Reading Disability. Psychol Sci. 2008 Nov;19(11):1124–30.

238. Kere J. Molecular genetics and molecular biology of dyslexia. Wiley Interdiscip Rev Cogn Sci. 2011 Jul;2(4):441–8.

239. Temple E, Poldrack RA, Salidis J, Deutsch GK, Tallal P, Merzenich MM, et al. Disrupted neural responses to phonological and orthographic processing in dyslexic children: an fMRI study. Neuroreport. 2001 Feb 12;12(2):299–307.

240. Galaburda AM, Kemper TL. Cytoarchitectonic abnormalities in developmental dyslexia: A case study. Ann Neurol. 1979 Aug;6(2):94–100.

241. Francis DJ, Shaywitz SE, Stuebing KK, Shaywitz BA, Fletcher JM. Developmental lag versus deficit models of reading disability: A longitudinal, individual growth curves analysis. J Educ Psychol. 1996;88(1):3–17.

242. Van Hoorn JF, Maathuis CGB, Hadders-Algra M. Neural correlates of paediatric dysgraphia. Dev Med Child Neurol. 2013 Nov;55:65–8.

243. Feder KP, Majnemer A. Handwriting development, competency, and intervention. Dev Med Child Neurol. 2007 Apr;49(4):312–7.

244. Berninger VW, O'Malley May M. Evidence-Based Diagnosis and Treatment for Specific Learning Disabilities Involving Impairments in Written and/or Oral Language. J Learn Disabil. 2011 Mar 1;44(2):167–83.

245. Van Hartingsveldt MJ, De Groot IJM, Aarts PBM, Nijhuis-Van Der Sanden MWG. Standardized tests of handwriting readiness: a systematic review of the literature: Review. Dev Med Child Neurol. 2011 Jun;53(6):506–15.

246. Ginsburg HP. Mathematics Learning Disabilities: A View From Developmental Psychology. J Learn Disabil. 1997 Jan 1;30(1):20–33.

247. Shalev RS. Developmental dyscalculia. J Child Neurol. 2004;19(10):765–71.

248. Dowker A. Individual differences in arithmetic implications for psychology, neuroscience and education. New York: Psychology Press, 2005. [Internet] [Acesso em 04 Jul 2016]. Disponível em: http://search.ebscohost.com/login.aspx?direct=true&scope=site&db=nlebk&db=nlabk&AN=144865

249. Shalev RS, Auerbach J, Manor O, Gross-Tsur V. Developmental dyscalculia: prevalence and prognosis. Eur Child Adolesc Psychiatry. 2000;9 Suppl 2:II58–64.

250. Barbaresi WJ, Katusic SK, Colligan RC, Weaver AL, Jacobsen SJ. Math learning disorder: incidence in a population-based birth cohort, 1976-82, Rochester, Minn. Ambul Pediatr Off J Ambul Pediatr Assoc. 2005 Oct;5(5):281–9.

251. Geary DC. Mathematics and Learning Disabilities. J Learn Disabil. 2004 Feb 1;37(1):4–15.

252. Geary DC. Consequences, characteristics, and causes of mathematical learning disabilities and persistent low achievement in mathematics. J Dev Behav Pediatr JDBP. 2011 Apr;32(3):250–63.

253. Kronenberger WG, Dunn DW. Learning disorders. Neurol Clin. 2003 Nov;21(4):941–52.

254. Gregoire J, Desoete A. Mathematical Disabilities--An Underestimated Topic? J Psychoeduc Assess. 2009 Jun 1;27(3):171–4.

255. Molko N, Cachia A, Rivière D, Mangin JF, Bruandet M, Le Bihan D, et al. Functional and structural alterations of the intraparietal sulcus in a developmental dyscalculia of genetic origin. Neuron. 2003 Nov 13;40(4):847–58.

256. Rotzer S, Kucian K, Martin E, von Aster M, Klaver P, Loenneker T. Optimized voxel-based morphometry in children with developmental dyscalculia. NeuroImage. 2008 Jan 1;39(1):417–22.

257. Rykhlevskaia E, Uddin LQ, Kondos L, Menon V. Neuroanatomical correlates of developmental dyscalculia: combined evidence from morphometry and tractography. Front Hum Neurosci. 2009;3:51.

258. Dulac O, Lassonde M, Sarnat HB, editors. Pediatric neurology. New York: Elsevier, 2013. p.3.

259. Suresh PA, Sebastian S. Developmental Gerstmann's syndrome: a distinct clinical entity of learning disabilities. Pediatr Neurol. 2000 Apr;22(4):267–78.

260. Caplan LR. Caplan's stroke: a clinical approach. 4.ed. Philadelphia: Elsevier/Saunders, 2009. p.656.

261. Burd L, Freeman RD, Klug MG, Kerbeshian J. Tourette syndrome and learning disabilities. BMC Pediatr. 2005;5(1):34.

262. Pickard BS, Malloy MP, Porteous DJ, Blackwood DHR, Muir WJ. Disruption of a brain transcription factor, NPAS3, is associated with schizophrenia and learning disability. Am J Med Genet B Neuropsychiatr Genet. 2005 Jul 5;136B(1):26–32.

263. Shorvon SD, Guerrini R, Cook M, Lhatoo SD. Epilepsy in learning disability in:Oxford textbook of epilepsy and epileptic seizures. Oxford: Oxford University Press, 2013. p.384.

264. Semrud-Clikeman M, Biederman J, Sprich-Buckminster S, Lehman BK, Faraone SV, Norman D. Comorbidity between ADDH and Learning Disability: A Review and Report in a Clinically Referred Sample. J Am Acad Child Adolesc Psychiatry. 1992 May;31(3):439–48.

265. O'Brien G. Adult outcome of childhood learning disability. Dev Med Child Neurol. 2001 Sep;43(9):634–8.

266. Yamaki K, Fujiura GT. Employment and Income Status of Adults With Developmental Disabilities Living in the Community. Ment Retard. 2002 Apr;40(2):132–41.

267. Barga NK. Students with learning disabilities in education: managing a disability. J Learn Disabil. 1996 Jul;29(4):413–21.

268. Wiener J, Tardif CY. Social and Emotional Functioning of Children with Learning Disabilities: Does Special Education Placement Make a Difference? Learn Disabil Res Pract. 2004 Feb;19(1):20–32.

capítulo 14

▶ Elza Márcia Targas Yacubian

Epilepsias e Síndromes Epilépticas

ORGANIZAÇÃO DAS EPILEPSIAS

A Classificação das Epilepsias e Síndromes Epilépticas (1989) da International League Against Epilepsy (ILAE) considera três tipos de epilepsias: *idiopáticas*, ou seja, epilepsias não lesionais, provavelmente relacionadas à suscetibilidade genética; *sintomáticas*, nas quais as crises são decorrentes de lesões cerebrais bem definidas; e as *criptogênicas*, ou seja, aquelas provavelmente lesionais, mas cuja causa ainda não pode ser detectada pelos métodos atualmente disponíveis.[1]

Recentemente, estes termos têm sido mais precisamente definidos em seis grupos etiológicos, sendo consideradas as seguintes etiologias de epilepsia:[2] 1. *genéticas* (em substituição ao termo *idiopáticas*), nas quais a epilepsia é o resultado direto de um defeito genético conhecido ou inferido, e as crises são o sintoma nuclear da doença (p. ex., síndrome de Dravet); 2. *estruturais*, nas quais ela é o resultado de uma doença ou lesão estrutural distinta (p. ex., esclerose tuberosa); 3. *metabólicas*, nas quais a epilepsia é o resultado de uma condição ou doença metabólica com manifestações múltiplas (p. ex., aminoacidopatias); 4. *infecciosas,* nas quais as crises são o resultado de uma causa infecciosa (p. ex., neurocisticercose); 5. *imunológicas*, nas quais a epilepsia é resultado de uma inflamação do sistema nervoso mediada por autoimunidade (p. ex., encefalite anti-NMDA); e 6. *desconhecidas*, nas quais a causa subjacente à epilepsia é ainda desconhecida.[2]

A Classificação das Epilepsias de 1989 da ILAE[1] divide as epilepsias e as síndromes epilépticas em três grupos: 1. relacionadas à localização (focais ou parciais); 2. epilepsias e síndromes generalizadas; e 3. epilepsias e síndromes indeterminadas se focais ou generalizadas. Em muitas formas de epilepsia, perante a expressão focal, generalizada, ou, na realidade, indeterminada dos diferentes fenômenos epilépticos, uma força-tarefa da ILAE que se propôs a rever estes conceitos determinou que esta classificação deveria ser abandonada e propôs que as epilepsias fossem organizadas em quatro grupos distintos:[2,3] 1. as *síndromes eletroclínicas*; 2. as *entidades clínico-radiológicas* (a princípio denominadas *constelações*); 3. as *epilepsias associadas a condições estruturais, metabólicas, infecciosas e imunes*; e 4. as *epilepsias de causa desconhecida*. Uma forma de epilepsia pode se enquadrar em mais de um desses grupos. Neles, as diferentes formas de epilepsia podem ser listadas de acordo com a idade de início, como é adequado entre as síndromes eletroclínicas, ou simplesmente listadas em cada uma das quatro categorias apresentadas na Figura 14.1.

Síndromes eletroclínicas

As *síndromes eletroclínicas* são entidades clínicas únicas, definidas por suas características distintas: idade de início, tipos de crises, padrões eletroencefalográficos, características de neuroimagem e comorbidades, como comprometimento intelectual. Sua definição tem implicações terapêuticas e prognósticas. As síndromes eletroclínicas podem ser listadas de acordo com os diferentes grupos etários em que se expressam. Várias dessas síndromes eletroclínicas pediátricas são consideradas *encefalopatias epilépticas*, conceito segundo o qual *a atividade epileptiforme, por si, pode contribuir para o comprometimento cognitivo e comportamental, acima e além do que poderia ser esperado pela doença subjacente, podendo piorar ao longo do tempo*.[3,4]

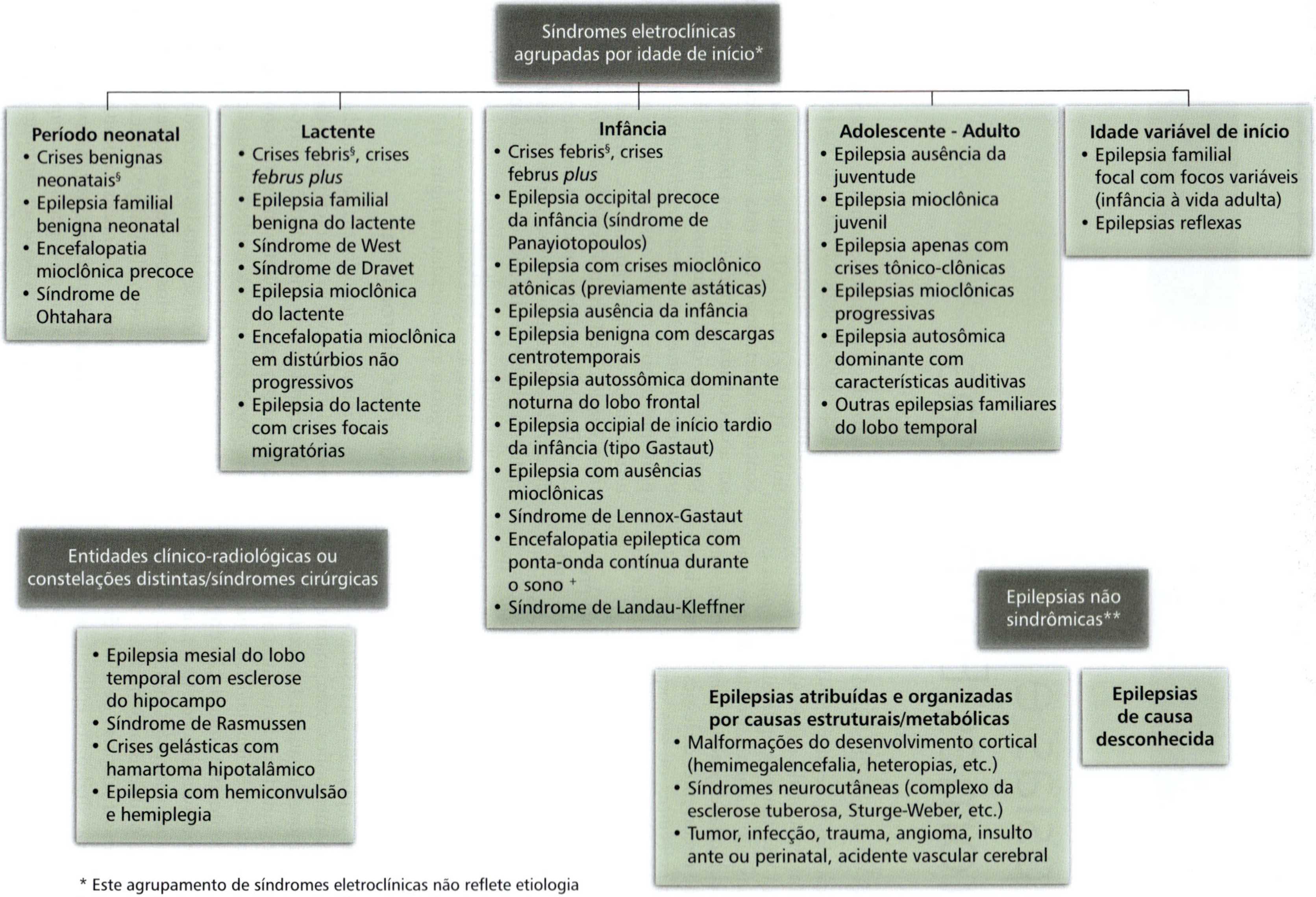

Síndromes eletroclínicas agrupadas por idade de início*

Período neonatal
- Crises benignas neonatais§
- Epilepsia familial benigna neonatal
- Encefalopatia mioclônica precoce
- Síndrome de Ohtahara

Lactente
- Crises febris§, crises *februs plus*
- Epilepsia familial benigna do lactente
- Síndrome de West
- Síndrome de Dravet
- Epilepsia mioclônica do lactente
- Encefalopatia mioclônica em distúrbios não progressivos
- Epilepsia do lactente com crises focais migratórias

Infância
- Crises febris§, crises februs *plus*
- Epilepsia occipital precoce da infância (síndrome de Panayiotopoulos)
- Epilepsia com crises mioclônico atônicas (previamente astáticas)
- Epilepsia ausência da infância
- Epilepsia benigna com descargas centrotemporais
- Epilepsia autossômica dominante noturna do lobo frontal
- Epilepsia occipital de início tardio da infância (tipo Gastaut)
- Epilepsia com ausências mioclônicas
- Síndrome de Lennox-Gastaut
- Encefalopatia epileptica com ponta-onda contínua durante o sono +
- Síndrome de Landau-Kleffner

Adolescente - Adulto
- Epilepsia ausência da juventude
- Epilepsia mioclônica juvenil
- Epilepsia apenas com crises tônico-clônicas
- Epilepsias mioclônicas progressivas
- Epilepsia autosômica dominante com características auditivas
- Outras epilepsias familiares do lobo temporal

Idade variável de início
- Epilepsia familial focal com focos variáveis (infância à vida adulta)
- Epilepsias reflexas

Entidades clínico-radiológicas ou constelações distintas/síndromes cirúrgicas
- Epilepsia mesial do lobo temporal com esclerose do hipocampo
- Síndrome de Rasmussen
- Crises gelásticas com hamartoma hipotalâmico
- Epilepsia com hemiconvulsão e hemiplegia

Epilepsias não sindrômicas**

Epilepsias atribuídas e organizadas por causas estruturais/metabólicas
- Malformações do desenvolvimento cortical (hemimegalencefalia, heteropias, etc.)
- Síndromes neurocutâneas (complexo da esclerose tuberosa, Sturge-Weber, etc.)
- Tumor, infecção, trauma, angioma, insulto ante ou perinatal, acidente vascular cerebral

Epilepsias de causa desconhecida

* Este agrupamento de síndromes eletroclínicas não reflete etiologia
§ Não tradicionalmente diagnosticadas como epilepsia
+ Algumas vezes referido como estado de mal epiléptico elétrico durante sono lento
** Formas de epilepsia sem critérios específicos para síndromes ou constelações

Figura 14.1 Esquema da organização das síndromes eletroclínicas e outras epilepsias.[3]

Entidades clínico-radiológicas

Entidades clínico-radiológicas (ou *constelações*) são entidades baseadas em lesões específicas com características multiformes que precisam ser reconhecidas juntas por suas implicações terapêuticas como, por exemplo, para indicação de tratamento cirúrgico. Neste grupo figuram a esclerose mesial temporal, o hamartoma hipotalâmico, a epilepsia com hemiconvulsão e hemiplegia, a "síndrome" de Rasmussen, entre outras.[3]

Epilepsias associadas a condições estruturais, metabólicas, infecciosas e imunes

As *epilepsias associadas a condições estruturais, metabólicas, infecciosas e imunes* são definidas com base nas diferentes causas, como as malformações do desenvolvimento cortical, os tumores, os quadros vasculares, os erros inatos do metabolismo, as doenças infecciosas e as doenças autoimunes.[2]

Epilepsias de causa desconhecida

Contribuem ainda para cerca de um terço das epilepsias, algumas delas sindrômicas, ou seja, constituem síndromes eletroclínicas, como as *epilepsias autolimitadas da infância* (outrora denominadas *epilepsias benignas da infância*), epilepsia benigna com descargas centrotemporais ou epilepsia rolândica (o nome pelo qual a síndrome epiléptica é conhecida deve ser mantido), a síndrome de Panayiotopoulos e a epilepsia occipital benigna do tipo Gastaut. Embora fatores genéticos pareçam contribuir para a expressão de algumas destas síndromes, esses fatores não parecem exercer uma influência fundamental nessas síndromes eletroclínicas.[3]

■ SÍNDROMES ELETROCLÍNICAS

Com propósito didático, descreveremos as formas mais importantes de síndromes eletroclínicas pediátricas, as quais quais serão divididas em três grupos, organizados de acordo com a idade de início: as *encefalopatias epilépticas*, as *epilepsias genéticas generalizadas* e as *epilepsias genéticas focais*. A definição sindrômica, sempre que possível, foi enunciada de acordo com a proposta contida na Classificação das Epilepsias e Síndromes Epilépticas de 1989.[1]

Encefalopatias epilépticas

O diagnóstico de epilepsia, classicamente, foi sempre baseado na presença de crises epilépticas. Por muitos anos as crises epilépticas foram tratadas com fármacos antiepilépticos (FAEs) e não com o eletroencefalograma (EEG). Ao longo das últimas décadas este dogma foi alterado e, no ano de 2001, a ILAE reconheceu oficialmente o conceito de que a atividade epileptiforme interictal pode exercer efeitos negativos sobre a cognição, o comportamento, a função motora e de linguagem.[4]

Encefalopatias epilépticas são condições nas quais anormalidades epileptiformes se associam à disfunção cerebral progressiva. Na Organização das Crises e Síndromes Epilépticas da ILAE[3] são mencionadas nove encefalopatias epilépticas relacionadas à idade, pertencentes ao grupo das encefalopatias do período neonatal; da lactância; e do grupo da infância e adolescência. No período neonatal: 1. a encefalopatia mioclônica precoce; e 2. a síndrome de Ohtahara. Na lactância: 3. a síndrome de West; 4. a epilepsia maligna com crises parciais migratórias da lactância; 5. o *status* mioclônico das encefalopatias não progressivas; e 6. a síndrome de Dravet. Finalmente, na infância e adolescência: 7. a síndrome de Lennox-Gastaut; 8. a síndrome de Landau-Kleffner; e 9. a epilepsia com ponta-onda contínua durante o sono lento.[4]

Encefalopatias epilépticas no período neonatal

Encefalopatia mioclônica precoce

As principais características da encefalopatia mioclônica precoce são o início antes dos três meses de idade, sob a forma de mioclonias fragmentadas e, posteriormente, crises focais erráticas, mioclonias maciças ou espasmos tônicos. O EEG é caracterizado por padrão de surto-supressão, mais evidente durante o sono, que evolui para hipsarritmia. O curso é grave, há interrupção do desenvolvimento neurológico e morte no primeiro ano de vida. Casos familiares são frequentes, o que sugere a influência de um ou vários erros metabólicos congênitos, embora não haja um padrão genético constante.[1]

Esta síndrome é caracterizada por *mioclonias erráticas*, que constituem o tipo obrigatório de crises, fragmentadas ou maciças, ocasionais ou quase contínuas, em vigília e sono, que migram de um segmento corpóreo a outro, e geralmente se iniciam no período neonatal precoce. Frequentemente associam-se a crises focais oculares ou vegetativas e, finalmente, espasmos tônicos no período neonatal ou nos primeiros meses de vida. Há atraso global e importante do desenvolvimento neurológico e hipotonia acentuada. Suas causas mais frequentes são vários erros inatos do metabolismo, como a hiperglicinemia não cetótica, a acidemia D-glicérica e propiônica, a deficiência do cofator de molibidênio e a acidemia metilmalônica. Menos frequentemente, têm-se a dependência de piridoxina, a deficiência de piridoxamina fosfato oxidase e a doença de Menkes.

O EEG é caracterizado pelo padrão de surto-supressão, mais evidente em sono (Figura 14.2). As mioclonias erráticas não têm expressão eletrográfica. Os surtos podem ser síncronos ou assíncronos e este padrão evolui para hipsarritmia atípica ou multifocal depois dos três a cinco meses de vida. Os exames de neuroimagem estrutural podem ser normais ou mostrar atrofia difusa e dilatação ventricular. Na investigação, devem ser mensurados os níveis séricos e liquóricos de aminoácidos, especialmente da glicina e metabólitos do glicerol e dos ácidos orgânicos na urina.

As alternativas terapêuticas incluem fenobarbital (PB), 5 a 20 mg/kg/dia em duas tomadas diárias; clobazam (CLB), 0,5 a 1 mg/kg/dia, duas vezes ao dia; valproato (VPA), 20 a 60 mg/kg/dia, três vezes ao dia, o qual, nesta faixa etária, pode promover hepatite tóxica. Estes FAEs podem ser administrados em monoterapia ou em combinação. Há riscos com a associação de PB e outros benzodiazepínicos; corticosteroides (como prednisona, 2 mg/kg/dia, em dose única pela manhã) em mono ou politerapia são também utilizados. Vigabatrina (VGB) pode exacerbar enormemente as crises dessa síndrome e causar encefalopatia aguda, especialmente em pacientes com hiperglicinemia não cetótica.[5]

O prognóstico é reservado, com exceção das encefalopatias responsivas a vitaminas.

Encefalopatia epiléptica infantil precoce (síndrome de Ohtahara)

A síndrome de Ohtahara é definida pelo início muito precoce, nos primeiros meses de vida, de espasmos tônicos frequentes e padrão de surto-supressão no EEG tanto em vigília como em sono. Podem ocorrer crises focais e as crises mioclônicas são raras. O prognóstico é ruim, com retardo grave do desenvolvimento neurológico e intratabilidade das crises. Frequentemente há evolução para a síndrome de West entre quatro e seis meses de vida.[1]

Os sintomas da síndrome de Ohtahara surgem nos primeiros três meses e usualmente nos primeiros 10 dias de vida, geralmente nas primeiras horas após o parto; algumas vezes a mãe refere a ocorrência de atividade crítica ainda no útero. A síndrome se expressa com vários tipos de crises, mas o tipo obrigatório é composto de espasmos tônicos, isolados ou em grupos; outros tipos incluem crises generalizadas tônico-clônicas (GTC), clônicas, mioclônicas, atônicas, ausências, crises focais jacksonianas ou parciais complexas ou, ainda, crises gelásticas. Ocorrem em grupos ou isoladas e se alteram com o tempo. Não é incomum que alguns padrões reapareçam em um estágio mais tardio da doença.

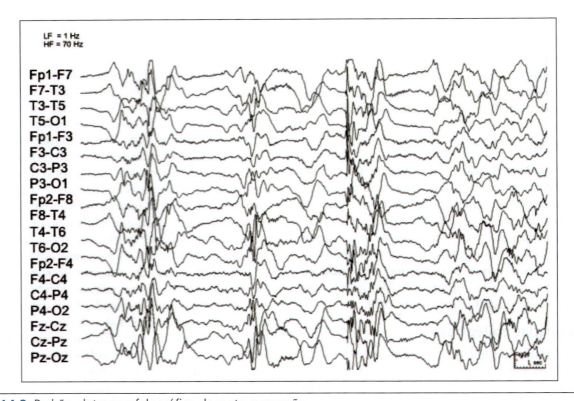

Figura 14.2 Padrão eletroencefalográfico de surto-supressão.

Anormalidades cerebrais estruturais constituem sua etiologia mais frequente e, entre elas, figuram as malformações do desenvolvimento cortical e a encefalopatia hipóxico-isquêmica. No entanto, os mesmos erros inatos do metabolismo descritos como causa da encefalopatia mioclônica precoce podem causar a síndrome de Ohtahara. No EEG há surto-supressão, tanto em vigília como em sono, no qual se intercalam períodos de atividade cerebral muito atenuada seguidos de surtos de atividade altamente espicular com retorno à atividade de muito baixa amplitude novamente. Um hemisfério pode ser mais afetado que o outro.[6]

A terapia dessa síndrome é considerada paliativa, embora em alguns casos as crises possam melhorar ao logo do tempo. VPA, 20 a 60 mg/kg/dia, em três doses diárias; PB, 5 a 20 mg/kg/dia, em duas doses; VGB, 50 a 150 mg/kg/dia, em duas doses; CLB, 0,5 a 1 mg/kg/dia; topiramato (TPM), 5-15 mg/kg/dia, em duas doses, são alternativas terapêuticas. FAEs bloqueadores de canais de sódio, como a fenitoína (PHT), a carbamazepina (CBZ) e a oxcarbazepina (OXC), podem também ser utilizados, assim como a corticoterapia, com o uso do hormônio adrenocorticotrófico (ACTH) ou de corticosteroides orais. Dieta cetogênica, estimulação vagal e lesionectomias ou hemisferotomias constituem outras modalidades terapêuticas.[5]

O prognóstico é ruim e a síndrome acarreta retardo grave do desenvolvimento neurológico. Pode haver progressão para a síndrome de West ou epilepsia multifocal, quase sempre durante a lactância. Mais tarde, alguns pacientes desenvolvem a síndrome de Lennox-Gastaut. O desenvolvimento neurológico pode ser um pouco melhor nos lactentes que não evoluem para síndromes de West e Lennox-Gastaut. Metade dessas crianças morre nos primeiros anos de vida.

O que você não pode deixar de fazer nas encefalopatias epilépticas neonatais

Neste subgrupo de encefalopatias epilépticas, a identificação das encefalopatias neonatais resistentes a FAEs ou encefalopatias responsivas a vitaminas é fundamental, pois são doenças epilépticas tratáveis: a dependência de piridoxina, a encefalopatia epiléptica neonatal responsiva a piridoxal fosfato e as crises responsivas a ácido folínico[7] (Tabela 14.1).

Encefalopatias epilépticas na lactância

Síndrome de West

Usualmente, a síndrome de West é constituída por uma tríade característica: espasmos infantis, interrupção do desenvolvimento e hipsarritmia, embora um destes componentes possa faltar. Os espasmos podem ser flexores, extensores, suaves ou com queda da cabeça, mas comumente são mistos. O pico da idade de início ocorre entre quatro e sete meses e é sempre antes de um ano de idade. Meninos são mais comumente afetados. O prognóstico geralmente é ruim. A síndrome de West pode ser separada em dois grupos. O grupo sintomático é caracterizado pela existência prévia de sinais de lesão cerebral (retardo do desenvolvimento neurológico, sinais neurológicos e radiológicos ou

Tabela 14.1 Testes terapêuticos e tratamento para as encefalopatias responsivas a vitaminas no período neonatal (modificada[7]). Para mais detalhes sobre o diagnóstico destas condições, ver o Capítulo 19 – Erros Inatos do Metabolismo.

	Testes terapêuticos	Tratamento
Dependência de piridoxina	Piridoxina por via intravenosa: inicialmente na dose de 100 mg, sob monitorização eletroencefalográfica na UTI, pois pode ocorrer depressão profunda em pacientes dependentes de piridoxina. Se não há melhora eletroclínica, administrar sequencialmente 100 mg a cada 5 a 10 minutos até 500 mg	Piridoxina: 15-30 mg/kg/dia (dose máxima diária de 500 mg/dia), VO
Deficiência de piridoxamina fosfato oxidase	Piridoxal fosfato: 30 mg/kg/dia, por via oral, divididos em 3-4 doses diárias por 3 a 5 dias	Piridoxal fosfato: 30-50 mg/kg/dia, VO, divididos em 4-6 doses diárias
Crises epilépticas responsivas ao ácido folínico	Ácido folínico: 3-5 mg/kg/dia, por via oral, por 3 a 5 dias	Ácido folínico: 3-5 mg/kg/dia, VO

outros tipos de crises) ou por uma etiologia conhecida. Um grupo menor, criptogênico, é caracterizado pela falta de sinais prévios de dano cerebral ou etiologia conhecida. O prognóstico parece ser parcialmente baseado na terapia precoce com ACTH ou esteroides orais.[1]

Espasmos epilépticos são crises breves, em extensão e/ou em flexão; cada espasmo individual dura mais que uma mioclonia e menos que uma crise tônica. Inicialmente isolados, gradativamente passam a ocorrer em grupos, em particular ao adormecer ou despertar. Hipsarritmia, o padrão interictal característico, consiste de acentuada desorganização da atividade elétrica com descargas de espículas e ondas agudas multifocais de amplitude elevada (> 200 µV)[8] (Figura 14.3). O

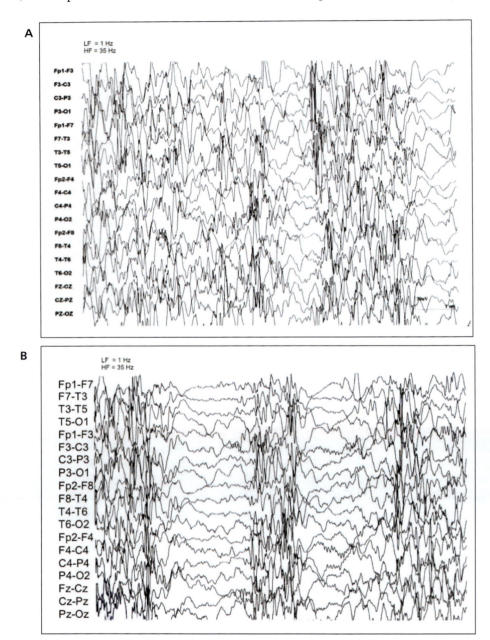

Figura 14.3 Hipsarritmia (do grego *hupselós*, que significa elevado). (A) Este padrão consiste de ondas lentas e espículas de voltagem elevada. "Estas espículas variam de momento a momento, tanto em duração como em localização. Às vezes elas parecem focais e poucos segundos depois parecem se originar de focos múltiplos. Ocasionalmente as descargas de espículas se tornam generalizadas, mas nunca aparecem de forma rítmica repetitiva como um padrão altamente organizado. A anormalidade é quase contínua..."[8] (B) Hipsarritmia fragmentada pelo sono lento. Observe a presença de fusos de sono ocorrendo de forma síncrona em regiões centrais de ambos os hemisférios cerebrais.

termo *hipsarritmia modificada* ou *atípica* é usado para descrever padrões menos típicos.[9] O EEG ictal é caracterizado por uma onda lenta generalizada seguida por atenuação difusa da voltagem (eletrodecremento). Entre suas causas figuram malformações cerebrais, infecções, hemorragias, lesões hipóxico-isquêmicas, erros inatos do metabolismo e condições genéticas, como a esclerose tuberosa e a síndrome de Down. No entanto, ainda em cerca de 40% dos casos a etiologia não pode ser definida.

O tratamento deve ser iniciado precocemente. Por variações metodológicas dos estudos, não há recomendação plenamente estabelecida quanto ao tratamento de primeira linha. No ano de 1958, a publicação belga de Sorel e Dusaucy-Bauloye sobre 21 casos de hipsarritmia mudou a história do tratamento da síndrome de West.[10] Destes, sete foram tratados com uma ampola de ACTH de liberação lenta por via intramuscular durante 15 dias. Houve controle dos espasmos em seis, com desaparecimento da hipsarritmia em cinco. Em três, tratados de forma precoce, a recuperação intelectual foi rápida. Para os que não melhoraram ou apresentaram recidiva, outra série idêntica foi repetida após um intervalo de oito dias.[10] Na prática atual, ACTH sintético (tetracosactídeo, *Synacthen depot*) ou natural e VGB são as duas opções mais utilizadas e eficazes. Corticosteroides são considerados muito efetivos, mas ACTH por via intramuscular em dose baixa (20-40 unidades/m^2/dia) é tão eficaz quanto em dose elevada (80-150 unidades/m^2/dia). Corticosteroides orais em doses elevadas parecem ser quase tão eficazes quanto ACTH, com menos efeitos adversos. Assim, prednisolona 2 mg/kg/dia promoveu o controle dos espasmos em 33% dos casos;[11] 4 mg/kg/dia, em 52%;[12] 8 mg/kg/dia, em 63%.[13] Ainda podem ser usadas hidrocortisona, 5 a 20 mg/kg/dia, ou dexametasona, 0,3 a 0,5 mg/kg/dia.

Há controvérsia sobre a duração do tratamento. A ausência de redução dos espasmos após duas a quatro semanas é indicativa de ineficácia e outro tratamento deve ser instituído. Para alguns, o curso de corticosteroides deve ser breve (duas a oito semanas), enquanto para outros deve-se estender por pelo menos seis meses para evitar a chance de recorrência, pois a eficácia clínica dos esteroides na síndrome de West foi de somente 32% com um mês de tratamento e 82% quando o mesmo se estendeu por mais de cinco meses.[14] Recorrência das crises após descontinuação da terapia foi observada em 50% dos casos após terapia curta e em menos de 30% com o tratamento prolongado. O risco de recorrência máximo ocorre já nos primeiros dois meses após a interrupção da corticoterapia, mas a restituição da terapia hormonal promove controle em cerca de 74% dos casos. Riikonen[15] recomenda iniciar tetracosactídeo (0,03 mg/kg, em dias alternados) por quatro semanas, com subsequente instituição de hidrocortisona 1 mg/kg/dia por vários meses, dependendo dos parâmetros eletroclínicos. Efeitos adversos são observados em 100% dos casos, 30% dos quais são graves e 2,3% a 4,9%, fatais. Irritabilidade, fraqueza, insônia, hipertensão arterial (em até 37% dos casos), síndrome de Cushing, cardiomiopatia, sangramento gastrintestinal e infecções oportunistas são os mais frequentes.

Por ser mais bem tolerada e promover menor chance de recorrência após a retirada (verificada em 23% dos casos), muitos defendem iniciar o tratamento com VGB, particularmente nos casos sintomáticos, condições em que é mais eficaz.[16] A dose inicial preconizada é de 50 mg/kg/dia, com incrementos progressivos até 150 mg/kg/dia, em duas doses. A ausência de redução dos espasmos após duas a quatro semanas de tratamento é indicativa de ineficácia e outra modalidade terapêutica deve ser instituída. VGB é mais eficaz nos espasmos decorrentes de esclerose tuberosa, doença na qual promove o controle das crises em 86% dos casos.[17] Contudo, com este FAE, 34% dos casos apresentarão redução concêntrica do campo visual, dependendo da dose e duração do tratamento. A porcentagem deste grave efeito adverso aumentou de 9% para 63% com o aumento da duração do tratamento (por mais de dois anos).[18] No tratamento desta encefalopatia epiléptica tão grave com VGB deve-se considerar a relação risco-benefício. Por este motivo, muitos recomendam que a terapia deveria ser mantida por três a seis meses; sua retirada, contudo, pode acarretar recorrência das crises. A base da retinopatia parece ser representada por fotossensibilidade e deficiência de taurina.[19] No tratamento crônico, a redução da toxicidade da VGB é um objetivo importante. Assim, alguns autores preconizam a administração da VGB uma vez à noite, antes de dormir, fazendo o pico sérico do fármaco ocorrer durante o sono. A toxicidade retiniana em ratos pode ser prevenida pela redução da exposição à luz e a administração de taurina em associação com a VGB. De eficácia contestada por alguns, a dose de taurina recomendada, ainda empírica, é de 125 a 250 mg/dia em duas doses em lactentes e de 250 a 500 mg/dia em crianças maiores.[20]

Outros agentes usados, porém menos eficazes, incluem VPA (40-100 mg/kg/dia), TPM (5-15 mg/kg/dia, com dose inicial de 12,5 mg/kg/dia com incrementos da mesma dose a cada sete dias) e benzodiazepínicos como clonazepam (CZP), 0,1 a 0,3 mg/kg/dia, nitrazepam (NZP), 0,5 a 3,5 mg/kg/dia ou CLB 0,5 a

1,5 mg/kg/dia, usados em associação a outro(s) FAEs.[21] Levetiracetam (LEV), zonisamida (ZNS), lamotrigina (LTG), sultiame, etosuximida (ETX), piridoxina em doses altas também foram utilizados. A dieta cetogênica pode ser útil em muitos casos. Ressecção cortical focal ou hemisferotomia podem ser opções terapêuticas para casos lesionais, farmacorresistentes. A Tabela 14.2 resume as alternativas terapêuticas na síndrome de West e sua eficácia.

Um dos protocolos de tratamento considerados adequados para o tratamento da síndrome de West até o presente momento foi proposto no estudo aberto, randomizado, prospectivo denominado UKISS (*United Kingdom Infantile Spasms Study*), que envolveu 107 crianças e excluiu a etiologia esclerose tuberosa, para a qual VGB é considerada a terapia de eleição.[22] Nele, a medida de eficácia foi o desaparecimento dos espasmos no dia 14 (efeito precoce) e após 12 a 14 meses de terapia (efeito a longo prazo). O protocolo utilizado é mostrado na Tabela 14.3. Como efeito precoce, 76% responderam ao tetracosactídeo; 70% responderam à prednisolona e 54%, à VGB. Em longo prazo, 75% responderam aos hormônios e 76% à VGB. Assim, o efeito da terapia hormonal sobre os espasmos é mais rápido, mas, a longo prazo, os resultados de ambos são iguais. O desenvolvimento cognitivo dos pacientes aos quatro anos de idade também não foi diferente entre os grupos.[23]

Diante da considerável controvérsia no tratamento dos espasmos epilépticos, citamos um exemplo da sequência da terapia (Tabela 14.4).[21]

A maioria dos pacientes apresentará atraso no desenvolvimento neurológico; coincidentemente com o início das crises, a trajetória de desenvolvimento se alentece, estaciona ou regride. Nenhum FAE específico afeta o prognóstico quanto ao desenvolvimento futuro. Em 20% a 50% dos casos há evolução para a síndrome de Lennox-Gastaut.

Epilepsia maligna com crises parciais migratórias da lactância

A epilepsia maligna com crises parciais migratórias da lactância é uma encefalopatia epiléptica rara, caracterizada por início nos primeiros seis meses de vida, rapidamente progredindo para crises focais migratórias, as quais se tornam quase contínuas.

Esta síndrome epiléptica de efeitos devastadores foi inicialmente relatada em 1995 em 14 lactentes.[24] O início das crises nesta síndrome se dá no primeiro ano de vida, algumas vezes já no período neonatal. Caracteriza-se por crises focais frequentes de início multifocal, com manifestações motoras ou autonômicas. As crises aumentam em frequência e se tornam quase contínuas. A semiologia das mesmas inclui desvios dos olhos e da cabeça, crises focais clônicas dos olhos, face ou membros, crises tônicas focais uni ou bilaterais, movimentos automáticos como mastigação e deglutição, manifestações autonômicas como apneia, hipersalivação e enrubescimento facial, além de crises secundariamente generalizadas tônico-clônicas. Hemiparesia dupla espástica, estrabismo, microcefalia e distúrbios do movimento são comuns.

Tabela 14.2 Eficácia da terapia farmacológica na síndrome de West (modificada[21]).

Fármaco	Dose média	Proporção de pacientes com redução significativa na frequência de crises
ACTH, análogos sintéticos, corticosteroides		Aproximadamente 70%, com recorrência após descontinuação em 35%-50% dos pacientes
Vigabatrina	50-150 mg/kg/dia; 2 doses	40%-90%
Dieta cetogênica		40%-60%
Clonazepam	0,1-0,3 mg/kg/dia; 2-3 doses	25%-50%
Nitrazepam	0,5-3,5 mg/kg/dia; 2 doses	15%-50%
Valproato		15%-50%
Topiramato	5-15 mg/kg/dia; 2 doses	45%
Felbamato		9%-75%
Lamotrigina		30%
Zonisamida		25%
Piridoxina		11%-25%

Epilepsias e Síndromes Epilépticas

Tabela 14.3 Protocolo de tratamento do estudo inglês UKiss (*United Kingdom Infantile Spasms Study*).[22] A medida primária de eficácia foi o desaparecimento dos espasmos nos dias 13 e 14.

Protocolo da prednisolona

- Dose inicial: 10 mg, 4 ×/dia (total = 40 mg/dia)
- Após uma semana: se os espasmos persistem, a dose deve ser aumentada para 20 mg, 3 ×/dia (total = 60 mg/dia)
- Após duas semanas, começar redução da dose:

  Se está com 40 mg/dia, reduzir 10 mg a cada 5 dias

  Se está com 60 mg/dia, reduzir para 40 mg/dia por 5 dias, e depois reduzir 10 mg a cada 5 dias

Protocolo do ACTH

- Tetracosactídeo (forma sintética do ACTH), administrado IM
- Dose inicial: 0,5 mg (40 UI), em dias alternados
- Após uma semana: se não há controle das crises, aumentar para 0,75 mg (60 UI) em dias alternados
- Após duas semanas, começar a redução do ACTH com prednisolona:

  Se com 40 UI ACTH, começar 30 mg/dia de prednisolona (divididos em 3-4 doses/dia) e reduzir 10 mg a cada 5 dias

  Se com 60 UI/dia, começar 40 mg/dia de prednisolona (divididos em 3-4 doses/dia) e continuar reduzindo 10 mg a cada 5 dias

Protocolo da vigabatrina

- Dose inicial: 25 mg/kg, duas vezes, por um dia
- Dia 2: 50 mg/kg, 2 ×/dia
- Dia 5: se os espasmos continuam, 75 mg/kg, 2 ×/dia

Tabela 14.4 Sequência de tratamento dos espasmos epilépticos sugerida por Muklin e Kholin.[21]

1. Iniciar vigabatrina. Se eficaz, deve ser mantida por três meses. Após este tempo, tentar substituí-la por outro FAE ou continuar o tratamento com vigabatrina por até cinco anos nos casos sintomáticos (3-4 anos); se ineficaz em 2-4 semanas, retirá-la
2. Introduzir valproato ou topiramato ou tentar combinações como vigabatrina associada a valproato
3. Se a terapia com FAEs falhar, iniciar terapia hormonal; se não promover controle em 2-4 semanas, retirá-la
4. Combinação de vigabatrina, valproato, topiramato e benzodiazepínicos, preferencialmente nitrazepam e clobazam
5. Dose elevada de piridoxal fosfato
6. Dieta cetogênica
7. Considerar cirurgia; iniciar investigação pré-cirúrgica

O EEG, que no início da epilepsia pode ser normal em alguns pacientes, gradativamente mostra alentecimento dos ritmos de fundo com assimetrias flutuantes em diferentes registros. Inicialmente, o ciclo vigília-sono pode ser identificado, mas fusos de sono são raros e assimétricos. Com a evolução, surge atividade epileptiforme multifocal. O EEG ictal confirma inícios críticos multifocais, variando de uma crise para outra, mas sempre com atividade rítmica teta ou alfa, que tende a se propagar e a envolver amplas áreas corticais. Na maioria dos casos não há etiologia clara ou lesões estruturais, fato que sugere possível etiologia genética, mas casos familiares são raros.

As crises são de difícil controle com FAEs. Brometo de potássio (80 mg/kg/dia), estiripentol, CZP, CLB, VPA, LEV, TPM e dieta cetogênica, além de terapia hormonal, foram úteis em alguns casos descritos na literatura. CBZ e VGB agravam as crises.[25]

Regressão no desenvolvimento neurológico é comum e a morte ocorre na lactância ou infância em cerca de 30% dos casos.

Capítulo 14

Status mioclônico nas encefalopatias não progressivas

Este tipo de encefalopatia tem início na lactância ou na infância precoce, geralmente no primeiro ano de vida. Crises focais motoras em geral inauguram o quadro, embora crises mioclônicas possam também ocorrer desde o início. Há ainda ausências mioclônicas, mioclonias maciças e, mais raramente, crises generalizadas e hemiclônicas. As mioclonias podem ser multifocais, ocorrem em salvas e os episódios de *status* mioclônico tornam-se recorrentes. São comuns anormalidades motoras e distúrbios do movimento.

O EEG interictal mostra descargas epileptiformes multifocais e alentecimento dos ritmos de fundo. O sono promove aumento na frequência das descargas, em alguns casos se assemelhando ao que ocorre no *status electricus* durante o sono lento. O EEG ictal mostra descargas de ponta-onda generalizadas ou padrão de espícula-onda visto nas ausências, dependendo do tipo de crise. Uma causa genética é identificada em metade das crianças, incluindo as síndromes de Angelman e 4p-, além de insultos hipóxico-isquêmicos e malformações do desenvolvimento cortical.

Episódios de *status* mioclônico podem responder a benzodiazepínicos. Entre os FAEs considerados efetivos figura o VPA, em geral associado à ETX ou ao CLB.

O prognóstico é ruim e o quadro cursa com regressão do desenvolvimento neurológico e comumente com retardo intelectual grave. Os episódios repetidos de *status* mioclônico podem contribuir para a deterioração cognitiva.

Síndrome de Dravet
(epilepsia mioclônica grave da infância)

As características da epilepsia mioclônica grave da infância incluem história familiar de epilepsia ou de crises febris, desenvolvimento neurológico normal antes do início, crises clônicas febris generalizadas ou unilaterais, seguidas de crises mioclônicas e, frequentemente, crises focais. O EEG mostra descargas generalizadas de espícula e polispícula-onda, fotossensibilidade precoce e anormalidades focais. O desenvolvimento neurológico torna-se retardado a partir do segundo ano de vida, quando surgem ataxia, sinais piramidais e mioclonias interictais. Este tipo de epilepsia é muito resistente a todas as formas de tratamento.[1]

Trata-se de uma síndrome incomum, presente em uma ou duas entre 500 crianças com epilepsia. As crises, iniciadas no primeiro ano de vida, em geral durante doenças febris, tendem a se desenvolver no segundo ano. O diagnóstico é possível aos dois, três ou quatro anos de idade. As crises iniciais ocorrem no contexto de febre e podem ser indistinguíveis das crises febris benignas. Contudo, há nelas características atípicas como crises clônicas dimidiadas em ambos os lados do corpo, prolongadas e com recorrência frequente. Nesta época ainda não é possível distinguir quais desses lactentes desenvolverão outros tipos de crises.

No segundo ano, as crises, principalmente do tipo focal, tornam-se mais frequentes e persistentes e ocorrem em qualquer horário e não mais apenas quando a criança está febril. Pode haver abalos mioclônicos, sendo as crises também desencadeadas por aumento da temperatura ambiental ou banhos quentes. O epônimo *síndrome de Dravet* é preferível ao termo *epilepsia mioclônica grave da infância*, pois apenas 40-50% dos casos apresentam crises mioclônicas.

O desenvolvimento neurológico, inicialmente normal, vai sendo comprometido. Surge ataxia e a linguagem e a fala são progressivamente afetadas. O EEG, normal no início, passa a mostrar, por volta dos 18 meses de vida, atividade epileptiforme sob a forma de complexos de espícula ou polispícula-onda isolados ou em surtos, generalizados ou regionais. Em algumas crianças há sensibilidade à luz intermitente no primeiro ano de vida, fato incomum em idade tão precoce. Exames de neuroimagem são normais. Mutações do gene SCN1A são encontradas em 70% dos casos.[6]

As crises são muito resistentes aos FAEs. Estiripentol, em combinação com VPA e CLB, é o único FAE de eficácia comprovada. Resultados de um estudo francês aleatorizado, duplo-cego, no qual pacientes ($\geq$ 3 anos de idade) cujas crises da síndrome de Dravet não estavam controladas com VPA e CLB foram tratados com estiripentol ou placebo como terapia adjuvante por dois meses, mostraram uma porcentagem de resposta significativamente maior no grupo do estiripentol (Diacomit® 50 mg/kg/dia em duas ou três tomadas diárias) em comparação ao grupo placebo (71% *vs.* 5%; p < 0,0001). No período duplo-cego as doses máximas permitidas de VPA eram de 30 mg/kg/dia (a redução para 10 mg/kg/dia foi permitida em caso de anorexia) e de CLB 0,5 mg/kg/dia (redução em até 25% em caso de sonolência e hiperexcitabilidade). Aqueles pacientes que experimentaram redução da frequência de crises GTC ou clônicas $\geq$ 50% no segundo mês do período duplo-cego em relação ao período basal foram considerados respondedores. Quase metade dos pacientes que receberam estiripentol ficou livre de crises durante este período em comparação a nenhum do grupo placebo.[26]

Atualmente sabe-se que as doses de VPA e CLB devem ser reduzidas quando esses FAEs são associados a estiripentol, porque o último é um inibidor metabólico. TPM e LEV podem ser benéficos em alguns casos, assim como o ACTH ou corticosteroides por período breve, além da dieta cetogênica. LTG, CBZ, PB em doses elevadas e VGB podem piorar as crises e devem ser evitados.

Na adolescência persistem crises GTC, especialmente durante o sono, além de comprometimento cognitivo e motor. Dificuldades de aprendizado e outros déficits neurológicos exigem atenção e suporte. Morte súbita em epilepsia ocorre em 5% a 20% dos casos.

Encefalopatias epilépticas na infância e adolescência

Síndrome de Lennox-Gastaut

A síndrome de Lennox-Gastaut se manifesta em crianças entre 1 e 8 anos, mas surge principalmente em crianças na idade pré-escolar. Os tipos de crises mais comuns são as tônicas axiais, as atônicas e as crises de ausências, mas podem estar presentes outros tipos de crises, como as mioclônicas, as crises GTC, além de crises focais. A frequência de crises é elevada, *status epilepticus* é frequente (*status* de estupor com crises de ausência, mioclônicas, tônicas e atônicas). O EEG mostra atividade de base lenta, ponta-onda lenta < 3 Hz e, frequentemente, anormalidades multifocais. Durante o sono surgem surtos de ritmo rápido (cerca de 10 Hz). Geralmente, há retardo mental. As crises são de difícil controle e o prognóstico é desfavorável. Em 60% dos casos já havia uma encefalopatia prévia, mas nos outros casos a síndrome de Lennox-Gastaut é primária.[1]

Essa síndrome epiléptica devastadora da infância constitui 1% a 4% de todas as epilepsias pediátricas e 10% das epilepsias iniciadas antes dos cinco anos de idade. É mais comum em meninos que em meninas e a média da idade de início é 26 a 28 meses (variando de um dia a 14 anos). É caracterizada por uma tríade: múltiplos tipos de crises, retardo ou regressão intelectual e anormalidades características no EEG. Os tipos de crises mais comuns são crises tônicas axiais, atônicas e crises de ausência, mas crises mioclônicas, GTC e focais também podem ser observadas. No EEG, três são os achados mais frequentes: desorganização da atividade de base; paroxismos de complexos de ponta-onda lenta (1,5-2 Hz) generalizados; e surtos de atividade rápida (ritmo recrutante) generalizados (Figuras 14.4, 14.5, 14.6). Outras anormali-

dades, como descargas focais, também podem estar presentes.

Estudos de neuroimagem estrutural podem auxiliar na elucidação etiológica. A síndrome de Lennox-Gastaut é classificada nos grupos idiopático e sintomático. Na forma idiopática, o desenvolvimento neurológico é normal antes do início dos sintomas, não há causa definida nem anormalidades no exame neurológico e de neuroimagem. Cerca de 70% a 78% dos pacientes com essa síndrome epiléptica pertencem ao grupo sintomático, que inclui encefalites e/ou meningites, esclerose tuberosa, malformações cerebrais, lesões hipóxico-isquêmicas e traumáticas. O pico da idade de início da epilepsia na forma sintomática é maior do que na idiopática. A diferença na idade de início entre o grupo de pacientes com síndrome de Lennox-Gastaut com e sem história prévia de síndrome de West não é significativo.[6]

Há várias condutas terapêuticas para a síndrome de Lennox-Gastaut. Essas abordagens englobam desde FAEs convencionais à dieta cetogênica e cirurgia. Infelizmente, as evidências que apoiam essas condutas não são robustas, e o tratamento é, frequentemente, ineficaz. As opções de tratamento médico podem ser divididas em três grupos maiores: tratamento medicamentoso com FAEs como VPA e benzodiazepínicos como CZP, NZP, CLB, VGB, ZNS. Outros FAEs, como o LTG, o TPM, o felbamato e a rufinamida, foram eficazes em estudos duplo-cegos controlados com placebo. Dieta cetogênica pode ser útil em pacientes com síndrome de Lennox-Gastaut refratária aos FAEs. Opções cirúrgicas incluem calosotomia, estimulação vagal e ressecções corticais focais.[6]

O prognóstico é desfavorável, mas variável. Estudos longitudinais mostram que uma minoria dos pacientes poderá trabalhar normalmente na vida adulta e que 47% a 76% manterão as características típicas (retardo intelectual, crises refratárias) vários anos após o início e exigirão suporte significativo, como atenção domiciliar e institucionalização.

Status epilepticus elétrico em sono lento

A epilepsia com ponta-onda contínua em sono lento resulta da associação de vários tipos de crises, focais e generalizadas, ocorrendo durante o sono e ausências atípicas em vigília. Crises tônicas não estão presentes. O EEG característico consiste no padrão de ponta-onda contínua durante o sono lento, que é notado após o início das crises. A duração varia de meses a anos. A despeito da evolução usualmente benigna das crises, o prognóstico é reservado pelo aparecimento de alterações neuropsicológicas.[1]

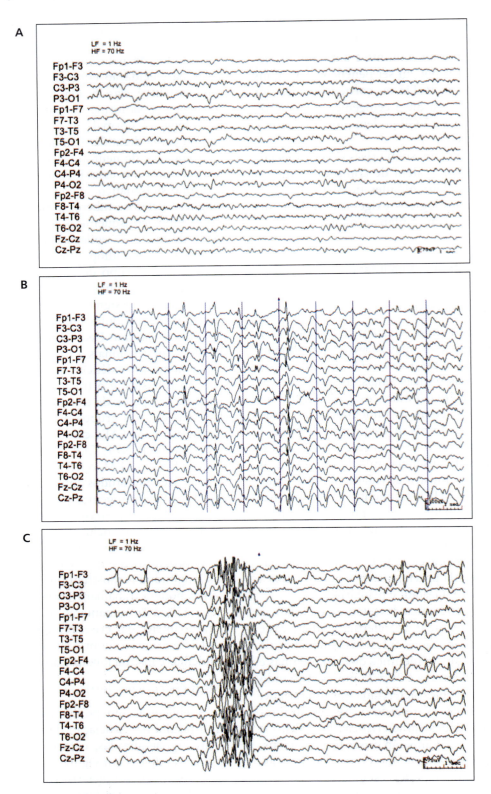

Figura 14.4 A tríade eletroencefalográfica da Síndrome de Lennox-Gastaut é constituída pelas seguintes características: (A) Desorganização da atividade de base (neste caso em uma menina de 8 anos de idade); (B) Padrão de ponta-onda lenta generalizado; (C) Surtos de ritmo recrutante com ou sem manifestações clínicas durante o sono. Observe, ainda, descargas epileptiformes focais em áreas anteriores.

Epilepsias e Síndromes Epilépticas

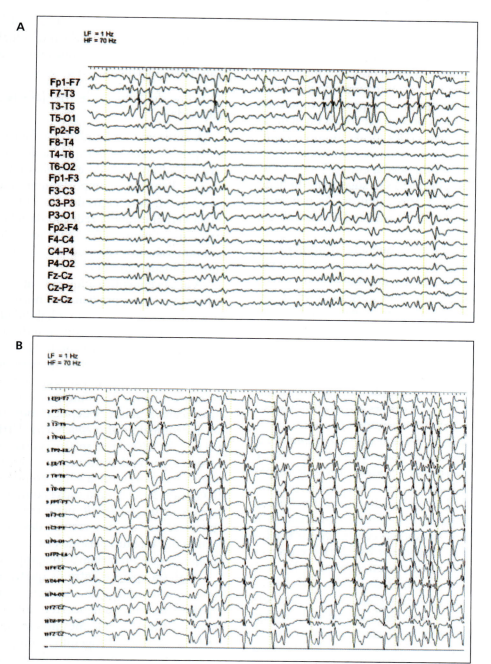

Figura 14.5 Síndrome de Landau-Kleffner. A. Em sonolência, descargas frequentes de ondas agudas agrupadas de projeção em região centroparietotemporal esquerda. B. Durante sono, descargas epileptiformes contínuas, bissíncronas, em amplas áreas de ambos os hemisférios cerebrais, caracterizando padrão de ponta-onda contínua durante sono lento.

Nesta encefalopatia de causa desconhecida que ocorre entre dois meses e 12 anos, com pico ao redor de quatro e cinco anos, denominada *"status epilepticus elétrico subclínico induzido pelo sono em crianças"*, o sono induz um padrão de EEG interictal caracterizado por descargas "subclínicas" quase contínuas, todas as noites, durante um período de tempo variável do sono lento. As características essenciais para o diagnóstico incluem um distúrbio epiléptico heterogêneo e deterioração cognitiva, associados ou independentes do distúrbio epiléptico, além de deterioração das funções motoras. Estes são associados ao padrão de EEG típico de ponta-onda contínua, no qual mais de 85% do sono NREM é ocupado pelas descargas.

O quadro pode ser precedido por desenvolvimento neurológico previamente normal ou sinais indicativos de uma encefalopatia preexistente como hemiparesia, hemiplegia, dupla hemiparesia espástica, hipotonia global e ataxia. As crises podem ser focais ou generalizadas. Inicialmente são crises focais motoras clônicas uni ou bilaterais, crises parciais complexas, crises GTC, ausências e crises de queda, em vigília ou sono. Ausências e quedas epilépticas são sugestivas do diagnóstico. Nunca ocorrem crises tônicas. As primeiras crises são noturnas e o tipo unilateral é relatado em quase metade dos casos.

Inicialmente em baixa frequência, o número e a gravidade das crises aumentam na época em que o padrão EEG típico é descoberto, um a dois anos após o início da epilepsia, que é quando surge a deterioração cognitiva e comportamental. Descargas focais e generalizadas ocorrem antes desta época e persistem em vigília e no sono REM após o aparecimento das pontas-ondas contínuas durante o sono. Postula-se que a persistência por longo tempo da bissincronia secundária durante o sono seja responsável pelas anormalidades neuropsiquiátricas. As crises são autolimitadas e desaparecem até a metade da segunda década.[1]

As crises epilépticas podem ou não responder a FAEs, como benzodiazepínicos, VPA, ETX, CBZ e PHT. Alguns medicamentos podem suprimir os paroxismos eletrográficos como benzodiazepínicos, ACTH, sultiame (5 a 30 mg/kg/dia)[27] e acetazolamida (ACZ), 10 a 20 mg/kg/dia em duas doses diárias.[28] Em casos individuais, o tratamento com CLB, CZP e lorazepam, associados com outros FAEs, parece exercer efeito duradouro. Há relatos de eficácia em ciclos curtos (de três a quatro semanas) de doses relativamente altas de diazepam (0,5 mg/kg/dia) precedidos pela administração de dose carga de diazepam de 1 mg/kg. Alguns FAEs bloqueadores de canais de sódio (p. ex., CBZ) podem desencadear o padrão de ponta-onda contínuo durante sono lento. Em casos de deterioração importante da linguagem e ausência de resposta a FAEs, pode ser indicada transecção subpial múltipla na região das descargas epileptiformes focais.

Embora as crises possam ser refratárias por meses a anos, o prognóstico a longo prazo da epilepsia é favorável e as crises desaparecem em todos os casos. O prognóstico favorável das crises independe da etiologia e é também observado em casos de malformações corticais, como na polimicrogiria multilobar. O padrão eletroencefalográfico também desaparece na mesma época, mas pode haver persistência das descargas focais. Embora possa haver melhora na disfunção linguística, no retardo intelectual e nos distúrbios psiquiátricos esta é variável e individualizada. A maioria das crianças afetadas nunca retornará a níveis normais, particularmente nas áreas verbais e atencionais.[6]

Síndrome de Landau-Kleffner (afasia epiléptica adquirida)

A síndrome de Landau-Kleffner é uma forma de epilepsia na criança em que há afasia adquirida, descargas multifocais e de espícula-onda. Crises epilépticas e distúrbios comportamentais e psicomotores ocorrem em dois terços dos pacientes. Há agnosia auditiva verbal e rápida redução da fala espontânea. As crises, usualmente GTC ou focais motoras, são raras e têm remissão antes da idade de 15 anos, assim como as anormalidades do EEG.[1]

A afasia epiléptica adquirida tipicamente se desenvolve em crianças previamente normais que, aguda ou progressivamente, perdem a habilidade de linguagem receptiva e expressiva, coincidindo ao aparecimento de alterações paroxísticas no EEG.

Na maioria dos casos há um período de desenvolvimento motor e de linguagem claramente normal antes do aparecimento dos sintomas. Vários pesquisadores classificam a afasia epiléptica adquirida como parte da síndrome do *status epilepticus* elétrico do sono (Figura 14.5). Discute-se se são as crises ou a ocorrência de descargas epileptiformes a causa da disfunção da linguagem, pois tanto a afasia como as anormalidades EEG poderiam ter uma causa comum. Alguns autores especulam que os *déficits* neurológicos nesta síndrome epiléptica seriam decorrentes das descargas epileptiformes durante um período crítico de reforço ou poda sináptica, que alterariam a sinaptogênese.

A afasia aparece entre os quatro e sete anos e há discreto predomínio no sexo masculino (1,7:1). O início dos sintomas pode ocorrer em crianças tão jovens quanto 18 meses e até mesmo em algumas com mais de 13 anos. Casos congênitos com padrão EEG típico e pouco ou nenhum desenvolvimento da linguagem devem ser excluídos deste diagnóstico. Estudos de prognóstico a longo prazo de pacientes com afasia epiléptica adquirida são limitados por falta de uso de critérios diagnósticos. Metade dos pacientes tem alguma flutuação na afasia, que usualmente ocorre ao longo de vários meses. Algumas vezes a afasia pode piorar por até sete anos após o início da doença.[6]

O tratamento da afasia epiléptica adquirida foge do padrão e várias modalidades terapêuticas têm sido tentadas com grau de sucesso variável. Entre eles destacam-se corticosteroides, como ACTH, dieta cetogênica e intervenções cirúrgicas, como transecções

Epilepsias e Síndromes Epilépticas

subpiais múltiplas. O bloqueador de canais de cálcio nicardipina foi utilizado no tratamento da afasia epiléptica adquirida, após o relato inicial de benefício em quatro pacientes. Nicardipina foi associada a FAEs (CBZ, VPA) e corticosteroides (em três dos quatro). A interrupção da nicardipina foi associada à deterioração aguda da fala. A dose de nicardipina foi de 1 mg/kg/dia ou 60 mg/dia para pacientes maiores. Em poucos casos, imunoglobulina intravenosa pode ser útil, mas podem ser necessárias doses repetidas. Entre os FAEs, deve-se preferir aqueles de amplo espectro. PB, CBZ e PHT são ineficazes e podem piorar o quadro, especialmente em pacientes com crises de queda e ausências atípicas.[6]

VPA, ETX e benzodiazepínicos são parcial ou transitoriamente eficazes em alguns casos. Benzodiazepínicos, especialmente CLB e midazolam, podem ser efetivos, embora seu uso curse com desenvolvimento de graus variados de tolerância. Diazepam 0,5 mg/kg, por via retal ao deitar pode ser eficaz. Este tratamento pode ser utilizado por quatro a seis semanas, alternando períodos com e sem o fármaco para evitar a taquifilaxia. O grupo de epilepsia infantil do Boston Children Hospital utiliza diazepam na dose de 0,5 a 0,3 mg/kg por vira oral até por um ano.[6] Vários estudos mostram que LEV pode ser benéfico quando utilizado em monoterapia no *status* elétrico subclínico e na epilepsia focal genética atípica da infância. Para alguns, o CLB e o LEV seriam os FAEs mais eficazes no tratamento desta encefalopatia epiléptica.[29]

Epilepsias generalizadas genéticas

Mais detalhes relativos ao tratamento e às citações na literatura das epilepsias generalizadas genéticas são referidos em Yacubian & De Araújo Filho.[30] Em 2001, a força-tarefa de Classificação e Terminologia da ILAE[4] propôs oito síndromes de epilepsias generalizadas genéticas relacionadas à idade, estratificadas de acordo com a idade de início: 1. epilepsia mioclônica benigna da infância; 2. epilepsia com crises mioclono-astáticas; 3. epilepsia ausência da infância; 4. epilepsia com ausências mioclônicas; 5. epilepsia generalizada com crises febris *plus*; 6. epilepsia ausência juvenil; 7. epilepsia mioclônica juvenil; 8. epilepsia apenas com crises GTC.

A Figura 14.6 mostra estas síndromes de acordo com a idade predominante de ocorrência e máxima expressão. Elas podem ser facilmente diagnosticadas quando suas características distintas estão presentes. Em alguns casos, estas características não estão presentes ou aparecem apenas tardiamente no curso da

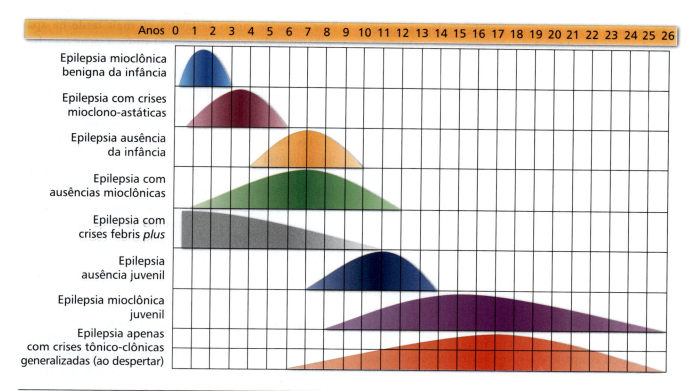

Figura 14.6 Idades de ocorrência e expressão máxima das oito epilepsias generalizadas genéticas reconhecidas pela International League against Epilepsy.[30]

Tratado de Neurologia Infantil

doença, tornando o diagnóstico sindrômico um grande desafio. O EEG, desde que adequadamente registrado, em vigília, sonolência e sono, com a utilização de procedimentos de ativação, como hiperventilação e estimulação fótica, frequentemente suportará o diagnóstico de epilepsia generalizada genética, mas poderá não ser útil na discriminação entre as várias síndromes com características superponíveis. Mais que tudo, as manifestações clínicas são fundamentais para o diagnóstico sindrômico, a seleção do tratamento e o estabelecimento do prognóstico.

Epilepsia mioclônica benigna da infância*

Caracteriza-se por surtos breves de mioclonias generalizadas que ocorrem durante o primeiro ou segundo ano de vida em crianças normais, que frequentemente têm história de crises epilépticas ou epilepsia. O EEG mostra complexos de espícula-onda generalizados nos estágios iniciais de sono. As crises mioclônicas são facilmente controladas com tratamento apropriado. As mioclonias não são acompanhadas por qualquer outro tipo de crise, embora crises GTC possam ocorrer na adolescência. A epilepsia pode ser acompanhada por atraso intelectual discreto e transtornos menores de personalidade.[1]

A epilepsia mioclônica da infância é uma síndrome epiléptica rara, reconhecida pela força-tarefa da ILAE como a forma mais precoce das epilepsias generalizadas genéticas.[4] Foi definida como a ocorrência de crises mioclônicas, sem qualquer outro tipo de crise, com exceção de raras crises febris simples, nos primeiros três anos de vida, em crianças normais. A idade de início usualmente se dá entre quatro meses e três anos. Ocasionalmente, podem ocorrer crises reflexas, como aquelas desencadeadas por tato, ruído súbito ou estimulação fótica.

A resposta ao VPA é excelente (30 a 40 mg/kg/dia em três tomadas, mas doses mais elevadas podem ser necessárias). Níveis plasmáticos devem ser monitorizados cuidadosamente, pois a ingestão irregular pode permitir recorrências de crises, mimetizando uma epilepsia farmacorresistente. Quando o VPA falha, outros FAEs, como LEV, ETX, TPM, PB, ACZ e benzodiazepínicos, podem ser adequados. A dieta cetogênica pode também ser útil. A LTG, considerada um FAE de amplo espectro efetivo, pode agravar as mioclonias. Para alguns pacientes fotossensíveis, as crises podem ser de difícil controle e a resposta fotoparoxística no EEG pode persistir vários anos após a remissão das crises. Retirada lenta e gradual do tratamento medicamentoso ao longo de seis meses a um ano pode ser iniciada três a cinco anos após o início. Pacientes com mioclonias evocadas por estímulos somatosensitivos e auditivos podem não ser tratados e a retirada dos FAEs pode ser iniciada após um ano. Crises GTC na adolescência podem exigir um breve período de tratamento nesta idade.

Em geral, o prognóstico quanto às crises é favorável, e a remissão ocorre em poucos anos, mais precocemente para as crises mioclônicas reflexas induzidas por estímulos auditivos e táteis. Para as formas reflexas, a determinação de evitar fatores precipitantes pode ser suficiente, e a introdução de FAEs, desnecessária.[30]

Epilepsia com crises mioclono-astáticas** (síndrome de Doose)

As manifestações epilépticas nesta síndrome têm início entre os sete meses de vida e seis anos de idade, principalmente dos dois aos cinco anos. A síndrome predomina em meninos, os quais são duas vezes mais afetados que meninas, exceto quando as crises se iniciam no primeiro ano de vida. Há predisposição hereditária e o desenvolvimento neurológico usualmente é normal. As crises são mioclônicas, mioclono-astáticas, e há ausências de componentes tônicos ou clônicos e GTC. Episódios de *status epilepticus* são frequentes. Nos casos de curso desfavorável, mais tarde há aparecimento de crises tônicas. O EEG, a princípio frequentemente normal, exceto pela ocorrência de ritmo 4-7/s, pode mostrar complexos irregulares de espícula ou polispícula-onda (Figura 14.7) e, durante os episódios de *status*, complexos de espícula-onda irregulares 2-3/s. O curso e o prognóstico são variáveis.[1]

Os vários FAEs que podem mostrar benefícios na epilepsia com crises mioclono-atônicas incluem VPA, LTG, ETX, TPM, LEV e ZNS. CLB pode ser eficaz em crises mioclônicas e nos episódios de *status epilepticus* não convulsivo. Dieta cetogênica é considerada uma alternativa muito eficaz e deve ser cogitada precocemente no planejamento terapêutico; pode ainda possibilitar a redução ou retirada dos FAEs. Já foram descritas outras estratégias, como uso de corticosteroides, considerados apenas parcialmente efetivos. CBZ, PHT e VGB são contraindicados, pelo seu potencial de agravar crises generalizadas. Pelo risco elevado de lesões relacionadas às crises, particularmente na face e no crânio, estas crianças devem usar capacete protetor nos períodos de controle insatisfatório das crises.

---

* Como esta síndrome, em algumas crianças, não é benigna, para alguns a palavra "benigna" deve ser retirada do seu nome.

** Na Organização de 2010 da ILAE, epilepsia com crises mioclono-atônicas.[3]

432   **Seção 3** ▪ Doenças e Síndromes Neurológicas

Epilepsias e Síndromes Epilépticas

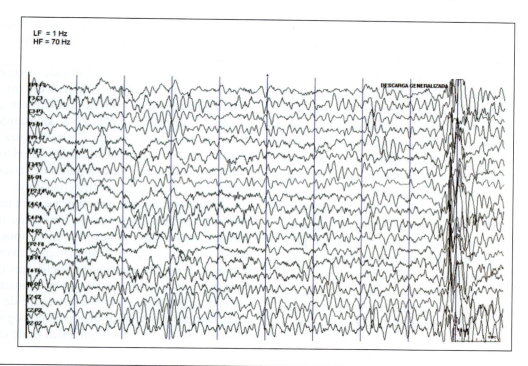

Figura 14.7 Síndrome de Doose. Observe a presença de ritmo 4-7/s (ritmo teta de Doose) e complexos generalizados de espícula e polispícula-onda.

O tratamento deve se prolongar por um ou dois anos, que é o período com maior risco de recorrência.

O prognóstico é mais favorável do que inicialmente se acreditava. A frequência de crises se reduz após poucos meses e as crises desaparecem mais tarde. A maioria das crianças retém sua capacidade intelectual e continua frequentando escola normal. No entanto, uma minoria apresentará epilepsia refratária e retardo no desenvolvimento neurológico. Já foram descritos todos os tipos intermediários de manifestações ao longo de um amplo espectro clínico. Fatores prognósticos individuais ainda não foram identificados.[30]

Epilepsia ausência da infância

Ocorre em crianças normais em idade escolar (pico entre 6 e 7 anos de idade), as quais têm forte predisposição genética. É mais comum em meninas que em meninos. É caracterizada por ausências muito frequentes (várias a muitas ao dia). O EEG revela complexos de espícula-onda bilaterais, síncronos e simétricos que se destacam em uma atividade de base normal. Crises GTC ocorrem frequentemente na adolescência. As ausências podem remitir ou, mais raramente, persistir como único tipo de crise.[1]

A ocorrência de crises GTC e crises mioclônicas antes ou durante o período ativo crises de ausência típica, componentes mioclônicos significantes nas crises de ausência e a ocorrência de fotossensibilidade clínica são considerados incompatíveis com o diagnóstico de epilepsia ausência da infância.

Na década de 1970, o VPA passou a ser considerado o FAE ideal para tratamento de ausências, inicialmente tratadas com ETX, fármaco que não tem efeito sobre crises GTC. Realmente o VPA mostrou-se muito efetivo no controle desse tipo de crise. VPA e ETX devem ser os FAEs de primeira escolha inicialmente, isoladamente ou em combinação. LTG pode também ter alguma eficácia em crises de ausência. Em 2010, Glauser et al.[31] publicaram um estudo prospectivo, multicêntrico, duplo-cego, aleatorizado, que comparou a eficácia, a tolerabilidade e os efeitos neuropsicológicos de ETX, VPA e LTG em crianças com epilepsia ausência da infância. Uma série de 453 crianças, divididas em grupos semelhantes, receberam de forma cega e aleatória ETX, VPA e LTG. A dose do FAE podia ser aumentada com base na ocorrência de crises na falta de efeitos adversos. As doses iniciais de ETX e VPA foram de 10 mg/kg/dia e a da LTG, 0,3 mg/kg/dia; estas doses podiam ser aumentadas a cada uma ou duas semanas até 60 mg/kg/dia de ETX, 60 mg/kg/dia de VPA e 12 mg/kg/dia de LTG. Os critérios para insucesso terapêutico incluíram: crises clínicas e/ou eletrográficas nas semanas 16 ou 20, uma ou mais crises GTC ou efeitos adversos. Na semana 16 estavam sem crises

Tratado de Neurologia Infantil

53% das crianças tratadas com ETX; 58% com VPA; e 29% com LTG. Assim, o ETX e o VPA tiveram eficácia semelhante e foram superiores à LTG. O VPA (49%) foi mais comumente associado a problemas atencionais quando comparado à ETX (33%). As deficiências deste estudo incluem sua duração curta (20 semanas), a incerteza quanto à significância clínica das alterações nas tarefas atencionais e a titulação a doses elevadas de VPA permitidas, se clinicamente toleradas. Para Beydon e D'Souza[32] este estudo permitiu aferir a eficácia dos FAEs em questão, pois a elevada frequência diária de crises de ausência e sua indução fácil pela hiperventilação, tanto clínica como eletrograficamente, permitem avaliar em um curto período de tempo a eficácia de um FAE para a remissão deste tipo de crise.

Na *epilepsia ausência da infância pura,* sem características clínicas ou eletrográficas atípicas, o prognóstico é muito bom. As crises não recorrem após quatro anos de controle e descontinuação do tratamento, e o prognóstico quanto às funções cognitivas é favorável. A redução gradual da medicação é recomendada quando o paciente permaneceu pelo menos três anos livre de crises e com EEG normal. Naqueles com tratamento combinado, o último FAE introduzido, deverá ser retirado primeiro. Algumas crianças com características clínicas atípicas apresentarão crises GTC ou epilepsia mioclônica juvenil na adolescência ou início da idade adulta. Como não há dados incontestes sobre o FAE de primeira escolha, o Guia de Tratamento da ILAE[33] indica que ETX, VPA e LTG poderiam ser utilizados como FAEs de primeira linha para a epilepsia ausência da infância. Para tratamento desta síndrome epiléptica, um consenso de especialistas americanos recomendou o ETX como o FAE de eleição,[34] enquanto europeus preferem o VPA.[35] Finalmente, há agora um estudo Classe I que suporta a utilização de VPA e ETX para tratamento da epilepsia ausência da infância.

Epilepsia com ausências mioclônicas

Esta síndrome é caracterizada clinicamente por ausências acompanhadas por abalos clônicos rítmicos intensos, frequentemente associados à contração tônica. No EEG, são sempre acompanhadas por complexos de espícula-onda a 3/s bilaterais, síncronos e simétricos, similares aos da epilepsia ausência da infância. As crises ocorrem várias vezes ao dia. Os abalos podem ser percebidos pelo paciente. A associação a outros tipos de crises é rara. A idade de início é de cerca de sete anos e predomina no sexo masculino. O prognóstico é menos favorável que na epilepsia ausência da infância,uma vez que as crises são refratárias, há

deterioração mental e é possível a evolução para outros tipos de epilepsia, como a síndrome de Lennox-Gastaut.[1]

VPA, isolado ou em combinação com ETX, é o tratamento mais efetivo. LTG e VPA ou ETX, ACZ e benzodiazepínicos podem também ser úteis. A experiência com LEV, TPM, ZNS, lacosamida (LCS) e dieta cetogênica é limitada. Uma resposta favorável à rufinamida como terapia adjuntiva foi relatada em três meninos. Pode haver agravamento de crises com PHT, CBZ, OXC, VGB, gabapentinaetiagabina.

A heterogeneidade fenotípica e genética pode ser responsável pela presença de ausências mioclônicas isoladas ou em combinação a outros tipos de crises e possível evolução para formas mais graves de epilepsia. A presença de ausências mioclônicas como único tipo de crise é indicativa de um prognóstico mais favorável. A instituição efetiva e precoce de tratamento pode resultar em melhor prognóstico cognitivo, sugerindo que esta síndrome epiléptica pode causar encefalopatia epiléptica.[30]

Epilepsia generalizada com crises febris plus***

Esta síndrome, chamada inicialmente de Epilepsia Generalizada com Crises Febris Plus (*Generalized Epilepsies with Febrile Seizures Plus* – GEFS+) é a forma de epilepsia generalizada genética mais recentemente reconhecida. Trata-se de uma forma familiar de epilepsia com ampla expressão fenotípica. Nela, crises febris se iniciam antes dos três meses de vida e persistem após os seis anos e são associadas a outros tipos de crises generalizadas: ausências, crises mioclônicas, atônicas e mioclono-atônicas e, no final do espectro, características da síndrome de Dravet. Nas famílias com GEFS+ há uma ampla variedade de vários tipos de epilepsias, em idades de início diferentes e diversos graus de gravidade, o que sugere a ação de modificadores genéticos e/ou ambientais. A maior importância da GEFS+ foi o reconhecimento dos genes associados à síndrome, nomeados de acordo com os canais iônicos nela implicados: *SCN1A, SCN1B, SCN2A* e *GABRG2*, GABRD. O gene mais implicado é o *SCN1A*, no qual são encontradas mutações com perda de sentido (*missense*).[30]

Para a maioria das crianças com GEFS+ as crises não exigem tratamento crônico e a descoberta dos genes suscita esperança de que o tratamento um dia possa ser programado de acordo com o defeito fisio-

---

***A presença em alguns dos heredogramas de alguns membros da família com epilepsias focais sugere que o acrônimo GEFS+ seja utilizado como Genetic Epilepsy with Febrile Seizures Plus (Epilepsia Genética com Crises Febris Plus).

434

Seção 3 ■ Doenças e Síndromes Neurológicas

patológico. Quando necessário, como a maioria das crianças com GEFS+ tem crises generalizadas, deve idealmente ser prescrito um FAE de amplo espectro. Para crianças com crises febris prolongadas deve-se prescrever medicamentos de resgate, como diazepam retal.

O prognóstico é favorável, a menos que a criança esteja no polo mais grave do espectro da GEFS+.

Epilepsia ausência juvenil

Nesta síndrome as ausências são as mesmas da epilepsia ausência da infância, mas são menos comuns ausências com componente retropulsivo. A idade de início das manifestações é ao redor da puberdade. A frequência das crises é mais baixa que na epilepsia ausência da infância e as ausências não são diárias, mas sim esporádicas. A associação com crises GTC, geralmente ao despertar, é frequente, e estas precedem o início das ausências mais comumente do que na epilepsia ausência da infância. Às vezes, há também crises mioclônicas. A distribuição entre os sexos é igual. Os complexos de espícula-onda são ritmados a mais que 3/s. A resposta ao tratamento é excelente.[1]

Os FAEs de escolha são VPA e LTG, algumas vezes usados em associação. LTG pode ser administrada em monoterapia para mulheres em idade fértil, sempre iniciada em doses baixas e com titulação lenta. ETX, bem como LEV, também podem ser utilizados. CBZ, OXC, VGB, gabapentina e pregabalina podem agravar o quadro, promovendo *status epilepticus* de ausências atípicas.

Considerada relativamente benigna por sua farmacossensibilidade, na epilepsia ausência juvenil a persistência de ausências isoladas e/ou crises GTC pode ocorrer em até 40% dos pacientes, e a síndrome é uma doença que perdura por toda a vida. O prognóstico de longo prazo exige mais estudos, mas as ausências tendem a cursar com menor comprometimento da consciência e a se tornarem menos prolongadas a partir da quarta década.[30]

Epilepsia mioclônica juvenil

Esta síndrome se inicia ao redor da puberdade e é caracterizada por crises de abalos mioclônicos, bilaterais, únicos ou repetidos, arrítmicos e irregulares que predominam nos braços. Alguns pacientes podem apresentar queda súbita em decorrência de um abalo. Não há comprometimento da consciência. A doença pode ser herdada e ocorre igualmente em ambos os sexos. Há geralmente crises GTC e, menos comumente, ausências infrequentes. As crises em geral ocorrem ao despertar e são frequentemente provocadas por privação de sono. O EEG interictal e ictal mostra complexos de espícula ou polispícula-ondas rápidos e generalizados. Não há íntima associação entre as espículas e os abalos mioclônicos. Os pacientes frequentemente são fotossensíveis. A resposta a fármacos adequados usualmente é satisfatória.[1]

A epilepsia mioclônica juvenil é caracterizada por excelente resposta ao tratamento. O aconselhamento para regularidade dos hábitos de vida constitui parte integral do tratamento o qual inclui recomendações para evitar fatores precipitantes comuns, como privação de sono e uso excessivo de álcool, enfatizando ainda a adesão aos FAEs. A indicação destes é baseada em experiência clínica e estudos prospectivos e retrospectivos, havendo pouca evidência de ensaios clínicos randomizados.

O FAE de primeira escolha para tratamento desta síndrome é VPA, com porcentagem de resposta de até 80%. O CZP, efetivo em mioclonias, não previne crises GTC. VPA, considerado FAE de primeira escolha em homens, deve ser evitado em mulheres em idade fértil, por riscos de malformações fetais e comprometimento no desenvolvimento neurológico, particularmente quando administrado em doses superiores a 700 mg/dia. Estudos de casos mostram que VPA, em uma dose tão baixa como 500 mg diários, pode manter o controle de crises por até dois anos. Um estudo recente mostrou que a prescrição de VPA de liberação lenta em múltiplas administrações diárias durante a gestação não reduziu o risco de malformações.[36] Assim, a impressão de que o uso de VPA de liberação controlada dividido em várias doses diárias discorda da publicação na qual maiores taxas de malformações seriam observadas com maiores doses diárias e picos séricos mais elevados. LEV e LTG, a última podendo exacerbar mioclonias, são alternativas de primeira linha quando há contraindicação de VPA.

Como os dados de ensaios clínicos são limitados, a escolha de qualquer desses novos FAEs deve levar em consideração os fatores de comorbidades e as prioridades de cada indivíduo. A falha de VPA, ou de dois FAEs de primeira linha, sugere a necessidade de instituição de terapia combinada. LEV, LTG e VPA são medicamentos adjuntivos considerados adequados. VPA e LTG têm efeito sinergístico. CZP é adjuntivo útil em mioclonias e pode ser usado para evitar os efeitos pró-mioclonias da LTG. Em mulheres em idade fértil, VPA deve ser considerado, se LEV e LTG não promoverem controle das crises. TPM, a despeito de sua baixa tolerabilidade, é uma monoterapia custo-efetiva. ZNS deve ser considerada como tratamento adjuntivo de segunda linha na epilepsia mioclônica juvenil. PB é o FAE mais custo-efetivo e pode ser utilizado nesta síndrome epiléptica na qual as opções terapêuticas são limitadas e caras.

CBZ, OXC e PHT podem exacerbar ausências e mioclonias e são consideradas contraindicadas, embora possam melhorar o controle de crises GTC quando estas se mostram refratárias a outros FAEs. Gabapentina, pregabalina, tiagabina e VGB são contraindicadas, e podem agravar crises. Beydon e D'Souza[32] consideram que há evidências de um estudo Classe I que sugere o uso de LEV como terapia adjuntiva em pacientes com epilepsias generalizadas genéticas com crises GTC e mioclônicas não controladas.[37]

Visando promover reconhecimento e tratamento mais precoces, prevenindo consequências graves, Martinović[38] avaliou os efeitos da terapia cognitivo-comportamental sobre a recorrência de crises, sobre os fatores precipitantes e os distúrbios psiquiátricos associados em 22 de 55 adolescentes e adultos jovens com epilepsia mioclônica juvenil com idades entre 16 e 32 anos que haviam apresentado crises durante o tratamento com FAEs. O autor desenvolveu um método de aconselhamento visando evitar os fatores precipitantes de crises seguido de um programa antiestresse ou terapia cognitivo-comportamental individual administrada por seis meses. O aconselhamento resultou em controle completo das crises em oito pacientes. Nos outros 14, cujas crises permaneciam sem controle, o tratamento psicoterápico teve dois tipos de efeitos. Houve redução significativa dos receios e de outras respostas não adaptadas, sob a forma de estados de ansiedade e/ou insônia durante o tratamento comportamental, e também redução na taxa de recorrência das crises. Assim, atenção especial deve ser dada aos distúrbios psicológicos e aos sintomas psiquiátricos em adolescentes com esta síndrome epiléptica.

A porcentagem de farmacorresistência na epilepsia mioclônica juvenil é de 10-20%.[39] Sua natureza benigna é questionada pela elevada taxa de recorrência de 70% após um ano de controle das crises. Em 23 pacientes seguidos por 25 anos, 11 (47,8%) estavam sem FAEs, mas continuavam apresentando mioclonias e 2, crises raras. Apenas 17% se encontravam completamente livres de crises. Ainda, 74% tinham um aspecto social prejudicado, como interrupção da educação antes do final do ensino médio, gestação não planejada, depressão, desemprego e incapacidade de vida independente.

Entre os fatores prognósticos, duração longa da doença, combinação dos três tipos de crises, apresentação clínica não clássica, como epilepsia ausência da infância evoluindo para este tipo de epilepsia, anormalidades focais no EEG, comorbidades psiquiátricas (mais comumente ansiedade), transtornos de humor e de personalidade do grupo B, estão entre os fatores indicativos de dificuldade para controle das crises. Traços reflexos, como crises induzidas por estimulação fótica e oclusão palpebral, ativação por funções mentais superiores, bem como persistência dos traços reflexos, são ligados a mau prognóstico quanto ao controle das crises. Após acompanhamento por 25 a 63 anos, 21/31 (67,7%) pacientes tornaram-se livres de crises. Ocorrência de crises GTC precedidas por mioclonias bilaterais, duração prolongada de tratamento sem controle das crises, politerapia e resposta fotoparoxística são fatores preditivos de pior controle das crises. No entanto, há o relato de um curso benigno em 32/48 pacientes (66,6%) com tendência de remissão ou redução das mioclonias na quarta década de vida, em alguns poucos pacientes, permitindo até mesmo a interrupção dos FAEs.[30]

Epilepsia apenas com crises generalizadas tônico-clônicas ("ao despertar")

Esta é uma síndrome iniciada principalmente na segunda década da vida. As crises são principalmente do tipo GTC e ocorrem exclusiva ou predominantemente (em mais de 90% das vezes) logo após o despertar, independentemente do horário do dia em que ele ocorre, ou em um segundo pico, no relaxamento do final do dia. Quando ocorrem outros tipos de crises, são ausências e mioclonias, como na epilepsia mioclônica juvenil. As crises podem ser precipitadas por privação de sono e outros fatores externos. Predisposição genética é relativamente frequente. O EEG mostra um dos padrões típicos deste grupo de epilepsias. Há correlação significativa com fotossensibilidade.[1]

O maior objetivo no aconselhamento terapêutico desta síndrome de epilepsia generalizada genética é a modificação no estilo de vida. Alguns estudos prospectivos abertos indicam que VPA parece ser o tratamento de escolha para esta síndrome epiléptica, promovendo controle das crises em até 90% dos pacientes. Estudos retrospectivos sugerem que barbitúricos são mais efetivos que PHT e CBZ e brometos podem ser uma alternativa quando as crises são resistentes. Quanto aos novos FAEs, é difícil determinar sua eficácia específica em crises GTC, pois nem sempre é referida a associação entre a ocorrência das crises e o ritmo circadiano.

Pelo menos nos primeiros anos da doença, as crises ocorrem ao despertar ou nos períodos de relaxamento no final do dia, e este padrão é essencial para o diagnóstico sindrômico. Alguns autores enfatizam as dificuldades em diferenciar crises primária e secundariamente generalizadas. As do primeiro tipo são generalizadas desde o início, acompanhadas ou não por outros tipos de crises generalizadas, como mioclonias e ausências. Outros estudos afirmam que neles foram incluídos apenas pacientes com epilepsia generalizada genética. Estas dificuldades devem sempre ser consideradas, pois um FAE eficaz para um destes tipos de crises GTC pode não ser efetivo para o outro. Beydone e D'Souza[32] consideraram que, entre os FAEs da nova geração, há evidências de estudos Classe I que sustentam a monoterapia com TPM e de LTG, LEV ou ainda TPM como terapia adjuntiva para crises GTC primárias.

O risco de recorrência após redução ou retirada de tratamento em pacientes com crises controladas é muito elevado, provavelmente ainda maior que em outras epilepsias generalizadas genéticas.

Epilepsias autolimitadas da infância ou epilepsias focais genéticas da infância

Epilepsia benigna da infância com descargas centro-temporais (epilepsia rolândica)

A epilepsia benigna da infância com descargas centrotemporais é uma síndrome com crises motoras hemifaciais breves, simples, parciais, frequentemente associadas a sintomas somatossensitivos com tendência a evoluir para crises GTC. Ambos os tipos de crises são frequentemente relacionados ao sono. O início ocorre entre as idades de 3 a 13 anos (pico entre 9 e 10 anos) e a recuperação se dá entre 15 e 16 anos. Predisposição genética é frequente e há predominância no sexo masculino. O EEG mostra descargas centrotemporais rombas, frequentemente seguidas de ondas lentas que são ativadas pelo sono e tendem a se propagar com alternância de um hemisfério para o outro.[1]

A epilepsia com descargas centrotemporais ou rolândica é a síndrome de epilepsia focal genética mais comum da infância. Tem início dos três aos cinco anos de idade, com predomínio em meninos, e se caracteriza pela ocorrência de crises focais que ocorrem predominantemente durante o sono noturno. Nela são referidas comorbidades, como distúrbios da atenção, alterações comportamentais e déficit cognitivo e a relação entre eles e as características da epilepsia é controversa. O EEG mostra descargas de ondas agudas de grande amplitude, com aspecto rombo e características estereotipadas de projeção em regiões centrotemporais ativadas pelo sono.

Como as crises são esporádicas e em sua evolução tendem a desaparecer ao redor da adolescência, independentemente do tratamento, cerca de 50% ou mais das crianças não devem ser tratadas continuamente com FAEs. Naquelas com crises mais frequentes ou diurnas recomenda-se o uso de FAEs. Especialistas americanos preferem o tratamento com CBZ ou OXC[34] enquanto europeus[35] preferem VPA, dada a possibilidade de ocorrência de efeito paradoxal de agravamento do quadro e aparecimento do padrão de ponta-onda contínua durante o sono com bloqueadores de canais de sódio como CBZ, OXC e LTG. O Grupo de Estudo do Sultiame mostrou, em um ensaio controlado com placebo de 66 pacientes com idade entre 3 e 11 anos, que este inibidor da anidrase carbônica, na dose de 5 mg/kg/dia, controlou as crises em 27/31 pacientes e que 10/31 tiveram registros de EEG em sono normais após seis meses de tratamento.[40] Outros FAEs considerados adequados são o CLB[41] e o LEV,[42] entre outros.

O prognóstico da epilepsia rolândica é excelente, sendo menor que 2% o risco de epilepsia na vida adulta. No entanto, algumas crianças podem evoluir com alterações psicológicas e distúrbio de escolaridade. Não existem evidências de que o prognóstico a longo prazo seja pior em crianças que não foram tratadas com FAEs.[43]

Epilepsia da infância com paroxismos occipitais (forma precoce – síndrome de Panayiotopoulos)

É a segunda forma mais frequente de epilepsia focal autolimitada na criança, sendo também a mais precoce. As crises ocorrem entre dois e oito anos, com pico aos cinco, e incluem manifestações clínicas incomuns como distúrbios autonômicos, especialmente vômitos, alterações comportamentais, desvio lateral dos olhos e outras manifestações ictais mais comuns. De forma geral, a consciência e a fala estão preservadas no início das crises.

Em uma apresentação típica, a criança mostra-se totalmente consciente, capaz de falar e compreender, porém refere sentir-se mal e parece pálida; em alguns minutos, apresenta episódio de vômito, tornando-se gradualmente desorientada e, depois, apresenta desvio do olhar, até tornar-se arresponsiva. Aproximadamente metade das crises dura mais de 30 minutos a algumas horas, constituindo o *status epilepticus* autonômico. O EEG comumente (em 90% dos casos) mostra descargas de ondas agudas "funcionais", multifocais, de grande amplitude, com grande variabilidade de localização, embora em geral, predominem nas regiões posteriores, especialmente nas occipitais.[44]

Os pais de crianças com crises recorrentes devem ser aconselhados a colocá-las em decúbito lateral durante as crises prolongadas e administrar benzodiazepínico por via retal. A conduta nesta síndrome deve ser semelhante à das crises febris, uma vez que não há evidências de que a terapia profilática previna a recorrência das crises. Para aquelas com uma ou mais crises breves, não deve ser indicado tratamento crônico, o qual, em circunstâncias que parecer necessário, deve ser semelhante ao da epilepsia benigna com descargas centrotemporais.[44]

A síndrome de Panayiotopoulos é uma condição benigna comum e a maioria das crianças tem prognóstico excelente.

Epilepsia da infância com paroxismos occipitais (forma tardia – síndrome de Gastaut)

No tipo tardio da epilepsia focal genética (tipo Gastaut), muito mais rara que a anterior, as crises têm início entre 3 e 15 anos, com pico entre 8 e 11 anos. Geralmente ocorrem em vigília e são caracterizadas por manifestações occipitais breves e frequentes, mais comumente com alucinações visuais elementares como hemianopsias, seguidas por perda parcial ou total da visão; fosfenos ou alucinações visuais elementares; alucinações visuais complexas; ilusões visuais, como a palinopsia, micropsia, macropsia, metamorfopsia, visão de pontos coloridos, luzes piscantes, círculos ou pequenos animais.[45] Além de ilusões sensoriais, movimentos e dor ocular, desvio tônico dos olhos, clonias palpebrais ou fechamentos oculares repetitivos também podem estar presentes.

O EEG interictal mostra paroxismos occipitais, com fenômeno de *fixation-off*, ou seja, descargas epileptiformes desencadeadas por ausência de fixação ocular e ativação pelo sono. O EEG ictal é caracterizado por interrupção das descargas epileptiformes e ritmo rápido em regiões occipitais.[46]

O tratamento deve ser realizado com FAEs utilizados em crises focais, em mono ou politerapia.

Como as outras síndromes de epilepsias focais genéticas, afeta crianças com desenvolvimento neurológico normal. Contudo, pode cursar com déficit de atenção e memória e comprometimento intelectual. O prognóstico quanto à remissão das crises é também incerto e, para alguns, o uso do termo "benigno" para esta síndrome parece inapropriado.[3] Após dois anos de acompanhamento, 50% a 60% dos pacientes tornam-se livres de crises.[46]

Entidades clínico-radiológicas (ou constelações)

Neste grupo de doenças epilépticas estão listadas entidades nosológicas com diferentes expressões clínicas e eletroencefalográficas, bem como diferentes extensões de lesões em exames de neuroimagem, assim como diferentes prognósticos. Contudo, o conjunto destas manifestações heterogêneas precisa ser reconhecido, pois estas doenças epilépticas constituem um dos mais importantes grupos de epilepsias com indicação de tratamento cirúrgico. Entre elas figuram a epilepsia mesial temporal com esclerose hipocampal, a síndrome do hamartoma hipotalâmico, a epilepsia com hemiconvulsão e hemiplegia, a síndrome de Rasmussen, entre outras.[2, 3]

Epilepsia mesial temporal com esclerose hipocampal

Em crianças, a esclerose mesial temporal isolada é descrita em 15% a 43% dos casos de epilepsia do lobo temporal,[47] sendo mais comum acima dos cinco anos.[48] Clinicamente se manifesta nesta faixa etária, especialmente no primeiro quinquênio de vida, por crises tônicas, mioclônicas e espasmos infantis, sendo raras as crises parciais complexas. Estas, quando presentes, são caracterizadas por poucos automatismos, sendo raras as manifestações lateralizatórias, como a postura distônica contralateral. Geralmente, crianças acima dos seis anos de idade tendem a apresentar crises epilépticas semiologicamente semelhantes às observadas em adultos.[49]

O aspecto da esclerose hipocampal na RM é semelhante ao verificado em adultos (Figura 14.8). Contudo, os achados eletroencefalográficos podem ser mais difusos, sendo comuns descargas extratemporais e alterações interictais bitemporais ou na região medioposterior do lobo temporal. O registro ictal, embora possa ser caracterizado pelo clássico ritmo teta-alfa hipocampal, evidencia com frequência ritmos mais difusos.[50]

O tratamento deve preferencialmente ser realizado com FAEs bloqueadores de canais de sódio, havendo evidência classe I da eficácia da OXC para o tratamento de crises focais em crianças.[33]

Embora remissão espontânea das crises possa ocorrer em alguns casos, geralmente as crises epilépticas são refratárias, sendo acompanhadas por morbidade cognitiva, assim como em adultos, particularmente quando a epilepsia envolve o hemisfério dominante.[51] O tratamento cirúrgico em crianças tem prognóstico semelhante ao observado em adultos,[52] não havendo justificativas para se protelar a indicação cirúrgica perante a determinação da refratariedade clínica.[53]

Síndrome do hamartoma hipotalâmico

O hamartoma hipotalâmico é o selo patológico de um espectro amplo de condições epilépticas, as quais

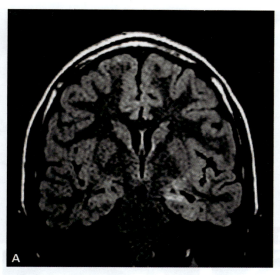 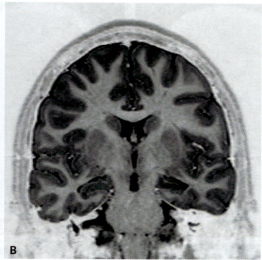

Figura 14.8 Esclerose hipocampal esquerda em imagem por ressonância magnética de criança de 10 anos de idade.

abrangem desde formas muito leves de epilepsia em indivíduos intelectualmente normais, nos quais as crises são caracterizadas por necessidade imperiosa de rir, até uma síndrome grave iniciada precocemente com crises gelásticas e puberdade precoce, podendo evoluir para encefalopatia epiléptica e deterioração cognitiva e comportamental.

Estudos neurofisiológicos e de neuroimagem funcional têm demonstrado que o tecido hamartomatoso é o responsável pela geração das crises e pelo processo de epileptogênese secundária e o hamartoma hipotalâmico constitui um exemplo de que crises focais podem se originar em estruturas subcorticais. O termo "gelástico" é originado da palavra grega *gelos* que significa alegria, uma expressão relacionada à manifestação de riso ou gargalhada, usualmente sem tônus afetivo apropriado, durante a crise.[54]

As crises gelásticas são geralmente refratárias ao tratamento medicamentoso e a completa lesionectomia pode promover o controle das crises e prevenir a deterioração comportamental.[55] Em muitos casos com crises refratárias a epilepsia é progressiva, cursando com encefalopatia epiléptica.

Síndrome de Rasmussen

Inicialmente descrita por Rasmussen et al., em 1958, a encefalite de Rasmussen é uma doença rara, adquirida, progressiva e de etiologia desconhecida, provavelmente inflamatória, que geralmente acomete um hemisfério cerebral.[56] A patologia é caracterizada por infiltrados linfomonocitários perivasculares, nódulos microgliais e gliose em graus variáveis (Figura 14.9).

Caracteriza-se pela presença de crises focais motoras muito frequentes ou contínuas, hemiparesia e hemiatrofia cerebral progressivas.[57] Os sintomas têm início por volta dos seis anos de idade, embora casos com início na adolescência e na idade adulta tenham sido descritos. A apresentação clínica mais comum é a presença de crises epilépticas focais motoras esporádicas em uma criança previamente hígida (fase I da doença ou prodrômica). Na fase II ou fase aguda da doença há epilepsia parcial contínua, hemiparesia e déficit cognitivos progressivos. A terceira fase, ou fase residual é caracterizada por uma estabilização do quadro neurológico, mas ainda com crises epilépticas pouco responsivas ao tratamento medicamentoso.[58]

Menos comumente observa-se a instalação de hemiparesia como sintoma inicial da doença. Pacientes com sintomas iniciados mais tardiamente podem apresentar-se com crises parciais complexas ou GTC esporádicas, que posteriormente evoluem para o quadro típico de epilepsia parcial contínua. Distúrbios de linguagem, retardo mental e distúrbios de comportamento são também observados na evolução da síndrome.[58]

O único tratamento que leva à remissão das crises epilépticas na síndrome de Rasmussen é o tratamento cirúrgico e, na maioria das vezes, a modalidade indicada é a desconexão de todo o hemisfério afetado, uma vez que cirurgias parciais têm resultados ruins.[59] No entanto, o tratamento cirúrgico pode levar à instalação de déficit neurológicos importantes, particularmente

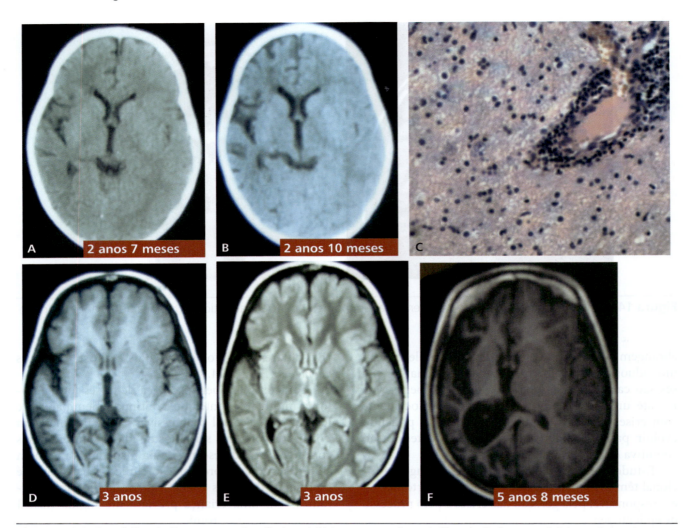

Figura 14.9 Encefalite de Rasmussen. Atrofia hemisférica progressiva e infiltrado linfomonocitário perivascular.

quando a doença envolve o hemisfério dominante para a linguagem, sendo necessário protelar a cirurgia.[60] Nestes casos, tratamentos alternativos com corticosteroides, imunoglobulina humana e tacrolimo são indicados, os quais, quando usados precocemente, podem retardar a progressão da doença.[61]

Esta é uma doença progressiva, na qual a atividade crítica contínua culmina com déficits neurológicos fixos, cognitivos e de linguagem, para a qual a desconexão hemisférica é, na maioria das vezes, a única forma de controle das crises.

Síndrome de hemiconvulsão, hemiplegia e epilepsia

A síndrome HHE, atualmente rara após significativa melhoria no atendimento em unidades de emergência, é a consequência de uma crise unilateral clônica prolongada, seguida de hemiplegia contralateral permanente. Em geral, o evento crítico inicial ocorre de forma súbita em uma criança previamente normal, geralmente durante uma doença febril. Subsequentemente, 80% dos pacientes desenvolvem epilepsia focal, completando os termos que definem esta síndrome: hemiconvulsão, hemiplegia e epilepsia.[62]

Resume-se ao controle imediato da hemiconvulsão com benzodiazepínicos e da hipertermia. Após estabelecimento dos *déficits* neurológicos, a desconexão hemisférica pode ser uma alternativa para o controle das crises.[63]

As crises focais com ou sem generalização secundária passam a ocorrer vários anos após o insulto inicial e são, em geral, refratárias aos FAEs.

Epilepsias e Síndromes Epilépticas

REFERÊNCIAS BIBLIOGRÁFICAS

1. Proposal for revised classification of epilepsies and epileptic syndromes. Commission on Classification and Terminology of the International League Against Epilepsy. Epilepsia. 1989;30(4):389-99.

2. Scheffer I, Berkovic S, Capovilla G, Connolly MB, Guilhoto L, Hirsch E, et al. The Organization of the Epilepsies: Report of the ILAE Commission on Classification and Terminology 2013. [Internet] [Acesso em 04 Jul 2016]. Disponível em: http://www.ilae.org/visitors/centre/Documents/OrganizationEpilepsy.pdf

3. Berg AT, Berkovic SF, Brodie MJ, Buchhalter J, Cross JH, van Emde Boas W, et al. Revised terminology and concepts for organization of seizures and epilepsies: report of the ILAE Commission on Classification and Terminology, 2005-2009. Epilepsia. 2010;51(4):676-85.

4. Engel J Jr. A proposed diagnostic scheme for people with epileptic seizures and with epilepsy: report of the ILAE Task Force on Classification and Terminology. Epilepsia. 2001;42(6):796-803.

5. Kholin AA, Mukhin KY. Early (neonatal) myoclonic encephalopathy. In: Mukhin KY, Kholin AA, Mironov MB, Petrukhin AS, Hlthausen H. Epileptic encephalopathies and related syndromes in children. Montrouge: John Libbey, 2014. p.7-18.

6. Khan S, Al Baradie R. Epileptic encephalopathies: an overview. Epilepsy Res Treat. 2012;2012:403592.

7. Gospe S. Pyridoxine-dependent epilepsy and related conditions. In: Pearl PL. Inherited metabolic epilepsies. New York: Demos Medical, 2013. p.145-57.

8. Gibbs FA, Gibbs E. Atlas of electroencephalography. Cambridge: Addison-Wesley, 1952.

9. Hrachovy RA, Frost JD Jr, Kellaway P. Hypsarrhythmia: variations on the theme. Epilepsia. 1984;25(3):317-25.

10. Sorel L, Dusaucy-Bauloye A. [Findings in 21 cases of Gibbs' hypsarrhythmia; spectacular effectiveness of ACTH]. Acta Neurol Psychiatr Belg. 1958;58(2):130-41.

11. Baram TZ, Mitchell WG, Tournay A, Snead OC, Hanson RA, Horton EJ. High-dose corticotropin (ACTH) versus prednisone for infantile spasms: a prospective, randomized, blinded study. Pediatrics. 1996;97(3):375-9.

12. Chellamuthu P, Sharma S, Jain P, Kaushik JS, Seth A, Aneja S. High dose (4 mg/kg/day) versus usual dose (2 mg/kg/day) oral prednisolone for treatment of infantile spasms: an open-label, randomized controlled trial. Epilepsy Res. 2014;108(8):1378-84.

13. Hussain SA, Shinnar S, Kwong G, Lerner JT, Matsumoto JH, Wu JY, et al. Treatment of infantile spasms with very high dose prednisolone before high dose adrenocorticotropic hormone. Epilepsia. 2014;55(1):103-7.

14. Singer WD, Rabe EF, Haller JS. The effect of ACTH therapy upon infantile spasms. J Pediatr. 1980;96(3 Pt 1):485-9.

15. Riikonen R. West síndrome. In: Nikanorova M, Genton P, Sabers A. Long-term evolution of epileptic encephalopathies. Montrouge: John Libbey, 2009. p.13-28.

16. Elterman RD, Shields WD, Bittman RM, Torri SA, Sagar SM, Collins SD. Vigabatrin for the treatment of infantile spasms: final report of a randomized trial. J Child Neurol. 2010;25(11):1340-7.

17. Chiron C, Dulac O, Beaumont D, Palacios L, Pajot N, Mumford J. Therapeutic trial of vigabatrin in refractory infantile spasms. J Child Neurol. 1991;Suppl 2:S52-9.

18. Riikonen R, Rener-Primec Z, Carmant L, Dorofeeva M, Hollody K, Szabo I, et al. Does vigabatrin treatment for infantile spasms cause visual field defects? An international multicentre study. Dev Med Child Neurol. 2015;57(1):60-7.

19. Jammoul F, Wang Q, Nabbout R, Coriat C, Duboc A, Simonutti M, et al. Taurine deficiency is a cause of vigabatrin-induced retinal phototoxicity. Ann Neurol. 2009;65(1):98-107.

20. Krueger D. Vigabatrin-associated visual field loss (VFL). What you need to know 2013. [Internet] [Acesso em 04 Jul 2016. Disponível em: http://www.tsalliance.org/documents/Vigabatrin

21. Mukhin KY, Kholin AA. West syndrome: treatment and prognosis. In: Mukhin KY, Kholin AA, Mironov MB, Petrukhin AS, Hlthausen H. Epileptic encephalopathies and related syndromes in children. Montrouge: John Libbey, 2014. p.97-113.

22. Lux AL, Edwards SW, Hancock E, Johnson AL, Kennedy CR, Newton RW, et al. The United Kingdom Infantile Spasms Study (UKISS) comparing hormone treatment with vigabatrin on developmental and epilepsy outcomes to age 14 months: a multicentre randomised trial. Lancet Neurol. 2005;4(11):712-7.

23. Darke K, Edwards SW, Hancock E, Johnson AL, Kennedy CR, Lux AL, et al. Developmental and epilepsy outcomes at age 4 years in the UKISS trial comparing hormonal treatments to vigabatrin for infantile spasms: a multi-centre randomised trial. Arch Dis Child. 2010;95(5):382-6.

24. Coppola G, Plouin P, Chiron C, Robain O, Dulac O. Migrating partial seizures in infancy: a malignant disorder with developmental arrest. Epilepsia. 1995;36(10):1017-24.

25. Kholin AA. Malignant migrating partial seizures in infancy (Coppola-Dulac syndrome). In: Mukhin KY, Kholin AA, Mironov MB, Petrukhin AS, Hlthausen H. Epileptic encephalopathies and related syndromes in children. Montrouge: John Libbey, 2014. p.55-68.

26. Chiron C, Marchand MC, Tran A, Rey E, d'Athis P, Vincent J, et al. Stiripentol in severe myoclonic epilepsy in infancy: a randomised placebo-controlled syndrome-dedicated trial. STICLO study group. Lancet. 2000;356(9242):1638-42.

27. Fejerman N, Caraballo R, Cersosimo R, Ferraro SM, Galicchio S, Amartino H. Sulthiame add-on therapy in children with focal epilepsies associated with encephalopathy related to electrical status epilepticus during slow sleep (ESES). Epilepsia. 2012;53(7):1156-61.

28. Fine AL, Wirrell EC, Wong-Kisiel LC, Nickels KC. Acetazolamide for electrical status epilepticus in slow-wave sleep. Epilepsia. 2015;56(9):e134-8.

29. von Stulpnagel C, Kluger G, Leiz S, Holthausen H. Levetiracetam as add-on therapy in different subgroups of "benign" idiopathic focal epilepsies in childhood. Epilepsy Behav. 2010;17(2):193-8.

30. Yacubian EMT, Araujo-Filho G. Management issues for patients with idiopathic generalized epilepsies. Epileptology Facts & Controversies. 2013;1(1):1-10.

31. Glauser TA, Cnaan A, Shinnar S, Hirtz DG, Dlugos D, Masur D, et al. Ethosuximide, valproic acid, and lamotrigine in childhood absence epilepsy. N Engl J Med. 2010;362(9):790-9.

32. Beydoun A, D'Souza J. Treatment of idiopathic generalized epilepsy – a review of the evidence. Expert Opin Pharmacother. 2012;13(9):1283-98.

33. Glauser T, Ben-Menachem E, Bourgeois B, Cnaan A, Guerreiro C, Kalviainen R, et al. Updated ILAE evidence review of antiepileptic drug efficacy and effectiveness as initial monotherapy for epileptic seizures and syndromes. Epilepsia. 2013;54(3):551-63.

34. Wheless JW, Clarke DF, Carpenter D. Treatment of pediatric epilepsy: expert opinion, 2005. J Child Neurol. 2005;20 Suppl 1:S1-56; quiz S9-60.

35. Wheless JW, Clarke DF, Arzimanoglou A, Carpenter D. Treatment of pediatric epilepsy: European expert opinion, 2007. Epileptic Disord. 2007;9(4):353-412.

36. Mawhinney E, Campbell J, Craig J, Russell A, Smithson W, Parsons L, et al. Valproate and the risk for congenital malformations: Is formulation and dosage regime important? Seizure. 2012;21(3):215-8.

37. Noachtar S, Andermann E, Meyvisch P, Andermann F, Gough WB, Schiemann-Delgado J, et al. Levetiracetam for the treatment of idiopathic generalized epilepsy with myoclonic seizures. Neurology. 2008;70(8):607-16.

38. Martinovic Z. Adjunctive behavioural treatment in adolescents and young adults with juvenile myoclonic epilepsy. Seizure. 2001;10(1):42-7.

39. Gelisse P, Genton P, Thomas P, Rey M, Samuelian JC, Dravet C. Clinical factors of drug resistance in juvenile myoclonic epilepsy. J Neurol Neurosurg Psychiatry. 2001;70(2):240-3.

40. Rating D, Wolf C, Bast T. Sulthiame as monotherapy in children with benign childhood epilepsy with centrotemporal spikes: a 6-month randomized, double-blind, placebo-controlled study. Sulthiame Study Group. Epilepsia. 2000;41(10):1284-8.

41. Colamaria V, Sgro V, Caraballo R, Simeone M, Zullini E, Fontana E, et al. Status epilepticus in benign rolandic epilepsy manifesting as anterior operculum syndrome. Epilepsia. 1991;32(3):329-34.

42. Borggraefe I, Bonfert M, Bast T, Neubauer BA, Schotten KJ, Massmann K, et al. Levetiracetam vs. sulthiame in benign epilepsy with centrotemporal spikes in childhood: a double-blinded, randomized, controlled trial (German HEAD Study). Eur J Paediatr Neurol. 2013;17(5):507-14.

43. Ambrosetto G, Tassinari CA. Antiepileptic drug treatment of benign childhood epilepsy with rolandic spikes: is it necessary? Epilepsia. 1990;31(6):802-5.

44. Panayiotopoulos CP. Autonomic seizures and autonomic status epilepticus peculiar to childhood: diagnosis and management. Epilepsy Behav. 2004;5(3):286-95.

45. Caraballo R, Koutroumanidis M, Panayiotopoulos CP, Fejerman N. Idiopathic childhood occipital epilepsy of Gastaut: a review and differentiation from migraine and other epilepsies. J Child Neurol. 2009;24(12):1536-42.

46. Ferrari-Marinho T, Macedo EF, Costa Neves RS, Costa LV, Tudesco IS, Carvalho KC, et al. Gastaut type idiopathic childhood occipital epilepsy. Epileptic Disord. 2013;15(1):80-3.

47. Harvey AS, Berkovic SF, Wrennall JA, Hopkins IJ. Temporal lobe epilepsy in childhood: clinical, EEG, and neuroimaging findings and syndrome classification in a cohort with new-onset seizures. Neurology. 1997;49(4):960-8.

48. Bourgeois BF. Temporal lobe epilepsy in infants and children. Brain Dev. 1998;20(3):135-41.

49. Fogarasi A, Tuxhorn I, Janszky J, Janszky I, Rasonyi G, Kelemen A, et al. Age-dependent seizure semiology in temporal lobe epilepsy. Epilepsia. 2007;48(9):1697-702.

50. Kramer U, Carmant L, Mikati MA. Electroencephalographic discharges of temporal lobe seizures in children and young adults. Electroencephalogr Clin Neurophysiol. 1998;107(5): 353-60.

51. Danielsson S, Rydenhag B, Uvebrant P, Nordborg C, Olsson I. Temporal Lobe Resections in Children with Epilepsy: Neuropsychiatric Status in Relation to Neuropathology and Seizure Outcome. Epilepsy Behav. 2002;3(1):76-81.

52. Mohamed A, Wyllie E, Ruggieri P, Kotagal P, Babb T, Hilbig A, et al. Temporal lobe epilepsy due to hippocampal sclerosis in pediatric candidates for epilepsy surgery. Neurology. 2001;56(12):1643-9.

53. Dlugos DJ. The early identification of candidates for epilepsy surgery. Arch Neurol. 2001;58(10):1543-6.

54. Papayannis CE, Consalvo D, Seifer G, Kauffman MA, Silva W, Kochen S. Clinical spectrum and difficulties in management of hypothalamic hamartoma in a developing country. Acta Neurol Scand. 2008;118(5):313-9.

55. Pati S, Sollman M, Fife TD, Ng YT. Diagnosis and management of epilepsy associated with hypothalamic hamartoma: an evidence-based systematic review. J Child Neurol. 2013;28(7):909-16.

56. Rasmussen T, Olszewski J, Lloydsmith D. Focal seizures due to chronic localized encephalitis. Neurology. 1958;8(6):435-45.

57. Thomas P, Zifkin B, Ghetau G, Delalande O. Persistence of ictal activity after functional hemispherectomy in Rasmussen syndrome. Neurology. 2003;60(1):140-2.

58. Bien CG, Granata T, Antozzi C, Cross JH, Dulac O, Kurthen M, et al. Pathogenesis, diagnosis and treatment of Rasmussen encephalitis: a European consensus statement. Brain. 2005;128(Pt 3):454-71.

59. Piatt JH, Jr., Hwang PA, Armstrong DC, Becker LE, Hoffman HJ. Chronic focal encephalitis (Rasmussen syndrome): six cases. Epilepsia. 1988;29(3):268-79.

60. Terra-Bustamante VC, Machado HR, dos Santos Oliveira R, Serafini LN, Souza-Oliveira C, Escorsi-Rosset S, et al. Rasmussen encephalitis: long-term outcome after surgery. Childs Nerv Syst. 2009;25(5):583-9.

61. Bien CG, Tiemeier H, Sassen R, Kuczaty S, Urbach H, von Lehe M, et al. Rasmussen encephalitis: incidence and course under randomized therapy with tacrolimus or intravenous immunoglobulins. Epilepsia. 2013;54(3):543-50.

62. Gastaut H, Faidherbe J, Roger J. [5 case reports of unusual development of the hemiconvulsion-hemiplegiaepilepsy syndrome (HHE syndrome) in children]. Acta Neurol Belg. 1962;62:177-92.

63. Kim DW, Kim KK, Chu K, Chung CK, Lee SK. Surgical treatment of delayed epilepsy in hemiconvulsion-hemiplegia-epilepsy syndrome. Neurology. 2008;70(22 Pt 2):2116-22.

capítulo 15

▶ Marco Antônio Arruda
▶ Marcelo Masruha Rodrigues

Cefaleias

■ INTRODUÇÃO

As cefaleias e a enxaqueca são, respectivamente, a terceira e a sexta causas de maior incapacidade para a população mundial, segundo dados do *Global Burden of Disease Study* da Organização Mundial da Saúde.[1] Um dos motivos mais comuns de procura por um neurologista infantil, as cefaleias encontram-se também entre as dores mais frequentes da infância.[2,3] Sua alta prevalência e impacto, amplo espectro de causas e peculiaridades diagnósticas e terapêuticas justificam a importância do seu estudo e da educação continuada.[4]

As cefaleias na criança, por vezes, se apresentam de formas diferentes daquelas observadas no adulto. Um exemplo é a duração mais curta das crises de enxaqueca na infância. Outras vezes, o fenótipo é diverso e com manifestações pleomórficas, como é o caso das síndromes periódicas que podem se associar à enxaqueca na faixa etária pediátrica. Comparativamente ao adulto, as cefaleias secundárias são mais frequentes na infância, embora a enxaqueca e a cefaleia do tipo tensional, protótipos das cefaleias primárias, sejam de longe as causas mais prevalentes nessa faixa etária. Por fim, nem todos os medicamentos disponíveis para as cefaleias na população adulta são aprovados para uso pediátrico, criando desafios terapêuticos relevantes.

Dessa forma, o diagnóstico e o tratamento adequados das cefaleias na infância requerem uma abordagem sistemática e meticulosa, escopo deste capítulo. A partir da apresentação de algoritmos de imediata aplicação clínica, pretende-se fornecer ferramentas estruturadas e baseadas em evidências científicas para que o clínico navegue confortavelmente pelo diagnóstico das cefaleias e pelo tratamento específico da enxaqueca na infância e adolescência.

■ ETIOLOGIA E CLASSIFICAÇÃO

Um grande avanço no estudo das cefaleias ocorreu a partir da publicação da primeira edição da *International Classification of Headache Disorders* (ICHD)[5] pela *International Headache Society* (IHS), em 1988. Atualmente em sua terceira edição (versão *beta*)[6] e com acesso livre pela internet, essa classificação e seus critérios diagnósticos deram maior uniformidade às publicações nessa área, sendo amplamente utilizada e validada por clínicos e pesquisadores em cefaleia de todo o mundo.[7] Antes do advento dessa classificação, a comparação de diferentes estudos era quase impossível, sobretudo quando referentes à enxaqueca infantil, uma vez que nessa época ao menos cinco diferentes conjuntos de critérios diagnósticos eram utilizados: Vahlquist (1955), Prensky (1976), Deubner (1977), Congdon & Forsythe (1979) e Kurtz (1984).[8]

Esse marco no diagnóstico das cefaleias na infância viabilizou, por consequência, um expressivo avanço no conhecimento de sua epidemiologia e o surgimento de diretrizes clínicas de tratamento, baseadas em evidências científicas.

As cefaleias são genericamente classificadas em primárias e secundárias. As primárias são aquelas cujos sintomas e características da dor definem a doença do paciente, ou seja, a cefaleia é a própria doença. Elas encontram-se dispostas nos grupos de 1 a 4 da ICHD, que compreendem a enxaqueca, a cefaleia do tipo tensional, a cefaleia em salvas, a hemicrania paroxística, as cefaleias unilaterais neuralgiformes de curta duração (SUNCT, do inglês *short-lasting unilateral neuralgiform headache attacks with conjunctival injection and tearing* e SUNA, do inglês *short-lasting unilateral neuralgiform headache attacks with cranial autonomic symptoms*), a hemicrania contínua, as cefaleias primárias da tosse, do exercício físico, da atividade sexual e do estímulo frio, a cefaleia em trovoada

Tratado de Neurologia Infantil

(*thunder clap headache*), por compressão externa, primária em facada, numular, hípnica e a cefaleia nova diária persistente.[6]

As secundárias são aquelas que apresentam uma causa subjacente. Elas encontram-se dispostas nos grupos de 5 a 14 da ICHD, que compreendem as cefaleias atribuídas a trauma, doença vascular, doença intracraniana não vascular, substâncias ou a sua retirada, infecção, transtornos da homeostase, transtornos do crânio, pescoço, olhos, orelhas, nariz, seios paranasais, dentes, boca ou outras estruturas da face e pescoço, transtornos psiquiátricos, neuralgias cranianas e outras dores faciais.[6]

A enxaqueca e a cefaleia do tipo tensional são as causas mais frequentes de cefaleia crônica na infância e adolescência. A prevalência das mesmas varia de acordo com o grupo de pacientes estudado, havendo o predomínio da enxaqueca nas crianças e nos adolescentes atendidos em serviços terciários e da cefaleia do tipo tensional nos estudos populacionais.[8-15] Outras cefaleias primárias são de rara observação na infância e as secundárias raramente são causas de cefaleias crônicas.[16-18]

Nas unidades de emergência, a enxaqueca, os traumatismos cranianos, as sinusites e outras infecções de vias aéreas superiores são as causas mais comuns de cefaleia aguda em crianças e adolescentes.[19, 20]

A cefaleia atribuída aos erros de refração é uma causa pouco frequente de dor de cabeça crônica, tanto na criança quanto no adulto, apesar de sua importância ser superestimada pelo público leigo e mesmo pelos médicos em geral.[6, 21]

A enxaqueca e a cefaleia do tipo tensional podem ser confundidas com a cefaleia atribuída à rinossinusite aguda pela similaridade na localização da dor e, no caso da enxaqueca, pela presença de sintomas autonômicos nasais. Nesses casos, a presença de descarga nasal purulenta, febre e outros sintomas próprios da rinossinusite aguda ajudam a definir o diagnóstico diferencial. Por outro lado, crises de enxaqueca podem ser desencadeadas ou agravadas por doenças nasais ou sinusais agudas. A possibilidade de alterações nasais e sinusais crônicas provocarem cefaleia crônica é controversa, embora estudos recentes tragam evidências que sustentam essa associação.[6, 22]

Para consulta detalhada da ICHD, o leitor deve acessar o *site* da IHS (www.ihs-headache.org/).

■ EPIDEMIOLOGIA

Uma revisão da literatura dos últimos 25 anos acerca da epidemiologia das cefaleias na infância sele-

cionou 64 estudos populacionais transversais conduzidos em 32 países diferentes, totalizando uma amostra de 227.249 crianças e adolescentes. A prevalência (variando de seis meses até na vida) estimada de cefaleia foi de 54,4%, e de enxaqueca, de 9,1%.[12]

Em uma amostra populacional de 5.671 crianças com idade entre 5 e 12 anos, de 18 estados e 87 cidades brasileiras, a prevalência de cefaleia (na vida) foi de 79,4%, de enxaqueca episódica foi de 9% e de cefaleia do tipo tensional episódica, 12,8%.[23]

O período englobado pela prevalência (se nos últimos seis meses, no último ano ou na vida) varia nos diferentes estudos, embora a diferença estatística entre as taxas obtidas não seja significativa. Esse aspecto é extensamente discutido em uma revisão epidemiológica de 50 estudos sobre a prevalência de cefaleia e enxaqueca em crianças e adolescentes, publicados entre 1990 e 2007. Para o autor, a razão para esse fato seria explicada pelo baixo número de crianças com cefaleia infrequente ou pela exclusão desse padrão de cefaleia nos protocolos de estudo.[9]

Nessa mesma amostra populacional brasileira, enquanto a prevalência de cefaleia na vida foi de 79,4%, a de cefaleia no último ano foi de 78,2% com a seguinte divisão de frequência: inferior a cinco crises 62,5%, entre cinco e 10 crises 23,6% e superior a 10 crises 13,9%.[23] Do total de 4.435 crianças que se queixaram de cefaleia no último ano, 1.671 (37,3%) haviam sido levadas a atendimento por causa desse sintoma.

A frequência é um fator de grande importância na avaliação e no tratamento das cefaleias crônicas, por implicações que exerce em suas características clínicas, diagnóstico, impacto, comorbidades e terapêutica. Denominam-se por cefaleias crônicas diárias (CCD) aquelas com frequência igual ou superior a 15 dias por mês, por mais de três meses. Nesse grupo encontram-se a enxaqueca crônica, a cefaleia do tipo tensional crônica, a hemicrania crônica e a cefaleia nova diária persistente, todas já descritas na infância.[16]

Estudos populacionais apontam para uma prevalência de 1,5% das CCD na adolescência.[24] Em outra amostra populacional brasileira de 1.547 crianças com idade entre 5 e 12 anos, a prevalência de CCD foi de 1,7% (meninas 2,1%, meninos 1,3%), cefaleia de alta frequência (de 10 a 14 dias ao mês) de 2,5%, frequência intermediária (de 5 a 9 dias ao mês) de 12,8% e baixa frequência (menos de cinco dias ao mês) de 82,2%.[25] Esses dados permitem estimar que perto de dois milhões de crianças brasileiras apresentam cefaleia em 10 ou mais dias por mês, uma realidade que justifica a criação de programas de saúde especificamente dirigi-

Seção 3 ■ Doenças e Síndromes Neurológicas

dos ao atendimento dessa condição médica, sobretudo pelo impacto que as cefaleias de alta frequência causam na vida da criança.

Em relação à prevalência dos diferentes subtipos de cefaleias primárias, um estudo populacional com amostra de 1.994 crianças brasileiras obteve as seguintes estimativas: enxaqueca episódica 3,8%, provável enxaqueca 17,1%, enxaqueca crônica 1%, cefaleia do tipo tensional episódica infrequente 2,3% e frequente 1,6%, e provável cefaleia do tipo tensional 13,5%.[11]

Impacto

A revolução tecnológica e os avanços das ciências biomédicas ocorridos nas últimas décadas vêm provocando uma mudança significativa nos cuidados médicos em doenças pediátricas crônicas, com consequente redução das taxas de morbimortalidade. Nesse cenário torna-se imperativo o estudo do impacto de condições médicas crônicas sobre a qualidade de vida da criança e do adolescente.

Evidências atuais, advindas de estudos clínicos e populacionais utilizando instrumentos validados para esse fim, apontam para um expressivo impacto da enxaqueca na infância e adolescência no funcionamento escolar (desempenho escolar, percepção de competência acadêmica e participação em atividades escolares e sociais),[26-29] qualidade de vida,[12, 28, 29] saúde mental[10, 23, 30, 31] e dinâmica familiar.[28, 32]

Comparando a qualidade de vida de 2.500 crianças portadoras das 10 doenças pediátricas crônicas mais prevalentes, por meio de um instrumento específico (PedsQL 4.0), as crianças com diagnóstico de enxaqueca apresentam escores só inferiores aos das portadoras de paralisia cerebral, transtornos mentais e asma.[33]

Grande parte desse impacto deve-se às comorbidades psiquiátricas da enxaqueca na infância e adolescência. Estudos clínicos[34-39] e populacionais[10, 40, 41] revelam que crianças e adolescentes com enxaqueca apresentam maior prevalência de sintomas de ansiedade e depressão comparados aos controles sem cefaleia. Outros estudos apontam para a associação da enxaqueca pediátrica com um baixo *span* atencional[41] e hiperatividade/impulsividade.[42] No entanto, ainda é controverso se as crianças com enxaqueca apresentam vulnerabilidades psicológicas específicas ou se apenas lidam de forma diferente com situações estressantes.

Alguns fatores determinantes da comorbidade psiquiátrica na enxaqueca infantil já foram mapeados, entre eles a intensidade, duração e frequência da cefaleia, a presença de náuseas, bem como os padrões de uso de analgésicos.[10]

Utilizando um instrumento específico para avaliação de habilidades de ajuste psicossocial, o *Strengths and Difficulties Questionnaire*, um estudo populacional recente revela que crianças portadoras de enxaqueca demonstram maior risco de apresentar sintomas emocionais, problemas de conduta, hiperatividade e problemas com colegas do que crianças com cefaleia do tipo tensional e as controles sem cefaleia. As crianças com cefaleia do tipo tensional, por sua vez, apresentam maior risco de sintomas emocionais do que as controles. Por meio de análises multivariadas, os determinantes do impacto das cefaleias crônicas sobre as habilidades de ajuste psicossocial foram identificados: frequência da cefaleia, presença de náusea, foto e fonofobia nas crises, antecedente de exposição pré-natal ao tabaco e baixo desempenho escolar.[23]

O impacto da enxaqueca sobre o funcionamento escolar também tem sido documentado. Um recente estudo populacional binacional revela que 20,7% das crianças e adolescentes que apresentavam cefaleia crônica haviam perdido ao menos um dia de aula nas últimas quatro semanas antes da entrevista em decorrência da cefaleia e 48,8% reportavam ao menos um dia de aula no mesmo período com atividades prejudicadas por este sintoma.[28]

Em nosso meio, um amplo estudo populacional com 5.671 crianças brasileiras revela um significativo impacto da enxaqueca sobre o desempenho e absenteísmo escolar da criança. Comparadas às crianças sem cefaleia, aquelas com enxaqueca episódica apresentam um risco 1,32 vezes maior de baixo desempenho escolar e as portadoras de enxaqueca crônica, 1,6 vezes maior. As análises multivariadas mostram que esse comprometimento do desempenho escolar é significativamente influenciado por intensidade, duração e frequência das crises, ocorrência de náuseas, presença de escores anormais de saúde mental, abuso de analgésicos e gênero masculino. Comparadas às crianças com cefaleia do tipo tensional, as portadoras de enxaqueca apresentam um risco significativamente maior de perder um ou mais dias de aula por causa da cefaleia e/ou de serem dispensadas da escola por esse motivo. O absenteísmo escolar, por sua vez, foi significativamente influenciado pela intensidade e duração das crises, ocorrência de náuseas e abuso de analgésicos.[27]

Esses achados têm implicação clínica, uma vez que apontam para características da enxaqueca e da criança que aumentam o risco de impacto no funcionamento escolar, na qualidade de vida e para a presença de comorbidades psiquiátricas, como o gênero masculino, a alta frequência, duração e intensidade das crises,

Tratado de Neurologia Infantil

a presença de sintomas acompanhantes (náusea, foto e fonofobia) e antecedentes de exposição pré-natal ao tabaco.

DIAGNÓSTICO

O diagnóstico das cefaleias está embasado nas informações dadas pelo paciente sobre a sua dor, o que permite supor as dificuldades encontradas nesse diagnóstico na infância, sobretudo em crianças mais novas, dadas as suas dificuldades naturais para a identificação e descrição dos sintomas.[8] Além da idade, quanto menor o tempo de evolução da cefaleia, maiores as dificuldades para o diagnóstico.[43]

A classificação das cefaleias prevê critérios para um total de 196 condições diagnósticas, das quais 113 já foram descritas na infância e/ou adolescência.[16]

A enxaqueca sem aura, com aura e a cefaleia do tipo tensional episódica são os protótipos das cefaleias primárias e as causas mais frequentes de cefaleia crônica na infância. Os critérios diagnósticos dessas cefaleias encontram-se dispostos nas Tabelas 15.1, 15.2 e 15.3.

Tabela 15.1 Critérios diagnósticos da enxaqueca sem aura de acordo com a ICHD-3.[6]

A. Ao menos cinco crises preenchendo os critérios de B a D

B. Crises de cefaleia com duração de 4 a 72h (sem tratamento ou com tratamento ineficaz). Em crianças e adolescentes as crises podem durar de 2 a 72h

C. A cefaleia apresenta ao menos duas das quatro características:
   1. Localização unilateral
   2. Caráter pulsátil
   3. Intensidade moderada ou forte
   4. Exacerbada ou levando o indivíduo a evitar atividades físicas rotineiras (p. ex., caminhar ou subir escada)

D. Durante a cefaleia, ao menos um dos seguintes sintomas:
   1. Náusea e/ou vômitos
   2. Foto e fonofobia

E. Não atribuída a outro transtorno listado nessa classificação

---

Tabela 15.2 Critérios diagnósticos da enxaqueca com aura de acordo com a ICHD-3.[6]

A. Ao menos duas crises preenchendo os critérios B e C

B. Um ou mais dos seguintes sintomas de aura completamente reversíveis:
   1. Visuais
   2. Sensitivos
   3. Fala e/ou linguagem
   4. Motor
   5. Topografia de tronco encefálico
   6. Topografia retiniana

C. Ao menos duas das seguintes características:
   1. Pelo menos um sintoma de aura que se desenvolve gradualmente por 5 minutos e/ou dois ou mais sintomas de aura ocorrendo sucessivamente
   2. Cada sintoma de aura durando de 5 a 60 minutos
   3. Ao menos um sintoma de aura unilateral
   4. O sintoma de aura é acompanhado ou sucedido pela cefaleia em um intervalo de até 60 minutos

D. Não atribuída a outro transtorno listado nessa classificação e excluída a possibilidade de ataque isquêmico transitório

---

446

Seção 3 ▪ Doenças e Síndromes Neurológicas

Cefaleias

Tabela 15.3 Critérios diagnósticos da cefaleia do tipo tensional episódica de acordo com a ICHD-3.[6]

A. Ao menos dez crises preenchendo os critérios de B a D
B. Crises de cefaleia com duração de 30 minutos a sete dias
C. A cefaleia apresenta ao menos duas das quatro características:
    1. Localização bilateral
    2. Caráter em peso ou aperto (não pulsátil)
    3. Intensidade fraca ou moderada
    4. Não exacerbada por atividades físicas rotineiras (p. ex., caminhar ou subir escada)
D. Manifesta os seguintes sintomas:
    1. Sem náusea ou vômito
    2. Foto ou fonofobia (não ambas)
E. Não atribuída a outro transtorno listado nessa classificação

Anamnese

Muito frequentemente, sobretudo em crianças mais novas, as informações advindas da observação do comportamento da criança durante as crises são de grande importância para o diagnóstico. A procura por um lugar escuro e silencioso indica a possibilidade de foto e fonofobia, a recusa alimentar pode ser decorrente de anorexia ou náuseas, e a observação de que a criança para de pular ou correr pode ser resultado do caráter pulsátil da dor. A utilização de gestos que exprimam o caráter pulsátil da dor pode contribuir com a anamnese, mas, indesejavelmente, também pode sugestionar uma criança que tenha dúvida, se sinta inibida ou pressionada pela situação.

Em geral, deve-se iniciar a anamnese com um relato livre da criança ou de seus pais sobre a cefaleia. Em seguida, perguntas dirigidas aos pais devem permitir a definição do padrão temporal (a seguir), bem como sua frequência e duração. A seguir, a criança deve ser questionada quanto à localização, qualidade e intensidade da dor e, finalmente, se há ou não piora da cefaleia com a atividade física. Dando prosseguimento, um interrogatório dirigido, preferencialmente estruturado (ou semiestruturado), pode ser aplicado para a obtenção de informações adicionais que serão de grande importância para o diagnóstico e tratamento, como será visto a seguir.

As informações referentes aos exames complementares e tratamentos (profiláticos ou das crises) já realizados encerram essa primeira parte da anamnese, complementada a seguir pelos antecedentes pessoais e familiares do paciente.

Padrão temporal e modo de instalação das crises

A determinação do padrão temporal tem importância fundamental para o diagnóstico e classifica as cefaleias em agudas ou crônicas, contínuas ou recorrentes (com intervalos livres de dor), progressivas ou não progressivas (Figura 15.1). Considera-se uma cefaleia crônica quando o tempo de evolução é superior a três meses.

As cefaleias agudas podem ter uma instalação abrupta, com a dor atingindo seu ápice em segundos ou minutos, ou gradual, ao longo de horas ou dias. Cefaleias agudas de instalação abrupta, evolução contínua e progressiva merecem atenção especial e quase sempre requerem investigação complementar. Este é o padrão protótipo da cefaleia secundária à hemorragia intracraniana. Por outro lado, quando a cefaleia aguda de instalação abrupta apresenta duração de segundos ou minutos, seguida de remissão, devemos pensar na possibilidade de cefaleia primária em facada, cefaleia primária em trovoada, malformação vascular não rota, feocromocitoma, hidrocefalia obstrutiva intermitente ou neuralgias cranianas.

A cefaleia secundária às infecções agudas do sistema nervoso central (SNC) e seus envoltórios geralmente se instala aguda e gradualmente e cursa de forma contínua e progressiva. Este padrão também é observado nas sinusites agudas.

A exemplo de outras cefaleias primárias, a enxaqueca se caracteriza por crises de cefaleia separadas por intervalos livres de dor, com evolução crônica não progressiva. Deve-se observar que as crises são proteiformes, com frequência, intensidade e duração geralmente variáveis. Eventualmente, as crises de enxaqueca apresentam aspecto subentrante e duração prolongada, maior que 72 horas, condição denominada estado de mal enxaquecoso.

A cefaleia do tipo tensional episódica também cursa de forma crônica recorrente não progressiva, mas caracteristicamente de menor intensidade e fre-

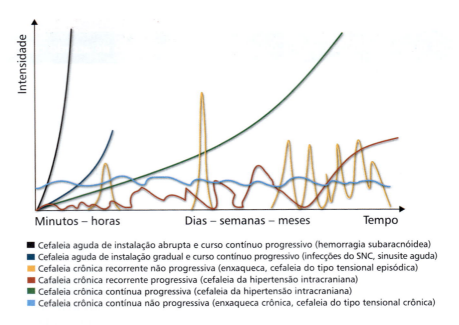

Figura 15.1 Padrão temporal das cefaleias.

quência inferior a 15 dias por mês. Já a cefaleia do tipo tensional crônica pode apresentar o padrão crônico recorrente não progressivo ou crônico contínuo não progressivo, mas sempre com frequência maior que 15 dias ao mês.

Idade de início e tempo de evolução da cefaleia

A enxaqueca frequentemente tem início na infância ou adolescência. Em mais da metade dos pacientes as crises de cefaleia começam antes dos sete anos de idade e em um terço antes dos cinco anos, sobretudo nos meninos.[8] A partir da puberdade até a vida adulta a prevalência da enxaqueca predomina no sexo feminino.[44]

Um estudo longitudinal clássico que acompanhou um grupo de crianças com crises de vômitos, palidez, choro, foto e fonofobia iniciados no primeiro ano de vida constatou, ao longo do acompanhamento e com a aquisição da fala, que a cefaleia, na verdade, era o sintoma central dessas crises, comprovando que a enxaqueca pode se manifestar bem precocemente na vida.[45]

Com frequência, a criança, o adolescente ou os pais referem o início da cefaleia a partir da piora das crises e não por ocasião das crises iniciais.

Em geral, cefaleias com evolução inferior a seis meses requerem reavaliações amiúde, antes que seja dado um diagnóstico definitivo de uma cefaleia primária. Isso porque evidências indicam que a cefaleia secundária ao tumor cerebral ou à hipertensão intracraniana pode evoluir por esse período sem qualquer anormalidade do exame neurológico.[46, 47]

Um amplo estudo retrospectivo revelou que, em crianças menores de 5 anos de idade com tumores intracranianos raramente a cefaleia tem evolução superior a um ano antes do diagnóstico. Em crianças com idade maior que 5 anos pode ser observada cefaleia de evolução mais longa, sobretudo em tumores de localização supratentorial. Os tumores localizados abaixo do tentório provocam quadro sintomático e déficits neurológicos precoces que geralmente abreviam o tempo necessário ao diagnóstico.[48]

Horário preferencial das crises

A enxaqueca na infância geralmente não exibe um horário preferencial para as crises. No entanto, quando um horário preferencial é identificado pela criança ou por seus pais, deve-se investigar a concorrência de fatores desencadeantes "horário-relacionados", como a ingestão de determinados alimentos, jejum prolongado, esforço físico, reação de abstinência à cafeína ou a analgésicos, fobia escolar, esforço visual, etc. A identificação desses fatores desencadeantes poderá ser de grande utilidade no tratamento da criança.[49]

A cefaleia em salvas e a cefaleia secundária à hipertensão intracraniana apresentam predileção pelo período noturno, frequentemente provocando o despertar da criança.[17, 48] No entanto, a ocorrência de despertar noturno provocado pela cefaleia muitas vezes também é relatada na enxaqueca.[8]

Frequência e duração das crises

A frequência pode auxiliar no diagnóstico diferencial de cefaleias de rara observação na infância, como a cefaleia em salvas, a hemicrania paroxística, as neuralgias cranianas e o SUNCT/SUNA. Essas cefaleias caracteristicamente cursam com numerosas crises em um mesmo dia. Na cefaleia em salvas, a frequência de crises pode variar de uma em dias alternados até oito crises ao dia. Na hemicrania paroxística crônica, cinco ou mais crises ao dia e na cefaleia primária em facadas, nas neuralgias e no SUNCT/SUNA uma frequência ainda maior.[6]

A enxaqueca episódica e a cefaleia do tipo tensional episódica apresentam uma frequência de crises bastante variável de um paciente para outro e em um mesmo paciente ao longo da vida. Todavia, diante de uma criança ou adolescente com esses diagnósticos, cuja frequência das crises aumenta progressivamente, é prudente investigar a possibilidade de cefaleia secundária, uma vez que ter uma cefaleia primária não torna o paciente imune a uma cefaleia secundária.

A ICHD estabelece em seus critérios a duração das crises para determinadas categorias diagnósticas. Na cefaleia do tipo tensional episódica a duração é de 30 minutos a sete dias, na cefaleia em salvas de 15 a 180 minutos e, na hemicrania paroxística, de 2 a 30 minutos. Uma duração bastante breve é observada nas neuralgias cranianas em geral (de poucos segundos a 2 minutos), na cefaleia primária em facadas (de segundos) e no SUNCT/SUNA (de cinco a 240 segundos).

A curta duração das crises de cefaleia é uma das peculiaridades da enxaqueca na infância. Enquanto no adulto a duração das crises de enxaqueca é definida entre quatro a 72 horas, insatisfatoriamente ou não tratadas, na infância as crises frequentemente são mais breves, podendo durar uma hora ou menos.[13]

Localização

A unilateralidade da cefaleia na enxaqueca e a bilateralidade na cefaleia do tipo tensional não são critérios obrigatórios para esses diagnósticos, como se acreditava no passado. Estudos clínicos e populacionais que servem de base para a elaboração dos critérios diagnósticos da ICHD estabelecem como obrigatória a unilateralidade apenas nas denominadas cefaleias estritamente unilaterais: cefaleia em salvas, hemicrania paroxística, hemicrania contínua, SUNCT, SUNA, cefaleia atribuída a procedimentos endovasculares intracranianos, hemicrania epiléptica e neuralgias cranianas.

A cefaleia bilateral é critério não obrigatório na cefaleia do tipo tensional, na cefaleia nova diária persistente e nas cefaleias secundárias à hipertensão liquórica, ao uso de substância ou a sua supressão (er-

gotamina, analgésicos, CGRP – do inglês *calcitonin gene related peptide*), histamina, maconha, cocaína, álcool, componentes alimentares, aditivos e monóxido de carbono), às infecções (encefalites, meningites e abscessos cerebrais) e aos transtornos da homeostase (cefaleia das grandes altitudes, da apneia do sono, da hipertensão arterial e do hipotireoidismo).

A unilateralidade da dor é critério não obrigatório na enxaqueca, na cefaleia pós-endarterectomia, na cefaleia por uso excessivo de triptanos e na atribuída a empiema subdural. Embora não seja um critério obrigatório, subentende-se que a unilateralidade da dor seja patente na maioria dos casos de neuralgias cranianas, de cefaleia cervicogênica e de outras cefaleias ou dores faciais atribuídas a distúrbios do crânio, pescoço, olhos, ouvidos, nariz, seios da face, dentes, boca ou outras estruturas faciais ou cranianas.

Segundo estudos clínicos e populacionais, a cefaleia na enxaqueca é predominantemente unilateral no adulto e bilateral na criança, possivelmente por dificuldades na melhor caracterização desse aspecto na infância.[8] No entanto, na prática clínica, o que se observa mais predominantemente na criança é a coexistência de crises com cefaleia bilateral e crises de cefaleia unilateral de lado variado.[8]

Na enxaqueca, a cefaleia localiza-se predominantemente no segmento cefálico anterior, enquanto na cefaleia do tipo tensional a predileção é pelo posterior, embora os critérios da IHS para essas cefaleias não façam referência à localização. A dor é de localização orbitária, supraorbitária ou temporal na cefaleia em salvas, na hemicrania paroxística e no SUNCT e SUNA. Na cefaleia primária em facadas, a dor se localiza em território da primeira divisão do trigêmeo (órbita, têmpora ou região parietal). Na cefaleia atribuída à malformação de Chiari, a cefaleia é predominantemente occipital ou sub-occipital. Nas cefaleias do glaucoma agudo, das inflamações oculares e dos erros de refração, a dor é referida no próprio olho, em suas imediações ou na região frontal. Na cefaleia atribuída a distúrbios das orelhas, a dor é referida na própria orelha ou em suas imediações, ao passo que nas cefaleias das rinossinusites a dor é localizada na região frontal, na face, nas orelhas ou mesmo nos dentes. Nas neuralgias cranianas, a dor tem localização caracteristicamente distribuída pelo território de inervação do nervo em questão.[6]

Qualidade da dor

A qualidade da dor pode ser importante no diagnóstico diferencial das cefaleias. Ela é caracteristicamente pulsátil e sincrônica aos batimentos cardíacos na enxaqueca, na cefaleia primária do esforço físico, na cefaleia da hipertensão arterial e na maioria das cefaleias atribuídas a uma substância ou a sua supressão.[6] Na literatura são encontradas outras cefaleias a serem acrescidas a essa lista, como a cefaleia atribuída à febre e aos tumores angiomatosos do SNC.[50]

Muitas vezes a cefaleia na enxaqueca só é percebida como pulsátil durante o esforço físico na crise. Essa observação é bastante frequente na prática clínica de crianças com cefaleia. Daí a importância de inquirir o paciente sobre a qualidade da dor em diferentes momentos da crise, durante o repouso e o esforço físico.[6]

A dor em pressão ou aperto é caracteristicamente referida na cefaleia do tipo tensional, na cefaleia nova diária persistente, na cefaleia pré-orgástica e na cefaleia hípnica. A dor em pontadas é critério obrigatório para o diagnóstico da cefaleia primária em facada e pode também ser referida no SUNCT/SUNA.[6]

Intensidade da dor

Por convenção, assim são definidos os diferentes graus de intensidade das cefaleias de forma adaptada à infância: a) fraca: não interfere nas atividades da vida diária e a criança continua a brincar e pular sem qualquer interferência; b) moderada: inibe, mas não proíbe as atividades da vida diária, a criança para de correr e pular e passa a brincar com moderação; c) forte: impede completamente as atividades da vida diária, a criança para completamente de brincar, deita-se e pode chorar por causa da dor.

Para melhor descrição da intensidade da cefaleia, aconselha-se o uso de escalas analógicas visuais específicas para a dor na infância como a Escala de Faces de Wong-Baker, que utilizamos no próprio diário de cefaleia e será apresentada adiante.

A dor é descrita como de forte intensidade na cefaleia atribuída à ruptura de aneurisma, meningites, febre e hipertensão arterial, na enxaqueca, na cefaleia orgástica, na hemicrania paroxística, na neuralgia trigeminal e, sobretudo, na cefaleia em salvas.[6] Em uma época em que não existiam medicamentos eficazes para o seu tratamento, a cefaleia em salvas recebeu a alcunha de "cefaleia suicida" por, de tão intensa, ter induzido alguns pacientes ao suicídio.

Os critérios diagnósticos da ICHD definem a intensidade da cefaleia na enxaqueca como moderada a forte, capaz de inibir ou proibir as atividades da vida diária, e na cefaleia do tipo tensional como fraca a moderada, capaz de inibir, mas não proibir tais atividades.

Sintomas premonitórios e aura

Os sintomas premonitórios são aqueles que antecedem e prenunciam uma crise de enxaqueca. Ocorrem de duas a 48 horas antes do início da crise e compreendem sintomas como fadiga, euforia, depressão, fome excessiva e avidez por determinados tipos de alimentos, especialmente doces. Na literatura encontram-se relatos de sua ocorrência também na cefaleia em salvas.[51]

Aura é definida como um complexo de sintomas neurológicos focais, completamente reversíveis, que se desenvolvem gradualmente em cinco a 20 minutos e duram menos que 60 minutos, podendo preceder ou acompanhar a cefaleia da crise de enxaqueca, indicando obrigatoriamente uma topografia cortical ou de tronco encefálico. São exemplos de aura visual: fosfenos (pontos de luminosidade intermitente), escotomas (pontos cegos centrais ou paracentrais), as teicopsias (imagens que se assemelham às ameias de muralha de antigas fortificações), amaurose transitória, deformação dos objetos similares às descritas em Alice no País das Maravilhas, distorções no tamanho dos objetos (micro e macropsias), sensação de que objetos fixos se deslocam e diplopia.[52] Muitas vezes é surpreendente a constatação da ocorrência dessas auras pelos desenhos detalhados feitos pela criança.

Outros exemplos de sintomas de aura compreendem: déficit motor, déficits sensitivos positivos (parestesias) e negativos (hipoestesias), distúrbios da linguagem e da fala (disfasias e disartrias), distúrbios estetoacústicos (disacusias e zumbidos), vertigem, ataxia, alterações da consciência, alucinações olfativas e sensações do tipo *déjà vu* e *jamais vu.*

Aura com características similares à da enxaqueca já foram descritas na cefaleia em salvas. No contexto clínico, principalmente de uma unidade de emergência, a associação de cefaleia com fenômenos neurológicos focais impõe o diagnóstico diferencial com crises epilépticas, ataque isquêmico transitório, acidente vascular cerebral isquêmico, hematoma intracraniano, trombose venosa cerebral, síndrome de Tolosa-Hunt, neurite óptica e neuralgia trigeminal sintomática. Em tais afecções, a duração prolongada dos fenômenos neurológicos focais, o exame neurológico e a investigação complementar apropriada são suficientes para o diagnóstico diferencial da enxaqueca com aura.

Sinais e sintomas acompanhantes da cefaleia

Os sinais e sintomas acompanhantes ocorrem predominantemente nas cefaleias primárias e auxiliam bastante no seu diagnóstico diferencial. Um estudo clínico recente com 125 crianças e adolescentes com enxaqueca comprova a alta prevalência de sintomas autonômicos cranianos nas crises, sendo referidos por 70% dos pacientes. A maioria dos pacientes reporta mais de um desses sintomas, com uma tendência a manifestações bilaterais. Os sintomas autonômicos cranianos mais frequentemente relatados foram plenitude auricular, enrubescimento e sudorese facial, lacrimejamento, hiperemia conjuntival, ptose palpebral, prurido/sensação de areia nos olhos, congestão nasal, rinorreia e edema periorbital. Idade, gênero, lateralidade da cefaleia, presença de aura e caráter episódico ou crônico da enxaqueca não influenciaram a ocorrência desses sintomas. O estudo chama a atenção dos clínicos para esses sintomas oculares e nasais nas crises de enxaqueca infantil, uma vez que frequentemente são associados ao diagnóstico errôneo de sinusites.[53]

Outros sintomas acompanhantes bastante prevalentes na enxaqueca infantil são: náusea, vômitos, anorexia, dor abdominal, fotofobia, fonofobia, osmofobia e palidez. Muitos deles não são referidos pela criança, mas confirmados por pais observadores devidamente inquiridos pelo médico, auxiliando de forma definitiva o diagnóstico da enxaqueca nessa faixa etária.

A cefaleia da hipertensão intracraniana frequentemente é acompanhada por náuseas e vômitos, que ocorrem preferencialmente durante a noite ou de madrugada, provocando o despertar da criança e se sobressaindo em intensidade à própria cefaleia.[48] As condições que causam hiperamonemia devem ser lembradas no diagnóstico diferencial da cefaleia acompanhada de vômitos na infância.[8]

A prevalência de dor abdominal nas crises de enxaqueca ocorre em até 20% das crianças em diferentes estudos clínicos, podendo ser considerada uma peculiaridade da enxaqueca na infância, dada a raridade em que é referida por adultos.[8]

A foto e a fonofobia, comumente associadas à enxaqueca, podem ainda estar presentes em cefaleias secundárias às infecções do sistema nervoso e seus envoltórios, transtornos oculares, sinusites e hipertensão intracraniana. Os critérios diagnósticos da ICHD estabelecem que a foto ou a fonofobia podem ocorrer na cefaleia do tipo tensional, uma ou outra, mas não ambas simultaneamente. A osmofobia como sintoma acompanhante da cefaleia parece ser bastante específica da enxaqueca, embora seja menos reportada.[6]

Uma série de manifestações cutaneomucosas podem acompanhar a cefaleia da enxaqueca, como palidez, olheiras, congestão conjuntival, sudorese, piloereção e sensação de boca seca.

Nas cefaleias trigêmino-autonômicas, especialmente na cefaleia em salvas, as manifestações acompanhantes da cefaleia são exuberantes e frequentemente definem o diagnóstico. Hiperemia conjuntival, lacrimejamento, congestão nasal, rinorreia, edema palpebral, sudorese facial e frontal, miose e ptose ocorrem ipsilateralmente à dor na cefaleia em salvas. Estas manifestações são também descritas na hemicrania paroxística e na hemicrania contínua.[6]

Fatores desencadeantes

É comum que alguns fatores desencadeantes sejam confundidos com fatores de agravamento das crises, e isto tem importância clínica. Por exemplo, quando o esforço físico desencadeia crises de cefaleia deve-se ter em mente a possibilidade de malformação vascular ou aneurismas. Por outro lado, durante uma crise de cefaleia, o agravamento da dor pelo esforço físico é característica patente da enxaqueca.

A identificação do fator desencadeante das crises pode definir a causa de muitas das cefaleias dos grupos de 5 a 12 da ICHD. Para as cefaleias primárias, como a enxaqueca e a cefaleia do tipo tensional, podem ocorrer as seguintes correlações: a) um ou mais fatores desencadeantes são identificados, algumas vezes atuando isoladamente, outras vezes em conjunto; b) os fatores desencadeantes podem ou não provocar crises daquela cefaleia em todas as vezes em que ocorre a exposição; c) um determinado fator pode desencadear crises em certa época da vida e em outra não; e, d) nenhum fator desencadeante é identificado em uma crise.

A literatura relaciona diversos fatores desencadeantes bem conhecidos na enxaqueca: emoções negativas e positivas, privação ou excesso de sono, exposição ao sol ou efeito estroboscópico, barulho, odores, alimentos, menstruação, exercício físico, jejum, mudanças de temperatura, traumatismo craniano, viagens etc.[8, 49]

Os alimentos podem desencadear crises de enxaqueca mas, eventualmente, podem ser a causa específica e única de determinada cefaleia, condição denominada cefaleia induzida por componentes alimentares e aditivos.[6] Essa cefaleia guarda características semelhantes à da enxaqueca (pulsátil e agravada por atividade física), desenvolve-se em até 12 horas após a ingestão do alimento, desaparece em até 72 horas após uma única ingestão e ocorre exclusivamente com o alimento em questão.

Os seguintes alimentos são frequentemente relacionados como desencadeadores de crises de enxaqueca: chocolate, queijos, cítricos, embutidos, leite e seus derivados, alimentos gordurosos, frituras e álcool.

O esforço visual prolongado pode desencadear cefaleia em crianças que apresentem erros de refração. Na cefaleia atribuída à hipotensão liquórica, a dor geralmente é desencadeada por sentar-se ou levantar-se. Na cefaleia ou dor facial atribuída a transtorno da articulação temporomandibular, a dor é desencadeada por movimentos mandibulares ou pela mastigação de alimentos duros ou resistentes.

Fatores de alívio e agravamento da cefaleia

A literatura relaciona os seguintes fatores de alívio para determinadas cefaleias: a redução dos níveis pressóricos na cefaleia da hipertensão arterial, o decúbito na cefaleia atribuída à hipotensão liquórica, a oclusão de um dos olhos na cefaleia da heteroforia ou heterotropia, o bloqueio anestésico de estruturas cervicais ou de seu suprimento nervoso na cefaleia cervicogênica, a ingestão de alimento na cefaleia atribuída ao jejum, a inalação de oxigênio a 100% (7 litros por minuto) na cefaleia em salvas e o relaxamento na cefaleia do tipo tensional.[6] Entre os fatores que aliviam a cefaleia nas crises de enxaqueca estão: a compressão da artéria temporal superficial, o uso de compressas quentes ou frias sobre as têmporas, o repouso em lugares escuros e silenciosos, o sono (sobretudo na enxaqueca infantil) e os vômitos.

O agravamento da dor com o esforço físico é referido na enxaqueca, na cefaleia da hipertensão intracraniana ou hidrocefalia (por tumor cerebral ou outras causas), na cefaleia da malformação de Chiari tipo I, na cefaleia atribuída a substâncias (doadores de óxido nítrico como nitroglicerina, "cefaleia do cachorro-quente", inibidores de fosfodiesterase, álcool, componentes alimentares e aditivos, cocaína e histamina), na cefaleia das grandes altitudes, na cefaleia da hipertensão arterial e na cefaleia cardíaca (concomitante à isquemia miocárdica).

Dada a ocorrência rara dessas outras condições na infância, a piora da cefaleia com o esforço físico na criança indica, até prova em contrário, o diagnóstico de enxaqueca. Esta informação tão útil para o diagnóstico da enxaqueca na infância, especialmente em crianças de menor idade, pode ser facilmente obtida pela observação feita pelos pais.

Outras informações

Além dos dados gerais sobre os antecedentes pessoais da criança (gestação, parto, desenvolvimento, nutrição, crescimento etc.), informações adicionais devem ser obtidas acerca do comportamento, da escolaridade e dos hábitos da criança ou do adolescente com cefaleia crônica.

A desaceleração do crescimento, alteração comportamental ou queda do rendimento escolar recente e de causa desconhecida, quando associadas a uma cefaleia de curso progressivo, devem levantar a suspeita de tumor cerebral.

Especial atenção deve ser dada à frequência do uso de analgésicos e cafeína, uma vez que o abuso dessas substâncias pode agravar o curso de uma cefaleia primária preexistente, tornando-a uma cefaleia crônica diária. Embora não haja consenso na literatura acerca da dose abusiva dessas substâncias na infância, consideramos abuso duas ou mais tomadas de analgésicos por semana e ingestão acima de 200 miligramas de cafeína ao dia.

Os horários e hábitos de sono da criança ou do adolescente devem ser registrados, uma vez que erros na higiene do sono frequentemente podem agravar uma cefaleia primária, como a enxaqueca.

Exame físico

O exame físico da criança ou do adolescente com cefaleia é de importância fundamental e não deve ser menosprezado. A presença de qualquer anormalidade deve prudentemente adiar o diagnóstico de uma cefaleia primária até sua confirmação por meio de exames complementares. Nas cefaleias primárias, como a enxaqueca e a cefaleia do tipo tensional, a anamnese fornece as mais valiosas informações para o diagnóstico, enquanto a ausência de anormalidades no exame físico ajuda a afastar a possibilidade de uma cefaleia secundária.

Embora na literatura sejam relatados achados específicos no exame físico de crianças com enxaqueca, como dermografismo, extremidades frias, hipotensão postural e outros, não existem evidências científicas suficientes que comprovem tal associação.

Na cefaleia em salvas, o exame físico no período intercrítico pode evidenciar a presença de injeção conjuntival, obstrução nasal, miose, ptose e edema palpebral ipsilaterais à dor ou, mais raramente, bilateralmente. Nas demais cefaleias primárias não são observadas alterações específicas no exame físico.

Nas cefaleias secundárias, sobretudo nas agudas, o exame físico assume seu grande papel, dirigindo o diagnóstico diferencial e a investigação apropriada. As cefaleias secundárias que mais frequentemente provocam anormalidades no exame físico da criança são as atribuídas ao traumatismo craniano, infecções de vias aéreas superiores, infecções intracranianas, hipertensão arterial, doença cerebrovascular e tumores cerebrais. Um grande desafio para o médico assistente são as cefaleias agudas, inéditas na vida da criança, acompanhadas de um exame físico normal.

O exame físico da criança e do adolescente com cefaleia pode ser dividido em três etapas: exame físico geral e dos diversos aparelhos, exame neurológico e exame cefaliátrico.

Exame físico geral e dos diversos aparelhos

A inspeção da pele e anexos pode evidenciar a presença de anormalidades na pigmentação (manchas café com leite e hipocrômicas), angiomas e tumorações (neurofibromas, adenomas, fibromas periungueais) que indiquem a possibilidade de uma síndrome neurocutânea. Com alguma frequência, a neurofibromatose e a esclerose tuberosa podem cursar com tumores no SNC, hipertensão intracraniana e cefaleia.[54] A síndrome de Sturge-Weber (Capítulo 23 – Síndromes Neurocutâneas) pode cursar com episódios *stroke-like* acompanhados de cefaleia do tipo vascular.[8]

A presença de palidez cutânea, hipocromia de mucosas, púrpura e pletora podem indicar a possibilidade de determinadas hemopatias que cursam com doença cerebrovascular e cefaleia secundária, tais como a anemia falciforme, a policitemia vera e a púrpura trombocitopênica trombótica.[8]

Medir a temperatura da criança é fundamental nas cefaleias agudas. Embora as infecções de vias aéreas superiores sejam a causa mais comum de cefaleia aguda e febre na infância, é importante lembrar que a febre, por si só e por qualquer outra causa, pode provocar cefaleia.[6] No mesmo contexto, é importante a avaliação do estado de hidratação da criança, eventualmente desidratada por vômitos decorrentes de uma crise de enxaqueca ou de uma infecção gastrintestinal. Nesta situação, a correção do distúrbio metabólico pode ser fundamental para o alívio da cefaleia.[8]

A medida da pressão arterial na criança e no adolescente com cefaleia é obrigatória, seja a queixa de curso agudo ou crônico. As glomerulonefrites difusas agudas frequentemente provocam crises hipertensivas que, por sua vez, podem provocar cefaleia aguda. A presença de hipertensão arterial deve lembrar a possibilidade de feocromocitoma.

A ausculta cardíaca pode revelar a presença de estalidos em foco mitral que indiquem a possibilidade de prolapso, cuja associação com a enxaqueca é sugerida na literatura. Sopros cardíacos podem indicar valvulopatias e a possibilidade de doença cerebrovascular tromboembólica e abscessos cerebrais, que podem posteriormente provocar cefaleia.

A ausculta pulmonar pode indicar a presença de anormalidades respiratórias, muitas vezes agudas como a asma, que secundariamente também podem provocar hipóxia e cefaleia.

Exame neurológico

Nesta etapa deve-se levar em consideração as peculiaridades e os aspectos evolutivos do exame neurológico na infância, indo à busca de sinais localizatórios que indiquem a possibilidade de uma cefaleia secundária. Anormalidades da marcha, fala, motricidade, coordenação, equilíbrio, sensibilidade e dos nervos cranianos podem, assim, indicar um diagnóstico topográfico apurado e dirigir adequadamente a investigação complementar.

A presença de alterações do estado mental, sinais meningorradiculares e papiledema indicam a investigação imediata de infecções meníngeas, hemorragia subaracnoide e outras causas de hipertensão intracraniana.

Embora de rara observação, as seguintes algias craniofaciais podem cursar com envolvimento de nervos cranianos e já foram descritas na infância e adolescência: neuralgia trigeminal sintomática, síndrome paratrigeminal de Raeder, síndrome de Tolosa-Hunt, síndrome de Gradenigo, neuralgia do nervo intermediário de Wrisberg, síndrome de Ramsay-Hunt e neuralgia do glossofaríngeo.[16, 55, 56]

Exame cefaliátrico

O exame cefaliátrico consiste em um roteiro para o exame de estruturas do crânio e pescoço em pacientes com cefaleia.[57] Por meio desse roteiro são examinadas sistematicamente estruturas ósseas, nervosas, musculares e vasculares que podem estar direta ou indiretamente relacionadas com a cefaleia ou dor facial.

Inicia-se pela inspeção do crânio à procura de alterações da forma e tamanho, mede-se o perímetro cefálico, verifica-se a presença de sinais de trauma e dilatação anormal das artérias e veias cefálicas e cervicais. A palpação das suturas cranianas é feita à procura de disjunção que indique a possibilidade de hipertensão intracraniana. A palpação do couro cabeludo deve identificar pontos dolorosos, pontos de gatilho da dor e sinais de traumatismo. A percussão pode revelar o sinal do pote rachado, indicativo de hipertensão intracraniana. A ausculta do crânio e pescoço visa identificar sopros produzidos em malformações vasculares e aneurismas. Auscultam-se as órbitas, as regiões temporais e mastóideas, e no pescoço as artérias carótidas. A palpação da artéria carótida pode provocar dor exagerada, que associada a edema local sugere o diagnóstico de carotidínia. Nas crises de enxaqueca, a compressão da artéria temporal superficial pode provocar alívio parcial e fugaz da cefaleia, mas sua palpação tende a agravar a dor. Após crises de enxaqueca de forte intensidade ou duração prolongada, essa artéria tende a permanecer dolorida e com sinais de edema em suas adjacências, ipsilateral à dor ou bilateralmente.

A compressão de nervos contra um anteparo ósseo normalmente provoca dor. No entanto, terá valor diagnóstico apenas em duas situações: quando a dor provocada for anormalmente exagerada ou simular a dor espontaneamente sentida pelo paciente. Procede-se à compressão dos nervos supraorbitário, infraorbitário, ramos do trigêmeo, occipital maior e occipital menor.

Os músculos do crânio e do pescoço devem ser palpados, visando identificar uma contração muscular exagerada e dolorida à palpação. São palpados os músculos frontal, temporal, masseter, pterigóideo, esternocleidomastóideo, escalenos, occipital, suboccipital, trapézio e elevador da escápula.

O exame da coluna cervical em uma criança ou adolescente com queixa de cefaleia é basicamente realizado por meio da compressão dos processos espinhosos de C2 a C7 e avaliação da amplitude dos movimentos de flexão-extensão, rotação e inclinação cervical. A presença de limitações da movimentação cervical ou dor exagerada à palpação dos processos espinhosos indica a investigação radiológica desse segmento.

Em seguida, realiza-se a compressão digital e percussão dos seios frontais e maxilares, em busca de sinais que indiquem a possibilidade de sinusites. Ainda nessa etapa do exame cefaliátrico, os globos oculares são simultaneamente comprimidos, de forma delicada, e a resistência que se sente em cada um dos polegares é comparada. É um dado indireto e grosseiro da pressão intraocular que pode ser valorizado em crianças com quadro agudo de anormalidade visual acompanhada de cefaleia, dor ocular ou orbitária. Embora o glaucoma de ângulo fechado possa provocar cefaleia ou dor ocular aguda, essa condição é de raríssima observação na infância.

Em seguida, o pavilhão auricular deve ser examinado à procura de sinais de trauma ou lesões herpéticas. A otoscopia deve ser realizada em busca de sinais de uma otite média, que pode provocar cefaleia em região temporal e adjacências.

A orofaringe deve ser examinada para a identificação de sinais de infecção que eventualmente podem provocar cefaleia. De uma forma grosseira, pode-se avaliar a oclusão dentária observando se a linha superior dos incisivos centrais superior com a inferior e se há desvios laterais à abertura da boca. Esses são sinais indiretos de má oclusão, mas podem também ser observados em lesões trigeminais. Se a queixa é de dor do tipo neurálgica no fundo da garganta, irradiando-se para os territórios das artérias carótidas interna ou externa, deve-se pensar na possibilidade de síndrome de Eagle, já descrita na infância. Procede-se então à palpação da loja amigdaliana, localizada entre os pilares anterior e posterior, na qual se situa a megapófise estiloide que, nesse caso, desencadeia a mesma dor sentida pelo paciente.

O diário de cefaleia

O diário de cefaleia é um instrumento fundamental no acompanhamento de pacientes com cefaleia, tendo na infância implicações não apenas terapêuticas, mas também diagnósticas. Existem numerosos tipos de diário de cefaleia, sendo que uns priorizam aspectos relacionados ao tratamento, enquanto outros relevam os fatores desencadeantes das crises. O diário de cefaleia aqui apresentado foi desenvolvido para o acompanhamento específico de crianças e adolescentes com cefaleia (Figura 15.2).

Em um formato de calendário, a criança ou seus pais assinalam os dias e horários do mês em que as crises de cefaleia ocorreram, bem como a intensidade da dor graduada por números de acordo com uma escala visual de faces. No final do mês ou outro período estipulado, a somatória das dores indica o índice de cefaleia (IC), que reflete a intensidade, frequência e duração das crises, auxiliando o médico a avaliar a eficácia do tratamento. Nas linhas abaixo, são assinalados com um "X" as características da cefaleia como localização uni ou bilateral, tipo de dor, piora com esforço físico, sintomas acompanhantes da cefaleia, presença de aura, resposta ao analgésico, período menstrual e outros fatores desencadeantes. A última linha é utilizada para a marcação de outras informações que interessem ao caso, por exemplo, a ocorrência de outros sinais e sintomas recorrentes, como as síndromes periódicas da infância.

A observação prospectiva das crises de cefaleia por meio do diário, em geral, define o diagnóstico de uma cefaleia primária, dirimindo dúvidas decorrentes da falta de informações fornecidas pela criança ou por seus pais.

Investigação complementar

Ao término das etapas de anamnese e exame físico, o clínico deve revisar o caso em busca de *redflags*, que representam características clínicas da cefaleia que indicam a necessidade de investigação complementar para afastar uma causa secundária. Nesse sentido, elaboramos um mnemônico **INVESTIGAR** que pode auxiliar na evocação.

- **(I) Início** abrupto: quando a cefaleia de forte intensidade se instala subitamente e atinge o ápice em poucos segundos ou minutos.
- **(N) Noturno**: ocorrência noturna preferencial da cefaleia, provocando despertar da criança.

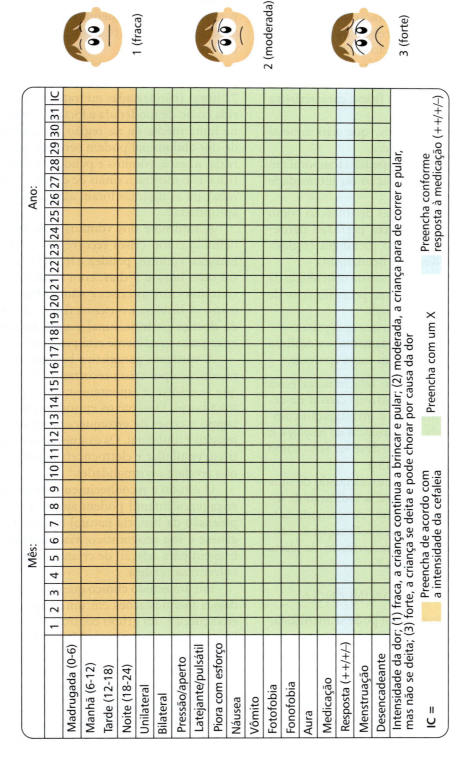

Figura 15.2 Diário de cefaleia.[8]

(V) Vômitos proeminentes, sobretudo quando não aliviam a cefaleia (característica típica da enxaqueca) ou quando se sobressaem à própria dor.

(E) Esforço físico (tosse, evacuação ou outro mecanismo de aumento da pressão intratorácica), sobretudo quando tem início durante o esforço físico e de forma abrupta, diferente do agravamento de uma cefaleia que já estava em curso antes do início do esforço físico, característica marcante da enxaqueca.

(S) Sinais neurológicos focais, que não aqueles típicos da aura da enxaqueca.

(T) Temporalidade: piora do padrão temporal em relação à frequência, duração ou intensidade da cefaleia.

(I) Infecção: sinais e sintomas de infecção como febre, coriza, palidez, baixa perfusão periférica, petéquias e irritação meníngea (rigidez nucal e sinais de Kernig e Brudzinski).

(G) Grande intensidade: quando da ocorrência da pior cefaleia na vida ou uma primeira crise de intensidade desproporcional.

(A) Associação da cefaleia a crises epilépticas.

(R) Recente mudança comportamental ou declínio no desempenho escolar sem causa aparente.

Na Tabela 15.4 encontram-se relacionadas essas situações clínicas de alerta, as possíveis causas da cefaleia a se considerar, bem como a investigação complementar mais apropriada. Na ausência de *redflags,* o processo diagnóstico e terapêutico deve ser feito como disposto no algoritmo da Figura 15.3.

A falta de resposta ao tratamento adequado de uma cefaleia primária pode, *per se*, ser uma indicação de investigação complementar, inclusive de comorbidade psiquiátrica. É preciso enfatizar que a solicitação de neuroimagem sem a presença das características de alerta aqui discutidas não é recomendada.[58]

■ SÍNDROMES PERIÓDICAS DA INFÂNCIA

O conceito de que a enxaqueca pode se manifestar bem precocemente na vida da criança por meio de outros sintomas que não a cefaleia surgiu em 1933, sob a denominação de síndromes periódicas da infância (SPI).[59] Constituem uma série de sintomas recorrentes e transitórios que ocorrem na criança sem uma causa determinada e que precedem o surgimento da enxaqueca, sendo por isso considerados precursores dessa cefaleia. Na literatura são descritos vários, entre eles, dor abdominal, vômitos, vertigem, dores em membros (equivocadamente chamadas de "dores do crescimento"), parassonias (bruxismo, soniloquio e sonambulismo), cinetose e torcicolo paroxístico.[8] No entanto, a ICHD-3 inclui sob essa denominação apenas a síndrome dos vômitos cíclicos, a enxaqueca abdominal, a vertigem paroxística benigna da infância e o torcicolo paroxístico benigno (Capítulo 17 – Distúrbios do Movimento).[6]

A enxaqueca abdominal caracteriza-se por crises recorrentes de dor abdominal, de duração entre uma e 72 horas (não tratadas ou tratadas sem sucesso), referida como de moderada a forte intensidade, localizada na linha média ou na região periumbilical. As crises de dor abdominal podem ser acompanhadas de anorexia, náusea, vômitos e palidez. A história e o exame físico não mostram sinais de doença gastrintestinal ou renal, ou as mesmas foram afastadas por investigação apropriada.[6]

A síndrome dos vômitos cíclicos, por sua vez, é definida como crises recorrentes e estereotipadas de náuseas, vômitos, palidez e letargia, com duração entre uma hora e 5 dias, com resolução completa dos sintomas entre as crises e não atribuída a outro transtorno. A história e o exame físico não mostram sinais de doença gastrintestinal e uma história familiar de enxaqueca geralmente está presente.[6]

A vertigem paroxística benigna na infância é caracterizada por crises recorrentes de vertigem intensa, que se resolvem espontaneamente após alguns minutos a horas. Durante os episódios podem ocorrer nistagmo e crises de enxaqueca, com vômitos e cefaleia pulsátil e unilateral. Os exames neurológico, audiométrico, vestibular e eletroencefalográfico entre as crises não revelam anormalidades.[6]

O estudo e reconhecimento desses precursores da enxaqueca infantil podem ajudar a melhorar a compreensão da história natural dessa cefaleia, sua patogênese e seu prognóstico, viabilizando algoritmos de triagem para seleção de crianças com risco de desenvolver essa cefaleia.

Em um estudo clínico que comparou a prevalência dessas manifestações em um grupo de crianças com enxaqueca e um grupo controle de crianças sem cefaleia, pareados por sexo e idade, observou-se que nas crianças com enxaqueca a prevalência é significativamente maior para a presença de cinetose, dores em membros, dor abdominal recorrente, febre recorrente, sonambulismo, bruxismo, soniloquio e terror noturno. Analisando a relação temporal entre o início dessas manifestações e as crises de enxaqueca nas crianças do grupo em estudo, os autores observaram que cinetose, dores em membros, dor abdominal recorrente, febre recorrente, sonambulismo e soniloquio haviam

Cefaleias

Tabela 15.4 *Red flags* no diagnóstico das cefaleias na infância e adolescência.

Red flags	Considerar	Possível investigação
Início abrupto	Hemorragia subaracnóidea, sangramento intratumoral, malformação vascular ou aneurisma	Neuroimagem Punção liquórica
Noturna	Enxaqueca, cefaleia em salvas, cefaleia hípnica e hipertensão intracraniana	Neuroimagem
Vômitos	Hipertensão intracraniana, hidrocefalia e lesão expansiva intracraniana	Neuroimagem
Esforço físico	Hemorragia subaracnóidea, sangramento intratumoral, Chiari I, hipertensão arterial, malformação vascular e aneurisma	Neuroimagem Medida da PA
Sinais neurológicos focais	Hipertensão intracraniana, doença cerebrovascular, hidrocefalia e lesão expansiva intracraniana	Neuroimagem
Temporalidade Evolução < 6 meses Piora progressiva Mudança do padrão cefaleia	Hipertensão intracraniana, lesão expansiva intracraniana, malformação vascular e aneurisma	Neuroimagem
Infecção suspeita	Sinusite aguda, meningite, encefalite, infecção sistêmica, colagenoses e arterites	TC dos seios paranasais Punção liquórica Exames sanguíneos
Grande intensidade ou a pior cefaleia	Hipertensão intracraniana, lesão expansiva intracraniana, malformação vascular e aneurisma	Neuroimagem
Associação com crises epilépticas	Hipertensão intracraniana, lesão expansiva intracraniana, malformação vascular e aneurisma	Neuroimagem
Recente mudança comportamental ou declínio do desempenho escolar	Hipertensão intracraniana, lesão expansiva intracraniana e comorbidade psiquiátrica	Neuroimagem

se manifestado predominantemente antes do início da enxaqueca, apontando para a possibilidade desses distúrbios serem considerados seus precursores.[60]

Em um amplo estudo populacional, denominado Projeto Atenção Brasil,[61] os autores compararam a prevalência desses sintomas em crianças com enxaqueca, com cefaleia do tipo tensional e controles (sem cefaleia). As crianças com enxaqueca, comparadas aos controles sem cefaleia, apresentaram um risco relativo (RR) significativo para os seguintes sintomas recorrentes: cinetose (RR = 2,1); dor em membros (RR = 5,2), dor abdominal recorrente (RR = 2,7), sonilóquio (RR = 2,3), sonambulismo (RR = 3,4) e bruxismo (RR = 2,4). Achados similares foram obtidos para crianças com provável enxaqueca e enxaqueca crônica. Para crianças com cefaleia do tipo tensional, apesar da menor magnitude do efeito em comparação às crianças com enxaqueca, apenas a cinetose não foi mais comum que nos controles. Nas análises multivariadas, qualquer manifestação interictal esteve independentemente associada a qualquer das cefaleias avaliadas. O achado de destaque nesse estudo é que esses sintomas interictais, sugestivos de SPI, são comuns na população pediátrica e estão associados à enxaqueca e a seus subtipos, mas também podem estar associados à cefaleia do tipo tensional.[62]

■ TRATAMENTO

O tratamento das cefaleias secundárias é essencialmente direcionado às causas subjacentes. Quando houver necessidade de analgesia, essa será feita de maneira semelhante à empregada para outros quadros dolorosos da faixa etária pediátrica. Assim, por exemplo, uma criança que apresente cefaleia secundária a trombose venosa cerebral deverá receber, além da anticoagulação, analgésicos comuns, anti-inflamatórios ou até mesmo, no caso de dor muito intensa, opioides.

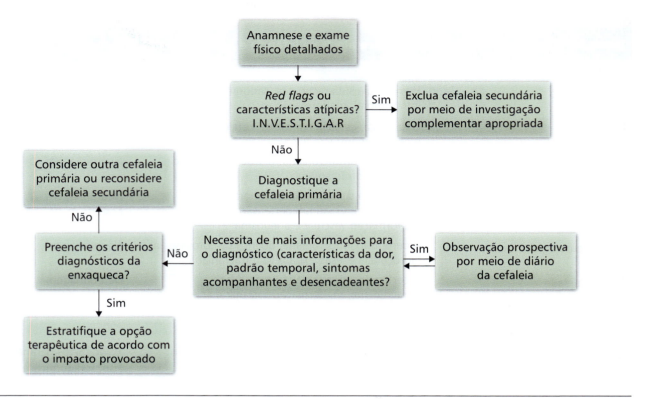

Figura 15.3 Sumário do processo diagnóstico e terapêutico para pacientes com cefaleia.

A maioria dos pacientes da faixa etária pediátrica com queixa de cefaleia recorrente terá enxaqueca. Logo, nesta seção, será abordado em detalhes o tratamento dessa condição.

Medidas gerais

A primeira medida terapêutica é fornecer aos cuidadores e ao próprio paciente, no caso de adolescentes, informações sobre a enxaqueca. É fundamental assegurar que a causa da cefaleia não é uma doença intracraniana grave, potencialmente fatal. O medo dos familiares, habitualmente, é de tumores ou de aneurismas. As seguintes recomendações sobre hábitos saudáveis de vida devem ser feitas:

- **Sono:** os horários de dormir e acordar não devem variar muito. Para pacientes com crises frequentes, nos quais se observe uma nítida influência de alterações do hábito de sono na deflagração de crises, recomendamos que os horários sejam mantidos nos finais de semana, feriados e até mesmo nas férias escolares. Além disso, o tempo total de sono noturno também é muito importante e varia conforme a faixa etária (em média de 10 horas para pré-escolares, 9 horas para escolares e 8 horas para adolescentes). Nesses últimos temos observado frequentemente, além da redução do tempo total de sono noturno, o transtorno do atraso de fase do sono, que também deve ser corrigido (Capítulo 16 – Distúrbios do Sono).
- **Alimentação:** balanceada e em horários regulares, evitando-se períodos de jejum prolongado. Vegetais verdes são ricos em riboflavina, uma vitamina que tem demonstrado efetividade como suplemento profilático para o tratamento da enxaqueca.[63] Não há indicação para restringir de forma sistemática qualquer tipo de alimento, a não ser que se identifique uma relação inequívoca (p. ex., por meio do uso do diário de cefaleia). Pacientes com sobrepeso ou obesos deverão ser orientados a perder peso, por meio de um acompanhamento conjunto com nutricionista e pediatra. Utilizar com moderação bebidas cafeinadas ou à base de "cola" e evitar produtos dietéticos. Também é importante manter uma hidratação adequada.
- **Atividade física regular:** de caráter lúdico em pré-escolares e esportes para escolares e adolescentes.

No caso de adolescentes do sexo feminino com crises de enxaqueca frequentes e em uso de contraceptivos orais combinados (um estrógeno e um progestágeno), mesmo que de baixa dosagem, pode-se considerar a troca para uma pílula exclusivamente de progestágeno.[64] É impor-

Cefaleias

tante lembrar que esse tipo de pílula apresenta baixa confiabilidade do ponto de vista anticoncepcional, havendo a possibilidade de indicar o uso de um implante subcutâneo de progestágeno para essa finalidade. Na prática, primeiro é indicada a troca da pílula. Caso haja importante melhora da enxaqueca após três a quatro meses de observação, durante os quais a adolescente é orientada a utilizar outro método contraceptivo associado, indica-se a troca da pílula pelo implante subcutâneo. Em pacientes dessa faixa etária também se deve dar atenção especial à possibilidade de uso de álcool, tabaco e drogas ilícitas.

Para todos os pacientes, mas, sobretudo, para aqueles com enxaqueca crônica, deve-se verificar a possibilidade de o paciente estar passando por situações causadoras de estresse emocional: ansiedade de separação parental, divórcio dos pais, brigas conjugais, nascimento de irmão menor, _bullying_, troca de turno escolar ou de escola, baixo desempenho escolar ou cobrança exagerada por desempenho. Nesses casos, há que se avaliar a necessidade de acompanhamento conjunto com psicólogo e psiquiatra infantil.

Se houver abuso de medicações sintomáticas, seu uso deverá ser descontinuado. É importante ressaltar que, para muitas crianças, o sono é suficiente para abortar o quadro doloroso. Isso é mais verdadeiro quanto menor a idade do paciente. Assim, o repouso durante a crise em ambiente escuro, silencioso e bem ventilado está indicado para todos os casos.

Tratamento da crise de enxaqueca

Também conhecido como tratamento agudo, sintomático, de resgate ou abortivo, tem como objetivo a resolução completa de todos os elementos que fazem parte da crise de enxaqueca, incluindo a dor e os sintomas associados. Assim, deve propiciar à criança o retorno à normalidade, prevenindo a recorrência em um curto intervalo de tempo e a necessidade do uso adicional de medicações sintomáticas. Essa modalidade terapêutica tem três princípios fundamentais, que deverão ser transmitidos aos cuidadores e, no caso de adolescentes, aos próprios pacientes:

- Uso de medicações em doses adequadas;
- O tratamento deve começar o mais rapidamente possível, tão logo a crise se inicie (p. ex., para os pacientes que apresentarem aura antes do início da dor, a medicação deve ser administrada neste momento, ainda antes da fase álgica);
- Deve-se evitar o abuso de medicações sintomáticas.

O tratamento das crises deve ser incorporado à vida do paciente, de forma que ele possa recebê-lo em casa ou na escola, sem prejuízo aos dias letivos ou atividades sociais. A Tabela 15.5 apresenta as medicações que podem ser utilizadas no tratamento agudo da enxaqueca e as Tabelas 15.6 e 15.7 apresentam as classificações dos estudos e os níveis de evidência, de acordo com a Academia Americana de Neurologia.

Tabela 15.5 Medicamentos utilizados para o tratamento sintomático das crises de enxaqueca.[65]

Medicação Idade*	Posologia		Formulações disponíveis mais comuns para uso pediátrico	Eventos adversos	Recomendação
	< 40 kg	> 40 kg			
AINEs					
Ibuprofeno > 4 anos	10 mg/kg	400–1.200 mg/dose Até 1.600 mg/dia	Susp. oral 100 mg/mL (10 mg/gota) Comp. 200 mg; 300 mg; 400 mg; 600 mg	Tontura, cefaleia, dispepsia, náusea, vômitos, diarreia, dor abdominal, flatulência, discrasias sanguíneas	Classe I, nível A[66, 67]
Acetaminofeno > 4 anos	15 mg/kg/dose	500–1.000 mg/dose Até 4.000 mg/dia	Sol. oral 200 mg/mL (13,3 mg/gota) Comp. 500 mg; 750 mg	Náusea, vômitos, urticária e hepatotoxicidade (raro)	Classe I, nível B[58, 67]
Dipirona > 4 anos	10 mg/kg	500–1.000 mg/dose Até 3.000 mg/dia	Sol. oral 500 mg/mL (25 mg/gota) Comp. 500 mg; 1.000 mg Sol. injetável 500 mg	Hipotensão, urticária e outras reações anafiláticas, discrasias sanguíneas, insuficiência renal aguda (raro)	Classe IV, nível U[68, 69]

Capítulo 15

459

Tratado de Neurologia Infantil

Tabela 15.5 (*Continuação*) Medicamentos utilizados para o tratamento sintomático das crises de enxaqueca.[65]

Medicação Idade*	Posologia < 40 kg	Posologia > 40 kg	Formulações disponíveis mais comuns para uso pediátrico	Eventos adversos	Recomendação
AINEs					
Cetorolaco > 4 anos	0,5–1 mg/kg, SL, em dose única, não excedendo 20 mg/dose		Comp. SL 10 mg	Diarreia, cefaleia, náusea, tontura, sonolência, edema, dispepsia, hipertensão arterial, urticária, púrpura	Classe IV, nível U[70]
Piroxicam > 12 anos	—	0,25–0,5 mg/kg, SL, em dose única, não excedendo 20 mg/dose	Comp. SL 20 mg	Úlceras orais, diarreia, constipação, flatulência, cefaleia, náusea, tontura, sonolência, edema, dor abdominal, hipertensão arterial, urticária, púrpura	Classe IV, nível U[71, 72]
Triptanos					
Almotriptano > 12 anos	—	6,25–12,5 mg	Comp. 6,25 mg; 12,5 mg	Náusea, vômitos, dor abdominal, rigidez leve transitória, sonolência	Classe I, nível A[73]
Sumatriptano > 8 anos	10–20 mg/dose		Spray nasal 10 mg/ 0,1 mL (cada instilação corresponde a 10 mg)	Alteração do paladar, parestesias, ruborização facial, desconforto torácico, fadiga	Classe I, nível A[74-76]
Rizatriptano > 6 anos	5 mg	10 mg	Comp. 5 mg; 10 mg Comp. RPD 10 mg	Astenia, tontura, boca seca	Classe I, nível B[77-79]
Zolmitriptano > 12 anos	—	2,5–5 mg	Comp. 2,5 mg Comp. OD 2,5 mg	Tontura, sonolência e fraqueza	Classe IV, nível U[80]
Outros					
Clorpromazina > 12 anos	—	0,1 mg/kg, EV, não excedendo 25 mg/dose	Sol. injetável 25 mg	Sonolência, hipotensão, xerostomia, constipação, retenção urinária, prolongamento do intervalo QT, alterações motoras extrapiramidais, síndrome neuroléptica maligna (raro)	Classe IV, nível U[81]
Diidroergotamina** 6 – 8 anos 9 – 11 anos ≥ 12 anos	0,1 mg/ dose, EV 0,15 mg/ dose, EV	0,2 mg/dose, EV	Sol. injetável 1 mg	Náusea, vômitos, ansiedade, desconforto torácico, urticária, ruborização facial, hipertensão arterial	Classe IV, nível U[82]
Divalproato de sódio > 10 anos	—	15 mg/kg, EV Máx. 1.000 mg	Sol. injetável 500 mg	Sintomas de resfriado comum, tontura, náusea, parestesia e taquicardia	Classe IV, nível U[83]
Ondansetrona > 3 anos	0,1 mg/ kg, EV	4 mg, EV	Sol. injetável 4; 8 mg	Cefaleia, sonolência, fadiga, alterações motoras extrapiramidais (raro)	Classe IV, nível U[84]

AINEs: anti-inflamatórios não esteroides; SL: sublingual; OD: orodispersíveis; RPD: orodispersíveis (do inglês, *rapidly disintegrating tablets*)
* Para a qual há estudos demonstrando eficácia e segurança.
** Repetir a cada 8 horas, até que haja melhora completa da cefaleia (máximo de 20 doses). O paciente deve receber ondansetrona 30 minutos antes da infusão de diidroergotamina.

460

Seção 3 ▪ Doenças e Síndromes Neurológicas

Cefaleias

Tabela 15.6 Classificação dos estudos, segundo as recomendações da Academia Americana de Neurologia.[85]

Classe I	Um ensaio clínico controlado e aleatorizado da intervenção de interesse, com a avaliação do resultado mascarada ou objetiva, em uma população representativa. Características dos grupos a serem estudados são apresentadas e substancialmente equivalentes ou há ajustamento estatístico adequado para as diferenças.
	Os seguintes requisitos também são necessários:
	a. Objetivos principais claramente definidos.
	b. Alocação oculta claramente definida.
	c. Critérios de exclusão/inclusão claramente definidos.
	d. Contabilidade adequada para retiradas (pelo menos 80% dos pacientes devem concluir o estudo) e *crossovers* com números suficientemente baixos para ter mínimo potencial de viés.
	e. Para não inferioridade ou ensaios de equivalência alegando comprovar a eficácia de uma ou ambas as drogas, também são necessários:*
	1. O tratamento-padrão usado no estudo é substancialmente semelhante ao utilizado nos estudos anteriores, que estabelece a eficácia do tratamento-padrão (p. ex., para uma droga, o modo de administração, dose e dosagem de ajustes são semelhantes ao anteriormente indicado para ser eficaz).
	2. Os critérios de inclusão e exclusão para seleção dos pacientes e os resultados dos pacientes sobre o tratamento-padrão são substancialmente equivalentes dos estudos anteriores, o que institui a eficácia do tratamento-padrão.
	3. A interpretação dos resultados do estudo baseia-se numa análise de casos observados.
Classe II	Um ensaio clínico controlado e aleatorizado da intervenção de interesse em uma população representativa, com avaliação de resultado mascarada ou objetiva, e que perde um dos critérios a-e acima ou um estudo de coorte prospectivo, correspondido com avaliação do resultado mascarado ou objetivo, em uma população representativa que atende os requisitos b–e acima. As características da linha de base pertinentes são apresentadas e substancialmente equivalentes entre os grupos de tratamento ou não há ajustamento estatístico adequado para as diferenças.
Classe III	Todos os outros ensaios (incluindo bem definidas histórias naturais de controles ou pacientes que servem como seu próprio controle) em uma população representativa, em que o resultado é avaliado de forma independente, ou independentemente derivado por medição de resultados objetivos.
Classe IV	Estudos que não atendem aos critérios das Classes I, II ou III, incluindo a opinião de consenso ou especialistas.

*Note que números 1 a 3 na Classe I e são necessários para a Classe II em ensaios de equivalência. Se qualquer um dos três estiver ausente, a classe é automaticamente rebaixada para uma Classe III.

Tabela 15.7 Níveis de evidência, segundo as recomendações da Academia Americana de Neurologia.[85]

A	Estabelecido como eficaz, ineficaz ou prejudicial (ou estabelecido como útil/preditivo ou não útil/preditivo) para uma dada condição na população especificada. (Classificação nível A requer pelo menos dois estudos Classes I consistentes).*
B	Provavelmente eficaz, ineficaz ou prejudicial (e provavelmente útil/preditivo ou não útil/preditivo) para uma dada condição na população especificada. (Classificação de nível B requer pelo menos um estudo Classe I, ou dois estudos Classe II consistentes).
C	Possivelmente eficaz, ineficaz ou prejudicial (e possivelmente útil/preditivo ou não útil/preditivo) para uma dada condição na população especificada. (Classificação de nível de C requer pelo menos um estudo de Classe II ou dois estudos Classe III consistentes).
U	Dados insuficientes ou conflitantes; tendo em conta os conhecimentos atuais, o tratamento não é comprovado.

Em casos excepcionais, um estudo Classe I convincente pode ser suficiente para a recomendação A quando: (1) todos os critérios são preenchidos, (2) a magnitude do efeito é grande (grau relativo de melhor resultado > 5 e o limite inferior do intervalo de confiança > 2).

Capítulo 15

Com base na experiência dos autores e nos dados de literatura, é apresentado um algoritmo (Figura 15.4) para o tratamento das crises de enxaqueca na faixa etária pediátrica.

Tratamento preventivo da enxaqueca

O tratamento preventivo da enxaqueca tem como objetivo a redução da frequência, duração e intensidade das crises, melhora da resposta às medicações sintomáticas e melhora da qualidade de vida do paciente. Logo, deve ser considerado para os indivíduos com crises frequentes (mais de uma crise por semana) ou para aqueles com crises muito incapacitantes.

O médico sempre deverá ter em mente a perspectiva do impacto funcional da doença. Por exemplo, uma criança que apresenta quatro crises mensais, porém não perde dias de aula e não tem seu rendimento escolar afetado, talvez não necessite de profilaxia. De maneira análoga, uma criança com uma média de duas crises mensais, com muitos vômitos e abstenção escolar, talvez precise. A decisão deverá sempre ser compartilhada com a família.

O uso da medicação profilática pelo período mínimo de 8 a 12 semanas é necessário para estabelecer o sucesso ou fracasso da terapêutica. Nós estabelecemos como objetivo não mais do que duas crises por mês, de intensidade leve ou moderada e que respondam bem a medicação de resgate.

Caso haja sucesso, a medicação deverá ser mantida por um período de 6 a 12 meses. Costumamos retirá-la gradualmente, de preferência durante o período de férias escolares de verão. A Tabela 15.8 apresenta as medicações que podem ser utilizadas para o tratamento profilático da enxaqueca.

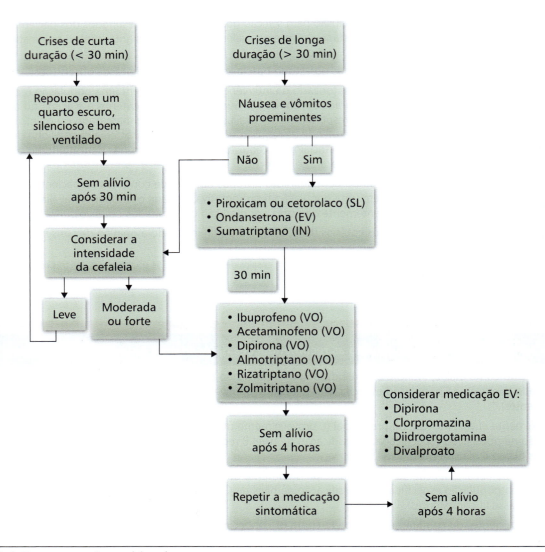

Figura 15.4 Tratamento sintomático da enxaqueca.

Cefaleias

Tabela 15.8 Medicamentos utilizados para o tratamento profilático da enxaqueca.[86]

Medicação	Posologia	Formulações disponíveis	Eventos adversos	Recomendação
Antidepressivos				
Amitriptilina*	0,25–1 mg/kg/dia, 24/24h (10–75 mg/dia)	Comp. 10 mg, 25 mg, 75 mg	Sonolência, aumento do apetite, ganho de peso	Classe IV, nível U
Trazodona*	1 mg/kg/dia, 24/24h (25 mg–50 mg/dia)	Comp. 50 mg, 100 mg Comp. retard 150 mg	Aumento de pensamentos suicidas, piora dos sintomas depressivos	Classe II, nível U[87]
Antiepilépticos				
Divalproato	15–45 mg/kg/dia, 12/12h (250 mg–1.000 mg/dia)	Comp. 250 mg, 500 mg Comp. ER 250 mg, 500 mg Cáp. *sprinkles* 125 mg	Desconforto gastrintestinal, ganho de peso, sonolência, tontura, tremor	Classe IV, nível U[88]
Topiramato	3–9 mg/kg/dia, 12/12h (25–200 mg/dia)	Comp. 25 mg, 50 mg, 100 mg Cáp. *sprinkles* 15 mg, 25 mg	Redução do apetite, perda de peso, sonolência, fadiga, tontura, hipoidrose, bradipsiquismo (menos frequente que em adultos), parestesias em extremidades, turvação visual	Classe IV, nível U[89]
Levetiracetam	20–40 mg/kg/dia, 12/12h (250–500 mg/dia)	Comp. 250 mg, 500 mg, 750 mg, 1.000 mg Susp. 100 mg/mL	Sonolência, tontura e irritabilidade	Classe IV, nível U[90]
Gabapentina	15 mg/kg/dia, 12/12h ou 8/8h (300–900 mg/dia)	Cáp. 300 mg, 400 mg, 600 mg	Não relatados	Classe IV, nível U[91]
Outros				
Propranolol	1–4 mg/kg/dia, 12/12h ou 8/8h (20–120 mg/dia)	Comp. 10, 40, 80 mg Cáp. LA 80 mg	Náusea, dor abdominal e insônia	Classe II, nível U[88, 92, 93]
Flunarizina	5–10 mg/dia, 24/24h	Comp. 10 mg Gotas: 20 gotas = 5 mg	Ganho de peso, fadiga, desconforto gastrintestinal	Classe I, nível B[94, 95]
Ciproeptadina*	0,2–1,5 mg/kg/dia, 24/24h (2–8 mg/dia)	Comp. 4 mg Xarope 1 mg/mL, 2 mg/5 mL, 4 mg/5 mL	Sonolência, aumento de apetite, ganho ponderal	Classe IV, nível U[96]
Toxina botulínica tipo A (onabotulinumtoxina)	100 U	Frascos 100 U, 200 U	Ptose palpebral, turvação visual, equimoses nos locais de injeção	Classe IV, nível U[97]

(*Continua*)

Capítulo 15

Tabela 15.8 (*Continuação*) Medicamentos utilizados para o tratamento profilático da enxaqueca.[86]

Medicação	Posologia	Formulações disponíveis	Eventos adversos	Recomendação
Nutracêuticos				
Coenzima Q10	1–3 mg/kg/dia	Manipulação de ubiquinol	Não relatados	Classe II, nível U[98]
Riboflavina	50 mg/dia 200–400 mg/dia	Manipulação de riboflavina	Polaciúria, urina amarelo brilhante e diarreia	Classe I, nível U[99]
Magnésio	9 mg/kg/dia, 8/8h	Manipulação de cloreto de magnésio	Diarreia	Classe II, nível U[100]
Butterbur	50–150 mg/dia	Diversas	Eructação	Classe II, nível U[101]

* Administrar no período noturno, cerca de uma hora antes do horário em que se pretende que o paciente durma.

Existem poucos estudos bem desenhados sobre a profilaxia da enxaqueca em crianças e adolescentes. Entretanto, a eficácia das medicações profiláticas parece ser semelhante em adultos e crianças. A escolha, em geral, baseia-se nos seguintes fatores: 1) contraindicações para o uso (p. ex., betabloqueadores para crianças com asma); 2) perfil do fármaco para tratar também comorbidades (Figura 15.5).

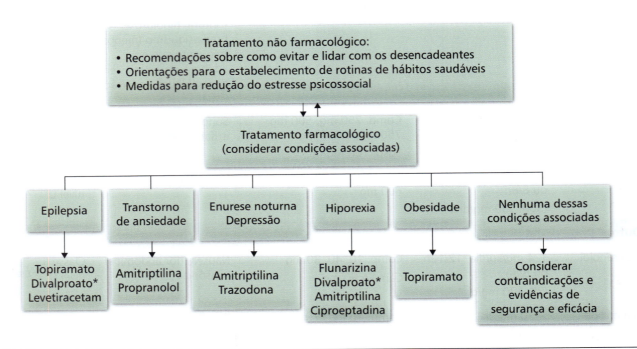

Figura 15.5 Tratamento profilático da enxaqueca.
*A associação com o transtorno do humor bipolar também é uma boa oportunidade para o uso dessa medicação.

■ REFERÊNCIAS BIBLIOGRÁFICAS

1. (2015) GBoDSC. Global, regional, and national incidence, prevalence, and years lived with disability for 301 acute and chronic diseases and injuries in 188 countries, 1990-2013: a systematic analysis for the Global Burden of Disease Study 2013. Lancet. 2015;386(9995):743-800.
2. Perquin CW, Hunfeld JA, Hazebroek-Kampschreur AA, van Suijlekom-Smit LW, Passchier J, Koes BW, et al. Insights in the use of health care services in chronic benign pain in childhood and adolescence. Pain. 2001;94(2):205-13.
3. Faria EC, Masruha MR. Cefaleia/Enxaqueca. In: Len C. Consenso Sobre Dores Pouco Valorizadas em Crianças: Sociedade Brasileira de Pediatria, 2011.

4. Resegue R, Masruha MR. Cefaleia em crianças e adolescentes (PRONAP - Programa Nacional de Atualização em Pediatria). São Paulo 2007.

5. Headache HCotI, criteria SCad, for headache disorders cnaf, 7):1-96. pCS. Classification and diagnostic criteria for headache disorders, cranial neuralgias and facial pain. Cephalalgia. 1988;8 Suppl 7:1-96.

6. The International Classification of Headache Disorders, 3rd edition (beta version). Cephalalgia. 2013;33(9):629-808.

7. Olesen J. The International Classification of Headache Disorders, 2nd edition: application to practice. Funct Neurol. 2005;20(2):61-8.

8. Arruda MA, Guidetti V. Cefaleias na Infância e Adolescência. Ribeirão Preto: Instituto Glia, 2007. p.222.

9. Abu-Arafeh I, Razak S, Sivaraman B, Graham C. Prevalence of headache and migraine in children and adolescents: a systematic review of population-based studies. Dev Med Child Neurol. 2010;52(12):1088-97.

10. Arruda MA, Bigal ME. Behavioral and emotional symptoms and primary headaches in children: a population-based study. Cephalalgia. 2012;32(15):1093-100.

11. Arruda MA, Guidetti V, Galli F, Albuquerque RC, Bigal ME. Primary headaches in childhood--a population-based study. Cephalalgia. 2010;30(9):1056-64.

12. Wober-Bingol C. Epidemiology of migraine and headache in children and adolescents. Curr Pain Headache Rep. 2013;17(6):341.

13. Arruda MA, Bordini CA, Ciciarelli MC, Speciali JG. Decreasing the minimal duration of the attack to 1 hour: is this sufficient to increase the sensitivity of the ICHD-II diagnostic criteria for migraine in childhood? J Headache Pain. 2004;5(2):131-6.

14. Barea LM, Tannhauser M, Rotta NT. An epidemiologic study of headache among children and adolescents of southern Brazil. Cephalalgia. 1996;16(8):545-9; discussion 23.

15. Albuquerque RP, Santos AB, Tognola WA, Arruda MA. An epidemiologic study of headaches in Brazilian schoolchildren with a focus on pain frequency. Arq Neuropsiquiatr. 2009;67(3B):798-803.

16. Arruda MA, Albuquerque RC, Bigal ME. Uncommon headache syndromes in the pediatric population. Curr Pain Headache Rep. 2011;15(4):280-8.

17. Arruda MA, Bonamico L, Stella C, Bordini CA, Bigal ME. Cluster headache in children and adolescents: ten years of follow-up in three pediatric cases. Cephalalgia. 2011;31(13):1409-14.

18. Wilne SH, Ferris RC, Nathwani A, Kennedy CR. The presenting features of brain tumours: a review of 200 cases. Arch Dis Child. 2006;91(6):502-6.

19. Burton LJ, Quinn B, Pratt-Cheney JL, Pourani M. Headache etiology in a pediatric emergency department. Pediatr Emerg Care. 1997;13(1):1-4.

20. Lewis DW, Qureshi F. Acute headache in children and adolescents presenting to the emergency department. Headache. 2000;40(3):200-3.

21. Akinci A, Guven A, Degerliyurt A, Kibar E, Mutlu M, Citirik M. The correlation between headache and refractive errors. J AAPOS. 2008;12(3):290-3.

22. Aaseth K, Grande RB, Kvaerner K, Lundqvist C, Russell MB. Chronic rhinosinusitis gives a ninefold increased risk of chronic headache. The Akershus study of chronic headache. Cephalalgia. 2010;30(2):152-60.

23. Arruda MA, Arruda R, Guidetti V, Bigal ME. Psychosocial adjustment of children with migraine and tension-type headache - a nationwide study. Headache. 2015;55 Suppl 1:39-50.

24. Wang SJ, Fuh JL, Lu SR, Juang KD. Chronic daily headache in adolescents: prevalence, impact, and medication overuse. Neurology. 2006;66(2):193-7.

25. Arruda MA, Guidetti V, Galli F, Albuquerque RC, Bigal ME. Frequent headaches in the preadolescent pediatric population: a population-based study. Neurology. 2010;74(11):903-8.

26. Gorodzinsky AY, Hainsworth KR, Weisman SJ. School functioning and chronic pain: a review of methods and measures. J Pediatr Psychol. 2011;36(9):991-1002.

27. Arruda MA, Bigal ME. Migraine and migraine subtypes in preadolescent children: association with school performance. Neurology. 2012;79(18):1881-8.

28. Wober-Bingol C, Wober C, Uluduz D, Uygunoglu U, Aslan TS, Kernmayer M, et al. The global burden of headache in children and adolescents - developing a questionnaire and methodology for a global study. J Headache Pain. 2014;15:86.

29. Rocha-Filho PA, Santos PV. Headaches, quality of life, and academic performance in schoolchildren and adolescents. Headache. 2014;54(7):1194-202.

30. Bellini B, Arruda M, Cescut A, Saulle C, Persico A, Carotenuto M, et al. Headache and comorbidity in children and adolescents. J Headache Pain. 2013;14:79.

31. Guidetti V, Alberton S, Galli F, Salvi E. Gender, migraine and affective disorders in the course of the life cycle. Funct Neurol. 2009;24(1):29-40.

32. Galli F, Canzano L, Scalisi TG, Guidetti V. Psychiatric disorders and headache familial recurrence: a study on 200 children and their parents. J Headache Pain. 2009;10(3):187-97.

33. Varni JW, Limbers CA, Burwinkle TM. Impaired health-related quality of life in children and adolescents with chronic conditions: a comparative analysis of 10 disease clusters and 33 disease categories/severities utilizing the PedsQL 4.0 Generic Core Scales. Health Qual Outcomes. 2007;5:43.

34. Guidetti V, Galli F, Fabrizi P, Giannantoni AS, Napoli L, Bruni O, et al. Headache and psychiatric comorbidity: clinical aspects and outcome in an 8-year follow-up study. Cephalalgia. 1998;18(7):455-62.

35. Galli F, D'Antuono G, Tarantino S, Viviano F, Borrelli O, Chirumbolo A, et al. Headache and recurrent abdominal pain: a controlled study by the means of the Child Behaviour Checklist (CBCL). Cephalalgia. 2007;27(3):211-9.

36. Bruijn J, Locher H, Passchier J, Dijkstra N, Arts WF. Psychopathology in children and adolescents with migraine in clinical studies: a systematic review. Pediatrics. 2010;126(2):323-32.

37. Arita JH, Lin J, Pinho RS, Minett TS, de Souza Vitalle MS, Fisberg M, et al. Adolescents with chronic migraine commonly exhibit depressive symptoms. Acta Neurol Belg. 2013;113(1):61-5.

38. Masruha MR, Lin J, Minett TS, Vitalle MS, Fisberg M, Vilanova LC, et al. Social anxiety score is high in adolescents with chronic migraine. Pediatr Int. 2012;54(3):393-6.

39. Paschoal JK, Lin J, Pinho RS, Andreoni S, Minett TS, Vitalle MS, et al. Psychiatric symptoms may contribute to poor quality of life in adolescents with migraine. Pediatr Int. 2013;55(6):741-7.

40. Anttila P, Sourander A, Metsahonkala L, Aromaa M, Helenius H, Sillanpaa M. Psychiatric symptoms in children with primary headache. J Am Acad Child Adolesc Psychiatry. 2004;43(4):412-9.

41. Virtanen R, Aromaa M, Koskenvuo M, Sillanpaa M, Pulkkinen L, Metsahonkala L, et al. Externalizing problem behaviors and headache: a follow-up study of adolescent Finnish twins. Pediatrics. 2004;114(4):981-7.

42. Arruda MA, Guidetti V, Galli F, Albuquerque RC, Bigal ME. Migraine, tension-type headache, and attention-deficit/hype-

ractivity disorder in childhood: a population-based study. Postgrad Med. 2010;122(5):18-26.

43. Arruda MA, Speciali JG, Ciciarelli MC, Bordini CA. Childhood migraine: diagnostic problems. Cephalalgia. 1995;15(47 Suppl 16).

44. Bigal ME, Lipton RB. Migraine at all ages. Curr Pain Headache Rep. 2006;10(3):207-13.

45. Hackzell G, Kraepelien S, Vahlquist B. Migraine and allergy. Acta Allergol. 1949;2(2):95-104.

46. Honig PJ, Charney EB. Children with brain tumor headaches. Distinguishing features. Am J Dis Child. 1982;136(2):121-4.

47. Rossi LN, Vassella F. Headache in children with brain tumors. Childs Nerv Syst. 1989;5(5):307-9.

48. Consortium TCBT. The epidemiology of headache among children with brain tumor. Headache in children with brain tumors. J Neurooncol. 1991 10(1):31-46.

49. Fraga MD, Pinho RS, Andreoni S, Vitalle MS, Fisberg M, Peres MF, et al. Trigger factors mainly from the environmental type are reported by adolescents with migraine. Arq Neuropsiquiatr. 2013;71(5):290-3.

50. Dalessio DJ. Wolff's headache and other head pain. 5.ed. New York: Oxford University, 1987.

51. Blau JN, Engel HO. Premonitory and prodromal symptoms in cluster headache. Cephalalgia. 1998;18(2):91-3; discussion 71-2.

52. Silva WF. Diagnóstico das cefaleias. São Paulo: Lemos Editorial, 2003.

53. Gelfand AA, Reider AC, Goadsby PJ. Cranial autonomic symptoms in pediatric migraine are the rule, not the exception. Neurology. 2013;81(5):431-6.

54. Pinho RS, Fusao EF, Paschoal JK, Caran EM, Minett TS, Vilanova LC, et al. Migraine is frequent in children and adolescents with neurofibromatosis type 1. Pediatr Int. 2014;56(6):865-7.

55. Evans RW, Arruda MA. Stabbing headache in a teenager. Headache. 2002;42(4):317-9.

56. da Silva HM, Boullosa JL, Arruda MA. Secondary intermedius neuralgia-like pain in a young child. Cephalalgia. 2006;26(12):1483-4.

57. Raffaelli Jr E, Roesler CP, Silva Neto R. O exame cefaliátrico. São Paulo: Segmento Farma, 2006.

58. Lewis D, Ashwal S, Hershey A, Hirtz D, Yonker M, Silberstein S, et al. Practice parameter: pharmacological treatment of migraine headache in children and adolescents: report of the American Academy of Neurology Quality Standards Subcommittee and the Practice Committee of the Child Neurology Society. Neurology. 2004;63(12):2215-24.

59. Wyllie WG, Schlesinger B. The periodic group of disorders in childhood. Br J Child Dis. 1933;30:1-21.

60. Arruda MA. Fatores de risco e distúrbios associados à enxaqueca na infância. Ribeirão Preto: Faculdade de Medicina de Ribeirão Preto, Universidade de São Paulo, 1994.

61. Arruda M. Projeto Atenção Brasil 2010. [Internet] [Acesso em 08 Jul 2016]. Disponível em: http://www.aprendercrianca. com.br/aprender-crianca-2010-dp17

62. Arruda MA, Guidetti V, Galli F, Albuquerque RC, Bigal ME. Childhood periodic syndromes: a population-based study. Pediatr Neurol. 2010;43(6):420-4.

63. Eidlitz-Markus T, Haimi-Cohen Y, Steier D, Zeharia A. Effectiveness of nonpharmacologic treatment for migraine in young children. Headache. 2010;50(2):219-23.

64. Morotti M, Remorgida V, Venturini PL, Ferrero S. Progestin-only contraception compared with extended combined oral contraceptive in women with migraine without aura: a retrospective pilot study. Eur J Obstet Gynecol Reprod Biol. 2014;183:178-82.

65. O'Brien HL, Kabbouche MA, Hershey AD. Treatment of acute migraine in the pediatric population. Curr Treat Options Neurol. 2010;12(3):178-85.

66. Hamalainen ML, Hoppu K, Valkeila E, Santavuori P. Ibuprofen or acetaminophen for the acute treatment of migraine in children: a double-blind, randomized, placebo-controlled, crossover study. Neurology. 1997;48(1):103-7.

67. Lewis DW, Kellstein D, Dahl G, Burke B, Frank LM, Toor S, et al. Children's ibuprofen suspension for the acute treatment of pediatric migraine. Headache. 2002;42(8):780-6.

68. Bigal ME, Bordini CA, Tepper SJ, Speciali JG. Intravenous dipyrone in the acute treatment of migraine without aura and migraine with aura: a randomized, double blind, placebo controlled study. Headache. 2002;42(9):862-71.

69. Tulunay FC, Ergun H, Gulmez SE, Ozbenli T, Ozmenoglu M, Boz C, et al. The efficacy and safety of dipyrone (Novalgin) tablets in the treatment of acute migraine attacks: a double-blind, cross-over, randomized, placebo-controlled, multi-center study. Funct Neurol. 2004;19(3):197-202.

70. Brousseau DC, Duffy SJ, Anderson AC, Linakis JG. Treatment of pediatric migraine headaches: a randomized, double-blind trial of prochlorperazine versus ketorolac. Ann Emerg Med. 2004;43(2):256-62.

71. Nappi G, Micieli G, Tassorelli C, Viotti E, Altavilla T. Effectiveness of a piroxicam fast dissolving formulation sublingually administered in the symptomatic treatment of migraine without aura. Headache. 1993;33(6):296-300.

72. Ravishankar K, Tayade H, Mandlik R. Sublingual piroxicam in migraine without aura. J Assoc Physicians India. 2011;59:494-7.

73. Linder SL, Mathew NT, Cady RK, Finlayson G, Ishkanian G, Lewis DW. Efficacy and tolerability of almotriptan in adolescents: a randomized, double-blind, placebo-controlled trial. Headache. 2008;48(9):1326-36.

74. Natarajan S, Jabbour JT, Webster CJ, Richardson MS. Long-term tolerability of sumatriptan nasal spray in adolescent patients with migraine. Headache. 2004;44(10):969-77.

75. Winner P, Rothner AD, Saper J, Nett R, Asgharnejad M, Laurenza A, et al. A randomized, double-blind, placebo-controlled study of sumatriptan nasal spray in the treatment of acute migraine in adolescents. Pediatrics. 2000;106(5):989-97.

76. Winner P, Rothner AD, Wooten JD, Webster C, Ames M. Sumatriptan nasal spray in adolescent migraineurs: a randomized, double-blind, placebo-controlled, acute study. Headache. 2006;46(2):212-22.

77. Ho TW, Pearlman E, Lewis D, Hamalainen M, Connor K, Michelson D, et al. Efficacy and tolerability of rizatriptan in pediatric migraineurs: results from a randomized, double-blind, placebo-controlled trial using a novel adaptive enrichment design. Cephalalgia. 2012;32(10):750-65.

78. Visser WH, Winner P, Strohmaier K, Klipfel M, Peng Y, McCarroll K, et al. Rizatriptan 5 mg for the acute treatment of migraine in adolescents: results from a double-blind, single-attack study and two open-label, multiple-attack studies. Headache. 2004;44(9):891-9.

79. Winner P, Lewis D, Visser WH, Jiang K, Ahrens S, Evans JK, et al. Rizatriptan 5 mg for the acute treatment of migraine in adolescents: a randomized, double-blind, placebo-controlled study. Headache. 2002;42(1):49-55.

80. Evers S, Rahmann A, Kraemer C, Kurlemann G, Debus O, Husstedt IW, et al. Treatment of childhood migraine attacks with oral zolmitriptan and ibuprofen. Neurology. 2006;67(3):497-9.

81. Kanis JM, Timm NL. Chlorpromazine for the treatment of migraine in a pediatric emergency department. Headache. 2014;54(2):335-42.

82. Kabbouche MA, Powers SW, Segers A, LeCates S, Manning P, Biederman S, et al. Inpatient treatment of status migraine with dihydroergotamine in children and adolescents. Headache. 2009;49(1):106-9.

83. Sheridan D, Sun B, O'Brien P, Hansen M. Intravenous Sodium Valproate for Acute Pediatric Headache. J Emerg Med. 2015;49(4):541-5.

84. Chan S, Kurowski B, Byczkowski T, Timm N. Intravenous migraine therapy in children with posttraumatic headache in the ED. Am J Emerg Med. 2015;33(5):635-9.

85. Gross RA, Johnston KC. Levels of evidence: Taking Neurology to the next level. Neurology. 2009;72(1):8-10.

86. O'Brien HL, Kabbouche MA, Kacperski J, Hershey AD. Treatment of pediatric migraine. Curr Treat Options Neurol. 2015;17(1):326.

87. Battistella PA, Ruffilli R, Cernetti R, Pettenazzo A, Baldin L, Bertoli S, et al. A placebo-controlled crossover trial using trazodone in pediatric migraine. Headache. 1993;33(1):36-9.

88. Bidabadi E, Mashouf M. A randomized trial of propranolol versus sodium valproate for the prophylaxis of migraine in pediatric patients. Paediatr Drugs. 2010;12(4):269-75.

89. Hershey AD, Powers SW, Vockell AL, LeCates S, Kabbouche M. Effectiveness of topiramate in the prevention of childhood headaches. Headache. 2002;42(8):810-8.

90. Miller GS. Efficacy and safety of levetiracetam in pediatric migraine. Headache. 2004;44(3):238-43.

91. Belman AL, Milazo M, Savatic M. Gabapentin for migraine prophylaxis in children. Ann Neurol. 2001;Suppl 1(S109).

92. Ludvigsson J. Propranolol used in prophylaxis of migraine in children. Acta Neurol Scand. 1974;50(1):109-15.

93. Olness K, MacDonald JT, Uden DL. Comparison of self-hypnosis and propranolol in the treatment of juvenile classic migraine. Pediatrics. 1987;79(4):593-7.

94. Sorge F, De Simone R, Marano E, Nolano M, Orefice G, Carrieri P. Flunarizine in prophylaxis of childhood migraine. A double-blind, placebo-controlled, crossover study. Cephalalgia. 1988;8(1):1-6.

95. Sorge F, Marano E. Flunarizine v. placebo in childhood migraine. A double-blind study. Cephalalgia. 1985;5 Suppl 2:145-8.

96. Rao BS, Das DG, Taraknath VR, Sarma Y. A double blind controlled study of propranolol and cyproheptadine in migraine prophylaxis. Neurol India. 2000;48(3):223-6.

97. Ahmed K, Oas KH, Mack KJ, Garza I. Experience with botulinum toxin type A in medically intractable pediatric chronic daily headache. Pediatr Neurol. 2010;43(5):316-9.

98. Slater SK, Nelson TD, Kabbouche MA, LeCates SL, Horn P, Segers A, et al. A randomized, double-blinded, placebo-controlled, crossover, add-on study of CoEnzyme Q10 in the prevention of pediatric and adolescent migraine. Cephalalgia. 2011;31(8):897-905.

99. Bruijn J, Duivenvoorden H, Passchier J, Locher H, Dijkstra N, Arts WF. Medium-dose riboflavin as a prophylactic agent in children with migraine: a preliminary placebo-controlled, randomised, double-blind, cross-over trial. Cephalalgia. 2010;30(12):1426-34.

100. Gallelli L, Avenoso T, Falcone D, Palleria C, Peltrone F, Esposito M, et al. Effects of acetaminophen and ibuprofen in children with migraine receiving preventive treatment with magnesium. Headache. 2014;54(2):313-24.

101. Pothmann R, Danesch U. Migraine prevention in children and adolescents: results of an open study with a special butterbur root extract. Headache. 2005;45(3):196-203.

capítulo **16**

▶ Luciane Bizari Coin de Carvalho
▶ Lucila Bizari Fernandes do Prado

Distúrbios do Sono

■ INTRODUÇÃO

A frequência dos distúrbios do sono em crianças e adolescentes é muito alta. No entanto, estudos de incidência e prevalência ainda são insuficientes. Em geral, investigações por questionários relatam que 20% a 25% dos jovens têm algum tipo de distúrbio do sono.[1] O estudo de Owens e colaboradores, por exemplo, mostrou prevalência de 37% de pelo menos um distúrbio do sono em crianças nos Estados Unidos (EUA).[2] Diferenças entre sexos e raças dependem da idade e do distúrbio do sono associado, sendo relatadas mais adiante.

■ FISIOLOGIA DO SONO

As crianças passam, em média, metade do dia dormindo. Um recém-nascido dorme quase 20 horas por dia. A evolução do ciclo sono-vigília envolve sua consolidação e redução gradual da necessidade de sono pelo organismo.[3] A vigília, o sono não REM e o sono REM se alternam ao longo do dia de forma rítmica, num padrão circadiano.

Vigília

Neurônios colinérgicos situados na ponte projetam-se para o tálamo e atuam, principalmente, durante a vigília e o sono REM, ativando o córtex cerebral. Neurônios gabaérgicos do tálamo (núcleo reticular) inibem essa ativação. A formação reticular ascendente situada na ponte e mesencéfalo (monoaminérgica) também mantém a vigília via prosencéfalo basal.

Sono não REM

Os níveis de adenosina aumentam durante a atividade cortical da vigília no prosencéfalo basal, e a transição para o sono se dá quando a sua concentração no espaço extracelular diminui de maneira uniforme.

Também o núcleo supraquiasmático, conhecido como relógio biológico, tem a luz como principal sincronizador do ciclo sono-vigília (claro-escuro). A produção de melatonina pela glândula pineal é modulada pela luz, sendo seu pico máximo de secreção no início da noite.

A temperatura corporal diminui e muitos processos metabólicos, como a produção de cortisol, desaceleram, contribuindo para o início do sono. Teoricamente, tanto os neurônios promotores da vigília como os promotores de sono têm a capacidade de inibição mútua, sendo esse mecanismo denominado *flip-flop*. Por esse modelo, a maioria dos neurônios responde quase instantaneamente a uma desaceleração progressiva das ondas cerebrais, promovendo o sono não REM e vice-versa.

Sono REM

A transição do sono não REM para o sono REM ocorre no núcleo sublaterodorsal da ponte, que contém neurônios promotores de sono REM, chamados *REM-on*. Esses neurônios, quando sob inibição gabaérgica por meio dos interneurônios do mesencéfalo inferior (neurônios *REM-off*), são bloqueados durante o sono não REM.

As fases oníricas do sono REM são promovidas pelas projeções ascendentes que o núcleo sublaterodorsal envia para o hipotálamo e para o prosencéfalo basal. Desses mesmos núcleos partem projeções descendentes para o tronco cerebral e sistemas inibitórios espinais que hiperpolarizam os neurônios motores, causando a atonia muscular, o que impede a movimentação durante os sonhos.

■ ONTOGENIA DO SONO

Apesar da ampla variabilidade individual e social no desenvolvimento do ritmo circadiano sincronizado, a maioria das crianças apresenta um ritmo circadiano bem estabelecido no final do primeiro ano de vida, com um padrão semelhante ao adulto.[4]

Durante a infância ocorre progressiva diminuição do tempo total de sono, concentrando-se à noite e sendo mais contínuo. Despertares noturnos com fragmentação do sono aparecem ainda em 30% das crianças entre 9 e 11 meses de idade, podendo ocorrer apenas um despertar ao longo da noite.

Cochilos diurnos acontecem, geralmente, nos três primeiros anos de vida, sendo um matutino e um vespertino. Do terceiro ao quinto ano de vida, pode haver apenas um cochilo vespertino. Esses cochilos podem durar de 60 a 90 minutos (em média 75 minutos).

Na idade escolar pode-se ter preferências para horários de dormir e acordar, indicando se a criança é mais matutina, vespertina ou indiferente, influenciando no rendimento escolar.[5]

Em adolescentes, em função das alterações hormonais da puberdade, ocorre uma preferência fisiológica em dormir tarde e acordar tarde, caracterizando um atraso de fase do ciclo sono-vigília, constatado pelo atraso na liberação de melatonina e também da queda da temperatura corporal. Embora seja um fator fisiológico, elementos ambientais (sociais, escolares, entre outros) podem acentuar esse fenômeno e contribuir para uma privação de sono que será descrita mais adiante.[3, 6]

■ SONO NORMAL

Durante o processo de maturação cerebral, pela análise polissonográfica em neonatos e lactentes até 6 meses de idade, observa-se os seguintes estados: vigília, sono calmo ou quieto, sono ativo e sono indeterminado. Dos 6 aos 12 meses de idade o sono já pode ser dividido em REM e não REM.[3, 7, 8]

O sono quieto ou calmo reflete o sono não REM e caracteriza-se pela ausência de movimentos corporais ou com alguns ocasionais, que ocorrem desde o período intraútero. Já o sono ativo reflete o sono REM, com a presença de movimentos rápidos dos olhos (mais bem evidenciados a partir da 32ª semana de idade gestacional), movimentos corporais, tônus muscular reduzido e manifestações comportamentais, como choro, sorriso e gemidos. Há ainda uma fase do sono em que nem a polissonografia ou o comportamento definem sono ou vigília, denominada sono indeterminado. À medida que os estados do sono se tornam mais organizados, a proporção de sono indeterminado diminui.

Os neonatos iniciam seu sono pelo sono ativo ou REM, desaparecendo em torno dos 9 meses de idade e, então, o sono é iniciado pelo sono não REM. O predomínio de sono REM nos primeiros anos de vida se deve, provavelmente, ao papel facilitador que ele tem no processamento das informações, contribuindo para a maturação cerebral.

■ REGULAÇÃO DO SONO E DA VIGÍLIA

Os sistemas homeostáticos e circadianos do sono atuam em coordenação com outros mecanismos neurológicos e psíquicos, inclusive comportamentais. Podem trabalhar juntos ou em oposição, influenciando as mais diversas atividades endógenas (p. ex., termorreguladoras, renais, cardiovasculares, digestivas).[9]

Em humanos, o marca-passo central circadiano ou relógio biológico está localizado nos núcleos supraquiasmáticos do hipotálamo anterior.[10] Esses minúsculos núcleos são responsáveis pela geração dos ritmos diários (circadianos), tanto fisiológicos como neurobiológicos e comportamentais.

O marca-passo circadiano é sincronizado para 24 horas e é influenciado pelo ambiente (*zeitgebers*). O mais forte destes *zeitgebers* é a exposição ao ciclo claro-escuro. Ocorre uma fototransdução da retina para os núcleos supraquiasmáticos via trato retino-hipotalâmico. A interação entre o sistema circadiano e o dia de 24 horas faz com que haja um balanço entre as atividades endógenas e o ambiente externo, como comportamento de dormir e acordar, atividade hormonal, flutuações de temperatura e função comportamental. Como resultado, há uma sincronia entre o indivíduo e o ambiente.

Durante o período de vigília e, especialmente, durante o período de vigília prolongada, o *drive* homeostático para o sono aumenta gradualmente e, em consequência, ocorre o início do sono. Variações circadianas no *drive* de vigília produzem picos ou depressões nos níveis de sonolência e alerta durante as 24 horas. A magnitude da sonolência ou alerta experienciado em determinado tempo é um produto das influências opositoras desses dois sistemas.

Carskadon e colaboradores[11-13] demonstraram que a fase preferencial do sono, para a média das meninas de 6ª série, é atrasada. Em estudos realizados em laboratórios, o tempo de inibição da secreção de melatonina na manhã é significativamente correlacionado com o estágio de Tanner. Estudos com múltiplos testes de latência do sono (MTLS) mostraram uma maior propensão dos adolescentes para dormir nesse teste,[14] não importando o quanto mais ou menos matinais eles fossem, indicando que ou os adolescentes precisam de mais sono que as crianças ou então que o padrão de sonolência é reorganizado durante o desenvolvimento da adolescência.[13]

Determinantes externos do padrão de sono

Influência dos pais

Com o crescimento da criança, os pais mudam sua influência nos padrões de sono, particularmente nos escolares em dias letivos.[15] Os adolescentes requerem mais despertadores ou seus pais para acordá-los nas manhãs escolares. A dificuldade aumenta com o passar dos anos. Mais de 85% dos estudantes do ensino médio necessitam ser acordados de maneira ativa.[13]

Horário escolar

Esquemas de horários muito cedo na manhã vão contra o ciclo sono-vigília dos adolescentes na maioria das vezes. Estudos de campo (em escolas) e em laboratório mostraram que estudantes que acordaram mais cedo para à escola tiveram latência curta de sono nos MTLS e, consequentemente, pior desempenho nas primeiras aulas do período da manhã.[16-18]

Atividades extracurriculares ou empregos

Outra grande influência no padrão de sono é o número de horas gastas em trabalhos.[3, 19] Estudantes que trabalham 20 horas ou mais por semana relataram ir para a cama mais tarde, dormir poucas horas por noite, dormir mais pela manhã e dormir em sala de aula. Esse grupo também é mais propenso a fumar, usar cafeína, álcool e drogas.[20, 21]

■ CLASSIFICAÇÃO INTERNACIONAL DOS DISTÚRBIOS DO SONO (ICSD-3)

Uma versão resumida da classificação atual (ICSD-3 – 2014),[22] que referencia os distúrbios do sono e seu diagnóstico, encontra-se na Tabela 16.1.

■ PROPEDÊUTICA DO SONO

É muito importante que o pediatra indague, dentro de sua abordagem durante uma consulta de rotina ou não, sobre o sono da criança e do adolescente. Têm-se valorizado, nos últimos anos, os complexos mecanismos neurofisiológicos e comportamentais do ciclo sono-vigília, já que suas alterações afetam o desenvolvimento cognitivo, emocional e físico. Questionários e escalas em geral são ferramentas usadas como *screening* para os distúrbios do sono.

Anamnese e exame físico do sono

A anamnese e o exame físico devem ser amplos, já que praticamente todas as doenças e comportamentos podem afetar o sono e vice-versa.[1, 3] Entre os itens a serem observados na anamnese do sono, temos, por exemplo: idade, sexo, períodos de sono, higiene do sono, sonolência diurna, hiperatividade e déficit de atenção, agitação noturna, movimentos durante o sono, alucinações, posição ao dormir, roncos, apneia testemunhada, dificuldades na respiração, respiração oral, obstrução nasal, regurgitação, vômitos, sudorese. Antecedentes pessoais, familiares, medicamentos, atividade física, comportamento escolar, comportamento familiar, sociabilidade e relações familiares também devem ser relatados.

Ao exame físico deve-se, por exemplo, observar o comportamento geral e o estado nutricional, além de se proceder o exame da cabeça (incluindo face, nariz, boca e orofaringe), cardiorrespiratório, osteoarticular e neuromuscular.

Exames subsidiários

Polissonografia

É o registro de múltiplas variáveis fisiológicas durante o sono. Deverá ser realizada numa noite inteira de sono, com registro de vídeo e som, num ambiente hospitalar (tipo 1) ou ambulatorial (tipo 2), cabendo exceções. Entre os parâmetros avaliados, temos: atividade elétrica cerebral (EEG), eletro-oculografia (EOG), eletromiografia de mento (EMG), movimentação dos membros, esforço respiratório, fluxo respiratório, eletrocardiograma, ronco, oximetria de pulso.

O exame deverá ser avaliado por médico especializado e, geralmente, segue-se o manual da *American Academy of Sleep Medicine* na sua versão mais atual (2014).[22]

Áudio e vídeo domiciliares

As gravações realizadas, geralmente pelos pais, por meio de celulares, *tablets*, câmeras fotográficas ou de vídeo podem ser úteis em se observar movimentações durante o sono, parassonias e ronco.[3]

Actigrafia

O actígrafo é um dispositivo utilizado para avaliar movimentos.[3] Geralmente é colocado no pulso, registrando, portanto, movimentos do membro superior, podendo chegar a registrar o movimento corporal quando em maior intensidade. Durante o sono, os movimentos diminuem bastante em relação à vigília.

Tabela 16.1 Classificação dos distúrbios do sono (ICSD-3 – 2014).[22]

Insônia
- Insônia crônica
- Insônia aguda
- Outras insônias
- Sintomas isolados e variantes da normalidade, como tempo excessivo na cama e dormidor curto.

Distúrbios respiratórios do sono
- Apneia obstrutiva do sono no adulto e na criança
- Apneia central e suas variações

Hipersonias de origem central
- Narcolepsia tipos 1 e 2
- Hipersonia idiopática
- Síndrome de Kleine-Levin
- Decorrente de doença médica
- Decorrente de uso de medicamentos ou substâncias
- Associada a transtorno psiquiátrico
- Síndrome do sono insuficiente
- Sintomas isolados ou variantes da normalidade, como dormidores longos

Transtornos do ritmo circadiano
- Atraso de fase do sono
- Avanço de fase do sono
- Ritmo de sono-vigília irregular
- Ritmo de sono-vigília não de 24 horas
- Fuso horário (*jet lag*)

Parassonias

Relacionadas ao sono não REM
- Despertar confusional
- Sonambulismo
- Terror noturno
- Transtorno alimentar relacionado ao sono

Relacionadas ao sono REM
- Paralisia do sono isolada recorrente
- Pesadelo
- Transtorno comportamental do sono REM

Outras parassonias
- Síndrome da cabeça explodindo
- Enurese
- Alucinações relacionadas ao sono
- Decorrente de doenças médicas
- Decorrentes de medicamentos ou substâncias
- Sintomas isolados ou variantes da normalidade: sonilóquio

Distúrbios do movimento relacionados com o sono
- Síndrome das pernas inquietas
- Movimentos periódicos dos membros durante o sono
- Cãibras durante o sono
- Bruxismo
- Mioclonia do sono neonatal benigna
- Transtorno do movimento rítmico relacionado ao sono
- Transtorno do movimento rítmico relacionado ao sono decorrente de doença médica
- Transtorno do movimento rítmico relacionado ao sono decorrente de medicamentos ou substâncias
- Sintomas isolados ou variantes da normalidade: mioclonia fragmentar excessiva
- Tremor hipnagógico do pé e ativação muscular alternante dos pés
- Abalos hípnicos (*sleep starts*)

Outros transtornos do sono

Apêndice A
- Insônia familiar fatal
- Epilepsia relacionada ao sono
- Cefaleia relacionada ao sono
- Laringoespasmo relacionado ao sono
- Isquemia miocárdica relacionada ao sono

Apêndice B
- Codificação do CID-10 para transtornos do sono induzidos por substâncias

---

O actígrafo pode ser útil, dependendo da idade, para triagem de algumas doenças do ciclo sono-vigília, movimentações excessivas durante o sono, entre outras.

Cefalometria, nasofibroscopia e imagem por ressonância magnética (IRM)

A nasofibroscopia avalia condições que impedem a criança de respirar adequadamente, como rinite, tecidos linfoides aumentados, pólipos, cornetos, desvio de septo, entre outros.[3] A cefalometria avalia a tendência do crescimento craniofacial e o espaço aéreo faríngeo em toda a sua extensão. A IRM é pouco utilizada para avaliação dos distúrbios do sono, sendo reservada para alguns casos particulares.

■ PRINCIPAIS DISTÚRBIOS DO SONO

Sono inadequado, sono insuficiente, sono fragmentado ou restrição de sono

Em crianças, sono insuficiente é resultado de higiene do sono inadequada, restrição voluntária do sono e desordens comportamentais do sono. Entre as doenças que levam ao aumento da latência do sono, despertares frequentes ou microdespertares, podemos citar a síndrome do atraso de fase do sono, distúrbios respiratórios durante o sono (síndrome da apneia obstrutiva do sono – SAOS, síndrome do aumento da resistência da via aérea superior – SARVAS), síndrome das pernas inquietas (SPI), movimentos periódicos dos membros durante o sono (PLMS), epilepsia, dor crônica, narcolepsia, síndrome de Kleine-Levin, ingesta de drogas psicoativas e álcool.[3]

Frequentemente, adolescentes entre 13 e 18 ou 22 anos dormem mais tempo que crianças ou adultos. Mudanças no padrão de sono ocorrem nessa época da vida, tanto em qualidade como em quantidade de sono. Sonolência excessiva diurna (SED) nessa população é considerada um grande problema, podendo trazer efeitos negativos em relação ao desempenho individual, à saúde e à segurança.[23]

Avaliações laboratoriais, estudos de campo e questionários têm mostrado que, durante a segunda década de vida, ocorrem numerosas alterações na fisiologia do sono associadas com o desenvolvimento de padrões consistentes de sono, incluindo diminuição da duração do sono com o aumento da idade, atraso da hora de ir para a cama e no tempo de levantar-se, e uma alteração discrepante entre os padrões de sono em dias letivos e nos finais de semana. Adolescentes típicos estendem seu sono em finais de semana, normalmente pela idade e na dependência de seu horário escolar, caso haja um débito significativo de sono. Pesquisas mostram que adolescentes também precisam de 9 a 10 horas de sono por noite.

Numerosos estudos desenvolvidos em laboratórios de sono avaliam o tempo de dormir e acordar, com ou sem fixação de horários dos períodos de sono, sono REM, sono de ondas lentas e outros. Algumas conclusões interessantes desses trabalhos são: 1) Crianças acordam mais espontaneamente que adolescentes antes das 8 horas da manhã; 2) A duração do sono REM é regular em adolescentes, quando são fixados os horários de tempo de cama.[24]

Consequências do sono inadequado

Sonolência excessiva diurna

Alerta é definido como uma habilidade inerente ao cérebro em sustentar a vigília "atenta", com pouco ou nenhum estímulo externo. Quando há sonolência excessiva, o alerta e a vigília tornam-se instáveis ou não realizáveis.[25, 26] A capacidade cognitiva diminui e aumenta o risco de erros e acidentes. Indivíduos com SED iniciam as tarefas contínuas, mas o desempenho cai com o tempo. Com o aumento da sonolência, diminuem as atividades que se julgam não necessárias. Altos níveis de sonolência prejudicam o desempenho, deixam lapsos de atenção, diminuem atividades motora e cognitiva, ocorrem erros mentais, erros de memória, diminuem o tempo de cumprir tarefas e aumentam os ataques incontrolados de sono. Muitos estudos relatam prejuízo da função cognitiva e memória com a SED ou "microssonos" incontroláveis.[27]

Problemas escolares

Estudos relacionam claramente o tempo total de sono (TTS) curto e esquemas irregulares de sono com diminuição do desempenho escolar em adolescentes.[28-32] Trockel e colaboradores randomizaram 185 estudantes de primeiro ano do segundo grau em relação aos hábitos de sono-vigília, exercícios, alimentação, humor, percepção do estresse, suporte social, hábitos religiosos e nota no final do semestre.[33] Perceberam que os hábitos de sono, particularmente o horário de acordar, foram os que mais se relacionaram com as notas escolares. Independentemente de idade e sexo, os melhores dormidores (mais de 9 horas de sono por noite) apresentaram notas significativamente mais altas que os que dormiram menos que 6 horas. Não houve relação entre dormir de sete a oito horas por noite com notas escolares.

Transtorno do déficit de atenção e hiperatividade (TDAH)

Como se sabe, pouco sono causa problemas de atenção e concentração. Estima-se que o TDAH afete de 5% a 10% da população escolar. Esse distúrbio persiste na adolescência em 10% a 60% dos indivíduos afetados.[34, 35] A relação entre problemas de sono e TDAH em crianças tem sido estudada por vários pesquisadores.[36] A polissonografia de crianças com TDAH mostra alterações na arquitetura do sono. Outros padrões alterados são: dificuldade em iniciar o sono, sonambulismo e sono não reparador. Além disso, os medicamentos utilizados para o tratamento do TDAH têm efeito psicoestimulante e influenciam também no sono desses pacientes.[37]

Portanto, a causa dos distúrbios do sono associados com o TDAH é multifatorial e varia entre os pacientes. Os efeitos medicamentosos associados, as comorbidades como depressão e ansiedade e os distúrbios primários do sono podem estar presentes por si ou exacerbar o TDAH de base.[38] Anormalidades primárias do SNC, que regulam os microdespertares, inibem comportamento e autorregulação e/ou vigilância associada com TDAH, podem também resultar em distúrbios do sono. Assim, o TDAH causa ou piora os distúrbios do sono, e estes pioram o TDAH.

Transtornos do humor

A relação entre sonolência e depressão em adolescentes deve ser considerada como bidirecional.[39, 40] Há evidências de que adolescentes com transtornos do

Tratado de Neurologia Infantil

humor (particularmente depressão) apresentam altas taxas de distúrbios do sono. Por outro lado, adolescentes com distúrbios do sono relatam aumento do humor negativo e dificuldades no controle do humor. Parte dessa relação pode ser explicada pelos efeitos do estresse, interferindo no sono do adolescente com problemas emocionais.

Queixas subjetivas, especialmente dificuldade em iniciar o sono, afetam a maioria dos adolescentes durante episódios de depressão. Assim, os efeitos negativos em distúrbios do sono e transtornos do humor e vice-versa em adolescentes contribuem para uma "espiral negativa", tanto em atividades escolares como no relacionamento social.

Sonolência e direção de veículos

Acidentes de trânsito causando morte ou invalidez em adolescentes por causa de sonolência têm sido bastante comuns, principalmente entre americanos maiores que 16 anos de idade.[41] Há um risco 1,8 vez maior para acidentes de trânsito em adolescentes que dormem entre seis e sete horas por noite em relação aos que dormem oito ou mais horas. Para quem dorme menos que cinco horas por noite, o risco aumenta para 4,5 vezes.

Sonolência excessiva diurna

SED entre crianças e adolescentes tende a se tornar um importante problema de saúde pública no âmbito internacional. Pediatras e outros profissionais da saúde têm uma boa oportunidade para avaliar seu paciente, verificando se a SED está relacionada à privação de sono ou a outros distúrbios do sono.[42]

Sonolência é definida como uma condição, durante a vigília, em que há um aumento da tendência do indivíduo (pessoa ou animal) em dormir. Sonolência é o oposto de alerta e pode ser definida de forma fisiológica, subjetiva e comportamental.

Do ponto de vista objetivo, fisiológico, pode ser medida pelos MTLS. Durante monitorização polissonográfica, em quarto escuro e silencioso, são oferecidas de quatro a cinco oportunidades para o indivíduo dormir deitado em cama e com roupas de passeio (isto é, sem pijamas), com duração de 20 minutos e a cada 2 horas.

Subjetivamente, a sonolência é expressa como uma experiência psicológica, ou seja, sentir-se com sono, o que em crianças pode-se expressar de diferentes maneiras, dependendo do seu nível de desenvolvimento.

Finalmente, sonolência pode ser vista de forma comportamental como um fenômeno observável, isto é, vê-se um indivíduo com sono ou dormindo, com os olhos vermelhos, repousar a cabeça sobre a mesa, ou numa parede, dificuldade de concentração, bocejos ou o modo de se posicionar numa cadeira.

Não se sabe ao certo o quanto de sono é necessário para estar alerta durante o dia ou não ter SED. Alguns estudos usando os MTLS demonstraram que crianças saudáveis de 5 a 16 anos de idade, com esquemas regulares de se deitar e acordar, necessitam de pelo menos 10 horas de sono por noite e cuja latência de sono em média é de 10 minutos.

O tratamento consiste em se combater a causa básica ou relacionada. A higiene do sono sempre contribui para uma melhora significativa da sonolência diurna de forma independente. Medicamentos como modafinila, metilfenidato ou outros estimulantes têm seu uso restrito e devem ser indicados com cautela.

Outros fatores de SED

Como já mencionamos anteriormente, há uma tendência inerente aos adolescentes a terem sono insuficiente e, como consequência, SED. Entretanto, distúrbios do sono não tratados e outras causas orgânicas têm especial valor quando resultam em SED.[42]

Efeitos de medicamentos e substâncias

Muitos medicamentos comuns podem afetar o sono ou o seu padrão, como os estimulantes de longa ação para o tratamento do TDAH.[3] Esses agentes podem paradoxalmente melhorar a sonolência e aumentar os problemas de concentração, atenção e humor durante o dia. Medicamentos para depressão podem afetar a qualidade do sono.[43] Drogas para resfriados e alergia podem ser estimulantes, como a pseudoefedrina, ou sedativos, como a difenidramina.

Adolescentes podem usar drogas ilícitas com grande efeito sobre o sono. O álcool é uma potente substância sedativa de curta duração. Embora possa ser indutor de sono, desenvolve insônia ao longo da noite. O álcool também tem efeito relaxante dos músculos da faringe, precipitando ronco e apneia do sono.

Estimulantes como cafeína (encontrada no café e em alguns refrigerantes), teofilina (no chá), teobromina (no chocolate) podem causar insônia ou interrupção do sono e, consequentemente, SED, sendo provável a necessidade de aumentar a cafeína no dia seguinte. O uso excessivo de cafeína, nicotina e estimulantes sob condições de sonolência podem aparentemente ter bom efeito em curto prazo, mas trazem consequências negativas sobre o sono e o ritmo circadiano em longo prazo.[9]

Seção 3 ■ Doenças e Síndromes Neurológicas

Distúrbios do Sono

Implicações para a prática clínica

A SED é um problema significante em adolescentes. Em muitos casos, é resultado de um sono inadequado causado por tempo insuficiente de cama e está associado a alterações intensas no ciclo sono-vigília, bem como a pressões externas, como deitar-se tarde e levantar-se cedo. No mínimo, a avaliação clínica nessa idade requer algumas questões rotineiras sobre padrão de sono e quanto tempo se dorme, bem como sintomas relacionados ao sono.

Há uma ferramenta específica que ajuda a contemplar a rotina do sono do indivíduo, denominada "BEARS"[2] (Tabela 16.2). Divide-se em cinco domínios e pode ser aplicada em crianças de 2 a 18 anos. Cada domínio contempla uma "questão gatilho" para ser usada na entrevista.

Tabela 16.2 Questionário BEARS.[2]

B = *Bedtime problems* – problemas na hora de dormir

"Você tem algum problema para iniciar o sono?"

E = *Excessive daytime sleepiness* – sonolência excessiva diurna

"Você se sente com muito sono durante o dia? Na escola? Enquanto dirige?"

A = *Awakenings* – despertar durante a noite

"Você acorda muito durante a noite?"

R = *Regularity* – regularidade e duração do sono

"A que horas você vai para a cama dormir em dias normais de escola? E em finais de semana? Quanto tempo você dorme? "

S = *Sleep disordered breathing* – distúrbios respiratórios durante o sono"

Para os pais: "Seu filho ronca alto? Durante a noite toda?"

Para o paciente: "Alguém já te disse que você ronca alto durante a noite? "

A mensagem para os clínicos é que sono insuficiente (tempo de cama) é comum, mas nem sempre essa queixa se apresenta sozinha. Deve-se considerar depressão, apneia do sono, insônia, narcolepsia e outros distúrbios do sono, bem como medicamentos ou estimulantes, como a cafeína ou medicamentos que causam prejuízo na qualidade do sono e SED.

O esquema da Figura 16.1 não está validado, mas pode direcionar os profissionais a um diagnóstico de SED e auxiliar na conduta. Deve-se orientar os adolescentes quanto ao seu sono normal e os efeitos que sua deficiência possa trazer no desempenho diário e para a saúde em geral.

Narcolepsia

É um distúrbio neurológico do sono associado a um controle inadequado do sono REM, manifestando-se por crises rápidas e recorrentes de sono. Estima-se uma prevalência de 0,05% na população, sendo de ocorrência rara na faixa etária pediátrica.[44] Os sintomas característicos da narcolepsia são: SED, cataplexia, paralisia do sono, alucinações hipnagógicas ou hipnopômpicas e fragmentação do sono (atualmente aceito como um sintoma de importância igual à dos demais). A narcolepsia é dividida em tipos I e II.

- Critérios diagnósticos da narcolepsia tipo I
  - Períodos de sono irresistível ou dormir sem perceber durante o dia, ocorrendo há pelo menos três meses.
  - Presença de um ou ambos os critérios:
    a) Cataplexia e a média das latências do sono menor ou igual a oito minutos e dois ou mais períodos de sono REM nos MTLS (um sono REM que ocorrer até 15 minutos do início do sono na polissonografia da noite que precede os MTLS pode ser usado, substituindo um dos testes de latência).
    b) Concentração de hipocretina de uma medida por radioimunoensaio menor que 100 pg/ml ou um terço da média dos valores obtidos em indivíduos normais com o mesmo tipo de medida.[45]
    c) Em crianças pequenas, suspeita-se de narcolepsia quando o sono noturno for excessivamente longo ou pelo retorno das sonecas diurnas quando a criança não mais as apresentava.[24]
- Critérios diagnósticos da narcolepsia tipo II
  - Períodos de sono irresistível ou dormir sem perceber durante o dia, ocorrendo há pelo menos três meses.
  - Ausência de cataplexia.
  - A média das latências do sono menor ou igual a 8 minutos e dois ou mais períodos de sono REM nos MTLS (um sono REM que ocorrer até 15 minutos do início do sono na polissonografia da noite que precede os MTLS pode ser usado, substituindo um dos testes de latência).
  - Hipocretina não medida ou a concentração de hipocretina de uma medida por radioimunoensaio maior que 100 pg/ml ou maior

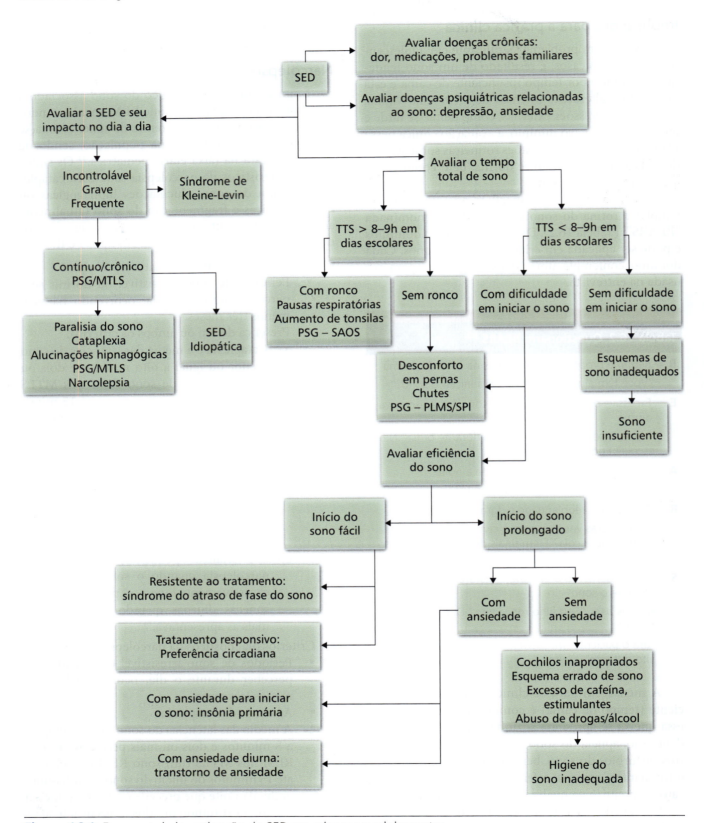

Figura 16.1 Esquema de investigação de SED em crianças e adolescentes.

que um terço da média dos valores obtidos em indivíduos normais com o mesmo tipo de medida.

- A sonolência diurna e/ou o resultado dos MTLS não são compatíveis com outras causas de sonolência, como sono insuficiente, apneia obstrutiva do sono, transtornos do ritmo circadiano, uso ou retirada de medicamentos.

Se a cataplexia ocorrer mais tardiamente, o diagnóstico deve ser modificado para narcolepsia tipo I, assim como se os níveis de hipocretina forem semelhantes aos encontrados no tipo I.

Não há um mecanismo causal estabelecido. Sabe-se que, no tipo I, há relação com alelos do antígeno de histocompatibilidade HLA-DQB1*0602 em 95% do casos.[45] Outro achado é o reduzido valor do neuropeptídio hipocretina ou orexina, produzido no hipotálamo lateral e com função reguladora do sono e homeostase. Pode haver também possível alteração imunológica nesses indivíduos, como diferenças no *locus* do receptor alfa do linfócito T, presença de anticorpos específicos *tribbles homolog 2*, assim como baixos níveis do linfócito CD40L e linfopenia relativa.

A narcolepsia do tipo II tem origem mais heterogênea, podendo envolver alterações em diferentes sistemas associados à vigília por outras doenças do SNC, sendo chamada de narcolepsia secundária. É frequentemente observada em relação com tumores do SNC que acometem o hipotálamo, como o craniofaringioma, e em doenças genéticas, como a de Niemann-Pick tipo C e a síndrome de Prader-Willi.

O tratamento da SED é feito com o uso de estimulantes do SNC: metilfenidato (5 mg, 2x/dia) ou modafinila (100 mg/dia).[46, 47] Para a cataplexia, paralisia do sono e alucinações, são usados os antidepressivos tricíclicos e os inibidores da recaptação da serotonina em doses calculadas de acordo com o peso da criança, e sempre na menor dose capaz de melhorar os sintomas. Os cochilos programados são de grande valia para diminuir as doses dos medicamentos, evitando seus efeitos colaterais.

Síndrome de Kleine-Levin

É um distúrbio neurológico raro (dois a seis para cada 10 mil indivíduos), cujo principal sintoma é a hipersonia, que se apresenta de modo recorrente. A sonolência é profunda e acompanhada por alterações cognitivas e de humor, hiperfagia compulsiva, hipersexualidade e sinais de disautonomia. Os episódios, que duram alguns dias, podem recorrer em intervalos irregulares durante anos e, no período intercrítico, o paciente pode apresentar comportamento normal e se manter alerta.[48]

Acomete mais o sexo masculino, jovens entre 10 e 25 anos, e tem caráter benigno porque, de modo geral, os episódios de sonolência vão progressivamente desaparecendo. Provavelmente se relaciona a disfunções hipotalâmicas e a alterações no metabolismo da serotonina e da dopamina, podendo também ser um processo autoimune.[45] O tratamento medicamentoso para reduzir a sonolência envolve o uso de derivados anfetamínicos, metilfenidato e modafinila. O carbonato de lítio também pode ser útil para a redução dos episódios de recorrência.[49]

Insônia comportamental na criança

A insônia na criança é uma das queixas mais comuns e interfere no bem-estar de toda a família, especialmente dos pais, que recorrem à ajuda médica por sentirem-se desgastados, cansados e frustrados, enquanto a criança permanece feliz, ativa e descansada.[50, 51]

A criança com dificuldade para iniciar e manter o sono comporta-se, geralmente, com agitação ou hiperatividade, impulsividade, mau humor, irritabilidade e agressividade. Na escola, pode apresentar déficit de atenção e memória ou dificuldades na aprendizagem. A SED não é uma consequência marcante, como ocorre no adulto.

A insônia comportamental na criança é altamente prevalente e pode ser tratada de modo eficaz com intervenções não farmacológicas e em poucas semanas. Para isso, é de extrema importância que os profissionais da saúde conheçam o padrão normal de sono da criança e os distúrbios do sono para orientação da família e tratamento.

De modo geral, a insônia pode ser definida como a dificuldade de iniciar e manter o sono. Na criança, considera-se a insônia comportamental quando ocorre dificuldade para adormecer ou múltiplos despertares noturnos, fora do padrão fisiológico esperado para cada faixa etária. Observa-se, além da diminuição do tempo total de sono, uma discrepância entre as necessidades de sono da criança e o padrão estabelecido pelos pais.

A prevalência de insônia na criança é semelhante em vários estudos encontrados, mesmo se comparados a diferentes culturas. Estima-se que de 20% a 30% das crianças tenham graves problemas para iniciar e manter o sono. Para crianças e adolescentes, os despertares frequentes são os problemas de sono mais comuns, pois de 25% a 50% das crianças maiores de 6 meses continuam acordando durante a noite. É im-

Tratado de Neurologia Infantil

portante ressaltar que as duas queixas coexistem com frequência, as estratégias de tratamento são similares e alguns estudos não as abordam separadamente, o que dificulta estimar as taxas de prevalência.

A insônia pode acontecer tanto em crianças hígidas como secundária a diversas doenças orgânicas e emocionais, envolvendo um mecanismo fisiopatológico multifatorial com características biológicas, circadianas e neurodesenvolvimentais. Além disso, pode apresentar fatores predisponentes, precipitantes e perpetuantes, tal qual a insônia psicofisiológica do adulto.

As causas mais comuns de insônia na criança estão relacionadas a fatores ambientais, comportamentais, psicológicos e orgânicos.[51] Pode ser causada por hábitos inadequados na hora de dormir, por falta de rotina ou por falta de limites, que devem ser impostos pelos pais. Outros fatores envolvidos na insônia estão o medo, ansiedade, depressão, estresse pós-traumático ou abuso sexual. Alguns problemas médicos, como infecção aguda da via aérea superior, otites e cólicas, também podem causar insônia, mas por tempo limitado, apenas enquanto durar o incômodo.

Na ICSD-3 – 2014,[22] a insônia comportamental da infância é caracterizada pela dificuldade em dormir, resultando de associações de sono inapropriadas ou limites inadequados estabelecidos pelos pais ou cuidadores. Embora mais comum em crianças menores, associações inapropriadas podem ocorrer em grupos mais velhos. Sendo assim, por exemplo, adultos com insônia podem relatar intolerância ao silêncio e ao escuro, não sendo capazes de pegar no sono a não ser que a televisão esteja ligada. Não está claro ainda se o estabelecimento de limites está envolvido na dificuldade em dormir somente nas crianças jovens. Tais dificuldades podem também se manifestar durante a adolescência, como no atraso intencional em ir para a cama.

Essas condições associadas ao início do sono são necessárias para que a criança adormeça no horário de dormir e volte a fazê-lo após os despertares que ocorrem normalmente durante a noite. Existem associações positivas e negativas. As associações positivas são aquelas que a criança pode fazer por si mesma, como usar a chupeta ou abraçar um bichinho de pelúcia. Nas associações negativas, há a necessidade da assistência de outra pessoa, como ser embalada por alguém ou tomar a mamadeira, ou ainda precisam de estímulos externos, como a TV, o passeio de carro ou de carrinho de bebê.

O distúrbio de falta de limite acomete mais frequentemente crianças um pouco maiores, em idade pré-escolar e escolar. Inclui a recusa de ir para a cama ou a tentativa de retardar a hora de dormir. A recusa é caracterizada quando a criança não fica pronta para dormir, não quer ir para a cama ou tenta prorrogar o horário de dormir – as táticas de esquiva incluem pedidos como mais um copo de água, ir ao banheiro outra vez etc., ou atividades adicionais, como ver mais televisão ou escutar outra história. Quando a criança adormece, a sua qualidade de sono é normal e ela tende a ter poucos despertares.

Uma insônia caracterizada como sono de curta duração foi descrita recentemente. Este grupo que dorme, em média, menos que seis horas por noite tem risco de elevada morbidade, sendo que a queixa clínica é de insônia.

História clínica detalhada e exame físico completo na criança se fazem necessários. A anamnese deve incluir questões relacionadas ao ciclo de sono-vigília, como: horário de dormir e acordar durante a semana e nos finais de semana, horário dos cochilos, rotina e ritual para dormir, comportamento noturno (ronco, apneia, pesadelos e parassonias) e comportamento diurno (queixa de cansaço, dificuldade em manter atenção, irritabilidade, agressividade, agitação ou hiperatividade, alimentação, ingestão de cafeína e medicações). Perceber situações marcantes na vida da criança, como nascimento de irmão, separação dos pais, mudança de escola e de casa, entre outros, também se torna importante para caracterizar o sono da criança e o ambiente em que vive.

Os pais devem preencher o diário de sono da criança pelo menos durante duas semanas, devendo constar a hora em que a criança foi para a cama, quanto tempo ela levou para adormecer, a frequência e a duração dos despertares noturnos, o horário em que a criança acordou pela manhã, o tempo total de sono, a duração e o horário dos cochilos.

Pode-se utilizar o actígrafo, um aparelho do tamanho de um relógio de pulso, que possui um sensor de luz e movimento, possibilitando estimativas do início, do fim e do tempo total de sono. A polissonografia deve ser utilizada quando existe suspeita de outros distúrbios do sono, como ronco, apneia do sono ou movimentos periódicos dos membros.

O tratamento da insônia comportamental da infância deve ser iniciado com a higiene do sono (descrita mais adiante neste capítulo), seguida de técnicas de terapia cognitiva comportamental (TCC). Em caso de doenças crônicas ou agudas, deve-se tratar ou minimizar a causa.[51] O tratamento farmacológico é bastante restrito e deve ser muito bem analisado antes de ser aplicado.

Pesquisas propondo tratamento dos distúrbios do sono baseados na TCC têm demonstrado desfechos positivos. Essa intervenção consiste em trabalhar com os pais, orientando sobre a alteração do sono do seu

478

Seção 3 ■ Doenças e Síndromes Neurológicas

Distúrbios do Sono

filho, verificando os hábitos e rotina durante a noite, levando a uma mudança de comportamento nos padrões de sono da criança.

As técnicas da TCC devem incluir relaxamento, restrição de sono e controle de estímulos. A restrição de sono consiste em fazer a criança dormir um número menor de horas para tentar diminuir os despertares durante a noite. O controle de estímulos consiste em enfraquecer os hábitos inadequados, instalando rotinas que se associem ao dormir bem e rápido.

A terapia farmacológica quase nunca é de primeira escolha, devendo ocorrer em casos bem selecionados, após o diagnóstico da causa da insônia e como coadjuvante de alguma outra técnica comportamental.[9]

Algumas opções são:

a) anti-histamínicos sedativos – de primeira geração (Anti-H1): dexclorfeniramina, difenidramina, hidroxizina, prometazina;

b) clonazepam em doses baixas (0,1 a 0,2 mg ao deitar);

c) melatonina em doses baixas (0,1 a 0,5 mg, 30 a 60 minutos ao deitar), lembrando que é uma droga não liberada no Brasil;

d) hidrato de cloral (ação ultracurta);

e) antidepressivos tricíclicos e inibidores de recaptação da serotonina;

f) fitoterápicos: valeriana, passiflora, camomila, melissa.

Parassonias

São eventos físicos indesejáveis ou experiências que ocorrem no início do sono, durante o mesmo ou ao despertar. Podem ocorrer durante o sono REM, sono não REM, na transição do sono para vigília ou da vigília para sono (Tabela 16.3). Englobam movimentos complexos, comportamentos, emoções, percepções, sonhos e atividade autonômica do sistema nervoso.[52] Esses eventos geralmente não deixam consequências diurnas.

Tabela 16.3 Parassonias.[22]

Primárias	Secundárias
Adormecimento	**Epilepsias noturnas**
• "Sustos" (*sleep starts*) – (motores, sensoriais)	**Outros distúrbios físicos**
• Alucinações hipnagógicas	• Dores de cabeça
• Paralisia do sono	• Distúrbios respiratórios
• Distúrbios rítmicos do movimento	• Problemas gastrintestinais
• Síndrome das pernas inquietas	• Cãibras noturnas
Sono não REM superficial	• Arritmias cardíacas
• Bruxismo	• Perseveração dos sustos (*sleep starts*)
• Movimentos periódicos dos membros durante o sono	• Alguns casos de síndrome das pernas inquietas ou movimentos periódicos dos membros durante o sono
Sono não REM profundo	**Transtornos psiquiátricos**
• Distúrbios do despertar (despertares confusionais, sonambulismo, terrores noturnos)	• Transtorno de estresse pós-traumático
Sono REM	• Crises de pânico noturnas
• Pesadelos	• Outros (incluindo distúrbios alimentares ligados ao sono, estados psicogênicos dissociativos e "pseudoparassonias")
• Distúrbio comportamental do sono REM	
Despertar	
• Alucinações hipnopômpicas	
• Paralisia do sono	
Parassonias não relacionadas aos estágios de sono	
• Soniloquio	
• Enurese noturna	
Outras parassonias primárias	
• Distúrbios de sobreposição de parassonias	

Capítulo 16

479

As parassonias são consideradas fenômenos benignos nas crianças e, geralmente, não têm impacto significativo na qualidade e quantidade de sono. No entanto, nos casos mais graves, podem causar ferimentos e fragmentação do sono, além de serem bastante perturbadoras para a criança e sua família.

O grande número de parassonias mostra que o sono não é simplesmente um estado quiescente, mas pode envolver episódios complexos de movimentos, variando dos mais sutis até aqueles mais dramáticos e complexos. Vários estudos mostram que problemas familiares, baixo nível educacional dos pais ou baixo nível socioeconômico estão positivamente associados com a presença de parassonias.

As parassonias do sono não REM ocorrem frequentemente na transição dos estágios mais profundos para os mais superficiais, cerca de duas a três horas após o início do sono. A maioria dessas manifestações resolve-se espontaneamente.

Há associação entre sonambulismo, terror noturno, sonilóquio e bruxismo com o transtorno de ansiedade de separação. Também há evidências da associação entre sonambulismo persistente e altos escores para hiperatividade e desatenção.[51]

A hereditariedade tem sido descrita na etiologia de muitas formas de parassonias. A caracterização mais eficiente dos diferentes tipos desses eventos pode ser feita pela polissonografia, estabelecendo-se uma melhor correlação com as fases do sono específicas.

Quando uma parassonia do sono não REM se torna problemática, deve-se considerar a existência de um distúrbio subjacente. Distúrbios respiratórios do sono ou a síndrome das pernas inquietas podem estar provocando esses despertares parciais. Em crianças portadoras de distúrbios respiratórios do sono, incluindo a síndrome do aumento da resistência da via aérea superior e apneia, há maior frequência de pesadelos, terrores noturnos e sonambulismo do que no resto da população.[53]

Um mesmo tipo de distúrbio do despertar pode ter implicações diferentes de acordo com a faixa etária. Entretanto, as parassonias são altamente prevalentes na idade pré-escolar.

O diagnóstico diferencial das parassonias é complexo, podendo envolver condições incomuns e necessitar de monitoramento poligráfico (incluindo EEG extensivo e gravação audiovisual). Polissonografias múltiplas sequenciais podem ser necessárias para capturar um evento clínico ou subclínico.

O diagnóstico diferencial entre as epilepsias noturnas do lobo frontal e diferentes formas de parassonias (incluindo as benignas) se faz necessário, pois fatores clínicos e a anamnese podem ser muito semelhantes e sobreporem-se uns aos outros.[54] Baseados somente na história clínica, há algumas características indicando um distúrbio do despertar: 1) início dos episódios na idade pré-escolar; 2) a frequência dos episódios, ao menos os mais complexos, de cerca de uma vez ao mês; 3) longa duração dos episódios (alguns minutos), normalmente após uma ou duas horas do início do sono; 4) o desaparecimento após a puberdade.

Os antidepressivos tricíclicos, particularmente a imipramina, são eficazes principalmente nos pesadelos e terrores noturnos. Os anti-histamínicos (ciproeptadina, difenidramina, hidroxizina, prometazina) podem ser usados, mas efeitos secundários e a perda da eficácia por tolerância limitam seu uso a sintomas situacionais.

O lítio, que incrementa o sono profundo, pode facilitar a ocorrência de distúrbios do despertar, como o sonambulismo. Os supressores do sono REM, como benzodiazepínicos e antidepressivos, podem ajudar no tratamento das parassonias desse estágio.

Terapia comportamental, gerenciamento do estresse e hipnose estão entre os tratamentos relatados como benéficos para pacientes com problemas psicológicos subjacentes.

Síndrome das pernas inquietas (doença de Willis-Ekbom)

PLMS (do inglês *period limbs movement of sleep*) são repetidas contrações dos músculos tibiais anteriores ocorrendo durante o sono. Embora muito comuns em adultos, os movimentos também podem ser vistos em crianças e adolescentes. Podem ser um achado incidental durante um exame de polissonografia ou ser uma causa de sono interrompido em razão dos microdespertares, levando à SED, ou ainda um gatilho para despertares e consequente insônia. Embora muitos pacientes com a síndrome das pernas inquietas (SPI) apresentem PLMS, o inverso não é comum. SPI frequentemente está associada com insônia e recentemente há descrição da associação com TDAH em crianças e adolescentes.

A descrição dos sintomas da SPI é a definição da doença e envolve o desejo irresistível de movimentar-se, associado a uma sensação desagradável e incômoda nos membros inferiores, geralmente apresentando piora desse quadro ao anoitecer.

Essas sensações geralmente são descritas pelas crianças, como: dores, formigamento, pressão, repuxões, picadas, coceiras, entre outras sensações ruins

Distúrbios do Sono

nas pernas, quando estão paradas, sentadas ou deitadas. Diante desse incômodo surge a necessidade urgente de andar, correr, esticar, alongar, balançar, bater, massagear, procurando alívio. Esses incômodos podem ocorrer também durante o dia. Algumas crianças relatam a presença desses sintomas quando estão na sala de aula, tendo que se movimentar pela sala ou na própria carteira para aliviar a sensação. Os pais costumam referir que as crianças reclamam das pernas geralmente na hora de dormir ou acordam durante a madrugada chorando, dizendo que estão com dores nas pernas, solicitando massagem para conseguirem dormir.

Critérios diagnósticos de SPI em crianças e adolescentes foram publicados em 2003 (Tabela 16.4), sendo que evoluíram a partir de critérios de SPI de adultos.[22,55]

Uma prevalência de SPI pediátrica de 5,9% foi encontrada em estudo realizado na Clínica Mayo, nos EUA. Outro estudo realizado em 2007 apresentou prevalência de 1,9% na faixa de 8 a 11 anos e 2% na faixa de 12 a 17 anos, na população dos EUA e do Reino Unido.[56] Estudo no Brasil em 2009, realizado em populações urbana e rural com idade de 5 a 17 anos, mostrou prevalência de 6,3%, sendo mais alta em meninas.[57]

Estudos da SPI na infância geralmente apontam para sua associação com casos familiares, PLMS e TDAH. As crianças com TDAH frequentemente têm perturbações do sono, incluindo dificuldade em adormecer, sono agitado e acordar precoce.[58] Crianças com sintomas de TDAH apresentam duas vezes mais chances de ter SPI. Estudos apresentam um índice entre 80% a 90% de casos de SPI na infância associados aos PLMS. Além disso, 64% das crianças com TDAH têm índice de PLMS > 5/hora de sono, e incidência aumentada de história pessoal e familiar de SPI.

Exames laboratoriais de ferritina, transferrina e saturação de ferro geralmente são solicitados para a verificação dos níveis cerebrais de ferro, pelo fato de a deficiência desse elemento poder estar presente nos pacientes com SPI. A polissonografia é solicitada nos casos de SPI associado a PLMS.

Tabela 16.4 Critérios diagnósticos para SPI na infância (2 a 12 anos).[22,55]

Definição 1

A. A criança atende a todos os quatro critérios essenciais para SPI em adultos, exceto o critério 4:

1. Necessidade irresistível e intensa de mover as pernas, geralmente acompanhada de ou causada por sensações parestésicas desagradáveis nas pernas entre o tornozelo e o joelho. Por vezes, a compulsão para movimentar os membros não é acompanhada do desconforto característico. Outros segmentos do corpo (braços) além das pernas podem ser acometidos, mas raramente desacompanhados do acometimento das pernas. A destacar que o profissional que cuida destes pacientes deve ficar atento às diversas expressões que podem ser usadas para caracterizar as queixas sensoriais: dor, ardor, dormência, desconforto, mal-estar, peso, formigamento, sensação de inseto andando na perna etc.

2. A necessidade de mover as pernas ou a sensação desagradável de desconforto começa ou piora durante períodos de repouso ou inatividade, com o paciente sentado ou deitado.

3. A necessidade de mover as pernas ou a sensação desagradável é aliviada total ou parcialmente por movimentos, tais como caminhar, alongar-se, curvar-se. Alguns pacientes sentem alívio com manobras sensitivas (banhos frios ou quentes, posturas específicas, massagens etc.).

4. A necessidade de mover as pernas ou a sensação desagradável apresenta uma característica circadiana, surgindo ou piorando no final do dia e à noite. As queixas são geralmente mais leves durante o dia do que à noite e ocorrem picos de intensidade na madrugada.

B. Há uma descrição, nas próprias palavras da criança, consistente com o desconforto nas pernas.

Definição 2

A. A criança atende a todos os quatro critérios essenciais para SPI em adultos (ver acima).

B. Dois dos três critérios a seguir têm que estar presentes:

1. Distúrbios do sono para a idade;

2. Um parente biológico ou irmão tem SPI definida;

3. A criança tem um índice de PLMS > e/ou = a 5 eventos por hora na polissonografia.

Capítulo 16

Tratado de Neurologia Infantil

O tratamento se baseia no aumento das concentrações de dopamina no SNC com agentes, como: levodopa, pergolida e, preferencialmente, pramipexol.[57] Gabapentina e benzodiazepínicos também podem ser usados em certas ocasiões, e o uso de sulfato ferroso frequentemente se faz necessário, já que há uma comum associação da SPI com níveis de ferritina abaixo de 50 μg/L.

Síndrome da apneia obstrutiva do sono

A SAOS na criança é definida como episódios de obstrução parcial ou total da respiração durante o sono, acompanhada da redução da saturação da oxi--hemoglobina ou hipercapnia.[59] A forma grave pode associar-se à *cor pulmonale*, atraso do desenvolvimento e crescimento e morte. A criança com SAOS geralmente tem hipertrofia das tonsilas palatinas e faríngeas.[60]

A prevalência da SAOS estimada em crianças é de 1% a 3%, com distribuição igualitária entre os sexos. O pico de incidência ocorre entre 2 e 8 anos de idade, quando as tonsilas palatinas e faríngeas são maiores em relação ao tamanho básico da via aérea.[61, 62]

Sintomas noturnos incluem ronco, movimento paradoxal do tórax e abdome, apneia, dificuldade de respiração, cianose durante o sono, sono agitado e enurese. Este último é um achado relativamente comum em crianças com SAOS. Provavelmente, a enurese acontece devido ao despertar na apneia, à pressão na bexiga ou à alteração na secreção do hormônio antidiurético.[63]

Os sintomas diurnos são obstrução nasal, respiração bucal, boca seca, halitose, problemas salivares, dificuldades fonoarticulatórias e outros sintomas relacionados à hipertrofia adenotonsilar, como congestão nasal. Também são observados problemas comportamentais e, em algumas crianças, sonolência excessiva diurna.[62]

Os aspectos do comportamento e cognição na criança com apneia foram estudados, encontrando-se prejuízos cognitivos em memória, atenção e problemas de aprendizagem. Os problemas comportamentais incluem agressividade, impulsividade e hiperatividade. Os prejuízos são mais significativos nas crianças com SAOS grave.[64-67]

A SAOS pode induzir à diminuição do crescimento, possivelmente por diminuição da secreção do hormônio de crescimento e prejuízo em sua síntese a partir da fragmentação do sono.

O diagnóstico da SAOS baseia-se na história clínica, no exame físico e em exames complementares.[68] O uso de escalas e questionários validados que avaliem o sono da população pediátrica tem permitido o *screening* quanto à necessidade de exames complementares, como é o exemplo da "Escala de Distúrbios do Sono para Crianças" recentemente publicada, que diante de escores permite discriminar as crianças com ou sem os seis subtipos de distúrbios do sono a que se propõe, entre eles, os distúrbios respiratórios do sono.

Os critérios diagnósticos para a SAOS em crianças são: a) Queixa dos responsáveis de respiração ruidosa[69] e perturbada durante o sono da criança e/ou SED ou problemas comportamentais; b) Episódios de obstrução completa ou parcial da via aérea; c) Aspectos associados incluem: ronco, movimento paradoxal do tórax/abdome, apneias ou dificuldade respiratória observada pelos responsáveis, problemas comportamentais, hipertrofia adenotonsilar, respiração oral diurna, déficit de crescimento ou obesidade; d) a polissonografia demonstra hipoventilação obstrutiva, dessaturação arterial do oxigênio (menor do que 92%) e despertares associados à obstrução da via aérea superior.[70]

O exame físico completo, incluindo peso, estatura, índice de massa corpórea, exames respiratório, cardiovascular, neurológico, otorrinolaringológico e dos aspectos comportamentais, também é importante para o diagnóstico da SAOS.[71, 72]

O exame clínico intraoral mostra, geralmente, palato ogival, mordida cruzada posterior causada por uma diminuição do crescimento do osso maxilar após respiração oral contínua ou, ainda, uma mordida aberta anterior devido à incompetência labial,[65, 73] acompanhada de uma posição anteriorizada da língua, falta de crescimento do terço inferior da face, retrognatia ou micrognatia; geralmente, o dorso da língua está acima do plano oclusal dos dentes, o que impede que a úvula seja visualizada sem a ajuda de espátula, caracterizando os graus I a IV da classificação de Mallampati. A hipertrofia das tonsilas palatinas pode ser identificada de acordo com a classificação de Brodsky.[74]

A polissonografia feita durante a noite é o exame padrão-ouro para o diagnóstico dos distúrbios respiratórios do sono. A criança com até um evento obstrutivo por hora está dentro dos limites de normalidade.[68] Gozal demonstrou que crianças com ronco primário, mesmo sem apresentar apneias na polissonografia, podem ter alterações cognitivas e todas as consequências advindas da SAOS.[75]

A cefalometria é usada para avaliação do padrão craniofacial na SAOS:[76] espaço aéreo faríngeo em toda sua extensão, vértebras, osso hioide e língua, estruturas extremamente importantes que não são observadas e avaliadas pelos ortodontistas em geral quando são feitos os planos de tratamentos ortodônticos. O desenho dessas estruturas fornece medidas complementa-

482

Seção 3 ■ Doenças e Síndromes Neurológicas

res, especialmente para observação da diminuição ou obstrução do espaço aéreo, posição do osso hioide em relação à vértebra C3 e ao plano mandibular.

A IRM permite a visualização e medições mais precisas da via aérea superior.[77] A nasofibroscopia visualiza o sítio de obstrução. Quando a SAOS está associada à hipertrofia das tonsilas faríngeas e palatinas, o tratamento de escolha é a adenotonsilectomia,[78,79] que melhora todo o quadro geral, a qualidade do sono, o ronco, a enurese, os problemas comportamentais e cognitivos e promove aceleração no crescimento.

A adenotonsilectomia resolve a obstrução da via aérea superior, mas a persistência ou o reaparecimento do ronco e da apneia obstrutiva do sono mais tarde, na adolescência, sugere que modificações craniofaciais podem estar associadas à recidiva.[68, 80]

Há relação entre SAOS, alterações craniofaciais e má oclusão dentária, que podem ser precoces. O desvio do septo resulta na distribuição assimétrica do espaço intranasal, afetando as conchas nasais, reduzindo o fluxo aéreo e levando ao desenvolvimento anormal da maxila.[76, 81]

Os aparelhos ortopédicos funcionais e os aparelhos orais têm sido usados em crianças que têm SAOS e anomalias craniofaciais.[82]

A SAOS está associada com atresia da maxila, palato ogival e mordida cruzada posterior. A expansão rápida da maxila (ERM) é conseguida com um aparelho intraoral que trata a constrição maxilar e, quando feita em crianças com SAOS, tem como resultado a diminuição no índice de apneia-hipopneia. O efeito total da expansão consiste em um movimento para fora e para frente do complexo maxilar, resultando num aumento na cavidade nasal, com a melhora do fluxo aéreo.[83]

O tratamento da SAOS com APAP (aparelho de pressão aérea positiva) é seguro e clinicamente efetivo em crianças, com poucos efeitos colaterais, como sintomas nasais ou irritação da pele.[68] Nesse tratamento, a criança deve passar por avaliação craniofacial periodicamente, uma vez que a aplicação prolongada de forças ortopédicas, como o apoio do APAP sobre a maxila e sobre a cabeça, deve ser feita com cautela, pois os ossos do crânio e da face ainda são muito maleáveis na faixa etária pediátrica.

Baseando-se em teorias que associam mecanismos inflamatórios na fisiopatologia da SAOS,[84] alguns autores realizaram ensaios clínicos com o uso de corticosteroides nasais, antagonistas dos receptores de leucotrienos ou tratamento combinado, sendo que houve uma resposta modesta.[85, 86] Ainda não estão definidos a dose ideal, o tempo de tratamento e o subgrupo de pacientes que se beneficiarão dessa abordagem.

O tratamento da obesidade também tem se tornado importante nos últimos anos, seja por dieta ou por cirurgia.[87, 88]

As crianças com distúrbios respiratórios do sono apresentam distúrbios de comportamento e dificuldades cognitivas que interferem na sua aprendizagem, e a eficácia da TCC nesses casos tem sido demonstrada por meio de estudos controlados, com avaliações de relato subjetivo dos pais e quantificação do sono das crianças pela polissonografia.

Crianças com SAOS e respiradores orais apresentam o quadro característico de hipotonia dos músculos dos órgãos fonoarticulatórios e das funções orais. É muito importante a recuperação do equilíbrio e do tônus muscular, tanto em vigília quanto durante os ciclos do sono. Fonoaudiólogos usam a mioterapia para conseguir selamento labial, harmonia bilateral dos músculos masseteres, reposicionamento correto da língua e tonicidade do véu palatino. Esse tratamento contribui também para a estabilidade da oclusão dentária após o tratamento ortodôntico, pois os dentes estão sujeitos às forças dos músculos mastigatórios e da língua.

Apneia central

A apneia central da prematuridade é atribuída à imaturidade do SNC e do sistema respiratório. Geralmente há resolução completa do quadro quando se atinge a idade pós-concepcional de 36 a 38 semanas, mas pode persistir por várias semanas.[89,90] A maioria dos neonatos permanece internada até a resolução do quadro de apneia.

Entre as causas secundárias figuram o refluxo gastresofágico, sepse, distúrbios metabólicos, alterações de temperatura, crises epilépticas, erros inatos do metabolismo, anormalidades anatômicas e posturais, drogas de uso materno, secreções de via aérea superior e traqueia, aspiração por cateteres.

A presença de dois ou mais episódios de apneia em um período de 24 horas requer investigação diagnóstica no prematuro. Já no RN de termo, qualquer episódio deve ser investigado.

O tratamento implica a manutenção do fluxo aéreo, respiração e circulação adequadas. No tratamento específico da apneia, pode-se usar drogas como aminofilina, cafeína e doxapram. CPAP, ventilação mecânica e estimulação proprioceptiva podem ser empregadas conjuntamente.

Geralmente, o tratamento com cafeína e teofilina reduz o número e a gravidade dos episódios apneicos em 24 a 48 horas, sendo que o tratamento deve ser continuado até a sua resolução total. A alta hospitalar deve ser após sete dias sem episódios de apneia em um neonato estabilizado clinicamente.

No entanto, a monitorização e a continuação da terapia podem ser recomendadas após a alta em pequena porcentagem de neonatos. O tratamento inadequado pode causar considerável morbidade e possível mortalidade. Episódios repetidos de apneia podem resultar em alterações neurológicas irreversíveis, mas estudos ainda são necessários.

Síndrome da morte súbita do lactente (SMSL)

A SMSL ou SIDS (do inglês, *sudden infant death syndrome*) é a morte súbita e inesperada de uma criança saudável, que ocorre durante o sono, e que permanece inexplicada após a revisão da história clínica e investigação minuciosa do caso, incluindo necrópsia completa e investigação do óbito.[91]

É um distúrbio multifatorial e complexo. Sua etiologia ainda não está definida, assim como a fisiopatologia. No entanto, existem fatores de risco intrínsecos e extrínsecos.

Os fatores de risco intrínsecos podem ser: 1) genéticos (sexo masculino, polimorfismo no gene transportador da serotonina, raças e etnias; 2) desenvolvimento (prematuridade); 3) ambientais (exposição perinatal ao tabaco, pais tabagistas, uso de drogas ou álcool na gestação e baixo nível socioeconômico.

Entre os fatores extrínsecos, temos: dormir em posição prona ou lateral; colchão macio; leito compartilhado (*co-sleeping*) e infecções, principalmente da via aérea superior.

Quanto aos fatores ambientais associados ao risco aumentado para SIDS, temos os relacionados à maternidade e aos pré-natais e os relacionados à criança.

Entre os fatores de risco maternos e pré-natais, podemos considerar: 1) tabagismo; 2) uso de álcool (especialmente no período periconcepcional e no primeiro trimestre); 3) uso de drogas ilícitas (especialmente opioides); 4) cuidado pré-natal inadequado; 5) baixo nível socioeconômico; 6) pouca idade; 7) baixa escolaridade; 8) ser solteira; 9) maior número de partos; 10) menor intervalo entre gestações; 11) hipóxia intrauterina; 12) retardo do crescimento fetal.

Entre os fatores de risco relacionados à criança, ressalta-se: 1) idade (pico entre 2 a 4 meses, 2) sexo masculino; 3) raça/etnia; 4) não utilizar chupeta para dormir; 5) prematuridade; 6) posição para dormir prona ou lateral; 7) doença febril recente; 8) exposição à fumaça de cigarro; 9) superfície de dormir ou colchão macio; 10) estresse térmico ou aquecimento excessivo; 11) face coberta por roupas de cama; 12) leito compartilhado com pais ou irmãos; 13) dormir em seu próprio quarto em vez do quarto dos pais.

A posição prona é considerada o maior risco para SIDS, pois aumenta o limiar de despertar, tanto no sono não REM como no REM, podendo ocorrer obstrução por compressão de via aérea superior, reinspiração de gases exalados na posição face para baixo, hipertermia causada pela alteração do controle térmico pela face comprimida sobre o travesseiro, estresse térmico levando à alteração do controle cardiorrespiratório. O tabagismo provavelmente altera as funções autonômicas do tronco cerebral. Compartilhamento do leito agrava o risco de superaquecimento do lactente, pelo calor proveniente dos pais e das cobertas, além de favorecer a sufocação.

A alteração da temperatura corporal relaciona-se com os mecanismos do sono, com controle respiratório e controle do despertar pela incapacidade do bebê em acordar quando a temperatura ambiente ultrapassa 28 °C. Também há evidência de que prematuros apresentem mais apneias quando as temperaturas estão mais elevadas.

Ausência de aleitamento materno durante os primeiros seis meses de vida está associada com aumento do risco para SMSL. O efeito protetor da amamentação aumenta com a exclusividade, mas estudos mostram que a amamentação parcial também tem efeito protetor. A razão encontra-se na melhora da imunidade, reduzindo as doenças respiratórias e gastrintestinais nos primeiros anos de vida.

■ HIGIENE DO SONO

Os distúrbios do sono em crianças podem ter enorme impacto na dinâmica familiar. A higiene do sono é importante para crianças de todas as idades, não só para organizar o horário e os rituais de sono, mas também ajudar a evitar parassonias, como sonambulismo, terror noturno, sonilóquio, além de poder minimizar outros problemas do sono como a SAOS e a SPI.[92]

Juntamente com outras técnicas utilizadas na TCC, como relaxamento, restrição do sono e controle de estímulos, é importante para o enfraquecimento de hábitos inadequados e instalação de rotinas que se associem ao dormir bem, além de propiciar informações importantes para o conhecimento dos pais sobre o sono de seus filhos.[93]

A higiene do sono é uma série de comportamentos, condições ambientais e outros fatores relacionados que podem afetar seu início e sua manutenção. Várias pesquisas já demonstraram que uma higiene inadequada está associada a problemas para dormir e à quantidade do sono, e que uma boa higiene do sono melhora seus padrões (Tabela 16.5).

Distúrbios do Sono

Tabela 16.5 Higiene do sono.

- Manter uma rotina para os cochilos diurnos das crianças pequenas. Evitar cochilos no final da tarde.
- Criar uma rotina para a hora de dormir que contenha um momento bom com os pais (ler estórias, ouvir música etc.).
- Evitar bebidas (chocolate, refrigerante, chá-mate) e medicações que contenham cafeína.
- Criar um ambiente que leve ao sono e recompensar as noites bem-dormidas.
- Manter o mesmo horário para dormir e acordar todos os dias.
- Colocar a criança na cama ainda acordada.
- Tentar não deixar a criança adormecer bebendo leite, assistindo à televisão ou num outro lugar que não seja sua própria cama.
- Não alimentar a criança durante a noite.
- Evitar levar a criança para sua cama para dormir ou acalmar-se.
- Se a criança acordar à noite para ir ao banheiro ou por causa de pesadelos, ficar no quarto dela até acalmá-la e avisar que voltará para seu quarto quando ela adormecer.
- Quando lidar com a criança durante a noite, usar luz fraca, falar baixo e o suficiente, sem estimulá-la.

Bons dormidores iniciam e mantêm o sono num processo natural, desenvolvendo um estilo de vida e hábitos que promovem o sono. Esses hábitos e comportamentos têm efeitos positivos antes, durante e depois do horário de dormir. A higiene do sono pode parecer senso comum, mas é eficiente para eliminar a ansiedade de pais e filhos gerada pelo medo antecipado de que a criança não vai dormir ou de que o horário de dormir será estressante.

Os primeiros anos de vida da criança basicamente dependem da interação com seus pais. Essa interação reflete a própria experiência dos pais que serve de guia para o cuidado do bebê, mas nem todos os pais estão preparados para essa tarefa e nem todas as crianças são fáceis de lidar. Por esse motivo, a orientação de higiene do sono deve ser oferecida à família, levando em conta necessidades, desejos, possibilidades de todos os envolvidos e desmistificando crenças inadequadas quanto ao sono e ao dormir.

O sono da criança também é influenciado por questões sociais, culturais e familiares, levando a uma grande variedade de fatores que determinam e dificultam o estudo de como deve ser o sono da criança "normal". Por isso a higiene do sono não deve ser considerada uma receita fixa de como a criança deve ser orientada a dormir, e sim um auxílio para aquelas famílias que têm uma criança com problemas de sono e podem ser basear nessas experiências para melhorar essas condições. Se uma criança desenvolve um ritual para dormir no qual está incluído adormecer no sofá assistindo à televisão e, com isso, dormir bem a noite toda, esse comportamento não traz problemas para a criança ou para a família. Mas se a criança apresenta dificuldades para dormir ou desperta muitas vezes durante a noite, deve-se verificar todos os comportamentos e rituais da hora de dormir. A mudança de alguns comportamentos pode ser suficiente para melhorar o sono. A higiene do sono é um guia para adequar comportamentos que estão atrapalhando o sono. A independência da criança em relação aos pais é mais um fator psicológico do que distância física.

Rituais para dormir

Comportamentos, hábitos de sono e rotinas em geral são fatores importantes no sono de crianças em qualquer idade. Os pais ou responsáveis pelas crianças têm um papel decisivo na formação dessas rotinas, desde a imaturidade do bebê que precisa de segurança para aprender a dormir sozinho até o adolescente que precisa de orientação para a escolha de comportamentos adequados para seu sono. Para isso, os pais devem ser orientados quanto ao seu conhecimento sobre sono (expectativas, interpretações e emoções) e quanto à resposta aos comportamentos de seus filhos.

Até aproximadamente 2 meses de idade, o bebê apresenta um ciclo sono-vigília desorganizado, acordando aproximadamente a cada três horas para ser amamentado e cuidado. Conforme o bebê vai se desenvolvendo, o ciclo sono-vigília vai se estabilizando, o sono noturno vai prevalecendo e o sono diurno, na forma de cochilos, vai desaparecer no período escolar.

Quando o bebê começa a apresentar um sono mais consistente durante a noite, manter um ritual para a hora de dormir, um local quieto e calmo sem distrações e não ingerir alimentos ou medicações estimulantes são essenciais para boa noite de sono. Ritual de

Capítulo 16

485

sono é tudo aquilo que se faz quando preparamos as crianças para irem à cama. Desde o anunciar que é hora da criança se acalmar, guardar seus brinquedos, colocar pijama, tomar leite, escovar os dentes, até ouvir uma música ou uma historinha contada pelos pais já debaixo das cobertas, por exemplo. O ritual para dormir deve começar com a percepção dos sinais de sonolência e reforçar comportamentos que levem ao adormecer, e rápido.

Para as crianças pequenas, dormir pode significar ter que se separar dos pais, e isso pode causar ansiedade. Mas esse momento pode ser muito especial se for utilizado adequadamente e dentro de limites. Esse momento deve durar de 10 a 30 minutos, com atividades relaxantes, não vigorosas (como pular, correr) ou assustadoras (como assistir a filmes ou ler livros de terror). É importante fixar o fim desse momento com a hora de dormir. Adiar esse limite trazendo mais um copo de água ou lendo mais uma historinha pode sugerir que a criança tem a capacidade de transgredir os limites estabelecidos pelos pais e gerar um problema. As crianças são muito criativas quando querem adiar o momento de dormir, e os pais devem estar bem seguros para perceberem quando isso ocorre.

A criança apresenta breves despertares durante a noite, o que é normal, mas esses devem acontecer nas mesmas condições que as da hora de dormir, isto é, sozinha e na própria cama. Muitos pais gostam de embalar as crianças para dormir, deitar junto delas, deixá-los adormecer na frente da televisão ou em suas camas, levando-as para suas próprias camas quando já adormeceram. Esses pais não percebem que estão criando hábitos inadequados que podem trazer problemas para o sono da criança. Quando essas crianças despertam durante a noite, primeiro se assustam por não estarem no mesmo local onde adormeceram, e depois vão precisar dos mesmos rituais para adormecer novamente. Desse modo, o breve despertar torna-se um acordar seguido de choro. A criança deve aprender a dormir sozinha, para quando os despertares noturnos acontecerem ela se sentir segura e capaz de adormecer novamente por si só. Para issoos pais devem estar seguros de como ajudar a criança a adormecer sozinha, proporcionando segurança e conforto. Eles devem aprender primeiro a reconhecer as necessidades de seus filhos e o que está acontecendo naquele dia e naquele momento de desenvolvimento deles.

Se a criança acorda e chora, os pais devem reconhecer o motivo do choro dela, se é alguma circunstância de doença, medo ou breve despertar. Para cada situação, os pais devem reagir de forma diferente. Qualquer mudança na rotina da criança, tanto de dia como de noite (como viagens ou doenças), afeta o sono. Se a criança apresentar febre, resfriado, dificuldade de respirar, alergia ao leite, refluxo, cólica ou outras doenças ou problemas do sono, deve-se procurar orientações do médico. Se for medo (do escuro, dos barulhos da noite, pesadelos), ansiedade de separação (que vão aparecer normalmente durante o desenvolvimento da criança) ou resultados de emoções intensas e não compreendidas (como assistir a um filme assustador ou eventos estressantes, morte na família, nascimento de um irmão ou pais que discutem muito), tudo pode ser resolvido com conversa, atenção extra e asseguramento por parte dos pais, o que pode ser suficiente para a criança se acalmar e dormir.

A criança deve ser encorajada a pensar nas coisas boas que fez durante o dia e evitar pensamentos ruins. Em outras situações mais graves, a ajuda de um profissional, psicólogo ou psiquiatra, pode ser necessária, principalmente em crianças muito deprimidas ou vítimas de violência ou abuso sexual. Mas na maioria das vezes trata-se de um breve despertar, em que se deve encorajar a criança a voltar a dormir e sozinha, e um breve asseguramento por parte dos pais já é suficiente.

A maioria das crianças, com um pequeno auxílio dos pais, consegue dormir sozinha. Há crianças que resistem a ficar sozinhas no quarto ou vão para o quarto dos pais ao despertarem. Nesses casos, a criança deve ser reconduzida ao seu quarto, reassegurada com palavras confortantes de que os pais estarão por perto se ela precisar e que pode dormir tranquilamente. Isso deve ser feito quantas vezes for necessário até a criança se acostumar.

Quando há choro junto do despertar, é necessário que os pais acalmem a criança, mas reforcem o adormecer sozinha. Algumas crianças são mais difíceis de acalmar e precisam de mais tempo para adormecer. Nessa hora, calma, paciência e conhecimento por parte dos pais são fundamentais para a segurança da criança. Há também pais que não suportam ouvir a criança chorar embora reconheçam que é um choro de manha. Eles se sentem abandonando a criança. Esses pais acabam por reforçar esse comportamento e não auxiliam o desenvolvimento do autoasseguramento.

Limites e ambientes acolhedores

Problemas de sono estão diretamente relacionados com estresse familiar. Tratando-se os distúrbios do sono da criança há uma melhora do bem-estar dos pais. Da mesma forma, problemas emocionais dos pais pioram os distúrbios do sono das crianças.

Há dificuldade de alguns pais em colocarem limites para seus filhos, tanto de dia quanto na hora de dormir, e até durante a noite, o que faz com que as crianças desenvolvam comportamentos inadequados para dormir e que tornam o horário de dormir um momento estressante e gerador de ansiedade. Muitos pais precisam de auxílio para entender as funções que pai e mãe têm no cuidado do filho. Os pais devem estar preparados e envolvidos com o cuidado da criança, sabendo separar seus problemas com trabalho ou problemas conjugais, para poder ajudar os filhos com seus problemas.

A família deve estar mobilizada para o horário de dormir, sem brigas e discussões, sem violência e com muita paciência e acolhimento. Alguns pais fazem suas crianças dormirem para ter tempo de trabalhar ou assistir à televisão. Outros aproveitam esse tempo para discutir e acertar assuntos pessoais. Outros até usam esse momento de dormir, quando chegam de seus trabalhos, para castigar ou cobrar tarefas que as crianças deveriam ter feito. Isso pode gerar ansiedade para a criança que teme as brigas dos pais ou deseja esse momento de interação com eles.

Pais que têm uma agenda de tarefas irregular tendem a sentir dificuldade em colocar limites e rotinas para seus filhos e acabam interferindo no sono deles. Deve-se incluir o pai na rotina de sono e principalmente determinar momentos para estar com seus filhos, e não somente na hora de dormir.

Como são muitos os fatores envolvidos para o estabelecimento das rotinas de sono da criança e os pais também precisam dormir, eles devem se ajudar ou pedir ajuda a um familiar ou amigo, pois o cansaço prejudica a paciência e a calma.

Horário de dormir e quantidade de sono

Dormir e acordar no mesmo horário todos os dias, inclusive finais de semana e feriados, ajuda a ritmicidade necessária para a produção de melatonina e outros fatores que dependem do ritmo circadiano. Os bebês precisam dessa ritmicidade tanto para o sono noturno quanto para os cochilos diurnos.

Há falta de conhecimento sobre as necessidades de sono das crianças. Alguns pais estipulam arbitrariamente horários para as crianças dormirem que são diferentes das necessidades delas e acabam reforçando comportamentos inadequados, por exemplo, fazendo com que a criança vá para a cama cedo demais e fique acordada por muito tempo. A quantidade adequada de sono é aquela que a criança acorda sem dificuldades, não apresenta sonolência durante o dia e nem afeta suas funções cognitivas, como memória e atenção.

Mesmo que a criança vá para a cama quando estiver com sono, é comum que faça algum protesto por conta da sua grande quantidade de energia e a falta de habilidade de controle sobre ela. Mas o limite firme, não agressivo, e o conforto por parte dos pais fazem com que a criança aprenda a reconhecer os sinais de seu sono e a possibilidade de interromper suas atividades para dormir. Falar suavemente com o bebê pode acalmar os pais e a criança. O bebê aprende rapidamente a dormir sozinho, desde que se coloque a criança no berço quando ela está com sono. Isso facilita o reforço do comportamento de dormir rápido e sozinho, diminuindo a necessidade do choro e sem gerar problemas quando essa criança despertar durante a noite.[63]

Cochilos

Conforme a criança vai crescendo, os cochilos diurnos vão se tornando desnecessários e passam a atrapalhar o sono noturno, a não ser que o cochilo faça parte da rotina da família. Cochilar durante o dia também é importante em certas culturas. O que deve ser observado é a rotina do cochilo: mesmo horário e duração não superior a 30 minutos.

Alimentação

A rotina de refeições também é importante. A criança deve fazer regularmente suas refeições durante o dia para que, na hora de dormir, não esteja com fome nem superalimentada. A criança deve jantar cedo e pode fazer um lanche antes de dormir se estiver acostumada. O bebê que está sendo amamentado regula seu sono com suas refeições. É comum o bebê adormecer durante a amamentação, mas isso não deve ser encorajado numa criança mais velha, pois o ritual para dormir deve prevalecer.

Os pais devem reconhecer quando seu bebê ou sua criança está realmente com fome ou precisa de carinho e interação. Se for realmente fome, o jantar ou o lanche devem ser suficientes. E se for necessidade de interação, também deve ser considerada em outro horário fora do que precede o sono ou o próprio horário de dormir. As mamadeiras noturnas ou os lanches durante a noite não devem ser encorajados, pois não são necessários se a criança estiver bem alimentada, prejudicam a dentição e aumentam a diurese com interrupções do sono mais frequentes. A criança que tem SAOS também pode apresentar refluxo gastresofágico; portanto, mais um motivo das rotinas adequadas de alimentação.[63]

Deve-se também prestar atenção em alguns alimentos e medicações que contêm cafeína e são estimulantes.

Chá-mate, chá-preto, chocolate, café, refrigerantes (guaranás e colas) devem ser consumidos até quatro horas antes da hora de dormir. Um lanche leve com leite, bolo simples, pão ou queijo branco pode ser benéfico na hora de dormir, pois auxilia na produção da melatonina.

Ambiente de dormir e hábitos

Dentro dos rituais para dormir, além da ingestão de leite com chocolate, a presença de luz acesa e ter um objeto transicional são comportamentos comuns em algumas crianças. Objetos transicionais são brinquedos, fraldas de pano, cobertores, ou qualquer outra coisa a qual a criança se agarra para ter segurança, principalmente na hora de dormir. Os objetos transicionais não são obrigatórios para adormecer. Ter um objeto transicional depende da criança, da família e da cultura em que estão inseridos. Os objetos transicionais geralmente acalmam a criança durante esse período de adormecer sozinha. Eles são a transição entre a dependência dos pais e a autossuficiência, e podem se tornar um problema para o sono quando a criança não consegue dormir sem ele.

O ambiente do quarto também deve ser bastante adequado para a promoção do sono. Algumas crianças precisam de luz acesa para dormir por causa da insegurança que sentem. Esse é um hábito comum, mas não necessário. Na falta da luz haverá um problema e, por isso, não deve ser encorajada.

A cama, a temperatura do quarto, os barulhos e o travesseiro também devem ser adequados, com atenção a objetos que estimulam a criança, como brinquedos, televisão, computador, jogos, telefone etc.

Dormir junto com os pais ocasionalmente pode ser um momento prazeroso, mas pode ser tornar um problema quando configura um hábito. Esse comportamento é comum e uma escolha pessoal em certas culturas e regiões do país. É funcional quando ambos os pais concordam com isso e quando algumas precauções são observadas, como evitar o fumo ou o uso de substâncias na cama, e os cuidados com o aquecimento em demasia. Esteja onde estiver, o bebê deve ser colocado na posição supina. O problema pode se agravar quando a criança é colocada na cama dos pais para evitar (ou provocar) conflitos conjugais.

Atividades físicas e descanso

Muitas atividades extras acumulam cansaço e atrasam o horário de dormir. A rotina para dormir bem inclui um período para descanso e desligamento de pensamentos, principalmente problemas e preocupações. A atividade esportiva à noite também deve ser evitada, em até três horas antes da hora de dormir.

Adolescente

O adolescente, além de precisar de mais horas de sono noturno, prefere dormir mais tarde e acordar mais tarde.[19] Entretanto, na maioria das vezes, o adolescente precisa acordar cedo para suas atividades escolares. Nesses casos, ele deve ir para cama quando estiver sonolento, mas deve acordar cada vez mais cedo pela manhã. Isso fará com que ele sinta sono cada vez mais cedo à noite. Essa rotina deve ser implementada paulatinamente até alcançar o horário desejado com a quantidade de sono necessária.

Nos fins de semana e feriados, o adolescente pode acordar no máximo duas horas mais tarde do que o horário estipulado para os dias de semana, seja qual for o horário em que ele foi dormir.[94] Ele deve evitar cochilos, mas se for extremamente necessário, deve durar no máximo 30 minutos. E deve também incluir um horário limite para assistir à televisão, usar computador, jogar *videogame*, assistir a filmes violentos, atividades esportivas, e, até mesmo, fazer lição de casa.

Não deve manter no quarto itens que o mantenham acordado e despertem sua atenção. Atividades relaxantes antes de dormir são importantes para o adolescente aprender a "desligar" seus pensamentos. Um ambiente tranquilo e acolhedor é fundamental. Não se deve deixar que ele adormeça na sala vendo televisão ou jogando *videogame*. Bebidas com cafeína, refrigerante ou chocolate devem ser ingeridas até quaro horas antes do horário de dormir. O uso de cigarro e bebidas alcoólicas deve ser desencorajado. Deve-se preferir ambientes com luz solar pela manhã e evitar luz intensa no final da tarde e à noite.

■ REFERÊNCIAS BIBLIOGRÁFICAS

1. Potasz C, Juliano ML, Varela MJ, Ferraz PG, Carvalho LB, Prado LF, et al. Prevalence of sleep disorders in children of a public hospital in Sao Paulo. Arq Neuropsiquiatr. 2010;68(2):235-41.
2. Owens JA, Dalzell V. Use of the 'BEARS' sleep screening tool in a pediatric residents' continuity clinic: a pilot study. Sleep Med. 2005;6(1):63-9.
3. Sheldon SH, Ferber R, Kryger MH. Principles and practice of pediatric sleep medicine. Philadelphia: Elsevier Saunders, 2005. p.356.
4. Arman AR, Ay P, Fis NP, Ersu R, Topuzoglu A, Isik U, et al. Association of sleep duration with socio-economic status and behavioural problems among schoolchildren. Acta Paediatr. 2011;100(3):420-4.
5. Tomoda A, Miike T, Yonamine K, Adachi K, Shiraishi S. Disturbed circadian core body temperature rhythm and sleep disturbance in school refusal children and adolescents. Biol Psychiatry. 1997;41(7):810-3.
6. Ando K, Kripke DF, Cole RJ, Elliott JA. Light mask 500 lux treatment for delayed sleep phase syndrome. Prog Neuropsychopharmacol Biol Psychiatry. 1999;23(1):15-24.

7. Adam EK, Snell EK, Pendry P. Sleep timing and quantity in ecological and family context: a nationally representative time-diary study. J Fam Psychol. 2007;21(1):4-19.

8. Galland BC, Taylor BJ, Elder DE, Herbison P. Normal sleep patterns in infants and children: a systematic review of observational studies. Sleep Med Rev. 2012;16(3):213-22.

9. Herman JH. Chronobiology of sleep in children. In: Sheldon SH, Ferber R, Kryger MH. Principles and Practice of Pediatric Sleep Medicine. Philadelphia: Elsevier-Saunders, 2005.

10. Miller JD, Morin LP, Schwartz WJ, Moore RY. New insights into the mammalian circadian clock. Sleep. 1996;19(8):641-67.

11. Carskadon MA, Acebo C, Jenni OG. Regulation of adolescent sleep: implications for behavior. Ann N Y Acad Sci. 2004;1021:276-91.

12. Carskadon MA, Vieira C, Acebo C. Association between puberty and delayed phase preference. Sleep. 1993;16(3):258-62.

13. Carskadon MA, Wolfson AR, Acebo C, Tzischinsky O, Seifer R. Adolescent sleep patterns, circadian timing, and sleepiness at a transition to early school days. Sleep. 1998;21(8):871-81.

14. Aurora RN, Lamm CI, Zak RS, Kristo DA, Bista SR, Rowley JA, et al. Practice parameters for the non-respiratory indications for polysomnography and multiple sleep latency testing for children. Sleep. 2012;35(11):1467-73.

15. Brand S, Gerber M, Hatzinger M, Beck J, Holsboer-Trachsler E. Evidence for similarities between adolescents and parents in sleep patterns. Sleep Med. 2009;10(10):1124-31.

16. Epstein R, Chillag N, Lavie P. Starting times of school: effects on daytime functioning of fifth-grade children in Israel. Sleep. 1998;21(3):250-6.

17. Moran CA, Carvalho LB, Prado LB, Prado GF. Sleep disorders and starting time to school impair balance in 5-year-old children. Arq Neuropsiquiatr. 2005;63(3A):571-6.

18. Silva TA, Carvalho LB, Silva L, Medeiros M, Natale VB, Carvalho JE, et al. [Sleep habits and starting time to school in Brazilian children]. Arq Neuropsiquiatr. 2005;63(2B):402-6.

19. Dahl RE. The impact of inadequate sleep on children's daytime cognitive function. Semin Pediatr Neurol. 1996;3(1):44-50.

20. Bolla KI, Lesage SR, Gamaldo CE, Neubauer DN, Funderburk FR, Cadet JL, et al. Sleep disturbance in heavy marijuana users. Sleep. 2008;31(6):901-8.

21. Jacobus J, Bava S, Cohen-Zion M, Mahmood O, Tapert SF. Functional consequences of marijuana use in adolescents. Pharmacol Biochem Behav. 2009;92(4):559-65.

22. American Academy of Sleep Medicine. International Classification of Sleep Disorders. 3.ed. Darien: American Academy of Sleep Medicine, 2014.

23. Prado LBF. Sonolência Excessiva Diurna. In: Pessoa JH, Pereira-Júnior JC, Alves RS. Distúrbio do Sono na Criança e no Adolescente. São Paulo: Atheneu, 2008. p.53-62.

24. Ferber R. The sleepless child. In: Guilleminault C. Sleep and its disorders in children. New York: Raven Press, 1987. p.141-64.

25. Killgore WD. Effects of sleep deprivation on cognition. Prog Brain Res. 2010;185:105-29.

26. Kotagal S, Chopra A. Pediatric sleep-wake disorders. Neurol Clin. 2012;30(4):1193-212.

27. Liu J, Zhou G, Wang Y, Ai Y, Pinto-Martin J, Liu X. Sleep problems, fatigue, and cognitive performance in Chinese kindergarten children. J Pediatr. 2012;161(3):520-5 e2.

28. Bruni O, Ferini-Strambi L, Russo PM, Antignani M, Innocenzi M, Ottaviano P, et al. Sleep disturbances and teacher ratings of school achievement and temperament in children. Sleep Med. 2006;7(1):43-8.

29. Carvalho LBC. Prevenção Geral dos Distúrbios do Sono. In: Pessoa JH, Pereira-Júnior JC, Alves RS. Distúrbio do Sono na Criança e no Adolescente. São Paulo: Atheneu, 2008. p.209-16.

30. Dinges DF, Pack F, Williams K, Gillen KA, Powell JW, Ott GE, et al. Cumulative sleepiness, mood disturbance, and psychomotor vigilance performance decrements during a week of sleep restricted to 4-5 hours per night. Sleep. 1997;20(4):267-77.

31. Moore M, Allison D, Rosen CL. A review of pediatric nonrespiratory sleep disorders. Chest. 2006;130(4):1252-62.

32. Sadeh A, Raviv A, Gruber R. Sleep patterns and sleep disruptions in school-age children. Dev Psychol. 2000;36(3):291-301.

33. Trockel MT, Barnes MD, Egget DL. Health-related variables and academic performance among first-year college students: implications for sleep and other behaviors. J Am Coll Health. 2000;49(3):125-31.

34. Brown TE, McMullen WJ Jr. Attention deficit disorders and sleep/arousal disturbance. Ann N Y Acad Sci. 2001;931:271-86.

35. Corkum P, Moldofsky H, Hogg-Johnson S, Humphries T, Tannock R. Sleep problems in children with attention-deficit/hyperactivity disorder: impact of subtype, comorbidity, and stimulant medication. J Am Acad Child Adolesc Psychiatry. 1999;38(10):1285-93.

36. Goraya JS, Cruz M, Valencia I, Kaleyias J, Khurana DS, Hardison HH, et al. Sleep study abnormalities in children with attention deficit hyperactivity disorder. Pediatr Neurol. 2009;40(1):42-6.

37. Blumer JL, Findling RL, Shih WJ, Soubrane C, Reed MD. Controlled clinical trial of zolpidem for the treatment of insomnia associated with attention-deficit/ hyperactivity disorder in children 6 to 17 years of age. Pediatrics. 2009;123(5):e770-6.

38. Mick E, Biederman J, Jetton J, Faraone SV. Sleep disturbances associated with attention deficit hyperactivity disorder: the impact of psychiatric comorbidity and pharmacotherapy. J Child Adolesc Psychopharmacol. 2000;10(3):223-31.

39. American Psychiatric Association. Diagnostic and Statistical Manual of Mental Disorders. 5.ed. Washington: American Psychiatric Press, 2013.

40. Birmaher B, Ryan ND, Williamson DE, Brent DA, Kaufman J. Childhood and adolescent depression: a review of the past 10 years. Part II. J Am Acad Child Adolesc Psychiatry. 1996;35(12):1575-83.

41. Maycock G. Sleepiness and driving: the experience of UK car drivers. J Sleep Res. 1996;5(4):229-37.

42. Millman RP, Working Group on Sleepiness in Adolescents/Young A, Adolescence AAPCo. Excessive sleepiness in adolescents and young adults: causes, consequences, and treatment strategies. Pediatrics. 2005;115(6):1774-86.

43. Schnoes CJ, Kuhn BR, Workman EF, Ellis CR. Pediatric prescribing practices for clonidine and other pharmacologic agents for children with sleep disturbance. Clin Pediatr (Phila). 2006;45(3):229-38.

44. Peterson PC, Husain AM. Pediatric narcolepsy. Brain Dev. 2008;30(10):609-23.

45. Dauvilliers Y, Baumann CR, Carlander B, Bischof M, Blatter T, Lecendreux M, et al. CSF hypocretin-1 levels in narcolepsy, Kleine-Levin syndrome, and other hypersomnias and neurological conditions. J Neurol Neurosurg Psychiatry. 2003;74(12):1667-73.

46. Aloe F, Alves RC, Araujo JF, Azevedo A, Bacelar A, Bezerra M, et al. [Brazilian guidelines for the treatment of narcolepsy]. Rev Bras Psiquiatr. 2010;32(3):305-14.

47. Billiard M, Bassetti C, Dauvilliers Y, Dolenc-Groselj L, Lammers GJ, Mayer G, et al. EFNS guidelines on management of narcolepsy. Eur J Neurol. 2006;13(10):1035-48.

48. Landtblom AM, Dige N, Schwerdt K, Safstrom P, Granerus G. A case of Kleine-Levin syndrome examined with SPECT and neuropsychological testing. Acta Neurol Scand. 2002;105(4):318-21.

49. Poppe M, Friebel D, Reuner U, Todt H, Koch R, Heubner G. The Kleine-Levin syndrome – effects of treatment with lithium. Neuropediatrics. 2003;34(3):113-9.

50. Bacelar A, Pinto-Júnior LR. Insônia: do diagnóstico ao tratamento. III Consenso Brasileiro de Insônia. Associação Brasileira de Sono. São Paulo: Omnifarma, 2013.

51. Mindell JA, Meltzer LJ. Behavioural sleep disorders in children and adolescents. Ann Acad Med Singapore. 2008;37(8):722-8.

52. Baldani APS, Weber SAT, Montovani JC. Pediatras e os distúrbios do sono na criança. Rev Assoc Med Bras. 2005;51: 80-6.

53. Muris P, Merckelbach H, Gadet B, Moulaert V. Fears, worries, and scary dreams in 4- to 12-year-old children: their content, developmental pattern, and origins. J Clin Child Psychol. 2000;29(1):43-52.

54. Bazil CW. Sleep, Sleep Apnea, and Epilepsy. Curr Treat Options Neurol. 2004;6(4):339-45.

55. Allen RP, Picchietti DL, Garcia-Borreguero D, Ondo WG, Walters AS, Winkelman JW, et al. Restless legs syndrome/ Willis-Ekbom disease diagnostic criteria: updated International Restless Legs Syndrome Study Group (IRLSSG) consensus criteria--history, rationale, description, and significance. Sleep Med. 2014;15(8):860-73.

56. Picchietti D, Allen RP, Walters AS, Davidson JE, Myers A, Ferini-Strambi L. Restless legs syndrome: prevalence and impact in children and adolescents--the Peds REST study. Pediatrics. 2007;120(2):253-66.

57. Frohlich AC, Eckeli AL, Bacelar A, Poyares D, Pachito DV, Stelzer FG, et al. Brazilian consensus on guidelines for diagnosis and treatment for restless legs syndrome. Arq Neuropsiquiatr. 2015;73(3):260-80.

58. Cortese S, Konofal E, Lecendreux M, Arnulf I, Mouren MC, Darra F, et al. Restless legs syndrome and attention-deficit/hyperactivity disorder: a review of the literature. Sleep. 2005;28(8):1007-13.

59. Baldani APS, Weber SAT, Montovani JC. Atualização em Síndrome da Apneia Obstrutiva na Infância. Rev Bras Otorrinolaringol. 2005;71:74-80.

60. Lofstrand-Tidestrom B, Hultcrantz E. The development of snoring and sleep related breathing distress from 4 to 6 years in a cohort of Swedish children. Int J Pediatr Otorhinolaryngol. 2007;71(7):1025-33.

61. Bandla P, Huang J, Karamessinis L, Kelly A, Pepe M, Samuel J, et al. Puberty and upper airway dynamics during sleep. Sleep. 2008;31(4):534-41.

62. Chervin RD, Ruzicka DL, Giordani BJ, Weatherly RA, Dillon JE, Hodges EK, et al. Sleep-disordered breathing, behavior, and cognition in children before and after adenotonsillectomy. Pediatrics. 2006;117(4):e769-78.

63. Brooks LJ, Topol HI. Enuresis in children with sleep apnea. J Pediatr. 2003;142(5):515-8.

64. Blunden S, Lushington K, Kennedy D. Cognitive and behavioural performance in children with sleep-related obstructive breathing disorders. Sleep Med Rev. 2001;5(6):447-61.

65. Carvalho FR, Lentini-Oliveira DA, Carvalho GM, Prado LB, Prado GF, Carvalho LB. Sleep-disordered breathing and orthodontic variables in children--pilot study. Int J Pediatr Otorhinolaryngol. 2014;78(11):1965-9.

66. Carvalho LB, Prado LB, Silva L, Almeida MM, Silva TA, Vieira CM, et al. Cognitive dysfunction in children with sleep disorders. Arq Neuropsiquiatr. 2004;62(2A):212-6.

67. Carvalho LB, Prado LF, Silva L, de Almeida MM, Almeida e Silva T, Lora MI, et al. Cognitive dysfunction in children with sleep-disordered breathing. J Child Neurol. 2005;20(5):400-4.

68. Marcus CL, Brooks LJ, Draper KA, Gozal D, Halbower AC, Jones J, et al. Diagnosis and management of childhood obstructive sleep apnea syndrome. Pediatrics. 2012;130(3):e714-55.

69. Piteo AM, Lushington K, Roberts RM, van den Heuvel CJ, Nettelbeck T, Kohler MJ, et al. Prevalence of snoring and associated factors in infancy. Sleep Med. 2011;12(8):787-92.

70. Aurora RN, Zak RS, Karippot A, Lamm CI, Morgenthaler TI, Auerbach SH, et al. Practice parameters for the respiratory indications for polysomnography in children. Sleep. 2011;34(3):379-88.

71. Carroll JL, Loughlin GM. Obstructive sleep apnea syndrome in infants and children: clinical features and pathophysiology. In: Ferber R, Kryger M. Principles and practice of sleep medicine in the child. Philadelphia: WB Saunders, 1995. p.163-91.

72. Certal V, Catumbela E, Winck JC, Azevedo I, Teixeira-Pinto A, Costa-Pereira A. Clinical assessment of pediatric obstructive sleep apnea: a systematic review and meta-analysis. Laryngoscope. 2012;122(9):2105-14.

73. Carvalho FR, Lentini-Oliveira DA, Carvalho GM, Singer JM, Prado LB, Prado GF, et al. Intra- and interobserver agreement in the diagnosis of malocclusion in sleep-disordered breathing. Arq Neuropsiquiatr. 2014;72(2):114-8.

74. Brodsky L. Modern assessment of tonsils and adenoids. Pediatr Clin North Am. 1989;36(6):1551-69.

75. Gozal D, O'Brien LM. Snoring and obstructive sleep apnoea in children: why should we treat? Paediatr Respir Rev. 2004;5 Suppl A:S371-6.

76. Juliano ML, Machado MA, de Carvalho LB, Zancanella E, Santos GM, do Prado LB, et al. Polysomnographic findings are associated with cephalometric measurements in mouth-breathing children. J Clin Sleep Med. 2009;5(6):554-61.

77. Okubo M, Suzuki M, Horiuchi A, Okabe S, Ikeda K, Higano S, et al. Morphologic analyses of mandible and upper airway soft tissue by MRI of patients with obstructive sleep apnea hypopnea syndrome. Sleep. 2006;29(7):909-15.

78. Bhattacharjee R, Kheirandish-Gozal L, Spruyt K, Mitchell RB, Promchiarak J, Simakajornboon N, et al. Adenotonsillectomy outcomes in treatment of obstructive sleep apnea in children: a multicenter retrospective study. Am J Respir Crit Care Med. 2010;182(5):676-83.

79. Brietzke SE, Gallagher D. The effectiveness of tonsillectomy and adenoidectomy in the treatment of pediatric obstructive sleep apnea/hypopnea syndrome: a meta-analysis. Otolaryngol Head Neck Surg. 2006;134(6):979-84.

80. Bonuck KA, Chervin RD, Cole TJ, Emond A, Henderson J, Xu L, et al. Prevalence and persistence of sleep disordered breathing symptoms in young children: a 6-year population-based cohort study. Sleep. 2011;34(7):875-84.

81. Juliano ML, Machado MA, Carvalho LB, Santos GM, Zancanella E, Prado LB, et al. Obstructive sleep apnea prevents the expected difference in craniofacial growth of boys and girls. Arq Neuropsiquiatr. 2013;71(1):18-24.

82. Villa MP, Malagola C, Pagani J, Montesano M, Rizzoli A, Guilleminault C, et al. Rapid maxillary expansion in children with obstructive sleep apnea syndrome: 12-month follow-up. Sleep Med. 2007;8(2):128-34.

83. Villa MP, Rizzoli A, Rabasco J, Vitelli O, Pietropaoli N, Cecili M, et al. Rapid maxillary expansion outcomes in treatment of obstructive sleep apnea in children. Sleep Med. 2015;16(6):709-16.

84. Gozal D. Sleep, sleep disorders and inflammation in children. Sleep Med. 2009;10 Suppl 1:S12-6.

85. Esteitie R, Emani J, Sharma S, Suskind DL, Baroody FM. Effect of fluticasone furoate on interleukin 6 secretion from adenoid tissues in children with obstructive sleep apnea. Arch Otolaryngol Head Neck Surg. 2011;137(6):576-82.

86. Kheirandish L, Goldbart AD, Gozal D. Intranasal steroids and oral leukotriene modifier therapy in residual sleep-disordered breathing after tonsillectomy and adenoidectomy in children. Pediatrics. 2006;117(1):e61-6.

87. Cizza G, Marincola P, Mattingly M, Williams L, Mitler M, Skarulis M, et al. Treatment of obesity with extension of sleep duration: a randomized, prospective, controlled trial. Clin Trials. 2010;7(3):274-85.

88. Gozal D, Kheirandish-Gozal L. Childhood obesity and sleep: relatives, partners, or both? -a critical perspective on the evidence. Ann N Y Acad Sci. 2012;1264:135-41.

89. Hasegawa H, Kawasaki K, Inoue H, Umehara M, Takase M. Epidemiologic survey of patients with congenital central hypoventilation syndrome in Japan. Pediatr Int. 2012;54(1):123-6.

90. Parodi S, Vollono C, Baglietto MP, Balestri M, Di Duca M, Landri PA, et al. Congenital central hypoventilation syndrome: genotype-phenotype correlation in parents of affected children carrying a PHOX2B expansion mutation. Clin Genet. 2010;78(3):289-93.

91. Adams SM, Ward CE, Garcia KL. Sudden infant death syndrome. Am Fam Physician. 2015;91(11):778-83.

92. Tan E, Healey D, Gray AR, Galland BC. Sleep hygiene intervention for youth aged 10 to 18 years with problematic sleep: a before-after pilot study. BMC Pediatr. 2012;12:189.

93. Kuhn BR, Elliott AJ. Treatment efficacy in behavioral pediatric sleep medicine. J Psychosom Res. 2003;54(6):587-97.

94. Okawa M, Uchiyama M, Ozaki S, Shibui K, Ichikawa H. Circadian rhythm sleep disorders in adolescents: clinical trials of combined treatments based on chronobiology. Psychiatry Clin Neurosci. 1998;52(5):483-90.

capítulo 17

▶ Laura Silveira Moriyama
▶ Marcelo Masruha Rodrigues

Distúrbios do Movimento

■ INTRODUÇÃO

Os distúrbios do movimento, também conhecidos como distúrbios extrapiramidais, são aqueles que, sem afetarem diretamente a força, a sensibilidade ou as funções cerebelares, podem comprometer o tônus muscular, a atividade motora postural, os movimentos automáticos e a motricidade voluntária, ou ainda levarem ao surgimento de movimentos involuntários.[1,2]

■ CLASSIFICAÇÃO

A avaliação clínica do paciente com distúrbio do movimento sempre se inicia com a classificação e a documentação dos movimentos observados. É comum que os pacientes apresentem mais de um tipo de distúrbio do movimento. Além disso, essa separação didática é artificial e, na prática clínica, alguns movimentos são difíceis de serem classificados, mesmo por especialistas. Entretanto, o objetivo da avaliação neurológica deve ser sempre buscar com a maior precisão possível a classificação do distúrbio, porque o direcionamento da investigação e do tratamento é feito com base nessa classificação.

1. **Distúrbios hipercinéticos:** são aqueles cuja característica proeminente é a presença de movimentos involuntários, também conhecidos como hipercinesias.[3] Nesta categoria encontram-se a maioria dos distúrbios do movimento que ocorrem na faixa etária pediátrica.[2] Sua classificação se baseia na apreciação de suas qualidades fundamentais: 1) localização, distribuição e abrangência; 2) forma, regularidade e ritmicidade; 3) velocidade, frequência e amplitude; 4) relação com o repouso, manutenção de posturas e com ações; 5) relação com o estado de tensão emocional; 6) em que grau podem

ser modificados pela atenção e pela volição; 7) relação com o sono.[3]

1.1 **Coreia:** (do grego χορεία, relativo a dança): movimentos polimórficos, aleatórios e assimétricos, que se sucedem reiteradamente, de forma arrítmica, e que podem acometer qualquer parte do corpo.[3] Costumam estar presentes durante o repouso, mas tendem a aumentar com ações e com o aumento da tensão emocional e, usualmente, desaparecem durante o sono. Não são suprimidos pela vontade do indivíduo. Em geral, os segmentos médios e distais dos membros, a face e a língua são mais intensamente atingidos, mas o comprometimento grosseiro (movimentos rápidos e de amplitude elevada) de porções proximais dos membros também pode ocorrer e, nesses casos, passa a ser conhecido como balismo.[4] Diferentemente da coreia, que frequentemente é bilateral, o balismo é mais descrito afetando somente um dimídio (hemibalismo).[5] Na coreia, o paciente apresenta uma incapacidade para manter-se quieto, parado, caracterizando assim a impersistência motora. Acompanha-se de hipotonia muscular, que pode ser intensa em casos mais graves (coreia mole ou paralítica). Movimentos mais lentos, sinuosos e de amplitude relativamente pequena, que comprometem sobretudo as extremidades dos membros (dedos das mãos e pés, articulações do punho e tornozelo), podendo atingir os segmentos proximais dos membros, tronco, pescoço, face e língua, são chamados de *atetose*, palavra de origem grega que significa "sem posição".[4]

1.2 **Distonia:** caracteriza-se por contrações musculares sustentadas ou intermitentes, geralmente envolvendo grupos agonistas e antagonistas de forma simultânea (co-contração), levando a movimentos repetitivos ou a posturas anormais (tipicamente apresentam um caráter de torção do segmento afetado e tendência a preponderância direcional), podendo acometer qualquer parte do corpo, de forma localizada ou generalizada.[6,7] Os movimentos podem ter amplitude e duração variada, e podem ser tanto arrítmicos como rítmicos, neste caso, caracterizando o "tremor distônico".[8] Frequentemente ocorrem durante o repouso, porém muitas vezes surgem ou exacerbam-se a partir da manutenção de posturas ou com o início de ações, às vezes específicas (p. ex., durante a escrita). Não são suprimidos pela vontade do indivíduo, tendem a se intensificar com o aumento da tensão emocional e, usualmente, desaparecem durante o sono.[3]

1.3 **Mioclonia:** abalo súbito e breve, de um músculo ou grupo muscular, de origem no sistema nervoso central. Os abalos mioclônicos costumam ter grande amplitude, podem ocorrer de forma isolada ou se suceder reiteradamente, de forma rítmica ou arrítmica.[4,7,9,10] A mioclonia é considerada positiva quando há uma contração muscular e negativa quando há uma súbita e breve interrupção da contração em músculos posturais ativos. O *asterixis*, antigamente considerado um tipo de tremor, representa um exemplo de mioclonia negativa.[2] Mioclonias negativas de origem epiléptica podem levar a lapsos posturais, conhecidos como *drop attacks*, e são frequentemente observados nas epilepsias mioclônicas progressivas.[11]

1.4 **Tremor:** movimento oscilatório rítmico de qualquer parte do corpo, de caráter involuntário. No tremor ocorre um deslocamento de uma região corporal, como os membros, o tronco, a cabeça, a língua, o palato e as pregas vocais. Pode ser observado com a região afetada relaxada (tremor de repouso), com a manutenção da postura (tremor postural) e durante a ação (tremor cinético). Aquele que ocorre no final do movimento, próximo ao alvo a ser atingido, é chamado de tremor de intenção. O tremor pode ser classificado de acordo com a frequência de deslocamento do segmento atingido (lento, de 1 a 4 ciclos por segundo; médio, de 4,5 a 8 ciclos por segundo; e rápido, acima de 8 ciclos por segundo) ou quanto à amplitude do movimento (amplo, médio e fino).[4,12]

1.5 **Tique:** movimentos ou vocalizações repetitivos e estereotipados, súbitos, rápidos e arrítmicos, que podem acometer qualquer parte do corpo. Embora tiques simples (aqueles que afetam somente um grupo muscular) sejam geralmente bem rápidos, tiques complexos podem ter maior duração e também menor velocidade, e se compor de uma agregação de movimentos ou vocalizações simples, de maneira ordenada ou não.[13] Exemplos de tiques simples incluem piscamento, encolhimento dos ombros, abalos bruscos de extremidades e vocalizações forçadas de fonemas isolados. Exemplos de tiques complexos incluem tocar objetos, bater palmas, fazer gestos obscenos (copropraxia) ou falar coisas obscenas (coprolalia), repetir palavras ou frases (ecolalia). Muitos tiques assemelham-se a movimentos propositais, como piscar, elevar a asa do nariz, sacudir o ombro ou a cabeça. São considerados semivoluntários por alguns autores, porque ocorrem de forma involuntária (ou seja, sem um comando interno volicional), mas podem ser suprimidos, embora não possam ser totalmente inibidos pela vontade. Quando o indivíduo suprime voluntariamente o tique, há, após algum tempo, uma sensação desagradável, que é aliviada quando o movimento é realizado novamente. Na maioria dos adultos, os tiques são frequentemente precedidos por sensações premonitórias no local afetado, embora esse fenômeno seja relatado por menos de metade das crianças. Pioram quando o indivíduo está sob estresse ou ansioso e diminuem quando relaxado ou distraído.[3,4] Tiques caracteristicamente têm um curso flutuante, variando em intensidade e frequência ao longo do dia, mês ou ano, e geralmente diminuem com a idade.[3,4]

1.6 **Estereotipia:** movimentos padronizados, coordenados, repetitivos, não reflexos e, frequentemente, rítmicos.[2,7] Outros aspectos úteis na identificação das estereotipias são o fato de parecerem comportamentos motores propositais, mas que são repetitivos, e portanto, previsíveis, além de efetuados fora de um contexto adequado e não servindo a um propósito, ou seja, com caráter desadaptativo. O padrão do movimento se repete várias vezes no paciente, e frequentemente as mesmas estereotipias são encontradas em um grande número de pacientes, como abrir e fechar as mãos repetidamente, balançar

a cabeça ou o corpo também repetidamente, chacoalhar ou acenar as mãos.
2. **Distúrbios hipocinéticos:** sua principal característica é a pobreza ou lentidão de movimentos voluntários e automáticos, embora frequentemente sejam acompanhados por movimentos involuntários, como tremor e distonia. São relativamente incomuns em crianças e a síndrome parkinsoniana é a principal representante dessa categoria.

FISIOLOGIA DOS NÚCLEOS DA BASE RELACIONADA COM A MOTRICIDADE

Os núcleos da base incluem o *striatum* dorsal (núcleo caudado e putâmen), o *striatum* ventral (as partes mais mediais e anteriores do núcleo caudado e putâmen, o núcleo *accumbens* e as células estriatais presentes na região do tubérculo olfatório), o núcleo subtalâmico, o *pallidum* dorsal (segmentos interno e externo do globo pálido), o *pallidum* ventral e a substância negra (parte compacta e parte reticular, e também as células dopaminérgicas da área tegmentar ventral).[14]

Durante muito tempo atribuiu-se aos núcleos da base uma função puramente motora. Entretanto, eles também apresentam conexões com o córtex pré-frontal e com o sistema límbico, participando de processos cognitivos e afetivos, respectivamente.[15]

A atividade normal dos núcleos da base encontra-se sumarizada na Figura 17.1. O *striatum* ventral e o *pallidum* ventral recebem aferências do hipocampo, da tonsila e do córtex olfatório primário, fazendo parte do circuito límbico,[14] e por isso não são representados nessa figura.

Esse modelo é comumente chamado de "modelo de frequência de disparo" (*firing-rate model*), pois vê os núcleos da base dentro de um sistema fechado entre o córtex e o tálamo, e explica algumas das alterações causadas por lesões dessas estruturas por meio do aumento ou da diminuição da frequência de disparos da via direta ou indireta. Apesar de não explicar completamente os achados clínicos em pacientes com lesões dos núcleos da base, e a confirmação do mesmo por experimentação eletrofisiológica ser apenas parcial, esse modelo forma a base de todo o conhecimento atual sobre a fisiopatologia dos núcleos da base.[16] Embora o conhecimento e a memorização dessa circuitaria não sejam de maneira alguma essenciais para a prática clínica em distúrbios do movimento, ela auxilia o entendimento da fisiopatologia de alguns desses transtornos, a ação de alguns fármacos utilizados e ainda é de extrema relevância no planejamento do

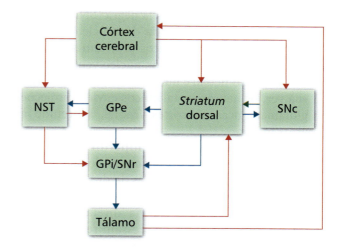

→ Excitatório (mediado pelo glutamato)
→ Inibitório (mediado pelo GABA)
→ Modulatório (mediado pela dopamina)

Figura 17.1 Esquema simplificado do funcionamento normal do circuito córtico-nuclear-talâmico-cortical. As vias indireta e hiperdireta levam à inibição de neurônios dos núcleos talâmicos, ao passo que a via direta leva à estimulação desses neurônios. O resultado final é a inibição de padrões motores competitivos e facilitação de movimentos voluntários específicos.[14,17]

Abreviações: NST, núcleo subtalâmico; GPe, globo pálido externo; GPi, globo pálido interno; SNr, parte reticular da substância negra; SNc, parte compacta da substância negra.

tratamento cirúrgico de pacientes com distúrbios do movimento, principalmente a neurocirurgia funcional por estimulação cerebral profunda (DBS, do inglês *deep brain stimulation*).

- **Entrada dos impulsos nos núcleos da base:** neurônios glutamatérgicos de diversas áreas do córtex cerebral projetam-se ao *striatum* dorsal, ao passo que o núcleo subtalâmico (NST) recebe impulsos de neurônios glutamatérgicos localizados apenas no córtex frontal. O *striatum* dorsal recebe também impulsos de núcleos talâmicos e da parte compacta da substância negra (SNc), cujo neurotransmissor é a dopamina. Sua ação nos neurônios estriatais depende do tipo de receptor envolvido. A visão convencional é a de que a dopamina atua nos receptores da família D1 facilitando a atividade dos neurônios pós-sinápticos, ao passo que ela inibe os neurônios pós-sinápticos que expressam receptores da família D2.[4,14-15]
- **Saída dos impulsos a partir dos núcleos da base:** o segmento interno do globo pálido (GPi) e a

parte reticular da substância negra (SNr) são consideradas estações de saída dos núcleos da base, cujos neurônios gabaérgicos projetam-se ao tálamo (núcleo ventral anterior, núcleo ventral lateral, núcleo dorsomedial e núcleos intralaminares). Por sua vez, os neurônios talâmicos enviam projeções glutamatérgicas ao córtex frontal, sobretudo às áreas motoras.[4,14,15]

- **As vias direta, indireta e hiperdireta:** os neurônios gabaérgicos do *striatum* dorsal enviam projeções ao GPi/SNr através de duas alças, a direta e a indireta, que se originam de populações neuronais diferentes. Na via direta, neurônios do *striatum* dorsal que expressam receptores D1 projetam-se diretamente ao GPi/SNr, sendo que os neurotransmissores liberados são o GABA e as taquicininas (substância P e dinorfina). Na via indireta, neurônios do *striatum* dorsal que expressam receptores D2 projetam-se ao segmento externo do globo pálido (GPe), com a liberação de GABA e de encefalina. A via de projeção do GPe ao NST também é mediada pelo GABA, ao passo que os neurônios glutamatérgicos do NST enviam projeções ao GPi/SNr (via hiperdireta) e ao GPe.[4,14,15]

Embora esse modelo seja extremamente importante do ponto de vista histórico, e razoavelmente acurado do ponto de vista anatômico e eletrofisiológico, ele não deixa de ser uma simplificação exagerada da circuitaria e do funcionamento dos núcleos da base. Além das conexões descritas, quase todas as estruturas estão envolvidas em conexões recíprocas e alças de retroalimentação, e estudos recentes mostram que até mesmo a via direta e indireta na verdade se misturam, pois existe uma arborização muito grande e neurônios de uma via podem mandar colaterais para a outra.[18] Dessa forma, o clínico deve interpretar com cautela as relações fisiopatológicas que são extrapoladas a partir do modelo.

Atualmente, o conceito de "frequência de disparo" está sendo complementado pelo conceito de "padrão de disparos", que incorpora a importância do padrão de disparo além da frequência. Esse conceito, lançado nos anos 1990,[19] ganhou força mais recentemente graças à possibilidade de gravações intraoperatórias do padrão de disparo regional por meio de eletrodos de estimulação cerebral profunda implantados terapeuticamente para neurocirurgia funcional nos núcleos da base.[20] Uma das características do padrão de disparo é a frequência de oscilações da atividade extracelular sincronizada numa região. Essa atividade representa a somatória das atividades excitatórias e inibitórias dos dendritos regionais, e oscila em várias frequências (beta, alfa-teta etc.) que podem ser identificadas na região, e também em estruturas anatomicamente distantes, mas eletrofisiologicamente relacionadas, fornecendo: 1) evidência indireta de uma via de conexão neuronal; 2) evidência de fisiopatologia quando anormalidades das oscilações são encontradas em pacientes com distúrbios do movimento.[21]

FISIOPATOLOGIA DOS NÚCLEOS DA BASE RELACIONADA COM OS DISTÚRBIOS DO MOVIMENTO

As disfunções dos núcleos da base podem ocorrer em vários níveis diferentes, incluindo: 1) lesões únicas destrutivas localizadas (tumor, hemorragia, abcesso, etc.); 2) lesões simultâneas ou progressivas de vários núcleos (como nos transtornos hipóxicos, tóxicos, inflamatórios, metabólicos, etc.); 3) pela perda seletiva de certas populações neuronais (como a degeneração da substância negra levando ao parkinsonismo); e 4) pela alteração de estruturas celulares específicas (como os transportadores transmembrana, que levam a vários distúrbios do movimento). No grupo etário pediátrico, lesões múltiplas e alterações genéticas frequentemente levam a combinações de distúrbios do movimento num mesmo paciente, ou mesmo um distúrbio único cuja explicação não é completamente elucidada pelo modelo teórico dos núcleos da base.[7]

Algumas correlações clássicas são observadas segundo o modelo de frequência de disparo. Lesões do *striatum* produzem distúrbios variáveis, na dependência da localização da lesão e de seu mecanismo. O comprometimento do núcleo caudado mais comumente leva a transtornos comportamentais, como abulia, embora também possa ocasionar coreia e distonia. Lesões do putâmen causam distonia (mais frequentemente) ou parkinsonismo.[7,22]

Lesão unilateral do NST é a causa clássica de hemibalismo, não obstante também possa acarretar uma coreia de pequena amplitude.[23] Lesões dos globos pálidos podem causar distonia, parkinsonismo ou ambos, ao passo que coreia raramente ocorre.[7,22]

Lesões da SNr podem provocar movimentos involuntários oculares. Lesões da SNc levam à depleção dopaminérgica no *striatum*, resultando em parkinsonismo, distonia ou ambos.[7] Os modelos das Figuras 17.2 e 17.3 são utilizados para explicar a base fisiopatológica dos distúrbios de movimento hipercinéticos e hipocinéticos.

Distúrbios do Movimento

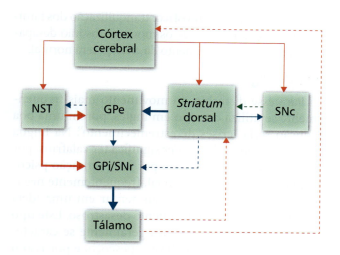

→ Excitatório (mediado pelo glutamato)
→ Inibitório (mediado pelo GABA)
→ Modulatório (mediado pela dopamina)

Figura 17.2 Esquema simplificado do funcionamento do circuito córtico-nuclear-talâmico-cortical nos distúrbios hipocinéticos. A deficiência de dopamina leva ao aumento da atividade das vias indireta e hiperdireta, e a uma redução da atividade da via direta. O resultado final é o aumento da inibição talâmica.

Abreviações: NST, núcleo subtalâmico; GPe, globo pálido externo; GPi, globo pálido interno; SNr, parte reticular da substância negra; SNc, parte compacta da substância negra.

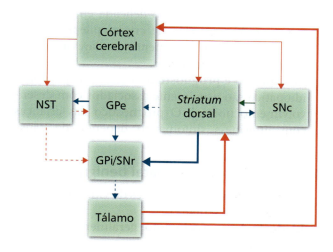

→ Excitatório (mediado pelo glutamato)
→ Inibitório (mediado pelo GABA)
→ Modulatório (mediado pela dopamina)

Figura 17.3 Esquema simplificado do funcionamento do circuito córtico-nuclear-talâmico-cortical nos distúrbios hipercinéticos. Há uma diminuição da atividade das vias indireta e hiperdireta, e um aumento da atividade da via direta. O resultado final é a diminuição da inibição talâmica exercida pelo GPi/SNr.

Abreviações: NST, núcleo subtalâmico; GPe, globo pálido externo; GPi, globo pálido interno; SNr, parte reticular da substância negra; SNc, parte compacta da substância negra.

■ DISTÚRBIOS DO MOVIMENTO DESENVOLVIMENTAIS E TRANSITÓRIOS

Provavelmente representam variações do processo normal de desenvolvimento neurológico.[24] O seu diagnóstico preciso permite tranquilizar os familiares, assegurando o caráter benigno e o bom prognóstico, além de evitar a realização de exames complementares e tratamentos desnecessários.

Como a maioria desses distúrbios tem caráter paroxístico, o médico deverá solicitar aos responsáveis que filmem a criança por ocasião dos episódios. Atualmente, com os telefones celulares com câmeras de vídeo, essa tarefa tornou-se simples e corriqueira.

Jitteriness

A palavra *jitter* deriva de *jitterbug* – dança americana com movimentos extravagantes, popular na década de 1940. O nome da dança, por sua vez, veio da canção *Jitter Bug* de Cab Calloway (1934), sobre uma pessoa que bebia muito e, em consequência, ficava com uma tremedeira (*jitters*) todo dia de manhã. Da dança, a pa-

lavra passou ao uso geral, significando "nervosismo extremo". Na língua inglesa, usa-se o adjetivo *jittery* para designar uma pessoa nervosa ou agitada.[25]

No que concerne à designação do distúrbio do movimento conhecido como *jitteriness*, por todo o exposto acima, consideramos que não há uma boa tradução desse termo para o português, apesar de alguns autores utilizarem o termo hiperexcitabilidade.

- **Idade de início:** primeira semana de vida.
- **Idade de desaparecimento:** antes dos 6 meses de idade (geralmente poucos dias após o parto).
- **Descrição:** tremor generalizado, simétrico, oscilatório e altamente sensível a estímulos, que frequentemente simula clônus. Em algumas séries, até 50% dos lactentes exibiram *jitteriness* nos primeiros dias de vida, sobretudo quando estimulados ou chorando.[24] *Jitteriness* persistente tem sido associado à injúria hipóxico-isquêmica, hipocalcemia, hipoglicemia e síndrome de abstinência.
- **Diagnóstico:** clínico. Pode ser precipitado por estímulos, como ruídos e estimulação tátil, e

suprimido pela contenção delicada em flexão do membro. Ao contrário de crises epilépticas, não há associação com movimentos oculares anormais ou alterações autonômicas.

- **Tratamento e prognóstico:** os casos de *jitteriness* idiopático são usualmente associados com desenvolvimento normal. O prognóstico das crianças com jitteriness sintomático depende da causa subjacente.

Mioclonia do sono neonatal benigna

- **Idade de início:** primeiro mês de vida (tipicamente na primeira semana).
- **Idade de desaparecimento:** geralmente até 6 meses de idade.
- **Descrição:** mioclonias repetitivas, por vezes rítmicas, que ocorrem apenas durante o sono e podem durar muitos minutos. Os abalos predominam nas porções distais dos membros e são mais proeminentes nos superiores do que nos inferiores. As mioclonias podem ser focais, multifocais, unilaterais ou bilaterais e, em alguns casos, manifestar abalos axiais e dos músculos da face.[24] Essa condição é diferente das mioclonias hípnicas fisiológicas, que são geralmente isoladas e tendem a ocorrer no início do sono, em todas as idades.
- **Diagnóstico:** clínico. Raramente há necessidade de realizar eletroencefalograma, cujos traçados interictal e ictal são normais.[26]
- **Tratamento e prognóstico**: tranquilização dos familiares, assegurando que os movimentos irão desaparecer e o desenvolvimento da criança será normal. O uso de drogas sedativas, como barbitúricos e benzodiazepínicos, pode aumentar a frequência das mioclonias.

Mioclonia benigna do lactente (síndrome de Lombroso e Fejerman)

- **Idade de início:** no primeiro ano de vida (usualmente entre 3 e 9 meses).
- **Idade de desaparecimento:** até os 2 anos de idade.
- **Descrição:** mioclonias repetitivas, tipicamente agrupadas, levando a flexão (mais comumente) ou extensão do pescoço, tronco e extremidades, à semelhança dos espasmos da síndrome de West. Não há comprometimento da consciência e os eventos ocorrem apenas em vigília, sem relação com o despertar ou adormecer.[24]
- **Diagnóstico:** clínico-eletroencefalográfico, preferencialmente realizado por videoeletroencefalograma, cujos traçados interictal e ictal são normais.[26]

- **Tratamento e prognóstico:** tranquilização dos familiares, assegurando que os movimentos irão desaparecer e o desenvolvimento da criança será normal.

Shuddering

Para esse distúrbio do movimento mais frequentemente se utiliza o termo em inglês, porém uma boa tradução seria "crises de estremecimento". Na língua inglesa coloquial, *to shudder* significa ter calafrios, por alteração de temperatura ou por uma sensação psicológica com valência emocional, frequentemente negativa. Por exemplo, calafrios ao pensar em uma ideia chocante, ou num acontecimento desastroso. Este tipo de reação corporal fisiológica geralmente se caracteriza por tremores dos ombros e pescoço, e por isso o transtorno foi nomeado como *shuddering*.

- **Idade de início:** mais frequentemente até os 2 anos de idade.
- **Idade de desaparecimento:** usualmente na primeira década de vida.
- **Descrição:** episódios de tremor rápido da cabeça, tronco e membros superiores, semelhantes a calafrios, com duração de poucos segundos, entretanto podendo recorrer até cem vezes por dia. Frequentemente acompanha-se de careteamento e não há alteração da consciência.[24]
- **Diagnóstico:** clínico. Raramente há necessidade de realizar eletroencefalograma, cujos traçados interictal e ictal são normais.
- **Tratamento e prognóstico:** tranquilização dos familiares, assegurando que os movimentos irão desaparecer e o desenvolvimento da criança será normal. Alguns autores sugerem que o *shuddering* pode ser uma manifestação precoce de tremor essencial, porém isso é controverso.[27,28]

Espasmo nutans

- **Idade de início:** entre 3 e 12 meses de idade.
- **Idade de desaparecimento:** usualmente alguns meses após o início do quadro, porém a maioria dos pacientes mantém um nistagmo subclínico que desaparece entre 5 e 12 anos de idade.[29]
- **Descrição:** tremor cefálico lento (cerca de 2 Hz), que pode ser horizontal (mais comumente) ou vertical, acompanhado por nistagmo pendular de alta frequência e baixa amplitude, que pode ser conjugado, desconjugado (mais frequentemente) ou monocular.[29] Quando a criança fixa o olhar em um objeto, o tremor cefálico tipicamente aumenta e, quando a cabeça é segura pelo examinador, o nistagmo aumenta.[24]

- **Diagnóstico:** a avaliação oftalmológica é sempre recomendada. Deve ser diferenciado do nistagmo congênito (Capítulo 8 – Distúrbios dos nervos cranianos e do sistema visual), que também pode associar-se a tremor cefálico. Além disso, todos os pacientes devem submeter-se à realização de neuroimagem do encéfalo, preferencialmente imagem por ressonância magnética (IRM), porque alguns casos associam-se a neoplasias de vias ópticas ou malformações do cerebelo.[30,32]
- **Tratamento e prognóstico:** não há tratamento específico. Nos casos idiopáticos, deve-se apenas tranquilizar os familiares, assegurando que os movimentos desaparecerão e o desenvolvimento da criança será normal.

Desvio supraversivo tônico paroxístico do olhar

Esse transtorno foi descrito em 1988 por Ouvrier e Billson.[33] Embora inicialmente considerado idiopático e benigno, os mesmos autores revisaram em 2005[34] os 49 casos até então publicados dessa condição e salientaram que mais da metade das crianças apresentou algum nível de déficit intelectual no seguimento em longo prazo, geralmente leve, e que 12 dos 49 casos apresentaram alguma ataxia residual, com vários pacientes apresentando alterações oculomotoras residuais. Numa série de 16 casos de Melbourne, publicada em 1998,[35] apenas três crianças (19%) evoluíram com normalização do desenvolvimento e exame neurológico. Em 5 dos 49 casos revistos por Ouvrier e Billson (2005)[34] o transtorno foi secundário à alteração estrutural, como hipomielinização,[36] leucomalácia periventricular, malformação da veia de Galeno e pinealoma.[34] Também foi relatado, em associação com mutações do gene CACNA1A,[37,38] o principal gene causador de ataxia episódica, que frequentemente provoca alterações de motricidade ocular intercríticas e também causa epilepsia. A associação desse transtorno com epilepsia é controversa.[39,40]

- **Idade de início:** usualmente no primeiro ano de vida.
- **Idade de desaparecimento:** geralmente entre 1 e 7 anos após o início dos sintomas.
- **Descrição:** crises repetidas de desvio do olhar conjugado para cima. O desvio do olhar pode ser mantido ou intermitente, e frequentemente acompanha-se de flexão do pescoço. Os episódios típicos geralmente duram horas, porém podem persistir por dias. As tentativas de olhar para baixo acompanham-se de nistagmo com o mesmo sentido, e os movimentos oculares horizontais estão preservados durante as crises. Podem apresentar resolução completa após um período de sono e agravar-se com fadiga e processos infecciosos. É comum a associação com ataxia leve de tronco, que em alguns casos pode persistir após a resolução dos episódios de desvio do olhar.
- **Diagnóstico:** apesar de ser um assunto controverso, a realização de eletroencefalograma pode estar indicada, e nos casos clássicos tanto o traçado interictal como o ictal devem ser normais. Em razão da possibilidade de quadro secundário a lesões estruturais, recomenda-se a realização de neuroimagem, que na maioria dos casos não demonstra alteração.
- **Tratamento e prognóstico:** não há tratamento específico, embora existam relatos isolados de melhora com o uso de levodopa, que não reproduzem a maioria dos pacientes. Em cerca de metade das crianças o prognóstico é bom; nos demais, pode haver persistência de ataxia, comprometimento cognitivo e distúrbios residuais da motricidade ocular.[24]

Torcicolo paroxístico benigno

Atualmente é considerado como uma síndrome precursora da enxaqueca na infância.[41] Também foi relatado em associação com mutações do gene CACNA1A[38,42] e PRRT2.[43]

- **Idade de início:** primeiro ano de vida; 75% nos primeiros sete meses.[44]
- **Idade de desaparecimento:** em média no terceiro ano de vida.[44]
- **Descrição:** desvio cefálico para um dos lados, com duração de poucas horas a dias, podendo persistir durante o sono e associar-se a outros sintomas, como palidez cutânea, vômitos, irritabilidade e ataxia. Existem relatos de crises com duração muito curta (algumas horas), até episódios muito prolongados (até mais de um mês), porém são situações incomuns, e na média os episódios duram alguns dias (75% menos de uma semana).[44] Os episódios recorrem com certa regularidade, com frequência semanal ou mensal, tornando-se menos frequentes à medida que a criança cresce.[24]
- **Diagnóstico:** há uma ampla gama de diagnósticos diferenciais, devendo ser considerado diagnóstico de exclusão. Em geral, o torcicolo na criança é um sinal de alerta.[45] Pode ocorrer como reação distônica aguda a medicações, secundariamente a lesões de fossa posterior ou cervicais. Também pode

Tratado de Neurologia Infantil

ser um sinal de lesão do nervo troclear. Torcicolo muscular congênito está presente ao nascimento, não é paroxístico e associa-se a fibrose unilateral do músculo esternocleidomastoideo, que pode ser percebida através de palpação.[24]

- **Tratamento e prognóstico:** não há tratamento específico. Muitos pacientes passam a apresentar enxaqueca alguns anos após a resolução do quadro.

Distonia idiopática benigna do lactente

Essa condição rara se caracteriza por distonia focal ou segmentar, transitória e não acompanhada de outros comemorativos, que ocorre no lactente e geralmente se inicia no primeiro ano de vida.

- **Idade de início:** geralmente antes de 5 meses de idade.
- **Idade de desaparecimento:** por volta de 1 ano.
- **Descrição:** distonia focal ou segmentar, usualmente de um dos membros superiores, que pode ser intermitente ou persistente. Há uma postura característica, com abdução do braço, pronação do antebraço e flexão do punho. Esta ocorre em repouso, desaparecendo completamente com o movimento voluntário. Ocasionalmente ambos os membros superiores, ou um membro inferior, ou os membros ipsilaterais, ou o tronco são envolvidos, mas nesses casos atípicos deve-se aprofundar a investigação. Em alguns lactentes, a postura só se manifesta com relaxamento completo e em algumas posições. Em outros, está presente durante todo o período em que a criança está acordada.[24]
- **Diagnóstico:** deve-se excluir a possibilidade de uma distonia progressiva, lesão de plexo braquial, hemiparesia e anormalidades ortopédicas, o que pode ser feito clinicamente e em conjunto com outros exames. Nos casos de início recente, a investigação criteriosa e o acompanhamento são essenciais, pois patologias estruturais e metabólicas podem se iniciar com quadro flutuante de distúrbio do movimento e devem ser excluídas.
- **Tratamento e prognóstico:** não há tratamento específico. Após a exclusão de outras possibilidades, deve-se apenas tranquilizar os familiares, assegurando que os movimentos irão desaparecer e o desenvolvimento da criança será normal.

Transtorno da gratificação

A masturbação em crianças pequenas pode envolver posturas e movimentos não usuais, que podem ser confundidos com dor abdominal e crises epilépticas.[46,47]

- **Idade de início:** após 2 meses de idade e antes dos 3 anos.
- **Idade de desaparecimento:** por volta de 1 ano.
- **Descrição:** os movimentos masturbatórios em meninos são usualmente óbvios, por causa da manipulação da genitália. Em meninas, eles são mais sutis e frequentemente envolvem a adução das coxas, ou sentar-se sobre uma mão ou pé, fazendo um balanço da pelve. Outras características que auxiliam no diagnóstico: postura estereotipada com pressão sobre a região púbica; grunhidos, diaforese e ruborização facial; duração dos episódios variando de menos de 1 minuto a várias horas; ausência de comprometimento da consciência; cessação do episódio com a distração ou engajamento em outra atividade; exame neurológico normal.[24]
- **Diagnóstico:** clínico. Não há necessidade de exames complementares.
- **Tratamento e prognóstico:** deve-se tranquilizar os familiares, explicando que não há associação desse fenômeno com pensamentos sexuais. Provavelmente encontra-se no espectro dos comportamentos de autoconforto, como o de sucção do polegar. Não há necessidade de tratamento, com tendência a diminuir de frequência à medida que a criança cresce.

Síndrome de Sandifer

A presença de movimentos de lateralização, rotação e extensão do pescoço após a alimentação em crianças sofrendo de hérnia de hiato foi relatada por Kinsbourne em 1964,[48] e depois nomeada em homenagem ao neurologista britânico Paul Sandifer, que havia originalmente observado essa associação na prática clínica.[49] Apesar de a idade de início ser variável, e existirem casos até mesmo na vida adulta, a síndrome de Sandifer em geral se manifesta inicialmente no lactente ou pré-escolar. Caracteriza-se pela associação de refluxo gastresofágico com movimentos e posturas anormais, características que são combinações de torsão, lateralização e hiperextensão cervical (menos comumente flexão), podendo ocorrer extensão do tronco (até mesmo opistótono), que ocorrem principalmente depois de a criança se alimentar.

A incidência exata é desconhecida, porém em crianças com refluxo gastresofágico a síndrome de Sandifer ocorre em até 8% dos casos.[50] Em séries de eventos paroxísticos não epilépticos em crianças, essa síndrome foi diagnosticada em frequências variáveis. Um estudo[51] encontrou esse diagnóstico em 4 de 134 crianças (2,9%) com eventos paroxísticos não epilépticos, e os quatro tinham menos de 5 anos. Um ou-

500

Seção 3 ■ Doenças e Síndromes Neurológicas

tro estudo encontrou a síndrome de Sandifer em 1,1% (1 de 94 crianças) com eventos paroxísticos não epilépticos.[52]

O diagnóstico é frequentemente atrasado e muitas crianças são submetidas a uma extensa lista de exames complementares desnecessários antes que o diagnóstico definitivo seja feito. O tratamento medicamentoso ou cirúrgico do refluxo gastresofágico resulta em cura dos sintomas em cerca de 95% dos pacientes.[53]

DISTÚRBIOS DO MOVIMENTO PAROXÍSTICOS

Transtornos de tique

O tique é o movimento involuntário mais frequente na faixa etária pediátrica.[54] Há uma diferença entre tique e transtornos de tique. Enquanto o primeiro consiste na descrição semiológica do movimento anormal, cujo conceito foi descrito no início do capítulo, os transtornos de tique representam síndromes que têm, como característica exclusiva ou fundamental, a presença de tiques.

Embora crianças neurologicamente normais possam ocasionalmente apresentar tiques, a presença de tiques persistindo por um período maior do que quatro semanas deve ser classificada em um desses transtornos quando a etiologia é idiopática. Entretanto, há situações em que os tiques podem ser secundários a outra doença neurológica ou clínica. Por exemplo, pacientes com coreia de Sydenham podem apresentar tiques, sem necessariamente preencher critérios para os transtornos de tique idiopáticos. O mesmo pode ocorrer com crianças sofrendo de lesões estruturais, tóxicas ou metabólicas dos núcleos da base. Esses casos são frequentemente classificados como transtorno de tique secundários, "tourettismo", ou, no inglês, tic-like disorder, mas, como existem diferentes sistemas de classificação, eles podem também ser classificados sob "transtorno de tique não especificado" para fins clínicos e administrativos (Tabelas 17.1 e 17.2).[13]

O tratamento de primeira linha para os tiques e para a síndrome de Tourette é o não farmacológico. As intervenções educacionais (tanto para crianças quanto cuidadores, e, quando indicado, também para a equipe escolar) devem ser feitas em todos os casos. Quando necessário, deve-se iniciar tratamento não farmacológico por psicoterapias comportamentais específicas dirigidas à conscientização da criança e dos pais sobre a natureza dos tiques, sua relação com fatores psicodinâmicos e o manejo dos mesmos, e aumento do controle voluntário da motricidade levando

à inibição dos comportamentos motores indesejáveis. Essas terapias já estão disponíveis no Brasil e é importante que o médico encoraje o paciente a se submeter a esse tipo de tratamento quando indicado, e também incentivar profissionais da psicologia a se especializarem nessas técnicas de uso crescente em doenças neuropsiquiátricas.

As recomendações atuais da Academia Americana de Psiquiatria da Criança e do Adolescente (2013)[55] enfatizam a importância da psicoeducação e do tratamento comportamental, colocando em segundo plano o tratamento farmacológico, que deve ser usado somente quando houver comprometimento significativo da qualidade de vida ou quando houver comorbidades psiquiátricas responsivas a fármacos que tratem tanto os tiques quanto as comorbidades. Essa tendência ao tratamento não medicamentoso dos tiques se deve, em parte, à resposta incompleta ao tratamento farmacológico, associada aos riscos do tratamento crônico dos tiques.[56]

As recomendações da Academia Americana de Psiquiatria da Criança e do Adolescente[55] incluem:

Tabela 17.1 Classificação dos tiques.

Tiques motores	
Simples	Há envolvimento de um único músculo ou de um grupo muscular localizado (p. ex., piscamento palpebral, torcer o nariz, lateralização da comissura labial, elevação dos ombros, projeção da mandíbula). Os movimentos podem ser rápidos e breves (tiques clônicos, que representam a maioria dos tiques) ou mais lentos, resultantes de contração muscular isométrica (tiques tônicos) ou ocasionando posturas anormais mantidas (tiques tônicos)
Complexos	Uma sequência de ações simples ou de movimentos coordenados
Tiques fônicos	
Simples	Diferentes sons e ruídos, como gemidos, tosse, assoar, "limpar a garganta"
Complexos	Repetição de sílabas, palavras, frases (ecolalia e palilalia); coprolalia

Tabela 17.2 Classificação dos transtornos de tique.

Transtornos de tique primários	Não se associam a outras condições médicas, como infecções, fármacos, toxinas, acidente vascular cerebral, traumatismo cranioencefálico etc.
Síndrome de Tourette	Tiques motores múltiplos e tiques fônicos (único ou múltiplos) devem estar presentes em algum momento da evolução da doença, porém não necessariamente de forma concomitante.
	Podem aumentar ou diminuir em frequência, porém devem persistir por mais de um ano desde o início do primeiro tique.
Transtorno de tique motor ou fônico crônico	Presença de tiques motores (único ou múltiplos) ou de tiques fônicos (único ou múltiplos).
	Podem aumentar ou diminuir em frequência, porém devem persistir por mais de um ano desde o início do primeiro tique.
Transtorno de tique provisório	Presença de tiques motores (único ou múltiplos) e/ou de tiques fônicos (único ou múltiplos).
	Devem estar presentes há menos de um ano desde o início do primeiro tique.
Transtorno de tique transitório	Presença de tiques motores (único ou múltiplos) e/ou de tiques fônicos (único ou múltiplos).
	Podem aumentar ou diminuir em frequência, porém devem persistir por mais de quatro semanas e desaparecer em menos de um ano desde o início do primeiro tique.
Transtorno de tique não especificado	Pacientes com transtornos de tique primários que não se enquadram nas demais categorias, persistindo por mais de quatro semanas.
Transtornos de tique secundários	Associam-se a outras condições médicas, como infecções, fármacos, toxinas, acidente vascular cerebral, traumatismo cranioencefálico etc.

- A avaliação dos transtornos de tique deve sempre incluir exame cuidadoso da condição médica geral e do uso de drogas e medicamentos;
- A avaliação dos transtornos de tique deve sempre incluir exame cuidadoso do estado mental e de possíveis comorbidades psiquiátricas da criança;
- A educação dos pais e da criança a respeito do transtorno deve ser realizada, incluindo evolução, prognóstico e opções de tratamento. O plano de tratamento deve considerar intervenções baseadas na interação com a equipe escolar, incluindo atenção especial à criança (p. ex., permitindo que a criança possa deixar a sala de aula quando necessário, para fazer o manejo dos tiques através de técnicas psicocomportamentais);
- O tratamento dos tiques deve sempre levar em consideração o grau de comprometimento funcional e o desconforto causado por eles, assim como pelas potenciais comorbidades. A decisão de tratar ou não os tiques é delicada, e deve ser sempre realizada em conjunto com os pais e a criança. O primeiro sintoma a ser tratado deve ser o que causa mais comprometimento, mesmo que seja uma comorbidade e não os próprios tiques. Isso ocorre com frequência;
- Intervenções comportamentais devem ser consideradas quando os tiques causam comprometimento moderado ou grave, ou caso a comorbidade psiquiátrica seja sabidamente responsiva a essas estratégias. A intervenção comportamental com evidências mais fortes de eficácia é o treinamento de reversão de hábito. Os principais componentes incluem treino de conscientização, treino de resposta concorrente, treino de suporte social, entre outros. Uma parte importante da terapia é o manejo de estratégias de enfrentamento (*coping strategies*), para que respostas produtivas (como as respostas de resiliência) substituam as estratégias mal-adaptativas que geralmente se desenvolvem nessas crianças (dependência dos pais, evitamento de eventos, contatos sociais, etc.).

O tratamento farmacológico deve ser considerado para tiques moderados a graves, porém somente quando estes estiverem causando comprometimento significativo da qualidade de vida, ou quando o tratamento for indicado para outra comorbidade sabidamente

Distúrbios do Movimento

responsiva a ele. As drogas mais usadas para tratamento de tiques são: haloperidol, pimozida, sulpirida, flufenazina, risperidona, olanzapina, ziprasidona, quetiapina, aripiprazol, tiaprida, tetrabenazina, clonidina, guanfacina, clonazepam.

Entre os antipsicóticos, apesar de as evidências existentes apontarem para uma maior eficácia do haloperidol e da pimozida, muitos clínicos optam por antipsicóticos atípicos (nos Estados Unidos, principalmente risperidona e aripiprazol), por causa da menor incidência de efeitos colaterais, sobretudo extrapiramidais,[57] sendo que muitos foram efeitos extrapiramidais). Para muitos, a droga de escolha é a clonidina, um agonista α-2 geralmente bem tolerado em crianças, e que parece ter um efeito maior sobre aqueles pacientes em que há comorbidade com o transtorno do déficit de atenção e hiperatividade (TDAH).

Estereotipias motoras

As definições semiológicas para estereotipias motoras são vagas e até recentemente este era um grupo de movimentos anormais pouco estudado. De maneira geral, como definido no início do capítulo, são fenômenos motores complexos e sem propósito motor (ou seja, o movimento não se preza a uma função motora, como a movimentação proposital no espaço, ou a manipulação proposital de objetos, por exemplo), embora possam ter um caráter voluntário e tenham sido descritas inicialmente em pacientes sofrendo de anormalidades neuropsiquiátricas, incluindo autismo, deficiência intelectual e transtorno obsessivo-compulsivo (TOC).

A natureza do mecanismo fisiopatológico das estereotipias não está esclarecida.[58] Harvey Singer, uma das principais autoridades nessa área, explica as estereotipias por meio de conceitos desenvolvidos nos estudos da psicomotricidade dos padrões de movimentos repetitivos fisiológicos.[59] Podemos, de certa forma, dividir os movimentos repetitivos em movimentos direcionados a um objetivo (goal-oriented) e em hábitos motores. Um movimento que é direcionado a um objetivo é controlado cognitivamente. Ele se adapta rapidamente e é portanto flexível, já que tem um propósito claro e é orientado para o resultado final da ação. Já o hábito é um movimento repetitivo, fixo, que é realizado automaticamente. O hábito geralmente não se modifica rapidamente e não tem flexibilidade. Ele geralmente é desencadeado por um contexto ou estímulo, e é responsivo a estímulos e a recompensas positivas. Hábitos geralmente não estão relacionados a um objetivo futuro, apesar de que podem ter sido desenvolvidos com um objetivo no passado. Tanto os tiques quanto as estereotipias podem ser vistos como hábitos.

As estereotipias motoras complexas são movimentos involuntários, rítmicos, repetitivos, fixos (não se modificam na forma, amplitude, localização e maneira pela qual são realizados), que parecem ter um propósito, mas na verdade não são direcionados a qualquer objetivo.[59] Exemplos comuns incluem acenar ou abanar as mãos, fazer rotações dos braços e das mãos, abrir e fechar de mãos e mexer os dedos como se estivesse tocando piano no ar. Outros movimentos comuns incluem a extensão do pescoço, a abertura da boca e dar pulos repetidamente. Esses movimentos geralmente duram de segundos a minutos e ocorrem muitas vezes ao dia. Estão associados com períodos de piora, geralmente causados por excitação, estresse, fadiga ou tédio. Estereotipias motoras são facilmente suprimidas por estímulos sensoriais (como chamar o nome da criança) ou distração, embora possam reaparecer. Cada criança tem o seu próprio repertório de estereotipias, que tende a evoluir com o tempo. Diferentemente dos tiques, as estereotipias não são precedidas de urgência premonitória.

As estereotipias podem ser primárias (quando ocorrem em uma criança com desenvolvimento normal) ou secundárias (quando ocorrem em crianças com problemas neurológicos). A característica dos movimentos não permite distinguir as primárias das secundárias e, portanto, a investigação adequada é necessária. Nas estereotipias primárias, os movimentos geralmente se iniciam nos primeiros três anos de vida e tendem a reduzir com a idade, embora frequentemente uma forma mais leve do transtorno acompanhe o paciente mesmo na idade adulta. Podem ocorrer comorbidades psiquiátricas, como o TDAH, o TOC e transtornos de ansiedade.[60] A prevalência ainda não está bem estabelecida, pois o transtorno é subdiagnosticado, mas alguns estudos indicam que pode ser tão ou mais prevalente do que a síndrome de Tourette.

As estereotipias tendem a responder muito pouco ao tratamento farmacoterápico e, apesar das evidências serem oriundas apenas da experiência clínica de especialistas, o tratamento de escolha é a terapia comportamental.[61]

Discinesias paroxísticas

Esse grupo de doenças é caracterizado por episódios autolimitados de movimentos involuntários do tipo distônico, coreiforme ou misto, que se repetem com uma periodicidade e apresentação característica.

Capítulo 17

503

Esses transtornos foram caracterizados ao longo do século XX e foram classificados de acordo com seus achados clínicos, incluindo os gatilhos causadores dos episódios, a duração e a frequência deles. Estes são os principais classificadores atualmente ainda utilizados.

As síndromes idiopáticas foram nomeadas com base nos gatilhos, e são, portanto, classificadas em: discinesia paroxística cinesiogênica (PKD, do inglês *paroxysmal kinesigenic dyskinesia*), que é desencadeada por movimentos súbitos; discinesia paroxística induzida pelo exercício (PED, do inglês *paroxysmal exercise-induced dystonia*), que é desencadeada por exercício prolongado; e discinesia paroxística não cinesiogênica (PNKD, do inglês *paroxysmal nonkinesigenic dyskinesia*), que não é desencadeada por movimentos, mas pode ser provocada por consumo de café ou álcool, ou então por estresse. Apesar de terem sido descritas originalmente como fenótipos motores puros, está claro agora que as discinesias paroxísticas são parte de um espectro de manifestações que inclui, além do distúrbio do movimento, outros fenômenos paroxísticos, como a epilepsia, a enxaqueca, transtornos cognitivos e também ataxia.[62]

Nas décadas passadas, um progresso muito grande foi feito no estudo desse grupo de doenças, com a descoberta das mutações genéticas que poderiam causar esses fenótipos característicos e o início do diagnóstico molecular dessas condições. Com isso, foi possível diagnosticar casos atípicos, e achados clínicos, que foram previamente desvalorizados (como associação com epilepsia), ganharam importância. A fisiopatologia desses transtornos não é esclarecida, mas existe evidência experimental de que há um aumento de atividade nos núcleos da base durante os ataques. A associação com epilepsia foi sugerida no passado e amplamente ignorada até recentemente, quando ficou claro que tanto o gene *PRRT2* (que causa PKD) como o gene *SLC2A1* (que causa PED, além de episódios não cinesiogênicos) podiam causar também epilepsia. Mutações do gene *SLC2A1* podem causar a doença de De Vivo.

Embora as discinesias paroxísticas possam também ocorrer como fenômenos secundários em outras condições genéticas, os tipos clássicos descritos na Tabela 17.3 estão solidamente relacionados com genes específicos. Mais da metade dos casos de PKD é causada por mutações no *PRRT2*, e a maioria dos casos clássicos de PNKD é causada por mutações do gene *PNKD*. No caso da discinesia paroxística induzida por exercício, somente uma parcela é causada por mutações do *SLC2A1*, indicando que deve haver heterogeneidade genética nessa condição. Os fenótipos icônicos, a possibilidade do diagnóstico molecular, a resposta frequentemente positiva ao tratamento e o bom prognóstico, com melhora do quadro na idade adulta, fazem necessário o reconhecimento dessas condições e, em particular, a sua distinção com a epilepsia, o diagnóstico diferencial mais comum.[7]

O manejo clínico das discinesias paroxísticas primárias segue as evidências atuais, que são basicamente séries ou relatos de casos, opinião ou consenso de especialistas. Essas estratégias estão resumidas na Tabela 17.4. As discinesias paroxísticas podem também ser secundárias a várias causas estruturais, metabólicas, infecciosas, ou inflamatórias. Inclui-se aqui: traumatismo cranioencefálico, paralisia cerebral, acidente vascular cerebral, esclerose múltipla, hipo ou hiperglicemia, e vários transtornos metabólicos. O manejo das discinesias paroxísticas secundárias varia de acordo com sua causa. O tratamento sintomático pode seguir as mesmas indicações das primárias.

Tabela 17.3 Resumo das características clínicas das discinesias paroxísticas.[7]

	PNKD	PED	PKD
Idade de início	Infância até adolescência	Infância até adulto jovem	Geralmente na primeira década de vida
Evolução clínica	Melhora na vida adulta	Variável	Melhora ou até mesmo regride na quarta década de vida
Duração dos ataques	Minutos a horas	Minutos a horas	Segundos até poucos minutos
Frequência dos ataques	Vários ataques por mês	Variável	Vários ataques por dia
Gatilhos	Álcool, café, estresse emocional, excitação, fadiga	Exercício prolongado, jejum, estresse emocional	Movimentos voluntários súbitos (levantar-se, correr subitamente etc.)
Principal gene associado	*PNKD*	*SLC2A1*, *Parkin*, *CGH1*	*PRRT2*

Distúrbios do Movimento

Tabela 17.4 Estratégias terapêuticas para as discinesias paroxísticas.[7]	
PNKD	Reassegurar o paciente sobre o prognóstico favorável. Resposta variável ao tratamento. Pode-se tentar benzodiazepínicos, e vários pacientes relatam melhora com clonazepam. Geralmente não responde a drogas antiepilépticas. Existem relatos anedóticos de resposta a outros tratamentos. A frequência de episódios diminui com a idade e frequentemente remite na vida adulta.
PED	Resposta variável a farmacoterapia e apresenta curso variável. Quando causada por mutação do *SLC2A1*, pode-se tentar dieta cetogênica. Quando causada por mutação de *GCH1* ou do gene da parkina, pode evoluir com distonia ou parkinsonismo responsivo a levodopa. Tratamentos que podem ser tentados incluem, além dos mencionados acima, os benzodiazepínicos, acetazolamida e várias drogas antiepilépticas.
PKD	Reassegurar ao paciente sobre o prognóstico favorável e boa resposta terapêutica a baixas doses de drogas antiepilépticas. A mais usada é a carbamazepina em baixas doses, mas fenitoína também é relatada. Outros antiepilépticos podem ser testados quando não houver resposta a essas medicações. Geralmente remite na quarta década de vida. Pode se acompanhar de epilepsia, enxaqueca hemiplégica e outras síndromes neurológicas paroxísticas.

■ COREIA, ATETOSE E BALISMO

Representam um *continuum* baseado na amplitude, velocidade e distribuição dos movimentos involuntários (Figura 17.4).

A coreia é o movimento predominante e casos isolados de balismo ou atetose são raros. Pacientes com balismo frequentemente também apresentam coreia ou, ao longo do tempo, evoluem naturalmente de balismo propriamente dito para coreia. Assim sendo, frequentemente utiliza-se o termo *hemicoreia-hemibalismo* para definir a forma mais observada de balismo, que é aquela em que movimentos balísticos acometem um hemicorpo.[5,63] O hemibalismo clássico é mais comumente observado em adultos.

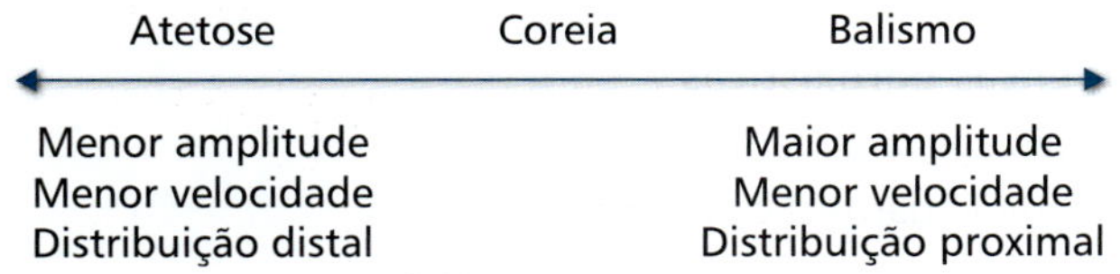

Anatomicamente, a coreia classicamente resulta de distúrbios do *striatum*, mas também pode ter origem talâmica ou cortical. O balismo tipicamente decorre de alterações do núcleo subtalâmico. A atetose pode ocorrer a partir de doenças que também produzem coreia ou distonia, e o termo *coreoatetose* é frequentemente utilizado para descrever o que se observa nas crianças com paralisia cerebral discinética.[7]

As principais causas de coreia na criança encontram-se listadas na Tabela 17.5. Abaixo são descritas algumas entidades classicamente associadas com coreia.

Atetose   Coreia   Balismo

Menor amplitude	Maior amplitude
Menor velocidade	Menor velocidade
Distribuição distal	Distribuição proximal

Figura 17.4 *Continuum* que engloba a atetose, a coreia e o balismo.

Tabela 17.5 Causas de coreia na faixa etária pediátrica.[7]	
Coreia fisiológica*	**Coreia pós-circulação extracorpórea**
Lesões estáticas/alterações estruturais**	**Policitemia**
Paralisia cerebral	**Doenças infecciosas/parainfecciosas**
• Hipóxico-isquêmica	Encefalites virais
• Kernicterus	Encefalopatia pelo HIV
• Malformações	Meningites bacterianas agudas
• Outras	Difteria
Acidente vascular cerebral	Endocardite bacteriana
• Isquêmico	
• Hemorrágico (intraparenquimatoso e subaracnoide)	

* Como parte do desenvolvimento normal até 1 ano de idade.

** Em princípio, qualquer lesão dos núcleos da base pode causar coreia.

(*Continua*)

Capítulo 17

Tabela 17.5 (Continuação) Causas de coreia na faixa etária pediátrica.[7]

Lesões estáticas/alterações estruturais**

Doença de moyamoya

Malformações vasculares

Trauma

Neoplasias

Coreia hereditária benigna

Doenças heredodegenerativas

Síndrome de Rett

Neurodegeneração com depósito cerebral de ferro

Ataxia-telangiectasia

Ataxia de Friedreich

Ataxia com apraxia oculomotora tipos 1 e 2

Ataxias espinocerebelares 2, 3 e 17

Atrofia dentato-rubro-pálido-luisiana (DRPLA)

Calcificação idiopática dos núcleos da base (doença de Fahr)

Doença de Huntington-símile tipos 2 e 3

Doenças metabólicas e endócrinas

Doença de Wilson

Acidúrias glutárica tipo I, propiônica e metilmalônica

Doenças mitocondriais

Doença de Lesch-Nyhan

Porfiria intermitente aguda

Doença de Niemann-Pick tipo C

Gangliosidoses GM1 e GM2

Leucodistrofia metacromática

Doença de Pelizaeus-Merzbacher

Deficiência de vitamina E, incluindo a doença de Bassen-Kornzweig

Hiperglicinemia não cetótica

Hipo ou hiperglicemia

Hipertireoidismo

Hipoparatireoidismo e pseudo-hipoparatireoidismo

Hipo e hipernatremia

Hipo e hipercalcemia

Hipomagnesemia

Feocromocitoma

Insuficiências renal e hepática

Doenças infecciosas/parainfecciosas

Meningite tuberculosa

Doença de Lyme

Neurotoxoplasmose

Malária cerebral

Neurocisticercose

Doenças imunomediadas/desmielinizantes

Coreia de Sydenham

Lúpus eritematoso sistêmico

Síndrome dos anticorpos antifosfolípides

Poliarterite nodosa

Vasculite primária do sistema nervoso central

Púrpura de Henoch-Schönlein

Coreia gravídica

Doença de Behçet

Sarcoidose

Doença celíaca

Encefalites autoimunes

• Encefalopatia de Hashimoto

Drogas/toxinas

Tabela 17.6

Doenças paroxísticas

Hemiplegia alternante

Discinesia paroxística cinesiogênica

Discinesia paroxística não cinesiogênica

Discinesia paroxística/ataxia episódica

Discinesia paroxística e espasticidade

Discinesia paroxística induzida por exercícios

* Como parte do desenvolvimento normal até 1 ano de idade.

** Em princípio, qualquer lesão dos núcleos da base pode causar coreia.

Seção 3 ▪ Doenças e Síndromes Neurológicas

Distúrbios do Movimento

Coreia fisiológica

Os movimentos decompostos e imaturos de lactentes podem, às vezes, ser descritos como coreiformes e, portanto, não indicam a presença de uma doença neurológica. No contexto de uma criança com desenvolvimento normal, tais movimentos podem ser monitorados clinicamente.[64]

Coreia hereditária benigna

Doença autossômica dominante, causada por mutações do gene *NKX2.1*, também conhecido como *TITF1*, *TTF1* e *TEBP* (*locus* 14q13.1-q21.1). Pode fazer parte da síndrome cérebro-pulmão-tireoide, na qual anormalidades adicionais desses órgãos são observadas (Figura 17.5).

O início da coreia ocorre entre 1 e 5 anos de idade, com evolução relativamente estável e alguma melhora na vida adulta. Previamente a criança já apresenta hipotonia e atraso do desenvolvimento motor. Podem ocorrer outros distúrbios do movimento (isoladamente ou associados a coreia), como ataxia, tremor, mioclonias, distonia de membros, tiques motores e vocais. Também pode haver comprometimento cognitivo e alterações psiquiátricas.[65]

Não há consenso com relação ao tratamento da coreia nesses pacientes. Existem relatos de melhora com o uso de levodopa em doses relativamente altas (7 a 9 mg/kg/dia), em conjunção com fisioterapia.[65]

Coreia de Sydenham

Apesar da redução de sua incidência nas últimas décadas, mantém-se como a causa mais comum de coreia adquirida em crianças de todo o mundo. Representa uma das manifestações maiores da febre reumática, presumivelmente causada por anticorpos produzidos a partir da infecção de orofaringe pelo estreptococo beta-hemolítico do grupo A (*Streptococcus pyogenes*), que reagem de forma cruzada com antígenos cerebrais (mimetismo molecular).[54] Também há, provavelmente, uma predisposição genética para essa condição, sugerida a partir da ocorrência mais frequente de casos em algumas famílias e pela maior frequência do aloantígeno D8/17 em linfócitos B dos pacientes.[66]

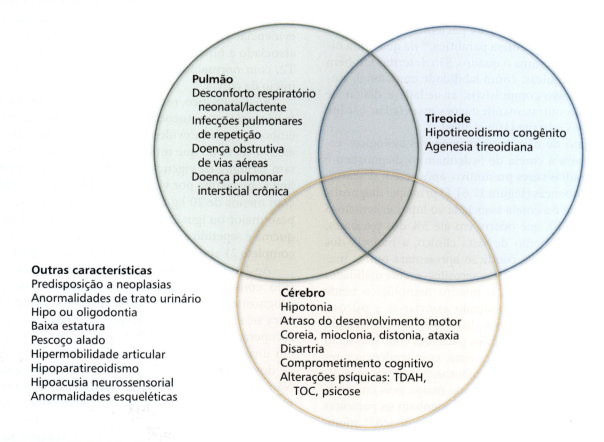

Figura 17.5 Espectro clínico da coreia hereditária benigna.[65] As manifestações mais comuns estão listadas dentro dos círculos. Outras características, cada vez mais reconhecidas, são citadas fora deles.

Capítulo 17

Com base na revisão dos critérios de Jones em 1992,[67] a coreia passou a ser considerada uma das situações nas quais a febre reumática pode ser diagnosticada sem que haja necessidade dos demais elementos dos critérios diagnósticos. Tal modificação foi motivada pelo fato de que ela pode ocorrer como uma manifestação tardia da doença, meses após o episódio infeccioso, e, portanto, frequentemente não concorrendo com outras manifestações clínicas e na ausência de evidências laboratoriais de infecção recente pelo estreptococo beta-hemolítico do grupo A.[68]

A maioria dos pacientes tem entre 5 e 15 anos de idade, com predomínio do sexo feminino. Os movimentos involuntários geralmente iniciam-se após um período de quatro a oito semanas de uma infecção pelo estreptococo beta-hemolítico do grupo A.[1] Embora toda a musculatura estriada esquelética possa ser envolvida (com exceção da musculatura ocular), o envolvimento da face e das extremidades é mais típico. A coreia é usualmente generalizada, embora hemicoreia ocorra em 25% dos pacientes. Outros sinais presentes são a disartria (15,4%), hipotonia (69,2%), impersistência motora (30,8%), sacadas hipométricas (38,5%), crises oculógiras e tiques.[69] Raramente (em menos de 2% dos casos) os pacientes apresentam a forma denominada coreia paralítica,[66] na qual uma hipotonia grave domina o quadro. São descritas também alterações psíquicas, como labilidade emocional, sintomas obsessivo-compulsivos, ansiedade e déficit de atenção. São outras manifestações associadas: cardite (40% a 80%) e artrite (10% a 30%).

Pelo fato de não haver marcadores biológicos específicos para a coreia de Sydenham, o diagnóstico é clínico e muitas vezes presuntivo, após serem descartadas outras doenças (Figura 17.6). O principal diagnóstico diferencial é a coreia associada ao lúpus eritematoso sistêmico (LES), que ocorre em até 5% dos pacientes. Entretanto, do ponto de vista clínico, a maioria dos indivíduos com essa condição apresentará outras manifestações, como artrites, serosites e anormalidades cutâneas.[70] Além disso, o quadro neurológico tende a ser mais complexo, podendo associar-se a psicose, crises epilépticas e outros distúrbios do movimento. Apenas em raras situações os pacientes com LES terão isoladamente uma coreia crônica, com tendência a remissões e recorrências espontâneas. Nesses casos, a dificuldade do diagnóstico é ainda maior, pois em cerca de 20% dos casos de coreia de Sydenham os pacientes apresentam recorrências do quadro coreico,[54] muito frequentemente associadas à gravidez ou ao uso de contraceptivos orais que contenham estrogênio.[71] A síndrome dos anticorpos antifosfolípides (SAAF) primária

se diferencia da coreia de Sydenham pela ausência de achados clínicos e laboratoriais da febre reumática, bem como pela associação usual com história de abortos de repetição, trombose venosa e outros eventos vasculares, e pela presença de anormalidades laboratoriais típicas (anticorpos antifosfolípides).[72]

A cultura de orofaringe pode demonstrar a presença do estreptococos beta-hemolítico do grupo A (em menos de 15% dos casos). Mais frequentemente, a análise do soro pode evidenciar elevação das provas de atividade inflamatória (velocidade de hemossedimentação e proteína C reativa) e dos anticorpos antiestreptocócicos (antiestreptolisina O e anti-DNase B).[66] Entretanto, é importante lembrar que infecções pelo *S. pyogenes* são muito prevalentes e, portanto, a presença de títulos elevados desses anticorpos é inespecífica. Na sua ausência, outras hipóteses diagnósticas devem ser consideradas, porém o diagnóstico de coreia de Sydenham não pode ser descartado. O pico sérico da antiestreptolisina O ocorre entre três e cinco semanas após infecção pelo *S. pyogenes,* ao passo que para a anti-DNase B ele se dá entre 8 e 12 semanas.[66]

A neuroimagem é, na maioria das vezes, normal. A IRM de alguns pacientes durante a fase aguda pode evidenciar aumento do volume dos núcleos da base, associado a hipersinal nas sequências ponderadas em T2, com normalização após seis meses a um ano do início da coreia.[66]

Ao diagnóstico, recomenda-se o tratamento da infecção pelo estreptococo beta-hemolítico do grupo A, embora não haja evidências de que essa medida seja efetiva, além do que muitos pacientes já não apresentam faringite na vigência da coreia. Utiliza-se penicilina G benzatina por via IM (600.000 U para crianças com menos de 20 kg e 1.200.000 U para aqueles com peso maior ou igual a 20 kg), em dose única. Esse esquema é repetido a cada 3 semanas, até que o paciente complete 21 anos de idade, com objetivo profilático.[66]

Ao longo da história a coreia de Sydenham tem sido considerada uma doença benigna, com bom prognóstico. Entretanto, nem sempre é assim. Embora seja verdade que a maioria dos pacientes irá se recuperar, Cardoso e colaboradores.[73] demonstraram, em uma série de 50 casos, coreia residual em metade dos pacientes após dois anos do início do quadro. Não obstante o distúrbio do movimento tipicamente melhore, muitos pacientes podem manter-se com alterações psiquiátricas.[74] Tem-se demonstrado que o transtorno obsessivo-compulsivo, o transtorno do déficit de atenção com hiperatividade e depressão são mais comuns em crianças com coreia de Sydenham,

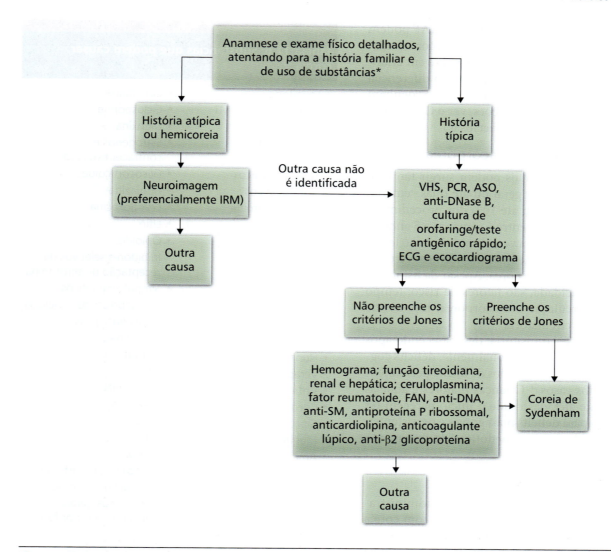

Figura 17.6 Algoritmo para a investigação de pacientes com suspeita de coreia de Sydenham.[66]

* Em adolescentes do sexo feminino, lembrar da possibilidade de coreia gravídica e verificar o uso de contraceptivos orais que contenham estrogênio. IRM: imagem por ressonância magnética; VHS: velocidade de hemossedimentação; PCR: proteína C reativa; ASO: antiestreptolisina O; ECG: eletrocardiograma; FAN: fator antinúcleo.

porém não está estabelecido se esses transtornos serão permanentes.[75]

Assim, está cada vez mais claro que a coreia de Sydenham não deve ser considerada uma doença "benigna", e nós acreditamos que seu tratamento deve ser incisivo. Recomendamos o uso de prednisona ou prednisolona, na dose de 1 a 2 mg/kg/dia, por 10 dias, para todos os pacientes, mesmo nos casos leves. Entretanto, para casos graves, como na coreia paralítica, ou para pacientes com coreia persistente e refratária, pode-se considerar a pulsoterapia com metilprednisolona, imunoglobulina ou plasmaférese (para detalhes sobre o uso dessas medicações, ver o Capítulo 22 – Doenças inflamatórias não infecciosas).

Além da terapia imunomoduladora, indicamos o uso associado de um antipsicótico (haloperidol, pimozida ou tiaprida) ou do ácido valproico, que deverá ser mantido por cerca de três meses. Em geral, damos preferência ao uso de haloperidol, pois é altamente eficaz mesmo em doses baixas (1 a 2 mg por dia). Como o curso de tratamento é breve, isto é, de poucos meses, o risco de complicações tardias é reduzido.

Coreia secundária ao lúpus eritematoso sistêmico ou a síndrome dos anticorpos antifosfolípides

A coreia de Sydenham é uma causa muito mais frequente de coreia aguda ou subaguda na faixa etária pediátrica, mas tanto o LES quanto a SAAF podem manifestar-se inicialmente com coreia e sintomas neuropsiquiátricos associados, particularmente em crianças.[76,77] Considerações sobre o diagnóstico diferencial já foram feitas no tópico sobre a coreia de Sydenham (para detalhes sobre essas condições, ver o Capítulo 22 – Doenças inflamatórias não infecciosas).

Coreia pós-circulação extracorpórea

Os movimentos anormais podem surgir tão logo passe o efeito da anestesia geral ou até duas semanas após a cirurgia. Ocorre em até 10% dos procedimentos realizados em crianças entre 6 semanas e 5 anos de idade, porém sua incidência vem diminuindo ao longo dos últimos anos, com a melhora das técnicas cirúrgicas e de circulação extracorpórea. Apesar da fisiopatologia não estar elucidada, são fatores de risco: tempo prolongado de circulação extracorpórea, hipotermia (< 36 ºC) e parada circulatória.

A coreia pode ser transitória, desaparecendo após semanas, ou persistente. Adicionalmente, déficits cognitivos costumam ser observados de forma permanente na maioria dos casos.[78] Crianças maiores e aquelas mais gravemente afetadas desde o início parecem ter um maior risco para déficits mais graves e persistentes. Existem apenas descrições anedóticas de tratamento bem-sucedido.[79]

Coreia induzida por medicações

A coreia é frequentemente associada à administração de medicamentos, e qualquer criança com coreia deve ser cuidadosamente examinada quanto à possibilidade de causas iatrogênicas (Tabela 17.6). A coreia aguda induzida por fenitoína e por inibidores seletivos de serotonina é um achado relativamente frequente na prática clínica. Já outras drogas podem causar coreia mais raramente. Como exemplo, temos o tratamento de distonia com altas doses de anticolinérgicos, que pode precipitar coreia iatrogênica.[80]

Os movimentos coreicos geralmente aparecem de forma aguda, ou seja, a partir da introdução da medicação. Alternativamente, podem surgir no contexto de uma discinesia tardia (meses ou anos após o uso de medicações, como antipsicóticos ou anticolinérgicos) ou por ocasião da suspensão da medicação, sobretudo se ela estiver sendo usada em doses altas e se a retirada for feita de maneira abrupta (discinesia emergente por retirada).[7]

No contexto do parkinsonismo, o uso de levodopa pode levar ao aparecimento de coreia (discinesia induzida por levodopa), que geralmente ocorre nos picos de nível sérico da droga, e remite com a diminuição ou retirada do medicamento.

Tabela 17.6 Substâncias que podem causar coreia.[72]

• Levodopa	• Cimetidina
• Inibidores da COMT	• Ciclosporina
• Agonistas dopaminérgicos	• Digoxina
• Amantadina	• Estrógenos e contraceptivos orais
• Anticolinérgicos	• Glicocorticoides
• Antipsicóticos	• Isoniazida
• Metoclopramida	• Levofloxacina
• Reserpina	• Lítio
• Tetrabenazina	• Opioides
• Carbamazepina	• Inibidores seletivos da receptação de serotonina
• Gabapentina	• Simpatomiméticos
• Lamotrigina	• Antidepressivos tricíclicos
• Fenitoína	• Anticolinérgicos
• Ácido valproico	• Clonidina
• Cinarizina	• Bismuto
• Flunarizina	• Lítio
• Verapamil	• Manganês
• Anfetaminas	• Mercúrio
• Cocaína	• Tálio
• Ciproeptadina	• Tolueno
• Metilfenidato	• Etanol
• Aminofilina e teofilina	• Monóxido de carbono
• Anti-histamínicos	• Contraceptivos orais
• Baclofeno	• Anestésicos gerais (incluindo o propofol)
• Benzodiazepínicos	

Tratamento

A coreia é frequentemente difícil de tratar. O uso de ácido valproico e clonazepam, isoladamente ou em combinação, pode ser eficaz. Além disso, qualquer droga sedativa tem a capacidade de auxiliar no manejo de curto prazo. Alternativamente, antipsicóticos, tetrabenazina ou reserpina podem ser utilizados. Entretanto, o emprego de antipsicóticos deve ser feito com cautela nos casos crônicos, pois a coreia pode mascarar os sintomas iniciais de um quadro de discinesia tardia. Se houver associação de distonia e coreia, os antipsicóticos devem ser usados com uma cautela ainda maior, já que podem piorar a distonia.[7]

Drogas anticolinérgicas, levodopa, carbamazepina e fenitoína podem piorar a coreia e devem ser evitadas na maioria dos casos.

A escolha da droga para o tratamento da coreia depende da causa e deve ser sempre considerada caso

Distúrbios do Movimento

a caso, pois as evidências para tratamento dos transtornos coreiformes são, em sua maioria, limitadas e geralmente se baseiam em opinião ou consenso de especialistas.

■ DISTONIA

A distonia pode ser a única ou a principal manifestação clínica do paciente e, nesses casos, é conhecida como síndrome distônica ou distonia primária. Entre as formas de distonia primária se encontram as causadas por mutações genéticas, cujos *loci* foram denominados DYT. A denominação distonia de torção foi muito empregada para descrever formas primárias, caracterizadas pelo comprometimento do tronco, e atualmente é mais utilizada para descrever a distonia generalizada causada por mutação da torsina A (DYT1). A distonia pode ser uma das manifestações de um quadro neurológico mais amplo e, nesse caso, é considerada um sinal clínico e não uma síndrome.[1] Logo, nessas condições a distonia tem um papel secundário. Essas formas anteriormente eram denominadas distonias secundárias, e incluem a distonia secundária a transtornos neurodegenerativos ou a lesões estruturais do SNC.

Classificação

A classificação das distonias é complexa e evoluiu muito nas últimas décadas. Atualmente, a classificação mais utilizada no contexto acadêmico é a desenvolvida em consenso de especialistas em 2013 (Tabela 17.7), embora existam muitas críticas a essa classificação por conta da sua limitada aplicabilidade clínica. Classificar as distonias é importante no sentido de direcionar o diagnóstico, o prognóstico e o tratamento das distonias.

Tabela 17.7 Classificação das distonias, baseada na proposta de 2013.[6]

Eixo I – Características clínicas	Eixo II – Etiologia
Idade de início	**Patologia&**
• Lactentes (do nascimento até 2 anos)*	• Degeneração: evidência de anormalidade estrutural progressiva, tal como perda neuronal
• Crianças (3 a 12 anos)	• Lesões estáticas: anormalidades não progressivas do neurodesenvolvimento ou lesões adquiridas
• Adolescentes (12 a 20 anos)	• Ausência de evidências de degeneração ou lesões estáticas
• Adultos – precoce (21 a 40 anos)	
• Adultos – tardio (> 40 anos)	**Genética ou adquirida**
Distribuição corporal	• Genética: autossômica dominante, autossômica recessiva, ligada ao X, mitocondrial
• Distonia focal:[¶] comprometimento de uma única região corporal (p. ex., blefaroespasmo, distonia oromandibular, distonia laríngea, distonia cervical,[§] câimbra do escrivão)	• Adquirida: lesões cerebrais perinatais, infecções, fármacos etoxinas (Tabela 17.9), lesões vasculares, neoplasias, lesões traumáticas, psicogênica (funcional)
• Distonia segmentar:[¶] duas ou mais áreas contíguas do corpo são afetadas (p. ex., a associação de blefaroespasmo com distonia oromandibular; distonia cervical e do membro superior)	• Idiopática (causa desconhecida) - Esporádica - Familial
• Distonia multifocal: acomete duas ou mais regiões não contíguas do corpo (p. ex., ambos os membros superiores; um membro superior e um membro inferior; cabeça e membro superior)	
• Hemidistonia: envolvimento de um hemicorpo	
• *Generalizada*: comprometimento do tronco e de pelo menos duas outras regiões. É subdividida em: - Sem envolvimento dos membros inferiores - Com envolvimento dos membros inferiores	

(Continua)

Capítulo 17

511

Tratado de Neurologia Infantil

Tabela 17.7 (*Continuação*) Classificação das distonias, baseada na proposta de 2013.[6]

Eixo I – Características clínicas

Padrão temporal

- Evolução da doença: caráter estático ou progressivo
- Variabilidade
  - Persistente: mantém-se de maneira relativamente estável ao longo do dia
  - Ação-específica: ocorre somente durante uma atividade particular
  - Com flutuações diurnas: variações circadianas reconhecíveis com relação a ocorrência, intensidade e fenomenologia
  - Paroxística: episódios de início súbito e autolimitados, usualmente induzidos por um fator desencadeante. Após o término da crise, há retorno ao estado neurológico preexistente

Características associadas

- Ocorrência com outros distúrbios do movimento
  - Isolada: a distonia é a única alteração motora[#]
  - Combinada: a distonia associa-se com outros distúrbios do movimento (p. ex., mioclonias, parkinsonismo etc.)
- Ocorrência com outras manifestações neurológicas ou sistêmicas

* Apesar da denominação "lactente" ser empregada no Brasil para crianças com mais de 28 dias de vida e menos de 2 anos de idade, acreditamos que essa seja a palavra mais adequada para a tradução do termo inglês *infancy*, empregado para o período etário demonstrado na tabela acima e estabelecido pela nova proposta de classificação das distonias.[6]

¶ Distonias focais ou segmentares na criança e no adolescente têm maior chance de progredir para formas generalizadas e de ter sua causa descoberta, quando comparadas àquelas que incidem em adultos.

§ A distonia cervical é considerada uma forma de distonia focal, mesmo que a musculatura do ombro também esteja comprometida.

Com exceção do tremor distônico.

& Possíveis alterações anatômicas podem ser avaliadas via neuroimagem ou patologia.

Diagnóstico

A correta identificação de uma distonia depende do entendimento do sistema de classificação e do seu reconhecimento por meio de padrões visuais (Tabelas 17.8, 17.9, 17.10 e 17.11). Três importantes características das distonias são: 1) contrações musculares padronizadas, e portanto previsíveis, dos mesmos músculos; 2) exacerbação quando da realização de movimentos voluntários (p. ex., andar, correr e escrever); e 3) presença do gesto antagonista ou truque sensitivo, que se caracteriza pelo alívio da distonia a partir de um leve toque da região envolvida ou de áreas adjacentes. É particularmente frequente em distonias cranianas e cervicais. Não é uma característica obrigatória das distonias, mas, uma vez presente, favorece fortemente o seu diagnóstico.[80] Um algoritmo para o diagnóstico das distonias em crianças e adolescentes é apresentado na Figura 17.7.

Algumas formas genéticas de distonia tiveram seus *loci* identificados como DYT (Tabela 17.12). Entretanto, a lista de doenças genéticas nas quais a distonia é uma característica importante é ainda mais extensa (Tabela 17.13).

Doença de Huntington

Descrita por George Huntington, em 1872, é uma doença neurodegenerativa hereditária, autossômica dominante, que ocorre devido ao aumento do número de repetições (maior do que 36) do trinucleotídeo CAG no gene *HTT* localizado no cromossomo 4p16.3.

Há evidências de que a doença se originou e é mais frequente nos caucasianos e, provavelmente, se disseminou pelo mundo durante a migração europeia, entre os séculos XVII e XVIII. Sua prevalência por 100.000

512   **Seção 3** ■ Doenças e Síndromes Neurológicas

Distúrbios do Movimento

Tabela 17.8 Condições que mimetizam distonia em crianças e adolescentes.[6,80]

Mimetizadores de distonia facial
- Tiques
- Estereotipias
- Funcional*

Mimetizadores de distonia cervical (inclinação da cabeça)
- Tiques
- Estereotipias
- Paralisia do nervo troclear
- Vestibulopatia
- Espasmo nutans
- Nistagmo adquirido
- Torcicolo muscular congênito
- Lesões do esternocleidomastóideo
- Torcicolo paroxístico benigno da infância
- Tumores da fossa posterior
- Tumores da região pineal
- Malformação de Arnold-Chiari
- Subluxação atlantoaxial (p. ex., síndrome de Grisel)
- Tumores cervicais (da medula cervical, osso ou tecidos moles)
- Siringomielia da medula cervical superior
- Artrite reumatoide juvenil
- Síndrome de Sandifer
- Síndrome de Klippel-Feil
- Funcional

Mimetizadores de distonia do tronco
- Escoliose
- Síndrome da pessoa rígida
- Funcional

Mimetizadores de distonia dos membros
- Motricidade imatura em crianças pequenas – movimentos abundantes (padrão normal do desenvolvimento)
- Estereotipias
- Subluxação do ombro
- Tiques distônicos (tônicos)
- Miotonia
- Neuromiotonia
- Câimbra
- Síndrome de Satoyoshi
- Rigidez
- Espasticidade
- Crises epilépticas focais tônicas
- Espasmos (hipocalcemia, hipomagnesemia, alcalose)
- Desaferentação periférica (pseudoatetose)
- Funcional

Mimetizadores de distonia generalizada
- Transtorno da gratificação
- Opistótono
- Síndrome da pessoa rígida
- Funcional

* O termo "distúrbio do movimento funcional" caracteriza situações que, embora não simuladas ou imaginadas, não decorrem de uma doença neurológica subjacente.

Tabela 17.9 Fármacos e toxinas que podem causar distonia em crianças e adolescentes.*[80]

Fármacos

• Antagonistas dopaminérgicos	Antipsicóticos, antieméticos
• Fármacos que depletam dopamina	(p. ex., tetrabenazina)
• Agentes dopaminérgicos	Levodopa, agonistas dopaminérgicos
• Anti-histamínicos	
• Antidepressivos tricíclicos	
• Inibidores seletivos da recaptação de serotonina	
• Agonistas colinérgicos e anticolinesterásicos	
• Antiepilépticos	Sobretudo fenitoína e carbamazepina
• Antimaláricos	(p. ex., cloroquina e amodiaquina)
• Bloqueadores de canais de cálcio	
• Dissulfiram	
• Lítio	
• Cocaína	

(*Continua*)

Capítulo 17

513

Tratado de Neurologia Infantil

Tabela 17.9 (_Continuação_) Fármacos e toxinas que podem causar distonia em crianças e adolescentes.*[80]	
Toxinas	**Fonte principal**
• Monóxido de carbono	Inalação de fumaça, mau funcionamento de sistemas de aquecimento ou de dispositivos de queima de combustível
• Cianeto	Inalação de fumaça, ingestão (produtos plásticos de poliuretano e colas instantâneas) ou alimentos ricos em cianeto (amêndoas amargas e mandioca-brava)
• Manganês	Ingestão de água com alta concentração de manganês, nutrição parenteral prolongada
• Metanol	Ingestão de certos produtos industriais, como soluções anticongelantes ou produtos de limpeza
• Organofosforados	Exposição a pesticidas

* É importante notar que a simples exposição ao agente não caracteriza distonia secundária a ele. A relação causal deve ser estabelecida levando em consideração as particularidades do quadro distônico (início, relação temporal com a exposição, curso da evolução da distonia, distribuição anatômica da mesma, etc.), e muitas vezes a exclusão de outras causas de distonia se faz necessária.

Tabela 17.10 Manifestações clínicas que sugerem distonia adquirida.[80]	
Manifestação clínica	**Diagnósticos diferenciais**
Distonia de início agudo ou evolução rapidamente progressiva	Lesão estrutural
	Insultos externos*
	Distúrbios do movimento de natureza autoimune
	Doenças desmielinizantes§
	Infecção
Distonia unilateral¶	Lesão estrutural
	Insultos externos*
	Distúrbios do movimento de natureza autoimune
	Doenças desmielinizantes§
	Síndrome dos anticorpos antifosfolípides#
	Paralisia cerebral
Sintomas psiquiátricos (_de novo_)	Distúrbios do movimento de natureza autoimune
	Infecção
Crises epilépticas (_de novo_)	Lesão estrutural
	Distúrbios do movimento de natureza autoimune
	Encefalite de Rasmussen&
	Infecção
Sinais de meningoencefalite ou encefalite	Distúrbios do movimento de natureza autoimune
	Infecção
Sinais locais de disfunção autonômica e dor	Síndrome complexa de dor regional tipo I

* Incluem o trauma cranioencefálico e hipóxia causada por quase afogamento, parada cardiorrespiratória ou estado de mal epiléptico.
§ Aqui se incluem a encefalomielite disseminada aguda, a esclerose múltipla e a neuromielite óptica.
¶ Inclui os quadros de distonia focal e hemidistonia.
# A SAAF, estando ou não associada a outras doenças reumatológicas, como lúpus eritematoso sistêmico, deve ser considerada em todas as crianças com hemidistonia de origem desconhecida.
& Na encefalite de Rasmussen, a distonia pode ser um sinal associado ou a manifestação inicial.

514

Seção 3 ▪ Doenças e Síndromes Neurológicas

Distúrbios do Movimento

habitantes varia de 5 a 10 na população caucasiana mundial, 4 a 8 nos Estados Unidos, 1,6 a 9 na Europa, e chega a 700 por 100.000 habitantes na Venezuela e 46 por 100.000 habitantes na África do Sul. No Japão, a prevalência é baixa (menos de 1 por 100.000 habitantes), mostrando uma distribuição mundial muito variável.[1]

O quadro clínico se manifesta geralmente na meia-idade, entre os 30 e 50 anos, porém, apesar de menos frequente, crianças e pessoas acima dos 70 anos podem manifestar a doença. Quando ocorre antes dos 20 anos de idade é denominada doença de Huntington juvenil (forma de Westphal).[81]

Em crianças, manifesta-se tipicamente por distonia e rigidez, ao contrário dos adultos, que caracteristicamente apresentam um quadro coreico. A idade de início é inversamente proporcional ao número de repetições CAG. Epilepsia pode ser a primeira manifestação da doença de Huntington em crianças, e, em adolescentes, o quadro clínico inicial pode envolver alterações psiquiátricas, sobretudo depressão. Outros movimentos anormais, como tiques e mioclonias, podem ocorrer.

Tabela 17.11 Investigação bioquímica para o diagnóstico de erros inatos do metabolismo nos quais a distonia é uma característica importante.[80]

Teste laboratorial	Amostra	Doenças
Cobre, ceruloplasmina	Urina, soro	Doença de Wilson
Cromatografia de ácidos orgânicos	Urina	Acidúria glutárica tipo I, acidemia propiônica, acidemia metilmalônica e deficiências de cobalamina
Lactato	Soro	Acidemia propiônica, acidemia metilmalônica e doença dos núcleos da base responsiva à biotina
Piruvato	Soro	Deficiência do complexo piruvato desidrogenase
Carnitina total, carnitina livre e perfil de acilcarnitinas	Soro	Acidúria glutárica tipo I, acidemia propiônica, acidemia metilmalônica
Cromatografia de aminoácidos	Soro	Deficiência de ornitina transcarbamilase, doença da urina em xarope do bordo, distúrbios do metabolismo de pterinas
Homocisteína	Soro	Homocistinúria
Manganês	Soro	Hipermanganesemia com distonia, policitemia e cirrose
Biotinidase	Soro	Deficiência de biotinidase
Creatina, guanidinoacetato	Urina	Deficiência de guanidinoacetato metiltransferase – GAMT e deficiência de arginina: glicina amidinotransferase – AGAT
Vitamina E	Soro	Ataxia com deficiência de vitamina E
Ácido úrico	Soro	Síndrome de Lesch-Nyhan
Colestanol	Soro	Xantomatose cerebrotendínea
Glicose	Líquor, soro	Deficiência de GLUT-1
Folato	Líquor	Deficiência cerebral de folato
Ácido homovanílico, ácido 5-hidroxi-indolacético	Líquor	Deficiência de tirosina hidroxilase, deficiência da descarboxilase de L-aminoácidos aromáticos
Pterinas	Líquor, urina	Deficiência da GTP ciclohidrolase 1, deficiência de 6-piruvol tetra-hidropterina sintase, deficiência da descarboxilase de L-aminoácidos aromáticos (DCAA)
Sepiapterina	Líquor	Deficiência de sepiapterina redutase

A realização desses exames em conjunto só se justifica se os resultados forem obtidos em tempo menor que o sequenciamento de nova geração. No Brasil, em especial no sistema público de saúde, em razão da pouca disponibilidade de exames complementares, a investigação deve ser guiada pela suspeita clínica. A testagem para excluir doença de Wilson é sempre recomendada em crianças e adultos jovens que iniciam quadro de distonia por causa da relativa frequência da condição, da ampla disponibilidade dos testes em nosso meio e da natureza altamente tratável da doença. No Brasil ainda existem grandes dificuldades para obtenção de testagem de líquor para pterinas e marcadores das doenças da neurotransmissão monoaminérgica, o que dificulta a correta investigação dessas condições; portanto, uma cuidadosa prova de resposta a doses pequenas de levodopa é recomendada em virtualmente todos os casos de distonia primária de início na criança ou no adulto jovem.

Capítulo 17

515

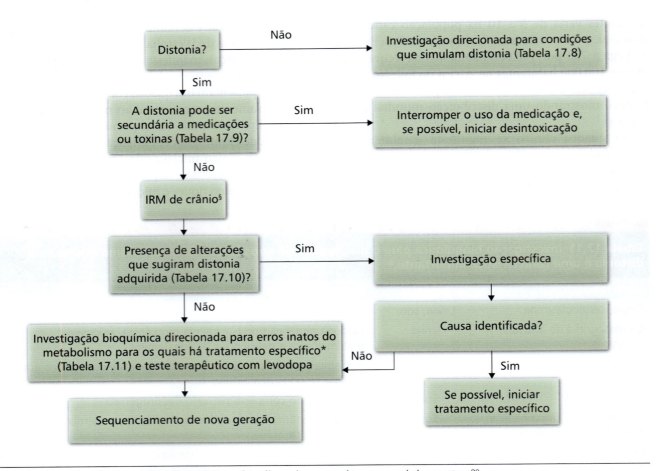

Figura 17.7 Algoritmo para o diagnóstico das distonias em crianças e adolescentes.[80]

* A realização desses exames em conjunto só se justifica se os resultados forem obtidos em tempo menor que o sequenciamento de nova geração.
§ Se houver suspeita de um erro inato do metabolismo, como um distúrbio do metabolismo da creatina, a espectroscopia por RM também deverá ser realizada.

Em gerações sucessivas há tendência a amplificação do número de repetições, particularmente quando transmitida de pai para filho; portanto, na maioria das crianças com doença de Huntington, a doença é herdada do pai e envolve um número de repetições significativamente maior do que o visto nos adultos.[7]

O diagnóstico baseia-se no quadro clínico, na história familiar e na IRM de encéfalo (Figura 17.8), sendo confirmado pelo sequenciamento do gene.

Ainda não existe tratamento eficaz para o controle ou cura da doença. Em adultos, o tratamento tipicamente baseia-se no uso de medicações para coreia e mioclonia. Existe muito menos experiência em crianças, nas quais predominam a distonia, a rigidez e a epilepsia. Nesses casos, temos utilizado anticolinérgicos, benzodiazepínicos e ácido valproico. Neurolépticos, como a quetiapina, risperidona, haloperidol e olanzapina, podem auxiliar no controle dos sintomas psiquiátricos e comportamentais.[82]

O prognóstico é muito reservado, com piora progressiva nos anos subsequentes ao diagnóstico. A expectativa de vida depende da gravidade dos sintomas e do número de repetições, mas geralmente as crianças sobrevivem cerca de 10 a 15 anos após o diagnóstico.

Neurodegeneração associada a pantotenato quinase

A neurodegeneração associada a pantotenato quinase (PKAN, do inglês *pantothenate kinase-associated neurodegeneration*) faz parte de um grupo de doenças conhecidas como neurodegenerações associadas ao depósito cerebral de ferro (NBIA, do inglês *neurodegeneration with brain iron accumulation*). Também conhecida como NBIA1, é uma doença autossômica recessiva causada por mutações dos genes PANK2, localizados no 20p13, responsável pela síntese da coenzima A.[83] A incidência geral é estimada em três casos para cada um milhão de pessoas.[7]

Tabela 17.12 Distonias de etiologia genética cujos *loci* receberam a denominação DYT.[84] Nas classificações anteriores eram chamadas de distonias primárias.

Doença	Herança/Incidência	Gene, localização cromossômica	Penetrância	Idade de início	Local de início mais comum	Descrição
Distonia de torção tipo 1 – **DYT1** Distonia de torção de início precoce *Distonia musculorum deformans* Distonia de Oppenheim #128100	AD 1/3.000 entre judeus ashkenazim 1/12.000 na população geral	*TOR1A*, 9q34.11	30% a 40%	Pré-escolares, escolares, adolescentes e adultos jovens Idade média de início: 12 anos		A distonia inicialmente é aparente durante ações. Tipicamente há uma alteração da marcha (inversão ou eversão do pé, flexão anormal do joelho e quadril) ou problemas da escrita. Um número muito pequeno de indivíduos, que não tem comprometimento inicial dos membros, apresenta início das manifestações em músculos do crânio ou pescoço. A gravidade da doença varia consideravelmente, mesmo dentro de uma mesma família. (p. ex., câimbra do escrivão pode ser a única manifestação). Para a maioria dos indivíduos que têm início em um membro inferior, a distonia torna-se generalizada após meses ou alguns anos. Nos indivíduos com comprometimento inicial do membro superior, a distonia generaliza em 50% dos casos. De maneira geral, cerca de 60% a 70% dos indivíduos passam a ter distonia generalizada ou multifocal.
Distonia de torção tipo 2 – **DYT2** #224500	AR	*HPCA*, 1p35 Heterogeneidade gênica possível	100%	Pré-escolares, escolares e adolescentes Idade média de início: 6 anos		Quadro clínico e prognóstico semelhantes ao DYT1. Há rápida generalização, seguida de estabilização, com exacerbação durante a puberdade. Alguns pacientes foram descritos com envolvimento craniocervical proeminente.

(Continua)

Tabela 17.12 (*Continuação*) **Distonias de etiologia genética cujos** *loci* **receberam a denominação DYT.**[84] **Nas classificações anteriores eram chamadas de distonias primárias.**

Doença	Herança/ Incidência	Gene, localização cromossômica	Penetrância	Idade de início	Local de início mais comum	Descrição
Distonia de torção tipo 3 – **DYT3** Síndrome Lubag #314250	XR	*TAF1?*, Xq13.1	100%	Adultos • Raros casos descritos com início na adolescência • Idade média de início: 39 anos		Distonia de gravidade variável, associada a parkinsonismo. Afeta primariamente homens de origem filipina e, raramente, mulheres. A patogenicidade das variantes do gene *TAF1* ainda precisa de confirmação.
Distonia de torção tipo 4 – **DYT4** Disfonia sussurrante #128109	AD	*TUBB4A*, 19q13.3	100%	Adolescentes e adultos • Início entre 13 e 37 anos		Disfonia progressiva, seguindo-se por comprometimento de outros músculos, como os do pescoço e membros. Alguns pacientes desenvolvem um tipo característico de marcha, caracterizada por apoio no antepé, com manutenção dos membros inferiores estendidos e ataxia – marcha do cavalo de pau. Resposta favorável ao álcool. Mutações do mesmo gene podem causar a síndrome de hipomielinização com atrofia dos núcleos da base e cerebelo (H-ABC).
Distonia de torção tipo 5 – **DYT5** *Distonia DOPA-responsiva*	Descrita na seção sobre doenças da transmissão monoaminérgica, no Capítulo 19 – Erros inatos do metabolismo					
Distonia de torção tipo 6 – **DYT6** #602629	AD	*THAP1*, 8p11.21	60%	Adolescentes e adultos • Idade média de início: 18 anos		Inicialmente há comprometimento de músculos do crânio e da região cervical, evoluindo posteriormente com generalização e distonia laríngea.

Distonia de torção tipo 7 – **DYT7** %602124	Casos relatados apenas em adultos.			
Distonia de torção tipo 8 – **DYT8** Discinesia paroxística não cinesiogênica tipo 1 Síndrome de Mount-Reback #118800	AD	MR1, 2q35	> 90%	Lactentes e pré--escolares, embora existam relatos de início até mesmo na idade adulta	As crises se caracterizam, predominantemente, por posturas distônicas com alguns movimentos coreicos e balísticos. São de caráter espontâneo ou precipitadas pela ingestão de álcool, café, chá ou chocolate; estresse, excitação e fadiga também podem deflagrar os episódios. Os movimentos involuntários podem ser uni ou bilaterais, e ocorrem apenas com o indivíduo acordado, nunca havendo perda de consciência. As crises duram minutos ou horas e raramente ocorrem mais de uma vez por dia (podem ser muito pouco frequentes – p. ex., uma vez por ano). É frequente o relato de uma espécie de "aura" precedendo os episódios. Características das crises, como duração, frequência e gravidade, variam até mesmo dentro de uma mesma família. A resposta ao tratamento farmacológico é ruim, embora o clonazepam ou o diazepam possam ser eficazes. Existem relatos anedóticos de resposta à gabapentina[85] e ao levetiracetam.[86] Evitar desencadeantes é de suma importância.
Distonia de torção tipo 9 – **DYT9** Discinesia paroxística com espasticidade **Síndrome da deficiência do transportador de glicose tipo 1 (GLUT-1)** #601042	Juntamente com DYT18, faz parte do espectro da síndrome da deficiência do GLUT-1			

(Continua)

Tabela 17.12 (*Continuação*) Distonias de etiologia genética cujos *loci* receberam a denominação DYT.[84] Nas classificações anteriores eram chamadas de distonias primárias.

Doença	Herança/ Incidência	Gene, localização cromossômica	Penetrância	Idade de início	Local de início mais comum	Descrição
Distonia de torção tipo 10 – **DYT10** **Discinesia paroxística cinesiogênica tipo 1** #128200	AD	*PRRT2*, 16p11.2	80%	Pré-escolares, escolares e adolescentes • Início entre 4 meses e 57 anos		É cerca de quatro vezes mais frequente em indivíduos do sexo masculino. As crises se caracterizam, predominantemente, por posturas distônicas com alguns movimentos coreicos e balísticos, tipicamente deflagradas por movimentos súbitos, como levantar-se de uma cadeira, após um susto ou com mudanças de velocidade de movimentos. Os movimentos involuntários podem ser uni ou bilaterais, e ocorrem apenas com o indivíduo acordado, nunca havendo perda de consciência. As crises duram geralmente poucos segundos a cinco minutos, porém podem manter-se por horas. Podem ser extremamente frequentes (até 100 vezes por dia) ou ocorrer até uma vez por mês. Pode haver uma espécie de "aura" precedendo os episódios. Características das crises, como duração, frequência e gravidade, variam até mesmo dentro de uma mesma família. A frequência das crises é reduzida ou prevenida pelo uso de fenitoína e carbamazepina, tipicamente em doses menores que as utilizadas para tratar epilepsia. Outros fármacos efetivos são a oxcarbazepina, etossuximida e lamotrigina.
Distonia de torção tipo 11 – **DYT11** **Síndrome mioclonia-distonia** #159900	AD	*SGCE*, 7q21.3	• Penetrância incompleta devido a mecanismo de *imprinting* materno • Mais de 95% dos indivíduos que herdam o alelo mutante de suas mães não apresentam a doença	Escolares e adolescentes • Início entre 6 meses a 80 anos • Idade média de início: 5 anos		Caracteriza-se pela combinação de mioclonias (sobretudo do pescoço, tronco e membros superiores) e distonia (em 50% dos indivíduos), focal ou segmentar, da região cervical ou câimbra do escrivão. Manifestações não motoras incluem o transtorno obsessivo-compulsivo, depressão, ansiedade, transtornos da personalidade, abuso de álcool e transtorno do pânico. A maioria dos adultos afetados refere uma dramática redução das mioclonias em resposta à ingestão de álcool. Os benzodiazepínicos (particularmente o clonazepam) melhoram as mioclonias e o tremor. Valproato e topiramato podem melhorar as mioclonias, mas a resposta é variável. Anticolinérgicos podem melhorar a distonia, e injeções de toxina botulínica podem ser particularmente úteis no tratamento da distonia cervical. Em casos graves, a estimulação cerebral profunda (DBS) pode ser indicada, com relatos de melhora das mioclonias e da distonia.

Distonia de torção tipo 12 – **DYT12** Distonia-parkinsonismo de início rápido #128235	AD (frequentemente *de novo*)	*ATP1A3*, 19q13.2	• Penetrância incompleta	Adolescentes e adultos • Início entre 8 e 55 anos	Início rápido de distonia com parkinsonismo (primariamente bradicinesia e instabilidade postural), com nítido gradiente rostrocaudal de comprometimento e significativo envolvimento bulbar. Ausência de resposta a levodopa. Frequentemente febre, estresse fisiológico ou episódio de grande ingestão de álcool deflagra o início dos sintomas. Após o surgimento, os sintomas geralmente estabilizam em menos de um mês, com pouca melhora posterior; episódios secundários raros podem ocorrer, com piora abrupta dos sintomas. Ansiedade, depressão e crises epilépticas também foram relatados.
Distonia de torção tipo 13 – **DYT13** %607671	AD	1p36.32-p36.13	?	• Idade média de início: 15 anos	Relatada em uma única família italiana de origem não judia.[87] Os sintomas começam na região cervical, crânio ou membros superiores, com lenta progressão para outras áreas do corpo. Trata-se, porém, de situação não confirmada, pois não há replicação dos resultados desde a descrição em 2001.
Distonia de torção tipo 14 – **DYT14**	**Retirada porque era, na realidade, idêntica ao DYT5a**				
Distonia de torção tipo 15 – **DYT15** Síndrome mioclonia-distonia %607488	AD	18p11	?	Escolares e adolescentes • Início entre 6 meses a 80 anos	Relatada em uma única família canadense,[88] com quadro clínico semelhante ao DYT11. Trata-se, porém, de situação não confirmada, pois não há replicação dos resultados desde a descrição em 2002.

(*Continua*)

Tabela 17.12 (*Continuação*) Distonias de etiologia genética cujos *loci* receberam a denominação DYT.[84] Nas classificações anteriores eram chamadas de distonias primárias.

Doença	Herança/ Incidência	Gene, localização cromossômica	Penetrância	Idade de início	Local de início mais comum	Descrição
Distonia de torção tipo 16 – **DYT16** Distonia-parkinsonismo de início precoce #612067	AR	*PRKRA*, 2q31.2	Provavelmente de 100%	Escolares e adolescentes • Início entre • 7 e 18 anos		Até o momento, quatro famílias foram relatadas, sendo duas brasileiras.[89] Alterações da marcha e dor em membro inferior, seguindo-se por disfagia, disfonia espasmódica, distonia generalizada, torcicolo e opistótono. O quadro parkinsoniano se caracteriza, sobretudo, por bradicinesia. Distonia orofacial é proeminente. Trata-se, porém, de situação não confirmada, pois não houve relatos de novas variantes patogênicas bialélicas desde a descrição original em 2008.
Distonia de torção tipo 17 – **DYT17** %612406	AR	20p11.2-q13.12	?	Adolescentes		Relatada em uma única família libanesa,[90] com quadro clínico semelhante ao DYT6. Trata-se, porém, de situação não confirmada, pois não há replicação dos resultados desde a descrição em 2008.
Distonia de torção tipo 18 – **DYT18** Discinesia paroxística induzida por exercícios associada à epilepsia Síndrome da deficiência do transportador de glicose tipo 1 (GLUT-1) #612126			Juntamente com DYT9, faz parte do espectro da síndrome da deficiência do GLUT-1			
Distonia de torção tipo 19 – **DYT19** Discinesia paroxística cinesiogênica tipo 2 %611031	AD	16q13-q22.1	75%	Escolares e adolescentes • Início entre 7 e 13 anos		Relatada em uma única família indiana,[91] com quadro clínico semelhante ao DYT10. Trata-se, porém, de situação não confirmada, pois o seu *locus* é muito próximo do DYT10.

Doença	Herança		Locus	Idade de início	Descrição
Distonia de torção tipo 20 – **DYT20** **Discinesia paroxística não cinesiogênica tipo 2** %611147	AD	90%	2q31	Da infância até os 50 anos de idade	Relatada em uma única família canadense,[92] com quadro clínico semelhante ao DYT8, exceto pelo fato das crises de distonia predominarem nas mãos e nos pés, de forma simétrica. Além disso, a duração das crises era de poucos minutos, ocorrendo diariamente ou diversas vezes por mês. Trata-se, porém, de situação não confirmada, pois o seu *locus* é muito próximo do DYT8.
Distonia de torção tipo 21 – **DYT21** %614588	AD	90%	2q14.3-q21.3	Adolescentes e adultos • Início entre • 13 e 50 anos	Relatada em uma única família sueca.[93] Blefaroespasmo, torcicolo e distonia dos membros superiores foram prevalentes nos indivíduos afetados que, entretanto, podiam apresentar formas focais, segmentares ou generalizadas. Trata-se, porém, de situação não confirmada.
Distonia de torção tipo 22 – **DYT22**					Reservado, porém não publicado
Distonia de torção tipo 23 – **DYT23** #614860					Distonia craniocervical de início na idade adulta. Trata-se, porém, de situação não confirmada.
Distonia de torção tipo 24 – **DYT24** #615034					Distonia craniocervical de início na idade adulta. Trata-se, porém, de situação não confirmada.
Distonia de torção tipo 25 – **DYT25** #615073					Distonia craniocervical de início na idade adulta

Tabela 17.13 Exemplos de distonias de etiologia genética cujos *loci* não receberam a denominação DYT.[94] Nas classificações anteriores eram denominadas distonias secundárias de causa genética.

Autossômica recessiva	Autossômica dominante	Ligadas ao X	Mitocondrial
Deficiência de DCAA	Atrofia dentato-rubro-pálido-luisiana	Síndrome de Mohr-Tranebjaerg	Neuropatia óptica hereditária de Leber
Ataxia-telangiectasia	Paraparesias espásticas hereditárias com distonia	Síndrome de Lesch-Nyhan	Síndrome de Leigh
Gangliosidoses	Doença de Huntington	Doença de Pelizaeus-Merzbacher	MERRF
Acidúria glutárica	Ataxias espinocerebelares	Síndrome de Rett	MELAS
Doença de Hartnup			
Homocistinúria			
Doença de Parkinson juvenil			
Leucodistrofia metacromática			
Acidemia metilmalônica			
Doença de Niemann-Pick tipo C			
Neurodegeneração associada a depósito cerebral de ferro			
Deficiência de tirosina-hidroxilase			
Deficiência da triose-fosfato isomerase			
Tirosinemia			
Deficiência de vitamina E			
Doença de Wilson			

O quadro clínico é progressivo e os sintomas incluem distonia, disartria, rigidez, coreoatetose, espasticidade, demência e retinose pigmentar. Nos estágios mais avançados da doença, há movimentos balísticos dos braços e pernas, bem como protrusão involuntária da língua. Esses movimentos podem ocasionar lesões, por vezes havendo necessidade de contenção mecânica dos membros e extrações dentárias. A perda da capacidade de deambular ocorre entre 5 e 15 anos após o início do quadro clínico.

PKAN tem sido dividida em uma forma típica, cuja apresentação se dá na primeira década de vida (em média aos 3 anos de idade) e uma forma atípica, com início na segunda década de vida, que geralmente tem uma progressão mais lenta e menor gravidade. A distonia na PKAN usualmente começa na perna, mas algumas vezes o primeiro sintoma é a perda visual. Frequentemente há bradicinesia associada. A velocidade de progressão é mais rápida quanto mais precocemente iniciam-se os sintomas. A gravidade da demência é variável e de difícil quantificação, haja vista que nos estágios mais avançados os movimentos involuntários dificultam a avaliação cognitiva.[7]

A forma atípica geralmente começa mais tardiamente, entre 10 e 30 anos de idade (em média aos 13 anos). Tem uma velocidade de progressão mais lenta e a retinopatia é rara. Apresenta-se principalmente com disartria e distúrbios psiquiátricos, que incluem labilidade emocional, depressão e, em alguns casos, comportamentos agressivos ou violentos. Pode haver também episódios de *freezing* semelhantes aos vistos na doença de Parkinson.

Distúrbios do Movimento

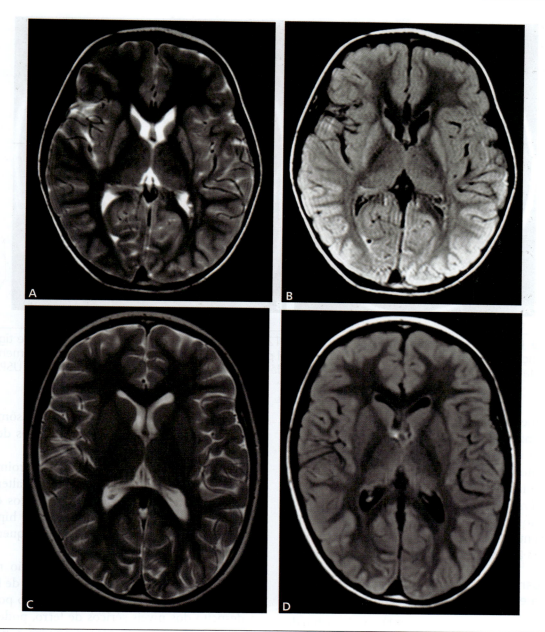

Figura 17.8 IRM de encéfalo no plano axial ponderada em T2 (A) e em FLAIR (B) de paciente de 3 anos de idade com doença de Huntington (forma de Westphal), nas quais se observa atrofia e discreto hipersinal do *striatum* (núcleo caudado e putâmen), bilateralmente. As imagens (C) e (D) correspondem às mesmas sequências de um paciente normal, apenas para fins de comparação.

A IRM do encéfalo é característica (Figura 17.9), exibindo o sinal do olho do tigre. Quando presente, 100% dos casos têm a mutação do PANK2. De forma análoga, todos os pacientes com mutações do PANK2 exibem o sinal do olho do tigre em algum momento da evolução da doença. Crianças com o quadro clínico de PKAN, porém sem esse sinal na IRM, têm apenas 50% de chance de apresentar uma mutação do PANK2. A avaliação oftalmológica e o eletrorretinograma podem detectar alterações retinianas pré-sintomáticas. A hematoscopia pode revelar a presença de acantócitos e pode haver níveis reduzidos de prebetalipoproteínas. A síndrome HARP (*hypoprobetalipoproteinemia, acanthocytosis, retinitis pigmentosa e pallidal degeneration*) é atualmente considerada parte do espectro PKAN.[7]

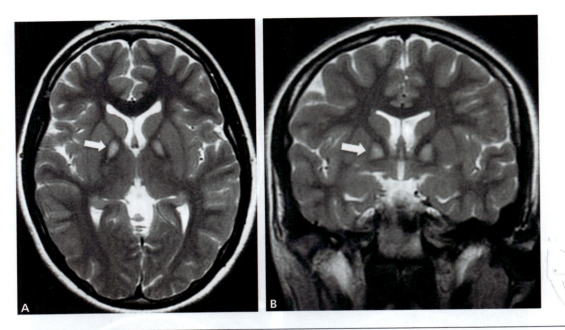

Figura 17.9 PKAN. (A e B) Imagens axial e coronal em T2 demonstrando o clássico sinal do "olho de tigre" (seta), com a presença de área de hipersinal central e o hipossinal periférico nos globos pálidos. Imagens gentilmente cedidas pelo Dr. Gustavo Novelino Simão – Hospital das Clínicas da Faculdade de Medicina de Ribeirão Preto – USP.

O tratamento é sintomático, com o uso de anticolinérgicos, benzodiazepínicos, toxina botulínica, baclofeno oral ou intratecal. Há também vários relatos de melhora sintomática com o emprego da palidotomia ou da estimulação cerebral profunda do GPi (DBS, do inglês *deep brain stimulation*).

O prognóstico é universalmente ruim, com o óbito ocorrendo entre 10 e 20 anos do início da forma típica. Para a forma atípica, a sobrevida geralmente é maior.

Distonia/parkinsonismo, hipermanganesemia, policitemia e doença hepática crônica

Essa doença caracteriza-se por: 1) um distúrbio de movimento resultante do acúmulo de manganês nos núcleos da base; 2) concentrações séricas de manganês que excedem 2.000 nmol/L (normal < 320 nmol/L); 3) policitemia; 4) hepatomegalia com fibrose hepática/cirrose variável.

O quadro neurológico habitualmente manifesta-se entre 2 e 15 anos de idade, com distonia comprometendo os quatro membros, levando a característica marcha do galo secundária a postura anormal dos pés (Figura 17.10A), disartria, parkinsonismo e, por vezes, à paraparesia espástica.

É causada por mutações do gene *SLC30A10* (cromossomo 1q41), levando à disfunção dos transportadores transmembrana de manganês, expressados no cérebro e no fígado. Tem herança autossômica recessiva e é extremamente rara, com menos de 30 casos relatados em todo o mundo.

O diagnóstico é sugerido pela neuroimagem característica (Figura 17.10), policitemia, alterações hepáticas (alterações de marcadores séricos de lesão e função hepática e imagem do fígado) e hipermanganesemia. A confirmação é feita pelo sequenciamento do gene *SLC30A10*.

O tratamento se dá com a quelação regular do manganês, por meio do uso intravenoso de EDTA cálcio dissódico. A suplementação de ferro por via oral, a despeito dos níveis séricos de ferro, pode reduzir a concentração de manganês e regular a policitemia. O paciente também deve evitar a ingesta de alimentos ricos em manganês. O transplante de fígado deve ser considerado nos pacientes com doença hepática em estágio avançado.

Tratamento

Não há tratamento curativo para as distonias.[95] Até o momento, toda terapêutica disponível é voltada para o alívio parcial dos sintomas, na maioria dos casos.[1]

Tratamento farmacológico

- **Levodopa:** pelo fato de a distonia DOPA-responsiva poder simular paralisia cerebral, recomenda-se que

Distúrbios do Movimento

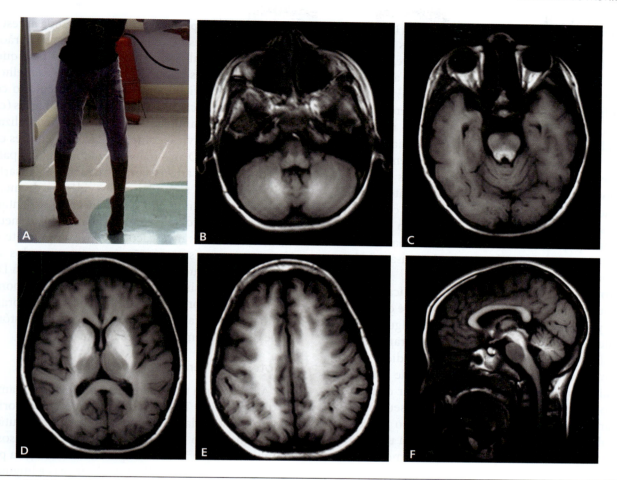

Figura 17.10 Menina de 11 anos com o diagnóstico de distonia/parkinsonismo, hipermanganesemia, policitemia e doença hepática crônica, apresentando a característica marcha do galo (A). A sequência ponderada em T1 da IRM de encéfalo dessa paciente evidencia padrão característico, com hipersinal dos núcleos denteados (B), tegmento do mesencéfalo (C), núcleos da base (D) e substância branca dos centros semiovais (E), no plano axial. No plano sagital, observa-se hipersinal da adeno-hipófise, dos tegmentos pontino e mesencefálico e do corpo caloso (F).

toda criança com distonia de causa inexplicada ou paralisia cerebral discinética submeta-se a um teste terapêutico com levodopa.[96,97] Além disso, a levodopa também pode ser útil em algumas crianças com outros tipos de distonias, inclusive secundárias.[98] A dose requerida na distonia DOPA-responsiva é baixa (1 a 2 mg/kg/dia), mas pode ser alta em casos de parkinsonismo juvenil e distonias secundárias, incluindo a paralisia cerebral (até 10 mg/kg/dia, de 8 em 8 horas). Efeitos adversos comuns incluem náusea, vômitos e diarreia. Hipotensão ortostática é rara em crianças. A levodopa deve estar combinada com um inibidor da descarboxilase periférica, como a benserazida ou a carbidopa (tipicamente numa proporção de 4:1), para proporcionar maiores níveis da levodopa no sistema nervoso central e diminuir efeitos colaterais periféricos. A levodopa compete pela absorção de aminoácidos neutros e, portanto, sua absorção é reduzida quando a tomada se dá próxima a uma refeição, sobretudo se essa for rica em proteínas. Deve-se titular a dose gradualmente, ao longo de duas semanas a dois meses, com o objetivo de se encontrar a dose ideal. Doses excessivas podem causar discinesias e piorar a distonia. A retirada rápida de doses elevadas de levodopa pode ocasionar piora da distonia e síndrome neuroléptica maligna.[7]

- **Anticolinérgicos:** triexifenidila e biperideno são muito eficazes no tratamento de reações distônicas agudas e parcialmente efetivos nas distonias crônicas. Seu mecanismo de ação não é conhecido, porém acredita-se que atuem nos grandes interneurônios colinérgicos do *striatum*.[99] As crianças toleram doses maiores do que os adultos e frequentemente

Capítulo 17

necessitam utilizar doses elevadas (1 mg/kg/dia e, em alguns casos, até mesmo doses superiores). Esta deve ser aumentada gradualmente, o que pode levar até 3 a 4 meses. A dose inicial apropriada é de 0,05 a 0,1 mg/kg/dia ou menos. É usualmente administrada três vezes ao dia, preferencialmente durante o dia, ou seja, deixando um maior intervalo à noite, no período em que a criança dorme. O benefício sobre a distonia é frequentemente retardado e pode não haver evidências de melhora por meses após o início do tratamento. As medicações anticolinérgicas podem piorar coreoatetose, e seus principais efeitos adversos são xerostomia, constipação intestinal e turvação visual. Em doses altas, a suspensão abrupta pode causar síndrome neuroléptica maligna.[7]

- **Toxina botulínica:** a toxina botulínica do tipo A (ou B, quando há resistência àquela) é considerada o padrão-ouro no tratamento de algumas distonias primárias, particularmente as craniocervicais (blefaroespasmo, torcicolo espasmódico, distonia oromandibular, distonia laríngea de adução), e câimbra do escrivão.[95] Além de atuar diretamente nos músculos afetados, reduzindo seu tônus, ela também pode ser efetiva em mudar o padrão global da distonia, pois já foi observada uma capacidade de relaxar outros músculos do mesmo membro.[7] A resposta é transitória e requer reaplicação da droga a cada três a seis meses. Efeitos adversos como ptose palpebral ou disfagia podem ocorrer, mas são transitórios.

- **Outros:** benzodiazepínicos e outras medicações sedativas podem ocasionalmente ser úteis. O baclofeno também se mostra eficaz em alguns casos, porém seu mecanismo de ação não é conhecido. O uso intratecal pode reduzir o tônus muscular em distonias generalizadas quando o cateter é colocado em nível cervical. Há uma elevada taxa de complicações, chegando a 35% em algumas séries. Em casos excepcionais de distonia generalizada grave, pode-se tentar o uso de dantrolene e tetrabenazina. Esta última pode ser particularmente eficaz nos quadros associados a coreoatetose.[100]

Tratamento cirúrgico

O tratamento cirúrgico é reservado para os casos graves que não apresentaram resposta satisfatória ao tratamento farmacológico. A palidotomia e a talamotomia têm sido usadas há muitos anos, com algum sucesso. Entretanto, nos últimos anos essas técnicas vêm perdendo espaço para a DBS, que ainda apresenta uma série de questões em aberto que necessitarão de estudos mais detalhados e em longo prazo para que se chegue a um consenso mais amplo sobre as melhores indicações, benefícios e riscos. No momento, o consenso é de que pacientes com distonias primárias (com ou sem história familiar) com as formas generalizada, segmentar ou cervical complexa são os melhores candidatos à DBS.[95] O alvo mais utilizado é o globo pálido interno e o efeito adverso mais frequente é a disartria. Para as distonias secundárias, a evidência de melhora significativa ainda não é convincente. No entanto, as discinesias tardias (secundárias ao uso de neurolépticos ou outras medicações) com componente distônico parecem ser exceção à regra, e estudos vêm demonstrando que elas podem responder bem à DBS. A melhora dos sintomas não é imediata; componentes fásicos, tremores e mioclonias podem melhorar de imediato. No entanto, a melhora da postura distônica pode demorar semanas a meses para ocorrer.[1]

Fisioterapia e terapia fonoaudiológica

A fisioterapia tem papel reconhecido no tratamento das distonias. Técnicas de treinamento sensorial e motor e estimulação nervosa elétrica transcutânea têm se mostrado particularmente úteis nos casos de câimbra do escrivão.[95] A terapia fonoaudiológica pode auxiliar no manejo das distonias laríngeas e linguais.

■ MIOCLONIA

A definição, fenomenologia e fisiopatologia das mioclonias é um assunto ainda controverso e, apesar de sua alta frequência de apresentação na prática clínica, elas ainda são pouco compreendias e muitas vezes não são diagnosticadas ou tratadas.[101-104] Do ponto de vista semiológico, a mioclonia é um distúrbio do movimento hipercinético caracterizado por abalos musculares involuntários, abruptos e de curta duração. Podem ser causadas pela contração (mioclonia positiva) ou relaxamento (mioclonia negativa) de um músculo ou grupos de músculos. Quanto à localização, podem ser focais, generalizadas, multifocais, espontâneas, posturais/cinéticas ou reflexas. Quanto à etiologia, as mioclonias são divididas em fisiológicas, essenciais (idiopáticas/primárias), epilépticas e sintomáticas/secundárias. A tradicional classificação fisiopatológica pelo sítio de origem é em mioclonias corticais, subcorticais, espinais e periféricas, e é utilizada para classificar os transtornos e orientar a terapêutica. As mioclonias mais frequentemente têm origem cortical.[105,106]

A grande maioria das mioclonias são sintomáticas e as causas são muito variadas. Incluem a mioclonia pós-hipóxica, tóxico-metabólica, causada por drogas, ou por doenças neurogenéticas ou neurodegenerativas. No paciente crítico, por exemplo, as mioclonias são os transtornos do movimento mais comuns depois dos tremores.[107,108] Associado a isso, os pacientes que sofrem de mioclonias sintomáticas frequentemente também apresentam tremores sintomáticos, tornando a caracterização fenomenológica nesses casos muitas vezes difícil, pois as características semiológicas do tremor e da mioclonia se misturam e, muitas vezes, atribui-se a denominação tremor-mioclônico para essa manifestação. Além dos tremores, outros distúrbios do movimento podem se associar ou ter apresentações clínicas muito semelhantes às mioclonias, incluindo a mioquimia, a coreia e os tiques.[104] As mioclonias não se acompanham de urgência premonitória como os tiques e também não são inibidas com atenção ou distração.

A Tabela 17.14 contém um sistema de classificação das mioclonias proposto por autoridades dessa área.[103] Várias abordagens sistemáticas já foram propostas para o diagnóstico e tratamento das mioclonias,[103,105,108] embora elas sejam baseadas em opinião ou consenso de especialistas, e faltem evidências científicas para validá-las.[105] Em geral, a avaliação da mioclonia deve sempre incluir a cuidadosa observação do paciente, com a apropriada documentação da localização, amplitude, frequência e outros atributos da mioclonia. Deve sempre incluir uma triagem inicial para aquelas causas que são comuns ou facilmente corrigidas e, em especial, o cuidadoso exame da prescrição do paciente, procurando por causas tóxicas e iatrogênicas. A Tabela 17.15 contém as causas mais comuns das mioclonias secundárias.

Para a confirmação e caracterização das mioclonias, além do exame físico, outros testes podem ser solicitados, se necessário. Estes incluem exames eletrofisiológicos, como o eletroencefalograma, a documentação por eletroneuromiografia do padrão da mioclonia, a eletroneuromiografia associada ao estudo dos potenciais evocados. Os estudos neurofisiológicos ajudam a classificar o sítio de origem das mioclonias e, em um algoritmo moderno criado por especialistas internacionais, eles figuram entre os primeiros exames recomendados.[106] Como o valor prognóstico desse algoritmo ainda não foi demonstrado por evidência científica e, no nosso meio (em especial no sistema público), existe uma limitação na obtenção desses testes, a insistência em obtê-los pode retardar a identificação de causas de mioclonias potencialmente reversíveis e, portanto, sua solicitação deve ser indicada criteriosamente.

Em todas as instâncias deve-se sempre buscar uma potencial causa de mioclonia secundária. Os exames laboratoriais devem ser considerados para excluir causas metabólicas agudas (como a hipoglicemia, insuficiência renal ou hepática, o hipertireoidismo, etc.) e quadros infecciosos agudos (hemograma, provas de atividade inflamatória, etc.), e, se necessário, para doenças metabólicas que podem apresentar descompensação (como as doenças mitocondriais). A mioclonia infecciosa pode decorrer de infeções classicamente as-

Tabela 17.14 Resumo da classificação das mioclonias.[103]

Classificação das mioclonias	Exemplos
Fisiológicas (sujeito normal, não indica condição patológica)	Mioclonias do sono, mioclonias induzidas por ansiedade, mioclonias induzidas por exercício, soluço
Mioclonia idiopática/primária (a mioclonia é primária e constitui o sintoma principal, o quadro é não progressivo)	Mioclonia hereditária autossômica dominante, mioclonia primária esporádica
Mioclonias epilépticas, com predomínio do quadro de epilepsia (mioclonias associadas a um transtorno epiléptico crônico, no qual predominam os fenômenos ictais epilépticos mioclônicos ou não)	Fragmentos de epilepsia (mioclonias isoladas, epilepsia parcial contínua, mioclonia sensível a estímulos, mioclonia fotossensível), epilepsias mioclônicas (síndromes de Lennox-Gastaut, Aicardi, Unverricht-Lundborg, epilepsia mioclônica juvenil)
Mioclonias sintomáticas (mioclonias associadas a transtorno no qual predomina uma encefalopatia de natureza secundária, progressiva ou estática)	Distúrbios metabólicos, doenças infecciosas ou pós-infecciosas, intoxicações acidentais ou causas iatrogênicas, injúria física, doenças de depósito, degenerações espinocerebelares, demências, doenças neurodegenerativas, outras

Tabela 17.15 Causas de mioclonias sintomáticas.[103]

Etiologia	Exemplos
Tóxicas[109]	Antidepressivos (tricíclicos, inibidores seletivos de recaptação de serotonina, inibidores da MAO, lítio), antiparkinsonianos, bloqueadores dopaminérgicos, drogas antiepilépticas (carbamazepina, fenitoína, lamotrigina, gabapentina, valproato), opiáceos, sais de bismuto, antineoplásicos, antibióticos, antivirais, antiparasitários, ansiolíticos, antiarrítmicos, anti-histamínicos, fisostigmina, triptofano, cimetidina, diclofenaco, outros
Metabólicas	Hipóxia, hipertireoidismo, insuficiência renal, insuficiência hepática associada a diálise, hiponatremia, hipoglicemia, hiperglicemia não cetótica, alcalose metabólica, doença mitocondrial, deficiência de biotina, deficiência de vitamina E, deficiência de carboxilase
Doenças de depósito	Lafora, GM2, Tay-Sachs, Gaucher, Krabbe, lipofuscinoses ceroides, sialidose
Infecciosas ou pós-infecciosas	Lyme, Whipple, HIV, herpes simples, HTLV, arboviroses, malária, sífilis, criptococose, encefalite letárgica, panencefalite subaguda esclerosante, encefalopatia multifocal progressiva, mioclonias febris
Degenerações espinocerebelares	Ramsay-Hunt, Friedreich, ataxia-telangiectasia
Demências	Rett, Creutzfeldt-Jakob, Alzheimer, demência com corpúsculos de Lewy, demência frontotemporal
Outras doenças neurodegenerativas	Wilson, Huntington, Parkinson, degenerações dos gânglios da base com ou sem acúmulo de ferro, distonias hereditárias, paralisia supranuclear progressiva, atrofia de múltiplos sistemas, degeneração córtico-basal, atrofia-dentato-rubro pálido-luisiana
Secundária a injúria física	Pós-hipóxica, pós-traumática, por eletrocussão, mal de descompressão, insolação
Paraneoplásica	Opsoclonus-mioclonus, encefalites paraneoplásicas
Outras	Síndrome de má-absorção, mioclonias por danos focais ao sistema nervoso central ou periférico, síndrome da eosinofilia-mialgia, hiperecplexia, encefalite de Hashimoto, síndrome de DiGeorge, etc.

sociadas à encefalopatia (como a doença de Lyme, o HIV, a doença de Whipple e outras), podendo permanecer como sequela, ou pode consistir em mioclonia febril,[110,111] que geralmente se reverte com a resolução do quadro infeccioso. As mioclonias estão associadas a uma série de doenças neurogenéticas de início na infância,[112] notadamente as epilepsias mioclônicas progressivas e a distonia mioclônica causada pela mutação do gene do épsilon-sarcoglicano (DYT11).

O tratamento das mioclonias deve incluir a suspensão ou diminuição da dose de drogas causadoras, a desintoxicação (nas mioclonias por intoxicação acidental) e a correção de potenciais distúrbios subjacentes. Quando esse tratamento não é possível, ou mioclonias importantes resistem a ele, deve-se tentar o tratamento sintomático, embora este seja frequentemente frustrante e limitado por efeitos colaterais e uma falta de base em evidências para a sua eficácia.[103,105,112]

Drogas que podem ser usadas no tratamento sintomático das mioclonias podem ser encontradas na Tabela 17.16. A recomendação geral é de sempre iniciar com doses baixas e aumentá-las lentamente,[105] levando em consideração que o tratamento bem-sucedido muitas vezes requer uma sequência de tentativas com vários medicamentos diferentes.

◼ TREMOR

Tremores são caracterizados como movimentos hipercinéticos de natureza rítmica e oscilatória, que se repetem sobre um ponto fixo, eixo ou plano de movimento, quando músculos antagonistas se contraem alternadamente.[113] Portanto, para descrever um tremor e documentá-lo, deve-se sempre descrever o grupo muscular ou parte corporal envolvida, sua frequência e amplitude, e fatores que desencadeiam ou pioram o

Distúrbios do Movimento

Tabela 17.16 Tratamento sintomático das mioclonias.[105]

Origem	Tipo	Primeira escolha	Segunda escolha	Alternativas
Cortical	Em geral	Levetiracetam, piracetam	Clonazepam, ácido valproico	Primidona, fenobarbital, L-5-hidroxitriptofano, oxibato de sódio
	Pós-hipóxico	Clonazepam, ácido valproico		
Subcortical	Distonia mioclônica	Clonazepam, triexifenidila		Levodopa, L-5-hidroxitriptofano, oxibato de sódio, valproato, piracetam levetiracetam, zolpidem, estimulação cerebral profunda
	Opsoclonus-mioclonus	ACTH, imunoglobulina endovenosa, rituximabe, clonazepam		
	Hiperecplexia	Clonazepam		
	Mioclonia reticular reflexa	L-5-hidroxitriptofano		
	Mioclonia palatal	Clonazepam, barbitúricos, ácido valproico, baclofeno, anticolinérgicos, tetrabenazina, lamotrigina, sumatriptano, piracetam, toxina botulínica, tratamentos sintomáticos do zumbido		
	Mioclonia ortostática	Clonazepam		
Espinal	Segmentar	Clonazepam		Levetiracetam, tetrabenazina, toxina botulínica
	Proprioespinal	Clonazepam		Zonisamida
Periférico	Espasmo hemifacial	Toxina botulínica		
	Outros	Toxina botulínica		

tremor, assim como fatores que causam sua melhora ou remissão.

Em geral, os tremores que existem ou pioram no repouso são chamados tremores de repouso. Aqueles que pioram com a ação e, em especial, ao final do movimento, são os chamados tremores de intenção. E os tremores que pioram tanto na postura quanto ação, mas não ao final do movimento, são chamados de tremores de ação. O tremor exclusivamente da postura, ou que nitidamente a piora é chamado também de tremor postural, que alguns classificam como um subtipo do tremor de ação. Além da avaliação clínica pela observação, se recomenda, sempre que possível, a documentação em vídeo dos tremores. Quando indicado, estudos eletrofisiológicos com eletroneuromiografia ou o uso de acelerometria podem auxiliar na documentação do tremor.

A epidemiologia do tremor nas crianças não é bem estabelecida e existem poucos estudos sistemáticos a respeito da apresentação, do tratamento e do prognóstico nessa fase da vida. Entretanto, são comumente encontrados no exame da criança e do adolescente, e muitas vezes representam uma porcentagem significativa dos casos atendidos em clínicas de neurologia infantil. Apesar de muitos quadros de tremor na criança terem origem benigna, inúmeras condições (incluindo algumas graves) podem cursar com tremor, sendo necessária uma avaliação criteriosa de qualquer criança com esses sintomas.

Capítulo 17

531

algumas séries de casos[120,121,122] relatarem início desde a infância, dificilmente o tremor causa desconforto antes da adolescência, e muitas vezes os pacientes procuram atendimento muitos anos depois disso. Além da piora da amplitude, também existe um aumento da sua distribuição, espalhando-se dos membros superiores para outras partes do corpo, podendo afetar a fala, que fica tremulante. A relação do tremor essencial com outros sinais neurológicos ainda é questionável, mas alguns autores interrogam a existência de alterações cognitivas leves ou do olfato, alterações de marcha e da coordenação apendicular, associação com traços de personalidade e, ainda, um risco aumentado de desenvolver distonia ou doença de Parkinson.[117] A Tabela 17.18 reproduz os critérios para diagnóstico de tremor essencial propostos por Ferrara e Jankovic em 2009,[117] com base nos critérios de Bain e colaboradores de 2000.[122] Entre os fatores que sugerem um diagnóstico alternativo, encontram-se o início abrupto ou curso rapidamente progressivo, a localização unilateral ou focal, a presença de tremor de repouso ou de outras anormalidades no exame neurológico (p. ex., ataxia, distonia, mioclonia, atraso do desenvolvimento, sinais piramidais ou déficit sensorial).

Para excluir causas metabólicas altamente tratáveis, todo paciente com tremor deve ser submetido a exames de função tireoidiana, glicemia e eletrólitos. Quando indicado, pode-se realizar investigação para feocromocitoma e também dosagem de vitamina B12, cuja deficiência cursa com vários déficits neurológicos e também tremor. Na suspeita de lesão estrutural, a tomografia computadorizada, ou, se possível, IRM, deve ser solicitada. O estudo eletrofisiológico do tremor pode auxiliar a determinar sua natureza, diferenciando,

por exemplo, os tremor fisiológico, o tremor essencial, o tremor ortostático, o tremor mioclônico e o tremor distônico. A doença de Wilson é um diagnóstico diferencial importante nos tremores, e, quando houver dúvida diagnóstica, deve-se sempre investigar com dosagem de ceruloplasmina, cobre sérico e cobre urinário de 24 horas, e com o exame da lâmpada de fenda.

Em todas as crianças com tremor deve-se fazer um histórico detalhado para a exposição a substâncias que possam justificar os sintomas. É muitas vezes difícil estabelecer se a droga causou o tremor ou simplesmente aumentou um tremor de base, principalmente tremor fisiológico e tremor essencial. Muitos pacientes recebem mais de uma droga possivelmente associada com o tremor. A relação entre o sintoma e o tempo de início da medicação, aumento de dose ou associação de outro fármaco que pode aumentar o nível sérico da mesma deve ser sempre investigada cautelosamente. A Tabela 17.19 lista uma série de drogas que podem causar tremor.

O tratamento do tremor essencial deve ser discutido com o paciente e cuidadores. A maioria das crianças com tremor essencial não necessita de tratamento farmacoterápico. Quando necessário, este é feito com o propranolol como droga de primeira escolha, embora haja carência de estudos prospectivos em crianças. O propranolol pode ser iniciado com doses de 0,5 a 1 mg/kg/dia, dividido em duas ou três doses diárias, e aumentado até a dose máxima de 4 mg/kg/dia.[117] Se não houver resposta, pode-se tentar as drogas de segunda escolha, que incluem primidona, benzodiazepínicos, gabapentina e topiramato.[117] Vários autores recomendam a primidona como droga preferencial entre as de segunda escolha.[123] Os tremores distônicos

Tabela 17.18 Critérios diagnósticos para o tremor essencial.[117,122]	
Critério	Observação
Critérios primários (estes achados precisam estar presentes)	
• Tremor de ação bilateral das mãos e antebraço (sem tremor de repouso), ou então tremor de cabeça isolado sem sinais de distonia	• Em crianças é menos comum observar tremor de cabeça do que em adultos
• Ausência de outros sinais motores, exceto por roda-denteada	• O tremor pode se acompanhar de roda denteada, mas não deve haver rigidez extrapiramidal clássica
Critérios secundários (não são necessários, mas reforçam o diagnóstico)	
• Duração dos sintomas acima de três anos	
• História familiar positiva	
• Resposta ao álcool	
	• Nas crianças isso pode ser averiguado por meio da história familiar

Distúrbios do Movimento

Tabela 17.19 Principais drogas que causam tremor.[124]

	Tremor postural ou de ação	Tremor de intenção	Tremor de repouso
Antiarrítmicos	Amiodarona, mexiletina, procainamida		
Antibióticos, antivirais, antimicóticos		Vidarabina	Cotrimoxazol, anfotericina B
Antidepressivos e estabilizadores de humor	Amitriptilina, lítio, inibidores seletivos da recaptação da serotonina	Lítio	Lítio, inibidores seletivos da recaptação da serotonina
Antiepilépticos	Ácido valproico		Ácido valproico
Broncodilatadores	Salbutamol, salmoterol	Salbutamol, salmoterol	
Quimioterápicos	Tamoxifeno, citarabina, ifosfamida	Tamoxifeno, citarabina, ifosfamida	Talidomida
Drogas de abuso	Cocaína, etanol, nicotina, anfetaminas	Etanol	Cocaína, etanol, ecstasy, MPTP
Drogas gastrintestinais	Metoclopramida, cimetidina		Metoclopramida
Hormônios	Tiroxina, calcitonina, medroxiprogesterona	Epinefrina	Medroxiprogesterona
Imunossupressores	Tacrolimus, ciclosporina, interferon-alfa	Tacrolimus, ciclosporina	
Metilxantinas	Teofilina, cafeína		
Neurolépticos e depletores de dopamina	Haloperidol, tioridazina, cinarizina, reserpina, tetrabenazina		Haloperidol, tioridazina, cinarizina, reserpina, tetrabenazina

podem responder a medicamentos para distonia, como os anticolinérgicos e os benzodiazepínicos. Tremores parkinsonianos podem ser responsivos a levodopa ou a outros antiparkinsonianos, embora no parkinsonismo juvenil por doenças neurometabólicas a resposta muitas vezes seja pobre. Nos tremores secundários, a resolução da causa de base é a conduta inicial. Pode-se tentar o tratamento sintomático utilizando-se drogas que tratem tremores de manifestações semiológicas semelhantes (p. ex., propranolol, se o tremor for predominantemente de ação e postural, etc.).

■ PARKINSONISMO

O parkinsonismo é uma manifestação mais incomum de distúrbio do movimento em crianças. A denominação *parkinsonismo juvenil* (PJ) se aplica ao início antes dos 20 anos de idade. Diferentemente do parkinsonismo de início tardio, o juvenil é frequentemente incompleto ou atípico, mostrando combinações com distonia, sinais piramidais, neuropatia periférica, demência, epilepsia ou sinais cerebelares.[125] O PJ é um termo usado separadamente de doença de Parkinson

de início precoce, que fica reservado aos casos com fenótipo semelhante à doença de Parkinson propriamente dita, e que no *post-mortem* geralmente são confirmados pelo achado dos corpúsculos de Lewy em várias regiões cerebrais.[126]

O PJ pode ser secundário a causas adquiridas, determinado geneticamente ou ainda ser de causa desconhecida. Mesmo em grandes centros, onde a investigação extensiva desses pacientes é rotineira, uma grande parte dos casos de PJ permanece sem causa determinada. Na prática clínica, o PJ mais frequentemente decorre de causas adquiridas, como as encefalites, as doenças imunomediadas e o parkinsonismo induzido por drogas.[127] Os neurolépticos, que são frequentemente prescritos na faixa etária pediátrica, causam comumente parkinsonismo, que é geralmente um efeito dose-dependente. Os neurolépticos atípicos e também outros bloqueadores (como a metoclopramida) ou depletores (como a tetrabenazina e a reserpina) de dopamina podem também causar parkinsonismo, embora com menor frequência. O ácido valproico, que é amplamente utilizado na infância e na adoles-

Capítulo 17

535

Tratado de Neurologia Infantil

cência, é uma causa frequente de tremor de repouso nessa fase da vida, podendo causar menos frequentemente quadros francos de parkinsonismo. Além do ácido valproico, inibidores seletivos de recaptação da serotonina e o lítio podem também causar tremor de repouso em crianças e adolescentes.

A Tabela 17.20 contém uma lista de causas de PJ. Várias outras doenças não listadas são causas de parkinsonismo em relatos ou mesmo séries de casos. O PJ pode ser uma manifestação frequente de uma doença muito rara ou, por vezes, uma manifestação rara de uma doença algo mais frequente, levando a um amplo

Tabela 17.20 Causas de parkinsonismo juvenil.[128]

Causas adquiridas
- Parkinsonismo induzido por drogas
- Encefalopatia hipóxico-isquêmica
- Infecções, incluindo encefalites
- Doenças imunomediadas (incluindo encefalites autoimunes por anticorpos contra antígenos da superfície neuronal)
- Tumores dos núcleos da base
- Hipoparatireoidismo e pseudo-hipoparatireoidismo
- Hidrocefalia
- Malformações

Erros inatos do metabolismo (EIM)
- Doenças da neurotransmissão monoaminérgica (deficiências de tirosina hidroxilase, dopa descarboxilase, GTC ciclohidrolase 1, sepiapterina redutase, deficiência do transportador dopaminérgico)
- Doenças de acúmulo de metais (Wilson, neurodegeneração com acúmulo de ferro, defeito do transportador de manganês)
- Doenças lisossomais (Niemann-Pick tipo C, gangliosidoses)
- Doenças do metabolismo energético (mutações da polimerase gama, Leber, deficiência de piruvato descarboxilase, defeitos da cadeia respiratória)
- Outros (fenilcetonúria não tratada, homocistinúria, Lesch-Nyhan, xantomatose cerebrotendínea, lipofuscinosesceroides)

Doenças de origem genética, mas não consideradas EIM clássicos
- Que causam parkinsonismo juvenil
  - Mutações do gene da parkina (*PARK2*)
  - Mutações da PINK1 (*PARK6*)
  - Mutações da DJ-1 (*PARK7*)
  - Ataxias espinocerebelares que cursam com parkinsonismo (SCA2, SCA3)
  - Atrofia olivopontocerebelar
  - Doença de Huntington de início precoce (forma de Westphal)
  - Neuroacantocitose
  - Mutações da fosfodiesterase 8B
- Que causam parkinsonismo de início mais precoce
  - Mutações da ATP1A3 (DYT12)
  - Mutações do PRKRA (DYT16)
  - Mutações da FBXO7 (PARK15)
  - Mutações da SPG11
  - Doença de Rett

Causas desconhecidas
- Grande parte dos casos de parkinsonismo juvenil permanece não esclarecido, mesmo após investigação extensa

536

Seção 3 ■ Doenças e Síndromes Neurológicas

diferencial para as causas neurometabólicas e neurogenéticas dessa manifestação. Em razão dos recentes avanços da neurogenética, a lista de causas de PJ tende a crescer nos próximos anos.

Um consenso de especialistas em 2011 produziu fluxogramas sugeridos para a avaliação do paciente pediátrico que se apresenta parkinsonismo.[128] O primeiro passo é separar os casos pela idade de início em: neonatal, lactentes e infância tardia ou casos juvenis. Nos casos neonatais, as principais suspeitas diagnósticas são: encefalopatia hipóxica-isquêmica, malformações cerebrais e os erros inatos do metabolismo. Se houver acidose láctica significativa, deve-se pensar em deficiência de piruvato descarboxilase; se os testes para triagem para erros inatos do metabolismo forem negativos, então deve-se considerar a realização de dosagem no líquor dos metabólitos das aminas biogênicas e das pterinas, para investigar a possibilidade de doenças da neurotransmissão monoaminérgica.

Nos casos de início no lactente, as suspeitas diagnósticas se agrupam de acordo com as principais manifestações clínicas associadas ao parkinsonismo, que constituem pistas importantes. A combinação de parkinsonismo com atraso do desenvolvimento, distonia, disfunção autonômica e uma IRM de encéfalo normal ou inespecífica sugerem doenças dos neurotransmissores.[129] O parkinsonismo com distonia e sintomas bulbares proeminentes (como disartria e disfagia) sugere doenças por acúmulo de metais, como as neurodegenerações acompanhadas por acúmulo de ferro ou a doença de Wilson. O envolvimento multissistêmico, possivelmente neurossensorial, associado ao lactato elevado sugere mitocondriopatias. Sinais piramidais muito evidentes sugerem mutação genética de SPG11 ou FBXO7; o início agudo ou rapidamente progressivo sugere mutação do gene *ATP1A3*. Nas crianças maiores ou nos adolescentes com parkinsonismo, deve-se sempre investigar erros inatos do metabolismo, doenças neurodegenerativas e considerar fortemente a possibilidade de parkinsonismo responsivo a levodopa por distúrbios da neurotransmissão monoaminérgica,[129] mutações do gene da parkina,[125,130] ou doença de inclusão neuronal.[131]

Em razão da limitada disponibilidade de exames no sistema de saúde público brasileiro, não recomendamos aguardar imagem, triagem para erros inatos do metabolismo ou testagem liquórica de metabólitos das aminas biogênicas antes de realizar a investigação para doença de Wilson, que é uma causa altamente tratável de parkinsonismo (além de qualquer outro transtorno do movimento) em crianças e adolescentes e que, quando não tratada, evolui para óbito por insuficiência hepática. Apesar de o tratamento reverter em parte os déficits, esta geralmente é parcial e, portanto, o diagnóstico precoce é o principal determinante do nível de comprometimento funcional nessa doença. Logo, todos os pacientes devem ser testados para dosagem de ceruloplasmina e cobre sérico, cobre urinário de 24 horas e exame de lâmpada de fenda, além de função hepática. Quando diagnosticada a doença de Wilson, o tratamento deve ser iniciado imediatamente, para reverter na medida do possível os déficits já instalados e impedir sua progressão.

O tratamento do parkinsonismo na criança pode ser feito com as mesmas drogas utilizadas para o tratamento do adulto. Por causa de sua raridade, as formulações comerciais dessas drogas nem sempre se mostram adequadas ao tratamento do paciente pediátrico. A levodopa, combinada com carbidopa ou benserazida, deve ser sempre iniciada em doses baixas (abaixo de 0,5 mg/kg/dia, geralmente dividida em três doses), o que é impossível em crianças menores com os comprimidos disponíveis. Uma solução caseira, mas sem embasamento científico, é usar os comprimidos de levodopa dispersível, e solicitar que seja administrado somente uma fração do líquido em que o comprimido foi dissolvido. Isso não leva a uma concentração exata da droga, mas diminui o risco de intoxicação. Pode-se também manipular a droga, para obter doses mais baixas.

Além da levodopa, os pacientes podem ser medicados com agonistas dopaminérgicos (como o pramipexol), os anticolinérgicos (que são tolerados em doses bem mais altas nas crianças do que nos adultos), inibidores seletivos da MAOB (a selegilina e a rasagilina) e com inibidores da COMT (tolcapona e entacapona). Esses medicamentos têm uma série de efeitos colaterais (incluindo o aparecimento de discinesias, que são mais precoces e mais dramáticas no PJ do que no senil), em sua maioria dose-dependentes.

■ DISTÚRBIOS DO MOVIMENTO INDUZIDOS POR DROGAS

Movimentos anormais causados por drogas são extremamente comuns na faixa pediátrica e foram citados em outras seções deste capítulo. A coreia, a distonia, as mioclonias, os tremores e o parkinsonismo são frequentemente causados por medicamentos amplamente utilizados na faixa etária pediátrica.

Essa área é bastante controversa, pois os estudos controlados utilizados para investigar a eficácia de drogas e validar sua aplicabilidade são geralmente de duração limitada. A maioria dos pacientes incluídos nesses estudos tem uma prescrição "limpa", com poucas drogas, em virtude dos critérios de inclusão geralmente utilizados, enquanto na vida prática os efeitos colaterais são potencializados pela polifarmacoterapia. Dessa forma, a taxa de efeitos colaterais por drogas descrita nos estudos controlados que constituem as evidências científicas mais valorizadas pelas diretrizes é geralmente abaixo da encontrada na prática clínica. Um estudo retrospectivo, incluindo mais de 400 crianças americanas entre as idades de 5 e 18 anos tratadas numa clínica psiquiátrica, comparando as que receberam neurolépticos com as que não receberam essas medicações, mostrou uma taxa de 9% (11 de 118) de discinesia tardia, uma complicação considerada "rara" na maioria dos estudos prospectivos.[132] Levando-se em consideração que a discinesia tardia pode demorar décadas para se manifestar, mesmo após a suspensão da droga, e que ela é mais comum no adulto do que na criança, essas taxas são alarmantes. Nesta sessão comentamos sobre algumas das drogas frequentemente prescritas na infância e que comumente causam distúrbios do movimento, incluindo os neurolépticos, inibidores seletivos da recaptação da serotonina, antiepilépticos e drogas para tratamento do transtorno do déficit de atenção e hiperatividade.

Um efeito colateral bastante desconfortável, e que pode ocorrer de forma aguda, crônica ou até mesmo tardia, é a acatisia. Esse transtorno, que ocorre em 21% a 75%[133] dos usuários de drogas bloqueadoras de receptores dopaminérgicos (incluindo neurolépticos), caracteriza-se por um componente subjetivo muito desagradável de desconforto, tensão, ansiedade, irritabilidade, acompanhados da necessidade de se mover e uma sensação interna de desconforto motor. Ao exame os pacientes se encontram inquietos, realizando muitas atividades motoras que várias vezes não têm nenhum propósito, incapazes de se manterem parados, realizando movimentos repetitivos do tronco ou membros, como cruzar e descruzar os membros, levantar-se, caminhar, voltar a sentar-se.

A incapacidade de diagnosticar a acatisia pode levar o médico a aumentar a dose do neuroléptico, causando uma piora da síndrome e aumento desnecessário do risco de outras complicações. A conduta correta é diminuir a dose ou trocar por um neuroléptico com menor chance de efeitos extrapiramidais, embora mesmo neurolépticos atípicos possam causar essas complicações em significativa porcentagem dos usuários. Os efeitos dessa condição iatrogênica sobre a qualidade de vida são dramáticos e ela chega a causar o suicídio. Alguns medicamentos que podem ser usados para tratar a acatisia incluem os sedativos, anticoli-

nérgicos, betabloqueadores, amantadina, mirtazapina e a clonidina, mas não existe boa evidência placebo-controlada da eficácia deles. Além dos neurolépticos, a acatisia também pode ser causada pelos inibidores seletivos da recaptação da serotonina, pelos antiepilépticos e por drogas recreativas, como a cocaína.

Além da acatisia, os neurolépticos podem causar vários distúrbios do movimento, incluindo distonia, crises oculógiras, movimentos orolinguais, tremores, tiques e parkinsonismo. A reação distônica, que geralmente ocorre alguns dias após a introdução da medicação, pode ser grave, mas costuma responder a administração rápida de anticolinérgico endovenoso ou intramuscular quando prontamente reconhecida.

Neurolépticos também podem causar uma complicação muito grave, conhecida como síndrome neuroléptica maligna, que não é propriamente um distúrbio do movimento, mas que cursa com rigidez muscular, hipertermia, instabilidade autonômica e distúrbios da consciência (*delirium*, letargia, coma). O tratamento da síndrome neuroléptica maligna é feito com terapia de suporte, associado ao uso de drogas, mesmo sem comprovação científica para elas (amantadina, bromocriptina, levodopa, dantrolene, etc.), e principalmente a suspensão de qualquer droga bloqueadora dos receptores dopaminérgicos. A mortalidade da síndrome neuroléptica maligna chega a 20% a 30% dos pacientes afetados[134] e depende principalmente do tempo para realizar o diagnóstico, suspender o neuroléptico e iniciar a terapia de suporte.

Os inibidores seletivos da recaptação de serotonina também são causas comuns de distúrbios do movimento em crianças. Podem causar coreia, tremores e mioclonias. Em alguns casos podem causar a síndrome serotonérgica, que cursa com excitação neuromuscular (hiper-reflexia, clônus, mioclonias, tremores), disautonomia (hipertermia, diarreia, taquicardia, diaforese, tremores, rubor facial) e alterações do estado mental (ansiedade, agitação, confusão mental), e que pode ser fatal. Portanto, todas as crianças em uso desses medicamentos devem ser monitorizadas para esses sinais, principalmente a hiper-reflexia, que é um sinal precoce de sua toxicidade.

As drogas antiepilépticas causam principalmente ataxia e nistagmo em uma porcentagem variável de casos, mesmo em doses terapêuticas, mas podem também causar coreia, tremores, mioclonias. Drogas usadas para tratamento do transtorno do déficit de atenção e hiperatividade, como anfetaminas ou inibidores da recaptação da norepinefrina, podem também causar transtornos do movimento, embora menos frequentemente quando em doses terapêuticas. Os mais

Distúrbios do Movimento

comuns são hipercinesias, como tiques (principalmente exacerbação dos tiques em pacientes com síndrome de Tourette), estereotipias ou coreia. Crianças sofrendo de transtorno obsessivo-compulsivo podem também apresentar novas compulsões ou comportamentos motores repetitivos.

De maneira geral, a criteriosa avaliação da prescrição e exposição a toxinas ou drogas ilícitas é sempre recomendada na criança que apresenta movimentos anormais.

■ DISTÚRBIOS DO MOVIMENTO PSICOGÊNICOS

Os chamados transtornos psicogênicos ou transtornos conversivos frequentemente se apresentam como distúrbios do movimento. Não existem estimativas populacionais para a prevalência desses transtornos, mas eles são comumente observados na prática clínica. As manifestações são variáveis, sendo que mais comumente se observam hipercinesias, tremores irregulares ou abalos que se parecem com mioclonias; entretanto, qualquer distúrbio do movimento pode ser observado e até mesmo parkinsonismo psicogênico já foi relatado.[135] A diferenciação com transtornos orgânicos pode ser difícil, pois muitos podem parecer psicogênicos quando examinados. Um relato recente mostra quatro pacientes com parkinsonismo por mutação do gene da parkina, uma forma de parkinsonismo de início precoce altamente responsiva a levodopa, que por décadas foi considerado psicogênico.[136] Muitas vezes, a investigação clínica e laboratorial criteriosa pode prevenir erros como esse. Entretanto, o diagnóstico de distúrbio do movimento psicogênico não é necessariamente um diagnóstico de exclusão. Existem vários achados que podem sugerir origem psicogênica, e o diagnóstico precoce com as apropriadas recomendações terapêuticas é um dos principais determinantes do prognóstico desses pacientes.[137]

A Tabela 17.21 mostra achados sugestivos de transtorno psicogênico que podem auxiliar na avaliação do paciente. Uma vez feito o diagnóstico presuntivo, deve-se realizar a intervenção terapêutica adequada. Para casos mais leves, muitas vezes somente o esclarecimento compassivo e o reasseguramento do paciente resolvem o quadro. Em casos mais graves ou recor-

---

Tabela 17.21 Achados clínicos sugestivos de transtornos do movimento psicogênico.[138]

Achados de história

1. Início abrupto
2. Curso estático
3. Remissões espontâneas ou inconsistência ao longo do tempo
4. Remissão quando a criança não está sendo observada
5. Presença de ganho secundário

Achados ao exame neurológico

1. Inconsistência do padrão do movimento (amplitude, frequência, distribuição)
2. Distúrbio do movimento paroxístico
3. O movimento aumenta quando se presta atenção ao mesmo e diminui com a distração
4. Capacidade de aliviar ou desencadear o movimento com gatilhos estranhos ou não fisiológicos
5. Presença de fraqueza ou perda sensorial claramente psicogênica
6. Lentidão de movimentos deliberada
7. Achado de *entrainment* (veja seção sobre tremores neste capítulo para explicação)
8. Déficit funcional fora de proporção com o déficit neurológico observado no exame

Respostas terapêuticas

1. Não responde como esperado aos medicamentos indicados
2. Responde a placebos
3. Remite com psicoterapia

Deve-se sempre considerar o quadro em geral e não somente alguns achados. Muitos transtornos orgânicos podem apresentar vários dos achados acima.

Capítulo 17

Tratado de Neurologia Infantil

rentes, pode ser necessária uma abordagem multidisciplinar envolvendo psicólogos e psiquiatras. Quando existe um claro evento estressor associado ao início do quadro, este pode ser resolvido por meio de mudanças ambientais ou terapia. Alguns clínicos utilizam placebos para o tratamento, mas isso é controverso. Ansiolíticos e antidepressivos também podem ser utilizados se houver comorbidade psiquiátrica. Os fatores de melhor prognóstico são o início agudo, duração curta dos sintomas até o diagnóstico e instituição da terapêutica, funcionamento psicológico pré-mórbido normal, ausência de comorbidades psiquiátricas e a identificação de um estressor agudo.[138]

■ REFERÊNCIAS BIBLIOGRÁFICAS

1. Borges V, Saba RA, Aguiar PC, Silva SMCA, Ferraz HB. Transtornos do Movimento. In: Rodrigues MM, Bertolucci PHF. Neurologia para o Clínico Geral. Barueri: Manole, 2014.

2. Singer HS, Mink JW, Gilbert DL, Jankovic J. Classification of Movement Disorders. In: Singer HS, Mink JW, Gilbert DL, Jankovic J. Movement Disorders in Childhood. Philadelphia: Saunders, 2010. p.2-8.

3. DeJong RN. DeJong`s The Neurologic Examination. 5.ed. Philadelphia: Lippincott Williams & Wilkins, 1992.

4. Rodrigues MM, Ferraz HB, Bertolucci PHF. Propedêutica Neurológica. In: Rodrigues MM, Bertolucci PHF. Neurologia para o Clínico Geral. Barueri: Manole, 2014.

5. Postuma RB, Lang AE. Hemiballism: revisiting a classic disorder. Lancet Neurol. 2003;2(11):661-8.

6. Albanese A, Bhatia K, Bressman SB, Delong MR, Fahn S, Fung VS, et al. Phenomenology and classification of dystonia: a consensus update. Mov Dis. 2013;28(7):863-73.

7. Sanger TD, Mink JW. Movement Disorders. In: Swaiman KF, Ashwal S, Ferriero DM, Schor NF. Swaiman`s Pediatric Neurology. Philadelphia: Elsevier Saunders, 2012. p.965-98.

8. Defazio G, Conte A, Gigante AF, Fabbrini G, Berardelli A. Is tremor in dystonia a phenotypic feature of dystonia? Neurology. 2015;84(11):1053-9.

9. Fahn S. Overview, history, and classification of myoclonus. Adv Neurol. 2002;89:13-7.

10. Obeso JA, Bhatia K, Rothwell JC. The contribution of C. David Marsden to the study and treatment of myoclonus. Adv Neurol. 2002;89:1-12.

11. Shibasaki H. Physiology of negative myoclonus. Adv Neurol. 2002;89:103-13.

12. Deuschl G, Bain P, Brin M. Consensus statement of the Movement Disorder Society on Tremor. Ad Hoc Scientific Committee. Mov Dis. 1998;13 Suppl 3:2-23.

13. Singer HS, Mink JW, Gilbert DL, Jankovic J. Tics and Tourette Syndrome. In: Singer HS, Mink JW, Gilbert DL, Jankovic J. Movement Disorders in Childhood. Philadelphia: Saunders, 2010. p.2-8.

14. Singer HS, Mink JW, Gilbert DL, Jankovic J. Basal Ganglia Anatomy, Biochemistry, and Physiology. In: Singer HS, Mink JW, Gilbert DL, Jankovic J. Movement Disorders in Childhood. Philadelphia: Saunders, 2010. p.2-8.

15. Obeso JA, Lanciego JL. Past, present, and future of the pathophysiological model of the Basal Ganglia. Front Neuroanat. 2011;5:39.

16. Haber SN. The primate basal ganglia: parallel and integrative networks. J Chem Neuroanat. 2003;26(4):317-30.

17. Nambu A, Tokuno H, Hamada I, Kita H, Imanishi M, Akazawa T, et al. Excitatory cortical inputs to pallidal neurons via the subthalamic nucleus in the monkey. J Neurophysiol. 2000;84(1):289-300.

18. Wu Y, Richard S, Parent A. The organization of the striatal output system: a single-cell juxtacellular labeling study in the rat. Neurosci Res. 2000;38(1):49-62.

19. Marsden CD, Obeso JA. The functions of the basal ganglia and the paradox of stereotaxic surgery in Parkinson's disease. Brain. 1994;117 (Pt 4):877-97.

20. Brown P, Eusebio A. Paradoxes of functional neurosurgery: clues from basal ganglia recordings. Mov Dis. 2008;23(1):12-20; quiz 158.

21. Eusebio A, Brown P. Oscillatory activity in the basal ganglia. Parkinsonism Relat Disord. 2007;13 Suppl 3:S434-6.

22. Bhatia KP, Marsden CD. The behavioural and motor consequences of focal lesions of the basal ganglia in man. Brain. 1994;117 (Pt 4):859-76.

23. Carpenter MB, Carpenter CS. Analysis of somatotropic relations of the corpus luysi in man and monkey; relation between the site of dyskinesia and distribution of lesions within the subthalamic nucleus. J Comp Neurol. 1951;95(2):349-70.

24. Singer HS, Mink JW, Gilbert DL, Jankovic J. Transient and Developmental Movement Disorders in Children. In: Singer HS, Mink JW, Gilbert DL, Jankovic J. Movement Disorders in Childhood. Philadelphia: Saunders, 2010. p.2-8.

25. Scholes J. Why do we say that? Por quê dizemos isso? A origem e o significado de palavras e expressões do inglês do dia a dia, 2009. p.176.

26. Marx C, Masruha MR, Garzon E, Vilanova LC. Benign neonatal sleep myoclonus. Epileptic Disord. 2008;10(2):177-80.

27. Jan MM. Shuddering attacks are not related to essential tremor. J Child Neurol. 2010;25(7):881-3.

28. Tibussek D, Karenfort M, Mayatepek E, Assmann B. Clinical reasoning: shuddering attacks in infancy. Neurology. 2008;70(13):e38-41.

29. Antony JH, Ouvrier RA, Wise G. Spasmus nutans: a mistaken identity. Arch Neurol. 1980;37(6):373-5.

30. Kim JS, Park SH, Lee KW. Spasmus nutans and congenital ocular motor apraxia with cerebellar vermian hypoplasia. Arch Neurol. 2003;60(11):1621-4.

31. Unsold R, Ostertag C. Nystagmus in suprasellar tumors: recent advances in diagnosis and therapy. Strabismus. 2002;10(2):173-7.

32. Brodsky MC, Keating GF. Chiasmal glioma in spasmus nutans: a cautionary note. J Neuroophthalmol. 2014;34(3):274-5.

33. Ouvrier RA, Billson F. Benign paroxysmal tonic upgaze of childhood. J Child Neurol. 1988;3(3):177-80.

34. Ouvrier R, Billson F. Paroxysmal tonic upgaze of childhood--a review. Brain Dev. 2005;27(3):185-8.

35. Hayman M, Harvey AS, Hopkins IJ, Kornberg AJ, Coleman LT, Shield LK. Paroxysmal tonic upgaze: a reappraisal of outcome. Ann Neurol. 1998;43(4):514-20.

36. Blumkin L, Lev D, Watemberg N, Lerman-Sagie T. Hypomyelinating leukoencephalopathy with paroxysmal tonic upgaze and absence of psychomotor development. Mov Disord. 2007;22(2):226-30.

37. Blumkin L, Leshinsky-Silver E, Michelson M, Zerem A, Kivity S, Lev D, et al. Paroxysmal tonic upward gaze as a presentation of de-novo mutations in CACNA1A. Eur J Paediatr Neurol. 2015;19(3):292-7.

Seção 3 ■ Doenças e Síndromes Neurológicas

Distúrbios do Movimento

38. Roubertie A, Echenne B, Leydet J, Soete S, Krams B, Rivier F, et al. Benign paroxysmal tonic upgaze, benign paroxysmal torticollis, episodic ataxia and CACNA1A mutation in a family. J Neurol. 2008;255(10):1600-2.

39. Luat AF, Asano E, Chugani HT. Paroxysmal tonic upgaze of childhood with co-existent absence epilepsy. Epileptic Disord. 2007;9(3):332-6.

40. Verrotti A, Di Marco G, la Torre R, Chiarelli F. Paroxysmal tonic upgaze of childhood and childhood absence epilepsy. Eur J Paediatr Neurol. 2010;14(1):93-6.

41. Headache Classification Committee of the International Headache S. The International Classification of Headache Disorders, 3rd edition (beta version). Cephalalgia. 2013;33(9):629-808.

42. Giffin NJ, Benton S, Goadsby PJ. Benign paroxysmal torticollis of infancy: four new cases and linkage to CACNA1A mutation. Dev Med Child Neurol. 2002;44(7):490-3.

43. Dale RC, Gardiner A, Antony J, Houlden H. Familial PRRT2 mutation with heterogeneous paroxysmal disorders including paroxysmal torticollis and hemiplegic migraine. Dev Med Child Neurol. 2012;54(10):958-60.

44. Rosman NP, Douglass LM, Sharif UM, Paolini J. The neurology of benign paroxysmal torticollis of infancy: report of 10 new cases and review of the literature. J Child Neurol. 2009;24(2):155-60.

45. Tumturk A, Kaya Ozcora G, Kacar Bayram A, Kabaklioglu M, Doganay S, Canpolat M, et al. Torticollis in children: an alert symptom not to be turned away. Childs Nerv Syst. 2015;31(9):1461-70.

46. Fleisher DR, Morrison A. Masturbation mimicking abdominal pain or seizures in young girls. J Pediatr. 1990;116(5):810-4.

47. Nechay A, Ross LM, Stephenson JB, O'Regan M. Gratification disorder ("infantile masturbation"): a review. Arch Dis Child. 2004;89(3):225-6.

48. Kinsbourne M. Hiatus Hernia with Contortions of the Neck. Lancet. 1964;1(7342):1058-61.

49. Webb HE, Sutcliffe J. Neurological basis for the abnormal movements in Sandifer's syndrome. Lancet. 1971;2(7728):818.

50. Shepherd RW, Wren J, Evans S, Lander M, Ong TH. Gastroesophageal reflux in children. Clinical profile, course and outcome with active therapy in 126 cases. Clin Pediatr (Phila). 1987;26(2):55-60.

51. Kotagal P, Costa M, Wyllie E, Wolgamuth B. Paroxysmal nonepileptic events in children and adolescents. Pediatrics. 2002;110(4):e46.

52. Kutluay E, Selwa L, Minecan D, Edwards J, Beydoun A. Nonepileptic paroxysmal events in a pediatric population. Epilepsy Behav. 2010;17(2):272-5.

53. Leape LL, Ramenofsky ML. Surgical treatment of gastroesophageal reflux in children. Results of Nissen's fundoplication in 100 children. Am J Dis Child. 1980;134(10):935-8.

54. Cardoso F. Movement disorders in childhood. Parkinsonism Relat Disord. 2014;20 Suppl 1:S13-6.

55. Murphy TK, Lewin AB, Storch EA, Stock S, American Academy of C, Adolescent Psychiatry Committee on Quality I. Practice parameter for the assessment and treatment of children and adolescents with tic disorders. J Am Acad Child Adolesc Psychiatry. 2013;52(12):1341-59.

56. Bennett SM, Keller AE, Walkup JT. The future of tic disorder treatment. Ann N Y Acad Sci. 2013;1304:32-9.

57. Sallee FR, Nesbitt L, Jackson C, Sine L, Sethuraman G. Relative efficacy of haloperidol and pimozide in children and adolescents with Tourette's disorder. Am J Psychiatry. 1997;154(8):1057-62.

58. Houdayer E, Walthall J, Belluscio BA, Vorbach S, Singer HS, Hallett M. Absent movement-related cortical potentials in children with primary motor stereotypies. Mov Disord. 2014;29(9):1134-40.

59. Singer HS. Motor control, habits, complex motor stereotypies, and Tourette syndrome. Ann N Y Acad Sci. 2013;1304:22-31.

60. Mahone EM, Ryan M, Ferenc L, Morris-Berry C, Singer HS. Neuropsychological function in children with primary complex motor stereotypies. Dev Med Child Neurol. 2014;56(10):1001-8.

61. Oakley C, Mahone EM, Morris-Berry C, Kline T, Singer HS. Primary complex motor stereotypies in older children and adolescents: clinical features and longitudinal follow-up. Pediatric Neurol. 2015;52(4):398-403 e1.

62. Singer HS, Mink JW, Gilbert DL, Jankovic J. Paroxysmal Dyskinesias. In: Singer HS, Mink JW, Gilbert DL, Jankovic J. Movement Disorders in Childhood. Philadelphia: Saunders, 2010. p.2-8.

63. Hawley JS, Weiner WJ. Hemiballismus: current concepts and review. Parkinsonism Relat Disord. 2012;18(2):125-9.

64. Singer HS, Mink JW, Gilbert DL, Jankovic J. Chorea, Athetosis, and Ballism. In: Singer HS, Mink JW, Gilbert DL, Jankovic J. Movement Disorders in Childhood. Philadelphia: Saunders, 2010. p.2-8.

65. Peall KJ, Kurian MA. Benign Hereditary Chorea: An Update. Tremor Other Hyperkinet Mov. 2015;5:314.

66. Oosterveer DM, Overweg-Plandsoen WC, Roos RA. Sydenham's chorea: a practical overview of the current literature. Pediatric Neurol. 2010;43(1):1-6.

67. Guidelines for the diagnosis of rheumatic fever. Jones Criteria, 1992 update. Special Writing Group of the Committee on Rheumatic Fever, Endocarditis, and Kawasaki Disease of the Council on Cardiovascular Disease in the Young of the American Heart Association. JAMA. 1992;268(15):2069-73.

68. Burke RJ, Chang C. Diagnostic criteria of acute rheumatic fever. Autoimmun Rev. 2014;13(4-5):503-7.

69. Cardoso F. Sydenham's Chorea. Curr Treat Options Neurol. 2008;10(3):230-5.

70. Cardoso F. Sydenham's chorea. Handb Clin Neurol. 2011;100:221-9.

71. Dale RC, Brilot F. Autoimmune basal ganglia disorders. J Child Neurol. 2012;27(11):1470-81.

72. Cardoso F, Seppi K, Mair KJ, Wenning GK, Poewe W. Seminar on choreas. Lancet Neurol. 2006;5(7):589-602.

73. Cardoso F, Vargas AP, Oliveira LD, Guerra AA, Amaral SV. Persistent Sydenham's chorea. Mov Disord. 1999;14(5):805-7.

74. Freeman JM, Aron AM, Collard JE, Mackay MC. The Emotional Correlates of Sydenham's Chorea. Pediatrics. 1965;35:42-9.

75. Mercadante MT, Busatto GF, Lombroso PJ, Prado L, Rosario-Campos MC, do Valle R, et al. The psychiatric symptoms of rheumatic fever. Am J Psychiatry. 2000;157(12):2036-8.

76. Cervera R, Piette JC, Font J, Khamashta MA, Shoenfeld Y, Camps MT, et al. Antiphospholipid syndrome: clinical and immunologic manifestations and patterns of disease expression in a cohort of 1,000 patients. Arthritis Rheum. 2002;46(4):1019-27.

77. Dale RC, Yin K, Ding A, Merheb V, Varadkhar S, McKay D, et al. Antibody binding to neuronal surface in movement disorders associated with lupus and antiphospholipid antibodies. Dev Med Child Neurol. 2011;53(6):522-8.

78. Medlock MD, Cruse RS, Winek SJ, Geiss DM, Horndasch RL, Schultz DL, et al. A 10-year experience with postpump chorea. Ann Neurol. 1993;34(6):820-6.

79. Nomoto M, Thompson PD, Sheehy MP, Quinn NP, Marsden CD. Anticholinergic-induced chorea in the treatment of focal dystonia. Mov Disord. 1987;2(1):53-6.

Capítulo 17

80. van Egmond ME, Kuiper A, Eggink H, Sinke RJ, Brouwer OF, Verschuuren-Bemelmans CC, et al. Dystonia in children and adolescents: a systematic review and a new diagnostic algorithm. J Neurol Neurosurg Psychiatry. 2015;86(7):774-81.

81. Cardoso F, Seppi K, Mair KJ, Wenning GK, Poewe W. Seminar on choreas. Lancet Neurol. 2006;5(7):589-602.

82. Haddad MS. Doença de Huntington. In: Bottino CMC, Laks J, Blay SL. Demências e Transtornos Cognitivos em Idosos. Rio de Janeiro: Guanabara-Koogan, 2006. p.227-37.

83. Zhou B, Westaway SK, Levinson B, Johnson MA, Gitschier J, Hayflick SJ. A novel pantothenate kinase gene (PANK2) is defective in Hallervorden-Spatz syndrome. Nat Genet. 2001;28(4):345-9.

84. Waugh JL, Sharma N. Clinical neurogenetics: dystonia from phenotype to genotype. Neurol Clin. 2013;31(4):969-86.

85. Chudnow RS, Mimbela RA, Owen DB, Roach ES. Gabapentin for familial paroxysmal dystonic choreoathetosis. Neurology. 1997;49(5):1441-2.

86. Szczaluba K, Jurek M, Szczepanik E, Friedman A, Milewski M, Bal J, et al. A family with paroxysmal nonkinesigenic dyskinesia: genetic and treatment issues. Pediatr Neurol. 2009;41(2):135-8.

87. Valente EM, Bentivoglio AR, Cassetta E, Dixon PH, Davis MB, Ferraris A, et al. DYT13, a novel primary torsion dystonia locus, maps to chromosome 1p36.13--36.32 in an Italian family with cranial-cervical or upper limb onset. Ann Neurol. 2001;49(3):362-6.

88. Grimes DA, Han F, Lang AE, St George-Hyssop P, Racacho L, Bulman DE. A novel locus for inherited myoclonus-dystonia on 18p11. Neurology. 2002;59(8):1183-6.

89. Camargos S, Scholz S, Simon-Sanchez J, Paisan-Ruiz C, Lewis P, Hernandez D, et al. DYT16, a novel young-onset dystonia--parkinsonism disorder: identification of a segregating mutation in the stress-response protein PRKRA. Lancet Neurol. 2008;7(3):207-15.

90. Chouery E, Kfoury J, Delague V, Jalkh N, Bejjani P, Serre JL, et al. A novel locus for autosomal recessive primary torsion dystonia (DYT17) maps to 20p11.22-q13.12. Neurogenetics. 2008;9(4):287-93.

91. Valente EM, Spacey SD, Wali GM, Bhatia KP, Dixon PH, Wood NW, et al. A second paroxysmal kinesigenic choreoathetosis locus (EKD2) mapping on 16q13-q22.1 indicates a family of genes which give rise to paroxysmal disorders on human chromosome 16. Brain. 2000;123 (Pt 10):2040-5.

92. Spacey SD, Adams PJ, Lam PC, Materek LA, Stoessl AJ, Snutch TP, et al. Genetic heterogeneity in paroxysmal nonkinesigenic dyskinesia. Neurology. 2006;66(10):1588-90.

93. Norgren N, Mattson E, Forsgren L, Holmberg M. A high-penetrance form of late-onset torsion dystonia maps to a novel locus (DYT21) on chromosome 2q14.3-q21.3. Neurogenetics. 2011;12(2):137-43.

94. Singer HS, Mink JW, Gilbert DL, Jankovic J. Dystonia. In: Singer HS, Mink JW, Gilbert DL, Jankovic J. Movement Disorders in Childhood. Philadelphia: Saunders, 2010. p.2-8.

95. Albanese A, Asmus F, Bhatia KP, Elia AE, Elibol B, Filippini G, et al. EFNS guidelines on diagnosis and treatment of primary dystonias. Eur J Neurol. 2011;18(1):5-18.

96. Fletcher NA, Holt IJ, Harding AE, Nygaard TG, Mallet J, Marsden CD. Tyrosine hydroxylase and levodopa responsive dystonia. J Neurol Neurosurg Psychiatry. 1989;52(1):112-4.

97. Nutt JG, Nygaard TG. Response to levodopa treatment in dopa-responsive dystonia. Arch Neurol. 2001;58(6):905-10.

98. Brunstrom JE, Bastian AJ, Wong M, Mink JW. Motor benefit from levodopa in spastic quadriplegic cerebral palsy. Ann Neurol. 2000;47(5):662-5.

99. Fahn S. Drug treatment of hyperkinetic movement disorders. Semin Neurol. 1987;7(2):192-208.

100. Jankovic J, Orman J. Tetrabenazine therapy of dystonia, chorea, tics, and other dyskinesias. Neurology. 1988;38(3):391-4.

101. Agarwal P, Frucht SJ. Myoclonus. Curr Opin Neurol. 2003;16(4):515-21.

102 Carr J. Classifying myoclonus: a riddle, wrapped in a mystery, inside an enigma. Parkinsonism Relat Disord. 2012;18 Suppl 1:S174-6.

103. Caviness JN, Brown P. Myoclonus: current concepts and recent advances. Lancet Neurol. 2004;3(10):598-607.

104. Espay AJ, Chen R. Myoclonus. Continuum (Minneap Minn). 2013;19(5 Movement Disorders):1264-86.

105. Dijk JM, Tijssen MA. Management of patients with myoclonus: available therapies and the need for an evidence-based approach. Lancet Neurol. 2010;9(10):1028-36.

106. Zutt R, van Egmond ME, Elting JW, van Laar PJ, Brouwer OF, Sival DA, et al. A novel diagnostic approach to patients with myoclonus. Nat Rev Neurol. 2015;11(12):687-97.

107. Benbadis SR, Chen S, Melo M. What's shaking in the ICU? The differential diagnosis of seizures in the intensive care setting. Epilepsia. 2010;51(11):2338-40.

108. Sutter R, Ristic A, Ruegg S, Fuhr P. Myoclonus in the critically ill: Diagnosis, management, and clinical impact. Clin Neurophysiol. 2016;127(1):67-80.

109. Jimenez-Jimenez FJ, Puertas I, de Toledo-Heras M. Drug-induced myoclonus: frequency, mechanisms and management. CNS Drugs. 2004;18(2):93-104.

110. Miller PM, Srouk Y, Watemberg N. Febrile myoclonus: an underreported, benign condition in infancy often misinterpreted as febrile seizures. Pediatr Emerg Care. 2008;24(9):618-20.

111. Onoe S, Nishigaki T. A clinical study of febrile myoclonus in children. Brain Dev. 2004;26(5):321-5.

112. van Egmond ME, Elting JW, Kuiper A, Zutt R, Heineman KR, Brouwer OF, et al. Myoclonus in childhood-onset neurogenetic disorders: The importance of early identification and treatment. Eur J Paediatr Neurol. 2015;19(6):726-9.

113. Singer HS, Mink JW, Gilbert DL, Jankovic J. Tremor. In: Singer HS, Mink JW, Gilbert DL, Jankovic J. Movement Disorders in Childhood. Philadelphia: Saunders, 2010. p.2-8.

114. Prasad M, Ong MT, Whitehouse WP. Fifteen minute consultation: tremor in children. Arch Dis Child Educ Pract Ed. 2014;99(4):130-4.

115. Alty JE, Kempster PA. A practical guide to the differential diagnosis of tremor. Postgrad Med J. 2011;87(1031):623-9.

116. Lorenz D, Frederiksen H, Moises H, Kopper F, Deuschl G, Christensen K. High concordance for essential tremor in monozygotic twins of old age. Neurology. 2004;62(2):208-11.

117. Ferrara J, Jankovic J. Epidemiology and management of essential tremor in children. Paediatr Drugs. 2009;11(5):293-307.

118. Louis ED, Fernandez-Alvarez E, Dure LSt, Frucht S, Ford B. Association between male gender and pediatric essential tremor. Mov Disord. 2005;20(7):904-6.

119. Fusco C, Valls-Sole J, Iturriaga C, Colomer J, Fernandez-Alvarez E. Electrophysiological approach to the study of essential tremor in children and adolescents. Dev Med Child Neurol. 2003;45(9):624-7.

120. Jankovic J, Madisetty J, Vuong KD. Essential tremor among children. Pediatrics. 2004;114(5):1203-5.

121. Tan EK, Lum SY, Prakash KM. Clinical features of childhood onset essential tremor. Eur J Neurol. 2006;13(12):1302-5.

122. Bain P, Brin M, Deuschl G, Elble R, Jankovic J, Findley L, et al. Criteria for the diagnosis of essential tremor. Neurology. 2000;54(11 Suppl 4):S7.

Seção 3 ▪ Doenças e Síndromes Neurológicas

123. Uddin MK, Rodnitzky RL. Tremor in children. Semin Pediatr Neurol. 2003;10(1):26-34.

124. Morgan JC, Sethi KD. Drug-induced tremors. Lancet Neurol. 2005;4(12):866-76.

125. Cardoso F, Camargos S. Juvenile parkinsonism: a heterogeneous entity. Eur J Neurol. 2000;7(5):467-71.

126. Schrag A, Schott JM. Epidemiological, clinical, and genetic characteristics of early-onset parkinsonism. Lancet Neurol. 2006;5(4):355-63.

127. Garcia-Cazorla A, Duarte ST. Parkinsonism and inborn errors of metabolism. J Inherit Metab Dis. 2014;37(4):627-42.

128 Garcia-Cazorla A, Ortez C, Perez-Duenas B, Serrano M, Pineda M, Campistol J, et al. Hypokinetic-rigid syndrome in children and inborn errors of metabolism. Eur J Paediatr Neurol. 2011;15(4):295-302.

129. Kurian MA, Gissen P, Smith M, Heales S, Jr., Clayton PT. The monoamine neurotransmitter disorders: an expanding range of neurological syndromes. Lancet Neurol. 2011;10(8): 721-33.

130. Paviour DC, Surtees RA, Lees AJ. Diagnostic considerations in juvenile parkinsonism. Mov Disord. 2004;19(2):123-35.

131. Espay AJ, Paviour DC, O'Sullivan JD, Schmidt RE, Revilla FJ, Metman LV. Juvenile levodopa-responsive Parkinsonism with early orobuccolingual dyskinesias and cognitive impairment. Mov Disord. 2010;25(12):1860-7.

132. Wonodi I, Reeves G, Carmichael D, Verovsky I, Avila MT, Elliott A, et al. Tardive dyskinesia in children treated with atypical antipsychotic medications. Mov Disord. 2007;22(12):1777-82.

133. Burkhard PR. Acute and subacute drug-induced movement disorders. Parkinsonism Relat Disord. 2014;20 Suppl 1: S108-12.

134. Munhoz RP, Scorr LM, Factor SA. Movement disorders emergencies. Curr Opin Neurol. 2015;28(4):406-12.

135. Sage JI, Mark MH. Psychogenic parkinsonism: clinical spectrum and diagnosis. Ann Clin Psychiatry. 2015;27(1):33-8.

136. Ling H, Braschinsky M, Taba P, Luus SM, Doherty K, Hotter A, et al. Decades of delayed diagnosis in 4 levodopa-responsive young-onset monogenetic parkinsonism patients. Mov Disord. 2011;26(7):1337-40.

137. Ricciardi L, Edwards MJ. Treatment of functional (psychogenic) movement disorders. Neurotherapeutics. 2014;11(1):201-7.

138. Singer HS, Mink JW, Gilbert DL, Jankovic J. Psychogenic Movement Disorders. In: Singer HS, Mink JW, Gilbert DL, Jankovic J. Movement Disorders in Childhood. Philadelphia: Saunders, 2010. p.2-8.

capítulo 18

▶ Ana Beatriz Alvarez Perez
▶ Luís Garcia Alonso

Anomalias Cromossômicas e Síndromes de Genes Contíguos

A frequência populacional de anomalias congênitas oscila ao redor de 4% a 5% dos recém-nascidos vivos. Em linhas gerais, tais anomalias podem ser derivadas de três principais fontes etiopatogênicas:[1]

- Distúrbios monogênicos;
- Distúrbios cromossômicos;
- Distúrbios multifatoriais.

Este capítulo objetiva o enfoque das anomalias congênitas de etiologia cromossômica e estima-se sua frequência em cerca de 1 a cada 150 nascimentos. Fundamentalmente, as anomalias cromossômicas associam-se a quadros com déficit intelectual e desvios do fenótipo morfológico externo, além de serem responsáveis por um significante contingente de perdas gestacionais. Cerca de 50% dos abortamentos espontâneos de primeiro trimestre e 20% daqueles ocorridos no segundo trimestre estão vinculados a alterações cromossômicas, daí a importância do estudo citogenético dos produtos gestacionais pregressos por ocasião do aconselhamento genético.[2]

As anormalidades cromossômicas podem ser organizadas didaticamente em dois grupos: *adquiridas* ou *congênitas* (constitucionais). O primeiro tipo, representado pelas anomalias cromossômicas adquiridas, ocorre no período pós-natal e, de forma geral, está associado a um clone de células e relaciona-se com o desenvolvimento e a evolução das neoplasias. Este é um capítulo à parte dentro da Genética Médica, e é chamado de Oncogenética. Nesse universo, há quadros que guardam interesse com a neurologia infantil, como os casos de neuroblastoma por meio da visibilização citogenética dos minúsculos duplos extracro-

mossômicos (*double minutes*) oriundos da replicação redundante de sequências idênticas de DNA.[3]

No entanto, para este capítulo, vamos nos restringir às anomalias cromossômicas congênitas (constitucionais) responsáveis por entidades genético-clínicas, que exigem acompanhamento e terapêutica dentro da *expertise* do neurologista infantil.

Para fins didáticos, é importante entendermos como se organizam as anormalidades cromossômicas constitucionais (aquelas oriundas de erros da gametogênese parental ou que ocorrem nas primeiras divisões mitóticas pós-zigóticas e, assim, envolvendo todas as células ou a grande maioria do conjunto celular do indivíduo). Em linhas gerais, as anormalidades cromossômicas constitucionais se organizam em: *numéricas* ou *estruturais*.[2]

◼ ANORMALIDADES CROMOSSÔMICAS NUMÉRICAS

As anormalidades cromossômicas numéricas são também denominadas de *heteroploidias* e correspondem ao complemento de cromossomos com qualquer número que não o normal (recordando-se que nosso padrão constitucional normal é 2n = 46 [23 pares de cromossomos]) e podem se subdividir em: *euplodias* e *aneuploidias*.[2,3]

As *euploidias* são as anormalidades numéricas dos cromossomos onde ocorre um múltiplo exato do número haploide "n". Como exemplos, temos as triploidias (3n) e as tetraploidias (4n). As triploidias são situações raras e resultam de falhas de uma das divisões da maturação do ovócito ou do espermatozoide. Resultam em um produto conceptual com 69 cro-

Tratado de Neurologia Infantil

mossomos e podem ocorrer a partir de três situações: 1. um ovócito com 23 cromossomos é fertilizado por um espermatozoide com 46 cromossomos (24%); 2. um ovócito com 23 cromossomos é fertilizado por dois espermatozoides, cada um deles portando seus 23 cromossomos (66%); ou 3. um ovócito com 46 cromossomos é fertilizado por um espermatozoide normal com 23 cromossomos (10%). Em todas as situações, gera-se um produto com desequilíbrio numérico cromossômico e consequentemente de genes, e isso levará a um desenvolvimento gestacional completamente irregular e a um padrão de organogênese dismórfico. Há relatos de afetados que nasceram e sobreviveram até cerca de 1 ano de idade e as principais alterações fenotípicas, no que tange ao segmento craniofacial, incluem: fontículo posterior amplo, hidrocefalia, holoprosencefalia, hipertelorismo ocular, microftalmia, coloboma, alteração do formato craniano, atresia dos cóanos, fenda lábio-palatina e heterocromia da íris.[4]

As tetraploidias, por sua vez, correspondem àqueles 92,XXXX ou 92,XXYY e são resultantes de uma falha da conclusão de uma divisão por clivagem inicial do zigoto, apresentando-se invariavelmente na forma de mosaicismo cromossômico. Apesar de raras e com apresentação fenotípica bastante extensa, alguns afeta-

dos podem sobreviver e evoluir com diversos desvios do fenótipo morfológico externo.[5]

As *aneuploidias*, segundo grupo de anormalidades cromossômicas numéricas, representam o segmento mais frequente e clinicamente significativo e referem-se a um complemento de cromossomos com valor não múltiplo do número haploide "n".[6] As suas formas mais frequentes incluem:

- Monossomias (2n-1), como a síndrome de Turner, 46,X;
- Trissomias (2n+1), como a síndrome de Down, 46,XX+21 ou 46,XY,+21 e;
- Tetrassomias (2n+2), como a síndrome de Killian/ Teschler-Nicola, tetrassomia 12p.

Há uma gama bastante diversificada de quadros clínicos cromossômicos oriundos de euploidias e aneuploidias que cursam com anomalias do sistema nervoso e do compartimento craniofacial (Tabela 18.1). Atualmente, há tratados e bancos de dados eletrônicos que contemplam o rol de dismorfias e que são de interesse para o neurologista infantil quando de sua rotina clínica no seguimento desses indivíduos. Um deles e muito utilizado está disponível no endereço: http://www.wiley.com/legacy/products/subject/life/borgaonkar/

Tabela 18.1 Alterações do sistema nervoso nas principais anormalidades cromossômicas numéricas.[4]

Trissomia do cromossomo 21 (síndrome de Down)	• Déficit intelectual, epilepsia, hipotonia, atraso do desenvolvimento neurológico
Trissomia do cromossomo 18 (síndrome de Edwards)	• Microcefalia, paralisia facial, microgíria, hipoplasia do cerebelo, hidrocefalia, disgenesia do corpo caloso, hipertonia, déficit intelectual
Trissomia do cromossomo 13 (síndrome de Patau)	• Holoprosencefalia, epilepsia, déficit intelectual, hipertonia, hidrocefalia, agenesia do corpo caloso, hipoplasia do cerebelo, anormalidades dos núcleos da base
Trissomia do cromossomo 8	• Incoordenação motora, déficit intelectual, epilepsia, agenesia do corpo caloso
Trissomia do cromossomo 9 em mosaico	• Déficit intelectual, ventriculomegalia, hidrocefalia, cisto do plexo coroide, cisto subaracnóideo, malformações do desenvolvimento cortical
Síndrome XYY	• Coordenação motora ruim, distúrbios de aprendizagem, alterações da linguagem, comportamento agressivo e hiperatividade
Síndrome de Klinefelter	• Déficit intelectual e de memória, ataxia
Síndromes XXXY e XXXXY	• Déficit intelectual, microcefalia, epilepsia, hipoplasia do corpo caloso, hipotonia, arrinencefalia
Síndromes XXX e XXXX	• Déficit intelectual, alterações da fala, epilepsia, ventriculomegalia
Síndrome XXXXX (síndrome penta X)	• Déficit intelectual, microcefalia, malformação de Dandy-Walker
Síndrome de Turner (45,X)	• Déficit intelectual, agenesia do joelho do corpo caloso, alterações visuais-espaciais, ventriculomegalia, anormalidades da ponte e do verme do cerebelo

Seção 3 ▪ Doenças e Síndromes Neurológicas

■ ANORMALIDADES CROMOSSÔMICAS ESTRUTURAIS

Este grupo de anomalias cromossômicas deriva de quebra cromossômica seguida de reconstituição numa combinação ou formato anormal. Tais alterações podem se apresentar em todas as células do indivíduo (quando oriundas da fase pré-zigótica) ou na forma de mosaico (quando resultantes de alterações pós-zigóticas).[2]

Os compêndios de Genética Médica subdividem as anomalias cromossômicas estruturais em dois subgrupos: *equilibradas* e *não equilibradas*. As anomalias equilibradas corresponderiam àquelas em que, após a quebra e posterior rearranjo, o conjunto de cromossomos permaneceria com o complemento normal de genes e de informações genéticas. Por sua vez, as não equilibradas resultariam, após a quebra e consequente rearranjo, num conjunto cromossômico com informações genéticas a mais ou a menos e isso deflagraria desvios fenotípicos morfológicos e funcionais.[2]

No entanto, essa classificação tem sido muito discutida ao longo do tempo. Há modalidades de anomalias cromossômicas estruturais que, dependendo da forma como aconteceram, podem ser do tipo equilibrado ou não equilibradas. Assim, não vamos nos ater a essa subdivisão e apresentaremos, de forma geral, as principais formas de anomalias cromossômicas estruturais:[2,3,6]

- Deleção;
- Duplicação;
- Cromossomo em anel;
- Isocromossomo;
- Cromossomo dicêntrico;
- Inversão;
- Inserção;
- Translocação.

Deleção

As deleções (ou deficiências) são perdas totais ou parciais de um segmento cromossômico e isso resulta em um desequilíbrio de informações genéticas. Diz-se que o portador de uma deleção é *hemizigótico* para as informações genéticas que permanecem no cromossomo homólogo não acometido. Estruturalmente, as deleções podem ser: *intersticiais* (*intercalares*) ou *terminais*. Deleções intersticiais envolvem duas quebras ao longo do cromossomo com perda de material e união dos fragmentos remanescentes. Por sua vez, deleções terminais correspondem a uma única quebra com perda de todo o segmento adiante (Figura 18.1).[7] Várias deleções cursam com alterações neurológicas em crianças, destacando-se os quadros de deleção 11q e 5p (síndrome do miado do gato ou *cri du chat*) (Tabela 18.2).

Duplicação

As duplicações ocorrem quando um segmento do cromossomo está presente mais de uma vez e resulta, por exemplo, a partir de um mecanismo desigual de permuta, recombinação ou *crossing-over* (Figura 18.2).

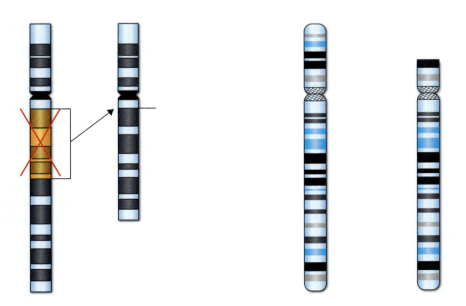

Figura 18.1 Deleção cromossômica intersticial (à esquerda) e terminal (à direita).
Fonte: http://study.com/academy/lesson/deletion-mutation-definition-examples-diseases.html

Capítulo 18

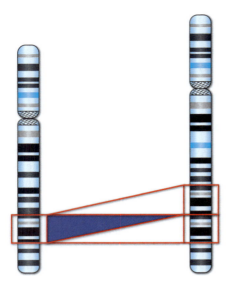

Figura 18.2 Duplicação cromossômica direta.
Fonte: http://www.larasig.com/node/3541

As duplicações podem ser *diretas* (quando a orientação linear do segmento duplicado está mantida) ou *invertidas* (quando a orientação linear do segmento duplicado está em ordem invertida).[3,7] Um exemplo de duplicação que é acompanhada nos serviços de neurologia infantil é a duplicação 15q, que cursa com anormalidades pôndero-estaturais (alta e baixa estatura), escoliose, anomalias cardíacas, camptodactilia, aracnodactilia, criptorquidismo (nos meninos) e hipoplasia dos lábios maiores (nas meninas), além de alterações do sistema nervoso, morfológicas e funcionais (Tabela 18.2).

Cromossomo em anel

Trata-se de uma anormalidade cromossômica estrutural que se forma quando o cromossomo sofre duas quebras que acometem suas extremidades (*regiões teloméricas*). As extremidades rompidas se fundem formando uma estrutura circular.[7] Assim, os fragmentos resultantes da quebra e carentes de centrômero são excluídos e não mais participam da estrutura inicial do cromossomo (Figura 18.3). Na anomalia do cromossomo 13 em anel, por exemplo, notamos dismorfias do tipo microcefalia, déficit intelectual e transtornos do espectro autista.

Isocromossomo

Isocromossomo é uma anomalia estrutural em que um dos braços do cromossomo está ausente e o outro duplicado. Origina-se a partir de um posicio-

Tabela 18.2 Alterações do sistema nervoso nas principais anormalidades cromossômicas estruturais.[4]	
Deleção 3p	Hipotonia, déficit intelectual, microcefalia, agenesia do corpo caloso
Duplicação 3q	Epilepsia, déficit intelectual, apneia central, agenesia do corpo caloso, microftalmia
Deleção 4p	Hipotonia, epilepsia, microcefalia, cistos interventriculares, agenesia do septo pelúcido, transtorno do espectro autista
Deleção 4q	Hipotonia, epilepsia, déficit intelectual
Deleção 5p (síndrome *cri du chat*, do miado do gato)	Atrofia cerebral, agenesia do corpo caloso, hipoplasia do cerebelo, déficit intelectual
Deleção 9p	Hipotonia, déficit de atenção, atraso da fala, distúrbios do sono
Duplicação 9p	Microcefalia, déficit intelectual, hidrocefalia, agenesia do corpo caloso
Duplicação 10q	Hipotonia, déficit intelectual, microcefalia, malformações telencefálicas
Deleção 11q	Microcefalia, hipotonia, déficit intelectual, hidrocefalia, holoprosencefalia, epilepsia, agenesia do corpo caloso, atrofia cerebral, hipoplasia do cerebelo, transtorno do humor bipolar
Deleção 13q	Microcefalia, déficit intelectual, displasia do nervo óptico e da retina
Duplicação 15q	Déficit intelectual, microcefalia
Deleção 18p	Hipotonia, microcefalia, déficit intelectual, holoprosencefalia, arrinencefalia, estrabismo
Deleção 18q	Hipotonia, coordenação motora ruim, epilepsia, nistagmo, hidrocefalia, porencefalia, alterações da mielinização, hipoplasia do cerebelo, déficit intelectual

Anomalias Cromossômicas e Síndromes de Genes Contíguos

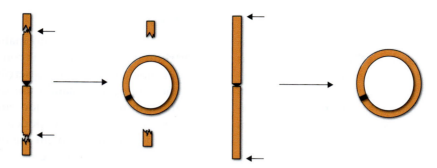

Figura 18.3 Cromossomo em anel. Nota-se a fragmentação dos segmentos teloméricos e sua exclusão e o mecanismo de reparo por meio da fusão circular do segmento cromossômico remanescente.
Fonte: http://atlasgeneticsoncology.org/Deep/RingChromosID20030.html

namento alterado do cromossomo na placa equatorial durante a metáfase, o que leva a uma anáfase que proporcionará braços cromossômicos iguais na célula-filha (dois braços curtos em uma e dois braços longos na outra).[3] Portanto, um probante com 46 cromossomos que possua um isocromossomo terá uma cópia do material genético de um braço e três cópias do material genético do outro braço ou, em outras palavras, será parcialmente monossômico e parcialmente trissômico (Figura 18.4).

Cromossomo dicêntrico

Trata-se de um tipo raro de anormalidade cromossômica estrutural no qual dois segmentos cromossômicos, cada um com seu centrômero, fundem-se de extremidade a extremidade, com perda de seus fragmentos acêntricos.[2,3] Esse novo conjunto cromossômico, com dois centrômeros, se tornará estável após a inativação de um deles (Figura 18.5).

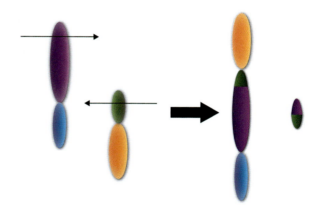

Figura 18.5 Cromossomo dicêntrico. Note-se a ruptura nos dois cromossomos que se associam formando uma única unidade (com dois centrômeros e que, posteriormente, terá apenas um) e o fragmento remanescente que será eliminado.
Fonte: http://www.intechopen.com/books/evolution-of-ionizing-radiation-research/on-the-dynamical-approach-of-quantitative-radiation-biology

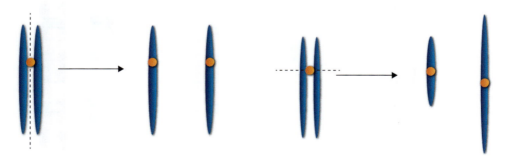

Figura 18.4 Isocromossomo. À esquerda, padrão de divisão celular normal, com o plano de divisão atravessando longitudinalmente o centrômero e, assim, separando dois cromossomos (cada um deles com seus braços curto e longo) que migrarão para as células-filhas. À direita, padrão de divisão anormal com o plano de divisão atravessando o centrômero de forma transversal e, assim, levando à separação de dois cromossomos alterados: um deles com dois braços curtos e o outro com dois braços longos.
Fonte: https://quizlet.com/28637230/cytogenetics-flash-cards/

Inversão

As inversões são anomalias estruturais do cromossomo que acontecem quando o cromossomo sofre duas quebras e o segmento entre elas reposiciona-se de forma invertida. Podem ser de dois tipos: *pericêntricas* ou *paracêntricas*. Na primeira, a inversão envolve o centrômero e, portanto, há uma quebra em cada braço. Em contrapartida, nas inversões paracêntricas, as duas quebras se dão no mesmo braço (curto ou longo) e, assim, sem o acometimento do centrômero[2] (Figura 18.6).

Inserção

Outra modalidade de anormalidade cromossômica estrutural e que pode cursar com desvios do fenótipo morfológico externo é a inserção. Trata-se de uma situação que ocorre quando um segmento removido de um cromossomo é inserido em um cromossomo diferente. Estruturalmente, podem ser: *diretas* (quando o segmento é inserido em sua orientação habitual) ou *invertidas* (quando o segmento é inserido em sua orientação invertida)[2] (Figura 18.7).

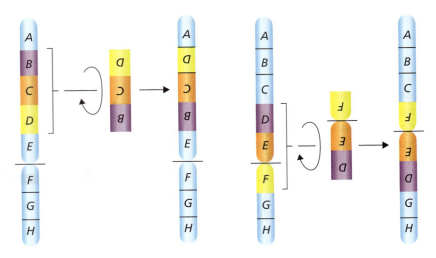

Figura 18.6 Inversão paracêntrica (à esquerda) e pericêntrica (à direita).
Fonte: https://www.studyblue.com/notes/note/n/chapter-16-genetics/deck/5875051

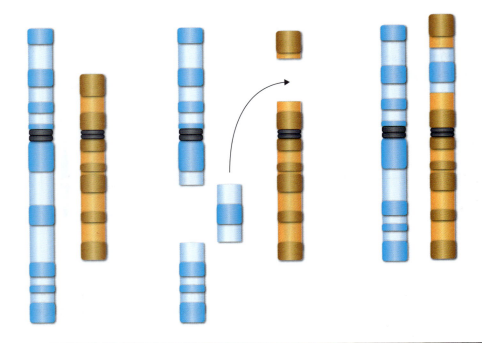

Figura 18.7 Inserção cromossômica.
Fonte: http://cvirtuel.cochin.univ-paris5.fr/cytogen/iconcyto.htm

Translocação

Em todos os cenários de atendimento, os neurologistas infantis podem se deparar com todas as anormalidades cromossômicas descritas até agora. No entanto, uma delas, bastante frequente, é a translocação. Trata-se de um fenômeno que envolve a troca de segmentos entre cromossomos não homólogos, e estes apresentam-se de duas formas: *recíprocas* ou *Robertsonianas*.[2,3]

Translocações recíprocas são aquelas em que o rearranjo resulta da quebra de cromossomos não homólogos, com troca recíproca dos segmentos soltos (Figura 18.8). Por sua vez, as translocações Robertsonianas possuem esse nome em homenagem ao biólogo americano William Rees Brebner Robertson (1881-1941) que as descreveu, em 1916, em gafanhotos. Esse tipo de rearranjo envolve os cromossomos acrocêntricos (13, 14, 15, 21 e 22), que se fundem próximo à região do centrômero com perda dos braços curtos. Vale lembrar que os braços curtos desses cromossomos possuem cópias múltiplas de genes de RNA ribossômico e, assim, a perda de partes desses braços não é nociva, pois há a compensação pelos demais que não estão envolvidos na translocação[2,3] (Figura 18.9).

A Tabela 18.2 congrega as mais frequentes anormalidades cromossômicas estruturais e as alterações fenotípicas observadas no sistema nervoso.

■ MÉTODOS DIAGNÓSTICOS

Como pudemos perceber pela análise das Tabelas 18.1 e 18.2, há uma grande variabilidade clínica e fenotípica de anormalidades cromossômicas numéricas e estruturais. Nota-se também que muitos sinais

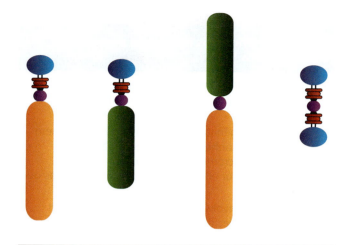

Figura 18.9 Translocação robertsoniana. Notem-se os dois cromossomos acrocêntricos, à esquerda, que se fundem pelos braços longos e perdem seus braços curtos (fragmentos remanescentes).
Fonte: https://www.quora.com/I-have-a-robertsonian-translocation-What-does-it-mean

e sintomas são comuns a muitas delas e essa falta de especificidade propedêutica dificulta sobremaneira o diagnóstico. Daí a importância dos neurologistas infantis trabalharem em associação com os médicos geneticistas, no sentido de unirem forças e conhecimentos específicos que proporcionem uma melhor acurácia diagnóstica.

Nos últimos anos, tivemos grandes avanços de propedêutica laboratorial para o diagnóstico das anormalidades genéticas e, entre elas, as cromossômicas. Atualmente, há diversas metodologias que permitem a investigação no sentido de detectar alterações cromossômicas. Muito mais importante que o conhecimento detalhado de cada técnica é o profissional clínico reconhecer em quais situações estão indicadas essas análises, seja pela dificuldade de acesso que muitos pacientes possuem em consegui-las, seja pelo alto custo e até, também, pela complexidade burocrática que os planos e seguros de saúde impõem para sua realização.

Como já citado, no início deste capítulo, as anormalidades cromossômicas cursam, em geral, com atraso no desenvolvimento neurológico e déficit intelectual vinculados a desvios em vários sistemas do fenótipo morfológico externo. Essa é a primeira observação que deve ser levada em conta ao exame físico de um probante com suspeita de alguma cromossomopatia.[8,9] A Tabela 18.3 elenca as principais indicações para a análise cromossômica.

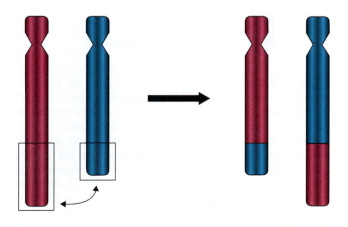

Figura 18.8 Translocação recíproca.
Fonte: http://www.viagenefertility.com/Translocations.php

Tabela 18.3 **Principais indicações para análise cromossômica.**[10]

- Anomalias congênitas que direcionem a síndromes reconhecidamente causadas por anormalidades cromossômicas.
- Anomalias congênitas múltiplas que não direcionem a síndromes reconhecidamente causadas por anormalidades cromossômicas e que não sejam determinadas por alterações gênicas teratogênicas ou multifatoriais.
- Atraso no desenvolvimento neurológico ou déficit intelectual inespecíficos ou associados a desvios do fenótipo morfológico externo.
- Alterações pôndero-estaturais e antropométricas: baixa estatura, crescimento excessivo, microcefalia, macrocefalia, baixo peso.
- Dismorfias sugestivas de envolvimento dos cromossomos sexuais como: amenorreia primária vinculada ou não à baixa estatura, microrquidismo, órgãos genitais externos anormais ou padrão de genitália ambígua, disgenesia gonadal, hipogonadismo, esterilidade, azoospermia ou oligospermia grave.
- Casais com histórico de abortamentos de repetição e/ou infertilidade.
- Genitores de afetados com rearranjos cromossômicos nãoequilibrados.
- Genitores, irmãos e filhos de portadores de rearranjos cromossômicos equilibrados.
- Presença de neoplasias que já foram relacionadas a anormalidades cromossômicas específicas.

Análise cromossômica por bandamento

Esta é a técnica mais tradicional para análise cromossômica. Inicialmente procedia-se apenas à coloração comum, que permitia a identificação das alterações numéricas. Com o advento do bandamento, foi possível a análise das anormalidades estruturais. Em linhas gerais, há dois grupos de bandamento cromossômico: *bandamento diferencial* (permite a identificação específica de cada um dos pares cromossômicos) e *bandamento seletivo* (marca regiões específicas dos cromossomos).[11] Sem levarmos em conta essa diferenciação, há várias técnicas de bandamento (ou bandeamento), das quais se destacam:

- As bandas C;
- As bandas G,
- E o bandamento de alta resolução.

O bandamento C é específico para regiões da chamada heterocromatina constitutiva que se situam, principalmente, nas regiões dos centrômeros[11] (Figura 18.10). Assim, essa técnica objetiva o estudo de alterações morfológicas e constitucionais que envolvam a região justa-centromérica dos cromossomos.

De todas as técnicas, o bandamento G é o mais utilizado para a identificação e para as análises citogenéticas de rotina. A técnica permite que os cromossomos se disponham em faixas claras e escuras de diferentes extensões, cujo padrão de distribuição é específico para cada um dos cromossomos. Isso possibilita

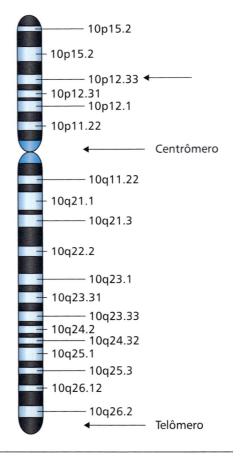

Figura 18.10 Representação esquemática do cromossomo 10 humano. As extremidades são denominadas de telômeros (tel) e a constrição ao longo do corpo cromossômico denomina-se centrômero (cen). O centrômero, por sua vez, separa o cromossomo em dois braços: curto (p, do francês *petit*) e longo (q, do francês *queue*). Os segmentos cromossômicos são numerados e, por exemplo, a área assinalada como 10p12.33 (seta, à direita) corresponde a: 10 = cromossomo; p = braço curto; 1 = região; 2 = banda; 3 = sub-banda; e 3 = sub-sub-banda.

Fonte: https://de.wikipedia.org/wiki/Chromosom_10_(Mensch)#/media/File:Chromosome_10.svg

Anomalias Cromossômicas e Síndromes de Genes Contíguos

a identificação e a análise precisa de cada um deles, bem como permite a caracterização de anormalidades cromossômicas estruturais[10,11] (Figura 18.11). Por ser a técnica mais solicitada para análises de rotina, deve ser bem caracterizado pelos profissionais que devem solicitá-lo, no receituário, da seguinte forma: "cariótipo com bandas G, em sangue periférico".

O bandamento de alta resolução é aquele em que se observam os cromossomos durante a fase de prófase ou prometáfase (início da metáfase). Assim, é possível observarmos um padrão de cerca de 800 bandas (Figura 18.12), que garante uma pormenorização morfológica maior e permite a visibilização de alterações diminutas.[11] Vale recordar que o bandamento G tem um limite de resolução entre 350 a 550 bandas. Mesmo com uma resolutividade maior, o bandamento de alta resolução, pela complexidade de sua realização, não é solicitado de rotina como o bandamento G.

Há outras formas de bandamento cromossômico que são utilizadas em situações especiais. As bandas NOR correspondem à marcação das regiões organizadoras de nucléolo que se situam nos braços curtos dos cromossomos acrocêntricos. As bandas T coram os segmentos terminais dos cromossomos (telômeros) e fundamentam-se numa modificação do método das bandas R. As bandas R, recém-citadas, possuem

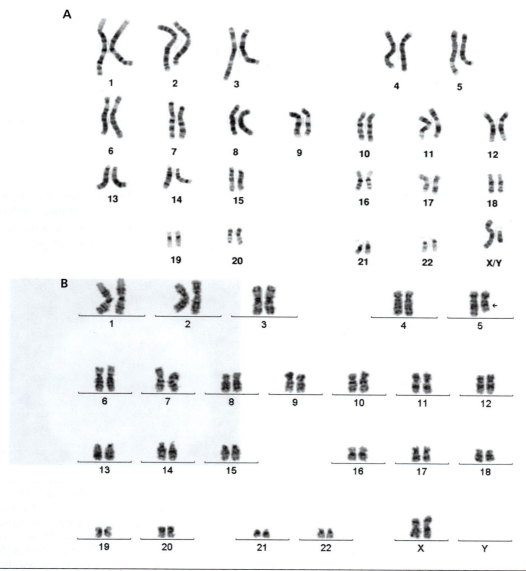

Figura 18.11 (A) Cariótipo normal humano, do gênero masculino, com bandamento G. (B) Nota-se uma anormalidade cromossômica estrutural do tipo deleção 5q (seta) em cariótipo do gênero feminino.
Fonte: http://www.cancergeneticsjournal.org/article/S0165-4608(10)00153-6/fulltext?mobileUi=0

Capítulo 18

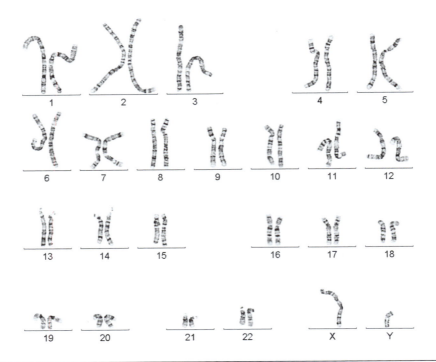

Figura 18.12 Cariótipo com bandamento de alta resolução.
Fonte: http://www.jcvi.org/cms/fileadmin/site/research/projects/huref/figure2a.jpg

esse nome (R, do inglês *reverse*) e correspondem ao reverso das bandas G. De modo geral, as bandas G escuras (R claras) são ricas nas bases adenina e timina, replicam-se tardiamente e são pobres em genes e, em contrapartida, as bandas G claras (R escuras) são ricas nas bases nitrogenadas citosina e guanina, replicam-se precocemente e são ricas em genes. Há ainda o bandamento Q, que se baseia na coloração dos cromossomos pela mostarda de quinacrina e observação em fluorescência utilizando a luz ultravioleta. Este apresenta a vantagem de a coloração não utilizar pré-tratamento, o que garante maior fidedignidade em relação à morfologia cromossômica.[2,3] No entanto, evidencia também a desvantagem de a fluorescência desvanecer rapidamente; metodologia essa substituída atualmente pelas técnicas de bandamento não fluorescentes, citadas ao longo deste tópico.

Técnicas de citogenética molecular

Com o avanço das metodologias moleculares, surgiu a técnica de FISH (do inglês, *fluorescence in situ hybridization*) na década de 1980. Trata-se de uma ferramenta utilizada para a detecção e localização (presença ou ausência) de determinadas sequências de DNA nos cromossomos. Utiliza sondas (ou do inglês, *probes*) que se ligam somente aos segmentos cromossômicos que apresentam elevado grau de complementaridade de sequência.[3] Para sua análise, utiliza-se a microscopia de fluorescência e um exemplo de imagem obtida com o método que está na Figura 18.13.

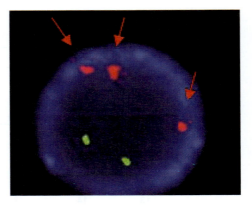

Figura 18.13 Análise pela metodologia FISH em núcleo interfásico. As sondas, em vermelho, são específicas para o cromossomo 21 e o fato de evidenciarmos três marcações corrobora com a presença de três cromossomos 21 (síndrome de Down). As duas marcações em verde são sondas específicas para o cromossomo 13 e agem como marcadores de controle demonstrando que a técnica está adequadamente funcional.
Fonte: https://labtestsonline.org/understanding/features/methods/start/4

Anomalias Cromossômicas e Síndromes de Genes Contíguos

Incrementos na técnica de FISH originaram outras metodologias de citogenética molecular, como as ferramentas FISH multicolor (M-FISH) e o cariótipo espectral (SKY). Em ambas, cada cromossomo humano é simultaneamente visualizado em uma tonalidade diferente, o que facilita a identificação de alterações e arranjos cromossômicos complexos[2,3] (Figuras 18.14 e 18.15).

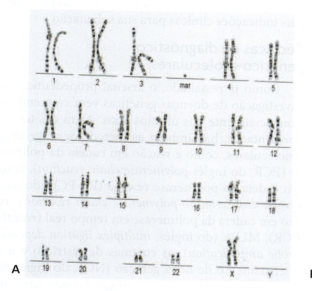
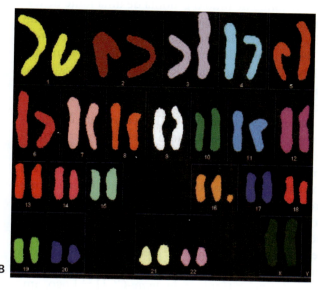

Figura 18.14 (A) Cariótipo convencional, onde se nota a presença de um fragmento extracromossômico não identificado, chamado "cromossomo marcador extranumerário" (mar). (B) Uma das formas de se detectar a origem do marcador por meio da metodologia de cariótipo espectral, na qual se nota que o material genético extra deriva do cromossomo 16, em função da especificidade das sondas em relação ao marcador.
Fonte: http://molecularcytogenetics.biomedcentral.com/articles/10.1186/1755-8166-5-3

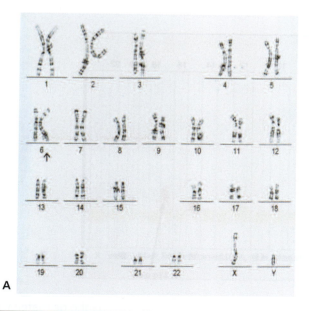
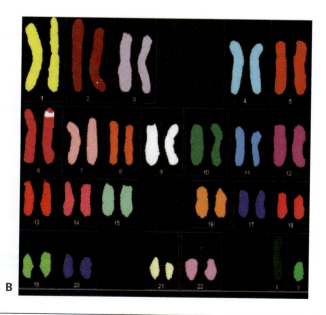

Figura 18.15 (A) Cariótipo convencional, no qual se nota a presença de um fragmento extra no cromossomo 6 (seta). (B) Utilizando-se a técnica de cariótipo espectral em função da especificidade das sondas, comprova-se que o material extra do cromossomo 6 é derivado do cromossomo 9 (anormalidade cromossômica estrutural do tipo inserção).
Fonte: http://molecularcytogenetics.biomedcentral.com/articles/10.1186/1755-8166-5-3

Técnicas mais modernas de citogenética molecular incluem a hibridação genômica comparativa (CGH, do inglês *comparative genomic hybridization*) e *array*-CGH. A primeira técnica detecta alterações no número de cópias (perdas ou ganhos) de segmentos de DNA ao longo de todo o genoma de uma fonte de teste, a partir da hibridação do DNA dessa fonte com um DNA de referência. Por sua vez, a ferramenta *array*-CGH se utiliza de *microarrays* contendo segmentos de DNA com sequência e localização cromossômicas conhecidas como substratos para a hibridação genômica comparativa[11] (Figura 18.16).

As análises com *array*-CGH permitiram um grande avanço na citogenética com a detecção de microdeleções e microduplicações, indetectáveis pelos métodos convencionais. Logo, trata-se de um método sensível a anormalidades cromossômicas não equilibradas (com perdas ou ganhos de material genético). É muito importante que os neurologistas infantis entendam que esse método não exclui a cariotipagem convencional, que possui a capacidade de detectar anormalidades equilibradas e que, em alguns poucos casos, não são percebidas pelas técnicas de *array*-CGH.[2,3] Logo, ambas as abordagens são fundamentais por ocasião da investigação diagnóstica. A Tabela 18.4 apresenta as principais anormalidades cromossômicas apenas detectáveis por técnicas de citogenética molecular (em especial *array*-CGH) e seus achados fenotípicos tangentes ao sistema nervoso. Muitos desses quadros, antes desconhecidos, hoje são diagnosticados e seguidos em ambientes de neurologia infantil.

Como essas metodologias citogenéticas moleculares são mais sofisticadas e, portanto, mais onerosas e mais dificultosas de se ter acesso em nosso meio, principalmente, apresentamos a Tabela 18.5 com as principais indicações clínicas para sua solicitação.

Técnicas de diagnóstico genético-moleculares

Como já ressaltado, o arsenal propedêutico para investigação de doenças genéticas vem crescendo exponencialmente nos últimos anos. Além das técnicas apresentadas, há também as metodologias genético-moleculares, como a reação em cadeia da polimerase (PCR, do inglês *polymerase chain reaction*), reação em cadeia da polimerase reversa (RT-PCR, do inglês *reverse transcription-polymerase chain reaction*), reação em cadeia da polimerase em tempo real (*real time PCR*), MLPA (do inglês, *multiplex ligation dependent probe amplification*), as enzimas de restrição e o sequenciamento de nova geração (NGS, do inglês *next generation sequencing*).[2,3,12] Em geral, essas ferramentas voltam-se à análise de alterações gênicas e não são diretamente vinculadas às anormalidades cromossômicas, matéria-prima deste capítulo. No entanto, dada sua inserção cada vez maior nas atividades clínicas de diversas especialidades médicas, achamos interessante uma breve apresentação de cada uma delas.

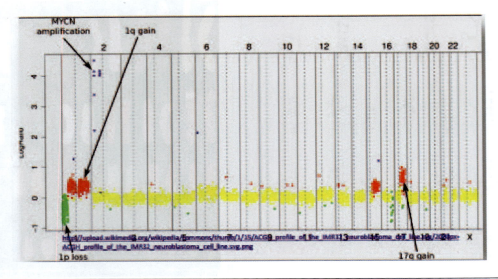

Figura 18.16 Painel do estudo com *array*-CGH. Nota-se, na região pertinente ao cromossomo 1, ganho de material no braço longo e perda de material no braço curto (à esquerda, em vermelho e verde, respectivamente). No mesmo diagrama, é possível detectar um ganho de material genético no braço longo do cromossomo 17 (à direita, em vermelho).
Fonte: https://www.promega.com/~/media/files/promega%20worldwide/north%20america/promega%20us/webinars%20and%20events/dnaworkflow_webinar_feb12-final.pdf?la=en

Anomalias Cromossômicas e Síndromes de Genes Contíguos

Tabela 18.4 Alterações do sistema nervoso nas principais anormalidades cromossômicas detectáveis por técnicas de citogenética molecular.[4]

Deleção 1p36	Déficit intelectual, microcefalia, braquicefalia, hidrocefalia, paralisia do par craniano VI
Microdeleção 1q41q42	Hipotonia, déficit intelectual, microcefalia, agenesia do corpo caloso, epilepsia, displasia cortical, ventriculomegalia
Microdeleção 1q43q44	Microcefalia, epilepsia, déficit intelectual, hipoplasia do verme do cerebelo, malformação de Dandy-Walker, agenesia do corpo caloso, hipoplasia do tronco encefálico
Microdeleção 2q31.1	Déficit intelectual, epilepsia, hidrocefalia, ventriculomegalia, atrofia cortical, hipoplasia do corpo caloso, atraso da mielinização
Microdeleção subtelomérica 2qter	Déficit intelectual, hipotonia, epilepsia, transtornos do espectro autista, microcefalia, macrocefalia, hidrocefalia, holoprosencefalia, malformações cerebelares, cisto subependimário, ventriculomegalia
Microdeleção 3q29	Marcha atáxica, transtornos do espectro autista, alterações psiquiátricas (depressão, esquizofrenia, transtorno bipolar), macrocefalia, epilepsia, microcefalia
Deleção subtelomérica 9q34.3 (síndrome de Kleefstra)	Hipotonia, atraso da fala, epilepsia, estereotipias, disacusia neurossensorial, cegueira cortical, hipoplasia do cerebelo e do corpo caloso
Microdeleção 15q24	Hipotonia, distúrbios do sono, transtorno do espectro autista, heterotopia neuronal, cisterna magna alargada, hipoplasia do bulbo olfatório, disgenesia do corpo caloso, ventriculomegalia, déficit intelectual
Microdeleção 16p11.2p12.2	Déficit intelectual, hiperatividade, hipotonia
Microdeleção 17q21	Déficit intelectual, leucomalácia periventricular, disgenesia do corpo caloso, heterotopia neuronal
Deleção 22q13 (síndrome de Phelan-McDermid)	Hipotonia, transtorno do espectro autista, atraso da mielinização, dificuldades da fala
Duplicação Xq27-q28 terminal	Déficit intelectual, atrofia cortical, hidrocefalia

Tabela 18.5 Principais indicações para análise com técnicas de citogenética molecular.[10]

FISH	Desvios fenotípicos sugestivos de síndromes determinadas por microdeleções, microduplicações ou inversões submicroscópicas
	Investigação de anomalias cromossômicas características vinculadas a tumores
	Investigação de anormalidades cromossômicas em diagnóstico pré-natal
	Caracterização de alterações cromossômicas nas quais o padrão de bandas não é suficientemente típico para esclarecer o diagnóstico
CGH	Investigação de perda ou ganho de segmentos cromossômicos em tumores e em indivíduos com anormalidades cromossômicas complexas
Array-CGH	Investigação de alterações cromossômicas submicroscópicas não equilibradas em indivíduos com quadro clínico sugestivo de anomalia cromossômica e cariótipo normal
	Investigação de perda ou ganho de segmentos cromossômicos em indivíduos com alterações cromossômicas complexas

Capítulo 18

557

Tratado de Neurologia Infantil

A reação em cadeia da polimerase (PCR) foi desenvolvida nos anos 1980, e possibilita a síntese de fragmentos de ácido desoxirribonucleico (DNA) utilizando a enzima DNA-polimerase (a mesma que participa da duplicação do material genético nas células). Para isso, a enzima sintetiza uma sequência complementar de DNA a partir da presença de um fragmento iniciador (ou *primer*, em inglês), já previamente ligado a uma das cadeias de DNA no ponto escolhido para o início da síntese. Assim, os iniciadores marcam a sequência a ser replicada, e o resultado é a amplificação de uma determinada sequência de DNA com bilhões de cópias.[13,14] Portanto, a técnica permite a análise de genes, o diagnóstico de doenças genéticas e a detecção de agentes infecciosos a partir da amplificação de sequências específicas.[13]

A reação em cadeia da polimerase reversa, de forma simplificada, é uma reação de transcriptase reversa seguida de uma reação convencional em cadeia da polimerase. Assim, vale-se de um molde de ácido ribonucleico que, a partir da enzima transcriptase reversa, se dá a construção de uma cadeia de DNA complementar.[13]

Por sua vez, a técnica de PCR em tempo real revolucionou o processo de quantificação de fragmentos de DNA, pois quantifica o material genético de maneira precisa durante a fase exponencial da reação com base na fluorescência. Utilizam-se termocicladores com sistema óptico para a excitação da fluorescência e permite, entre outras finalidades, a aplicação em diagnósticos, uma vez que os produtos são quantificados de forma precisa e rápida e sem a necessidade da detecção em gel de agarose, necessário na reação convencional.[13]

A técnica de MLPA, descrita em 2002, permite a identificação de deleções e duplicações de regiões genômicas por meio da reação em cadeia da polimerase do tipo semi-quantitativa e *multiplex*. Em uma única reação, é possível analisar 45 regiões genômicas distintas, conferindo, assim, à técnica as características de praticidade, sensibilidade e eficiência. Com a identificação correta do número de cópias dos genes analisados, os dados são importantes para o aconselhamento genético.[15]

O sequenciamento de nova geração ou sequenciamento completo do exoma corresponde à técnica de sequenciamento dos cerca de 180.000 éxons humanos (regiões do DNA que possuem capacidade de produzir ácido ribonucleico e proteínas). Isso corresponde a um conjunto de cerca de 22.000 genes. Apro-

ximadamente, 85% das mutações causadoras de cerca de 6 mil doenças genéticas com padrão de herança mendeliano, conhecidas até o momento, ocorrem nos éxons. Logo, o método é importante no sentido de rastrear mutações ou genes de predisposição e está indicado nas situações em que: 1. há suspeita de uma doença de caráter genético, já investigada por outras metodologias, que permanece sem conclusão; 2. doenças com heterogeneidade genética, que são causadas por mutações em mais de um gene; e 3. apresentações clínicas atípicas, com sobreposição de sinais e sintomas, que podem ser causadas por mutações ainda não descritas em genes conhecidos ou mais de uma variante em genes distintos.[12]

■ SÍNDROMES DE GENES CONTÍGUOS

As síndromes de genes contíguos representam um capítulo mais recente dentro da dismorfologia (área da genética médica associada às anomalias congênitas) e correspondem às síndromes malformativas originadas a partir da perda de dois ou mais genes que se situam ligados e próximos ao longo de um mesmo segmento cromossômico. Em outras palavras, teríamos uma haploinsuficiência genômica determinada pela hemizigose dos genes acometidos. As metodologias convencionais com cariotipagem com bandas G são ineficientes para esse diagnóstico em razão do limite de restrição de resolução da técnica. Assim, o rearranjo pode ser detectado por meio de técnicas de hibridação *in situ* com sondas de DNA (FISH) ou por metodologias de genética molecular, como os marcadores polimórficos de DNA.[2,3]

Assim, dada a quantidade de genes envolvidos no quadro de microdeleção, teríamos uma expressividade altamente variável do fenótipo. Em tempos passados, tal variação de expressividade fez com que muitos quadros fossem considerados, cada um deles, uma única entidade genético-clínica. Um exemplo clássico são as síndromes de Di George, velocardiofacial e de anomalias faciais e conotruncais que eram consideradas entidades distintas e que hoje, sabe-se, possuem a mesma etiologia, sendo designadas de síndrome da deleção 22q11.21. Isso explica o porquê das antigas entidades apresentarem sobreposição fenotípica e expressividade muito variável.[16] A Tabela 18.6 apresenta as principais síndromes de genes contíguos, sua localização cromossômica e seu número no Catálogo Internacional de Doenças Genéticas Humanas da plataforma OMIM® (*Online Mendelian Inheritance in Man®*).

558

Seção 3 ■ Doenças e Síndromes Neurológicas

Tabela 18.6 Principais síndromes de genes contíguos.[16]

Síndrome malformativa	*Locus* cromossômico	OMIM
Retinoblastoma – déficit intelectual	13q14	613884
Síndrome da deleção 22q11.21	22q11.21	188400/192430
Síndrome da deleção Xp21	Xp21	300679
Síndrome da lisencefalia de Miller-Dieker	17p13.3	247200
Síndrome de Alagille	20p12.2	118450
Síndrome de Angelman	15q11.2	105830
Síndrome de Kallmann	Xp22.31	308700
Síndrome de Prader-Willi	15q11.2	176270
Síndrome de Smith-Magenis	17p11.2	182290
Síndrome de Williams-Beuren	7q11.23	194050
Síndrome tricorrinofalangeana tipo II	8q24.11-q24.13	150230
Síndrome WAGR	11p13	194072

■ BANCOS DE DADOS EM GENÉTICA MÉDICA DE INTERESSE PARA O NEUROLOGISTA INFANTIL

Atualmente, a genética médica conta com diversos bancos de dados disponíveis para pesquisa etiológica e diagnóstica. Um deles é a Plataforma OMIM (*Online Mendelian Inheritance in Man*®) (www.omim.org) da Universidade Johns Hopkins. Idealizado pelo professor Victor Almon McKusick, constitui-se numa das melhores ferramentas atuais, no formato multimídia e de acesso gratuito, para pesquisa de caracteres Mendelianos e síndromes malformativas monogênicas. Nesse portal, é possível ter informações acerca do padrão de herança de uma doença, gene(s) envolvido(s) e seu *locus* ou *loci*, história clínica do distúrbio, manifestações clínicas e referências bibliográficas atualizadas diariamente e com possibilidade de acesso direto para o artigo referenciado. Trata-se de um portal bastante interativo e de fácil manuseio, além de permitir a navegação por bases de dados de pesquisas bibliográficas, bioquímicas e moleculares também hospedadas no *site* da NCBI (*National Center for Biotechnology Information*) e em outros portais.[17]

Acessando a tela inicial (www.omim.org), teremos uma caixa de busca onde poderemos digitar a síndrome que buscamos informação. Como exemplo, digitemos a síndrome malformativa "Pitt-Hopkins" (Figura 18.17).

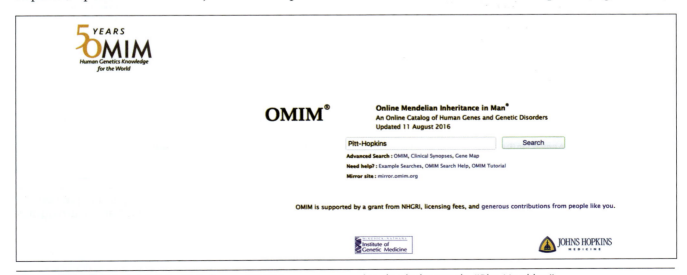

Figura 18.17 Tela inicial da Plataforma OMIM, com a pesquisa da síndrome de "Pitt-Hopkins".

Ao clicarmos no botão de comando *Search*, passaremos à entrada da síndrome onde teremos uma série de informações: sinônimos utilizados pela literatura, *locus*, nome do gene, número internacional da doença genética no Catálogo OMIM e um texto atualizado sobre o quadro com referências bibliográficas (Figura 18.18).

É importante notar o número internacional da doença, no Catálogo OMIM, e que no caso em questão é #610954. Essa numeração apresenta informações importantes acerca da doença e é utilizada internacionalmente, inclusive em relatórios médicos e outros documentos oficiais. A Tabela 18.7 apresenta os símbolos e a representação numérica dessa numeração.

Assim, o número da síndrome de Pitt-Hopkins, #610954, representa que o fenótipo foi descrito após 1994 e há descrição do fenótipo com menção ao gene envolvido, que no caso é o gene *TCF4* localizado no 18q21.2.

Outro importante local de pesquisa é o *site GeneTests®*. Localizado no endereço: www.genetests.org e hospedado no *site* da NCBI, é um portal onde encontramos revisões sistemáticas e atualizadas sobre os distúrbios genéticos com enfoque à prática clínica. Além disso, o *site* é útil no sentido de discorrer sobre o manejo clínico das doenças genéticas, as possibilidades de tratamento, aspectos de aconselhamento genético e os testes moleculares disponíveis para o diagnóstico. O uso do portal é simples, interativo e de acesso gratuito aos usuários.[17]

Tabela 18.7 Números e símbolos utilizados no catálogo de doenças genéticas humanas do OMIM®. Os números dispostos representam o primeiro algarismo da numeração da doença.[17]

Número/símbolo	Significado
1	Fenótipos autossômicos dominantes, criados antes de 1994
2	Fenótipos autossômicos recessivos, criados antes de 1994
3	Fenótipos ligados ao cromossomo X
4	Fenótipos ligados ao cromossomo Y
5	Fenótipos com herança mitocondrial
6	Fenótipos autossômicos, criados após 1994
*	Gene com sequência conhecida
#	Descrição de um fenótipo com menção ao gene envolvido
+	Fenótipo estabelecido e gene com sequência conhecida
%	Base molecular da doença não esclarecida
^	Entrada removida ou transferida para outra parte do catálogo

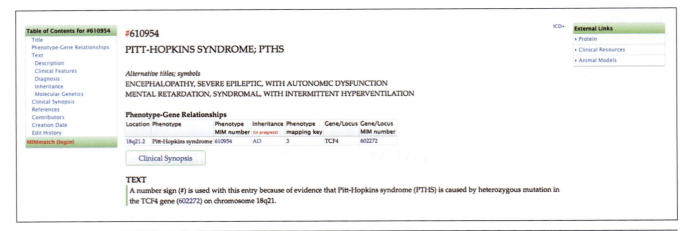

Figura 18.18 Tela da plataforma OMIM sobre a síndrome de Pitt-Hopkins. Note-se o menu, à esquerda, que permite acesso a diversas informações, especialmente *clinical features* e *clinical synopsis*, de interesse clínico aos neurologistas infantis quando da pesquisa do quadro.

Pautando-se na pesquisa anterior realizada na Plataforma OMIM, podemos também buscar informações sobre a síndrome de Pitt-Hopkins (Figura 18.19).

Passando-se à tela seguinte, além de informações sobre a síndrome, também teremos a possibilidade de acessar a entrada "Tests" (Figura 18.20), que nos abrirá uma lista de laboratórios ao redor do mundo que realizam o diagnóstico molecular (Figura 18.21), uma importante funcionalidade prática deste portal.

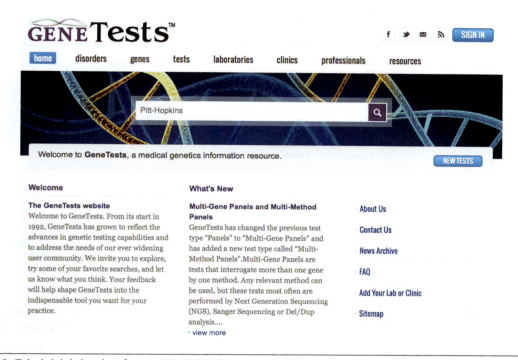

Figura 18.19 Tela inicial da plataforma GENE TESTS, na qual digitamos a busca da síndrome de Pitt-Hopkins.

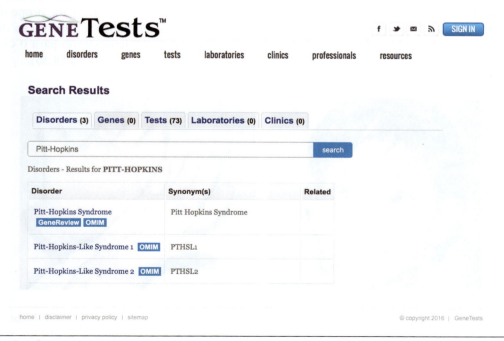

Figura 18.20 Plataforma GENE TESTS em que se dispõem entradas complementares para a síndrome pesquisada. Um dos recursos mais funcionais é o "Tests", que elenca laboratórios comerciais e universitários para diagnóstico molecular.

Test		
Pitt-Hopkins Syndrome Test *disorder(s)*: Pitt-Hopkins Syndrome *method(s)*: • Sequencing, Capillary (Sanger) Medgene, MedGene - *Bratislava, Slovakia*	*TAT*: contact lab *price*: contact lab	
Pitt-Hopkins Syndrome Test *disorder(s)*: Pitt-Hopkins Syndrome *method(s)*: • Sequencing, Capillary (Sanger) Mission Health System, Fullerton Genetics Center - *Asheville, NC, USA*	*TAT*: contact lab *price*: contact lab	
Pitt-Hopkins Syndrome Test *disorder(s)*: Pitt-Hopkins Syndrome *method(s)*: • Sequencing, Capillary (Sanger) GGA - Galil Genetic Analysis - *Kazerin, Israel*	*TAT*: contact lab *price*: contact lab	
Pitt-Hopkins-Like Syndrome 1 Test *disorder(s)*: Pitt-Hopkins-Like Syndrome 1 *method(s)*: • Sequencing, Capillary (Sanger) GGA - Galil Genetic Analysis - *Kazerin, Israel*	*TAT*: contact lab *price*: contact lab	
Pitt-Hopkins-Like Syndrome 2 Test *disorder(s)*: Pitt-Hopkins-Like Syndrome 2 *method(s)*: • Sequencing, Capillary (Sanger) GGA - Galil Genetic Analysis - *Kazerin, Israel*	*TAT*: contact lab *price*: contact lab	

Figura 18.21 Lista parcial de laboratórios de diagnóstico-molecular que investigam a síndrome de Pitt-Hopkins, na Plataforma GENE *TESTS*.

■ ANEXO CLÍNICO

Não é objetivo deste capítulo a apresentação de todos os quadros dismórficos genéticos que guardam tangência com a área de neurologia infantil. São centenas de modalidades, muitas com interface fenotípica, e toda esta pesquisa cuidadosa poderá ser feita nas plataformas informatizadas vistas anteriormente, conforme a necessidade e demanda de cada profissional e leitor. Aliás, como tais portais são atualizados diariamente, sana-se assim a questão de temporalidade que o próprio livro apresenta após sua publicação.

No entanto, vamos dispor alguns fenótipos de interesse para o neurologista infantil, para que se compreenda a importância da propedêutica genético-clínica no que tange à observação dos desvios do fenótipo morfológico externo para o diagnóstico sindrômico[18-23] (Figuras 18.22 a 18.30).

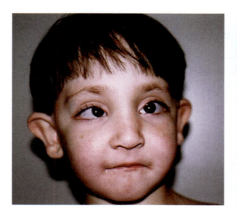
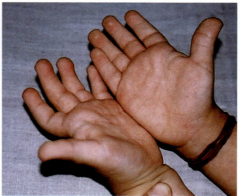

Figura 18.22 Síndrome de Kabuki (OMIM #147920, *locus* no 12q13.12 e OMIM #300867, *locus* no Xp11.3). Notam-se as orelhas anteriorizadas e de implantação baixa, fendas palpebrais longas, cílios longos, escleróticas levemente azuladas, estrabismo convergente e persistência das almofadas fetais nas falanges distais das mãos. De interesse para os neurologistas infantis, a síndrome evidencia déficit intelectual, hipotonia, microcefalia, polimicrogíria, cistos aracnoides, hidrocefalia secundária à estenose do aqueduto cerebral e epilepsia.

Anomalias Cromossômicas e Síndromes de Genes Contíguos

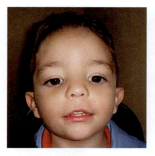
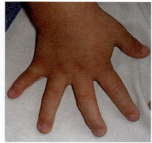
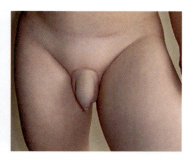

Figura 18.23 Síndrome de Aarskog (OMIM #305400, *locus* no Xp11.22; OMIM 100050 e OMIM %227330). Nota-se a face arredondada, hipertelorismo ocular, narinas antevertidas, hipoplasia do osso maxilar, fendas palpebrais levemente inclinadas para baixo, orelhas de implantação baixa, braquidactilia das mãos com discreta clinodactilia do quinto dedo e raiz do pênis recoberta por prega de pele (sinal do pênis em xale ou cachecol). Do ponto de vista neurológico, podem ser observados padrões de atraso nas aquisições neurológicas, déficit intelectual, paralisia facial e hiperatividade.

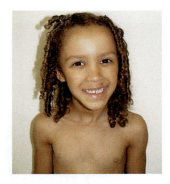
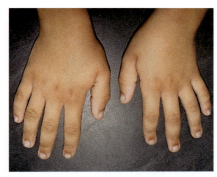

Figura 18.24 Síndrome de Sotos (OMIM #117550, *locus* no 5q35.3). Pode-se observar o frontal proeminente, fendas palpebrais horizontalizadas e inclinadas para baixo, face triangular, macrocefalia e mãos grandes. Neurologicamente, os probantes podem apresentar epilepsia, anormalidades dos ventrículos cerebrais, hipoplasia ou agenesia do corpo caloso, quadros psicóticos, anormalidades eletroencefalográficas, cistos aracnoides, alterações da substância branca, ansiedade, isolamento social, hiperatividade, depressão, déficit intelectual e coordenação motora grossa e fina comprometidas.

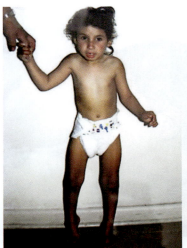
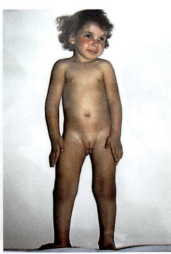
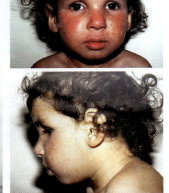

Figura 18.25 Síndrome de Cockayne (OMIM #216400, *locus* no 5q12.1). Nota-se o padrão de escassez da tela subcutânea, pele fina, dermatite fotossensível, perda do tecido adiposo zigomático e olhos afundados. A síndrome pertence ao grupo dos quadros de envelhecimento precoce e, neurologicamente, pode manifestar déficit intelectual, ataxia, tremores, incoordenação motora, disartria e epilepsia.

Capítulo 18

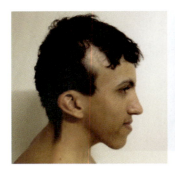 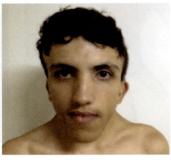 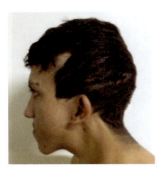

Figura 18.26 Síndrome de Gómez-López-Hernández (OMIM %601853). Trata-se de um quadro que ainda não possui sua base molecular esclarecida e caracteriza-se por padrão braquicefálico do crânio (craniossinostose), face alongada e triangular e alopecia temporal bilateral. Além disso, os afetados evidenciam fusão dos hemisférios do cerebelo e agenesia de seu verme (rombencefalossinapse). Finalmente, há alguns relatos de anestesia trigeminal, epilepsia, hipotonia e marcha atáxica.

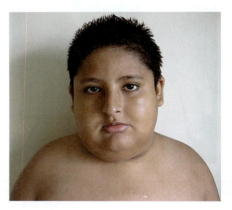 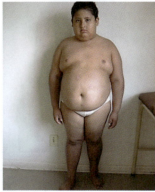

Figura 18.27 Síndrome de Prader-Willi (OMIM #176270, *locus* no 15q11.2). Nota-se o fenótipo de obesidade, estreitamento do diâmetro bifrontal (pinçamento frontal), fendas palpebrais ligeiramente inclinadas para baixo, lábio superior fino e mãos e pés pequenos. Do ponto de vista neurológico, observa-se déficit intelectual, compulsão alimentar, dificuldade da fala, hipotonia, incoordenação motora, microcefalia e epilepsia.

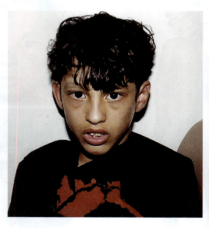 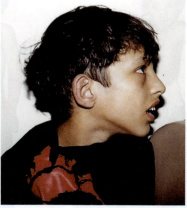

Figura 18.28 Síndrome do X-frágil (OMIM #300624, *locus* no Xq27.3). Observa-se macrocefalia, orelhas grandes e de implantação baixa e o aspecto triangular da face. Trata-se de um quadro de padrão não mendeliano determinado por amplificação trinucleotídica CGG (Citosina-Guanina-Guanina) acima de 200 vezes na região Xq27.3. No que tange à interface neurológica, pode haver: epilepsia, déficit intelectual, dificuldade da fala, ansiedade, agressividade e transtorno do espectro autista.

Anomalias Cromossômicas e Síndromes de Genes Contíguos

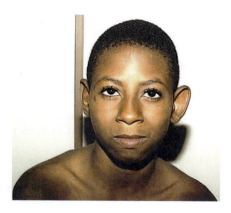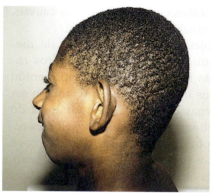

Figura 18.29 Síndrome alcoólica fetal (SAF). Caracteriza-se pelo fenótipo de microcefalia, orelhas de implantação baixa, lábio superior fino, apagamento do sulco nasolabial e alterações neurológicas que incluem problemas de adequação social, déficit intelectual, transtornos do sono, irritabilidade e anormalidades do corpo caloso. Classicamente, o quadro é considerado teratogênico, mas nos últimos anos estudos avaliando polimorfismos nos *loci* dos genes codificadores das enzimas álcool desidrogenase (ADH) e aldeído desidrogenase (ALDH) observaram sua relação no risco do desenvolvimento da dependência ao álcool em algumas populações, bem como seu papel na contribuição dos fatores genéticos na ação teratogênica do álcool e consequentemente quanto ao desenvolvimento do fenótipo dos Distúrbios do Espectro Alcoólico Fetal (FASD, do inglês *Fetal Alcohol Spectrum Disorders*). Analisando sob essa perspectiva, estamos paulatinamente deixando de considerar o quadro puramente ambiental (teratogênico) e passando a entendê-lo como multifatorial (combinação de fatores genéticos de susceptibilidade associados a fatores ambientais).[24]

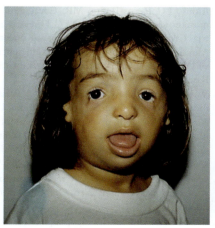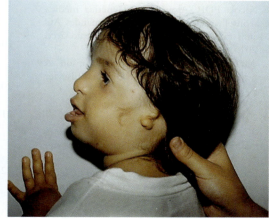

Figura 18.30 Síndrome de Treacher-Collins (OMIM #154500, *locus* no 5q32-q33). Observa-se a hipoplasia zigomática grave com as fendas palpebrais oblíquas para baixo, hipoplasia da mandíbula e microtia. Em 5% dos casos, os probantes apresentam déficit intelectual.

■ CONSIDERAÇÕES FINAIS

A genética, enquanto ciência que permeia diversas áreas do conhecimento, vem adquirindo nas últimas décadas recursos tecnológicos e métodos de análise cada vez mais sofisticados e que, paulatinamente, de forma translacional, tornam-se disponíveis à prática clínica. Assim, a genética médica, enquanto especialidade, ganha diariamente novas possibilidades em seu arsenal diagnóstico e de tratamento.

À exceção da medicina de urgência, todas as demais especialidades debatem sobre questões teóricas ou situações práticas que envolvam conceitos e conhecimentos genético-clínicos. A neurologia infantil, sem sombra de dúvida, é uma das áreas que mais guardam interface com a genética médica, dada a multiplicidade e a complexidade de quadros clínicos, que são explicados à luz de mecanismos genéticos, mendelianos e não mendelianos, e tem sido um importante polo de

Tratado de Neurologia Infantil

reconhecimento e estabelecimento de fatores causais, regulatórios e determinantes de doenças.

Este capítulo objetivou o entendimento de mecanismos cromossômicos e gênicos em quadros rotineiros na prática da neurologia infantil, apresentou os principais recursos informatizados que podem ser utilizados pelos colegas e reforçou a importância do trabalho multidisciplinar, uma vez que os melhores resultados podem ser obtidos do somatório de esforços e *expertises* dos diversos profissionais que, em conjunto, buscam a melhora da qualidade de vida dos probantes e seus familiares.

Este binômio "multidisciplinaridade – pesquisa contínua" é o mote que vai nos permitir conhecer e aprofundar cada vez mais os intrincados mecanismos que regem e regulam os fenótipos e as doenças genéticas humanas. E, pautados nisso, cada grupo de pesquisa se esmera para que seus resultados agreguem valor aos já existentes, contribuindo assim para que as perspectivas futuras de terapia das doenças genéticas se tornem uma realidade factível e acessível a todos os afetados.

■ REFERÊNCIAS BIBLIOGRÁFICAS

1. Perez ABA, De Nicola PDR, Alonso LG. Genética médica, dismorfologia e aconselhamento genético. In: Fernandes AC, Ramos ACR, Morais Filho MC, Ares MJJ. Reabilitação. 2.ed. Barueri: Manole, 2015. p.267-87.

2. Nussbaum RL, McInnes RR, Willard HF. Thompson & Thompson: genetics in medicine. 8.ed. Philadelphia: Elsevier, 2016.

3. Jorde LB, Carey JC, Bamshad MJ. Medical genetics. 5.ed. Philadelphia: Elsevier, 2016.

4. Jones KL, Jones MC, Campo M. Smith´s recognizable patterns of human malformations. 7.ed. Philadelphia: Saunders Elsevier, 2013.

5. Alonso L, Melaragno I, Bortolai A, Takeno S, Brunoni D. Tetraploid/diploid mosaicism: case report and review of the literature. Ann Genet. 2002;45(4):177-80.

6. Pimentel M, Santos-Rebouças C, Gallo C. Genética essencial. 1.ed. Rio de Janeiro: Guanabara Koogan, 2013.

7. Schinzel A. Catalogue of unbalanced chromosome aberrations in man. 2.ed. Berlin: De Gruyter, 2001.

8. Aase JM. Diagnostic dysmorphology. 1.ed. New York: Plenum Medical Book, 1990.

9. Baraitser M, Winter RM. Atlas colorido de síndromes da malformação congênita. 1.ed. São Paulo: Manole, 1998.

10. Kim CA, Albano LMJ, Bertola DR. Genética na prática pediátrica. 1.ed. Barueri: Manole, 2010.

11. McGowan-Jordan J, Schmid M. ISCN 2016: an International System for Human Cytogenetic Nomenclature. 1.ed. Basel: Karger, 2016.

12. Ward H. Whole genome sequencing 33 success secrets: 33 most asked questions on whole genome sequencing – What You Need To Know. 1.ed. Brisbane: Emereo Publishing, 2014.

13. Novais CM, Pires-Alves M. PCR em tempo real. Biotecnol Cie Desenvol. 2004;33:10-13.

14. Mullis KB. Target amplification for DNA analysis by the polymerase chain reaction. Ann Biol Clin. 1990;48(8):579-82.

15. Carvalho CRL. Técnica de MLPA: uma alternativa para a investigação de rearranjos subteloméricos em indivíduos com atraso do desenvolvimento neuromotor ou deficiência mental idiopática. Implantação do método no Departamento de Genética Médica da Faculdade de Ciências Médicas da Universidade Estadual de Campinas [Tese]. Campinas: Universidade Estadual de Campinas, 2009.

16. Wilson GN, Cooley WC. Preventive management of children with congenital anomalies and syndromes. 1.ed. Cambridge: Cambridge University Press, 2000.

17. De Nicola PDR, Alonso LG. Genética médica e sua interface com os meios multimídias. In: Brunoni D, Perez ABA, editores. Guias de medicina ambulatorial e hospitalar da EPM-UNIFESP: Genética Médica. 1.ed. Barueri: Manole, 2013. p.989-1011.

18. Alonso LG, Passos-Bueno MR, Cavalheiro S, Brunoni D. Craniostenoses. In: Carakushansky G. Doenças genéticas em Pediatria. 1.ed. Rio de Janeiro: Guanabara Koogan, 2001. p.311-19.

19. Alonso LG. Alterações genéticas e deficiência mental. In: Greve JMD. Tratado de Medicina de Reabilitação. 1.ed. São Paulo: Roca, 2007. p.654-66.

20. Wiedemann HR, Kunze J, Dibbern H. Atlas de síndromes clínicas dismórficas. 3.ed. São Paulo: Manole, 1992.

21. Alonso LG, Cavalheiro S. Genética craniofacial: aspectos dismorfológicos. In: Brunoni D, Perez ABA, editores. Guias de medicina ambulatorial e hospitalar da EPM-UNIFESP: Genética Médica. 1.ed. Barueri: Manole, 2013. p.265-97.

22. Cohen MM, MacLean RE. Craniosynostosis: diagnosis, evaluation, and management. 2.ed. Oxford: Oxford University Press, 2000.

23. Reardon W. The bedside dysmorphologist: classic clinical signs in human malformation syndromes and their diagnostic significance. 1.ed. Oxford: Oxford University Press, 2008.

24. Antonialli GPM. Pesquisa dos polimorfismos dos genes das enzimas álcool desidrogenase e aldeído desidrogenase em mulheres etilistas, pacientes com distúrbios do espectro alcoólico fetal e grupo controle. [Dissertação]. São Paulo: Universidade Federal de São Paulo, 2013.

capítulo 19

- Jaime Lin
- Gustavo Novelino Simão
- Marcelo Masruha Rodrigues

Erros Inatos do Metabolismo

Também conhecidas como doenças metabólicas hereditárias, são doenças genéticas em cuja patogênese está implicada a deficiência de uma enzima ou de uma proteína transportadora (Figura 19.1).

■ DOS SINAIS E SINTOMAS AO DIAGNÓSTICO

Existem seis apresentações neurológicas particularmente comuns dos erros inatos do metabolismo (EIM): encefalopatia crônica, encefalopatia aguda, acidente vascular cerebral, distúrbios do movimento, miopatia e alterações psíquicas (Tabela 19.1).[1] Entretanto, é importante lembrar que outras condições não metabólicas podem manifestar-se de maneira semelhante (Tabela 19.2).

Encefalopatia crônica

Caracteriza-se pela presença de sinais e sintomas de disfunção encefálica, de evolução crônica e que, no contexto dos EIM, tem caráter progressivo (Figura 19.2). A Tabela 19.3 apresenta os exames complementares a serem solicitados nessa situação.

As alterações do desenvolvimento representam o aspecto mais comumente encontrado. Pode haver história de desenvolvimento aparentemente normal ou

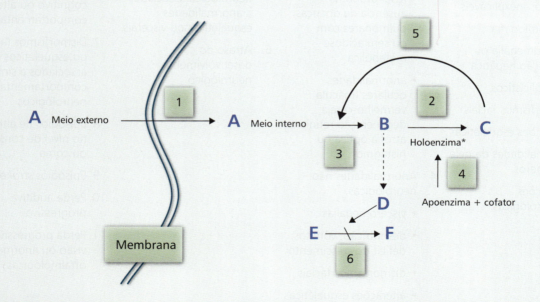

Figura 19.1 Consequências primárias dos EIM. 1) movimento mediado por transportador, de um compartimento para outro; 2) defeito da conversão de B para C; 3) aumento da conversão de B para D, em razão do acúmulo de B; 4) defeito da interação entre uma apoenzima e seu cofator; 5) diminuição do *feedback* negativo, em razão da deficiência de C; e 6) inibição secundária da conversão de E para F, causada pelo acúmulo de D.[1]

*Holoenzimas são enzimas conjugadas, cuja unidade é formada por uma apoenzima (porção proteica) associada a um cofator (porção não proteica ou radical prostético).

Tratado de Neurologia Infantil

levemente atrasado, seguido de perda de aquisições e deterioração progressiva. Geralmente são acompanhadas de irritabilidade, agressividade, agitação psicomotora, bem como de achados evidentes de disfunção neurológica (epilepsia, síndrome piramidal, síndrome extrapiramidal, neuropatia periférica). É de extrema importância considerar outras causas clínicas que possam mimetizar regressão neurológica (Tabela 19.4).[1]

Tabela 19.1 Suspeita clínica dos EIM, dividido por faixas etárias.[2]

Recém-nascidos	Lactentes	Pré-escolares	Escolares/adolescentes
1. História clínica de irmão acometido por EIM; morte súbita; sintomas neurológicos em um dos genitores	1. Regressão ou atraso do desenvolvimento neurológico	1. Dificuldades progressivas de marcha, relacionadas a lesões centrais ou periféricas	1. Paraplegia espástica progressiva (frequentemente associada à neuropatia periférica)
2. Intervalo livre de sintomas de poucos dias após o nascimento	2. Hipotonia ou hipertonia grave sem causa aparente	2. Ataxia ou distúrbios de movimento (lesões em cerebelo ou núcleos da base)	2. Ataxia cerebelar, quando associada a outros sinais de disfunção neurológica (particularmente mioclonia e distonia)
3. Distúrbio do ritmo respiratório na ausência de doença pulmonar ou cardíaca	3. Presença de anormalidades neurológicas específicas:	3. Mioclonias (frequentemente associadas à epilepsia ou ataxia)	3. Mioclonias
4. Odor peculiar na urina	• clonias audiogênicas (*startle reaction*)	4. Episódios recorrentes de sonolência, confusão, estupor ou coma	4. Síndrome extrapiramidal
5. Anormalidades clínico-radiológicas:	• rigidez, espasmos, opistótono	5. Deficiência intelectual ou regressão neurológica associados a anormalidades esqueléticas ou viscerais	5. Neuropatia periférica progressiva ou doença do neurônio motor
• dificuldades alimentares ou vômitos inexplicáveis	• coreoatetose, distonia, ataxia	6. Atraso do desenvolvimento neurológico	6. Comprometimento cognitivo ou alterações comportamentais
• cardiomiopatia	• alterações do ritmo respiratório na ausência de doenças pulmonares com ou sem acidose metabólica		7. Dismorfismos faciais ou esqueléticos associados a sintomas comportamentais ou neurológicos
• hepatomegalia ou disfunção hepática			8. Episódios de alteração no nível de consciência ou coma
• rins policísticos	• anormalidades oculares (mácula vermelho-cereja, degeneração retiniana, atrofia óptica ou nistagmo)		9. Episódios *stroke-like*
• dismorfismos faciais			10. Perda auditiva progressiva
• alterações esqueléticas	4. Anormalidades não neurológicas:		11. Perda progressiva da visão ou anormalidades oftalmológicas
• anormalidades da pele ou fâneros	• visceromegalias		
• alterações hematológicas	• desnutrição, vômitos, déficit de crescimento		
	• dismorfismos faciais		
	• alterações esqueléticas		
	5. Sintomas recorrentes		
	6. Presença de sintomas semelhantes em irmãos ou membros da família		

568 | Seção 3 ■ Doenças e Síndromes Neurológicas

Erros Inatos do Metabolismo

Tabela 19.2 Algumas condições não metabólicas comuns, frequentemente confundidas com EIM.[1]

"Síndrome" metabólica hereditária	Fenocópia não EIM
Infecções • Síndrome hepática • Cardiomiopatia • Doença de depósito • Encefalopatia	**Infecções** • Hepatites, infecções por enterovírus, CMV • Infecções por enterovírus • Infecção congênita (CMV ou toxoplasmose) • Infecções por arbovírus, enterovírus, herpesvírus (sobretudo neonatal), ADEM
Intoxicações • Síndrome neurológica • Acidose lática • Síndrome hepática • Síndrome cardíaca	**Intoxicações** • Depressores do SNC, anti-histamínicos, DAE • Etanol, metanol, etilenoglicol e salicismo • Intoxicação por valproato, reação à amiodarona • Reação ao ACTH
Carências nutricionais • Acidose lática • Acidemia metilmalônica	**Carências nutricionais** • Deficiência de vitamina B_1 • Deficiência de vitamina B_{12}
Doenças hematológicas • Doença de depósito e/ou síndrome hepática	**Doenças hematológicas** • Linfohistiocitose hemofagocítica, histiocitose maligna, hemoglobinopatias, hemocromatose neonatal, linfoma

Abreviações: CMV, citomegalovírus; ADEM, encefalomielite disseminada aguda; SNC, sistema nervoso central; DAE, drogas antiepilépticas; ACTH, hormônio adrenocorticotrófico.

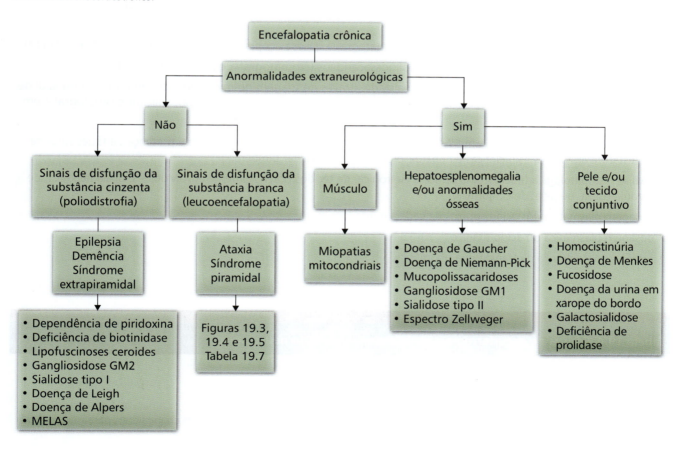

Figura 19.2 Abordagem dos EIM que cursam com encefalopatia crônica.[1]

Capítulo 19

Tratado de Neurologia Infantil

Tabela 19.3 Investigação inicial dos pacientes com encefalopatia crônica, cuja suspeita etiológica são EIM.

- Anamnese, heredograma (pelo menos três gerações), avaliação do desenvolvimento, exame físico/neurológico completo.
- Avaliação oftalmológica (biomicroscopia e fundoscopia).
- Neuroimagem: preferencialmente a imagem por ressonância magnética (IRM) com espectroscopia; a tomografia computadorizada (TC) sem contraste deverá ser realizada nos casos em que houver suspeita de calcificação intracraniana.
- Hemograma, gasometria, eletrólitos (sódio, potássio, cálcio, magnésio, fósforo e cloreto), glicemia de jejum, colesterol total e frações, triglicerídeos, ureia, creatinina, TGO, TGP, fosfatase alcalina, gama-GT, ácido úrico, TSH, T4 livre, creatinoquinase (CK), homocisteína.
- Urinálise: urina tipo 1 (EAS) e pesquisa de substâncias redutoras.
- Amônia plasmática: preferencialmente coletada duas horas após refeição normal, sem restrição proteica.
- Lactato e piruvato séricos: coletar preferencialmente sem torniquete e analisar imediatamente após coleta.
- Radiografia simples das mãos e punhos (PA), antebraços (AP), cotovelos (AP), úmeros (AP), ombros (AP), pés (AP), tornozelos (AP), pernas (AP), joelhos (AP), fêmures (AP), pelve (AP), tórax (PA ou AP), colunas cervical, torácica e lombar em perfil e crânio em perfil.
- Estudos eletrofisiológicos (solicitados a partir de evidência clínica de disfunção de sistemas neurológicos específicos): potenciais evocados visuais, auditivos e somatossensitivos; eletrorretinografia e eletroneuromiografia.
- Cromatografia de aminoácidos no sangue e urina (cromatografia líquida de alta eficiência – HPLC) ou cromatografia gasosa (CG).
- Cromatografia de ácidos orgânicos na urina (cromatografia gasosa acoplada à espectrometria de massa – CG/EM).
- Pesquisa urinária de oligossacarídeos e sialiloligossacarídeos (cromatografia em camada delgada).
- Pesquisa urinária de mucopolissacarídeos (realizada através de triagem química com azul de toluidina ou azul de Alcian). Caso haja confirmação, ou se for grande a suspeita de doença de Sanfilippo, solicitar cromatografia em camada delgada.

Caso haja evidências que sugiram um EIM que curse com "síndrome de depósito", como a presença de fácies suspeita, baixa estatura/alterações esqueléticas e hepatoesplenomegalia, solicitar também:

- análise histopatológica (microscopia óptica e eletrônica) de tecidos potencialmente envolvidos – biópsia hepática, de medula óssea, de pele, de conjuntiva;
- dosagem plasmática dos ácidos graxos de cadeia muito longa;
- dosagem plasmática do ácido fitânico;
- focalização isoelétrica da transferrina plasmática.

Tabela 19.4 Causas de pseudorregressão do desenvolvimento neurológico.[1]

- Epilepsia mal controlada.
- Uso excessivo de medicações antiepilépticas.
- Doenças sistêmicas intercorrentes.
- Distúrbios secundários, como perda de mobilidade decorrente de retração tendínea em criança com paralisia cerebral.
- Problemas emocionais, como depressão.

570

Seção 3 ■ Doenças e Síndromes Neurológicas

Epilepsia, na ausência de outras manifestações neurológicas ou metabólicas sistêmicas, como hipoglicemia, não é frequente na primeira manifestação de um EIM (Tabelas 19.5 e 19.6). Características que podem sugerir um EIM nesse contexto são:[3]

- início precoce (recém-nascidos e lactentes);
- crises mioclônicas, ausências atípicas, crises parciais complexas e síndrome de West;
- refratariedade ao tratamento.

Alterações de neuroimagem são fundamentais ao se avaliar quadros de encefalopatia crônica de causa metabólica. O comprometimento da substância branca é um aspecto comum a vários EIM (Figuras 19.3 a 19.5 e Tabela 19.7).[4]

Nos EIM em que há comprometimento extraneurológico, o padrão de acometimento, isto é, quais tecidos e órgãos encontram-se afetados, é sempre um dado importante para o diagnóstico etiológico. Nas Tabelas 19.8 a 19.19 estão relacionados os EIM com suas respectivas alterações extraneurológicas possíveis, independentemente do quadro neurológico associado.[1,5]

Tabela 19.5 Etiologia dos EIM que cursam com epilepsia.[3]

Etiologia por faixa etária

- **Período neonatal:** dependência de piridoxina, deficiência de piridoxamina fosfato oxidase, deficiência da fosfoglicerato desidrogenase, hiperglicinemia não cetótica, deficiência de holocarboxilase sintetase e outras acidemias orgânicas, defeitos do ciclo da ureia, doenças do espectro Zellweger, deficiência do cofator de molibdênio, deficiência de sulfito oxidase.

- **Lactentes:** deficiência do transportador de glicose tipo 1 (GLUT-1), deficiência de creatina (defeito do transportador de creatina, deficiência de guanidinoacetato metiltransferase – GAMT e deficiência de arginina: glicina amidinotransferase – AGAT), epilepsia responsiva ao folato, deficiência de biotinidase e outras acidemias orgânicas, aminoacidopatias, distúrbios congênitos da glicosilação (CDG), dependência de piridoxina, lipofuscinose ceroide neuronal (forma infantil precoce – doença de Haltia-Santavuori), outras doenças lisossomais (doença de Tay-Sachs, doença de Sandhoff, doença de Krabbe, gangliosidose GM1 – forma infantil tardia).

- **Pré-escolares:** doenças mitocondriais (incluindo a doença de Alpers e a encefalomiopatia mitocondrial associada à acidose láctica e episódios *stroke-like* – MELAS), lipofuscinose ceroide neuronal (forma infantil tardia – Jansky-Bielschowky), outras doenças lisossomais.

- **Escolares e adolescentes:** doenças mitocondriais (incluindo a doença de Alpers, epilepsia mioclônica com fibras rasgadas vermelhas – MERRF, MELAS), lipofuscinose ceroide neuronal (forma juvenil – Spielmeyer-Vogt), outras epilepsias mioclônicas progressivas (doença de Unverricht-Lundborg, doença de Lafora, sialidose tipo I, galactosialidose – forma juvenil).

Etiologia por tipo de crise

- **Espasmos infantis:** deficiência de biotinidase e outras acidemias orgânicas, doença de Menkes, doenças mitocondriais, aminoacidopatias.

- **Epilepsias mioclônicas:** dependência de piridoxina, hiperglicinemia não cetótica, deficiência do GLUT-1, doenças mitocondriais (incluindo MERRF e MELAS), lipofuscinoses ceroides neuronais, doença de Unverricht-Lundborg, doença de Lafora, sialidose tipo I, gangliosidose GM1 – forma infantil tardia, gangliosidose GM2 – forma juvenil.

- **Crises generalizadas tônico-clônicas:** deficiência do GLUT-1, lipofuscinoses ceroides neuronais, outras doenças lisossomais, doenças mitocondriais.

- **Crise parcial contínua:** doença de Alpers.

- **Crises parciais complexas:** doença de Krabbe, doenças do espectro Zellweger, MELAS, CDG.

- **Clonias audiogênicas (reação de startle):** doença de Tay-Sachs, doença de Sandhoff e doença de Krabbe.

Tabela 19.6 EIM (sem comprometimento extraneurológico óbvio) em que epilepsia é particularmente proeminente.

Doença	Subtipos	Herança/ Incidência	Gene, região cromossômica	Idade de início	Dados clínicos sugestivos	Defeito básico e exames complementares
Dependência de piridoxina[6] #266100	Forma típica	AR 1/700.000 (Holanda – 1/270.000)	*ALDH7A1*, 5q31	Recém-nascidos e lactentes. Pode haver crises intra útero	Epilepsia refratária que se inicia, em geral, nas primeiras horas de vida; múltiplos tipos de crise (clonias, mioclonias, automatismos). O quadro de encefalopatia mioclônica precoce é frequente. Tratamento com piridoxina 50 a 500 mg/kg/dia VO.	Ausência de acidose metabólica ou anormalidades específicas do metabolismo intermediário. Rápida resposta clínica e eletroencefalográfica ao tratamento com piridoxina. Níveis urinários aumentados de α-amino-semialdeído-adípico (αASA). Sequenciamento do gene *ALDH7A1* (codifica a síntese de antiquitina, uma desidrogenase de αASA).
	Forma atípica				Início tardio das crises (até 18 meses de idade); podem apresentar controle das crises com uso de anticonvulsivantes, porém apenas inicialmente.	Resposta clínica lenta e ausência de resposta eletroencefalográfica marcante ao tratamento com piridoxina.
Deficiência de piridoxamina fosfato oxidase[7] #610090		AR	*PNPO*, 17q21.32	Recém-nascidos	Epilepsia refratária que se inicia nas primeiras horas de vida; parcialmente responsiva à piridoxina e responsiva à piridoxal fosfato. Tratamento com administração de piridoxal fosfato 20 mg/kg/dia VO.	Acidose metabólica com padrão bioquímico sugestivo de deficiência da descarboxilase de L-aminoácidos aromáticos. Níveis liquóricos diminuídos de ácido homovanílico, ácido 5-hidroxi-indolacético, piridoxal e piridoxal fosfato; níveis liquóricos aumentados de glicina. Sequenciamento do gene *PNPO* (codifica a síntese de piridoxamina-fosfato oxidase).

Deficiência da fosfoglicerato desidrogenase[8] #601815		AR	*PHGDH*, 1q12	Recém-nascidos	Microcefalia congênita, atraso do desenvolvimento grave e epilepsia intratável. Tratamento com administração de serina 200 mg/kg/dia VO, divididas em 3 doses diárias levam a uma considerável redução na frequência de crises.[8,11]	Baixas concentrações dos aminoácidos serina e glicina no líquor. As concentrações plasmáticas podem estar normais. Deficiência da fosfoglicerato desidrogenase, demonstrada em fibroblastos. Sequenciamento do gene *PHGDH* (codifica a síntese de fosfoglicerato desidrogenase).
Hiperglicinemia não cetótica[9] #605899	Forma neonatal clássica	AR	*GLDC*, 9p22 (Principal mutação) *GCST*, 3p21.2-p21.1 *GCSH*, 16q24 *AMT*, 3p21.31	Recém-nascidos	Epilepsia refratária (sobretudo o quadro encefalopatia mioclônica precoce); hipotonia, soluços, letargia. Tratamento com administração, desde o nascimento, com benzoato de sódio 250 mg/kg/dia VO, levou à melhora na hipotonia neonatal e nos quadros de apneia; entretanto, não alterou o prognóstico da doença – epilepsia refratária e grave atraso neurológico.[12]	Padrão eletroencefalográfico de surto-supressão. Neuroimagem: *TC de crânio* evidencia perda de volume cerebral e cerebelar com hipoatenuação da substância branca periventricular. *IRM de crânio*: estudos precoces evidenciam atraso na mielinização, edema da substância branca e redução do sinal da difusão em córtex frontal e substância branca subcortical. Estudos tardios evidenciam disgenesia ou agenesia calosal e padrões inespecíficos de redução de volume e alteração de sinal na substância branca hemisférica. *Espectroscopia*: pico anormal em 3,56 ppm que representa um pico de glicina.
	Forma neonatal transitória[10]			Recém-nascidos	O quadro clínico é indistinguível da forma clássica, exceto pelo fato de ocorrer normalização clínico-laboratorial dentro de duas a oito semanas do início dos sintomas.	Níveis aumentados de glicina no plasma, urina e líquor. Relação da glicina no líquor/plasma elevado (normal < 0,08); Sequenciamento dos genes que codificam proteínas do sistema de clivagem da glicina.

(Continua)

Tabela 19.6 (*Continuação*) EIM (sem comprometimento extraneurológico óbvio) em que epilepsia é particularmente proeminente.

Doença	Subtipos	Herança/ Incidência	Gene, região cromossômica	Idade de início	Dados clínicos sugestivos	Defeito básico e exames complementares
Deficiência do cofator de molibdênio[13]	Deficiência do cofator de molibdênio A #252150	AR	*MOCS1*, 6p21.2 (A) *MOCS2*, 5q11 (B)	Recém-nascidos	Epilepsia refratária, hemiparesia dupla espástica, microcefalia adquirida (atrofia cerebral com padrão cavitante da substância branca – pode ser confundida com encefalomalácia multicística de origem hipóxico-isquêmica). Cálculos urinários de xantina e luxação do cristalino.	Níveis diminuídos de ácido úrico no plasma e urina. Aumento dos níveis urinários de sulfito (teste com fita reagente).
	Deficiência do cofator de molibdênio B #252160		*GPHN*, 14q24 (C)			
	Deficiência do cofator de molibdênio C #615501					
Deficiência de sulfito oxidase (sulfocisteinúria)[14] #272300		AR	*SUOX*, 12q13.2	Recém-nascidos e lactentes	Epilepsia refratária, movimentos involuntários, atraso do desenvolvimento, microcefalia adquirida (atrofia cerebral com padrão cavitante da substância branca – pode ser confundida com encefalomalácia multicística de origem hipóxico-isquêmica). Cabelos finos, eczema leve, atraso da dentição e luxação do cristalino. Tratamento realizado com dieta hipoproteica (ingestão de metionina 130 mg/dia a 150 mg/dia) e uma mistura sintética de aminoácidos sem cistina ou metionina (50 g/dia). Dois pacientes com a forma branda da doença relatada, sem sinais de deterioração neurológica e melhora no desenvolvimento neurológico após tratamento dietético.[15]	Aumento dos níveis urinários de sulfito (teste com fita reagente). Deficiência da enzima sulfito oxidase, demonstrada em fibroblastos.
Doenças do ciclo da ureia	Ver Tabela 19.33.					

Acidemias orgânicas	Ver Tabela 19.32.					
Doenças peroxissomais	Ver tabela 19.40.					
Deficiência de creatina	Defeito do transportador de creatina[16,17] #300352	XR	*SLC6A8*, Xq28	Recém-nascidos e lactentes	Atraso do global do desenvolvimento (sobretudo da linguagem) – diagnóstico diferencial dos transtornos do espectro autista, hipotonia, deficiência mental, epilepsia, movimentos involuntários.	Ausência do pico de creatina na espectroscopia por RM. Níveis urinários aumentados de creatina.
	Deficiência da guanidinoacetato metiltransferase (GAMT)[18] #612736	AR	*GAMT*, 19p13.3	Recém-nascidos e lactentes		Ausência do pico de creatina na espectroscopia por RM. Níveis urinários diminuídos de creatina. Níveis urinários aumentados de guanidinoacetato. O tratamento consiste na correção da deficiência de creatina cerebral associada a estratégias, objetivando a redução do acúmulo de guanidinoacetato (administração de L-ornitina e dieta com redução de arginina e proteína).[20] • Creatina 400 a 800 mg/kg/dia VO • L-ornitina 400 a 800 mg/kg/dia VO • Dieta com restrição de arginina: 0,3 a 0,4 g/kg/dia de proteína (contendo cerca de 250 mg/kg/dia de L-arginina) associado a suplemento contendo aminoácidos livres de arginina.
	Deficiência de arginina: glicina amidinotransferase (AGAT)[19] #612718	AR	*GATM*, 15q21.1	Recém-nascidos e lactentes		Ausência do pico de creatina na espectroscopia por RM. Níveis urinários diminuídos de creatina. Níveis urinários diminuídos de guanidinoacetato. Resposta favorável à reposição de creatina.

(Continua)

Tabela 19.6 (*Continuação*) EIM (sem comprometimento extraneurológico óbvio) em que epilepsia é particularmente proeminente.

Doença	Subtipos	Herança/Incidência	Gene, região cromossômica	Idade de início	Dados clínicos sugestivos	Defeito básico e exames complementares
Distúrbios de glicosilação de carboidratos	Ver Tabela 19.34.					
Deficiência do transportador de glicose tipo 1 (GLUT-1)[21]	Síndrome 1 #606777	AD AR	*SLC2A1*, 1p35-p31.3	Lactentes	Epilepsia refratária, microcefalia adquirida, movimentos oculares anormais episódicos.	Hipoglicorraquia (relação da glicose liquórica/plasmática < 0,35). Resposta favorável à dietoterapia cetogênica.
Epilepsia responsiva ao folato	Malabsorção hereditária de folato[22] #229050	AR	*SLC46A1*, 17q11.1	Lactentes	Déficit ponderal, diarreia, úlceras orais, discrasias sanguíneas (incluindo-se anemia megaloblástica) e infecções de repetição; atraso do desenvolvimento, hipotonia, epilepsia, transtornos do movimento (coreia, distonia), neuropatia periférica.	Níveis diminuídos de folato no plasma e no líquor. Calcificações cerebrais. Sequenciamento dos gene *SLC46A1* (codifica a síntese do transportador de folato).
	Neurodegeneração secundária à deficiência do transportador cerebral de folato[23] #613068		*FOLR1*, 11q13.3-q13.5	Pré-escolares	Regressão neurológica e epilepsia refratária.	Alteração da mielinização da substância branca periventricular e subcortical; níveis diminuídos de colina e inositol na espectroscopia por RM. Níveis diminuídos de metiltetrahidrofolato no líquor. Sequenciamento dos gene *FOLR1* (codifica a síntese do receptor de folato adulto tipo 1).
Lipofuscinoses ceroides neuronais	Ver Tabela 19.35.					
Gangliosidose GM2 (doença de Tay-Sachs)[24] #272800	Forma infantil	AR (maior incidência em judeus Ashkenazi)	*HEXA*, 15q23-q24	3 a 10 meses	Parada do desenvolvimento e involução; epilepsias mioclônicas, ausências atípicas; clonias audiogênicas; macrocefalia progressiva; mácula retiniana vermelho-cereja.	TC de crânio sem contraste evidencia hiperdensidade talâmica bilateral. Deficiência de hexosaminidase A, demonstrada em leucócitos ou fibroblastos.

					Ver Tabelas 19.7, 19.25, 19.36 para informações adicionais.	
Gangliosidose GM2 (doença de Sandhoff)[25] #268800	Forma infantil	AR	*HEXB*, 5q13		Quadro muito semelhante ao acima descrito, por vezes também associado à hepatomegalia, disostose múltipla de grau leve e espessamento discreto dos septos alveolares. Ver Tabela 19.36 para informações adicionais.	TC de crânio sem contraste evidencia hiperdensidade talâmica bilateral. Deficiência de hexosaminidase A e B, demonstrada em leucócitos ou fibroblastos.
Leucodistrofia de células globoides (doença de Krabbe) com deficiência de galactocerebrosidase[26]#245200	Forma infantil	AR 1/100.000	*GALC*, 14q31	4 a 6 meses	Doença rapidamente progressiva; irritabilidade, hipertonia progressiva, opistótono, epilepsia, clonias audiogênicas. Posteriormente, hiporreflexia. Ver Tabelas 19.7, 19.25, 19.36 para informações adicionais.	ENMG: polineuropatia periférica desmielinizante; hiperproteinorraquia (pode não estar presente na forma de início tardio). Deficiência de galactocerebrosidase, demonstrada em leucócitos ou fibroblastos.
Sialidose tipo I[27] #256550	—	AR	*NEU1*, 6p21.3	Escolares e adolescentes (usualmente, após 10 anos de idade)	Amaurose progressiva (inicialmente hemeralopia), mácula vermelho-cereja, epilepsia mioclônica progressiva (pouca ou nenhuma evidência de demência). Ver Tabela 19.36 para informações adicionais.	Níveis aumentados de sialiloligossacarídeos na urina. Deficiência de neuraminidase, demonstrada em leucócitos ou fibroblastos.
Galactosialidose[28] #256540	Forma juvenil	AR (sobretudo em japoneses)	*CTSA*, 20q13.1	Escolares e adolescentes (usualmente, após 10 anos de idade)	Opacidade corneana, mácula vermelho-cereja, epilepsia mioclônica progressiva, deficiência intelectual, demência e angioqueratomas. Ver Tabela 19.36 para informações adicionais.	Níveis aumentados de sialiloligossacarídeos na urina. Deficiência de neuraminidase e de β-galactosidase, demonstrada em leucócitos ou fibroblastos.
Doenças mitocondriais	Ver Tabela 19.39					

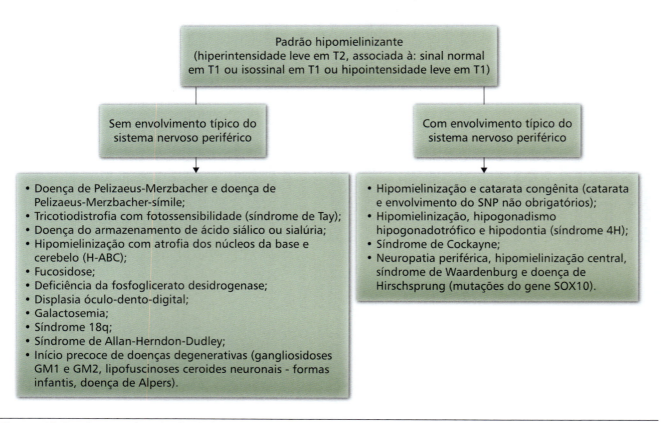

Figura 19.3 Afecções da substância branca encefálica, com padrão hipomielinizante.[4]

Capítulo 19

Erros Inatos do Metabolismo

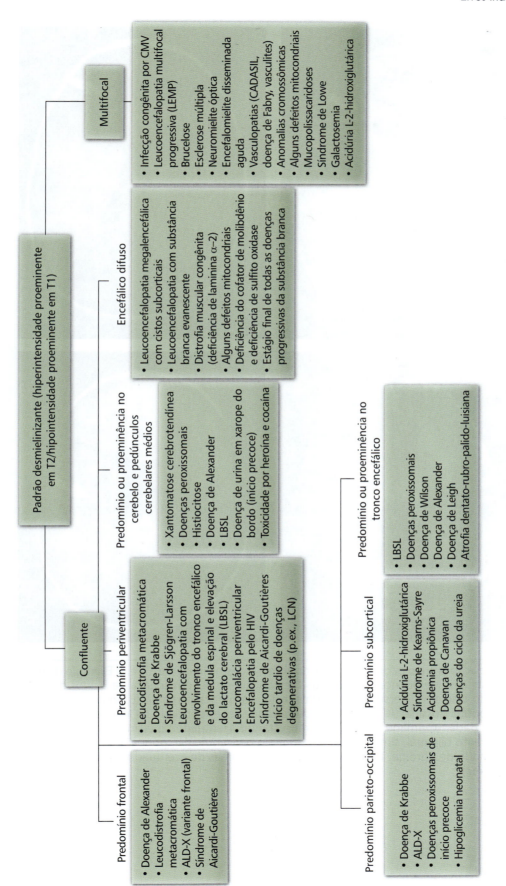

Figura 19.4 Afecções da substância branca encefálica, com desmielinizante.[4]

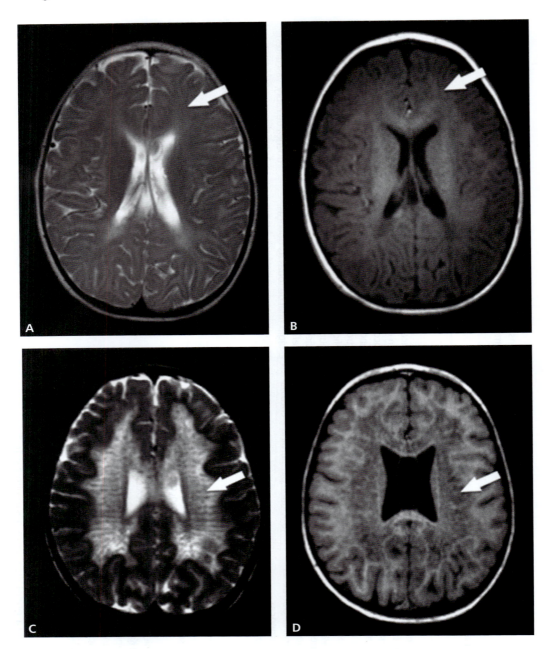

Figura 19.5 Diferenciação entre o padrão hipomielinizante e o desmielinizante. (A e B) Exemplo de padrão clássico de hipomielinização, neste caso de doença de Pelizaeus-Merzbacher-símile, em criança de 3 anos de idade. (A) Imagem axial T2 demonstrando discreto hipersinal difuso da substância branca cerebral. (B) Imagem axial T1 com áreas de discreto hipossinal e outras isossinal. (C e D) Padrão desmielinizante evidenciado na leucodistrofia metacromática, em criança de 7 anos de idade. (C) Imagem axial T2 demonstrando acentuado hipersinal na substância branca cerebral (seta), com acometimento bilateral, simétrico, de predomínio periventricular, poupando as fibras em U e apresentando o padrão denominado de tigroide. (D) Imagem axial T1 com áreas de acentuado hipossinal na substância branca cerebral acometida (seta).

Tabela 19.7 Leucodistrofias e outras leucoencefalopatias metabólicas de origem genética.

Doença	Subtipos	Herança/ Incidência	Gene, região cromossômica	Idade de início	Dados clínicos sugestivos	Defeito básico e exames complementares
Leucodistrofia metacromática (MLD) com deficiência de arilsulfatase A[29] #250100	Forma infantil tardia	AR 1/40.000 a 1/100.000 (forma infantil tardia)	*ARSA*, 22q13.31 - qter	1a 2 anos	Distúrbio da marcha; ataxia, espasticidade, distonia e polineuropatia periférica; declínio cognitivo, posteriormente.	ENMG: polineuropatia periférica desmielinizante; hiperproteinorraquia. Sulfatídeos urinários aumentados. Deficiência de arilsulfatase A, demonstrada em leucócitos ou fibroblastos. Imagem: • melhor pista: substância branca hemisférica cerebral profunda com aumento de sinal em T2 confluente e em forma de "asa de borboleta"; • inicialmente, poupa as fibras "U", sendo envolvidas em fases tardias da doença; • atrofia cerebelar é um achado comum.
	Forma juvenil			5a 12 anos	Pode iniciar-se com sinais motores ou cognitivos.	
	Forma do adulto			Adolescentes e adultos	Sinais cognitivos precoces (inclusive psicose); declínio motor, posteriormente.	
MLD com defeito do ativador[30] #249900	Similar a MLD com deficiência da arilsulfatase A	AR	*PSAP*, 10q22.1	Similar a MLD com deficiência da arilsulfatase A	Quadro clínico similar a MLD com deficiência da arilsulfatase A.	Sulfatídeos urinários aumentados. Atividade normal da arilsulfatase A, demonstrada em leucócitos ou fibroblastos. Deficiência da saposina B. Sequenciamento genético útil para o diagnóstico.
MLD com deficiência de múltiplas sulfatases[31] #272200		AR	*SUMF1*, 3p26	Neonatal, infantil ou juvenil	Quadro clínico similar a MLD com deficiência da arilsulfatase A, acrescentando-se sinais dismórficos encontrados em mucopolissacaridoses e ictiose.	Sulfatídeos urinários aumentados. Deficiência de várias sulfatases, demonstrada em leucócitos ou fibroblastos. Níveis aumentados de glicosaminoglicanas urinárias.

(Continua)

Tabela 19.7 (*Continuação*) Leucodistrofias e outras leucoencefalopatias metabólicas de origem genética.

Doença	Subtipos	Herança/Incidência	Gene, região cromossômica	Idade de início	Dados clínicos sugestivos	Defeito básico e exames complementares
Leucodistrofia de células globoides (doença de Krabbe) com deficiência de galactocerebrosidase #245200	Forma infantil[26]	AR 1/100.000 (forma infantil)	*GALC*, 14q31	4 a 6 meses	Doença rapidamente progressiva; irritabilidade, hipertonia progressiva, opistótono, epilepsia, clonias audiogênicas. Posteriormente, hiporreflexia.	ENMG: polineuropatia periférica desmielinizante; hiperproteinorraquia (pode não estar presente na forma de início tardio). Deficiência de galactocerebrosidase, demonstrada em leucócitos ou fibroblastos. Imagem:[33] • hiperdensidade simétrica nos tálamos e núcleos da base na TC; • espessamento dos nervos ópticos e dos nervos cranianos; • hiperintensidade simétrica e confluente da substância branca periventricular profunda (RM); • sinal hiperintenso em T2 da substância branca cerebelar (aparência anelar ao redor dos núcleos denteados; • realce das raízes nervosas lombares; • espectroscopia: pico pronunciado de colina, mioinositol; redução moderada de NAA; acúmulo leve de lactato.
	Forma de início tardio[2]			Escolares, adolescentes e adultos jovens	Paresia espástica lentamente progressiva; amaurose; polineuropatia periférica.	
Doença de Krabbe com defeito do ativador (um único caso relatado na literatura)[32] #611722		AR	*PSAP*, 10q22.1	3 meses	Quadro clínico similar a forma infantil da leucodistrofia de células globoides (doença de Krabbe) com deficiência de galactocerebrosidase.	Deficiência de galactocerebrosidase, demonstrada em leucócitos; porém, atividade normal em fibroblastos. Deficiência de saposina A (sequenciamento genético possivelmente útil).

Doença do armazenamento de ácido siálico ou sialúria – tipofinlandesa (doença de Salla)[34] #604369	AR Frequente na Finlândia	SLC17A5, 6q14-q15	1 a 2 anos	A doença é lentamente progressiva, compatível com expectativa de vida normal. Atraso do desenvolvimento, déficit intelectual, hipotonia, ataxia; posteriormente, espasticidade e movimentos involuntários; baixa estatura, fácies grosseira e visceromegalias podem ocorrer.	Deficiência de sialina, proteína da membrana lisossomal, responsável por transportar ácido siálico para fora destas organelas. Excreção urinária aumentada de ácido siálico livre. Presença de vacúolos citoplasmáticos em linfócitos; presença de corpúsculos de inclusão a ME na biópsia de pele ou conjuntiva. Imagem:[37] • redução no volume da substância branca e hipomielinização marcante; • corpo caloso extremamente fino e hipomielinizado; • Espectroscopia: elevação nos níveis de creatina e NAA, diminuição nos níveis de colina (substância branca). Nos núcleos da base existe elevação dos níveis de creatina e NAA e colina normais.
Doença do armazenamento de ácido siálico ou sialúria – tipo infantil[35] #269920	AR	Variante alélica da acima citada	Congênita ou nos primeiros meses de vida.	Déficit pôndero-estatural, hepatoesplenomegalia, atraso do desenvolvimento grave; pode apresentar fácies grosseira e disostose múltipla; rash cutâneo telangiectásico. Óbito frequentemente no primeiro ano de vida.	O mesmo descrito acima.
Fucosidose[36] #230000	AR	FUCA1,1p34	Lactentes	Deterioração neurológica progressiva, fácies grosseira, baixa estatura, disostose múltipla e angioqueratomas, sobretudo na gengiva e genitália (no entanto, não são visualizados quando a evolução é rápida). Ver Tabela 19.38 para informações adicionais.	Presença de vacúolos citoplasmáticos em linfócitos; presença de corpúsculos de inclusão a ME na biópsia de pele ou conjuntiva. Deficiência de α-L-fucosidase, demonstrada em leucócitos ou fibroblastos.

(Continua)

Tabela 19.7 *(Continuação)* Leucodistrofias e outras leucoencefalopatias metabólicas de origem genética.

Doença	Subtipos	Herança/ Incidência	Gene, região cromossômica	Idade de início	Dados clínicos sugestivos	Defeito básico e exames complementares
						Imagem:[37] • perda difusa da substância cinzenta; • tomografia de crânio: atrofia e hipodensidade da substância branca e globos pálidos; • IRM: sinal hiperintenso na substância branca, atrofia difusa.
Gangliosidose GM1	Tipo I (forma infantil precoce)53 #230500	AR (maior incidência na ilha de Malta)	*GLB1*,3p21.33	Congênita ou nos primeiros meses de vida	Hipotonia, atraso do desenvolvimento; fácies grosseira, disostose múltipla; melanocitose dérmica persistente ou progressiva em 25% dos pacientes; hepatoesplenomegalia usualmente presente após seis meses de idade; mácula retiniana vermelho-cereja em 50% dos casos. Ver Tabela 19.36 para informações adicionais	Deficiência de β-galactosidase, demonstrada em leucócitos ou fibroblastos. Imagem:[33] • Tálamos hipointensos em T2, hiperintensos em T1
Gangliosidose GM2 (doença de Tay-Sachs)[24] #272800	Forma infantil	AR (maior incidência em judeus Ashkenazi)	*HEXA*, 15q23-q24	3 a 10 meses	Parada do desenvolvimento e involução; epilepsia; clonias audiogênicas; macrocefalia progressiva; mácula retiniana vermelho-cereja.	Deficiência de hexosaminidase A, demonstrada em leucócitos ou fibroblastos. Imagem:[33] • tálamos hipointensos em T2, hiperintensos em T1.
Doença de Fabry[38] #301500		XR 1/40.000	*GLA*, Xq22	Adolescentes e adultos	Acroparestesia dolorosa intermitente, angioqueratomas e opacificação corneana. Ver Tabela 19.36 para informações adicionais.	Deficiência de α-galactosidase A, demonstrada em leucócitos ou fibroblastos. Imagem:[33] • tomografia não contrastada: calcificações no pulvinar lateral, globo pálido, putâmen, substância negra, núcleos denteados; • RM: Hiperintensidade em T1 do pulvinar lateral (patognomônico), hiperintensidades em T2/FLAIR na substância branca periventricular, substância cinzenta profunda.

Doença de Niemann-Pick tipo C[39] #257220/ #607625	Forma infantil precoce	AR 1/150.000	NPC1, 18q11-q12 NPC2, 14q24.3	Lactentes	Disfunção hepática grave e atraso do desenvolvimento, seguindo-se de epilepsia (sobretudo mioclonias), espasticidade e paralisia do olhar conjugado vertical.	A comprovação laboratorial é difícil. Presença de histiócitos azul-marinho e macrófagos espumosos no mielograma. Atividade da esfingomielinase encontra-se geralmente normal ou levemente reduzida. Níveis reduzidos das taxas de esterificação do colesterol em cultura de fibroblastos. As células tendem a corar-se fortemente com o uso do corante filipina, em razão do conteúdo aumentado de colesterol. Sequenciamento genético útil para o diagnóstico.
	Forma infantil tardia ou juvenil			2 a 4 anos	Epilepsia (sobretudo mioclonias), ataxia, involução neurológica (principalmente da linguagem), espasticidade, demência, movimentos involuntários e alterações psiquiátricas; paralisia do olhar conjugado vertical e mácula vermelho-cereja; hepatoesplenomegalia é frequente.	
	Forma do adulto			Adolescentes e adultos	Quadro clínico semelhante ao descrito acima.	Imagem:[37] • atrofia inespecífica da substância cinzenta; • alargamento dos sulcos corticais e dos ventrículos; • hiperintensidade difusa da substância branca; • espectroscopia: diminuição progressiva nos níveis de NAA.
Adrenoleucodistrofia ligada ao X (ALD-X)[40] #300100	Forma cerebral infantil	XR 1/40.000	ABCD1, Xq28	5 a 8 anos	Distúrbios comportamentais, seguindo-se por amaurose, surdez e alterações motoras (ataxia e síndrome piramidal). Rápida progressão, com evolução para estado vegetativo em 1 a 2 anos. Ver Tabela 19.40 para informações adicionais.	Níveis plasmáticos elevados de ácidos graxos de cadeia muito longa. Deficiência da proteína ABCD1, membro da família dos transportadores ABC (ATP-binding-cassete). Imagem:[33] • desmielinização peritrigonal realçada (TC ou RM); • geralmente, envolvimento posterior, confluente, simétrico; • o envolvimento frontal é raro (10%).

(Continua)

Tabela 19.7 (*Continuação*) Leucodistrofias e outras leucoencefalopatias metabólicas de origem genética.

Doença	Subtipos	Herança/ Incidência	Gene, região cromossômica	Idade de início	Dados clínicos sugestivos	Defeito básico e exames complementares
Espectro Zellweger	Síndrome de Zellweger[41,42] #214100	AR	*PEX1*, 7q21 *PEX2*, 8q21 *PEX3*, 6q23-q24 *PEX5*, 12p13 *PEX6*, 6p21 *PEX7*, 6q22-q24 *PEX10*, 1p36 *PEX12*, Cromossomo 17 *PEX13*, 2p15 *PEX14*, 1p36 *PEX16*, 11p12 *PEX19*, 1p19 *PEX26*, 22q11	Congênita	Fácies típica (fronte ampla, bordas supraorbitárias hipoplásicas, epicanto e base nasal ampla/ ponte nasal baixa); fontanelas amplas; hipotonia grave, amaurose e surdez; retinose pigmentar; hepatomegalia/ disfunção hepática. Cistos renais. Epilepsia e distúrbios de migração neuronal. Na ALD-N, os dismorfismos faciais são mais sutis. Ver Tabela 19.40 para informações adicionais.	Defeitos da biogênese peroxissomal. Níveis plasmáticos elevados de ácidos graxos de cadeia muito longa. Imagem:[33] • microgiria, paquigiria, hipomielinização, cistos germinolíticos (a microgiria é mais grave na região da convexidade cerebral baixa e a paquigiria é mais comum em localização frontoparietal); • perda de volume central é comum;
	Adrenoleu-codistrofia neonatal (ALD-N)[43] #601539		*PEX10*, 1p36.32 *PEX13*, 2p15 *PEX1*, 7q21-q22 *PEX5*, 12p13.3 *PEX26*, 22q11.21	1 a 3 meses		• hipomielinização difusa, cerebelo e tronco cerebral; • espectroscopia: diminuição de NAA e aumento de colina.
Doença de Canavan[44] #271900		AR (maior incidência em judeus Ashkenazi)	*ASPA*, 17pter-p13	2 a 4 meses	Parada do desenvolvimento, hipotonia, irritabilidade, atrofia óptica e macrocefalia. Variantes podem começar o quadro em recém-nascidos e adolescentes.	Deficiência de aspartoacilase. Níveis elevados de N-acetilaspartato (urina ou espectroscopia por RM). Imagem:[33] • megalencefalia com aumento difuso do sinal da substância branca em T2; • substância branca com envolvimento das fibras U, preservando a cápsula interna e o corpo caloso;

						• envolvimento dos tálamos, globos pálidos e núcleos denteados, preservando os caudados e os putâmens; • espectroscopia: elevação de NAA/Creatina e diminuição de Colina/Creatina.
Doença de Alexander[45] #203450	Forma neonatal	AD	*GFAP*, 17q21	Recémnascidos	Epilepsia e hidrocefalia secundária à estenose de aqueduto cerebral.	Sequenciamento do gene *GFAP* (gene que codifica a síntese da proteína fibrilar ácida glial). Imagem:[33]
	Forma infantil			1 a 2 anos	Forma mais comum; atraso do desenvolvimento, involução neurológica, epilepsia, espasticidade e macrocefalia.	• lactente macrocefálico com comprometimento da substância branca bifrontal com aumento de sinal em T2 simétrico;
	Forma juvenil Forma do adulto			5 a 9 anos Adolescentes e adultos	Sinais bulbares proeminentes; paresia espástica e ausência de macrocefalia. Pode simular quadro de esclerose múltipla.	• borda periventricular, nodular realçada. A aparência nodular em "orelha de coelho" da borda periventricular é típica da doença de Alexander; • Juvenil e adulto: aumento do sinal em T2 do tronco encefálico, cerebelo e medula cervical.
Leucoencefalopatia com substância branca evanescente (ataxia da infância com hipomielinização do sistema nervoso central)[46-48] #603896		AR	*eIF2B-1*, 12 *eIF2B-2*, 14q24 *eIF2B-3*, 1p34.1 *eIF2B-4*, 2p23.3 *eIF2B-5*, 3q27	De lactentes à fase adulta	Frequente identificação de fator desencadeante (trauma craniano, febre); quadro progressivo de ataxia, espasticidade e demência.	Sequenciamento dos cinco genes e IF2B (genes codificadores do fator de iniciação da tradução de eucariontes 2B). Imagem:[37] • RM mostra anormalidade de sinal difusa da substância branca que progressivamente adquire o mesmo sinal do líquor; • regiões subcorticais são envolvidas precocemente e de forma grave;

(*Continua*)

Tabela 19.7 (*Continuação*) Leucodistrofias e outras leucoencefalopatias metabólicas de origem genética.

Doença	Subtipos	Herança/ Incidência	Gene, região cromossômica	Idade de início	Dados clínicos sugestivos	Defeito básico e exames complementares
						• atrofia cerebelar varia de leve a grave, iniciando no vérmis cerebelar; • quando a apresentação é neonatal, a RM evidencia substância branca com sinal anormalmente hipointenso em T1, anormalmente hiperintenso em T2, e com intensidade de sinal abaixo do normal nas imagens em FLAIR sugerindo rarefação da substância branca; • espectroscopia: marcada diminuição dos níveis de NAA, colina e creatina.
Xantomatose cerebrotendínea[49] #213700		AR	*CYP27A1*, 2q33-qter	Adolescentes e adultos	Diarreia, ataxia, sinais piramidais, demência, catarata, xantomas tendíneos (estes podem não se desenvolver até a fase adulta). Tratamento:[51] • administração de ácido quenodesoxicólico (750 mg/d); • administração de ácido quenodesoxicólico (300 mg/d) associada à pravastatina (10 mg/d); • outros possíveis tratamentos: suplementação com vitamina E, transplante hepático.	Deficiência da enzima esterol 27-hidroxilase. Elevação dos níveis plasmáticos de colestanol e da relação colestanol/colesterol. Imagem:[51] • atrofia cerebelar, alteração de sinal da substância branca, sinal hiperintenso e simétrico nos núcleos denteados; • redução volumétrica difusa da substância branca e cinzenta.
Doença de Pelizaeus-Merzbacher (DPM)[50] #312080		XR	*PLP1*, Xq22	Recém-nascidos e lactentes	Sintomas precoces: hipotonia, atraso do desenvolvimento e nistagmo pendular característico; posteriormente, espasticidade e quadro extrapiramidal. A forma dita "conatal" apresenta início precoce (intraútero) e evolução rapidamente progressiva.	Potencial evocado auditivo (BERA) alterado (ondas III, IV e V ausentes) – tal elemento é útil para diferenciar esta condição dos quadros símile (ver abaixo). Sequenciamento do gene *PLP1*.

						Imagem:[37]
						• na TC evidencia-se hipodensidade e progressiva atrofia da substância branca, sendo indistinguível, por esse método, das demais leucoencefalopatias; • RM evidencia hipomielinização difusa demonstrada por hipersinal homogêneo em T2 na substância branca, predominantemente, subcortical, na cápsula interna, nos pedúnculos cerebelares e no tronco encefálico, particularmente na ponte. • a substância branca cerebelar encontra-se, geralmente, mielinizada em contraste com o núcleo denteado nãomielinizado; • o cerebelo pode se apresentar marcadamente atrófico.
Doença de Pelizaeus-Merzbacher-símile (DPMS)[52,53] #608804	DPMS tipo 1	AR	*GJC2/GJA12*, 1q42.13	Lactentes	Quadro clínico semelhante à DPM.	Potencial evocado auditivo (BERA) apresenta as ondas III, IV e V. Sequenciamento do gene *GJA12* (gene que codifica a síntese da proteína conexina, também conhecida como proteína de junções comunicantes).
	DPMS tipo 2		Desconhecido	Recém-nascidos	Quadro clínico semelhante à forma conatal da DPM.	Aumento de N-acetil-aspartil-glutamato no líquor.
Deficiência da fosfoglicerato desidrogenase[8] #601815		AR	*PHGDH*, 1q12	Recém-nascidos	Microcefalia, atraso do desenvolvimento grave e epilepsia intratável.	Baixas concentrações dos aminoácidos serina e glicina no líquor. As concentrações plasmáticas podem estar normais. Deficiência da fosfoglicerato desidrogenase, demonstrada em fibroblastos.

(*Continua*)

Tabela 19.7 (*Continuação*) Leucodistrofias e outras leucoencefalopatias metabólicas de origem genética.

Doença	Subtipos	Herança/ Incidência	Gene, região cromossômica	Idade de início	Dados clínicos sugestivos	Defeito básico e exames complementares
Hipomielinização com atrofia dos núcleos da base e cerebelo (H-ABC)[54]#612438		Desconhe- cida	Desconhecido	2 meses a 3 anos	Atraso do desenvolvimento neurológico, seguindo-se por involução, espasticidade, rigidez, ataxia, coreoatetose e distonia.	Imagem:[58] • IRM de crânio evidencia hipomielinização com atrofia dos núcleos da base e cerebelo.
					Tratamento: Relato de caso de um paciente de 35 meses de idade tratado com levodopa (200 mg/d) e carbidopa (20 mg/d) com melhora clínica significativa.[57]	
Hipomielinização e catarata congênita[55] #610532		AR	*FAM126A*, 7p15.3	Lactentes	Catarata, atraso do desenvolvimento, espasticidade lentamente progressiva, ataxia, tremor, deficiência intelectual leve/moderada, neuropatia periférica.	ENMG: redução da velocidade de condução motora. Sequenciamento do gene *FAM126A*.
Síndrome 18q [56] #601808		AD 1/40.000	Deleções variáveis de parte do 18q	Congênita	Malformações variáveis (anti-hélice proeminente, microcefalia, hipoplasia da porção média da face, boca de carpa), deficiência intelectual, baixa estatura (deficiência de GH), hipotonia, deficiência auditiva, deformidades dos pés.	A deleção cromossômica inclui o gene da proteína básica da mielina. Cariótipo com pesquisa de bandas cromossômicas (alta resolução). Imagem:[59] • RM anormalidades da substância branca predominantemente posteriores e em região periventricular. • sinal hiperintenso em T2 bilateral e simétrico da substância branca profunda associado ao envolvimento da substância branca subcortical; • espectroscopia: elevação dos níveis de colina e alfa-glutamato.

Hipomielinização, hipogonadismo hipogonadotrófico com ou sem hipodontia (síndrome 4H) – HLD7[60] #607694	AR	POLR3A, 10q22.3	Lactentes	Ataxia progressiva associada à hipodontia e atraso da dentição; possível associação com hipogonadismo hipogonadotrófico.	Imagem:[64] • RM evidenciando hipomielinização com rarefação da substância branca; • afilamento do corpo caloso; • atrofia cortical e cerebelar.
Hipomielinização, hipogonadismo hipogonadotrófico com ou sem hipodontia (síndrome 4H) – HLD8[61] #614381	AR	POLR3B, 12q23.3	Infantil precoce (2 a 4 anos)	Miopia, nistagmo, limitação no olhar vertical. Hipo e oligodontia variável, erupção tardia dos dentes com mal-posicionamento dentário. Ataxia cerebelar, tremor, disartria, disdiadococinesia, deficiência cognitiva leve a moderada, espasticidade. Hipogonadismo hipogonadotrófico variável	Imagem:[65] • hipomielinização difusa; • atrofia cerebelar; • afilamento do corpo caloso.
Displasia óculo-dento-digital[62] #164200	AD	GJA1, 6q21-q23.2	Congênita	Microcefalia, anormalidades oculares (microftalmia, microcórnea, catarata, glaucoma, anormalidades da íris), anormalidades dentárias (hipoplasia de esmalte, agenesias dentárias, microdontia), sindactilia, deficiência mental e espasticidade; presença de calcificações cerebrais.	Sequenciamento do gene GJA1 (gene que codifica a síntese da proteína conexina-43, também conhecida como proteína de junções comunicantes 43).
Síndrome de Allan-Herndon-Dudley[63] #300523	XR	MCT8, Xq13.2	Lactentes	Malformações variáveis (anti-hélice proeminente, microcefalia de desenvolvimento pós-natal, face alongada, pectus excavatum, contraturas articulares); hipotonia neonatal, atraso do desenvolvimento; posteriormente, espasticidade.	Níveis séricos diminuídos de T4 e T4 livre; nível sérico de TSH normal ou pouco aumentado; nível sérico aumentado de T3. Sequenciamento do gene MCT8 (transportador de monocarboxilato 8).

(Continua)

Tabela 19.7 (*Continuação*) Leucodistrofias e outras leucoencefalopatias metabólicas de origem genética.

Doença	Subtipos	Herança/ Incidência	Gene, região cromossômica	Idade de início	Dados clínicos sugestivos	Defeito básico e exames complementares
Leucoencefalopatia megalencefálica com cistos subcorticais[66] #604004		AR (maior incidência em subgrupo étnico indiano conhecido como Agrawals)	*MLC1*, 22q13.33	1 a 10 anos	Megalencefalia, espasticidade e demência, lentamente progressivas; nos anos iniciais da doença há verdadeira dissociação clínico-radiológica, com o paciente apresentando leves alterações clínicas e neuroimagem com alterações impressionantes.	Sequenciamento do gene *MLC1*. Imagem:[33] • substância branca tumefeita (tumefação precoce da substância branca diminui com o tempo sendo sucedida por atrofia); • cistos temporais e frontoparietais subcorticais; • os cistos aumentam com o tempo; • ausência de realce ou de redução da difusão.
Síndrome de Aicardi-Goutières (SAG)[67] #225750	SAG1	AR, AD	*TREX1*, 3p21.3-p21.2	Recém-nascidos e lactentes	Encefalopatia pós-natal grave, de caráter progressivo, sendo diagnóstico diferencial de infecções congênitas; sobretudo por toxoplasmose e citomegalovírus, em razão da presença de calcificações cerebrais; hepatoesplenomegalia e trombocitopenia possíveis, porém pouco comuns.	Linfocitose no líquor. Níveis séricos e líquóricos aumentados de interferon-α. Sequenciamento dos genes. Imagem:[37] • calcificações puntiformes no putâmen e por vezes na substância branca subcortical; • atrofia progressiva é típica; porém, varia enormemente em gravidade.
	SAG2	AR	*RNASEH2B*, 13q14.1			
	SAG3	AR	*RNASEH2C*, 11q13.2			
	SAG4	AR	*RNASEH2A*, 19p13.13			
	SAG5	AR	*SAMHD1*, 20q11.2			
Leucoencefalopatia com envolvimento do tronco encefálico e da medula espinal e elevação do lactato cerebral (LBSL)[68,69] #611105		AR	*DARS2*, 1q25.1	2 a 15 anos	Lentamente progressiva; ataxia, tremor, síndrome piramidal e comprometimento cognitivo variável.	Níveis elevados de lactato (líquor ou espectroscopia por RM). Sequenciamento do gene *DARS2* (gene codificador da aspartil-RNAt sintetase mitocondrial). Imagem:[70] • envolvimento bilateral e confluente da substância branca periventricular profunda;

						• comprometimento da substância branca cerebelar; • envolvimento da porção posterior do corpo caloso e pedúnculos cerebelares; • envolvimento dos tratos corticais (piramidais e sensoriais) em toda a sua extensão; • espectroscopia: pico de lactato.
Tricotiodistrofia com fotossensibilidade (síndrome de Tay)[71] #606675		AR	*ERCC3*, 2q21 *GTF2H5*, 6p25.3 *ERCC2*, 19q13.2-q13.3	Lactentes	Ictiose, cabelos e unhas quebradiços, fotossensibilidade, deficiência intelectual e pôndero-estatural; hipogamaglobulinemia e infecções recorrentes.	Imagem: • IRM de crânio evidencia padrão hipomielinizante.
Síndrome de Sjögren-Larsson[72]#270200		AR	*ALDH3A2*, 17p11.12	Lactentes	Ictiose, deficiência intelectual, demência lentamente progressiva, espasticidade, anormalidades retinianas (cristais maculares).	Imagem: • pico lipídico característico na espectroscopia por RM. • Sequenciamento dos gene *ALDH3A2* (gene codificador da síntese da desidrogenase de aldeídos graxos).
Síndrome de Cockayne[73,74] #216400	Tipo A Tipo B	AR	*ERCC8*, 5q12.1 *ERCC6*, 10q11	Recém-nascidos e lactentes	Aspecto característico: "nanismo caquético" ou "anões com cabeça de pássaro"; deficiência mental, demência lentamente progressiva, pele e cabelos finos/ressecados, fotossensibilidade e calcificações cerebrais (sobretudo, núcleos da base); neuropatia periférica. Tratamento: três pacientes reportados apresentando melhora clínica: redução de tremores e melhora na coordenação fina após tratamento com carbidopa/levodopa:[75]	Defeito de mecanismos do reparo do DNA. ENMG: redução da velocidade de condução motora. Imagem:[37] • TC de crânio evidencia calcificações cerebrais principalmente em núcleos da base e núcleo denteado cerebelar; • atrofia cerebral e cerebelar; • IRM de crânio evidencia sinal hiperintenso em T2 na substância branca periventricular, núcleos da base e núcleos denteados do cerebelo; • as fibras U subcorticais são usualmente envolvidas em fases mais tardias da doença.

(*Continua*)

Tabela 19.7 (*Continuação*) Leucodistrofias e outras leucoencefalopatias metabólicas de origem genética.

Doença	Subtipos	Herança/ Incidência	Gene, região cromossômica	Idade de início	Dados clínicos sugestivos	Defeito básico e exames complementares
Neuropatia periférica, hipomielinização central, síndrome de Waardenburg e doença de Hirschsprung[76] #611584		AD	*SOX10*, 22q13.1	Recém-nascidos e lactentes	O fenótipo combina características da doença de Hirschsprung, doença de Charcot-Marie-Tooth tipo 1B e a síndrome de Waardenburg-Shah.	ENMG: redução da velocidade de condução motora. Sequenciamento do gene *SOX10*.
Galactosemia[77] #230400		AR	*GALT*, 9p13	Recém-nascidos e lactentes	Vômitos, diarreia, déficit pôndero-estatural, hepatomegalia, disfunção hepática, catarata, hipotonia, atraso do desenvolvimento e deficiência mental. Sepse por *Escherichia coli*.	Deficiência da galactose-1-fosfato uridiltransferase (GALT), averiguada em eritrócitos. Neuroimagem:[37] • TC de crânio evidencia hipodensidade extensa na substância branca cerebral; • IRM de crânio evidencia atraso na mielinização e sinal hiperintenso em T2 na substância branca subcortical; • nas imagens ponderadas em T1, a substância branca pode parecer normal.
Deficiência do cofator demolibdênio[13]		AR	*MOCS2*, 5q11 *MOCS1*, 6p21.3 *GPHN*, 14q24	Recém-nascidos	Epilepsia refratária, hemiparesia dupla espástica, microcefalia adquirida (atrofia cerebral com padrão cavitante da substância branca – pode ser confundida com encefalomalácia multicística de origem hipóxico-isquêmica). Cálculos urinários de xantina e luxação do cristalino.	Níveis diminuídos de ácido úrico no plasma e na urina. Aumento dos níveis urinários de sulfito (teste com fita reagente).
Deficiência de sulfito oxidase (sulfocisteinúria)[14] 272300		AR	*SUOX*, 12	Recém-nascidos e lactentes	Epilepsia refratária, movimentos involuntários, atraso do desenvolvimento, microcefalia adquirida (atrofia cerebral com padrão cavitante da substância branca – pode ser confundida com encefalomalácia multicística de origem hipóxico-isquêmica).	Aumento dos níveis urinários de sulfito (teste com fita reagente). Deficiência da enzima sulfito oxidase, demonstrada em fibroblastos.

				Cabelos finos, eczema leve, atraso da dentição e luxação do cristalino.	
Síndrome de Lowe[78] #309000	XR	*OCRL1*, Xq26.1	Recém-nascidos e lactentes	Hipotonia, hiporreflexia, epilepsia (50% dos casos), déficit pôndero-estatural, anormalidades oculares (diminuição da acuidade visual, microftalmia, glaucoma e catarata); insuficiência renal e síndrome de Fanconi. Osteomalácia, raquitismo (renal) e fraturas patológicas.	• Bicarbonatúria, glicosúria, proteinúria, fosfatúria e aminoacidúria; eletroforese de proteínas séricas anormal (aumento total e da fração α-2); colesterol total elevado. • Deficiência da fosfatidilinositol (4,5) bifosfato 5-fosfatase, demonstrada em fibroblastos. • Sequenciamento do gene *OCRL1*. • Imagem:[37] • IRM de crânio: múltiplos e pequenos focos esféricos na substância branca subcortical com densidade semelhante ao do líquor; • lesões confluentes que poupam fibras U nas fases iniciais da doença; • espectroscopia: elevação nos níveis de mioinositol.
Doença de Wilson[79] #277900	AR 1/30.000	*ATP7B*, 13q14.3-q21.1	De lactentes à fase adulta	Transtornos do movimento (sobretudo, distonia), demência, disartria, sialorreia e disfagia; hepatopatia (desde hepatite fulminante até cirrose hepática); anemia hemolítica Coombs-negativa; disfunção tubular renal; anéis de Kayser-Fleischer. Forma de predomínio hepático: < 10 anos Forma de predomínio neurológico: > 10 anos	Redução dos níveis séricos de ceruloplasmina. Aumento dos níveis séricos e urinários de cobre. Bicarbonatúria, glicosúria, proteinúria, fosfatúria e aminoacidúria. Sequenciamento do gene *ATP7B*.

(*Continua*)

Tabela 19.7 (*Continuação*) Leucodistrofias e outras leucoencefalopatias metabólicas de origem genética.

Doença	Subtipos	Herança/ Incidência	Gene, região cromossômica	Idade de início	Dados clínicos sugestivos	Defeito básico e exames complementares
Doença de Menkes[80] #309400		*XR* 1/150.000	*ATP7A*, Xq21.1	Lactentes	Epilepsia (síndrome de West frequente); hipotonia, hipotermia e atraso do desenvolvimento; fácies querubínica; cabelos rarefeitos, pili torti, tricorrexis nodosa; hipertrofia gengival e hemorragia intracraniana (hematomas subdurais volumosos).	Redução dos níveis séricos de ceruloplasmina e de cobre. Sequenciamento do gene *ATP7A*. Imagem:[37] • radiografias mostram ossos osteoporóticos; • atrofia cortical rapidamente progressiva com formação de hematoma subdural.
Doença da urina em xarope do bordo[81] #248600	Forma clássica	*AR* 1/185.000	*BCKDHA*, 19q13.1-q13.2 *BCKDHB*, 6q14 *DBT*, 1p31 *DLD*, 7q31-q32	Recém-nascidos	Distonia, opistótono, irregularidade respiratória; odor urinário adocicado (semelhante a caramelo ou a açúcar queimado).	Neuroimagem: edema cerebral importante da substância branca cerebral, com comprometimento da região tegmentar pontina.
	Forma intermitente			Lactentes	Períodos intermitentes de ataxia, sonolência, alteração comportamental e crises epilépticas; os ataques são usualmente precipitados por infecções, imunizações ou outras formas de estresse orgânico; odor urinário adocicado (semelhante a caramelo ou a açúcar queimado), porém apenas nos períodos de crise.	Reação urinária positiva para dinitrofenilhidrazina. Níveis plasmáticos elevados de leucina, isoleucina e valina. Cetoacidúria de cadeia ramificada (ácidos isocaproico, metilisovalérico e isovalérico).
Acidúria L-2-hidroxiglutárica[82] #236792		*AR*	*L2HGDH*, 14q22.1	Lactentes e pré-escolares	Ataxia, epilepsia, transtornos do movimento (distonia, coreia), deficiência intelectual, sinais piramidais; nistagmo, atrofia óptica e perda auditiva; risco aumentado para neoplasias cerebrais.	Neuroimagem: leucoencefalopatia subcortical cavitante. Níveis plasmáticos elevados de lisina. Níveis elevados do ácido L2-hidroxiglutárico no plasma, na urina e no líquor.

Leucoencefalopatia no contexto de distrofia muscular congênita com deficiência de laminina-α2[83] #607855		AR	LAMA2, 6q22-q23	Recém-nascidos e lactentes	Hipotonia, hipo ou arreflexia, atraso do desenvolvimento, contraturas musculares progressivas.	Aumento sérico de creatinoquinase (CK). Neuroimagem: leucoencefalopatia difusa; pode haver associação com malformações do desenvolvimento cortical. Biópsia muscular evidencia padrão distrófico, com deficiência de laminina-α2 (imuno-histoquímica).
Outras acidemias orgânicas	Ver Tabela 19.32					
Doenças do ciclo da ureia	Ver Tabela 19.33					
Doenças mitocondriais	Ver Tabela 19.39					
Mucopolissacaridoses	Ver Tabela 19.37					
Lipofuscinoses ceroides neuronais	Ver Tabela 19.35					

Tabela 19.8 EIM que apresentam dismorfismos significativos (Figura 19.6).[5]

- As características dismórficas associadas com EIM são, geralmente, distúrbios da forma; assim, dificilmente ocorrerão anormalidades numéricas, como polidactilia.
- Os dismorfismos tendem a se tornar mais evidentes com o passar do tempo.
- O fácies, quando alterado, tende a apresentar alterações da proporcionalidade. É importante observar e perguntar se a criança não se parece com ninguém da família e se houve alteração das características faciais ao longo dos anos (observação de fotografias).
- Anormalidades microscópicas e ultraestruturais são frequentemente proeminentes.

Doenças lisossomais

Mucopolissacaridoses
MPS I (doenças de Hurler & Scheie)
MPS II (doença de Hunter)
MPS III (doença de Sanfilippo)
MPS IV (doença de Morquio)
MPS VI (doença de Maroteaux-Lamy)
MPS VII (doença de Sly)

Glicoproteinoses
Doença do armazenamento do ácido siálico
- Tipo finlandesa
- Tipo infantil
Galactosialidose
Fucosidose
α-Manosidose
β-Manosidose
Aspartilglicosaminúria
Picnodisostose

Esfingolipidoses
Gangliosidose GM1
Lipogranulomatose de Farber
Doença de Gaucher tipo 1

Defeitos combinados
Mucolipidoses
Deficiência de múltiplas sulfatases

Doenças peroxissomais
Espectro Zellweger
Condrodisplasia rizomélica punctata
Doença de Refsum – forma do adulto

Doenças mitocondriais
Deficiência de piruvato desidrogenase
Acidúria glutárica tipo II
Acidúria 3-hidroxi-isobutírica
Defeitos da cadeia respiratória

Defeitos biossintéticos
Acidúria mevalônica
Síndrome de Smith-Lemli-Opitz
Síndrome de Sjögren-Larsson
Distúrbios congênitos da glicosilação
Albinismo
Defeitos primários da biossíntese de hormônios
Defeitos primários da biossíntese de colágeno
Homocistinúria
Doença de Menkes
Alcaptonúria

Defeitos de receptores
Hipercolesterolemia familiar
Pseudo-hipoparatireoidismo
Outros defeitos de receptores hormonais

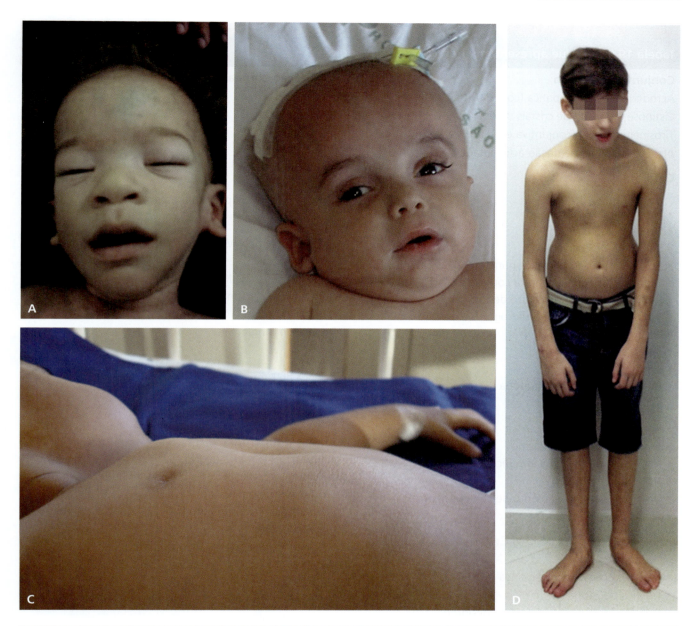

Figura 19.6 Exemplos de EIM que apresentam dismorfismos significativos. (A) Gangliosidose GM1 (notar os cílios longos). (B) Fácies querubínica da síndrome de Menkes. (C) *Pectus excavatum* e mamilos invertidos em criança com CDG1a. (D) Aspecto marfanoide de paciente com homocistinúria.

Tratado de Neurologia Infantil

Tabela 19.9 EIM que apresentam alterações oftalmológicas.[5]

Conjuntiva e Esclera

Acrodermatite enteropática (conjuntivite e blefarite)

Cistinose (depósito de cristais de cistina)

Tirosinemia tipo II (conjuntiva esbranquiçada)

Alcaptonúria (pigmentação acinzentada da esclera)

Catarata

< 1 ano

- Síndrome de Cockayne
- Síndrome de Lowe
- Síndrome de Zellweger
- Condrodisplasia rizomélica punctata
- Hipomielinização e catarata congênita
- Deficiência da fosfoglicerato desidrogenase
- Deficiência de sorbitol desidrogenase
- Galactosemia
- Sialidose tipo II
- α-Manosidose
- Defeitos da cadeia respiratória

De 1 a 15 anos

- Hipoparatireoidismo
- Pseudo-hipoparatireoidismo
- Intolerância à proteína lisinúrica
- Acidúria mevalônica
- Doença de armazenamento de lipídeos neutros
- Síndrome de Sjögren-Larsson
- Doença de Wilson

> 15 anos

- Xantomatose cerebrotendínea
- Doença de Fabry
- Deficiência de glicose-6-fosfato desidrogenase
- Homocistinúria
- Doença de Refsum – forma do adulto
- Doença de Tangier
- Atrofia girata de coroide e retina (deficiência de ornitina aminotransferase)
- Indivíduos portadores (heterozigotos) dos genes mutantes para GALT ou galactoquinase
- Mulheres portadoras do gene mutante para a síndrome de Lowe

Luxação de cristalino

Homocistinúria

Deficiência de sulfito oxidase

Síndrome de Marfan

Síndrome de Weill-Marchesani

Opacificação corneana

< 1 ano

- Tirosinemia tipo II
- Cistinose
- MPS I e VI
- Mucolipidose tipo II (doença da célula I)
- α-Manosidose
- Deficiência de múltiplas sulfatases

De 1 a 5 anos

- Mucolipidose tipo IV
- α-Manosidose
- MPS IV (doença de Morquio)
- Deficiência de lecitina: colesterol aciltransferase
- Hipercolesterolemia familial homozigótica
- Doença de Tangier

> 5 anos

- Doença de Fabry
- Galactosialidose (forma juvenil)
- Doença de Wilson

Retinose pigmentar

Lipofuscinoses ceroides neuronais

Doenças mitocondriais

Doenças peroxissomais

Mucopolissacaridoses (exceto MPS IV – doença de Morquio)

Mucolipidose IV

Doença de Krabbe (forma de início tardio)

Defeitos da β-oxidação de ácidos graxos (LCHAD, MTP)

Distúrbios congênitos da glicosilação

Síndrome de Cockayne

Doença de Menkes

Defeitos no metabolismo da cobalamina (CblC)

Abetalipoproteinemia

Neurodegeneração com acúmulo cerebral de ferro

Atrofia girata de coroide e retina (deficiência de ornitina aminotransferase)

Mácula vermelho-cereja

Gangliosidoses GM1 e GM2

Doença de Niemann-Pick tipo A

Sialidose (tipos I e II)

Galactosialidose

Doença de Gaucher tipo 2

Lipogranulomatose de Farber

Leucodistrofia metacromática

600

Seção 3 ■ Doenças e Síndromes Neurológicas

Erros Inatos do Metabolismo

Tabela 19.10 EIM que apresentam alterações dermatológicas (Figura 19.7).[5]

Angioqueratomas
Aspartilglicosaminúria
β-Manosidose
Doença de Fabry
Fucosidose
Galactosialidose
Doença de Schindler

Ictiose
Deficiência de múltiplas sulfatases
Deficiência de esteroide sulfatase
Síndrome de Chanarin-Dorfman
Condrodisplasia rizomélica punctata
Doença de Refsum (forma do adulto)
Síndrome de Sjögren-Larsson
Síndrome de Netherton
Síndrome de Conradi-Hunermann

Fotossensibilidade e *rash* cutâneo
Porfirias
Doença de Hartnup
Acidúria mevalônica
Defeitos da cadeia respiratória

Lesões cutâneas vesico-bolhosas
Acrodermatite enteropática
Deficiência de múltiplas carboxilases
Acidemia metilmalônica e propiônica
Porfirias

Alopecia
Período neonatal à idade escolar
- Doença de Menkes
- Acrodermatite enteropática
- Deficiência de múltiplas carboxilases
- Acidemia metilmalônica e propiônica
- Defeitos do metabolismo do calciferol
- Porfirias
- Síndrome de Netherton
- Síndrome de Conradi-Hunermann
Adolescência e idade adulta
- Porfiria cutânea tarda

Cabelos rarefeitos, *pili torti*, *tricorrexis*
Doença de Menkes
Acidemia argininosuccínica
Citrulinemia
Argininemia
Tricotiodistrofias
Síndrome de Netherton

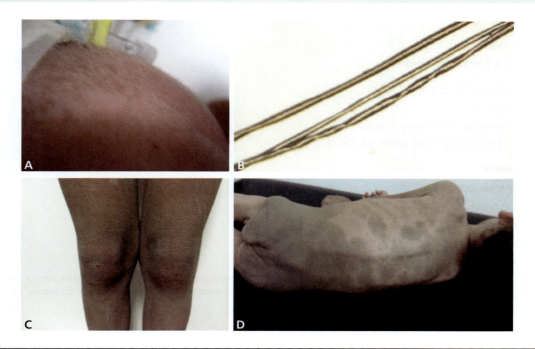

Figura 19.7 Exemplos de EIM que apresentam alterações dermatológicas. Lactente com síndrome de Menkes, apresentando cabelos rarefeitos e quebradiços (A), cuja análise a microscopia óptica revelou pili torti (B). (C) Ictiose em paciente com doença de Refsum. (D) Manchas mongólicas extensas em paciente com gangliosidose GM1.

Capítulo 19

Tratado de Neurologia Infantil

Tabela 19.11 EIM que apresentam alterações gastrointestinais.[5]

Dor abdominal

Com flatulência e diarreia
- Deficiência congênita de sacarase-isomaltase

Com vômitos, letargia e cetoacidose
- Doenças do ciclo da ureia (OTC, ASA)
- Acidúrias orgânicas (MMA, PA, IVA)
- Doenças de cadeia respiratória

Com neuropatia, sintomas psiquiátricos
- Síndrome MNGIE
- OTC (de início tardio)
- Porfirias
- Tirosinemia tipo 1

Com hepatomegalia e esplenomegalia
- Doenças de armazenamento de ésteres de colesterol
- Deficiência de lipoproteína lipase
- Intolerância à proteína lisinúrica
- Hemocromatose
- Deficiência de mevalonato-quinase

Com dor em extremidades
- Doença de Fabry
- Deficiência de delta-aminolevulinato desidratase

Com anemia hemolítica
- Coproporfiria
- Esferocitose hereditária
- Hemoglobinúria paroxística noturna

Com doença de Crohn (ou pseudo-Crohn)
- Glicogenose tipo 1b
- Deficiência de enzima trifuncional mitocondrial
- Deficiência do transportador de carnitina (OCTN2)

Pancreatite aguda

Hiperlipoproteinemia tipos I e IV
Intolerância à proteína lisinúrica
Acidúrias orgânicas (MMA, PA, IVA, MSUD)
Doenças de cadeia respiratória (Pearson, MELAS)

Hipocolesterolemia

Abetalipoproteinemia tipo I e II
Defeitos congênitos de glicosilação tipo I
Doença de Refsum – forma infantil
Acidúria mevalônica
Doenças peroxissomais
Síndrome de Smith-Lemli-Opitz
Doença de Tangier (deficiência de alfa-lipoproteína)

Recém-nascidos de mães com síndrome HELLP

Deficiência de carnitina-palmitoil transferase I
LCHAD e outros defeitos de beta-oxidação de ácidos graxos
Doenças de cadeia respiratória

Obstrução intestinal

Síndrome MNGIE

Abreviações: OTC, deficiência de ornitina transcarbamilase; ASA, acidemia argininosuccínica; MMA, acidemia metilmalônica; PA, acidemia propiônica; IVA, acidemia isovalérica; MNGIE, *mitochondrial neurogastrointestinal encephalopathy*; MSUD, doença do xarope de bordo; MELAS, *mitochondrial encephalopathy, lactic acidosis, stroke-like episodes.*

602

Seção 3 ▪ Doenças e Síndromes Neurológicas

Tabela 19.12 EIM que apresentam alterações hepáticas (Figura 19.8).[5]

Icterícia colestática

Deficiência de alfa-1-antitripsina

Deficiência de arginase

Doença de Byler

Defeitos congênitos de glicosilação

Xantomatose cerebrotendínea

Defeitos de síntese de colesterol

Deficiência de citrina

Deficiência de COG7

Galactosemia

EIM de ácidos biliares

Deficiência de 3-hidroxiacil-CoA desidrogenase de cadeia longa

Deficiência de alfa-metilacil-CoA racemase

Acidúria mevalônica

Doença de Niemann-Pick tipo C

Doenças peroxissomais

Deficiência de transaldolase

Tirosinemia tipo I

Cirrose

Doença de Alpers (poliodistrofia infantil progressiva)

Deficiência de alfa-1-antitripsina

Deficiência de arginase

Defeitos congênitos de glicosilação

Doença de acúmulo de ésteres de colesterol

Galactosemia

Doença de Gaucher

Glicogenose tipo I e IV

Hemocromatose

Intolerância hereditária à frutose

Deficiência de 3-hidroxiacil-CoA desidrogenase de cadeia longa

Doença de Niemann-Pick

Doenças peroxissomais

Deficiência de S-adenosil-homocisteína hidrolase

Sitosterolemia

Tirosinemia tipo I

Doença de Wolman

Doença Wilson

Insuficiência hepática

Congênita (hidropsia fetal)

- Defeitos congênitos de glicosilação
- Galactosialidose
- Gangliosidose GM1
- Acidúria mevalônica
- Mucopolissacaridose tipo VII
- Doença de Niemann-Pick tipos A e C
- Sialidose tipo II
- Deficiência de transaldolase

Neonatal e lactentes

- Doenças de oxidação de ácidos graxos
- Deficiência de frutose-1-6-bifosfatase
- Intolerância hereditária à frutose
- Galactosemia
- Acidúria mevalônica
- Depleção do DNA mitocondrial
- Doenças de cadeia respiratória
- Tirosinemia tipo I

Pré-escolares e escolares

- Idem ao período neonatal (acima)
- Deficiência de alfa-1-antitripsina
- Deficiência de piruvato descarboxilase
- Deficiência de S-adenosil-homocisteína hidrolase
- Defeitos do ciclo da ureia
- Doença de Wolman

Adolescentes

- Abetalipoproteinemia tipo I e II

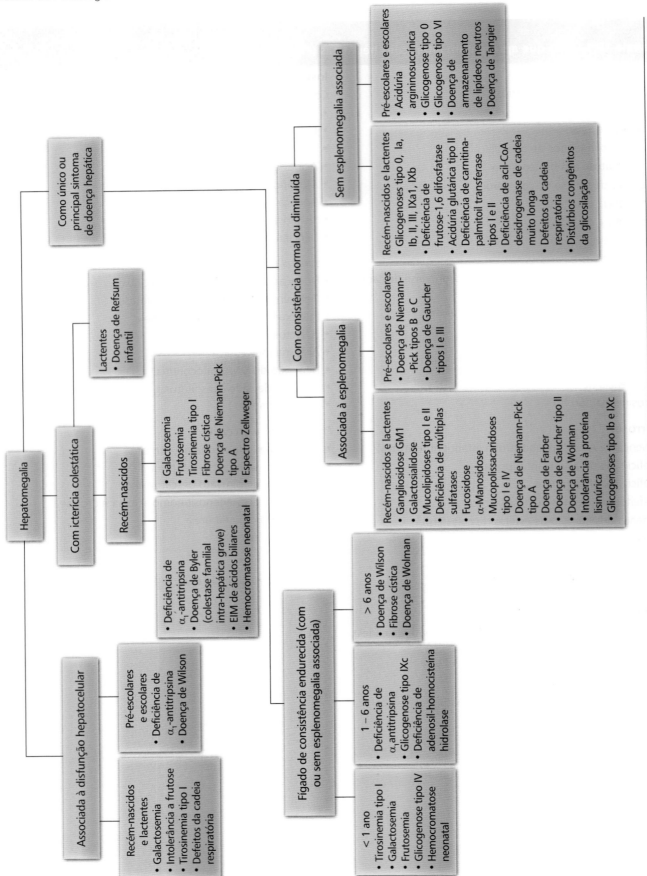

Figura 19.8 Diagnóstico diferencial de doenças genéticas que cursam com hepatomegalia.[5]

Erros Inatos do Metabolismo

Tabela 19.13 EIM que apresentam alterações renais ou urinárias.[5]

Síndrome hemolítico-urêmica
EIM da cobalamina

Nefrolitíase/nefrocalcinose
Deficiência de APRT (adenosil fosforibosil transferase)
Cistinúria
Hiperoxalúria tipo I e II
Doença de Lesch-Nyhan
Deficiência de cofator de molibdênio
Deficiência de xantina oxidase

Síndrome nefrótica
Doenças de cadeia respiratória

Tubulopatias
Galactosemia
Doenças de cadeia respiratória
Tirosinemia tipo I
Síndrome de Bickel-Fanconi
Síndrome de Lowe
Cistinose
Deficiência de piruvato carboxilase
Acidúria metilmalônica
Glicogenose tipo I
Deficiência de Carnitina palmitoil transferase
Doença de Dent

Nefropatias (túbulo-intersticiais)
Glicogenose tipo I
Acidemia metilmalônica
Doenças de cadeia respiratória (síndrome pseudo-Senior-Løken)

Rins policísticos
Defeitos congênitos de glicosilação
Deficiência de carnitina-palmitoil transferase II
Acidúria glutárica tipo II
Síndrome de Zellweger

Alterações urinárias (cor)
Alcaptonúria (preta)
Indicanúria (azul)
Mioglobinúria (vermelha)
Porfiria (vermelha)

Alterações urinárias (odor)
Deficiência de dimetilglicina desidrogenase (peixe)
3-metil-crotonilglicinúria (gato)
Acidúria glutárica tipo II (chulé)
Acidemia isovalérica (chulé)
MSUD (xarope de bordo/açúcar queimado)
Fenilcetonúria (mofo)
Trimetilaminúria (peixe)
Tirosinemia tipo I (repolho cozido)

Tabela 19.14 EIM que apresentam alterações ósseas.[5]

Osteopenia
Xantomatose cerebrotendínea
Defeitos congênitos de glicosilação
Glicogenose tipo I
Homocistinúria
Mucolipidose tipo II (doença da célula I)
Doença de Refsum – forma infantil
Intolerância à proteína lisinúrica
Acidúrias orgânicas (formas crônicas)

Exostose
Defeitos congênitos da glicosilação

Calcificações epifisiais puntiformes
Deficiência de beta-glicuronidase
Condrodisplasia rizomélica punctata
Síndrome de Conradi-Hünermann
Doenças peroxissomais (Zellweger e variantes)
Espondiloencondromatose

Capítulo 19

Tratado de Neurologia Infantil

Tabela 19.15 EIM que apresentam alterações reumatológicas.[5]

Crises ósseas	Atrite – Contraturas articulares – Osteonecrose
Com alterações ósseas	Alcaptonúria
• Deficiência no metabolismo do calciferol	Doença de Farber
• Raquitismo hereditário hipofosfatêmico	Doença de Gaucher tipo 1
	Homocistinúria
Com crise hemolítica e dor abdominal	Mucolipidose tipo III
• Porfirias	Síndrome de Lesch-Nyhan
• Tirosinemia tipo I	Acidúria mevalônica
Com sintomas neurológicos progressivos	Mucopolissacaridose tipo IS
• Doença de Gaucher tipo III	Deficiência de hipoxantina:guanina fosforibosiltransferase (HGPRT)
• Doença de Krabbe	
• Leucodistrofia metacromática	
Isolada	
• Doença de Fabry	
• Doença de Gaucher tipo I	

Tabela 19.16 EIM que apresentam alterações vasculares.[5]

Acidentes tromboembólicos – episódios *stroke-like*

Defeitos congênitos de glicosilação

Síndrome de Ehlers-Danlos tipo IV

Doença de Fabry

Homocistinúria

Doença de Menkes

Acidúrias orgânicas

Doenças de cadeia respiratória

Doenças do ciclo da ureia

Fenômeno de Raynaud

Doença de Fabry

Encefalopatia aguda

Caracteriza-se pela presença de sinais e sintomas de disfunção encefálica, de evolução aguda (Tabelas 19.20 e 19.21). No contexto dos EIM, as seguintes características devem ser ressaltadas:[1]

- frequentemente ocorre em pacientes previamente hígidos;
- os sinais mais precoces podem ser inconspícuos, como sonolência, alteração comportamental e alteração do equilíbrio;
- frequentemente progride rapidamente, podendo apresentar padrão flutuante;
- usualmente sem déficits neurológicos focais;
- a despeito da causa, trata-se de uma emergência médica.

A Tabela 19.22 exibe os exames complementares a serem solicitados nessa situação.

Ataxia aguda intermitente é um sinal comum de encefalopatia aguda em crianças maiores com EIM, sobretudo quando associada a vômitos ou alteração da consciência (Tabela 19.23).[84]

Seção 3 ■ Doenças e Síndromes Neurológicas

Erros Inatos do Metabolismo

Tabela 19.17 EIM que apresentam alterações endócrinas.[5]

Diabetes	Hipoparatireoidismo
Anemia megaloblástica responsiva a tiamina, surdez e diabetes	Deficiência de 3-hidroxiacil-CoA desidrogenase de cadeia longa
Acidúrias orgânicas (MMA, PA, IVA)	Doenças de cadeia respiratória
Doenças de cadeia respiratória – Síndrome de Wolfram	Deficiência de enzima trifuncional
Hiperinsulinismo	**Síndrome perdedora de sal**
Hiperatividade de glicoquinase	Defeitos da oxidação de ácidos graxos
Deficiência de L-3-OH-acil-CoA desidrogenase de cadeia curta	Doenças de cadeia respiratória
Síndrome de Beckwith-Wiedemann	**Ambiguidade sexual**
	Hiper e hipoplasia adrenal congênita
Hipertireoidismo	
Acidúria glutárica tipo I	**Baixa estatura – deficiência de hormônio do crescimento**
Hipotireoidismo	Doenças de cadeia respiratória
Síndrome de Allan-Herndon-Dudley	
Doenças de cadeia respiratória	
Hipogonadismo (esterilidade)	
CDG tipo I	
Galactosemia	

Abreviações: MMA: acidemia metilmalônica; PA: acidemia propiônica; IVA: acidemia isovalérica; CDG: defeito congênito da glicosilação.

Tabela 19.18 EIM que apresentam alterações cardíacas.[5]

Arritmias, defeitos de condução	Cardiomiopatia
Disfunção adrenal	Síndrome de Barth
Deficiência de triose-fosfato isomerase	Defeitos congênitos de glicosilação
Acidúria D-2-hidroxiglutárica	Acidúria D-2-hidroxiglutárica
Defeitos de β-oxidação de ácidos graxos	Doença de Fabry
Hipoparatireoidismo	Defeitos de β-oxidação de ácidos graxos
Síndrome de Kearns-Sayre	Glicogenose tipo III e IV
Deficiência-dependência de tiamina	Gangliosidose GM1
	Deficiência de isobutiril-CoA-desidrogenase
	Acidemia metilmalônica
	Mucopolissacaridoses
	Doença de Pompe
	Doença de Danon
	Acidemia propiônica
	Deficiência de selênio
	Deficiência de tiamina
	Acidúria 3-metilglutacônica

Capítulo 19

Tratado de Neurologia Infantil

Tabela 19.19 EIM que apresentam alterações pulmonares.[5]

Ataques de hiperventilação
Hiperamonemias
Síndrome de Joubert
Síndrome de Leigh

Pneumopatia intersticial
Doença de Gaucher
Intolerância à proteína lisinúrica
Doença de Niemann-Pick tipo B

Estridor
Deficiência de biotinidase
Hipocalcemia
Hipomagnesemia
Síndrome MADD (deficiência de múltiplas acil-CoA desidrogenases)
Doença de Pelizaeus-Merzbacher

Hipertensão pulmonar
Glicogenose tipo I
Hiperglicinemia não cetótica

Tabela 19.20 Etiologia das encefalopatias agudas de origem metabólica por períodos etários.[1]

	Recém-nascidos	Lactentes	Pré-escolares
Defeitos do ciclo da ureia	+ + + +	+ (meninas com OTC)	(+)
Hiperglicinemia não cetótica	+ + + +	0	0
Acidemias orgânicas	+ + + +	+	(+)
Doença da urina em xarope do bordo	+ + + +	+ +	+ +
Defeitos da β-oxidação de ácidos graxos	+	+ + + +	?
Síndrome de Reye	0	+ +	+ + +
Intoxicação exógena	+ (origem materna)	+ + +	+ + +

Abreviações: OTC: deficiência de ornitina transcarbamilase.

Tabela 19.21 Diagnóstico diferencial dos EIM que se apresentam como encefalopatias agudas.[1]

	Defeitos do ciclo da ureia	Hiperglicinemia não cetótica	Doença da urina em xarope do bordo	Acidemias orgânicas	Defeitos da β-oxidação de ácidos graxos	Defeitos da cadeia respiratória
Acidose metabólica (Figura 19.9)	0	0	±	+ + +	±	+ +
Glicemia	N	N	N ou ↓	↓↓	↓↓↓	N
Cetonas urinárias	N	N	↑↑	↑↑	0	0
Amônia plasmática	↑↑↑	N	N	↑↑	↑	N
Lactato plasmático	N	N	N	↑	±	↑↑↑
Função hepática	N	N	N	N	Anormal	N
Carnitina plasmática	N	N	N	↓↓↓	↓↓	N
Aminoácidos plasmáticos	Anormais (Tabela 19.33)	Aumento de glicina	Aumento dos ACR	Aumento de glicina		Aumento de alanina
Ácidos orgânicos urinários	N	N	Anormais (Tabela 19.31)	Anormais (Tabela 19.32)	Anormais (Tabela 19.28)	N

Abreviações: ACR: aminoácidos de cadeia ramificada.

608   **Seção 3** ■ Doenças e Síndromes Neurológicas

Erros Inatos do Metabolismo

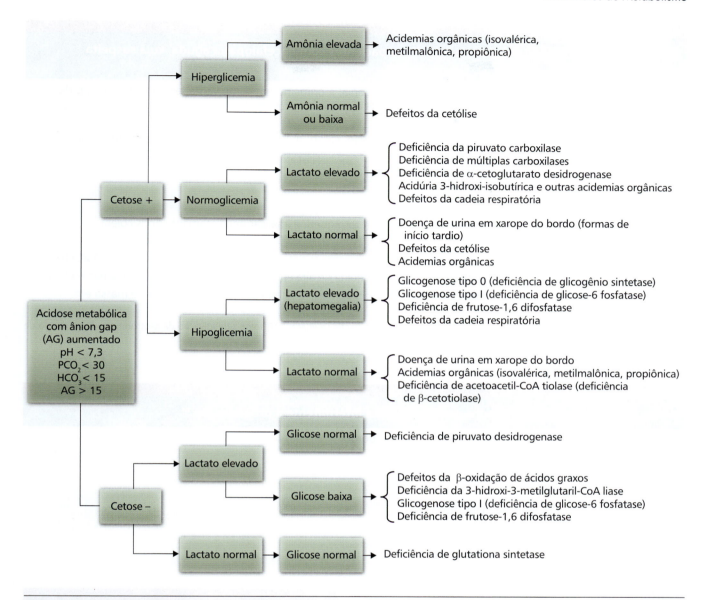

Figura 19.9 Diagnóstico diferencial dos EIM que cursam com acidose metabólica.[5]

Observação: acidose metabólica com ânion gap normal (hiperclorêmica): diarreia e acidose tubular renal.

Tratado de Neurologia Infantil

Tabela 19.22 Investigação subsidiária inicial dos pacientes com encefalopatia aguda, cuja suspeita etiológica são EIM.

- Neuroimagem: TC sem contraste ou IRM com espectroscopia; a primeira tem como vantagens o menor tempo de exame e, geralmente, não há necessidade de sedação. Há sempre a necessidade de avaliar as condições clínicas do paciente para realização desses exames.
- Hemograma, gasometria arterial, eletrólitos (sódio, potássio, cálcio, magnésio e cloreto) – calcular o *ânion gap*, glicemia, TSH, T4 livre, CK e homocisteína.
- TGO, TGP, fosfatase alcalina, γ-GT, TAP, TTPa, albumina plasmática.
- Amônia plasmática.
- Dosagem plasmática de ácido β-hidroxibutírico.
- Lactato e piruvato séricos: coletar preferencialmente sem torniquete e analisar imediatamente após coleta.
- Líquor (realizar dosagem de lactato e piruvato).
- Cromatografia de ácidos orgânicos na urina (cromatografia gasosa acoplada à espectrometria de massa (CG/EM).
- Cromatografia de aminoácidos no sangue (cromatografia líquida de alta eficiência – HPLC) ou cromatografia gasosa (CG);
- Dosagem plasmática de carnitina total, carnitina livre e do perfil de acilcarnitinas (espectrometria de massa em tandem).

Abreviações: TSH, hormônio estimulador da tireoide; T4, tiroxina; CK, creatinoquinase; TAP, tempo de ativação da protrombina; TTPa, tempo de tromboplastina parcial ativada; γ-GT, gama-glutamil transpeptidase.

Tabela 19.23 EIM em que o quadro de ataxia aguda intermitente é proeminente.[84]

- Forma intermitente da doença da urina em xarope do bordo
- Doenças do ciclo da ureia
- Doença de Hartnup
- Acidemia orgânicas
- Deficiência de piruvato desidrogenase (forma leve)
- Ataxias episódicas tipos I e II*

* Não são EIM; porém, representam diagnósticos diferenciais importantes.

Acidente vascular cerebral

Os EIM que associam-se à AVC ou a episódios *stroke-like* encontram-se listados na Tabela 19.24.

Distúrbios de movimento

Distúrbios de movimento em pacientes com EIM quase sempre associam-se a sinais neurológicos secundários a disfunções de diferentes partes do encéfalo (Tabelas 19.25 e 19.26).[85]

Miopatia

Os EIM que cursam com miopatia, frequentemente, resultam de defeitos do metabolismo energético, ou seja, do glicogênio e da glicólise, do metabolismo lipídico ou do metabolismo mitocondrial (Figuras 19.10 a 19.12 e Tabelas 19.27 a 19.29).[1]

Tabela 19.24 EIM associados à AVC ou episódios *stroke-like*.[1]

Homocistinúria

Doença de Fabry

Acidemia orgânicas
- Propiônica
- Metilmalônica
- Isovalérica
- Glutárica tipo I
- Glutárica tipo II

Deficiência de ornitina transcarbamilase

MELAS

Distúrbio congênito da glicosilação tipo Ia

Seção 3 ■ Doenças e Síndromes Neurológicas

Tabela 19.25 EIM em que o quadro de ataxia crônica progressiva é proeminente.

Doença	Subtipos	Herança/ Incidência	Gene, região cromossômica	Idade de início	Dados clínicos sugestivos	Defeito básico e exames complementares
Ataxia com deficiência isolada familial de vitamina E[86] #277460		AR	*TTPA*, 8q13.1-q13.3	Pré-escolares, escolares e adolescentes	Quadro clínico muito semelhante à ataxia de Friedreich; ataxia espinocerebelar, arreflexia e alteração da propriocepção consciente; reflexo cutaneoplantar em flexão; retinose pigmentar e xantelasmas cutâneos possíveis.	Níveis séricos aumentados de colesterol, triglicerídeos e β-lipoproteína. Níveis séricos extremamente diminuídos de vitamina E (α-tocoferol). Sequenciamento do gene *TTPA* (codifica a síntese da proteína hepática transferidora de α-tocoferol).
Abetalipoproteinemia (síndrome de Bassen-Kornzweig)[87] #200100		AR	*MTTP*, 4q22-q24	Lactentes (início da esteatorreia); o quadro neurológico, usualmente, manifesta-se dos 2 aos 17 anos	Muitas das manifestações dessa doença são secundárias ao déficit de absorção de vitamina E. Ataxia espinocerebelar, arreflexia e alteração da propriocepção consciente; reflexo cutaneoplantar em flexão; esteatorreia, déficit pôndero-estatural, anemia, acantocitose, retinose pigmentar; neuropatia periférica desmielinizante.	Níveis séricos diminuídos de triglicerídeos, vitamina E e colesterol (secundário à ausência de lipoproteínas que contém apolipoproteína B – quilomícrons, VLDL e LDL).; Ausência de apolipoproteína B no plasma. Sequenciamento do gene *MTP* (codifica a síntese da proteína microssomal transferidora de triglicerídeos).
Gangliosidose GM1[88]	Tipo II Forma infantil tardia #230600	AR	*GLB1*, 3p21.33	De 7 meses a 3 anos	Involução neurológica, epilepsia (50% dos casos – epilepsia mioclônica progressiva), envolvimento esquelético localizado (platiespondilia leve e aplainamento das asas dos ilíacos), atrofia óptica; sobrevida até a idade escolar.	Mielograma: histiócitos azul-marinho. Deficiência de β-galactosidase, demonstrada em leucócitos ou fibroblastos.
	Tipo III Forma do adulto #230650			De 3 a 30 anos	Envolvimento esquelético localizado (platiespondilia leve, acunhamento anterior das vértebras lombares e aplainamento das asas dos ilíacos); distonia, disartria e distúrbios da marcha; deficiência intelectual leve.	Mielograma: macrófagos espumosos. Deficiência de β-galactosidase, demonstrada em leucócitos ou fibroblastos.

(*Continua*)

Tabela 19.25 (*Continuação*) EIM em que o quadro de ataxia crônica progressiva é proeminente.

Doença	Subtipos	Herança/ Incidência	Gene, região cromossômica	Idade de início	Dados clínicos sugestivos	Defeito básico e exames complementares
Gangliosidose GM2 Doença de Tay-Sachs[24] #272800	Forma juvenil	AR (maior incidência em judeus Ashkenazi)	*HEXA*, 15q23-q24	Pré-escolares, escolares e adolescentes	Ataxia crônica progressiva, síndrome extrapiramidal; a perda da visão ocorre tardiamente e apenas em alguns pacientes; não há mácula retiniana vermelho-cereja; pode apresentar fenótipo de epilepsia mioclônica progressiva.	Deficiência de hexosaminidase A, demonstrada em leucócitos ou fibroblastos.
Galactosialidose[89] #256540	Forma juvenil	AR (sobretudo em japoneses)	*CTSA*, 20q13.1	Escolares e adolescentes (usualmente após 10 anos de idade)	Opacidade corneana, mácula vermelho-cereja, epilepsia mioclônica progressiva, deficiência intelectual, demência e angioqueratomas.	Níveis aumentados de sialiloligossacarídeos na urina. Deficiência de neuraminidase e de β-galactosidase, demonstrada em leucócitos ou fibroblastos.
Leucodistrofia metacromática (MLD) com deficiência de arilsulfatase A[29] #250100	Forma juvenil	AR 1/40.000 a 1/100.000 (forma infantil tardia)	*ARSA*, 22q13.31 - qter	De 5a 12 anos	Pode iniciar-se com sinais motores ou cognitivos.	ENMG: polineuropatia periférica desmielinizante; hiperproteinorraquia. Sulfatídeos urinários aumentados. Deficiência de arilsulfatase A, demonstrada em leucócitos ou fibroblastos.
Leucodistrofia de células globoides (doença de Krabbe) com deficiência de galactocerebrosidase #245200	Forma de início tardio[90]	AR 1/100.000 (forma infantil)	*GALC*, 14q31	Escolares, adolescentes e adultos jovens	Paresia espástica lentamente progressiva; amaurose; polineuropatia periférica.	ENMG: polineuropatia periférica desmielinizante; hiperproteinorraquia (pode não estar presente na forma de início tardio). Deficiência de galactocerebrosidase, demonstrada em leucócitos ou fibroblastos.
Doença de Refsum[91] #266500	Forma adulta	AR	*PEX7*, 6q22-q24 *PHYH*, 10pter-p11.2	Escolares, adolescentes e adultos jovens	Neuropatia periférica, surdez neurossensorial, retinose pigmentar, catarata, ictiose; displasia epifisária múltipla.	Hiperproteinorraquia (dissociação proteíno-citológica). Níveis plasmáticos elevados de ácido fitânico. Deficiência da oxidase do ácido fitânico, demonstrada em fibroblastos.

Doença de Niemann-Pick tipo C[39] #257220/#607625	Forma infantil tardia ou juvenil	AR 1/150.000	*NPC1*, 18q11-q12 *NPC2*, 14q24.3	De 2 a 4 anos	Epilepsia (sobretudo, mioclonias), ataxia, involução neurológica (principalmente, da linguagem), espasticidade, demência, movimentos involuntários e alterações psiquiátricas; paralisia do olhar conjugado vertical e mácula vermelho-cereja; hepatoesplenomegalia é frequente.	A comprovação laboratorial é difícil. Presença de histiócitos azul-marinho e macrófagos espumosos no mielograma. Atividade da esfingomielinase encontra-se geralmente normal ou levemente reduzida.
	Forma do adulto			Adolescentes e adultos	Quadro clínico semelhante ao descrito acima.	Níveis reduzidos das taxas de esterificação do colesterol em cultura de fibroblastos. As células tendem a corar-se fortemente com o uso do corante filipina, em razão do conteúdo aumentado de colesterol. Sequenciamento genético útil para o diagnóstico.
Acidúria L-2-hidroxiglutárica[82] #236792		AR	*L2HGDH*, 14q22.1	Lactentes e pré-escolares	Ataxia, epilepsia, transtornos do movimento (distonia, coreia), deficiência intelectual, sinais piramidais; nistagmo, atrofia óptica e perda auditiva; risco aumentado para neoplasias cerebrais.	Neuroimagem: leucoencefalopatia subcortical cavitante. Níveis plasmáticos elevados de lisina. Níveis elevados do ácido L2-hidroxiglutárico no plasma, na urina e no líquor.
Doenças mitocondriais	Ver Tabela 19.39.					
Lipofuscinoses ceroides neuronais	Ver Tabela 19.35.					

Tabela 19.26 EIM em que o quadro de distonia, coreoatetose e/ou síndrome parkinsoniana são proeminentes.

Doença	Subtipos	Herança/ Incidência	Gene, região cromossômica	Idade de início	Dados clínicos sugestivos	Defeito básico e exames complementares
Acidúria glutárica tipo I[92] #231670		AR 1/100.000	*GCDH*, 19p13.2	De 1 a 4 anos	Atraso no desenvolvimento (muitas vezes simulando paralisia cerebral) ou desenvolvimento normal quando, na vigência de uma infecção ou imunização, a criança apresenta quadro de encefalopatia aguda, podendo haver acidose metabólica; distonia, coreoatetose e macrocefalia progressiva. Tratamento:[94] • dieta com restrição de lisina (reduzir o acúmulo de metabólitos tóxicos: ácido glutárico; ácido 3-hidroxiglutárico e glutaril-CoA); • suplementação de carnitina (100 mg/kg/dia 0 a 6 anos/30 mg/dia a 50 mg/kg/dia acima dos 6 anos).	IRM de crânio: atrofia cortical frontotemporal com exposição da ínsula. Marcado aumento da excreção urinária de ácido glutárico e 3-hidroxiglutárico. Deficiência da glutaril-CoA desidrogenase, demonstrada em leucócitos ou fibroblastos.
Síndrome de Lesch-Nyhan[93] #300322		XR	*HPRT*, Xq26-q27.2	Durante o primeiro ano de vida	Atraso no desenvolvimento (muitas vezes simulando paralisia cerebral), deficiência intelectual, coreoatetose, distonia, comportamento automutilante; epilepsia em 50% dos pacientes; litíase urinária de ácido úrico.	Níveis séricos elevados de ácido úrico. Níveis urinários elevados de ácido úrico. Relação ácido úrico urinário/ creatinina plasmática > 3: 1. Deficiência da hipoxantina: guanina fosforibosiltransferase, demonstrada em leucócitos ou fibroblastos.

| Doença de Wilson[79] #277900 | AR 1/30.000 | *ATP7B*, 13q14.3-q21.1 | De lactentes à fase adulta | Transtornos do movimento (sobretudo distonia), demência, disartria, sialorreia e disfagia; hepatopatia (desde hepatite fulminante até cirrose hepática); anemia hemolítica Coombs-negativa; disfunção tubular renal; anéis de Kayser-Fleischer. Forma de predomínio hepático: < 10 anos Forma de predomínio neurológico: > 10 anos Tratamento:[95] • D-penicilamina: dose máxima de 20 mg/kg/dia reduzindo em 25% da dose com a estabilização do quadro clínico (10% a 20% dos pacientes podem experimentar deterioração neurológica no início do tratamento); • trientina: dose máxima de 20 mg/kg/dia reduzindo em 25% da dose com a estabilização do quadro clínico. (10% a 15% dos pacientes podem experimentar deterioração neurológica no início do tratamento e sua dose deve ser diminuída antes de procedimentos cirúrgicos); • zinco: em adultos a dose é de 50 mg de Zn elementar 3 vezes ao dia; • tetratiomolibidato: experimental nos EUA e no Canadá. | Redução dos níveis séricos de ceruloplasmina. Aumento dos níveis séricos e urinários de cobre. Bicarbonatúria, glicosúria, proteinúria, fosfatúria e aminoacidúria. Sequenciamento do gene *ATP7B*. |
| Doenças da neurotransmissão monoaminérgica | Ver Tabelas 19.41 e 19.42 | | | | |

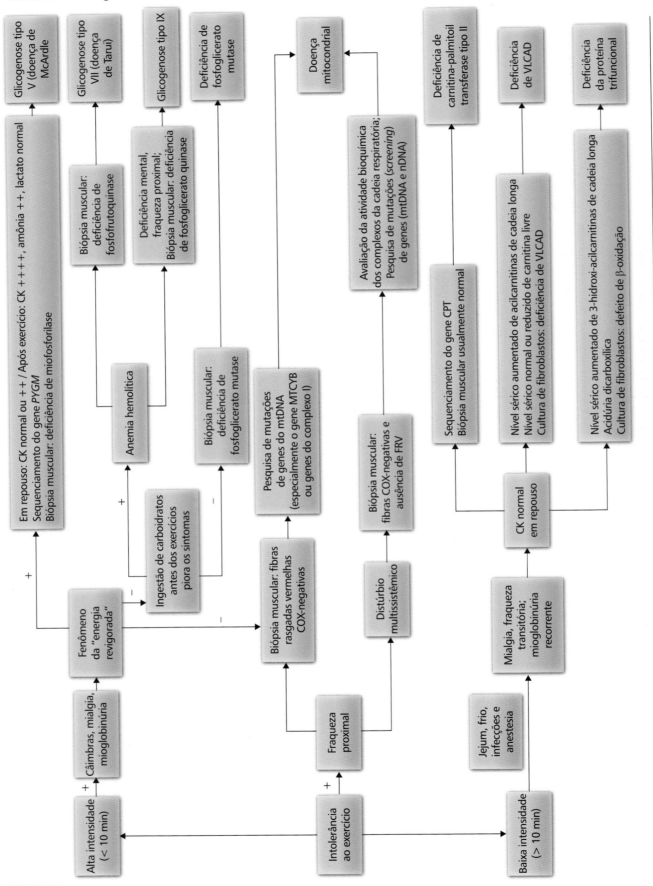

Figura 19.10 Diagnóstico diferencial das miopatias metabólicas que cursam com intolerância a exercício físico.[96]

Tabela 19.27 Glicogenoses.

Doença	Subtipos	Herança/ Incidência	Gene, região cromossômica	Idade de início	Dados clínicos sugestivos	Defeito básico e exames complementares
Glicogenose tipo 0[97] #611556	Forma hepática	AR	GYS2, 12p12.2	De recém-nascidos à fase adulta	Crises epilépticas; hipoglicemia neonatal; hipoglicemia durante o jejum; hipercetonemia durante o jejum; hiperglicemia e hiperlactatemia após refeições; existem pessoas assintomáticas ou oligossintomáticas.	Biópsia hepática: moderada redução da quantidade de glicogênio armazenada nos hepatócitos. Deficiência de glicogênio sintetase, demonstrada em hepatócitos.
	Forma muscular		GYS1, 19q13.3	De pré-escolares a adolescentes	Cardiomiopatia e intolerância a exercícios físicos.	Biópsia muscular: ausência de glicogênio. Deficiência de glicogênio sintetase, demonstrada em miócitos.
Glicogenose tipo I #232200 Doença de Von Gierke	Ia[110, 111] #232200 Ib[112, 113] #232220	AR 1/100.000	G6PC, 17q21.31 SLC37A4, 11q23	Lactentes	Hipoglicemia; hepatomegalia (transaminases normais ou discretamente aumentadas) e abdome protuberante; hiperlipidemia, podendo levar à formação de xantomas e pancreatite; acidose láctica; hiperuricemia; glomeruloesclerose segmentar e focal e nefromegalia; fácies de boneca e déficit pôndero-estatural.	Biópsia hepática: acúmulo de glicogênio e de lipídeos. Deficiência do sistema multienzimático glicose-6-fosfatase, demonstrada em hepatócitos. Sequenciamento genético útil para o diagnóstico.
Glicogenose tipo II #232300 Doença de Pompe[102,103]	Forma infantil clássica	AR 1/40.000	GAA, 17q25.2-q25.3	Primeiro mês de vida	Hipotonia, fraqueza muscular generalizada, disfagia e dispneia; cardiomegalia e cardiomiopatia hipertrófica; déficit pôndero-estatural; hipoacusia.	CK: elevada, podendo chegar a 2.000 U/L; entretanto, pode estar normal na forma de início tardio, sobretudo em adultos.
	Forma infantil não clássica			Primeiro ano de vida	Atraso no desenvolvimento motor e/ou fraqueza muscular lentamente progressiva; cardiomegalia pode estar presente; entretanto, não é a causa principal de morbidade.	Oligossacarídeos urinários: elevação de certos tetrassacarídeos é altamente sensível; porém, pouco específica. Biópsia muscular: acúmulo de glicogênio.
	Forma de início tardio			De pré-escolares à fase adulta	Fraqueza muscular proximal; insuficiência respiratória; ausência de comprometimento cardíaco.	Deficiência da α-glicosidase, demonstrada em gotas de sangue secas (cromatografia de massa em tandem); o resultado deve ser confirmado em fibroblastos ou pelo sequenciamento genético.

(Continua)

Tabela 19.27 (*Continuação*) Glicogenoses.

Doença	Subtipos	Herança/ Incidência	Gene, região cromossômica	Idade de início	Dados clínicos sugestivos	Defeito básico e exames complementares
Glicogenose tipo II Doença de Pompe[102,103] #232300	Forma de início tardio			De pré-escolares à fase adulta		Tratamento por meio de terapia de reposição enzimática com administração de alglucosidade-alfa 20 mg/kg, quinzenalmente.[106]
Glicogenose tipo III[104] #232400 Doença de Cori Doença de Forbes	IIIa	AR 1/100.000	*AGL*, 1p21	Pré-escolares ou escolares	Hepatomegalia (pode ser assintomática), associada à hipoglicemia cetótica durante o jejum, hiperlipidemia e elevação das transaminases; cardiomiopatia hipertrófica; miopatia esquelética torna-se evidente a partir da terceira ou quarta décadas de vida.	Biópsia hepática: acúmulo de glicogênio, com fibrose interlobular; a esteatose hepática é menos intensa do que a observada na glicogenose tipo I. Deficiência da enzima desramificadora do glicogênio, demonstrada em hepatócitos ou miócitos. Sequenciamento genético útil para o diagnóstico.
	IIIb				Envolvimento hepático isolado.	
Glicogenose tipo IV[105] #232500 Doença de Andersen	Forma hepática clássica	AR	*GBE1*, 3p12	Lactentes	Cirrose hepática com acúmulo de glicogênio.	Formas hepáticas: biópsia hepática mostra acúmulo de glicogênio, apresentando ainda agregados fibrilares de glicogênio característicos na microscopia eletrônica. Sinais de fibrose e cirrose hepática são invariavelmente encontrados nas formas hepáticas clássicas.
	Forma hepática não pro-gressiva			Pré-escolares e escolares	Disfunção hepática, mas sem insuficiência hepática; observa-se acúmulo de glicogênio e fibrose hepática; entretanto, não há evolução para cirrose.	
	Forma neu-romuscular perinatal fatal			Congênita	Hidropsia fetal, hipotonia grave e artrogripose múltipla. Corresponde ao acrônimo FADS (*fatal akinesia deformation sequence*) caracterizado por múltiplas contraturas, hidropsia fetal, disfunção cardíaca e óbito perinatal.	Formas musculares: CK elevada, biópsia muscular com presença de material PAS positivo diastase negativo (coloração por ácido periódico de Schiff útil para a detecção de polissacarídeos complexos, que incluem glicogênio, mucoproteínas, glicoproteínas e glicolípides, tingindo-os de vermelho). O glicogênio é diastase negativo, pois é resistente à digestão por alfa amilase.
	Forma neu-romuscular congênita			Congênita	Hipotonia grave, cardiomiopatia dilatada, hipotrofia muscular e fraqueza	Deficiência da enzima desramificadora do glicogênio demonstrada em fibroblastos.
	Forma neu-romuscular da criança			Pré-escolares e escolares	Hipotonia generalizada, hipotrofia, cardiomiopatia dilatada	Sequenciamento genético útil para o diagnóstico

				Adultos jovens	Miopatia isolada com fraqueza proximal.	Em casos geneticamente confirmados, o diagnóstico pré-natal pode ser realizado através de análise de DNA do vilo corial ou por meio da cultura de células amnióticas.
Glicogenose tipo V[107] #232600 Doença de McArdle	Forma neuromuscular do adulto					
	Forma rapidamente progressiva	AR	PYGM 11q13	Recém-nascidos	Insuficiência respiratória, fraqueza e hipotonia generalizada, detectada logo após o nascimento.	Deficiência da enzima miofosforilase demonstrada em miócitos.
	Forma clássica			Adolescência e segunda década de vida	Intolerância a exercícios físicos, fadiga, mialgia, câimbras musculares e mioglobinúria. Pacientes experimentam o fenômeno da "energia revigorada" (retorno à atividade física com melhora da mialgia após breve descanso e interrupção da atividade física). Tratamento: ingestão de 75 g de sacarose 30 a 40 min antes da realização de atividade física levou à melhora na tolerância a exercícios físicos em 12 pacientes com doença de McArdle, podendo ainda proteger contra a rabdomiólise induzida por atividade física.[109]	Teste isquêmico do antebraço (prova de McArdle): puncionar a veia antecubital e instalar um manguito acima do cotovelo do membro puncionado, mantendo-o insuflado na pressão arterial média. Em seguida, solicitar ao paciente que segure a pera de outro manguito, parcialmente insuflado, com a mão do braço puncionado, apertando-a 30 a 60 ×/min durante 2 min. Em pacientes com doença de McArdle, o nível de lactato venoso (medidos 2, 5, 10 e 15 min após o término do exercício) mantém-se estável, surgindo ainda sinais de mialgia e câimbras durante a realização do teste. Biópsia muscular mostra níveis de glicogênios normais ou aumentados. Sequenciamento genético útil para o diagnóstico.
Glicogenose tipo VI[108] #232700 Doença de Hers	—	AR	PYGL 11q21-q22	Lactentes	Retardo no crescimento, hepatomegalia proeminente, hipoglicemia leve a moderada. Músculos cardíacos e esqueléticos não são afetados. Patologia com excelente prognóstico; as alterações clínicas e laboratoriais normalizam-se com o tempo. Adultos são assintomáticos.	Deficiência da enzima glicogênio fosforilase, demonstrado em eritrócitos, leucócitos e hepatócitos. O resultado deve ser confirmado com o sequenciamento genético.

(Continua)

Tabela 19.27 (*Continuação*) Glicogenoses.

Doença	Subtipos	Herança/ Incidência	Gene, região cromossômica	Idade de início	Dados clínicos sugestivos	Defeito básico e exames complementares
Glicogenose tipo VII[107] #232800 Doença de Tarui	Forma clássica	AR	*PFK,* 12q13	De pré-escolares à fase adulta	Tipicamente caracterizado por fadiga, câimbras musculares e intolerância a exercícios físicos. Nota-se piora dos sintomas com a administração de alimentação rica em carboidratos ou glicose antes da atividade física. Presença frequente rabdomiólise e mioglobinúria.	CK usualmente elevada. Deficiência da enzima fosfofrutoquinase demonstrada em eritrócitos e miócitos. Sequenciamento genético útil para o diagnóstico.
	Forma infantil ra-pidamente progressiva			Lactentes	Fraqueza muscular, epilepsia, cegueira cortical com opacificação de córnea e óbito aos 7 meses de vida por insuficiência respiratória.	
Glicogenose tipo IX[108]	IXa1 #306000 IXa2 #306000	XR	*PHKA2,* Xp22.2, p22.1	Lactentes	Forma de glicogenose mais leve, caracterizada por hepatomegalia, retardo no crescimento, elevação das transaminases hepáticas, hipercolesterolemia e hipertrigliceridemia. As alterações clínicas e bioquímicas tendem a desaparecer com a idade sendo a maioria dos adultos assintomáticos.	Glicogenose tipo IXa1: ausência da atividade da enzima fosforilase quinase em hepatócitos e eritrócitos. Glicogenose tipo IXa2: ausência de atividade da enzima fosforilase quinase em hepatócitos, porém atividade normal em eritrócitos. Glicogenose tipo IXd: biópsia muscular demonstra acúmulo de glicogênio e inclusões paracristalinas mitocondriais.
	IXb #261750	AR	*PHKB,* 16q12-q13		Baixa estatura, hepatomegalia, diarreia, hipotonia e fraqueza moderada.	Deficiência da enzima fosforilase quinase demonstrada em hepatócitos e miócitos.
	IXc #613027	AR	*PHKG2,* 16p12.1-p11.2		Retardo no crescimento durante a infância com recuperação até a idade adulta, hepatoesplenomegalia, podendo haver desenvolvimento de fibrose hepática e cirrose. Hipotonia com atraso no desenvolvimento neurológico. Alteração das enzimas hepática, hipertrigliceridemia e acidose lática. Alterações laboratoriais podem melhorar com a idade.	Sequenciamento genético útil para o diagnóstico.

	IXd #300559	XR	PHKA1, Xq13		Fraqueza muscular e atrofia muscular. Intolerância a exercícios físicos, mialgias e câimbras musculares após atividade física. Mioglobinúria.	
Glicogenose tipo X[107] #261670	—	AR	PGAM2, 7p13-p12.3	De pré-escolares a adolescentes	Mioglobinúria, podendo evoluir para falência renal. Câimbras musculares, intolerância a exercícios físicos, rabdomiólise.	Elevação dos níveis plasmáticos de CK. Biópsia muscular com presença de material PAS positivo. Deficiência da enzima fosfoglicerato mutase em miócitos.
Glicogenose tipo XI[107] #612933	—	AR	LDHA, 11p15.4	Lactentes	Mioglobinúria, podendo evoluir para falência renal. Lesões de pele eritematosas. Câimbras musculares, mialgias, intolerância a exercícios físicos, rabdomiólise.	Elevação de níveis séricos de CK, lactato e piruvato. Diagnóstico confirmado por sequenciamento genético.
Glicogenose tipo XII[107]#611881	—	AR	ALDOA, 16p11.2	Lactentes	Sintomas, predominantemente, miopáticos caracterizados por fraqueza e fadiga muscular. Associado à anemia hemolítica hereditária. Episódios de anemia, icterícia e rabdomiólise durante intercorrência infecciosa.	Deficiência de aldolase A em eritrócitos. Sequenciamento genético útil para o diagnóstico.
Glicogenose tipo XIII[110] #612932	—	AR (em heterozigose)	ENO3, 17pter-p12	Um caso relatado (47 anos de idade)	Intolerância a exercícios físicos, mialgias.	Elevação de níveis plasmáticos de CK. Biópsia muscular: acúmulo de glicogênio. Deficiência de enolase demonstrada em miócitos.
Glicogenose tipo XIV[107] #232500	—	AR (em heterozigose)	PGM1, 1p31	Um caso relatado (35 anos de idade)	Episódios recorrentes de câimbras musculares, episódios de rabdomiólise.	Biópsia muscular: acúmulo de glicogênio. Deficiência de fosfoglicomutase demonstrada em miócitos.
Glicogenose tipo XV[111] #613507	—	AR (em heterozigose)	GYG1, 3q24-25.1	Um caso relatado (27 anos de idade)	Arritmias cardíacas, fraqueza proximal.	Biópsia muscular com depleção de glicogênio. Diagnóstico confirmado por sequenciamento genético.

Tratado de Neurologia Infantil

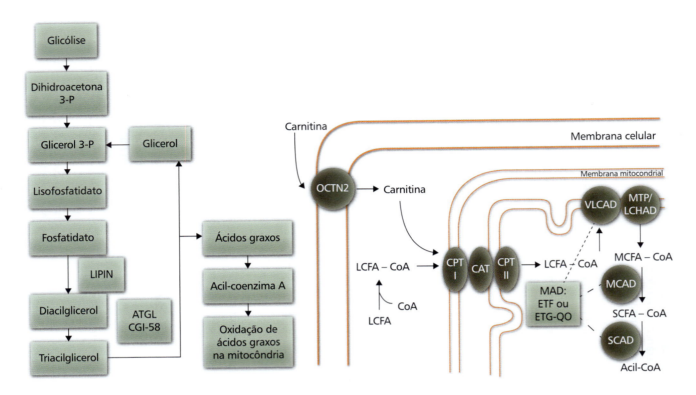

Figura 19.11 Resumo do metabolismo dos lipídeos. LIPIN: Ácido fosfatídico fosfatase; ATGL: Adiposo-triglicéride lipase; CGI58: Ativador do ATGL; OCTN2: Transportador de carnitina da membrana plasmática sódio-dependente; LCFA: Ácidos graxos de cadeia longa; CPTI: Carnitina palmitoiltransferase I; CAT: Carnitina acilcarnitina translocase; CPTII: Carnitina palmitoiltransferase II; MAD: Acil-CoA desidrogenase múltipla; VLCAD: Acil-CoA desidrogenase de cadeia muito longa; MTP: Proteína mitocondrial trifuncional; LCHAD: 3-Hidroxiacil-CoA desidrogenase de cadeia longa; MCFA: Ácidos graxos de cadeia média; MCAD: Acil-CoA desidrogenase de cadeia média; SCFA: Ácidos graxos de cadeia curta; SCAD: Acil-CoA desidrogenase de cadeia curta.

Tabela 19.28 Miopatias com depósito de lipídeos.

Doença	Subtipos	Herança/ Incidência	Gene, região cromossômica	Idade de início	Dados clínicos sugestivos	Defeito básico e exames complementares
Deficiência de ácido fosfatídico fosfatase[112] #268200	—	AR	*LPIN1*, 2p25.1	De lactentes à idade pré--escolar	Episódios recorrentes de rabdomiólise, fraqueza muscular, mialgias, hiporreflexia e mioglobinúria. No intervalo entre os episódios, o desenvolvimento é normal.	CK elevada entre 20.000 e 450.000 U/L Biópsia muscular mostra moderado acúmulo de lipídeos.
Doença de acúmulo de lipídeos neutros com miopatia[113]#610717	—	AR	*PNPLA2*, 11p15.5	Primeiro ano de vida	Atraso no desenvolvimento motor, com fraqueza muscular de progressão muito lenta, sendo muitas vezes notada em torno da segunda ou terceira década de vida. Fraqueza muscular predominantemente distal. Cardiomiopatia dilatada e arritmias.	Defeito básico na enzima ATGL, responsável pelos primeiros passos na hidrólise do triacilglicerol. Esfregaço de sangue periférico mostram vacúolos lipídicos. Biópsia muscular com acúmulo maciço de lipídeos.
Doença de acúmulo de lipídeos neutros com ictiose – síndrome de Chanarin-Dorfmann[114] #275630	—	AR (maior incidência no oriente médio)	*ABHD5*, 3p21.33	Recém-nascidos	Perda auditiva neurossensorial, orelhas pequenas. Catarata subcapsular, nistagmo e estrabismo. Hepatomegalia e esteatose hepática. Fraqueza muscular, miopatia, ataxia e deficiência intelectual. Eritrodermia ictiosiforme congênita nãobolhosa, alopécia difusa.	Defeito básico no ativador proteico CGI-58 importante nos primeiros passos da hidrólise do triacilglicerol. Presença de acúmulo de lipídeos em queratinócitos basais e granulócitos.
Deficiência sistêmica primária de carnitina[115] #212140	Forma infantil precoce	AR 1/40.000-1/100.000	*SLC22A5*, 5q31.1	Lactentes	Episódios de encefalopatia hipoglicêmica hipocetótica, associada à hepatomegalia e elevação de transaminases e hiperamonemia. Episódios agudos de letargia, encefalopatia, coma e síndrome de Reye associados a hipoglicemia.	Defeito básico no transporte de carnitina por meio da membrana plasmática, impedindo a entrada dos ácidos graxos de cadeia longa na matriz mitocondrial, que leva à depleção de carnitina por meio da urina.

Erros Inatos do Metabolismo

(Continua)

Tabela 19.28 (Continuação) Miopatias com depósito de lipídeos.

Doença	Subtipos	Herança/Incidência	Gene, região cromossômica	Idade de início	Dados clínicos sugestivos	Defeito básico e exames complementares
Deficiência sistêmica primária de carnitina[115] #212140	Forma cardiomiopática	AR 1/40.000-1/100.000	SLC22A5, 5q31.1	Pré-escolares	Cardiomiopatia e fraqueza muscular progressivas. O quadro pode se iniciar por insuficiência cardíaca rapidamente progressiva. Cardiomegalia, insuficiência cardíaca congestiva. Hepatomegalia, esteatose hepática. Fraqueza muscular, hipotonia. Atraso no desenvolvimento neurológico secundário e fraqueza muscular.	Achados laboratoriais: elevação de enzimas hepáticas, níveis baixos de carnitina sérica, em músculos, fígado e tecido cardíaco. Elevação de carnitina urinária. Biópsia muscular mostra depósito de lipídeos. Deficiência no acúmulo de carnitina, demonstrado em tecido muscular, cardíaco, fibroblastos e linfócitos. É possível o diagnóstico neonatal por meio da demonstração de níveis baixos de carnitina livre por meio de espectrometria de massa.
Deficiência de carnitina palmitoiltransferase I[116] #255120	-	AR	CPT1A, 11q13	Lactentes (início antes dos 3 anos)	Cardiomegalia e arritmia cardíaca. Hepatomegalia. Hipotonia, letargia, epilepsia, coma e episódios recorrentes de encefalopatia. Sinais e sintomas precipitados por infecções, jejum ou doenças intercorrentes.	Achados laboratoriais: hiperamonemia leve a moderada, elevação dos níveis plasmáticos de CK e de transaminases. Carnitina plasmática e carnitina livre elevados. Atividade de carnitina palmitoiltransferase I deficiente em fibroblastos, hepatócitos e leucócitos. Sequenciamento genético útil no diagnóstico.
Deficiência de carnitina acilcarnitina translocase[117] #212138	-	AR	SLC25A20, 3p12.31	Recém-nascidos	Coma induzido por jejum, epilepsia. Cardiomiopatia, bradicardia, bloqueio atrioventricular, taquicardia ventricular, hipotensão.	Deficiência de carnitina acilcarnitina translocase detectada em fibroblastos. Hipertrofia ventricular detectado no eletrocardiograma, fração de ejeção cardíaca detectada em ecocardiograma.

Erros Inatos do Metabolismo

					Fraqueza muscular, episódios de apneia neonatal, parada cardiorrespiratória, hepatomegalia e insuficiência hepática.	Tratamento por meio de diálise peritoneal, nutrição enteral com dieta hipercalórica, hipoproteica e triglicerídeos de cadeia média.[119]	Hipocetose, hipoglicemia e hiperamonemia.
Deficiência de carnitina palmitoiltransferase II	Forma neonatal fatal[118] #608836	AR	CPT2, 1p32	Recém-nascidos	Oligodrâmnio como manifestação pré-natal.		Neuroimagem: ventriculomegalia, calcificações periventriculares, corpo caloso displásico ou ausente, polimicrogiria, defeitos de migração neuronal, cistos em núcleos da base.
					Hipotonia neonatal, letargia, epilepsia.		Acúmulo de lipídeos, demonstrado em tecido cardíaco, hepatócitos, rins (principalmente em túbulos proximais).
					Aspectos dismórficos: microcefalia, fronte ampla e proeminente, orelhas de implantação baixa, retrovertidas e com hélices malformadas, nariz bulboso, palato em ogiva, contraturas em joelhos e cotovelos, dedos longos, hálux com unhas hipoplásicas.		Biópsia muscular com depósito de lipídeos.
					Hepatomegalia, esteatose hepática macrovesicular, calcificações hepáticas.		Perfil de acilcarnitinas: acilcarnitinas de cadeia longa, tecidual e plasmático elevados. Níveis baixos de carnitina total e livre, tecidual e plasmático. Níveis elevados de ácidos graxos de cadeia longa, tecidual e plasmático.
					Rins policísticos, hidronefrose, parênquima renal displásico, insuficiência renal.		Hiperamonemia, aumento dos níveis de bilirrubina e de triglicerídeos.
					Cardiomegalia, miocárdio espessado, arritmias cardíacas, insuficiência respiratória.		Atividade da enzima carnitina palmitoiltransferase II extremamente diminuída (inferior a 10%) detectada em múltiplos tecidos.

(Continua)

Capítulo 19

Tabela 19.28 *(Continuação)* Miopatias com depósito de lipídeos.

Doença	Subtipos	Herança/ Incidência	Gene, região cromossômica	Idade de início	Dados clínicos sugestivos	Defeito básico e exames complementares
	Forma infantil[120] #600649			Lactentes (após 3 meses)	Cardiomegalia, insuficiência respiratória, hepatomegalia com esteatose hepática macrovesicular. Vômitos, letargia e epilepsia	Hiperamonemia, aumento dos níveis de CK e acilcarnitina de cadeia longa. Níveis baixos de carnitina total e livre (plasmático e tecidual).
					Sintomas precipitados por jejum e intercorrência infecciosa.	Atividade da enzima carnitina palmitoiltransferase II diminuída, detectada em fibroblastos.
	Forma de início[121] tardio #255110			Da adolescência à fase adulta.	Fraqueza muscular, câimbras musculares, mialgias e rabdomiólise, desencadeada por atividade física prolongada, mioglobinúria e insuficiência renal.	CK normal entre os episódios, carnitina plasmática e tecidual normal. Comprometimento da oxidação de ácidos graxos durante atividade física prolongada de baixa intensidade.
					Sintomas podem ser desencadeados por atividade física, jejum ou *stress* metabólico.	Atividade da enzima carnitina palmitoiltransferase II diminuída, detectada em fibroblastos.
					Tratamento com benzofibrato (200 mg/dia) em 6 pacientes adultos por 6 meses restaurou a capacidade de oxidação de ácidos graxos em células musculares e clinicamente promoveu diminuição da limitação nas atividades físicas e redução da mialgia.[123]	
Deficiência de acil-CoA desidrogenase de cadeia longa (*LCAD*)[122] *609576	—	AR	*ACADL*, 2q34-35	Lactentes	Cardiomiopatia hipertrófica, morte súbita. Hepatomegalia, esteatose hepática. Vômitos. Hipotonia, fraqueza muscular.	Hipoglicemia não cetótica, acidúria dicarboxílica. Níveis baixos de carnitina plasmática. Atividade da enzima acil-CoA desidrogenase de cadeia longa diminuída em fibroblastos, leucócitos e hepatócitos.

Deficiência de acil-CoA desidrogenase de cadeia média (*MCAD*)[124] #201450	—	AR 1/13.000	*ACADM*, 1p31.1		Forma mais comum de desordem no metabolismo de ácidos graxos. Hepatomegalia com esteatose hepática, vômitos. Letargia, epilepsia, coma, atraso no desenvolvimento neurológico quando não diagnosticado. Tratamento: reposição de L-carnitina, evitar jejum.[127]	Laboratório: acidose metabólica leve, hipoglicemia, hiperamonemia, elevação das enzimas hepáticas, diminuição nos níveis de carnitina plasmática. Acidúria dicarboxílica de cadeia média; acil-glicinúria. Atividade da enzima acil-CoA desidrogenase de cadeia média diminuída.
Deficiência de acil-CoA desidrogenase de cadeia curta (*SCAD*)[125] #201470	—	AR	*ACADS* 12q24.31	Recém-nascidos e lactentes	Falência crônica de crescimento, paresia da musculatura facial, oftalmoplegia externa progressiva (rara) e cardiomiopatia (rara), dificuldades alimentares, contraturas musculares. Hipotonia, fraqueza muscular, miopatia, atraso no desenvolvimento neurológico, atraso na aquisição da fala, letargia e epilepsia. Psicose (raro). Tratamento: reposição de L-carnitina.[127]	Quadros de descompensação metabólica, com episódios de acidose metabólica. Elevação nos níveis séricos de acilcarnitinas e butirilcarnitinas. Atividade da enzima acil-CoA desidrogenase de cadeia curta diminuída em fibroblastos, leucócitos e hepatócitos.
Deficiência de hidroxiacil-CoA desidrogenase de cadeia longa (*LCHAD*)[126] #609016	—	AR	*HADHA* 2p23.3	Recém-nascidos	Caracterizada pelo início precoce de cardiomiopatia, hipoglicemia, neuropatia e retinose pigmentar e morte súbita. Existe uma forte associação entre a LCHAD e o desenvolvimento de esteatose aguda na gravidez em mulheres heterozigotas, bem como desenvolvimento de síndrome HELLP (*Hemolysis, elevated liver enzymes and low platelet count*) quando carregam fetos afetados por LCHAD.	Excreção urinária de grandes quantidades de ácido 3-hidroxidicarboxílico durante a descompensação metabólica. Atividade da enzima 3-hidroxiacil-CoA de cadeia longa diminuída.

(*Continua*)

Tabela 19.28 (*Continuação*) Miopatias com depósito de lipídeos.

Doença	Subtipos	Herança/Incidência	Gene, região cromossômica	Idade de início	Dados clínicos sugestivos	Defeito básico e exames complementares
Deficiência de 3-hidroxilacil-CoA-desidrogenase.[128] #231530	—	AR	*HADHSC* 4q25	Recém-nascidos	Retardo do crescimento, miocardiopatia dilatada, miocardiopatia hipertrófica, necrose hepática, esteatose hepática, falência hepática fulminante. Dificuldades alimentares, hipotonia, crises epiléticas na vigência de epilepsia, encefalopatia hipoglicêmica, hipoglicemia hipocetótica.	Mioglobinúria, acidúria dicarboxílica. Diminuição da atividade da 3-hidroxilacil-CoA-desidrogenase em alguns tecidos (fígado, músculo, fibroblastos).
Deficiência múltipla de acil-CoA desidrogenase – acidúria glutárica tipo II[129] #231680	—	AR	*ETFA*, 15q23-q25 *ETFB*, 19q13.3-q13.4 *ETFDH*, 4q32-q35	Todas as idades	Forma neonatal com anomalias congênitas: frequentemente, prematuros apresentando hipoglicemia não cetótica grave, hipotonia, hepatomegalia e acidose metabólica grave nas primeiras 24 horas de vida. Frequentemente, apresentam rins displásicos e rins multicísticos. Dismorfismos faciais: orelhas de implantação baixa, fronte alta, hipertelorismo, hipoplasia da linha média da face, pé em "mata-borrão" e anormalidades na genitália externa. Óbito geralmente na primeira semana de vida.	Os genes *ETFA*, *ETFB* e *ETFDH* codificam as subunidades *alfa* e *beta* da flavoproteína transportadora de elétrons (ETF) e codificam a enzima ETF-coenzima Q oxirredutase. Essa disfunção leva ao comprometimento na oxidação de ácidos graxos. Achados laboratoriais: cromatografia de ácidos orgânicos na urina: elevação de ácidos dicarboxílicos (ácidos oxálico, malônico, subérico e adípico), ácido glutárico, ácido etilmalônico, ácido 2-hidroxiglutárico e elevação de conjugados da glicina. Análise de acilcarnitinas no sangue: elevação das subunidades C4-C18. Análise de fibroblastos: Anormalidades na análise de fluxo de oxidação de ácidos graxos. Anormalidades na análise de acilcarnitinas seguidas de incubação com ácido palmítico.

Análise molecular: diagnóstico definitivo.

Programas de triagem neonatal: Áustria, Bélgica, Hungria, Islândia, Portugal e Espanha.

Forma neonatal sem anomalias:

Apresentação nas primeiras 24 a 48h de vida com hipotonia, taquipneia, hepatomegalia, acidose metabólica e hipoglicemia hipocetótica.

Óbito ocorrendo nas primeiras semanas de vida ou após vários meses de vida, associados ao aparecimento de cardiomiopatia grave.

Forma leve ou de apresentação tardia:

pode se manifestar em qualquer idade com sintomas de miopatia crônica incluindo: intolerância a exercícios físicos, mialgia, fraqueza muscular e atrofia muscular.

Em um terço dos pacientes podem ocorrer sintomas agudos de descompensação metabólica: acidose metabólica, hipoglicemia, aumento das transaminases, rabdomiólise e elevação das enzimas musculares (CK). Episódios de descompensação podem ser desencadeados por: febre, episódios infecciosos, cirurgia, perda de peso, dietas hipocalóricas, ingestão alcoólica, uso de ácido valproico e gravidez.

(Continua)

Tabela 19.28 (*Continuação*) Miopatias com depósito de lipídeos.

Doença	Subtipos	Herança/ Incidência	Gene, região cromossômica	Idade de início	Dados clínicos sugestivos	Defeito básico e exames complementares
Deficiência muscular de Coenzima Q10	Forma primária 1 (COQ10D1)[130,131] #607426	AR	*COQ2* 4q21.22--q21.23	Recém--nascidos	Surdez neurossensorial, nistagmo, perda da visão, retinite pigmentosa. Cardiomiopatia hipertrófica. Falência hepática. Síndrome nefrótica, glomeruloesclerose. Fraqueza muscular progressiva, fadiga ao exercício físico. Encefalopatia, epilepsia, deficiência intelectual, ataxia cerebelar. Tratamento com reposição de coenzima Q10.	Alguns pacientes demonstram melhora clínica com suplementação oral com coenzima Q10. Exames laboratoriais: acidose lática, pancitopenia, aumento dos níveis séricos de CK, diminuição dos níveis de coenzima Q10 na musculatura esquelética, diminuição da atividade dos complexos de cadeia respiratória dependentes de coenzima Q10. IRM de crânio: atrofia cerebelar. Biópsia renal: mitocôndrias anormais nos podócitos renais. Biópsia muscular: *ragged red fibers* (fibras vermelhas rasgadas, acúmulo de lipídeos, níveis diminuídos de coenzima Q10. Diagnóstico realizado por análise molecular.
	Forma primária 2 (COQ10D2)[132] #614651	AR	*PDSS1* 10p12	Dois casos descritos (irmãos filhos de pais nãocon-sanguíneos de origem marroqui-na com 22 e 14 anos na data da descrição)	Obesidade, surdez de origem precoce, atrofia óptica. Valvulopatia cardíaca com regurgitação aórtica e mitral, hipertensão da artéria pulmonar. Livedo reticular. Deficiência intelectual leve, neuropatia periférica, arreflexia.	Exames laboratoriais: aumento no lactato sérico. Biópsia muscular: agregados mitocondriais, deficiência de coenzima Q10, diminuição da atividade dos complexos respiratórios I+III e II+III. Diagnóstico realizado por análise molecular.

Forma primária 3 (COQ10D3)[133] #614652	AR	*PDSS2* 6q21	Um paciente descrito (óbito aos 8 meses de idade)	Cegueira cortical, dificuldades alimentares. Síndrome nefrótica, edema. Hipotonia neonatal, epilepsia refratária, estado epiléptico, síndrome Leigh-símile	Exames laboratoriais: aumento dos níveis séricos de lactato, proteinúria. IRM de crânio: hipersinal bilateral em núcleos da base. Biópsia muscular: deficiência de coenzima Q10, diminuição da atividade dos complexos respiratórios II+III. Diagnóstico realizado por análise molecular.
Forma primária 4 (COQ10D4)[130] #612016	AR	*COQ8* 1q42	Recém- -nascidos	*Pés cavus, talus cavus.* Intolerância a exercícios físicos, hipotonia, fraqueza muscular proximal. Ataxia cerebelar, tremor (menos comum), mioclonias (menos comum), sinais piramidais (menos comum), atraso no desenvolvimento neurológico (em alguns pacientes), deficiência intelectual (em alguns pacientes), epilepsia (em alguns pacientes).	Suplementação oral com ubiquinona não leva à melhora clínica. Exames laboratoriais: acidose lática, aumento dos níveis de lactato sérico e no líquor. IRM de crânio: atrofia cerebelar. Biópsia muscular: deficiência de coenzima Q10, diminuição da atividade dos complexos respiratórios II+III e I+III, presença de agregados mitocondriais, presença de depósitos de lipídeos. Diagnóstico realizado por análise molecular.
Forma primária 5 (COQ10D5)[134] #614654	AR	*COQ9* 16p21	Um paciente descrito (óbito aos 2 anos de idade)	Microcefalia pós-natal, dificuldades alimentares. Hipertrofia ventricular (cardíaca), tubulopatia renal. Hipotonia, atraso global de desenvolvimento, epilepsia refratária, hipertonia, distonia, hiperreflexia, choro fraco.	Exames laboratoriais: acidose lática, aumento dos níveis séricos de lactato. IRM de crânio: atrofia cortical e cerebelar. Biópsia muscular: deficiência de coenzima Q10, diminuição da atividade dos complexos respiratórios II+III, presença de agregados mitocondriais, presença de depósitos de lipídeos. Diagnóstico realizado por análise molecular.

(*Continua*)

Tabela 19.28 (*Continuação*) Miopatias com depósito de lipídeos.

Doença	Subtipos	Herança/ Incidência	Gene, região cromossômica	Idade de início	Dados clínicos sugestivos	Defeito básico e exames complementares
	Forma primária 6 (COQ10D6)[135] #614650	AR	*COQ6* 14q24	Recém- -nascidos (rapida- mente pro- gressiva)	Surdez neurossensorial. Síndrome nefrótica, glomeruloesclerose segmentar focal, esclerose mesangial difusa (menos frequente). Epilepsia (pouco comum).	Tratamento com reposição oral de coenzima Q10 pode melhorar os sintomas clínicos. Exames laboratoriais: proteinúria. Diagnóstico realizado por análise molecular.
	Forma primária 7 (COQ10D7)[136] #616276	AR	*COQ4* 9q34	Do pré- natal a recém- nascidos (óbito nos primeiros dias de vida)	Retardo no crescimento intrauterino (alguns pacientes). Cardiovascular (alguns pacientes): bradicardia, cardiomiopatia hipertrófica, hipoplasia ventricular esquerda, ducto arterioso patente. Insuficiência respiratória neonatal. Dificuldades de deglutição. Escoliose (um paciente), hipotonia neonatal. Sistema nervoso (um paciente): encefalopatia epiléptica, regressão ou atraso no desenvolvimento neurológico, perda da deambulação, epilepsia. Polineuropatia sensitivo-motora (um paciente).	Exames laboratoriais: aumento dos níveis séricos de lactato, aumento dos níveis urinários de ácido 2-OH glutárico (alguns pacientes). IRM de crânio: hipoplasia cerebelar (um paciente). Biópsia muscular: diminuição da atividade na cadeia transportadora de elétrons, deficiência de coenzima Q10. Diagnóstico realizado por análise molecular.

Erros Inatos do Metabolismo

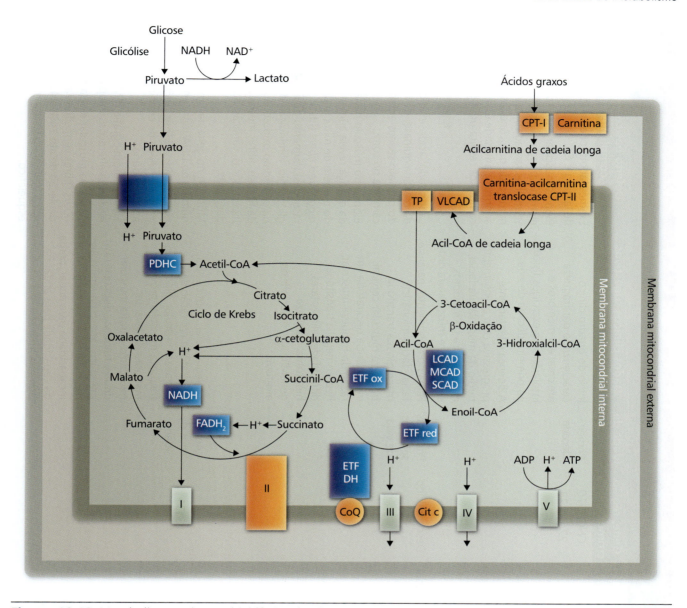

Figura 19.12 Metabolismo mitocondrial.[96] Os algarismos romanos se referem a enzimas da cadeia respiratória mitocondrial.

Abreviações: ADP: adenosina difosfato; ATP: adenosina trifosfato; CoA: coenzima A; CoQ: coenzima Q; CPT: carnitina palmitoil transferase; Cit c: citocromo C; DH: desidrogenase; ETF: flavoproteína transferidora de elétrons; LCAD: acil-CoA desidrogenase de cadeia longa; MCAD: acil-CoA desidrogenase de cadeia média; PDHC: complexo piruvato desidrogenase; SCAD: acil-CoA desidrogenase de cadeia curta; TCA: ácido tricarboxílico; TP: enzima trifuncional; VLCAD: acil-CoA desidrogenase de cadeia muito longa.

Tabela 19.29 Miopatias mitocondriais.

Doença	Subtipos	Herança/Incidência	Gene, região cromossômica	Idade de início	Dados clínicos sugestivos	Defeito básico e exames complementares
Miopatia mitocondrial isolada autossômica dominante[137,138] #616209	—	AD —	*CHCHD10* 22q11.23	Primeira década	Início do quadro clínico caracterizado por fraqueza proximal em membros e intolerância a exercícios físicos na primeira década de vida. A doença é lentamente progressiva com envolvimento tardio da musculatura facial, musculatura de membros superiores e musculatura distal.	Exames laboratoriais: elevação sérica de lactato e CK. Biópsia muscular e microscopia eletrônica: *ragged red fibers* (fibras vermelhas rasgadas), aumento no número de mitocôndrias com cristas anormais, atividade diminuída dos complexos respiratórios I, II e IV.
Miopatia mitocondrial transitória infantil[139] #500009	—	Mitocondrial	Desconhecido	Primeiras semanas de vida	Falha no crescimento, paralisia facial, fácies miopática, macroglossia transitória, fraqueza muscular cervical, insuficiência respiratória em razão da fraqueza muscular, hepatomegalia transitória, dificuldades alimentares, hipotonia, fraqueza generalizada, hiporreflexia, arreflexia.	Laboratório: acidose lática, aumento da creatina quinase, do lactato e do piruvato séricos e diminuição da carnitina no soro. Biópsia do músculo na fase aguda da doença revela aumento anormal do número de mitocôndrias, *ragged red fibers* (fibras vermelhas rasgadas), aumento de lipídeos e de glicogênio, diminuição da atividade da citocromo oxidase, aumento da fibrose, fibras musculares hipertróficas, variação no tamanho das fibras.
Síndrome de depleção do DNA mitocondrial tipo 2 (forma miopática)[140] #609560	—	AR	*TK2* 16q21	Aos 2 anos de idade	Diplegia facial, insuficiência respiratória em razão da fraqueza muscular, hipotonia, fraqueza muscular proximal, manobra do levantar miopático, atrofia muscular difusa, fraqueza muscular nos membros, atraso na aquisição das habilidades motoras, incapacidade para andar, perda da capacidade para andar na primeira infância.	Mutação no gene da timidina quinase no DNA mitocondrial. Laboratório: acidose lática, aumento sérico de creatina quinase, aminoacidúria. Eletroneuromiografia (EMG) evidencia alterações miopáticas. A biópsia muscular revela *ragged red fibers* (fibras vermelhas rasgadas), depleção de até 14% a 45% do DNA mitocondrial no tecido muscular esquelético.

Doença	Herança		Gene/Locus	Início	Manifestações clínicas	Achados
Miopatia mitocondrial e anemia sideroblástica[141] #600462	AR	—	*PUS1* 12q24.33	Infância tardia (de 8 a 14 anos de idade)	Atraso no crescimento, atraso no desenvolvimento puberal, microcefalia, micrognatia, palato ogival, palidez. Deficiência intelectual, intolerância a exercício físico, fraqueza muscular progressiva, atrofia muscular generalizada dos membros,	Diminuição da atividade dos complexos I a IV da cadeia respiratória mitocondrial. Mutação no gene da pseudouridina sintase-1. Laboratório: anemia sideroblástica, microcítica, hipocrômica. Há sideroblastos e siderócitos (corpos de Pappenheimer) no sangue periférico. Aumento sérico de lactato e de ferritina. Biópsia muscular revela inclusões lipídicas no retículo sarcoplasmático e na mitocôndrias, diminuição da atividade do citocromo c oxidase e inclusões mitocondriais paracristalinos. Acúmulo de ferro mitocondrial à microscopia eletrônica. Biópsia de medula óssea evidencia hiperplasia eritroide e sideroblastos em anel.
Miopatia mitocondrial e anemia sideroblástica tipo 2[142] . #613561	AR	—	*YARS2* 12p11.21	Na infância ou adolescência	Retardo no crescimento, nistagmo, ptose, estrabismo, miocardiopatia hipertrófica, insuficiência respiratória em razão da fraqueza muscular, hepatomegalia, disfagia, intolerância a exercício físico, fraqueza muscular progressiva, atrofia muscular generalizada.	Mutação do gene da tirosil-tRNA sintetase 2. Laboratório: acidose lática, anemia sideroblástica. Aumento do lactato sérico e alteração das enzimas hepáticas. Biópsia muscular: agregado mitocondrial subsarcolemal, *ragged red fibers* (fibras vermelhas rasgadas), diminuição da atividade da citocromo c oxidase e diminuição da atividade dos complexos I, III e IV da cadeia mitocondrial respiratória no tecido muscular.

(Continua)

Tabela 19.29 (Continuação) Miopatias mitocondriais.

Doença	Subtipos	Herança/ Incidência	Gene, região cromossômica	Idade de início	Dados clínicos sugestivos	Defeito básico e exames complementares
Deficiência do complexo 1 mitocondrial[143] #252010	—	Dominante ligada ao cromosso-mo X AR Mitocondrial	NDUFS2, 1q23.3 NDUFB3, 2q33.1 NDUFS1, 2q33.3 NDUFAF3, 3p21.31 NDUFS6, 5p15.33 NDUFS4, 5q11.2 NDUFAF2, 5q12.1 NDUFAF4, 6q16.1 NDUFB9, 8q24.13 NDUFS3, 11p11.2 NDUFV1, 11q13.2 FOXRED1, 11q24.2 NUBPL, 14q12 NDUFAF1, 15q15.1 NDUFV2, 18p11.22 NDUFA11, 19p13.3 NDUFAF5, 20p12.1 NDUFA1, Xq24	Do período neonatal à fase adulta	Sinais e sintomas encontrados: falência de crescimento, macrocefalia progressiva, surdez neurossensorial, nistagmo, palidez de disco óptico, estrabismo, ptose palpebral, cegueira, cardiomiopatia hipertrófica, insuficiência respiratória, falência hepática, vômitos, dificuldades alimentares. Atraso no desenvolvimento neurológico, regressão neurológica, hipotonia, letargia, hiporreflexia, epilepsia mioclônica, reflexo plantar em extensão.	Exames complementares: laboratório: acidose lática, hipoglicemia, elevação dos níveis de lactato no líquor. IRM de crânio: edema cerebral, leucodistrofia com leucoencefalopatia cavitante, lesões em tálamo, tronco cerebral, estriado, e cerebelo, atrofia cerebelar; Diminuição da atividade do complexo mitocondrial I.

| Deficiência do complexo II mitocondrial[144] #252011 | — | AR | SDAH, 5p15.33 SDHD, 11q23.1 SDHAF1, 19q13.12 | Primeiro ano de vida | Sinais e sintomas encontrados: baixa estatura, dificuldades de crescimento, ptose palpebral, oftalmoplegia, retinopatia pigmentar, atrofia óptica, nistagmo, comprometimento visual, cardiomiopatia hipertrófica, contraturas articulares. Hipotonia neonatal, fraqueza muscular, intolerância a exercício físico, regressão neurológica, espasticidade, hiperreflexia, reflexo plantar em extensão, ataxia, comprometimento cognitivo, distonia, crises mioclônicas, epilepsia, leucoencefalopatia progressiva. Tratamento: sugere-se tratamento com reposição de riboflavina. | Exames complementares: laboratório: acidose lática em momentos de descompensação; biópsia muscular: fibras rasgadas vermelhas, mitocondrias anormais com inclusões paracristalinas e inclusões lipídicas. Diminuição da atividade do complexo mitocondrial II. |
| Deficiência do complexo III mitocondrial tipo nuclear 1[145]#124000 | — | AR | BCS1L, 2q35 | Recém-nascidos | Sinais e sintomas encontrados: retardo de crescimento intrauterino e pós-natal, surdez, catarata (raro), tubulopatia renal, tubulopatia intersticial; hipotonia, fraqueza muscular, atraso no desenvolvimento neurológico, deficiência cognitiva, encefalopatia mitocondrial, hiperreflexia, espasticidade, epilepsia. | Exames complementares: laboratório: acidose lática, acidose metabólica, hipoglicemia, anormalidades de coagulação, alteração de função hepática, aminoacidúria; IRM de crânio: atrofia cortical e cerebelar, anormalidades na substância branca encontradas em tálamos, núcleos da base e região periventricular; biópsia hepática: fibrose, colestase, colangite, hepatosiderose, esteatose microvesicular, diminuição da atividade do complexo mitocondrial III em tecido hepático; biópsia muscular: fibras rasgadas vermelhas, diminuição da atividade do complexo mitocondrial III em tecido muscular, podendo a atividade dos outros complexos mitocondriais também se encontrarem diminuídas. Diagnóstico definitivo por análise molecular. |

(Continua)

Tabela 19.29 (*Continuação*) Miopatias mitocondriais.

Doença	Subtipos	Herança/incidência	Gene, região cromossômica	Idade de início	Dados clínicos sugestivos	Defeito básico e exames complementares
Deficiência do complexo III mitocondrial tipo nuclear 2[146,147]#615157	—	AR	*TTC19*, 17p12	Da infância à fase adulta	Sinais e sintomas encontrados: perda auditiva (um paciente), fraqueza muscular com atrofia; neurodegeneração progressiva, atraso no desenvolvimento neurológico, comprometimento cognitivo, podendo apresentar-se como regressão cognitiva, ataxia, apraxia, dismetria, distonia, disartria, tremores, hiperreflexia, reflexo plantar em extensão, paraparesia espástica; agressividade, comportamento obsessivo-compulsivo, depressão e psicose.	Exames complementares: IRM de crânio: atrofia cortical e atrofia olivopontocerebelar, elevação dos níveis de lactato cerebral; biópsia muscular: diminuição da atividade do complexo mitocondrial III em tecido muscular. Diagnóstico definitivo por análise molecular.
Deficiência do complexo III mitocondrial tipo nuclear 3[148]#615158	—	AR	*UQCRB*, 8q22.1	Infantil tardio	Sinais e sintomas encontrados. Hepatomegalia e fraqueza muscular transitória durante episódio de descompensação, desenvolvimento neurológico normal.	Exames complementares: laboratório: elevação de lactato sérico durante crise metabólica, hipoglicemia; diminuição da atividade do complexo mitocondrial III em tecido hepático e fibroblastos. Diagnóstico definitivo por análise molecular.
Deficiência do complexo III mitocondrial tipo nuclear 4[149]#615159	—	AR	*UQCRQ*, 5q31.1	Primeiro mês de vida	Sinais e sintomas encontrados: atraso no desenvolvimento neurológico, deficiência cognitiva grave, sinais extrapiramidais, distonia, atetose, hipotonia, hiperreflexia, atraso no desenvolvimento da fala.	Exames complementares: laboratório: elevação de lactato sérico; IRM de crânio: comprometimento de núcleos da base; biópsia muscular: diminuição da atividade do complexo mitocondrial III em tecido muscular. Diagnóstico definitivo por análise molecular.

Erros Inatos do Metabolismo

Doença		Herança	Gene, locus	Idade	Sinais e sintomas encontrados	Exames complementares
Deficiência do complexo III mitocondrial tipo nuclear 5[150] #615160	—	AR	UQCRC2, 16p12.2	Recém-nascidos	Sinais e sintomas encontrados: uma família relatada: pacientes apresentando acidose metabólica grave no período neonatal, associada à hiperamonemia e hipoglicemia. Dois dos três pacientes relatados apresentaram desenvolvimento neurológico normal apesar dos episódios de descompensação metabólica durante episódios infecciosos. Um dos pacientes apresentou quadro de taquipneia, hipotonia e dificuldades de sucção.	Exames complementares: diminuição da atividade do complexo mitocondrial III em fibroblastos (um paciente). Diagnóstico definitivo por análise molecular.
Deficiência do complexo III mitocondrial tipo nuclear 6[151] #615453	—	AR	CYC1, 8q24.3	Primeiro ano de vida	Sinais e sintomas encontrados: dois pacientes de diferentes famílias: ambos apresentavam episódios recorrentes de acidose lática e descompensação metabólica durante episódios de doença intercorrente. Um paciente do sexo masculino apresentou cetoacidose metabólica, acidose lática e hiperamonemia, enquanto a outra paciente, do sexo feminino, apresentou quadro mais grave com hipotonia, deterioração neurológico, resultando em coma.	Exames complementares: diminuição da atividade do complexo mitocondrial III em tecido hepático, muscular e fibroblastos. Diagnóstico definitivo por análise molecular.

(Continua)

Tabela 19.29 (*Continuação*) Miopatias mitocondriais.

Doença	Subtipos	Herança/ Incidência	Gene, região cromossômica	Idade de início	Dados clínicos sugestivos	Defeito básico e exames complementares
Deficiência do complexo III mitocondrial tipo nuclear 7[152]#615824	—	AR	*UQCC2*, 6p21.31	Recém--nascidos	Um caso relatado: paciente do sexo masculino apresentou no período neonatal quadro de acidose metabólica grave e evidências de acidose tubular renal. Apresentava, também, dismorfismos faciais (sinofris, prega epicântica, ponte nasal baixa, criptorquidia unilateral, polidactilia), atraso grave no desenvolvimento neurológico, hipotonia, atraso no desenvolvimento da linguagem, sintomas compatíveis com transtorno do espectro autista e comportamento agressivo.	Exames complementares: laboratório: elevação de lactato no líquor. diminuição da atividade do complexo mitocondrial III tecido muscular e fibroblasto. Diagnóstico definitivo por análise molecular.
Deficiência do complexo III mitocondrial tipo nuclear 8[153]#615838	—	AR	*LYRM7*, 5q23.3-q31.1	20 anos de idade	Sinais e sintomas encontrados: uma paciente relatada: desenvolvimento neurológico normal até os 20 meses de idade, quando iniciou quadro de fraqueza muscular rapidamente progressiva e tetraparesia espástica associada à anemia e acidose lática. Durante esse episódio de intercorrência infecciosa, apresentou dispneia grave, estridor laríngeo e quadro comatoso flutuante. Óbito aos 28 meses de idade.	Exames complementares: IRM de crânio: desmielinização e vacuolização da substância branca, atrofia cortical difusa e afilamento do corpo caloso. Diminuição da atividade do complexo mitocondrial III tecido muscular. Diagnóstico definitivo por análise molecular.
Deficiência do complexo III mitocondrial tipo nuclear 9[154]#616111	—	AR	*UQCC3*, 11q12.3	Recém--nascidos	Sinais e sintomas encontrados: uma paciente relatada, que apresentou desde o primeiro dia de vida quadro de hipotonia grave, dificuldades alimentares, hipoglicemia e acidose lática. Evoluiu com atraso no desenvolvimento neurológico e lactato sérico persistentemente	Exames complementares: Diminuição da atividade do complexo mitocondrial III tecido muscular e fibroblastos. Diagnóstico definitivo por análise molecular.

Deficiência do complexo IV mitocondrial[155,156] #220110	AR/ mitocondrial	COX20, 1q44 FASTKD2, 2q33.3 COX14, 12q13.12 APOPT1, 14q32.33 SCO1, 17p13.1 COX10, 17p12 TACO1, 17q23.3 PET100, 19p13.2 COX6B1, 19q13.12	Da infância à fase adulta	Quadro clínico extremamente heterogêneo, podendo variar desde uma miopatia isolada até doença multissistêmica grave. Sinais e sintomas encontrados: falência de crescimento, surdez neurossensorial, atrofia óptica, retinopatia pigmentar, ptose palpebral, cardiomiopatia hipertrófica, dificuldades respiratórias, disfunção hepática, hepatomegalia, disfunção tubular renal; fraqueza muscular, hipotonia, ataxia, sinais piramidais, epilepsia, deficiência cognitiva.	Exames complementares: Laboratório: elevação nos níveis de lactato no sangue e no líquor, proteinúria, glicosúria, aminoacidúria, hiperfosfatúria. IRM de crânio: lesões simétricas em núcleos da base compatíveis com síndrome de Leigh. Biópsia hepática mitocondrias anormais e inclusões lipídicas. Biópsia renal: diminuição da citocromo C oxidase. Diminuição da atividade da citocromo C oxidase muscular e em fibroblastos.
Deficiência mitocondrial trifuncional[157] #609015	AR	HADAHA, 2p23.3 HADAHB, 2p23.3	Do período intrauterino à fase adulta	Três apresentações clínicas principais: 1) neonatal rapidamente progressiva com óbito precoce; 2) início infantil com envolvimento hepático; e 3) infantil tardia ou na adolescência com quadro clínico mais arrastado, podendo apresentar miopatia isolada ou associada à neuropatia. Sinais e sintomas encontrados: recém-nascido pequeno para a idade gestacional, falência de crescimento, retinopatia pigmentar, cardiomiopatia dilatada, falência cardíaca, falência respiratória, disfunção hepática; hipotonia, fraqueza generalizada, miopatia de cinturas (pélvica e escapular) lentamente progressiva, dor muscular, rabdomiólise episódica, movimentos espontâneos pobres, atraso no desenvolvimento neurológico, axonopatia sensorial e motora.	Laboratório: acidose lática, hipoglicemia hipocetótica, elevação sérica de acilcarnitinas, hiperamonemia, mioglobinúria, anormalidades nas enzimas hepáticas. Diminuição da atividade das enzimas: 3-hidroxiacil-CoA desidrogenase de cadeia longa, 3-oxoacil- CoA tiolase de cadeia longa e 2-enoil-CoA hidratase de cadeia longa.
Demais doenças mitocondrias					Ver Tabela 19.39

Tratado de Neurologia Infantil

Alterações psíquicas

Os EIM que cursam com alterações psíquicas encontram-se listados na Tabela 19.30.

■ AS GRANDES CATEGORIAS DE EIM

Com relação a fisiopatologia, os EIM podem ser divididos em três grandes grupos:[5,158]

Tabela 19.30 EIM que cursam com alterações psíquicas.[159]

Doença	Herança	Idade de início	Sintomas psiquiátricos
Intoxicação			
Doenças do ciclo da ureia	Ligada ao cromossomo X (deficiência de ornitina transcarbamilase) Autossômica recessiva	Qualquer idade	Ataques de confusão, comportamentos bizarros, alucinações desencadeadas por ingestão proteica elevada ou situações de catabolismo proteico.
Deficiência de metilenotetrahidrofolato redutase (MTHFR)	Autossômica recessiva	Qualquer idade	Deficiência intelectual leve, confusão, depressão, psicose.
Defeitos no metabolismo da cobalamina	Autossômica recessiva	Qualquer idade	Deficiência intelectual leve, confusão, depressão, psicose.
Porfirias agudas	Autossômica dominante	Adultos	Episódios de confusão, psicose, depressão.
Doença de Wilson	Autossômica recessiva	Qualquer idade	Distúrbios comportamentais e transtornos de personalidade, depressão, psicose em casos raros.
Deficiência de cistationina-B-sintase	Autossômica recessiva	Qualquer idade	Deficiência intelectual, distúrbios comportamentais e transtornos de personalidade, psicose em casos raros.
Hiperglicinemia não cetótica	Autossômica recessiva	Qualquer idade	Deficiência intelectual, distúrbios comportamentais, episódios de confusão.
Deficiência da desidrogenase semialdeído succínica	Autossômica recessiva	Lactentes/ pré-escolares	Deficiência intelectual, distúrbios comportamentais.
Metabolismo de moléculas complexas			
Xantomatose cerebrotendínea	Autossômica recessiva	Qualquer idade	Psicose em casos raros.
Leucodistrofia metacromática	Autossômica recessiva	Qualquer idade	Psicose (quadro semelhante à esquizofrenia).
Gangliosidose GM2	Autossômica recessiva	Qualquer idade	Episódios de psicose, depressão, mania.
Niemann-Pick tipo C	Autossômica recessiva	Qualquer idade	Psicose, depressão, mania.
Alfa-Manosidose	Autossômica recessiva	Qualquer idade	Deficiência intelectual, episódios de psicose, confusão.
Beta-Manosidose	Autossômica recessiva	Qualquer idade	Deficiência intelectual, hiperatividade, agressividade.
Síndrome de Sanfilippo MPS III	Autossômica recessiva	Qualquer idade	Deficiência intelectual, comportamento desintegrativo, transtorno do espectro autista.

(Continua)

Seção 3 ■ Doenças e Síndromes Neurológicas

Erros Inatos do Metabolismo

Tabela 19.30 (*Continuação*) EIM que cursam com alterações psíquicas.[159]

Doença	Herança	Idade de início	Sintomas psiquiátricos
Lipofuscinoseceroide	Autossômica recessiva (existem relatos de casos de herança autossômica dominante)	Qualquer idade	Depressão.
Doença de Fabry	Ligada ao cromossomo X	Qualquer idade	Depressão, suicídio.
Adrenoleucodistrofia (forma cerebral)	Ligada ao cromossomo X	Qualquer idade	Psicose, mania, depressão.
Outros			
Deficiências no transportador de creatina	Ligada ao cromossomo X	Lactentes/ pré-escolares	Deficiência intelectual, alterações comportamentais.
Deficiência de monoaminoxidase A	Ligada ao cromossomo X	Lactentes/ pré-escolares	Deficiência intelectual leve, distúrbios comportamentais paroxísticos.

Grupo 1 – Distúrbios envolvendo moléculas complexas

Este grupo de doenças envolve organelas celulares e doenças que comprometem a síntese ou catabolismo de moléculas complexas (doenças de depósito). Os sintomas são permanentes, progressivos, independentes de eventos intercorrentes e não relacionadas à ingestão alimentar.[158]

Grupo 2 – Doenças que levam a intoxicação

Este grupo inclui os EIM do metabolismo intermediário, que levam a uma intoxicação aguda ou crônica. Apresentam duas características principais: não interferem com o desenvolvimento embrionário e apresentam um intervalo de tempo livre de sintomas (horas a meses).[158]

Incluem os distúrbios no catabolismo de aminoácidos, as acidemias orgânicas, os distúrbios do ciclo da ureia e a intolerância a açúcares. Os sintomas incluem quadros agudos ou remitentes de vômitos, letargia, falência hepática ou coma, que muitas vezes são confundidos com quadros de sepse.[158]

Grupo 3 – Distúrbios que envolvem o metabolismo energético

Resultam da deficiência na produção da energia ou em sua utilização pelo fígado, miocárdio, musculatura esquelética, encéfalo ou outros tecidos. Apresentam como principais sintomas: hipoglicemia, hiperlactatemia, hepatomegalia, hipotonia grave e generalizada, miopatia, cardiopatia. Inclui fundamentalmente as doenças mitocondriais.[158]

Aminoacidopatias

Os principais distúrbios do metabolismo de aminoácidos são descritos na Tabela 19.31.

Acidemias orgânicas

As principais acidemias orgânicas são descritas na Tabela 19.32.

Tabela 19.31 Principais aminoacidopatias.

Doença	Subtipos	Herança/ Incidência	Gene, região cromossômica	Idade de início	Dados clínicos sugestivos	Defeito básico e exames complementares
Fenilcetonúria[160] #261600	—	AR 1/13.500- 1/19.000	*PAH* 12q24.1	Recém- nascidos	Microcefalia, catarata, olhos azuis, palidez cutânea, eczema, esclerodermia, cabelos loiros. Na ausência de tratamento: deficiência intelectual, irritabilidade, distúrbio de movimento, alteração de marcha, sinais de liberação piramidal, epilepsia, calcificações cerebrais. Tratamento com restrição dietética de fenilalanina e suplementação com BH4 (tetrahidrobiopterina).	Atividade da fenilalanina hidroxilase só é demonstrava em hepatócitos (não é utilizado como meio diagnóstico). Níveis séricos elevados de fenilalanina (> 20 mg/dL) Cromatografia de aminoácidos na urina: elevação dos níveis de ácido o-hidroxifenilacético, fenilpirúvico, fenilacético e de fenilacetilglutamina.
Doença da urina em xarope do bordo (leucinose)[81] #248600	Forma clássica	AR	*BCKDHA* (E1-alfa) 19q13.1-q13.2 *BCKDHB* (E1-beta) 6p22-p21 *DBT* (E2) 1p31 *DPL* (E3) 7q31-q32	Recém- nascidos (48 horas)	Forma mais comum. Irritabilidade, dificuldades alimentares, vômitos, letargia e distonia. Anormalidades neurológicas incluem distúrbios de movimento, epilepsia, edema cerebral. Óbito por edema cerebral e herniação.	IRM de crânio (figura 19.13). Cromatografia de aminoácidos no sangue: elevação de aminoácidos de cadeia ramificada (leucina, isoleucina e valina). Cromatografia de ácidos orgânicos na urina: elevação de cetoácidos de cadeia ramificada, lactato e piruvato. Cromatografia liquida de alta pressão, demonstrando a presença de aloisoleucina (metabólito da leucina) e de ácido 2-oxo 3-metil isovalérico, é diagnóstico de leucinose. Atividade enzimática pode ser demonstrada em linfócitos e cultura de fibroblastos.

Forma intermitente	Variável	Segunda forma mais comum. Crescimento e desenvolvimento neurológico normal. Episódios de cetoacidose, e toxicidade neurológica como ataxia, letargia, epilepsia e coma, associados a intercorrências infecciosas ou eventos de estresse catabólico.
Forma intermediária	Variável	Forma rara. A idade de início depende da atividade enzimática residual. Comprometimento neurológico e atraso variável do desenvolvimento neurológico. Epilepsia pode ocorrer. Episódios de descompensação metabólica são raros.
Forma responsiva a tiamina	Variável	Quadro clínico semelhante à forma intermediária. Sendo responsiva ao tratamento com tiamina nessa condição, a mutação no complexo enzimático das desidrogenases dos cetoácidos de cadeia ramificada BCKD levaria a uma menor afinidade a ao pirofosfato de tiamina, assim, a administração de tiamina estabilizaria o complexo enzimático.
Deficiência de diidrolipoil desidrogenase	Recém-nascidos	Forma extremamente rara. Combinação de deficiência dos complexos enzimáticos: alfa-cetoácidos de cadeia ramificada desidrogenase, piruvato desidrogenase e alfa-cetoglutarato desidrogenase. Quadro clínico semelhante à forma intermediária associada à elevação sérica de lactato.

(Continua)

Tabela 19.31 (*Continuação*) Principais aminoacidopatias.

Doença	Subtipos	Herança/Incidência	Gene, região cromossômica	Idade de início	Dados clínicos sugestivos	Defeito básico e exames complementares
Homocistinúria[161] #236200	—	AR	*CBS* 21q22.3		Estatura elevada, *ectopia lentis*, miopia, glaucoma, palato em ogiva, infarto do miocárdio, prolapso de válvula mitral, *pectus excavatum* ou *pectus carinatum*, pancreatite, osteoporose, vértebras bicôncavas, aracnodactilia, limitação da mobilidade articular, tromboembolismo. Epilepsia, deficiência intelectual, transtornos psiquiátricos, acidente vascular cerebral.	Teste do cianeto-nitroprussiato: a adição de nitroprussiato de sódio em uma amostra de urina, contendo níveis elevados de cistina e homocisteína, confere uma coloração vermelho-violeta. Teste colorimétrico qualitativo para homocistinúria. Deficiência da enzima cistationina sintetase, detectada em cultura de fibroblastos.
Tirosinemia	Tirosinemia hereditária tipo 1[162] #276700	AR 1/100.000	*FAH* 15q23-q25	Recém-nascidos	Elevada incidência na região de Saguenay-Lac-Saint-Jean na província de Quebec (Canadá) e no norte da Europa Falência no crescimento. Cardiomiopatia hipertrófica. Ascite, hepatomegalia, falência hepática aguda, cirrose, carcinoma hepatocelular, esplenomegalia, sangramento gastrointestinal, íleo paralítico. Insuficiência renal, síndrome de Fanconi, glomeruloesclerose, nefromegalia, nefrocalcinose. Raquitismo, fraqueza muscular crônica. Paralisia periódica, neuropatia periférica periódica.	Exames laboratoriais: anormalidades nas provas de coagulação (TP e TTPA); deficiência de fumarilacetoacetato hidrolase (FAH); deficiência 4-hidroxifenilpiruvato dioxigenase hepática; tirosinemia, metioninemia; elevação urinária e plasmática de succinilacetona; elevação das transaminases hepáticas; elevação de alfa-feto proteína; hipofosfatemia; elevação de ácido delta-aminolevulínico na urina. Biópsia pancreática: hipertrofia das ilhotas pancreáticas. Diagnóstico pré-natal por meio da detecção de succinilacetona no líquido amniótico ou através da avaliação da atividade da fumarilacetoacetase em cultura de células amnióticas. Níveis elevados de succinilacetona em papel filtro, plasma ou urina são considerados patognomônicos. Em casos confirmados ou altamente suspeitos, iniciar nitisinona (Orfadin®) VO, 1 a 2 mg/kg, 1 ×/dia.

Erros Inatos do Metabolismo

Doença	Herança	Prevalência	Gene/Locus	Idade de início	Manifestações clínicas	Exames
Tirosinemia hereditária tipo 2[163] #276600	AR	< 1/1.000.000	*TAT* 16q22.2	Recém-nascidos	Retardo no crescimento. Ceratoses puntiformes dolorosas nos dedos, palmas e plantas.	Exames laboratoriais: tirosinemia; deficiência de tirosina transaminase; níveis de p-hidroxifenilpiruvato oxidase normais; níveis de fenilalanina normais; acidúria hidroxifenilpirúvica; deficiência de tirosina aminotransferase (TAT) solúvel; acidemia fenilacética. Diagnóstico definitivo por análise molecular.
Tirosinemia hereditária tipo 3[164] #276710	AR	< 1/1.000.000	*HPD* 12q24.31	Recém-nascidos	Deficiência intelectual leve e epilepsia.	Exames laboratoriais: função hepática normal; deficiência de 4-hidroxifenilpiruvato dioxigenase (HPD); tirosinemia; acidúria 4-hidroxifenilpirúvica; acidúria 4-hidroxifenil-lático; acidúria 4-hidroxifenilacética. Apesar do quadro clínico variado, os pacientes com tirosinemia tipo III são aconselhados a seguir dieta com restrição de fenilalanina e tirosina.
Alcaptonúria[165] #203500	AR	1-9/1.000.000	*HGD* 3q13.33	Da infância à fase adulta	Diminuição na estatura em razão das alterações na coluna vertebral. Escurecimento da cartilagem auricular e da esclera. Calcificações das válvulas aórtica e mitral, calcificação das artérias coronárias, dilatação aórtica. Urolitíase e cálculos ocronóticos em próstata. Pigmentação ocronótica de tecidos conjuntivos, como cartilagens, tendões e ligamentos, artropatia ocronótica, artrite ocronótica, dor articular crônica, dor lombar, cifose, redução da flexão lombar, espessamento do tendão de Aquiles. Sintomas articulares se tornam aparentes na 3ª ou 4ª década de vida.	A urina torna-se escura quando alcalinizada ou exposta ao ar ambiente. Exames laboratoriais: elevação nos níveis plasmáticos e urinários de ácido homogentísico, redução dos níveis hepáticos da atividade da homogentisato 1-2 dioxigenase. Exames de imagem: degeneração dos discos intervertebrais, fusão dos corpos vertebrais.

(Continua)

Tabela 19.31 (*Continuação*) Principais aminoacidopatias.

Doença	Subtipos	Herança/incidência	Gene, região cromossômica	Idade de início	Dados clínicos sugestivos	Defeito básico e exames complementares
Hiperglicinemia não cetótica #605899	Ver Tabela 19.6					
Hipermetioninemia	Deficiência de adenosina quinase[166] #614300	AR	*ADK* 10q22.2	Recém-nascidos	Caracterizada por atraso global do desenvolvimento, epilepsia de início precoce, dismorfismos faciais discretos e anormalidades laboratoriais (hipermetioninemia persistente com níveis elevados de S-adenosilmetionina e S-adenosilhomocisteina.	Exames laboratoriais: alteração nas enzimas hepáticas, hiperbilirrubinemia, hipermetioninemia, aumento nos níveis séricos de S-adenosilmetionina e S-adenosilhomocisteina, homocisteína sérica normal, elevação de adenosina urinária. IRM de crânio: atrofia cortical, degeneração da substância branca.
	Deficiência de S-adenosil-lhomocisteína hidrolase[167] #613752	AR	*AHCY* 20q11.22	Recém-nascidos	Falência de crescimento, atraso no desenvolvimento cognitivo e motor, dismorfismos faciais, anormalidades dentárias, miocardiopatia.	Exames laboratoriais: deficiência de S-adenosilhomocisteína hidrolase, hipermetioninemia.

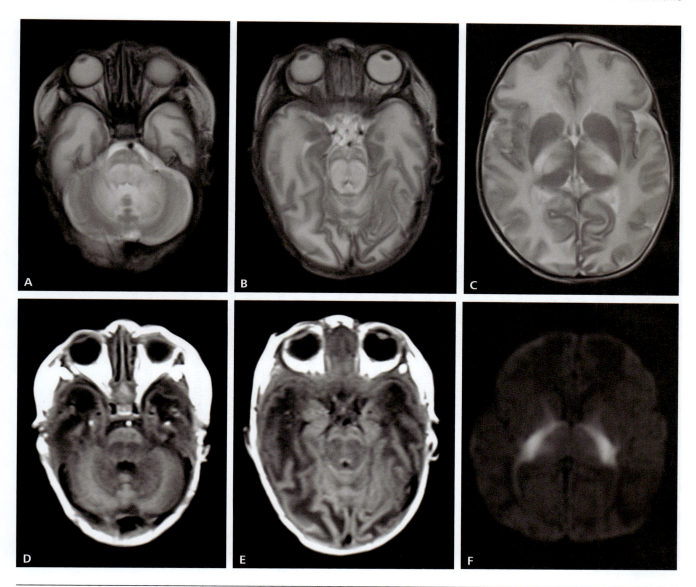

Figura 19.13 Doença da urina em xarope do bordo. (A, B e C) Imagens de RM no plano axial, ponderadas em T2, demonstrando alteração do sinal habitual com hipersinal no tronco encefálico, substância branca cerebelar, globo pálido, perna posterior das cápsulas internas, assim como em toda a substância branca subcortical e profunda dos hemisférios cerebrais. (D e E) Imagens de RM no plano axial, ponderadas em T1, demonstrando o hipossinal nas regiões onde se observa o hipersinal T2. (F) Imagem de RM no plano axial, em difusão demonstrando o hipersinal na região posterior das cápsulas internas e nas radiações ópticas.

Tabela 19.32 Principais acidemias orgânicas.

Doença	Subtipos	Herança/ incidência	Gene, região cromossômica	Idade de início	Dados clínicos sugestivos	Defeito básico e exames complementares
Acidúria metilmalônica[168] #251000	—	AR 1/48.000	MUT, 6p21	Recém-nascidos	Falência de crescimento, cardiomiopatia, vômitos recorrentes, hepatomegalia, pancreatite.	Cromatografia de ácidos orgânicos na urina com aumento na excreção de ácido metilmalônico, metilcitrato, ácido propiônico e ácido 3-OH propiônico.
					Letargia, hipotonia, atraso no desenvolvimento neurológico, coma. Atraso importante na mielinização, comprometimento de globos pálidos, hemorragia cerebelar, comprometimento vascular de núcleos da base.	
					Tratamento: restrição proteica, suplementação com carnitina e evitar jejum.[127]	
Acidemia propiônica[168] #606054	—	AR 1/100.000	PCCA, 13q32 PCCB, 3q21-q22	Recém-nascidos	Baixa estatura, falência no crescimento, cardiomiopatia, taquipneia e apneia, hepatomegalia, pancreatite, dificuldades alimentares vômitos, desidratação, osteoporose, dermatite.	Hiperamonemia, acidose lática, hiperglicinemia, hiperglicinúria, deficiência nos níveis de carnitina sérica.
					Pancitopenia, neutropenia, anemia e trombocitopenia.	Cromatografia de ácidos orgânicos na urina com aumento na excreção de ácido propiônica, metilcitrato, ácido 3-hidroxi propiônico, tiglilglicina e propionilglicina.
					Encefalopatia aguda, letargia, hipotonia axial, hipertonia de membros, coma, epilepsia, atrofia cerebral e distonia.	Deficiência da atividade da enzima propionil-CoA carboxilase em fibroblastos (biópsia de pele) e leucócitos.
					Tratamento: restrição proteica, suplementação com carnitina e evitar jejum.[127]	

3-metilcrotonilgli-cinúria[169] #210200	—	AR 1/50.000	MCCC1 3q25-q27	Lactentes e pré-escolares (entre 6 meses e 3 anos)	Falência no crescimento, apneia, esteatose aguda macro e microvesicular, vômitos, dificuldades alimentares. Hipotonia, epilepsia, letargia, hiperreflexia, opistótono, atraso no desenvolvimento neurológico, deficiência intelectual.	Episódios de acidose metabólica, descompensação metabólica precipitada por intercorrência clínica. Cromatografia de ácidos orgânicos na urina com aumento na excreção de ácido 3-hidroxiisovalérico e 3-metilcrotonil-glicina. Níveis plasmáticos de carnitina livre diminuídos e de 3-hidroxiisovalerilcarnitina elevados. Deficiência da enzima 3-Metilcrotonil-CoA. Carboxilase demonstrada em leucócitos.
Acidúria glutárica tipo 1 #231670	Ver Tabela 19.26.					
Deficiência de biotinidase[170] #253260	—	AR	BTD 3p25.1	De uma semana de vida aos 2 anos de idade	Perda auditiva neurossensorial, conjuntivite, atrofia óptica, perda da visão, taquipneia, apneia, problemas respiratórios, hepatomegalia, esplenomegalia, dificuldades alimentares, vômitos, diarreia, rash cutâneo, dermatite seborreica, infecções de pele, alopecia. Epilepsia, hipotonia, ataxia, atraso no desenvolvimento neurológico, letargia. Tratamento: suplementação de biotina.[127]	Laboratório: deficiência de biotinidase, cetoacidose metabólica, discreta hiperamonemia, acidúria orgânica (elevação de ácido β-hidroxi-isovalérico, lactato, β-metilcrotonil glicina, β-hidroxipropionatoe metilcitrato). IRM de crânio: atrofia cerebral difusa, atrofia cerebelar difusa. Mutação do gene da biotinidase.
Deficiência de holocarboxilase sintetase[171] #253270	—	AR	HLCS 21q22.13	Ao nascer até 15 meses de idade	Taquipneia, hiperventilação, dificuldades alimentares, vômitos, rash cutâneo, alopecia. Irritabilidade, hipotonia, epilepsia, letargia, atraso no desenvolvimento neurológico, coma, hipertonia. Tratamento: suplementação de biotina.[127]	Laboratório: acidose metabólica, trombocitopenia, leve a moderada hiperamonemia, acidúria orgânica (elevação de ácido β-hidroxi-isovalérico, β-metilcrotonil glicina, lactato e tiglilglicina). Concentração sérica normal de biotina. Mutação no gene da holocarboxilase-sintetase, deficiência de holocarboxilase sintetase.

(Continua)

Tabela 19.32 (*Continuação*) Principais acidemias orgânicas.

Doença	Subtipos	Herança/ incidência	Gene, região cromossômica	Idade de início	Dados clínicos sugestivos	Defeito básico e exames complementares
Acidúria 3-metilglutacônica	Tipo 1: deficiência primária de 3-metilglu-taconil-CoA hidrata-se[172,173] #250950	AR	*AUH* 9q22.31	Primeiro ano de vida.	Falência de crescimento, atrofia óptica, incontinência urinária (adultos).	IRM de crânio: atrofia progressiva de córtex cerebral e núcleos da base, leucoencefalopatia.
				Relatos de casos que iniciaram na fase adulta[176]	Atraso no desenvolvimento neurológico, tetraplegia espástica, distonia, atetose, ataxia cerebelar, comprometimento cognitivo, sinais de liberação piramidal, atraso no desenvolvimento da linguagem, disartria, crises febris., Tratamento com suplementação de carnitina, evitar jejum.[127]	Exames laboratoriais: acidose metabólica, elevação nos níveis urinários de ácido3-metilglutacônico e ácido hidroxi-isovalérico. Diminuição da atividade da enzima 3-metilglutaconil-CoA hidratase.
	Tipo 2: sín-drome de Barth[174,175] #302060	Recessiva ligada ao cromossomo X	*TAZ* Xq28	Recém-nascidos	Também conhecida como miopatia cardioesquelética e neutropenia ligada ao cromossomo X. Falência de crescimento, fácies miopática, face arredondada, fronte ampla, queixo proeminente, orelhas grandes, olhos fundos. Cardiomiopatia hipertrófica, arritmias cardíacas, fibroelastose endocárdica, insuficiência cardíaca congestiva. *Talipes equinovarus*, fraqueza proximal, fadiga, intolerância a exercício físico, anormalidade de marcha, miopatia esquelética. Atraso no desenvolvimento neurológico, fala anasalada, infecções recorrentes na infância. Sintomas neuromusculares, cardiovasculares e infecciosos, mas melhoram com o passar do tempo.	A síndrome de Barth é causada por uma mutação no gene *TAZ*, que é responsável pela produção de uma classe de proteínas denominadas tafazzinas. Tafazzinas são proteínas mitocondriais envolvidas na estrutura e função das cardiolipinas, lipídeos de membrana necessários para o adequado funcionamento da cadeia de transporte de elétrons mitocondrial. Exames laboratoriais: acidemia lática intermitente, neutropenia, acidúria orgânica, elevação urinária de: 3-metilglutaconato, 3-metilglutarato e 2-etilhidracrilato.

Tipo 3: síndrome de Costeff[177,178] #258501	AR		OPA3 19q13.32	Lactentes	Atrofia óptica e diminuição da acuidade visual. Ataxia, espasticidade, hiperreflexia, reflexo plantar em extensão, movimentos coreiformes, deficiência cognitiva (moderada a grave), disartria. A atrofia óptica ocorre precocemente enquanto os sintomas neurológicos ocorrem mais tardiamente. Prevalência elevada em Judeus-Iraquianos	Exames laboratoriais: elevação urinária de ácido 3-metilglutacônico.
Tipo 4: nãoclassifi-cada[179]	AR		Grupo heterogêneo de doenças que apresentam em comum uma excreção urinária anormal de ácido 3-metilgluta-cônico	—	Extremante heterogêneo: criptorquidia, atraso no desenvolvimento neurológico, disgenesia cerebelar, hipotonia neonatal, prega simiesca, hipertrofia biventricular, alteração respiratória neonatal, hérnia inguinal.	Acidúria 3-metiglutacônica e acidúria 3-metilglutárica.
Doença de Canavan[44] #271900		AR (maior incidência em judeus Ashkenazi)	ASPA, 17pter-p13	De 2 a 4 meses	Macrocefalia, atraso no fechamento da fontanela anterior, surdez, atrofia óptica, nistagmo, cegueira. Hipotonia nas fases iniciais, seguida por espasticidade, epilepsia, postura em opistótono, perda dos marcos do desenvolvimento. Nas fases mais tardias: postura em decorticação ou descerebração.	Deficiência de aspartoacilase. Níveis elevados de N-acetilaspartato (urina ou espectroscopia por IRM).
5-Oxoprolinúria	Deficiência de glu-tationa sintetase[180] #601002	AR	GSS 20q11.22	Recém-nascidos	Anormalidades na pigmentação periférica da retina. Deficiência cognitiva, ataxia, epilepsia, tetraparesia espástica, tremor intencional, disartria, comportamento psicótico.	Aumento nas taxas de hemólise, anemia hemolítica leve, neutropenia episódica. Acidose metabólica crônica. Exames laboratoriais: acidemia piroglutâmica, acidúria piroglutâmica, diminuição de glutationa em eritrócitos, elevação de gama-glutamil-cisteína sintetase.

(Continua)

Tabela 19.32 (*Continuação*) Principais acidemias orgânicas.

Doença	Subtipos	Herança/ Incidência	Gene, região cromossômica	Idade de início	Dados clínicos sugestivos	Defeito básico e exames complementares
Deficiência de 5-oxopro-linase[181,182] #260005	AR		*OPLAH* 8q24.3	Recém-nascidos	Dor abdominal, enterocolite, vômitos, diarreia. Urolitíase oxalato de cálcio/ carbonato.	Exames laboratoriais: excesso de 5-oxo-L-prolina urinária. Deficiência de 5-oxoprolinase.
Deficiência de isobutiril-CoA de-sidrogenase[183,184] #611283	—	—	*ACAD8* 11q25	Primeiro ano de vida	A primeira paciente foi previamente hígida até os 11 meses de idade, quando apresentou cardiomiopatia hipertrófica, anemia e deficiência de carnitina. Apresentou normalização cardíaca após reposição com L-carnitina. Existe um total de 22 pacientes descritos – sintomas variam de pacientes assintomáticos a atraso no desenvolvimento da linguagem e hipotonia.	Diagnóstico por triagem neonatal – pacientes com elevação de acilcarnitina – C4 em papel filtro. Diagnóstico definitivo por análise molecular.
Acidúria 3-hidroxi-butirica[185,186]	—	AR	—	Recém-nascidos	Condição erroneamente diagnosticada como paralisia cerebral. Quadro clínico caracterizado por microcefalia, dismorfismos faciais (fronte curta, telecanto, fissuras palpebrais oblíquas, *philtrum* longo e proeminente e micrognatia), epilepsia. Tratamento com reposição de carnitina e valina. Restrição proteica.	IRM de crânio: defeito de migração neuronal, calcificações intracranianas congênitas. Alterações metabólicas: acidemia orgânica, cetoacidose episódica, acidose lática. Acidúria 3-hidroxibutírica com deficiência da 3-hidroxibutirato desidrogenase. Carnitina livre diminuída, carnitina esterificada elevada.
Deficiência de 2-metilbutiril-CoA desidrogenase[187,188] #610006	—	AR	*ACADSB* 10q26.13	Lactentes	A maioria dos pacientes são assintomáticos. Microcefalia, estrabismo, exotropia, atrofia muscular generalizada. Hipotonia, letargia, epilepsia, atraso no desenvolvimento neurológico, transtorno global do desenvolvimento. Hipotermia.	Exames laboratoriais: hipoglicemia. Elevação de 2-metilbutirilglicina na urina e elevação de 2-metilbutirilcarnitina no plasma. Atividade enzimática reduzida da Acil CoA-desidrogenase de cadeia curta.

| Deficiência de mevalonato quinase | Acidúria mevalô-nica[189] #610377 | AR < 1/1.000.000 | MVK 12q24.11 | Recém-nascidos | Primeiro erro do metabolismo de biossíntese do colesterol. Clinicamente caracterizada por: dismorfismos: baixa estatura, falência de crescimento, microcefalia, dolicocefalia, fontanelas amplas e irregulares, face triangular, orelhas de implantação baixas e com rotação posterior, epicanto, esclera azul, catarata central;. atraso no desenvolvimento neurológico; ataxia cerebelar progressiva (com início por volta de dois anos de vida); crises recorrentes de febre acompanhadas por linfadenopatia, hepatoesplenomegalia, vômitos, diarreia, *rash* cutâneo morbiliforme eartralgia. As crises de febre diminuem com a idade, e a ataxia torna-se o sintoma predominante. | Exames laboratoriais: anemia normocítica, trombocitopenia, leucocitose, níveis elevados de IgD, níveis séricos elevados de CK, transaminases, colesterol sérico baixo ou normal, elevação de leucotrieno E, diminuição de ubiquinona -10. Níveis elevados de ácido mevalônico na urina. IRM de crânio: atrofia cerebelar e cortical, agenesia de vérmis cerebelar. |
| | Hipergama-globuline-mia D[189,190] #260920 | AR — | MVK 12q24.11 | Recém-nascidos | Quadro clínico caracterizado por crises recorrentes de febre: sintomas prodrômicos incluem congestão nasal, fadiga, vertigem e cefaleia; acompanhadas por linfadenopatia cervical bilateral; iniciam antes do primeiro ano de vida e em alguns pacientes desaparecem na fase adulta; a duração das crises de febre é de 3 a 7 dias com frequência mensal ou bimensal. Outros sintomas: retinite pigmentosa, perda de campo da visaõ, esplenomegalia, dor abdominal, diarreia, vômitos, artralgias, artrite, *rash* cutâneo (máculas e pápulas). | Avaliação oftalmológica: palidez de disco óptico, vasos retinianos atenuados, atrofia periférica do epitélio pigmentar da retina, pigmentação intraretiniana. Eletrorretinograma: respostas dos bastonetes diminuída ou indetectável, resposta dos cones diminuída. Exames laboratoriais: leucocitose, neutrofilia, elevação dos níveis de IgD (> 100 IU/ml), elevação dos níveis de IgA (> 2,6 g/L), elevação de VHS. Níveis elevados de ácido mevalônico na urina. |

Doenças do ciclo da ureia

Todas as doenças do ciclo da ureia (Figuras 19.14 e 19.15; Tabela 19.33) caracterizam-se por encefalopatia, hiperamonemia, alterações no metabolismo de aminoácidos e alcalose respiratória.[191,192] Entretanto, o quadro clínico pode ser extremamente heterogêneo.

- Recém-nascidos: usualmente apresentam uma doença devastadora, que progride rapidamente de um quadro de dificuldade alimentar, vômitos, letargia, irritabilidade e taquipneia para um quadro de crises epilépticas, coma e insuficiência respiratória (Figura 19.16).[192]
- Lactentes: quadro clínico mais leve e variado. Atraso no desenvolvimento neurológico, alterações comportamentais, hepatomegalia e sintomas gastrointestinais são comuns (Figura 19.17).[192]
- Pré-escolares, escolares, adolescentes e adultos: frequentemente apresentam doença neurológica crônica, caracterizada por alterações comportamentais, confusão, irritabilidade e vômitos episódicos. Os pacientes podem se tornar agudamente enfermos em situações de estresse metabólico.[192]

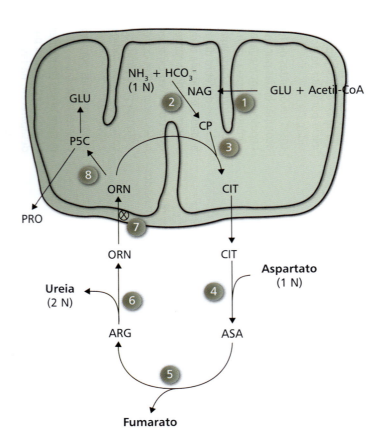

Figura 19.14 Resumo do metabolismo da amônia. Os vários sistemas transportadores envolvidos são: **1**, N-acetilglutamato sintetase (NAGS); **2**, carbamilfosfato sintetase I (CPS I); **3**, ornitina transcarbamilase (OTC); **4**, arginino-succinato sintetase (ASAS); **5**, arginino-succinato liase (ASAL); **6**, arginase; **7**, sistema transportador mitocondrial de ornitina; **8**, ornitina aminotransferase; outras abreviações: GLU: glutamato; CIT: citrulina; ARG: arginina; ORN: ornitina; P5C: ácido Δ^1-pirrolina-5-carboxilato; PRO: prolina.[1]

Erros Inatos do Metabolismo

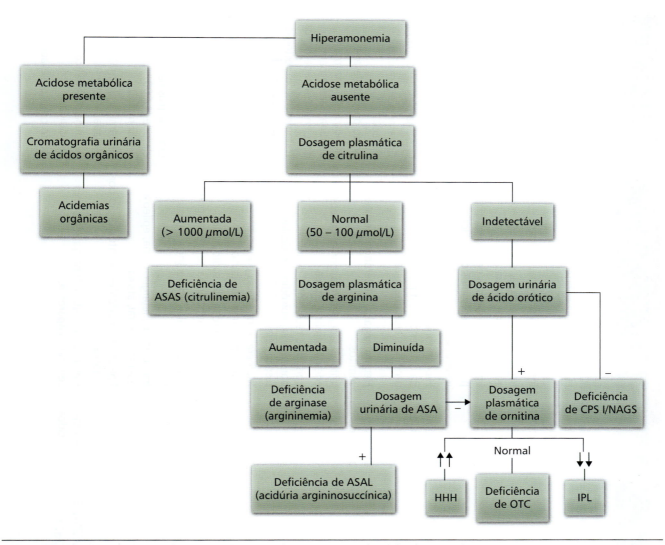

Figura 19.15 Diagnóstico diferencial laboratorial das doenças do ciclo da ureia.[1]

Abreviações: ASAS: arginino-succinato sintetase; ASAL: arginino-succinato liase; CPS I/NAGS: carbamilfosfato sintetase I/N-acetilglutamato sintetase; HHH: síndrome de hiperamonemia, hiperornitinemia-homocitrulinemia; OTC: ornitina transcarbamilase; IPL: intolerância à proteína lisinúrica.

Tabela 19.33 Doenças do ciclo da ureia.

Doença	Subtipos	Herança/Incidência	Gene, região cromossômica	Idade de início	Dados clínicos sugestivos	Defeito básico e exames complementares
Deficiência de carbamoil fosfato sintetase I[193] #237300	Forma de início precoce	AR 1/200.000-1/800.000	CPS1, 2q35	Recém-nascidos	Hiperamonemia congênita grave.	Hiperamonemia. Citrulina plasmática baixa.
	Forma de início tardio			Dos lactentes à fase adulta	Intolerância à proteína, vômitos. Irritabilidade, letargia, coma, epilepsia, edema cerebral, ataxia. Episódios recorrentes de intoxicação por amônia, episódios de alcalose respiratória.	Arginina plasmática baixa. Ácido orótico baixo. Atividade da enzima carbamoil fosfato sintetase deficiente em hepatócitos.
Deficiência de ornitina trans-carbamilase[194] #311250	Forma neonatal fatal	XR 1/80.000	OTC, Xp21.1	Recém-nascidos	Hiperamonemia neonatal fatal em razão da deficiência completa da enzima ornitina transcarbamilase.	Hiperamonemia. Citrulina plasmática baixa. Glutamina plasmática elevada.
	Forma de início tardio			Lactentes até adolescência	Hepatomegalia, intolerância à proteína, vômitos. Irritabilidade, letargia, coma, epilepsia, edema cerebral, ataxia. Episódios recorrentes de intoxicação por amônia, episódios de alcalose respiratória. Mulheres carreadoras podem apresentar hiperamonemia pós-parto. Uso de valproato de sódio pode precipitar insuficiência hepática aguda.	Ácido orótico elevado. Atividade da enzima ornitina transcarbamilase deficiente em hepatócitos. Tratamento com restrição proteica, restrição de citrulina, benzoato de sódio, fenilbutirato e transplante hepático.[127]
Citrulinemia	Tipo I[193] #250700	AR 1/57.000	ASS, 9q34	Recém-nascidos	Hepatomegalia, intolerância à proteína, vômitos. Irritabilidade, letargia, coma, epilepsia, edema cerebral, ataxia. Episódios recorrentes de intoxicação por amônia.	Hiperamonemia. Citrulina plasmática elevada (1.000-5.000 mmol) Glutamina plasmática elevada.
	Tipo II neonatal[195] #605814	AR —	SLC25A13 7q21.3	Recém-nascidos	Hepatite neonatal e hipergalactosemia sem causa aparente.	Arginina plasmática diminuída. Ácido orótico elevado.

Erros Inatos do Metabolismo

Doença	Herança	Frequência	Gene/Locus	Subtipo	Idade de início	Manifestações clínicas	Diagnóstico e tratamento
Tipo II início tardio #603471[196]	AR	1/100.000	SLC25A13 7q21.3		Da fase escolar à adulta (média 35 anos)	Enurese, insônia, terror noturno, vômitos recorrentes (especialmente à noite), episódios de confusão mental após as refeições, letargia, epilepsia, alucinações. Com o passar do tempo, sintomas comportamentais, como comportamento maníaco, ecolalia e psicose, aparecem. Tratamento com restrição proteica, restrição de arginina, benzoato de sódio, fenilbutirato e transplante hepático.[127]	Atividade de enzima arginino-succinato sintetase deficiente em hepatócitos. Sequenciamento genético útil no diagnóstico.
Acidúria argini-no-succínica[197] #207900	AR	1/150.000	ASL, 7cen-q11.2	Forma de início precoce	Recém-nascidos	Hiperamonemia neonatal fatal.	Hiperamonemia. Citrulina plasmática elevada (100-300 mmol). Glutamina plasmática elevada. Ácido orótico elevado. Ácido argininosuccínico elevado. Atividade da enzima argininosuccinase deficiente em hepatócitos. Tratamento com restrição proteica, suplementação de arginina, benzoato de sódio, fenilbutirato e transplante hepático.[127]
				Forma de início tardio	Pré-escolar	Retardo no crescimento, intolerância à proteína, vômitos. Fibrose hepática, hepatomegalia, elevação das enzimas hepáticas. Ataxia, irritabilidade, letargia, epilepsia, coma e edema cerebral. Tricorrexis nodosa.	
Argininemia[193] #207800	AR	1/100.000	ARG1, 6q23	—	Pré-escolar	Retardo no crescimento, anorexia e vômitos. Tetraparesia espástica progressiva, epilepsia, irritabilidade, hiperatividade, atraso no desenvolvimento neurológico e deficiência intelectual. Intolerância à proteína. Tratamento com restrição proteica, suplementação de arginina, benzoato de sódio, fenilbutirato e transplante hepático.[127]	Hiperamonemia. Hiperargininemia. Aminoacidúria (arginúria, lisinúria, cistinúria, ornitúria). Acidúria orótica. Níveis elevados de aminoácidos no líquor (arginina, ornitina, aspartato, treonina, glicina e metionina).

(Continua)

Tabela 19.33 (*Continuação*) Doenças do ciclo da ureia.

Doença	Subtipos	Herança/ Incidência	Gene, região cromossômica	Idade de início	Dados clínicos sugestivos	Defeito básico e exames complementares
Deficiência de N-acetilgluta-mato sinteta-se[193,198] #237310	—	AR	*NAGS*, 17q21.3	Primeiras 72 horas (ausência de atividade enzimática) De lactentes à fase adulta (atividade enzimática residual)	Retardo no crescimento, alteração no ritmo respiratório, episódios de vômitos recorrentes. Alterações comportamentais e agressividade relacionada à hiperamonemia. Epilepsia, letargia e coma.	Hiperamonemia. Glutamina sérica elevada. Citrulina sérica diminuída ou ausente. Ácido orótico urinário normal Tratamento possível com administração de N-carbamoil-glutamato.
Síndrome de hipera-monemia, hiperornitine-mia-homoci-trulinemia[199] #238970	—	AR (Incidência aumentada na população Franco-Canadense)	*SLC25A15* 13q14	Lactentes (primeiros meses de vida)	Retardo no crescimento, insuficiência hepática, hepatomegalia, intolerância à proteína, vômitos episódicos. Sintomas neurológicos: dificuldade de aprendizagem, deficiência intelectual variável, hipotonia, letargia, episódios de coma, paraparesia espástica, sinais de liberação piramidal, epilepsia mioclônica, atrofia cortical, dispraxia buco-lingual.	Hiperamonemia, hiperornitinemia, homocitrulinúria.
Intolerância a proteína lisinú-rica[200] #222700	—	AR 1/76.000 (Finlândia) 1/57.000 (Japão)	*SLC7A7* 14q11.2	Lactentes (início com a ingestão de leite)	Episódios recorrentes de vômitos ou diarreia; episódio de torpor ou coma após ingestão proteica; hepatomegalia, hipotonia muscular, fraqueza muscular e atrofia muscular. Pulmões (proteinose alveolar); rins (doença glomerular progressiva, doença do túbulo proximal); medula óssea (anemia, leucopenia, trombocitopenia); ossos (osteoporose, fraturas frequentes); pele e fâneros (hiperelasticidade cutânea, cabelos finos e esparsos); sintomas psiquiátricos (psicose).	Excreção urinária aumentada de aminoácidos catiônicos (lisina, ornitina e arginina). Níveis séricos baixos de aminoácidos catiônicos. Hiperamonemia após ingestão proteica. Aumento da desidrogenase lática e ferritina sérica.

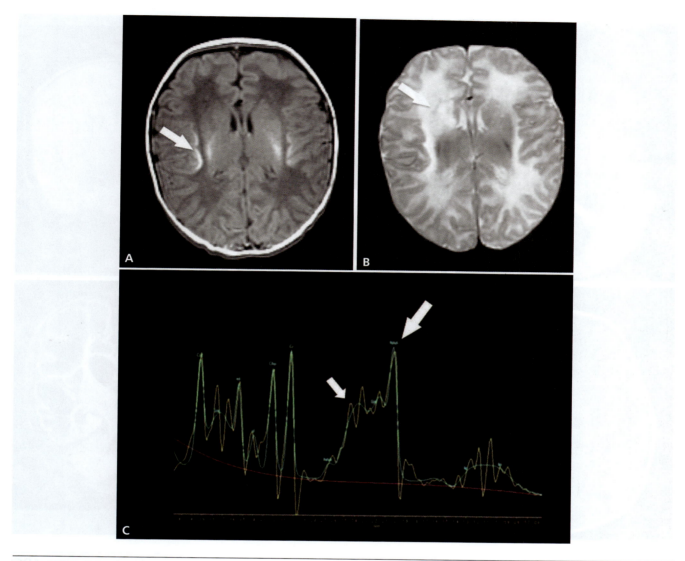

Figura 19.16 Defeito do ciclo da ureia, em recém-nascido. (A) Imagem axial T1, demonstrando hipersinal na região do córtex insular (seta) e na perna posterior da cápsula interna. (B) Imagem axial T2, demonstrando o acentuado hipersinal da substância branca cerebral, assim como de núcleos da base (seta), indicando edema difuso. (C) Espectroscopia de prótons (TE=30 ms), demonstrando a redução do NAA (seta maior) e aumento de glutamato/glutamina (seta menor) – Glx em 2,1 a 2,5 ppm e 3,8 ppm.

Defeitos da glicosilação de carboidratos

As células eucariotas promovem a síntese de inúmeras proteínas, das quais uma grande parte é codificada co- e pós-tradução através de inúmeros processos: acetilação, fosforilação, oxidação, metilação e glicosilação.[201]

A glicosilação é uma das modificações mais comuns ocorridas nas cadeias de proteínas, podendo ocorrer desde o alongamento do polipeptídeo e sua entrada no retículo endoplasmático, como também no complexo de Golgi formando-se assim os glicanos.[202]

Os glicanos são nomeados de acordo com o tipo de ligação que ocorre entre os oligossacarídeos e o peptídeo em questão. A sua formação pode se dar por uma N-ligação no grupo da amida de resíduos específicos de asparagina a resíduos de N-acetilglicosamina (GlcNAc) ou por uma O-ligação através de grupos hidroxila, principalmente de resíduos de serina, via resíduos de N-acetilgalactosamina (GalNAc), manose (Man), xilose ou outros monossacarídeos.[203]

Os defeitos da glicosilação de carboidratos (Tabela 19.34) englobam anormalidades na síntese de glico-

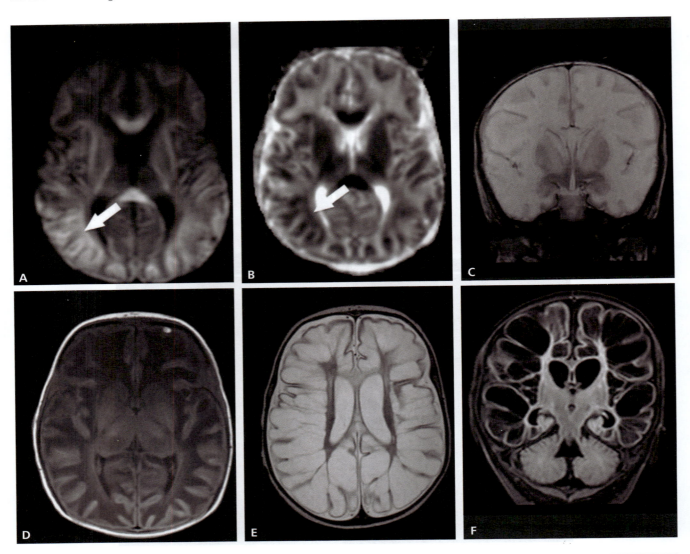

Figura 19.17 Defeito do ciclo da ureia em criança de 6 meses. (A e B) Imagem axial em difusão e o mapa *ADC*, demonstrando áreas de restrição a difusão em regiões corticais e subcorticais dos hemisférios cerebrais (seta). (C) Imagem coronal T2, demonstrando o acentuado hipersinal da substância branca cerebral, assim como de núcleos da base (seta), indicando edema difuso. (D) Imagem axial T1, demonstrando o acentuado hipossinal T1 na substância branca cerebral, decorrente do edema. Exame de controle 7 meses depois. (E e F) Imagens axial em T2 e coronal FLAIR, demonstrando a redução volumétrica cerebral e a formação de múltiplas cavidades no parênquima.

proteínas N-ligadas, O-ligadas ou ambas e são divididos em dois grandes grupos: tipo I (com as falhas ocorrendo nas etapas de alongamento) e tipo II (defeitos no processamento dos glicanos ligados a proteínas em suas fases mais tardias no retículo endoplasmático ou nos compartimentos do complexo de Golgi).[204]

Lipofuscinoses ceroides neuronais

As lipofuscinoses ceroides neuronais (Tabela 19.35) constituem um grupo heterogêneo de doenças neurodegenerativas, caracterizadas pelo acúmulo intracelular de pigmentos lipídicos autofluorescentes, formando diferentes padrões ultraestruturais.[205]

São relativamente comuns, apresentando uma prevalência combinada de um caso para cada 12.500 nascidos e apresentam como características clínicas principais: epilepsia mioclônica, ataxia, regressão do desenvolvimento cognitivo e motor e degeneração retiniana, levando à perda da visão.[205]

Tabela 19.34 Principais distúrbios da glicosilação de carboidratos.

Doença	Subtipos	Herança/ Incidência	Gene, região cromossômica	Idade de início	Dados clínicos sugestivos	Defeito básico e exames complementares
Defeito congênito de glicosilação tipo Ia (CDG1A)[206] #212065 Síndrome de Jaeken	—	AR	*PMM2* 16p13.3-p13.2	Recém-nascidos	Microcefalia (50% dos pacientes) Aspectos dismórficos: fronte proeminente, orelhas grandes, ponte nasal baixa, lábio superior afilado, mamilos invertidos. Estrabismo convergente, movimentos oculares anormais, nistagmo, retinite pigmentosa. Cardiomiopatia, hepatomegalia, esteatose e fibrose hepática, diarreia, vômitos, dificuldades alimentares, cistos renais, síndrome nefrótica, tubulopatia proximal, distribuição anormal de gordura, pele em "casca de laranja". Hipotonia, atraso no desenvolvimento neurológico, ataxia, hiporreflexia, epilepsia, hipoplasia olivopontocerebelar.	Alterações laboratoriais: hipotireoidismo, deficiência do fator XI de coagulação, deficiência de antitrombina III, trombocitose, deficiência de IgA e IgG, elevação de transaminases, proteinúria, níveis séricos baixos de cobre, ferro e zinco, hipocolesterolemia, hipoalbuminemia. Focalização isoelétrica da transferrina anormal (padrão I). Atividade da fosfomanomutase diminuída, detectada em leucócitos, fibroblastos e hepatócitos. Sequenciamento genético útil para o diagnóstico.

(Continua)

Tabela 19.34 (*Continuação*) Principais distúrbios da glicosilação de carboidratos.

Doença	Subtipos	Herança/ Incidência	Gene, região cromossômica	Idade de início	Dados clínicos sugestivos	Defeito básico e exames complementares
Defeito congênito de glicosilação tipo Ib (CDG1B)[207] #602579	—	AR	*MPI* 15q22-qter	Lactentes (2 a 12 meses de idade)	Falência de crescimento. Hepatomegalia, fibrose hepática, cirrose, falência hepática, vômitos, diarreia, atrofia das vilosidades intestinais, linfangiectasia, enteropatia perdedora de proteína.	Alterações laboratoriais: deficiência de fator XI de coagulação, deficiência de antitrombina III, hipoalbuminemia.
Síndrome de Saguenay-Lac-Saint-Jean					Hipotonia	Focalização isoelétrica da transferrina anormal (padrão I). Atividade da fosfomanose isomerase diminuída, detectada em leucócitos, fibroblastos e hepatócitos. Responde a tratamento de reposição enzimática de manose via oral 1 g/kg/dia, 5 doses.[209]
Defeito congênito de glicosilação tipo Ic (CDG1C)[208] #603147	—	AR	*ALG6* 1p22.3	Recém-nascidos	Estrabismo, hipotonia axial, atraso no desenvolvimento neurológico, arreflexia, epilepsia, ataxia.	Alterações laboratoriais: elevação sérica de transaminases durante episódios infecciosos, hipocolesterolemia, deficiência de fator XI de coagulação, deficiência de antitrombina III, deficiência de proteína C. Focalização isoelétrica da transferrina anormal (padrão I). Atividade da enzima doliquil-P-Glc: Man(9)GlcNAc(2)-PP-doliquil glicosiltransferase diminuída, detectada em leucócitos, fibroblastos e hepatócitos.

| Defeito congênito de glicosilação tipo Id (CDG 1D)[210] #601110 | — | AR | *ALG3* 3q27 | Recém-nascidos | Aspectos dismórficos: ponte nasal ampla e baixa, nariz largo, orelhas grandes, epicanto, úvula bífida, palato em ogiva, unhas pequenas e displásicas. Atrofia óptica, coloboma de íris, estrabismo. Vômitos, diarreia, intolerância alimentar, atrofia de vilosidades duodenais. Artrogripose múltipla. Atraso no desenvolvimento neurológico, hipsarritmia, atrofia cortical e cerebelar, epilepsia, ataxia, hipotonia axial, hiperreflexia. | Focalização isoelétrica da transferrina anormal (padrão I). Atividade da enzima doliquil-P-Man: Man(5)GlcNAc(2)-PP-doliquil manosiltransferase diminuída, detectada em leucócitos, fibroblastos e hepatócitos. |
| Defeito congênito de glicosilação tipo IE (CDG IE)[211] #608799 | — | AR | *DPM1* 20q13.13 | Recém-nascidos | Aspectos dismórficos: microcefalia adquirida, achatamento da região occipital, hipertelorismo, epicanto, ponte nasal baixa, palato em ogiva, encurtamento dos membros superiores, contraturas articulares em joelhos e tornozelos, unhas displásicas, mãos pequenas. Cegueira cortical, estrabismo. | Eletroencefalograma mostrando descargas epileptiformes. IRM de crânio com atraso na mielinização. Alterações laboratoriais: deficiência de antitrombina III, deficiência de proteína S e deficiência de proteína C. Focalização isoelétrica da transferrina anormal (padrão I), níveis diminuídos de tetrasialotransferrina e níveis elevados de disialotransferrina. Sequenciamento genético útil para o diagnóstico. |

(*Continua*)

Tabela 19.34 (*Continuação*) Principais distúrbios da glicosilação de carboidratos.

Doença	Subtipos	Herança/ Incidência	Gene, região cromossômica	Idade de início	Dados clínicos sugestivos	Defeito básico e exames complementares
Defeito congênito de glicosilação tipo IE (CDG IE)[211] #608799	—	AR	*DPM1* 20q13.13	Recém-nascidos	Ducto arterioso patente, dificuldades respiratórias, hepato-megalia, esplenome-galia. Atraso grave no desenvolvimento neurológico, hipoto-nia, epilepsia, hiper-reflexia em membros inferiores.	
Defeito congênito de glicosilação tipo IF (CDG IF)[212] #609180	—	AR	*MPDU1* 17p13.1-p12	Recém-nascidos	Três pacientes descri-tos até o momento: epilepsia neonatal refratária a trata-mento, dificuldades alimentares, atraso grave no desenvolvi-mento neurológico, descamação em placas.	Focalização isoelétrica da transferrina anormal (padrão 1). Detecção de mutações de ponto no gene *MPDU1*.
Defeito congênito de glicosilação tipo IG (CDG IG)[213] #607143	—	AR < 1/1.000.000	*ALG12* 22q13.33	Recém-nascidos	Sete pacientes descri-tos até o momento: sucção débil, falência de crescimento, hipotonia, microce-falia, dismorfismos faciais, infecções respiratórias, otites e amigdalites recor-rentes. Cegueira e surdez, imunodeficiência, edema generalizado (2 pacientes).	Exames laboratoriais: níveis séricos diminuídos de IgG. IRM de crânio com dilatação dos ventrículos laterais sem hidrocefalia (1 paciente). Focalização isoelétrica da transferrina anormal (padrão 1). Diagnóstico definitivo por análise molecular: detecção de mutações no gene *ALG12*.

Defeito congênito de glicosilação tipo IH (CDG IH)[214] #608104	—	AR	ALG8 11q14.1	Recém-nascidos	Quinze pacientes descritos até o momento: dismorfismos (retrognatia, orelhas de implantação baixa, pés equinos com desvio varo); hipotonia, hepatomegalia, coagulopatias (trombocitopenia); edema, ascite (incluindo hidropsia fetal); alterações cardiorrespiratórias, enteropatia. Quadro clínico extremamente variável, podendo ocorrer envolvimento de um único órgão ou sistema.	Focalização isoelétrica da transferrina anormal (padrão 1). Diagnóstico definitivo por análise molecular: detecção de mutações no gene ALG8.
Defeito congênito de glicosilação tipo Ii(CDG Ii)[215] #607906	—	AR	ALG2 9q22.33	-	Uma paciente descrita com 6 anos de idade apresentando colobomas de íris bilateralmente, catarata unilateral, espasmos infantis, quadro clínico de início aos 4 meses de idade com atraso no desenvolvimento neurológico.	Diagnóstico realizado por análise molecular com detecção de mutações no gene ALG2.
Defeito congênito de glicosilação tipo IJ(CDG IJ)[216] #608093	< 1/1.000.000	AR	DPAGT1 11q23.3	Recém-nascidos	Microcefalia. Catarata, nistagmo, estrabismo. Insuficiência respiratória, apneia, asfixia. Mamilos invertidos, criptorquidia (um paciente).	Alterações laboratoriais (1 paciente): TTPA prolongado, deficiência de antitrombina III, alterações nas enzimas hepáticas, hipoproteinemia.

(Continua)

Tratado de Neurologia Infantil

Tabela 19.34 (Continuação) Principais distúrbios da glicosilação de carboidratos.

Doença	Subtipos	Herança/Incidência	Gene, região cromossômica	Idade de início	Dados clínicos sugestivos	Defeito básico e exames complementares
Defeito congênito de glicosilação tipo IJ(CDG IJ)[216] #608093	—	AR < 1/1.000.000	DPAGT1 11q23.3	Recém-nascidos	Contraturas articulares, clinodactilia no quinto dedo, prega palmar única, distribuição anormal da gordura. Icterícia (um paciente). Atraso no desenvolvimento neurológico, deficiência intelectual, hipotonia, hipertonia em extremidades, tremores, hiperreflexia, epilepsia, comportamentos agressivos (um família). Alterações hematológicas (um paciente): anemia crônica.	Focalização isoelétrica da transferrina anormal (padrão 1). Diagnóstico realizado por análise molecular com detecção de mutações no gene DPAGT1.
Defeito congênito de glicosilação tipo IK(CDG IK)[217] #608540	—	AR < 1/1.000.000	ALG1 16p13.3	Recém-nascidos	Retardo de crescimento intrauterino. Fontanelas amplas, microcefalia, micrognatia. Cegueira parcial (alguns pacientes), hipertelorismo. Narinas antevertidas, lábios finos. Cardiomiopatia. Hepatomegalia, esplenomegalia. Hipogonadismo.	Eletroencefalograma: atividade de epileptiforme multifocal. IRM de crânio: atrofia cortical. Focalização isoelétrica da transferrina anormal. Atividade muito diminuída (menos de 10%) da enzima: β-1,4-manosiltransferase. Diagnóstico definitivo por análise molecular: detecção de mutações no gene ALG1.

Seção 3 ■ Doenças e Síndromes Neurológicas

					Atraso grave no desenvolvimento neurológico, arreflexia, hipotonia, epilepsia refratária. Manifestação pré-natal: hidropsia fetal nãoimune.	
Defeito congênito de glicosilação tipo IL(CDG IL)[218] #608776	—	AR < 1/1.000.000	*ALG9* 11q23.1	Recém-nascidos	Microcefalia grave, hipotonia central, epilepsia, hepatomegalia, atraso no desenvolvimento neurológico e asma (um paciente).	Focalização isoelétrica da transferrina anormal (padrão 1). Diagnóstico definitivo por análise molecular: detecção de mutações no gene *ALG9*.
					Atraso no desenvolvimento neurológico, epilepsia, hipotonia, atrofia cerebral difusa com atraso na mielinização, falência de crescimento, doença renal policística, efusões pericárdicas, hepatoesplenomegalia, esotropia e mamilos invertidos (um paciente).	
Defeito congênito de glicosilação tipo IM(CDG IM)[219] #610768	—	AR < 1/1.000.000	*TMEM15* 9q34.11	Recém-nascidos	Os pacientes apresentam peso, estatura e perímetro cefálico normais ao nascimento. Falência de crescimento, microcefalia adquirida, cílios e sobrancelhas esparsas, crescimento capilar mínimo.	Exames laboratoriais (alguns pacientes): hipoglicemia não cetótica. Eletroencefalograma (alguns pacientes): hipsarritmia. Focalização isoelétrica da transferrina anormal, aumento dos níveis de disialo e asialotransferrina, diminuição dos níveis de oligossacarídeos ligados a lipídeos.

(*Continua*)

Tabela 19.34 (*Continuação*) Principais distúrbios da glicosilação de carboidratos.

Doença	Subtipos	Herança/ Incidência	Gene, região cromossômica	Idade de início	Dados clínicos sugestivos	Defeito básico e exames complementares
Defeito congênito de glicosilação tipo IM(CDG IM)[219] #610768	—	AR < 1/1.000.000	*TMEM15* 9q34.11	Recém-nascidos	Cardiomiopatia dilatada, ictiose Sintomas de sistema nervoso central (alguns pacientes): hipotonia, epilepsia.	Diagnóstico definitivo por análise molecular: detecção de mutações no gene *TMEM15*.
Defeito congênito de glicosilação tipo IN(CDG IN)[220] #612015	—	AR < 1/1.000.000	*RFT1* 3p21.1	Recém-nascidos	Baixa estatura, falência de crescimento, microcefalia, micrognatia, surdez neurossensorial, diminuição na acuidade visual, perda de contato visual. Halúx em abdução, deformidade de pés em vago. Grave atraso no desenvolvimento neurológico, deficiência intelectual grave, epilepsia, mioclonias, ataxia, hiperreflexia, espasticidade. Coagulopatia (alguns pacientes).	Focalização isoelétrica da transferrina anormal (padrão 1). Acúmulo de oligossacarídeos incompletos Man(5) GlcNAc(2)-PP-dolicol. Diagnóstico definitivo por análise molecular: detecção de mutações no gene *RFT1*.
Defeito congênito de glicosilação tipo IO(CDG IO)[221] #612937	—	AR Um paciente descrito	*DPM3* 1q22	Um paciente descrito (início aos 11 anos de idade)	Início aos 11 anos de idade, com quadro de fraqueza muscular, ataxia de marcha. Aos 21 anos de idade, episódios *stroke-like*. Aos 27 anos de idade, quociente de inteligência (QI) abaixo do normal, fraqueza da musculatura próxima.	Exames laboratoriais: elevação nos níveis de CK, elevação discreta das enzimas hepáticas. Angiografia cerebral e avaliação oftalmológica normais. Focalização isoelétrica da transferrina anormal (padrão 1). Diagnóstico definitivo por análise molecular: detecção de mutações no gene *DPM3*.

Defeito congênito de glicosilação tipo IP(CDG IP)[222,223]	—	AR Cinco pacientes descritos	*ALG11* 13q14.3	Cinco pacientes descritos (infância)	Dois irmãos: doença metabólica multis-sistêmica caracteri-zada por hipotonia, epilepsia, atraso no desenvolvimento neurológico com início por volta dos 2 anos de idade. Instabilidade térmica, alterações pupilares (pupilas lentamente reativas, ausência de reflexo corneano), surdez. Aspectos dismórficos (micro-cefalia, fronte ampla, mamilos invertidos). Três pacientes não relacionados: atraso no desenvolvimen-to neurológico e deficiência intelec-tual detectado no primeiro ano de vida. Hipotonia axial e hipertonia periférica. Dismorfismos faciais.	Focalização isoelétrica da transferrina anormal (padrão 1) – aumento nos níveis de di- e asialotransferrina e dimi-nuição nos níveis de tetrasia-lotransferrina. Diagnóstico definitivo por análise molecular: detecção de mutações no gene *ALG11*.
Defeito congênito de glicosilação tipo IQ(CDG IQ)[224] #612379	—	AR —	*SRD5A3* 4q12	Recém-nascidos	Aspecto clínico mais característico composto de malformações oculares: colobomas, hipoplasia do disco óptico, perda variável da visão e nistagmo. Ictiose, atraso no desenvolvimento neurológico, deficiência intelectual.	Exames laboratoriais: anemia microcítica, elevação nos níveis séricos das enzimas hepáticas, alterações de coagulação. IRM de crânio: atrofia cerebelar, anormalidades de vérmis cerebelar. Focalização isoelétrica da transferrina anormal (padrão 1). Diagnóstico definitivo por análise molecular: detecção de mutações no gene *SRD5A3*.

(*Continua*)

Tabela 19.34 (*Continuação*) Principais distúrbios da glicosilação de carboidratos.

Doença	Subtipos	Herança/ Incidência	Gene, região cromossômica	Idade de início	Dados clínicos sugestivos	Defeito básico e exames complementares
Defeito congênito de glicosilação tipo IR(CDG IR)[225] #614507	—	AR Um paciente descrito	*DDOST* 1p35.12	Um paciente descrito (recém-nascido)	Um paciente descrito: aos 6 meses de idade quadro de falência de crescimento, refluxo gastresofagiano, atraso no desenvolvimento neurológico e otites de repetição. Com 1 ano de idade: hipotonia, estrabismo divergente, insuficiência hepática e constipação. Aquisição de marcha aos 3 anos de idade e nunca adquiriu fala.	Exames laboratoriais: deficiência dos fatores de coagulação (fator XI, antitrombina III, proteína C e proteína S). IRM de crânio: alteração na mielinização. Diagnóstico definitivo por análise molecular: detecção de mutações no gene *DDOST*.
Defeito congênito de glicosilação tipo IS(CDG IS)[226] #300884		Recessiva ligada ao cromossomo X	*ALG13* Xq23	Recém-nascidos	Quatro casos não relacionados descritos (um masculino e três femininos). Achados encontrados nos quatro pacientes: epilepsias refratárias, atraso no desenvolvimento neurológico, regressão neurológica após o início das crises, hipotonia.	Eletroencefalograma mostrando hipsarritmia. Alterações hematológicas (tempo de sangramento e tempo de ativação de protrombina elevado) em um paciente. Focalização isoelétrica da transferrina anormal (padrão 1).

Achados encontrados individualmente (mas não nos quatro pacientes): microcefalia, dismorfismos faciais, atrofia óptica, nistagmo horizontal, edema palpebral, hepatomegalia, contraturas articulares, edema de quirodáctilos e pododáctilos, hidrocefalia, sintomas piramidais, sintomas extrapiramidais, infecções recorrentes.

Defeito congênito de glicosilação tipo IT(CDG IT)[227] #614921	AR	*PGM1* 1p31.3	Recém-nascidos	Os aspectos clínicos mais comuns incluem: fenda labial e úvula bífida, hepatopatia, hipoglicemia intermitente, baixa estatura e intolerância a exercício físico. Micrognatia, sequência de Pierre-Robin, cardiomiopatia hipertrófica (alguns pacientes), taquicardia, trombose cerebral (rara). Fraqueza muscular, rabdomiólise, hipogonadismo hipogonadotrófico, atraso na puberdade.	Exames laboratoriais: níveis elevados de CK, alterações nas enzimas hepáticas, diminuição de antitrombina III (raro). Biópsia hepática: esteatose, fibrose hepática, acúmulo de glicogênio. Atividade diminuída da fosfoglicomutase (PMG1). Focalização isoelétrica da transferrina anormal (padrão 1), perda de N-glicanos. Aumento da monosialo e trisialotransferrina.

(*Continua*)

Tabela 19.34 (*Continuação*) Principais distúrbios da glicosilação de carboidratos.

Doença	Subtipos	Herança/ Incidência	Gene, região cromossômica	Idade de início	Dados clínicos sugestivos	Defeito básico e exames complementares
Defeito congênito de glicosilação tipo Iu (CDG IU)[228] #615042		AR	DPM2 9q34.11	3 pacientes descritos (Recém-nascidos)	Microcefalia pós-natal, fácies miopática, micrognatia, hipotelorismo, atrofia óptica (em um dos três pacientes), estrabismo.	Exames laboratoriais: elevação de CK, elevação de transaminases (em um dos três pacientes).
					Dismorfismos faciais: nariz pequeno, palato em ogiva, lábio superior fino.	IRM de crânio: hipoplasia cerebelar, perda da substância branca (em um dos três pacientes).
					Dificuldade respiratória logo após o nascimento, dificuldades alimentares, contraturas congênitas, escoliose.	Focalização isoelétrica da transferrina: anormalidade da N-glicosilação da transferrina.
						Análise de fibroblastos: acúmulo de Dol-PP-GlcNAc2Man5.
					Hipotonia grave, ausência de desenvolvimento neurológico, epilepsia refratária, persistência dos reflexos primitivos, ausência de movimentos espontâneos.	Diagnóstico definitivo por análise molecular: detecção de mutações no gene DPM3.
Defeito congênito de glicosilação tipo Ix(CDG IX)[229] #615597		AR	STT3B 3p23	Um paciente descrito (Recém-nascidos)	Retardo de crescimento intrauterino, falência de crescimento. Microcefalia, atrofia de nervo óptico, dificuldade de movimentação ocular.	Exames laboratoriais: trombocitopenia. IRM de crânio: atrofia cerebelar. Focalização isoelétrica da transferrina anormal (padrão 1), N-glicosilação incompleta.

					Dificuldades respiratórias, dificuldades alimentares, disfunção hepática. Micropênis, testículos hipoplásicos, criptorquidia. Grave atraso no desenvolvimento neurológico, deficiência intelectual, epilepsia, hipotonia.	Diagnóstico definitivo por análise molecular: detecção de mutações no gene *STT3B*.
Defeito congênito de glicosilação tipo Iz(CDG IZ)[230] #616457		AR	*CAD* 2p23.3	Um paciente descrito (infância)	Atraso no desenvolvimento neurológico, hipotonia leve, marcha com base alargada. Epilepsia aos 17 meses de idade.	Exames laboratoriais: elevação discreta dos níveis séricos de amônia, esfregaço de sangue periférico evidenciando anisopoiquilocitose e acantócitos. Análise de medula óssea: diseritropoiese. Avaliação de fibroblastos: alteração na glicosilação de carboidratos. Diagnóstico definitivo por análise molecular: detecção de mutações no gene *CAD*.
Defeito congênito de glicosilação tipo IIa (CDG IIA)[231] #212066	—	AR < 1/1.000.000	*MGAT2* 14q21.3	Recém-nascidos	Baixa estatura, dificuldade de crescimento, macrocefalia ou microcefalia, braquicefalia. Retrognatia, hipodesenvolvimento malar, orelhas grandes e displásicas, orelhas rodadas e, posteriormente, perda auditiva.	Exames laboratoriais: deficiência de fatores de coagulação IX, XI, XII, antitrombina III, proteína S. Focalização isoelétrica da transferrina anormal (padrão II). Deficiência de GlcNAc transferase em cultura de fibroblastos. Diagnóstico definitivo por análise molecular: detecção de mutações no gene *MGAT2*.

(*Continua*)

Tratado de Neurologia Infantil

Tabela 19.34 (*Continuação*) Principais distúrbios da glicosilação de carboidratos.

Doença	Subtipos	Herança/ Incidência	Gene, região cromossômica	Idade de início	Dados clínicos sugestivos	Defeito básico e exames complementares
Defeito congênito de glicosilação tipo IIa (CDG IIA)[231] #212066	—	AR < 1/1.000.000	*MGAT2* 14q21.3	Recém-nascidos	Epicanto, cílios longos, sobrancelhas espessas. Ponte nasal larga, nariz aquilino, boca larga e entreaberta, lábios finos, lábio inferior evertido, hipertrofia gengival, língua protrusa, dentes largos, diastema, pescoço curto. Defeito de septo ventricular, *pectus excavatum*. Osteopenia, cifoescoliose tóraco-lombar, coxa valga. Hemangioma capilar em linha média, hirsutismo e cabelos esparsos (alguns pacientes). Deficiência intelectual grave, hipotonia precoce, hipertonia, epilepsia, marcha instável. Automutilação, agressividade, comportamentos estereotipados.	

Defeito congênito de glicosilação tipo IIb (CDG IIB)[232] #606056	—	AR	MOGS 2p13.1	Duas famílias descritas (recém-nascidos)	Região cefálica occipital proeminente, retrognatia, perda auditiva neurossensorial, cílios longos, atrofia de nervo óptico, nariz largo, palato em ogiva. Hipoventilação. Hepatomegalia, dificuldades alimentares. Escoliose torácica, mãos em garra, dedos superpostos. Atraso no desenvolvimento neurológico, hipotonia, epilepsia.	Exames laboratoriais: oligossacarídeos anormais na urina, hipogamaglobulinemia. IRM de crânio: atrofia cortical, corpo caloso hipoplásico. Deficiência de glicosidase I em cultura de fibroblastos. Diagnóstico definitivo por análise molecular: detecção de mutações no gene MOGS.
Defeito congênito de glicosilação tipo IIc (CDG IIC)[233] #266265	—	AR	SLC35C1 11p11.2			
Defeito congênito de glicosilação tipo IId (CDG IID)[234] #607091	—	AR	B4GALT1 9p21.1	Recém-nascidos	Quadro clínico caracterizado, predominantemente, por grave atraso no desenvolvimento neurológico, deficiência intelectual e alterações de coagulação caracterizados por trombose, sangramento e episódios stroke-like.	Exames laboratoriais: elevação nos níveis séricos de CK, elevação de TTPA. Alteração no exame de focalização isolelétrica da transferrina (hiposialilação). Diagnóstico definitivo por análise molecular.

(Continua)

Tabela 19.34 (*Continuação*) Principais distúrbios da glicosilação de carboidratos.

Doença	Subtipos	Herança/Incidência	Gene, região cromossômica	Idade de início	Dados clínicos sugestivos	Defeito básico e exames complementares
Defeito congênito de glicosilação tipo IId (CDG IID)[234] #607091	—	AR	*B4GALT1* 9p21.1	Recém-nascidos	Miopatia, hipotonia, atraso no desenvolvimento neurológico, microcefalia (em razão do quadro de síndrome de Dandy-Walker). Alterações de coagulação.	
Defeito congênito de glicosilação tipo IIe (CDG IIE)[235] #608779	—	AR	*COG7* 16p12.2	Recém-nascidos	Dismorfismos faciais: orelhas displásicas de implantação baixa, micrognatia, pescoço curto, pele flácida e enrugada. Hipotonia generalizada, epilepsia refratária, hepatoesplenomegalia e icterícia progressiva iniciada logo após o nascimento, episódios de hipertermia.	Exames radiográficos: ausência de epífises em úmero e tíbia (um paciente relatado); membros encurtados (um paciente relatado). IRM de crânio: atrofia cortical, hipodensidade em substância branca. Alteração no exame de focalização isoelétrica da transferrina (padrão 2). Diagnóstico definitivo por análise molecular.
Defeito congênito de glicosilação tipo IIf (CDG IIF)[236] #603585	—	AR	*SLC35A1* 6q15	Recém-nascidos	Quadro clínico marcado por alterações hematológicas (hemorragias recorrentes) e infecções recorrentes.	Exames laboratoriais: trombocitopenia, neutropenia, plaquetas anormais com morfologia aberrante (gigantes), megacariócitos, apresentando defeitos ultraestruturais com anormalidades de membrana, membranas de neutrófilos, evidenciando ausência de Sialil-Lewis-X (SLe^x é um tetrassacarídeo localizado na superfície dos neutrófilos fundamental para a interação celular). Diagnóstico definitivo por análise molecular.

| Defeito congênito de glicosilação tipo IIg (CDG IIG)[237] #611209 | — | Padrão de herança não caracterizado | COG1 17q25.1 | Recém-nascidos | Três pacientes descritos: uma paciente feminina com atraso no crescimento, hipotonia generalizada, baixa estatura rizomélica, atraso leve no desenvolvimento neurológico. Aos 21 meses de idade apresentou microcefalia progressiva e hepatoesplenomegalia. dois pacientes masculinos com síndrome cerebrocostomandibular. Microcefalia, *philtrum* raso, lábio superior fino, pescoço curto, orelhas de implantação baixa com rotação posterior, sequência de Pierre-Robin, retardo no crescimento e maculopatia bilateral. Alterações costovertebrais incluem: osteopenia, fusão de vértebras, vértebras em borboleta e mal-alinhadas e pés tortos. | IRM de crânio: aumento da cisterna magna, hipoplasia de vérmis cerebelar. Alteração no exame de focalização isoelétrica da transferrina (padrão 2). Diagnóstico definitivo por análise molecular. |

(Continua)

Tabela 19.34 (*Continuação*) Principais distúrbios da glicosilação de carboidratos.

Doença	Subtipos	Herança/ Incidência	Gene, região cromossômica	Idade de início	Dados clínicos sugestivos	Defeito básico e exames complementares
Defeito congênito de glicosilação tipo IIh (CDG IIH)[238,239] #611182	—	Padrão de herança não caracterizado	*COG8* 16q22.1	Dois pacientes descritos(um com início aos 6 anos de idade, outro aos 7 meses de idade)	Paciente 1: paciente com período neonatal e infantil normal. Aos 6 anos de idade apresentou quadro de encefalopatia aguda com perda das habilidades motoras, hipotonia, esotropia alternante, pseudoptose palpebral e deficiência intelectual. Apresentou ao longo da vida hematomas espontâneos. Ataxia cerebelar progressiva aos 7 anos de idade.[238] Paciente 2: aos 7 meses de idade quadro de hipotonia sem controle cefálico, com grave atraso no desenvolvimento neurológico. Aos 18 meses de idade iniciou quadro de epilepsia mioclônica. Aos 8 anos de idade, grave deficiência cognitiva, sem controle esfincteriano.	Exames complementares no paciente 1: Exames laboratoriais: alteração nos fatores de coagulação e diminuição no tempo da protrombina. Elevação nos níveis séricos de transaminases e CK. IRM de crânio: atrofia cerebelar e atrofia discreta de tronco cerebral. Exames complementares no paciente 2: IRM de crânio: dilatação ventricular *ex-vacuo*, com atrofia cortical. Espectroscopia com elevação dos níveis de lactato em região cortical. Biópsia de nervo: neuropatia axonal crônica. Biópsia muscular: padrão neurogênico. Diagnóstico definitivo por análise molecular.

Defeito congênito de glicosilação tipo IIi (CDG IIi)[240] #613612	—	Padrão de herança não caracterizado	COG5 7q22.3	Uma paciente descrita (início aos 8 anos de idade)	Uma paciente descrita: início aos 8 anos de idade, com quadro clínico caracterizado por deficiência intelectual moderada, disartrofonia, ataxia de tronco e hipotonia leve.	IRM de crânio: atrofia cerebelar e de tronco cerebral. Análise bioquímica evidenciou diminuição da N-glicosilação da transferrina sérica e da alfa-1-glicoproteína ácida e diminuição da O-glicosilação da apolipoproteína C-III. Diagnóstico definitivo por análise molecular.
Defeito congênito de glicosilação tipo IIj (CDG IIj)[241] #613489	—	AR	COG4 16q22.1	Dois pacientes descritos (um com início ao nascimento, outro aos 4 meses)	Falência de crescimento, microcefalia, dismorfismos faciais, cabelos espessos, nistagmo, infecções respiratórias recorrentes. Hepatomegalia, falência hepática, cirrose, esplenomegalia, dificuldades alimentares, diarreia recorrente, infecções gastrointestinais recorrentes. Hipotonia, atraso no desenvolvimento neurológico, ausência de desenvolvimento de linguagem, hipotonia axial, hipertonia periférica, ataxia, epilepsia, irritabilidade.	Exames laboratoriais: alteração nos fatores de coagulação, alteração de enzimas hepáticas, elevação de fosfatase alcalina. IRM de crânio: atrofia cortical, corpo caloso fino. Focalização isoelétrica da transferrina anormal (padrão 2), defeito de sialilação, defeito de glicosilação, defeito na N-glicosilação e na O-glicosilação. Diagnóstico definitivo por análise molecular: detecção de mutações no gene COG4.

(Continua)

Tabela 19.34 (*Continuação*) Principais distúrbios da glicosilação de carboidratos.

Doença	Subtipos	Herança/ Incidência	Gene, região cromossômica	Idade de início	Dados clínicos sugestivos	Defeito básico e exames complementares
Defeito congênito de glicosilação tipo IIk (CDG IIK)[242] #614727	—	AR	*TMEM165* 4q12	Cinco pacientes descritos (recém-nascidos)	Baixa estatura, restrição de crescimento, microcefalia adquirida, dismorfismos faciais (hipoplasia da linha média da face, orelhas de implantação baixa, orelhas com rotação posterior), *amelognesis inperfecta* (um paciente). Alterações esqueléticas proeminentes: arcos costais displásicos, frouxidão articular, osteoporose, cifoescoliose, displasia de epífises, metáfises e diáfises, displasia de metacarpos e metatarsos. Fraqueza muscular, hipotonia, distribuição anormal de gordura, atraso no desenvolvimento neurológico, epilepsia, episódios de febre de etiologia indeterminada.	Exames laboratoriais: trombocitopenia, alteração em enzimas hepáticas, elevação sérica de CK, diminuição de fatores de coagulação. Defeito de N-glicosilação.

Defeito congênito de glicosilação tipo III (CDG IIL)[243] #614576	—	AR	COG6 13q14.112	Dois pacientes descritos (recém-nascidos)	Falência de crescimento, microcefalia, retrognatia, fissuras palpebrais amplas, polidactilia. Hepatomegalia, anteposição anal, diarreia recorrente, doença intestinal inflamatória, tubulopatia proximal. Atraso no desenvolvimento neurológico, hipotonia axial, epilepsia, rebaixamento do nível de consciência, hemorragia. Imunodeficiência combinada primária, infecções recorrentes.	Cirrose micronodular, esteatose macrovesicular. Exames laboratoriais: deficiência de vitamina K, hipogamaglobulinemia, disfunção de células T, disfunção de granulócitos, alterações em enzimas hepáticas. Focalização isoelétrica da transferrina anormal (padrão 2). Diagnóstico definitivo por análise molecular: detecção de mutações no gene COG6.
Defeito congênito de glicosilação tipo IIm (CDG IIM)[244] #300896	—	AD ligada ao cromossomo X Mosaicismo somático em indivíduos masculinos[245]	SLC35A2 Xp11.23	Recém-nascidos	Dismorfismos faciais, microcefalia, fácies grosseira, prognatismo maxilar, sobrancelhas espessas, ponte nasal larga, boca entreaberta, lábios grossos, membros encurtados. Nistagmo, retinite pigmentar, flutter ocular. Refluxo gastresofagiano, síndrome nefrótica aguda, defeitos de coagulação. Hipotonia, encefalopatia epiléptica, grave atraso no desenvolvimento neurológico, epilepsia.	Eletroencefalograma: hipsarritmia. IRM de crânio: hipoplasia cerebelar, atrofia cortical, afilamento do corpo caloso, atraso na mielinização. Focalização isoelétrica da transferrina anormal (padrão 2) que pode se normalizar com a idade.

Tabela 19.35 Lipofuscinoses ceroides neuronais.

Doença	Herança	Gene, região cromossômica	Idade de início	Dados clínicos sugestivos	Defeito básico e exames complementares
LCN 1[246,247] Forma infantil (doença de Haltia-Santavuori) #256730	AR	*CLN1*, 1p32	Primeiro ano de vida	Atraso no desenvolvimento, hipotonia, clonias audiogênicas (reação de *startle)*; segue-se involução neurológica, amaurose, ataxia, distonia, espasticidade, microcefalia adquirida, crises mioclônicas; degeneração macular, retinose pigmentar e atrofia óptica. Raramente, o fenótipo pode assemelhar-se ao da LCN 2 e da LCN 3.	ERG: potenciais elétricos reduzidos ou abolidos. IRM de crânio: atrofia encefálica, podendo ser acompanhadade hipointensidade em núcleos da base e tálamos e hiperintensidade da substância branca periventricular – sequências ponderadas em T2. Análise ultraestrutural: presença de GROD. Deficiência de palmitoil proteína tioesterase, demonstrada em leucócitos ou fibroblastos.
LCN 2[246,247] Forma infantil tardia (doença de Janski-Bielschowsky) #204500	AR	*CLN2*, 11p15.5	2 a 4 anos	Atraso da aquisição da linguagem, seguindo-se por crises mioclônicas, ataxia, involução neurológica e amaurose progressiva; degeneração macular, retinose pigmentar e atrofia óptica. Raramente, o fenótipo pode assemelhar-se ao da LCN 3.	ERG: extinção precoce dos potenciais elétricos. EEG: espículas em regiões posteriores, desencadeadas pela fotoestimulação intermitente de baixa frequência. IRM de crânio: assemelha ao padrão descrito na forma infantil (figuras 19.18 e 19.19). Análise ultraestrutural: presença de corpúsculos curvilíneos. Deficiência de tripeptidil peptidase, demonstrada em leucócitos ou fibroblastos.
LCN 3[246,247] Forma juvenil (doença de Batten ou de Spielmeyer-Vogt-Sjögren) #204200	AR	*CLN3*, 16p12.1	4 a 7 anos	Amaurose progressiva, seguindo-se (até anos após) por disartria, deterioração intelectual, crises epilépticas (sobretudo mioclônicas), distúrbios extrapiramidais, ataxia e distúrbios psiquiátricos; degeneração macular, retinose pigmentar e atrofia óptica.	ERG: extinção precoce dos potenciais elétricos. Presença de linfócitos vacuolizados no sangue periférico. IRM de crânio: assemelha ao padrão descrito na forma infantil. Análise ultraestrutural: presença de corpúsculos do tipo "digitais". Uma grande deleção envolvendo dois éxons do gene *CLN3* (codifica a síntese de uma glicoproteína da membrana lisossomal) é responsável por mais de 70% dos alelos mutantes.

LCN 4[246,247] Forma do adulto (doença de Kufs)	AR %204300	?	Terceira década de vida	Epilepsia mioclônica refratária, demência, ataxia, sinais piramidais e extrapiramidais e distúrbios psiquiátricos; ausência de comprometimento ocular.	IRM de crânio: assemelha ao padrão descrito na forma infantil. Análise ultraestrutural: presença de inclusões mistas – GROD, corpúsculos curvilíneos, corpúsculos do tipo "digitais".
	AD %162350	?	Quarta década de vida	Quadro clínico similar ao acima descrito, exceto pelo fato da epilepsia não ser proeminente e haver frequentemente discinesia facial.	IRM de crânio: assemelha ao padrão descrito na forma infantil. Análise ultraestrutural: presença de inclusões mistas – GROD, corpúsculos curvilíneos, corpúsculos do tipo "digitais".
LCN 5[246,247] Variante finlandesa da forma infantil tardia #256731	AR	CLN5, 13q21.1-q32	4 a 7 anos	O quadro clínico é semelhante ao da forma infantil tardia, entretanto a idade de início e o tempo de sobrevida assemelham-se ao da forma juvenil. Além disso, a análise ultraestrutural evidencia alterações mistas.	IRM de crânio: assemelha ao padrão descrito na forma infantil. Análise ultraestrutural: presença de inclusões mistas – corpúsculos retilíneos, corpúsculos curvilíneos, corpúsculos do tipo "digitais". O gene CLN5 codifica a síntese de uma glicoproteína solúvel lisossomal de função incerta.
LCN 6[246,247] Variante cigana/indiana da forma infantil tardia (doença de Lake-Cavanagh ou forma juvenil precoce) #601780	AR	CLN6, 15q21-q23	1 a 5 anos	O quadro clínico é semelhante ao da forma infantil tardia. A diferenciação se dá pela presença de anormalidades ultraestruturais tanto da forma infantil tardia quanto da forma juvenil.	IRM de crânio: assemelha ao padrão descrito na forma infantil. Análise ultraestrutural: presença de inclusões mistas – corpúsculos curvilíneos, corpúsculos do tipo "digitais". O gene CLN5 codifica a síntese de uma glicoproteína solúvel lisossomal de função incerta.
LCN 7[246,247] #610951	AR	MFSD8, 4q28.1-q28.2	2 a 7 anos	O quadro clínico é semelhante ao da forma infantil tardia, exceto pelo fato de ser rapidamente progressiva, a despeito da presença de epilepsia. Além disso, a análise ultraestrutural evidencia alterações mistas.	IRM de crânio: assemelha ao padrão descrito na forma infantil. Análise ultraestrutural: presença de inclusões mistas – corpúsculos retilíneos, corpúsculos curvilíneos, corpúsculos do tipo "digitais". O gene MFSD8 codifica a síntese de uma proteína transportadora da membrana lisossomal.

(Continua)

Tabela 19.35 (Continuação) Lipofuscinoses ceroides neuronais.

Doença	Herança	Gene, região cromossômica	Idade de início	Dados clínicos sugestivos	Defeito básico e exames complementares
LCN 8[246,247] Variante turca da forma infantil tardia #610143	AR	CLN8, 8p32	2 a 7 anos	O quadro clínico é semelhante ao da forma infantil tardia; entretanto, a análise ultraestrutural evidencia alterações mistas.	Análise ultraestrutural: presença de inclusões mistas – GROD, corpúsculos curvilíneos, corpúsculos do tipo "digitais".
LCN 8[246,247] Epilepsia e deficiência intelectual progressivo ou epilepsia do norte #610003			5 a 10 anos	Epilepsia refratária (CGTC e crises parciais complexas), com redução do número de crises ou até mesmo controle completo a partir da quarta década de vida; deficiência intelectual progressiva, mesmo após cessarem as crises.	
LCN 9[246,247] Variante sérvio-alemã da forma juvenil #609055	AR	?	4 a 7 anos	O quadro clínico é semelhante ao da forma juvenil; entretanto, a análise ultraestrutural evidencia alterações mistas.	Análise ultraestrutural: presença de inclusões mistas – corpúsculos curvilíneos, corpúsculos do tipo "digitais". Atividade aumentada da serina palmitoiltransferase, demonstrada em fibroblastos.
LCN 10[248] #610127	AR	CTSD, 11p15.5	Congênita	Microcefalia, rigidez, movimentos involuntários, epilepsia, dificuldades respiratórias; dismorfismos leves, como orelhas de implantação baixa e ponte nasal baixa são possíveis.	Deficiência de catepsina D, demonstrada em fibroblastos.
			4 a 7 anos	O quadro clínico é semelhante ao da forma infantil tardia; entretanto, a idade de início e o tempo de sobrevida assemelham-se ao da forma juvenil. Além disso, a análise ultraestrutural evidencia alterações mistas.	
LCN 11[249] #614706	AR	GRN 17q21.31	2ª década de vida	Perda da visão rapidamente progressiva, secundária a distrofia retiniana, epilepsia, ataxia cerebelar e atrofia cerebelar.	Análise ultraestrutural: presença de corpúsculos do tipo "digitais".
LCN 12[250] Síndrome de Kufor-Rakeb #606693	AR	ATP13A2 1p36.13	Adolescência (13 anos)	A síndrome de Kufor-Rakeb é uma forma rara de parkinsonismo juvenil atípico associada à paralisia do olhar supranuclear, espasticidade e demência. Existem evidências de que a lipofuscinose ceroide neuronal 12 seja causada por uma mutação em homozigose do gene *ATP13A2*.	IRM de crânio: atrofia cerebral generalizada, cerebelar e de tronco cerebral progressiva; achatamento do caudado; atrofia piramidal; depósito de ferro em núcleos da base (alguns pacientes).

				Hipomimia facial (fácies em máscara), paralisia supranuclear do olhar, espasmos oculogíricos distônicos, movimentos sacádicos lentos. Anosmia, torcicolo. Parkinsonismo, hipocinesia, acinesia, rigidez, anartria, marcha parkinsoniana, mini mioclonias de face-fauce-dedos, espasticidade, instabilidade postural, paraparesia leve, hiperreflexia, reflexo plantar em extensão, distonia, mioclonias, epilepsia (em alguns pacientes), declínio cognitivo, demência. Alucinação, psicose, agressividade. Resposta inicial a L-Dopa.	Microscopia eletrônica: inclusões citoplasmáticas lamelares consistentes com lipofuscinose ceroide neuronal (alguns pacientes). Análise ultraestrutural: presença de inclusões mistas – corpúsculos curvilíneos, corpúsculos do tipo "digitais".
LCN 13[251] #615362	AR	*CTSF* 11q13.2	Idade adulta	Caracterizada por início adulto, com declínio cognitivo levando a quadro demencial e óbito precoce. Além disso, os pacientes apresentam: tremores, ataxia, disartria, sintomas cerebelares, sinais extrapiramidais, epilepsia.	IRM de crânio: atrofia cortical difusa e atrofia cerebelar. Diagnóstico por análise molecular.
LCN 14[252,253] Epilepsia mioclônica progressiva com ou sem inclusões intracelulares #611726	AR	*KCTD7* 7q11.21	Infância (antes dos 2 anos)	Microcefalia (uma família), perda da visão (uma família), atrofia óptica (uma família). Epilepsia mioclônica, desenvolvimento neurológico inicial normal com regressão neurológica após início das crises, deficiência intelectual, disartria, comprometimento da linguagem expressiva, ataxia de tronco, perda das funções motoras.	Eletroencefalograma: descargas epileptiformes multifocais. IRM de crânio: atrofia cerebral e cerebelar (uma família).

Abreviações: LCN: lipofuscinose ceroide neuronal; EEG: eletroencefalograma; ERG: eletrorretinograma; GROD: do inglês *granular osmiophilic deposits*.

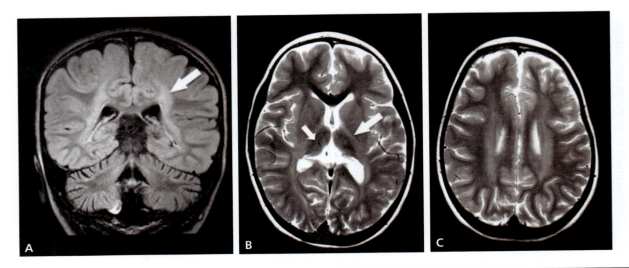

Figura 19.18 Lipofuscinose ceroide neuronal, forma infantil tardia, em criança de 4 anos. (A) Imagem coronal FLAIR, demonstrando hipersinal da substância branca periventricular (seta) e atrofia cerebelar. (B e C) Imagens axiais T2, demonstrando discreta perda de volume cerebral e hipersinal da substância branca periventricular e da perna posterior da cápsula interna (seta maior) e discreto hipossinal nos tálamos (seta menor).

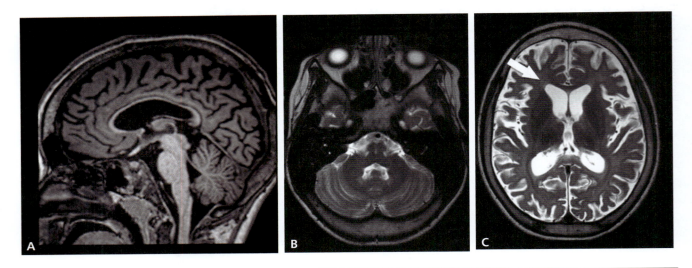

Figura 19.19 Lipofuscinose ceroide neuronal, forma infantil tardia, em criança de 8 anos. (A) Imagem sagital T1, demonstrando afilamento do corpo caloso. (B e C) Imagem axiais T2, demonstrando perda de volume do cerebelo do cérebro, caracterizado por aumento dos ventrículos cerebrais, sulcos corticais e fissuras. Nota-se também discreto hipersinal da substância branca periventricular.

Esfingolipidoses

As esfingolipidoses (Tabela 19.36) formam um subgrupo de doenças de acúmulo lisossomal, no qual os esfingolipídeos se acumulam em um ou em diversos órgãos, como resultado de uma deficiência enzimática primária ou deficiência de proteínas ativadoras envolvidas na sua degradação.[254]

Todas as esfingolipidoses apresentam herança autossômica recessiva, com a exceção da doença de Fabry, que apresenta herança recessiva ligada ao cromossomo X. Em sua grande maioria, as esfingolipidoses são diagnosticadas através da demonstração do defeito enzimático em diversas células e tecidos.[254]

Tabela 19.36 Esfingolipidoses.

Doença	Subtipos	Herança/ Incidência	Gene, região cromossômica	Idade de início	Dados clínicos sugestivos	Defeito básico e exames complementares
Doença de Gaucher tipo I[255] #230800 Forma nãoneuronopática		AR (maior incidência em judeus Ashkenazi)	GBA, 1q21 (os diferentes fenótipos decorrem de diferentes mutações em homozigose ou heterozigose)	Pré-escolares, escolares e adolescentes	Hepatoesplenomegalia e discrasias sanguíneas; o envolvimento neurológico é raro e, quando presente, em geral manifesta-se como síndrome parkinsoniana atípica e demência em adultos. Lesões osteolíticas, crises ósseas e fraturas patológicas.	Aspecto em "frasco de Erlenmeyer" da porção distal dos fêmures. Mielograma: células de Gaucher. Deficiência de β-glicosidase (glicocerebrosidase ácida), demonstrada em leucócitos ou fibroblastos.
Doença de Gaucher tipo II[256] #230900 Forma neuronopática aguda		AR		Lactentes	Atraso no desenvolvimento, seguido por hipertonia global, opistótono, irritabilidade, estrabismo, trismo, dificuldades alimentares, amaurose; hepatoesplenomegalia e discrasias sanguíneas.	Mielograma: células de Gaucher. Deficiência de β-glicosidase (glicocerebrosidase ácida), demonstrada em leucócitos ou fibroblastos.
Doença de Gaucher tipo III[256] #231000 Forma neuronopática subaguda	IIIA	AR (maior incidência no nordeste da Suécia – província de Norrbotten)		Pré-escolares e escolares	Epilepsia mioclônica progressiva (ataxia, disartria, demência); hepatoesplenomegalia (na grande maioria dos casos).	
	IIIB				Paralisia conjugada do olhar horizontal e doença sistêmica agressiva (insuficiência hepática); deterioração neurológica subaguda e epilepsia.	

(*Continua*)

Tabela 19.36 (*Continuação*) Esfingolipidoses.

Doença	Subtipos	Herança/ Incidência	Gene, região cromossômica	Idade de início	Dados clínicos sugestivos	Defeito básico e exames complementares
	IIIC #2310005	AR		Pré-escolares, escolares e adolescentes	Calcificações cardiovasculares, hepatoesplenomegalia; paralisia conjugada do olhar horizontal e epilepsia.	
Doença de Gaucher [257]#608013 Forma perinatal letal				Congênita	Hidropsia fetal associada a óbito fetal (90% dos casos) ou nos primeiros dias de vida; hepatoesplenomegalia e discrasias sanguíneas; microcefalia e dismorfismos faciais (30% dos casos); artrogripose múltipla.	
Doença de Gaucher[258]#610539 Forma atípica			*PSAP*, 10q22.1	Pré-escolares, escolares e adolescentes	O quadro clínico pode assemelhar-se com a doença de Gaucher tipo I e tipo III.	Atividade normal da -glicosidase (glicocerebrosidase ácida), demonstrada em leucócitos ou fibroblastos. Deficiência de saposina C.
Doença de Niemann-Pick tipo A Forma infantil clássica[259] #257200		AR (maior incidência em judeus Ashkenazi)	*SMPD1*, 11p15.4-p15.1	Lactentes	Hepatoesplenomegalia, icterícia e déficit pôndero-estatural; hipotonia, disfagia, atraso do desenvolvimento.	Mielograma: macrófagos espumosos e histiócitos azul-marinho; Deficiência de esfingomielinase ácida, demonstrada em leucócitos ou fibroblastos.
Doença de Niemann-Pick tipo B Forma visceral[260] #607616		AR (maior incidência em judeus Ashkenazi)		A maioria na fase adulta	Hepatoesplenomegalia, infiltrado pulmonar intersticial e hiperlipidemia.	

Doença de Niemann-Pick tipo C[39] #257220/ #607625	Forma infantil precoce	AR 1/150.000	NPC1, 18q11-q12 NPC2, 14q24.3	Lactentes	Disfunção hepática grave e atraso no desenvolvimento, seguidosde epilepsia (sobretudo, mioclonias), espasticidade e paralisia do olhar conjugado vertical.	A comprovação laboratorial é difícil. Mielograma: macrófagos espumosos e histiócitos azul-marinho. Atividade da esfingomielinase encontra-se, geralmente, normal ou levemente reduzida. Níveis reduzidos das taxas de esterificação do colesterol em cultura de fibroblastos. As células tendem a corar-se fortemente com o uso do corante filipina, em razão do conteúdo aumentado de colesterol. Sequenciamento genético útil para o diagnóstico.
	Forma infantil tardia ou juvenil			2 a 4 anos	Epilepsia (sobretudo, mioclonias), ataxia, involução neurológica (principalmente, da linguagem), espasticidade, demência, movimentos involuntários e alterações psiquiátricas; paralisia do olhar conjugado vertical e mácula vermelho-cereja; hepatoesplenomegalia é frequente.	
	Forma do adulto			Adolescentes e adultos	Quadro clínico semelhante ao descrito acima.	

(*Continua*)

Tabela 19.36 (*Continuação*) Esfingolipidoses.

Doença	Subtipos	Herança/ Incidência	Gene, região cromossômica	Idade de início	Dados clínicos sugestivos	Defeito básico e exames complementares
Gangliosidose GM1 tipo I[88] Forma infantil precoce #230500		AR (maior incidência na ilha de Malta)	*GLB1*, 3p21.33	Congênita ou nos primeiros meses de vida	Hipotonia, atraso do desenvolvimento; fácies grosseira, disostose múltipla; melanocitose dérmica persistente ou progressiva em 25% dos pacientes; hepatoesplenomegalia usualmente presente após seis meses de idade; mácula retiniana vermelho-cereja em 50% dos casos.	TC de crânio sem contraste evidencia hiperdensidade talâmica bilateral (Figura 19.20). Linfócitos vacuolizados no sangue periférico. Deficiência de β-galactosidase, demonstrada em leucócitos ou fibroblastos.
Gangliosidose GM1 tipo II[88] Forma infantil tardia #230600		AR		7 meses a 3 anos	Involução neurológica, epilepsia (50% dos casos – epilepsia mioclônica progressiva), envolvimento esquelético localizado (platiespondilia leve e aplainamento das asas dos ilíacos), atrofia óptica; sobrevida até a idade escolar.	Mielograma: histiócitos azul-marinho. Deficiência de β-galactosidase, demonstrada em leucócitos ou fibroblastos.
Gangliosidose GM1 tipo III[88] Forma do adulto #230650				3 a 30 anos	Envolvimento esquelético localizado (platiespondilia leve, acunhamento anterior das vértebras lombares e aplainamento das asas dos ilíacos); distonia, disartria e distúrbios da marcha; deficiência intelectual leve.	Mielograma: macrófagos espumosos. Deficiência de β-galactosidase, demonstrada em leucócitos ou fibroblastos.

Gangliosidose GM2 Doença de Tay-Sachs[24] #272800	Forma infantil	AR (maior incidência em judeus Ashkenazi) 1/3.900 (judeus) 1/320.000 (nãojudeus)	HEXA, 15q23-q24	3 a 10 meses	Parada do desenvolvimento e involução; epilepsia; clonias audiogênicas; macrocefalia progressiva; mácula retiniana vermelho-cereja.	TC de crânio sem contraste evidencia hiperdensidade talâmica bilateral; Deficiência de hexosaminidase A, demonstrada em leucócitos ou fibroblastos.
	Variante B1					TC de crânio sem contraste evidencia hiperdensidade talâmica bilateral; IRM de crânio (Figura 19.21) Níveis normais ou aumentados de hexosaminidase A e B, demonstrada em leucócitos ou fibroblastos; Secundária a defeito do sítio catalítico da subunidade α da hexosaminidase A (sequenciamento genético útil para o diagnóstico).
	Forma juvenil			Pré-escolares, escolares e adolescentes	Ataxia crônica progressiva, síndrome extrapiramidal; a perda da visão ocorre tardiamente e apenas em alguns pacientes; não há mácula retiniana vermelho-cereja; pode apresentar fenótipo de epilepsia mioclônica progressiva.	Deficiência de hexosaminidase A, demonstrada em leucócitos ou fibroblastos.

(Continua)

Tabela 19.36 (*Continuação*) Esfingolipidoses.

Doença	Subtipos	Herança/ Incidência	Gene, região cromossômica	Idade de início	Dados clínicos sugestivos	Defeito básico e exames complementares
	Forma do adulto			Adolescentes adultos	Dificuldade de aprendizado, seguido por fraqueza muscular progressiva (o quadro pode simular esclerose lateral amiotrófica ou amiotrofia espinal progressiva); polineuropatia periférica e síndrome extrapiramidal possível; demência progressiva. A perda da visão ocorre tardiamente e apenas em alguns pacientes; não há mácula retiniana vermelho-cereja.	
Gangliosidose GM2 Doença de Sandhoff[25] #268800	Forma infantil	AR	*HEXB*, 5q13	3 a 10 meses	Quadro muito semelhante ao da forma infantil da doença de Tay-Sachs, por vezes também associado a hepatomegalia, disostose múltipla de grau leve e espessamento discreto dos septos alveolares.	TC de crânio sem contraste, evidencia hiperdensidade talâmica bilateral. Deficiência de hexosaminidase A e B, demonstrada em leucócitos ou fibroblastos.
	Forma juvenil			Pré-escolares, escolares e adolescentes	Ataxia crônica progressiva, síndrome extrapiramidal. A perda da visão ocorre tardiamente e apenas em alguns pacientes; não há mácula retiniana vermelho-cereja; pode apresentar fenótipo de epilepsia mioclônica progressiva.	Deficiência de hexosaminidase A e B, demonstrada em leucócitos ou fibroblastos.

	Forma do adulto			Adolescentes adultos	Dificuldade de aprendizado, seguinda por fraqueza muscular progressiva (o quadro pode simular esclerose lateral amiotrófica ou amiotrofia espinal progressiva); polineuropatia periférica e síndrome extrapiramidal possível; demência progressiva. A perda da visão ocorre tardiamente e apenas em alguns pacientes; não há mácula retiniana vermelho-cereja.	
Gangliosidose GM2 (variante AB[261]) #272750		AR	GM2A, 5q31.3-q33.1		Quadro semelhante ao da forma infantil da doença de Tay-Sachs.	TC de crânio sem contraste, evidencia hiperdensidade talâmica bilateral. Níveis normais ou aumentados de hexosaminidase A e B, demonstrada em leucócitos ou fibroblastos. Secundária a defeito do fator de ativação da hexosaminidase A (sequenciamento genético útil para o diagnóstico).
Doença de Krabbe[254] #245200	Forma infantil[262]	AR 1/100.000 a 1/200.000 Mais comum na Escandinávia	GALC 14q31.1	Recém-nascidos	Correspondem a 85% dos casos. Usualmente, inicia-se por volta dos 6 meses de idade (por vezes, antes dos 3 meses de idade). Sintomas iniciais incluem irritabilidade progressiva, choro intenso, vômitos, dificuldades alimentares.	ENMG: polineuropatia periférica desmielinizante; hiperproteinorraquia (pode não estar presente na forma de início tardio). Deficiência de galactocerebrosidase, demonstrada em leucócitos ou fibroblastos.

(Continua)

Tabela 19.36 (*Continuação*) Esfingolipidoses.

Doença	Subtipos	Herança/ Incidência	Gene, região cromossômica	Idade de início	Dados clínicos sugestivos	Defeito básico e exames complementares
Doença de Krabbe[254] #245200	Forma infantil[262]	AR 1/100.000 a 1/200.000 Mais comum na Escandinávia	*GALC* 14q31.1	Recém-nascidos	Hiperestesia (hipersensibilidade a estímulos), espasmos tônicos secundários a estímulos visuais ou sonoros. Espasticidade progressiva, sinais de liberação piramidal, postura em descerebração, hipertonia em estágios iniciais e hipotonia em fases mais tardias da doença, sinais de neuropatia periférica, epilepsia. Episódios de febre de origem indeterminada são comuns.	
	Forma infantil tardia[2]			19 meses a 4 anos de idade	Deformidades de pés em equinovaro, de forma progressiva, podem preceder os demais sintomas. Dificuldades progressivas de marcha em uma criança previamente hígida ou levemente atrasada cognitivamente podem ser os sinais indicativos da doença. Paraparesia espástica, sinais piramidais, ataxia cerebelar.	

	Forma juvenil[254]			4 a 19 anos de idade	Alterações no equilíbrio (paraparesia espástica e/ou ataxia e por vezes hemiplegia espástica) em uma criança previamente hígida ou levemente comprometida cognitivamente.	
	Forma do adulto[263]			Adultos (após 20 anos)	Mais comum no sul da Europa (Itália e Sicília). Paraplegia espástica com ou sem neuropatia periférica. Usualmente não ocorre deterioração cognitiva.	
Leucodistrofia metacromática[29] #250100	Forma infantil	AR 1/40.000 (Suécia) – 1/170.000 (Alemanha)	*ARSA* 22q13.33	1 a 2 anos de idade	Forma clínica mais comum. Por volta dos 14 a 16 meses de idade, a criança desenvolve uma dificuldade de locomoção progressiva, fraqueza em membros inferiores e quedas frequentes. Ao exame neurológico: hipotonia, hiporreflexia secundária a neuropatia periférica, reflexo plantar em extensão. Evolução para tetraplegia espástica, deterioração da fala, regressão cognitiva, atrofia óptica levando a amaurose, estado vegetativo e óbito.	Imagem:[264] Aspectos gerais: • melhor pista: substância branca hemisférica cerebral profunda com aumento de sinal em T2 confluente e em forma de "asa de borboleta"; • inicialmente poupas fibras "U", sendo envolvidas em fases tardias da doença; • atrofia cerebelar é um achado comum. Exames laboratoriais: hiperproteinorraquia, aumento da excreção urinária de sulfatídeos. Diminuição da atividade da arilsulfatase A nos fibroblastos, leucócitos e na urina.

(*Continua*)

Tratado de Neurologia Infantil

Tabela 19.36 (*Continuação*) Esfingolipidoses.

Doença	Subtipos	Herança/Incidência	Gene, região cromossômica	Idade de início	Dados clínicos sugestivos	Defeito básico e exames complementares
	Forma juvenil			3 a 14 anos de idade	Falência escolar, alterações comportamentais ou alterações cognitivas precedem as anormalidades motoras. Dificuldade progressiva de locomoção, sinais piramidais e neuropatia periférica associada à ataxia cerebelar. Outros sintomas: hemiplegia, distonia, coreoatetose e epilepsia.	
	Forma adulta			Adulto	Forma, predominantemente, motora: sinais piramidais, sinais cerebelares, distonia e neuropatia periférica. Forma, predominantemente, psiquiátrica: alterações comportamentais e psiquiátricas, frequentemente, confundidas com esquizofrenia seguida por quadro demencial e paresia espástica. Pacientes com as formas juvenis e adultas se beneficiam do tratamento com o transplante de medula óssea halogênica. Os pacientes experimentam um alentecimento na progressão da doença e melhora cognitiva. Não existe melhora nos sinais de neuropatia periférica.[265]	

Seção 3 ■ Doenças e Síndromes Neurológicas

| Doença de Fabry[38] #301500 | Forma clássica | Ligada ao cromossomo X 1/40.000 a 1/60.000 | *GLA* Xq22.1 | Infância ou adolescência | Retardo do crescimento, atraso da puberdade, opacidade corneana e lenticular, córnea verticilata (distrofia corneana em mulheres portadoras). Angina, alterações eletrocardiográficas, hipertrofia ventricular esquerda, hipertrofia septal do ventricular esquerdo, hipertensão arterial, infarto do miocárdio, doença da válvula mitral, insuficiência cardíaca obstrutiva. Doença pulmonar obstrutiva leve, dor abdominal, diarreia episódica, náuseas, vômitos, tenesmo, insuficiência renal, isostenúria, extensão limitada de articulações, hipoidrose. Angioqueratoma, câimbras musculares, fasciculações, linfedema. Ataque isquêmico transitório, acidente vascular encefálico (Figura 19.22), epilepsia, disfunção autonômica, acroparestesia episódica, dor e parestesia em extremidades, crises de dor precipitadas por exercício, estresse ou fadiga, anemia. As manifestações clínicas em mulheres heterozigotas podem variar desde casos assintomáticos até a apresentação clínica completa com um início em geral mais tardio e com progressão mais lenta.[266] Tratamento com reposição enzimática. | Biópsia renal: esclerose glomerular, vacuolização de células epiteliais glomerulares e tubulares. Mielograma: lipídeos acumulados em macrófagos, proteinúria. Deficiência de alfa-galactosidase A no plasma, leucócitos ou fibroblastos. Aumentos dos níveis de globotriaosilceramida (GB3) no plasma e no sedimento urinário. Deposição de glicoesfingolipídeo intracelular em todos os tecidos do corpo. Aumento de globotriaosilsfingosina (LysoGb3) no plasma. |

(*Continua*)

Tabela 19.36 (Continuação) Esfingolipidoses.

Doença	Subtipos	Herança/ Incidência	Gene, região cromossômica	Idade de início	Dados clínicos sugestivos	Defeito básico e exames complementares
	Variante cardíaca[268]				Cardiomegalia associada a proteinúria, usualmente, após os 40 anos de idade.	
Doença de Farber[267] #228000	—	AR —	*ASAH1* 8p22	Infância ou primeiros anos de vida	Falência no crescimento, nódulos na laringe, rouquidão, hepatomegalia, esplenomegalia, edema doloroso em articulações. Lipogranulomatose, nódulos subcutâneos periarticulares, irritabilidade, retardo motor, deficiência intelectual.	Avaliação oftalmológica: mancha macular vermelho-cereja na fundoscopia. Microscopia eletrônica: análise de biópsia excisional dos nódulos revela inclusões curvilineares com infiltração de histiócitos. Atividade de ceramidase diminuída. Teste de sobrecarga em cultura de fibroblastos, utilizando um precursor da ceramida (esfingomielina e sulfatídeos), pode demonstrar uma diminuição na formação da ceramida secundária a deficiência de ceramidase.
Deficiência de prosaposina[30] #611721	—	AR	*PSAP* 10q22.1	Ao nascer	Atrofia óptica, falência respiratória neonatal, hepatomegalia, esplenomegalia, dificuldades alimentares. Mioclonia, movimentos hipercinéticos, crises epiléticas clônicas, fasciculações, reflexo extensor plantar, reflexo de Moro exacerbado, hipotonia.	IRM de crânio: hipomielinização cerebral, agenesia do corpo caloso, alterações em substância branca periventricular. Biópsias evidenciam doença de depósito lisossomal. Deficiência de saposinas A, B, C, e D. Diminuição da atividade da glicosilceramidase, galactosilceramidase, ceramidase e outras enzimas lisossomais. Aumento de glicoesfingolípideos na urina, especialmente de globotriaosilceramida.

Erros Inatos do Metabolismo

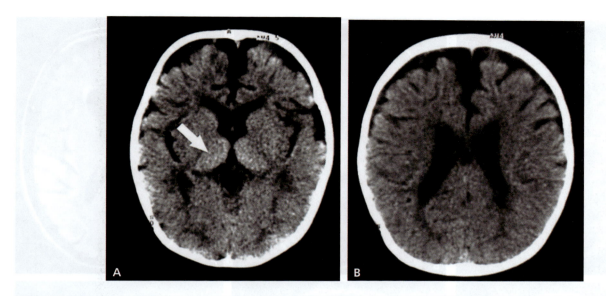

Figura 19.20 Gangliosidose GM1. (A e B) Imagens axiais em TC, demonstrando atrofia cerebral e discreta hiperdensidade talâmica bilateral (seta).

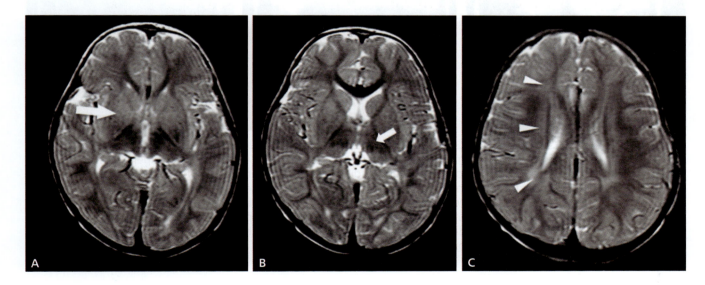

Figura 19.21 Gangliosidose GM2 – doença de Tay-Sachs, variante B1, em criança de 2 anos de idade. (A, B e C). Imagens axiais T2, demonstrando alteração do sinal habitual dos núcleos da base, com discreto hipersinal (seta maior). Nota-se hipossinal nos tálamos (seta menor) e discreto hipersinal (pontas de seta) na substância branca periventricular.

Capítulo 19

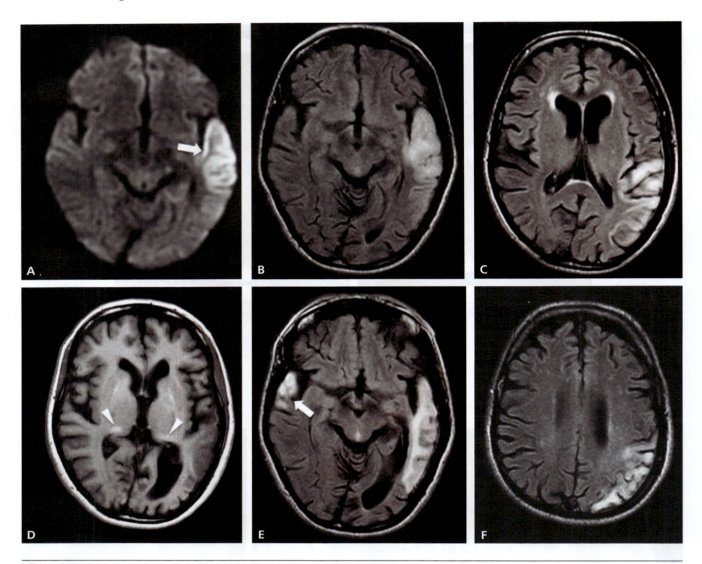

Figura 19.22 Doença de Fabry, com infarto. (A) Imagem axial em difusão, demonstrando hipersinal (seta), predominantemente, cortical, na região têmporo-parietal à esquerda, caracterizando área de isquemia cerebral. (B e C) Imagens axiais FLAIR, demonstrando as regiões de isquemia cerebral, com hipersinal córtico-subcortical e leve aumento de volume, com redução dos sulcos cerebrais adjacentes. (D, E e F) Controle após sete meses do evento isquêmico inicial. (D) Imagem axial em T1, demonstrando hipersinal ovalado na região pulvinar dos tálamos (ponta de seta). (E e F) Imagens axiais FLAIR, demonstrando nova área de hipersinal córtico-subcortical temporal direito e redução de volume das regiões têmporo-parietais, previamente acometidas.

Mucopolissacaridoses

Os defeitos enzimáticos envolvidos na degradação lisossomal de mucopolissacarídeos (glicosaminoglicanos) e oligossacarídeos levam a doenças de acúmulo crônico e progressivo, similares em sua apresentação clínica: dismorfismos faciais, displasias ósseas (disostose múltipla), hepatoesplenomegalia, alterações neurológicas e quadro de regressão do desenvolvimento (Tabela 19.37).[254]

O diagnóstico dessas condições parte da detecção de glicosaminoglicanos na urina e confirmação do defeito enzimático específico em culturas de tecido: soro, leucócitos ou fibroblastos.[254]

Oligossacaridoses

As oligossacaridoses (Tabela 19.38) apresentam um quadro clínico similar ao das mucopolissacaridoses; entretanto, a dosagem de glicosaminoglicanos na urina é normal.[254]

Tabela 19.37 Mucopolissacaridoses.

Doença	Herança	Gene, região cromossômica	Déficit enzimático	Perfil de mucopolissacaridúria	DI	OC	DM	HE	Outras
MPS IH[269] #607014 Síndrome de Hurler	AR	*IDUA*, 4p16.3	α-L-iduronidase	DS/HS	+++	+	+++	+++	Surdez, hidrocefalia e cardiopatia; óbito por volta dos 10 anos de idade.
MPS IS[269] #607016 Síndrome de Scheie					φ	+	+	+	Baixa estatura, síndrome do túnel do carpo; sobrevida longa.
MPS IH/S[269] #607015 Síndrome de Hurler-Scheie					φ/+	+	++	++	Baixa estatura, múltiplas contraturas articulares, surdez.
MPS IIA[269] #309900 Síndrome de Hunter (grave)	XR	*IDS*, Xq28	Iduronato sulfatase	DS/HS	+++	φ	+++	++	Surdez, hidrocefalia; óbito no final da adolescência; usualmente, por causas cardíacas. Figura 19.23.
MPS IIB[269] #309900 Síndrome de Hunter (leve)					φ	φ	+/++	+	Baixa estatura, surdez; sobrevida longa. Figura 19.23.
MPS IIIA[269] #252900 Síndrome de Sanfilippo	AR	*SGSH*, 17q25.3	N-sulfoglicosamina sulfo-hidrolase	HS	+++	φ	+	φ	Alterações comportamentais graves, atraso de linguagem; algumas vezes, o fenótipo se assemelha ao de um transtorno invasivo.
MPS IIIB[269] #252920 Síndrome de Sanfilippo		*NAGLU*, 17q21	N-α-acetilglicosaminidase		+++	φ	+	φ	
MPS IIIC[269] #252930 Síndrome de Sanfilippo		*HGSNAT*, 8p11.1	Heparina acetil-CoA:α-glicosaminida N-acetiltransferase		++	φ	+	φ	

(Continua)

Tabela 19.37 (*Continuação*) Mucopolissacaridoses.

Doença	Herança	Gene, região cromossômica	Déficit enzimático	Perfil de mucopolissacaridúria	DI	OC	DM	HE	Outras
MPS IIID[269] #252940 Síndrome de Sanfilippo		*GNS*, 12q14	N-acetilglicosamina-6-sulfatase		+	φ	+	φ	
MPS IVA[269] #253000 Síndrome de Morquio	AR	*GALNS*, 16q24.3	Galactosamina-6-sulfato sulfatase	KS	φ	+ (tardio)	+++	φ	
MPS IVB[269] #253010 Síndrome de Morquio		*GLB1*, 3p21.33	β-galactosidase	KS	φ	+ (tardio)	++	φ	
MPS VI[269] #253200 Síndrome de Maroteaux-Lamy	AR	*ARSB*, 5q11-q13	Arilsulfatase B	DS	φ	+	++	φ/+	Figura 19.24
MPS VII[269] #253220 Síndrome de Sly	AR	*GUSB*, 7q21.11	β-glicuronidase	HS/DS	φ/+	φ/+	++	+	
MPS IX[269] #601492 Síndrome de Natowicz	AR	*HYAL1*, 3p21.3-p21.2	Hialuronidase	HA	φ	φ	φ	φ	

Abreviações: MPS: mucopolissacaridose; AR: autossômica recessiva; SD: sulfato de dermatina; SH: sulfato de heparina; SQ: sulfato de queratina; AH: ácido hialurônico; DI: deficiência intelectual; OC: opacificação corneana; DM: disostose múltipla; HE: hepatoesplenomegalia.

Erros Inatos do Metabolismo

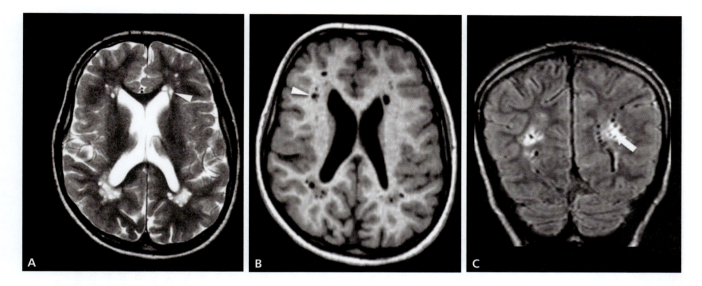

Figura 19.23 Mucopolissacaridose II, síndrome de Hunter. (A) Imagem axial T2, demonstrando focos de hipersinal (ponta de seta), que devem corresponder a espaços perivasculares aumentados, preenchido por mucopolissacarídeos e margeados por áreas de hipersinal na substância branca cerebral. (B) Imagem axial T1, demonstrando os espaços perivasculares aumentados como focos de hipossinal (ponta de seta). (C) Imagem coronal FLAIR, demonstrando os espaços perivasculares como foco de hipossinal e o hipersinal da substância branca ao redor (seta).

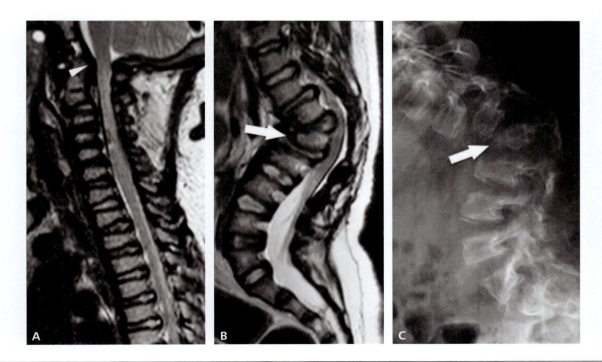

Figura 19.24 Mucopolissacaridose VI, síndrome de Maroteaux-Lamy. (A) Imagem sagital T2 da coluna cervical, demonstrando redução do canal vertebral na transição cervico-occiptal, com espessamento de tecidos moles, posteriormente ao odontoide (ponta de seta), que deve corresponder à combinação de depósito de mucopolissacarídeos e espessamento ligamentar. (B e C) Imagem sagital T2 da coluna lombar e radiografia da coluna lombar, demonstrando deformidade com cifose na transição toracolombar, assim como alteração na morfologia habitual de corpos vertebrais, com irregularidade nas placas terminais e a redução de altura da região anterior do corpo vertebral de L1 (seta).

Capítulo 19

Tabela 19.38 Oligossacaridoses.

Doença	Subtipos	Herança/ Incidência	Gene, região cromossômica	Idade de início	Dados clínicos sugestivos	Defeito básico e exames complementares
Manosidose[270] #248500	—	AR	*MAN2B1* 19p13.13	Infância	Retardo do crescimento em casos graves, macrocefalia com fronte proeminente, plagiocefalia, face grosseira, bossa frontal, hipoplasia maxilar, prognatismo, surdez neurossensorial, orelhas grandes, prega epicântica, sobrancelhas arredondadas. Degeneração retiniana e estrabismo leve em pacientes adultos, nistagmo, ponte nasal achatada, macroglossia, hipertrofia gengival, dentes amplamente espaçados, *Pectus carinatum*. Hepatomegalia, esplenomegalia, hérnia inguinal, disostose múltipla, vértebras de formato anormal, aumento da altura do corpo vertebral, cifose toracolombar (deformidade em giba), espondilolistese, encurvamento do fêmur, hipertricose, baixa implantação capilar. Atraso no desenvolvimento neurológico, deficiência intelectual de rápida regressão mental, hipotonia, perda da linguagem, ataxia de marcha e membros, reflexo extensor plantar, disartria, hiperreflexia. Infecções bacterianas recorrentes.	IRM de crânio: atrofia cerebelar, alterações na substância branca. TC de crânio: espessamento da calota craniana. Exames laboratoriais: linfócitos vacuolizados, diminuição de imunoglobulinas séricas, secreção elevada de oligossacarídeos ricos em manose na urina. Diminuição da atividade de alfa-manosidase lisossomal no plasma e nos leucócitos.

Fucosidose[36] #230000	Tipo 1 (forma grave infantil) Tipo 2 (forma branda)	AR Maioria dos pacientes são provenientes da Itália e sudoeste dos EUA.	FUCA1 1p36.11		Baixa estatura, retardo no crescimento, perímetro cefálico normal, face grosseira, fronte proeminente, perda auditiva, hipertelorismo, sobrancelhas arredondadas, ponte nasal achatada, macroglossia, lábios espessos, clavículas alargadas, arcos costais em forma de "espátula", tórax largo. Cardiomegalia, infecções respiratórias recorrentes. Hérnia abdominal, hepatomegalia, esplenomegalia, Disostose múltipla, agenesia ou hipoplasia dos seios paranasais, hiperlordose lombar, processo odontoide curto, escoliose, hipoplasia ou agenesia do cóccix, coxa valga, contratura articular. Angioqueratoma, xerodermia, anidrose. Deficiência intelectual, hipotonia que evolui para hipertonia, tetraplegia espástica, epilepsia, neuropatia periférica.	Avaliação oftalmológica: tortuosidade dos vasos conjuntivais. IRM (atrofia cerebral). Níveis elevados de cloro no suor, linfócitos vacuolizados, aumento de oligossacarídeos na urina. Deficiência de alfa-L-fucosidase.
Aspartilglicosaminuria[271] #208400	—	AR 1/40 portadores (Finlândia)	AGA 4q34.3	2 a 6 anos de idade	Baixa estatura, braquicefalia, microcefalia, face grosseira, rosto largo, opacidade do cristalino, ponte nasal achatada, narinas antevertidas, macroglossia, boca grande, lábios grossos, insuficiência mitral, infecções respiratórias recorrentes, hérnia, hepatomegalia, diarreia, macro-orquidia, maturação esquelética atrasada, disostose múltipla branda, seios nasais subdesenvolvidos, cifose, escoliose, espondilólise, espondilolistese, fraturas patológicas, frouxidão ligamentar. Angioqueratoma corporal difuso, acne.	IRM de crânio: atrofia cerebral. Presença de linfócitos vacuolizados, diminuição do tempo de protrombina, neutropenia, aumento de aspartil-glicosamina na urina. Baixa ou ausência da atividade da N-aspartilglicosaminidase.

(Continua)

Tabela 19.38 (*Continuação*) Oligossacaridoses.

Doença	Subtipos	Herança/ Incidência	Gene, região cromossômica	Idade de início	Dados clínicos sugestivos	Defeito básico e exames complementares
Aspartilglicosaminu-ria[274] #208400	—	AR 1/40 portadores (Finlândia)	*AGA* 4q34.3	2 a 6 anos de idade	Atraso da linguagem, dete-rioração mental na infância, deficiência intelectual, hipoto-nia, espasticidade, epilepsia, rouquidão.	
Sialidose[27] #256550	Tipo I	AR	*NEU1* 6p21.33	Segunda década	Mácula vermelho-cereja e epilepsia mioclônica. Doença branda sem dismorfismos faciais. Perda progressiva da visão, nistagmo. Fraqueza muscular e atrofia muscular. Ataxia, epilepsia mioclônica, hipotonia, hiperreflexia, disar-trofonia.	Avaliação oftalmológica: mancha macular verme-lho-cereja na fundoscopia. Linfócitos vacuolizados, proteinúria, aumento de sialiloligossacarídeos e de sialiloglicopeptídeos na urina. Deficiência de neurami-nidase nos leucócitos, fibroblastos e na cultura de líquidos amnióticos.
	Tipo II			Congênita (intra-útero)	Baixa estatura, face grosseira, edema facial, perda auditiva neurossensorial, perda pro-gressiva da visão, opacidade do cristalino, cardiomegalia, cardiomiopatia, ascite neona-tal, hepatomegalia, esple-nomegalia, hérnia inguinal, disostose múltipla, pontilhado epifisário.	
				Infantil (1 a 12 meses) Juvenil (2 a 20 anos)	Ataxia, epilepsia, deficiência intelectual moderado a grave, mioclonia, hipotonia, hidrop-sia fetal.	

Doença		Herança	Gene / Locus	Início	Manifestações clínicas	Achados laboratoriais
Galactosialidose[28] #256540	—	AR	*CTSA* 20q13.12	Recém-nascidos	Disostose múltipla, nanismo, deficiência intelectual, epilepsia, hemangioma extenso, doença da valvar mitral e aórtica, face grosseira, telangiectasias na conjuntiva, opacificação corneana, perda auditiva, hepatoesplenomegalia.	Fundoscopia: mancha vermelho-cereja. Biópsia de pele com microscopia eletrônica: inclusões fibrilogranulares. Laboratório aumento de sialiloligossacarídeos na urina, sem ácido siálico livre, deficiência de neuraminidase, deficiência de beta-galactosidase.
Doença de Schindler-Kanzaki (Deficiência de alfa-N-acetilgalactosaminidase) — Doença de Schindler (Deficiência de α-N-acetilgalatosaminidase tipo I)[272] #609241		AR	*NAGA* 22q13.2	Infantil	Cegueira cortical, atrofia óptica, nistagmo e estrabismo. Contraturas musculares com 4 a 5 anos, osteopenia. Atrofia muscular generalizada, perda dos marcos do desenvolvimento com regressão neurológico rápida, epilepsia mioclônica, grave comprometimento cognitivo, hipotonia, espasticidade hiperreflexia, postura em decorticação.	IRM: atrofia do tronco cerebral, cerebelo e medula cervical. Laboratórios: ausência de inclusões lisossomais nos órgão viscerais, aumento de oligossacarídeos urinárias, aumento de sialopeptídeos urinários O-ligados. Diminuição da atividade das enzimas: N-acetilgalactosaminidase.
Doença de Kanzaki (Deficiência de α-N-acetilgalatosaminidase tipo II)[273,274] #609242				Idade adulta	Doença de início adulto caracterizada por *angiokeratoma corporis diffusum* e comprometimento cognitivo leve. Fácies grosseira, ponte nasal baixa, ponta nasal alargada, lábios grossos, perda auditiva neurossensorial, doença de Ménière. *Angiokeratoma corporis diffusum*, hiperceratose, pele seca, erupções maculopapulares, telangiectasias em lábios e mucosa oral. Linfedema. Comprometimento cognitivo leve, vertigem, neuropatia axonal periférica, fraqueza muscular distal, comprometimento sensorial distal em todas as modalidades sensitivas.	Avaliação oftalmológica: dilatação vascular com tortuosidades tipo "saca-rolhas". IRM de crânio: atrofia cortical, alterações em substância branca em região periventricular posterior. Biópsia de nervo: diminuição da densidade de fibras mielinizadas, degeneração axonal. Exames laboratoriais: diminuição ou ausência da proteína alfa-N-acetilgalactosaminidase, diminuição ou ausência da atividade da enzima alfa-N-acetilgalactosaminidase, diversos tipos de tecido apresentam vacúolos citoplasmáticos com material amorfo e filamentoso, glicoaminoacidúria, elevação urinária de sialopeptídeos O-ligados.

Principais doenças mitocondriais

As principais doenças mitocondriais são descritas na Tabela 19.39.

Principais doenças peroxissomais

Os peroxissomos são organelas celulares cujo nome é derivado da presença de catalase, uma enzima que converte o peróxido de hidrogênio em oxigênio e água, sendo organelas primariamente envolvidas no metabolismo lipídico.[275]

A doenças peroxissomais (Tabela 19.40) podem ser reconhecidas pela presença de dismorfismos faciais (dismorfismos craniofaciais, anormalidades esqueléticas, encurtamento proximal dos membros e alterações epifisárias), anormalidades neurológicas (encefalopatia, epilepsia, neuropatia periférica, alterações de marcha e hipotonia), anormalidades hepáticas e gastrointestinais (doença hepática caracterizada por hiperbilirrubinemia, hepatomegalia e colestase).[276]

Distúrbios do metabolismo de neurotransmissores

O metabolismo dos neurotransmissores monoaminérgicos é demonstrado na Figura 19.28. As doenças da neurotransmissão monoaminérgica que cursam com hiperfenilalaninemia são descritas na Tabela 19.41.

As doenças da neurotransmissão monoaminérgica que não estão associadas a hiperfenilalaninemia (Tabela 19.42) constituem um grupo extremamente complexo de doenças com um grande espectro de apresentações clínicas, variando de ataxia e deficiência intelectual a distonia induzida por exercícios.[277] O fato dos pacientes não apresentarem alterações na triagem neonatal só adiciona dificuldades ao seu diagnóstico.

Os distúrbios do metabolismo de neurotransmissores não monoaminérgicos são descritos na Tabela 19.43.

Tabela 19.39 Principais doenças mitocondriais.

Doença	Subtipos	Herança/ Incidência	Gene, região cromossômica	Idade de início	Dados clínicos sugestivos	Defeito básico e exames complementares
Oftalmoplegia externa progressiva (PEO)	Forma autossômica dominante 1[278] #157640	AD 1/100.000	POLG, 15q26.1	Idade adulta	Extremamente heterogênea: a principal característica é a fraqueza da musculatura ocular extrínseca de início adulto associada à intolerância a atividade física. Cabeça e pescoço: surdez neurossensorial; oftalmoparesia ocular progressiva, ptose palpebral e catarata (início tardio). Gastrointestinal: disfagia, gastroparesia, pseudo-obstrução intestinal. Genitourinário: atrofia testicular (descrito em alguns pacientes), falência ovariana precoce (descrito em alguns pacientes). Esquelético: pés cavos. Muscular: intolerância a exercício físico, fraqueza muscular progressiva, atrofia muscular, fraqueza da musculatura facial. Sistema nervoso central: ataxia, parkinsonismo (início tardio), disartria, tremor de repouso, bradicinesia. Sistema nervoso periférico: hiporreflexia, perda da sensibilidade vibratória e proprioceptiva. Psiquiátricos: depressão. Endocrinológico (descritos em alguns pacientes): amenorreia primária, amenorreia secundária, menopausa precoce, hipogonadismo hipergonadotrófico, alterações das características sexuais secundárias.	Exames laboratoriais: aumento dos níveis séricos de lactato, rabdomiólise em resposta ao álcool. Biópsia muscular: ragged red fibers (fibras vermelhas rasgadas), fibras musculares com tamanhos variados, fibras musculares necróticas e atróficas com núcleos centralizados, diminuição da atividade da citocromo oxidase, deleções no DNA mitocondrial. Diagnóstico realizado por análise molecular.

(Continua)

Tabela 19.39 (*Continuação*) Principais doenças mitocondriais.

Doença	Subtipos	Herança/Incidência	Gene, região cromossômica	Idade de início	Dados clínicos sugestivos	Defeito básico e exames complementares
Oftalmoplegia externa progressiva (*PEO*)	Forma autossômica dominante 2[279] #609283	AD —	*SLC25A4* 4q35.1	Recém--nascidos à fase adulta	Extremamente heterogênea: a principal característica é a fraqueza da musculatura ocular extrínseca de início adulto associada à intolerância a atividade física. Crescimento: falência de crescimento (alguns pacientes). Cardiovascular: defeitos da condução cardíaca. Gastrointestinal (alguns pacientes): doença hepática, constipação, retardo no esvaziamento gástrico, refluxo gastresofagiano. Muscular: intolerância a exercício físico, fraqueza muscular progressiva, mialgias, fraqueza da musculatura facial. Sistema nervoso central (alguns pacientes): atraso no desenvolvimento neurológico, epilepsia, hipotonia, atrofia cerebelar (um paciente). Endocrinológico: diminuição da tolerância à glicose.	Exames laboratoriais: aumento dos níveis séricos de lactato, aumento de CK, alterações em enzimas hepáticas (alguns pacientes). Biópsia muscular: diminuição da atividade da citocromo oxidase, deleções no DNA mitocondrial. Diagnóstico realizado por análise molecular.
	Forma autossômica dominante 3[280] #609286	AD —	*C10orf2* (gene *TWINKLE*) 10Q24.31	Idade adulta (de 20 a 40 anos)	Extremamente heterogênea: a principal característica é a fraqueza da musculatura ocular extrínseca de início adulto associada à intolerância a atividade física. Cabeça e pescoço: perda auditiva progressiva (alguns pacientes); oftalmoparesia ocular progressiva, ptose palpebral e catarata (menos frequente). Cardiovascular (menos frequente): bradicardia, arritmias, cardiomiopatia.	Exames laboratoriais: aumento dos níveis séricos de lactato. Biópsia muscular: *ragged red fibers*(fibras vermelhas rasgadas, diminuição da atividade da citocromo oxidase, deleções no DNA mitocondrial, as fibras musculares mostram um acúmulo subsarcolemal de mitocôndrias de formatos anormais (microscopia eletrônica).

Gastrointestinal: disfagia (início tardio).

Muscular: intolerância a exercício físico, fadiga, fraqueza muscular progressiva, fraqueza da musculatura de membros, fraqueza da musculatura proximal, mialgia.

Sistema nervoso central: ataxia sensitiva, parkinsonismo (uma família), anormalidades de marcha (início tardio), epilepsia (raro), disartria (menos frequente), demência (início tardio), atrofia cortical.

Sistema nervoso periférico: hiporreflexia ou arreflexia, neuropatia sensitiva axonal (menos frequente).

Psiquiátricos: depressão, comportamento antissocial.

Fonológico: disfonia (início tardio).

Endocrinológico (menos frequente): diabetes melito, falência ovariana precoce, hipogonadismo, doença tireoidiana.

Diagnóstico realizado por análise molecular.

| Forma autossômica dominante 4[281] #610131 | AD — | POLG2 17Q23.3 | Recém-nascidos à fase adulta | Extremamente heterogênea: a principal característica é a fraqueza da musculatura ocular extrínseca de início adulto associada à intolerância a atividade física. Crescimento: falência de crescimento (alguns pacientes). Cabeça e pescoço: oftalmoparesia ocular progressiva, ptose palpebral, cegueira cortical (um paciente). Cardiovascular: defeitos da condução cardíaca. | Exames laboratoriais: aumento dos níveis séricos de lactato, aumento de CK, alterações em enzimas hepáticas (alguns pacientes). Biópsia muscular: diminuição da atividade da citocromo oxidase, deleções no DNA mitocondrial. Diagnóstico realizado por análise molecular. |

(Continua)

Tabela 19.39 (*Continuação*) Principais doenças mitocondriais.

Doença	Subtipos	Herança/ Incidência	Gene, região cromossômica	Idade de início	Dados clínicos sugestivos	Defeito básico e exames complementares
Oftalmoplegia externa progressiva (*PEO*)	Forma autossômica dominante 4[281] #610131	AD —	*POLG2* 17Q23.3	Recém-nascidos à fase adulta	Gastrointestinal (alguns pacientes): doença hepática, constipação, retardo no esvaziamento gástrico, refluxo gastresofagiano. Muscular: intolerância a exercício físico, fraqueza muscular progressiva, mialgias, fraqueza da musculatura facial. Sistema nervoso central (alguns pacientes): atraso no desenvolvimento neurológico, epilepsia, hipotonia, atrofia cerebelar (um paciente). Endocrinológico: diminuição da tolerância à glicose.	
	Forma autossômica dominante 5[282] #613077	AD —	*RRM2B* 8q22.3	Adultos jovens (20 anos)	Extremamente heterogênea: a principal característica é a fraqueza da musculatura ocular extrínseca de início adulto associada à intolerância a atividade física. Cabeça e pescoço: perda auditiva (alguns pacientes), oftalmoparesia ocular progressiva, ptose palpebral (alguns pacientes), glaucoma (incomum). Gastrointestinal: disfagia (alguns pacientes), distúrbios gastrointestinais. Muscular: intolerância a exercício físico, fadiga muscular, miopatia proximal. Sistema nervoso central: disartria, ataxia (alguns pacientes). Sistema nervoso periférico: hiporreflexia (raro) Psiquiátrico (alguns pacientes): depressão, ansiedade.	Exames laboratoriais: aumento dos níveis séricos de CK. Biópsia muscular: diminuição da atividade da citocromo oxidase, deleções no DNA mitocondrial. Diagnóstico realizado por análise molecular.

Erros Inatos do Metabolismo

Forma autossômica dominante 6[283] #615156	AD —	DNA2 10q21.3	Da fase pré-escolar à adulta	Extremamente heterogênea: a principal característica é a fraqueza da musculatura ocular extrínseca de início adulto associada à intolerância a atividade física. Cabeça e pescoço: fraqueza da musculatura facial, oftalmoplegia externa, ptose palpebral (leve). Respiratório: dispneia aos esforços, apneia obstrutiva do sono (alguns pacientes). Muscular: fraqueza muscular em cinturas, atrofia muscular difusa, intolerância a exercício físico, levantar miopático de Gowers, mialgia, cãimbras, anormalidades de marcha. Sistema nervoso central: disartria, ataxia (alguns pacientes). Sistema nervoso periférico: hiporreflexia (raro). Psiquiátrico (alguns pacientes): depressão, ansiedade.	Biópsia muscular: deleções no DNA mitocondrial. Diagnóstico realizado por análise molecular.
Forma autossômica recessiva 1[279] #258450	AR —	POLG 15q26.1	Da adolescência à segunda década de vida.	Cabeça e pescoço: oftalmoplegia ocular externa progressiva (nem sempre presente), ptose palpebral, atrofia óptica (um paciente), discromatopsia (um paciente). Cardiovascular: prolapso da válvula mitral, insuficiência mitral, cardiomiopatia (alguns pacientes). Respiratório: insuficiência respiratória por fraqueza muscular. Gastrointestinal: disfagia.	Exames laboratoriais: aumento discreto dos níveis séricos de CK, hiperproteinorraquia. Eletroneuromiografia: alterações miopáticas, fibrilações, descargas miotônicas.

(Continua)

Capítulo 19

Tabela 19.39 (*Continuação*) Principais doenças mitocondriais.

Doença	Subtipos	Herança/ Incidência	Gene, região cromossômica	Idade de início	Dados clínicos sugestivos	Defeito básico e exames complementares
	Forma autossômica recessiva 1[279] #258450	AR —	*POLG* 15q26.1	Da adolescência à segunda década de vida.	Muscular: miopatia mitocondrial grave, fraqueza muscular em membros superiores e inferiores (distal e proximal), fraqueza na musculatura facial, disartria, disfonia, atrofia muscular generalizada, intolerância a exercícios físicos. Sistema nervoso central: ataxia, marcha hesitante, sinal de Romberg positivo, parkinsonismo, rigidez, bradicinesia. Sistema nervoso periférico: hiporreflexia, arreflexia, perda da sensibilidade vibratória e proprioceptiva, neuropatia axonal sensitiva. Psiquiátrico: depressão, instabilidade emocional.	Biópsia muscular: *ragged red fibers* (fibras vermelhas rasgadas), fibras musculares com tamanhos variados, fibras musculares necróticas e atróficas com núcleos centralizados, diminuição da atividade da citocromo oxidase, deleções no DNA mitocondrial, as fibras musculares mostram um acúmulo subsarcolemal de mitocôndrias de formatos anormais (microscopia eletrônica). Diagnóstico realizado por análise molecular.
	SANDO – do inglês *sensory ataxic neuropathy, dysarthria and ophthalmoparesis* Variante fenotípica da forma AR 1[284, 285] #607459	AR —	*POLG* 15Q26.1	Idade adulta (dos 18 aos 30 anos de idade)	Cabeça e pescoço: surdez neurossensorial, disfunção vestibular, nistagmo, paresia do olhar vertical, blefaroptose, oftalmoplegia ocular externa progressiva, catarata (menos frequente). Cardiovascular: cardiomiopatia hipertrófica (menos frequente). Respiratório: insuficiência respiratória por fraqueza muscular. Gastrointestinal (menos frequente): gastroparesia, pseudo-obstrução intestinal. Muscular: fraqueza leve da musculatura proximal, disartria.	Exames laboratoriais: aumento discreto dos níveis séricos de CK e lactato. IRM: lesões talâmicas bilaterais, lesões da substância branca cerebelar, alterações atróficas e degenerativas da medula espinal. Eletroneuromiografia: alterações miopáticas, fibrilações, descargas miotônicas. Biópsia muscular: *ragged red fibers* (fibras vermelhas rasgadas), fibras musculares com tamanhos variados, fibras musculares necróticas

Sistema nervoso central: ataxia progressiva que piora no escuro, sinal de Romberg positivo, mioclonias (menos frequente), epilepsia (menos frequente), leve comprometimento cognitivo.

Sistema nervoso periférico: hiporreflexia, arreflexia, perda da sensibilidade vibratória e proprioceptiva, neuropatia axonal sensitiva.

Psiquiátrico: alterações de memória, déficit atencional, depressão.

e atróficas com núcleos centralizados, diminuição da atividade da citocromo oxidase, deleções no DNA mitocondrial, as fibras musculares mostram um acúmulo subsarcolemal de mitocôndrias de formatos anormais (microscopia eletrônica).

Biópsia de nervo sural: perda axonal

Diagnóstico realizado por análise molecular.

Forma autossô-mica recessiva 2[286]#616479	AR —	RNASEH1 2p25.3	Idade adulta (dos 20 aos 40 anos de idade)	Cabeça e pescoço: oftalmoplegia ocular externa progressiva, ptose palpebral. Cardiovascular: bloqueio de condução do ramo direito (um paciente). Gastrointestinal: disfagia. Muscular: intolerância a exercício físico, fadiga, fraqueza muscular especialmente de membros inferiores, atrofia muscular, mialgia (alguns pacientes). Sistema nervoso central: ataxia espinocerebelar, marcha instável, sinais piramidais, disartria, hiperreflexia (alguns pacientes), Babinski (um paciente), comprometimento cognitivo (um paciente), atrofia cerebelar. Sistema nervoso periférico: neuropatia sensorial-motora desmielinizante.	Exames laboratoriais: aumento nos níveis séricos de lactato, aumento nos níveis séricos de CK (alguns pacientes). Biópsia muscular: *ragged red fibers* (fibras vermelhas rasgadas), deleções no DNA mitocondrial, diminuição na atividade dos complexos mitocondriais I e IV, fibras COX-negativas. Diagnóstico realizado por análise molecular.

(Continua)

Tabela 19.39 (Continuação) Principais doenças mitocondriais.

Doença	Subtipos	Herança/ Incidência	Gene, região cromossômica	Idade de início	Dados clínicos sugestivos	Defeito básico e exames complementares
Síndrome de Kearns-Sayre[287] #530000	—	Mitocondrial 1/100.000	*MTTL1* RNAt mitocondrial	Da infância à fase adulta (antes dos 20 anos)	Crescimento: baixa estatura. Cabeça e pescoço: microcefalia, surdez neurossensorial, oftalmoplegia externa progressiva, retinopatia pigmentar, ptose palpebral. Cardiovascular: bloqueio cardíaco, cardiomiopatia, defeitos de condução. Genitourinário: acidose tubular renal, síndrome de Fanconi. Muscular: fraqueza muscular. Sistema nervoso central: ataxia cerebelar, demência, epilepsia, neuropatia sensitiva e motora. Endocrinológico: diabetes melito, hipoparatireoidismo, doença de Addison. Hematológico: anemia sideroblástica.	Exames laboratoriais: acidose lática, hiperproteinorraquia (> 100 mg/dL), diminuição dos níveis de ácido fólico no líquor, diminuição nos níveis séricos e musculares de coenzima Q10. IRM: calcificações em núcleos da base, anormalidades difusas da substância branca. Biópsia muscular: *ragged red fibers* (fibras vermelhas rasgadas. Diagnóstico realizado por análise molecular.
Encefalomielopatia necrotizante subaguda – Doença de Leigh[288] #256000	Forma clássica	AR, Mitocondrial 1/40.000	*BCS1L*, 2q35 *NDUFA10*, 2q37.3 *SDHA*, 5p15.33 NDUFS4, 5q11.2 *NDUFAF2*, 5q12.1 *NDUFA2*, 5q31.3 NDUFAF6, 8q22.1 *SURF1*, 9q34.2 *COX15*, 10q24.2 *NDUFS3*, 11p11.2 *NDUFS8*, 11q13.2	Primeiro ano de vida	Crescimento: falência de crescimento. Cabeça e pescoço: oftalmoplegia, atrofia óptica, nistagmo, estrabismo, ptose palpebral, retinopatia pigmentar. Respiratório: padrões respiratórios anormais, insuficiência respiratória. Fâneros: hipertricose. Muscular: hipotonia. Sistema nervoso central: atraso no desenvolvimento neurológico, ataxia, distonia, disartria, espasticidade, hiperreflexia, epilepsia, deficiência intelectual.	Exames laboratoriais: acidose lática, aumento nos níveis de lactato no sangue e no líquor. IRM: anormalidades em tronco cerebral, lesões em núcleos da base, tronco cerebral, cerebelo, tálamos e medula espinal caracterizados por: desmielinização, necrose, gliose e proliferação capilar. Diagnóstico realizado por análise molecular.

		FOXRED1, 11q24.2 *NDUFA9*, 12p13.32 *NDUFA12*, 12q22 *COX10*, 17p12 *NDUFS7*, 19p13.3 (*MTTV*, MTTK, MTTW, MTTL1), DNA Mitocondrial			Endocrinológico: diabetes melito, hipoparatireoidismo, doença de Addison. Hematológico: anemia sideroblástica.
Forma franco-canadense (Tipo Saguenay-Lac-Saint-Jean)[289] #220111	AR 1/2.000 (Região de Saguenay-Lac-Saint-Jean)	LRPPRC 2p21	Primeiro ano de vida	Forma franco-canadense da Síndrome de Leigh caracterizada por grave comprometimento neurológico, dismorfismos faciais, hipotonia, ataxia, lesões em núcleos da base e tronco cerebral. Crescimento: falência de crescimento. Cabeça e pescoço: fronte proeminente, hipoplasia da região média da face, fácies inexpressiva, hipertelorismo, estrabismo, sobrancelhas arqueadas, narinas antevertidas e ponte nasal ampla. Respiratório: taquipneia transitória do recém-nascido. Fâneros: hirsutismo, linha capilar baixa. Muscular: hipotonia. Sistema nervoso central: atraso no desenvolvimento neurológico, ataxia, tremores, epilepsia (menos frequente), crises neurológicas com rebaixamento do nível de consciência e coma (alguns pacientes).	Exames laboratoriais: acidose lática, aumento nos níveis de lactato no sangue e no líquor, hipoglicemia, crises metabólicas (hiperglicemia durante as crises). IRM: anormalidades em tronco cerebral, lesões em núcleos da base, tronco cerebral, cerebelo, tálamos e medula espinal caracterizados por: desmielinização, necrose, gliose e proliferação capilar. Biópsia hepática: esteatose microvesicular, diminuição da atividade da citocromo oxidase. Análise de fibroblastos e músculo: diminuição da atividade da citocromo oxidase. Diagnóstico realizado por análise molecular.

(Continua)

Tabela 19.39 (*Continuação*) Principais doenças mitocondriais.

Doença	Subtipos	Herança/ Incidência	Gene, região cromossômica	Idade de início	Dados clínicos sugestivos	Defeito básico e exames complementares
Síndrome da neuropatia, ataxia e retinite pigmentosa (*NARP*)[290, 291] #551500	—	Mitocondrial 1/100.000	*MTATP6*	Adulto jovem	Frequentemente, caracterizada por: neuropatia sensitivo-motora, ataxia cerebelar e cegueira noturna. Cabeça e pescoço: retinite pigmentosa, retinopatia em "sal e pimenta", nistagmo, pupilas pouco reativas, cegueira noturna. Muscular: fraqueza muscular proximal. Sistema nervoso central: atraso no desenvolvimento neurológico, demência, epilepsia, ataxia. Sistema nervoso periférico: neuropatia sensitivo-motora.	Avaliação oftalmológica: retinopatia em "sal e pimenta" (antes do aparecimento da cegueira noturna), formações espiculares difusas e periféricas, palidez do nervo óptico e atenuação arteriolar consistente com retinite pigmentosa. Eletroneuromiografia e estudo de velocidade de condução nervosa: achados compatíveis com neuropatia sensitivo-motora. IRM: usualmente, normal no início da doença, evidencia lesões em tronco cerebral em fases tardias da doença. Biópsia muscular: normal, sem evidências histoquímicas de alteração mitocondrial muscular. Diagnóstico realizado por análise molecular.

Epilepsia mioclônica, com fibras vermelhas rasgadas (*MERRF*)[292] #545000	Mitocondrial —	*MTTK*, MTTL1, *MTTH*, MTTS1, *MTTS2*, MTND5	Infância	Cabeça e pescoço: surdez neurossensorial. Muscular: fraqueza muscular, miopatia. Sistema nervoso central: epilepsia mioclônica, ataxia, espasticidade.	Exames laboratoriais: níveis séricos elevados de lactato e piruvato. Biópsia muscular: *ragged red fibers* (fibras vermelhas rasgadas. Diagnóstico realizado por análise molecular.
Miopatia mitocondrial, encefalopatia, acidose lática e episódios *stroke-like* (*MELAS*)[293, 294] #540000	Mitocondrial —	*MTTL1* (m.3243A>G), mutação mais comum *MTTQ*, *MTTH*, *MTTK*, *MTTC*, *MTTS1*, *MTND1*, *MTND5*, *MTND6*, MTTS2	Da infância à fase adulta	Cabeça e pescoço: surdez neurossensorial bilateral progressiva, catarata bilateral, hemianopsia, cegueira cortical, oftalmoplegia. Cardiovascular: hipertrofia ventricular esquerda, insuficiência cardíaca, defeitos de condução, síndrome de Wolf-Parkinson-White, hipertensão. Gastrointestinal: vômitos episódicos. Muscular: miopatia, hipotrofia muscular. Sistema nervoso central: cefaleia súbita, epilepsia, hemiparesia, episódios *stroke-like*, demência.	IRM de encéfalo (Figura 19.25). Exames laboratoriais: acidose lática. Biópsia muscular: *ragged red fibers* (fibras vermelhas rasgadas, as fibras musculares mostram um acúmulo subsarcolemal de mitocôndrias de formatos anormais (microscopia eletrônica). Diagnóstico realizado por análise molecular.

Tabela 19.40 Principais doenças peroxissomais.

Doença	Subtipos	Herança/Incidência	Gene, região cromossômica	Idade de início	Dados clínicos sugestivos	Defeito básico e exames complementares
Adrenoleuco-distrofia ligada ao X[40] #300100	Forma cerebral infantil	XR 1/20.000 – 1/50.000	ABCD1, Xq28	Antes dos 10 anos (média 7 anos)	Meninos normais ao nascimento com desenvolvimento neurológico normal. Manifesta-se, inicialmente, com dificuldade escolar e hiperatividade seguido por deterioração neurológica (cognitiva e comportamental), alterações visuais, anormalidade no processamento auditivo e tetraparesia espástica. A maioria apresenta insuficiência adrenal e 20% dos casos epilepsia.	IRM de crânio: 85% padrão característico com envolvimento simétrico da substância branca em região parieto-occipital posterior (forma cerebral infantil) – Figura 19.26. Dosagem de ácidos graxos de cadeia muito longa (considerar: concentração de C26:0; relação C24:0/C22:0; e relação C26:0/C22:0). Função adrenal (níveis plasmáticos elevados de ACTH e manutenção de níveis plasmáticos de cortisol mesmo após administração de ACTH). Sequenciamento genético útil para o diagnóstico.
	Adrenomielo-neuropatia	XR 2,/1.000.000		Adultos do sexo masculino entre 20 e 40 anos (média 28 anos)	Manifesta-se, inicialmente, por disfunção medular (rigidez progressiva e paraparesia espástica), perda de controle esfincteriano, disfunção sexual e gonadal. Pode se manifestar ainda por comprometimento cerebelar progressivo; 45% apresentam comprometimento cerebral (envolvimento do trato corticoespinal e alterações comportamentais). A maioria apresenta insuficiência adrenal.	
	Doença de Addison isolada	XR		Entre 2 anos e idade adulta (geralmente antes 7 anos)	Responsável por 20% dos casos de doença de Addison idiopáticos. Sintomas: vômitos, fraqueza, coma, hiperpigmentação cutânea por hipersecreção de ACTH.	
	Forma feminina (carreadoras da mutação)	XR		Idade adulta (média 43 anos)	Indivíduos do sexo feminino, portadoras da mutação, podem ser sintomáticos em razão dos padrões de inativação do cromossomo X (lionização). Paraparesia espástica moderada, sintomas cerebrais incomuns e insuficiência adrenal rara.	

	Forma espinoce-rebelar			Dois casos descritos (adultos)	Degeneração espinocerebelar, ataxia progressiva, fala escandida e espasticidade. Evidências de atrofia cerebelar e pontina.	
Adrenoleuco-distrofia neona-tal[43] #601539	—	AR	*PTS1*, 12p13.3 *PEX1*, 7q21 *PEX10*, 1p36 *PEX13*, 2p15 *PEX26*, 22q11	Recém-nascidos	Epilepsia neonatal, atraso no desenvolvimento neurológico, deterioração neurológica a partir do 1º ano de vida. Aspectos dismórficos: dolicocefalia, fronte proeminente, esotropia, epicanto, ponte nasal ampla, palato ogival, orelhas com implantação baixas, narinas antevertidas.	IRM de crânio: envolvimento difuso da substância branca, presença de heterotopias corticais e polimicrogiria. Laboratório: dosagem de ácidos graxos de cadeia muito longa (considerar: concentração de C26:0; relação C24:0/C22:0; e relação C26:0/C22:0). Níveis elevados de ácidos fitânico, pristânico e pipecólico.
Síndrome de Zellweger[41,42] #214100		AR 1/50.000-1/100.000	*PEX1*. 7q21 *PEX2*, 8q21 *PEX3*, 6q23-q24 *PEX5*, 12p13 *PEX6*, 6p21 *PEX7*, 6q22-q24 *PEX10*, 1p36 *PEX12*, Cromossomo 17 *PEX13*, 2p15 *PEX14*, 1p36 *PEX16*, 11p12 *PEX19*, 1p19 *PEX26*, 22q11	Recém-nascidos	Dismorfismos faciais: fronte ampla, fontanela anterior alargada, atraso no fechamento das suturas cranianas, órbitas hipoplásicas, epicanto, ponte nasal ampla e baixa, palato em ogiva e orelhas malformadas. Hepatomegalia associada à cirrose e disgenesia dos ductos biliares. Calcificações patelares, em quadris e em outras epífises (vista em 50% dos casos). Doença policística renal, catarata e retinopatia pigmentar. Hipotonia, arreflexia, comprometimento na visão e na audição, epilepsia neonatal.	IRM de encéfalo (figura 19.27). Defeitos da biogênese peroxissomal. Laboratório: elevação do ferro sérico, diminuição dos níveis de plasmalógenos, aumento dos níveis de ácido fitânico, acidemia pipecólica, aminoacidúria, albuminúria. Níveis plasmáticos elevados de ácidos graxos de cadeia muito longa.
Doença de Refsum[91] #266500	—	AR 1/250.000	*PhyH*, 10pter-p11.2	Adolescência	Tétrade clássica: retinite pigmentosa, neuropatia periférica, ataxia cerebelar e hiperproteinorraquia. Disfunção cardíaca, surdez neurossensorial, ictiose, displasia de epífises ósseas. Tratamento através de dieta pobre em ácido fitânico[295].	Hiperproteinorraquia (100 mg/dL a 600 mg/dL), níveis plasmáticos elevados de ácido fitânico. Eletroneuromiografia, evidenciando diminuição na velocidade de condução. Biópsia de nervo com alterações hipertróficas, formação em "casca de cebola" e inclusões cristalinas.

(Continua)

Tabela 19.40 (*Continuação*) Principais doenças peroxissomais.

Doença	Subtipos	Herança/ Incidência	Gene, região cromossômica	Idade de início	Dados clínicos sugestivos	Defeito básico e exames complementares
Doença de Refsum infantil #	—	AR	*PEX1*. 7q21 *PEX2*, 8q21 *PEX26*, 22q11	1 a 6 meses de vida	Dismorfismos faciais leves: ponte nasal baixa, epicanto e orelhas de implantação baixa. Retinite pigmentosa, surdez neurossensorial, hepatomegalia, osteoporose, hipercolesterolemia.	Achados laboratoriais semelhantes à doença de Zellweger.
Condrodisplasia rizomélica punctata tipo 1[296] #215100	—	AR	*PEX7*, 6q22-q24	Lactentes	Aspectos patognomônicos: baixa estatura, afetando inicialmente a porção proximal dos ossos longos (rizomelia); focos de calcificação puntiforme na cartilagem hialina; deficiência eritrocitária de plasmalógenos e níveis elevados de ácido fitânico.	Diminuição dos níveis de plasmalógeno eritrocitário, e níveis plasmáticos elevados de ácido fitânico. Confirmação diagnóstica: detecção da deficiência na síntese de plasmalógenos e da oxidação do ácido fitânico em fibroblastos.
Condrodisplasia rizomélica punctata tipo 2[297] #222765	—	AR	*GNPAT*, Cromossomo 1	Lactentes	Aspectos clínicos semelhantes a CRP1, exceto pelos níveis normais de ácido fitânico.	Diminuição de níveis eritrocitários de plasmalógenos e níveis plasmáticos de ácido fitânico normais.
Condrodisplasia rizomélica punctata tipo 3[298] #600121	—	AR	*ADHAPS*, 2q21	Lactentes	Aspectos clínicos semelhantes a CRP1, exceto pelos níveis normais de ácido fitânico.	Diminuição de níveis eritrocitários de plasmalógenos e níveis plasmáticos de ácido fitânico normais.
Deficiência de acil-CoA oxidase[299] #264470	—	AR	*ACOX*, 17q25	Recém-nascidos	Hipotonia neonatal, epilepsia, comprometimento na visão e na audição, hepatomegalia.	RM com desmielinização progressiva sem malformações corticais. Elevação plasmáticas de ácidos graxos de cadeia muito longa.
Deficiência de proteína D-bifuncional[300] #261515		AR	*HSD17B4*, 5q2	Recém-nascidos	Quadro clínico semelhante à doença de Zellweger.	Elevação plasmática de ácidos graxos de cadeia muito longa, ácido pristânico e elevação plasmática de ácidos di e tri colestanoicos.

Deficiência de alfa-Metilacil--CoA Racema-se[301] #614307	—	AR	*AMACR* 5p13.2	Adultos (segunda década)	Doença peroxissomal rara de início adulto, caracterizada por sintomas degenerativos, afetando o sistema nervoso central e periférico, epilepsia, diminuição de acuidade visual, neuropatia sensitivo-motora, espasticidade, enxaqueca e hiperintensidade de substância branca.	Exames plasmática de ácido pristânico, ácido fitânico normal ou elevado, elevação dos níveis séricos de ácidos intermediários biliares C26.
Hiperoxalúria tipo 1[302] #259900	—	AR 1/120.000	*AGXT* 2q37.3	Variável (usualmente, na infância)	Atrofia óptica, retinopatia, comprometimento na visão. Alterações dentárias: reabsorção da raiz dentária, exposição da polpa dentária. Bloqueio cardíaco, insuficiência vascular periférica, espasmo arterial, oclusão arterial, fenômeno de *Raynaud*, claudicação intermitente, gangrena. Nefrocalcinose, hematúria, falência renal. Dores ósseas, fraturas patológicas, osteoesclerose, livedo reticular, acrocianose. Neuropatia periférica.	Avaliação oftalmológica: neovascularização da coroide. Cálculos renais de oxalato de cálcio. Exames laboratoriais: acidose metabólica, hiperoxalúria, hiperoxalemia, acidúria higlicólica, deposição difusa de oxalato de cálcio em vários tecidos. Diminuição da atividade da enzima alanina-glioxilato-aminotransferase.
Acidemia glutárica tipo 3[303, 304] #231690	—	AR	*C7orf10* 7p14.1	Recémnascidos	Falência de crescimento, hipertensão, diarreia, vômitos. Raros casos com gota e hipertireoidismo. Não existe um fenótipo consistente, existindo diversos pacientes assintomáticos. Alguns pacientes apresentaram melhora com a administração de riboflavina.	Exames laboratoriais: acidúria glutárica, níveis urinários normais de: 3-hidroxiglutarato, glutarilcarnitina e glutarilglicina.
Acatalasemia[305] #614097 (Doença de Takahara)	—	AR	*CAT* 11p13	-	Pacientes, usualmente, assintomáticos. Em alguns casos, podem estar relacionados a ulceras orais e gangrena gengival. Pacientes com acatalasemia parecem apresentar maior incidência de diabetes.	Níveis baixos de catalase.

(Continua)

Tabela 19.40 (*Continuação*) Principais doenças peroxissomais.

Doença	Subtipos	Herança/Incidência	Gene, região cromossômica	Idade de início	Dados clínicos sugestivos	Defeito básico e exames complementares
Síndrome do nanismo MULIBREY[275, 306] #253250	—	AR	*TRIM37* 17q22	Recém-nascidos	A maior parte dos casos é proveniente da Finlândia. É uma doença autossômica recessiva rara que se manifesta por comprometimento no crescimento pré e pós natal, hepatomegalia, constrição pericárdica e dismorfismos faciais característicos. MULIBREY é um acrônimo para MUscle,- LIver-, BRain,- EYes. MUscle: hipotonia muscular. LIver: hepatomegalia. BRain: inteligência normal, disartria, voz fraca e aguda. EYes: hipertelorismo, manchas puntiformes amareladas no fundo de olho, diminuição da pigmentação da retina, hipoplasia da coroide, astigmatismo, estrabismo. Outros: dolicocefalia, face triangular, bossa frontal, ponte nasal ampla, língua pequena, sobreposição de dentes, hipodontia, insuficiência cardíaca congestiva, fibrose miocárdica, tumor de Wilms.	Diagnóstico molecular.

Erros Inatos do Metabolismo

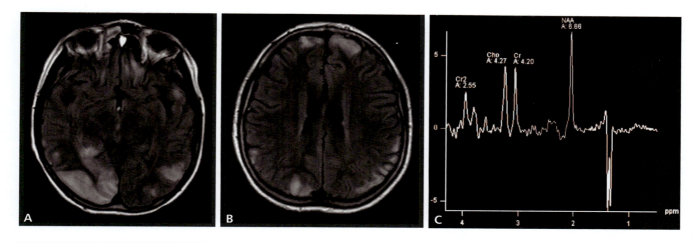

Figura 19.25 Encefalopatia mitocondrial associada à acidose láctica e episódios *stroke-like* – MELAS. (A e B) Imagens axiais FLAIR, demonstrando múltiplas áreas de hipersinal córtico-subcorticais, observando-se maior comprometimento do lobo occipital direito. (C) Sequência *single voxel* de espectroscopia (TE = 144 ms), demonstrando a redução no pico de NAA e a presença do duplo pico de lactato (1,3 ppm), que se apresenta invertido na sequência com TE de 144 ms.

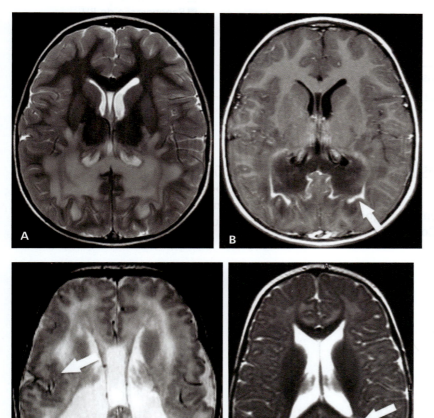

Figura 19.26 Adrenoleucodistrofia ligada ao X, em criança com 6 anos de idade. (A) Imagem axial T2, demonstrando hipersinal anormal nas regiões parieto-occipitais, perna posterior da cápsula interna e acometimento do esplênio do corpo caloso. (B) Imagem axial T1 com contraste, demonstrando hipossinal T1 na substância branca parieto-occipital e áreas de reforço periférico na zona inflamatória (seta) ao redor da região de acometimento da substância branca.

Figura 19.27 (A) Recém-nascido com síndrome de Zellweger – imagem axial T2, demonstrando alteração do padrão habitual de giros nas regiões peri-sylvianas, caracterizada por polimicrogiria (seta). Há dilatação ventricular. (B) Doença de Refsum infantil – imagem axial T2, demonstrando discreta acentuação do hipersinal na substância branca periventricular (seta).

Capítulo 19

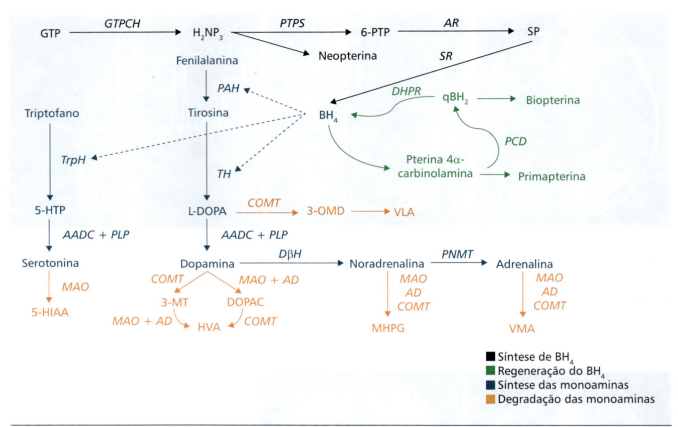

Figura 19.28 Metabolismo dos neurotransmissores monoaminérgicos.

Abreviações: ASAS: arginino-succinato sintetase; ASAL: arginino-succinato liase; CPS I/NAGS: carbamilfosfato sintetase I/N-acetilglutamato sintetase; HHH: síndrome de hiperamonemia, hiperornitinemia-homocitrulinemia; OTC: ornitina transcarbamilase; IPL: intolerância à proteína lisinúrica.

TRATAMENTO DOS ERROS INATOS DO METABOLISMO

O tratamento dos EIM tem apresentado significativos avanços nas últimas décadas. Com o maior entendimento da fisiopatologia da maioria dessas doenças, novos protocolos terapêuticos puderam ser estabelecidos, minimizando, ou até mesmo revertendo, os erros metabólicos (Tabelas 19.44 a 19.46).[307]

Tabela 19.41 Distúrbios do metabolismo de neurotransmissores monoaminérgicos que cursam com hiperfenilalaninemia.

Doença	Subtipos	Herança/ Incidência	Gene, região cromossômica	Idade de início	Dados clínicos sugestivos	Defeito básico e exames complementares
Deficiência de 6-piruvoiltetra-hidropterina sintase[308,309] #261640	—	AR 1/1.000.000 1/132000 (Taiwan)	PTS 11q23.1	Infância (4 meses de vida)	Microcefalia, crises oculógiras, hipersalivação, dificuldade de sucção e deglutição.	Exames laboratoriais: deficiência na síntese de tetrahidro-biopterina.
					Atraso no desenvolvimento neurológico, retardo psicomotor, deficiência intelectual, hipotonia de tronco e hipertonia de extremidades, hiperreflexia, sintomas extrapiramidais, movimentos descoordenados, ataxia, tremor, parkinsonismo, bradicinesia, rigidez, distonia, epilepsia, coreoatetose, sonolência, distúrbios do sono, irritabilidade, hipertermia episódica.	Hiperfenilalaninemia. Diminuição de ácido homovanílico (HVA) e ácido 5-hidroxi-indol-acético (5HIAA) no líquor. Aumento de neopterina na urina e no LCR.
					Atraso neurológico e progressão dos sintomas de forma inexorável a despeito do diagnóstico precoce e tratamento com reposição de BH4.	Diminuição ou ausência da atividade da 6-piruvoiltetrahidropterina sintase em cultura de fibroblastos.
					Alguns pacientes com uma forma "periférica" da doença (níveis de neurotransmissores normais e hiperfenilalaninemia transitória) apresentam bom prognóstico com a reposição de Bh4.	
Deficiência de dihidropterina redutase[277] #61630	Forma clássica	AR —	QDPR 4p15.32	Infância	Microcefalia, dificuldades alimentares, hipersalivação, dificuldade de deglutição.	Exames de neuroimagem: calcificações progressivas dos núcleos da base.
					Atraso no desenvolvimento neurológico, retardo psicomotor, deficiência intelectual, hipotonia de tronco e hipertonia de extremidades, movimentos descoordenados, ataxia, tremor, distonia, crises epiléticas, coreoatetose, irritabilidade, hipertermia episódica.	Exames laboratoriais: deficiência na síntese de tetrahidrobiopterina. Hiperfenilalaninemia. Diminuição de ácido homovanílico (HVA) e ácido 5-hidroxi-indol-acético (5HIAA) no líquor. Aumento da biopterina na urina e no LCR.
					Sintomas com flutuação diurna.	

(*Continua*)

Tabela 19.41 (*Continuação*) Distúrbios do metabolismo de neurotransmissores monoaminérgicos que cursam com hiperfenilalaninemia.

Doença	Subtipos	Herança/Incidência	Gene, região cromossômica	Idade de início	Dados clínicos sugestivos	Defeito básico e exames complementares
					Tratamento com administração de L-dopa e precursores de serotonina bem como a administração intravenosa de BH4 parecem ser eficazes[313].	Diminuição ou ausência da atividade da dihidropterina redutase em cultura de fibroblastos.
	Forma juvenil[312]			Dois irmãos descritos (6 anos de idade)	Início aos 6 anos de idade com encefalopatia progressiva, epilepsia, sinais piramidais, cerebelares e extrapiramidais.	
Deficiência de guanosina trifosfato ciclohidrolase – autossômica recessiva[310] #233910	—	AR	*GCH1* 14q22.2	Infância	Sintomas similares à deficiência de 6-piruvoiltetrahidropterina sintase e à deficiência de Dihidropterina redutase. Dificuldades alimentares, movimentos oculares anormais, hipersalivação, dificuldade de deglutição. Atraso no desenvolvimento neurológico, retardo psicomotor, deficiência intelectual, hipotonia de tronco e hipertonia de extremidades, movimentos descoordenados, tremor, distonia, rigidez, hipercinesia, epilepsia, coreoatetose, letargia, irritabilidade, hipertermia episódica. Tratamento com administração de L-dopa e precursores de serotonina bem como a administração de BH4 parecem ser eficazes.	Exames laboratoriais: deficiência na síntese de tetrahidrobiopterina. Hiperfenilalaninemia. Diminuição de ácido homovanílico (HVA) e ácido 5-hidroxi-indol-acético (5HIAA) no líquor. Diminuição da neopterina e da biopterina na urina e no LCR. Diminuição ou ausência da atividade da guanosina trifosfato ciclohidrolase-1 em cultura de fibroblastos.
Deficiência de pterina-4-α–-carbinolamina desidratase (primaterinúria)[311] #264070.	—	AR	*PCBD1* 10q22.1	Período neonatal (sinais neurológicos)	Pacientes, usualmente, diagnosticados em exames de *screening* neonatal apresentando, em geral, um quadro benigno com desenvolvimento neurológico normal. Os sintomas neurológicos podem ser leves e transitórios e incluem: hipotonia, hipertonia, atraso no desenvolvimento neurológico e tremor. Diabetes melito não autoimune, juvenil.	Exames laboratoriais: deficiência na síntese de tetrahidrobiopterina. Hiperfenilalaninemia, aumento da 7-biopterina (primapterina) e de neopterina na urina. Hipomagnesemia com aumento do magnésio urinário. Neurotransmissores normais no LCR.

Tabela 19.42 Distúrbios do metabolismo de neurotransmissores monoaminérgicos que não cursam com hiperfenilalaninemia.

Doença	Subtipos	Herança/Incidência	Gene, região cromossômica	Idade de início	Dados clínicos sugestivos	Defeito básico e exames complementares
Doença de Segawa[314] #128230	Forma autossômica Dominante	AD 1-9/1.000.000	*GCH1* 14q22.2	De 1 a 15 anos (em geral, na transição do período pré-escolar para o escolar)	Sexo feminino 2 a 4 vezes mais propensas. O início da doença se caracteriza, tipicamente, por distonia de membros inferiores. Mais comumente, os pacientes apresentam flexão-inversão do pé (pé equinovaro), resultando em distúrbios de marcha (claudicação e quedas) com flutuação diurna (piora ao anoitecer e melhora após o sono). A atividade física também pode agravar os sintomas. Raramente presentes: distonia de membros inferiores, tremor postural das mãos, bradicinesia e distonia cervical. Outros sintomas incluem: torcicolo, escoliose (rara), pé torto congênito, pé cavo, distonia postural, que se inicia em uma extremidade, e após 10 a 15 anos atinge todos os membros, distonia de ação, distonia focal, marcha atáxica, tremor postural, hiperreflexia, reflexo extensor plantar, parkinsonismo, sintomas assimétricos, sinais extrapiramidais e cerebelares. A doença, usualmente, progride para distonia generalizada e, em especial, nos pacientes com início tardio, parkinsonismo. A doença não afeta o desempenho cognitivo. Melhora dramática e sustentada com a administração oral de L-dopa em doses baixas (dose inicial de 25 mg para crianças, uma vez ao dia e 50 mg para adolescentes e adultos). Dose usual 10 a 20 mg/kg/dia.	Exames laboratoriais: deficiência na síntese de tetrahidrobiopterina. Diminuição da tetrahidrobiopterina e de ácido homovanílico (HVA) no LCR. O ácido 5-hidroxi-indol-acético (5HIAA) no líquor pode estar diminuído. Hiperfenilalaninemia transitória com sobrecarga oral de fenilalanina. Diminuição da atividade da guanosina trifosfato ciclohidrolase-1 em cultura de fibroblastos.

(Continua)

Tabela 19.42 (*Continuação*) Distúrbios do metabolismo de neurotransmissores monoaminérgicos que não cursam com hiperfenilalaninemia.

Doença	Subtipos	Herança/Incidência	Gene, região cromossômica	Idade de início	Dados clínicos sugestivos	Defeito básico e exames complementares
Doença de Segawa[313] #128230	Forma autossômica Recessiva[316] #605407	AR Menos de 50 pacientes descritos	*TH* 11p15.5	Primeiro ano	Síndrome de hipocinesia-rigidez progressiva associada à distonia generalizada, movimentos involuntários, tremor postural e desequilíbrio que podem apresentar flutuação diurna e resposta positiva a L-Dopa. Outros sintomas incluem: crises oculógiras, ptose palpebral, hipotonia de tronco, atraso no desenvolvimento motor e da fala, mioclonias (descrita em uma família), sintomas autonômicos. Menos frequentemente os pacientes apresentam quadro de encefalopatia que se inicia antes dos 6 meses de vida, com hipocinesia marcante, hipotonia de tronco, associadas a distonias focais ou generalizadas, crises distônicas com duração de vários dias e tremores SEM flutuação diurna.	Exames laboratoriais: diminuição dos níveis de ácido homovanílico no líquor; diminuição dos níveis de 3-metoxi-4-hidroxifeniletilenoglicol (MHPG) no líquor. O ácido 5-hidroxi-indol-acético (5HIAA) no líquor tem níveis normais. Diminuição da atividade da tirosina hidroxilase em cultura de fibroblastos.
Deficiência da descarboxilase de L-aminoácidos aromáticos[315] #608643	—	AR	*DDC* 7p12.2 - p12.1	Primeira infância	Nos primeiros meses de vida, quadro de distonia ou espasticidade intermitente, hipotonia axial, crises oculógiras, sintomas autonômicos e ptose palpebral. Sintomas neonatais incluem dificuldades alimentares e de sucção, ptose palpebral, letargia e hipotermia. Outros sintomas incluem: doença do refluxo gastroesofágico, diarreia, constipação. Atraso no desenvolvimento neurológico, distonia apendicular, hipertonia em membros, opistótono, distonia orofacial, mioclonia, hiperreflexia, reflexo plantar em	Líquor: níveis diminuídos de ácido homovanílico (HVA) e ácido 5-hidroxi-indol-acético (5HIAA), níveis marcadamente elevados de 3-O-metildopa, 5-hidroxitriptofano e L-dopa, com níveis normais de biopterina e neopterina. Exames laboratoriais: diminuição de catecolaminas e serotonina no plasma. Aumentos de L-dopa, 5-hidroxitriptofano, 3-O-metildopa, 3-metoxitirosina no plasma e na urina. Aumento paradoxal da dopamina e de seus metabólitos urinários. Diminuição da atividade do L-aminoácido aromático descarboxilase em cultura de fibroblastos.

extensão, coreoatetose, alterações autonômicas, distúrbios do
sono, irritabilidade, labilidade
emocional, sudorese e hipotermia
intermitentes e instabilidade na
temperatura corporal.

Tem se notado benefícios em relatos de casos com o uso de inibidores de monoaminoxidase, agentes
anticolinérgicos e piridoxina.
Antagonistas de receptores dopaminérgicos (clozapina) têm sido
propostos como terapia potencial
por elevar a atividade da enzima
Aromático-L-aminoácido descarboxilase em modelos animais[320].

Deficiência de sepiapterina redutase[317] #612716	—	—	*SPR* 2p13.2	Recém--nascidos	Retardo do crescimento, micro-cefalia, crises oculógiras, apraxia oculomotora, atraso do desenvol-vimento psicomotor. Deficiência intelectual (se não tratada), distonia com flutuação diurna, espasticidade, tremor, epilepsia, disartria, hipotonia axial, coreoatetose, ataxia, hipersono-lência, distúrbios do sono, sinais autonômicos, comportamento agressivo e hiperatividade. Marcante melhora do comprome-timento motor com doses baixas de L-DOPA/carbidopa (1-6 mg/kg/dia). Relatos anedóticos de melho-ra com o uso de selegilina (inibi-dor da monoaminoxidase B)[321].	Deficiência na síntese de tetrahi-drobiopterina. Exames laboratoriais: diminuição do ácido 5-hidroxi-indol-acético (5HIAA) e do ácido homovanílico (HVA) no líquor. Elevação de sepiapterina, biopteri-na e dihidropterina no líquor. Diminuição de ácido homovanílico (HVA), ácido 5-hidroxi-indol-acético (5HIAA) e de ácido vanilmandélico (VMA) na urina. Pterinas normais na urina. Hiperfenilalaninemia só ocorre transitoriamente com sobrecarga oral de fenilalanina. Diminuição da atividade da se-piapterina redutase em cultura de fibroblastos.
Deficiência de dopamina beta--hidroxilase[318,319] #223360	—	AR < 1/1.000.000	DBH 9q34.2	Recém--nascidos	No período neonatal, os pacientes apresentam episódios de hipoter-mia, hipoglicemia e hipotensão levando a óbito precoce.	Exames laboratoriais: diminuição da prolactina sérica; norepinefrina e epinefrina indetec-táveis no plasma, na urina e LCR.

(Continua)

Tabela 19.42 (Continuação) Distúrbios do metabolismo de neurotransmissores monoaminérgicos que não cursam com hiperfenilalaninemia.

Doença	Subtipos	Herança/Incidência	Gene, região cromossômica	Idade de início	Dados clínicos sugestivos	Defeito básico e exames complementares
Deficiência de dopamina beta-hidroxilase[318,319] #223360	—	AR < 1/1.000.000	*DBH* 9q34.2	Recém-nascidos	Além disso, podem ocorrer: ptose, demora na abertura ocular em neonatos (até 2 semanas), congestão nasal, palato ogival. Os sobreviventes apresentam bom estado geral até a idade pré-escolar onde a hipotensão ortostática grave limita as atividades. Alguns pacientes são diagnosticados na idade adulta apresentando hipotensão ortostática grave, dificuldade ejaculatória, ejaculação retrógrada, noctúria, crise epiléptica durante os episódios de hipotensão, hipoglicemia e hipotermia transitórios. Tratamento com D,L-treo-dihidroxifenilserina (aminoácido sintético que é convertido em norepinefrina pela enzima L-aminoácidodescarboxilase aromática): melhora da apatia e letargia com normalização dos níveis pressóricos.	Aumento expressivo de dopamina sérica, urinária e no líquor. Aumento de *ácido dihidroxifenilacético* (DOPAC) no plasma. Níveis indetectáveis de dopamina β-hidroxilase (DBH) no plasma, LCR ou nas fibras simpáticas. Atividade indetectável da DBH no plasma, no líquor ou nas fibras nervosas simpáticas.
Deficiência de monoaminooxidaseA (síndrome de Brunner)[322,323] #300615	—	Autossômica recessiva ligada ao cromossomo X	*MAOA* Xp11.3	Infância	A síndrome de Brunner é caracterizada por impulsividade, agressividade e deficiência intelectual leve. Atraso no desenvolvimento motor, autismo, comportamento agressivo, autoflagelação, ataques de fúria, frustra-se facilmente, comportamento antissocial.	Diminuição da atividade da monoaminoxidase A, diminuição sérica dos produtos da monoaminoxidase A e aumento urinário dos seus substratos.

Tabela 19.43 Distúrbios do metabolismo de neurotransmissores não monoaminérgicos.

Doença	Subtipos	Herança/ Incidência	Gene, região cromossômica	Idade de início	Dados clínicos sugestivos	Defeito básico e exames complementares
Deficiência de ácido gama-aminobutírico transaminase[324,325] #613163	—	AR < 1/1.000.000	*ABAT* 16p13.2	Período neonatal ou infância	Crescimento linear acelerado, retrognatismo discreto, fissura palpebral oblíqua. Hipotonia grave, grave retardo psicomotor, epilepsia refratária, hiperreflexia, postura tônica, letargia, leucodistrofia, gritos agudos.	IRM de crânio: agenesia do corpo caloso, hipoplasia cerebelar, alterações nos giros corticais, cistos em fossa posterior. Exames laboratoriais: aumento de ácido gama-aminobutírico no plasma, na urina e LCR. Aumento de beta-alanina e de hormônio do crescimento. Diminuição da atividade da GABA-transaminase hepática.
Deficiência de desidrogenase semialdeído succínica[326] #271980	—	AR	*ALDH5A1* 6p22.3	Recém-nascidos	Os aspectos clínicos variam de um quadro de atraso global e inespecífico do desenvolvimento a um quadro caracterizado por ataxia, deficiência mental grave, comprometimento na visão e epilepsia. Diferentemente de outras doenças relacionadas a neurotransmissores, essa não apresenta um quadro clínico intermitente tornando o diagnóstico diferencial com encefalopatias estáticas difícil. Movimentos oculares anormais, atraso no desenvolvimento (varia de leve a grave), retardo psicomotor, atraso motor, atraso na linguagem. Deficiência intelectual, hipotonia, hipercinesia, ataxia, epilepsia, crise de ausência, crise mioclônica, crise tônico-clônica generalizada, estado de mal epiléptico, hiporreflexia, autismo leve, hiperatividade, psicose (em pacientes mais velhos), agressividade, ansiedade, alucinações, autoflagelação.	Eletroencefalograma anormal. IRM de crânio: hipersinal em T2 no globo pálido. Exames laboratoriais: aumento de gama-hidroxibutirato (GHB) e de ácido gama-aminobutírico (GABA) na urina, no plasma e no líquido cefalorraquidiano. Diminuição da atividade da desidrogenase semialdeído succínica em cultura de fibroblastos.

Tratado de Neurologia Infantil

Tabela 19.44 EIM responsivos a alterações dietéticas[1, 307, 327].

Doença	Tratamento
Aminoacidopatias	
Fenilcetonúria	Restrição de fenilalanina; suplementação de aminoácidos; BH4
Doença da urina do xarope de bordo	Restrição de leucina, isoleucina e valina
Homocistinúria	Restrição de metionina, suplementação com vitamina B6 e betaína
Tirosinemia	Restrição de fenilalanina e tirosina e complementação com NTBC
Acidemias orgânicas	
Acidúria glutárica tipo 1	Restrição de lisina e triptofano e suplementação de L-carnitina
Acidúria propiônica e metilmalônica	Restrição de isoleucina, valina, metionina, treonina e suplementação de L-carnitina
Doenças do ciclo da ureia	
Deficiência de OTC	Restrição de arginina
Outras	Restrição de proteína
Doenças do metabolismo dos carboidratos	
Galactosemia	Restrição de galactose e lactose
Intolerância hereditária à frutose	Restrição de frutose

Tabela 19.45 EIM e o uso de cofatores e vitaminas[1, 307, 327].

Vitamina	Dose e Via de Administração
Biotina	10 mg/dia, VO
Tiamina	200 mg/dia, VO
Ácido lipoico	100 mg/dia, VO
L-carnitina	25 mg/kg, de 6/6h, VO ou IV
Coenzima Q10	5 mg/kg/dia, VO
Vitamina C	100 mg/kg/dia, VO
Riboflavina	100-300 mg/dia, VO
Piridoxina	50-500 mg/dia, VO
Piridoxal fosfato	20 mg/kg/dia, VO
Ácido folínico	20 mg/dia, VO

Tabela 19.46 EIM e a terapia de reposição enzimática.[1,307,327]

Doença	Enzima com atividade deficiente	Medicamento	Dose
Gaucher	β-galactosidase	Imiglucerase	10 a 60 U/kg, quinzenalmente
Fabry	α-galactosidase A	Algasidase alfa	0,2 mg/kg, quinzenalmente
		Algasidase beta	1 mg/kg, quinzenalmente
MPS I	α-L-iduronidase	Laronidase	0,58 mg/kg, semanalmente
MPS II	iduronato-sulfatase	Idursulfase	0,5 mg/kg, semanalmente
MPS VI	N-acetilgalactosamina 4-sulfatase	Galsulfase	1 mg/kg, semanalmente
Pompe	maltase ácida	Alglucosidase alfa	20 mg/kg, quinzenalmente

736

Seção 3 ■ Doenças e Síndromes Neurológicas

Erros Inatos do Metabolismo

REFERÊNCIAS BIBLIOGRÁFICAS

1. Clarke J. A clinical guide to inherited metabolic diseases. 3.ed. London: Cambridge University Press, 2006.

2. Lyon G, Kolodny EH, Pastores GM, editors. Neurology of Hereditary Metabolic Diseases in Children. 3.ed. Pennsylvania: McGraw-Hill, 2006.

3. Bahi-Buisson N, Dulac O. Epilepsy in inborn errors of metabolism. Handb Clin Neurol. 2013;111:533-41.

4. Schiffmann R, van der Knaap MS. Invited article: an MRI-based approach to the diagnosis of white matter disorders. Neurology. 2009;72(8):750-9.

5. Saudubray J-M, Desguerre I, Sedel F, Charpentier C. A clinical approach to inherited metabolic diseases. In: Fernandes J, Saudubray J-M, van den Berghe G, Walter JH. Inborn Metabolic Diseases Diagnosis and Treatment. 4.ed. Berlin: Springer Medizin Verlag, 2006.

6. Been J, Bok L, Andriessen P, Renier W. Epidemiology of pyridoxine dependent seizures in the Netherlands. Arch Dis Child. 2005;90:1293-6.

7. Mills P, Surtees R, Champion M, Beesley C, Dalton N, Scambler P, et al. Neonatal epileptic encephalopathy caused by mutations in the PNPO gene encoding pyridox(am)ine 5-prime-phosphate oxidase. Hum Molec Genet. 2005;14:1077-86.

8. Jaeken J, Detheux M, Van Maldergem L, Foulon M, Carchon H, Van Schaftingen E. 3-Phosphoglycerate dehydrogenase deficiency: an inborn error of serine biosynthesis. Arch Dis Child. 1996;74:542-5.

9. Applegarth D, Toone J. Nonketotic hyperglycinemia (glycine encephalopathy): laboratory diagnosis. Molec Genet Metab. 2001;74:139-46.

10. Korman S, Boneh A, Ichinohe A, Kojima K, Sato K, Ergaz Z, et al. Persistent NKH with transient or absent symptoms and a homozygous GLDC mutation. Ann Neurol. 2004;56:139-43.

11. de Koning T, Klomp L, van Oppen A, Beemer F, Dorland L, van den Berg I, et al. Prenatal and early postnatal treatment in 3-phosphoglycerate-dehydrogenase deficiency. (Letter). Lancet. 2004;364:2221-2.

12. Korman S, Wexler I, Gutman A, Rolland M-O, Kanno J, Kure S. Treatment from birth of nonketotic hyperglycinemia due to a novel GLDC mutation. Ann Neurol. 2006;59:411-5.

13. Reiss J, Johnson J. Mutations in the molybdenum cofactor biosynthetic genes MOCS1, MOCS2, and GEPH. Hum Mutat. 2003;21:569-76.

14. Shih V, Abrams I, Johnson J, Carney M, Mandell R, Robb R, et al. Sulfite oxidase deficiency: biochemical and clinical investigations of a hereditary metabolic disorder in sulfur metabolism. N Eng J Med. 1977;297:1022-8.

15. Touati G, Rusthoven E, Depondt E, Dorche C, Duran M, Heron B, et al. Dietary therapy in two patients with a mild form of sulphite oxidase deficiency: evidence for clinical and biological improvement. J Inherit Metab Dis. 2000;23:45-53.

16. Bizzi A, Bugiani M, Salomons G, Hunneman D, Moroni I, Estienne M, et al. X-linked creatine deficiency syndrome: a novel mutation in creatine transporter gene SLC6A8. Ann Neurol. 2002;52:227-31.

17. Clark A, Rosenberg E, Almeida L, Wood T, Jakobs C, Stevenson R, et al. X-linked creatine transporter (SLC6A8) mutations in about 1% of males with mental retardation of unknown etiology. Hum Genet. 2006;119:604-10.

18. Schulze A. Creatine deficiency syndromes. Molec Cell Biochem. 2003;244:143-50.

19. Item C, Stockler-Ipsiroglu S, Stromberger C, Muhl A, Alessandri M, Bianchi M, et al. Arginine:glycine amidinotransferase deficiency: the third inborn error of creatine metabolism in humans. Am J Hum Genet. 2001;69:1127-33.

20. Stockler-Ipsiroglu S, van Karnebeek C, Longo N, Korenke G, Mercimek-Mahmutoglu S, Marquart I, et al. Guanidinoacetate methyltransferase (GAMT) deficiency: outcomes in 48 individuals and recommendations for diagnosis, treatment and monitoring. Molec Genet Metab. 2014;111:16-25.

21. Brockmann K. The expanding phenotype of GLUT1-deficiency syndrome. Brain Dev. 2009;31:545-52.

22. Geller J, Kronn D, Jayabose S, Sandoval C. Hereditary folate malabsorption: family report and review of the literature. Medicine. 2002;81:51-68.

23. Steinfeld R, Grapp M, Kraetzner R, Dreha-Kulaczewski S, Helms G, Dechent P, et al. Folate receptor alpha defect causes cerebral folate transport deficiency: a treatable neurodegenerative disorder associated with disturbed myelin metabolism. Am J Hum Genet. 2009;85:354-63.

24. Fernandes Filho J, Shapiro B. Tay-Sachs disease. Arch Neurol. 2004;61:1466-8.

25. Neufeld E. Natural history and inherited disorders of a lysosomal enzyme, beta-hexosaminidase. J Biol Chem. 1989;264:10927-30.

26. Korn-Lubetzki I, Nevo Y. Infantile Krabbe disease. Arch Neurol. 2003;60:1643-4.

27. Canafoglia L, Robbiano A, Pareyson D, Panzica F, Nanetti L, Giovagnoli A, et al. Expanding sialidosis spectrum by genome-wide screening: NEU1 mutations in adult-onset myoclonus. Neurology. 2014;82:2003-6.

28. Kleijer W, Geilen G, Janse H, Van Diggelen O, Zhou X, Galjart N, et al. Cathepsin A deficiency in galactosialidosis: studies of patients and carriers in 16 families. Pediat Res. 1996;39:1067-71.

29. Biffi A, Cesani M, Fumagalli F, Del Carro U, Baldoli C, Canale S, et al. Metachromatic leukodystrophy-mutation analysis provides further evidence of genotype-phenotype correlation. Clin Genet. 2008;74:349-57.

30. Kuchar L, Ledvinova J, Hrebicek M, Myskova H, Dvorakova L, Berna L, et al. Prosaposin deficiency and saposin B deficiency (activator-deficient metachromatic leukodystrophy): report on two patients detected by analysis of urinary sphingolipids and carrying novel PSAP gene mutations. Am J Med Genet. 2009;149A:613-21.

31. Soong B, Casamassima A, Fink J, Constantopoulos G, Horwitz A. Multiple sulfatase deficiency. Neurology. 1988;38:1273-5.

33. Osborn AG, Salzman KL, Barkovich AJ, Katzman GL, Provenzale JM, Harnsberger HR, et al. Diagnóstico por imagem: cérebro. 2.ed. Rio de Janeiro: Guanabara Koogan, 2011.

32. Spiegel R, Bach G, Sury V, Mengistu G, Meidan B, Shalev S, et al. A mutation in the saposin A coding region of the prosaposin gene in an infant presenting as Krabbe disease: report of saposin A deficiency in humans. Molec Genet Metab. 2005;84:160-6.

34. Haataja L, Parkkola R, Sonninen P, Vanhanen S-L, Schleutker J, Aarimaa T, et al. Phenotypic variation and magnetic resonance imaging (MRI) in Salla disease, a free sialic acid storage disorder. Neuropediatrics. 1994;25:238-44.

35. Lemyre E, Russo P, Melancon S, Gagne R, Potier M, Lambert M. Clinical spectrum of infantile free sialic acid storage disease. Am J Med Genet. 1999;82:385-91.

36. Willems P, Gatti R, Darby J, Romeo G, Durand P, Dumon J, et al. Fucosidosis revisited: a review of 77 patients. Am J Med Genet. 1991;38:111-31.

Capítulo 19

37. Barkovich AJ. Pediatric neuroimaging. 4.ed. Philadelphia: Lippincott Williams and Wilkins, 2005.

38. Schiffmann R. Fabry disease. Pharm Ther. 2009;122:65-77.

39. Imrie J, Wraith J. Niemann-Pick disease type C. Arch Dis Child. 2001;84:427-9.

40. Moser H, Raymond G, Dubey P. Adrenoleukodystrophy: new approaches to a neurodegenerative disease. JAMA. 2005;294:3131-4.

41. Distel B, Erdmann R, Gould S, Blobel G, Crane D, Cregg J, et al. A unified nomenclature for peroxisome biogenesis factors. J Cell Biol. 1996;135:1-3.

42. Ebberink M, Mooijer P, Gootjes J, Koster J, Wanders R, Waterham H. Genetic classification and mutational spectrum of more than 600 patients with a Zellweger syndrome spectrum disorder. Hum Mutat. 2011;32:59-69.

43. Steinberg S, Dodt G, Raymond G, Braverman N, Moser A, Moser H. Peroxisome biogenesis disorders. Biochim Biophys Acta. 2006;1763:1733-48.

44. Ishiyama G, Lopez I, Baloh R, Ishiyama A. Canavan's leukodystrophy is associated with defects in cochlear neurodevelopment and deafness. Neurology. 2003;60:1702-4.

45. Rodriguez D, Gauthier F, Bertini E, Bugiani M, Brenner M, N'guyen S, et al. Infantile Alexander disease: spectrum of GFAP mutations and genotype-phenotype correlation. Am J Hum Genet. 2001;69:1134-40.

46. van der Knaap M, Barth P, Gabreels F, Franzoni E, Begeer J, Stroink H, et al. A new leukoencephalopathy with vanishing white matter. Neurology. 1997;48:845-55.

47. van der Knaap M, Kamphorst W, Barth P, Kraaijeveld C, Gut E, Valk J. Phenotypic variation in leukoencephalopathy with vanishing white matter. Neurology. 1998;51:540-7.

48. Maletkovic J, Schiffmann R, Gorospe J, Gordon E, Mintz M, Hoffman E, et al. Genetic and clinical heterogeneity in eIF2B--related disorder. J Child Neurol. 2008;23:205-15.

49. Moghadasian M, Salen G, Frohlich J, Scudamore C. Cerebrotendinous xanthomatosis: a rare disease with diverse manifestations. Arch Neurol. 2002;59:527-9.

50. Cailloux F, Gauthier-Barichard F, Mimault C, Isabelle V, Courtois V, Giraud G, et al. Genotype-phenotype correlation in inherited brain myelination defects due to proteolipid protein gene mutations. Eur J Hum Genet. 2000;8:837-45.

51. Nie S, Chen G, Cao X, Zhang Y. Cerebrotendinous xanthomatosis: a comprehensive review of pathogenesis, clinical manifestations, diagnosis, and management. Orphanet J Rare Dis. 2014;9:179-90.

52. Biancheri R, Rosano C, Denegri L, Lamantea E, Pinto F, Lanza F, et al. Expanded spectrum of Pelizaeus-Merzbacher-like disease: literature revision and description of a novel GJC2 mutation in an unusually severe form. Eur J Hum Genet. 2013;21:34-9.

53. Bugiani M, Al Shahwan S, Lamantea E, Bizzi A, Bakhsh E, Moroni I, et al. GJA12 mutations in children with recessive hypomyelinating leukoencephalopathy. Neurology. 2006;67:273-9.

54. Mercimek-Mahmutoglu S, van der Knaap M, Baric I, Prayer D, Stoeckler-Ipsiroglu S. Hypomyelination with atrophy of the basal ganglia and cerebellum (H-ABC). Report of a new case. Neuropediatrics. 2005;36:223-6.

55. Biancheri R, Zara F, Rossi A, Mathot M, Nassogne M, Yalcinkaya C, et al. Hypomyelination and congenital cataract: broadening the clinical phenotype. Arch Neurol. 2011;68:1191-4.

56. Feenstra I, Vissers L, Orsel M, van Kessel A, Brunner H, Veltman J, et al. Genotype-phenotype mapping of chromosome 18q deletions by high-resolution array CGH: an update of the phenotypic map. Am J Med Genet. 2007;143:1858-67.

57. Wakusawa K, Haginoya K, Kitamura T, Togashi N, Ishitobi M, Yokoyama H, et al. Effective treatment with levodopa and carbidopa for hypomyelination with atrophy of the basal ganglia and cerebellum. Tohoku J Exp Med. 2006;209:163-7.

58. van der Knaap M, Naidu S, Pouwels P, Bonavita S, van Coster R, Lagae L, et al. New syndrome characterized by hypomyelination with atrophy of the basal ganglia and cerebellum. Am J Neuroradiol. 2002;23:1466-74.

59. Lancaster J, Cody J, Andrews T. Myelination in children with partial deletions of chromosome 18q. AJNR Am J Neuroradiol. 2005;26:447-54.

60. Bernard G, Chouery E, Putorti M, Tetreault M, Takanohashi A, Carosso G, et al. Mutations of POLR3A encoding a catalytic subunit of RNA polymerase pol III cause a recessive hypomyelinating leukodystrophy. Am J Hum Genet. 2011;89:415-23.

61. Wolf N, Vanderver A, van Spaendonk R, Schiffmann R, Brais B, Bugiani M, et al. Clinical spectrum of 4H leukodystrophy caused by POLR3A and POLR3B mutations. Neurology. 2014;83:1898-905.

62. Loddenkemper T, Grote K, Evers S, Oelerich M, Stogbauer F. Neurological manifestations of the oculodentodigital dysplasia syndrome. J Neurol Sci. 2002;249:584-95.

63. Papadimitriou A, Dumitrescu A, Papavasiliou A, Fretzayas A, Nicolaidou P, Refetoff S. A novel monocarboxylate transporter 8 gene mutation as a cause of severe neonatal hypotonia and developmental delay. Pediatrics. 2008;121:e199-e292.

64. Timmons M, Tsokos M, Abu Asab M, Seminara S, Zirzow G, Kaneski C, et al. Peripheral and central hypomyelination with hypogonadotropic hypogonadism and hypodontia. Neurology. 2006;67:2066-9.

65. Sasaki M, Takanashi J, Tada H, Sakuma H, Furushima W, Sato N. Diffuse cerebral hypomyelination with cerebellar atrophy and hypoplasia of the corpus callosum. Brain Dev. 2009;31:582-7.

66. Patrono C, Di Giacinto G, Eymard-Pierre E, Santorelli F, Rodriguez D, De Stefano N, et al. Genetic heterogeneity of megalencephalic leukoencephalopathy and subcortical cysts. Neurology. 2003;61:534-7.

67. Crow Y, Rehwinkel J. Aicardi-Goutieres syndrome and related phenotypes: linking nucleic acid metabolism with autoimmunity. J Hum Molec Genet. 2009;18:R130-R6.

68. van der Knaap M, van der Voorn P, Barkhof F, Van Coster R, Krageloh-Mann I, Feigenbaum A, et al. A new leukoencephalopathy with brainstem and spinal cord involvement and high lactate. Ann Neurol. 2002;53:252-8.

69. Scheper G, van der Klok T, van Andel R, van Berkel C, Sissler M, Smet J, et al. Mitochondrial aspartyl-tRNA synthetase deficiency causes leukoencephalopathy with brain stem and spinal cord involvement and lactate elevation. Nature Genet. 2007;39:534-9.

70. Alibas H, Koytak P, Ekinci G, Uluc K. A Case with leukoencephalopathy with brainstem and spinal cord involvement and elevated lactate (LBSL) with Its characteristic clinical and neuroimaging findings. Clin Neuroradiol. 2014;24:297-300.

71. Faghri S, Tamura D, Kraemer K, DiGiovanna J. Trichothiodystrophy: a systematic review of 112 published cases characterises a wide spectrum of clinical manifestations. J Med Genet. 2008;45:609-21.

72. Sillen A, Anton-Lamprecht I, Braun-Quentin C, Kraus C, Sayli B, Ayuso C, et al. Spectrum of mutations and sequence variants in the FALDH gene in patients with Sjogren-Larsson syndrome. Hum Mutat. 1998;12:377-84.

73. Bertola D, Cao H, Albano L, Oliveira D, Kok F, Marques-Dias M, et al. Cockayne syndrome type A: novel mutations in eight typical patients. J Hum Genet. 2006;51:701-5.

74. Mahmoud A, Yousef G, Al-Hifzi I, Diamandis E. Cockayne syndrome in three sisters with varying clinical presentation. Am J Med Genet. 2002;111:81-5.

75. Neilan E, Delgado M, Donovan M, Kim S, Jou R, Wu B-L, et al. Response of motor complications in Cockayne syndrome to carbidopa-levodopa. Arch Neurol. 2008;65:1117-21.

76. Bondurand N, Dastot-Le Moal F, Stanchina L, Collot N, Baral V, Marlin S, et al. Deletions at the SOX10 gene locus gene Waardenburg syndrome types 2 and 4. Am J Hum Genet. 2007;81:1169-85.

77. Bosch A. Classical galactosaemia revisited. J Inherit Metab Dis. 2006;29:516-25.

78. Charnas L, Bernardini I, Rader D, Hoeg J, Gahl W. Clinical and laboratory findings in the oculocerebrorenal syndrome of Lowe, with special reference to growth and renal function. N Eng J Med. 1991;324:1318-25.

79. Gow P, Smallwood R, Angus P, Smith A, Wall A, Sewell R. Diagnosis of Wilson's disease: an experience over three decades. Gut. 2000;46:415-9.

80. De Bie P, Muller P, Wijmenga C, Klomp L. Molecular pathogenesis of Wilson and Menkes disease: correlation of mutations with molecular defects and disease phenotypes. J Med Genet. 2007;44:673-88.

81. Chuang D, Shih V. Maple syrup urine disease (branched-chain ketoaciduria). In: Scriver C, Beaudet A, Sly W, Valle D. The Metabolic and Molecular Bases of Inherited Disease. II. New York: McGraw-Hill, 2001. p.1971-2005.

82. Seijo-Martinez M, Navarro C, Castro del Rio M, Vila O, Puig M, Ribes A, et al. L-2-hydroxyglutaric aciduria: clinical, neuroimaging, and neuropathological findings. Arch Neurol. 2005;62:666-70.

83. Jones K, Morgan G, Johnston H, Tobias V, Ouvrier R, Wilkinson I, et al. The expanding phenotype of laminin alpha-2 chain (merosin) abnormalities: case series and review. J Med Genet. 2001;38:649-57.

84. Parker CC, Evans OB. Metabolic disorders causing childhood ataxia. Semin Pediatr Neurol. 2003;10(3):193-9.

85. Sedel F, Saudubray JM, Roze E, Agid Y, Vidailhet M. Movement disorders and inborn errors of metabolism in adults: a diagnostic approach. J Inherit Metab Dis. 2008;31(3):308-18.

86. Ouahchi K, Arita M, Kayden H, Hentati F, Ben Hamida M, Sokol R, et al. Ataxia with isolated vitamin E deficiency is caused by mutations in the alpha-tocopherol transfer protein. Nat Genet. 1995;9:141-5.

87. Benayoun L, Granot E, Rizel L, Allon-Shalev S, Behar D, Ben-Yosef T. Abetalipoproteinemia in Israel: evidence for a founder mutation in the Ashkenazi Jewish population and a contiguous gene deletion in an Arab patient. Molec Genet Metab. 2007;90:453-7.

88. Suzuki Y, Oshima A, Nanba E. Beta-galactosidase deficiency (beta-galactosidosis): GM1 gangliosidosis and Morquio B disease`. In: Scriver C, Beaudet A, Sly W, Valle D. The Metabolic and Molecular Bases of Inherited Disease. 8.ed. New York: McGraw-Hill, 2001. p.3775-809.

89. d'Azzo A, Andria G, Strisciuglio P, Galjaard H. Galactosialidosis. In: Scriver C, Beaudet A, Sly W, Valle D. The Metabolic & Molecular Bases of Inherited Disease. III. New York: McGraw-Hill, 2001.

90. Kolodny E, Raghavan S, Krivit W. Late-onset Krabbe disease (globoid cell leukodystrophy): clinical and biochemical features of 15 cases. Dev Neurosci. 1991;13:232-9.

91. Wierzbicki A, Mitchell J, Lambert-Hammill M, Hancock M, Greenwood J, Sidey M, et al. Identification of genetic heterogeneity in Refsum's disease. Europ J Hum Genet. 2000;8:649-51.

92. Kolker S, Christensen E, Leonard J, Greenberg C, Burlina A, Burlina A, et al. Guideline for the diagnosis and management of glutaryl-CoA dehydrogenase deficiency (glutaric aciduria type I). J Inherit Metab Dis. 2007;30:5-22.

93. Jinnah H, Friedmann T. Lesch-Nyhan disease and its variants. In: Scriver C, Beaudet A, Sly W, Valle D. The Metabolic & Molecular Bases of Inherited Disease. II. New York: McGraw-Hill, 2001.

94. Kölker S, Christensen E, Leonard JV, Greenberg CR, Boneh A, Burlina AB, et al. Diagnosis and management of glutaric aciduria type I – revised recommendations. J Inherit Metab Dis. 2011;34:677-94.

95. Roberts EA, Schilsky ML. Diagnosis and treatment of Wilson disease: an update. Hepatology. 2008;47:2089-109.

96. Berardo A, DiMauro S, Hirano M. A diagnostic algorithm for metabolic myopathies. Curr Neurol Neurosci Rep. 2010;10(2):118-26.

97. Kollberg G, Tulinius M, Gilljam T, Ostman-Smith I, Forsander G, Jotorp P, et al. Cardiomyopathy and exercise intolerance in muscle glycogen storage disease 0. New Eng J Med. 2007;357:1507-14.

98. Parvari R, Lei K-J, Bashan N, Hershkovitz E, Korman S, Barash V, et al. Glycogen storage disease type 1a in Israel: biochemical, clinical, and mutational studies. Am J Med Genet. 1997;72:286-90.

99. Akanuma J, Nishigaki T, Fujii K, Matsubara Y, Inui K, Takahashi K, et al. Glycogen storage disease type Ia: molecular diagnosis of 51 Japanese patients and characterization of splicing mutations by analysis of ectopically transcribed mRNA from lymphoblastoid cells. Am J Med Genet. 2000;91:107-12.

100. Schaub J, Heyne K. Glycogen storage disease type Ib. Europ J Pediat. 1983;140:283-8.

101. Annabi B, Hiraiwa H, Mansfield B, Lei K-J, Ubagai T, Polymeropoulos M, et al. The gene for glycogen-storage disease type 1b maps to chromosome 11q23. Am J Hum Genet. 2000;62:400-5.

102. Hoefsloot L, van der Ploeg A, Kroos M, Hoogeveen-Westerveld M, Oostra B, Reuser A. Adult and infantile glycogenosis type II in one family, explained by allelic diversity. Am J Hum Genet. 1990;46:45-52.

103. Smith W, Sullivan-Saarela J, Li J, Cox G, Corzo D, Chen Y-T, et al. Sibling phenotype concordance in classical infantile Pompe disease. Am J Med Genet. 2007;143A:2493-501.

104. Shaiu W-L, Kishnani P, Shen J, Liu H-M, Chen Y-T. Genotype-phenotype correlation in two frequent mutations and mutation update in type III glycogen storage disease. Molec Genet Metab. 2000;69:16-23.

105. Bruno C, Cassandrini D, Assereto S, Akman H, Minetti C, Di Mauro S. Neuromuscular forms of glycogen branching enzyme deficiency. Acta Myol. 2007;26:75-8.

106. Bembi B, Cerini E, Danesino C, Donati M, Gasperini S, Morandi L, et al. Management and treatment of glycogenosis type II. Neurology. 2008;71:S12-S36.

107. Chen Y-T. Glycogen storage diseases. In: Scriver C, Beaudet A, Sly W, Valle D. The Metabolic and Molecular Bases of Inherited Disease. 8.ed. New York: McGraw-Hill, 2001. p.1537-51.

108. Roscher A, Patel J, Hewson S, Nagy L, Feigenbaum A, Kronick J, et al. The natural history of glycogen storage disease types

Tratado de Neurologia Infantil

VI and IX: long-term outcome from the largest metabolic center in Canada. Molec Genet Metab. 2014;113:171-6.

109. Vissing J, Haller R. The effect of oral sucrose on exercise tolerance in patients with McArdle's disease. N Eng J Med. 2003;349:2503-9.

110. Comi G, Fortunato F, Lucchiari S, Bordoni A, Prelle A, Jann S, et al. Beta-enolase deficiency, a new metabolic myopathy of distal glycolysis. Ann Neurol. 2001;50:202-7.

111. Moslemi A-R, Lindberg C, Nilsson J, Tajsharghi H, Andersson B, Oldfors A. Glycogenin-1 deficiency and inactivated priming of glycogen synthesis. N Eng J Med. 2010;362:1203-10.

112. Zeharia A, Shaag A, Houtkooper R, Hindi T, de Lonlay P, Erez G, et al. Mutations in LPIN1 cause recurrent acute myoglobinuria in childhood. Am J Hum Genet. 2008;83:489-94.

113. Reilich P, Horvath R, Krause S, Schramm N, Turnbull D, Trenell M, et al. The phenotypic spectrum of neutral lipid storage myopathy due to mutations in the PNPLA2 gene. J Neurol Sci. 2011;258:1987-97.

114. Huigen M, van der Graaf M, Morava E, Dassel A, van Steensel M, Seyger M, et al. Cerebral lipid accumulation in Chanarin--Dorfman syndrome. Molec Genet Metab. 2015;114:51-4.

115. Shibbani K, Fahed A, Al-Shaar L, Arabi M, Nemer G, Bitar F, et al. Primary carnitine deficiency: novel mutations and insights into the cardiac phenotype. Clin Genet. 2014;85:127-37.

116. Olpin S, Allen J, Bonham J, Clark S, Clayton P, Calvin J, et al. Features of carnitine palmitoyltransferase type I deficiency. J Inherit Metab Dis. 2001;24:35-42.

117. Rubio-Gozalbo M, Bakker J, Waterham H, Wanders R. Carnitine-acylcarnitine translocase deficiency, clinical, biochemical and genetic aspects. Mol Aspects Med. 2004;25:521-32.

118. Isackson P, Bennett M, Lichter-Konecki U, Willis M, Nyhan W, Sutton V, et al. CPT2 gene mutations resulting in lethal neonatal or severe infantile carnitine palmitoyltransferase II deficiency. Molec Genet Metab. 2008;94:422-7.

119. Al Aqeel A, Rashed M, Wanders R. Carnitine-acylcarnitine translocase deficiency is a treatable disease. J Inherit Metab Dis. 1999;22:271-5.

120. Demaugre F, Bonnefont J-P, Colonna M, Cepanec C, Leroux J-P, Saudubray J-M. Infantile form of carnitine palmitoyltransferase II deficiency with hepatomuscular symptoms and sudden death: physiopathological approach to carnitine palmitoyltransferase II deficiencies. J Clin Invest. 1991;87:859-64.

121. Deschauer M, Wieser T, Zierz S. Muscle carnitine palmitoyltransferase II deficiency: clinical and molecular genetic features and diagnostic aspects. Arch Neurol. 2005;62:37-41.

123. Bonnefont J-P, Bastin J, Behin A, Djouadi F. Bezafibrate for an inborn mitochondrial beta-oxidation defect. (Letter). N Eng J Med. 2009;360:838-40.

122. Goetzman E, Alcorn J, Bharathi S, Uppala R, McHugh K, Kosmider B, et al. Long-chain acyl-CoA dehydrogenase deficiency as a cause of pulmonary surfactant dysfunction. J Biol Chem. 2014;289:10668-79.

124. Zschocke J, Schulze A, Lindner M, Fiesel S, Olgemoller K, Hoffmann G, et al. Molecular and functional characterization of mild MCAD deficiency. Hum Genet. 2001;108:404-8.

125. Corydon M, Vockley J, Rinaldo P, Rhead W, Kjeldsen M, Winter V, et al. Role of common gene variations in the molecular pathogenesis of short-chain acyl-CoA dehydrogenase deficiency. Pediat Res. 2001;49:18-23.

126. Sewell A, Bender S, Wirth S, Munterfering H, Ijlist L, Wanders R. Long-chain 3-hydroxyacyl-CoA dehydrogenase deficiency: a severe fatty acid oxidation disorder. Eur J Pediat. 1994;153:745-50.

127. Leach E, Shevell M, Bowden K, Stockler-Ipsiroglu S, van Karnebeek C. Treatable inborn errors of metabolism presenting as cerebral palsy mimics: systematic literature review. Orphanet J Rare Dis 2014 Nov 30;9:197. 2014;30:197-211.

128. Yang S-Y, He X-Y, Schulz H. 3-Hydroxyacyl-CoA dehydrogenase and short chain 3-hydroxyacyl-CoA dehydrogenase in human health and disease. FEBS J. 2005;272:4874-83.

129. Olsen R, Andresen B, Christensen E, Bross P, Skovby F, Gregersen N. Clear relationship between ETF/ETFDH genotype and phenotype in patients with multiple acyl-CoA dehydrogenation deficiency. Hum Mutat. 2003;22:12-23.

130. Lamperti C, Naini A, Hirano M, De Vivo D, Bertini E, Servidei S, et al. Cerebellar ataxia and coenzyme Q10 deficiency. Neurology. 2003;60:1206-8.

131. Quinzii C, Naini A, Salviati L, Trevisson E, Navas P, DiMauro S, et al. A mutation in Para-hydroxybenzoate-polyprenyl transferase (COQ2) causes primary coenzyme Q10 deficiency. Am J Hum Genet. 2006;78:345-9.

132. Mollet J, Giurgea I, Schlemmer D, Dallner G, Chretien D, Delahodde A, et al. Prenyldiphosphate synthase, subunit 1 (PDSS1) and OH-benzoate polyprenyltransferase (COQ2) mutations in ubiquinone deficiency and oxidative phosphorylation disorders. J Clin Invest. 2007;117:765-72.

133. Lopez L, Schuelke M, Quinzii C, Kanki T, Rodenburg R, Naini A, et al. Leigh syndrome with nephropathy and CoQ10 deficiency due to decaprenyl diphosphate synthase subunit 2 (PDSS2) mutations. Am J Hum Genet. 2006;79:1125-9.

134. Duncan A, Bitner-Glindzicz M, Meunier B, Costello H, Hargreaves I, Lopez L, et al. A nonsense mutation in COQ9 causes autosomal-recessive neonatal-onset primary coenzyme Q10 deficiency: a potentially treatable form of mitochondrial disease. Am J Hum Genet. 2009;84:558-66.

135. Heeringa S, Chernin G, Chaki M, Zhou W, Sloan A, Ji Z, et al. COQ6 mutations in human patients produce nephrotic syndrome with sensorineural deafness. J Clin Invest. 2011;121:2013-24.

136. Brea-Calvo G, Haack T, Karall D, Ohtake A, Invernizzi F, Carrozzo R, et al. COQ4 mutations cause a broad spectrum of mitochondrial disorders associated with CoQ10 deficiency. Am J Hum Genet. 2015;96:309-17.

137. Ajroud-Driss S, Fecto F, Ajroud K, Lalani I, Calvo S, Mootha V, et al. Mutation in the novel nuclear-encoded mitochondrial protein CHCHD10 in a family with autosomal dominant mitochondrial myopathy. Neurogenetics. 2015;16:1-9.

138. Heiman-Patterson T, Argov Z, Chavin J, Kalman B, Alder H, DiMauro S, et al. Biochemical and genetic studies in a family with mitochondrial myopathy. Muscle Nerve. 1997;20:1219-24.

139. Mimaki M, Hatakeyama H, Komaki H, Yokoyama M, Arai H, Kirino Y, et al. Reversible infantile respiratory chain deficiency: a clinical and molecular study. Ann Neurol. 2010;68:845-54.

140. Vila M, Segovia-Silvestre T, Gamez J, Marina A, Naini A, Meseguer A, et al. Reversion of mtDNA depletion in a patient with TK2 deficiency. Neurology. 2003;60:1203-5.

141. Casas K, Fischel-Ghodsian N. Mitochondrial myopathy and sideroblastic anemia. Am J Med Genet. 2004;125:201-4.

142. Shahni R, Wedatilake Y, Cleary M, Lindley K, Sibson K, Rahman S. A distinct mitochondrial myopathy, lactic acidosis and sideroblastic anemia (MLASA) phenotype associates with YARS2 mutations. Am J Med Genet. 2013;161A:2334-8.

143. Ferreira M, Torraco A, Rizza T, Fattori F, Meschini M, Castana C, et al. Progressive cavitating leukoencephalopathy associated with respiratory chain complex I deficiency and a novel mutation in NDUFS1. Neurogenetics. 2011;12:9-17.

Seção 3 ▪ Doenças e Síndromes Neurológicas

Erros Inatos do Metabolismo

144. Jain-Ghai S, Cameron J, Al Maawali A, Blaser S, MacKay N, Robinson B, et al. Complex II deficiency-a case report and review of the literature. Am J Med Genet. 2013;161A:285-94.

145. Ramos-Arroyo M, Hualde J, Ayechu A, De Meirleir L, Seneca S, Nadal N, et al. Clinical and biochemical spectrum of mitochondrial complex III deficiency caused by mutations in the BCS1L gene. (Letter). Clin Genet. 2009;75:585-7.

146. Atwal P. Mutations in the complex III assembly factor tetratricopeptide 19 gene TTC19 are a rare cause of Leigh syndrome. JIMD Rep. 2014;14:43-5.

147. Nogueira C, Barros J, Sa M, Azevedo L, Taipa R, Torraco A, et al. Novel TTC19 mutation in a family with severe psychiatric manifestations and complex III deficiency. Neurogenetics. 2013;14:153-60.

148. Haut S, Brivet M, Touati G, Rustin P, Lebon S, Garcia-Cazorla A, et al. A deletion in the human QP-C gene causes a complex III deficiency resulting in hypoglycaemia and lactic acidosis. Hum Genet. 2003;113:118-22.

149. Barel O, Shorer Z, Flusser H, Ofir R, Narkis G, Finer G, et al. Mitochondrial complex III deficiency associated with a homozygous mutation in UQCRQ. Am J Hum Genet. 2008;82:1211-6.

150. Miyake N, Yano S, Sakai C, Hatakeyama H, Matsushima Y, Shiina M, et al. Mitochondrial complex III deficiency caused by a homozygous UQCRC2 mutation presenting with neonatal-onset recurrent metabolic decompensation. Hum Mutat. 2013;34:446-52.

151. Gaignard P, Menezes M, Schiff M, Bayot A, Rak M, Ogier de Baulny H, et al. Mutations in CYC1, encoding cytochrome c1 subunit of respiratory chain complex III, cause insulin-responsive hyperglycemia. Am J Hum Genet. 2013;93:384-9.

152. Tucker E, Wanschers B, Szklarczyk R, Mountford H, Wijeyeratne X, van den Brand M, et al. Mutations in the UQCC1--interacting protein, UQCC2, cause human complex III deficiency associated with perturbed cytochrome b protein expression. PLoS Genet. 2013;9:e1004034.

153. Invernizzi F, Tigano M, Dallabona C, Donnini C, Ferrero I, Cremonte M, et al. A homozygous mutation in LYRM7/MZM1L associated with early onset encephalopathy, lactic acidosis, and severe reduction of mitochondrial complex III activity. Hum Mutat. 2013;34:1619-22.

154. Wanschers B, Szklarczyk R, van den Brand M, Jonckheere A, Suijskens J, Smeets R, et al. A mutation in the human CBP4 ortholog UQCC3 impairs complex III assembly, activity and cytochrome b stability. Hum Molec Genet. 2014;23:6356-65.

155. Abdulhag U, Soiferman D, Schueler-Furman O, Miller C, Shaag A, Elpeleg O, et al. Mitochondrial complex IV deficiency, caused by mutated COX6B1, is associated with encephalomyopathy, hydrocephalus and cardiomyopathy. Eur J Hum Genet. 2015;23:159-64.

156. Mootha V, Lepage P, Miller K, Bunkenborg J, Reich M, Hjerrild M, et al. Identification of a gene causing human cytochrome c oxidase deficiency by integrative genomics. Proc Nat Acad Sci. 2003;100:605-10.

157. den Boer M, Dionisi-Vici C, Chakrapani A, van Thuijl A, Wanders R, Wijburg F. Mitochondrial trifunctional protein deficiency: a severe fatty acid oxidation disorder with cardiac and neurologic involvement. J Pediat. 2003;142:684-9.

158. El Husny AS, Fernandes-Caldato MC. Erros inatos do metabolismo: revisão de literatura. Rev Paraense Med. 2006;20: 41-5.

159. Sedel F, Baumann N, Turpin JC, Lyon-Caen O, Saudubray JM, Cohen D. Psychiatric manifestations revealing inborn errors of metabolism in adolescents and adults. J Inherit Metab Dis. 2007.

160. Blau N, van Spronsen F, Levy H. Phenylketonuria. Lancet. 2010;376:1417-27.

161. Kraus J. Molecular basis of phenotype expression in homocystinuria. J Inherit Metab Dis. 1994;17:383-90.

162. Bliksrud Y, Brodtkorb E, Andresen P, van den Berg I, Kvittingen E. Tyrosinaemia type I-de novo mutation in liver tissue suppressing an inborn splicing defect. J Molec Med. 2005;83:406-10.

163. Cerone R, Fantasia A, Castellano E, Moresco L, Schiaffino M, Gatti R. Case report: pregnancy and tyrosinaemia type II. J Inherit Metab Dis. 2002;25:317-8.

164. Ruetschi U, Cerone R, Perez-Cerda C, Schiaffino M, Standing S, Ugarte M, et al. Mutations in the 4-hydroxyphenylpyruvate dioxygenase gene (HPD) in patients with tyrosinemia type III. Hum Genet. 2000;106:654-62.

165. Phornphutkul C, Introne W, Perry M, Bernardini I, Murphey M, Fitzpatrick D, et al. Natural history of alkaptonuria. N Eng J Med. 2002;347:2111-21.

166. Bjursell M, Blom H, Cayuela J, Engvall M, Lesko N, Balasubramaniam S, et al. Adenosine kinase deficiency disrupts the methionine cycle and causes hypermethioninemia, encephalopathy, and abnormal liver function. Am J Hum Genet. 2011;89:507-15.

167. Baric I, Fumic K, Glenn B, Cuk M, Schulze A, Finkelstein J, et al. S-adenosylhomocysteine hydrolase deficiency in a human: a genetic disorder of methionine metabolism. Proc Nat Acad Sci. 2004;101:4234-9.

168. Testai F, Gorelick P. Inherited metabolic disorders and stroke part 2: homocystinuria, organic acidurias, and urea cycle disorders. Arch Neurol. 2010;67:148-53.

169. Gallardo M, Desviat L, Rodriguez J, Esparza-Gordillo J, Perez-Cerda C, Perez B, et al. The molecular basis of 3-methylcrotonylglycinuria, a disorder of leucine catabolism. Am J Hum Genet. 2001;68:334-46.

170. Muhl A, Moslinger D, Item C, Stockler-Ipsiroglu S. Molecular characterisation of 34 patients with biotinidase deficiency ascertained by newborn screening and family investigation. Eur J Hum Genet. 2001;9:237-43.

171. Yang X, Aoki Y, Li X, Sakamoto O, Hiratsuka M, Kure S, et al. Structure of human holocarboxylase synthetase gene and mutation spectrum of holocarboxylase synthetase deficiency. Hum Genet. 2001;109:526-34.

172. Ijlst L, Loupatty F, Ruiter J, Duran M, Lehnert W, Wanders R. 3-Methylglutaconic aciduria type I is caused by mutations in AUH. Am J Hum Genet. 2002;71:1463-6.

173. Shoji Y, Takahashi T, Sawaishi Y, Ishida A, Matsumori M, Shoji Y, et al. 3-methylglutaconic aciduria type I: clinical heterogeneity as a neurometabolic disease. J Inherit Metab Dis. 1999;1999:1-8.

174. Ades L, Gedeon A, Wilson M, Latham M, Partington M, Mulley J, et al. Barth syndrome: clinical features and confirmation of gene localisation to distal Xq28. Am J Med Genet. 1993;45:327-34.

175. Barth P. Review of syndromes. X-linked cardioskeletal myopathy and neutropenia (MIM 302060, Barth syndrome). Eur J Paediat Neurol. 2005;9:117-20.

176. Eriguchi M, Mizuta H, Kurohara K, Kosugi M, Yakushiji Y, Okada R, et al. 3-methylglutaconic aciduria type I causes leukoencephalopathy of adult onset. Neurology. 2006;67: 1895-6.

Capítulo 19

Tratado de Neurologia Infantil

177. Costeff H, Gadoth N, Apter N, Prialnic M, Savir H. A familial syndrome of infantile optic atrophy, movement disorder, and spastic paraplegia. Neurology. 1989;39:595-7.

178. Kleta R, Skovby F, Christensen E, Rosenberg T, Gahl W, Anikster Y. 3-Methylglutaconic aciduria type III in a non-Iraqi--Jewish kindred: clinical and molecular findings. Molec Genet Metab. 2002;76:201-6.

179. Gunay-Aygun M. 3-Methylglutaconic aciduria: a common biochemical marker in various syndromes with diverse clinical features. Molec Genet Metab. 2005;84:1-3.

180. Shi Z-Z, Habib G, Rhead W, Gahl W, He X, Sazer S, et al. Mutations in the glutathione synthetase gene cause 5-oxoprolinuria. Nat Genet. 1996;14:361-5.

181. Larsson A, Mattsson B, Wauters E, Van Gool J, Duran M, Wadman S. 5-Oxoprolinuria due to hereditary 5-oxoprolinase deficiency in two brothers-a new inborn error of the gamma--glutamyl cycle. Acta Paediat Scand. 1981;70:301-8.

182. Calpena E, Casado M, Martinez-Rubio D, Nascimento A, Colomer J, Gargallo E, et al. 5-Oxoprolinuria in heterozygous patients for 5-oxoprolinase (OPLAH) missense changes. JIMD Rep. 2013;7:123-8.

183. Koeberl D, Young S, Gregersen N, Vockley J, Smith W, Benjamin D, Jr, et al. Rare disorders of metabolism with elevated butyryl- and isobutyryl-carnitine detected by tandem mass spectrometry newborn screening. Pediat Res. 2003;54:219-23.

184. Oglesbee D, He M, Majumder N, Vockley J, Ahmad A, Angle B, et al. Development of a newborn screening follow-up algorithm for the diagnosis of isobutyryl-CoA dehydrogenase deficiency. Genet Med. 2007;9:108-16.

185. Ko F-J, Nyhan W, Wolff J, Barshop B, Sweetman L. 3-Hydroxyisobutyric aciduria: an inborn error of valine metabolism. Pediat Res. 1991;30:322-6.

186. Sasaki M, Kimura M, Sugai K, Hashimoto T, Yamaguchi S. 3-Hydroxyisobutyric aciduria in two brothers. Pediat Neurol. 1998;18:253-5.

187. Gibson K, Burlingame T, Hogema B, Jakobs C, Schutgens R, Millington D, et al. 2-Methylbutyryl-coenzyme A dehydrogenase deficiency: a new inborn error of L-isoleucine metabolism. Pediat Res. 2000;47:830-3.

188. Sass J, Ensenauer R, Roschinger W, Reich H, Steuerwald U, Schirrmacher O, et al. 2-Methylbutyryl-coenzyme A dehydrogenase deficiency: functional and molecular studies on a defect in isoleucine catabolism. Molec Genet Metab. 2008;93:30-5.

189. Prietsch V, Mayatepek E, Krastel H, Haas D, Zundel D, Waterham H, et al. Mevalonate kinase deficiency: enlarging the clinical and biochemical spectrum. Pediatrics. 2003;111:258-61.

190. Houten S, Kuis W, Duran M, de Koning T, van Royen--Kerkhof A, Romeijn G, et al. Mutations in MVK, encoding mevalonate kinase, cause hyperimmunoglobulinaemia D and periodic fever syndrome. Nat Genet. 1999;22:175-7.

191. Konecki-Lichter U, Batshaw ML. Inborn Errors of Urea Synthesis. In: Swaimann KF, Ashwal S, Ferriero DM, Schor NF. Swaiman's Pediatric Neurology Principles and Practice. Amsterdã: Elsevier, 2012.

192. Leonard JV. Disorders of the urea cycle and related enzymes. In: Fernandes J, Saudubray J-M, van den Berghe G, Walter JH. Inborn Metabolic Diseases Diagnosis and Treatment. 4.ed. Berlin: Springer Medizin Verlag, 2006.

193. Batshaw M, Tuchman M, Summar M, Seminara J. A longitudinal study of urea cycle disorders. Molec Genet Metab. 2014;113:127-30.

194. McCullough B, Yudkoff M, Batshaw M, Wilson J, Raper S, Tuchman M. Genotype spectrum of ornithine transcarbamylase deficiency: correlation with the clinical and biochemical phenotype. Am J Med Genet. 2000;93:313-9.

195. Song Y-Z, Deng M, Chen F-P, Wen F, Guo L, Cao S-L, et al. Genotypic and phenotypic features of citrin deficiency: five--year experience in a Chinese pediatric center. Int J Molec Med. 2011;28:33-40.

196. Fiermonte G, Soon D, Chaudhuri A, Paradies E, Lee P, Krywawych S, et al. An adult with type 2 citrullinemia presenting in Europe. (Letter). N Eng J Med. 2008;358:1408-9.

197. Erez A. Argininosuccinic aciduria: from a monogenic to a complex disorder. Genet Med. 2013;15:251-7.

198. Haberle J, Schmidt E, Pauli S, Kreuder J, Plecko B, Galler A, et al. Mutation analysis in patients with N-acetylglutamate synthase deficiency. Hum Mutat. 2003;21:593-7.

199. Camacho J, Mardach R, Rioseco-Camacho N, Ruiz-Pesini E, Derbeneva O, Andrade D, et al. Clinical and functional characterization of a human ORNT1 mutation (T32R) in the hyperornithinemia-hyperammonemia-homocitrullinuria (HHH) syndrome. Pediat Res. 2006;60:423-9.

200. Sperandeo M, Andria G, Sebastio G. Lysinuric protein intolerance: update and extended mutation analysis of the SLC7A7 gene. Hum Mutat. 2008;29:14-21.

201. Freeze H, Patterson MC. Disorders of Glycosilation. In: Swaimann KF, Ashwal S, Ferriero DM, Schor NF. Swaiman's Pediatric Neurology Principles and Practice. 5.ed. Amsterdã: Elservier, 2012.

202. Muntoni F, Brockington M, Blake D, Torelli S, Brown S. Defective glycosylation in muscular dystrophy. Lancet. 2002;360:1419-21.

203. Sparks S. Inherited disorders of glycosylation. Mol Genet Metab. 2006;87:1-7.

204. Grunewald S, Matthijs G, Jaeken J. Congenital disorders of glycosylation: a review. Pediar Res. 2002;52:618-24.

205. Pastores GM. Lysosomal Storage Diseases. In: Swaimann KF, Ashwal S, Ferriero DM, Schor NF. Swaiman's Pediatric Neurology Principles and Practice. Amsterdã: Elsevier, 2012.

206. Barone R, Sturiale L, Sofia V, Ignoto A, Fiumara A, Sorge G, et al. Clinical phenotype correlates to glycoprotein phenotype in a sib pair with CDG-Ia. Am J Med Genet. 2008;146A:2103-8.

207. Vuillaumier-Barrot S, Le Bizec C, de Lonlay P, Barnier A, Mitchell G, Pelletier V, et al. Protein losing enteropathy-hepatic fibrosis syndrome in Saguenay-Lac St-Jean, Quebec is a congenital disorder of glycosylation type Ib. J Med Genet. 2002;39:849-51.

209. Martín Hernández E, Vega Pajares A, Pérez González B, Ecay Crespo M, Leal Pérez F, Manzanares López-Manzanares J, et al. Congenital disorder of glycosylation type 1b. Experience with mannose treatment. An Pediatr (Barc). 2008;69:358-65.

208. Burda P, Borsig L, de Rijk-Andel J, Wevers R, Jaeken J, Carchon H, et al. A novel carbohydrate-deficient glycoprotein syndrome characterized by a deficiency in glucosylation of the dolichol--linked oligosaccharide. J Clin Invest. 1998;102:647-52.

210. Denecke J, Kranz C, von Kleist-Retzow J, Bosse K, Herkenrath P, Debus O, et al. Congenital disorder of glycosylation type Id: clinical phenotype, molecular analysis, prenatal diagnosis, and glycosylation of fetal proteins. Pediat Res. 2005;58:248-53.

Seção 3 ■ Doenças e Síndromes Neurológicas

211. Imbach T, Schenk B, Schollen E, Burda P, Stutz A, Grunewald S, et al. Deficiency of dolichol-phosphate-mannose synthase-1 causes congenital disorder of glycosylation type Ie. J Clin Invest. 2000;105:233-9.

212. Schenk B, Imbach T, Frank C, Grubenmann C, Raymond G, Hurvitz H, et al. MPDU1 mutations underlie a novel human congenital disorder of glycosylation, designated type If. J Clin Invest. 2001;108:1687-95.

213. Grubenmann C, Frank C, Kjaergaard S, Berger E, Aebi M, Hennet T. ALG12 mannosyltransferase defect in congenital disorder of glycosylation type Ig. Hum Molec Genet. 2002;11:2331-9.

214. Schollen E, Frank C, Keldermans L, Reyntjens R, Grubenmann C, Clayton P, et al. Clinical and molecular features of three patients with congenital disorders of glycosylation type Ih (CDG-Ih) (ALG8 deficiency). J Med Genet. 2004;41:550-6.

215. Thiel C, Schwarz M, Peng J, Grzmil M, Hasilik M, Braulke T, et al. A new type of congenital disorders of glycosylation (CDG-Ii) provides new insights into the early steps of dolichol-linked oligosaccharide biosynthesis. J Biol Chem. 2003;278:22498-505.

216. Wurde A, Reunert J, Rust S, Hertzberg C, Haverkamper S, Nurnberg G, et al. Congenital disorder of glycosylation type Ij (CDG-Ij, DPAGT1-CDG): extending the clinical and molecular spectrum of a rare disease. Molec Genet Metab. 2012;105:634-41.

217. Kranz C, Denecke J, Lehle L, Sohlbach K, Jeske S, Meinhardt F, et al. Congenital disorder of glycosylation type Ik (CDG-Ik): a defect of mannosyltransferase I. Am J Hum Genet. 2004;74:545-51.

218. Frank C, Grubenmann C, Eyaid W, Berger E, Aebi M, Hennet T. Identification and functional analysis of a defect in the human ALG9 gene: definition of congenital disorder of glycosylation type IL. Am J Hum Genet. 2004;75:146-50.

219. Kranz C, Jungeblut C, Denecke J, Erlekotte A, Sohlbach C, Debus V, et al. A defect in dolichol phosphate biosynthesis causes a new inherited disorder with death in early infancy. Am J Hum Genet. 2007;80:433-40.

220. Haeuptle M, Pujol F, Neupert C, Winchester B, Kastaniotis A, Aebi M, et al. Human RFT1 deficiency leads to a disorder of N-linked glycosylation. Am J Hum Genet. 2008;82:600-6.

221. Lefeber D, Schonberger J, Morava E, Guillard M, Huyben K, Verrijp J, et al. Deficiency of Dol-P-Man synthase subunit DPM3 bridges the congenital disorders of glycosylation with the dystroglycanopathies. Am J Hum Genet. 2009;85:76-86.

222. Rind N, Schmeiser V, Thiel C, Absmanner B, Lubbehusen J, Hocks J, et al. A severe human metabolic disease caused by deficiency of the endoplasmatic mannosyltransferase hALG11 leads to congenital disorder of glycosylation-Ip. Hum Molec Genet. 2010;19:1413-24.

223. Thiel C, Rind N, Popovici D, Hoffmann G, Hanson K, Conway R, et al. Improved diagnostics lead to identification of three new patients with congenital disorder of glycosylation-Ip. Hum Mutat. 2012;33:485-7.

224. Cantagrel V, Lefeber D, Ng B, Guan Z, Silhavy J, Bielas S, et al. SRD5A3 is required for converting polyprenol to dolichol and is mutated in a congenital glycosylation disorder. Cell. 2010;142:203-17.

225. Jones M, Ng B, Bhide S, Chin E, Rhodenizer D, He P, et al. DDOST mutations identified by whole-exome sequencing are implicated in congenital disorders of glycosylation. Am J Hum Genet. 2012;90:363-8.

226. Timal S, Hoischen A, Lehle L, Adamowicz M, Huijben K, Sykut-Cegielska J, et al. Gene identification in the congenital disorders of glycosylation type I by whole-exome sequencing. Hum Molec Genet. 2012;21:4151-61.

227. Tegtmeyer L, Rust S, van Scherpenzeel M, Ng B, Losfeld M-E, Timal S, et al. Multiple phenotypes in phosphoglucomutase 1 deficiency. N Eng J Med. 2014;370:533-42.

228. Barone R, Aiello C, Race V, Morava E, Foulquier F, Riemersma M, et al. DPM2-CDG: a muscular dystrophy-dystroglycanopathy syndrome with severe epilepsy. Ann Neurol. 2012;72:550-8.

229. Shrimal S, Ng B, Losfeld M-E, Gilmore R, Freeze H. Mutations in STT3A and STT3B cause two congenital disorders of glycosylation. Hum Molec Genet. 2013;22:4638-45.

230. Ng B, Wolfe L, Ichikawa M, Markello T, He M, Tifft C, et al. Biallelic mutations in CAD impair de novo pyrimidine biosynthesis and decrease glycosylation precursors. Hum Molec Genet. 2015;24:3050-7.

231. Cormier-Daire V, Amiel J, Vuillaumier-Barrot S, Tan J, Durand G, Munnich A, et al. Congenital disorders of glycosylation IIa cause growth retardation, mental retardation, and facial dysmorphism. J Med Genet. 2000;37:875-7.

232. De Praeter C, Gerwig G, Bause E, Nuytinck L, Vliegenthart J, Breuer W, et al. A novel disorder caused by defective biosynthesis of N-linked oligosaccharides due to glucosidase I deficiency. Am J Hum Genet. 2000;66:1744-56.

233. Lubke T, Marquardt T, Etzioni A, Hartmann E, von Figura K, Korner C. Complementation cloning identifies CDG-IIc, a new type of congenital disorders of glycosylation, as a GDP-fucose transporter deficiency. Nat Genet. 2001;28:73-6.

234. Hansske B, Thiel C, Lubke T, Hasilik M, Honing S, Peters V, et al. Deficiency of UDP-galactose:N-acetylglucosamine beta-1,4-galactosyltransferase I causes the congenital disorder of glycosylation type IId. J Clin Invest. 2002;109:725-33.

235. Wu X, Steet R, Bohorov O, Bakker J, Newell J, Krieger M, et al. Mutation of the COG complex subunit gene COG7 causes a lethal congenital disorder. Nat Med. 2004;10:518-23.

236. Martinez-Duncker I, Dupre T, Piller V, Piller F, Candelier J-J, Trichet C, et al. Genetic complementation reveals a novel human congenital disorder of glycosylation of type II, due to inactivation of the Golgi CMP-sialic acid transporter. Blood. 2005;105:2671-6.

237. Foulquier F, Vasile E, Schollen E, Callewaert N, Raemaekers T, Quelhas D, et al. Conserved oligomeric Golgi complex subunit 1 deficiency reveals a previously uncharacterized congenital disorder of glycosylation type II. Proc Nat Acad Sci. 2006;103:3764-9.

238. Foulquier F, Ungar D, Reynders E, Zeevaert R, Mills P, Garcia-Silva M, et al. A new inborn error of glycosylation due to a Cog8 deficiency reveals a critical role for the Cog1-Cog8 interaction in COG complex formation. Hum Molec Genet. 2007;16:717-30.

239. Kranz C, Ng B, Sun L, Sharma V, Eklund E, Miura Y, et al. COG8 deficiency causes new congenital disorder of glycosylation type IIh. Hum Molec Genet. 2007;16:731-41.

240. Paesold-Burda P, Maag C, Troxler H, Foulquier F, Kleinert P, Schnabel S, et al. Deficiency in COG5 causes a moderate form of congenital disorders of glycosylation. Hum Molec Genet. 2009;18:4350-6.

241. Reynders E, Foulquier F, Teles E, Quelhas D, Morelle W, Rabouille C, et al. Golgi function and dysfunction in the first COG4-deficient CDG type II patient. Hum Molec Genet. 2009;18:3244-56.

242. Foulquier F, Amyere M, Jaeken J, Zeevaert R, Schollen E, Race V, et al. TMEM165 deficiency causes a congenital disorder of glycosylation. Am J Hum Genet. 2012;91:15-26.

243. Huybrechts S, De Laet C, Bontems P, Rooze S, Souayah H, Sznajer Y, et al. Deficiency of subunit 6 of the conserved oligomeric Golgi complex (COG6-CDG): second patient, different phenotype. JIMD Rep. 2012;4:103-8.

244. Kodera H, Nakamura K, Osaka H, Maegaki Y, Haginoya K, Mizumoto S, et al. De novo mutations in SLC35A2 encoding a UDP-galactose transporter cause early-onset epileptic encephalopathy. Hum Mutat. 2013;34:1708-14.

245. Ng B, Buckingham K, Raymond K, Kircher M, Turner E, He M, et al. Mosaicism of the UDP-galactose transporter SLC35A2 causes a congenital disorder of glycosylation. Am J Hum Genet. 2013;92:632-6.

246. Mink J, Augustine E, Adams H, Marshall F, Kwon J. Classification and natural history of the neuronal ceroid lipofuscinoses. J Child Neurol. 2013;28:1101-5.

247. Mole S, Cotman S. Genetics of the neuronal ceroid lipofuscinoses (Batten disease). Biochim Biophys Acta. 2015;1852:2237-41.

248. Hersheson J, Burke D, Clayton R, Anderson G, Jacques T, Mills P, et al. Cathepsin D deficiency causes juvenile-onset ataxia and distinctive muscle pathology. Neurology. 2014;83:1873-5.

249. Smith K, Damiano J, Franceschetti S, Carpenter S, Canafoglia L, Morbin M, et al. Strikingly different clinicopathological phenotypes determined by progranulin-mutation dosage. Am J Hum Genet 2012;90:1102-7.

250. Bras J, Verloes A, Schneider S, Mole S, Guerreiro R. Mutation of the parkinsonism gene ATP13A2 causes neuronal ceroid-lipofuscinosis. Hum Molec Genet. 2012;21:2646-50.

251. Smith KR, Dahl H-H, Canafoglia L, Andermann E, Damiano J, Morbin M, et al. Cathepsin F mutations cause type B Kufs disease, an adult-onset neuronal ceroid lipofuscinosis. Hum Molec Genet. 2013;22:1417-23.

252. Kousi M, Anttila V, Schulz A, Calafato S, Jakkula E, Riesch E, et al. Novel mutations consolidate KCTD7 as a progressive myoclonus epilepsy gene. J Med Genet. 2012;49:391-9.

253. Staropoli J, Karaa A, Lim E, Kirby A, Elbalalesy N, Romansky S, et al. A homozygous mutation in KCTD7 links neuronal ceroid lipofuscinosis to the ubiquitin-proteasome system. Am J Hum Genet. 2012;91:202-8.

254. Vanier M-T. Disorder of sphingolipid metabolism. In: Fernandes J, Saudubray J-M, Van den Berghe G, Walter JH. Inborn Metabolic Diseases Diagnosis and Treatment. Berlin: Springer Medizin Verlag, 2006.

255. Langeveld M, Ghauharali K, Sauerwein H, Ackermans M, Groener J, Hollak C, et al. Type I Gaucher disease, a glycosphingolipid storage disorder, is associated with insulin resistance. Clin Endocr Metab. 2008;93:845-51.

256. Goker-Alpan O, Schiffmann R, Park J, Stubblefield B, Tayebi N, Sidransky E. Phenotypic continuum in neuronopathic Gaucher disease: an intermediate phenotype between type 2 and type 3. J Pediat. 2003;143:273-6.

257. Mignot C, Gelot A, Bessieres B, Daffos F, Voyer M, Menez F, et al. Perinatal-lethal Gaucher disease. Am J Med Genet. 2003;120A:338-44.

258. Pampols T, Pineda M, Giros M, Ferrer I, Cusi V, Chabas A, et al. Neuronopathic juvenile glucosylceramidosis due to sap-C deficiency: clinical course, neuropathology and brain lipid composition in this Gaucher disease variant. Acta Neuropath. 1999;97:91-7.

259. McGovern M, Aron A, Brodie S, Desnick R, Wasserstein M. Natural history of type A Niemann-Pick disease: possible endpoints for therapeutic trials. Neurology. 2006;66:228-32.

260. McGovern M, Lippa N, Bagiella E, Schuchman E, Desnick R, Wasserstein M. Morbidity and mortality in type B Niemann-Pick disease. Genet Med. 2013;15:618-23.

261. Sakuraba H, Itoh K, Shimmoto M, Utsumi K, Kase R, Hashimoto Y, et al. GM2 gangliosidosis AB variant: clinical and biochemical studies of a Japanese patient. Neurology. 1999;52:372-7.

262. Korn-Lubetzki I, Nevo Y. Infantile Krabbe disease. Arch Neurol. 2003;60:1643-4.

263. Turazzini M, Beltramello A, Bassi R, Del Colle R, Silvestri M. Adult onset Krabbe's leukodystrophy: a report of 2 cases. Acta Neurol Scand. 1997;96:413-5.

264. Sener R. Metachromatic leukodystrophy. Diffusion MR imaging and proton MR spectroscopy. Acta RAdiol. 2003;44:440-3.

265. Kidd D, Nelson J, Jones F. Long-term stabilization after bone marrow transplantation in juvenile metachromatic leukodystrophy. Arch Neurol. 1998;55(98-99).

266. Wang R, Lelis A, Mirocha J, Wilcox W. Heterozigous Fabry women are not just carriers, but have a significant burden of disease and impaired quality of life. Genet Med. 2007;9:34-45.

268. Senechal M, Germain D. Fabry disease: a functional and anatomical study of cardiac manifestations in 20 hemizygous male patients. Clin Genet. 2003;63:46-52.

267. Li C-M, Park J-H, He X, Levy B, Chen F, Arai K, et al. The human acid ceramidase gene (ASAH): structure, chromosomal location, mutation analysis and expression. Genomics. 1999;62:223-31.

269. Neufeld E, Muenzer J. The mucopolysaccharidoses. In: Scriver C, Beaudet A, Sly W, Valle D. The Metabolic & Molecular Bases of Inherited Disease. III. New York: McGraw-Hill, 2001.

270. Bennet J, Dembure P, Elsas L. Clinical and biochemical analysis of two families with type I and type II mannosidosis. Am J Med Genet. 1995;55:21-6.

271. Zlotogora J, Ben-Neriah Z, Abu-Libdeh B, Sury V, Zeigler M. Aspartylglucosaminuria among Palestinian Arabs. J Inherit Metab Dis. 1997;20:799-802.

272. Wang A, Schindler D, Desnick R. Schindler disease: the molecular lesion in the alpha-N-acetylgalactosaminidase gene that causes an infantile neuroaxonal dystrophy. J Clin Invest. 1990;86:1752-6.

273. Kanzaki T, Wang A, Desnick R. Lysosomal alpha-N-acetylgalactosaminidase deficiency, the enzymatic defect in angiokeratoma corporis diffusum with glycopeptiduria. J Clin Invest. 1991;88:707-11.

274. Kanzaki T, Yokota M, Irie F, Hirabayashi Y, Wang A, Desnick R. Angiokeratoma corporis diffusum with glycopeptiduria due to deficient lysosomal alpha-N-acetylgalactosaminidase activity: clinical, morphologic, and biochemical studies. Arch Derm. 1993;129:460-5.

275. Raymond GV, Baranano KW, Fatemi SA. Peroxisomal disorders. In: Swaimann KF, Ashwal S, Ferriero DM, Schor NF. Swaiman's Pediatric Neurology Principles and Practice. Amsterdã: Elservier, 2012.

276. Poll-The BT, Aubourg P, Wanders RJ. Peroxisomal disorders. In: Fernandes J, Saudubray J-M, van den Berghe G, Walter JH. Inborn Metabolic Diseases. Heidelberg: Springer Medizin Verlag, 2006.

Erros Inatos do Metabolismo

277. Sweney MT, Swoboda KJ. Neurotransmitter-related disorders. In: Swaimann KF, Ashwal S, Ferriero DM, Schor NF. Swaiman's Pediatric Neurology Principles and Practice. 5.ed. Amsterdã: Elservier, 2012.

278. Filosto M, Mancuso M, Nishigaki Y, Pancrudo J, Harati Y, Gooch C, et al. Clinical and genetic heterogeneity in progressive external ophthalmoplegia due to mutations in polymerase-gamma. Arch Neurol. 2003;60:1279-84.

279. Lamantea E, Tiranti V, Bordoni A, Toscano A, Bono F, Servidei S, et al. Mutations of mitochondrial DNA polymerase gamma-A are a frequent cause of autosomal dominant or recessive progressive external ophthalmoplegia. Ann Neurol. 2002;52:211-9.

280. Fratter C, Gorman G, Stewart J, Buddles M, Smith C, Evans J, et al. The clinical, histochemical, and molecular spectrum of PEO1 (Twinkle)-linked adPEO. Neurology. 2010;74:1619-26.

281. Longley M, Clark S, Man C, Hudson G, Durham S, Taylor R, et al. Mutant POLG2 disrupts DNA polymerase gamma subunits and causes progressive external ophthalmoplegia. Am J Hum Genet. 2006;78:1026-34.

282. Fratter C, Raman P, Alston C, Blakely E, Craig K, Smith C, et al. RRM2B mutations are frequent in familial PEO with multiple mtDNA deletions. Neurology. 2011;76:2032-4.

283. Ronchi D, Di Fonzo A, Lin W, Bordoni A, Liu C, Fassone E, et al. Mutations in DNA2 link progressive myopathy to mitochondrial DNA instability. Am J Hum Genet. 2013;92:293-300.

284. Fadic R, Russell J, Vedanarayanan V, Lehar M, Kuncl R, Johns D. Sensory ataxic neuropathy as the presenting feature of a novel mitochondrial disease. Neurology. 1997;49:239-45.

285. Mancuso M, Filosto M, Bellan M, Liguori R, Montagna P, Baruzzi A, et al. POLG mutations causing ophthalmoplegia, sensorimotor polyneuropathy, ataxia, and deafness. Neurology. 2004;62:316-8.

286. Reyes A, Melchionda L, Nasca A, Carrara F, Lamantea E, Zanolini A, et al. RNASEH1 mutations impair mtDNA replication and cause adult-onset mitochondrial encephalomyopathy. Am J Hum Genet. 2015;97:186-93.

287. Goto Y, Koga Y, Horai S, Nonaka I. Chronic progressive external ophthalmoplegia: a correlative study of mitochondrial DNA deletions and their phenotypic expression in muscle biopsies. J Neurol Sci. 1990;100:63-9.

288. DiMauro S, Schon E. Mitochondrial respiratory-chain diseases. N Eng J Med. 2003;348:2656-68.

289. Debray F, Morin C, Janvier A, Villeneuve J, Maranda B, Laframboise R, et al. LRPPRC mutations cause a phenotypically distinct form of Leigh syndrome with cytochrome c oxidase deficiency. J Med Genet 2011;48:183-9.

290. Kerrison J, Biousse V, Newman N. Retinopathy of NARP syndrome. Arch Ophthal. 2000;118:298-9.

291. Lopez-Gallardo E, Solano A, Herrero-Martin M, Martinez-Romero I, Castano-Perez M, Andreu A, et al. NARP syndrome in a patient harbouring an insertion in the MT-ATP6 gene that results in a truncated protein. J Med Genet. 2009;45:64-7.

292. Mancuso M, Filosto M, Mootha V, Rocchi A, Pistolesi S, Murri L, et al. A novel mitochondrial tRNA-phe mutation causes MERRF syndrome. Neurology. 2004;62:2119-21.

293. Pavlakis S, Phillips P, DiMauro S, De Vivo D, Rowland L. Mitochondrial myopathy, encephalopathy, lactic acidosis, and strokelike episodes: a distinctive clinical syndrome. Ann Neurol. 1984;16:481-8.

294. Kirby D, McFarland R, Ohtake A, Dunning C, Ryan M, Wilson C, et al. Mutations of the mitochondrial ND1 gene as a cause of MELAS. J Med Genet. 2004;41:784-9.

295. Robertson E, Poulos A, Sharp P, Manson J, Wise G, Jaunzems A, et al. Treatment of infantile phytanic acid storage disease: clinical, biochemical and ultrastructural findings in two children treated for 2 years. Eur J Pediat. 1988;147:133-42.

296. White A, Modaff P, Holland-Morris F, Pauli R. Natural history of rhizomelic chondrodysplasia punctata. Am J Med Genet. 2003;118A:332-42.

297. Nimmo G, Monsonego S, Descartes M, Franklin J, Steinberg S, Braverman N. Rhizomelic chrondrodysplasia (sic) punctate type 2 resulting from paternal isodisomy of chromosome 1. Am J Med Genet. 2010;152A:1812-7.

298. Wanders R, Dekker C, Hovarth V, Schutgens R, Tager J, Van Laer P, et al. Human alkyldihydroxyacetonephosphate synthase deficiency: a new peroxisomal disorder. J Inherit Metab Dis. 1994;17:315-8.

299. Ferdinandusse S, Denis S, Hogenhout E, Koster J, van Roermund C, IJlst L, et al. Clinical, biochemical, and mutational spectrum of peroxisomal acyl-coenzyme A oxidase deficiency. Hum Mutat. 2007;28:904-12.

300. Ferdinandusse S, Denis S, Mooyer P, Dekker C, Duran M, Soorani-Lunsing R, et al. Clinical and biochemical spectrum of D-bifunctional protein deficiency. Ann Neurol. 2006;59:92-104.

301. Clarke C, Alger S, Preece M, Burdon M, Chavda S, Denis S, et al. Tremor and deep white matter changes in alpha-methylacyl-CoA racemase deficiency. Neurology. 2004;63:188-9.

302. Williams E, Acquaviva C, Amoroso A, Chevalier F, Coulter-Mackie M, Monico C, et al. Primary hyperoxaluria type 1: update and additional mutation analysis of the AGXT gene. Hum Mutat. 2009.

303. Knerr I, Zschocke J, Trautmann U, Dorland L, De Koning T, Muller P, et al. Glutaric aciduria type III: a distinctive non-disease? J Inherit Metab Dis. 2002;25:483-90.

304. Sherman E, Strauss K, Tortorelli S, Bennett M, Knerr I, Morton D, et al. Genetic mapping of glutaric aciduria, type 3, to chromosome 7 and identification of mutations in C7orf10. Am J Hum Genet. 2008;83:604-9.

305. Ogata M. Acatalasemia. Hum Genet. 1991;86:331-40.

306. Paavola P, Avela K, Horelli-Kuitunen N, Barlund M, Kallioniemi A, Idanheimo N, et al. High-resolution physical and genetic mapping of the critical region for Meckel syndrome and mulibrey nanism on chromosome 17q22-q23. Genome Res. 1999;9:267-76.

307. Schwartz IV, de Souza CFM, Giugliani R. Treatment of inborn errors of metabolism. J Pediatr. 2008;84:S8-S19.

308. Thony B, Leimbacher W, Blau N, Harvie A, Heizmann C. Hyperphenylalaninemia due to defects in tetrahydrobiopterin metabolism: molecular characterization of mutations in 6-pyruvoyl-tetrahydropterin synthase. Am J Hum Genet. 1994;54:782-92.

309. Dudesek A, Roschinger W, Muntau A, Seidel J, Leupold D, Thony B, et al. Molecular analysis and long-term follow-up of patients with different forms of 6-pyruvoyl-tetrahydropterin synthase deficiency. Eur J Pediat. 2001;160:267-76.

310. Hwu W-L, Wang P-J, Hsiao K-J, Wang T-R, Chiou Y-W, Lee Y-M. Dopa-responsive dystonia induced by a recessive GTP cyclohydrolase I mutation. Hum Genet. 1999;105:226-30.

311. Thony B, Neuheiser F, Kierat L, Rolland M, Guibaud P, Schluter T, et al. Mutations in the pterin-4-alpha-carbinolamine dehydratase (PCBD) gene cause a benign form of hyperphenylalaninemia. Hum Genet. 1998;103:162-7.

312. Larnaout A, Belal S, Miladi N, Kaabachi N, Mebazza A, Dhondt J, et al. Juvenile form of dihydropteridine reductase deficiency in 2 Tunisian patients. Neuropediatrics. 1998;29:322-3.

Capítulo 19

313. Danks D, Cotton R, Schlesinger P. Tetrahydrobiopterin treatment of variant form of phenylketonuria. (Letter). Lancet. 1975;306:1043.

314. Chaila E, McCabe D, Delanty N, Costello D, Murphy R. Broadening the phenotype of childhood-onset dopa-responsive dystonia. Arch Neurol. 2006;63:1185-8.

315. Pons R, Ford B, Chiriboga C, Clayton P, Hinton V, Hyland K, et al. Aromatic L-amino acid decarboxylase deficiency: clinical features, treatment, and prognosis. Neurology. 2004;62: 1058-65.

316. Brautigam C, Steenbergen-Spanjers G, Hoffmann G, Dionisi-Vici C, van den Heuvel L, Smeitink J, et al. Biochemical and molecular genetic characteristics of the severe form of tyrosine hydroxylase deficiency. Clin Chem. 1999;45:2073-8.

317. Neville B, Parascandalo R, Farrugia R, Felice A. Sepiapterin reductase deficiency: a congenital dopa-responsive motor and cognitive disorder. Brain. 2005;128:2291-6.

318. Robertson D, Goldberg M, Onrot J, Hollister A, Wiley R, Thompson Jr J, et al. Isolated failure of autonomic noradrenergic neurotransmission: evidence for impaired beta-hydroxylation of dopamine. N Eng J Med. 1986;314:1494-7.

319. Biaggioni I, Goldstein D, Atkinson T, Robertson D. Dopamine-beta-hydroxylase deficiency in humans. Neurology. 1990;40:370-3.

320. Allen G, Land J, Heales S. A new perspective on the treatment of aromatic L-amino acid decarboxylase deficiency. Mol Genet Metab. 2009;97:6-14.

321. Friedman J, Roze E, Abdenur J, Chang R, Gasperini S, Saletti V, et al. Sepiapterin reductase deficiency: a treatable mimic of cerebral palsy. Ann Neurol. 2012;71:520-30.

322. Brunner H, Nelen M, van Zandvoort P, Abeling N, van Gennip A, Wolters E, et al. X-linked borderline mental retardation with prominent behavioral disturbance: phenotype, genetic localization, and evidence for disturbed monoamine metabolism. Am J Hum Genet. 1993;52:1032-9.

323. Piton A, Poquet H, Redin C, Masurel A, Lauer J, Muller J, et al. 20 ans apres: a second mutation in MAOA identified by targeted high-throughput sequencing in a family with altered behavior and cognition. Eur J Hum Genet. 2014;22:776-83.

324. Jaeken J, Casaer P, de Cock P, Corbeel L, Eeckels R, Eggermont E, et al. Gamma-aminobutyric acid-transaminase deficiency: a newly recognized inborn error of neurotransmitter metabolism. Neuropediatrics. 1984;15:165-9.

325. Pearl P, Gibson K. Clinical aspects of the disorders of GABA metabolism in children. Curr Opin Neurol. 2004;17:107-13.

326. Pearl P, Gibson K, Acosta M, Vezina L, Theodore W, Rogawski M, et al. Clinical spectrum of succinic semialdehyde dehydrogenase deficiency. Neurology. 2003;60:1413-7.

327. Leach EL, Shevell M, Bowden K, Stockler-Ipsiroglu S, van Karnebeek CD. Treatable inborn errors of metabolism presenting as cerebral palsy mimics: systematic literature review. Orphanet J Rare Dis. 2014;9:2-14.

capítulo 20

▸ Flávio Rodrigues de Santana
▸ Marcondes Cavalcante França Júnior

Doenças Degenerativas

■ INTRODUÇÃO

As doenças neurodegenerativas são caracterizadas pela perda progressiva de neurônios em regiões específicas do encéfalo e da medula espinal, apresentando manifestações motoras e cognitivas, ou ambas.[1] Clinicamente, implicam um declínio progressivo e inexplicado de um nível de funcionamento mais elevado, geralmente normal, para um nível funcional mais baixo.[1] Sob esse epíteto estão agrupadas doenças muito heterogêneas, para as quais falta, até o presente momento, o conhecimento preciso dos mecanismos moleculares e celulares ultraestruturais que levam à perda dessas populações neuronais. Uma parcela significativa dessas enfermidades tem substrato genético, sendo causadas por variantes patogênicas em diversos genes já conhecidos e denominadas doenças heredodegenerativas.[1,2] Neste capítulo, vamos abordar, especificamente no contexto pediátrico, dois grupos de doenças heredodegenerativas: as paraplegias espásticas hereditárias e a esclerose lateral amiotrófica (ELA) juvenil.

■ PARAPLEGIAS ESPÁSTICAS HEREDITÁRIAS

As paraplegias espásticas hereditárias (HSP, do inglês *hereditary spastic paraplegia*) compõem um grupo variado de distúrbios monogênicos, caracterizados por degeneração retrógrada das fibras nervosas dos tratos corticoespinal e das colunas posteriores da medula espinal.[2]

Existem poucos estudos epidemiológicos sobre as HSP, mas sua prevalência é estimada entre 1,3-9,6 casos por 100.000 pessoas e pode manifestar-se em qualquer idade, da infância à fase adulta.[3] Na nossa experiência no HC-Unicamp, em uma coorte de 150 pacientes com HSP, observamos que em 41% dos casos a idade de início foi inferior a 18 anos, e em 20% inferior a 10 anos. Tivemos a oportunidade de avaliar lacten-

tes de 3 meses já apresentando manifestações motoras próprias da enfermidade. Esses dados reforçam a importância de reconhecer as HSP na faixa etária pediátrica, e não apenas entre adultos.

Os sintomas iniciais, na maioria dos casos, são alterações da marcha e espasticidade dos membros inferiores. Eles geralmente progridem lentamente para uma marcha parético espástica bilateral (em tesoura), exigindo a utilização de dispositivos auxiliares ou de cadeira de rodas. Características clínicas adicionais são outros sinais de liberação piramidal, como hiper-reflexia em membros inferiores, sinal de Babinski e clônus de pé.[2-4] Nos casos de início muito precoce, o quadro pode se assemelhar à paralisia cerebral, especialmente na sua variante diplégica; por isso, deve-se estar atento a esse diagnóstico diferencial.

Além de casos claramente familiares, uma proporção significativa de pacientes com paraplegia espástica esporádica também tem causa genética. Nos últimos anos, diversos genes e *loci* associados às HSP foram mapeados.[2-5] A variabilidade na idade de início, taxa de progressão e gravidade, até mesmo dentro de uma mesma família, são bem conhecidas na HSP, particularmente nas formas autossômicas dominantes puras.

Frequentemente, há uma sobreposição clínica para a maioria dos tipos de HSP, tornando difícil prever o genótipo de um paciente individual. A natureza pura ou complexa do fenótipo e o modo de transmissão, no entanto, podem ser indícios úteis na condução do diagnóstico molecular.[6]

As vias moleculares fundamentais que levam à neurodegeneração estão sendo desvendadas, o que pode ter implicações a curto prazo para novas terapias e resultar em uma melhor compreensão de doenças estreitamente relacionadas, como doenças do neurônio motor e ataxias espinocerebelares (Capítulo 6 – Ataxia).[2]

Patogênese

As HSP caracterizam-se por heterogeneidade genotípica e fenotípica, provocadas por um grande número de *loci*/genes envolvidos.[7] Diferentes proteínas presentes no aparecimento da doença podem fazer parte da mesma via molecular ou executar funções semelhantes, e uma mesma proteína pode estar envolvida em diversas funções (Figura 20.1).

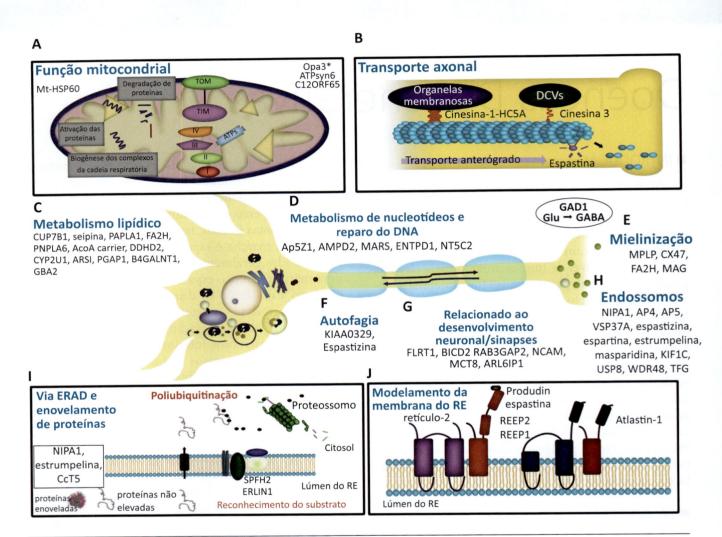

Figura 20.1 Resumo das principais proteínas envolvidas nas HSP, divididas por módulos funcionais. (A) Paraplegina (proteína M-AAA) e HSP60 controlam a remoção de proteínas danificadas ou deformadas em mitocôndrias, respectivamente; TIM (translocase da membrana interna) e TOM (translocase da membrana exterior) são transportadores de membrana mitocondrial. (B) No transporte axonal, a espastina é responsável pela desmontagem de microtúbulos. (C) As proteínas envolvidas na síntese, metabolismo e distribuição de lipídeos e esteróis; transportadora de acetil-CoA para o lúmen do aparelho de Golgi e, em seguida, ele é transferido para os resíduos sialilo de gangliosídeos e glicoproteínas. (D) AP5Z1 está envolvido na reparação do DNA de fita dupla. As outras proteínas estão envolvidas no metabolismo de nucleotídeos. (E) MPLP, conexina (Cx) 47, FA2H e MAG estão envolvidas no processo de estabilização e manutenção da bainha de mielina. (F) KIAA0329 e espastizina participam na degradação de componentes celulares desnecessários ou disfuncionais por meio das ações de lisossomos (autofagia). (G) As proteínas envolvidas no desenvolvimento axonal. (H) Outras proteínas, como NIPA1 e AP4, estão envolvidas na via endossomal. (I) A via ERAD é regulada por ERLIN1 e SPFH2. As envolvidas no enovelamento de proteínas estão no lado esquerdo da caixa. (J) Reticulon-2, espastina, REEP1 e REEP2 estão envolvidas na modelação da membrana. Em terminais sinápticos, GAD1 converte o ácido glutâmico (Glu) para GABA; Lyst é um regulador do tráfico lisossômico (círculos em turquesa).[7]

* RE: retículo endoplasmático

Doenças Degenerativas

Classificação

As HSP podem ter herança autossômica dominante, autossômica recessiva, ligada ao X ou mitocondrial.[2] Até a data em que foi escrito este capítulo, havia 72 subtipos genéticos descritos.[7] Clinicamente são classificadas como formas puras ou complicadas. Estas últimas associam-se a uma variedade de outras anormalidades neurológicas e sistêmicas (p. ex., deficiência intelectual, neuropatia periférica, ataxia, epilepsia, atrofia óptica, retinose pigmentar, surdez e catarata), ao passo que as formas puras apresentam, essencialmente, fraqueza e espasticidade dos membros inferiores, podendo estar presentes disfunção esfincteriana e hipopalestesia distal.

A maioria dos casos de HSP pura é autossômica dominante, enquanto as formas complicadas são herdadas principalmente como condições autossômicas recessivas. Formas ligadas ao X podem apresentar-se das duas formas. Essa distinção é clinicamente útil, mas nem sempre é encontrada em estudos de correlação genótipo-fenótipo.[6]

Paraplegias espásticas autossômicas dominantes (AD-HSP)

As AD-HSP respondem por 70% a 80% dos casos de HSP. A maioria dos indivíduos diagnosticados tem um parente afetado, embora ocasionalmente a doença possa resultar de uma mutação *de novo*. Entretanto, a frequência desse tipo de mutação como causa de AD-HSP é desconhecida.

Quase metade dos casos são do tipo SPG4*, causados por mutações no gene *SPAST,* que codifica a síntese da proteína espastina, uma ATPase envolvida com o transporte axoplasmático.[8] Entretanto, no Brasil, a SPG4 é responsável por 35% do casos de AD-HSP[9] e por aproximadamente 10% dos casos esporádicos. Tem penetrância incompleta e expressividade variável (há grande variabilidade inter e intrafamiliar para a idade de início e gravidade da doença), sugerindo a existência de fatores modificadores.[10]

Na maioria das vezes, a SPG4 manifesta-se como uma paraplegia espástica pura, com início das manifestações por volta dos 30 anos de idade, mas não são incomuns apresentações na faixa etária pediátrica (Tabela 20.1). Estudos recentes mostram uma frequente associação com declínio cognitivo e tremor das mãos.[11,12]

A SPG3A ocorre em razão das mutações no gene *ALT1*, que codifica a proteína atlastina-1. É a segunda causa mais comum de AD-HSP e a que tem mais frequentemente o início precoce, com os pacientes apresentando geralmente paraplegia espástica pura antes dos 10 anos de idade.[13]

---

* Os *loci* para as HSP foram designados de SPG.

Tabela 20.1 Paraplegias espásticas autossômicas dominantes.[14,15]

Doença	Região cromossômica	Gene/Proteína	Início	Fenótipo	Principais características clínicas
SPG3A	14q22.1	*ALT1*/Atlastina-1	Infância	Pura ou complicada	Raramente: amiotrofia em membros inferiores, polineuropatia sensitivo-motora, pés cavos, epilepsia, ataxia, atrofia óptica, declínio cognitivo, afilamento de corpo caloso
SPG4	2p22.3	*SPAST*/Espastina	Variável	Pura ou complicada	Raramente: epilepsia, ataxia, psicose, declínio cognitivo, espasticidade de membros superiores, anormalidades de fossa posterior, lesão de substância branca, polineuropatia, tremor de mãos, atrofia de pequenos músculos das mãos
SPG6	15q11.2	*NIPA1*/NIPA1	Adulto	Pura ou complicada	Disartria, epilepsia idiopática generalizada, distonia, polineuropatia, atrofia de pequenos músculos das mãos, pé cavo

(*Continua*)

Tratado de Neurologia Infantil

Tabela 20.1 (*Continuação*) Paraplegias espásticas autossômicas dominantes.[14,15]

Doença	Região cromossômica	Gene/Proteína	Início	Fenótipo	Principais características clínicas
SPG8	8q24.13	*KIAA0196*/ Strumpelina	Adulto	Pura	–
SPG9	10q23.3-24.1	Desconhecidos	Adolescência	Complicada	Catarata, polineuropatia motora, refluxo gastroesofágico, deformidades ósseas
SPG10	12q13.3	*KIF5A*/ Cinesina de cadeia pesada (isoforma 5A)	Infância	Pura ou complicada	Amiotrofia distal das extremidades superiores, polineuropatia, declínio cognitivo, disautonomia, parkinsonismo, retinose pigmentar, surdez
SPG12	19q13.32	*RTN2*/ Reticulon-2	Infância	Pura	–
SPG13	2q33.1	*HSPD1*/HSP60	Adulto	Pura ou complicada	Distonia
SPG17	11q12.3	*BSCL2*/Seipina	Adolescência	Complicada	Amiotrofia de pequenos músculos de mãos e pés, doença do neurônio motor
SPG19	9q	Desconhecidos	Adulto	Pura	–
SPG29	1p31.1-p21.1	Desconhecidos	Adolescência	Complicada	Surdez, pés cavos, vômitos persistentes, hérnia hiatal, hiperbilirrubinemia
SPG31	2p11.2	*REEP1*/REEP1	Infância	Pura ou complicada	Polineuropatia, ataxia cerebelar, pés cavos, tremor, declínio cognitivo, amiotrofia de pequenos músculos das mãos
SPG33	10q24.2	*ZFYVE27*/ Protrudina	Adulto	Pura	
SPG36	12q23-q24	Desconhecidos	Variável	Complicada	Polineuropatia sensitivo-motora
SPG37	8p21.1-q13.3	Desconhecidos	Variável	Pura	–
SPG38	4p16-p15	Desconhecidos	Variável	Complicada	Amiotrofia de pequenos músculos das mãos, polineuropatia
SPG40	Desconhecida	Desconhecidos	Adulto	Pura	
SPG41	11p14.1-p11.2	Desconhecidos	Adolescência	Complicada	Fraqueza dos músculos intrínsecos das mãos
SPG42	3q25.31	*SCL33A1*/ Transportador de acetil-CoA	Variável	Pura	–
SPG72	5q31	*REEP2*/ REEP2	Infância	Pura	

A associação de paraplegia espástica hereditária e doença do neurônio motor inferior é conhecida como síndrome de Silver. Tipicamente observada na SPG17, também pode ser encontrada na SPG31, SPG38, SPG41 e SPG43.

A SPG31, relacionada com mutações no gene *REEP1*, é responsável por aproximadamente 5% de AD-HSP. Geralmente tem início precoce (1ª década) e pode associar-se à neuropatia periférica.[16] Outros genes envolvidos nas AD-HSP puras são mais raros. No Brasil, há descrição de famílias com as formas SPG8 e SPG6, consideradas classicamente puras e de início adulto.[17,18] Embora não descrito no Brasil, o gene *KI-*

Doenças Degenerativas

F5A relacionado à SPG10 frequentemente se associa a um fenótipo de início precoce e acompanhado de amiotrofia distal. Mutações neste gene respondem a 3% de todas as formas de AD-HSP,[19] mas essa frequência sobe para 10% quando apenas as formas complicadas são consideradas.[20]

Paraplegias espásticas autossômicas recessivas (AR-HSP)

A heterogeneidade fenotípica e genotípica é uma característica marcante das AR-HSP (Tabela 20.2).

Não é raro observarmos extrema variabilidade clínica dentro de uma mesma família, incluindo idades de início bastante divergentes. Como se vê em outras condições recessivas, as AR-HSP são mais frequentes em populações consanguíneas.

Mutações no gene que codifica a proteína spatacsina, responsável pela SPG11, são a causa mais frequente de AR-HSP, especialmente em populações de origem japonesa e mediterrânea, correspondendo a até 20% dos casos.[21] O fenótipo dessa condição é relativamente característico. Seu início é precoce (1ª e 2ª décadas de

Tabela 20.2 Paraplegias espásticas autossômicas recessivas.[14,15]

Doença	Região cromossômica	Gene/Proteína	Início	Fenótipo	Principais características clínicas
SPG5A	8q12.3	*CYP7B1*/CYP7B1	Variável	Pura ou complicada	Polineuropatia axonal, atrofia muscular distal ou generalizada e lesão de substância branca
SPG7	16q24.3	*SPG7*/Paraplegina	Variável	Pura ou complicada	Ataxia, atrofia cerebelar, polineuropatia, paralisia supranuclear, atrofia óptica, escoliose, pés cavos, declínio cognitivo (atenção e funções executivas), afilamento de corpo caloso
SPG11	15q21.1	*SPG11*/Spatacsina	Variável	Pura ou complicada	Ataxia, polineuropatia, lesão de substância branca, atrofia cerebelar, afilamento de corpo caloso, epilepsia, amiotrofia, parkinsonismo, miopatia, tremor de ação, deficiência intelectual, fraqueza de membros superiores
SPG14	3q27-q28	Desconhecidos	Adulto	Complicada	Polineuropatia motora distal, deficiência intelectual
SPG15	14q24.1	*ZFYVE26*/Espastizina	Infância	Complicada	Degeneração macular pigmentada, sinais cerebelares, polineuropatia, amiotrofia distal, epilepsia, deficiência intelectual e afilamento de corpo caloso – inicialmente descrita como síndrome Kjellin
SPG18	8p11.23	*ERLIN2*/Erlina-2	Infância	Complicada	Epilepsia, deficiência intelectual, afilamento de corpo caloso, luxação congênita de quadril, múltiplas contraturas musculares
SPG20	13q13.3	*SPG20*/Espartina	Infância	Complicada	Deficiência intelectual, disartria, espasticidade de membros superiores, sinais cerebelares, euforia, lesão de substância branca. Associada a amiotrofia distal foi denominada síndrome de Troyer

(Continua)

Capítulo 20

Tratado de Neurologia Infantil

Tabela 20.2 (Continuação) Paraplegias espásticas autossômicas recessivas.[14,15]

Doença	Região cromossômica	Gene/Proteína	Início	Fenótipo	Principais características clínicas
SPG 21	15q22.31	*SPG21/* Masparidina	Infância	Complicada	Demência, afilamento de corpo caloso, sinais cerebelares, sinais extrapiramidais, alterações da substância branca cerebral – síndrome Mast
SPG23	2q24-q32	Desconhecidos	Infância	Complicada	Declínio cognitivo, dismorfismos esqueléticos e faciais, anormalidades pigmentares cutâneas (vitiligo) e de fâneros (agrisalhamento precoce), tremor – síndrome de Lison
SPG24	13q14	Desconhecidos	Infância	Complicada	Sinais pseudobulbares
SPG25	6q23-q24.1	Desconhecidos	Adulto	Complicada	Catarata, polineuropatia, hérnias discais
SPG26	12p11.1-q14	*B4GALNT1/* B4GALNT1	Infância	Complicada	Declínio intelectual, atrofia cortical, polineuropatia, atrofia distal, ataxia, alteração de substância branca
SPG27	10q22.1-q24.1	Desconhecidos	Infância	Complicada	Disartria, deficiência intelectual, polineuropatia, dismorfismo facial e baixa estatura
SPG28	14q22.1	*DDHD1/*DDHD1	Infância	Pura ou complicada	Polineuropatia axonal, alterações dos movimentos sacádicos dos olhos
SPG30	2q37.3	*KIF1A/*KIF1A	Adolescência	Pura ou complicada	Polineuropatia periférica, sinais cerebelares, hipoacusia, perda de massa muscular distal
SPG32	14q12-q21	Desconhecidos	Infância	Complicada	Deficiência intelectual, afilamento de corpo caloso, disrafismo do tronco encefálico
SPG35	16q23.1	*FA2H/*FA2H	Infância	Complicada	Demência, epilepsia, síndrome extrapiramidal, disartria progressiva, alterações da substância branca e depósito cerebral de ferro
SPG39	19p13.2	*PNPLA6/*NTE	Infância	Complicada	Amiotrofia distal, polineuropatia axonal
SPG43	19p13.11-q12	*C19orf12/* C19orf12	Variável	Complicada	Amiotrofia dos músculos intrínsecos das mãos, atrofia óptica bilateral, polineuropatia sensitiva e motora axonal
SPG44	1q42.13	*GJC2/*Conexina47	Variável	Complicada	Declínio intelectual, sinais cerebelares, disartria, leucoencefalopatia hipomielinizante, pés cavos, afilamento de corpo caloso, escoliose
SPG45	10q24.3-q25.1	Desconhecidos	Infância	Complicada	Deficiência intelectual, nistagmo pendular, atrofia óptica
SPG46	9p13.3	*GBA2/* glicosilceramidase não lisossômica	Infância	Complicada	Deficiência intelectual, demência, catarata, atrofia cerebelar, afilamento de corpo caloso, hipogonadismo

(*Continua*)

752   **Seção 3** ■ Doenças e Síndromes Neurológicas

Doenças Degenerativas

Tabela 20.2 (Continuação) Paraplegias espásticas autossômicas recessivas.[14,15]

Doença	Região cromossômica	Gene/Proteína	Início	Fenótipo	Principais características clínicas
SPG47	1p13.2	*AP4B1*/AB4B1	Infância	Complicada	Alteração da substância branca periventricular, afilamento de corpo caloso, epilepsia, hiperextensibilidade de articulações
SPG48	7p22.1	*AP5Z1*/AP5Z1	Adulto	Pura	Hipersinal em medula espinal
SPG49	14q32.31	*TECPR2*/TECPR2	Infância	Complicada	Atraso do desenvolvimento, deficiência intelectual, afilamento corpo caloso, disfunção cerebelar, dismorfismos, apneia central
SPG50	7q22.1	*AP4M1*/AP4M1	Infância	Complicada	Quadriplegia espástica, deficiência intelectual, redução de substância branca, atrofia de cerebelo
SPG51	15q21.2	*AP4E1*/AP4E1	Infância	Complicada	Microcefalia, deficiência intelectual, dismorfismos
SPG52	14q12	*AP4S1*/AP4S1	Infância	Complicada	Microcefalia, baixa estatura, riso estereotipado, retardo no crescimento
SPG53	8p22	*VPS37A*/VPS37A	Infância	Complicada	Espasticidade dos quatro membros, hipertricose, *pectus carinatum*, cifose
SPG54	8p11.23	*DDHD2*/DDHAD2	Infância	Complicada	Deficiência intelectual, estrabismo, disfagia, disartria, hipoplasia de nervos ópticos, baixa estatura, afilamento de corpo caloso, pico de lipídeo anormal na espectroscopia
SPG55	4q25	*C12orf65*/C12orf65	Infância	Complicada	Atrofia óptica, polineuropatia, *talipes equinovarus*
SPG56	11q13	*CYP2U1*/CYP2U1	Infância	Complicada	Afilamento de corpo caloso, declínio cognitivo, calcificação de gânglios da base, distonia de membros superiores, afilamento de corpo caloso, alterações da substância branca
SPG57	3q12.2	*TFG*/TFG	Infância	Complicada	Atrofia óptica, polineuropatia
SPG58	17p13.2	*KIF1C*/ KIF1C	Infância	Pura ou complicada	Coreia, mioclonia, ataxia, hipodontia, baixa estatura, pés planos, ptose, deficiência intelectual, alteração de substância branca
SPG59	15q21.2	USP8/*USP8*	Infância	Complicada	Nistagmo, inteligência limítrofe
SPG60	3p22.2	*WDR48*/ WDR48	Infância	Complicada	Nistagmo, polineuropatia em membros inferiores
SPG61	16p12.3	*ARL6IP1*/ARL6IP1	Infância	Complicada	Polineuropatia, mutilações, perda das extremidades
SPG62	10q24.31	*ERLIN1*/ERLIN1	Infância	Pura	–
SPG63	1p13.3	*AMPD2*/AMPD2	Infância	Complicada	Afilamento de corpo caloso, lesão de substância branca, baixa estatura

Capítulo 20

Tabela 20.2 (*Continuação*) Paraplegias espásticas autossômicas recessivas.[14,15]

Doença	Região cromossômica	Gene/Proteína	Início	Fenótipo	Principais características clínicas
SPG64	10q24.1	*ENTPD1*/ENTPD1	Infância	Complicada	Pés equinovarus. Agressividade, microcefalia, puberdade tardia, inteligência limítrofe
SPG65	10q24.32-q24.33	*NT5C2*/ NT5C2	Infância	Pura ou complicada	Afilamento de corpo caloso, defeito de mielinização, leucomalácia cística occipital bilateral, pés equinovarus
SPG66	5q32	*ARSI*/ARSI	Infância	Complicada	Hipoplasia cerebelar e de corpo caloso, colpocefalia, polineuropatia, *talipes equinovarus*, inteligência limítrofe
SPG67	2q33.1	*PGAP1*/PGAP11	Infância	Complicada	Distensão abdominal, inteligência limítrofe, afilamento de corpo caloso, hipoplasia de vérmis,
SPG68	11q13.1	*FLRT1*/FLRT1	Infância	Complicada	Nistagmo, atrofia óptica, polineuropatia, amiotrofia, pés caídos
SPG69	1q41	*RAB3GAP2*/ RAB3GAP2	Infância	Complicada	Declínio intelectual, catarata
SPG70	12q13	*MARS*/MARS	Infância	Complicada	Escoliose, contratura de tendão de Aquiles bilateral, síndrome nefrótica, inteligência limítrofe
SPG71	5p13.3	*ZFR*/ZFR	Infância	Complicada	Afilamento de corpo caloso
SPOAN	11q13	Deleção intrônica*	Infância	Complicada	Atrofia óptica, polineuropatia axonal, disartria, retração das articulações, nistagmo, amiotrofia distal, sinais extrapiramidais

*= chr11.hg19:g.66,024,557_66,024,773del

vida), manifestando-se por paraparesia espástica e/ou déficit cognitivo (alguns pacientes são diagnosticados inicialmente apenas com deficiência intelectual), progredindo insidiosamente para incapacidade funcional grave durante um período de 10 a 20 anos. Alguns pacientes também desenvolvem comprometimento dos braços, disartria pseudobulbar, sintomas cerebelares e atrofia muscular. Recentemente, o fenótipo tem sido ampliado, com a descrição de pacientes apresentando neuropatia periférica sensitivo-motora e um quadro ELA-símile.[22,23]

A imagem por ressonância magnética (IRM) do encéfalo demonstra afilamento do corpo caloso com atrofia cortical cerebral variável e hipersinal da substância branca tipicamente adjacente aos cornos anteriores dos ventrículos laterais (sinal das orelhas de lince).[24,25] Estudos recentes mostram que o afilamento do corpo caloso não piora com a progressão da doença[24] e a IRM do encéfalo detecta o típico hipersinal da substância branca em cerca de 60% dos casos, mesmo em estágios iniciais da doença (Figura 20.2).[26-27]

A SPG15 foi inicialmente descrita associada à síndrome Kjellin, uma forma complicada de HSP com degeneração macular, sinais cerebelares, deficiência intelectual e afilamento do corpo caloso, com início antes da terceira década de vida. Os sinais cerebelares e a degeneração macular não foram consistentemente encontrados em estudos posteriores, mas o fenótipo foi estendido para incluir hipersinal em substância branca à IRM do encéfalo e neuropatia periférica.[27,14]

As mutações no gene *SPG7*, que codifica a síntese da proteína paraplegina, é a segunda causa mais comum de AR-HSP.[6] Inicialmente relatada como uma forma pura da doença, pode se associar a atrofia cerebelar e graus variáveis de ataxia, neuropatia periférica, atrofia óptica e deficiência intelectual.[28-31] Como a paraplegina é uma proteína mitocondrial, manifestações como oftalmoplegia externa progressiva (ou apenas

Doenças Degenerativas

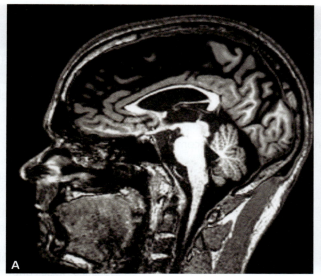
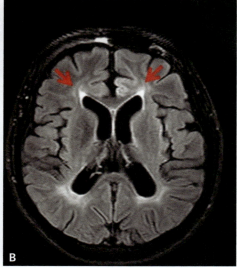

Figura 20.2 IRM de encéfalo de paciente com mutação do gene *SPG11*, demonstrando no plano sagital e ponderação T1 o afilamento de corpo caloso (A) e na imagem axial FLAIR observa-se a alteração da substância branca periventricular, com o sinal das orelhas de lince indicado pelas setas vermelhas (B).

ptose), intolerância aos esforços ou miopatia franca são frequentemente identificadas na SPG7.

A síndrome SPOAN, descrita pela primeira vez em famílias consanguíneas do nordeste do Brasil, caracteriza-se por paraplegia espástica de início precoce e rapidamente progressiva, atrofia óptica e neuropatia periférica. Recentemente, seu substrato genético foi identificado: uma deleção homozigótica de 216 pares de bases em uma região intrônica *upstream*, levando a uma superexpressão do gene *KLC2* no cromossomo 11.[32]

Paraplegias espásticas ligadas ao X

Mutações no gene *L1CAM*, que codifica a síntese da molécula L1 de adesão da célula neural, responsável pela SPG1, tipicamente se apresentam com paraplegia espástica e hidrocefalia, com deficiência intelectual, afasia, andar arrastado e polegares aduzidos (síndrome MASA).[33]

A SPG2 é causada por mutações do gene *PLP1*. O fenótipo típico é composto de paraplegia espástica associada à neuropatia periférica e a anormalidades na substância branca. Duplicações desse gene podem dar origem à doença de Pelizaeus-Merzbacher, enfermidade alélica da SPG2.[33]

A SPG34 é uma forma pura de HSP ligada ao X, cujo *locus* foi identificado pela primeira vez no Brasil, porém o seu gene ainda está por ser identificado (Tabela 20.3).[34,35]

Diagnóstico

A anamnese deve ser completa, com especial atenção para a história familiar, a fim de se determinar o tipo de herança. O exame neurológico cuidadoso para a adequada distinção entre formas puras e complicadas também é de fundamental importância antes de se solicitar um teste genético.[14]

Os achados de IRM do encéfalo são inespecíficos e variam de acordo com a fase da doença. No entanto, as características mais conhecidas incluem o afilamento do corpo caloso, sinal das orelhas de lince e atrofia da medula espinal. A SPG11, que representa a causa mais comum de AR-HSP, deve ser sempre suspeitada quando o afilamento do corpo caloso estiver presente. Além disso, em membros da mesma família com supostamente o mesmo perfil genético, o grau e a localização da degeneração axonal podem diferir, dependendo da penetrância do gene.[36,37]

O diagnóstico definitivo das HSP, entretanto, demanda a confirmação molecular e esse é um passo importante na investigação, pois permite o correto aconselhamento genético e a testagem preditiva, assim como a orientação prognóstica. A maioria das HSP é causada por mutações de ponto, de modo que se faz necessário o sequenciamento genético. As técnicas tradicionais utilizam a tecnologia Sanger e analisam gene a gene, tornando-se, portanto, fundamental o dado clínico para guiar a sequência de genes a estudar.

Capítulo 20

Tratado de Neurologia Infantil

Tabela 20.3 – Paraplegias espásticas ligadas ao X.[14,15]

Doença	Região cromossômica	Gene/Proteína	Início	Fenótipo	Principais características clínicas
SPG1	Xq28	*L1CAM*/Molécula L1 de adesão da célula neural	Infância	Complicada	Síndrome MASA (Tabela 9.5)
SPG2	Xq22.2	PLP1/Proteína proteolipídica da mielina	Variável	Pura ou complicada	Atrofia óptica, ataxia, deficiência intelectual, lesão de substância branca
SPG16	Xq11.2	Desconhecido	Infância	Pura ou complicada	Afasia, deficiência intelectual, nistagmo
SPG22	Xq13.3	SLC16A2/MCT8	Infância	Complicada	Hipotonia marcada da região cervical no lactente, deficiência intelectual, disartria, ataxia, paraplegia espástica, fácies anormal (síndrome de Allan-Herndon-Dudley)
SPG34	Xq24-q25	Desconhecido	Adolescência	Pura	–

Na prática, os genes SPG4 e SPG11 são os primeiros testados nas formas AD-HSP e AR-HSP, respectivamente. Nos últimos anos, com os avanços das tecnologias de sequenciamento de nova geração e redução de custos, cada vez mais tem-se utilizado as análises de exoma completo e de painéis genéticos amplos.[38-41] Estas serão num futuro próximo a estratégia inicial de investigação das HSP e abreviarão muito o processo de investigação diagnóstica.

Tratamento

O tratamento é exclusivamente sintomático (para detalhes sobre o tratamento da espasticidade, ver o Capítulo 12 – Paralisia cerebral). Um estudo recente que avaliou o tratamento com hidroterapia em pacientes com HSP de início tardio demonstrou aumento da velocidade de caminhada.[42] Reavaliações clínicas regulares dos pacientes, uma ou duas vezes por ano, são recomendadas para avaliar a progressão da doença e o surgimento de complicações. Nos pacientes com SPG11, especialmente aqueles com manifestações parkinsonianas, o uso da levodopa deve ser tentado, já que há relatos de melhora clínica.[38]

A disponibilidade de modelos animais de HSP, incluindo ratos, peixe-zebra, *Drosophila* e *Caenorhabditis elegans*,[39] não só permite a exploração dos mecanismos da doença, mas também de tratamentos potenciais. As perspectivas futuras permitirão uma abordagem racional para defeitos de transporte intracelulares,[40] em particular a disfunção de microtúbulos em modelos de SPG4 em *Drosophila*, em que a espastina mutada conduz a uma estabilização excessiva de microtúbulos na sinapse da junção neuromuscular. Agentes desestabilizadores de microtúbulos, como vimblastina e nocodazole,[12,41,43] parecem atenuar fenótipos HSP-símile.

O 27-hidroxicolesterol parece ser um fator importante na degeneração do trato corticoespinal em pacientes com SPG5. Assim, uma abordagem terapêutica eficaz poderia ter como objetivo a redução dos seus níveis com, por exemplo, o uso de uma estatina. Recentemente, observou-se uma redução moderada de 27-hidroxicolesterol no soro de um paciente com SPG5 a partir da administração de sinvastatina, abrindo caminho para outras avaliações e intervenções futuras.[44]

■ ESCLEROSE LATERAL AMIOTRÓFICA

A esclerose lateral amiotrófica (ELA) é uma doença neurodegenerativa que envolve tanto os neurônios motores superiores quanto os neurônios motores inferiores. Os sinais de comprometimento dos neurônios motores superiores na ELA incluem espasticidade, hiper-reflexia, sinal de Babinski, clônus e outros sinais piramidais de liberação. O comprometimento dos neurônios motores inferiores na ELA causa fraqueza, hipotonia, hiporreflexia, amiotrofia, cãibras e fasciculações.

Seção 3 ■ Doenças e Síndromes Neurológicas

Doenças Degenerativas

De modo geral, verifica-se que o sexo masculino é mais comprometido que o feminino em uma proporção de 2:1 e os brancos são mais afetados que os negros, com idade média de início aos 57 anos, um pouco mais precoce nos homens. Cerca de 4% a 6% dos casos afetados são pessoas com menos de 40 anos. A forma esporádica é a mais comum da doença, contabilizando cerca de 90% dos casos totais no mundo todo.[45]

ELA juvenil refere-se àqueles casos com início dos sintomas de forma consistente antes da idade de 25 anos, normalmente com história familiar positiva e progressão lenta. Quatro genótipos de ELA juvenil foram descritos e todos são muito raros:[46,47]

- ELA familial tipo 2 (paraparesia espástica hereditária ascendente infantil) apresenta herança autossômica recessiva e progressão muito lenta. Associa-se à perda da função da proteína alsina, cuja síntese é codificada pelo gene *ALS2*. Até esta data, nove diferentes mutações foram identificadas. Há degeneração retrógrada dos neurônios motores superiores dos tratos piramidais, o que no início faz com que o quadro seja de uma paralisia espástica ascendente. Assim, a quase totalidade dos casos evolui com o fenótipo de esclerose lateral primária, ou seja, sem sinais de comprometimento do neurônio motor inferior.

- ELA familial tipo 4 decorre de mutações do gene *SETX*, que codifica a síntese da proteína senataxina. Trata-se, portanto, de uma enfermidade alélica da ataxia com apraxia oculomotora tipo 2. Essa forma de ELA juvenil, também conhecida como neuronopatia motora hereditária distal com características piramidais, tem herança autossômica dominante, com início dos sintomas geralmente na adolescência. O quadro de fraqueza muscular evolui de forma grave, com sinais piramidais exuberantes, mas com uma notável ausência de anormalidades bulbares.[46]

- ELA familial tipo 5 é uma condição alélica à SPG11, causada por mutações no gene da spatacsina (Cr15q). Caracteriza-se pelo aparecimento na primeira ou segunda década de vida, de fraqueza lentamente progressiva, com sinais de comprometimento de ambos os neurônios motores, amiotrofia distal e de língua e, apenas tardiamente, de comprometimento bulbar. Ocasionalmente, há deficiência intelectual leve.

- ELA familial tipo 16 é causada por mutações no gene *SIGMAR1* no cromossomo 9p e se caracteriza por início bem precoce (1-2 anos) de fraqueza e espasticidade de membros inferiores, evoluindo lentamente para membros superiores. Os casos descritos não cursaram com afecção bulbar ou respiratória, nem declínio cognitivo.[48]

As síndromes bulbares são condições muito relacionadas à ELA, nas quais a manifestação inaugural ou dominante é disfagia, disartria ou ambas. Existem algumas síndromes bulbares de início precoce, como a síndrome de Brown-Vialetto-Van Laere, caracterizadas pela combinação de surdez neurossensorial, paralisia bulbar e facial, além de déficit motor progressivo em membros.[49] Recentemente, foram identificadas mutações nos genes *SLC52A3* e *SLC52A2*, que codificam transportadores entéricos de riboflavina, em 60% dos casos da síndrome de Brown-Vialetto-Van Laere. Esse achado indica que a enfermidade está relacionada com a má absorção da vitamina, e, portanto, pode responder à suplementação dela. De fato, desde então surgiram vários relatos descrevendo melhora motora com a reposição precoce e em doses altas da vitamina B2 (chegando até 20 mg/kg).[50]

O tratamento das demais formas de ELA juvenil é paliativo. O uso do riluzole, aprovado para a forma clássica adulta da doença, é controverso nessas formas genéticas, mas muitos autores acabam utilizando de forma empírica. Secreções orais em pacientes com sintomas bulbares podem ser reduzidas com antidepressivos tricíclicos e outros agentes anticolinérgicos. A disfagia pode ser atenuada pelo espessamento de líquidos e comida e, posteriormente, pela utilização de gastrostomia para a manutenção da hidratação e da ingestão calórica. Medicamentos como baclofeno e o benzodiazepínicos podem ajudar a aliviar a espasticidade e as cãibras musculares. Placas de alfabeto e dispositivos assistidos por computador podem ajudar na comunicação. Outros dispositivos de apoio, como andadores, cadeiras de rodas, camas hospitalares, também podem auxiliar nas atividades de vida diária. Assistência ventilatória pode incluir BIPAP e/ou ventilação mecânica.

■ REFERÊNCIAS BIBLIOGRÁFICAS

1. Ropper AH, Samuels MA. Adams and Victor's Principles of Neurology. 9.ed. New York: The McGraw-Hill Companies, 2009.

2. Finsterer J, Loscher W, Quasthoff S, Wanschitz J, Auer-Grumbach M, Stevanin G. Hereditary spastic paraplegias with autosomal dominant, recessive, X-linked, or maternal trait of inheritance. J Neurol Sci. 2012;318(1-2):1-18.

3. Erichsen AK, Koht J, Stray-Pedersen A, Abdelnoor M, Tallaksen CM. Prevalence of hereditary ataxia and spastic paraplegia in southeast Norway: a population-based study. Brain. 2009;132(Pt 6):1577-88.

Capítulo 20

757

Tratado de Neurologia Infantil

4. Coutinho P, Ruano L, Loureiro JL, Cruz VT, Barros J, Tuna A, et al. Hereditary ataxia and spastic paraplegia in Portugal: a population-based prevalence study. JAMA Neurol. 2013;70(6):746-55.

5. Kaplan JC, Hamroun D. The 2015 version of the gene table of monogenic neuromuscular disorders (nuclear genome). Neuromuscul Disord. 2014;24(12):1123-53.

6. McMonagle P, Byrne PC, Fitzgerald B, Webb S, Parfrey NA, Hutchinson M. Phenotype of AD-HSP due to mutations in the SPAST gene: comparison with AD-HSP without mutations. Neurology. 2000;55(12):1794-800.

7. Lo Giudice T, Lombardi F, Santorelli FM, Kawarai T, Orlacchio A. Hereditary spastic paraplegia: clinical-genetic characteristics and evolving molecular mechanisms. Exp Neurol. 2014;261:518-39.

8. Hazan J, Fonknechten N, Mavel D, Paternotte C, Samson D, Artiguenave F, et al. Spastin, a new AAA protein, is altered in the most frequent form of autosomal dominant spastic paraplegia. Nat Genet. 1999;23(3):296-303.

9. Franca MC, Jr., Dogini DB, D'Abreu A, Teive HA, Munhoz RP, Raskin S, et al. SPG4-related hereditary spastic paraplegia: frequency and mutation spectrum in Brazil. Clin Genet. 2014;86(2):194-6.

10. Mitne-Neto M, Kok F, Beetz C, Pessoa A, Bueno C, Graciani Z, et al. A multi-exonic SPG4 duplication underlies sex-dependent penetrance of hereditary spastic paraplegia in a large Brazilian pedigree. Eur J Hum Genet. 2007;15(12):1276-9.

11. Fink JK, Rainier S. Hereditary spastic paraplegia: spastin phenotype and function. Arch Neurol. 2004;61(6):830-3.

12. Orlacchio A, Kawarai T, Totaro A, Errico A, St George-Hyslop PH, Rugarli EI, et al. Hereditary spastic paraplegia: clinical genetic study of 15 families. Arch Neurol. 2004;61(6):849-55.

13. Namekawa M, Ribai P, Nelson I, Forlani S, Fellmann F, Goizet C, et al. SPG3A is the most frequent cause of hereditary spastic paraplegia with onset before age 10 years. Neurology. 2006;66(1):112-4.

14. Faber I, Servelhere KR, Martinez AR, D'Abreu A, Lopes-Cendes I, Franca-Jr MC. Clinical features and management of hereditary spastic paraplegia. Arq Neuropsiquiatr. 2014;72(3):219-26.

15. Fink JK. Hereditary Spastic Paraplegia Overview. In: Pagon RA, Adam MP, Ardinger HH, Wallace SE, Amemiya A, Bean LJH, et al. GeneReviews(R). Seattle (WA) 1993.

16. Zuchner S, Wang G, Tran-Viet KN, Nance MA, Gaskell PC, Vance JM, et al. Mutations in the novel mitochondrial protein REEP1 cause hereditary spastic paraplegia type 31. Am J Hum Genet. 2006;79(2):365-9.

17. Munhoz RP, Kawarai T, Teive HA, Raskin S, Sato C, Liang Y, et al. Clinical and genetic study of a Brazilian family with spastic paraplegia (SPG6 locus). Mov Disord. 2006;21(2):279-81.

18. Valdmanis PN, Meijer IA, Reynolds A, Lei A, MacLeod P, Schlesinger D, et al. Mutations in the KIAA0196 gene at the SPG8 locus cause hereditary spastic paraplegia. Am J Hum Genet. 2007;80(1):152-61.

19. Vanacore N, Bonifati V, Fabbrini G, Colosimo C, De Michele G, Marconi R, et al. Epidemiology of multiple system atrophy. ESGAP Consortium. European Study Group on Atypical Parkinsonisms. Neurol Sci. 2001;22(1):97-9.

20. Goizet C, Boukhris A, Durr A, Beetz C, Truchetto J, Tesson C, et al. CYP7B1 mutations in pure and complex forms of hereditary spastic paraplegia type 5. Brain. 2009;132(Pt 6):1589-600.

21. Paisan-Ruiz C, Dogu O, Yilmaz A, Houlden H, Singleton A. SPG11 mutations are common in familial cases of complica-

ted hereditary spastic paraplegia. Neurology. 2008;70(16 Pt 2):1384-9.

22. Montecchiani C, Pedace L, Lo Giudice T, Casella A, Mearini M, Gaudiello F, et al. ALS5/SPG11/KIAA1840 mutations cause autosomal recessive axonal Charcot-Marie-Tooth disease. Brain. 2016;139(Pt 1):73-85.

23. Orlacchio A, Babalini C, Borreca A, Patrono C, Massa R, Basaran S, et al. SPATACSIN mutations cause autosomal recessive juvenile amyotrophic lateral sclerosis. Brain. 2010;133(Pt 2):591-8.

24. Del Bo R, Di Fonzo A, Ghezzi S, Locatelli F, Stevanin G, Costa A, et al. SPG11: a consistent clinical phenotype in a family with homozygous spatacsin truncating mutation. Neurogenetics. 2007;8(4):301-5.

25. Stevanin G, Paternotte C, Coutinho P, Klebe S, Elleuch N, Loureiro JL, et al. A new locus for autosomal recessive spastic paraplegia (SPG32) on chromosome 14q12-q21. Neurology. 2007;68(21):1837-40.

26. Hehr U, Bauer P, Winner B, Schule R, Olmez A, Koehler W, et al. Long-term course and mutational spectrum of spatacsin-linked spastic paraplegia. Ann Neurol. 2007;62(6):656-65.

27. Riverol M, Samaranch L, Pascual B, Pastor P, Irigoyen J, Pastor MA, et al. Forceps minor region signal abnormality "ears of the lynx": an early MRI finding in spastic paraparesis with thin corpus callosum and mutations in the spatacsin gene (SPG11) on chromosome 15. J Neuroimaging. 2009;19(1):52-60.

28. Casari G, De Fusco M, Ciarmatori S, Zeviani M, Mora M, Fernandez P, et al. Spastic paraplegia and OXPHOS impairment caused by mutations in paraplegin, a nuclear-encoded mitochondrial metalloprotease. Cell. 1998;93(6):973-83.

29. Elleuch N, Depienne C, Benomar A, Hernandez AM, Ferrer X, Fontaine B, et al. Mutation analysis of the paraplegin gene (SPG7) in patients with hereditary spastic paraplegia. Neurology. 2006;66(5):654-9.

30. O'Toole O, Traynor BJ, Brennan P, Sheehan C, Frost E, Corr B, et al. Epidemiology and clinical features of amyotrophic lateral sclerosis in Ireland between 1995 and 2004. J Neurol Neurosurg Psychiatry. 2008;79(1):30-2.

31. van Gassen KL, van der Heijden CD, de Bot ST, den Dunnen WF, van den Berg LH, Verschuuren-Bemelmans CC, et al. Genotype-phenotype correlations in spastic paraplegia type 7: a study in a large Dutch cohort. Brain. 2012;135(Pt 10):2994-3004.

32. Melo US, Macedo-Souza LI, Figueiredo T, Muotri AR, Gleeson JG, Coux G, et al. Overexpression of KLC2 due to a homozygous deletion in the non-coding region causes SPOAN syndrome. Hum Mol Genet. 2015;24(24):6877-85.

33. Saugier-Veber P, Munnich A, Bonneau D, Rozet JM, Le Merrer M, Gil R, et al. X-linked spastic paraplegia and Pelizaeus-Merzbacher disease are allelic disorders at the proteolipid protein locus. Nat Genet. 1994;6(3):257-62.

34. Macedo-Souza LI, Kok F, Santos S, Licinio L, Lezirovitz K, Nascimento RM, et al. Reevaluation of a large family defines a new locus for X-linked recessive pure spastic paraplegia (SPG34) on chromosome Xq25. Neurogenetics. 2008;9(3):225-6.

35. Starling A, Rocco P, Cambi F, Hobson GM, Passos Bueno MR, Zatz M. Further evidence for a fourth gene causing X-linked pure spastic paraplegia. Am J Med Genet. 2002;111(2):152-6.

36. Hedera P, Eldevik OP, Maly P, Rainier S, Fink JK. Spinal cord magnetic resonance imaging in autosomal dominant hereditary spastic paraplegia. Neuroradiology. 2005;47(10):730-4.

37. Hourani R, El-Hajj T, Barada WH, Hourani M, Yamout BI. MR imaging findings in autosomal recessive hereditary spastic paraplegia. AJNR Am J Neuroradiol. 2009;30(5):936-40.

Seção 3 ■ Doenças e Síndromes Neurológicas

Doenças Degenerativas

38. Anheim M, Lagier-Tourenne C, Stevanin G, Fleury M, Durr A, Namer IJ, et al. SPG11 spastic paraplegia. A new cause of juvenile parkinsonism. J Neurol. 2009;256(1):104-8.

39. Fink JK. Hereditary spastic paraplegia: clinico-pathologic features and emerging molecular mechanisms. Acta Neuropathol. 2013;126(3):307-28.

40. Soderblom C, Blackstone C. Traffic accidents: molecular genetic insights into the pathogenesis of the hereditary spastic paraplegias. Pharmacol Ther. 2006;109(1-2):42-56.

41. Orso G, Martinuzzi A, Rossetto MG, Sartori E, Feany M, Daga A. Disease-related phenotypes in a Drosophila model of hereditary spastic paraplegia are ameliorated by treatment with vinblastine. J Clin Invest. 2005;115(11):3026-34.

42. Gilbert DL, Leslie EJ, Keddache M, Leslie ND. A novel hereditary spastic paraplegia with dystonia linked to chromosome 2q24-2q31. Mov Disord. 2009;24(3):364-70.

43. Trotta N, Orso G, Rossetto MG, Daga A, Broadie K. The hereditary spastic paraplegia gene, spastin, regulates microtubule stability to modulate synaptic structure and function. Curr Biol. 2004;14(13):1135-47.

44. Mignarri A, Malandrini A, Del Puppo M, Magni A, Monti L, Ginanneschi F, et al. Hereditary spastic paraplegia type 5: a potentially treatable disorder of cholesterol metabolism. J Neurol. 2014;261(3):617-9.

45. Li Q, Spencer NY, Pantazis NJ, Engelhardt JF. Alsin and SOD1(G93A) proteins regulate endosomal reactive oxygen species production by glial cells and proinflammatory pathways responsible for neurotoxicity. J Biol Chem. 2011;286(46):40151-62.

46. Otomo A, Kunita R, Suzuki-Utsunomiya K, Ikeda JE, Hadano S. Defective relocalization of ALS2/alsin missense mutants to Rac1--induced macropinosomes accounts for loss of their cellular function and leads to disturbed amphisome formation. FEBS Lett. 2011;585(5):730-6.

47. Kinsley L, Siddique T. Amyotrophic Lateral Sclerosis Overview. In: Pagon RA, Adam MP, Ardinger HH, Wallace SE, Amemiya A, Bean LJH, et al. GeneReviews(R). Seattle (WA) 1993.

48. Al-Saif A, Al-Mohanna F, Bohlega S. A mutation in sigma-1 receptor causes juvenile amyotrophic lateral sclerosis. Ann Neurol. 2011;70(6):913-9.

49. Bosch AM, Abeling NG, Ijlst L, Knoester H, van der Pol WL, Stroomer AE, et al. Brown-Vialetto-Van Laere and Fazio Londe syndrome is associated with a riboflavin transporter defect mimicking mild MADD: a new inborn error of metabolism with potential treatment. J Inherit Metab Dis. 2011;34(1):159-64.

50. Foley AR, Menezes MP, Pandraud A, Gonzalez MA, Al-Odaib A, Abrams AJ, et al. Treatable childhood neuronopathy caused by mutations in riboflavin transporter RFVT2. Brain. 2014;137(Pt 1):44-56.

Capítulo 20

capítulo 21

▶ Marcela Amaral Avelino
▶ Antônio José da Rocha
▶ Murilo Gimenes Rodrigues

Doenças Infecciosas

INTRODUÇÃO

As infecções do sistema nervoso são causas importantes de morbimortalidade na faixa etária pediátrica. Podem afetar o sistema nervoso central (SNC) ou periférico (SNP) e ter os mais diversos agentes etiológicos: vírus, bactérias, fungos, protozoários, helmintos e príons. Esses organismos podem lesar diretamente o sistema nervoso ou desencadear respostas imunes que também agridem o hospedeiro.

INFECÇÕES VIRAIS

A maioria das infecções do sistema nervoso são causadas por vírus, que podem afetar a população de forma esporádica, endêmica ou epidêmica.

A definição do tipo de doença baseia-se na topografia da infecção e no curso temporal da enfermidade. Por exemplo, encefalite aguda refere-se à inflamação do parênquima cerebral que se desenvolve num período de horas a dias. A grande maioria das infecções virais do sistema nervoso é representada por meningites, encefalites, mielites (incluindo a poliomielite e síndromes poliomielite-símile), mononeurites e polineurites.

Aproximadamente 100 espécies de vírus, agrupadas em 13 famílias diferentes, associam-se direta ou indiretamente a distúrbios do SNC ou SNP.[1] A verdadeira incidência dessas infecções é difícil de determinar porque frequentemente os sintomas confundem-se aos de doenças não infecciosas e, na maioria das vezes, a etiologia viral não é comprovada.

Meningites virais

A meningite representa a manifestação mais frequente das infecções virais do sistema nervoso. No Brasil, em média, são notificados 11.500 casos/ano de meningite de provável etiologia viral, sendo o coeficiente médio de incidência anual de 10,5/100.000 habitantes (2000 a 2010).[2,3]

A identificação de vírus causadores de meningite no Brasil só tem sido possível em algumas situações, como epidemias, nas quais existe um esforço conjunto dos órgãos de saúde pública para o esclarecimento etiológico. Sendo assim, o sistema de vigilância epidemiológica de meningites dispõe de poucos dados sobre os principais agentes.[2,3] Mesmo em países da Europa e nos Estados Unidos, para a maioria dos casos não se consegue a identificação do agente etiológico.[4]

Os enterovírus não pólio (echovirus e coxsackievirus) são os vírus que mais frequentemente causam meningites, sendo responsáveis por cerca de 80% dos casos (Tabela 21.1).[5,6] Estudo brasileiro recente demonstrou que o principal agente é o echovirus 30, responsável por casos esporádicos e por surtos.[7,8]

A incidência aumenta no verão e começo do outono, o que se deve ao comportamento sazonal das infecções pelos enterovírus.[3] Podem ocorrer casos associados a epidemias de varicela, sarampo, caxumba e, ainda, relacionados a eventos adversos pós-vacinais.[9] Indivíduos de todas as idades são suscetíveis, porém a faixa etária de maior risco é a de menores de cinco anos.[3]

Além de sinais e sintomas sistêmicos inespecíficos, como febre, anorexia e adinamia, o paciente frequentemente apresenta vômitos (comumente não precedidos por náusea, daí o termo "em jato"), fotofobia e cefaleia (particularmente intensa nas crianças maiores). As crianças pequenas podem manifestar apenas febre, irritabilidade e abaulamento da fontanela anterior. Outros achados podem sugerir o tipo específico de vírus (Tabelas 21.2 e 21.3).

Tabela 21.1 Etiologia das meningites virais.[6,10]

Frequentemente

Enterovírus

HSV-1 e 2

VZV*

Arbovírus#

- Vírus da dengue
- Vírus da encefalite de Saint Louis
- Vírus do oeste do Nilo
- Vírus da encefalite transmitida por carrapatos
- Vírus Toscana

Infrequentemente

Vírus da caxumba§

Parechovirus humano

HIV

HHV-6 e 7

LCMV

Raramente

Vírus respiratórios

- Influenza
- Adenovírus

CMV

EBV

Rotavírus

Parvovírus B19

Vírus do sarampo

HSV: vírus do herpes simples; VZV: vírus varicela-zoster; HIV: vírus da imunodeficiência humana; HHV: vírus do herpes humano; LCMV: vírus da coriomeningite linfocítica; CMV: citomegalovírus; EBV: vírus Epstein-Barr.

*Declínio significativo após a introdução da vacinação contra a varicela.

#A incidência varia significativamente de acordo com a região geográfica.

§Antes do emprego em larga escala da vacinação contra a caxumba, esse vírus rivalizava com os enterovírus como a principal causa de meningite viral. Deve ser sempre considerado em pacientes não vacinados ou com esquema vacinal incompleto.

O diagnóstico é clínico-epidemiológico e laboratorial, e depende fundamentalmente do exame do líquor (Tabelas 21.4 e 21.5).[9] O achado de 10 a 1.000 células (habitualmente menos de 500 células) com predomínio linfomononuclear é característico. Às vezes, o exame inicial pode revelar um predomínio de leucócitos polimorfonucleares que, após 24 a 48 ho-

ras, muda para mononucleares ("viragem"). A glicose é normal ou discretamente reduzida. O conteúdo de proteínas é normal ou um pouco elevado (50 a 80 mg/dL) (Tabela 21.6).[6]

A meningite bacteriana aguda é um diagnóstico diferencial muito importante a se considerar. Muitas vezes, sobretudo na fase mais inicial do processo infeccioso, há sobreposição do quadro clínico e dos achados do líquor, tornando difícil o diagnóstico de certeza (Tabela 21.7).

Estudos recentes têm demonstrado que níveis séricos aumentados de procalcitonina, um pró-peptídeo da calcitonina, apresentam elevado valor preditivo positivo para meningite bacteriana aguda.[11,12] O diagnóstico diferencial também deve ser feito com outras meningites, infecções parameníngeas (abscesso cerebral, empiema extradural ou subdural), neurossífilis, doença de Lyme, leptospirose, febre maculosa das montanhas rochosas e quadros sépticos com irritação meníngea.

O diagnóstico laboratorial específico das meningites virais, em situações de surtos e em alguns casos específicos (imunodeprimidos, recém-nascidos, pacientes com evolução insatisfatória), é de extrema importância. É sempre importante guardar uma amostra do líquor coletado durante a admissão, que será de grande valia, caso haja necessidade de análises adicionais ao longo do acompanhamento do paciente. As normas de coleta dos espécimes (líquor, soro e fezes) e os exames laboratoriais disponíveis são os mesmos empregados para as encefalites virais (ver seção específica). Em pacientes sexualmente ativos, considerar a solicitação de exames para detecção do HIV, lembrando que nos primeiros meses pós-infecção ainda não terá havido soroconversão.

A internação hospitalar só é necessária quando houver dúvida quanto ao diagnóstico ou para aqueles pacientes com sintomas muito intensos como vômitos frequentes. A notificação à unidade de vigilância epidemiológica é obrigatória.[9]

O tratamento das meningites virais é sintomático. Atenção especial deverá ser dada ao balanço hídrico, haja vista que vômitos repetidos por tempo prolongado podem levar à desidratação.

Meningite de Mollaret

A meningite de Mollaret é definida por episódios recorrentes de meningite asséptica, cujos sintomas duram em torno de dois a cinco dias, e apresentam remissão espontânea. Trata-se de uma condição rara, que já foi descrita em indivíduos de 5 a 83 anos, porém é mais frequente em adultos e em mulheres (2:1).[13]

Tabela 21.2 Principais vírus de RNA causadores de doenças neurológicas.

Vírus	Comprometimento neurológico	Manifestações sistêmicas*	Transmissão	Distribuição geográfica	Padrão de ocorrência	Letalidade	Diagnóstico e tratamento
Picornaviridae (enterovírus)							
Poliovírus[14-17,18-20]	Meningite "asséptica" (poliomielite não paralítica), que se resolve em 5-10 dias, indistinguível de outras meningites virais. Mielite (0,1% dos casos), geralmente precedida de dor lombar e mialgia intensas. Caracteriza-se por paralisia flácida assimétrica envolvendo membros inferiores, superiores ou tronco, com arreflexia profunda. Em 10-20% dos casos pode haver acometimento bulbar, com disfagia e dificuldade respiratória. Costuma deixar sequelas motoras, como paresia e hipotrofia muscular. Síndrome pós-pólio: caracteriza-se por dor, atrofia, fraqueza progressiva, fasciculação e desnervação ativa no membro acometido, décadas após a infecção paralítica original. Acredita-se que não esteja relacionada à reativação do vírus	Aproximadamente 90% das infecções são assintomáticas. Período de incubação: 3-14 dias. 4-8% dos pacientes apresentam cefaleia, febre, vômitos, diarreia. A doença pode se resolver após esse quadro inespecífico ou seguir-se dos sintomas de meningite e/ou mielite. Comprometimento neurológico ocorre em 1-1,6% dos casos, logo após os primeiros sintomas inespecíficos ou após um curto período assintomático (doença bifásica)	Fecal-oral. Durante epidemias também por secreções faríngeas	A forma selvagem foi erradicada na maior parte do mundo, circulando apenas em poucos países da Ásia e África (como Paquistão, Afeganistão, Nigéria, Somália). Mas há casos secundários ao vírus vacinal no mundo inteiro, principalmente em pacientes imunossuprimidos	Endêmico e epidêmico	Na forma paralítica é menor que 10%, mas se houver acometimento bulbar pode se aproximar de 50%	Diagnóstico através do isolamento do vírus por cultura (fezes, orofaringe e líquor); reações imunológicas seriadas; PCR no líquor (melhor custo-benefício). Líquor: pleocitose linfomononuclear e aumento de proteínas (100-300 mg/dL). ENMG: semanas ou meses após a instalação do déficit motor evidencia desnervação, com rarefação das unidades motoras e aparecimento de potenciais gigantes, sem alteração das velocidades de condução sensitiva e motora. O tratamento é apenas sintomático. Profilaxia feita através da vacinação em massa (Salk com vírus inativado aos 2 e 4 meses, e Sabin com vírus atenuado aos 6, 15 meses e 4 anos). Para imunossuprimidos, recomenda-se a vacina Salk

*Podem ou não associar-se ao quadro neurológico. Quando presentes, em geral fornecem pistas importantes acerca da etiologia.

(Continua)

Tabela 21.2 (*Continuação*) Principais vírus de RNA causadores de doenças neurológicas.

Vírus	Comprometimento neurológico	Manifestações sistêmicas*	Transmissão	Distribuição geográfica	Padrão de ocorrência	Letalidade	Diagnóstico e tratamento
Picornaviridae (enterovírus)							
Echovirus e coxsackievírus[1,18,21,22]	Meningite; mielite; meningoencefalite em recém-nascidos e imunocomprometidos. Responsáveis por mais de 90% das meningites virais em crianças. Os quadros de meningite tendem a ser autolimitados	Febre, vômitos, diarreia; sepse e *rash* cutâneo em recém-nascidos. Cardiopatia (coxsackie B)	Fecal-oral	Mundial	Esporádico e epidêmico	Raramente	Líquor: pleocitose linfomononuclear, com proteína normal ou discretamente elevada e glicorraquia normal. Diagnóstico através do isolamento do vírus em cultura de células; reações imunológicas (alto índice de reações cruzadas); PCR no líquor (mais utilizado). Há poucos estudos utilizando pleconaril no tratamento das encefalites por enterovírus, o que limita o seu uso apenas a casos muito graves
Enterovírus 71[22]	Meningite; rombencefalite e síndrome poliomielite-símile (menos grave e geralmente transitória)	Doença mão-pé-boca. Herpangina. Edema pulmonar não cardiogênico	Fecal-oral	Mundial	Esporádico e epidêmico	14% (forma encefalítica mais comumente letal)	Líquor: pleocitose linfomononuclear, com proteína normal ou discretamente elevada e glicorraquia normal. Diagnóstico através de cultural viral (líquor, secreções orofaríngeas e fezes), demonstração de conversão imune ou PCR no líquor (mais utilizado). Há poucos estudos utilizando pleconaril no tratamento das encefalites por enterovírus, o que limita o seu uso apenas a casos muito graves

| Enterovírus 70[22,23] | Síndrome poliomielite-símile (1 em cada 10.000 pacientes com conjuntivite hemorrágica) | Conjuntivite hemorrágica | Fecal-oral | Mundial | Esporádico e epidêmico | Apenas 1 caso fatal entre 1970 e 2005[27] | Líquor: pleocitose linfomo-nonuclear, com proteína elevada e glicorraquia normal

Diagnóstico através de cultura viral (secreção ocu-lar); reações imunológicas seriadas; PCR no líquor

Há poucos estudos utilizando pleconaril no tratamento das encefalites por enterovírus, o que limita o seu uso apenas a casos muito graves |
| Parechovírus[24,25] | Meningoencefalite em recém-nascidos e menores de 3 meses | Febre, irritabilidade, diarreia

Rash eritematoso palmo-plantar | Fecal-oral

Intraparto

Antenatal | Mundial | Esporádico e epidêmico | Maior quando associada a quadros de cardiopatia, hepatite e coagulo-patia | Líquor: proteína normal ou aumentada, sem pleocito-se na maioria dos casos

Diagnóstico através de PCR em amostras de líqui-dos biológicos

RM com hiperintensidade da substância branca pe-riventricular estendendo até a região subcortical, com restrição à difusão

Há poucos estudos utilizando pleconaril no tratamento das encefali-tes por enterovírus, o que limita o seu uso apenas a casos muito graves |

Togaviridae – *Alphavirus* (arbovírus)

| Vírus da ence-falite equina oriental[18,26] | Encefalite | | Período de incubação de 3-10 dias

80% dos casos relatados foram crianças

Febre, vômitos, dor abdominal, edema, cianose (pródromo) | Mosquitos (*Aedes* e *Culex*). Os pássaros são hospedeiros amplifi-cadores | Estados Uni-dos (estados banhados pelo oceano Atlântico) | Endêmico | > 30% | Diagnóstico através de cultura viral ou detecção do antígeno em tecido cerebral; IgM no líquor

RM evidencia lesões em núcleos da base, tálamos e tronco encefálico (alte-rações mais frequentes) |

*Podem ou não associar-se ao quadro neurológico. Quando presentes, em geral fornecem pistas importantes acerca da etiologia.

Doenças Infecciosas

(*Continua*)

Tratado de Neurologia Infantil

Tabela 21.2 (*Continuação*) Principais vírus de RNA causadores de doenças neurológicas.

Vírus	Comprometimento neurológico	Manifestações sistêmicas*	Transmissão	Distribuição geográfica	Padrão de ocorrência	Letalidade	Diagnóstico e tratamento
Togaviridae – Alphavirus (arbovírus)							
Vírus da encefalite equina ocidental[18,26]	Encefalite	Período de incubação de 2-10 dias. Febre, vômitos	Mosquitos (*Aedes* e *Culex*). Os pássaros são hospedeiros amplificadores	Estados Unidos (estados a oeste do rio Mississipi)	Endêmico e epidêmico	3-10% Morbidade elevada	Em neonatos o líquor pode ter predominância de polimorfonucleares, em concordância com um padrão de doença mais grave nessa população. Diagnóstico através de IgM no líquor, pesquisa do antígeno viral no tecido cerebral. Raramente cultura
Vírus da encefalite equina venezuelana[18,28]	Encefalite hemorrágica	Período de incubação de 2-5 dias. Febre, calafrios, cefaleia intensa, mialgia em coxas e região lombar, náusea, vômito, diarreia. Leucopenia e taquicardia	Mosquitos (*Aedes* e *Culex*). Os equinos e roedores silvestres são hospedeiros amplificadores	América latina e região sudeste dos Estados Unidos	Endêmico e epidêmico	< 1% (doença hemorrágica)	Diagnóstico através de cultura viral; sorologia; IgM no líquor
Vírus Chikungunya ou Chicungunha[29,30]	Encefalite (mais comum), mielopatia/mieloneuropatia, radiculite e suas combinações; síndrome de Guillain-Barré	Período de incubação de 2-4 dias. Febre (100%); artralgias e edema das articulações (80-100%); mialgia (50-60%); cefaleia e/ou dor lombar (50-70%); *rash* (40-50%)	Mosquitos (*A. albopictus* e *A. aegypti*)	Casos originalmente concentrados na África subsaariana, Índia e sudeste da Ásia. Posteriormente vários surtos ocorreram: Quênia, Sri Lanka, Indonésia, Brasil, Itália etc.	Endêmico e epidêmico	10%	PCR (nos primeiros 5 dias) e sorologia IgG e IgM (após os primeiros 5 dias de sintomas). PCR no líquor positivo em 61% dos casos com envolvimento de SNC. Líquor, exames de imagem e EEG mostram apenas alterações inespecíficas, quando alterados

Togaviridae – Rubivirus

Vírus da rubéola[31,32]	A panencefalite progressiva surge após 10 a 20 anos do contato com o vírus (rubéola congênita ou pós-natal) e caracteriza-se por alteração do comportamento, ataxia, espasticidade, demência e epilepsia, de caráter progressivo, culminando com estado de consciência mínima ou estado vegetativo	*Rash* máculo-papular acompanhado de febre baixa e linfadenopatia cervical posterior, retroauricular e suboccipital	Contato direto com gotículas respiratórias ou fômites	Mundial	Endêmico e epidêmico	20%	O diagnóstico baseia-se no quadro clínico, sorologias, além de dosagem de IgM e IgG, eletroforese de proteínas (pico de gamaglobulinas) e bandas oligoclonais no líquor; PCR em amostras de tecido cerebral ou líquor

Flaviviridae – Flavivirus (arbovírus)

Vírus da encefalite de Saint Louis[18,26]	Encefalite Meningite	Período de incubação de 4-21 dias > 99% assintomáticos Febre, mal-estar, mialgia, dor abdominal	Mosquitos (*Aedes* e *Culex*). Os suínos e pássaros são hospedeiros amplificadores	América do Norte e do Sul (porção central e ocidental); principalmente Estados Unidos	Endêmico e epidêmico	7-10%	EEG: anormal nas crianças com encefalite (alentecimento difuso e ondas delta) Sorologia; IgM no líquor; raramente cultura
Vírus do oeste do Nilo[18,26]	Meningite Meningoencefalite ou encefalite (60%) Paralisia flácida aguda	> 96% dos casos em adultos Assintomática em 80% dos casos Período de incubação de 3-15 dias Febre, mal-estar, exantema máculo-papular ou morbiliforme, mialgia, linfadenopatia	Mosquitos (*Aedes* e *Culex*). Os suínos e pássaros são hospedeiros amplificadores Transmissão inter-humana e por transfusão foram relatadas	Descoberto na Uganda, Egito e Israel. Atualmente tem distribuição mundial	Endêmico e epidêmico	4-14% Idade avançada é o maior fator de risco, mas também diabetes e imunossupressão	Líquor: pleocitose linfomononuclear e hiperproteinorraquia com glicose normal. RM pode mostrar realce leptomeníngeo e periventricular Sorologia; raramente cultura

*Podem ou não associar-se ao quadro neurológico. Quando presentes, em geral fornecem pistas importantes acerca da etiologia.

(*Continua*)

Tabela 21.2 *(Continuação)* Principais vírus de RNA causadores de doenças neurológicas.

Vírus	Comprometimento neurológico	Manifestações sistêmicas*	Transmissão	Distribuição geográfica	Padrão de ocorrência	Letalidade	Diagnóstico e tratamento
Flaviviridae – Flavivirus (arbovírus)							
Vírus da dengue[33,34] (sorotipos 1, 2, 3 e 4)	Encefalite, mielite, miosite Síndrome de Guillain-Barré, mono e polineurite, ADEM e miopatia relacionados às complicações sistêmicas ou mecanismos imunomediados desencadeados pela infecção pelo vírus da dengue	Período de incubação de 3-14 dias Cefaleia, dor retro-orbitária, febre, mialgia e artralgia intensas, com duração de 5 a 7 dias. Pode haver *rash* maculopapular, sintomas gastrointestinais e respiratórios Hemorragias (forma hemorrágica)	Mosquitos (*Aedes aegypti, Aedes albopictus, Aedes scutellaris* e *Aedes polynesiensis*). Casos de transmissão vertical, por transfusão sanguínea e acidentes com pérfuro-cortantes já foram relatados	Doença tropical, endêmica em mais de 100 países da África, América, Mediterrâneo, sudeste da Ásia e oeste do Pacífico	Endêmico, epidêmico e hiperendêmico	3-5% Os casos com envolvimento neurológico tem mortalidade variável (4,5 a 32%)[37a]	Detecção do RNA viral (PCR) ou do antígeno NS1 nos 3 primeiros dias de doença; sorologia (IgM) após 5 dias de sintomas (entre 3 e 5 dias, os três exames têm maior porcentagem de falso-negativos) Podem ocorrer leucopenia, plaquetopenia e discreta elevação das transaminases O tratamento é apenas sintomático
Vírus da febre amarela[35,36]	Encefalite e mielite (vírus selvagem e vírus vacinal) Síndrome de Guillain-Barré e ADEM ocorrem por mecanismo imunomediado, não por ação direta do vírus	Crianças ≤ 6 meses, idosos e imunossuprimidos são grupos de risco Início abrupto de febre, cefaleia, mialgia, náusea e vômitos. Icterícia, sangramento, aumento das transaminases, coagulopatia, leucopenia, trombocitopenia, falência cardíaca e renal	Mosquitos (*Aedes aegypti, Aedes africanus, Aedes simpsoni, Haemagogus*)	África subsaariana e América do Sul	Endêmico, epidêmico	20-50%	Sorologia (IgM), PCR e pesquisa de IgM no líquor (para o vírus selvagem ou vacinal) O tratamento é apenas sintomático

Paramyxoviridae (vírus exantematosos)

| Vírus do sarampo[18,31,37b] | A encefalite primária geralmente inicia-se poucos dias após o aparecimento do *rash*, concomitantemente à infecção primária pelo vírus

A encefalite aguda pós--sarampo tem mecanismo imunomediado, podendo ocorrer tanto após o contato com o vírus selvagem, quanto com o vacinal. Os sintomas iniciam-se entre 3 e 20 dias após a exposição

A PEES manifesta--se após período latente de 7-10 anos. Inicia-se com alteração comportamental (estágio I), seguida por epilepsia mioclônica e demência (estágio II). Hipertonia e progressiva arresponsividade caracterizam o estágio III. Em 2-4 anos após o início dos sintomas sobrevém o coma, instabilidade autonômica e estado vegetativo (estágio IV)

A encefalite subaguda inicia-se entre 1 e 6 meses após o contato com o vírus (selvagem ou vacinal). Ocorre em imunodeficientes e caracteriza-se por encefalopatia, crises epilépticas, déficits focais, coma e óbito em dias a semanas | A infecção primária caracteriza-se por um pródromo com febre, conjuntivite, tosse e manchas de Koplik (mucosa oral).

Sobrevém exantema máculo-papular, céfalo--caudal e centrífugo, acompanhado de febre e linfadenopatia. | Contato direto com gotículas respiratórias ou fômites | Distribuição mundial | Esporádica e epidémica | 15% para a encefalite primária, 5% para a encefalite aguda pós-sarampo,100% para a PEES e 75% para a encefalite subaguda | Na encefalite, a RM pode mostrar hipersinal em T2 e FLAIR nas substâncias branca e cinzenta de ambos os hemisférios cerebrais e necrose estriatal. Pode haver encefalomalácia e atrofia precoces (em dias)

EEG na PEES: complexos de ondas de alta voltagem, periódicos (3 a 20Hz) são quase patognomônicos (complexos de Radermecker)

O diagnóstico baseia-se no quadro clínico, sorologias, além de dosagem de IgM e IgG, eletroforese de proteínas (pico de gamaglobulinas) e bandas oligoclonais no líquor

PCR em amostras de tecido cerebral ou líquor |

*Podem ou não associar-se ao quadro neurológico. Quando presentes, em geral fornecem pistas importantes acerca da etiologia.

(Continua)

Tabela 21.2 (*Continuação*) Principais vírus de RNA causadores de doenças neurológicas.

Vírus	Comprometimento neurológico	Manifestações sistêmicas*	Transmissão	Distribuição geográfica	Padrão de ocorrência	Letalidade	Diagnóstico e tratamento
Orthomyxoviridae (vírus do trato respiratório superior)							
Vírus da caxumba[18,38]	Meningite é a manifestação neurológica mais frequente, geralmente com curso benigno e autolimitado. Encefalite, mielite e surdez são raras, principalmente após o surgimento da vacina	Período de incubação de 14-18 dias. Inicia-se com um pródromo inespecífico de febre, mal-estar, cefaleia e mialgia. Segue-se por parotidite uni ou bilateral, com aumento da amilase sérica. Os sintomas neurológicos podem preceder, suceder ou acompanhar a parotidite	Contato direto com gotículas respiratórias ou fômites	Distribuição mundial	Esporádica e epidêmica	< 1%	Leucopenia com linfopenia relativa, amilase sérica elevada, além de IgM positivo. Líquor com pleocitose linfomononuclear; cultura viral e PCR no líquor confirmam as formas de acometimento neurológico. O tratamento é apenas sintomático.
Orthomyxoviridae (vírus do trato respiratório superior)							
Vírus influenza A[18,26,39]	Encefalite, cerebelite, mielite, síndrome de Reye e encefalopatia necrotizante aguda. Síndrome de Guillain-Barré e ADEM ocorrem por mecanismo imunomediado, não por ação direta do vírus	Crianças são o grupo de risco (principalmente entre 6 meses e 4 anos). Período de incubação de 1-5 dias. Pródromo gripal. Às vezes evolui para falência de múltiplos órgãos	Contato direto com gotículas respiratórias ou fômites	Distribuição mundial	Epidêmico (pandemia de H1N1)	Até 30%. Aumento das transaminases, DHL e trombocitopenia são associadas a pior prognóstico	Líquor normal ou com discreta pleocitose linfomononuclear. PCR no líquor e nas secreções respiratórias. Nos casos de encefalopatia necrotizante aguda, a RM evidencia padrão característico (Figura 22.8). Tratamento: oseltamivir
Vírus influenza B[18,26,39]	Encefalite, cerebelite, mielite, síndrome de Reye (influenza B > A) e encefalopatia necrotizante aguda. Síndrome de Guillain-Barré e ADEM ocorrem por mecanismo imunomediado, não por ação direta do vírus	Crianças são o grupo de risco. Pródromo gripal	Contato direto com gotículas respiratórias ou fômites	Distribuição mundial	Epidêmico	Poucos casos relatados	Líquor normal ou com discreta pleocitose linfomononuclear. PCR no líquor e nas secreções respiratórias. Neuroimagem sem alterações ou inespecífica. Tratamento: oseltamivir

Rhabdoviridae

Vírus da raiva[18,26,40]	Encefalite com agitação, hidro e aerofobia, sialorreia, alucinações, disautonomia e convulsões; alternando com períodos de calma e lucidez Encefalomielite, com febre e paralisia ascendente na ausência de comprometimento inicial do sensório Coma e morte costumam seguir-se em 2 ou 3 semanas	Período de incubação de 20-60 dias, em média Pródromos de mal-estar, insônia, ansiedade, febre, tosse, vômitos, mialgia	Contato com saliva de um animal raivoso (mamíferos) em regiões mordidas, com cortes ou abrasões, ou mucosas	Distribuição mundial	Esporádica	Virtualmente 100%	PCR na saliva; detecção do antígeno em nervos cutâneos em biópsia de pele com cabelos da nuca; IgG e IgM no sangue e líquor Inclusões intracitoplasmáticas eosinofílicas (corpos Negri) podem ser vistas na biópsia cerebral Pacientes expostos ao vírus devem receber a vacina como profilaxia pós-exposição O tratamento é experimental (protocolo Milwaukee)

Retroviridae

Vírus da imunodeficiência humana	Encefalopatia progressiva (comparável ao complexo demência da AIDS) e estática	Comprometimento da imunidade celular e infecções oportunistas	Cerca de 85% dos casos de HIV em crianças são de transmissão vertical	Distribuição mundial	Pandêmico	Em última instância 100%	PCR em amostras de tecidos e líquidos biológicos; sorologia TC de crânio: calcificações em globo pálido e putâmen, bilateralmente. IRM de crânio: atrofia com predomínio de substância cinzenta profunda e substância branca ou dos lobos frontais ou encefalopatia necrotizante com encefalomalácia

PCR: reação em cadeia da polimerase (*polymerase chain* reaction); IgM: imunoglobulina M; ENMG: eletroneuromiografia; TC: tomografia computadorizada; IRM: imagem por ressonância magnética; DHL: desidrogenase láctica; ADEM: encefalomielite disseminada aguda, PEES: panencefalite esclerosante subaguda; BOC: bandas oligoclonais; HIV: vírus da imunodeficiência humana.

*Podem ou não associar-se ao quadro neurológico. Quando presentes, em geral fornecem pistas importantes acerca da etiologia.

Tratado de Neurologia Infantil

Tabela 21.3 Principais vírus de DNA causadores de doenças neurológicas.

Vírus	Apresentação clínica	Transmissão e patogênese[*]	Distribuição	Letalidade	Quando suspeitar	Diagnóstico
Herpesviridae						
HSV tipos 1 e 2[41-45]	Meningite, encefalite, meningoencefalite, paralisia de Bell, meningite de Mollaret Maioria dos casos causados por HSV-1, exceto em neonatos, onde a encefalite herpética pode ser causada tanto pelo HSV-1 quanto pelo por HSV-2	1, 2	Mundial	70-80%, se não tratada Ainda se adequadamente tratada, aproxima-se de 20-30%	Sempre que houver sinais de encefalite aguda, principalmente quando associada a: RM com hipersinal em T2 e/ou FLAIR em polo-temporal, geralmente unilateral EEG: descargas epileptiformes lateralizadas periódicas em região temporal (PLEDs) em 80% dos casos Líquor: pleocitose linfo-mononuclear, presença de hemácias e proteína aumentada	PCR no líquor ou líquido das vesículas Padrão-ouro: cultura em amostra de biópsia cerebral
CMV[43,46,47]	Encefalite (imunossuprimidos e neonatos) 1% dos neonatos nascem infectados, mas apenas 7-10% desenvolvem sintomas ao nascimento Síndrome de Guillain-Barré	1,2	Mundial	5-10% no geral, podendo chegar até a 30% das crianças sintomáticas	Ao nascimento: na presença de hepatoesplenomegalia, petéquias, icterícia ao nascimento, RCIU, trombocitopenia, anemia hemolítica, elevação das transaminases e das bilirrubinas O diagnóstico é praticamente definitivo em crianças com paralisia cerebral associada a perda auditiva, coriorretinite e microcefalia, com TC de crânio mostrando calcificações periventriculares e cistos temporais	PCR no líquor, sangue ou urina Padrão-ouro: cultura em amostra de biópsia cerebral ou líquor

Seção 3 ▪ Doenças e Síndromes Neurológicas

EBV[43,48,49]	Meningite, encefalite, mielite, paralisia de nervo craniano (VII), cerebelite, síndrome de Guillain-Barré Mononucleose: febre, adinamia, *rash*, linfadenopatia Neoplasias linfoproliferativas	1,2	Mundial	8%	RM evidencia hipersinal em T2 bilateral em caudado e putâmen, com envolvimento ocasional de córtex cerebral, tálamo, esplênio do corpo caloso e substância cinzenta da medula cervical	PCR no líquor Painel sorológico (IgG e IgM contra o antígeno do capsídeo e IgG contra o antígeno nuclear)
VZV[18,48,49]	Cerebelite (mais comum em < 15 anos), encefalite (mais comum em adultos), meningite, mielite, herpes zoster, incluindo a síndrome de Ramsey Hunt (envolvimento do VII nervo craniano com zoster ótico)	1, 2	Mundial	10%	As alterações neurológicas surgem cerca de 10 dias após início do *rash*. Sintomas focais devem-se à vasculopatia causada pelo vírus, geralmente acometendo grandes artérias.	Reação imunológica (IgG no sangue e líquor) PCR no líquor ou no líquido das vesículas, tecido de biópsia cerebral ou necrópsia.
HHV-6[29,50,51,52]	Encefalite, crise febril, *status epilepticus*, encefalite límbica aguda pós-transplante (células hematopoiéticas) Exantema súbito ou *roseola infantum* Em imunocomprometidos há frequente reativação do vírus	1, 2	Mundial	Rara em pacientes imunocompetentes; mas não em pacientes imunossuprimidos (transplantados e com AIDS)[57]	Principalmente pacientes imunocomprometidos (pós-transplante) Encefalite difusa é o tipo mais comum, mas uma forma necrótica focal acometendo principalmente os lobos temporais, semelhante à encefalite herpética tem sido relatada	Sorologia; PCR no líquor
HHV-7[53,54]	Encefalite, crise febril, paralisia flácida aguda Exantema súbito ou *roseola infantum* (menos comumente que o HHV-6)	1, 2	Mundial	desconhecida	Geralmente está associado a quadro de exantema súbito em crianças maiores de 2 anos	Sorologia; PCR no líquor
Vírus B[55,56] (*Cercopithecine herpesvirus* 1)	Rombencefalite (diferenciando-se da encefalite herpética que acomete preferencialmente os lobos temporais) A partir da mordida ou arranhadura animal (macacos) Período de incubação de 2-35 dias	1	Sudeste da Ásia e ambientes de pesquisa	Sem tratamento, mortalidade de até 80%. Com o uso do ganciclovir e doses altas de aciclovir esse número vem diminuindo	*Rash* vesicular no local do inóculo, com dor, parestesias e linfadenopatia no membro acometido. Pode haver mal-estar geral, mialgia, febre, seguindo-se de acometimento neurológico do SNP e SNC. Pode haver cefaleia, diplopia, paralisia de nervos cranianos, ataxia, encefalomielite, paralisia flácida ascendente e coma	Cultura (lesão cutânea, secreção orofaríngea, líquor); sorologia PCR e pesquisa de anticorpos no líquor

(Continua)

Tratado de Neurologia Infantil

Tabela 21.3 *(Continuação)* **Principais vírus de DNA causadores de doenças neurológicas.**

Vírus	Apresentação clínica	Transmissão e patogênese*	Distribuição	Letalidade	Quando suspeitar	Diagnóstico
Adenoviridae						
Adenovírus[58,59]	Meningite, encefalite, mielite (muito rara)	1	Mundial	Rara	Principalmente crianças abaixo de 5 anos e imunossuprimidos/pós-transplantes) Quadro neurológico em crianças menores de 5 anos, associado a doença respiratória ou gastrointestinal	Cultura ou PCR: líquor ou tecido cerebral
Poxviridae						
Vírus vaccínia[60]	Encefalite	Vacina	Relacionada a distribuição da vacina antivaríola	Alta	Uso da vacina e surgimento de lesões varioliformes O vírus tem potencial para ser utilizado em bioterrorismo	História de vacinação

HSV: vírus do herpes simples; CMV: citomegalovírus; EBV: vírus Epstein-Barr; VZV: vírus varicela-zoster; HHV-6: vírus do herpes humano tipo 6; HHV-7: vírus do herpes humano tipo 7; RCIU: restrição de crescimento intrauterino; SNC: sistema nervoso central; SNP: sistema nervoso periférico.

*Transmissão e patogênese: 1 – de pessoa a pessoa; 2 – reativação de infecção latente.

Doenças Infecciosas

Tabela 21.4 Contraindicações para punção lombar na investigação de meningites bacterianas.[61]

Absolutas	Relativas (investigação adicional ou terapia específica é recomendada antes da punção lombar)
• Sinais de hipertensão intracraniana (papiledema, postura em descerebração), principalmente se houver suspeita de lesão intracraniana com efeito de massa (abscesso)	• Sepse ou hipotensão: paciente deve ser estabilizado primeiro
• Infecção da pele no local da punção	• Alteração na coagulação (plaquetas < 50.000/mm³, coagulação intravascular disseminada, RNI > 1,4, uso de heparina não fracionada nas últimas 6 horas e de baixo peso molecular nas últimas 12-24 horas): correção apropriada antes
• Evidência de hidrocefalia obstrutiva, edema cerebral ou herniação em exame de imagem	• Déficit neurológico focal, principalmente quando lesão de fossa posterior é uma hipótese*
	• Escala de coma de Glasgow ≤ 8*
	• Crises epilépticas*

*Em todos esses casos, TC ou IRM deve ser o primeiro passo.

Obs.: todos os pacientes imunodeprimidos, com alteração no exame neurológico (papiledema, déficit focal, paralisia de nervo craniano etc.), alteração do nível ou do conteúdo da consciência ou que tenham apresentado crise epiléptica na última semana, devem realizar exame de imagem antes da coleta de líquor.

Tabela 21.5 Parâmetros de normalidade do líquor.[62,63]

Parâmetros	Adultos	Crianças	Recém-nascidos¶	
			A termo	Prematuros
Pressão em DL	5 a 20 cm H_2O	1 a 13,5 cm H_2O#	1 a 10 cm H_2O	Não há consenso
Aspecto	Límpido e incolor	Límpido e incolor	Límpido e xantocrômico	Límpido e xantocrômico
Células§	< 5GB/mm³	< 5-7 GB/mm³	Média de 8 GB/mm³ (0 - 22)	Média de 9 GB/mm³ (0 - 25)
Hemácias†	< 5 GV/mm³	< 5 GV/mm³	Média de 100 a 200 GV/mm³ (< 500 GV/mm³)	
Proteínas*	Lombar: 20 a 45 mg/dL Suboccipital: até 30 mg/dL	5 a 40 mg/dL	< 100 a 150 mg/dL	< 150 a 200 mg/dL
Glicose	50 a 60% da glicose sérica Em geral, entre 40 e 70 mg/dL	50 a 60% da glicose sérica Em geral, entre 40 e 70 mg/dL	50 a 60% da glicose sérica Em geral, entre 30 e 60 mg/dL	

DL: decúbito lateral; GB: glóbulos brancos; GV: glóbulos vermelhos; PMN: polimorfonucleares.

Crianças após 6 a 8 anos de idade apresentam os mesmos parâmetros de normalidade de adultos.

§Crises epilépticas podem produzir pleocitose transitória, não maior que 80 células/mm³, às custas de polimorfonucleares.

†Nos acidentes de punção, o líquor inicialmente avermelhado torna-se límpido após centrifugação. Deve-se corrigir a celularidade total em função do número de hemácias: desconta-se, em média, 1 GB para cada 500 a 700 GV/mm³. Ou utilizar a seguinte fórmula: GB real (líquor) = GB obtido (líquor) − [GB (sangue) x GV (líquor)/GV (sangue)].

*A concentração de proteínas no líquor pode ser mais elevada em pacientes com diabetes mellitus, obstrução do fluxo liquórico, hemorragia subaracnóidea ou punção traumática. A presença de hemácias no líquor aumenta em 1,5 a 2 mg a proteinorraquia para cada 1.000 glóbulos vermelhos/mm³.

¶ Não há consenso na literatura quanto aos parâmetros de normalidade do líquor de recém-nascidos. Contudo, diante da suspeita clínica de meningite, a presença de > 20 GB/mm3 e/ou proteinorraquia > 100 ou 150 mg/dL, em neonatos a termo e pré-termo (respectivamente), reforçam essa hipótese diagnóstica. Também é comum a presença de hemácias, devido a elevada frequência de microtraumas durante o trabalho de parto, hemorragia periventricular assintomática e acidentes de punção.

Capítulo 21

Tratado de Neurologia Infantil

Tabela 21.6 Características habituais do líquor em afecções do SNC, para as quais sua análise é de grande importância diagnóstica.[64]

Afecção	Células	Proteínas	Glicose	Outras características
Infecção viral	GB: 10 a 100/mm³ Predomínio linfomononuclear	Normal	Normal	Pi do líquor normal ou levemente aumentada PCR ajuda no diagnóstico
Infecção bacteriana aguda	GB > 50/mm³ (frequentemente GB > 500/mm³) Predomínio de neutrófilos	100 a 250 mg/dL	< 50 - 60% da sérica	Pi do líquor aumentada Látex e contra-imunoeletroforese auxiliam no diagnóstico de algumas infecções PCR ajuda no diagnóstico
Tuberculose	GB > 25/mm³ Predomínio linfomononuclear, mas na fase inicial podem predominar neutrófilos	100 a 1.000 mg/dL	< 50-60% da sérica, frequentemente muito reduzida	Culturas em meios especiais e PCR ajudam no diagnóstico
Infecção fúngica	GB > 25/mm³, geralmente com predomínio linfomononuclear	100 a 300 mg/dL, mas pode ser ainda mais elevada	Normal ou diminuída	Pi do líquor elevada, principalmente na infecção criptocócica Tinta da china e látex para criptococos auxiliam no diagnóstico
Infecções parasitárias	GB < 100/mm³, geralmente com predomínio linfomononuclear	Normal ou elevada	Normal	Presença de eosinófilos
Hemorragia subaracnóidea	GV > 500/mm³; leve aumento de GB (meningite química)	60 a 150 mg/dL, proporcional ao número de hemácias	Normal	Pi do líquor aumentada; xantocromia pós-centrifugação
Carcinomatose meníngea	GB:10 a 100/mm³	Usualmente elevada	Normal ou diminuída	Células neoplásicas no líquor; marcadores, como beta-2-microglobulina

GB: glóbulos brancos; GV: glóbulos vermelhos; Pi: pressão inicial ou de abertura.

Obs.:a dosagem de lactato no líquor ajuda a diferenciar meningites bacterianas de virais, estando aumentada nas primeiras, mesmo quando parcialmente tratadas. Entretanto, apesar da alta sensibilidade, é um exame pouco específico.

Tabela 21.7 Escore para meningite bacteriana aguda.[65] Em pacientes sem nenhum desses critérios, o risco de meningite bacteriana aguda é muito baixo (0,1%). Não deve ser empregado em crianças menores de 2 meses de idade, imunocomprometidos, pacientes que tenham recebido antibióticos (pela possibilidade de meningite bacteriana parcialmente tratada), com petéquias ou púrpuras ao exame físico, com derivação ventriculoperitoneal, naqueles submetidos recentemente à neurocirurgia, ou que apresentem outras alterações clínicas que sugiram uma doença grave.

- Bacterioscopia positiva (método de Gram)
- Contagem absoluta de neutrófilos no líquor superior a 1.000/mm³
- Proteína no líquor superior a 80 mg/dL
- Contagem absoluta de neutrófilos no sangue periférico superior a 10.000/mm³
- História de crises epilépticas por ocasião do processo infeccioso (antes ou após a admissão)*

*Nessa situação, considerar como importante diagnóstico diferencial as encefalites, sobretudo de etiologia viral.

776 Seção 3 ▪ Doenças e Síndromes Neurológicas

Doenças Infecciosas

Sua etiologia começou a ser elucidada a partir do emprego da técnica da reação em cadeia da polimerase (PCR). Desde 1991 até 2010, 69 pacientes diagnosticados com meningite de Mollaret tiveram seu líquor testado com a PCR para os vírus do herpes simples (HSV). Desses, 56 apresentaram resultados positivos para o HSV-2: quatro para o HSV-1, quatro para o HSV (sem especificação de tipo) e um para o vírus do herpes humano tipo 6. Dos quatro pacientes restantes, um dos casos foi atribuído ao lúpus eritematoso sistêmico e os outros três permaneceram sem diagnóstico etiológico.[66,67] Portanto, a meningite de Mollaret representa, na grande maioria dos casos, uma meningite herpética recorrente, causada sobretudo pelo HSV-2.

Devido à sua raridade e evolução benigna, não há uma recomendação bem estabelecida quanto ao tratamento. O aciclovir endovenoso (10 mg/kg/dose, 8/8 h, por 7 a 10 dias) pode ser utilizado, a partir da observação de um possível papel, para abreviar a duração do episódio atual e redução do número de recorrências, além de aumentar o tempo de remissão, às vezes por muitos anos. A profilaxia intermitente ou contínua por via oral pode ser indicada para pacientes que apresentam recorrências frequentes.[13]

Encefalites virais agudas

Encefalite viral é a inflamação aguda do encéfalo, causada pela ação direta do vírus no tecido nervoso. Além de sinais e sintomas sistêmicos comuns aos processos infecciosos, a criança apresenta uma ou mais alterações sugestivas de comprometimento encefálico, como crises epilépticas, alterações da consciência e sinais neurológicos focais (afasia, hemiparesia, alterações de nervos cranianos). Além disso, pode apresentar sinais de irritação meníngea e de hipertensão intracraniana.

Em países ocidentais, sua incidência anual varia de 6,3 a 7,4/100.000 habitantes e aproximadamente 10,5 a 13,8/100.000 crianças.[67] Por não ser uma condição de notificação compulsória no Brasil, não há dados sobre sua incidência em nosso país. O HSV-1 é o agente etiológico mais frequente das encefalites esporádicas (Tabela 21.8).[41] Entretanto, a despeito de uma extensa investigação, aproximadamente um terço dos casos persistem sem diagnóstico etiológico, mesmo nos melhores centros de pesquisa do mundo.[68]

A evolução da doença e o prognóstico dependem de fatores como a virulência do agente etiológico, a resposta imune do hospedeiro e o tempo entre diagnóstico e instituição do tratamento. Normalmente, no momento da apresentação dos sintomas o patógeno é desconhecido e, portanto, se o índice de suspeição for alto, a terapia empírica com aciclovir deve ser iniciada (Tabela 21.9).

Tabela 21.8 Etiologia das encefalites virais agudas.[69]

Frequentemente

HSV-1 e HSV-2

VZV[*]

CMV

EBV

Vírus da caxumba[*]

Enterovírus

Adenovírus

Arbovírus e vírus zoonóticos[#]

- Vírus da encefalite equina ocidental, oriental e venezuelana
- Vírus do oeste do Nilo
- Vírus da febre do carrapato do Colorado
- Vírus da encefalite de Saint Louis
- Vírus La Crosse
- Vírus da febre amarela
- Vírus Chikungunya e da dengue[†]

Infrequentemente

Vírus do sarampo[*]

Vírus influenza

Parvovírus B19

LCMV

Vírus da rubéola

Vírus da raiva

Arbovírus e vírus zoonóticos[#]

- Vírus da encefalite japonesa
- Vírus da encefalite do vale de Murray
- Vírus da encefalite transmitida por carrapatos
- Vírus Powassan
- Vírus do cânion Jamestown
- Vírus da encefalite da Califórnia
- Vírus Toscana
- Vírus da febre do vale Rift
- Vírus Chandipura

Vírus Nipah e Hendra

HSV: vírus do herpes simples; VZV: vírus varicela-zoster; EBV: vírus Epstein-Barr; CMV: citomegalovírus; HHV: vírus do herpes humano; LCMV: vírus da coriomeningite linfocítica.

[*]Declínio significativo após a introdução da vacinação.

[#]A incidência varia significativamente de acordo com a região geográfica.

[†]Os seres humanos são os únicos hospedeiros vertebrados.

Capítulo 21

777

Tratado de Neurologia Infantil

Tabela 21.9 Investigação e tratamento inicial das encefalites agudas.[70]

Investigação*

Anamnese e exame físico

- Atentar para viagens, exposição a animais, vacinas, imunossupressão, doenças recentes (*rash*, varicela), medicações em uso etc.

Neuroimagem: TC ou IRM de crânio (dar preferência à esta última, sempre que possível)

Sangue: hemograma, plaquetas, função renal, função hepática, glicemia, gasometria, eletrólitos, cultura, lactato; sorologias (colhidas na fase aguda e de convalescência) para HSV/VZV/EBV/CMV/caxumba/ influenza/enterovírus/arbovírus

Líquor[§]: pressão de abertura, citologia, glicose, proteína, lactato, Gram, cultura (bactéria e vírus);

- PCR para HSV-1 e HSV-2/VZV/enterovírus/parechovirus (para todos os pacientes);

- PCR para CMV/EBV/HHV-6/HHV-7 (imunodeprimidos);

- PCR para influenza A e B/adenovírus/rotavírus (crianças);

- PCR para pólio/caxumba/sarampo (não vacinados);

- PCR para caxumba/sarampo/raiva/vírus do oeste do Nilo/encefalite Japonesa/encefalite do carrapato/etc;

- Pesquisa de anticorpos (IgM e IgG) na fase aguda e de convalescença (10 a 14 dias após o início do quadro) contra: HSV-1 e HSV-2/VZV/CMV/HHV-6/HHV-7/enterovírus/influenza A e B/adenovírus (sorologias para os mesmos vírus devem ser solicitadas no sangue)

- Pesquisa de anticorpos (IgM) para *Flavivirus* e outros vírus de RNA (encefalites mais comumente associada a primo-infecção);

Saliva: caxumba (PCR ou cultura)

Urina: CMV/caxumba/sarampo/rubéola (PCR ou cultura)

Swab de orofaringe: pesquisa de enterovírus/adenovírus/ sarampo (PCR e cultura)

Aspirado de nasofaringe: pesquisa de influenza/adenovírus(PCR, cultura ou detecção de antígeno)

Fezes: enterovírus (PCR ou cultura)

Swab das vesículas: VZV/HSV/enterovírus (cultura e PCR)

Biópsia cerebral (cultura, microscopia eletrônica, PCR e imuno-histoquímica): ainda é um recurso utilizado quando diagnóstico etiológico não é obtido após cerca de 1 semana de investigação adequada.

Tratamento empírico

Aciclovir

- Neonato – 20mg/kg/dose (IV), de 8/8h

- Crianças e adolescentes – 10mg/kg/dose (IV), de 8/8h

Ganciclovir[#] – 12mg/kg/dia (IV), de 12/12h

Se etiologia bacteriana não puder ser descartada, acrescentar:

- Ceftriaxona – 100 mg/kg/dia (IV), de 12/12h (máximo de 2 g a cada 12h)

- Dexametasona – 0,15 mg/kg/dose (IV), de 6/6h(se possível, 30 min antes da primeira dose de antibiótico)

HSV: vírus do herpes simples; VZV: vírus varicela-zoster; EBV: vírus Epstein-Barr; CMV: citomegalovírus; PCR: reação em cadeia da polimerase.

* A investigação etiológica específica será dirigida pela anamnese, exame físico e epidemiologia.

§ É muito importante guardar amostra de líquor do paciente para análises futuras.

Preferir em relação ao aciclovir, se paciente imunossuprimido e se CMV for uma causa possível.

778   **Seção 3** ■ Doenças e Síndromes Neurológicas

Encefalite herpética

O HSV-1 e HSV-2 são espécies neurotrópicas, que penetram pelas mucosas e mantêm-se de forma latente nos gânglios das raízes dorsais do hospedeiro, até que uma reativação da infecção ocorra. Aproximadamente 70% dos casos de encefalite herpética já tem anticorpos presentes ao diagnóstico, indicando que a reativação do vírus seja o mecanismo fisiopatológico mais comum da doença, exceto em crianças e adultos jovens, onde ela ocorre mais comumente durante a primo-infecção.[70]

Em geral, o primeiro contato com o vírus acontece antes da terceira década de vida. O HSV-1 é transmitido na infância através do contato entre mucosas orolabiais, tem alta soroprevalência (até 90%), e primariamente causa o herpes labial. O HSV-2 é de transmissão predominantemente sexual, relacionado usualmente ao herpes genital. Aproximadamente 90% de todos os casos de encefalite por HSV em crianças e adultos são devido ao HSV-1, ao passo que no período neonatal são causadas principalmente pelo HSV-2 e tendem a ser infecções disseminadas.[42]

A encefalite por HSV-1 é a causa mais comum de encefalite esporádica no mundo.[41] Sua curva de incidência tem distribuição etária bimodal, com 2 picos distintos: entre os 6 meses e 20 anos, e após os 50 anos de idade.[46] Quando não tratada, é letal em aproximadamente 70% dos casos e até 97% dos sobreviventes não tratados podem apresentar sequelas.[42] Tem evolução aguda, em horas a dias, com febre, cefaleia, irritabilidade, confusão e depressão do nível de consciência, crises epilépticas e, algumas vezes, déficits focais.

À tomografia computadorizada (TC) ou à imagem por ressonância magnética (IRM) de crânio observa-se o acometimento geralmente unilateral do lobo temporal e do córtex órbito-frontal (Figura 21.1), caracteriza-

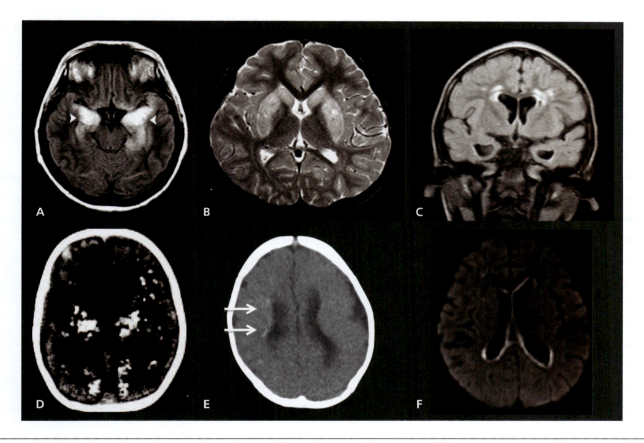

Figura 21.1 Comparativo de IRM com padrões típicos de acometimento encefálico por microrganismos neurotrópicos comuns na infância. (A) encefalite por HSV-1: imagem axial FLAIR evidencia comprometimento cortical e subcortical das regiões mediais dos lobos temporais; (B) encefalite por EBV: axial ponderado em T2 com hipersinal estriatal seletivo, bilateral e simétrico em núcleos da base;(C) CMV congênito: coronal FLAIR com hipersinal periventricular e cistos subcorticais nos polos temporais; (D) toxoplasmose congênita: TC de crânio com calcificações difusas, predominando nos tálamos, núcleos da base e regiões córtico-subcorticais dos hemisférios cerebrais; (E) CMV congênito: TC de crânio com calcificações com distribuição periventricular (seta) e malformação do desenvolvimento cortical; (F) encefalite por CMV: restrição à difusão de água periventricular.

do por uma encefalite necro-hemorrágica aguda grave com zonas de edema citotóxico que tendem a evoluir com franca necrose e cavitações córtico-subcorticais na fase crônica. O acometimento bilateral pode ser assimétrico.[43] Cerca de 80% dos pacientes apresentarão alterações no EEG, como a típica atividade epileptiforme temporal lateralizada periódica (PLEDs) ou atividade de base assimétrica em regiões temporais (Figura 21.2).

A infecção pelo HSV-2 ocorre durante o parto vaginal, mesmo na ausência de lesões ativas, em 85% dos casos, enquanto 10% devem-se à transmissão pós-natal e apenas 5% à infecção intra-útero.[44,71] Aproximadamente 50% das crianças infectadas tem acometimento do SNC, e destas, 4 a 29% não sobrevivem.[46] Em neonatos, a infecção por HSV-2 costuma ser difusa e multifocal, diferente dos raros casos vistos em adultos, onde é mais localizada em região frontal e temporal.[43] Além das manifestações em SNC, a doença pode acometer pele, mucosas (olho e boca) e outros órgãos como fígado, pulmões e adrenais (forma disseminada).

O líquor apresenta pleocitose linfomononuclear e proteína elevada. Biópsia cerebral com isolamento viral ainda é o padrão-ouro. Mas com a disponibilidade da PCR para o vírus no líquor e sua boa acurácia, esta vem se tornando o método diagnóstico de escolha. O líquor pode ser normal (com PCR negativa) na fase inicial da doença em até 10% dos casos, o que não exclui o diagnóstico, devendo ser repetido após 24 a 48 horas.

O tratamento para a encefalite por HSV é realizado com aciclovir intravenoso (IV), na dose de 10 mg/kg/dose, a cada 8 horas, por 14 a 21 dias.[45] No período neonatal, a dose utilizada é de 20mg/kg/dose, a cada 8 horas, por 21 dias.[44,46] Ao fim desse período, deve-se repetir a PCR no líquor para avaliar a necessidade de prolongamento do tempo de terapia antiviral. Se a segunda PCR for positiva, deve ser repetida semanalmente até que um resultado negativo seja obtido e o tratamento endovenoso possa ser suspenso.[41] Há estudos que sugerem o uso de

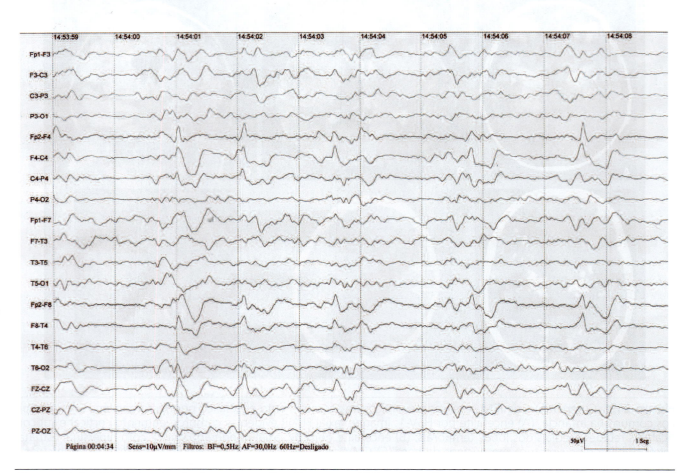

Figura 21.2 EEG evidenciando descargas epileptiformes periódicas lateralizadas (PLEDs) de projeção em região temporal direita de paciente com encefalite pelo vírus do herpes simples tipo 1. Imagem gentilmente cedida pela Dra. Nádia Iandoli de Oliveira Braga – Setor de Neurofisiologia Clínica da Disciplina de Neurologia Clínica da EPM-Unifesp.

altas doses de valaciclovir por 3 meses em crianças com encefalite recidivante ou tratamento muito prolongado a fim de reduzir a probabilidade de recaídas.[41,72]

A contagem plasmática de neutrófilos e a função renal devem ser mensuradas duas vezes por semana durante o uso parenteral da medicação, pelo risco de neutropenia e insuficiência renal aguda.[46] Esta última está provavelmente associada à deposição intratubular de cristais do medicamento e à redução da filtração glomerular, e pode ter sua incidência reduzida com reposição volêmica e infusão lenta (em 1 hora) do aciclovir. Ainda que ocorra insuficiência renal aguda, esta costuma responder às medidas conservadoras: hidratação com solução salina e ajuste da dose do antiviral, conforme o *clearance* de creatinina. Em poucos casos há necessidade de suspensão da medicação por 24 a 72 horas e retorno em doses menores.[73]

Diferente das meningites bacterianas, não há evidências na literatura médica para o uso rotineiro de corticoide concomitante ao aciclovir.[42]

A hipertensão intracraniana (HIC) pode ser uma das complicações, levando à herniação uncal e óbito. Há poucos relatos de tratamento com craniectomia descompressiva, e nenhum estudo prospectivo randomizado que permita definir a melhor conduta diante da HIC secundária a encefalite. Diante das evidências disponíveis, a craniectomia só tem sido considerada na presença de HIC refratária ao tratamento clínico ou de sinais de iminente herniação uncal (surgimento de anisocoria, por exemplo).[74]

Outras encefalites virais

Encefalite pelo vírus Epstein-Barr

O EBV é um herpes-vírus transmitido pela saliva, que infecta células epiteliais e linfócitos B, permanecendo nesses últimos como infecção latente. É o agente etiológico da monocleose infecciosa e tem associação com o linfoma de Burkitt, o carcinoma de nasofaringe e o linfoma de SNC.[75]

Complicações neurológicas pelo EBV são vistas em 1 a 10% dos casos.[76] Foram descritas: encefalite, meningite, mielite transversa, cerebelite, síndrome de Guillain-Barré, hemiplegia aguda, paralisia de Bell, ataxia, neurite óptica, coreia, entre outras, sendo as duas primeiras as mais comuns.[76]

A encefalite por EBV é rara em crianças, geralmente associada a estados de imunossupressão. Ocorre mais comumente no contexto da mononucleose infecciosa aguda (febre, faringite, linfadenomega-

lia, hepatoesplenomegalia, *rash*), uma a três semanas após o seu início. Seus sinais e sintomas são amplos, podendo haver febre, cefaleia, crises epilépticas, alteração do comportamento, rebaixamento do nível de consciência, metamorfopsia (síndrome de "Alice no País das Maravilhas", caracterizada por distorção visual aguda: forma, tamanho, posição, cores dos objetos), sinais meníngeos, paralisia de nervos cranianos, sinais bulbares e alterações cerebelares. Raramente há quadro neurológico na ausência de envolvimento sistêmico.[75-78]

A fisiopatologia das complicações neurológicas ainda não está completamente esclarecida. Pode resultar tanto da agressão direta do SNC pelo vírus, quanto indiretamente por processos imunomediados.

Tipicamente, observa-se à IRM do encéfalo a presença de hipersinal bilateral e geralmente simétrico dos corpos estriados (caudado e putâmen) nas sequências ponderadas em T2/FLAIR (com correspondente hiposinal em T1). O acometimento do córtex cerebral, tálamo, esplênio do corpo caloso e substância cinzenta da medula cervical já foi descrito, mas é ocasional (Figura 21.1).[48] Esta alteração de sinal pode desaparecer nas imagens de seguimento ou podemos observar algum grau de atrofia estriatal, mesmo na ausência de sequela neurológica. O diagnóstico diferencial por imagem deve ser feito com as encefalopatias mitocondriais, incluindo a síndrome de Leigh, além da doença de Wilson e acidúria glutárica tipo 2.[77]

Diagnosticar a encefalite por EBV, em especial na ausência de mononucleose infecciosa, é algo difícil. Caracteristicamente, o líquor revela pleocitose linfomononuclear, hiperproteinorraquia e PCR positiva para EBV, mas valores normais não descartam a doença.[79] No início dos sintomas (primeira semana), principalmente nas crianças menores de 5 anos, a pesquisa de anticorpos heterófilos (teste de Paul-Bunnell) tem alto índice de falsos negativos. Raros falsos positivos também podem ocorrer com leucemia, rubéola, linfoma, câncer pancreático, lúpus e HIV. Para os pacientes em que a dúvida persiste, há pesquisa de anticorpos contra antígenos específicos (do capsídeo e do núcleo virais). A presença de IgM contra o capsídeo viral do EBV é muito sugestiva de infecção aguda. Contudo, outros herpes-vírus (ex.: CMV) podem induzi-los também. Além disso, durante doenças que provocam intensa ativação imune, há reativação sorológica com presença de anticorpos IgM contra EBV no sangue sem manifestações clínicas de mononucleose ou encefalite por EBV.[80] Assim, o isolamento viral, a detecção de anticorpos anti-EBV e a PCR para EBV no soro e

Tratado de Neurologia Infantil

líquor devem ser utilizados em conjunto com o quadro clínico e o padrão típico de imagem para estabelecer o diagnóstico (Figura 21.1). A biópsia cerebral com pesquisa do vírus ainda é o padrão-ouro (isolamento viral e PCR).

A infecção por EBV é usualmente benigna, com recuperação em 1 a 12 semanas, mas 8% dos casos neurológicos são letais. Adultos e pacientes com lesão isolada em tronco encefálico costumam ter pior prognóstico.

O tratamento com antiviral é controverso. Não há estudos que permitam definir quando e como começá-lo. A maioria deles concorda que em pacientes imunossuprimidos ou em imunocompetentes com complicação sistêmica, o antiviral deve ser iniciado em associação a corticoterapia, por 5 a 10 dias, ou pelo menos até que ocorra negativação da PCR para EBV e melhora clínica.[79,81,82] Entretanto, não se sabe qual a melhor droga (aciclovir, ganciclovir ou valaciclovir), dose ou tempo de duração do tratamento.[81]

Encefalite pelo citomegalovírus

A infecção pelo CMV ocorre de forma pandêmica e, até a idade adulta, a maioria das pessoas já foram infectadas pelo vírus. É um membro da família *herpesviridae*, com capacidade de manter-se latente após a primo-infecção e sofrer reativação quando em condições favoráveis (imunossupressão, por exemplo). Em imunocompetentes, a infecção geralmente é assintomática. Quando sintomática, causa doença leve, benigna e autolimitada. Entretanto, em neonatos e pacientes imunossuprimidos, pode ser grave, deixar sequelas ou até mesmo ser fatal. A infecção congênita por CMV é descrita no Capítulo 10 – Doenças Neurológicas no Período Neonatal.

Em pacientes imunocompetentes, CMV ocasionalmente está associado à síndrome de Guillain-Barré (por mecanismo imunomediado) e raramente causa encefalite ou mielite. Já nos imunocomprometidos, este vírus é potencialmente letal, sendo a causa de encefalites, ventriculites, encefalomielites e mielites. À IRM do encéfalo observa-se hipersinal em T2/FLAIR na superfície ependimária e em alguns casos na substância branca periventricular e nos tálamos. A impregnação pelo gadolínio pode ocorrer, mas é principalmente demonstrada na superfície ependimária dos ventrículos laterais, onde também se costuma observar restrição à difusão. A ocorrência de ventriculomegalia nos casos de encefalite aguda não é frequente (Figura 21.1).[83,84] Nos pacientes com acometimento mielorradicular, pode haver espessamento da cauda equina nas imagens sem contraste e realce leptomeníngeo das raízes dorsais, da cauda equina e do cone medular nas imagens pós-gadolínio.[85]

Nas formas não congênitas, a sorologia não pode ser utilizada de forma acurada devida a alta prevalência da infecção, mas a PCR no líquor tem alta sensibilidade e especificidade.[50,83]

O tratamento consiste no uso de ganciclovir ou foscarnet venoso. A combinação das duas drogas deve ser considerada em pacientes que receberam terapia antiviral para CMV previamente, por causa da possibilidade do desenvolvimento de cepas resistentes, ou em pacientes que estejam em tratamento sob monoterapia com doença em progressão. Cidofovir também é uma opção em pacientes que estejam sendo tratados com ganciclovir e foscarnet mas com evolução desfavorável (Tabela 21.10).

A duração do tratamento de manutenção ainda é bastante controversa. Entretanto, é prudente que o antiviral seja mantido até que não exista mais sinais de replicação viral, haja a reconstituição do sistema imune do paciente (CD4+ > 100 a 150 por mais de 6 meses, em pacientes com AIDS), e que a administração de drogas imunossupressoras não seja mais necessária (nos pacientes transplantados).

Encefalite pelo vírus varicela-zóster

O VZV é um vírus de DNA pertencente à família *herpesvirus*, altamente contagioso e com capacidade de manter-se quiescente no hospedeiro por vários anos. Na primo-infecção causa a varicela, conhecida como "catapora"; e sua reativação da forma latente resulta em herpes-zóster.

A transmissão ocorre em hospedeiros suscetíveis através do contato com gotículas de aerossol de secreção nasofaríngea ou com o líquido das vesículas da pele de um indivíduo infectado. O período de incubação varia de 10 a 21 dias, mas pode ser prolongado por mais 7 dias se houver administração de imunoglobulina contra varicela zóster (IVZV). A doença é transmissível no intervalo de 48 horas antes do aparecimento do *rash* cutâneo até todas as lesões estarem em fase de crosta. Classicamente, sabia-se que varicela ocorria apenas uma vez na vida, entretanto há relato de que até 13% dos pacientes podem apresentar um segundo episódio da doença.[86]

A varicela geralmente ocorre em crianças, tendo curso autolimitado, caracterizado por um pródromo de febre, mal estar, anorexia e odinofagia, seguido dentro de 24 horas por *rash* cutâneo vesicular. As lesões iniciam-se com máculas prurigino-

782

Seção 3 ■ Doenças e Síndromes Neurológicas

Doenças Infecciosas

Tabela 21.10 Regimes terapêuticos para manifestações neurológicas da infecção por CMV.[85]

Tipo de terapia	Paciente com disfunção renal	Paciente com neutropenia ou trombocitopenia	Paciente previamente tratado para CMV ou com doença em progressão
Terapia de indução (14-21 dias)	Ganciclovir* (5 mg/kg/dose, 12/12h, IV)	Foscarnet* (90 mg/kg/dose, 12/12h, IV)	Ganciclovir (5 mg/kg/dose) + Foscarnet (90 mg/kg/dose) IV 12/12h ou Cidofovir# (5 mg/kg/semana), IV, por 2 semanas
Terapia de manutenção	Ganciclovir (5 mg/kg/dia, IV)	Foscarnet (90-120 mg/kg/dia IV)	Ganciclovir (5 mg/kg/dia) + Foscarnet (90-120 mg/kg/dia) IV ou Cidofovir (5 mg/kg), IV, a cada 2 semanas
Terapia adjunta	G-CSF/ GM-CSF se neutropenia; Anti-eméticos	Hidratação; potássio; cálcio; magnésio; Anti-eméticos	G-CSF/GM-CSF se neutropenia Hidratação Potássio; cálcio; magnésio Anti-eméticos
Exames laboratoriais	Hemograma completo 2 vezes/semana durante a indução e semanalmente durante a manutenção; creatinina sérica mensalmente	Creatinina e eletrólitos séricos duas vezes/semana durante a indução e semanalmente durante a manutenção; hemoglobina	Os mesmos das duas colunas anteriores para o esquema combinado Creatinina sérica, proteína urinária e hemograma completo antes de cada infusão

G-CSF: fator estimulador de colônias de granulócitos; GM-CSF: fator estimulador de colônias de granulócitos e macrófagos.

* A infusão do ganciclovir deve ter duração aproximada de uma hora e a do foscarnet de duas horas, controladas em bomba de infusão, para evitar complicações no local do acesso venoso. A pré-hidratação do paciente pode reduzir o risco de nefrotoxicidade do foscarnet.

Hidratação agressiva e probenecida (2g, em > 50kg) devem ser administradas 3 horas antes de cada infusão do cidofovir. A probenecida (1g/dose, em > 50 kg) deve ser repetida 2 e 8 horas após o término do antiviral. A infusão do cidofovir deve ser feita em uma hora, em bomba de infusão. Este antiviral está contraindicado se proteinúria ≥ 100mg/dL ou 2 +, creatinina sérica > 1,5 mg/dL ou depuração da creatinina estimada < 55 mL/min. Também não deve ser administrado concomitantemente ou dentro de 7 dias de outros fármacos nefrotóxicos (por exemplo, foscarnet, aminoglicosídeos, anfotericina B, anti-inflamatórios não esteroides, etc.)

Ganciclovir, foscarnet e cidofovir têm necessidade de correção de dose se função renal alterada.

sas, que progridem para pápulas, vesículas, algumas vezes passando por pústulas e, finalmente, para crostas. Caracteristicamente, as lesões encontram-se ao mesmo tempo em diferentes estágios de desenvolvimento em face, tronco e extremidades.[87] As vesículas tendem a deixar de aparecer por volta do quinto dia e as crostas começam a cair após uma a duas semanas, deixando áreas de hipopigmentação temporária na pele, que podem deixar cicatrizes.[87,88] Contudo, quando a varicela ocorre em adolescentes, adultos e imunossuprimidos, tende a ter um curso mais grave e complicado.

Entre as complicações da varicela destacam-se as infecções secundárias das lesões cutâneas (celulites,

miosites, fasceítes necrotizantes e síndrome do choque tóxico); cerebelites; vasculites; pneumonia (principalmente em gestantes e imunossuprimidos); e hepatite (rara, principalmente em imunossuprimidos).

O envolvimento do SNC acontece em menos que 0,1% das crianças.[43,48] A encefalite por VZV é mais comum em adultos e imunossuprimidos, principalmente aqueles com envolvimento de dermátomo craniano ou infecção disseminada. Caracteriza-se por início agudo ou subagudo de febre, cefaleia, alteração do nível de consciência, crise epiléptica e ataxia. Em crianças, a apresentação clínica mais comum é de uma cerebelite pós-infecciosa (mecanismo imunomediado), com instabilidade de marcha e nistagmo, de curso benigno

Capítulo 21

783

e autolimitado, que podem agravar-se por hidrocefalia devido à edema do cerebelo. Há também associação entre infecção por VZV e evento vascular isquêmico agudo em crianças, comprometendo médios e grandes vasos (Figura 21.3), geralmente 3 a 4 meses após o episódio de vesículas, mas com relatos de intervalos entre a infecção viral e o ictus de dias até 48 meses.[89,90]

Uma modesta pleocitose linfomononuclear (< 100 células/mm^3) com hiperproteinorraquia é vista em até dois terços dos pacientes com vasculopatia por VZV, acompanhada por IgG para VZV positiva no líquor (após a segunda semana da varicela). A PCR no líquor só costuma vir alterada nas primeiras semanas da doença viral. Dessa forma, após esse período (2 a 4 semanas), contribui pouco para o diagnóstico das vasculopatias e cerebelites, cujas apresentações clínicas costumam ser mais tardias, apesar de ter grande valor nos casos de encefalite por VZV.

Nenhum tratamento é recomendado para a cerebelite por VZV além do sintomático. Para as encefalites, devido a menor sensibilidade do vírus ao aciclovir em relação a outros herpesvirus, recomenda-se de 10-15 mg/kg a cada 8 horas, por até 14 dias. Nos casos de vasculopatia, embora não haja consenso para o tratamento com corticosteroides e aciclovir, tem-se preferido o tratamento combinado com as duas drogas, sendo a prednisona na dose de 1-1,5 mg/kg/dia administrada por 3 a 5 dias, e o aciclovir por 14 dias.[69,91,92]

Por tratar-se de doença infecciosa com alta transmissibilidade na sua fase de vesículas, toda criança ou adulto que tiver contato com o paciente e for suscetível, ou seja, não teve varicela ou não recebeu as duas doses da vacina, deve receber profilaxia em até 72 horas após a exposição:[93]

- Ativa ou com vacina, se for imunocompetente;
- Passiva ou com imunoglobulina humana contra varicela-zoster (125 UI, intramuscular, a cada 10 kg de peso, com mínimo de 125 UI e máximo de 625 UI), se o contato for gestante, imunocomprometido, portador de neoplasia, em uso de medicação imunossupressora, recém-nascido prematuro exposto no berçário ou neonato a termo cuja mãe teve varicela 5 dias antes ou até 2 dias após o parto. A proteção costuma ser eficaz por até 3 semanas.

Mielites virais

O termo mielite descreve um processo inflamatório envolvendo a medula espinal, causando perda parcial ou completa das funções controladas por aquele segmento medular e pelos outros abaixo dele. O sistema nervoso pode ser lesado por ação direta dos vírus, ou indiretamente pelo sistema imune do hospedeiro durante a resposta inflamatória. Neste capítulo abordaremos os efeitos da infecção viral propriamente dita, sendo as consequências imunomediadas (mielite transversa, ADEM etc.) discutidas no Capítulo 22 – Doenças Inflamatórias Não Infecciosas.

Sinais e sintomas tais como paraparesia, alteração da sensibilidade com nível sensitivo definido, disfunção esfincteriana vesical ou intestinal e liberação piramidal apontam claramente para a presença de mielopatia. Já a radiculopatia costuma apresentar-se com paresia, alteração de sensibilidade e, ao contrário

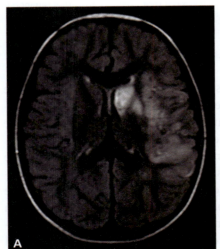
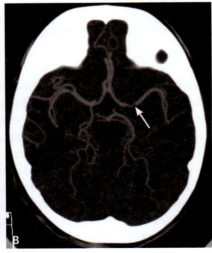
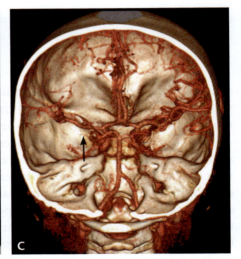

Figura 21.3 Arteriopatia pós-varicela. (A) RM inicial mostra o comprometimento vascular isquêmico do território da artéria cerebral média esquerda, principalmente estriatal. (B) e (C) Angiotomografia evidencia estreitamento luminal focal do segmento M1 esquerdo (setas).

Doenças Infecciosas

da anterior, hiporreflexia, flacidez e hipotrofia muscular. Entretanto, não é incomum o acometimento simultâneo da medula espinal e de raízes nervosas nas infecções virais, dificultando o diagnóstico. A Tabela 21.11 descreve as características clínicas dos principais tipos de lesão medular.

Em geral, as infecções virais são agudas, com um curso progressivo ao longo de dias a semanas, e fre-

quentemente associadas a febre, fadiga e *rash* cutâneo. É o caso das infecções por VZV, CMV, EBV, HSV, poliovírus e enterovírus 71. Raros vírus apresentam curso infeccioso crônico, com mielite lentamente progressiva, como é o caso do HTLV-1 e do HIV.[94]

Em combinação com o quadro clínico, os exames complementares frequentemente levam ao diagnóstico nas mielopatias. Sorologias, culturas e a análise do

Tabela 21.11 Apresentação clínica das mielopatias/mielites agudas.[95]

Tipo de lesão	Tratos envolvidos	Quadro clínico	Exemplos
Completa	Todos	Déficit motor e sensitivo abaixo da lesão e disfunção autonômica*	Trauma Mielite viral aguda necrotizante
Brown-Séquard ou síndrome de hemisecção medular	Corticoespinal ipsilateral Coluna posterior ipsilateral Espinotalâmico lateral contralateral	Déficit motor ipsilateral Perda da propriocepção ipsilateral Alteração da sensibilidade térmica e dolorosa contralateral	Esclerose múltipla Compressão
Síndrome do funículo anterior	Tratos córtico-espinhais Espinotalâmicos laterais	Paralisia flácida aguda Ausência da percepção de dor e temperatura, Disfunção autonômica*, com preservação da propriocepção consciente.	Oclusão da artéria espinal anterior
Síndrome do funículo posterior	Fascículos grácil e cuneiforme, bilateralmente	Perda bilateral da propriocepção consciente e da sensibilidade vibratória.	Deficiência de B12 ou cobre
Central	Comissura branca (cruzamento dos tratos espinotalâmicos laterais), tratos córtico-espinhais e fibras autonômicas	Alteração sensitiva dissociada (perda da sensibilidade para dor e temperatura, com preservação da sensibilidade profunda), Déficit de força (tipicamente mais acentuado nos membros superiores em relação aos membros inferiores) e disfunção autonômica abaixo da lesão	Siringomielia Neuromielite óptica
Cone medular	Segmentos sacrais e emergência das fibras autonômicas	Disfunção esfincteriana precoce, discreto déficit motor e déficit sensitivo sacral	Mielite esquistossomótica
Cauda equina	Raízes dos nervos espinhais	Fraqueza assimétrica flácida dos membros inferiores precoce, com déficit sensitivo em território de raízes, seguido por disfunção autonômica	Polirradiculite aguda por CMV Compressão
Tratopatias	Envolvimento seletivo de algum trato	Déficit correspondente	Deficiência de B12 Mielopatias paraneoplásicas Esclerose múltipla

* Disfunção autonômica: vesical, intestinal e sexual.

Capítulo 21

Tratado de Neurologia Infantil

líquor são essenciais para a avaliação de um paciente com suspeita de mielite viral (Tabelas 21.12 e 21.13).

As imagens de RM são cruciais para descartar a possibilidade de mielopatia compressiva, sendo também úteis no diagnóstico diferencial com lesões neoplásicas e mielopatias de natureza vascular. As imagens no plano sagital são importantes para uma visão global da medula, no seu eixo longitudinal, e das raízes da cauda equina. Imagens axiais permitem avaliar cada segmento com mais detalhes, principalmente em T2. A demonstração de realce pelo contraste é avaliada em T1, usualmente

em dois planos ortogonais, sagital e axial, com cortes de 3 mm de espessura. A possibilidade de lesões vasculares, principalmente isquêmicas, deve sempre compor a lista de diagnósticos diferenciais das mielopatias agudas. A ocorrência de malformações, principalmente arteriovenosas e cavernomas, é considerada rara em crianças. Mielite desmielinizante também é uma possibilidade diagnóstica, sendo o ADEM e o espectro da neuromielite óptica as condições mais frequentes.[48] A Figura 21.4 apresenta um fluxograma de abordagem diagnóstica diante de um quadro de mielopatia.

Tabela 21.12 Diagnóstico diferencial para mielites e radiculites virais.[94,95]

1. Mielites infecciosas
   a. Mielites virais
      i. VZV*
      ii. HSV – 2*
      iii. CMV*
      iv. EBV*
      v. HHV-6 e 7
      vi. Enterovírus (poliovirus 1, 2 e 3#; enterovírus70 e 71#; coxsackie A e B#; echovirus)
      vii. Vírus da raiva
      viii. Flavivirus (vírus da encefalite japonesa#, vírus Oeste do Nilo#, vírus da dengue, Saint Louis, vírus da encefalite do carrapato# etc.)
      ix. HTLV-1
      x. HIV
   b. Mielite por bactérias, fungos e parasitas
      i. Mycoplasma
      ii. Doença de Lyme
      iii. Mielite piogênica
      iv. Tuberculose
      v. Sífilis
      vi. Actinomicose, blastomicose, aspergilose, coccidioidomicose
      vii. Neurocisticercose, esquistossomose, mielite eosinofílica
2. Mielopatia não infecciosa
   a. Pós-infecciosa, pós-vacinação (sarampo, rubéola, catapora, influenza, micoplasma, *S. pneumoniae*)
   b. Esclerose múltipla e neuromielite óptica (doença de Devic)
   c. Doenças autoimunes (lúpus, Sjögren, mielite atópica)
   d. Sarcoidose
   e. Doença de Behçet
   f. Síndrome paraneoplásica

* Causas comuns.

\# Causas de paralisia flácida (poliomielite-símile) devido a preferencial, mas não seletiva, destruição de células da coluna anterior ou vias motoras da medula espinal.

786   **Seção 3** ■ Doenças e Síndromes Neurológicas

Doenças Infecciosas

Tabela 21.13 Investigação laboratorial do paciente com suspeita de mielite infecciosa.[95]

Pesquisas e culturas no líquor

- Coloração pelo Gram e cultura para bactérias
- Pesquisa direta e cultura para BAAR
- Tinta da china e cultura para fungos
- Cultura para vírus

PCR no líquor

- HSV-1 e 2
- HHV-6
- VZV
- CMV
- EBV
- Enterovírus
- HTLV-1
- *Borrelia burgdorferi* (doença de Lyme)

Sorologias

- HSV
- VZV
- HIV
- HTLV-1
- *B. burgdorferi*
- Sífilis
- Hepatites A, B e C
- Micoplasma
- Parasitas

Hemoculturas

Radiografias de tórax/TC

BAAR: bacilos álcool-ácido resistentes.

Mielites agudas

Herpes-vírus

Os herpes-vírus são, provavelmente, a causa mais comum de mielite viral.[95] Causam danos ao SNC e SNP, tanto através do ataque direto ao hospedeiro quanto indiretamente por mecanismos imunomediados.

HSV-1 e 2 e VZV são conhecidos pela sua capacidade de latência no gânglio trigeminal e nas raízes dorsais, e sua reativação pode causar encefalite, meningite e herpes-zoster, respectivamente. Entretanto, esses mesmos vírus também podem invadir a medula espinal e causar infecção local (mielite).

O HSV-1 mais frequentemente causa mielite na infância, enquanto o HSV-2 é o agente mais comum na idade adulta.[96,97] As crianças podem ter febre e sintomas respiratórios antes do quadro medular, mas me-nos de 50% dos adultos têm herpes genital. As lesões à IRM de medula espinal são inespecíficas, tornando o diagnóstico dependente da PCR para HSV no líquor, embora IgM anti-HSV positiva no líquor também seja diagnóstica.[98] O tratamento é realizado com aciclovir IV, por 14 a 21 dias (doses e efeitos colaterais foram descritos no tratamento das encefalites herpéticas).

Mielite é uma complicação incomum da infecção por VZV, ocorrendo geralmente em pacientes imuno-comprometidos, 1 a 3 semanas após o início das lesões cutâneas. Inicia-se de maneira subaguda com déficit motor e/ou sensitivo ipsilateral ao zoster. A imagem de RM mostra hipersinal nas sequências ponderadas em T2, principalmente na região posterior da medula espinal, envolvendo coluna dorsal e corno posterior, podendo coexistir realce pelo contraste na fase aguda, que pode se estender às raízes dorsais (Figura 21.5).[94]

Capítulo 21

787

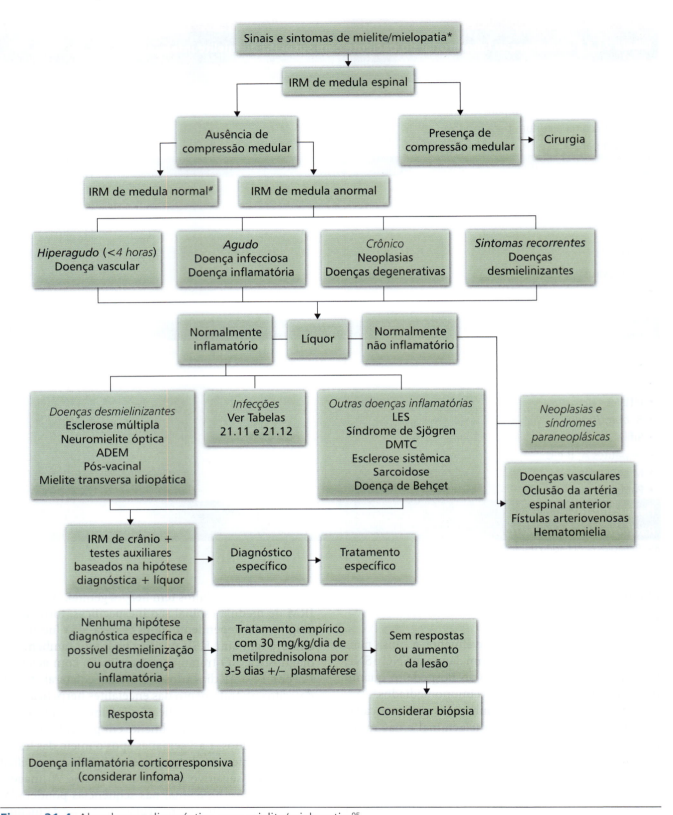

Figura 21.4 Abordagem diagnóstica para mielite/mielopatia.[95]

ADEM: encefalomielite disseminada aguda; LES: lúpus eritematoso sistêmico; DMTC: doença mista do tecido conjuntivo;
* Fraqueza muscular, alteração de sensibilidade com nível sensitivo, disfunção autonômica, liberação piramidal.
# IRM normal não exclui mielopatia. Reavaliar caso a caso.

A coexistência de radiculite tem sido descrita nos indivíduos com queixa de dor. O diagnóstico é sugerido pela história e pelo padrão da imagem de RM, que é característica, mas confirmado pela PCR para VZV no líquor. A pesquisa de anticorpos no líquor, mas não no sangue (o vírus mantém-se latente por muitos anos), também pode ajudar. O tratamento é feito com aciclovir IV nas doses já apresentadas no tópico de encefalite por VZV, por 3 a 4 semanas.

Apesar de causar mielite em pacientes imunocompetentes e imunodeprimidos, CMV é primariamente gerador de doença em pacientes infectados pelo HIV, produzindo quadros de mielite pura ou síndrome medular acompanhada de envolvimento radicular ou de nervo periférico. Destaca-se a ocorrência frequente de pleocitose neutrofílica, com até 1.000 células/mm.[3,97] A imagem de RM mostra alterações inespecíficas, sendo o diagnóstico confirmado pela história clínica, na presença de PCR para CMV positiva no líquor. O tratamento com ganciclovir segue as mesmas diretrizes sugeridas para a encefalite por CMV.

Enterovírus

Os enterovírus abrangem mais de 60 sorotipos de RNA-vírus, entre eles os poliovirus, coxsackievirus, echovirus e enterovírus 70 e 71.

A mielite causada pelo poliovirus caracteriza-se tipicamente por paralisia flácida aguda (PFA), em razão do comprometimento preferencial, mas não exclusivo, do corno anterior da medula espinal. À IRM de medula espinal observa-se hipersinal nas sequências ponderadas em T2 na região acometida (Figura 21.6). Trata-se de doença de notificação compulsória no Brasil, assim como toda PFA em menores de 15 anos. Com as campanhas de vacinação, o vírus selvagem reduziu a sua incidência, cedendo lugar ao vírus vacinal (Sabin) como principal etiologia de poliomielite. Entretanto, com a popularização da vacina de vírus inativado (Salk) os números estão cada vez mais baixos no Brasil (Tabela 21.2).

O enterovírus 71 tem causado recentes epidemias de doença mão-pé-boca na Ásia, com PFA ocorrendo em 11% a 14% dos casos.[99] Os sintomas são semelhantes aos da poliomielite, mas tende a apresentar também mioclonia, ataxia ou tremor, raramente causando rombencefalite. O diagnóstico é feito por isolamento viral, PCR no líquor (mais sensível) ou *swab* de orofaringe.[94] O enterovírus 70 esteve relacionado com epidemias de conjuntivite hemorrágica aguda na qual PFA ocorreu em aproximadamente 1 a cada 10.000 a 15.000 casos.[100] Menos frequentemente *coxsackievirus* e *echovirus* causam paralisia, geralmente mais leve que os anteriores.

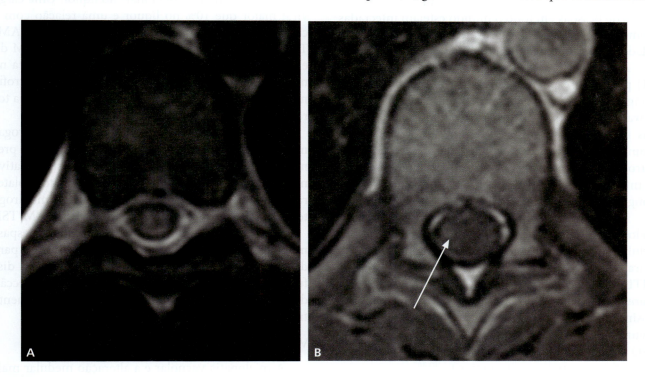

Figura 21.5 Mielite por VZV em paciente imunocomprometido. Imagens axiais ponderadas em T2 (A) e em T1 com contraste (B), mostrando envolvimento da medula espinal, com hipersinal em T2 e tênue impregnação pelo gadolínio, mais evidente à direita (seta).

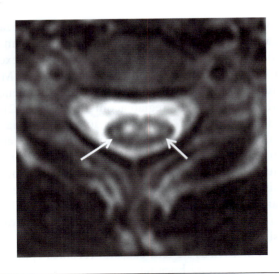

Figura 21.6 IRM de medula espinal/axial T2 de paciente com sequela de poliomielite, evidenciando hipersinal seletivo dos cornos anteriores (setas).

Mielites crônicas

Vírus linfotrópico humano de células T tipo 1

O HTLV-1 é endêmico em regiões tropicais, como a América do Sul, África Central, Caribe, sul do Japão e Oriente Médio.[101] Estima-se que entre 10 e 20 milhões de pessoas em todo o mundo estejam infectadas com o HTLV-1.[101] A soroprevalência aumenta com a idade, especialmente em mulheres.

A transmissão ocorre de três formas principais: (1) perinatal, especialmente via amamentação prolongada; (2) sexual, predominantemente do homem para a mulher; e (3) através da exposição a células linfoides contaminadas (transfusão de sangue, compartilhamento de seringas, acidentes com perfurocortantes etc.).[102] O período de latência entre a infecção e a manifestação da doença pode ser tão longo como 20 a 30 anos.

As duas principais doenças associadas à infecção pelo vírus são a leucemia/linfoma de células T do adulto (LLTA) e a mielopatia associada ao HTLV-1/paraparesia espástica tropical (HAM/TSP, do inglês, HTLV-1 *associated myelopathy/tropical spastic paraparesis*). A maioria dos indivíduos soropositivos são assintomáticos e menos de 2% desenvolvem doença neurológica, principalmente HAM/TSP.[101] O HTLV-1 está também associado a uveíte anterior (rara), dermatite infecciosa, polimiosite e miosite.[103-105]

A HAM/TSP é uma mielopatia inflamatória crônica que evolui ao longo de décadas. Afeta mais frequentemente mulheres que homens. Os sintomas geralmente começam na idade adulta, após os 30 anos, e é rara em crianças. Sintomas urinários são muito comuns: urgência, incontinência e/ou retenção podem ser vistos até mesmo antes do início da paraparesia. Dor nas costas, constipação, disfunção sexual e sintomas sensitivos (muito leves) também são corriqueiros. Em muitos casos, a dor é grave.[105]

Uma dermatite crônica que afeta os portadores jovens durante a infância caracteriza-se por uma erupção cutânea generalizada com exsudato e crostas nas orelhas, pálpebras, pescoço, axila e virilha; acompanhada por uma descarga nasal aquosa e linfadenopatia. As culturas são frequentemente positivas para estreptococo beta-hemolítico ou *Staphylococcus aureus*. É mais frequente em crianças nascidas de mães portadoras (transmissão vertical).

Para o diagnóstico da infecção pelo HTLV-1 podemos utilizar reações imunológicas no sangue (sorologia para HTLV-1) e no líquor (pesquisa de antígenos ou anticorpos); PCR para HTLV-1 no sangue e no LCR; esfregaço do sangue periférico (evidencia linfócitos atípicos com núcleos convolutos, as denominadas "flower cells"); hipergamaglobulinemia, aumento da beta2-microglobulina e aumento da contagem de CD4+ no sangue; pleocitose linfocítica, hiperproteinorraquia e bandas oligoclonais no líquor. Uma carga viral maior que 10% no líquor e uma relação com a carga plasmática maior que 1:1 pode distinguir HAM/TSP de carreadores assintomáticos.[102,103,105] A IRM do encéfalo e da medula espinal é normal ou atípica na maioria dos casos, podendo ser demonstrada atrofia medular nas fases mais avançadas, sendo a medula torácica particularmente mais afetada.[94]

Na prática, os esteroides continuam a ser as drogas mais comumente prescritas, talvez por causa da premissa de que exista uma fase inflamatória significativa no início da doença, com um perfil de efeitos colaterais mais aceitável.[102,103,105] Entretanto nenhuma droga tem eficácia comprovada no tratamento da HAM/TSP.

O tratamento sintomático é feito com antiespasmódicos, laxantes, inibidores da fosfodiesterase para disfunção erétil, e medicações e fisioterapia para disfunção urinária. Reabilitação é fundamental. Infecção do trato urinário é comum e, se não adequadamente tratada, é causa de óbito por sepse.

Vírus da imunodeficiência humana

A mielopatia vacuolar é a alteração medular mais comumente relacionada ao HIV, com cerca de 20% a 55% dos pacientes apresentando alterações ao exame anatomopatológico, embora apenas 5% a 10% sejam sintomáticos.[94] Afeta predominantemente os pacientes com baixos níveis de CD4+.

É lentamente progressiva, manifestando-se com paraparesia espástica, ataxia sensitiva e bexiga neurogênica. As colunas dorsal e lateral da medula torácica são particularmente, mas não exclusivamente, afetadas. Na IRM de medula espinal, pode haver atrofia e hiperssinal nas imagens ponderadas em T2 predominando em substância branca, mas pode ser difuso.[94]

Vírus da imunodeficiência humana

Atualmente, com o avanço nos programas de prevenção e tratamento da infecção pelo HIV, houve uma mudança no conceito da doença como grave e invariavelmente terminal, para uma infecção crônica e controlável.[106] Segundo dados da OMS, em 2013, 240.000 crianças (< 15 anos) foram infectadas pelo HIV, elevando a prevalência da infecção ou da síndrome da imunodeficiência adquirida (AIDS) nesta faixa etária para 3.2 milhões, ou cerca de 9% de todas as pessoas que vivem com AIDS.[107]

O HIV é um retrovírus que depleta as células T CD4+ e produz imunodeficiência progressiva. Após a infecção, o pro-vírus é integrado no genoma da célula hospedeira, e pode permanecer latente durante anos; período em que a função celular não parece ser afetada, mas a replicação viral é muito ativa. O SNC funciona como um santuário para a replicação do HIV, por causa da barreira hematoencefálica que impede a penetração de antirretrovirais. O vírus penetra precocemente no sistema nervoso, mas a infecção produtiva no SNC raramente é estabelecida antes que a imunossupressão sistêmica se desenvolva.

Dessa forma, o HIV pode afetar o sistema nervoso diretamente, como é o caso da encefalopatia pelo HIV, ou indiretamente, causando, por imunodeficiência, uma susceptibilidade maior a infecções oportunistas e neoplasias. Além desses, existem os danos neurológicos associados aos efeitos colaterais da terapia antirretroviral (TARV) usada para o tratamento do complexo HIV/AIDS. Nesta seção, serão discutidas com mais ênfase as alterações relacionadas com a ação direta do vírus - encefalopatia/demência, mielopatia e neuropatias sensoriais -, enquanto algumas das infecções oportunistas serão abordadas mais adiante ainda neste capítulo.

Complicações neurológicas

Encefalopatia pelo HIV

Costuma acometer pacientes gravemente imunossuprimidos, com AIDS. Caracteriza-se por encefalopatia progressiva associada a:[106]

- Déficit de crescimento cerebral – em lactentes, há desaceleração no crescimento do perímetro cefálico ou mesmo microcefalia adquirida. Nas crianças maiores de 2 anos, observa-se atrofia cerebral nos exames de imagem;
- Síndrome piramidal – no início, em lactentes, há hipotonia com hiperreflexia. Com a progressão do quadro, surgem os sinais de espasticidade e diparesia crural, ou mesmo tetraparesia com paralisia pseudobulbar. Ataxia e parkinsonismo podem ocorrer em fases avançadas;
- Atraso do desenvolvimento, regressão neurológica, déficits cognitivos ou demência – dependendo da idade em que a encefalopatia ocorra, o comprometimento cognitivo pode se manifestar como atraso ou perda dos marcos neurológicos já adquiridos, ou mesmo demência no caso de adolescentes;
- Alterações motoras – sinais focais são raros;
- Alterações psiquiátricas – pode haver alterações comportamentais sutis ou mesmo psicose.

O líquor pode conter alterações inespecíficas, como discreta pleocitose linfomononuclear e hiperproteinorraquia, devendo ser solicitado para o diagnóstico diferencial com infecções oportunistas. A carga viral no líquor está diretamente relacionada com a gravidade dos déficits neurológicos em pacientes não tratados, e valores acima de 10^6 cópias/mL estão fortemente associados com demência por HIV.[106] Vários marcadores de ativação imune ou injúria neuronal, tais como neopterina, beta-2-microglobulina e ácido quinolínico também podem ser utilizados na estratificação da gravidade da demência sem uso de TARV.[108-110] Além disso, baixo número de linfócitos-T CD8 e elevado de monócitos circulantes são fatores de risco já identificados.[111]

Os exames de imagem mostram atrofia cerebral difusa, com focos de hipersinal, geralmente com envolvimento bilateral e simétrico, vistos nas sequências ponderadas em T2 e FLAIR, principalmente nos centros semiovais e nas regiões parieto-occipitais. A ocorrência de realce nos lobos frontais ou núcleos da base e calcificações são manifestações tardias, e costumam ser vistas em pacientes sintomáticos. Assim, nas fases iniciais, a IRM do encéfalo é recomendada por ser mais sensível na avaliação da substância branca, enquanto nas fases mais tardias, calcificações são melhor avaliadas pela TC.

O tratamento é realizado por meio de TARV, com o objetivo de atingir uma carga viral indetectável, no plasma e SNC, e reverter o quadro de imunossupressão.

Infecções oportunistas

A verdadeira incidência de infecções oportunistas em crianças com HIV é desconhecida, mas sabe-se que é muito menos frequente que em adultos. A maior parte das complicações neurológicas observadas nessa faixa etária está relacionada à ação do próprio vírus, e não às doenças oportunistas ou aos tumores de SNC. Dentre os agentes infecciosos, o *Cryptococcus* spp., o *Toxoplasma gondii* e o *Mycobacterium tuberculosis* serão estudados com detalhes mais adiante.

Leucoencefalopatia multifocal progressiva

É um afecção desmielinizante crônica do SNC que resulta da infecção pelo vírus JC. Ocorre em aproximadamente 4% a 6% dos adultos com AIDS, mas é extremamente rara em crianças. Estima-se que 86% dos adultos saudáveis tenham sido expostos ao JC. Contudo, acredita-se que apenas 16% das crianças entre 1 e 5 anos, e 34% dos indivíduos entre 21 e 50 anos, tenham sido infectadas por este vírus.[112]

Manifesta-se com cefaleia, letargia, apatia, sonolência, paralisia de nervos cranianos, demência, alteração de comportamento, ataxia, disartria e déficits focais. Crises epilépticas ocorrem em cerca de 14% dos pacientes.[106,112,113]

A IRM do encéfalo mostra lesões únicas ou múltiplas, geralmente bilaterais e assimétricas, com tendência à confluência, que se iniciam na substância branca justacortical e se disseminam para as regiões periventriculares cruzando de um hemisfério ao outro através do corpo caloso, com hipersinal nas sequências ponderadas em T2 e FLAIR e hipossinal nas sequências ponderadas em T1 (Figura 21.7). São predominantemente encontradas nas regiões parieto-occipitais e frontal, sem efeito expansivo e sem realce pelo contraste.

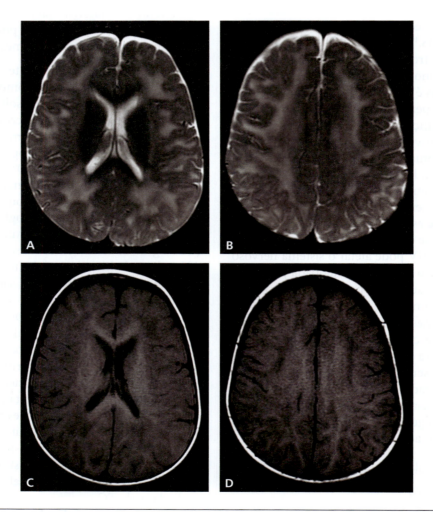

Figura 21.7 LEMP. (A) e (B) Imagens axiais de RM ponderadas em T2 mostrando lesões múltiplas e confluentes, com hipersinal na substância branca. Algumas lesões aparecem com hipossinal nas sequências ponderadas em T1, sem realce pelo contraste paramagnético (C) e (D).

A ocorrência de realce das lesões da LEMP pelo contraste suscita a possibilidade da síndrome da reconstituição imune, em resposta ao tratamento combinado com drogas antirretrovirais, que ocasiona zonas de impregnação na periferia das lesões, onde predomina a desmielinização infecciosa ativa, podendo associar-se a edema e algum efeito expansivo, secundários à reativação da resposta inflamatória. Envolvimento infratentorial ocorre em 30% a 60% dos casos, e tem sido descritas alterações na substância cinzenta e até mesmo na medula espinal.[106,112-115]

O diagnóstico é confirmado através de PCR para JC no líquor ou em material de biópsia.[112] Baixas cargas virais para JC no líquor estão associadas a longa sobrevida.[106]

O tratamento é realizado com TARV, mas o prognóstico é sombrio. Cidofovir tem sido tentado, mas os resultados ainda são questionáveis.[113]

Acidente vascular cerebral

A infecção pelo HIV produz inflamação dos vasos intracranianos, aumentando, assim, o risco de acidente vascular cerebral (AVC). Em crianças, o AVC pode manifestar-se como sinais focais, crises epilépticas, cefaleia e alteração do nível de consciência. Podem ainda ser silentes, principalmente em paciente com encefalopatia pelo HIV avançada.[106]

Todo paciente HIV positivo com quaisquer dessas manifestações clínicas deve ser investigado utilizando métodos de imagem seccional (TC ou IRM), pela possibilidade de apresentar um AVC isquêmico. Além disso, deve ser excluída a possibilidade de um evento hemorrágico. A suspeita de um AVC nas primeiras 24 horas do icto deve ser investigada através da RM com técnica de difusão, com maior sensibilidade para a identificação das zonas de edema citotóxico, alguns poucos minutos após a interrupção do fluxo sanguíneo regional. Após a confirmação de um AVC, isquêmico ou hemorrágico, a causa deve ser prontamente investigada (coagulopatia, trombose, plaquetopenia, arteriopatia etc.).

Não há tratamento específico para os AVCs relacionados exclusivamente ao HIV. O tratamento deve ser direcionado à causa subjacente.

Linfoma primário de SNC

Trata-se de uma neoplasia mais frequente em pacientes imunodeprimidos. Apesar de mais rara em crianças com HIV que em adultos, é a causa mais comum de déficit neurológico focal nas primeiras.[106] Essa neoplasia é descrita no Capítulo 24 – Neoplasia.

Mielopatia pelo HIV

Rara em crianças. Também denominada de mielopatia vacuolar, devido ao aspecto anatomopatológico com proeminentes vacúolos nos tratos ascendentes e descendentes da medula espinal desses pacientes, predominantemente do segmento torácico.

É sintomática em 5% a 10% dos pacientes com AIDS, mas foi encontrada em mais de 50% das amostras de necropsia. Caracteriza-se por paraparesia crural espástica, indolor, lentamente progressiva, associada a ataxia sensitiva e bexiga neurogênica. Costuma ocorrer paralelamente ao curso da demência pelo HIV, e em pacientes com outros marcadores de imunossupressão grave.[106,114]

IRM de crânio e medula, e líquor geralmente são normais. O diagnóstico é histológico (vacúolos interlamelares na substância branca das colunas posterior e lateral da medula torácica), o que raramente é feito na prática.[106,114,115]

Mielite pelo próprio HIV é ainda mais rara e pode se apresentar como mielite transversa com lesão intramedular que realça com a injeção de contraste. O diagnóstico diferencial deve ser feito com infecções oportunistas, particularmente CMV, tuberculose, sífilis, HTLV, HZV, e deficiência de vitamina B12.[114]

O tratamento é realizado por meio de TARV, com o objetivo de atingir uma carga viral indetectável e reverter o quadro de imunossupressão, mas os resultados são questionáveis.[114] O uso de altas doses de metionina pode ter algum benefício.[116]

Neuropatia periférica

Entre as complicações neurológicas do complexo HIV/AIDS, a neuropatia periférica é a mais frequente. Uso de estatinas, idade avançada, maior perda ponderal, exposição à didanosina, uso de drogas ilícitas, diabetes e hipertrigliceridemia são considerados fatores de risco para o seu desenvolvimento.[106,114,117]

Uma das formas mais comuns é a associada ao uso de TARV (didanosina, zalcitabina e estavudina). Caracteriza-se por uma polineuropatia distal simétrica, com parestesia, dormência ou dor, espontâneos ou provocados, primariamente na sola dos pés. Pode haver hiporreflexia. Fraqueza e atrofia muscular são mais raros. Os sintomas melhoram em resposta à retirada da medicação em até 3 a 4 meses.[114]

Sintomas autonômicos costumam fazer parte da polineuropatia do HIV em 90% dos casos graves e até 30% dos casos leves, manifestando-se com hipotensão ortostática, constipação, vertigem, diarreia, olhos secos, disfunção sexual, entre outros.[117]

Tratado de Neurologia Infantil

Polineuropatia inflamatória desmielinizante é a apresentação mais comum de envolvimento de nervo periférico causada diretamente pelo vírus. Clinicamente pode manifestar-se de maneira monofásica e aguda/subaguda, semelhante à síndrome de Guillain-Barré, ou recorrente e crônica, como na polirradiculopatia inflamatória desmielinizante crônica (CIDP). Ocorre nas fases mais tardias da doença. O líquor inicialmente não tem alterações, mas depois revela hiperproteinorraquia, às vezes com discreta pleocitose.[117] O tratamento é feito com imunoglobulina ou plasmaférese e otimização da TARV, após exclusão de possível etiologia infecciosa.

Miopatia pelo HIV

Miopatia inflamatória é rara em crianças. Em adultos, tem sido descrita miopatia mitocondrial tóxica associada à zidovudina. Caracteriza-se por fraqueza proximal, mialgia e aumento da creatinoquinase (CK) sérica.[106,115]

O diagnóstico baseia-se na história clínica compatível associada a elevação da CK. ENMG evidencia atividade espontânea anormal e características miopáticas. Enquanto a biópsia muscular mostra atrofia de fibras e infiltrado inflamatório, além de anormalidades mitocondriais nos casos associados à zidovudina.[115]

O tratamento baseia-se na troca da TARV, nos casos associados à zidovudina. Corticoide pode ser benéfico em pacientes com polimiosite, mas deve-se estar vigilante à consequente piora da imunodepressão.[115]

Avaliação neurológica da criança com HIV

A criança com HIV deve ser encaminhada ao neurologista para sua primeira avaliação quando houver quaisquer dos sintomas abaixo:[106]

- Atraso no desenvolvimento ou regressão neurológica;
- Microcefalia ou desaceleração do perímetro cefálico;
- Alteração no exame neurológico: sinais de liberação piramidal ou sinais focais;
- Atraso de fala ou linguagem;
- Crises epilépticas ou alteração do nível de consciência;
- Elevada carga viral (> 100.000 cópias/mL).

Exame oftalmológico com avaliação da retina deve ser realizado anualmente em todas as crianças com HIV com imunossupressão significativa, pelo risco de infecções oportunistas.

Diagnóstico

O uso de sorologia para diagnóstico de HIV só é possível em crianças maiores que 18 meses, pois em lactentes há passagem transplacentária dos anticorpos maternos, que persistem na corrente sanguínea da criança por muitos meses.

O exame diagnóstico de escolha nesta faixa etária é a PCR para HIV-1. Entretanto o sangue do cordão umbilical não deve ser utilizado, pelo risco de contaminação da amostra com o sangue materno. Além disso, como a TARV administrada para a mãe e/ou para o recém-nascido (terapêutico ou profilático) podem reduzir a carga viral a níveis indetectáveis (mesmo na criança infectada), o exame deve ser repetido posteriormente, para a confirmação ou exclusão do diagnóstico. A sensibilidade do teste ao nascimento é cerca de 55%, mas aumenta para mais de 90% em 2 a 4 semanas de vida, e para cerca de 100% aos 3 e 6 meses de idade. A especificidade é de 99,8% ao nascimento e de 100% após 1 mês de vida.

■ INFECÇÕES BACTERIANAS

Como as infecções virais, as bacterianas são classificadas conforme sua topografia e curso temporal. Assim, temos as meningites, encefalites, mielites, abscessos, empiemas e tromboflebites sépticas, agudos e crônicos.

Meningites bacterianas agudas

A meningite bacteriana aguda (MBA) é a inflamação aguda das meninges em resposta às bactérias e seus produtos. É responsável por elevada morbimortalidade em crianças, a despeito dos recentes avanços nos métodos diagnósticos, no tratamento antimicrobiano e de suporte, da monitorização e dos métodos profiláticos. No Brasil, todas as meningites são de notificação compulsória a simples suspeita.

Epidemiologia

Quase todos os microrganismos que são patogênicos para os seres humanos têm o potencial de causar meningite. Mas um número relativamente pequeno desses agentes (estreptococos do grupo B, *Escherichia coli*, *Listeria monocytogenes*, *Haemophilus influenzae* tipo b, *Streptococcus pneumoniae* e *Neisseria meningitidis*) são responsáveis pela maioria dos casos de MBA em neonatos e crianças.[118] A frequência dos agentes etiológicos varia conforme diversos fatores, destacando-se a idade (Tabela 21.14). Entretanto, *S. pneumoniae* (pneumococo), *N. meningitidis* (meningococo) e

Seção 3 ■ Doenças e Síndromes Neurológicas

Doenças Infecciosas

Tabela 21.14 Tratamento empírico das meningites bacterianas agudas segundo faixa etária e fatores de risco.[119,120]

Faixa etária	Agentes etiológicos	Tratamento empírico	Doses e intervalos
RN a 3 meses	*Escherichia coli*# (região perineal da mãe); *Streptococcus agalactiae** (canal de parto); segue-se *Listeria monocytogenes*#, *Klebsiella*# sp., *Streptococcus pneumonia** (pneumococo).	< 1 mês: Ampicilina + cefotaxima ou Ampicilina + aminoglicosídeo > 1 mês e < 3 meses: Cefalosporina de 3ª geração (cefotaxima ou ceftriaxona)§	< 1 semana: ampicilina: 150 mg/kg/dia (a cada 8h); cefotaxima 100–150 mg/kg/dia (a cada 8-12h); gentamicina 5 mg/kg/dia (a cada 12h); 1-4 semanas: ampicilina: 200 mg/kg/dia (a cada 6-8h); gentamicina 7,5 mg/kg/dia (a cada 8h); amicacina 30 mg/kg/dia (a cada 8h); cefotaxima 150-200 mg/kg/dia (a cada 6-8h);
4 meses a 3 anos	*Neisseria meningitides* (meningococo) e *S. pneumoniae*; *Haemophilus influenzae* tipo b (em não vacinados).	Cefalosporina de 3ª geração (cefotaxima ou ceftriaxona)§	
> 3 anos a 10 anos	*N. meningitidis*, seguido por *S. pneumonia*.	Cefalosporina de 3ª geração (cefotaxima ou ceftriaxona)§	> 1 mês e crianças: Vancomicina 60 mg/kg/dia (a cada 6h) para concentrações séricas de 15–20 µg/mL; cefotaxima 225-300 mg/kg/dia (a cada 6-8h);
> 10 anos a < 50 anos	predomina *S. pneumoniae* (em geral, está associado a um foco infeccioso: pneumonia lobar ou otite média ou fraturas de crânio). Segue-se *N. meningitidis*.	Cefalosporina de 3ª geração (cefotaxima ou ceftriaxona)§	ceftriaxona 100 mg/kg/dia (a cada 12-24h); ceftazidima 150 mg/kg/dia (a cada 8h); cefepima 150 mg/kg/dia (a cada 8h);
Imunocomprometidos	*S. pneumoniae*, *N. meningitidis*, *L. monocytogenes*, *Staphylococcus aureus*, *Salmonella* spp., bacilos aeróbios Gram negativos (incluindo *Pseudomonas aeruginosa*)	Vancomicina + ampicilina + (cefepima ou meropenem)	meropenem 120 mg/kg/dia (a cada 8h); Adultos: vancomicina 30-60 mg/kg/dia (a cada 8-12h) para concentrações séricas de 15-20 µg/mL; ceftriaxona 4 g/dia (a cada12h);
Meningites recorrentes	*S. pneumoniae*, *N. meningitidis*, *H. influenzae*	Vancomicina + Cefalosporina de 3ª geração (cefotaxima ou ceftriaxona)	cefotaxima 8-12 g/dia (a cada 4-6h); cefepima 6 g por dia (a cada 8h); ceftazidima 6 g/dia (a cada 8h);
Fratura de base de crânio	*S. pneumoniae*, *H. influenzae*, estreptococos beta-hemolítico do grupo A	Vancomicina + Cefalosporina de 3ª geração (cefotaxima ou ceftriaxona)	ampicilina 12 g/dia (a cada 4h); penicilina 24 milhões UI/dia (a cada 4h); meropenem 6 g/dia (a cada 8h).
Trauma cranioencefálico, DVP e pós-neurocirurgia	Estafilococos (*S aureus* e coagulase-negativo), bacilos Gram negativos aeróbios (incluindo *P. aeruginosa*)	Vancomicina + (ceftazidima ou cefepima ou meropenem)	

*Tratamento por 10 a 14 dias.

#Tratamento por 21 dias.

§Acrescentar vancomicina conforme o perfil de resistência do local.

Obs.: meropenem e cefepima costumam ser utilizados em pacientes imunossuprimidos, em meningites hospitalares ou por germes resistentes.

Capítulo 21

Haemophilus influenzae tipo b (Hib) são responsáveis por aproximadamente 90% dos casos comunitários.[119] No caso das meningites nosocomiais, destacam-se as estafilocócicas e aquelas por enterobactérias.

Quadro clínico

A MBA pode evoluir ao longo de dias, precedida por um pródromo febril, ou manifestar-se de forma fulminante, com progressão em horas. Os sinais e sintomas dependem principalmente da idade do paciente e da resposta imune do hospedeiro à infecção. A tríade de febre, irritação meníngea e rebaixamento do nível de consciência está presente em apenas 44% dos adultos com MBA, e em uma proporção ainda menor das crianças.[121] Pode haver ainda hipotermia, hiporexia, irritabilidade, diarreia, vômitos, sinais de irritação meníngea (como rigidez de nuca, Brudzinski, Kernig), sinais de HIC (abaulamento de fontanela, papiledema), crises epilépticas e cefaleia. Sinais de irritação meníngea são incomuns antes dos 12 meses de idade, porque comumente a fontanela anterior ainda está aberta.[122]

A presença de petéquias e púrpuras cutâneas, principalmente em extremidades, está associada a MBA por *N. meningitidis* (Figura 21.8).

Diagnóstico

O diagnóstico das MBA baseia-se no quadro clínico sugestivo associado às alterações liquóricas compatíveis (vide Tabela 21.6).

Para o diagnóstico etiológico, podem ser utilizados: bacterioscopia direta (coloração pelo Gram, com sensibilidade de até 90%), culturas, testes de aglutinação (látex) e reações imunológicas (contra-imunoeletroforese), além de PCR. De maneira geral, os exames de neuroimagem são normais ou mostram discreto realce leptomeníngeo pelo contraste (quebra da barreira hematoencefálica). Entretanto, neuroimagem é fundamental quando houver suspeita de complicações associadas, como abscesso, tromboflebite séptica e empiema. Em alguns casos, a neuroimagem deve preceder a coleta do líquor (ver observação na porção inferior da Tabela 21.4).[123,124]

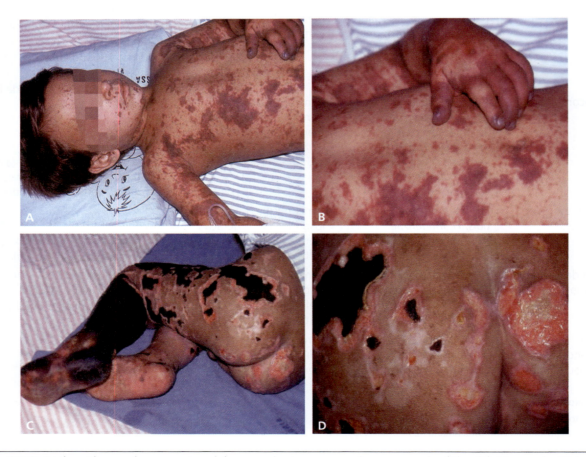

Figura 21.8 *Rash* cutâneo púrpuro-petequial em paciente com meningococcemia. (A) e (B) Menos de 48 horas de evolução. (C) e (D) Após alguns dias, havendo necessidade de debridamento.

Doenças Infecciosas

Provas de coagulação sanguínea e contagem de plaquetas devem ser solicitadas na presença de púrpuras e petéquias. Hemoculturas de sangue periférico também podem ajudar na identificação do agente etiológico, devendo ser colhidas preferencialmente antes da aplicação da primeira dose de antibiótico. Gram e cultura das lesões cutâneas também são úteis na identificação de meningococos.

Tratamento

O tratamento empírico deve ser iniciado assim que possível (Tabelas 21.14 e 21.15). Na impossibilidade de coleta do líquor, não pode ser retardado.

A maioria dos estudos concordam que iniciar dexametasona antes, ou em concomitância com a primeira dose de antibiótico, reduz a incidência de surdez como complicação de MBA por Hib, e também

Tabela 21.15 Terapia antimicrobiana para meningite bacteriana por agente etiológico específico.[61]

Microrganismo (duração do tratamento)	Terapia padrão	Terapia alternativa	Doses/Intervalo(horas)
S. pneumoniae (10-14 dias)	penicilina G ou cefalosporina de 3ª geração* (acrescentar vancomicina se resistente. Considerar rifampicina se vancomicina não for suficiente para esterilizar o líquor)	vancomicina + rifampicina ou cloranfenicol ou meropenem	ampicilina 300 mg/kg/dia, máximo de 12 g/dia (4h) cefotaxima 225-300 mg/kg/dia, máximo de 12 g/dia (6-8h) ceftriaxona 100 mg/kg/dia, máximo de 4 g/dia (a cada 12-24h até 23 meses e a cada 12h em > 23 meses)
N. meningitidis (5-7 dias)	penicilina G ou cefalosporina de 3ª geração* ou ampicilina	cloranfenicol (casos de alergia a penicilina)	cloranfenicol 75-100 mg/kg/dia (6h)
H. influenzae tipo b (7-10 dias)	cefalosporina de 3ª geração*	meropenem ou ampicilina + cloranfenicol	gentamicina 7,5 mg/kg/dia (8h) meropenem 120 mg/kg/dia, máximo de 6 g/dia (8h)
L. monocytogenes (14-21 dias)	ampicilina +/– aminoglicosídeo#	sulfametoxazol-trimetoprima (SMX-TMP)	penicilina G 0,3 mU/kg/dia (4-6h)
S. agalactiae (14-21 dias)	ampicilina + aminoglicosídeo# ou penicilina G	não definido	rifampicina 10-20 mg/kg/dia, máximo de 600 mg/dia (12-24h) SMX-TMP 10-20 mg/kg/dia, (6h) vancomicina 60 mg/kg/dia, máximo de 2 g/dia (a cada 6h em < 2 anos e 30-60 mg/kg/dia a cada 8-12h em adultos). Objetivando concentrações de 15-20 μg/mL.
S. aureus (14-21 dias)	oxacilina (meticilina-sensíveis) ou vancomicina (meticilina-resistentes)	sulfametoxazol-trimetoprima ou linezolida	
Bacilos Gram negativos (21 dias§)	cefalosporina de 3ª geração*	não definido	

* Ceftriaxona ou cefotaxima.
# Preferir gentamicina.
§ Mínimo de 2 semanas após primeira cultura negativa.

Capítulo 21

Tratado de Neurologia Infantil

nos casos relacionados à meningite pneumocócica.[125] Apesar da controvérsia que ainda paira em torno do uso do corticoide na MBA, optamos por iniciar, dez a vinte minutos antes da primeira dose de antibiótico, 0,15 mg/kg/dose de dexametasona (no máximo 10mg/dose, IV), mantendo a cada 6 horas, durante 4 dias.

A repetição da punção lombar para determinar a efetividade do tratamento não é rotineiramente indicada.[61] Entretanto, deve-se realizar nova coleta de líquor dentro de 24 a 36 horas de antibioticoterapia empírica adequada se:[61]

- Não houver melhora clínica;
- Criança imunossuprimida, na qual o sucesso terapêutico não puder ser avaliado;
- MBA causada por pneumococo penicilina ou cefalosporina-resistente em uso de dexametasona (para avaliar o tratamento, já que a penetração da vancomicina do SNC é diminuída na vigência de corticoide);

- MBA por bacilo Gram-negativo (realização de cultura para determinar a duração do tratamento: 14 dias após primeira cultura negativa do líquor).

Febre prolongada, sonolência, hemiparesia ou crises epilépticas devem fazer suspeitar de efusão subdural, mastoidite, trombose de seio, tromboflebite séptica e abscesso, indicando antibioticoterapia mais prolongada e/ou intervenção cirúrgica (Tabela 21.16).[64]

Tratamento das complicações

Prognóstico

Estima-se que 100% das MBAs não tratadas evoluam para o óbito, e, mesmo com tratamento adequado, sequelas neurológicas são relativamente comuns, particularmente após meningites pneumocócicas.[118] Perda auditiva foi o déficit mais frequentemente encontrado, seguido por espasticidade, paresia, crises epilépticas e déficit cognitivo.[126]

Tabela 21.16 Complicações das meningites bacterianas e como tratá-las.[123,127]

Complicações	Manifestação clínica	Diagnóstico	Tratamento
Hipertensão intracraniana	Depressão do nível de consciência Alterações pupilares Alterações da motilidade ocular extrínseca Reflexo de Cushing: bradicardia e hipertensão Sinais tardios: anisocoria, postura em descerebração/decorticação; bradicardia e padrão respiratório anormal	Quadro clínico Medida invasiva da pressão intracraniana Papiledema Sinais indiretos no exame de imagem Raquimanometria	(ver Capítulo 26 – Traumatismo Cranioencefálico e Raquimedular)
Crises epilépticas	Ocorrem em 30 a 40% dos pacientes com meningite bacteriana	Quadro clínico EEG	(ver Capítulo 3 – Crises Epilépticas e o Estado de Mal Epiléptico)
Efusão subdural (coleção estéril)	Geralmente assintomático Persistência da febre Aumento do perímetro cefálico em lactentes Depressão do nível de consciência Sinais focais Crises epilépticas	Exame de imagem: coleção de líquido que não restringe à difusão (diferente do abscesso) à RM	Expectante na maioria dos casos Quando há sintomas compressivos pode-se realizar punções de alívio e, se as recidivas forem frequentes, derivações externas ou peritoneais Na presença de pus (empiema subdural) a conduta sempre será drenagem cirúrgica

Obs.: durante a crise convulsiva, diazepam 0,2 mg/kg, IV, 1 a 2 mg/min, é a medicação de escolha. Com uma dose máxima de 10mg. Podendo ser repetido até 3 vezes com intervalos de 15 a 20 minutos. Tratamento de manutenção igual ao de outras crises sintomáticas (ver Capítulo 3 – Crises Epilépticas e o Estado de Mal Epiléptico).

Dentre os fatores prognósticos das MBA, o nível de consciência à admissão hospitalar foi o que demonstrou melhor correlação com a evolução do paciente: uma baixa pontuação na escala de coma de Glasgow prediz maior mortalidade e morbidade.[128] Outros fatores como idade (< 5 anos), agente etiológico (pneumococo mais que Hib e meningococo), crises epilépticas após 72 horas de tratamento, demora na esterilização do líquor, entre outros, também foram associados a um prognóstico ruim.[123,129]

A procalcitonina também pode ser usada como marcador de prognóstico. A persistência de valores elevados ou seu aumento além do terceiro dia de tratamento correlacionam-se com pior desfecho clínico.[130]

Profilaxia e isolamento

Todos os contactantes íntimos de um paciente com meningite meningocócica (moradores da casa, profissional de saúde que teve contato com secreções da nasofaringe do paciente) devem receber profilaxia com rifampicina (recém-nascidos: 5 mg/kg/dose; crianças: 10 mg/kg/dose; adultos: 600 mg/dose; via oral, a cada 12 horas, por 2 dias). Ciprofloxacina (500 mg, via oral, dose única), ou ceftriaxona (250 mg para adultos e 125 mg para crianças, intramuscular, dose única), ou ainda azitromicina (10 mg/kg para crianças e 500 mg para adultos, via oral, dose única) são medicações alternativas.[123]

Na meningite por *H. influenzae*, a profilaxia está indicada para todos os contatos domiciliares (incluindo adultos), desde que existam menores de quatro anos não vacinados ou com esquema vacinal incompleto no domicílio. Para esse fim, prefere-se rifampicina (recém-nascidos: 10 mg/kg/dia; crianças: 20 mg/kg/dia; via oral adultos: 600 mg/dose; via oral, a cada 24 horas, por 4 dias).[9,123]

O isolamento respiratório para Hib e meningococo deve ser mantido durante as primeiras 24 horas de tratamento adequado.[9] E os profissionais de saúde que estiverem em contato com o paciente devem usar máscara sempre que estiverem em distância menor ou igual a um metro de proximidade.

Estão disponíveis vacinas para *S. pneumoniae*, *N. meningitidis* e *H. influenzae*.

Abscessos, empiemas e tromboflebite séptica

Abscessos e empiemas são coleções purulentas. Os últimos desenvolvem-se nas cavidades naturais: entre a dura-máter e a aracnoide (empiema subdural), e no espaço extradural (empiema epidural). Enquanto nos primeiros, o pus acumula-se no próprio parênquima, medular ou cerebral, sendo envolto por uma cápsula bem vascularizada.[131] Muitas vezes, essas coleções acompanham-se de infecção e trombose de veias e seios venosos, configurando a tromboflebite séptica.

Abscessos cerebrais

Os abscessos cerebrais são infecções intraparenquimatosas. Podem resultar da disseminação hematogênica da infecção proveniente de um sítio remoto, de invasão por contiguidade ou da implantação do patógeno por feridas penetrantes ou procedimentos cirúrgicos. Uma vez formado, o abscesso pode causar déficits neurológicos por destruição tecidual direta, infarto ou compressão.

Os fatores de risco que predispõem a abscessos cerebrais incluem cardiopatia congênita, otites e sinusites, má higiene oral e complicações de procedimentos dentários, imunossupressão, procedimentos neurocirúrgicos, traumas penetrantes do crânio, seios dérmicos e meningites bacterianas. Em crianças, a origem mais comum é, direta ou indiretamente, de infecções de orelha média, seios paranasais ou dentes.[131] Inoculação metastática de sítios distantes extracranianos (pulmão, endocardite, urinário, cardiopatias cianóticas) tendem a provocar múltiplos abscessos com uma distribuição em território de artéria cerebral média.[132]

Estreptococos aeróbicos e anaeróbicos são os microrganismos mais comumente identificados nos abscessos (60% a 70%), seguidos pelos bacilos Gram negativos anaeróbicos (20% a 40%), enterobactérias (20% a 30%), *S. aureus* (10% a 15%) e fungos (1% a 5%).[131] Mas em até um terço dos casos múltiplos germes são isolados.

Quadro clínico

A apresentação clínica de um abscesso cerebral varia conforme o tamanho, a localização, o número de lesões, estado imunológico do hospedeiro e a idade do paciente. De maneira geral, os sintomas e os sinais neurológicos relacionam-se com o efeito de massa da lesão e a com a consequente disfunção neuronal focal da região do parênquima. De início agudo ou mais insidioso, geralmente acompanha-se de cefaleia e febre, mas a ausência de um ou ambos não exclui o diagnóstico. Sinais neurológicos focais podem revelar a topografia do abscesso, e estão presentes em 30% a 50% dos casos na apresentação.[131]

Como complicação, alguns pacientes podem apresentar ruptura do abscesso para o interior dos ventrículos. Trata-se de quadro grave, com mais de 50% de letalidade, e alto índice de sequelas neurológicas, sendo a hidrocefalia quase uma regra para os sobreviventes. Deve ser suspeitada quando o paciente evolui com febre, choque, meningismo ou súbita piora do nível de consciência. É mais comum nos pacientes imunossuprimidos e com abscessos mais profundos.

Diagnóstico

Exames sorológicos e hemoculturas podem ser normais. Mesmo o líquor pode ser inalterado ou ter apenas discreta pleocitose, aumento sutil de proteínas e leve hipoglicorraquia. As culturas do líquor são negativas, a menos que tenha ocorrido rompimento do abscesso para o ventrículo ou meningite secundária. Quando possível, o material deve ser colhido do próprio abscesso para isolamento do patógeno e realização de antibiograma.[64]

A RM é o método de imagem de escolha para o diagnóstico fidedigno dos abscessos cerebrais piogênicos. Apesar disso, nem sempre o diagnóstico diferencial entre abscessos e outras afecções com realce anelar é simples. Entre os diferenciais estão incluídas as lesões desmielinizantes, neoplasias, infecções granulomatosas, dentre outras. As sequências com contraste, demonstrando realce anelar completo, fino e regular da parede, na fase capsular tardia, constitui achado relevante para a suspeita específica. As imagens ponderadas em difusão são muito úteis para a confirmação do conteúdo piogênico, com restrição à livre movi-

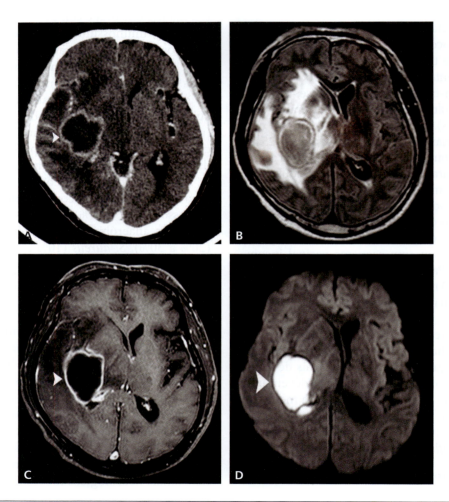

Figura 21.9 Abscesso cerebral piogênico em fase capsular tardia. (A) imagem axial de TC com contraste evidenciando volumosa lesão anelar, de contorno bem definido, de conteúdo liquefeito, na região profunda do hemisfério cerebral direito. (B) RM axial FLAIR demonstrando o extenso edema vasogênico associado, bem como o efeito expansivo. (C) é possível notar o típico padrão de impregnação anelar pelo gadolínio (anel completo), na imagem T1 axial, de superfície fina e regular, bem como a extensão ventricular (ventriculite). (D) entretanto, é a imagem ponderada em difusão que apresenta maior especificidade pela caracterização de franca restrição à livre movimentação das moléculas da água no conteúdo purulento da lesão. É possível observar a extensão do material purulento ao átrio ventricular direito.[133]

Doenças Infecciosas

mentação das moléculas da água, típica dos abscessos bacterianos agudos (ver Figura 21.9). A aquisição espectroscopia de prótons por RM é útil para o diagnóstico diferencial e para o seguimento dos abscessos tratados de forma conservadora, pela caracterização de metabólitos anormais, principalmente aminoácidos oriundos do metabolismo bacteriano, que tendem a desaparecer progressivamente com a boa resposta à antibioticoterapia instituída.

Tratamento

O tratamento padrão consiste em antibioticoterapia (Tabela 21.17) e drenagem cirúrgica (punção ou excisão). Apenas em casos selecionados a antibioticoterapia isolada pode ser tentada:[131]

- Duração da doença menor que 2 semanas;
- Ausência de alterações neurológicas;
- Ausência de hipertensão intracraniana;
- Abscesso ≤ 3 cm de diâmetro;
- Abscessos em locais vitais ou inacessíveis para punção.

Atualmente, por ser menos invasiva e habitualmente não deixar sequelas, a aspiração do abscesso tem sido preferida em combinação com antibioticoterapia por 6 a 8 semanas. O procedimento guiado por TC ou US é realizado antes da primeira dose de antibiótico para coleta de material para cultura e antibiograma.

Excisão cirúrgica, apesar de apresentar maior risco de sequelas, ainda tem sido procedimento de escolha no caso de abscessos traumáticos (remoção de corpos estranhos e *debris*), abscessos fúngicos encapsulados e abscessos multiloculados. Além disso, se mesmo após início do tratamento com aspiração do abscesso e antibioticoterapia não houver melhora clínica e o paciente evoluir com sinais de hipertensão intracraniana ou aumento do abscesso, a excisão cirúrgica está indicada.[134,135]

Os corticoides não são recomendados de rotina, apenas quando houver substancial efeito de massa e hipertensão intracraniana, devendo ser descontinuado o mais breve possível. Isto porque seu uso prolongado está associado a:[136]

- Alteração das imagens de TC;
- Lentificação na formação da cápsula do abscesso;
- Aumento do desenvolvimento de necrose;
- Interferência com a resposta inflamatória;
- Aumento do risco de ruptura ventricular;
- Redução da penetração dos antibióticos no interior do abscesso.

Não há recomendação para o uso profilático de anticonvulsivantes.[137]

Empiema subdural e epidural

Empiemas subdurais

São coleções de pus no espaço entre a dura-máter e a aracnoide. Na maioria das vezes são supratentoriais, raramente ocorrendo na região medular ou infratentorial. Em lactentes, os empiemas subdurais mais comumente estão associados a meningites. Já em crianças maiores, costumam decorrer de sinusites ou otites (Figura 21.10). Osteomielite de crânio, trauma e *shunts* intracerebrais são causas raras.

Manifestam-se clinicamente por febre, cefaleia, déficits neurológicos focais, piora clínica após melhora inicial durante antibioticoterapia, meningismo, rebaixamento do nível de consciência etc. Os microrganismos mais comumente envolvidos são: estreptococos (não hemolítico e *viridans*, *S. milleri*), *Bacterioides*, *S. aureus*, *Haemophilus* spp. e bacilos Gram negativos.[138,139]

Os empiemas subdurais raquianos podem resultar de disseminação hematogênica, contiguidade (lesão de pele, tecido subcutâneo, muscular, disco intervertebral, osteomielite) ou inoculação (neurocirurgia ou punção lombar). *S. aureus* é o agente etiológico mais frequente, seguido por estreptococos, bacilos Gram negativos e anaeróbios. São mais prevalentes em maiores de 30 anos, usuários de drogas injetáveis, diabéticos e associados a procedimentos raquianos invasivos. Manifestam-se por febre, dor localizada no dorso, déficits neurológicos progressivos conforme a localização do processo infeccioso.[133,139]

Exame de imagem (TC ou RM) deve ser realizado para investigação de coleção purulenta. Coleta de líquor é contraindicada pelo risco aumentado de herniação, mas quando realizada, evidencia pleocitose com predomínio de polimorfonucleares, hiperproteinorraquia, com glicose normal. A cultura é negativa na maior parte dos casos.[139]

O tratamento dos empiemas subdurais é semelhante ao dos abscessos em geral: drenagem cirúrgica e antibioticoterapia prolongada. Empiricamente recomenda-se penicilina G associada a cefalosporina de terceira geração e metronidazol (mesmas doses para abscesso cerebral), por 6 a 8 semanas, ou até melhora clínica e radiológica. A seguir, a antibioticoterapia deve ser guiada pela cultura do material obtido durante o tratamento cirúrgico.[139]

Capítulo 21

Tratado de Neurologia Infantil

Tabela 21.17 Abscessos cerebrais: localização e tratamento empírico.[140,141]

Infecção primária	Microrganismos usuais	Localização do abscesso	Tratamento empírico (por 6 a 8 semanas)	Doses
Infecção de vias aéreas superiores Sinusite/infecção dentária	*Streptococcus viridans* e estreptococos anaeróbios, *Haemophilus sp.*, *Fusobacterium sp.*, *Bacteroides sp.* (não *fragilis*)	Lobo frontal	[Penicilina (se foco oral) ou cefotaxima ou ceftriaxona] + metronidazol +/– vancomicina	Cefotaxima 225-300 mg/kg/dia, máximo de 12 g/dia (a cada 6-8h)
Otite crônica/mastoidite	Estreptococos aeróbicos e anaeróbios, bacilos Gram negativos, *Bacteroides sp.* (incluindo *B. fragilis*), *P. aeruginosa*	Lobo temporal Cerebelo	(Cefotaxima ou ceftriaxona) + metronidazol +/– vancomicina	Ceftazidima: 150 mg/kg/dia, com máximo de 6 g/dia (a cada 8h); Ceftriaxona 100 mg/kg/dia, máximo de 4 g/dia (a cada 12-24h) Meropenem 120 mg/kg/dia, máximo de 6 g/dia (8/8h) Metronidazol: ataque de 15 mg/kg. Manter: 7,5 mg/kg/dose, (8/8h). Máximo 4 g/dia
TCE	*S. aureus*, estreptococos aeróbios, bacilos Gram negativos entéricos	Relacionado ao local envolvido	(Oxacilina ou naficilina ou vancomicina)* + (cefotaxima ou ceftriaxona)	Oxacilina/naficilina 2g, 4/4h Penicilina G 0.3 mU/kg/dia (4-6h). Máximo 24 mU/dia
Pós-operatório	*S. epidermidis*, *S. aureus*, bacilos Gram negativos, *P. aeruginosa*	Relacionado ao local envolvido	Vancomicina + (ceftazidima ou cefepima ou meropenem)	Vancomicina 60 mg/kg/dia, máximo de 2 g/dia (12/12h):
Metastático Endocardite Infecção pulmonar	*S. aureus*, *S. viridans*, estreptococos aeróbicos, *Actinomyces*, Fusobacterium	Múltiplos locais (em território de artéria cerebral média)	(Oxacilina ou naficilina ou vancomicina)* + (cefotaxima ou ceftriaxona) + metronidazol	
Cardiopatia congênita	*S. viridans*, *Haemophilus sp.*, *Haemophilus aphrophilus*	Múltiplos locais (em território de artéria cerebral média)	(Cefotaxima ou ceftriaxona) + metronidazol +/– vancomicina	
Meningite bacteriana	*S. pneumoniae*, Hib, *Salmonella sp.*, *Citrobacter* (neonatos)		(Cefotaxima ou ceftriaxona) +/– vancomicina (cepas de pneumococos resistentes)	
Criptogênico Imunossupressão#	Qualquer tipo de microrganismo Nocardia, fungos, *Mycobacterium tuberculosis*		Vancomicina + (ceftazidima ou ceftriaxona) + metronidazol	

Em crianças imudeprimidas considerar cobertura para toxoplasmose, fungos e tuberculose.
* Regimes de antibióticos podem variar de acordo com a resistência local dos microrganismos.

802

Seção 3 ▪ Doenças e Síndromes Neurológicas

Empiemas epidurais

Frequentemente associados à osteomielite, resultam de complicação de traumas, neurocirurgias ou disseminação de infecções contíguas. Os sinais e sintomas geralmente são locais: edema, dor e descarga purulenta, acrescidos de cefaleia, febre e mal-estar geral, crises epilépticas e déficits neurológicos focais. Coleta de líquor é contraindicada pelo risco de herniação cerebral. *S. aureus*, *S. epidermidis*, *Streptococcus* spp. e *B. fragilis* são os microrganismos mais encontrados. TC e IRM de crânio permitem o diagnóstico ao demonstrar a presença de coleções de dimensões variáveis, com formato lenticular, localizadas entre a tábua óssea e a dura-máter, que realçam pelo contraste (Figura 21.10). O tratamento envolve drenagem cirúrgica e antibioticoterapia prolongada.[133,138]

Já os empiemas epidurais espinais costumam estar relacionados à bacteremia ou extensão direta de um foco infeccioso próximo. Raramente resultam de complicação de uma punção lombar ou analgesia epidural. Manifestam-se por uma síndrome medular dolorosa e febril, geralmente aguda ou subaguda. O diagnóstico é feito através de exame de imagem (Figura 21.10), e a punção liquórica é contraindicada. O tratamento padrão-ouro baseia-se em antibioticoterapia prolongada e drenagem cirúrgica. Raros casos são conduzidos com antibioticoterapia isolada com sucesso.[133,138]

Tromboflebite séptica

Ocasionalmente infecções envolvendo a face, a orelha, os seios da face e a mastoide estendem-se aos seios venosos durais e complicam-se com trombose venosa e tromboflebite. Estafilococos e estreptococos são os agentes etiológicos mais comuns. O quadro clínico caracteriza-se por sinais e sintomas de HIC (cefaleia, náusea, vômitos, papiledema, rebaixamento do nível de consciência) e febre. Pode haver sinais focais ou crises epilépticas na presença de infartos venosos.[139]

O diagnóstico pode ser feito de forma segura através das imagens de TC ou RM. Na fase aguda, observa-se hiperdensidade espontânea na TC sem contraste, na topografia dos seios venosos, e hiperintensidade de sinal do conteúdo do seio dural acometido, nas sequências ponderadas em T1 e T2. Nos exames com contraste, é nítida a falha de enchimento nos seios venosos, caracterizando o sinal do delta vazio (Figura 21.11).

O tratamento é feito com antibioticoterapia prolongada. Não há consenso na literatura quanto ao uso de anticoagulantes.[142]

Infecções por espiroquetas

Doença de Lyme

Tem como agente etiológico a espiroqueta *Borrelia burgdorferi*, veiculada por carrapatos do gênero *Ixodes*. Distribui-se em países dos Estados Unidos e

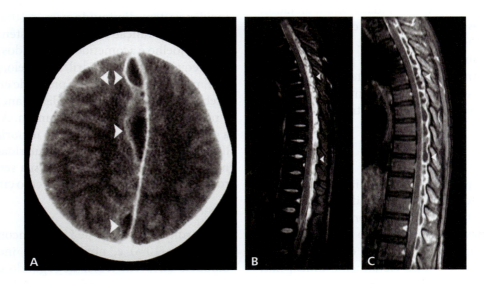

Figura 21.10 Empiema intracraniano e intrarraquiano. Este adolescente com sinusite bacteriana aguda não tratada apresentou rebaixamento do nível de consciência, febre e sinais de irritação meníngea. (A) Imagem axial de TC com contraste demonstra extenso empiema subdural inter-hemisférico à direita, predominando na região frontal. É possível observar o aspecto multiloculado e a impregnação capsular delimitando o conteúdo liquefeito. (B) Plano sagital do estudo de ressonância magnética da coluna torácica, com imagens ponderadas em T2, de outro paciente. (C) Imagem sagital em T1 pós-gadolínio. Ambas permitiram demonstrar volumosa coleção epidural posterior que comprime a medula espinal. É possível notar o aspecto multiloculado da coleção.

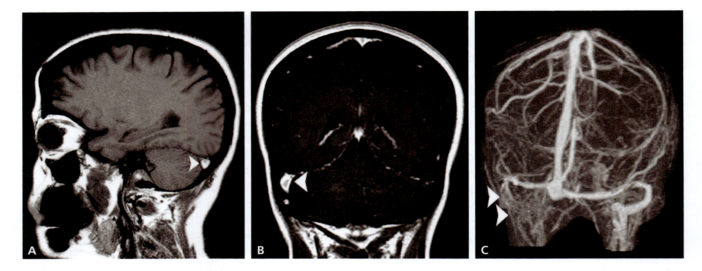

Figura 21.11 Tromboflebite séptica. Este paciente apresentava mastoidopatia inflamatória à direita e evoluiu com cefaleia intensa e edema de papila bilateral. (A) Imagem sagital T1 da ressonância magnética sem contraste demonstra conteúdo hiperintenso no interior da transição dos seios transverso e sigmoide direitos. (B) Injeção de gadolínio na imagem coronal T1 confirma a presença de trombo intraluminal no centro do seio trombosado (sinal do delta vazio). (C) Estudo angiográfico com reconstrução 3D evidencia a obstrução distal a partir do segmento venoso trombosado.[133]

Europa, no extremo leste da Rússia e alguns países da Ásia.[143] Em 2013, a incidência anual norte-americana mantinha-se em torno de 8,6 casos por 100.000 habitantes, com a maior parte dos casos concentrados em estados do nordeste e região centro-norte.[144]

Embora todos os grupos de idade sejam afetados, a distribuição dos casos é bimodal, com picos dos 5 aos 10 e dos 35 aos 55 anos de idade. Mais da metade dos casos ocorrem em homens. Este padrão de idade e sexo pode refletir a quantidade de tempo que determinados grupos passam ao ar livre, em contato com os ambientes onde os vetores são encontrados.[145]

Quadro clínico

Eritema *migrans*

Vermelhidão pode ocorrer imediatamente no local da picada do carrapato, mas tende a desaparecer em poucos dias. O eritema *migrans* propriamente dito começa 2 a 30 dias após a inoculação da *B. burgdorferi*, expandindo-se numa lesão plana e anular (de 5 a 60 cm), em dias a semanas. Geralmente único, mas pode ser múltiplo; raramente doloroso. Pode acompanhar-se de febre (24% a 45%), fadiga (58% a 80%), cefaleia (42% a 70%) e artralgias (33%), principalmente na presença de mais de uma lesão de pele. É encontrado, em ordem decrescente de frequência, em cabeça e pescoço, membros, dorso, abdômen, axila, virilha e tórax.[146-148]

Manifestações reumatológicas

Até a década de 90, aproximadamente 60% das crianças desenvolviam artrite, na maioria das vezes mono ou oligoartrite, entre 2 semanas e 2 anos após a infecção inicial. Nos estudos mais recentes, essa incidência tem diminuído para < 10% a 30%, provavelmente em função da melhor assistência e diagnóstico.[149] O joelho é acometido em 90% dos casos, seguido, em frequência, pelo quadril, tornozelo, pulso e cotovelo. Em geral, não há história prévia de eritema *migrans*, e febre ocorre em até metade das crianças. Leucocitose é rara, mas a VHS elevada é comum. A sorologia para a doença de Lyme é positiva na maioria dos casos e o líquido sinovial mostra hipercelularidade às custas de neutrófilos. O prognóstico costuma ser bom, com raros casos necessitando de tratamento cirúrgico (2%).[150]

Manifestações cardiológicas

Cardite por doença de Lyme é incomum em crianças (4% a 10%) e, normalmente, manifesta-se por bloqueio atrioventricular de segundo e terceiro grau, raramente havendo envolvimento valvular ou miocárdico, o que a diferencia da febre reumática.[151]

Manifestações neurológicas

Aproximadamente 15% a 20% das crianças e adultos não tratados apresentam manifestações neurológicas dentro do prazo de alguns meses a partir da infecção.[150] Os sinais e sintomas podem resultar da ação direta da *B. burgdorferi* sobre o SNC e/ou da reação inflamatória desencadeada. A maioria das crianças com neuroborreliose ou neurolyme não apresenta eritema *migrans* ou outros sintomas precedendo o quadro neurológico.

Sistema nervoso periférico

As neuropatias cranianas e periféricas e as radiculites são as principais manifestações de SNP da neuroborreliose. Envolvimento dos nervos cranianos ocorre precocemente na doença e em 50% a 75% de todos os pacientes, sendo o VII nervo o mais comumente afetado, com acometimento bilateral em até um terço dos casos. Pode haver lesão de múltiplos nervos, mas o prognóstico é bom, com recuperação completa em 90% dos casos em semanas a meses.[152-154] A neuropatia periférica tardia da doença de Lyme tende a ser primordialmente sensorial, com perda da sensibilidade vibratória nas extremidades distais dos membros inferiores. Alguns pacientes apresentam uma neuropatia axonal periférica associada à descoloração e atrofia cutânea chamada de acrodermatite crônica atrófica.[155]

A radiculite ocorre nas primeiras semanas ou meses da doença, com sintomas sensitivos, motores e dor. Mais comumente é autolimitada. Polirradiculoneurite, doença do neurônio motor inferior, axonopatia, plexopatia, mononeuropatia múltipla e miosite também já foram relatadas.[156]

Sistema nervoso central

Meningite linfocítica é a manifestação mais comum e mais bem descrita de neurolyme. Em comparação com meningites virais, costuma ser mais duradoura (> 7 dias) e vir associada a um ou mais dos seguintes em 90% dos casos: eritema *migrans*, papiledema ou paralisia de nervo craniano.[155]

Nas fases mais tardias da doença, encefalomielite ou encefalopatia podem ocorrer, mas são formas mais raras. Na encefalomielite, o líquor contém pleocitose linfomononuclear com glicose normal e proteína moderadamente elevada. Os exames de neuroimagem podem evidenciar lesões com hipersinal em T2 e FLAIR que fazem diagnóstico diferencial com doenças desmielinizantes.[155,156]

Alguns pacientes queixam-se de dificuldade de concentração, déficit de atenção e memória, labilidade emocional e distúrbios do sono, que caracterizam um quadro de encefalopatia. Pode fazer parte tanto de um quadro sistêmico, acompanhando a fase precoce da doença (quando o líquor e os exames de neuroimagem são normais), quanto da fase tardia (quando o líquor e a RM são alterados).[155,156]

Diagnóstico

O elemento fundamental para o diagnóstico de neuroborreliose é a presença de sinais e sintomas neurológicos compatíveis, já que a cultura e a PCR para a *B. burgdorferi* no líquor tem baixa sensibilidade.[156]

O *Centers for Disease Control and Prevention* (CDC) recomenda que o diagnóstico sorológico seja dado por método de ELISA (*enzyme-linked immunosorbent assay*), que por ter alta sensibilidade e menor especificidade (reação cruzada com várias outras doenças), servirá como triagem inicial. Diante de um primeiro resultado positivo ou duvidoso, um segundo exame, agora por método de Western blot, deverá ser realizado para confirmação do resultado. Se o primeiro exame por ELISA tiver resultado negativo, mas a suspeita for forte, deve-se aguardar um período de 2 a 4 semanas e repeti-lo. Isso porque nas primeiras 2 a 6 semanas após a exposição pode não ter havido ainda a soroconversão.[143,155,156]

Devido a presença de anticorpos no líquor na ausência de neurolyme, tem-se desenvolvido outros métodos para o diagnóstico da doença, como a relação entre anticorpos no líquor e no soro (IA). Observou-se que quando esse índice (IA) é maior que 2, há uma elevada probabilidade de doença acometendo o sistema nervoso.[156]

Tratamento

Vide Tabela 21.18.

Síndrome de Baggio-Yoshinari

No Brasil, os estudos com pacientes com quadro clínico compatível com doença de Lyme apresentaram algumas particularidades:[157]

- O agente etiológico não foi cultivável;
- Estruturas similares às espiroquetas foram observadas em sangue periférico dos pacientes, cuja análise em microscopia eletrônica revelou estrutura semelhante às espiroquetas atípicas;
- PCR para *B. burgdorferi* foram sempre negativas;
- Imunidade humoral e celular com baixa reatividade contra a *Borrelia* americana;
- Ausência do carrapato hematófago *Ixodes ricinus* nas áreas de risco;
- Maior índice de recorrência na ausência de tratamento na fase inicial da doença;
- Tendência a cronificação de sintomas;

Capítulo 21

Tabela 21.18 Tratamento da doença de Lyme.[158]

Manifestação	Droga	Dose e duração
Eritema *migrans*	Amoxicilina, VO	50 mg/kg/dia, 8/8h, (máx. 500 mg/dose), 14-21 dias
	Cefuroxima, VO	30 mg/kg/dia, 12/12h (máx. 500 mg/dose), 14-21 dias
	Doxiciclina, VO (> 8 anos)	4 mg/kg/dia, 12/12h (máx. 100 mg/dose), 10-21 dias
Neuropatia*	Amoxicilina, VO	50 mg/kg/dia, 8/8h, (máx. 500 mg/dose), 14-28 dias
	Doxiciclina, VO (> 8 anos)	4 mg/kg/dia, 12/12h (máx. 100 mg/dose),14-28 dias
Meningite, radiculites, encefalomielite, encefalopatia	Ceftriaxona, IV	50-75 mg/kg/dia, 24/24h (máx. 2 g/dose), 14-28 dias
	Cefotaxima, IV	150-200 mg/kg/dia, divididos em 3-4 doses/dia (máx. 6 g/dia), 14-28 dias
	Penicilina G, IV	200.000-400.000 U/kg/dia, 4/4h (máx. 18-24 MU/dia), 14-28 dias
Artrite	Amoxicilina, VO	50 mg/kg/dia, 8/8h, (máx. 500 mg/dose), 28 dias
	Doxiciclina (> 8 anos)	4 mg/kg/dia, 12/12h (máx. 100 mg/dose), 28 dias
Cardite	Amoxicilina, VO	50 mg/kg/dia, 8/8h, (máx. 500 mg/dose), 21 dias
	Cefuroxima, VO	30 mg/kg/dia, 12/12h (máx. 500 mg/dose), 21 dias
	Doxiciclina, VO (> 8 anos)	4 mg/kg/dia, 12/12h (máx. 100 mg/dose), 21 dias
	Ceftriaxona#, IV	50-75 mg/kg/dia, 24/24h (máx. 2 g/dose), 28 dias

*Se quadro clínico grave, preferir tratamento parenteral.

Se cardite sintomática, preferir tratamento parenteral com ceftriaxona.

- Tendência a desenvolver sintomas alérgicos induzidos por medicamentos ou alimentos etc.

Por essa razão, o termo síndrome de Baggio-Yoshinari (SBY) foi cunhado para descrever a doença brasileira. Provavelmente, a SBG seja transmitida por carrapatos dos gêneros *Amblyomma* e *Boophilus*. Seus sintomas assemelham-se muito aos da doença de Lyme clássica, exceto pela alta frequência de recorrência, tendência a cronificação de sintomas se não tratados e distúrbios psiquiátricos e psicossociais. Podem apresentar ainda fadiga crônica, cardite, artrite, sintomas oculares, lesões de pele (eritema *migrans*, acrodermatite crônica atrófica) etc.[159]

Todas as alterações neurológicas descritas na neuroborreliose clássica acontecem também na SBY: meningite, neuropatia craniana e periférica, radiculites, encefalomielite, mielite transversa e encefalopatia. Os distúrbios psiquiátricos variam desde humor deprimido nos estágios iniciais, distúrbios orgânicos de personalidade e psicose durante o seu curso, até demência e catatonia nas fases mais tardias.

Permanece ainda a dúvida se os sintomas e as recidivas devem-se à persistência da infecção ou a um processo autoimune.

O tratamento é feito da mesma forma que na doença de Lyme clássica, mas é mantido por mais tempo. Antibioticoterapia venosa por 30 dias, seguida de oral (de preferência doxiciclina) por 2 ou 3 meses, a fim de evitar as recidivas e minimizar os sintomas. Hidroxicloroquina e metotrexato podem ajudar no tratamento dos sintomas articulares.[157,159]

■ INFECÇÕES POR MICOBACTÉRIAS

Tuberculose

A tuberculose é uma doença infectocontagiosa causada pelo *Mycobacterium tuberculosis*, um bacilo aeróbico Gram positivo álcool-ácido resistente. É a segunda razão de óbito por doença infecciosa no mundo e a causa mais frequente de meningite crônica em pacientes imunocomprometidos.[160] É uma doença de distribuição mundial, mas 56% dos seus casos concentram-se nos países subdesenvolvidos, principalmente nas regiões sudeste da Ásia e ocidental do Pacífico.[160] No ano de 2011, só no Brasil quase 70.000 casos novos foram registrados.[161]

O acometimento do SNC ocorre em aproximadamente 1-8% de todos os pacientes com tuberculose ativa.[162] O *M. tuberculosis* inalado dissemina-se por via hematogênica dos alvéolos pulmonares para as regiões subependimária e subpial cerebral e medular. O tempo e a apresentação clínica vão depender da idade e do estado imune do paciente. Crianças menores que um ano e imunodeprimidos tem maior risco de desenvolver doença disseminada. Pobreza, baixa escolaridade, etilismo, diabetes e neoplasias também são fatores de risco.

Quadro clínico

O termo neurotuberculose se refere a várias formas de tuberculose no SNC, divididas conforme a seguinte classificação:[162]

Intracraniana:
- Meningite tuberculosa;
- Meningite tuberculosa com tuberculose miliar;
- Encefalopatia tuberculosa;
- Vasculopatia tuberculosa;
- Lesões com efeito de massa: tuberculoma (único ou múltiplos), múltiplos tuberculomas com tuberculose miliar, abscesso tuberculoso.

Espinal:
- Mal de Pott;
- Aracnoidite tuberculosa (mielorradiculopatia);
- Tuberculoma espinal não ósseo;
- Meningite espinal.

A meningite tuberculosa é a forma mais frequente de acometimento do SNC. Ocorre em qualquer idade, evoluindo geralmente insidiosa e progressivamente (semanas a meses), com febre, mal-estar, cefaleia, letargia, confusão e rigidez de nuca. Em alguns casos, principalmente em crianças, manifesta-se de forma aguda, indistinguível das meningites por outros agentes etiológicos. Pode comprometer nervos cranianos (20% a 30% dos casos, sendo o VI nervo craniano o mais comum), além de causar hiponatremia e hipotermia, por secreção inapropriada de hormônio antidiurético (SIHAD) ou disfunção de adrenais, respectivamente. Frequentemente complica-se com hidrocefalia aguda e sinais de HIC, por obstrução do fluxo liquórico em função da elevada proteinorraquia. A letalidade dos casos de meningite tuberculosa é em torno de 15% a 40% a despeito do tratamento adequado.

Complicações vasculares, com lesões tipicamente nos territórios das artérias cerebrais média e anterior, decorrem do processo inflamatório gerado pelo exsudato que se acumula principalmente nas cisternas basais, tronco encefálico, fissuras de Sylvius e cerebelo, levando à vasoespasmo, proliferação intimal, necrose vascular e trombose luminal.[163]

Em aproximadamente dois terços dos pacientes com neurotuberculose há evidência de doença ativa em outros órgãos, usualmente pulmão e, ocasionalmente, intestino delgado, osso e rim. O exame de fundo de olho pode revelar tubérculos coroideos, lesões amareladas de bordas indistintas, únicas ou múltiplas, mais frequentemente encontrados na meningite associada a tuberculose miliar (patognomônicos).[164]

Além das formas meníngeas, há as tumorais que produzem sintomas por efeito de massa. Os tuberculomas são granulomas intraparenquimatosos, ao passo que os abscessos, únicos ou com mais frequência múltiplos e multiloculados, são cavidades contendo pus e bacilos, mais frequentemente vistos em indivíduos imunocomprometidos.

Uma forma rara e grave de lesão neurológica pela tuberculose, a encefalopatia tuberculosa, caracteriza-se por edema e desmielinização difusa, com comprometimento do nível de consciência, crises epilépticas e meningoencefalite. É mais comum em crianças e jovens com alta ingesta de álcool.[165,166]

O envolvimento da medula espinal pela tuberculose ocorre em menos de 1% dos casos. Pode ser secundário ao envolvimento ósseo (mal de Pott) ou não ósseo (tuberculomas e meningite tuberculosa). O mal de Pott é a infecção dos corpos vertebrais pelo *M. tuberculosis* com destruição e colapso ósseo. A coluna torácica está envolvida em 65% deles, seguida pela lombar, cervical e toracolombar. Há dor local, formação de abscesso paravertebral, colapso ósseo com compressão mielorradicular e deformidades ósseas.[164]

Tuberculomas extra e intramedulares (extremamente raros), além de uma forma predominantemente vertebral de meningite tuberculosa acompanhada de mielopatia, também foram descritos como comprometimento neurológico pela tuberculose.[164,165,167]

Diagnóstico

O diagnóstico de neurotuberculose é difícil. Até o momento, não há exames satisfatoriamente rápidos e sensíveis. Assim, diante de um alto grau de suspeição, o tratamento deve ser prontamente iniciado.

A baciloscopia do escarro, desde que executada corretamente, permite detectar de 60% a 80% dos casos de tuberculose pulmonar, devendo ser solicitada em todo paciente com suspeita da doença, pulmonar ou extrapulmonar.[168]

O líquor geralmente é claro ou levemente opalescente, pela hiperproteinorraquia, com pressão de abertura aumentada e glicose caracteristicamente baixa. Há pleocitose (200 a 500/mm³) de predomínio linfomononuclear e uma porcentagem considerável de neutrófilos pode existir no início da doença. A pesquisa direta do bacilo de Koch tem baixa sensibilidade (5% a 30%), mas a cultura pode atingir até 70%, se realizada em meio adequado e com centrifugado de maior volume, porém necessita de um tempo demasiado longo para seu cultivo. O exame por PCR apresenta sensibilidade em torno de 56%, mesmo após o início do tratamento.[169]

A adenosina deaminase (ADA) pode estar aumentada no líquor de pacientes com meningite tuberculosa, mas carece de especificidade, havendo relatos da sua elevação em pacientes com linfoma, malária, brucelose, meningite criptocócica etc.[164]

A realização de estudos de neuroimagem (TC e IRM) é fundamental para a demonstração da extensão do comprometimento do SNC. Hidrocefalia é o

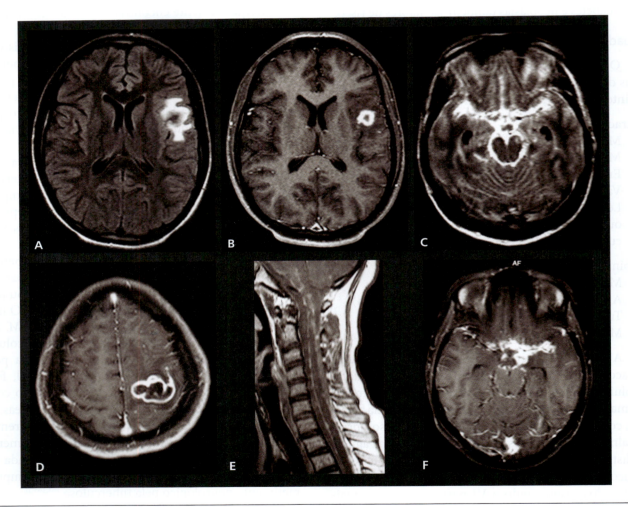

Figura 21.12 (A) Tuberculoma: imagem axial FLAIR demonstrando lesão focal em região subcortical frontal esquerda com hipossinal central (necrose caseosa) associado a edema vasogênico e realce anelar após injeção de contraste (B, T1, axial), caracterizando um tuberculoma. (C) Meningite tuberculosa: axial FLAIR após injeção de Gadolínio evidenciando realce das meninges das cisternas basais e hidrocefalia (observe a dilatação dos cornos ventriculares inferiores), além de hipersinal focal no mesencéfalo à esquerda, secundário a isquemia focal (vasculopatia tuberculosa). (D) Abscesso tuberculoso: axial T1 após a injeção de contraste mostrando realce anelar irregular, a parede é espessa e anfractuosa, com conteúdo líquido central em topografia subcortical parietal esquerda. (E, F) Meningite espinal: observa-se realce pelo contraste em toda a extensão pial da coluna cervical, estendendo-se às meninges das cisternas basais, principalmente à esquerda.

Doenças Infecciosas

achado mais frequente em TC de pacientes com meningite tuberculosa, seguida pela caracterização de realce das cisternas basais e infartos. Os tuberculomas são lesões focais cujo conteúdo varia de acordo com a presença de conteúdo caseoso.[170] Os principais achados de imagem da neurotuberculose são resumidos da Figura 21.12.

Tratamento

No Brasil, a meningoencefalite tuberculosa é uma doença de notificação compulsória. Seu tratamento é realizado com rifampicina, isoniazida, pirazinamida e etambutol, conforme esquema padronizado pelo MS (Tabelas 21.19 e 21.20). Deve-se associar ao esque-

Tabela 21.19 Esquema terapêutico para neurotuberculose em crianças menores de 10 anos.

Regime	Fármacos	Dose mg/kg/dia	Peso 20-35 kg mg/dia	Peso 35-45 kg mg/dia	Peso > 45 kg mg/dia	Tempo
Fase intensiva						
Rifampicina (R)	R	10 a 20	300	450	600	2 meses
Isoniazida (I)	I	10 a 20	200	300	400	
Pirazinamida (P)	P	35	1000	1500	2000	
Manutenção						
Rifampicina (R)	R	10 a 20	300	450	600	7 meses
Isoniazida (I)	I	10 a 20	200	300	400	

Observações:
1) Nos casos de concomitância entre tuberculose meningoencefálica e qualquer outra localização, usar este esquema.
2) Na meningoencefalite tuberculosa deve ser associado corticosteroide ao esquema anti-tuberculose: prednisona oral (1 a 2 mg/kg/dia) por quatro semanas ou dexametasona intravenosa nos casos graves (0,3 a 0,4 mg/kg/dia), por 4 a 8 semanas, com redução gradual da dose nas quatro semanas subsequentes.

Tabela 21.20 Esquema terapêutico para neurotuberculose em adolescentes e adultos.

Regime	Fármacos	Faixa de peso	Dose	Tempo
Fase intensiva				
Rifampicina (R)	RIPE	20 a 35 kg	2 comprimidos	2 meses
Isoniazida (I)	150/75/400/275	36 a 50 kg	3 comprimidos	
Pirazinamida (P)	(comprimido em dose fixa combinada)			
Etambutol (E)		> 50 kg	4 comprimidos	
Manutenção				
Rifampicina (R)	RI	20 a 35 kg	1 cápsula, 300/200 mg	7 meses
Isoniazida (I)	300/200 ou 150/100 (cápsula)	36 a 50 kg	1 cápsula, 300/200 mg + 1 cápsula, 150/100 mg	
		> 50 kg	2 cápsulas, 300/200 mg	

Observações:
1) Nos casos de concomitância entre tuberculose meningoencefálica e qualquer outra localização, usar este esquema.
2) Na meningoencefalite tuberculosa deve ser associado corticosteroide ao esquema anti-tuberculose: prednisona oral (1 a 2 mg/kg/dia) por quatro semanas ou dexametasona intravenosa nos casos graves (0,3 a 0,4 mg/kg/dia), por 4 a 8 semanas, com redução gradual da dose nas quatro semanas subsequentes.

Capítulo 21

809

Tratado de Neurologia Infantil

ma corticoide, prednisona ou prednisolona oral (1 a 2 mg/kg/dia), por 4 semanas, ou dexametasona endovenosa nos casos graves (0,3 a 0,4 mg/kg/dia), por 4 a 8 semanas, com redução gradual nas 4 semanas seguintes.

A OMS e outros órgãos internacionais consideram o etambutol seguro, na dose indicada de 20 mg/kg (15 a 25 mg/kg) para crianças de todas as idades durante os dois meses iniciais de fase intensiva do tratamento de tuberculose. Entretanto, convém destacar que, no Brasil, a recomendação vigente do MS para tratamento de todas as formas de tuberculose em crianças de até 10 anos de idade permanece com o esquema RIP, conforme explicitado na Tabela 21.19.

A tolerância dos esquemas é muito boa na infância. Pode haver diarreia e vômitos, que podem ser contornados com a suspensão por dois ou três dias das medicações. Quando estas são reiniciadas, geralmente os sintomas não reaparecem. Os efeitos adversos graves, como icterícia acompanhada de elevação acentuada de transaminases, obrigam à suspensão dos medicamentos por alguns dias até que haja melhora clinica. A seguir, as drogas podem ser reiniciadas uma a uma, começando-se pela pirazinamida, seguida pela isoniazida e por último a rifampicina.

Prognóstico

A neurotuberculose tem elevada letalidade, tendo como principais indicadores de mau prognóstico: idade menor que 3 anos; atraso na instituição do tratamento; presença de hidrocefalia e déficits neurológicos; desnutrição e comorbidades associadas; formas multirresistentes.

■ INFECÇÕES FÚNGICAS

Criptococose

A criptococose é a infecção fúngica mais comum do SNC. Aproximadamente 1.000.000 de novos casos de meningite criptocócica ocorrem por ano, resultando em mais de 600.000 mortes.[171] A maioria dos pacientes é imunocomprometida (infecção pelo HIV, uso crônico de corticosteroide, transplante de órgãos sólidos, malignidades, doenças do colágeno etc.). A prevalência de meningite criptocócica em crianças com SIDA é menor que em adultos (1% × 6-8%), geralmente ocorrendo em pacientes com marcada imunodepressão.[172]

É causada pelo *Cryptococcus*, um fungo de distribuição mundial, encontrado no solo, com transmissão associada à inalação de basidiósporos ou leveduras do fungo encontradas em excremento de pombos (*C. neoformans*) e eucaliptos (*C. gattii*). A última espécie é responsável por formas muito agressivas da doença,

especialmente em imunocompetentes.[173] Embora a maioria das infecções sejam com *Cryptococcus neoformans*, crianças foram mais comumente infectadas pelo *C. gattii* que adultos (9% × 3%).[174]

Quadro clínico

A apresentação neurológica do *Cryptococcus* relaciona-se diretamente ao estado imunológico do hospedeiro, variando desde lesões focais com efeito de massa, a meningite, ou mais comumente, meningoencefalite.[175]

A meningoencefalite, isolada ou associada ao comprometimento pulmonar, é a forma clínica mais frequente, ocorrendo em mais de 80% dos casos. Em pacientes imunodeprimidos, a meningoencefalite é predominantemente relacionada ao *C. neoformans*. Os sintomas podem ser vagos e inespecíficos e não haver sinais de irritação meníngea. Assim, meningite criptocócica deve sempre ser considerada em pacientes com AIDS ou imunossuprimidos que apresentem cefaleia, encefalopatia e febre de origem indeterminada. Formas com acometimento pulmonar isolado, lesões cutâneas e doença disseminada são menos frequentes.

Em pacientes imunocompetentes o quadro clínico é mais exuberante: sinais meníngeos, encefalopatia, acometimento de nervos cranianos e hipertensão intracraniana podem estar presentes desde o início. Também as formas "pseudotumorais" (criptococomas) são mais comuns no hospedeiro com imunidade preservada e mais frequentemente associadas ao *C. gattii*.

A forma disseminada da doença pode apresentar-se como febre de origem indeterminada, hepatoesplenomegalia febril, bem como através do acometimento de adrenais, rins, linfonodos de mediastino, pele (lesões semelhante ao molusco contagioso), ossos, miocárdio, endocárdio, tireoide, testículo, hipófise, entre outros.[175]

Diagnóstico

O diagnóstico e tratamento precoces da doença criptocócica são os principais fatores relacionados à redução de mortalidade.

O líquor evidencia pleocitose de predomínio linfomononuclear, que tende a ser menor em pacientes com SIDA (0 a 50 células/mm^3) quando comparados a pacientes imunocompetentes (20 a 200 células/mm^3), além de baixo nível de glicose e hiperproteinorraquia. Mas, em cerca de 25% a 30% dos paciente, o líquor pode ser normal, mesmo com cultura positiva. A detecção do fungo em hemocultura é possível em até um quarto dos casos.

Recomenda-se a realização de testes de aglutinação com látex no líquor (sensibilidade superior a

810

Seção 3 ■ Doenças e Síndromes Neurológicas

Doenças Infecciosas

95%) ou, alternativamente, tinta da China (sensibilidade 60% a 80%).[175] Tinta da china, látex ou cultura positivas para *Cryptococcus* sp. no líquor confirmam o diagnóstico de meningite criptocócica. Além disso, todos os indivíduos com látex positivo no plasma ou soro devem ser investigados para meningite com punção lombar, devido a possibilidade de infecção de SNC assintomática.[176]

A HIC é responsável por aproximadamente 90% das mortes por meningite criptocócica nas duas primeiras semanas após início do tratamento. Portanto, na ausência de contraindicação, deve-se sempre avaliar a pressão de abertura liquórica.

Os exames de imagem podem não demonstrar alterações específicas. A presença de hidrocefalia, mesmo na ausência de lesões parenquimatosas focais e realce meníngeo, sempre inclui a criptococose entre os diferenciais, principalmente na vigência de imunocomprometimento. Alguns pacientes imunocomprometidos apresentam lesões confluentes nos espaços perivasculares, principalmente nos núcleos da base, caracterizando os pseudocistos gelatinosos. Os criptococomas são lesões parenquimatosas focais que podem ocorrer, mais frequentemente, em indivíduos imunocompetentes, com efeito expansivo focal e realce intenso pelo contraste, podendo inclusive mimetizar processos neoplásicos primários ou secundários (Figuras 21.13 e 21.14).

Auxilia no diagnóstico a presença de lesões externas ao SNC, como criptococomas pulmonares e lesões cutâneas molusco-símile.

Tratamento

O tratamento da meningite criptocócica é realizado em três fases:[177]

- *Indução (≥ 2 semanas)*: anfotericina B desoxicolato (1 mg/kg/dia, máximo de 50mg/dia, diluída em solução glicosada a 5%, a 0,1 mg/mL, IV, administrada num período de 2 a 6 horas) com 5-fluocitosina (100 mg/kg/dia, a cada seis horas, via oral) por 2 semanas. Na ausência de 5-fluocitosina a anfotericina B deve ser mantida por pelo menos 6 semanas. Considerar o prolongamento do tempo de indução em pacientes comatosos ou com deterioração clínica, pressão intracraniana persistentemente elevada ou cultura liquórica positiva após as 2 semanas de terapia.
- *Consolidação (8 semanas)*: fluconazol 10 a 12 mg/Kg/dia (máximo de 800 mg/dia), via oral.
- *Manutenção (até paciente assintomático e LT-CD4$^+$ > 100 células/mm³ por ≥ 6 meses)*: fluconazol 6 mg/kg/dia (de 200 a 400 mg/dia), via oral.

A anfotericina B pode ter o inconveniente de causar calafrios, cefaleia e dor local durante a infusão, além de provocar insuficiência renal e arritmias com a manutenção da terapia. Já a 5-fluocitosina tem como principal efeito colateral a toxicidade medular (em 30% a 50% dos pacientes). Para reduzir a incidência de insuficiência renal e hipocalemia associada a anfotericina, recomenda-se hidratação com solução salina an-

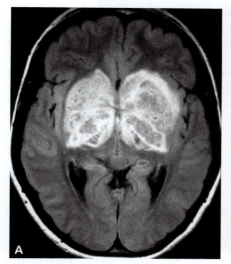
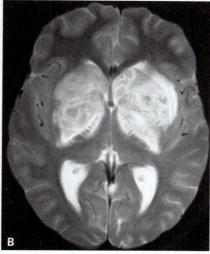
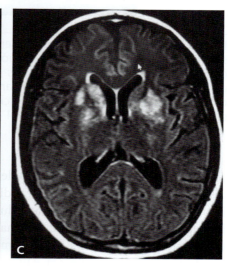

Figura 21.13 Mulher imunocompetente de 19 anos, com infecção por *Cryptococcus Gattii*. (A e B) Axial FLAIR e T2 mostram volumosas lesões confluentes bilaterais, nos núcleos da base, que evoluíram com marcada redução após tratamento com anfotericina (C). Imagens gentilmente cedidas pelo Prof. Dr. José Luiz Pedroso – Disciplina de Neurologia Clínica – EPM-Unifesp.

Capítulo 21

811

Tratado de Neurologia Infantil

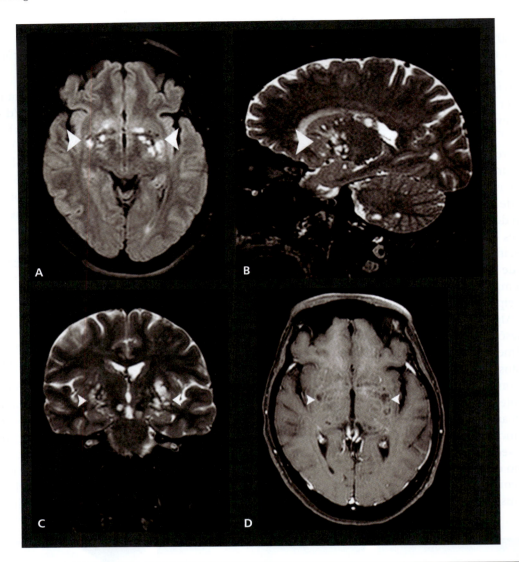

Figura 21.14 Neurocriptococose disseminada (pseudocistos gelatinosos). Este indivíduo com SIDA apresentou curso subagudo de irritação meníngea, sonolência e dor de cabeça. (A) Imagem axial FLAIR demonstra pequenas imagens arredondadas, disseminadas nos espaços perivasculares, confluentes nas regiões adjacentes às extremidades da comissura anterior, sem efeito expansivo significativo. (B) Imagem T2 no plano sagital. (C) Imagem T2 no plano coronal. Ambas confirmam o aspecto cístico das pequenas lesões, distribuídas no interior dos espaços perivasculares de Virchow-Robin. (D) Imagem axial T1 pós-gadolínio não evidencia zonas de impregnação, sugerindo a ausência de reação inflamatória local.

tes e após a sua infusão e reposição de potássio. Além disso, monitorar creatinina, ureia, sódio e potássio séricos pré e duas vezes por semana durante a terapia; hemograma pré e uma vez por semana durante todo o tratamento. A anfotericina B lipossomal (5mg/kg/dia, IV), por ser menos nefrotóxica, é uma alternativa para pacientes com insuficiência renal.

Na ausência de sinais de pior prognóstico, a intolerância associada à anfotericina B pode ser manejada pela troca por esquemas contendo altas doses de fluconazol. Ressalta-se que a utilização desse esquema alternativo está relacionado com maior mortalidade precoce, apesar de não haver impacto na mortalidade geral.

O controle da HIC é realizado com punções lombares de alívio. Quando há hidrocefalia à TC de crânio e pressão inicial ≥ 25 cmH$_2$O, há indicação de derivação ventriculoperitoneal. Entretanto, quando a TC não demonstra hidrocefalia, deve-se realizar punção lombar diária por até 10 dias consecutivos. Se houver

Doenças Infecciosas

persistência de pressão aumentada (≥ 25 cmH$_2$O), há indicação de *shunt* lomboperitoneal. Caso a pressão seja normal por 2 dias consecutivos, mantém-se o tratamento antifúngico e realiza-se a punção semanal. Manitol ou acetazolamida não devem ser utilizados no manejo de HIC secundária a criptococose.

Como a concentração da anfotericina no líquor é baixa, em casos graves e refratários, sua administração intratecal pode ser usada como terapia de resgate em associação ao tratamento parenteral, até a negativação das culturas no líquor.[178]

Prognóstico

A letalidade da neurocriptocose é alta, variando entre 45% e 72%. Vários fatores estão relacionados a pior prognóstico nestes pacientes, entre eles destacam-se:[179]

- Elevada carga de fungos – titulação do látex para *Cryptococcus* sp. superior a 1:1024 no líquor;
- Ausência de resposta inflamatória no líquor – contagem de leucócitos < 20 células/μL;
- Alterações do estado de consciência – sonolência, torpor, confusão e coma;
- Doença acometendo outros órgãos;
- Hipertensão intracraniana;
- Imunossupressão avançada – linfócitos T CD4+ < 50 células/mm.[3]

Histoplasmose

A histoplasmose é causada por um fungo dimórfico, o *Histoplasma capsulatum*, endêmico nas Américas do Sul, Central e sul da América do Norte; e o *H. duboisii*, na África. É encontrado no solo, onde a umidade e os nutrientes dos excrementos de pássaros e morcegos incentivam o crescimento em aviários, galinheiros, minas, cavernas e campos abertos. Durante períodos de seca, os esporos espalham-se pelo ar e são inalados. O período de incubação é de uma a três semanas, mas a infecção pode permanecer latente e reativar-se a qualquer momento. Do pulmão o fungo pode se disseminar hematogenicamente para diversos órgãos: SNC, sistema reticulo-endotelial, adrenal etc.[138,180,181]

A maioria das crianças com histoplasmose é assintomática ou tem doença autolimitada. A infecção disseminada é rara, e ocorre geralmente em imunodeficientes, lactentes ou crianças expostas a grandes inóculos. Cinco a dez por cento desses casos acometem SNC, com apenas 25% destes sendo sintomáticos. No SNC afeta as meninges, medula espinal e encéfalo, causando meningite subaguda ou crônica, lesões focais, isquemias, encefalite, hipertensão intracraniana, declínio cognitivo, confusão, crises epilépticas, incontinência urinária, hidrocefalia, paralisia de nervos cranianos etc.[138,182]

Para o diagnóstico deve-se pesquisar o antígeno na urina, realizar provas de fixação do complemento e imunodifusão no líquor e no soro (sensibilidade de 80% a 90% no soro de imunocompetentes, e 60% a 80% no líquor). A análise do líquor pode ser normal em metade dos pacientes ou demonstrar pleocitose linfomononuclear com hiperproteinorraquia (Tabela 21.6). O fungo também pode ser identificado através da cultura de líquor (sensibilidade de 20% a 60%), sangue e medula óssea e através de biopsia de fígado, medula óssea e gânglios linfáticos.[138,182]

As características radiológicas da neuro-histoplasmose podem ser indistinguíveis da neurotuberculose, com diagnóstico diferencial de certeza apenas anatomopatológico.

O tratamento é feito com anfotericina B desoxicolato (1mg/kg/dia) ou lipossomal (3 a 5mg/kg/dia), endovenosos, durante 4 a 6 semanas, seguido por itraconazol (5 a 10 mg/kg/dia), oral, durante pelo menos 12 meses ou até que haja queda dos níveis de antígeno se normalização do líquor. Se houver hidrocefalia, é necessário iniciar o tratamento com uma derivação externa e, apenas após pelo menos 2 semanas de tratamento adequado, interiorização do dispositivo, para evitar colonização e falha de tratamento. É preciso monitorizar os níveis sanguíneos de itraconazol.[183]

Todos os pacientes com histoplasmose disseminada devem ser avaliados para insuficiência adrenal, causa comum de morte nesses pacientes. Vinte a quarenta por cento das crianças evoluem para o óbito a despeito do tratamento, e as recidivas são comuns entre os sobreviventes.[182]

Candidíase

É a infecção fúngica invasiva mais frequente em crianças. Causada pela *Candida* spp., um grupo que compreende *C. albicans* (espécies mais encontrada em SNC), *C. glabrata*, *C. tropicalis*, *C. parapisilosis* etc. Mais frequente em prematuros, usuários de antibióticos de amplo espectro e de nutrição parenteral, de cateter venoso central, imunossuprimidos, imunodeficientes, com doença renal crônica, diabetes, neutropenia e derivação ventriculoperitoneal (DVP).[138]

Tem como manifestações neurológicas mais comuns: meningites (em neonatos), granulomas, abscessos e aneurismas micóticos. Tipicamente quando apresenta-se na forma de abscessos, esses costumam ser pequenos e múltiplos, localizados principalmente na junção entre a substância branca e córtex cerebral, demonstrando o padrão de disseminação hematogê-

Capítulo 21

nica da infecção. O diagnóstico de certeza é feito pela visualização direta do fungo no líquor ou em material de biópsia. Pleocitose e hipoglicorraquia nem sempre estão presentes.[184]

O tratamento é feito com anfotericina B lipossomal (3 a 5 mg/kg/dia) ou anfotericina B desoxicolato (1 mg/kg/dia), com ou sem 5-fluocitosina (100 mg/kg/dia, 6/6 horas), por no mínimo 4 a 6 semanas (conforme melhora clínica e do líquor), seguido por fluconazol (6 a 12 mg/kg/dia, máximo de 400 a 800 mg), até que os sinais e sintomas, o líquor e a neuroimagem tenham se resolvido.[185] Se DVP, é necessário retirar o dispositivo, iniciar o tratamento com uma derivação externa e, apenas após pelo menos 2 semanas de tratamento adequado, colocar um novo dispositivo, para evitar colonização e falha de tratamento.

A Sociedade Americana de Doenças Infecciosas recomenda profilaxia com fluconazol (3 a 6 mg/kg, 2 vezes por semana) para neonatos prematuros e prematuros com extremo baixo peso (1.000 a 1.500g) onde há elevada incidência de candidíase invasiva.[185]

Aspergilose

Causada pelo *Aspergillus* spp., é uma doença de pacientes imunocomprometidos: transplantados, pacientes com leucemia, prematuros, doenças granulomatosas, AIDS etc.[186] *A. fumigatus* é a espécie mais comumente encontrada.[186]

Manifestações em SNC complicam a doença invasiva em 10% a 20% dos casos, geralmente acompanhado de infecção concomitante em outros sítios, mais frequentemente pulmão.[138] Apresenta-se clinicamente de três principais formas:[138]

- **Forma intracraniana:** a mais comum, com lesões com efeito de massa;
- **Forma rinocerebral:** com envolvimento primário dos seios da face, e comprometimento secundário da base do crânio, nervos cranianos e cérebro;
- **Forma vascular:** com eventos *stroke-like*.

Meningites, meningoencefalite, formas vasculíticas, granulomas, etc., podem ocorrer, mas são formas mais raras.

Os exames de imagem evidenciam lesões compatíveis com abscesso e invasão dos seios paranasais, mas sem alterações específicas. O diagnóstico definitivo é por cultura ou visualização do fungo em material de biópsia. Mas a infecção de SNC pode ser presumida pelo diagnóstico de aspergilose concomitante em outro sítio. Estudos recentes indicam que galactomananas podem ser detectadas no líquor, auxiliando no diagnóstico da aspergilose e evitando métodos mais invasivos, mas esses resultados são preliminares.

O tratamento deve, sempre que possível, contemplar a excisão da lesão e empregar antibioticoterapia (um dos abaixo):[186,187]

- **Voriconazol (1ª escolha):** 5 a 7 mg/kg, IV, 12/12 horas, por 1 dia; seguido por 4 mg/kg, 12/12 horas, IV. A dosagem oral é de 200 mg, 12/12 horas;
- **Anfotericina B lipossomal:** 3 a 5 mg/kg/dia, IV;
- **Anfotericina B desoxicolato:** 1 mg/kg/dia, IV, com ou sem 5-fluocitosina (100 mg/kg/dia, VO, 6/6 horas);
- **Caspofungina:** 50 mg/m²/dia, IV;

Não há consenso sobre a duração do tratamento, mas, em geral, até o desaparecimento das lesões, melhora clínica do paciente e negativação da dosagem de galactomananas séricas.[187] E, mesmo com tratamento adequado, a mortalidade da aspergilose invasiva com acometimento de SNC em crianças ainda é em torno de 40%.[186,188]

■ INFECÇÕES POR PROTOZOÁRIOS E HELMINTOS

Toxoplasmose

Nos seres humanos, a soroprevalência para o *Toxoplasma gondii* aumenta com a idade, não varia entre os sexos, é menor em regiões frias, muito áridas e quentes, ou em altitudes elevadas. Também varia conforme a região geográfica e o grupo populacional (p. ex., a soropositividade chega a 75% em El Salvador, enquanto nos Estados Unidos gira em torno de 22,5%).[189,190]

O *T. gondii* é um parasita intracelular obrigatório que tem o gato como hospedeiro definitivo. O homem e outros mamíferos adquirem a doença ao ingerir oocistos excretados pelos felinos que contaminam os alimentos crus. No hospedeiro intermediário, os oocistos liberam esporozoítos que invadem as células, onde se reproduzem em trofozoítos ou taquizoítos. Eventualmente, esses taquizoítos dão origem a formas quiescentes e de metabolismo lento, que se encistam nos tecidos, especialmente músculo e cérebro, os bradizoítos, que estimulam o sistema imunológico a produzir uma resposta imune duradoura.[138]

As formas mais comuns de adquirir a doença são: ingestão de alimentos crus contendo esporozoítos ou trofozoítos (principalmente carne contendo cistos); transfusão sanguínea ou de órgãos contaminados; reativação de infecção latente durante período de imunossupressão; intrauterina ou congênita (a mãe precisa adquirir a infecção durante a gravidez).[138]

Quadro clínico

Clinicamente a toxoplasmose pode ser categorizada em quatro grupos:

- Adquirida no hospedeiro imunocompetente;
- Adquirida ou reativada no hospedeiro imunocomprometido;
- Infecção congênita (discutida no Capítulo 10 – Doenças Neurológicas no Período Neonatal);
- Doença ocular.

Toxoplasmose adquirida no hospedeiro imunocompetente

Geralmente evolui de forma assintomática. Entretanto, 10 a 20% dos pacientes podem desenvolver sintomas mononucleose-símile: linfadenopatia occipital ou cervical (por 4 a 6 semanas), com ou sem febre, mialgia e mal-estar geral. Na grande maioria dos casos há recuperação espontânea sem tratamento específico.[191]

Toxoplasmose adquirida ou reativada no hospedeiro imunocomprometido

A toxoplasmose pode ser devastadora e frequentemente fatal no paciente imunocomprometido, causando encefalite, miocardite, pneumonia, hepatite e infecção disseminada. O SNC é o sítio mais comumente afetado pelo *T. gondii* nesses pacientes. A encefalite por toxoplasma é geralmente subaguda (evolução em semanas), mas pode ter curso fulminante. Caracteriza-se por febre, cefaleia, alteração do nível de consciência, HIC e sinais neurológicos focais. Sinais meníngeos são raros. É incomum em crianças quando comparada com a sua proporção em indivíduos adultos imunocomprometidos, sendo mais frequente em transplantados de medula óssea e em pacientes com neoplasias do sistema retículoendotelial.[189,191]

Toxoplasmose ocular

Pode resultar tanto da toxoplasmose adquirida quanto da congênita. Nessa última forma, os infectados costumam ser assintomáticos até a segunda ou terceira década de vida, quando os cistos oculares se rompem liberando os bradizoítos e taquizoítos na retina, causando coriorretinite. Geralmente é unilateral quando adquirida e bilateral quando congênita. PCR ou sorologia para toxoplasma pode ser realizado no humor aquoso em casos duvidosos, mas isso é raramente necessário, pois o exame ocular direto é sugestivo.

Diagnóstico

O diagnóstico da neurotoxoplasmose em pacientes com ou sem imunodepressão baseia-se na presença de quadro clínico sugestivo, associado a exame de imagem compatível e comprovação da infecção pelo protozoário. Assim, a biópsia cerebral com estudo histopatológico é sempre o padrão-ouro, mas levando-se em consideração o risco-benefício para o paciente, alguns exames podem ajudar:[189]

- **Sorologias:** IgM (+) e IgG (-) significa infecção recente. Entretanto, pode levar de 1 a 16 semanas para a IgM tornar-se positiva. Já a IgG refere-se a contato prévio com a doença e, uma vez positiva, permanece positiva;
- **PCR** no humor aquoso, líquor, líquido amniótico e outros fluidos. Contudo, uma PCR positiva no tecido cerebral pode não diferenciar encefalite por toxoplasma de infecção quiescente;
- **TC ou IRM de crânio:** evidenciam lesões focais múltiplas, com efeito expansivo local e realce anelar, geralmente em ambos os hemisférios cerebrais, secundária à disseminação hematogênica, com localização subcortical ou nos núcleos da base (Figura 21.15);
- **Teste terapêutico:** muitas lesões infecciosas ou mesmo neoplásicas e desmielinizantes podem fazer diagnóstico diferencial com toxoplasmose cerebral. Assim, é comum se proceder a terapia empírica para toxoplasmose por 10 a 14 dias e repetir a neuroimagem com o intuito de comparar com a inicial. Se houver redução ou desaparecimento das lesões, o diagnóstico estará confirmado. Para tanto, é fundamental que não se utilize corticoide nesse período.

Tratamento

A toxoplasmose adquirida assintomática não precisa ser tratada. Entretanto, pacientes com manifestações sistêmicas, imunocomprometidos, com coriorretinite ativa e recém-nascidos com doença congênita, sintomáticos ou não, merecem tratamento. Em pacientes com imunidade preservada, a medicação é mantida por 6 semanas. Em imunocomprometidos, o tratamento é continuado por pelo menos 4 a 6 semanas após a resolução completa dos sinais e sintomas da doença ativa (Tabela 21.21).

Prognóstico

Imunodeficiência grave, quimioterapia citotóxica, uso de esteroides, asplenia, infecções concorrentes e radioterapia são fatores de mau prognóstico quando associados a neurotoxoplasmose na infância. Entretanto, o prognóstico da encefalopatia por to-

Capítulo 21

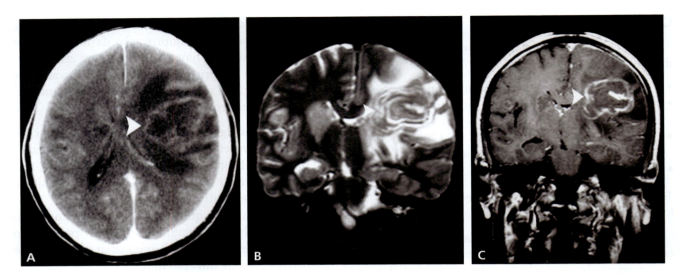

Figura 21.15 Neurotoxoplasmose. Este indivíduo com SIDA apresentou afasia e déficit de força no hemicorpo direito. A imagem axial de TC com contraste (A) demonstra volumosa lesão heterogênea com conteúdo necrótico, de aspecto pouco específico. As imagens coronais de RM em T2 (B) e T1 pós-gadolínio (C) demonstram, respectivamente, os padrões de "duplo halo" e de realce em "alvo excêntrico", muito sugestivos da neurotoxoplasmose no contexto de imunocomprometimento.

Tabela 21.21 Tratamento da infecção por *T. gondii*.[191,193]

Forma	Tipo de tratamento		Droga e dosagem	Duração do tratamento
Toxoplasmose adquirida assintomática[191]	Tratamento não recomendado		Tratamento não recomendado	...
Coriorretinite[191]	Tratamento da doença aguda		Pirimetamina VO Ataque: 2 mg/kg/dose (máx. 200 mg), 1 mg/kg/dia (máx. 75 mg), 1×/dia	Até 1 a 2 semanas após a resolução dos sintomas
			Sulfadiazina VO 100 mg/kg/dia (máx. 1.500 mg), 12/12h	Até 1 a 2 semanas após a resolução dos sintomas
			Ácido folínico VO 10-20 mg, 3×/sem	Até 1 semana após o término da pirimetamina
			Prednisona ou prednisolona VO 1 mg/kg/dia	Até a resolução dos sinais e sintomas
Toxoplasmose adquirida[194]	Tratamento padrão	Tratamento primário	Pirimetamina VO 2 mg/kg/dia (máx. 200 mg), 1×/dia, por 2 dias A seguir: 1 mg/kg/dia (máx. 75 mg), 1×/dia	Por 6 semanas
			Sulfadiazina VO 100-200 mg/kg/dia (máx. 1.000-1.500 mg/dose), 6/6h	
			Ácido folínico VO 5-10 mg, 1×/dia	

(*Continua*)

Doenças Infecciosas

Tabela 21.21 (*Continuação*) Tratamento da infecção por *T. gondii*.[191,193]

Forma	Tipo de tratamento	Droga e dosagem	Duração do tratamento
	Tratamento de manutenção	Pirimetamina VO 1 mg/kg/dia (máx. 25-50 mg), 1×/dia Sulfadiazina VO 75 mg/kg/dia (máx. 1.000-1.500 mg/dose), 12/12h Ácido folínico VO 5-10 mg, 1×/dia	Indefinidamente ou até $CD^4 > 15\%$ em crianças de 1 a 5 anos ou $CD^4 > 200$ células/mm³ em maiores de 6 anos, ambos mantidos por mais de 6 meses.
Tratamento alternativo	Tratamento primário	Pirimetamina VO 2 mg/kg/dia, por 2 dias A seguir: 1 mg/kg/dia, 1×/dia Clindamicina VO/IV 30-40 mg/kg/dia (máx. 600 a 1.200 mg/dose), 6/6h Ácido folínico VO 5-10 mg, 1×/dia	Por 30 a 40 dias
	Tratamento de manutenção	Pirimetamina VO 1 mg/kg/dia, 1×/dia Clindamicina VO/IV 20-30 mg/kg/dia (máx.1.200 mg/dia), 6/6h Ácido folínico VO 5-10 mg, 1×/dia	Indefinidamente ou até $CD^4 > 15\%$ em crianças de 1 a 5 anos ou $CD^4 > 200$ células/mm³ em maiores de 6 anos, ambos mantidos por mais de 6 meses

xoplasmose pode ser melhorado com instituição de terapia precoce, com um índice de recuperação de 80%.[192]

Cisticercose

A neurocisticercose é definida como a infecção do SNC pelo *Cysticercus cellulosae*, forma larvária da *Taenia solium*. Representa a helmintíase mais comum do SNC e a uma das principais causas de epilepsia no mundo.[195] É endêmica na maioria dos países da América Latina, África e em algumas regiões da Ásia, e rara no norte da Europa, Canadá, Japão, Austrália e Nova Zelândia.[196] Trata-se de um problema de saúde pública nos países subdesenvolvidos, por estar diretamente relacionada às condições de vida e saneamento básico da população.

O ser humano é o único hospedeiro definitivo para a *T. solium*, ao passo que tanto os homens quanto os porcos atuam como intermediários para a sua forma larvária, o cisticerco. Assim, ao alimentar-se da carne suína contaminada, o indivíduo ingere o cisticerco, que em seu trato gastrointestinal dará origem ao verme adulto ou tênia (teníase). A teníase pode ser assintomática ou causar dor abdominal leve e diarreia. Os segmentos (proglótides) finais da tênia contém ovos que são eliminados juntamente com as fezes.[195,197] O homem pode adquirir a cisticercose de três formas:

- **Autoinfecção externa:** em indivíduos com teníase, os ovos são transferidos da região perianal para a boca;
- **Autoinfecção interna:** em indivíduos com teníase, através de refluxo do conteúdo intestinal para o estômago;
- **Heteroinfecção:** ingestão dos ovos por intermédio de água ou alimentos contaminados. Esta é a maneira mais frequente de aquisição da doença.

Quadro clínico

O polimorfismo clínico da neurocisticercose se deve principalmente às diferenças individuais no número e na localização das lesões dentro do SNC, além da variação no grau de resposta inflamatória desencadeada pela presença do patógeno. Em áreas endêmicas, deve ser sempre considerada no diagnóstico

Tratado de Neurologia Infantil

diferencial de doenças neurológicas, pelo seu amplo espectro de manifestações clínicas.

A cisticercose pode afetar homens e mulheres, da infância a senescência, com pico de incidência entre 20 e 50 anos. Entretanto, estudos populacionais tem mostrado que crianças são menos frequentemente afetadas e têm manifestações clínicas diferentes.[198]

A maioria dos casos na infância apresenta-se com sintomas leves e raramente são observadas lesões extra-parenquimatosas.[199] Nódulos únicos com realce pelo contraste são mais frequentes em pessoas com menos de 30 anos, enquanto a neurocisticercose subaracnóidea ocorre principalmente em grupos etários mais velhos.[200]

Didaticamente pode ser dividida em dois grandes grupos: doença ativa e inativa. A ativa pode se manifestar como: 1) aracnoidite; 2)hidrocefalia decorrente de inflamação meníngea; 3) cistos parenquimatosos; 4) infarto devido a vasculite; 5) efeito de massa devido a grandes cistos; e 6) cistos intraventriculares. As formas inativas apresentam-se como calcificações no parênquima e hidrocefalia devido à fibrose meníngea.[201]

A neurocisticercose pode ser completamente assintomática, sendo demonstrada de forma incidental em exames de neuroimagem ou em necrópsias. As crises epilépticas são as manifestações mais comuns, ocorrendo em até 80% dos casos.[202] Em uma revisão de Carabin et al., sinais neurológicos focais foram descritos em 16%, HIC em 12% e declínio cognitivo em 5% dos pacientes.[202]

Cisticercose intraventricular ocorre em 11% a 17% dos doentes, sendo uma forma potencialmente letal. Pode haver oclusão do aqueduto cerebral ou dos forames de Luschka e Magendie, resultando em hidrocefalia obstrutiva aguda e, por vezes, morte súbita.[201] Hidrocefalia pode ser identificada em 15% a 30% dos pacientes com sintomas neurológicos e, na maioria das vezes, deriva de aracnoidite basal crônica ou fibrose meníngea.[201] Apenas uma pequena porcentagem dos casos decorre de cistos intraventriculares. A migração dos cistos dentro dos ventrículos pode levar a cefaleia intensa associada aos movimentos da cabeça, o que caracteriza a síndrome de Bruns.

Os cisticercos também podem ocupar o espaço subaracnóideo do encéfalo e da medula espinal. Acometimento do parênquima medular é raro. Entretanto, a neurocisticercose do espaço subaracnóideo basal está associada a envolvimento espinal em aproximadamente 60% dos casos.[200]

Uma apresentação encefalítica aguda tem sido descrita em crianças e mulheres jovens, resultante de uma resposta inflamatória exacerbada a infecções maciças ou ao tratamento de pacientes com muitos cistos viáveis.[195]

Diagnóstico

Em regiões endêmicas para *T. solium,* diante de um paciente com quadro clínico sugestivo e exame de imagem típico de neurocisticercose, não há necessidade de exames adicionais para conclusão diagnóstica. Entretanto, em áreas não endêmicas e nos casos duvidosos, os testes imunológicos podem ajudar.

Neuroimagem

É essencial para o diagnóstico, provendo informações sobre a localização das lesões, a fase de evolução dos cistos, a carga de infecção e a presença de reação inflamatória, que são fundamentais para a programação terapêutica.

Habitualmente, considerando as características do cisto e da reação inflamatória do hospedeiro, as lesões são classificadas em ativas e inativas. Entretanto, nem sempre essa distinção é simples ou uniforme para todas as lesões, já que esse processo se dá de maneira contínua e frequentemente multifocal. A TC de crânio é mais sensível para avaliar a presença de calcificações, enquanto a RM é mais indicada para detectar as características das lesões e sua localização, principalmente diante da suspeita de lesões não parenquimatosas (formas intraventriculares ou subaracnoideas). Além disso, a RM é mais sensível para a caracterização do escólex (Figura 21.16).

Testes sorológicos

Apesar da elevada sensibilidade (89%), os testes sorológicos para detectar anticorpos por meio do ELISA apresentam elevada taxa de falso-positivos (reatividade cruzada com outras infecções helmínticas), não contribuindo muito na prática diária para o diagnóstico.[195-197,199,201]

O EITB (*enzyme-linked immunoelectrotransfer blot*) no soro é um teste baseado na detecção de anticorpos específicos para *T. solium*, e tem sensibilidade e especificidade próximas a 100% na presença de duas ou mais lesões ativas. Entretanto, perde sua aplicabilidade no diagnóstico à medida que tem sua sensibilidade reduzida para 50% a 60% na presença de lesão única intraparenquimatosa, e não é capaz de detectar confiavelmente os pacientes com formas inativas da doença (calcificadas).[200] Em regiões endêmicas, é frequentemente positivo em indivíduos assintomáticos, devido a exposição ao parasita ou passado de infecção. Além disso, pode ser positivo em casos de cisticercose muscular ou subcutânea, não sendo específico para neurocisticercose. Pode ser realizado no líquor, mas sua sensibilidade é ligeiramente menor do que no sangue (90% × 98%).[200]

818

Seção 3 ■ Doenças e Síndromes Neurológicas

Doenças Infecciosas

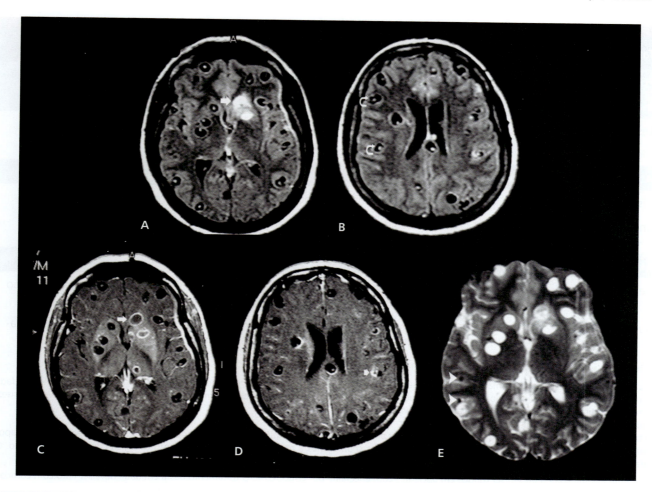

Figura 21.16 Neurocisticercose (infestação cerebral maciça). Este paciente com distúrbio psiquiátrico apresenta crises epilépticas de início tardio. As imagens axiais FLAIR (A-B) demonstram múltiplas lesões parenquimatosas vesiculares, algumas com nódulo excêntrico (escólex) (setas curvas). Note a presença de lesões periventriculares frontais esquerdas com conteúdo hiperintenso e edema perilesional (seta pequena). As imagens comparativas ponderadas em T1 pós-Gd (C-D) demonstram a ocorrência de impregnação nas lesões periventriculares frontais (forma vesicular coloidal). Observe ainda a presença de lesão menor, com aspecto nodular de impregnação pelo Gd, no lóbulo parietal inferior esquerdo (seta larga). A imagem T2 axial (E) demonstra ainda a presença de focos nodulares hipointensos, compatíveis com calcificações na forma nodular calcificada (cabeça de seta).[195,201]

Líquor

Nos pacientes com lesões exclusivamente parenquimatosas o líquor pode ser normal ou apresentar-se com pleocitose leve e concentrações normais de glicose e de proteínas. Se houver aracnoidite ativa ou ventriculite, pleocitose com eosinorraquia e hiperproteinorraquia podem ser observadas.[195-197,199,201]

Reações imunológicas (hemaglutinação indireta, fixação de complemento, imunofluorescência indireta, ELISA e *western blot*) no líquor podem auxiliar no diagnóstico, mas um resultado negativo não o exclui.

Tratamento

Vide Tabelas 21.22 e 21.23

Esquistossomose

Aproximadamente 200 milhões de pessoas no mundo têm esquistossomose. Dessas, 120 milhões são sintomáticas e 20 milhões têm doença grave.[203] Mesmo com os avanços e descobertas na área das medicações anti-helmínticas esse número não para de crescer, o que faz dessa parasitose um problema de saúde pública mundial.

A esquistossomose é uma helmintíase causada por parasitas do gênero *Schistosoma* spp. Três espécies principais afetam o ser humano: *S. mansoni*, *S. haematobium*

Tratado de Neurologia Infantil

Tabela 21.22 Tratamento da neurocisticercose.[200,204,205]

Forma	Tratamento
Inativa	
Lesões calcificadas	Antiepilépticos
Hidrocefalia	Tratamento cirúrgico (derivação ventriculoperitoneal)
Ativa – parenquimatosa	
Cistos únicos ou múltiplos	Antiepilépticos*e tratamento medicamentoso# + corticoide#
Encefalite por cisticercose (>100 cistos)	Corticoide em altas doses e tratamento para hipertensão intracraniana. Não usar antiparasitário
Extraparenquimatosa§	
Ventricular	Tratamento cirúrgico (retirada dos cistos, *shunt*) + corticoide associado ou não ao tratamento medicamentoso# pós-operatório
Subaracnóidea	Tratamento medicamentoso prolongado#+ corticoide em altas doses# + tratamento cirúrgico (retirada dos cistos, *shunt*)
Medular§	Primariamente cirúrgico, mas poucos casos descritos na literatura

* As lesões em degeneração costumam completar esse processo em 1 a 2 anos. Após esse período, restará calcificação residual com necessidade de manutenção do antiepiléptico por tempo prolongado. Em alguns casos, a imagem poderá normalizar-se e o paciente tornar-se livre de crises, permitindo retirada gradual da medicação anticonvulsivante.

#Vide Tabela 21.23.

§O tratamento das formas extraparenquimatosas e medular ainda é controverso. Alguns autores têm associado o tratamento medicamentoso após o tratamento cirúrgico para evitar a recidiva e a obstrução dos *shunts*. Mas a maioria descreve o tratamento cirúrgico como primeira opção. O tratamento medicamentoso não deve preceder o cirúrgico para não tornar as paredes do cistos friáveis, dificultando sua extração.

Obs.: antiparasitários não devem ser usados em pacientes com encefalite por cisticercose. O tratamento desta entidade deve ser feito com corticoide e controle da hipertensão intracraniana em ambiente de terapia intensiva (manitol, craniectomia descompressiva).

Tabela 21.23 Tratamento medicamentoso da neurocisticercose.[197,200,204]

Medicação	Dose
Albendazol*	15 mg/kg/dia, divididos em 2 doses (ingeridas junto com a comida) por: • 1 semana, se cisto intraparenquimatosos único • 2 semanas, se múltiplos cistos intraparenquimatosos • 4 semanas, se neurocisticercose subaracnóidea.
Praziquantel	50 a 100 mg/kg/dia, divididos em 3 doses, por: • 2 semanas, se múltiplos cistos intraparenquimatosos • 4 semanas, se neurocisticercose subaracnóidea
Dexametasona	0,1 mg/kg/dia iniciado 1 dia antes do antiparasitário por 1 a 2 semanas, com retirada gradual. Doses maiores são necessárias em casos de encefalite por cisticerco e aracnoidite (até 24 mg/dia, divididos em 4 doses)

*O albendazol parece ser mais efetivo que o praziquantel e sofre menos interferência de outras drogas (antiepilépticos, dexametasona etc.). Os últimos estudos têm utilizado a associação do albendazol com o praziquantel, mas ainda não há evidência clara para o uso combinado das drogas na prática clínica diária.

820 — **Seção 3** ■ Doenças e Síndromes Neurológicas

Doenças Infecciosas

e *S. japonicum*. Cada uma delas difere em entre si em vários aspectos, tais como: localização geográfica, forma e tamanho do ovo, espécie do hospedeiro intermediário, tempo entre infecção e oviposição, e localização do verme adulto no hospedeiro definitivo.[206] O *S. mansoni* é endêmico na África, América do Sul (incluindo Brasil) e ilhas do Caribe; enquanto o *S. japonicum* é típico do extremo oriente. Já o *S. haematobium* está mais comumente relacionado a doença do trato urinário, frequentemente encontrado na Ásia e África.[138]

O ovo ganha a água de lagos e lagoas pelas fezes contaminadas (ou urina, no caso do *S. haematobium*), onde o miracídio é liberado e invade o hospedeiro intermediário, um caramujo (do gênero *Biomphalaria*, no Brasil). Por reprodução assexuada, um único miracídio pode originar centenas a milhares de cercárias, formas larvárias de vida livre, que penetram na pele humana (hospedeiro definitivo). Há migração do parasita pelos vasos sanguíneos e sua concomitante maturação, até que em 4 a 6 semanas a oviposição comece. São os ovos que geram resposta inflamatória nos tecidos e, consequentemente, os sintomas.[138,207]

Quadro clínico

Fase aguda

Os primeiros sintomas estão relacionados ao local de penetração da cercária na pele, que pode apresentar reação urticariforme transitória, ou mesmo pápulas, com duração de alguns dias ("coceira do nadador").

A esquistossomose toxêmica aguda (*S. mansoni*) e a febre de Katayama (*S. japonicum*) são reações de hipersensibilidade sistêmica à migração do esquistossômulo e à oviposição precoce, que ocorre dentro dos primeiros 28 a 90 dias de infecção. Caracteriza-se por mal-estar geral, febre, hepatoesplenomegalia, linfadenomegalia, mialgia, diarreia, dor abdominal, eosinofilia, tosse não produtiva, radiografia de tórax com infiltrados pulmonares bilaterais. Os sintomas desaparecem espontaneamente em poucas semanas.

Fase crônica

A maioria dos infectados são assintomáticos mas, se não tratados, a doença progride insidiosamente e sintomas podem surgir.

Formas extraneurológicas

A forma intestinal é mais frequente. Os ovos na parede intestinal provocam reação inflamatória, com consequente dor abdominal e diarreia. Se houver embolização dos ovos para o fígado, ocorre a forma hepatointestinal, com hepatomegalia inicial e posterior fibrose. Há evolução com hipertensão portal (forma hepatoesplênica), ascite, varizes esofágicas e todas as suas complicações.

Os ovos *S. haematobium* têm maior tropismo pela bexiga e paredes uretrais causando hematúria e disúria, que com o curso crônico de inflamação pode levar a obstrução, hidronefrose e insuficiência renal.

Formas neurológicas

Encefalopatia aguda por esquistossomose

Mais comum em adultos, durante a primeira exposição ao parasita. O *S. japonicum* é sua causa mais frequente, mas há casos relatados com as outras espécies. Caracteriza-se por encefalopatia inespecífica (cefaleia, alteração do nível de consciência, crises epilépticas, alterações cerebelares, sensitivas etc.), após cerca de 3 semanas de manifestações prodrômicas sistêmicas. Alguns dos sintomas neurológicos podem ser transitórios.

Os exames de imagem revelam edema e pequenas lesões, que realçam ao contraste, em região frontal, parietal, occipital e tronco encefálico. Pode haver microinfartos em áreas de fronteira vascular. Frequentemente há eosinofilia. Como geralmente ocorre em indivíduos não imunes, os testes sorológicos auxiliam no diagnóstico, lembrando que a soroconversão pode demorar em média 4 a 12 semanas.

Esquistossomose pseudotumoral

Ocorre em 3% a 5% dos pacientes com *S. japonicum*, sua causa mais comum. Mais frequente nas áreas endêmicas e em pacientes entre 10 e 40 anos. Manifesta-se clinicamente por sinais focais relacionados a topografia da lesão pseudotumoral encontrada, além de cefaleia, crises epilépticas e sinais e sintomas de HIC. O cerebelo é a topografia mais habitualmente acometida, seguida pelos lobos occipital e frontal.[208]

TC e RM evidenciam lesão pseudotumoral, com efeito de massa, edema perilesional, com bordas irregulares e mal definidas. O realce heterogêneo pelo contraste, com um padrão "arborizado" (linear, circundado por realces puntiformes nodulares) pode ser sugestivo.[206]

Esquistossomose medular

É a forma mais comum em crianças e adultos jovens, além de ser a que com mais frequência associa-se ao *S. mansoni*. Em geral, os sintomas medulares apresentam-se de maneira isolada ou, em 25% dos casos, podem vir acompanhados de hepatomegalia.

Caracteriza-se por um quadro agudo ou subagudo de dor lombar ou em membros inferiores, de leve a moderada intensidade, que pode manter-se ou não à medida que os outros sinais e sintomas neurológicos se desenvolvem. Surge, então, paraparesia crural, disfunção esfincteriana e impotência, hipoestesia de membros inferiores e alteração de reflexos profundos. Tipicamente os níveis medulares acometidos situam-se abaixo de T6, cone medular e cauda equina.[206,208]

IRM de medula espinal pode demonstrar hipersinal nos segmentos acometidos, nas sequências ponderadas em T2, com realce heterogêneo pelo contraste (Figura 21.17). Alargamento da medula espinal, especialmente cone medular, e espessamento de suas raízes, principalmente cauda equina, ocorrem na forma mais frequente de acometimento pela esquistossomose (mielorradicular). O líquor pode ser normal ou ter alterações inespecíficas (aumento de proteína e linfócitos na maioria, e de eosinófilos em 50% dos pacientes).[206]

Mais de 50% dos pacientes com doença medular não eliminam ovos pelas fezes, o que dificulta o diagnóstico. Além disso, as sorologias não permitem diferenciar a infecção pregressa da doença ativa. A biópsia retal ajuda a identificar os ovos do *S. mansoni* em mais de 95% dos casos. Detecção de anticorpos no líquor por ELISA é específico e poderia ser outra ferramenta útil, mas ainda necessita de validação para uso rotineiro.[139,206-208]

Diagnóstico

O diagnóstico padrão-ouro é dado pela biópsia da lesão e demonstração da reação granulomatosa em torno do ovo do parasita. Entretanto, na prática isso é evitado pelos riscos de dano neurológico permanente e o diagnóstico é presuntivo pela comprovação da infecção pelo parasita.

Como os testes sorológicos não permitem distinguir a infecção pregressa da doença ativa, eles são raramente úteis, ou seja, apenas em pacientes fora das zonas endêmicas (viajantes ou primeiro contato). A pesquisa do ovo nas fezes pelo método de Kato-Katz (ou urina, para o *S. haematobium*) é um método simples e barato, mas com sensibilidade baixa. Esse problema não ocorre com a biópsia retal, que tem sensibilidade de 95%.[206]

Diante de um quadro clínico sugestivo, com epidemiologia e exame de imagem compatíveis, a confirmação de infecção por esquistossomose em qualquer outro sítio é suficiente para selar o diagnóstico de neuroesquistossomose.

Tratamento

Para as formas extra-neurológicas, o uso de praziquantel (40 a 60 mg/kg/dia, dividido em 2 ou 3 doses, por um único dia) é o tratamento de escolha. Tem pouco ou nenhum efeito sobre as formas imaturas e ovos. Por isso, alguns autores recomendam repetir o tratamento após 6 a 12 semanas, principalmente na presença de eosinofilia, altos títulos de anticorpos ou sintomas persistentes. Oxaminiquina (10 mg/kg/dose, 2 vezes, por um único dia) é uma droga alternativa. Corticoide pode ser associado ao esquema terapêutico para diminuir os sintomas associados a reação inflamatória.[138]

Nos casos de febre de Katayama e encefalopatia aguda, inicia-se o tratamento com corticoide (prednisona ou prednisolona 1 mg/kg/dia), para suprimir a reação de hipersensibilidade, seguindo-se com praziquantel (40 mg/kg/dia por 3 dias, para o *S. mansoni* e o *S. haematobium*, ou 60 mg/kg/dia por 6 dias, para *S. japonicum*), para eliminar as formas adultas já existentes. Entretanto, após 4 a 6 semanas, deve-se repetir a dose do anti-helmíntico, para exterminar as formas jovens que escaparam da primeira fase do tratamento.[206,207]

As formas pseudotumoral e medular também devem ser tratadas com corticoide e praziquantel, mas as

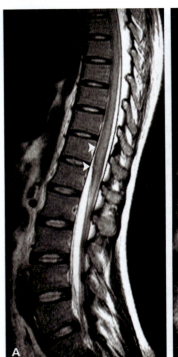
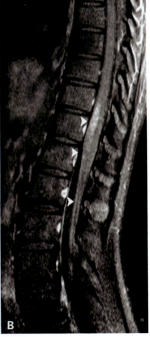

Figura 21.17 Neuroesquistossomose (forma mielorradicular). (A) Imagem sagital de RM ponderada em T2. (B) Imagem sagital ponderada em T1 pós-gadolínio. Ambas demonstram, respectivamente, a presença de edema associado a impregnação heterogênea e irregular de contraste, principalmente no cone medular e em algumas raízes da cauda equina (setas).

doses variam entre os diversos autores. A maioria sugere praziquantel (60 mg/kg/dia, durante 3 dias, com dose máxima de 5 g/dia), administrado em 2 doses diárias, com 4 horas de intervalo, e prednisona ou prednisolona (1,5 a 2 mg/kg/dia), em 2 doses diárias, ou, de preferência, por via IV, metilprednisolona (15 mg/kg/dia, durante 5 dias; dose máxima de 1 g/dia), dividida em 2 doses diárias seguido de prednisona, como descrito acima. A terapia com corticoide é iniciada imediatamente em pacientes que estejam sob forte suspeita de ter mielopatia por esquistossomose. O praziquantel é iniciado logo após a confirmação da causa. A dose inicial de prednisona é mantida durante cerca de 3 a 4 semanas, sendo posteriormente substituída por uma dose diária, que é gradualmente reduzida até a completa descontinuação da sua utilização dentro de 3 a 4 meses.

Laminectomia deve ser considerada nos casos de compressão medular grave e piora progressiva a despeito do tratamento.[206]

Prognóstico

O prognóstico depende principalmente do tratamento precoce. Quando se discute a respeito da esquistossomose medular, a forma mais comum em crianças, o significado de precoce restringe-se a dias, no máximo, a semanas. Quando os sintomas se apresentam de forma aguda a subaguda (maioria dos casos), o tratamento pode ser considerado tardio se o diagnóstico atrasar mais do que sete dias. Sessenta e cinco por cento dos pacientes com doença medular podem ter recuperação completa ou quase completa com o tratamento precoce e adequado. As formas que acometem isoladamente cauda equina e cone medular costumam ter melhor prognóstico que aquelas com acometimento de segmentos medulares mais altos.[206,208,209]

■ DOENÇAS CAUSADAS POR PRÍONS

As doenças priônicas, também conhecidas como encefalopatias espongiformes transmissíveis, são afecções neurodegenerativas inexoravelmente progressivas, que afetam homens e animais. Atualmente, conhecemos cinco doenças causadas por príons em humanos: kuru, doença de Creutzfeldt-Jakob (DCJ), variante da doença de Creutzfeldt-Jakob (vDCJ), síndrome de Gerstmann-Sträussler-Scheinker (GSS) e insônia familiar fatal (IFF).

De maneira geral, são caracterizadas por longos períodos de incubação, acúmulo de proteína priônica (PrP) anormal no SNC, perda neuronal com degeneração espongiforme (achado histopatológico típico que dá nome ao grupo), na ausência de reação inflamató-

ria. Optamos por inseri-las neste capítulo pois, apesar das controvérsias que gravitam em torno do conceito do príon como partícula viva ou não, é inquestionável a sua capacidade infectante.[210-212]

Características do agente infeccioso

Há quase um século a natureza química e biológica do príon vem sendo debatida. Historicamente foi classificado como parasita, vírus etc..[213,214] Mas, com a comprovação de sua capacidade infectante e da resistência ao calor e à radiação ultravioleta, o termo príon foi criado para definir diminutas proteínas que se autorreplicavam sem a necessidade de ácidos nucléicos, elaborando-se uma das teorias mais aceitas atualmente para explicar a natureza desses elementos, da "proteína única".[215-217]

Patogênese e patologia

A proteína priônica patogênica (PrP^{Sc}) é bioquimicamente idêntica à proteína normal do hospedeiro (PrP^{C}), que é encontrada predominantemente ligada à superfície externa do neurônio, por uma molécula de glicosil-fosfatidil-inositol (GPI). Desconhecemos a função exata desempenhada pela PrP^{C}, mas acredita-se que esteja envolvida na regulação da apoptose, na resposta ao estresse oxidativo, na homeostase do cobre e, muito provavelmente, também no sistema imune.[218-221]

A PrP^{C} existe primariamente em uma conformação alfa-helicoidal, enquanto a PrP^{Sc} é beta-helicoidal, o que justifica a diferença funcional entre elas. Essas últimas mais facilmente acumulam-se no interior da célula e são neurotóxicas, causando apoptose. Em humanos, as doenças priônicas acontecem de três formas: (1) genética; (2) adquirida, incluindo as formas iatrogênica e variante (transmissão animal-homem); e (3) esporádica ou conversão espontânea de uma PrP^{C} em PrP^{Sc}.[215,222-224]

Os achados neuropatológicos mais típicos das doenças priônicas são as alterações espongiformes do parênquima, caracterizadas pela presença de inúmeros vacúolos, difusos ou agrupados, pequenos e redondos, que se tornam confluentes. Não há reação inflamatória. Em algumas formas, há placas amiloides compostas de agregados de PrP^{Sc} extracelular.[210,225-227]

Genética

A maioria das doenças priônicas em humanos são esporádicas (85%). Aproximadamente 10% a 15% são hereditárias, ou seja, causadas por mutações no gene que codifica a proteína priônica (PNRP), e menos de 1% são adquiridas.

Tratado de Neurologia Infantil

No ser humano, o PNRP está localizado no braço curto do cromossomo 20 (20p12). Mais de 50 mutações do PNRP têm sido descritas.[211,212,225,228-231] Viu-se que uma única mutação pode estar associada a diferentes fenótipos, inclusive em indivíduos de uma mesma família. Entretanto, o contrário também é verdadeiro, com uma mesma síndrome clínica podendo estar relacionada com diferentes mutações. Além desse pleiotropismo genético, a herança e a expressão desses genes nem sempre segue a lei mendeliana.[211,212,230,232,233]

Quadro clínico

As doenças priônicas têm período de incubação prolongado, por isso raros são os casos descritos em

Tabela 21.24 Principais características das doenças priônicas e como diagnosticá-las.

Doença priônica	Epidemiologia	Transmissão	Quadro clínico	Patologia	Diagnóstico
Kuru[213,229] [2234,235]	Endêmica na Papua Nova Guiné, associada a rituais de canibalismo.	Rituais de canibalismo; Longo período de incubação (média de 12 anos).	Evolução para o óbito: entre 6-9 meses Manifesta-se em fases: • 30% têm sintomas prodrômicos (artralgias, mal-estar, dor de cabeça etc.); • Fase precoce: degeneração cerebelar progressiva; • Perda da deambulação, mioclonias, coreoatetose e fasciculação; • Demência progressiva e óbito.	Microvacúolos mais concentrados nas camadas profundas do córtex; Degeneração espongiforme principalmente no estriado, mesencéfalo e cerebelo.	LCR: geralmente normal; EEG: pode ter alterações inespecíficas; RM: pode ser normal ou ter atrofia dos hemisférios cerebrais e/ou cerebelo.
Síndrome de Gerstmann-Sträussler-Scheinker (GSS)[210,213,229] [236,237,238,239,240]	Incidência de 1-10 casos a cada 100.000.000 de pessoas/ano	Familiar (herança autossômica dominante); Pelo menos 15 mutações já foram descritas.	Início dos sintomas entre os 40 e 50 anos; Evolução para o óbito: média de 6 anos; Degeneração cerebelar progressiva, vários graus de demência e disfunção cognitiva, alterações piramidais; Mioclonias estão virtualmente ausentes; Pode haver fraqueza proximal, hiporreflexia, disestesia, alterações extrapiramidais.	Placas amiloides multicêntrica, grandes, difusamente distribuídas.	LCR: normal. Mas proteína 14-3-3 pode ser aumentada em até 50% dos casos; EEG: pode ter alterações inespecíficas; RM: pode ser normal ou ter atrofia dos hemisférios cerebrais e/ou cerebelo; SPECT: fluxo reduzido no lobo occipital e medula espinal; Pesquisa das mutações genéticas.
Insônia familiar fatal (IFF)[212,213,222] [229,236,238,240]	Descrita em 1986, em uma família italiana.	Familiar (herança autossômica dominante).	Início dos sintomas entre os 40 e 50 anos; Evolução para o óbito: média de 13-15 meses;	Degeneração praticamente restrita a região talâmica.	LCR: normal; EEG: pode ter alterações inespecíficas, mas nas fases tardias apresenta grande contingente de ondas teta e delta;

(*Continua*)

Seção 3 ■ Doenças e Síndromes Neurológicas

Doenças Infecciosas

Tabela 21.24 *(Continuação)* Principais características das doenças priônicas e como diagnosticá-las.

Doença priônica	Epidemiologia	Transmissão	Quadro clínico	Patologia	Diagnóstico
Insônia familiar fatal (IFF)[212,213,222, 229,236,238,240]	Descrita em 1986, em uma família italiana.	Familiar (herança autossômica dominante).	Insônia progressiva, com perda do ritmo circadiano normal, evidenciado por um estado confusional duradouro, semelhante a um sonho, com alucinações, desatenção e prejuízo da memória. Mas não franca demência; Disautonomia com hiperatividade adrenérgica e distúrbios endócrinos; Mioclonia, ataxia, espasticidade e parkinsonismo podem ocorrer em fases tardias da doença.	Não se observa padrão espongiforme.	RM: pode ser normal ou ter atrofia dos hemisférios cerebrais e/ou cerebelo; PET-FDG: diminuição da captação de glicose no tálamo; Polissonografia: encurtamento do tempo total e disrupção da arquitetura normal do sono (virtual ausência de períodos de sono-REM e prolongados períodos de sono não REM) Redução dos níveis de melatonina e TSH, e aumento dos níveis de cortisol. Pesquisa da mutação genética.
Doença de Creutzfeldt--Jakob (DCJ)[222,226,228, 229,235-237,239-243]	Quatro tipos: forma esporádica (> 85-95%); forma familiar (5-15%); forma iatrogênica (< 1%); Incidência de 1:1.000.000 habitantes/ano; forma variante Idade de início entre 50-60 anos.	Esporádica; Familiar; Transmissão animal-homem, causando a forma variante (vDCJ) Iatrogênica: transplante de córnea, compostos sanguíneos, uso de hormônios de crescimento humano, enxertos de dura-máter, acidentes com material biológico etc. Tempo de incubação prolongado.	Demência rapidamente progressiva e mioclonia são os sinais cardinais! Mudanças comportamentais e déficits de funções corticais podem ser sinais precoces; Alterações extrapiramidais e cerebelares podem abrir o quadro em 20%-40% dos casos; Pode haver liberação piramidal global e espasticidade; Comprometimento de nervos cranianos, nervos periféricos e queixas sensitivas devem chamar atenção para diagnósticos diferenciais.	Perda neuronal com atrofia de substância cinzenta, sem reação inflamatória; Acúmulo de proteína anormal (PrP); Vacuolização intraneuronal (parênquima espongiforme).	O anatomopatológico é sempre o padrão-ouro! EEG: ondas trifásicas periódicas de alta voltagem na forma sDCJ; RM: hipersinal em FLAIR e/ou restrição à difusão em putâmen, cabeça do caudado e/ou córtex cerebral e cerebelar, em 70%-90% dos casos de sDCJ. Critérios (CDC): • Demência progressiva e • Pelo menos 2 de 4: mioclonia; alteração visual ou cerebelar; disfunção piramidal/extrapiramidal; mutismo acinético; e • EEG típico e/ou Proteína 14-3-3 positiva.

Capítulo 21

825

crianças, com início dos sintomas geralmente na quinta ou sexta década de vida.

Na Tabela 21.24 comparamos as diferentes apresentações das encefalopatias espongiformes humanas. É importante notar que os casos pediátricos foram virtualmente excluídos dessa tabela. Os poucos relatos infantis estão associados quase em sua totalidade ao uso de hormônio do crescimento humano heterólogo. Casos de IFF, vDCJ, DCJ associada a enxerto de dura-máter também foram descritos em crianças e adolescentes.

Diagnóstico diferencial

Excepcionalmente a doença de Alzheimer e a demência frontotemporal evoluem com mioclonia e de maneira rapidamente progressiva. Quando ataxia e parkinsonismo se destacam no curso da doença priônica, o que é visto especialmente nas formas variantes da DCJ, diagnóstico diferencial deve ser feito com a demência com corpos de Lewi, paralisia supranuclear progressiva e atrofia de múltiplos sistemas. Contudo, todas essas doenças têm curso mais arrastado, raramente levando a morte em menos de 12 meses, o que é comum na DCJ.

Outros diagnósticos que também devem ser considerados são: as doenças autoimunes e as síndromes paraneoplásicas; vasculites de SNC; encefalites virais, fúngicas e por tuberculose; carências vitamínicas; doenças cerebrovasculares; doenças psiquiátricas e neoplasias.

Tratamento

Não existe nenhum tratamento efetivo para quaisquer das formas de doença priônica. Dispomos apenas de sintomáticos e terapias que tragam conforto para o paciente e seus familiares. Há relatos de uso de quinacrina, clorpromazina, anfotericina B, aciclovir, anticoagulante intraventricular, mas não há evidência de benefícios.[236]

■ REFERÊNCIAS BIBLIOGRÁFICAS

1. Bale JF. Viral Infections of the Nervous System. In: Swaiman KF, Ashwal S, Ferriero DM, Schor NF. Swaiman's Pediatric Neurology. 5.ed. Amsterdam: Elsevier, 2012. p.1262-90.
2. Meningites. [Internet] [Acesso em 07 Jul 2016]. Disponível em: http://portal.saude.gov.br/portal/saude/profissional/area. cfm?id_area=1563.
3. [Viral meningitis]. Rev Saude Publica. 2006 Aug;40(4):748-50.
4. Dupuis M, Hull R, Wang H, Nattanmai S, Glasheen B, Fusco H, et al. Molecular detection of viral causes of encephalitis and meningitis in New York State. J Med Virol. 2011 Dec;83(12):2172-81.

5. Rotbart HA. Viral meningitis. Semin Neurol. 2000;20(3):277-92.
6. Logan SA, MacMahon E. Viral meningitis. BMJ. 2008 Jan 5;336(7634):36-40.
7. dos Santos GP, da Costa EV, Tavares FN, da Costa LJ, da Silva EE. Genetic diversity of Echovirus 30 involved in aseptic meningitis cases in Brazil (1998-2008). J Med Virol. 2011 Dec;83(12):2164-71.
8. Dos Santos GP, Skraba I, Oliveira D, Lima AA, de Melo MM, Kmetzsch CI, et al. Enterovirus meningitis in Brazil, 1998-2003. J Med Virol. 2006 Jan;78(1):98-104.
9. Doenças infecciosas e parasitárias: guia de bolso. 8.ed. Brasília: Secretaria de Vigilância em Saúde. Departamento de Vigilância Epidemiológica. Ministério da Saúde, 2010.
10. Irani DN. Aseptic meningitis and viral myelitis. Neurologic clinics. 2008 Aug;26(3):635-55, vii-viii.
11. Gendrel D, Raymond J, Assicot M, Moulin F, Iniguez JL, Lebon P, et al. Measurement of procalcitonin levels in children with bacterial or viral meningitis. Clin Infect Dis. 1997 Jun;24(6):1240-2.
12. Alkholi UM, Abd Al-Monem N, Abd El-Azim AA, Sultan MH. Serum procalcitonin in viral and bacterial meningitis. J Glob Infect Dis. 2011 Jan;3(1):14-8.
13. Shalabi M, Whitley RJ. Recurrent benign lymphocytic meningitis. Clin Infect Dis. 2006 Nov 1;43(9):1194-7.
14. Modlin JF, Coffei DJ. Poliomyelitis, polio vaccines, and the postpoliomyelitis syndrome. In: Scheld WM, Whitley RJ, Marra CM. Infections of the central nervous system. 3.ed. Philadelphia: Lippincott Williams & Wilkins, 2004. p.95-106.
15. Howard RS. Poliomyelitis and the postpolio syndrome. BMJ. 2005 Jun 4;330(7503):1314-8.
16. Corboy JR, Tyler KL. Neurovirology. In: Bradley WG, Daroff RB, Fenichel GM, Jankovic J. Neurology in Clinical Practice. 4.ed. Philadelphia: Butterworth Heineman, 2004. p.879.
17. DeBiasi RL, Solbrig MV, Tyler KL. Infections of the nervous system: viral infections. In: Bradley WG, Daroff RB, Fenichel GM, Jankovic J. Neurology in Clinical Practice. Philadelphia: Butterworth Heineman, 2004. p.1515-43.
18. Cassady KA, Whitley RJ. Pathogenesis and Pathophysiology of Viral Infections of Central Nervous System. In: Scheld WM, Whitley R, Marra CM. Infections of the Cental Nervous System. 3.ed. Philadelphia: Lippincott Williams & Wilkins, 2004. p.57-74.
19. Oliveira ASB, Quadros AAJ. Síndrome pós-poliomielite (SPP) - orientações para o profissional de Saúde. 2.ed. São Paulo: Ministério da Saúde/Unifesp - EPM/Ministério da Saúde, 2009.
20. Polio cases worldwide [Internet]. 2015 [Acesso em 08 Jul 2016]. Disponível em: http://www.polioeradication.org/Dataandmonitoring/Poliothisweek/Poliocasesworldwide.aspx
21. Vidal LR, Almeida SM, Messias-Reason IJ, Nogueira MB, Debur Mdo C, Pessa LF, et al. Enterovirus and herpesviridae family as etiologic agents of lymphomonocytary meningitis, Southern Brazil. Arq Neuropsiquiatr. 2011 Jun;69(3):475-81.
22. Sawyer MH. Enterovirus infections: diagnosis and treatment. Semin Pediatr Infect Dis. 2002 Jan;13(1):40-7.
23. Katiyar BC, Misra S, Singh RB, Singh AK, Gupta S, Gulati AK, et al. Adult polio-like syndrome following Enterovirus 70 conjunctivitis (natural history of the disease). Acta Neurol Scand. 1983 May;67(5):263-74.
24. Verboon-Maciolek MA, Groenendaal F, Hahn CD, Hellmann J, van Loon AM, Boivin G, et al. Human parechovirus causes encephalitis with white matter injury in neonates. Ann Neurol. 2008 Sep;64(3):266-73.

Doenças Infecciosas

25. Esposito S, Rahamat-Langendoen J, Ascolese B, Senatore L, Castellazzi L, Niesters HG. Pediatric parechovirus infections. J Clin Virol. 2014 Jun;60(2):84-9.

26. Romero JR, Newland JG. Viral meningitis and encephalitis: traditional and emerging viral agents. Semin Pediatr Infect Dis. 2003 Apr;14(2):72-82.

27. Khetsuriani N, Lamonte-Fowlkes A, Oberst S, Pallansch MA, Centers for Disease C, Prevention. Enterovirus surveillance---United States, 1970-2005. MMWR Surveill Summ. 2006 Sep 15;55(8):1-20.

28. Weaver SC, Ferro C, Barrera R, Boshell J, Navarro JC. Venezuelan equine encephalitis. Annu Rev Entomol. 2004;49:141-74.

29. Tyler KL. Emerging viral infections of the central nervous system: part 1. Arch Neurol. 2009 Aug;66(8):939-48.

30. Chandak NH, Kashyap RS, Kabra D, Karandikar P, Saha SS, Morey SH, et al. Neurological complications of Chikungunya virus infection. Neurol India. 2009 Mar-Apr;57(2):177-80.

31. Ropper AH, Samuels MA. Viral Infections of the Nervous System, Chronic Meningitis, and Prion Diseases. Adams and Victor's Principles of Neurology. 9.ed. New York: McGraw-Hill, 2009.

32. Banatvala JE, Brown DW. Rubella. Lancet. 2004 Apr 3;363(9415):1127-37.

33. Verma R, Sahu R, Holla V. Neurological manifestations of dengue infection: a review. J Neurol Sci. 2014 Nov 15;346(1-2):26-34.

34. Carod-Artal FJ, Wichmann O, Farrar J, Gascon J. Neurological complications of dengue virus infection. Lancet Neurol. 2013 Sep;12(9):906-19.

35. Solomon T, Mallewa M. Dengue and other emerging flaviviruses. J Infect. 2001 Feb;42(2):104-15.

36. Chaves M, Riccio P, Patrucco L, Rojas JI, Cristiano E. Longitudinal myelitis associated with yellow fever vaccination. J Neurovirol. 2009 Jul;15(4):348-50.

37a. Sahu R, Verma R, Jain A, Garg RK, Singh MK, Malhotra HS, et al. Neurologic complications in dengue virus infection: a prospective cohort study. Neurology. 2014 Oct 28;83(18):1601-9.

37b. Fisher DL, Defres S, Solomon T. Measles-induced encephalitis. QJM. 2015 Mar;108(3):177-82.

38. Hviid A, Rubin S, Muhlemann K. Mumps. Lancet. 2008 Mar 15;371(9616):932-44.

39. Studahl M. Influenza virus and CNS manifestations. J Clin Virol. 2003 Dec;28(3):225-32.

40. Hu WT, Willoughby RE, Jr., Dhonau H, Mack KJ. Long-term follow-up after treatment of rabies by induction of coma. N Engl J Med. 2007 Aug 30;357(9):945-6.

41. Kneen R, Michael BD, Menson E, Mehta B, Easton A, Hemingway C, et al. Management of suspected viral encephalitis in children - Association of British Neurologists and British Paediatric Allergy, Immunology and Infection Group national guidelines. J Infect. 2012 May;64(5):449-77.

42. Steiner I, Benninger F. Update on herpes virus infections of the nervous system. Curr Neurol Neurosci Rep. 2013 Dec;13(12):414.

43. Parmar H, Ibrahim M. Pediatric intracranial infections. Neuroimaging Clin N Am. 2012 Nov;22(4):707-25.

44. Kimberlin DW, Whitley RJ. Neonatal herpes: what have we learned. Semin Pediatr Infect Dis. 2005 Jan;16(1):7-16.

45. Whitley RJ, Kimberlin DW. Herpes simplex encephalitis: children and adolescents. Semin Pediatr Infect Dis. 2005 Jan;16(1):17-23.

46. James SH, Kimberlin DW, Whitley RJ. Antiviral therapy for herpesvirus central nervous system infections: neonatal herpes simplex virus infection, herpes simplex encephalitis, and congenital cytomegalovirus infection. Antiviral Res. 2009 Sep;83(3):207-13.

47. Gwee A, Curtis N, Garland SM, Connell TG, Daley AJ. Question 2: which infants with congenital cytomegalovirus infection benefit from antiviral therapy? Arch Dis Child. 2014 Jun;99(6):597-601.

48. Lo CP, Chen CY. Neuroimaging of viral infections in infants and young children. Neuroimaging Clin N Am. 2008 Feb;18(1):119-32; viii.

49. Doja A, Bitnun A, Jones EL, Richardson S, Tellier R, Petric M, et al. Pediatric Epstein-Barr Virus-Associated Encephalitis: 10-Year Review. J Child Neurol. 2006 May 1;21(5):385-91.

50. Agut H, Bonnafous P, Gautheret-Dejean A. Laboratory and clinical aspects of human herpesvirus 6 infections. Clin Microbiol Rev. 2015 Apr;28(2):313-35.

51. Agut H. Deciphering the clinical impact of acute human herpesvirus 6 (HHV-6) infections. J Clin Virol. 2011 Nov;52(3):164-71.

52. Seeley WW, Marty FM, Holmes TM, Upchurch K, Soiffer RJ, Antin JH, et al. Post-transplant acute limbic encephalitis: clinical features and relationship to HHV6. Neurology. 2007 Jul 10;69(2):156-65.

53. Ward KN. Human herpesviruses-6 and -7 infections. Curr Opin Infect Dis. 2005 Jun;18(3):247-52.

54. Ward KN. The natural history and laboratory diagnosis of human herpesviruses-6 and -7 infections in the immunocompetent. J Clin Virol. 2005 Mar;32(3):183-93.

55. Cohen JI, Davenport DS, Stewart JA, Deitchman S, Hilliard JK, Chapman LE, et al. Recommendations for prevention of and therapy for exposure to B virus (cercopithecine herpesvirus 1). Clin Infect Dis. 2002 Nov 15;35(10):1191-203.

56. Huff JL, Barry PA. B-virus (Cercopithecine herpesvirus 1) infection in humans and macaques: potential for zoonotic disease. Emerg Infect Dis. 2003 Feb;9(2):246-50.

57. Campadelli-Fiume G, Mirandola P, Menotti L. Human herpesvirus 6: An emerging pathogen. Emerg Infect Dis. 1999 May-Jun;5(3):353-66.

58. Huang YC, Huang SL, Chen SP, Huang YL, Huang CG, Tsao KC, et al. Adenovirus infection associated with central nervous system dysfunction in children. J Clin Virol. 2013 Aug;57(4):300-4.

59. Frange P, Peffault de Latour R, Arnaud C, Boddaert N, Oualha M, Avettand-Fenoel V, et al. Adenoviral infection presenting as an isolated central nervous system disease without detectable viremia in two children after stem cell transplantation. J Clin Microbiol. 2011 Jun;49(6):2361-4.

60. Vaccinia virus as the smallpox vaccine [Internet]. Martin S Hirsch Sheldon L Kaplan. 2015 [Acesso em 08 Jul 2016]. Disponível em: http://www.uptodate.com

61. M DEG, Chiappini E, Galli L, M DEM. Therapeutic management of bacterial meningitis in children: a systematic review and comparison of published guidelines from a European perspective. J Chemother. 2010 Aug;22(4):226-37.

62. Irani DN. Cerebrospinal Fluid in Clinical Practice. Philadelphia: Elsevier Health Sciences, 2008.

63. Richard GC, Lepe M. Meningitis in Children: Diagnosis and Treatment for the Emergency Clinician. Clin Pediatr Emerg Med. 2013 June 2013;14(2):146-56.

64. Bertolucci PHF, Ferraz HB, Félix EPV, Pedroso JL. Guia de Neurologia: Manole, 2010.

Capítulo 21

65. Nigrovic LE, Kuppermann N, Macias CG, Cannavino CR, Moro-Sutherland DM, Schremmer RD, et al. Clinical prediction rule for identifying children with cerebrospinal fluid pleocytosis at very low risk of bacterial meningitis. JAMA. 2007 Jan 3;297(1):52-60.

66. Dylewski JS, Bekhor S. Mollaret's meningitis caused by herpes simplex virus type 2: case report and literature review. Eur J Clin Microbiol Infect Dis. 2004 Jul;23(7):560-2.

67. Poulikakos PJ, Sergi EE, Margaritis AS, Kioumourtzis AG, Kanellopoulos GD, Mallios PK, et al. A case of recurrent benign lymphocytic (Mollaret's) meningitis and review of the literature. J Infect Public Health. 2010 Dec;3(4):192-5.

68. Granerod J, Ambrose HE, Davies NW, Clewley JP, Walsh AL, Morgan D, et al. Causes of encephalitis and differences in their clinical presentations in England: a multicentre, population-based prospective study. Lancet Infect Dis. 2010 Dec;10(12):835-44.

69. Solomon T, Michael BD, Smith PE, Sanderson F, Davies NW, Hart IJ, et al. Management of suspected viral encephalitis in adults--Association of British Neurologists and British Infection Association National Guidelines. J Infect. 2012 Apr;64(4):347-73.

70. Thompson C, Kneen R, Riordan A, Kelly D, Pollard AJ. Encephalitis in children. Arch Dis Child. 2012 Feb;97(2):150-61.

71. Kimberlin DW. Management of HSV encephalitis in adults and neonates: diagnosis, prognosis and treatment. Herpes. 2007 Jun;14(1):11-6.

72. Lim M, Menson E, Tong CY, Lin JP. Use of therapeutic drug monitoring in the long-term valaciclovir therapy of relapsing herpes simplex virus encephalitis in children. J Antimicrob Chemother. 2009 Dec;64(6):1340-1.

73. Pacheco LR, Tavares HM, Moyses Neto M, Dantas M, Rocha LS, Ribeiro KM, et al. [Acute renal failure related to intravenous acyclovir]. Rev Assoc Med Bras. 2005 Sep-Oct;51(5):275-8.

74. Perez-Bovet J, Garcia-Armengol R, Buxo-Pujolras M, Lorite-Diaz N, Narvaez-Martinez Y, Caro-Cardera JL, et al. Decompressive craniectomy for encephalitis with brain herniation: case report and review of the literature. Acta Neurochir (Wien). 2012 Sep;154(9):1717-24.

75. Maeda E, Akahane M, Kiryu S, Kato N, Yoshikawa T, Hayashi N, et al. Spectrum of Epstein-Barr virus-related diseases: a pictorial review. Jpn J Radiol. 2009 Jan;27(1):4-19.

76. Abul-Kasim K, Palm L, Maly P, Sundgren PC. The neuroanatomic localization of Epstein-Barr virus encephalitis may be a predictive factor for its clinical outcome: a case report and review of 100 cases in 28 reports. J Child Neurol. 2009 Jun;24(6):720-6.

77. Hashemian S, Ashrafzadeh F, Akhondian J, Beiraghi Toosi M. Epstein-barr virus encephalitis: a case report. Iran J Child Neurol. 2015 Winter;9(1):107-10.

78. Hussain RS, Hussain NA. Ataxia and Encephalitis in a Young Adult with EBV Mononucleosis: A Case Report. Case Rep Neurol Med. 2013;2013:516325.

79. Engelmann I, Nasser H, Belmiloudi S, Le Guern R, Dewilde A, Vallee L, et al. Clinically severe Epstein-Barr virus encephalitis with mild cerebrospinal fluid abnormalities in an immunocompetent adolescent: a case report. Diagn Microbiol Infect Dis. 2013 Jun;76(2):232-4.

80. Obel N, Hoier-Madsen M, Kangro H. Serological and clinical findings in patients with serological evidence of reactivated Epstein-Barr virus infection. APMIS. 1996 Jun;104(6):424-8.

81. Rafailidis PI, Mavros MN, Kapaskelis A, Falagas ME. Antiviral treatment for severe EBV infections in apparently immunocompetent patients. J Clin Virol. 2010 Nov;49(3):151-7.

82. Raman L, Nelson M. Cerebral vasculitis and encephalitis due to Epstein-Barr virus in a patient with newly diagnosed HIV infection. J Clin Virol. 2014 Apr;59(4):264-7.

83. Fink KR, Thapa MM, Ishak GE, Pruthi S. Neuroimaging of pediatric central nervous system cytomegalovirus infection. Radiographics. 2010 Nov;30(7):1779-96.

84. Seok JH, Ahn K, Park HJ. Diffusion MRI findings of cytomegalovirus-associated ventriculitis: a case report. Br J Radiol. 2011 Sep;84(1005):e179-81.

85. Maschke M, Kastrup O, Diener HC. CNS manifestations of cytomegalovirus infections: diagnosis and treatment. CNS Drugs. 2002;16(5):303-15.

86. Hall S, Maupin T, Seward J, Jumaan AO, Peterson C, Goldman G, et al. Second varicella infections: are they more common than previously thought? Pediatrics. 2002 Jun;109(6):1068-73.

87. Heininger U, Seward JF. Varicella. Lancet. 2006 Oct 14;368(9544):1365-76.

88. Straus SE, Ostrove JM, Inchauspe G, Felser JM, Freifeld A, Croen KD, et al. NIH conference. Varicella-zoster virus infections. Biology, natural history, treatment, and prevention. Ann Intern Med. 1988 Feb;108(2):221-37.

89. Solomon T, Michael BD, Smith PE, Sanderson F, Davies NW, Hart IJ, et al. Management of suspected viral encephalitis in adults--Association of British Neurologists and British Infection Association National Guidelines. J Infect. 2012 Apr;64(4):347-73.

90. Hausler MG, Ramaekers VT, Reul J, Meilicke R, Heimann G. Early and late onset manifestations of cerebral vasculitis related to varicella zoster. Neuropediatrics. 1998 Aug;29(4):202-7.

91. Losurdo G, Giacchino R, Castagnola E, Gattorno M, Costabel S, Rossi A, et al. Cerebrovascular disease and varicella in children. Brain Dev. 2006 Jul;28(6):366-70.

92. Chiang F, Panyaping T, Tedesqui G, Sossa D, Leite CC, Castillo M. Varicella Zoster CNS Vascular Complications: A Report of Four Cases and Literature Review. Neuroradiol J. 2014;27:327-33.

93. Pediatria SBd. Vacina Contra - Varicela-Zoster. Associação Médica Brasileira e Conselho Federal de Medicina, 2002.

94. Yokota H, Yamada K. Viral Infection of the Spinal Cord and Roots. Neuroimaging Clin N Am. 2015 May;25(2):247-58.

95. Jacob A, Weinshenker BG. An approach to the diagnosis of acute transverse myelitis. Semin Neurol. 2008 Feb;28(1):105-20.

96. Mihai C, Jubelt B. Infectious myelitis. Curr Neurol Neurosci Rep. 2012 Dec;12(6):633-41.

97. Irani DN. Aseptic meningitis and viral myelitis. Neurol Clin. 2008 Aug;26(3):635-55, vii-viii.

98. Galanakis E, Bikouvarakis S, Mamoulakis D, Karampekios S, Sbyrakis S. Transverse myelitis associated with herpes simplex virus infection. J Child Neurol. 2001 Nov;16(11):866-7.

99. Huang CC. Neurologic complications of enterovirus 71 infection in children: lessons from this Taiwan epidemic. Acta Paediatr Taiwan. 2001 Jan-Feb;42(1):5-7.

100. Chopra JS, Sawhney IM, Dhand UK, Prabhakar S, Naik S, Sehgal S. Neurological complications of acute haemorrhagic conjunctivitis. J Neurol Sci. 1986 Apr;73(2):177-91.

101. Gessain A. [Human retrovirus HTLV-1: descriptive and molecular epidemiology, origin, evolution, diagnosis and associated diseases]. Bull Soc Pathol Exot. 2011 Aug;104(3):167-80.

102. Engstrom JW. HTLV-I Infection and the Nervous System. In: Aminoff MJ. Neurology and General Medicine. 4.ed. p.776-84.

103. Shoeibi A, Etemadi M, Moghaddam Ahmadi A, Amini M, Boostani R. "HTLV-I Infection" Twenty-Year Research in Neurology Department of Mashhad University of Medical Sciences. Iran J Basic Med Sci. 2013 Mar;16(3):202-7.

104. Souza A, Tanajura D, Toledo-Cornell C, Santos S, Carvalho EM. Immunopathogenesis and neurological manifestations associated to HTLV-1 infection. Rev Soc Bras Med Trop. 2012 Oct;45(5):545-52.

105. Cooper SA, van der Loeff MS, Taylor GP. The neurology of HTLV-1 infection. Pract Neurol. 2009 Feb;9(1):16-26.

106. Neurologic Complications in HIV-Infected Children and Adolescents [Internet]. New York State Department of Health AIDS Institute's Clinical Guidelines Development Program. 2003.[Acesso em 07 Jul 2016]. Disponível em: http://www.hivguidelines.org/clinical-guidelines/infants-children/neurologic-complications-in-hiv-infected-children-and-adolescents/

107. Global summary of the HIV/AIDS epidemic, December 2013 [Internet]. World Health Organization 2013. [Acesso em 07 Jul 2016]. Disponível em: http://www.who.int/hiv/data/epi_core_dec2014.png?ua=1

108. Heyes MP, Brew BJ, Martin A, Price RW, Salazar AM, Sidtis JJ, et al. Quinolinic acid in cerebrospinal fluid and serum in HIV-1 infection: relationship to clinical and neurological status. Ann Neurol. 1991 Feb;29(2):202-9.

109. Brew BJ, Bhalla RB, Paul M, Gallardo H, McArthur JC, Schwartz MK, et al. Cerebrospinal fluid neopterin in human immunodeficiency virus type 1 infection. Ann Neurol. 1990 Oct;28(4):556-60.

110. Brew BJ, Bhalla RB, Fleisher M, Paul M, Khan A, Schwartz MK, et al. Cerebrospinal fluid beta 2 microglobulin in patients infected with human immunodeficiency virus. Neurology. 1989 Jun;39(6):830-4.

111. Sanchez-Ramon S, Bellon JM, Resino S, Canto-Nogues C, Gurbindo D, Ramos JT, et al. Low blood CD8+ T-lymphocytes and high circulating monocytes are predictors of HIV-1-associated progressive encephalopathy in children. Pediatrics. 2003 Feb;111(2):E168-75.

112. Schwenk H, Ramirez-Avila L, Sheu SH, Wuthrich C, Waugh J, Was A, et al. Progressive multifocal leukoencephalopathy in pediatric patients: case report and literature review. Pediatr Infect Dis J. 2014 Apr;33(4):e99-105.

113. Liptai Z, Papp E, Barsi P, Mihaly I, Szalai E, Csomor J, et al. Progressive multifocal leukoencephalopathy in an HIV-infected child. Neuropediatrics. 2007 Feb;38(1):32-5.

114. McArthur JC, Brew BJ, Nath A. Neurological complications of HIV infection. Lancet Neurol. 2005 Sep;4(9):543-55.

115. Neurologic Complications of HIV Infection [Internet]. New York State Department of Health AIDS Institute's Clinical Guidelines Development Program. 2004. [Acesso em 07 Jul 2016]. Disponível em: http://www.hivguidelines.org/clinical-guidelines/adults/neurologic-complications-of-hiv-infection/

116. Di Rocco A, Tagliati M, Danisi F, Dorfman D, Moise J, Simpson DM. A pilot study of L-methionine for the treatment of AIDS-associated myelopathy. Neurology. 1998 Jul;51(1):266-8.

117. Kaku M, Simpson DM. HIV neuropathy. Curr Opin HIV AIDS. 2014 Nov;9(6):521-6.

118. Kim KS. Acute bacterial meningitis in infants and children. Lancet Infect Dis. 2010 Jan;10(1):32-42.

119. Carvalhanas TRMP, Brandileone MCdC, Zanella RC. Meningites Bacterianas. Bol Epidemiol Paulista. 2005(17).

120. van de Beek D, Brouwer MC, Thwaites GE, Tunkel AR. Advances in treatment of bacterial meningitis. Lancet. 2012 Nov 10;380(9854):1693-702.

121. van de Beek D, de Gans J, Spanjaard L, Weisfelt M, Reitsma JB, Vermeulen M. Clinical features and prognostic factors in adults with bacterial meningitis. N Engl J Med. 2004 Oct 28;351(18):1849-59.

122. Valmari P, Peltola H, Ruuskanen O, Korvenranta H. Childhood bacterial meningitis: initial symptoms and signs related to age, and reasons for consulting a physician. Eur J Pediatr. 1987 Sep;146(5):515-8.

123. Lepage P, Dan B. Infantile and childhood bacterial meningitis. Handb Clin Neurol. 2013;112:1115-25.

124. Rodrigues MM, Patrocinio SJ, Rodrigues MG. Staphylococcus aureus meningitis in children: a review of 30 community-acquired cases. Arq Neuropsiquiatr. 2000 Sep;58(3B):843-51.

125. Brouwer MC, McIntyre P, Prasad K, van de Beek D. Corticosteroids for acute bacterial meningitis. Cochrane Database Syst Rev. 2013;6:CD004405.

126. Baraff LJ, Lee SI, Schriger DL. Outcomes of bacterial meningitis in children: a meta-analysis. Pediatr Infect Dis J. 1993 May;12(5):389-94.

127. Namani SA, Koci BM, Milenkovic Z, Koci R, Qehaja-Bucaj E, Ajazaj L, et al. Early neurologic complications and long-term sequelae of childhood bacterial meningitis in a limited-resource country (Kosovo). Childs Nerv Syst. 2013 Feb;29(2):275-80.

128. Roine I, Peltola H, Fernandez J, Zavala I, Gonzalez Mata A, Gonzalez Ayala S, et al. Influence of admission findings on death and neurological outcome from childhood bacterial meningitis. Clin Infect Dis. 2008 Apr 15;46(8):1248-52.

129. Edmond K, Clark A, Korczak VS, Sanderson C, Griffiths UK, Rudan I. Global and regional risk of disabling sequelae from bacterial meningitis: a systematic review and meta-analysis. Lancet Infect Dis. 2010 May;10(5):317-28.

130. Hu R, Gong Y, Wang Y. Relationship of Serum Procalcitonin Levels to Severity and Prognosis in Pediatric Bacterial Meningitis. Clin Pediatr (Phila). 2015 Oct;54(12):1141-4.

131. Saez-Llorens X, Nieto-Guevara J. Brain abscess. Handb Clin Neurol. 2013;112:1127-34.

132. Brook I. Brain abscess in children: microbiology and management. J Child Neurol. 1995 Jul;10(4):283-8.

133. Rodrigues MM, Bertolucci PHF. Neurologia Para o Clínico-Geral. 1.ed. Barueri: Manole, 2014.

134. Ng PY, Seow WT, Ong PL. Brain abscesses: review of 30 cases treated with surgery. Aust N Z J Surg. 1995 Sep;65(9):664-6.

135. Mampalam TJ, Rosenblum ML. Trends in the management of bacterial brain abscesses: a review of 102 cases over 17 years. Neurosurgery. 1988 Oct;23(4):451-8.

136. Quartey GR, Johnston JA, Rozdilsky B. Decadron in the treatment of cerebral abscess. An experimental study. J Neurosurg. 1976 Sep;45(3):301-10.

137. Cochrane DD. Consultation with the specialist. Brain abscess. Pediatr Rev. 1999 Jun;20(6):209-15.

138. Tauber MG, Schaad UB. Bacterial Infections of the Nervous System. In: Swaiman KF, Ashwal S, Ferriero DM, Schor NF. Swaiman's Pediatric Neurology. 5.ed. Philadelphia: Elsevier Saunders, 2012. p.1241-61.

139. Ropper AH, Samuels MA. Infections of the Nervous System (Bacterial, Fungal, Spirochetal, Parasitic) and Sarcoidosis. In: Ropper AH, Samuels MA. Adams and Victor's principles of neurology. 9.ed. 2009. p.667-710.

140. Saez-Llorens X, McCracken GH Jr. Bacterial meningitis in neonates and children. Infect Dis Clin North Am. 1990 Dec;4(4):623-44.

141. Treatment and prognosis of brain abscess [Internet]. UpToDate. 2013. [Acesso em 08 Jul 2016].

142. Falagas ME, Vardakas KZ, Athanasiou S. Intravenous heparin in combination with antibiotics for the treatment of deep vein septic thrombophlebitis: a systematic review. Eur J Pharmacol. 2007 Feb 28;557(2-3):93-8.

143. Aguero-Rosenfeld ME, Wang G, Schwartz I, Wormser GP. Diagnosis of lyme borreliosis. Clin Microbiol Rev. 2005 Jul;18(3):484-509.

144. Lyme Disease - Lyme Disease Incidence Rates by State, 2004-2013. [Internet]. Centers for Disease Control and Prevention. 2015. [Acesso em 07 Jul 2016]. Disponível em: http://www.cdc.gov/lyme/stats/chartstables/incidencebystate.html

145. Bacon RM, Kugeler KJ, Mead PS, Centers for Disease C, Prevention. Surveillance for Lyme disease--United States, 1992-2006. MMWR Surveill Summ. 2008 Oct 3;57(10):1-9.

146. Smith RP, Schoen RT, Rahn DW, Sikand VK, Nowakowski J, Parenti DL, et al. Clinical characteristics and treatment outcome of early Lyme disease in patients with microbiologically confirmed erythema migrans. Ann Intern Med. 2002 Mar 19;136(6):421-8.

147. Gerber MA, Shapiro ED, Burke GS, Parcells VJ, Bell GL. Lyme disease in children in southeastern Connecticut. Pediatric Lyme Disease Study Group. N Engl J Med. 1996 Oct 24;335(17):1270-4.

148. Malane MS, Grant-Kels JM, Feder HM Jr, Luger SW. Diagnosis of Lyme disease based on dermatologic manifestations. Ann Intern Med. 1991 Mar 15;114(6):490-8.

149. Wormser GP, Dattwyler RJ, Shapiro ED, Halperin JJ, Steere AC, Klempner MS, et al. The clinical assessment, treatment, and prevention of lyme disease, human granulocytic anaplasmosis, and babesiosis: clinical practice guidelines by the Infectious Diseases Society of America. Clin Infect Dis. 2006 Nov 1;43(9):1089-134.

150. Feder HM Jr. Lyme disease in children. Infect Dis Clin North Am. 2008 Jun;22(2):315-26, vii.

151. Scheffold N, Herkommer B, Kandolf R, May AE. Lyme carditis-diagnosis, treatment and prognosis. Dtsch Arztebl Int. 2015 Mar 20;112(12):202-8.

152. Said G. Infectious neuropathies. Neurol Clin. 2007 Feb;25(1):115-37.

153. Halperin JJ. Lyme disease and the peripheral nervous system. Muscle Nerve. 2003 Aug;28(2):133-43.

154. Coyle PK. Lyme disease. Curr Neurol Neurosci Rep. 2002 Nov;2(6):479-87.

155. Skogman BH, Croner S, Forsberg P, Ernerudh J, Lahdenne P, Sillanpaa H, et al. Improved laboratory diagnostics of Lyme neuroborreliosis in children by detection of antibodies to new antigens in cerebrospinal fluid. Pediatr Infect Dis J. 2008 Jul;27(7):605-12.

156. Rizvi S, Diamond A. Neurological complications of Lyme disease. Med Health R I. 2008 Jul;91(7):216-8.

157. Shinjo SK, Gauditano G, Marchiori PE, Bonoldi VLN, Costa IPd, Mantovani E, et al. Neurological manifestations in Bag-gio-Yoshinari Syndrome (Brazilian Lyme disease-like syndrome). Bras J Rheumatol. 2009;49(5):492-505.

158. Halperin JJ, Shapiro ED, Logigian E, Belman AL, Dotevall L, Wormser GP, et al. Practice parameter: treatment of nervous system Lyme disease (an evidence-based review): report of the Quality Standards Subcommittee of the American Academy of Neurology. Neurology. 2007 Jul 3;69(1):91-102.

159. Gouveia EA, Alves MF, Mantovani E, Oyafuso LK, Bonoldi VL, Yoshinari NH. Profile of patients with Baggio-Yoshinari Syndrome admitted at "Instituto de Infectologia Emilio Ribas". Rev Inst Med Trop Sao Paulo. 2010 Nov-Dec;52(6):297-303.

160. Tuberculosis [Internet]. 2015 [Acesso em 07 Jul 2016]. Disponível em: http://www.who.int/mediacentre/factsheets/fs104/en/

161. Brasil P. Brasil é reconhecido pela OMS por eficiência no controle da tuberculose: Portal Brasil, 2012 [Internet] [Acesso em 07 Jul 2016]. Disponível em: http://www.brasil.gov.br/saude/2012/05/brasil-e-reconhecido-pela-oms-por-eficiencia-no-controle-da-tuberculose

162. Rodrigues MG, da Rocha AJ, Masruha MR, Minett TS. Neurotuberculosis: an overview. Cent Nerv Syst Agents Med Chem. 2011 Dec 1;11(4):246-60.

163. Lammie GA, Hewlett RH, Schoeman JF, Donald PR. Tuberculous cerebrovascular disease: a review. J Infect. 2009 Sep;59(3):156-66.

164. Cherian A, Thomas SV. Central nervous system tuberculosis. Afr Health Sci. 2011 Mar;11(1):116-27.

165. Dastur DK. The pathology and pathogenesis of tuberculous encephalopathy and myeloradiculopathy: a comparison with allergic encephalomyelitis. Childs Nerv Syst. 1986;2(1):13-9.

166. Udani PM, Dastur DK. Tuberculous encephalopathy with and without meningitis. Clinical features and pathological correlations. J Neurol Sci. 1970;10(6):541-61.

167. Dastur HM. Diagnosis and neurosurgical treatment of tuberculous disease of the CNS. Neurosurg Rev. 1983;6(3):111-7.

168. Manual de recomendação para o controle de tuberculose no Brasil. Brasília: Programa Nacional de Controle de Tuberculose. Ministério da Saúde Secretaria de Vigilância em Saúde, 2010.

169. Zunt JR, Baldwin KJ. Chronic and subacute meningitis. Continuum (Minneap Minn). 2012 Dec;18(6 Infectious Disease):1290-318.

170. Bhargava S, Gupta AK, Tandon PN. Tuberculous meningitis-a CT study. Br J Radiol. 1982 Mar;55(651):189-96.

171. Cryptococcal meningitis: a deadly fungal disease among people living with HIV/AIDS [Internet]. National Center for Emerging and Zoonotic Infectious Diseases Division of Foodborne, Waterborne, and Environmental Diseases. [Acesso em 07 Jul 2016]. Disponível em: http://www.cdc.gov/fungal/.

172. Abadi J, Nachman S, Kressel AB, Pirofski L. Cryptococcosis in children with AIDS. Clin Infect Dis. 1999 Feb;28(2):309-13.

173. Sloan DJ, Parris V. Cryptococcal meningitis: epidemiology and therapeutic options. Clin Epidemiol. 2014;6:169-82.

174. Meiring ST, Quan VC, Cohen C, Dawood H, Karstaedt AS, McCarthy KM, et al. A comparison of cases of paediatric-onset and adult-onset cryptococcosis detected through population-based surveillance, 2005-2007. AIDS. 2012 Nov 28;26(18):2307-14.

175. Moretti ML, Resende MR, Lazera MS, Colombo AL, Shikanai-Yasuda MA. [Guidelines in cryptococcosis--2008]. Rev Soc Bras Med Trop. 2008 Sep-Oct;41(5):524-44.

Doenças Infecciosas

176. Perfect JR, Bicanic T. Cryptococcosis diagnosis and treatment: What do we know now. Fungal Genet Biol. 2014 May;78:49-54.

177. Perfect JR, Dismukes WE, Dromer F, Goldman DL, Graybill JR, Hamill RJ, et al. Clinical practice guidelines for the management of cryptococcal disease: 2010 update by the infectious diseases society of america. Clin Infect Dis. 2010 Feb 1;50(3):291-322.

178. Yao Z, Liao W, Chen R. Management of cryptococcosis in non-HIV-related patients. Med Mycol. 2005 May;43(3):245-51.

179. Diamond RD, Bennett JE. Prognostic factors in cryptococcal meningitis. A study in 111 cases. Ann Intern Med. 1974 Feb;80(2):176-81.

180. Saccente M. Central nervous system histoplasmosis. Curr Treat Options Neurol. 2008 May;10(3):161-7.

181. Kauffman CA. Histoplasmosis. Clin Chest Med. 2009 Jun;30(2):217-25, v.

182. Nino-Serna L, Restrepo-Gouzy A, Garces-Samudio C, Trujillo-Honeysberg M. [Cerebral histoplasmosis in immunocompetent children]. Rev Neurol. 2013 Apr 16;56(8):444-6.

183. Wheat LJ, Freifeld AG, Kleiman MB, Baddley JW, McKinsey DS, Loyd JE, et al. Clinical practice guidelines for the management of patients with histoplasmosis: 2007 update by the Infectious Diseases Society of America. Clin Infect Dis. 2007 Oct 1;45(7):807-25.

184. Lai PH, Lin SM, Pan HB, Yang CF. Disseminated miliary cerebral candidiasis. AJNR Am J Neuroradiol. 1997 Aug;18(7):1303-6.

185. Pappas PG, Kauffman CA, Andes D, Benjamin DK J., Calandra TF, Edwards JE, Jr., et al. Clinical practice guidelines for the management of candidiasis: 2009 update by the Infectious Diseases Society of America. Clin Infect Dis. 2009 Mar 1;48(5):503-35.

186. Dotis J, Iosifidis E, Roilides E. Central nervous system aspergillosis in children: a systematic review of reported cases. Int J Infect Dis. 2007 Sep;11(5):381-93.

187. Walsh TJ, Anaissie EJ, Denning DW, Herbrecht R, Kontoyiannis DP, Marr KA, et al. Treatment of aspergillosis: clinical practice guidelines of the Infectious Diseases Society of America. Clin Infect Dis. 2008 Feb 1;46(3):327-60.

188. Kleinschmidt-DeMasters BK. Central nervous system aspergillosis: a 20-year retrospective series. Hum Pathol. 2002 Jan;33(1):116-24.

189. Montoya JG, Liesenfeld O. Toxoplasmosis. Lancet. 2004 Jun 12;363(9425):1965-76.

190. Parasites - Toxoplasmosis (Toxoplasma infection) [Internet]. CDC. 2015. [Acesso em 08 Jul 2016]. Disponível em: http://www.cdc.gov/parasites/toxoplasmosis/epi.html

191. McAuley JB. Toxoplasmosis in children. Pediatr Infect Dis J. 2008 Feb;27(2):161-2.

192. Ruskin J, Remington JS. Toxoplasmosis in the compromised host. Ann Intern Med. 1976 Feb;84(2):193-9.

193. Protocolo clínico e Diretrizes Terapêuticas para Manejo da Infecção pelo HIV em Crianças e Adolescentes [Internet]. Departamento de DST, Aids e Hepatites Virais. 2014. [Acesso em 08 Jul 2016]. Disponível em: http://www.aids.gov.br/pcdt/pediatrico/1

194. Protocolo clínico e diretrizes terapêuticas para manejo da infecção pelo HIV em crianças e adolescentes. In: Freitas MAd, Haanwinckel RZ. Brasília: Ministério da Saúde, Secretaria de Vigilância em Saúde, Departamento de DST, Aids e Hepatites Virais, 2014.

195. Lerner A, Shiroishi MS, Zee CS, Law M, Go JL. Imaging of neurocysticercosis. Neuroimaging Clin N Am. 2012 Nov;22(4):659-76.

196. Del Brutto OH. Neurocysticercosis. Continuum (Minneap Minn). 2012 Dec;18(6 Infectious Disease):1392-416.

197. Del Brutto OH. Neurocysticercosis: a review. ScientificWorldJournal. 2012;2012:159821.

198. Saenz B, Ruiz-Garcia M, Jimenez E, Hernandez-Aguilar J, Suastegui R, Larralde C, et al. Neurocysticercosis: clinical, radiologic, and inflammatory differences between children and adults. Pediatr Infect Dis J. 2006 Sep;25(9):801-3.

199. Mewara A, Goyal K, Sehgal R. Neurocysticercosis: A disease of neglect. Trop Parasitol. 2013 Jul;3(2):106-13.

200. Garcia HH, Nash TE, Del Brutto OH. Clinical symptoms, diagnosis, and treatment of neurocysticercosis. Lancet Neurol. 2014 Dec;13(12):1202-15.

201. Zymberg ST. Neurocysticercosis. World Neurosurg. 2013 Feb;79(2 Suppl):S24 e5-8.

202. Carabin H, Ndimubanzi PC, Budke CM, Nguyen H, Qian Y, Cowan LD, et al. Clinical manifestations associated with neurocysticercosis: a systematic review. PLoS Negl Trop Dis. 2011 May;5(5):e1152.

203. Chitsulo L, Engels D, Montresor A, Savioli L. The global status of schistosomiasis and its control. Acta Trop. 2000 Oct 23;77(1):41-51.

204. White AC, Jr. Neurocysticercosis: updates on epidemiology, pathogenesis, diagnosis, and management. Annu Rev Med. 2000;51:187-206.

205. Garcia HH, Evans CA, Nash TE, Takayanagui OM, White AC, Jr., Botero D, et al. Current consensus guidelines for treatment of neurocysticercosis. Clin Microbiol Rev. 2002 Oct;15(4):747-56.

206. Ferrari TC, Moreira PR. Neuroschistosomiasis: clinical symptoms and pathogenesis. Lancet Neurol. 2011 Sep;10(9):853-64.

207. Gryseels B, Polman K, Clerinx J, Kestens L. Human schistosomiasis. Lancet. 2006 Sep 23;368(9541):1106-18.

208. Ferrari TC, Moreira PR, Cunha AS. Clinical characterization of neuroschistosomiasis due to Schistosoma mansoni and its treatment. Acta Trop. 2008 Nov-Dec;108(2-3):89-97.

209. Ferrari TC, Moreira PR, Cunha AS. Spinal cord schistosomiasis: a prospective study of 63 cases emphasizing clinical and therapeutic aspects. J Clin Neurosci. 2004 Apr;11(3):246-53.

210. Budka H, Aguzzi A, Brown P, Brucher JM, Bugiani O, Gullotta F, et al. Neuropathological diagnostic criteria for Creutzfeldt-Jakob disease (CJD) and other human spongiform encephalopathies (prion diseases). Brain Pathol. 1995 Oct;5(4):459-66.

211. Jeong BH, Kim YS. Genetic studies in human prion diseases. J Korean Med Sci. 2014 May;29(5):623-32.

212. Mastrianni JA. The genetics of prion diseases. Genet Med. 2010 Apr;12(4):187-95.

213. Takada LT, Geschwind MD. Prion diseases. Semin Neurol. 2013 Sep;33(4):348-56.

214. Haywood AM. Transmissible spongiform encephalopathies. N Engl J Med. 1997 Dec 18;337(25):1821-8.

215. Griffith JS. Self-replication and scrapie. Nature. 1967 Sep 2;215(5105):1043-4.

216. Prusiner SB. Novel proteinaceous infectious particles cause scrapie. Science. 1982 Apr 9;216(4542):136-44.

217. Prusiner SB. Research on scrapie. Lancet. 1982 Aug 28;2(8296):494-5.

218. Sakudo A, Lee DC, Nishimura T, Li S, Tsuji S, Nakamura T, et al. Octapeptide repeat region and N-terminal half of hydrophobic region of prion protein (PrP) mediate PrP-dependent

activation of superoxide dismutase. Biochem Biophys Res Commun. 2005 Jan 21;326(3):600-6.

219. Solforosi L, Criado JR, McGavern DB, Wirz S, Sanchez-Alavez M, Sugama S, et al. Cross-linking cellular prion protein triggers neuronal apoptosis in vivo. Science. 2004 Mar 5;303(5663):1514-6.

220. Toni M, Massimino ML, Griffoni C, Salvato B, Tomasi V, Spisni E. Extracellular copper ions regulate cellular prion protein (PrPC) expression and metabolism in neuronal cells. FEBS Lett. 2005 Jan 31;579(3):741-4.

221. Brown DR, Wong BS, Hafiz F, Clive C, Haswell SJ, Jones IM. Normal prion protein has an activity like that of superoxide dismutase. Biochem J. 1999 Nov 15;344 Pt 1:1-5.

222. Collinge J. Prion diseases of humans and animals: their causes and molecular basis. Annu Rev Neurosci. 2001;24:519-50.

223. Prusiner SB. Biology and genetics of prion diseases. Annu Rev Microbiol. 1994;48:655-86.

224. Prusiner SB. Molecular biology of prion diseases. Science. 1991 Jun 14;252(5012):1515-22.

225. Alper T, Haig DA, Clarke MC. The exceptionally small size of the scrapie agent. Biochem Biophys Res Commun. 1966 Feb 3;22(3):278-84.

226. Hsich G, Kenney K, Gibbs CJ, Lee KH, Harrington MG. The 14-3-3 brain protein in cerebrospinal fluid as a marker for transmissible spongiform encephalopathies. N Engl J Med. 1996 Sep 26;335(13):924-30.

227. Zerr I, Bodemer M, Racker S, Grosche S, Poser S, Kretzschmar HA, et al. Cerebrospinal fluid concentration of neuron-specific enolase in diagnosis of Creutzfeldt-Jakob disease. Lancet. 1995 Jun 24;345(8965):1609-10.

228. Mead S. Prion disease genetics. Eur J Hum Genet. 2006 Mar;14(3):273-81.

229. Araujo AQ. Prionic diseases. Arq Neuropsiquiatr. 2013 Sep;71(9B):731-7.

230. Lloyd S, Mead S, Collinge J. Genetics of prion disease. Top Curr Chem. 2011;305:1-22.

231. Owen J, Beck J, Campbell T, Adamson G, Gorham M, Thompson A, et al. Predictive testing for inherited prion disease: report of 22 years experience. Eur J Hum Genet. 2014 Dec;22(12):1351-6.

232. Wadsworth JD, Hill AF, Beck JA, Collinge J. Molecular and clinical classification of human prion disease. Br Med Bull. 2003;66:241-54.

233. Lloyd SE, Mead S, Collinge J. Genetics of prion diseases. Curr Opin Genet Dev. 2013 Jun;23(3):345-51.

234. Liberski PP, Sikorska B, Brown P. Kuru: the first prion disease. Adv Exp Med Biol. 2012;724:143-53.

235. Will RG. Acquired prion disease: iatrogenic CJD, variant CJD, kuru. Br Med Bull. 2003;66:255-65.

236. Venneti S. Prion diseases. Clin Lab Med. 2010 Mar;30(1):293-309.

237. Collins S, McLean CA, Masters CL. Gerstmann-Straussler-Scheinker syndrome, fatal familial insomnia, and kuru: a review of these less common human transmissible spongiform encephalopathies. J Clin Neurosci. 2001 Sep;8(5):387-97.

238. Arata H, Takashima H, Hirano R, Tomimitsu H, Machigashira K, Izumi K, et al. Early clinical signs and imaging findings in Gerstmann-Straussler-Scheinker syndrome (Pro102Leu). Neurology. 2006 Jun 13;66(11):1672-8.

239. Vitali P, Maccagnano E, Caverzasi E, Henry RG, Haman A, Torres-Chae C, et al. Diffusion-weighted MRI hyperintensity patterns differentiate CJD from other rapid dementias. Neurology. 2011 May 17;76(20):1711-9.

240. Aguzzi A, Baumann F, Bremer J. The prion's elusive reason for being. Annu Rev Neurosci. 2008;31:439-77.

241. Collinge J, Whitfield J, McKintosh E, Beck J, Mead S, Thomas DJ, et al. Kuru in the 21st century – an acquired human prion disease with very long incubation periods. Lancet. 2006 Jun 24;367(9528):2068-74.

242. de Villemeur TB. Creutzfeldt-Jakob disease. Handb Clin Neurol. 2013;112:1191-3.

243. Halliday M, Radford H, Mallucci GR. Prions: generation and spread versus neurotoxicity. J Biol Chem. 2014 Jul 18;289(29):19862-8.

capítulo 22

▸ Ellen de Souza Siqueira
▸ Enedina Maria Lobato de Oliveira

▸ Maria Teresa de Sande e Lemos Ramos Ascenção Terreri
▸ Antônio José da Rocha

Doenças Inflamatórias Não Infecciosas

■ DOENÇAS DESMIELINIZANTES

São doenças cuja característica proeminente é a destruição da mielina (desmielinização). Os critérios atualmente utilizados para definição de síndrome clí-nica isolada (SCI), encefalomielite disseminada aguda (ADEM), esclerose múltipla (EM) e neuromielite óptica na faixa etária pediátrica foram estabelecidos em 2013 (Tabela 22.1), com diversas modificações em relação aos critérios anteriores de 2007.[1,2]

Tabela 22.1 Definição das doenças desmielinizantes agudas do SNC na faixa etária pediátrica (adaptação do consenso publicado em 2013 pelo Grupo de Estudo Internacional em Esclerose Múltipla Pediátrica).[2]

Subtipo	Características clínicas	Exames complementares
SCI	Primeiro evento clínico, mono ou polifocal do SNC, com duração mínima de 24 horas e de natureza inflamatória desmielinizante presumida Ausência de encefalopatia* Ausência de quadro desmielinizante prévio	RM de crânio normal ou com lesões não compatíveis com EM
ADEM	Primeiro evento clínico polifocal do SNC, de natureza inflamatória desmielinizante presumida e instalação aguda ou subaguda Presença de encefalopatia* Ausência de novos sinais, sintomas ou alterações de RM após três meses do quadro inicial Ausência de quadro desmielinizante prévio	Lesões multifocais grandes (mais de 1 a 2 cm), hiperintensas em T2 e FLAIR, localizadas na substância branca supra ou infratentorial; pode haver comprometimento da substância cinzenta profunda (especialmente núcleos da base e tálamos) Ausência de evidência radiológica de alterações destrutivas prévias da substância branca
ADEM multifásico	Um novo evento de ADEM após três meses do evento inicial	Novas alterações à RM ou ressurgimento das lesões prévias
EM	Ver tabelas 22.2, 22.3 e 22.4	
NMO¶	Neurite óptica (NO) Mielite transversa (MT)	RM de crânio sem lesões características de EM Lesão de medula espinal contígua cuja extensão seja igual ou superior a três corpos vertebrais IgG antiaquaporina-4 presente no soro

SCI: síndrome clínica isolada; ADEM: encefalomielite disseminada aguda; EM: esclerose múltipla; NMO: neuromielite óptica.
* Definida pela presença de alterações comportamentais e da consciência não explicadas por febre, doenças sistêmicas ou quadro pós-ictal.
¶ A NO e a MT são consideradas critérios obrigatórios, ou seja, ambas devem estar presentes. Os exames complementares descritos são considera-dos critérios menores, exigindo-se para o diagnóstico a presença de pelo menos dois.

Tabela 22.2 Critérios diagnósticos para MT aguda idiopática.[3]

Critérios de inclusão

- Alterações sensitiva, motora e autonômica bilateral (não necessariamente simétrica)
- Nível sensitivo bem definido
- Exclusão de compressão medular por RM
- Inflamação evidenciada por pleocitose no líquor, elevação do índice liquórico de IgG ou realce por contraste*
- Progressão para o nadir entre 4 e 21 horas do início dos sintomas

Critérios de exclusão

- História prévia de radiação medular nos últimos dez anos
- Distribuição vascular da lesão consistente com trombose da artéria espinal anterior
- RM com imagem consistente com malformação arteriovenosa
- Evidência sorológica de doença reumatológica
- Causas infecciosas (sífilis, neuroborreliose, HIV, HTLV-1, *Mycoplasma pneumoniae*, outras infecções virais)
- RM de crânio com lesões compatíveis com EM
- História prévia de NO

HIV: vírus da imunodeficiência humana; HTLV-1: vírus linfotrópico de células T humano; EM: esclerose múltipla; NO: neurite óptica.
* Caso esses critérios inflamatórios não sejam encontrados por ocasião do início dos sintomas, considerar repetir a RM e a punção lombar entre dois e sete dias após o início do quadro.

Síndrome clínica isolada (SCI)

Consiste em um evento mono ou polifocal de natureza presumivelmente desmielinizante, com duração mínima de 24 horas. Não há encefalopatia associada ou história de SCI prévia. A probabilidade do diagnóstico de EM no futuro é baixa em crianças com SCI que apresentem ressonância magnética (RM) de crânio normal ou naquelas que tenham apenas lesões medulares.[4-6]

Neurite óptica (NO)

Trata-se de uma condição inflamatória desmielinizante dos nervos ópticos, cuja prevalência estimada é de 3,2 casos para cada 100 mil crianças. Em até 46% dos pacientes, a etiologia é pós-infecciosa, destacando-se a ocorrência após varicela, caxumba, coqueluche e infecções pelo vírus Epstein-Barr.[6-8]

O quadro clínico consiste em redução da acuidade visual de instalação aguda ou subaguda, associada à dor durante movimentação ocular. Os sintomas podem ocorrer de forma uni ou bilateral. O exame neurológico pode evidenciar defeito pupilar aferente, defeitos no campo visual e edema do disco óptico. Discromatopsia (com dificuldade principalmente para diferenciar a cor vermelha) está presente em até 50% das crianças.

Todos os pacientes com NO devem ser investigados com líquor, que pode evidenciar pleocitose e hiperproteinorraquia. A RM é sempre recomendada na avaliação complementar diante da suspeita clínica de NO. É recomendado que sejam estudados todos os segmentos dos nervos ópticos por meio de estudo de RM dirigido às órbitas, com protocolo apropriado de aquisição de cortes finos em T2 com supressão de gordura ou STIR, além das imagens pré e pós-contraste em T1 com supressão do sinal da gordura. A obtenção de um estudo dirigido do encéfalo, principalmente com a utilização de imagens T2/FLAIR e imagens T1 pós-contraste, é obrigatória perante diagnóstico de NO retrobulbar, permitindo o diagnóstico precoce da forma monossintomática da EM, pela demonstração imediata de disseminação do processo desmielinizante no tempo e no espaço. Além disso, o estudo minucioso do encéfalo permitirá a avaliação de prognóstico e do risco de conversão para EM nos casos de SCI.

O tratamento da NO em crianças é feito a partir da extrapolação dos resultados de estudos realizados com adultos. Recomendam-se pulsoterapia com metilprednisolona por via endovenosa na fase aguda e manutenção de prednisona ou prednisolona oral por um mês após o episódio.

Com o tratamento, o processo de recuperação é acelerado, porém não parece haver diferença na acuidade visual final.[9-11] Crianças têm melhor prognóstico do que adultos, com acuidade visual final melhor que 20/40 em mais de 80% dos casos.[6,8,12-14]

O risco de evolução para EM é de até 29%, sendo o principal fator de risco a presença de lesões em

Doenças Inflamatórias Não Infecciosas

Tabela 22.3 Diagnóstico diferencial de ADEM – Sinais de alarme que diminuem a probabilidade diagnóstica de ADEM e sugerem diagnósticos alternativos.[15]

- Episódios *stroke-like* – vasculite de SNC e MELAS
- Crises epilépticas refratárias ou epilepsia parcial contínua –encefalites autoimunes
- Sintomas neuropsiquiátricos – encefalite anti-NMDAR, vasculites primárias e secundárias do SNC
- Distonia ou parkinsonismo – encefalite anti-NMDAR
- Quadro lentamente progressivo – leucodistrofias
- Pleocitose maior que 50 células/mm³, predomínio neutrofílico ou hiperproteinorraquia significativa (maior que 100 mg/dL) – infecção do SNC, lúpus eritematoso sistêmico
- Lesões difusas e simétricas de substância branca visualizadas à RM – leucodistrofias.

MELAS: do inglês, *mitochondrial encephalomyopathy, lactic acidosis and stroke-like episodes*; NMDAr: receptor de N-metil-D-aspartato.

---

substância branca encefálica sugestivas de doença desmielinizante.[6-8] Pacientes com NO bilateral e sequelas visuais graves têm risco aumentado para o desenvolvimento de neuromielite óptica (NMO).[16,17]

Mielite transversa (MT)

Caracteriza-se por início agudo ou subagudo de sintomas motores, sensitivos e autonômicos, secundários ao comprometimento da medula espinal. A forma idiopática, abordada nesta seção, é uma doença rara, com incidência estimada de dois casos a cada um milhão de crianças.[18]

História prévia de infecção, dias ou semanas antes da instalação dos déficits, é observada em 50% a 100% dos casos.[18-20] O quadro clínico pode ser abrupto ou progredir lentamente em até 21 dias, sendo a média de uma semana de evolução.[3,20-22] O sintoma inicial mais frequente na faixa etária pediátrica é a dor, presente em cerca de 60% dos casos.[18-22] Disfunção autonômica é evidenciada por flutuação da temperatura corporal, da frequência cardíaca e da pressão arterial, além de retenções urinária e fecal. Inicialmente, pode haver choque medular, com paraparesia ou tetraparesia flácida e arreflexa. Não há quadro encefalopático, em contraste aos quadros de ADEM.

O diagnóstico é feito com base nos critérios propostos em 2002 pela Academia Americana de Neurologia[3] (Tabela 22.2). Para ser considerada MT idiopática, é necessário excluir outras causas de mielopatia, como vasculares, infecciosas, traumática ou neoplasias. Além disso, não pode estar no contexto de doenças reumatológicas, EM nem NMO.

A RM de medula espinal deve ser realizada de forma urgente para excluir compressão medular secundária a processos expansivos ou hemorragia e caracterizar o padrão de comprometimento medular,

útil à avaliação diagnóstica diferencial. As imagens T2 no plano sagital serão úteis para a avaliação preliminar de todo o canal raquiano, no segmento clinicamente suspeito, devendo ainda ser incluídas imagens axiais e, em casos selecionados, imagens T1 após a injeção intravenosa do agente paramagnético (gadolínio). Recomenda-se, ainda, avaliação complementar com RM do encéfalo, mesmo na ausência de manifestações neurológicas, visando à identificação de lesões clinicamente silenciosas ou de manifestação frustra, cujo padrão de imagem possa auxiliar no diagnóstico diferencial. Após a exclusão de quadros compressivos, é essencial o exame do líquor, que pode evidenciar pleocitose ou elevação do índice de imunoglobulina G (IgG). Todos os pacientes devem ser investigados para quadros infecciosos, neuromielite óptica (com a pesquisa do anticorpo antiaquaporina-4) e, se houver quadro clínico sugestivo, EM.[3] Pacientes com MT associada a lesões desmielinizantes visualizadas à RM de crânio apresentam risco de conversão para EM de até 83%.[3] Também deve ser realizada avaliação oftalmológica em todos os pacientes, preferencialmente associada a potencial evocado visual.

O tratamento consiste em pulsoterapia com metilprednisolona por via endovenosa, que reduz o tempo de sintomas e melhora o prognóstico.[23,24] Além disso, o tratamento sintomático das sequelas e a reabilitação são essenciais para melhorar a qualidade de vida dos pacientes.

Encefalomielite disseminada aguda

Também conhecida como ADEM (do inglês, *acute disseminated encephalomyelitis*), é uma doença inflamatória monofásica do sistema nervoso central (SNC) que acomete predominantemente crianças e adultos jovens, com incidência estimada de 0,2 a 0,6 caso a

Tratado de Neurologia Infantil

cada 100 mil habitantes.[25,26] A idade média de apresentação é de cinco a oito anos.[25-29]

Patogênese

O mecanismo patogênico exato ainda não está estabelecido, porém uma das principais hipóteses nos casos de ADEM pós-infecciosa é o surgimento de resposta autoimune por mimetismo molecular entre epítopos de agentes infecciosos e proteínas da bainha de mielina.[30,31] Entre os achados histopatológicos, destaca-se a presença de infiltrado inflamatório perivascular, com predomínio de linfócitos T e macrófagos, nas substâncias branca e cinzenta.

Na maioria dos casos, o episódio de ADEM é precedido por uma doença viral, como infecções pelos vírus influenza, enterovírus, vírus Epstein-Barr, vírus do herpes humano, citomegalovírus e vírus do sarampo. A incidência de casos de ADEM é estimada em uma a cada 10 mil crianças com quadro de varicela.[30] Também pode estar associada a infecções bacterianas, como as causadas por *Mycoplasma pneumoniae*, *Borrelia burgdorferi*, estreptococos beta-hemolítico e *Leptospira*.

História de vacinação prévia também está associada à ADEM, como as contra a hepatite B, coqueluche, rubéola, difteria, poliomielite, varicela e influenza. Contudo, em aproximadamente 26% dos casos, não é identificado um fator desencadeante.[27-29]

Quadro clínico

O quadro clínico da ADEM surge de dois a 30 dias após os sintomas infecciosos ou após a vacinação.[15,31] Inicialmente, surgem sinais e sintomas sistêmicos, como febre, fadiga, vômitos e cefaleia, seguidos por encefalopatia. São frequentes os achados de liberação piramidal e de hemiparesia ou hemiplegia. Outras manifestações incluem ataxia, sinais de irritação meníngea, afasia e crises epilépticas. Há evolução para insuficiência respiratória por lesão de tronco encefálico em até 16% dos casos.[28,32] Pode haver acometimento de ambos os nervos ópticos, em oposição à NO unilateral usualmente observada em pacientes com EM. Até 30% das crianças apresentam lesões na medula espinal.[25,27-29]

Diagnóstico

O diagnóstico baseia-se nos dados clínicos e de neuroimagem (Tabela 22.1). A RM do encéfalo permite a identificação de lesões grandes e mal delimitadas, que podem acometer a substância branca e os núcleos da base, usualmente poupando o corpo caloso. Em até 30% dos casos, observa-se realce, usualmente caracterizado na ausência de corticoterapia.[5,29-31,33] Entretanto, a RM inicial pode ser normal, pois as lesões surgem em

até 14 dias após o início do quadro clínico.[30] Além disso, as manifestações neurológicas e as alterações de RM podem flutuar nos primeiros três meses da doença. Diante da suspeita clínica de NO uni ou bilateral, o estudo por RM deverá incluir as órbitas, com protocolo dirigido e avaliação de todos os segmentos dos nervos ópticos. As lesões encontradas na RM do encéfalo são variáveis, sendo descritos cinco padrões (Figura 22.1):[31,34]

- ADEM com lesões pequenas (menores que 5 mm);
- ADEM com lesões grandes, tumefativas, com edema perilesional importante e efeito expansivo (presente em até 8% dos casos);[25,28,35]
- ADEM com envolvimento talâmico bilateral e simétrico;
- Encefalomielite hemorrágica aguda, com lesões predominando em centros semiovais, curso clínico grave e alta letalidade;
- ADEM com padrão pseudoleucodistrófico, com acometimento difuso da substância branca, de forma bilateral e simétrica, sem áreas de realce pelo contraste.[36,37]

A resolução das lesões no seguimento do paciente é essencial para o diagnóstico da doença. Cerca de 75% das crianças apresentam resolução completa das lesões à RM.[38,39]

O líquor pode evidenciar pleocitose com predomínio linfocitário e discreta hiperproteinorraquia. Bandas oligoclonais (BOCs) estão presentes em até 29% dos casos, sendo, em geral, transitórias.[25,29,40,41]

Pode ocorrer novo episódio de ADEM em até 10% das crianças,[28,42] sendo o diagnóstico de ADEM multifásico definido como dois episódios com intervalo de tempo de três meses e sem quadros posteriores[2] (Tabela 22.1). Na ADEM multifásica, é frequente que o novo episódio seja no mesmo local do anterior e desenvolva-se na retirada dos corticosteroides.

Os novos critérios diagnósticos definidos em 2013 retiraram o conceito de ADEM recorrente, pois quadros recidivantes são altamente sugestivos de EM. O diagnóstico diferencial inclui quadros infecciosos e autoimunes (Tabela 22.3).

Tratamento

O tratamento inicial de um paciente com encefalopatia aguda envolve medidas de suporte clínico e, frequentemente, a administração de aciclovir, pela impossibilidade de exclusão imediata do diagnóstico de encefalite herpética. Com base nos resultados dos exames complementares sugestivos de ADEM, associados a reações imunológicas no líquor ou PCR para o vírus

836

Seção 3 ▪ Doenças e Síndromes Neurológicas

Doenças Inflamatórias Não Infecciosas

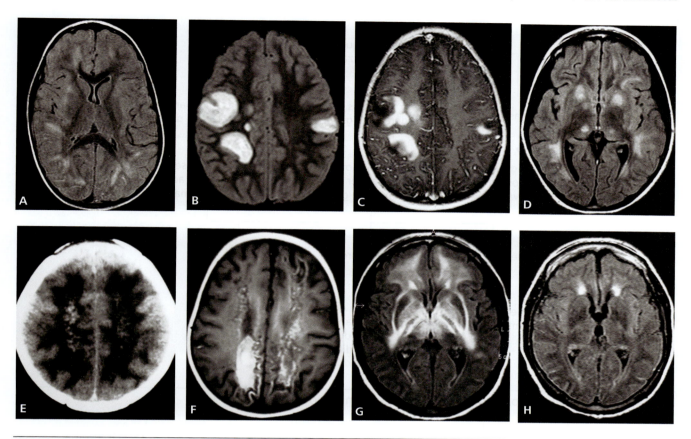

Figura 22.1 Os diversos padrões de acometimento do encéfalo na ADEM. (A) ADEM com múltiplas lesões pequenas, com alguma confluência e predomínio peritrigonal bilateral. (B) Axial FLAIR demonstrando lesões grandes, de aspecto pseudotumoral, as maiores na região subcortical frontoparietal direita nesta criança com ADEM. (C) Imagem axial ponderada em T1 pós-contraste demonstra o típico padrão de realce "em U", cuja concavidade volta-se ao córtex. (D) Axial FLAIR demonstrando um caso de ADEM com envolvimento talâmico bilateral. Observe o comprometimento associado dos núcleos da base e da substância branca subcortical. (E) Imagem axial de TC sem contraste demonstra um caso de encefalomielite hemorrágica aguda, com lesões predominando nos centros semiovais. (F) A imagem axial T1 demonstra a expansão das áreas de hemorragia após um mês de evolução. (G) Axial FLAIR demonstra o raro padrão pseudoleucodistrófico, com acometimento difuso da substância branca, de forma bilateral e simétrica, nos lobos frontais e regiões nucleocapsulares. (H) Uma imagem controle após três anos confirmou a boa evolução desse paciente.

do herpes simples tipo 1 (HSV-1) negativos, aciclovir poderá ser suspenso. Entretanto, há que se ter em mente que a sensibilidade desses exames não é de 100% e, assim, essa decisão deve ser tomada com cautela (para mais informações sobre o diagnóstico da encefalite herpética, ver Capítulo 21 – Doenças Infecciosas).

O tratamento específico da ADEM consiste em imunossupressão aguda, sendo a pulsoterapia com metilprednisolona a terapia de primeira escolha. Se não houver melhora em até 15 dias a partir do término da pulsoterapia ou caso haja piora, recomenda-se o uso de imunoglobulina ou plasmaférese (Figura 22.2). Após o tratamento inicial, deve-se manter o uso de prednisolona por até 21 dias, com retirada lenta após esse período.[27,29,31,15,34,43]

Prognóstico

Relatos antigos reportavam mortalidade de 20%, porém atualmente é de 1% em crianças.[44,45] A taxa de recuperação total é de 57% a 90%,[25,27-29,46] mas podem permanecer sequelas cognitivas.[47,48] De 10% a 18% dos pacientes inicialmente diagnosticados como ADEM terão diagnóstico futuro de EM.[5,41,49,50]

Esclerose múltipla

A EM é uma doença inflamatória desmielinizante crônica do SNC, cuja incidência estimada é de 0,6 a 1,6 a cada 100 mil crianças por ano.[26,51,53] Aproximadamente 3% a 10% dos casos de EM se iniciam em menores de 18 anos de idade.[54-57]

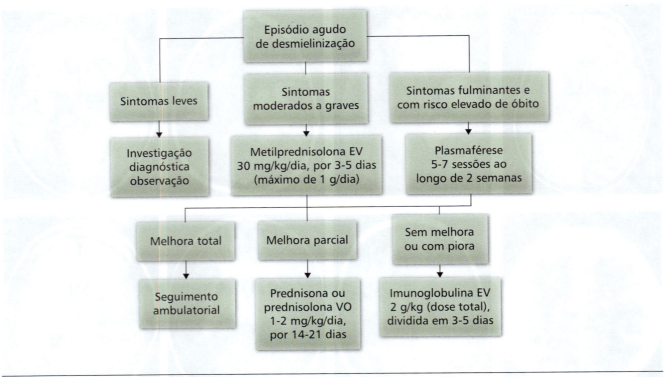

Figura 22.2 Abordagem do episódio agudo de desmielinização em crianças.[58]

A doença é mais frequente no sexo feminino após a puberdade (proporção de 2:1), sendo o inverso em crianças menores. Essa distribuição reforça a hipótese de que alterações hormonais exerçam influência na patogênese da EM.[59,61]

Patogênese

A patogênese da EM ainda não foi totalmente esclarecida, porém acredita-se que haja uma complexa relação entre fatores endógenos e ambientais.[62] A importância de fatores genéticos pode ser evidenciada, por exemplo, pelo fato de haver história de parentes de primeiro grau acometidos pela doença em 6% a 8% dos casos.[38,63-66] Adicionalmente, enquanto a população em geral apresenta risco de 0,2% de desenvolver a doença, filhos de pacientes com EM têm risco dez vezes maior (2,5%) de também desenvolver a doença.[67] Além disso, mutações em alelos do HLA-DRB15 e do HLA-DR15 são fatores de risco bem estabelecidos.[68-70] Entretanto, a concordância do diagnóstico entre gêmeos monozigóticos é variável, reforçando a importância da participação de fatores ambientais na patogênese.[71-73]

Embora não haja evidências de que infecções sejam a causa da EM, a exposição a alguns vírus já foi associada à doença. Anticorpos IgG antivírus Epstein-Barr estão presentes em até 88% das crianças com EM, comparados a 77% em crianças hígidas.[74-78] Também se evidenciou maior excreção oral do vírus em crianças com EM, sugerindo alteração imunológica nesses pacientes.[79] A presença de anticorpos IgG anticitomegalovírus parece estar inversamente associada à EM.[78,80] Outros fatores de risco para a EM são tabagismo passivo, associado a quadros mais graves,[81,86] e deficiência de vitamina D, associada a surtos mais frequentes.[68,87,86]

Há poucos estudos histopatológicos em crianças,[89,90] porém os achados típicos em adultos com EM incluem infiltrado inflamatório perivascular, desmielinização e destruição axonal.[91-93]

Quadro clínico

A EM pediátrica pode ser dividida em quatro categorias, de acordo com a idade de início dos sintomas:

- **EM de início extremamente precoce (lactentes):** muito rara, com poucos casos relatados;[94,95]
- **EM nos pré-escolares:** 0,8% a 14% dos casos pediátricos;[64,66,96-98]
- **EM nos pré-púberes (6 a 12 anos de idade):** 0,5% a 30% dos casos pediátricos;[64,66,96,97]
- **EM nos pós-púberes ou adolescentes (da puberdade aos 18 anos de idade):** 40% a 80% dos casos pediátricos.[57,64,66,96,97]

Mais de 95% das crianças apresentam curso remitente-recorrente, sendo elevado o risco de novo surto no primeiro ano de doença (até 60% em alguns estudos).[26,53,99] Pacientes com EM iniciada na infância ou na adolescência apresentam índices de surto elevados, porém a recuperação é mais rápida em relação a adultos, com duração média de quatro semanas.[100,101] Após o surto, a evolução é, em geral, favorável, com recuperação completa em 60% das crianças.[54,55,66,96,102,103] Metade dos pacientes evolui para doença secundariamente progressiva, sendo a média de tempo para a progressão de 16 a 28 anos, cerca de dez anos a mais que a verificada em adultos.[54,64,66]

A apresentação primariamente progressiva da EM é rara em crianças, inferior a 5%.[26,54,55,63,66,104-106] Dessa forma, a história de atraso do desenvolvimento seguido de piora neurológica progressiva deve sempre sugerir um diagnóstico alternativo.[106,107]

O quadro clínico inicial é variável, de acordo com a idade de apresentação e a localização das lesões. Até 80% das crianças apresentam sinais semelhantes aos de adultos com EM, com síndromes neurológicas monofocais ou polifocais.[56,105] O sinal de Lhermitte e o fenômeno de Uhthoff são pouco descritos na EM infantil.[106]

Crianças menores de 10 anos de idade, porém, podem apresentar ataxia, alterações de tronco encefálico, febre, encefalopatia e crises epiléticas.[75,105] A presença de quadro polifocal associado à encefalopatia pode tornar difícil o diagnóstico diferencial com ADEM. Algumas evidências demonstram que até 20% das crianças com EM tiveram diagnóstico inicial de ADEM devido ao quadro encefalopático.[26,109]

Déficits cognitivos estão presentes em até 30% das crianças com EM, com impacto nas áreas de linguagem, memórias verbal e visuoespacial, função executiva e velocidade de processamento.[47,110-116] Não há relação entre o quadro cognitivo e o nível de incapacidade motora,[110,117,118] porém vários estudos evidenciam a piora cognitiva na evolução da doença.[109,114,118] Além disso, até 50% das crianças com EM são diagnosticadas com depressão[111,115] e 75% apresentam queixa significativa de fadiga.[112,120]

Diagnóstico

O diagnóstico de EM é baseado em critérios clínicos e de neuroimagem, sendo os mais recentes os propostos em 2012 pelo Grupo de Estudo Internacional em EM.[2] Nessa última revisão, são usados os critérios de McDonald revisados de 2010 para análise da RM[121] (Tabelas 22.4 a 22.7). Em crianças, esses critérios têm valor preditivo negativo de 100% e valor preditivo positivo de até 76%.[122-125]

Existem protocolos de RM do encéfalo recomendados para a avaliação inicial e outros para o seguimento dos pacientes com EM. Diante da suspeita de EM, o estudo deverá incluir imagens ponderadas em T1 pré e pós-contraste, imagens FLAIR, de preferência com aquisição 3D para a posterior reformatação multiplanar (Figura 22.3).[126-128] Lesões supratentoriais são bem visualizadas em sequência FLAIR, tanto em localização periventricular quanto subcortical. Por outro lado, as imagens em densidade de prótons (DP) e aquelas em T2 são úteis para identificar lesões infratentoriais. O realce por contraste caracteriza a disfunção transitória

Tabela 22.4 Critérios diagnósticos de EM pediátrica.[121]

Apresentação clínica	Necessidade de dados adicionais para o diagnóstico
Dois ou mais surtos* não encefalopáticos envolvendo mais de uma área do SNC	IRM apresentando lesões consistentes com desmielinização
Um surto* encefalopático (compatível com ADEM), seguido por um surto não encefalopático (três ou mais meses após o sintoma inicial)	Disseminação no espaço demonstrada por IRM (Tabela 22.5)
Um surto* único não encefalopático	Disseminação no tempo e no espaço demonstrada por IRM inicial# (Tabelas 22.5 e 22.6)
Um surto* único não encefalopático	Disseminação no espaço demonstrada por IRM inicial (Tabela 22.5) e
	Disseminação no tempo demonstrada por IRM durante o seguimento (Tabela 22.6)

* Evento tipicamente inflamatório desmielinizante agudo do SNC, relatado pelo paciente ou observado objetivamente, atual ou prévio, com duração de pelo menos 24 horas, na ausência de febre ou infecção. Os surtos não encefalopáticos devem ocorrer com intervalo mínimo de um mês.
# Aplica-se apenas a crianças maiores de 12 anos de idade.

Tabela 22.5 Critérios de RM (revisão de 2010 dos critérios de McDonald) para demonstrar disseminação de lesões no espaço (DLE).[121]

DLE pode ser demonstrada se houver uma lesão ou mais em sequências ponderadas em T2[¶] em pelo menos duas das seguintes quatro áreas do SNC:

- Periventricular
- Justacortical
- Infratentorial[##]
- Medular[*]

[¶] A presença de lesões realçadas por gadolínio não é necessária para determinar DLE.

[*] Se o indivíduo apresentar síndrome de tronco encefálico ou medular, lesões sintomáticas serão excluídas do critério e não contribuirão para a contagem das lesões.

Tabela 22.6 Critérios de RM (revisão de 2010 dos critérios de McDonald) para demonstrar disseminação de lesões no tempo (DLT).[121]

DLT pode ser demonstrada se pelo menos uma das seguintes duas condições estiver presente:

- Surgimento de uma nova lesão em sequências ponderadas em T2 e/ou uma lesão realçada por gadolínio na RM realizada durante o seguimento do paciente, tendo como base a RM precedente (*baseline*), independentemente do intervalo de tempo entre ambas;
- Presença simultânea de lesões assintomáticas realçadas por gadolínio e não realçadas[*].

[*] Este critério somente se aplica a crianças maiores de 12 anos e apenas aos casos sem evento inicial compatível com ADEM.

Tabela 22.7 Critérios diagnósticos para EM primariamente progressiva (adaptação da revisão de 2010 dos critérios de McDonald).[121]

Déficit neurológico progressivo em um ano (determinado de forma prospectiva ou retrospectiva)

Dois ou mais dos seguintes critérios:

- RM de crânio: uma lesão ou mais em T2 em pelo menos uma das áreas: periventricular, justacortical e infratentorial[*]
- RM de medula: duas ou mais lesões em T2[*]
- Líquor com BOCs ou índice de IgG aumentado (≥ 0,7)

[*] A presença de realce por contraste não é necessária para o diagnóstico.

da barreira hematoencefálica, que permite a passagem do gadolínio para o espaço extravascular, indicando atividade inflamatória local do processo desmielinizante. O realce pode ser nodular, indicando lesão muito recente e aguda, ou anelar incompleto (realce "em anel aberto"), indicando lesão subaguda, e se mantém por até quatro semanas após o início da atividade inflamatória localizada, que pode resultar de uma lesão nova ou da reativação em uma placa desmielinizante já existente, ocorrendo em uma lesão clinicamente silenciosa ou com manifestações clínicas atribuíveis ao processo desmielinizante (surto). A instituição de corticoterapia abrevia esse intervalo de atividade inflamatória e induz ao desaparecimento precoce do realce pelo contraste.[129]

Lesões hipointensas em T1 podem decorrer da atividade inflamatória com edema local ou ser indi-

cativas de dano axonal irreversível (*black holes*). É recomendado que pacientes em investigação para EM também realizem RM da medula espinal cervical, com imagens ponderadas em T2 e T1 pós-contraste, em cortes axiais e sagitais, pois a demonstração de lesões, mesmo sem repercussão clínica reconhecível, pode ser útil para a confirmação do diagnóstico imediato de EM na forma monossintomática naqueles pacientes com SCI.[53,122,130,131] A sequência T2 com supressão de gordura é ideal para visualizar alterações de nervo óptico e recomendada para o estudo dos pacientes sintomáticos.[132]

Os achados mais indicativos de EM nos estudos de RM do encéfalo são: lesões ovoides maiores que 3 mm, de localização típica periventricular ou justacortical, com distribuição perivenular ("sinal dos dedos de Dawson") e com acometimento da interface caloso-

Doenças Inflamatórias Não Infecciosas

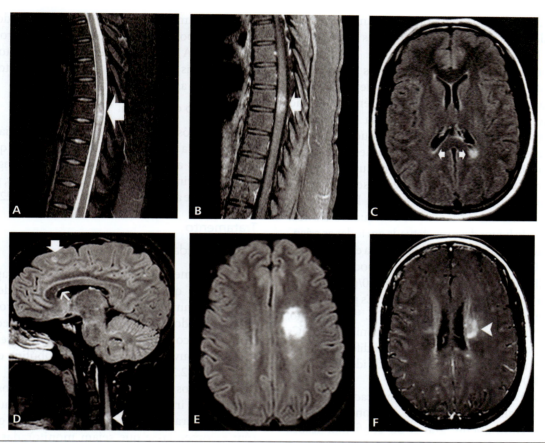

Figura 22.3 EM. Imagens sagitais T2 (A) e T1 pós-contraste (B) demonstram lesão típica (seta) neste adolescente com SCI medular. Observe que a lesão (realce) não ultrapassa a altura de um corpo vertebral, sendo a hiperintensidade T2 fusiforme periférica, compatível com edema vasogênico. Apesar do realce intenso, não há efeito expansivo significativo. A imagem axial FLAIR do encéfalo (C) foi realizada mesmo na ausência de manifestações clínicas e demonstrou lesões periventriculares desmielinizantes. Imagem sagital FLAIR (D) realizada após 18 meses demonstrou nova lesão na medula espinal cervical (cabeça de seta), além de comprometimentos da interface caloso-septal (seta) e justacortical (seta larga). A imagem FLAIR axial (E) demonstrou lesão pseudotumoral na coroa radiada esquerda, com típica impregnação em "anel aberto" (F), além de pequenas lesões no corpo caloso e nas regiões periventriculares, confirmando a disseminação da desmielinização no tempo e no espaço.

-septal. A caracterização de lesões hipointensas em T1 (agudas ou crônicas) é mandatória e sua demonstração por RM pode ser útil para o diagnóstico, caracterizando a disseminação temporal do processo, e para o seguimento, visando ao reconhecimento da falha da terapêutica instituída. A ausência de lesões difusas ou bilaterais, principalmente de aspecto simétrico, deve ser sempre uma exigência em crianças, evitando equívocos diagnósticos, principalmente diante de doença metabólica ou leucodistrofia.[5,33,38,133,134] Ao longo da evolução da doença, observa-se atrofia cerebral difusa e progressiva, demonstrada logo nos primeiros anos e com relação direta com o número de lesões hipointensas crônicas em T1 (*black holes*).[135,136]

Em comparação com adultos com EM, crianças apresentam mais lesões infratentoriais. Algumas delas, especialmente menores de 12 anos de idade, têm um episódio inaugural ADEM-símile, com encefalopatia e lesões grandes com edema perilesional significativo, demonstradas à RM do encéfalo e da medula, tornando o diagnóstico de EM muito difícil e apenas obtido com o seguimento dos pacientes por longos anos. A possibilidade de neoplasia primária deve ser sempre considerada diante de um paciente com desmielinização focal pseudotumoral (lesão tumefativa). Nessa situação, o padrão de realce pelo contraste, a resposta precoce à corticoterapia, com acentuada redução ou desaparecimento do realce e o efeito expansivo mínimo, desproporcional ao tamanho da lesão, devem ser argumentos para uma conduta conservadora.[137] Algumas características de alerta à RM devem indicar diagnósticos alternativos (não EM), como realce leptomeníngeo, calcificações e áreas de hemorragia.[127]

Capítulo 22

Além da neuroimagem, outros exames complementares devem ser solicitados a crianças com suspeita de EM (Tabela 22.8).

Anticorpos séricos contra proteínas da mielina, como o anti-MBP e o anti-MOG, são detectados em até 20% das crianças com EM,[138,139] porém ainda não são utilizados rotineiramente na prática clínica. Não há outros marcadores séricos que indiquem EM, porém é recomendada a realização de exames gerais para auxiliar no diagnóstico diferencial (incluindo hemograma completo, velocidade de hemossedimentação e fator antinúcleo).[108,140] Outros exames laboratoriais podem ser realizados de acordo com o quadro clínico.

A análise do líquor deve ser efetuada em todas as crianças com quadro de encefalopatia e febre para excluir causas infecciosas. O líquor de crianças com EM pode apresentar pleocitose discreta (celularidade inferior a 60/µl),[141,142] com predomínio linfocitário. Até 96% têm BOCs positivas, em comparação com 30% nos casos de ADEM.[141,142] Portanto, apesar de não serem um teste patognomônico, as BOCs auxiliam na investigação e no diagnóstico diferencial. Entretanto, em crianças menores de 6 anos de idade, a positividade das BOCs é somente de 8%.[141,142]

A investigação com potenciais evocados também auxilia no diagnóstico, podendo demonstrar lesões em crianças clinicamente graves ou confirmar lesões prévias. Os potenciais evocados visuais são anormais em até 95% das crianças com NO[104,143] e evidenciam comprometimento subclínico em até 60% dos pacientes.[104,143] O potencial evocado auditivo de tronco encefálico (BERA) e o potencial evocado somatossensitivo são anormais em até 76% das crianças sintomáticas e em 40% das assintomáticas.[104,143]

Diagnóstico diferencial

O diagnóstico de EM na faixa etária pediátrica pode ser difícil pela grande quantidade de doenças que se assemelham nos aspectos clínicos e de neuroimagem.[107,58,144] O desafio é ainda maior em crianças menores, pela maior frequência de apresentações atípicas (Tabelas 22.9 e 22.10).

Tratamento

Da fase aguda

O tratamento medicamentoso da fase aguda é recomendado quando os sintomas geram desconforto ou prejudicam a função, podendo os quadros leves ser acompanhados clinicamente.[107,58,145,146] A medicação de primeira escolha é corticosteroide em doses elevadas e, se não houver melhora, imunoglobulina endovenosa (Figura 22.2).

Os efeitos colaterais mais frequentes dos corticosteroides são irritabilidade, eritema facial e aumento do apetite. É rara a ocorrência de efeitos mais graves, porém recomenda-se que sejam monitoradas a pressão arterial e a glicemia durante o tratamento.[107,58]

Tabela 22.8 Exames complementares para pacientes com suspeita de EM*.

- RM do encéfalo¶
- RM de medula espinal cervical
- Exames de sangue
  - Hemograma e plaquetas
  - Velocidade de hemossedimentação
  - Fator antinúcleo (FAN)
  - Eletroforese de proteínas§
- Líquor
  - Citologia e bioquímica
  - Eletroforese de proteínas§
  - Bandas oligoclonais (BOCs)

* Se necessário, solicitar exames neurofisiológicos (potencial evocado visual, potencial evocado auditivo de tronco encefálico – BERA e potencial evocado somatossensitivo) para comprovar lesão prévia.
¶Para pacientes cujo quadro clínico sugira comprometimento dos nervos ópticos, realizar RM de órbitas com protocolo dirigido.
§ Para calcular o índice de IgG: quociente de IgG = IgG LCR/IgG soro; quociente de albumina = albumina LCR/albumina soro. O índice de IgG = quociente IgG/quociente albumina.

Tabela 22.9 Diagnóstico diferencial de EM – sinais clínicos de alarme que diminuem a probabilidade diagnóstica de EM e sugerem diagnósticos alternativos.

- Doença neurológica progressiva–leucodistrofias e doenças mitocondriais
- Sinais e sintomas sistêmicos, como febre recorrente, *rash* cutâneo e comprometimento de outros sistemas –infecções oportunistas, lúpus eritematoso sistêmico, vasculite, síndrome de ativação macrofágica e sarcoidose
- Episódios de psicose ou rápido declínio cognitivo – lúpus eritematoso sistêmico, vasculite, doenças metabólicas e porfiria
- Comprometimento de nervos periféricos – deficiência de vitamina B12, leucodistrofias e neuroborreliose
- Em geral, MT é um quadro monofásico
- Em casos de NO associada à mielite longitudinalmente extensa, soluços, disfunção de tronco encefálico ou síndrome hipotalâmica, considerar o espectro da NO
- Sinais extrapiramidais – doença de Wilson

842

Seção 3 ▪ Doenças e Síndromes Neurológicas

Doenças Inflamatórias Não Infecciosas

Tabela 22.10 Diagnóstico diferencial de EM – Achados de RM que diminuem a probabilidade diagnóstica de EM e sugerem diagnósticos alternativos.

- Realce leptomeníngeo – meningites crônicas, sarcoidose e vasculites
- Realce simultâneo de todas as lesões – ADEM, metástases, linfoma, vasculite e sarcoidose
- Realce em anel – acrônimo MAGIC DR = **M**etástase, **A**bscesso, **G**lioblastoma, **I**nfarto subagudo, **C**ontusão ou **C**isticercose, **D**esmielinizantes (ADEM, EM, NMO) e lesões induzidas por **R**adioterapia ou hematoma em **R**esolução
- Áreas de hemorragia ou de infarto – vasculite, padrão Moyamoya, CADASIL, embolia, lúpus e SAAF
- Simetria na distribuição das lesões – leucodistrofias
- Lesões no corpo caloso – síndrome de Susac, lesões axonais traumáticas e NMO
- Comprometimento específico de lobos temporais e frontais inferiores – CADASIL
- Restrição à difusão na fase aguda – causas vasculares
- Hidrocefalia – meningites crônicas e neoplasias
- Trombose de seios venosos durais – vasculite, doença de Behçet e SAAF
- Lesões extensas e infiltrativas de tronco encefálico – doença de Behçet e neoplasias

CADASIL: arteriopatia cerebral autossômica dominante com infartos subcorticais e leucoencefalopatia; SAAF: síndrome do anticorpo antifosfolipídeo.

Terapias modificadoras da doença

A recomendação do Grupo de Estudo Internacional em Esclerose Múltipla Pediátrica (GEIEMP) é iniciar o tratamento com acetato de glatirâmer ou betainterferona em todas as crianças com diagnóstico confirmado de EM, pois há redução comprovada na taxa de surtos[145,147-149] (Tabela 22.11). Não há consenso quanto aos critérios para a falha terapêutica, mas o GEIEMP sugere os seguintes:

- Uso regular da medicação por, no mínimo, seis meses;

Tabela 22.11 Terapias modificadoras da doença para pacientes pediátricos com EM.

Apresentação clínica	Uso	Efeitos adversos
Betainterferona 1-b	250 µg*	Reação *flu-like* com cefaleia, mialgia e fadiga
Betaferon®	SC	Reação no local da aplicação
	Em dias alternados	Aumento transitório de enzimas hepáticas
Betainterferona 1-a	30 µg#	Disfunção tireoidiana
Avonex®	IM	
	Uma vez por semana	
Betainterferona 1-a	22 ou 44 µg#	
Rebif®	SC	
	Três vezes por semana	
Acetato de glatirâmer	20 mg	Reação sistêmica transitória com fadiga, *flushing* e tontura
Copaxone®	SC	
	Uma vez por dia	Dispneia e dor torácica transitórias
Natalizumabe	300 mg, EV	Reações de hipersensibilidade
Tysabri®	Uma vez a cada quatro semanas	Leucoencefalopatia multifocal progressiva
		Infertilidade (a longo prazo)
Ciclofosfamida	500 a 1.000 mg/m², EV, uma vez por mês	Vômitos
		Imunossupressão
		Cistite hemorrágica

* Não há estudos clínicos sobre a dose ideal na faixa etária pediátrica. Alguns pesquisadores recomendam que a dose inicial seja de 25% a 50% da dose de adulto, devendo ser elevada gradualmente em três meses para a dose final.[137]
¶ A dose ideal de ciclofosfamida é definida pela contagem de leucócitos, que deve ser inferior a 3.000. Para essa avaliação, realizar hemograma após 7, 14 e 28 dias da infusão.

Capítulo 22

Tratado de Neurologia Infantil

- Aumento ou não da redução na taxa de surtos ou novas lesões em T2/realçadas com contraste em RM de controle *ou* mais de dois surtos em 12 meses.

Nos casos de falha terapêutica, deve-se realizar a troca entre as medicações de primeira linha (betainterferona por acetato de glatirâmer ou vice-versa)[145,146,150] ou indicar medicações de segunda linha. Dentre as opções, há natalizumabe, um anticorpo monoclonal já testado em crianças com EM, com boa resposta clínica. O efeito colateral mais grave da medicação é o desenvolvimento de leucoencefalopatia multifocal progressiva (LEMP), caracterizada por quadro neurológico variável e progressivo (incluindo alterações cognitivas, comportamentais ou motoras) secundário à desmielinização extensa. O risco de surgimento de LEMP está associado a alguns fatores, sendo o risco duplo definido como sorologia positiva para o vírus JC e uso prolongado da medicação (mais de 24 infusões). O risco triplo surge quando o paciente também fez uso de imunossupressores previamente.[151-153] Outro tratamento de segunda linha é a ciclofosfamida (Tabela 22.23), cujos efeitos colaterais incluem infertilidade e desenvolvimento de neoplasias em longo prazo.[145,146,150,154]

Novas opções de tratamento para EM, como fingolimode e teriflunomida, ainda não foram aprovadas para uso pediátrico.

Prognóstico

Ainda há poucos fatores conhecidos que se associam de forma clara ao prognóstico de crianças e adolescentes com EM. Um deles é a idade de início dos sintomas, visto que crianças mais novas apresentam quadro inicial mais grave.[155]

O principal instrumento utilizado nos estudos epidemiológicos e na prática clínica para avaliar o grau de incapacidade dos pacientes com EM é a escala EDSS (*Expanded Disability Status Scale* – Escala Expandida de Incapacidade) (Tabela 22.12).[156] As principais ressalvas quanto ao seu uso são a grande valorização dos aspectos motores, a avaliação inadequada das alterações cognitivas e a grande variabilidade interobservador.[156-158]

Neuromielite óptica (NMO)

A NMO, também conhecida como doença de Devic, é uma doença inflamatória do SNC caracterizada por episódios graves de NO e MT longitudinalmente extensa, associados à presença de anticorpos antiaquaporina 4 (AQP4). A incidência varia de 0,6 a 1,6 caso por 100 mil indivíduos e a média de idade das crianças afetadas é de 10 a 14 anos.[18,52] A doença é mais frequente no sexo feminino (proporção de 9:1).[159]

Patogênese

A NMO é uma doença autoimune que cursa com desmielinização do SNC secundária à presença de autoanticorpos. Aproximadamente 3% dos casos têm componente genético, porém ainda não foram identificadas mutações associadas.[160] Não há associação entre exposição a vírus e desenvolvimento de NMO.[161]

Quadro clínico

Na faixa etária pediátrica, a NO é a apresentação inicial em 50% dos casos, sendo mais frequentemente bilateral e envolvendo o quiasma óptico.[159] O comprometimento medular apresenta-se como MT completa, em contraste aos quadros parciais presentes em pacientes com EM. Também são frequentes sintomas cerebrais episódicos, como oftalmoparesia, alteração de nível de consciência, narcolepsia e alterações hormonais secundárias ao comprometimento hipotalâmico. Vômitos incoercíveis e soluços são sintomas característicos, que ocorrem por comprometimento da área postrema. Em cerca de 10% dos casos, pode haver quadro prodrômico *flu*-like.[159]

É frequente a associação com outras doenças autoimunes, como lúpus eritematoso sistêmico, síndrome de Sjögren, miastenia grave e púrpura trombocitopênica idiopática.[159]

Diagnóstico

Os critérios diagnósticos utilizados atualmente são os revisados em 2006[2,162] (Tabela 22.1). A concepção atual é que há um conjunto de doenças do espectro NMO com formas variáveis de apresentação clínica, incluindo pacientes com quadros de mielite recorrente ou NO recorrente com presença de anticorpos antiAQP4.[163,164] Pacientes com diagnóstico de doenças autoimunes, como lúpus eritematoso sistêmico, síndrome de Sjögren, artrite reumatoide juvenil e doença de Graves, que apresentem quadro de mielite ou neurite, também recebem o diagnóstico de doença do espectro NMO associada.[159,164,165]

Outro subgrupo de pacientes são os com quadros sugestivos de doença do espectro NMO, porém sem positividade para anticorpos antiAQP4. Tais pacientes são frequentemente do sexo masculino, mais jovens, com melhor prognóstico a longo prazo e, em sua maioria, apresentam anticorpos anti-MOG (teste ainda não disponível para uso clínico).[166-168]

844

Seção 3 ▪ Doenças e Síndromes Neurológicas

Doenças Inflamatórias Não Infecciosas

Tabela 22.12 Escala expandida de incapacidade (EDSS).[156]

Sistemas funcionais (SF) para a escala EDSS

Funções piramidais

0. Normal
1. Sinais anormais sem incapacidade motora
2. Incapacidade mínima
3. Discreta ou moderada paraparesia ou hemiparesia; monoparesia grave
4. Paraparesia ou hemiparesia acentuada; quadriparesia moderada; ou monoplegia
5. Paraplegia, hemiplegia ou acentuada quadriparesia
6. Quadriplegia
V. Desconhecido

Funções cerebelares

0. Normal
1. Sinais anormais sem incapacidade
2. Ataxia discreta em qualquer membro
3. Ataxia moderada do tronco ou de membros
4. Incapaz de realizar movimentos coordenados devido à ataxia
V. Desconhecido

Funções do tronco encefálico

0. Normal
1. Somente sinais anormais
2. Nistagmo moderado ou outra incapacidade leve
3. Nistagmo grave, acentuada paresia extraocular ou incapacidade moderada de outros nervos cranianos
4. Disartria acentuada ou outra incapacidade acentuada
5. Incapacidade de deglutir ou falar
V. Desconhecido

Funções sensitivas

0. Normal
1. Diminuição da sensibilidade ou estereognosia em um a dois membros
2. Diminuição discreta de tato ou dor, ou da sensibilidade posicional, e/ou diminuição moderada da vibratória ou estereognosia em um a dois membros; ou diminuição somente da vibratória em três a quatro membros
3. Diminuição moderada de tato ou dor, ou posicional, e/ou perda da vibratória em um a dois membros; ou diminuição discreta de tato ou dor e/ou diminuição moderada de toda a propriocepção em três a quatro membros
4. Diminuição acentuada de tato ou dor, ou perda da propriocepção em um a dois membros, ou diminuição moderada de tato ou dor e/ou diminuição acentuada da propriocepção em mais de dois membros
5. Perda da sensibilidade em um a dois membros; ou moderada diminuição de tato ou dor e/ou perda da propriocepção na maior parte do corpo abaixo da cabeça
V. Desconhecido

(Continua)

Capítulo 22

845

Tratado de Neurologia Infantil

Tabela 22.12 (Continuação) Escala expandida de incapacidade (EDSS).[156]

Sistemas funcionais (SF) para a escala EDSS

Funções vesicais

0. Normal
1. Sintomas urinários sem incontinência
2. Incontinência menos de ou uma vez por semana
3. Incontinência mais de ou uma vez por semana
4. Incontinência diária ou mais de uma vez por dia
5. Cateterização contínua
6. Grau 5 para bexiga e grau 5 para disfunção retal
V. Desconhecido

Funções intestinais

0. Normal
1. Obstipação menos que diária sem incontinência
2. Obstipação diária sem incontinência
3. Incontinência menos de uma vez na semana
4. Incontinência mais de uma vez na semana, mas não diária
5. Sem controle de esfíncter retal
6. Grau 5 para bexiga e grau 5 para disfunção retal
V. Desconhecido

Funções visuais

0. Normal
1. Escotoma com acuidade visual (AV) igual ou melhor que 20/30
2. Pior olho com escotoma e AV de 20/30 a 20/59
3. Pior olho com grande escotoma ou diminuição moderada dos campos, mas com AV de 20/60 a 20/99
4. Pior olho com diminuição acentuada dos campos com AV de 20/100 a 20/200; ou grau 3 com AV do melhor olho igual ou menor que 20/60
5. Pior olho com AV menor que 20/200; ou grau 4 com AV do melhor olho igual ou menor que 20/60
6. Grau 5 com AV do melhor olho igual ou menor que 20/60
V. Desconhecido

Funções mentais

0. Normal
1. Alteração apenas do humor
2. Diminuição discreta da mentação
3. Diminuição normal da mentação
4. Diminuição acentuada da mentação (moderada síndrome cerebelar crônica)
5. Demência ou grave síndrome cerebral crônica
V. Desconhecido

Outras funções

0. Nenhuma
1. Qualquer outro achado devido à EM
V. Desconhecido

(Continua)

846   **Seção 3** ■ Doenças e Síndromes Neurológicas

Doenças Inflamatórias Não Infecciosas

Tabela 22.12 (*Continuação*) **Escala expandida de incapacidade (EDSS).**[156]

Sistemas funcionais (SF) para a escala EDSS	
Interpretação dos sistemas funcionais e escala de EDSS	EDSS
Exame neurológico normal (todos SF grau 0; SF - funções mentais grau 1 é aceitável)	0
Nenhuma incapacidade, sinais mínimos em 1 SF (por ex.: sinal de Babinski ou diminuição da sensibilidade vibratória)	1,0
Nenhuma incapacidade, sinais mínimos em mais de 1 SF	1,5
Incapacidade mínima em 1 SF (1 SF grau 2, outros 0 ou 1)	2
Incapacidade mínima em 2 SF (2 SF grau 2, outros 0 ou 1)	2,5
Incapacidade moderada em 1 SF (1 SF grau 3, outros 0 ou 1) ou incapacidade discreta em 3 ou 4 SF (3 ou 4 SF grau 2, outros 0 ou 1)	3,0
Pode caminhar a distância que quiser. Incapacidade moderada em 1 SF (grau 3) e 1 ou 2 SF grau 2; ou 2 SF grau 3; ou 5 SF grau 2 (outros 0 ou 1)	3,5
Pode caminhar sem ajuda ou descanso até 500 m. Autossuficiente (1 SF grau 4 – outros 0 ou 1 – ou vários graus 3 ou menores)	4,0
Pode caminhar sem ajuda ou descanso até 300 m. Hábil para trabalhar todo o dia, podendo apresentar alguma limitação ou requerer mínima assistência (1 SF grau 4 – outros 0 ou 1 – ou combinação de graus menores que excedam limites de estágios anteriores)	4,5
Pode caminhar sem ajuda ou descanso até 200 m. Apresenta incapacidade que compromete as atividades diárias (1 SF grau 5 – outros 0 ou 1 – ou combinação de graus menores que excedam especificações para o grau 4)	5,0
Pode caminhar sem ajuda ou descanso até 100 m. Incapacidade grave suficiente para impedir a realização de atividades diárias (1 SF grau 5 – outros 0 ou 1 – ou combinação de graus menores que excedam especificações para o grau 4)	5,5
Auxílio intermitente ou unilateral constante (bengalas, muletas) para caminhar cerca de 100 m com ou sem descanso (combinações de SF com mais de 2 com grau 3)	6,0
Auxílio bilateral constante para caminhar 20 m sem descanso (combinações de SF com mais de 2 com grau 3)	6,5
Incapacidade para caminhar mais de 5 m, mesmo com auxílio; uso de cadeira de rodas; capaz de entrar e sair da cadeira sem ajuda (combinações com mais de 1 SF grau 4; mais raramente, SF piramidal grau 5 isolado)	7,0
Não consegue dar mais do que alguns poucos passos, essencialmente restrito à cadeira de rodas; pode precisar de ajuda para entrar na cadeira e sair dela; não consegue permanecer na cadeira de rodas comum o dia inteiro (somente na motorizada). Combinações com mais de 1 SF grau 4	7,5
Essencialmente confinado à cadeira de rodas ou à cama. Consegue se locomover com a cadeira de rodas, porém não consegue ficar fora da cama por muito tempo. Consegue realizar algumas funções de sua higiene e mantém o uso dos braços (combinações, geralmente grau 4 em várias funções)	8,0
Permanece na cama a maior parte do dia; consegue realizar algumas funções para cuidar da própria higiene e mantém algum uso dos braços (combinações, geralmente grau 4 em várias funções)	8,5
Acamado e incapacitado; consegue se comunicar e comer. Não realiza higiene própria (combinações, geralmente grau 4 em várias funções)	9,0
Totalmente incapacitado; não consegue se comunicar efetivamente nem comer/engolir (combinações, geralmente grau 4 em várias funções)	9,5
Óbito devido à EM (envolvimento de tronco ou falência respiratória; ou morte consequente de longo tempo acamado no leito com pneumonia, sepse, uremia ou falência respiratória)	10,0

Capítulo 22

847

Todos os pacientes com suspeita de espectro NMO devem ser submetidos a estudos de RM do encéfalo, da medula espinal e das órbitas. A RM do encéfalo pode evidenciar alterações em até 85% dos pacientes com anticorpos anti-AQP4.[163,169-171] As lesões são mais frequentes nas áreas com maior concentração do antígeno-alvo (AQP4), como a área postrema do bulbo, a região circunventricular ao redor do terceiro ventrículo e hipotálamo, do aqueduto mesencefálico, do mesencéfalo, do quarto ventrículo, do cerebelo e do corpo caloso. O realce pós-contraste é variável, sendo a maioria das lesões usualmente associadas a extenso edema vasogênico, provavelmente em decorrência da acentuada disfunção dos canais que regulam a homeostase da água determinada pela agressão humoral autoimune[163] (Figura 22.4).

Os anticorpos anti-AQP4 têm especificidade de 99%[172,173] e sensibilidade de 53% a 77%, dependendo da técnica utilizada.[173] Durante os episódios da doença, o líquor evidencia pleocitose com predomínio de neutrófilos e hiperproteinorraquia. BOCs estão presentes em somente 6% dos casos.[159]

Tratamento

O tratamento recomendado na fase aguda consiste em metilprednisolona 30 mg/kg/dia por cinco dias, seguido de prednisolona 1 mg/kg/dia. A imunossupressão a longo prazo deve ser iniciada imediatamente após o primeiro episódio da doença.[174,175] As opções terapêuticas são azatioprina, micofenolato mofetil ou rituximabe (Tabela 22.23). O tratamento com interferona, natalizumabe e fingolimode é contraindicado, pois pode acarretar piora clínica em pacientes com NMO.[174,176-178] A duração do tratamento imunossupressor de manutenção ainda não está estabelecida e a decisão deve ser individualizada para cada paciente.[174]

Prognóstico

O prognóstico é pior em relação à EM (Tabela 22.13), estando relacionado ao número de surtos da doença. Até 54% das crianças apresentam sequelas visuais e motoras, com cerca de 30% manifestando amaurose bilateral.[159]

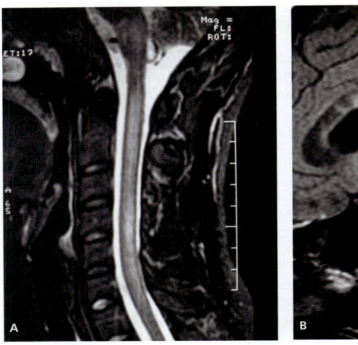
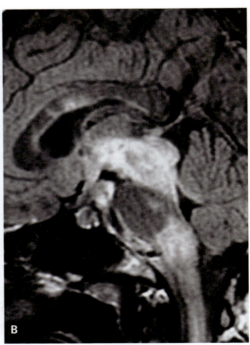

Figura 22.4 Neuromielite óptica (NMO). A imagem sagital T2 (A) demonstra lesão medular longitudinalmente extensa (mais de três níveis). Imagem sagital FLAIR do encéfalo (B) demonstra o típico padrão de comprometimento das regiões circunventriculares, na área póstrema do bulbo, tegmento pontino, mesencéfalo e região periaquedutal, além do hipotálamo/quiasma óptico e do corpo caloso.

Doenças Inflamatórias Não Infecciosas

Tabela 22.13 Comparação entre ADEM, EM e NMO.

	ADEM	EM	NMO
Quadro clínico	Pós-infeccioso ou pós-vacinal Encefalopatia Quadro polifocal Monofásico NO (frequentemente bilateral)	Mono ou polifocal Polifásico NO (frequentemente unilateral)	Polifásico NO (frequentemente bilateral) MTLE
RM de crânio	Lesões grandes (mais de 1 cm), maldelimitadas Predomínio cortical e em núcleos da base Realce pós-contraste de padrão variável e simultâneo em todas as lesões	Lesões periventriculares, corticais e no corpo caloso Dedos de Dawson Presença de *black holes* Realce com contraste em anel ou anel incompleto	Lesões ao redor do terceiro ventrículo, diencefálicas, periaquedutais e mesencefálicas Lesões em quiasma óptico Realce pós-contraste variável
RM de medula	Lesões extensas e com edema Predomínio em região torácica	Lesões pequenas e múltiplas Predomínio periférico e posterior	MTLE (acometendo ≥ 3 corpos vertebrais) Predomínio em substância cinzenta central Lesões hipointensas em T1
Exames laboratoriais	Líquor pode evidenciar pleocitose com predomínio de linfócitos	Líquor pode evidenciar pleocitose discreta com predomínio de linfócitos Líquor com BOC	Líquor pode evidenciar pleocitose com predomínio de neutrófilos Presença de anticorpos antiAQP4 séricos

NO: neurite óptica; MTLE: mielite transversa longitudinalmente extensa; BOCs: bandas oligoclonais; anticorpos antiAQP4: anticorpos antiaquaporina-4.

■ ENCEFALITES AUTOIMUNES

As encefalites autoimunes (EAIs) são um grupo de doenças caracterizado por quadro variável de alterações da consciência, déficits neurológicos focais e crises epilépticas. O diagnóstico é frequentemente desafiador pela heterogeneidade clínica e sobreposição sintomatológica das diversas EAIs (Tabela 22.14). Além disso, a pesquisa de alguns anticorpos presentes nas EAIs ainda não está amplamente disponível na prática clínica.

As EAIs tornaram-se grande foco de estudo nos últimos anos por acometerem pacientes de qualquer faixa etária e por não estarem obrigatoriamente associadas a tumores (em contraste com as clássicas síndromes paraneoplásicas). É importante salientar que, diante de um paciente com quadro clínico de encefalite, a conduta inicial é excluir causas infecciosas, sendo indicado iniciar tratamento antiviral mesmo antes da confirmação diagnóstica.

Dentre os exames complementares realizados na investigação, o líquor pode evidenciar pleocitose com predomínio linfocitário e hiperproteinorraquia. BOCs podem estar presentes em até 60% dos casos. A RM de crânio é normal em até 50% dos pacientes pediátricos.[179-181]

É frequente o achado de outros autoanticorpos séricos nas EAIs, como anticorpos antitireoperoxidase e fator antinúcleo (FAN). A ausência desses anticorpos no líquor confirma que não são os desencadeadores da doença, mas somente marcadores de autoimunidade.[182]

O tratamento comum às EAIs é a imunossupressão com corticosteroides como primeira opção.

Encefalite límbica

A encefalite límbica caracteriza-se por instalação subaguda de déficits de memória, alteração comportamental e crises epilépticas. Está associada à presença de diversos anticorpos contra antígenos de superfície

Capítulo 22

849

Tratado de Neurologia Infantil

Tabela 22.14 Tabela comparativa das encefalites autoimunes mais frequentes.[183,184]

Síndrome	Anticorpos	Epidemiologia	Quadro clínico	Exames complementares	Associação com tumores e prognóstico
Encefalite límbica	LGI1	30 a 80 anos (média de 60 anos) 65% do sexo masculino	Crise distônica faciobraquial Mioclonia Hiponatremia	Líquor anormal em 40% RM anormal em 85%	<20% (timo ou pulmão)
	CASPR2	46 a 77 anos (média de 60 anos) 85% do sexo masculino	Pode se apresentar como síndrome de Morvan: disautonomia, psicose e hiperexcitabilidade de nervos periféricos (dor ou neuromiotonia)	RM anormal em 40% Líquor anormal em 25%	Até 40% (timo)
	AMPAR	38 a 87 anos (média de 60 anos) 90% do sexo feminino	Pode haver sintomas psiquiátricos isolados	Líquor anormal em 90% RM de crânio anormal em 90% 60% de outros anticorpos: GAD65, TPO, SOX1	70% (mama, timo, pulmão)
	GABA$_B$R	25 a 75 anos (média de 60 anos) 50% do sexo feminino	Status epilepticus	Líquor anormal em 90% RM de crânio anormal em 65% 50% de outros anticorpos: GAD65, TPO, SOX1	Até 60% (câncer de pulmão de pequenas células) Boa resposta à imunoterapia
	mGluR5	15 a 46 anos Sexos feminino e masculino	Síndrome de Ofélia (alterações neuropsiquiátricas em pacientes com linfoma de Hodgkin)	Líquor anormal Pode ocorrer RM anormal	Linfoma de Hodgkin Resposta à imunoterapia e tratamento do tumor
Encefalite anti-NMDAR	NMDAR	23 meses a 76 anos (média de 19 anos) 80% do sexo feminino	Alteração de movimento Crises epilépticas	Líquor anormal em 95% RM anormal em 50% EEG: *extreme delta brush*	Teratoma ovariano, tumor testicular. Em crianças, 9% com tumores Até 80% de recuperação significativa ou total
Encefalomielite progressiva com rigidez e mioclonia	GlyR	Em média, 49 anos	Disautonomia Paresias de nervos cranianos Encefalopatia	Líquor normal ou anormal RM normal	Pode haver tumores associados (timo)

(Continua)

850 · Seção 3 ■ Doenças e Síndromes Neurológicas

Doenças Inflamatórias Não Infecciosas

Tabela 22.14 (*Continuação*) Tabela comparativa das encefalites autoimunes mais frequentes.[183,184]

Síndrome	Anticorpos	Epidemiologia	Quadro clínico	Exames complementares	Associação com tumores e prognóstico
Síndrome da pessoa rígida (stiff-person)	GAD65	30 a 60 anos Sexos feminino e masculino	Rigidez muscular, espasmos desencadeados por estímulos; sintomas cerebelares e disfunção endócrina	EMG: atividade contínua muscular	Não há associação
Encefalite por DPPX	DPPX	Em média, 60 anos	Hiperecplexia Psicose, crises epilépticas Diarreia prévia	Líquor anormal com pleocitose linfocitária RM normal ou inespecífica	Não há associação
Encefalite por GABA$_A$R	GABAaR	3 a 60 anos	Status epilepticus	RM com hipersinais cortical e subcortical extensos	Não há associação
Encefalite autoimune de núcleos da base	D2R	Em média, 6 anos Sexos feminino e masculino	Parkinsonismo Psicose, agitação, sonolência História prévia de quadro viral	Líquor variável RM anormal em 50% com hipersinal em núcleos da base	Não há associação

GABA$_B$R: receptor ácido gama-aminobutírico B; AMPAR: receptor de ácido alfa-amino-3-hidróxi-5-metil-4-isoxazoleipropiônico; GLuR5: receptor metabotrópico de glutamato; LGI-1: proteína 1 rica em leucina inativada em glioma; CASPR2: proteína associada à contactina-2; GABAAR: receptor ácido gama-aminobutírico A; DPPX: proteína 6 tipo dipeptidil-dipeptidase; D2R: receptor de dopamina 2; GAD65: ácido glutâmico descarboxilase 65; TPO: tireoperoxidase. GlyR: receptor de glicina.

celular, como os anti-GABA$_B$R (antirreceptor do ácido gama-aminobutírico B), anti-AMPAR (antirreceptor ácido alfa-amino-3-hidróxi-5-metil-4-isoxazoleipropiônico), anti-GLuR5 (antirreceptor metabotrópico de glutamato) e os anticomplexo VGKC (canais de potássio controlados por voltagem), que incluem os anti--LGI1 (proteína 1 rica em leucina inativada em glioma) e os anti-CASPR2 (proteína associada à contactina 2).

Também pode ocorrer encefalite límbica associada à presença de anticorpos contra antígenos intracelulares, como anti-Hu, anti-Yo, anti-Ri, anti-Ma2, antianfifisina e anti-CRMP5. Esses casos são mais frequentes em adultos e podem se manifestar como síndromes paraneoplásicas clássicas, como degeneração cerebelar paraneoplásica, encefalomielite e rombencefalite. Nesses pacientes, a resposta à imunoterapia é pequena e o prognóstico é pior.

A caracterização de hipersinal em T2 e FLAIR nos lobos temporais e ínsula constitui um achado comum a diversas condições, incluindo, além das encefalites límbicas autoimunes, paraneoplásicas ou não paraneoplásicas, algumas doenças infecciosas (encefalite pelo vírus do herpes simples tipo 1 e neurossífilis), neoplasias e outras afecções idiopáticas, principalmente aquelas relacionadas à atividade epiléptica temporal, como alterações transitórias do sinal de RM (crises prolongadas ou *status epilepticus*) e síndrome epiléptica febril relacionada à infecção.[185]

Encefalite antirreceptor N-metil-D-aspartato (encefalite anti-NMDAR)

A encefalite anti-NMDAR foi inicialmente descrita em 2005 como síndrome paraneoplásica em mulheres jovens com teratoma ovariano.[186] A partir dessa data, o conceito foi ampliado, pois cerca de 40% dos casos ocorrem em crianças e frequentemente não há tumores associados.[181,187] Atualmente, a encefalite anti-NMDAR é considerada a segunda causa mais frequente de encefalite, perdendo apenas para a ADEM.[188] Em 2011, foi publicado um estudo retrospectivo com amostras de líquor de pacientes com encefalite, demonstrando que a encefalite anti-NMDAR foi quatro vezes mais frequente do que causas virais, incluindo HSV-1, enterovírus e o vírus da varicela.[187]

Quadro clínico

O quadro clínico em adolescentes e adultos caracteriza-se por três estágios:

- **Primeiro estágio:** quadro prodrômico com sintomas inespecíficos, como febre, cefaleia e vômitos.
- **Segundo estágio:** sintomas psíquicos, como ansiedade, alucinações visuais e auditivas, hipersexualidade, insônia e paranoia.
- **Terceiro estágio:** transtornos de movimento, como coreoatetose, discinesias orofaciais, postura em opistótono e distonia.

Em crianças, os sintomas iniciais mais frequentes são crises epilépticas e alterações comportamentais, como agitação e agressividade, além de transtornos de movimento. Alterações da fala são frequentes, com ecolalia, perseveração ou mutismo. Sinais de disfunção autonômica são raros em crianças, como hipoventilação, incontinência urinária e episódios de taquicardia, hipertensão e hipertermia.

Diagnóstico

A RM do encéfalo é anormal em 30% a 50% dos casos, com hipersinais cortical e subcortical em T2/FLAIR, acometendo a ínsula, hipotálamo, cerebelo e núcleos da base, de forma isolada ou em combinações do acometimento multifocal (Figura 22.5).[181,187,190] Pode haver efeito expansivo local e realce leptomeníngeo pelo contraste. O líquor encontra-se alterado em até 95% dos casos, com pleocitose de predomínio linfomonocitário.[181,191] Pode haver hiperproteinorraquia e presença de BOCs. Os métodos de imagem, incluindo ultrassonografia pélvica ou RM, podem ser úteis à investigação ativa de lesões ovarianas císticas ou neoplásicas.

O eletroencefalograma é anormal na maioria dos casos, com alentecimento difuso ou focal. Em 2012, foi descrito o padrão de *extreme delta brush*, caracterizado por ondas na frequência delta difusas, simétricas e síncronas com atividade rápida superposta de ondas na frequência beta.[192] Esse padrão eletroencefalográfico parece associar-se a pior prognóstico, com períodos mais prolongados de hospitalização.[192]

O diagnóstico é definido com a presença de anticorpos anti-NMDAR no líquor e 86% dos pacientes apresentam anticorpos séricos associados.[193] Os anticorpos anti-NMDA no líquor tendem a desaparecer com a melhora clínica, mas podem ressurgir quando ocorrem recidivas.[193]

A associação com tumores é pequena em crianças menores de 12 anos (de 6% a 9%).[181,187] Recomenda-se

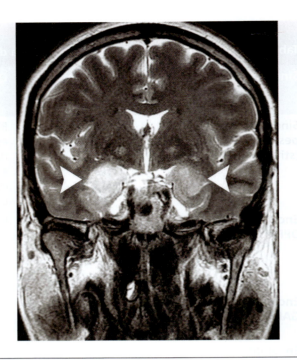

Figura 22.5 Encefalite anti-NMDAR. Esta paciente de 15 anos apresentou crises epilépticas e alteração do comportamento de início agudo e a RM coronal ponderada em T2 demonstrou comprometimento temporal mesial bilateral, mais acentuado à direita, com hipersinais cortical e subcortical no núcleo amigdaloide e na cabeça hipocampal. A pesquisa específica confirmou a presença do anticorpo anti-NMDAR.

investigação com RMs de abdome e pelve ao diagnóstico e, se normais, devem ser repetidas semestral ou anualmente (principalmente em meninas maiores de 12 anos de idade).[181,194]

Tratamento

O tratamento consiste em imunossupressão (Figura 22.6) e, caso haja um tumor associado, na sua ressecção. Cerca de 50% dos pacientes respondem às medicações de primeira linha.[181] Se não houver melhora clínica de 15 dias a um mês, deve-se utilizar as opções de segunda linha, como rituximabe e ciclofosfamida.[181,187,195-197]

Recidivas ocorrem em 12% a 25% dos casos.[181,190,198] Até 80% dos pacientes apresentam melhora significativa ou total, podendo haver recuperação lenta em até 18 meses após o tratamento.[181] Os sintomas psiquiátricos são as sequelas mais frequentes.[179,181,187] A taxa de mortalidade é de 4% a 6%, sendo as infecções decorrentes de internações prolongadas a principal causa de óbito.[181,199]

Doenças Inflamatórias Não Infecciosas

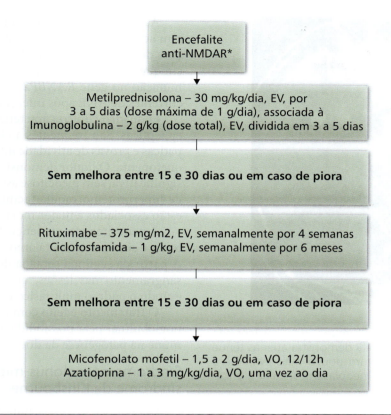

Figura 22.6 Abordagem terapêutica das crianças com encefalite anti-NMDAR.[196,197]

* Se não for identificado tumor na avaliação inicial, deve-se repetir o rastreio semestral ou anualmente. Se houver tumor associado, deverá ser removido imediatamente.

Encefalite autoimune dos núcleos da base

A encefalite autoimune dos núcleos da base caracteriza-se por quadro extrapiramidal, sonolência e disautonomia. É frequente história prévia de quadros infecciosos, principalmente causados pelo vírus Epstein-Barr, influenza ou pelo estreptococo do grupo A.[200,201]

Em contraste à encefalite anti-NMDAR, na encefalite autoimune dos núcleos da base são frequentes os sinais de parkinsonismo, com bradicinesia, rigidez e tremor de repouso. Os pacientes apresentam habitualmente alterações de sono (especialmente hipersonolência) e disautonomia. Pode haver ainda crises oculógiras e sintomas psiquiátricos.

Anticorpos anti-D2R (receptor de dopamina 2) séricos são encontrados em até 70% dos casos.[200,201] O líquor pode evidenciar pleocitose e BOCs. A RM do encéfalo resulta anormal em cerca de 50% dos casos, com padrão inespecífico de acometimento caracterizado por hipersinal em T2/FLAIR bilateral e simétrico em núcleos da base[200,201] (Figura 22.7).

O diagnóstico diferencial deve ser feito com encefalites infecciosas, acidemias orgânicas, doenças mitocondriais e doença dos núcleos da base responsiva a biotina e tiamina.

Há melhora com imunossupressão e a levodopa pode ser utilizada como tratamento sintomático.

ROHHAD (acrônimo do inglês *Rapid-onset Obesity with Hypothalamic dysfunction, Hypoventilation and Autonomic Dysregulation*)

É uma doença rara que acomete crianças a partir de 2 anos de idade. O quadro clínico é de hiperfagia e ganho ponderal significativo, alteração de comportamento (com euforia, desinibição e impulsividade), hipoventilação central e disfunção autonômica. Há correlação com tumores da crista neural (ganglioneuroma e neuroblastoma) em 30% a 100% dos casos.[202,203] A patogênese não está bem estabelecida, porém a hipótese principal é que seja autoimune. Há relatos de melhora com imunossupressão.[179,204]

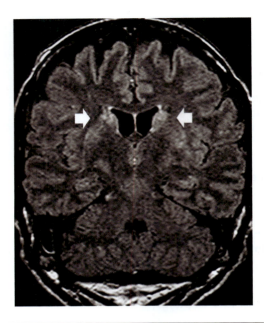

Figura 22.7 Encefalite autoimune dos núcleos da base. A imagem coronal FLAIR demonstra apenas tênue hipersinal estriatal seletivo, um pouco mais evidente à direita, neste paciente com neoplasia testicular e encefalite paraneoplásica.

Encefalopatia associada à doença tireoidiana

Caracteriza-se por quadro clínico neurológico variável associado à presença de anticorpos antitireoperoxidase. Os sintomas neurológicos incluem déficits motores ou sensitivos, afasia, alucinações, crise epilépticas e ataxia. Há hipotireoidismo em cerca de 50% dos casos.[205-208] Em geral, a RM de crânio é normal e o líquor pode evidenciar hiperproteinorraquia. O tratamento é realizado com corticosteroides, permanecendo sequelas em cerca de 50% dos pacientes.[205]

É importante ressaltar que os anticorpos antitireoperoxidase também podem estar presentes em outras EAIs, sendo atualmente considerados marcadores de autoimunidade.[187,209,210] Além disso, 10% de crianças assintomáticas podem apresentar esses anticorpos.[211] Dessa forma, o diagnóstico de encefalopatia associada à doença tireoidiana deve ser sempre de exclusão, quando os outros anticorpos são negativos.[182]

Encefalopatia necrotizante aguda

Também conhecida como ANE (do inglês, *acute necrotizing encephalopathy*), é uma doença rara, descrita pela primeira vez em 1997 no Japão e que acomete predominantemente lactentes.[212] Até 90% dos pacientes apresentam história prévia de infecção de vias aéreas superiores.[212,213]

A causa exata da doença ainda é desconhecida, porém acredita-se que seja secundária a altas concentrações de citocinas após quadros infecciosos. Há relatos em que a doença ocorre de forma familiar, associada à mutação no gene *RANBP2*, ocasionando quadros recorrentes de ANE após infecções virais.[214]

O quadro clínico caracteriza-se por coma e crises epilépticas. São frequentes a elevação de enzimas hepáticas e provas de atividade inflamatória, além de plaquetopenia. O líquor demonstra hiperproteinorraquia significativa, sem pleocitose associada. Níveis elevados de hiperproteinorraquia (acima de 200 a 400 mg/dL) estão associados à maior mortalidade.[213]

A neuroimagem evidencia tipicamente lesões bilaterais e simétricas nos tálamos, com edema associado. A partir da segunda semana do quadro, pode ocorrer sangramento nas lesões, que tendem a recorrer seguindo o padrão multifásico da afecção (Figura 22.8).

O tratamento é feito com corticosteroides ou imunoglobulina, pela possibilidade de mecanismo autoimune na patogênese da doença.

Síndrome opsoclonus-mioclonus (SOM) ou síndrome de Kinsbourne

Caracteriza-se pela seguinte tríade: ataxia, opsoclonus e mioclonia. É uma doença rara, com incidência de 0,18 caso a cada 1 milhão de habitantes[215] e acomete principalmente crianças de 1 a 4 anos de idade.

A patogênese é provavelmente autoimune e já foi descrita associação com anticorpos antineurofilamentos, anti-Hu e contra células de Purkinje.[216-219] Investigações evidenciaram neuroblastoma em 50% a 80% dos casos[220,221] e muitos especialistas consideram que, nos casos em que este não foi encontrado, houve regressão espontânea do tumor. Há descrição de SOM associada a infecções, como citomegalovírus, rotavírus e *Mycoplasma pneumoniae*.[215,222,223]

Quadro clínico

O quadro clínico é de ataxia global de apresentação aguda ou subaguda, que pode preceder outros sintomas e ocasionar perda da deambulação em crianças menores. As mioclonias podem afetar qualquer segmento corporal e são exacerbadas pelo movimento e pelo estresse. O opsoclonus é definido como movimento ocular caótico, rápido, multidirecional e conjugado, que surge de forma intermitente e pode ser desencadeado por mudanças na fixação ocular,[220,224-226] frequentemente associado à *flutter* palpebral.

Além da tríade clássica, são frequentes alterações comportamentais, com irritabilidade intensa, dificuldades de sono, perda da fala, apatia e menor interação social.

Doenças Inflamatórias Não Infecciosas

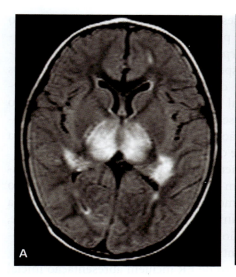 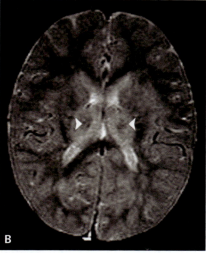 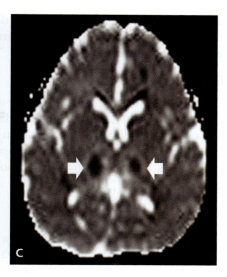

Figura 22.8 Encefalopatia necrotizante aguda. Imagem FLAIR axial (A) demonstra hipersinal bilateral e simétrico nos tálamos, com efeito expansivo local. Observe o comprometimento da substância branca periatrial bilateral e do lobo frontal esquerdo. A imagem T2* (B) demonstrou pequenos focos hipointensos na região central dos tálamos, compatível com hemorragia (cabeças de setas). O mapa ADC (C) confirmou tratar-se de edema citotóxico na região central das lesões talâmicas associado a anel mais externo de edema vasogênico muito característico dessa condição.

Diagnóstico

Critérios clínicos para o diagnóstico de SOM foram estabelecidos em 2005, sendo necessária a presença de, no mínimo, três dos seguintes itens: opsoclonus; ataxia ou mioclonia; alteração de comportamento e/ou do sono; neuroblastoma.[220]

A investigação para tumores associados deve ser realizada com ultrassonografia de abdome total e radiografia de tórax e, se estes estiverem normais, RM de tórax e de abdome (com cortes finos em região adrenal). A cintilografia com meta-iodobenzilguanidina com iodo 131 (MIBG) de corpo inteiro também auxilia a detectar neuroblastomas e metástases. Além disso, deve ser realizada dosagem de catecolaminas urinárias.[220,224-226]

Tratamento

Além da ressecção do tumor associado, o tratamento baseia-se no uso de imunossupressores, porém não há consenso quanto ao melhor esquema. Podem ser utilizados corticosteroides, hormônio adrenocorticotrófico (ACTH), imunoglobulina, ciclofosfamida e rituximabe (Tabela 22.15).[220,224-226]

Apesar do tratamento adequado, a taxa de recidivas é elevada, de até 75%, ocasionando tratamento por períodos prolongados (até oito anos em algumas séries

Tabela 22.15 Opções terapêuticas para a síndrome opsoclonus-mioclonus.

- Prednisolona – 2 mg/kg/dia, VO, por 12 meses*
- Dexametasona – 20 mg/m²/dia, EV, por três dias, mensalmente por 12 meses*
- ACTH – 75 U/m², IM, duas vezes ao dia, por uma semana; em seguida, uma vez ao dia, por uma semana; em seguida, em dias alternados, por duas semanas; depois, reduzir lentamente a dose até 5 U/m² ao final de 40 semanas
- Imunoglobulina – 1 g/kg, EV, mensalmente, por 12 meses*
- Rituximabe – 375 mg/m², EV, semanalmente, por 4 semanas**
- Ciclofosfamida 1 g/m²/mês, EV, por 6 meses

*A duração total do tratamento para a síndrome opsoclonus-mioclonus deve ser individualizada, sendo necessário prolongar a imunoterapia por vários anos em alguns pacientes, principalmente quando não há melhora clínica ou quando há recidivas frequentes.
**Se houver recaídas, esse esquema terapêutico pode ser repetido após 6 ou 12 meses, pois a população de linfócitos B pode ser reconstituída após esse período.

Capítulo 22

Tratado de Neurologia Infantil

de casos).[221,227-230] Até 80% dos pacientes permanecem com sequelas, predominantemente transtornos comportamentais e déficits cognitivos.[227,229,231-233]

Encefalite de Rasmussen

A encefalite de Rasmussen (ER) é uma doença rara e esporádica, com incidência estimada de 1,7 a 2,4 casos a cada 10 milhões de pessoas com idade inferior a 18 anos.[234,235] Caracteriza-se por epilepsia, hemiparesia progressiva e declínio cognitivo, associados à atrofia uni-hemisférica.

Patogênese

A patogênese exata da doença ainda não é conhecida, porém acredita-se que seja de natureza imunomediada, com ativação de células T citotóxicas e da micróglia, ocasionando astrogliose, lesão cortical e destruição neuronal. A imunidade humoral também está envolvida. Um autoanticorpo amplamente estudado foi o contra a subunidade 3 do receptor inotrópico de glutamato (GluR3), porém atualmente não há evidência definitiva para comprovar a patogenicidade desse anticorpo ou sua presença em todos os casos de ER.[236,237] Raramente pode ocorrer ER associada a outras condições, como displasia cortical focal ou esclerose tuberosa.[238,239]

Quadro clínico

Em média, a ER se manifesta aos 6 anos de idade, com crises epilépticas eventuais associadas à hemiparesia leve, com duração média de sete meses.[234,240,241] Em seguida, as crises tornam-se muito frequentes, sendo principalmente parciais motoras. Em 50% dos pacientes, ocorre *epilepsia partialis continua*,[242,243] caracterizada por três aspectos: responder pouco aos fármacos antiepilépticos, comprometer raramente o hemisfério contralateral e não cessar de forma rápida, como é usual nas crises parciais motoras de outras etiologias.[236] A duração média desse período de piora clínica importante é de oito meses.[234,236]

Sem tratamento adequado, em um ano de evolução, estabelecem-se hemiparesia, hemianopsia e, se o hemisfério acometido for o dominante, afasia. Após a fase de piora clínica, segue-se período de estabilidade, com manutenção dos déficits neurológicos e da epilepsia de difícil controle.[244,245]

Casos atípicos de ER incluem apresentação inicial na adolescência ou na fase adulta (em cerca de 10% dos pacientes),[234] crises epilépticas raras ou ausentes,[246,247] distúrbios de movimento, como hemidistonia ou hemicoreoatetose,[234,248,249] e acometimento de ambos os hemisférios.[234,250,251]

Diagnóstico

Os critérios diagnósticos atualmente utilizados foram propostos em 2005 e objetivam identificar os casos em qualquer fase da doença (Tabela 22.16).[234] O diagnóstico precoce está associado à melhor resposta clínica à imunossupressão.[238,239]

A RM do encéfalo costuma evidenciar alterações precoces, que precedem em semanas a meses o iní-

---

Tabela 22.16 Critérios diagnósticos para a encefalite de Rasmussen.[236]

O diagnóstico de encefalite de Rasmussen é definido se todos os critérios da parte A estão presentes ou se dois dos três critérios da parte B estão presentes*.

Parte A

- **Clínica:** crises parciais (com ou sem *epilepsia partialis continua*) e déficit cortical unilateral
- **Eletroencefalograma:** alentecimento uni-hemisférico com ou sem atividade epileptiforme e início unilateral de crise epiléptica
- **RM de crânio:** atrofia cortical focal uni-hemisférica e pelo menos um dos seguintes: hipersinal em T2/FLAIR em substância cinzenta ou branca; hipersinal ou atrofia da cabeça do núcleo caudado ipsilateral

Parte B

- **Clínica:** *epilepsia partialis continua* ou déficit cortical unilateral progressivo¶
- **RM de crânio:** atrofia cortical focal uni-hemisférica progressiva¶
- **Histopatologia:** encefalite com predomínio de linfócitos T, com células da micróglia ativadas (tipicamente formando nódulos) e astrogliose reativa; a presença de numerosos macrófagos parenquimatosos, linfócitos B, plasmócitos ou inclusões virais exclui o diagnóstico de encefalite de Rasmussen

* Se a avaliação histopatológica não for realizada, serão necessárias TC de crânio sem contraste (para excluir calcificações intracranianas) e RM de crânio com contraste (para excluir realce por gadolínio), que podem estar presentes em casos de vasculites uni-hemisféricas.

¶ O caráter progressivo é definido por duas avaliações clínicas sequenciais ou dois exames de imagem sequenciais.

Seção 3 ■ Doenças e Síndromes Neurológicas

cio das manifestações clínicas mais típicas da doença. Inicialmente, há alargamento do sistema ventricular unilateral associado a hipersinal em T2/FLAIR cortical e subcortical. Na evolução, ocorre perda de volume hemisférico, com alterações predominantes na região perissilviana. Atrofia do núcleo caudado ipsilateral é tipicamente encontrada (Figura 22.9). A redução de volume é progressiva, ocorrendo principalmente nos primeiros 12 meses da doença,[234,240] e pode acometer o hemisfério contralateral, provavelmente por degeneração de fibras comissurais. Não há realce por contraste e a espectroscopia de prótons por RM usualmente demonstra depleção da população neuronal viável caracterizada pela redução da relação N-acetil-aspartato/creatina.[252,253]

Em 50% dos casos, o líquor pode evidenciar pleocitose discreta com predomínio linfocitário e hiperproteinorraquia. Podem ser evidenciadas BOCs em até 60% dos pacientes.[234]

O eletroencefalograma evidencia assimetria da atividade de base, com alentecimento mais pronunciado no hemisfério acometido. Não há alterações específicas que auxiliem a diferenciar ER de outras doenças.[234] Atividade epileptiforme no hemisfério não afetado pode ser evidenciada em até 60% dos pacientes, principalmente após alguns anos de evolução, e está associada a declínio cognitivo.[242]

A biópsia cerebral é necessária somente nos casos em que não é possível definir o diagnóstico por outros critérios.[236] A biópsia deve ser realizada em área cerebral não eloquente que apresente alteração de sinal visualizada à RM de crânio, preferencialmente em regiões frontais e temporais (pois estas apresentam infiltrado inflamatório mais precoce).[240,254] A avaliação histopatológica pode não auxiliar no diagnóstico em casos tardios ou quando áreas sadias são biopsiadas.[236]

O diagnóstico diferencial da ER inclui hemimegalencefalia, esclerose tuberosa, síndrome de Sturge-Weber, doenças mitocondriais e vasculites de SNC.

Tratamento

O tratamento da ER visa ao controle das crises epilépticas e à interrupção da progressão do déficit motor (Figura 22.3). As opções terapêuticas incluem fármacos antiepilépticos, imunoterapia e abordagem cirúrgica. A imunoterapia é realizada principalmente com corticosteroides ou imunoglobulina, com resultados variáveis.

As crises epilépticas, em especial a *epilepsia partialis continua*, apresentam pouca resposta aos medicamentos antiepilépticos.[234,236] O uso de medicações deve visar à redução das crises, porém sem provocar efeitos colaterais significativos.

A cirurgia para ER consiste em desconexão entre os dois hemisférios, podendo ser realizada a hemisferectomia anatômica ou a funcional, sendo a última mais indicada pela menor ocorrência de efeitos colaterais. Até 85% dos pacientes permanecem sem crises

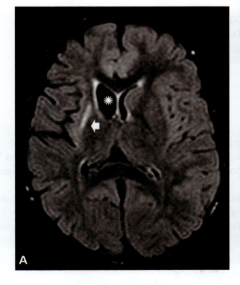
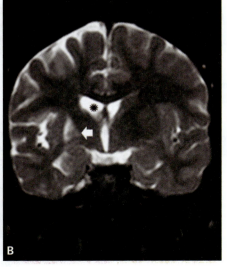

Figura 22.9 Encefalite de Rasmussen. Este adolescente de 13 anos com epilepsia parcial contínua foi submetido à RM, com imagens axial FLAIR (A) e coronal T2 (B), sendo demonstrada hemiatrofia cerebral direita. Observe a assimetria ventricular, maior à direita (asteriscos), e o alargamento ipsilateral dos sulcos. Note também a atrofia estriatal com hipersinal seletivo do putâmen direito (seta).

epilépticas após a cirurgia.[234,241,255-257] Ressecções focais não são eficazes no controle da doença.[234,258] Após a cirurgia, os pacientes permanecem com hemiplegia espástica contralateral e hemianopsia homônima contralateral. Dificuldades de linguagem ocorrem se o hemisfério afetado for o dominante. Não há variação nas avaliações de funções cognitivas após a cirurgia.[257] A recomendação atual é que se considere o tratamento cirúrgico em casos de ER no hemisfério dominante em pacientes com epilepsia intratável ou afasia mantida por alguns meses.

■ VASCULITES

As vasculites caracterizam-se por infiltrado inflamatório presente na parede dos vasos, que pode ocasionar obstrução parcial do fluxo, com consequente isquemia e disfunção do parênquima cerebral adjacente. Podem ocorrer de forma primária ou secundária e têm grande importância na infância, por serem a principal causa de acidentes vasculares nessa faixa etária.[259]

Vasculites primárias

Arterite de Takayasu

A arterite de Takayasu é uma vasculite que afeta grandes vasos, como a aorta e seus ramos, e que pode levar a obstruções, estenoses, dilatações e aneurismas. Clinicamente, manifesta-se por claudicação, insuficiência cardíaca, infarto do miocárdio, hipertensão pulmonar e isquemia intestinal, ausência/diminuição ou assimetria de pulsos, hipertensão arterial ou diferença de pressão entre os membros e sopros cardíacos ou vasculares.[260]

Do ponto de vista neurológico, pode-se observar cefaleia (manifestação neurológica mais frequente), crises epilépticas, acidente vascular cerebral ou ataque isquêmico transitório, encefalopatia e síncopes.[261]

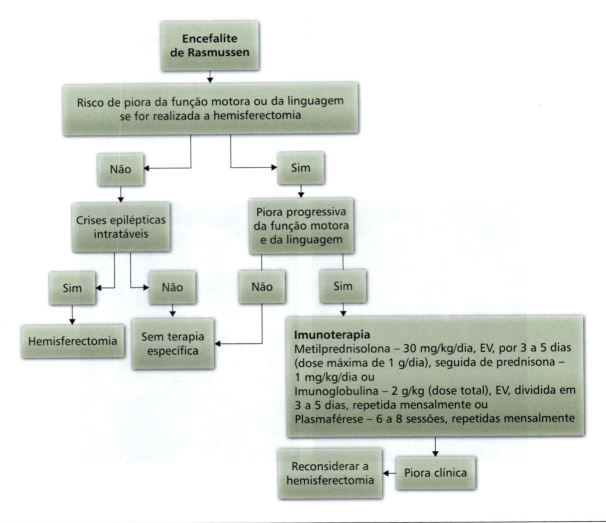

Figura 22.10 Abordagem dos pacientes com diagnóstico de encefalite de Rasmussen.[236]

Retinopatia e amaurose também podem ocorrer. O quadro neurológico pode resultar do envolvimento das artérias carótidas e vertebrais, causando isquemia cerebral, ou ser secundário à hipertensão arterial.

Alterações das provas de fase aguda podem ocorrer, mas não na totalidade dos casos. O diagnóstico se confirma por alterações da aorta e de seus ramos principais observadas por angiografia, TC ou imagens por RM (IRM). Os exames de imagem auxiliam a avaliar a extensão do envolvimento arterial. A ultrassonografia auxilia a monitorar lesões na artéria carótida ou subclávia.

O tratamento é feito com corticosteroides (de preferência na forma de pulsoterapia endovenosa com metilprednisolona) e pulsoterapia com ciclofosfamida ou administração de infliximabe, com manutenção com metotrexato ou outro imunossupressor. Intervenções cirúrgicas são, às vezes, necessárias. Outras terapias, como o uso de fármacos anti-hipertensivos, antiagregantes plaquetários ou antiepilépticos, podem ser indicadas.

Outras vasculites sistêmicas, como a poliarterite nodosa e a granulomatose com poliangeíte, podem apresentar manifestações neurológicas, principalmente mono ou polineuropatia.

Vasculite primária do sistema nervoso central (VPSNC)

A VPSNC é uma doença que cursa com déficits neurológicos e psiquiátricos graves em crianças previamente hígidas. Seu diagnóstico em pacientes menores de 18 anos de idade baseia-se na presença de todos os seguintes critérios: novo déficit neurológico e/ou psiquiátrico; alterações características em angiografia ou na histopatologia; ausência de outra doença sistêmica que justifique o quadro clínico.[262,263]

Pelo quadro clínico extremamente heterogêneo, é necessário alto índice de suspeição para o diagnóstico. São descritos dois subtipos de VPSNC: os casos angiografia-positiva (com alterações visualizadas ao exame), que correspondem à vasculite de vasos de médio e grande calibres, e os casos angiografia-negativa, que correspondem à vasculite de pequenos vasos. De acordo com a evolução, os casos angiografia-positiva podem ainda ser divididos em progressivos e não progressivos (Tabela 22.17).

A RM do encéfalo é anormal na maioria dos casos, porém não há padrão específico. Pode haver realce leptomeníngeo e usualmente são encontrados focos hemorrágicos, o que auxilia no diagnóstico diferencial com doenças desmielinizantes.[264-266] A angiografia com cateter é um exame invasivo, porém considerado padrão-ouro, por sua maior sensibilidade quando comparada à angiorressonância, especialmente em crianças e em pacientes com alterações de circulação posterior.

O diagnóstico definitivo é feito com a análise histopatológica, que demonstra tipicamente infiltrado inflamatório de predomínio linfocitário intramural e perivascular. O ideal é que seja realizada biópsia da lesão visualizada à imagem, porém exames de áreas cerebrais aparentemente sadias também podem demonstrar o aspecto típico. A realização de biópsia é mandatória nos casos de suspeita de vasculite sem alterações visualizadas à angiografia.[266,267]

Ainda não há consenso sobre o tratamento da VPSNC. Recomenda-se que seja realizada pulsoterapia com metilprednisolona na dose de 30 mg/kg/dia por cinco dias e, depois, prednisona na dose de 1 mg/kg/dia. Além do tratamento com corticosteroides, deve-se realizar pulsos mensais de ciclofosfamida na dose de 500 a 750 mg/m^2 por seis meses, seguidos de imunossupressão com azatioprina ou micofenolato mofetil (Tabela 22.23).[262,268-272]

Na VPSNC angiografia-positiva não progressiva, recomenda-se uso de terapia antitrombótica, com heparina por três a seis meses, seguido por ácido acetilsalicílico por período prolongado. Nesses casos, o tratamento com corticosteroides ainda é controverso.[273,274]

Vasculites secundárias

As vasculites de SNC podem ser secundárias, ou seja, desencadeadas por doenças sistêmicas, como infecções e doenças reumatológicas (Tabelas 22.18 e 22.19). Discutiremos a seguir algumas doenças sistêmicas que podem ocasionar quadro neurológico em razão de vasculite ou de outros mecanismos.

Lúpus eritematoso sistêmico

O lúpus eritematoso sistêmico (LES) é uma doença autoimune caracterizada por comprometimento multissistêmico e presença de autoanticorpos. Seu diagnóstico é feito por meio de critérios clínicos e laboratoriais estabelecidos pelo Colégio Americano de Reumatologia, na última revisão de 1997, que define o comprometimento neuropsiquiátrico por crises epilépticas e psicose[275] (Tabela 22.20). O comprometimento de SNC corresponde a uma das principais causas de morbimortalidade e geralmente se manifesta no primeiro ano da doença.[276]

Tabela 22.17 Tabela comparativa entre as formas clínicas de VPSNC.

	Angiografia positiva (vasculite de vasos de médio e grande calibres)		Angiografia negativa (vasculite de pequenos vasos)
	Não progressiva	Progressiva	
	Predomínio no sexo masculino		Predomínio no sexo feminino
Quadro clínico	Sinais neurológicos focais	Sinais neurológicos focais Sinais neurológicos difusos (cefaleia em 95% dos casos, febre, alterações cognitivas e de comportamento)	Sinais neurológicos focais e difusos Sintomas psiquiátricos Crises epilépticas em 80% dos casos
Exames laboratoriais	Provas de atividade inflamatória normais Líquor alterado em 50% dos casos (pleocitose e hiperproteinorraquia)	Provas de atividade inflamatória elevadas em 50% dos casos	Provas de atividade inflamatória frequentemente elevadas Líquor alterado em mais de 90% dos casos
Angiografia	Estenoses proximais unilaterais em artéria cerebral média, anterior e artéria carótida interna Realce na parede dos vasos pode permanecer por seis semanas	Estenoses proximais e distais com evidência de progressão em exame comparativo após três meses Realce na parede dos vasos pode permanecer por seis semanas	Normal
Histopatologia	Não indicada		Mandatória Infiltrado linfocitário intramural e perivascular em até 69% dos casos

Tabela 22.18 Causas de vasculite secundária do SNC.

Infecções
- **Bacterianas:** *Mycobacterium tuberculosis, Mycoplasma pneumoniae, Streptococcus pneumoniae*
- **Virais:** Epstein-Barr, citomegalovírus, enterovírus, varicela-zóster, hepatite C, parvovírus B19
- **Fúngicas:** *Candida albicans, Aspergillus*
- **Espiroqueta:** *Borrelia burgdorferi, Treponema pallidum*

Doenças reumatológicas e inflamatórias
- Vasculites sistêmicas, como púrpura de Henoch-Schönlein, doença de Kawasaki, poliarterite nodosa, doença de Behçet
- Doenças do colágeno, como lúpus eritematoso sistêmico, dermatomiosite
- Doença inflamatória intestinal
- Síndromes autoinflamatórias
- Linfo-histiocitose hemofagocítica

Outras
- Vasculite induzida por drogas
- Vasculite associada a tumores
- Vasculite induzida por radiação

Doenças Inflamatórias Não Infecciosas

Tabela 22.19 Exames complementares para pacientes com suspeita de vasculite do SNC.

Exames de sangue
- Hemograma completo
- Velocidade de hemossedimentação
- Proteína C reativa
- Provas de coagulação

Líquor
- Citologia e bioquímica
- Cultura
- Reações imunológicas e PCR para vírus
- Avaliar necessidade de BOCs e autoanticorpos de acordo com a clínica

RM de crânio com contraste

Investigação para doenças reumatológicas guiada pelo quadro clínico

Estudo de vasos intracranianos: preferencialmente, angiografia. Se não for possível, angiorressonância de crânio

Se a apresentação for de acidente vascular cerebral, realizar investigação apropriada (capítulo 25)

Tabela 22.20 Critérios diagnósticos para lúpus eritematoso sistêmico.[277]

O diagnóstico de lúpus eritematoso sistêmico é definido na presença de quatro dos seguintes critérios:

- **Eritema malar:** eritema fixo em região malar, plano ou em relevo
- **Lesão discoide:** lesão eritematosa infiltrada, com escamas queratóticas aderidas e tampões foliculares, que pode evoluir com cicatriz atrófica e discromia
- **Fotossensibilidade:** exantema cutâneo como reação não usual à exposição solar, de acordo com a história do paciente ou observado pelo médico
- **Úlceras orais:** úlceras orais ou nasofaríngeas, usualmente indolores, observadas pelo médico
- **Artrite:** artrite não erosiva envolvendo duas ou mais articulações periféricas, caracterizadas por dor, edema ou derrame articular
- **Serosite:** pleurite (caracterizada por história convincente de dor pleurítica ou atrito auscultado pelo médico ou evidência de derrame pleural) ou pericardite (documentada por eletrocardiograma ou atrito ou evidência de derrame pericárdico)
- **Comprometimento renal:** proteinúria persistente (mais de 0,5 g/dia ou $+++$) ou cilindrúria anormal
- **Alterações neurológicas:** convulsão ou psicose na ausência de outras causas
- **Alterações hematológicas:** anemia hemolítica (com reticulocitose) ou leucopenia (menor que 4.000/mm³ em duas ou mais ocasiões) ou linfopenia (menor que 1.500/mm³ em duas ou mais ocasiões) ou plaquetopenia (menor que 100.000/mm³ na ausência de outra causa)
- **Alterações imunológicas:**

  Anticorpo anti-DNA nativo; ou

  Anti-SM; ou

  Anticorpos antifosfolipídeos com base em:

  Níveis anormais de IgG ou IgM anticardiolipina; ou

  Teste positivo para anticoagulante lúpico; ou

  Teste falso-positivo para sífilis por, no mínimo, seis meses
- **Anticorpos antinucleares:** título anormal de anticorpo antinuclear por imunofluorescência indireta ou método equivalente, em qualquer época e na ausência de exposição a fármacos sabidamente causadores da síndrome do LES induzido por drogas

Capítulo 22

861

Em 1999, o conceito de LES neuropsiquiátrico foi ampliado para incluir manifestações do SNC e do sistema nervoso periférico (SNP).[277] As alterações de SNC incluem meningite asséptica, doença cerebrovascular, síndrome desmielinizante, cefaleia, distúrbio de movimento (principalmente coreia), mielopatia, crises epilépticas, *delirium*, ansiedade, disfunção cognitiva, transtorno do humor e psicose. As manifestações de SNP incluem síndrome de Guillain-Barré, distúrbios autonômicos, plexopatia, polineuropatia e mononeuropatia múltipla.

Dentre os sintomas neurológicos, os mais frequentes são cefaleia e declínio cognitivo. A cefaleia lúpica é refratária ao tratamento convencional com analgésicos e pode, em alguns casos, ser confundida com enxaqueca. As crises convulsivas são geralmente generalizadas e tônico-clônicas. Outras causas de convulsões no lúpus têm de ser descartadas, como uremia, infecções de SNC e hipertensão arterial.

Acidentes vasculares encefálicos podem ser consequência da presença de anticorpos antifosfolipídeos, hipertensão arterial e hemorragia intracraniana decorrente de plaquetopenia. Crises epilépticas e coreia podem ocorrer previamente a outras manifestações do lúpus.[276]

Sintomas visuais podem ser ocasionados por neuropatia óptica (NO) isquêmica (em associação a anticorpos antifosfolipídeos) ou por NO inflamatória. Em geral, NO é bilateral e está associada a pior prognóstico e recidivas.[278]

Neuropatia periférica e de nervos cranianos (principalmente aqueles relacionados à motricidade ocular) pode ocorrer. Distúrbio cognitivos são comuns na forma de déficits de atenção e memória, dificuldade de aprendizado e de raciocínio.

Comprometimento neuropsiquiátrico ocorre de 20% a 95% das crianças, principalmente no primeiro ano do diagnóstico da doença, e está associado a pior prognóstico, com mortalidade de até 45%.[279-283] Os sintomas neuropsiquiátricos podem ocorrer sem evidência de atividade da doença fora do SNC.[280] As principais manifestações neuropsiquiátricas são alteração de humor, depressão, ansiedade, psicose, alucinações e paranoia. Em média, a psicose costuma durar quatro semanas e raramente se manifesta com sintomas crônicos.

Ainda não se conhece a fisiopatologia exata do LES neuropsiquiátrico, sendo provavelmente multifatorial, secundário à produção de citocinas, autoanticorpos e vasculite. A presença de anticorpos anti-P ribossomal se associa a comprometimento neuropsiquiátrico. Os anticorpos antifosfolipídeos se associam a fenômenos tromboembólicos.[284] Além desses, outros anticorpos já foram associados a sintomas neurológicos, como o antirreceptor de glutamato NR2.[285,286]

Não há exame específico para o diagnóstico e monitoramento do LES neuropsiquiátrico. Uma manifestação neurológica em um paciente com LES pode representar atividade da doença, entretanto é essencial descartar outras causas, como infecção, eventos adversos de medicações e alterações metabólicas em razão de comprometimento renal. O líquor pode evidenciar alterações inespecíficas, com pleocitose e hiperproteinorraquia.

Os achados mais frequentes visualizados à RM do encéfalo são focos de hipersinal em T2/FLAIR na substância branca extracalosal, subcortical ou periventricular, presentes em até 76% dos casos.[287,288] Essas alterações podem estar presentes também em pacientes assintomáticos. Outras alterações à neuroimagem incluem atrofias cerebral e hipocampal (Figura 22.11).[289]

Não há consenso sobre o tratamento do LES neuropsiquiátrico. Em 2010, a Liga Europeia contra Reumatismo publicou recomendações para o manejo desses pacientes, que incluem uso de corticosteroides associado à imunossupressão com ciclofosfamida (Tabela 22.23) e, em casos refratários, plasmaférese, imunoglobulina ou rituximabe. Há preferência pelo uso de metilprednisolona (30 mg/kg/dia por 3 dias) e ciclofosfamida (1 g/m^2, em dose única) na forma de pulsoterapia endovenosa mensal. Outros imunossupressores são usados na manutenção (azatioprina, micofenolato). Quando estão presentes anticorpos antifosfolipídeos, recomenda-se terapia anticoagulante.[278]

Síndrome dos anticorpos antifosfolipídeos

A síndrome de anticorpos antifosfolipídeos (SAAF) é caracterizada pela presença de fenômenos tromboembólicos (arteriais ou venosos) e complicações na gravidez associada à presença de anticorpos antifosfolipídeos em pelo menos duas ocasiões com intervalo de pelo menos 12 semanas.

Os anticorpos antifosfolipídeos são um grupo heterogêneo de anticorpos, sendo os de maior importância clínica o anticoagulante lúpico, o anticorpo anticardiolipina e o anticorpo antibeta-2 glicoproteína I. Esses anticorpos podem estar presentes de forma isolada na SAAF primária ou em associação com outras doenças autoimunes, especialmente o LES. Para o diagnóstico de SAAF, consideram-se resultados positivos de moderada a forte intensidade ou acima de 40 unidades. Apenas 10% a 20% dos pacientes com anticorpos antifosfolipídeos apresentarão SAAF.[290]

Doenças Inflamatórias Não Infecciosas

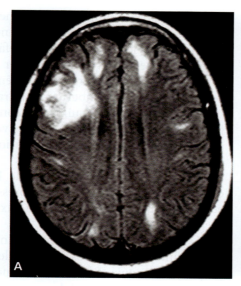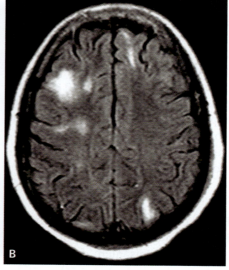

Figura 22.11 Comprometimento cerebral no lúpus eritematoso sistêmico (LES). Imagens axiais FLAIR (A-B) demonstram lesões bilaterais e assimétricas nos hemisférios cerebrais, com comprometimentos cortical e subcortical, predominando no lobo frontal direito. Note a ausência de comprometimento calosal nesta adolescente de 16 anos com LES.

Em crianças, a SAAF ocorre em média aos 10 anos de idade[291] e até 20% daquelas inicialmente diagnosticadas com SAAF primário terão diagnóstico futuro de SAAF secundária a LES.[292]

A SAAF pode afetar vasos de grande e pequeno calibres. Na faixa etária pediátrica, tromboses arteriais são mais frequentes na SAAF primária, enquanto as tromboses venosas predominam na SAAF secundária. Os locais mais frequentes de trombose são veias profundas de membros inferiores (trombose venosa profunda), seios venosos cerebrais e artérias cerebrais. Outras manifestações incluem: microangiopatia trombótica levando a hipertensão arterial, proteinúria e insuficiência renal; infarto agudo do miocárdio; valvulopatias, morte fetal, prematuridade ou abortos espontâneos. Pode haver recorrência de episódios de trombose em até 19% das crianças. Os quadros neurológicos mais frequentes são o de acidente vascular cerebral ou acidente isquêmico transitório e a trombose de seios venosos cerebrais, podendo também haver enxaqueca, distúrbios cognitivos, ataxia, neuropatia periférica, coreia, epilepsia e MT. Além de eventos trombóticos, podem ocorrer outras manifestações hematológicas (como anemia hemolítica, plaquetopenia), alterações cutâneas (como livedo reticular e ulcerações) e osteonecrose avascular.[291]

Outra manifestação mais rara é a SAAF catastrófica, caracterizada por inúmeras oclusões agudas em pequenos vasos ocasionando falência de múltiplos órgãos, associada à presença de anticorpos antifosfolipídeos. Em crianças, em geral esse quadro ocorre na SAAF primária e infecções podem ser o fator desencadeante.[293] A mortalidade ocorre em razão de comprometimentos cardiovascular e pulmonar.

Não há critérios validados para o diagnóstico de SAAF na faixa etária pediátrica. Recomenda-se empregar os critérios utilizados em adultos, retirando a morbidade na gestação.[294] Dessa forma, a SAAF na faixa etária pediátrica é definida como episódio de trombose venosa ou arterial em qualquer órgão associado a anticorpos antifosfolipídeos persistentemente positivos (em pelo menos duas ocasiões com intervalo mínimo de 12 semanas).[295]

Em uma criança com episódio de trombose, todos os anticorpos antifosfolipídeos devem ser pesquisados, pois pode estar presente somente um deles.[291,295] Além disso, a presença de anticorpos antifosfolipídeos não deve excluir a pesquisa de outros fatores pró-trombóticos, como mutações no fator V de Leiden ou deficiência de proteínas C e S.[295]

O tratamento da SAAF na faixa etária pediátrica é baseado no manejo em adultos, consistindo em anticoagulação com objetivo de manter o índice internacional normalizado (INR) entre 2 e 3.[296] Em pacientes com LES e SAAF, recomenda-se o uso de hidroxicloroquina por seu efeito protetor contra o surgimento de tromboses.[297] O uso de imunossupressores diminui o título de anticorpos antifosfolipídeos, porém seu efeito

Capítulo 22

863

não é duradouro. Na SAAF catastrófica, corticosteroides, imunossupressores, gamaglobulina, plasmaférese e anticoagulantes são tratamentos preconizados.

Anticorpos antifosfolipídeos podem estar presentes em até 25% de crianças hígidas, portanto não há consenso quanto à necessidade de tratamento anticoagulante em crianças assintomáticas com anticorpos positivos.[295,298] Tampouco é consenso o uso de aspirina em doses baixas como profilaxia primária (3 a 5 mg/kg/dia) em crianças com LES e anticorpos antifosfolipídeos positivos, porém sem episódios de trombose.[295]

Doença de Behçet

A doença de Behçet consiste em quadro inflamatório crônico multissistêmico caracterizado por úlceras orais recorrentes, úlceras genitais, além de alterações oftalmológicas (uveítes anterior e posterior) e cutâneas (inclusive com reação cutânea após punção com agulha – teste de patergia), artrite, tromboses arteriais ou venosas, aneurismas vasculares, comprometimentos gastrointestinal e neurológico.

A doença é mais comum em adultos, acometendo crianças mais frequentemente ao redor dos 12 anos de idade. Até 17% das crianças têm história familiar positiva para a doença, havendo uma associação com o antígeno de histocompatibilidade HLA-B51. Cerca de 40% delas podem apresentar comprometimento neurológico, conhecido como neuro-Behçet, que é dividido em parenquimatoso e não parenquimatoso.[299]

A forma parenquimatosa inclui meningoencefalite subaguda, déficits focais e paresias de nervos cranianos secundários às lesões em tronco encefálico, medula ou hemisférios cerebrais. Podem ocorrer ainda epilepsia, acidentes vasculares cerebrais isquêmicos e formas pseudotumorais com hipertensão intracraniana.

A forma não parenquimatosa consiste em vasculite, ocasionando trombose de seios venosos centrais, com cefaleia e papiledema secundários à hipertensão intracraniana.

Outros sintomas da doença de Behçet incluem quadros neuropsiquiátricos de depressão e ansiedade, cefaleia primária (principalmente enxaqueca) e, raramente, neuropatia periférica.

O líquor evidencia pleocitose (inicialmente com predomínio de neutrófilos e, depois, de linfócitos) e hiperproteinorraquia.[300,301] A RM do encéfalo evidencia lesões necrotizantes múltiplas que podem acometer a substância branca e a cinzenta no tronco encefálico ou nos hemisférios cerebrais, sendo a transição mesencéfalo-talâmica o local mais frequente do acometimento, caracterizado por hipersinal em T2/FLAIR e realce por contraste. A coexistência de focos de restrição à livre movimentação das moléculas de água, vistos como focos brilhantes na sequência DWI, apesar de incomum nesse contexto, pode indicar edema citotóxico. A incidência de trombose de seios venosos durais se eleva nos casos de doença de Behçet, mas não costuma coexistir com lesões parenquimatosas, pelo menos na maioria dos casos (Figura 22.12).[302]

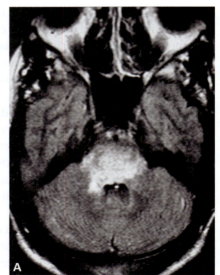
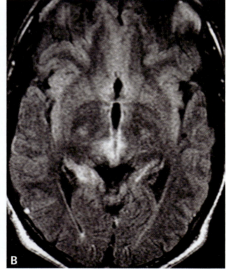

Figura 22.12 Doença de Behçet. As imagens axiais FLAIR (A-B) demonstram lesões hiperintensas de limites imprecisos no tronco encefálico, com comprometimento da ponte e pedúnculos cerebelares médios e discreta expansão focal. Observe o comprometimento da transição mesencéfalo-talâmica, maior à direita. A avaliação sistêmica permitiu definir critérios para o diagnóstico da doença de Behçet.

Doenças Inflamatórias Não Infecciosas

O diagnóstico é feito por meio de critérios clínicos e laboratoriais propostos em 1990 (Tabela 22.21).[303] Não há critérios para o diagnóstico de neuro-Behçet.[304]

Não há consenso quanto ao tratamento, mas recomenda-se pulsoterapia com metilprednisolona seguida de imunossupressão com ciclofosfamida, azatioprina, metotrexato, ciclosporina ou micofenolato mofetil. Em casos refratários, o uso de agentes biológicos como antifator de necrose tumoral é indicado. Para comprometimento oftalmológico, usam-se colírios tópicos (Tabela 22.23). Para comprometimento mucocutâneo, usa-se colchicina ou talidomida. Não há consenso quanto à indicação de anticoagulantes em casos de trombose de seios venosos cerebrais.[305]

■ OUTRAS DOENÇAS INFLAMATÓRIAS

Sarcoidose

A sarcoidose é uma doença granulomatosa multissistêmica rara, com incidência estimada de 20 casos a cada 100 mil adultos e 0,2 a cada 100 mil crianças.[306] Caracteriza-se por linfadenopatia hilar, alterações pulmonares e cutâneas, podendo haver sintomas neurológicos associados. As manifestações mais frequentes em crianças são crises epilépticas, diabetes insípido e baixa estatura secundários à disfunção hipotalâmica.[307,308] Outros sintomas incluem neuropatias periféricas, meningite crônica, lesões medulares, paresias de nervos cranianos, sintomas psiquiátricos, uveíte e miocardiopatia. A doença pode ocorrer de forma isolada no SNC ou associada a manifestações sistêmicas. O diagnóstico é feito com base em critérios clínicos e exames complementares (Tabela 22.22).[309,310]

O líquor pode evidenciar pleocitose com predomínio linfocitário, hiperproteinorraquia e hipoglicorraquia. Podem ser evidenciados níveis séricos elevados de enzima conversora de angiotensina, apesar de esse achado ter baixa sensibilidade e especificidade.[311]

A RM do encéfalo pode demonstrar acometimento do encéfalo ou do revestimento meníngeo, caracteristicamente pelo espessamento e realce paqui ou leptomeníngeo. Também podem ser observadas lesões encefálicas únicas ou múltiplas, usualmente periventriculares, iso ou hipointensas em T1 e hiperintensas em T2/FLAIR, que podem apresentar realce pelo contraste quando houver atividade inflamatória da doença. Pode haver lesões pseudotumorais em até 24% das crianças, além de hidrocefalia e trombose de seios ve-

---

Tabela 22.21 Critérios diagnósticos para doença de Behçet.[303]

O diagnóstico é definido pela presença do critério maior e de dois ou mais critérios menores:

Critério maior:

- **Úlceras orais recorrentes:** úlceras aftosas ou herpetiformes recorrendo pelo menos três vezes no período de 12 meses

Critérios menores:

- Úlceras genitais recorrentes
- **Lesões oftalmológicas:** uveíte anterior ou posterior, células no humor vítreo observadas em lâmpada de fenda; vasculite retiniana observada por oftalmologista
- **Lesões cutâneas:** eritema nodoso, pseudofoliculite, lesões papulopustulares, nódulos acneiformes em pacientes após a puberdade
- Teste da patergia positivo interpretado por médico em 24 a 48 horas*

* Patergia é o termo usado para descrever hiper-reatividade da pele a traumas. O teste de patergia consiste em realizar trauma com agulha (em geral, de uma a seis picadas em região flexora do antebraço), sendo positivo quando surge eritema com pápula ou pústula no local.

Tabela 22.22 Critérios diagnósticos para neurossarcoidose.[309,310]

- **Definitivo:** quadro clínico sugestivo de sarcoidose + histopatologia compatível + exclusão de diagnósticos diferenciais
- **Provável:** quadro clínico sugestivo de sarcoidose + evidência de inflamação de SNC (hiperproteinorraquia, pleocitose, RM compatível com neurossarcoidose) + exclusão de diagnósticos diferenciais. Pode haver evidência de sintomas sistêmicos de sarcoidose com base em achados em TC ou cintilografia pulmonar e lavado broncoalveolar com relação CD4:CD8 > 3,5)
- **Possível:** quadro clínico sugestivo com exclusão de diagnósticos diferenciais, sem preencher os critérios anteriores

---

Capítulo 22

865

nosos durais. Assim como as lesões durais, as lesões focais pseudotumorais tendem a exibir hipointensidade em T2, pela presença de reação granulomatosa (Figura 22.13).[302]

A histopatologia evidencia granulomas não caseosos e infiltrado inflamatório de LTCD4.[312]

Não há consenso quanto o tratamento, sendo recomendados pulsoterapia com metilprednisolona e imunossupressão com metotrexato ou cloroquina (Tabela 22.23).

Síndrome de Parry-Romberg ou atrofia hemifacial progressiva

A síndrome de Parry-Romberg é uma doença rara, esporádica, mais frequente no sexo feminino e com início, em média, aos 10 anos de idade.[313,316]

A patogênese não está totalmente esclarecida, sendo uma das hipóteses a de processo imunomediado, pela associação com inúmeras doenças autoimunes e pela presença de autoanticorpos em vários pacientes afetados. Também há relato de trauma prévio em até 30% dos pacientes.[314,316]

O quadro clínico é de atrofia hemifacial progressiva associada à atrofia da pele, do tecido subcutâneo, da musculatura e das estruturas ósseas subjacentes. Os sintomas neurológicos são frequentes, principalmente crises epilépticas e enxaqueca.[315,317] Mais raramente, podem ser evidenciados malformações vasculares intracranianas e aneurismas.

As alterações mais características à neuroimagem são atrofia do parênquima cerebral ipsilateral às alterações cutâneas, que podem se associar a focos hiperintensos em T2/FLAIR na substância branca, geralmente subcortical, com alguns focos estendendo-se ao córtex. As alterações podem ser bilaterais e, em alguns casos, é demonstrada a presença de hemorragia no interior das lesões focais (Figura 22.14).[313-315]

O tratamento imunossupressor com corticosteroides e metotrexato (Tabela 22.23) pode ser utilizado em pacientes com síndrome de Parry-Romberg, com resultados variáveis.[315,318]

Síndrome periódica associada à criopirina (CAPS, do inglês *Cryopyrin-Associated Periodic Syndrome*)

A CAPS é uma doença autoinflamatória rara, autossômica dominante e caracterizada por inflamação sistêmica. Engloba três condições previamente conhecidas como urticária familiar ao frio, síndrome de Muckle-Wells e doença inflamatória multissistêmica de início neonatal (NOMID) ou síndrome infantil, neurológica, cutânea e articular crônica (CINCA).[319]

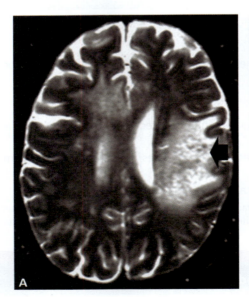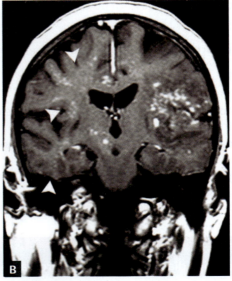

Figura 22.13 Neurossarcoidose. Imagem axial T2 (A) demonstra lesões bi-hemisféricas com comprometimentos subcortical, periventricular e do corpo caloso. Observe que o predomínio de hipersinal deve decorrer de edema vasogênico associado a pequenos focos nodulares hipointensos, alguns confluentes (seta). A imagem coronal pós-contraste (B) confirma a natureza inflamatória multifocal e demonstra a distribuição perivascular (radial), principalmente no hemisfério direito (cabeças de setas). A biópsia confirmou a natureza granulomatosa não caseosa, compatível com sarcoidose.

Doenças Inflamatórias Não Infecciosas

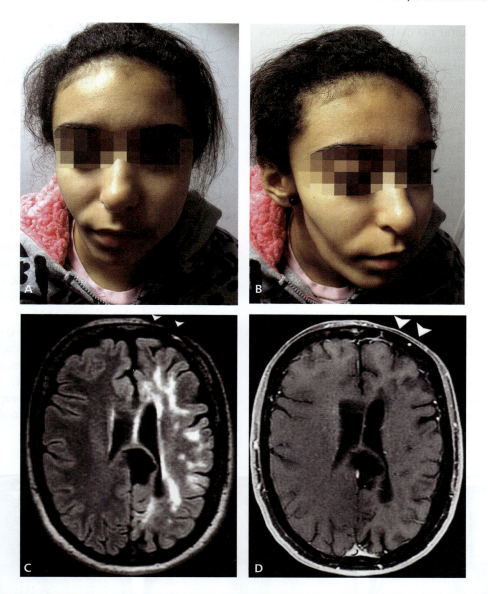

Figura 22.14 Síndrome de Parry-Romberg. Atrofia da hemiface direita (A e B). Imagem axial FLAIR (C) confirma a presença de hemiatrofia cerebral esquerda e múltiplas imagens hiperintensas na substância branca, algumas com extensão ao córtex adjacente, principalmente no lobo parietal. A imagem axial pós-contraste (D) não demonstrou focos de realce. Observe a deformidade focal da pele e do subcutâneo da região frontal parassagital esquerda (cabeças de setas), compatível com o aspecto de "golpe de sabre".

O gene *CIAS1* é responsável pela mutação gênica que leva à doença.

O quadro clínico costuma iniciar precocemente, em geral no período neonatal. Caracteriza-se por episódios de febre contínua (CINCA) ou de curta duração (urticária familiar ao frio e síndrome de Muckle-Wells), *rash* não pruriginoso ou urticária (neutrofílica) induzida pelo frio, artralgia ou artrite e aumentos cartilaginoso e ósseo, geralmente de patela.

Casos mais graves estão associados a quadro neurológico, caracterizado por meningite asséptica, hemiplegia transitória, convulsões, hipertensão intracraniana, alterações cognitivas, atrofia cerebral e hidrocefalia. Perda auditiva neurossensorial progressiva, uveíte, conjuntivite, atrofia do nervo óptico, papiledema e perda visual progressiva até amaurose podem ocorrer. Inflamação sistêmica persistente pode levar à amiloidose com comprometimento renal. RM de crânio pode resultar normal, entretanto a presença de lesões que mimetizam o padrão da EM, associadas a realces leptomeníngeo e coclear, além de atrofia cerebral, também tem sido demonstrada.[319,320] As provas de atividade inflamatória estão elevadas.

O tratamento precoce se associa a melhor prognóstico e consiste em reduzir o estado inflamatório com bloqueadores de IL-1.

Linfo-histiocitose hemofagocítica

A linfo-histiocitose hemofagocítica é uma doença grave caracterizada por estado inflamatório com elevação de citocinas e ativação de células T, associado a hemofagocitose na medula óssea.

A forma primária da doença é autossômica recessiva ou ligada ao X, de início na infância. A forma secundária pode ocorrer após infecções virais (principalmente pelo vírus Epstein-Barr e citomegalovírus), após o uso de medicações ou artrite idiopática juvenil de subtipo sistêmico, lúpus eritematoso sistêmico ou outra doença reumática.

O quadro clínico consiste em febre, hepatoesplenomegalia, lesões cutâneas, sangramentos e linfadenomegalia. Os sintomas neurológicos estão presentes em mais de 70% dos casos, incluindo crises epilépticas, desorientação, cefaleia, irritabilidade, ataxia, hipertensão intracraniana, déficits neurológicos focais e coma.[321-323]

Os exames complementares podem evidenciar pancitopenia, citopenias isoladas ou combinadas (anemia, leucopenia ou plaquetopenia), aumento de transaminases, insuficiência hepática, hipoalbuminemia, hipertrigliceridemia, hiponatremia, fibrinogênio reduzido, coagulopatia, ferritina muito elevada e, surpreendentemente, velocidade de hemossedimentação baixa. O líquor pode apresentar-se com pleocitose e hiperproteinorraquia. Alterações à RM do encéfalo estão presentes em até 53% dos casos, com atraso de mielinização, hidrocefalia, atrofia difusa, realce leptomeníngeo, lesões multifocais nos núcleos da base e áreas de hipersinal em T2/FLAIR nas substâncias branca e cinzenta, simétricas e de predomínio em região periventricular (Figura 22.15).[321-323]

O diagnóstico definitivo é feito com a biópsia de medula óssea com achado de hemofagocitose. O tratamento consiste em corticosteroides, ciclosporina ou etoposídeo, além de agentes anti-IL1.

A Tabela 22.23 apresenta as terapias imunossupressoras empregadas no tratamento das doenças inflamatórias não infecciosas do SNC.

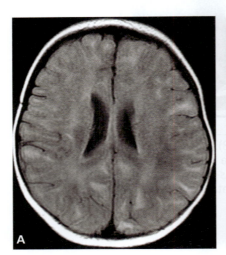 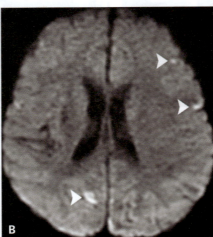 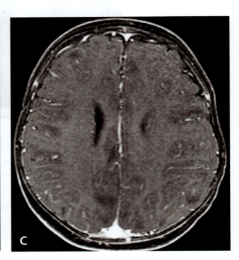

Figura 22.15 Linfo-histiocitose hemofagocítica. Menino de 10 meses com histórico de infecções recorrentes, apresentando febre, aftas orais e crises epilépticas. A imagem axial FLAIR (A) demonstra múltiplas lesões hiperintensas subcorticais, supratentoriais, algumas com restrição à difusão da água (B), porém sem evidências de impregnação anormal por contraste paramagnético (C).

Imagens gentilmente cedidas por Dr. Leandro Tavares Lucato, do HC-FMUSP.

Doenças Inflamatórias Não Infecciosas

Tabela 22.23 Terapias imunossupressoras empregadas no tratamento das doenças inflamatórias não infecciosas do SNC.

Medicação	Apresentações	Posologia	Modo de usar e monitoramento	Efeitos adversos
Azatioprina	50 mg (comprimido)	1 a 3 mg/kg/dia	VO, uma vez ao dia (controle de hemograma, transaminases)	Aumento de risco de infecções, hepatotoxicidade e mielotoxicidade, alopecia
Metotrexato	2,5 mg (comprimido); 25 mg/ml (ampola)	15 a 20 mg/m²	VO ou SC, uma vez por semana; uso de ácido fólico 5 mg, VO, 24 horas após a administração de metotrexato (controle de hemograma, transaminases)	Aumento de risco de infecções, hepatotoxicidade e mielotoxicidade, fibrose pulmonar, mucosite
Cloroquina	Hidroxicloroquina 400 mg (comprimido) Difosfato de cloroquina 250 mg (comprimido)	5 a 7 mg/kg/dia 3 a 5 mg/kg/dia	VO, uma vez por dia (controle oftalmológico semestral com realização de fundo de olho, avaliação dos campos visuais e de cores)	Toxicidade retiniana
Ciclofosfamida	1.000 mg (ampola)	500 a 1.000 mg/m²	Pulsoterapia, EV, mensalmente (controle de hemograma, transaminases, hidratação intensa)	Aumento do risco de infecções, hepatotoxicidade e mielotoxicidade, vômitos, alopecia, cistite hemorrágica, teratogenicidade, neoplasias, esterilidade
Micofenolato mofetil	500 mg (comprimido)	400 a 600 mg/m²	VO, de 12/12 horas (mielotoxicidade)	Diarreia, infecções, neutropenia
Rituximabe	500 mg (ampola)	750 mg/m²	Duas ampolas, a cada 15 dias, em duas doses (repetir a cada seis meses)	Mielotoxicidade, hipogamaglobulinemia, leucoencefalopatia multifocal progressiva

■ REFERÊNCIAS BIBLIOGRÁFICAS

1. Krupp LB, Banwell B, Tenembaum S, International Pediatric MSSG. Consensus definitions proposed for pediatric multiple sclerosis and related disorders. Neurology. 2007;68(16 Suppl 2):S7-12.

2. Krupp LB, Tardieu M, Amato MP, Banwell B, Chitnis T, Dale RC, et al. International Pediatric Multiple Sclerosis Study Group criteria for pediatric multiple sclerosis and immune-mediated central nervous system demyelinating disorders: revisions to the 2007 definitions. Mult Scler. 2013;19(10):1261-7.

3. Transverse Myelitis Consortium Working G. Proposed diagnostic criteria and nosology of acute transverse myelitis. Neurology. 2002;59(4):499-505.

4. Alper G, Petropoulou KA, Fitz CR, Kim Y. Idiopathic acute transverse myelitis in children: an analysis and discussion of MRI findings. Mult Scler. 2011;17(1):74-80.

5. Verhey LH, Branson HM, Shroff MM, Callen DJ, Sled JG, Narayanan S, et al. MRI parameters for prediction of multi-

ple sclerosis diagnosis in children with acute CNS demyelination: a prospective national cohort study. Lancet Neurol. 2011;10(12):1065-73.

6. Wilejto M, Shroff M, Buncic JR, Kennedy J, Goia C, Banwell B. The clinical features, MRI findings, and outcome of optic neuritis in children. Neurology. 2006;67(2):258-62.

7. Alper G, Wang L. Demyelinating optic neuritis in children. J Child Neurol. 2009;24(1):45-8.

8. Waldman AT, Stull LB, Galetta SL, Balcer LJ, Liu GT. Pediatric optic neuritis and risk of multiple sclerosis: meta-analysis of observational studies. J AAPOS. 2011;15(5):441-6.

9. Beck RW, Cleary PA, Anderson MM Jr, Keltner JL, Shults WT, Kaufman DI, et al. A randomized, controlled trial of corticosteroids in the treatment of acute optic neuritis. The Optic Neuritis Study Group. N Engl J Med. 1992;326(9):581-8.

10. Beck RW, Gal RL. Treatment of acute optic neuritis: a summary of findings from the optic neuritis treatment trial. Arch Ophthalmol. 2008;126(7):994-5.

11. Kaufman DI, Trobe JD, Eggenberger ER, Whitaker JN. Practice parameter: the role of corticosteroids in the management of acute monosymptomatic optic neuritis. Report of the Quality Standards Subcommittee of the American Academy of Neurology. Neurology. 2000;54(11):2039-44.

12. Absoud M, Cummins C, Desai N, Gika A, McSweeney N, Munot P, et al. Childhood optic neuritis clinical features and outcome. Arch Dis Child. 2011;96(9):860-2.

13. Brady KM, Brar AS, Lee AG, Coats DK, Paysse EA, Steinkuller PG. Optic neuritis in children: clinical features and visual outcome. J AAPOS. 1999;3(2):98-103.

14. Jo DH, Kim SJ, Chae JH, Yu YS. The clinical characteristics of optic neuritis in Korean children. Korean J Ophthalmol. 2011;25(2):116-20.

15. Alper G. Acute disseminated encephalomyelitis. J Child Neurol. 2012;27(11):1408-25.

16. Pirko I, Blauwet LA, Lesnick TG, Weinshenker BG. The natural history of recurrent optic neuritis. Arch Neurol. 2004;61(9):1401-5.

17. Wingerchuk DM, Weinshenker BG. Neuromyelitis optica: clinical predictors of a relapsing course and survival. Neurology. 2003;60(5):848-53.

18. Banwell B, Kennedy J, Sadovnick D, Arnold DL, Magalhaes S, Wambera K, et al. Incidence of acquired demyelination of the CNS in Canadian children. Neurology. 2009;72(3):232-9.

19. Dunne K, Hopkins IJ, Shield LK. Acute transverse myelopathy in childhood. Dev Med Child Neurol. 1986;28(2):198-204.

20. Pidcock FS, Krishnan C, Crawford TO, Salorio CF, Trovato M, Kerr DA. Acute transverse myelitis in childhood: center-based analysis of 47 cases. Neurology. 2007;68(18):1474-80.

21. Scott TF, Frohman EM, De Seze J, Gronseth GS, Weinshenker BG, Therapeutics, et al. Evidence-based guideline: clinical evaluation and treatment of transverse myelitis: report of the Therapeutics and Technology Assessment Subcommittee of the American Academy of Neurology. Neurology. 2011;77(24):2128-34.

22. Thomas T, Branson HM, Verhey LH, Shroff M, Stephens D, Magalhaes S, et al. The demographic, clinical, and magnetic resonance imaging (MRI) features of transverse myelitis in children. J Child Neurol. 2012;27(1):11-21.

23. Defresne P, Meyer L, Tardieu M, Scalais E, Nuttin C, De Bont B, et al. Efficacy of high dose steroid therapy in children with severe acute transverse myelitis. J Neurol Neurosurg Psychiatry. 2001;71(2):272-4.

24. Yiu EM, Kornberg AJ, Ryan MM, Coleman LT, Mackay MT. Acute transverse myelitis and acute disseminated encephalomyelitis in childhood: spectrum or separate entities? J Child Neurol. 2009;24(3):287-96.

25. Leake JA, Albani S, Kao AS, Senac MO, Billman GF, Nespeca MP, et al. Acute disseminated encephalomyelitis in childhood: epidemiologic, clinical and laboratory features. Pediatr Infect Dis J. 2004;23(8):756-64.

26. Pohl D, Hennemuth I, von Kries R, Hanefeld F. Paediatric multiple sclerosis and acute disseminated encephalomyelitis in Germany: results of a nationwide survey. Eur J Pediatr. 2007;166(5):405-12.

27. Dale RC, de Sousa C, Chong WK, Cox TC, Harding B, Neville BG. Acute disseminated encephalomyelitis, multiphasic disseminated encephalomyelitis and multiple sclerosis in children. Brain. 2000;123 Pt 12:2407-22.

28. Hynson JL, Kornberg AJ, Coleman LT, Shield L, Harvey AS, Kean MJ. Clinical and neuroradiologic features of acute disseminated encephalomyelitis in children. Neurology. 2001;56(10):1308-12.

29. Tenembaum S, Chamoles N, Fejerman N. Acute disseminated encephalomyelitis: a long-term follow-up study of 84 pediatric patients. Neurology. 2002;59(8):1224-31.

30. Scolding N. Acute disseminated encephalomyelitis and other inflammatory demyelinating variants. Handb Clin Neurol. 2014;122:601-11.

31. Tenembaum SN. Acute disseminated encephalomyelitis. Handb Clin Neurol. 2013;112:1253-62.

32. Wingerchuk DM. Postinfectious encephalomyelitis. Curr Neurol Neurosci Rep. 2003;3(3):256-64.

33. Callen DJ, Shroff MM, Branson HM, Lotze T, Li DK, Stephens D, et al. MRI in the diagnosis of pediatric multiple sclerosis. Neurology. 2009;72(11):961-7.

34. Tenembaum S, Chitnis T, Ness J, Hahn JS, International Pediatric MSSG. Acute disseminated encephalomyelitis. Neurology. 2007;68(16 Suppl 2):S23-36.

35. Alper G, Heyman R, Wang L. Multiple sclerosis and acute disseminated encephalomyelitis diagnosed in children after long--term follow-up: comparison of presenting features. Dev Med Child Neurol. 2009;51(6):480-6.

36. Kesselring J, Miller DH, Robb SA, Kendall BE, Moseley IF, Kingsley D, et al. Acute disseminated encephalomyelitis. MRI findings and the distinction from multiple sclerosis. Brain. 1990;113 (Pt 2):291-302.

37. Pradhan S, Tandon R. Acute disseminated encephalomyelitis mimicking leukodystrophy. Pediatr Neurol. 2014;51(5):749.

38. Mikaeloff Y, Adamsbaum C, Husson B, Vallee L, Ponsot G, Confavreux C, et al. MRI prognostic factors for relapse after acute CNS inflammatory demyelination in childhood. Brain. 2004;127(Pt 9):1942-7.

39. O'Riordan JI, Gomez-Anson B, Moseley IF, Miller DH. Long term MRI follow-up of patients with post infectious encephalomyelitis: evidence for a monophasic disease. J Neurol Sci. 1999;167(2):132-6.

40. Dale RC, Brilot F. Biomarkers of inflammatory and auto--immune central nervous system disorders. Curr Opin Pediatr. 2010;22(6):718-25.

41. Dale RC, Pillai SC. Early relapse risk after a first CNS inflammatory demyelination episode: examining international consensus definitions. Dev Med Child Neurol. 2007;49(12):887-93.

42. Neuteboom RF, Boon M, Catsman Berrevoets CE, Vles JS, Gooskens RH, Stroink H, et al. Prognostic factors after a first attack of inflammatory CNS demyelination in children. Neurology. 2008;71(13):967-73.

43. Pohl D, Tenembaum S. Treatment of acute disseminated encephalomyelitis. Curr Treat Options Neurol. 2012;14(3):264-75.

44. Ketelslegers IA, Visser IE, Neuteboom RF, Boon M, Catsman--Berrevoets CE, Hintzen RQ. Disease course and outcome of acute disseminated encephalomyelitis is more severe in adults than in children. Mult Scler. 2011;17(4):441-8.

45. Miller HG, Evans MJ. Prognosis in acute disseminated encephalomyelitis; with a note on neuromyelitis optica. Q J Med. 1953;22(87):347-79.

46. Pavone P, Pettoello-Mantovano M, Le Pira A, Giardino I, Pulvirenti A, Giugno R, et al. Acute disseminated encephalomyelitis: a long-term prospective study and meta-analysis. Neuropediatrics. 2010;41(6):246-55.

47. Deery B, Anderson V, Jacobs R, Neale J, Kornberg A. Childhood MS and ADEM: investigation and comparison of neurocognitive features in children. Dev Neuropsychol. 2010;35(5):506-21.

48. Rostasy K, Nagl A, Lutjen S, Roll K, Zotter S, Blaschek A, et al. Clinical outcome of children presenting with a severe manifestation of acute disseminated encephalomyelitis. Neuropediatrics. 2009;40(5):211-7.

49. Atzori M, Battistella PA, Perini P, Calabrese M, Fontanin M, Laverda AM, et al. Clinical and diagnostic aspects of multiple sclerosis and acute monophasic encephalomyelitis in pediatric patients: a single centre prospective study. Mult Scler. 2009;15(3):363-70.

50. Mikaeloff Y, Caridade G, Husson B, Suissa S, Tardieu M, Neuropediatric KSGotFNS. Acute disseminated encephalomyelitis cohort study: prognostic factors for relapse. Eur J Paediatr Neurol. 2007;11(2):90-5.

51. Ketelslegers IA, Catsman-Berrevoets CE, Neuteboom RF, Boon M, van Dijk KG, Eikelenboom MJ, et al. Incidence of acquired demyelinating syndromes of the CNS in Dutch children: a nationwide study. J Neurol. 2012;259(9):1929-35.

52. Langer-Gould A, Zhang JL, Chung J, Yeung Y, Waubant E, Yao J. Incidence of acquired CNS demyelinating syndromes in a multiethnic cohort of children. Neurology. 2011;77(12):1143-8.

53. Reinhardt K, Weiss S, Rosenbauer J, Gartner J, von Kries R. Multiple sclerosis in children and adolescents: incidence and clinical picture - new insights from the nationwide German surveillance (2009-2011). Eur J Neurol. 2014;21(4):654-9.

54. Boiko A, Vorobeychik G, Paty D, Devonshire V, Sadovnick D, University of British Columbia MSCN. Early onset multiple sclerosis: a longitudinal study. Neurology. 2002;59(7):1006-10.

55. Chitnis T, Glanz B, Jaffin S, Healy B. Demographics of pediatric-onset multiple sclerosis in an MS center population from the Northeastern United States. Mult Scler. 2009;15(5):627-31.

56. Ghezzi A, Deplano V, Faroni J, Grasso MG, Liguori M, Marrosu G, et al. Multiple sclerosis in childhood: clinical features of 149 cases. Mult Scler. 1997;3(1):43-6.

57. Renoux C, Vukusic S, Confavreux C. The natural history of multiple sclerosis with childhood onset. Clin Neurol Neurosurg. 2008;110(9):897-904.

58. Banwell BL. Pediatric multiple sclerosis. Handb Clin Neurol. 2013;112:1263-74.

59. Duquette P, Girard M. Hormonal factors in susceptibility to multiple sclerosis. Curr Opin Neurol Neurosurg. 1993;6(2):195-201.

60. Shuster EA. Hormonal influences in multiple sclerosis. Curr Top Microbiol Immunol. 2008;318:267-311.

61. Tintore M, Arrambide G. Early onset multiple sclerosis: the role of gender. J Neurol Sci. 2009;286(1-2):31-4.

62. Vargas-Lowy D, Chitnis T. Pathogenesis of pediatric multiple sclerosis. J Child Neurol. 2012;27(11):1394-407.

63. Ozakbas S, Idiman E, Baklan B, Yulug B. Childhood and juvenile onset multiple sclerosis: clinical and paraclinical features. Brain Dev. 2003;25(4):233-6.

64. Renoux C, Vukusic S, Mikaeloff Y, Edan G, Clanet M, Dubois B, et al. Natural history of multiple sclerosis with childhood onset. N Engl J Med. 2007;356(25):2603-13.

65. Sadovnick AD. The genetics and genetic epidemiology of multiple sclerosis: the "hard facts". Adv Neurol. 2006;98:17-25.

66. Simone IL, Carrara D, Tortorella C, Liguori M, Lepore V, Pellegrini F, et al. Course and prognosis in early-onset MS: comparison with adult-onset forms. Neurology. 2002;59(12):1922-8.

67. Nielsen NM, Westergaard T, Rostgaard K, Frisch M, Hjalgrim H, Wohlfahrt J, et al. Familial risk of multiple sclerosis: a nationwide cohort study. Am J Epidemiol. 2005;162(8):774-8.

68. Banwell B, Bar-Or A, Arnold DL, Sadovnick D, Narayanan S, McGowan M, et al. Clinical, environmental, and genetic determinants of multiple sclerosis in children with acute demyelination: a prospective national cohort study. Lancet Neurol. 2011;10(5):436-45.

69. Disanto G, Magalhaes S, Handel AE, Morrison KM, Sadovnick AD, Ebers GC, et al. HLA-DRB1 confers increased risk of pediatric-onset MS in children with acquired demyelination. Neurology. 2011;76(9):781-6.

70. Waubant E, Mowry EM, Krupp L, Chitnis T, Yeh EA, Kuntz N, et al. Antibody response to common viruses and human leukocyte antigen-DRB1 in pediatric multiple sclerosis. Mult Scler. 2013;19(7):891-5.

71. Hawkes CH, Macgregor AJ. Twin studies and the heritability of MS: a conclusion. Mult Scler. 2009;15(6):661-7.

72. Islam T, Gauderman WJ, Cozen W, Hamilton AS, Burnett ME, Mack TM. Differential twin concordance for multiple sclerosis by latitude of birthplace. Ann Neurol. 2006;60(1):56-64.

73. Willer CJ, Dyment DA, Risch NJ, Sadovnick AD, Ebers GC, Canadian Collaborative Study G. Twin concordance and sibling recurrence rates in multiple sclerosis. Proc Natl Acad Sci U S A. 2003;100(22):12877-82.

74. Alotaibi S, Kennedy J, Tellier R, Stephens D, Banwell B. Epstein-Barr virus in pediatric multiple sclerosis. JAMA. 2004;291(15):1875-9.

75. Banwell B, Krupp L, Kennedy J, Tellier R, Tenembaum S, Ness J, et al. Clinical features and viral serologies in children with multiple sclerosis: a multinational observational study. Lancet Neurol. 2007;6(9):773-81.

76. Lunemann JD, Huppke P, Roberts S, Bruck W, Gartner J, Munz C. Broadened and elevated humoral immune response to EBNA1 in pediatric multiple sclerosis. Neurology. 2008;71(13):1033-5.

77. Pohl D, Krone B, Rostasy K, Kahler E, Brunner E, Lehnert M, et al. High seroprevalence of Epstein-Barr virus in children with multiple sclerosis. Neurology. 2006;67(11):2063-5.

78. Waubant E, Mowry EM, Krupp L, Chitnis T, Yeh EA, Kuntz N, et al. Common viruses associated with lower pediatric multiple sclerosis risk. Neurology. 2011;76(23):1989-95.

79. Yea C, Tellier R, Chong P, Westmacott G, Marrie RA, Bar-Or A, et al. Epstein-Barr virus in oral shedding of children with multiple sclerosis. Neurology. 2013;81(16):1392-9.

80. Sundqvist E, Bergstrom T, Daialhosein H, Nystrom M, Sundstrom P, Hillert J, et al. Cytomegalovirus seropositivity is negatively associated with multiple sclerosis. Mult Scler. 2014;20(2):165-73.

81. Healy BC, Ali EN, Guttmann CR, Chitnis T, Glanz BI, Buckle G, et al. Smoking and disease progression in multiple sclerosis. Arch Neurol. 2009;66(7):858-64.

82. Hernan MA, Olek MJ, Ascherio A. Cigarette smoking and incidence of multiple sclerosis. Am J Epidemiol. 2001;154(1):69-74.

83. Jafari N, Hoppenbrouwers IA, Hop WC, Breteler MM, Hintzen RQ. Cigarette smoking and risk of MS in multiplex families. Mult Scler. 2009;15(11):1363-7.

84. Mikaeloff Y, Caridade G, Tardieu M, Suissa S, group Ks. Parental smoking at home and the risk of childhood-onset multiple sclerosis in children. Brain. 2007;130(Pt 10):2589-95.

85. Riise T, Nortvedt MW, Ascherio A. Smoking is a risk factor for multiple sclerosis. Neurology. 2003;61(8):1122-4.

86. Zivadinov R, Weinstock-Guttman B, Hashmi K, Abdelrahman N, Stosic M, Dwyer M, et al. Smoking is associated with increased lesion volumes and brain atrophy in multiple sclerosis. Neurology. 2009;73(7):504-10.

87. Mowry EM, James JA, Krupp LB, Waubant E. Vitamin D status and antibody levels to common viruses in pediatric-onset multiple sclerosis. Mult Scler. 2011;17(6):666-71.

88. Mowry EM, Krupp LB, Milazzo M, Chabas D, Strober JB, Belman AL, et al. Vitamin D status is associated with relapse rate in pediatric-onset multiple sclerosis. Ann Neurol. 2010;67(5):618-24.

89. Anderson RC, Connolly ES, Jr., Komotar RJ, Mack WJ, McKhann GM, Van Orman CB, et al. Clinicopathological review: tumefactive demyelination in a 12-year-old girl. Neurosurgery. 2005;56(5):1051-7; discussion -7.

90. McAdam LC, Blaser SI, Banwell BL. Pediatric tumefactive demyelination: case series and review of the literature. Pediatr Neurol. 2002;26(1):18-25.

91. Bitsch A, Schuchardt J, Bunkowski S, Kuhlmann T, Bruck W. Acute axonal injury in multiple sclerosis. Correlation with demyelination and inflammation. Brain. 2000;123 (Pt 6):1174-83.

92. Lucchinetti C, Bruck W, Parisi J, Scheithauer B, Rodriguez M, Lassmann H. Heterogeneity of multiple sclerosis lesions: implications for the pathogenesis of demyelination. Ann Neurol. 2000;47(6):707-17.

93. Trapp BD, Peterson J, Ransohoff RM, Rudick R, Mork S, Bo L. Axonal transection in the lesions of multiple sclerosis. N Engl J Med. 1998;338(5):278-85.

94. Cole GF, Auchterlonie LA, Best PV. Very early onset multiple sclerosis. Dev Med Child Neurol. 1995;37(8):667-72.

95. Shaw CM, Alvord EC, Jr. Multiple sclerosis beginning in infancy. J Child Neurol. 1987;2(4):252-6.

96. Duquette P, Murray TJ, Pleines J, Ebers GC, Sadovnick D, Weldon P, et al. Multiple sclerosis in childhood: clinical profile in 125 patients. J Pediatr. 1987;111(3):359-63.

97. Mikaeloff Y, Caridade G, Assi S, Suissa S, Tardieu M. Prognostic factors for early severity in a childhood multiple sclerosis cohort. Pediatrics. 2006;118(3):1133-9.

98. Ruggieri M, Polizzi A, Pavone L, Grimaldi LM. Multiple sclerosis in children under 6 years of age. Neurology. 1999;53(3):478-84.

99. Gorman MP, Healy BC, Polgar-Turcsanyi M, Chitnis T. Increased relapse rate in pediatric-onset compared with adult-onset multiple sclerosis. Arch Neurol. 2009;66(1):54-9.

100. Trojano M, Paolicelli D, Bellacosa A, Fuiani A, Cataldi S, Di Monte E. Atypical forms of multiple sclerosis or different phases of a same disease? Neurol Sci. 2004;25 Suppl 4:S323-5.

101. Waubant E, Chabas D. Pediatric multiple sclerosis. Curr Treat Options Neurol. 2009;11(3):203-10.

102. Banwell B, Ghezzi A, Bar-Or A, Mikaeloff Y, Tardieu M. Multiple sclerosis in children: clinical diagnosis, therapeutic strategies, and future directions. Lancet Neurol. 2007;6(10):887-902.

103. Fay AJ, Mowry EM, Strober J, Waubant E. Relapse severity and recovery in early pediatric multiple sclerosis. Mul Scler. 2012;18(7):1008-12.

104. Ghezzi A, Pozzilli C, Liguori M, Marrosu MG, Milani N, Milanese C, et al. Prospective study of multiple sclerosis with early onset. Mult Scler. 2002;8(2):115-8.

105. Ruggieri M, Iannetti P, Polizzi A, Pavone L, Grimaldi LM, Italian Society of Paediatric Neurology Study Group on Childhood Multiple S. Multiple sclerosis in children under 10 years of age. Neurol Sci. 2004;25 Suppl 4:S326-35.

106. Shiraishi K, Higuchi Y, Ozawa K, Hao Q, Saida T. Clinical course and prognosis of 27 patients with childhood onset multiple sclerosis in Japan. Brain Dev. 2005;27(3):224-7.

107. Banwell BL. Multiple sclerosis in children. Handb Clin Neurol. 2014;122:427-41.

108. Hahn JS, Pohl D, Rensel M, Rao S, International Pediatric MSSG. Differential diagnosis and evaluation in pediatric multiple sclerosis. Neurology. 2007;68(16 Suppl 2):S13-22.

109. Mikaeloff Y, Suissa S, Vallee L, Lubetzki C, Ponsot G, Confavreux C, et al. First episode of acute CNS inflammatory demyelination in childhood: prognostic factors for multiple sclerosis and disability. J Pediatr. 2004;144(2):246-52.

110. Amato MP, Goretti B, Ghezzi A, Lori S, Zipoli V, Moiola L, et al. Cognitive and psychosocial features in childhood and juvenile MS: two-year follow-up. Neurology. 2010;75(13):1134-40.

111. Amato MP, Goretti B, Ghezzi A, Lori S, Zipoli V, Portaccio E, et al. Cognitive and psychosocial features of childhood and juvenile MS. Neurology. 2008;70(20):1891-7.

112. Amato MP, Portaccio E, Goretti B, Zipoli V, Hakiki B, Giannini M, et al. Cognitive impairment in early stages of multiple sclerosis. Neurol Sci. 2010;31(Suppl 2):S211-4.

113. Banwell BL, Anderson PE. The cognitive burden of multiple sclerosis in children. Neurology. 2005;64(5):891-4.

114. Julian L, Serafin D, Charvet L, Ackerson J, Benedict R, Braaten E, et al. Cognitive impairment occurs in children and adolescents with multiple sclerosis: results from a United States network. J Child Neurol. 2013;28(1):102-7.

115. MacAllister WS, Belman AL, Milazzo M, Weisbrot DM, Christodoulou C, Scherl WF, et al. Cognitive functioning in children and adolescents with multiple sclerosis. Neurology. 2005;64(8):1422-5.

116. McCann KK, Farmer JE, Patel N. Childhood-onset multiple sclerosis and mood disorders: a case study. Child Neuropsychol. 2004;10(2):102-16.

117. Amato MP, Bartolozzi ML, Zipoli V, Portaccio E, Mortilla M, Guidi L, et al. Neocortical volume decrease in relapsing-remitting MS patients with mild cognitive impairment. Neurology. 2004;63(1):89-93.

118. Ron MA, Callanan MM, Warrington EK. Cognitive abnormalities in multiple sclerosis: a psychometric and MRI study. Psychol Med. 1991;21(1):59-68.

119. MacAllister WS, Christodoulou C, Milazzo M, Krupp LB. Longitudinal neuropsychological assessment in pediatric multiple sclerosis. Dev Neuropsychol. 2007;32(2):625-44.

120. Goretti B, Portaccio E, Ghezzi A, Lori S, Moiola L, Falautano M, et al. Fatigue and its relationships with cognitive functioning and depression in paediatric multiple sclerosis. Mult Scler. 2012;18(3):329-34.

121. Polman CH, Reingold SC, Banwell B, Clanet M, Cohen JA, Filippi M, et al. Diagnostic criteria for multiple sclerosis: 2010 revisions to the McDonald criteria. Ann Neurol. 2011;69(2):292-302.

122. Hummel HM, Bruck W, Dreha-Kulaczewski S, Gartner J, Wuerfel J. Pediatric onset multiple sclerosis: McDonald criteria 2010 and the contribution of spinal cord MRI. Mult Scler. 2013;19(10):1330-5.

123. Kornek B, Schmitl B, Vass K, Zehetmayer S, Pritsch M, Penzien J, et al. Evaluation of the 2010 McDonald multiple sclerosis criteria in children with a clinically isolated syndrome. Mult Scler. 2012;18(12):1768-74.

124. Sadaka Y, Verhey LH, Shroff MM, Branson HM, Arnold DL, Narayanan S, et al. 2010 McDonald criteria for diagnosing pediatric multiple sclerosis. Ann Neurol. 2012;72(2):211-23.

Doenças Inflamatórias Não Infecciosas

125. Sedani S, Lim MJ, Hemingway C, Wassmer E, Absoud M. Paediatric multiple sclerosis: examining utility of the McDonald 2010 criteria. Mult Scler. 2012;18(5):679-82.

126. Huppke P, Gartner J. A practical guide to pediatric multiple sclerosis. Neuropediatrics. 2010;41(4):157-62.

127. O'Mahony J, Shroff M, Banwell B. Mimics and rare presentations of pediatric demyelination. Neuroimaging Clin N Am. 2013;23(2):321-36.

128. Simon JH, Li D, Traboulsee A, Coyle PK, Arnold DL, Barkhof F, et al. Standardized MR imaging protocol for multiple sclerosis: Consortium of MS Centers consensus guidelines. AJNR Am J Neuroradiol. 2006;27(2):455-61.

129. Cotton F, Weiner HL, Jolesz FA, Guttmann CR. MRI contrast uptake in new lesions in relapsing-remitting MS followed at weekly intervals. Neurology. 2003;60(4):640-6.

130. Patrucco L, Rojas JI, Cristiano E. Assessing the value of spinal cord lesions in predicting development of multiple sclerosis in patients with clinically isolated syndromes. J Neurol. 2012;259(7):1317-20.

131. Verhey LH, Branson HM, Makhija M, Shroff M, Banwell B. Magnetic resonance imaging features of the spinal cord in pediatric multiple sclerosis: a preliminary study. Neuroradiology. 2010;52(12):1153-62.

132. Verhey LH, Branson HM, Laughlin S, Shroff MM, Benseler SM, Feldman BM, et al. Development of a standardized MRI scoring tool for CNS demyelination in children. AJNR Am J Neuroradiol. 2013;34(6):1271-7.

133. Callen DJ, Shroff MM, Branson HM, Li DK, Lotze T, Stephens D, et al. Role of MRI in the differentiation of ADEM from MS in children. Neurology. 2009;72(11):968-73.

134. Palmer S, Bradley WG, Chen DY, Patel S. Subcallosal striations: early findings of multiple sclerosis on sagittal, thin-section, fast FLAIR MR images. Radiology. 1999;210(1):149-53.

135. Aubert-Broche B, Fonov V, Ghassemi R, Narayanan S, Arnold DL, Banwell B, et al. Regional brain atrophy in children with multiple sclerosis. NeuroImage. 2011;58(2):409-15.

136. Kerbrat A, Aubert-Broche B, Fonov V, Narayanan S, Sled JG, Arnold DA, et al. Reduced head and brain size for age and disproportionately smaller thalami in child-onset MS. Neurology. 2012;78(3):194-201.

137. Chabas D, Castillo-Trivino T, Mowry EM, Strober JB, Glenn OA, Waubant E. Vanishing MS T2-bright lesions before puberty: a distinct MRI phenotype? Neurology. 2008;71(14):1090-3.

138. O'Connor KC, Lopez-Amaya C, Gagne D, Lovato L, Moore-Odom NH, Kennedy J, et al. Anti-myelin antibodies modulate clinical expression of childhood multiple sclerosis. J Neuroimmunol. 2010;223(1-2):92-9.

139. Van Haren K, Tomooka BH, Kidd BA, Banwell B, Bar-Or A, Chitnis T, et al. Serum autoantibodies to myelin peptides distinguish acute disseminated encephalomyelitis from relapsing-remitting multiple sclerosis. Mult Scler. 2013;19(13):1726-33.

140. Waldman AT, Gorman MP, Rensel MR, Austin TE, Hertz DP, Kuntz NL, et al. Management of pediatric central nervous system demyelinating disorders: consensus of United States neurologists. J Child Neurol. 2011;26(6):675-82.

141. Chabas D, Ness J, Belman A, Yeh EA, Kuntz N, Gorman MP, et al. Younger children with MS have a distinct CSF inflammatory profile at disease onset. Neurology. 2010;74(5):399-405.

142. Pohl D, Rostasy K, Reiber H, Hanefeld F. CSF characteristics in early-onset multiple sclerosis. Neurology. 2004;63(10):1966-7.

143. Riikonen R, Ketonen L, Sipponen J. Magnetic resonance imaging, evoked responses and cerebrospinal fluid findings in a follow-up study of children with optic neuritis. Acta Neurol Scand. 1988;77(1):44-9.

144. Bigi S, Banwell B. Pediatric multiple sclerosis. J Child Neurol. 2012;27(11):1378-83.

145. Chitnis T, Tenembaum S, Banwell B, Krupp L, Pohl D, Rostasy K, et al. Consensus statement: evaluation of new and existing therapeutics for pediatric multiple sclerosis. Mult Scler. 2012;18(1):116-27.

146. Narula S, Hopkins SE, Banwell B. Treatment of pediatric multiple sclerosis. Curr Treat Options Neurol. 2015;17(3):336.

147. Banwell B, Reder AT, Krupp L, Tenembaum S, Eraksoy M, Alexey B, et al. Safety and tolerability of interferon beta-1b in pediatric multiple sclerosis. Neurology. 2006;66(4):472-6.

148. Ghezzi A, Amato MP, Annovazzi P, Capobianco M, Gallo P, La Mantia L, et al. Long-term results of immunomodulatory treatment in children and adolescents with multiple sclerosis: the Italian experience. Neurol Sci. 2009;30(3):193-9.

149. Mikaeloff Y, Moreau T, Debouverie M, Pelletier J, Lebrun C, Gout O, et al. Interferon-beta treatment in patients with childhood-onset multiple sclerosis. J Pediatr. 2001;139(3):443-6.

150. Ghezzi A, Banwell B, Boyko A, Amato MP, Anlar B, Blinkenberg M, et al. The management of multiple sclerosis in children: a European view. Mult Scler. 2010;16(10):1258-67.

151. Arnal-Garcia C, Garcia-Montero MR, Malaga I, Millan-Pascual J, Oliva-Nacarino P, Ramio-Torrenta L, et al. Natalizumab use in pediatric patients with relapsing-remitting multiple sclerosis. Eur J Paediatr Neurol. 2013;17(1):50-4.

152. Ghezzi A, Pozzilli C, Grimaldi LM, Moiola L, Brescia-Morra V, Lugaresi A, et al. Natalizumab in pediatric multiple sclerosis: results of a cohort of 55 cases. Mult Scler. 2013;19(8):1106-12.

153. Kornek B, Aboul-Enein F, Rostasy K, Milos RI, Steiner I, Penzien J, et al. Natalizumab therapy for highly active pediatric multiple sclerosis. JAMA Neurol. 2013;70(4):469-75.

154. Makhani N, Gorman MP, Branson HM, Stazzone L, Banwell BL, Chitnis T. Cyclophosphamide therapy in pediatric multiple sclerosis. Neurology. 2009;72(24):2076-82.

155. Mowry EM, Pesic M, Grimes B, Deen S, Bacchetti P, Waubant E. Demyelinating events in early multiple sclerosis have inherent severity and recovery. Neurology. 2009;72(7):602-8.

156. Kurtzke JF. Rating neurologic impairment in multiple sclerosis: an expanded disability status scale (EDSS). Neurology. 1983;33(11):1444-52.

157. Kurtzke JF. Natural history and clinical outcome measures for multiple sclerosis studies. Why at the present time does EDSS scale remain a preferred outcome measure to evaluate disease evolution? Neurol Sci. 2000;21(6):339-41.

158. Sharrack B, Hughes RA, Soudain S, Dunn G. The psychometric properties of clinical rating scales used in multiple sclerosis. Brain. 1999;122 (Pt 1):141-59.

159. McKeon A, Lennon VA, Lotze T, Tenembaum S, Ness JM, Rensel M, et al. CNS aquaporin-4 autoimmunity in children. Neurology. 2008;71(2):93-100.

160. Matiello M, Kim HJ, Kim W, Brum DG, Barreira AA, Kingsbury DJ, et al. Familial neuromyelitis optica. Neurology. 2010;75(4):310-5.

161. Graves J, Grandhe S, Weinfurtner K, Krupp L, Belman A, Chitnis T, et al. Protective environmental factors for neuromyelitis optica. Neurology. 2014;83(21):1923-9.

Capítulo 22

162. Wingerchuk DM, Lennon VA, Pittock SJ, Lucchinetti CF, Weinshenker BG. Revised diagnostic criteria for neuromyelitis optica. Neurology. 2006;66(10):1485-9.

163. Kim HJ, Paul F, Lana-Peixoto MA, Tenembaum S, Asgari N, Palace J, et al. MRI characteristics of neuromyelitis optica spectrum disorder: an international update. Neurology. 2015;84(11):1165-73.

164. Tillema JM, McKeon A. The spectrum of neuromyelitis optica (NMO) in childhood. J Child Neurol. 2012;27(11):1437-47.

165. Pittock SJ, Lennon VA, de Seze J, Vermersch P, Homburger HA, Wingerchuk DM, et al. Neuromyelitis optica and non organ-specific autoimmunity. Arch Neurol. 2008;65(1):78-83.

166. Kitley J, Waters P, Woodhall M, Leite MI, Murchison A, George J, et al. Neuromyelitis optica spectrum disorders with aquaporin-4 and myelin-oligodendrocyte glycoprotein antibodies: a comparative study. JAMA Neurol. 2014;71(3):276-83.

167. Rostasy K, Mader S, Hennes EM, Schanda K, Gredler V, Guenther A, et al. Persisting myelin oligodendrocyte glycoprotein antibodies in aquaporin-4 antibody negative pediatric neuromyelitis optica. Mult Scler. 2013;19(8):1052-9.

168. Sato DK, Callegaro D, Lana-Peixoto MA, Waters PJ, de Haidar Jorge FM, Takahashi T, et al. Distinction between MOG antibody-positive and AQP4 antibody-positive NMO spectrum disorders. Neurology. 2014;82(6):474-81.

169. Bichuetti DB, Oliveira EM, Souza NA, Rivero RL, Gabbai AA. Neuromyelitis optica in Brazil: a study on clinical and prognostic factors. Mult Scler. 2009;15(5):613-9.

170. Cabrera-Gomez JA, Quevedo-Sotolongo L, Gonzalez-Quevedo A, Lima S, Real-Gonzalez Y, Cristofol-Corominas M, et al. Brain magnetic resonance imaging findings in relapsing neuromyelitis optica. Mult Scler. 2007;13(2):186-92.

171. Pittock SJ, Lennon VA, Krecke K, Wingerchuk DM, Lucchinetti CF, Weinshenker BG. Brain abnormalities in neuromyelitis optica. Arch Neurol. 2006;63(3):390-6.

172. McKeon A, Fryer JP, Apiwattanakul M, Lennon VA, Hinson SR, Kryzer TJ, et al. Diagnosis of neuromyelitis spectrum disorders: comparative sensitivities and specificities of immunohistochemical and immunoprecipitation assays. Arch Neurol. 2009;66(9):1134-8.

173. Waters PJ, McKeon A, Leite MI, Rajasekharan S, Lennon VA, Villalobos A, et al. Serologic diagnosis of NMO: a multicenter comparison of aquaporin-4-IgG assays. Neurology. 2012;78(9):665-71; discussion 9.

174. Kimbrough DJ, Fujihara K, Jacob A, Lana-Peixoto MA, Leite MI, Levy M, et al. Treatment of Neuromyelitis Optica: Review and Recommendations. Mult Scler Relat Disord. 2012;1(4):180-7.

175. Wingerchuk DM, Pittock SJ, Lucchinetti CF, Lennon VA, Weinshenker BG. A secondary progressive clinical course is uncommon in neuromyelitis optica. Neurology. 2007; 68(8):603-5.

176. Jacob A, Hutchinson M, Elsone L, Kelly S, Ali R, Saukans I, et al. Does natalizumab therapy worsen neuromyelitis optica? Neurology. 2012;79(10):1065-6.

177. Min JH, Kim BJ, Lee KH. Development of extensive brain lesions following fingolimod (FTY720) treatment in a patient with neuromyelitis optica spectrum disorder. Mult Scler. 2012;18(1):113-5.

178. Papeix C, Vidal JS, de Seze J, Pierrot-Deseilligny C, Tourbah A, Stankoff B, et al. Immunosuppressive therapy is more effective than interferon in neuromyelitis optica. Mult Scler. 2007;13(2):256-9.

179. Armangue T, Petit-Pedrol M, Dalmau J. Autoimmune encephalitis in children. J Child Neurol. 2012;27(11):1460-9.

180. Lin JJ, Lin KL, Hsia SH, Wang HS, Chiu CH, Group CS. VGKC complex antibodies in pediatric severe acute encephalitis: a study and literature review. Brain Dev. 2013;35(7): 630-5.

181. Titulaer MJ, McCracken L, Gabilondo I, Armangue T, Glaser C, Iizuka T, et al. Treatment and prognostic factors for long-term outcome in patients with anti-NMDA receptor encephalitis: an observational cohort study. Lancet Neurol. 2013;12(2):157-65.

182. Leypoldt F, Armangue T, Dalmau J. Autoimmune encephalopathies. Ann N Y Acad Sci. 2015;1338:94-114.

183. Lancaster E, Martinez-Hernandez E, Dalmau J. Encephalitis and antibodies to synaptic and neuronal cell surface proteins. Neurology. 2011;77(2):179-89.

184. Ramanathan S, Mohammad SS, Brilot F, Dale RC. Autoimmune encephalitis: recent updates and emerging challenges. J Clin Neurosci. 2014;21(5):722-30.

185. da Rocha AJ, Nunes RH, Maia AC, Jr., do Amaral LL. Recognizing Autoimmune-Mediated Encephalitis in the Differential Diagnosis of Limbic Disorders. AJNR Am J Neuroradiol. 2015;36(12):2196-205.

186. Vitaliani R, Mason W, Ances B, Zwerdling T, Jiang Z, Dalmau J. Paraneoplastic encephalitis, psychiatric symptoms, and hypoventilation in ovarian teratoma. Ann Neurol. 2005;58(4):594-604.

187. Florance NR, Davis RL, Lam C, Szperka C, Zhou L, Ahmad S, et al. Anti-N-methyl-D-aspartate receptor (NMDAR) encephalitis in children and adolescents. Ann Neurol. 2009;66(1):11-8.

188. Granerod J, Ambrose HE, Davies NW, Clewley JP, Walsh AL, Morgan D, et al. Causes of encephalitis and differences in their clinical presentations in England: a multicentre, population-based prospective study. Lancet Infect Dis. 2010;10(12): 835-44.

189. Gable MS, Sheriff H, Dalmau J, Tilley DH, Glaser CA. The frequency of autoimmune N-methyl-D-aspartate receptor encephalitis surpasses that of individual viral etiologies in young individuals enrolled in the California Encephalitis Project. Clin Infect Dis. 2012;54(7):899-904.

190. Sartori S, Nosadini M, Cesaroni E, Falsaperla R, Capovilla G, Beccaria F, et al. Paediatric anti-N-methyl-d-aspartate receptor encephalitis: The first Italian multicenter case series. Eur J Paediatr Neurol. 2015;19(4):453-63.

191. Armangue T, Titulaer MJ, Malaga I, Bataller L, Gabilondo I, Graus F, et al. Pediatric anti-N-methyl-D-aspartate receptor encephalitis-clinical analysis and novel findings in a series of 20 patients. J Pediatr. 2013;162(4):850-6 e2.

192. Schmitt SE, Pargeon K, Frechette ES, Hirsch LJ, Dalmau J, Friedman D. Extreme delta brush: a unique EEG pattern in adults with anti-NMDA receptor encephalitis. Neurology. 2012;79(11):1094-100.

193. Gresa-Arribas N, Titulaer MJ, Torrents A, Aguilar E, McCracken L, Leypoldt F, et al. Antibody titres at diagnosis and during follow-up of anti-NMDA receptor encephalitis: a retrospective study. Lancet Neurol. 2014;13(2): 167-77.

194. Goldberg EM, Titulaer M, de Blank PM, Sievert A, Ryan N. Anti-N-methyl-D-aspartate receptor-mediated encephalitis in infants and toddlers: case report and review of the literature. Pediatr Neurol. 2014;50(2):181-4.

195. Dalmau J, Lancaster E, Martinez-Hernandez E, Rosenfeld MR, Balice-Gordon R. Clinical experience and laboratory investigations in patients with anti-NMDAR encephalitis. Lancet Neurol. 2011;10(1):63-74.

196. Florance-Ryan N, Dalmau J. Update on anti-N-methyl-D--aspartate receptor encephalitis in children and adolescents. Curr Opin Pediatr. 2010;22(6):739-44.

197. Rosenfeld MR, Dalmau J. Anti-NMDA-Receptor Encephalitis and Other Synaptic Autoimmune Disorders. Curr Treat Options Neurol. 2011;13(3):324-32.

198. Gabilondo I, Saiz A, Galan L, Gonzalez V, Jadraque R, Sabater L, et al. Analysis of relapses in anti-NMDAR encephalitis. Neurology. 2011;77(10):996-9.

199. Dalmau J, Gleichman AJ, Hughes EG, Rossi JE, Peng X, Lai M, et al. Anti-NMDA-receptor encephalitis: case series and analysis of the effects of antibodies. Lancet Neurol. 2008;7(12):1091-8.

200. Dale RC, Merheb V, Pillai S, Wang D, Cantrill L, Murphy TK, et al. Antibodies to surface dopamine-2 receptor in autoimmune movement and psychiatric disorders. Brain. 2012;135(Pt 11):3453-68.

201. Mohammad SS, Ramanathan S, Brilot F, Dale RC. Autoantibody-associated movement disorders. Neuropediatrics. 2013;44(6):336-45.

202. Bougneres P, Pantalone L, Linglart A, Rothenbuhler A, Le Stunff C. Endocrine manifestations of the rapid-onset obesity with hypoventilation, hypothalamic, autonomic dysregulation, and neural tumor syndrome in childhood. J Clin Endocrinol Metab. 2008;93(10):3971-80.

203. Ize-Ludlow D, Gray JA, Sperling MA, Berry-Kravis EM, Milunsky JM, Farooqi IS, et al. Rapid-onset obesity with hypothalamic dysfunction, hypoventilation, and autonomic dysregulation presenting in childhood. Pediatrics. 2007;120(1):e179-88.

204. Paz-Priel I, Cooke DW, Chen AR. Cyclophosphamide for rapid-onset obesity, hypothalamic dysfunction, hypoventilation, and autonomic dysregulation syndrome. J Pediatr. 2011;158(2):337-9.

205. Alink J, de Vries TW. Unexplained seizures, confusion or hallucinations: think Hashimoto encephalopathy. Acta Paediatr. 2008;97(4):451-3.

206. Berger I, Castiel Y, Dor T. Paediatric Hashimoto encephalopathy, refractory epilepsy and immunoglobulin treatment - unusual case report and review of the literature. Acta Paediatr. 2010;99(12):1903-5.

207. Castro-Gago M, Gomez-Lado C, Maneiro-Freire M, Eiris--Punal J, Bravo-Mata M. Hashimoto encephalopathy in a preschool girl. Pediatr Neurol. 2010;42(2):143-6.

208. Hoffmann F, Reiter K, Kluger G, Holthausen H, Schwarz HP, Borggraefe I, et al. Seizures, psychosis and coma: severe course of hashimoto encephalopathy in a six-year-old girl. Neuropediatrics. 2007;38(4):197-9.

209. Lancaster E, Lai M, Peng X, Hughes E, Constantinescu R, Raizer J, et al. Antibodies to the GABA(B) receptor in limbic encephalitis with seizures: case series and characterisation of the antigen. Lancet Neurol. 2010;9(1):67-76.

210. Tuzun E, Erdag E, Durmus H, Brenner T, Turkoglu R, Kurtuncu M, et al. Autoantibodies to neuronal surface antigens in thyroid antibody-positive and -negative limbic encephalitis. Neurol India. 2011;59(1):47-50.

211. Zois C, Stavrou I, Kalogera C, Svarna E, Dimoliatis I, Seferiadis K, et al. High prevalence of autoimmune thyroiditis in schoolchildren after elimination of iodine deficiency in northwestern Greece. Thyroid. 2003;13(5):485-9.

212. Mizuguchi M. Acute necrotizing encephalopathy of childhood: a novel form of acute encephalopathy prevalent in Japan and Taiwan. Brain Dev. 1997;19(2):81-92.

213. Yamamoto H, Okumura A, Natsume J, Kojima S, Mizuguchi M. A severity score for acute necrotizing encephalopathy. Brain Dev. 2015;37(3):322-7.

214. Denier C, Balu L, Husson B, Nasser G, Burglen L, Rodriguez D, et al. Familial acute necrotizing encephalopathy due to mutation in the RANBP2 gene. J Neurol Sci. 2014;345(1-2):236-8.

215. Pang KK, de Sousa C, Lang B, Pike MG. A prospective study of the presentation and management of dancing eye syndrome/opsoclonus-myoclonus syndrome in the United Kingdom. Eur J Paediatr Neurol. 2010;14(2):156-61.

216. Antunes NL, Khakoo Y, Matthay KK, Seeger RC, Stram DO, Gerstner E, et al. Antineuronal antibodies in patients with neuroblastoma and paraneoplastic opsoclonus-myoclonus. J Pediatr Hematol Oncol. 2000;22(4):315-20.

217. Connolly AM, Pestronk A, Mehta S, Pranzatelli MR 3rd, Noetzel MJ. Serum autoantibodies in childhood opsoclonus--myoclonus syndrome: an analysis of antigenic targets in neural tissues. J Pediatr. 1997;130(6):878-84.

218. Fisher PG, Wechsler DS, Singer HS. Anti-Hu antibody in a neuroblastoma-associated paraneoplastic syndrome. Pediatr Neurol. 1994;10(4):309-12.

219. Noetzel MJ, Cawley LP, James VL, Minard BJ, Agrawal HC. Anti-neurofilament protein antibodies in opsoclonus-myoclonus. J Neuroimmunol. 1987;15(2):137-45.

220. Matthay KK, Blaes F, Hero B, Plantaz D, De Alarcon P, Mitchell WG, et al. Opsoclonus myoclonus syndrome in neuroblastoma a report from a workshop on the dancing eyes syndrome at the advances in neuroblastoma meeting in Genoa, Italy, 2004. Cancer Lett. 2005;228(1-2):275-82.

221. Tate ED, Allison TJ, Pranzatelli MR, Verhulst SJ. Neuroepidemiologic trends in 105 US cases of pediatric opsoclonus-myoclonus syndrome. J Pediatr Oncol Nurs. 2005;22(1):8-19.

222. Huber BM, Strozzi S, Steinlin M, Aebi C, Fluri S. Mycoplasma pneumoniae associated opsoclonus-myoclonus syndrome in three cases. Eur J Pediatr. 2010;169(4):441-5.

223. Zaganas I, Prinianakis G, Xirouchaki N, Mavridis M. Opsoclonus-myoclonus syndrome associated with cytomegalovirus encephalitis. Neurology. 2007;68(19):1636.

224. Desai J, Mitchell WG. Acute cerebellar ataxia, acute cerebellitis, and opsoclonus-myoclonus syndrome. J Child Neurol. 2012;27(11):1482-8.

225. Gorman MP. Update on diagnosis, treatment, and prognosis in opsoclonus-myoclonus-ataxia syndrome. Curr Opin Pediatr. 2010;22(6):745-50.

226. Hero B, Schleiermacher G. Update on pediatric opsoclonus myoclonus syndrome. Neuropediatrics. 2013;44(6):324-9.

227. De Grandis E, Parodi S, Conte M, Angelini P, Battaglia F, Gandolfo C, et al. Long-term follow-up of neuroblastoma--associated opsoclonus-myoclonus-ataxia syndrome. Neuropediatrics. 2009;40(3):103-11.

228. Koh PS, Raffensperger JG, Berry S, Larsen MB, Johnstone HS, Chou P, et al. Long-term outcome in children with opsoclonus-myoclonus and ataxia and coincident neuroblastoma. J Pediatr. 1994;125(5 Pt 1):712-6.

229. Krug P, Schleiermacher G, Michon J, Valteau-Couanet D, Brisse H, Peuchmaur M, et al. Opsoclonus-myoclonus in

children associated or not with neuroblastoma. Eur J Paediatr Neurol. 2010;14(5):400-9.

230. Telander RL, Smithson WA, Groover RV. Clinical outcome in children with acute cerebellar encephalopathy and neuroblastoma. J Pediatr Surg. 1989;24(1):11-4; Discussion 4.

231. Catsman-Berrevoets CE, Aarsen FK, van Hemsbergen ML, van Noesel MM, Hakvoort-Cammel FG, van den Heuvel-Eibrink MM. Improvement of neurological status and quality of life in children with opsoclonus myoclonus syndrome at long-term follow-up. Pediatr Blood Cancer. 2009;53(6):1048-53.

232. Mitchell WG, Brumm VL, Azen CG, Patterson KE, Aller SK, Rodriguez J. Longitudinal neurodevelopmental evaluation of children with opsoclonus-ataxia. Pediatrics. 2005;116(4):901-7.

233. Mitchell WG, Davalos-Gonzalez Y, Brumm VL, Aller SK, Burger E, Turkel SB, et al. Opsoclonus-ataxia caused by childhood neuroblastoma: developmental and neurologic sequelae. Pediatrics. 2002;109(1):86-98.

234. Andermann F. Chronic encephalitis and epilepsy: Rasmussen's syndrome. Boston: Butterworth-Heinemann, 1991.

235. Bien CG, Tiemeier H, Sassen R, Kuczaty S, Urbach H, von Lehe M, et al. Rasmussen encephalitis: incidence and course under randomized therapy with tacrolimus or intravenous immunoglobulins. Epilepsia. 2013;54(3):543-50.

236. Bien CG, Granata T, Antozzi C, Cross JH, Dulac O, Kurthen M, et al. Pathogenesis, diagnosis and treatment of Rasmussen encephalitis: a European consensus statement. Brain. 2005;128(Pt 3):454-71.

237. Varadkar S, Bien CG, Kruse CA, Jensen FE, Bauer J, Pardo CA, et al. Rasmussen's encephalitis: clinical features, pathobiology, and treatment advances. Lancet Neurol. 2014;13(2):195-205.

238. Iyer A, Zurolo E, Spliet WG, van Rijen PC, Baayen JC, Gorter JA, et al. Evaluation of the innate and adaptive immunity in type I and type II focal cortical dysplasias. Epilepsia. 2010;51(9):1763-73.

239. Takei H, Wilfong A, Malphrus A, Yoshor D, Hunter JV, Armstrong DL, et al. Dual pathology in Rasmussen's encephalitis: a study of seven cases and review of the literature. Neuropathology. 2010;30(4):381-91.

240. Bien CG, Widman G, Urbach H, Sassen R, Kuczaty S, Wiestler OD, et al. The natural history of Rasmussen's encephalitis. Brain. 2002;125(Pt 8):1751-9.

241. Granata T, Gobbi G, Spreafico R, Vigevano F, Capovilla G, Ragona F, et al. Rasmussen's encephalitis: early characteristics allow diagnosis. Neurology. 2003;60(3):422-5.

242. Longaretti F, Dunkley C, Varadkar S, Vargha-Khadem F, Boyd SG, Cross JH. Evolution of the EEG in children with Rasmussen's syndrome. Epilepsia. 2012;53(9):1539-45.

243. Thomas JE, Reagan TJ, Klass DW. Epilepsia partialis continua. A review of 32 cases. Arch Neurol. 1977;34(5):266-75.

244. Bien CG, Gleissner U, Sassen R, Widman G, Urbach H, Elger CE. An open study of tacrolimus therapy in Rasmussen encephalitis. Neurology. 2004;62(11):2106-9.

245. Thilo B, Stingele R, Knudsen K, Boor R, Bien CG, Deuschl G, et al. A case of Rasmussen encephalitis treated with rituximab. Nat Rev Neurol. 2009;5(8):458-62.

246. Bien CG, Elger CE, Leitner Y, Gomori M, Ran B, Urbach H, et al. Slowly progressive hemiparesis in childhood as a consequence of Rasmussen encephalitis without or with delayed-onset seizures. Eur J Neurol. 2007;14(4):387-90.

247. Korn-Lubetzki I, Bien CG, Bauer J, Gomori M, Wiendl H, Trajo L, et al. Rasmussen encephalitis with active inflammation and delayed seizures onset. Neurology. 2004;62(6):984-6.

248. Bhatjiwale MG, Polkey C, Cox TC, Dean A, Deasy N. Rasmussen's encephalitis: neuroimaging findings in 21 patients with a closer look at the basal ganglia. Pediatr Neurosurg. 1998;29(3):142-8.

249. Frucht S. Dystonia, athetosis, and epilepsia partialis continua in a patient with late-onset Rasmussen's encephalitis. Mov Disord. 2002;17(3):609-12.

250. Chinchilla D, Dulac O, Robain O, Plouin P, Ponsot G, Pinel JF, et al. Reappraisal of Rasmussen's syndrome with special emphasis on treatment with high doses of steroids. J Neurol Neurosurg Psychiatry. 1994;57(11):1325-33.

251. Tobias SM, Robitaille Y, Hickey WF, Rhodes CH, Nordgren R, Andermann F. Bilateral Rasmussen encephalitis: postmortem documentation in a five-year-old. Epilepsia. 2003;44(1):127-30.

252. Chiapparini L, Granata T, Farina L, Ciceri E, Erbetta A, Ragona F, et al. Diagnostic imaging in 13 cases of Rasmussen's encephalitis: can early MRI suggest the diagnosis? Neuroradiology. 2003;45(3):171-83.

253. Larionov S, Konig R, Urbach H, Sassen R, Elger CE, Bien CG. MRI brain volumetry in Rasmussen encephalitis: the fate of affected and "unaffected" hemispheres. Neurology. 2005;64(5):885-7.

254. Lee JS, Juhasz C, Kaddurah AK, Chugani HT. Patterns of cerebral glucose metabolism in early and late stages of Rasmussen's syndrome. J Child Neurol. 2001;16(11):798-805.

255. Jonas R, Nguyen S, Hu B, Asarnow RF, LoPresti C, Curtiss S, et al. Cerebral hemispherectomy: hospital course, seizure, developmental, language, and motor outcomes. Neurology. 2004;62(10):1712-21.

256. Kossoff EH, Vining EP, Pillas DJ, Pyzik PL, Avellino AM, Carson BS, et al. Hemispherectomy for intractable unihemispheric epilepsy etiology vs outcome. Neurology. 2003;61(7):887-90.

257. Pulsifer MB, Brandt J, Salorio CF, Vining EP, Carson BS, Freeman JM. The cognitive outcome of hemispherectomy in 71 children. Epilepsia. 2004;45(3):243-54.

258. Honavar M, Janota I, Polkey CE. Rasmussen's encephalitis in surgery for epilepsy. Dev Med Child Neurol. 1992;34(1):3-14.

259. Fullerton HJ, Wu YW, Sidney S, Johnston SC. Risk of recurrent childhood arterial ischemic stroke in a population-based cohort: the importance of cerebrovascular imaging. Pediatrics. 2007;119(3):495-501.

260. Ozen S, Pistorio A, Iusan SM, Bakkaloglu A, Herlin T, Brik R, et al. EULAR/PRINTO/PRES criteria for Henoch-Schonlein purpura, childhood polyarteritis nodosa, childhood Wegener granulomatosis and childhood Takayasu arteritis: Ankara 2008. Part II: Final classification criteria. Ann Rheum Dis. 2010;69(5):798-806.

261. Lopes AS, Clemente G, Len CA, Masruha MR, Terreri MT. [Chorea: a rare manifestation of Takayasu's arteritis]. Re Bras Reumatol. 2015;55(4):384-6.

262. Benseler SM, Silverman E, Aviv RI, Schneider R, Armstrong D, Tyrrell PN, et al. Primary central nervous system vasculitis in children. Arthritis Rheum. 2006;54(4):1291-7.

263. Calabrese LH, Mallek JA. Primary angiitis of the central nervous system. Report of 8 new cases, review of the literature, and proposal for diagnostic criteria. Medicine. 1988;67(1):20-39.

264. Aviv RI, Benseler SM, Silverman ED, Tyrrell PN, Deveber G, Tsang LM, et al. MR imaging and angiography of primary CNS vasculitis of childhood. AJNR Am J Neuroradiol. 2006;27(1):192-9.

Doenças Inflamatórias Não Infecciosas

265. Banwell B, Shroff M, Ness JM, Jeffery D, Schwid S, Weinstock-Guttman B, et al. MRI features of pediatric multiple sclerosis. Neurology. 2007;68(16 Suppl 2):S46-53.

266. Benseler SM, deVeber G, Hawkins C, Schneider R, Tyrrell PN, Aviv RI, et al. Angiography-negative primary central nervous system vasculitis in children: a newly recognized inflammatory central nervous system disease. Arthritis Rheum. 2005;52(7):2159-67.

267. Elbers J, Halliday W, Hawkins C, Hutchinson C, Benseler SM. Brain biopsy in children with primary small-vessel central nervous system vasculitis. Ann Neurol. 2010;68(5):602-10.

268. Bitter KJ, Epstein LG, Melin-Aldana H, Curran JG, Miller ML. Cyclophosphamide treatment of primary angiitis of the central nervous system in children: report of 2 cases. J Rheumatol. 2006;33(10):2078-80.

269. Gallagher KT, Shaham B, Reiff A, Tournay A, Villablanca JP, Curran J, et al. Primary angiitis of the central nervous system in children: 5 cases. J Rheumatol. 2001;28(3):616-23.

270. Hutchinson C, Elbers J, Halliday W, Branson H, Laughlin S, Armstrong D, et al. Treatment of small vessel primary CNS vasculitis in children: an open-label cohort study. Lancet Neurol. 2010;9(11):1078-84.

271. Lanthier S, Lortie A, Michaud J, Laxer R, Jay V, deVeber G. Isolated angiitis of the CNS in children. Neurology. 2001;56(7):837-42.

272. Sen ES, Leone V, Abinun M, Forsyth R, Ramesh V, Friswell M, et al. Treatment of primary angiitis of the central nervous system in childhood with mycophenolate mofetil. Rheumatology. 2010;49(4):806-11.

273. Andrews PJ. Critical care management of acute ischemic stroke. Curr Opin Crit Care. 2004;10(2):110-5.

274. Twilt M, Benseler SM. CNS vasculitis in children. Mult Scler Relat Disord. 2013;2(3):162-71.

275. Hochberg MC. Updating the American College of Rheumatology revised criteria for the classification of systemic lupus erythematosus. Arthritis Rheum. 1997;40(9):1725.

276. Klein-Gitelman M, Reiff A, Silverman ED. Systemic lupus erythematosus in childhood. Rheum Dis Clin North Am. 2002;28(3):561-77, vi-vii.

277. The American College of Rheumatology nomenclature and case definitions for neuropsychiatric lupus syndromes. Arthritis Rheum. 1999;42(4):599-608.

278. Bertsias GK, Ioannidis JP, Aringer M, Bollen E, Bombardieri S, Bruce IN, et al. EULAR recommendations for the management of systemic lupus erythematosus with neuropsychiatric manifestations: report of a task force of the EULAR standing committee for clinical affairs. Ann Rheum Dis. 2010;69(12):2074-82.

279. Benseler SM, Silverman ED. Neuropsychiatric involvement in pediatric systemic lupus erythematosus. Lupus. 2007;16(8):564-71.

280. Harel L, Sandborg C, Lee T, von Scheven E. Neuropsychiatric manifestations in pediatric systemic lupus erythematosus and association with antiphospholipid antibodies. J Rheumatol. 2006;33(9):1873-7.

281. Hiraki LT, Benseler SM, Tyrrell PN, Hebert D, Harvey E, Silverman ED. Clinical and laboratory characteristics and long-term outcome of pediatric systemic lupus erythematosus: a longitudinal study. J Pediatr. 2008;152(4):550-6.

282. Sibbitt WL Jr, Brandt JR, Johnson CR, Maldonado ME, Patel SR, Ford CC, et al. The incidence and prevalence of neurop-

sychiatric syndromes in pediatric onset systemic lupus erythematosus. J Rheumatol. 2002;29(7):1536-42.

283. Yu HH, Lee JH, Wang LC, Yang YH, Chiang BL. Neuropsychiatric manifestations in pediatric systemic lupus erythematosus: a 20-year study. Lupus. 2006;15(10):651-7.

284. Cervera R, Khamashta MA, Font J, Sebastiani GD, Gil A, Lavilla P, et al. Morbidity and mortality in systemic lupus erythematosus during a 10-year period: a comparison of early and late manifestations in a cohort of 1,000 patients. Medicine. 2003;82(5):299-308.

285. Husebye ES, Sthoeger ZM, Dayan M, Zinger H, Elbirt D, Levite M, et al. Autoantibodies to a NR2A peptide of the glutamate/NMDA receptor in sera of patients with systemic lupus erythematosus. AnnRheum Dis. 2005;64(8):1210-3.

286. Omdal R, Brokstad K, Waterloo K, Koldingsnes W, Jonsson R, Mellgren SI. Neuropsychiatric disturbances in SLE are associated with antibodies against NMDA receptors. Eur J Neurol. 2005;12(5):392-8.

287. Abreu MR, Jakosky A, Folgerini M, Brenol JC, Xavier RM, Kapczinsky F. Neuropsychiatric systemic lupus erythematosus: correlation of brain MR imaging, CT, and SPECT. Clin Imaging. 2005;29(3):215-21.

288. Sibbitt WL Jr, Sibbitt RR, Brooks WM. Neuroimaging in neuropsychiatric systemic lupus erythematosus. Arthritis Rheum. 1999;42(10):2026-38.

289. Appenzeller S, Rondina JM, Li LM, Costallat LT, Cendes F. Cerebral and corpus callosum atrophy in systemic lupus erythematosus. Arthritis Rheum. 2005;52(9):2783-9.

290. Asherson RA. The primary, secondary, catastrophic, and seronegative variants of the antiphospholipid syndrome: a personal history long in the making. Semin Thromb Hemost. 2008;34(3):227-35.

291. Avcin T, Cimaz R, Silverman ED, Cervera R, Gattorno M, Garay S, et al. Pediatric antiphospholipid syndrome: clinical and immunologic features of 121 patients in an international registry. Pediatrics. 2008;122(5):e1100-7.

292. Gomez-Puerta JA, Martin H, Amigo MC, Aguirre MA, Camps MT, Cuadrado MJ, et al. Long-term follow-up in 128 patients with primary antiphospholipid syndrome: do they develop lupus? Medicine. 2005;84(4):225-30.

293. Berman H, Rodriguez-Pinto I, Cervera R, Gregory S, de Meis E, Rodrigues CE, et al. Pediatric catastrophic antiphospholipid syndrome: descriptive analysis of 45 patients from the "CAPS Registry". Autoimmun Rev. 2014;13(2):157-62.

294. Miyakis S, Lockshin MD, Atsumi T, Branch DW, Brey RL, Cervera R, et al. International consensus statement on an update of the classification criteria for definite antiphospholipid syndrome (APS). J Thromb Haemost. 2006;4(2):295-306.

295. Aguiar CL, Soybilgic A, Avcin T, Myones BL. Pediatric antiphospholipid syndrome. Curr Rheumatol Rep. 2015;17(4):27.

296. Avcin T, Silverman ED. Antiphospholipid antibodies in pediatric systemic lupus erythematosus and the antiphospholipid syndrome. Lupus. 2007;16(8):627-33.

297. Erkan D, Lockshin MD. Antiphospholipid syndrome. Curr Opin Rheumatol. 2006;18(3):242-8.

298. Male C, Lechner K, Eichinger S, Kyrle PA, Kapiotis S, Wank H, et al. Clinical significance of lupus anticoagulants in children. J Pediatr. 1999;134(2):199-205.

299. Mora P, Menozzi C, Orsoni JG, Rubino P, Ruffini L, Carta A. Neuro-Behcet's disease in childhood: a focus on the neuro-ophthalmological features. Orphanet J Rare Dis. 2013;8:18.

Capítulo 22

300. Akman-Demir G, Serdaroglu P, Tasci B. Clinical patterns of neurological involvement in Behcet's disease: evaluation of 200 patients. The Neuro-Behcet Study Group. Brain. 1999;122 (Pt 11):2171-82.

301. Kidd D, Steuer A, Denman AM, Rudge P. Neurological complications in Behcet's syndrome. Brain. 1999;122 (Pt 11):2183-94.

302. Gallucci M, Smith JD, Limbucci N, Rossi A, Demaerel P, Krings T, et al. Pediatric Inflammatory Diseases. Part IV: Miscellaneous, Reye, PRES, Sarcoidosis. Neuroradiol J. 2012;25(6):725-38.

303. Criteria for diagnosis of Behcet's disease. International Study Group for Behcet's Disease. Lancet. 1990;335(8697):1078-80.

304. Ozen S, Ruperto N, Dillon MJ, Bagga A, Barron K, Davin JC, et al. EULAR/PReS endorsed consensus criteria for the classification of childhood vasculitides. Ann Rheum Dis. 2006;65(7):936-41.

305. Al-Araji A, Kidd DP. Neuro-Behcet's disease: epidemiology, clinical characteristics, and management. Lancet Neurol. 2009;8(2):192-204.

306. Milman N, Hoffmann AL, Byg KE. Sarcoidosis in children. Epidemiology in Danes, clinical features, diagnosis, treatment and prognosis. Acta Paediatr. 1998;87(8):871-8.

307. Baumann RJ, Robertson WC Jr. Neurosarcoid presents differently in children than in adults. Pediatrics. 2003;112(6 Pt 1):e480-6.

308. Nozaki K, Scott TF, Sohn M, Judson MA. Isolated neurosarcoidosis: case series in 2 sarcoidosis centers. Neurologist. 2012;18(6):373-7.

309. Marangoni S, Argentiero V, Tavolato B. Neurosarcoidosis. Clinical description of 7 cases with a proposal for a new diagnostic strategy. J Neurol. 2006;253(4):488-95.

310. Zajicek JP, Scolding NJ, Foster O, Rovaris M, Evanson J, Moseley IF, et al. Central nervous system sarcoidosis--diagnosis and management. QJM. 1999;92(2):103-17.

311. Dale JC, O'Brien JF. Determination of angiotensin-converting enzyme levels in cerebrospinal fluid is not a useful test for the diagnosis of neurosarcoidosis. Mayo Clin Proc. 1999;74(5):535.

312. Chapelon C, Ziza JM, Piette JC, Levy Y, Raguin G, Wechsler B, et al. Neurosarcoidosis: signs, course and treatment in 35 confirmed cases. Medicine. 1990;69(5):261-76.

313. Doolittle DA, Lehman VT, Schwartz KM, Wong-Kisiel LC, Lehman JS, Tollefson MM. CNS imaging findings associated with Parry-Romberg syndrome and en coup de sabre: correlation to dermatologic and neurologic abnormalities. Neuroradiology. 2015;57(1):21-34.

314. Duymaz A, Karabekmez FE, Keskin M, Tosun Z. Parry-Romberg syndrome: facial atrophy and its relationship with other regions of the body. Ann Plast Surg. 2009;63(4):457-61.

315. El-Kehdy J, Abbas O, Rubeiz N. A review of Parry-Romberg syndrome. J Am Acad Dermatol. 2012;67(4):769-84.

316. Longo D, Paonessa A, Specchio N, Delfino LN, Claps D, Fusco L, et al. Parry-Romberg syndrome and Rasmussen encephalitis: possible association. Clinical and neuroimaging features. J Neuroimaging. 2011;21(2):188-93.

317. Stone J. Parry-Romberg syndrome: a global survey of 205 patients using the Internet. Neurology. 2003;61(5):674-6.

318. Tollefson MM, Witman PM. En coup de sabre morphea and Parry-Romberg syndrome: a retrospective review of 54 patients. J Am Acad Dermatol. 2007;56(2):257-63.

319. Kuemmerle-Deschner JB. CAPS - pathogenesis, presentation and treatment of an autoinflammatory disease. Semin Immunopathol. 2015;37(4):377-85.

320. Goldbach-Mansky R. Current status of understanding the pathogenesis and management of patients with NOMID/CINCA. Curr Rheumatol Rep. 2011;13(2):123-31.

321. Deiva K, Mahlaoui N, Beaudonnet F, de Saint Basile G, Caridade G, Moshous D, et al. CNS involvement at the onset of primary hemophagocytic lymphohistiocytosis. Neurology. 2012;78(15):1150-6.

322. Horne A, Trottestam H, Arico M, Egeler RM, Filipovich AH, Gadner H, et al. Frequency and spectrum of central nervous system involvement in 193 children with haemophagocytic lymphohistiocytosis. Br J Haematol. 2008;140(3):327-35.

323. Yang S, Zhang L, Jia C, Ma H, Henter JI, Shen K. Frequency and development of CNS involvement in Chinese children with hemophagocytic lymphohistiocytosis. Pediatr Blood Cancer. 2010;54(3):408-15.

capítulo 23

▸ Paulo Breno Noronha Liberalesso
▸ Alfredo Löhr Júnior

Síndromes Neurocutâneas

■ INTRODUÇÃO

As síndromes neurocutâneas, previamente conhecidas como facomatoses, são doenças em que alterações cutâneas típicas se associam a manifestações neurológicas.[1] Trata-se de um grupo heterogêneo de doenças sistêmicas cujas condições individuais resultam de alterações nos folhetos embrionários (ectoderma, mesoderma e, mais raramente, endoderma).[2]

Embora a maioria das síndromes neurocutâneas tenha expressão fenotípica variável, alguns aspectos clínicos costumam ser comuns a quase todas essas doenças, como a presença de lesões cutâneas hipo ou hiperpigmentadas, lesões displásicas hamartomatosas, tumores benignos ou malignos derivados de células embrionárias e uma grande variedade de malformações e displasias congênitas de órgãos.[3]

O termo facomatose foi utilizado pela primeira vez por Van der Hoeve em 1923, para descrever uma lesão "em lente" encontrada na retina de pacientes com esclerose tuberosa. Com o passar dos anos, demonstrou-se que essa lesão retiniana ocorria em poucos pacientes e somente em algumas síndromes neurocutâneas. Dessa forma, o termo facomatose foi sendo gradativamente substituído por síndromes neurocutâneas.[4,5]

■ NEUROFIBROMATOSE

A neurofibromatose é uma doença de grande variabilidade fenotípica, que se apresenta clinicamente como neurofibromatose tipo 1 (NF1), também denominada forma clássica ou periférica, e neurofibromatose tipo 2 (NF2) ou forma central.[1]

Neurofibromatose tipo 1

O primeiro relato de um paciente com NF1 data de 1768. Esse indivíduo apresentava neurofibromas cutâneos múltiplos e teria herdado a doença do pai. Contudo, somente em 1882, Friedrich Daniel von Recklinghausen descreveu clinicamente a doença de forma praticamente completa.[4]

A NF1 é a mais frequente das síndromes neurocutâneas, podendo englobar manifestações de pele, neurológicas, ósseas, oftalmológicas, entre outras menos frequentes. Embora os critérios diagnósticos sejam bem estabelecidos (Tabela 23.1), há significativa variabilidade clínica e de gravidade entre indivíduos de uma mesma família e de famílias diferentes.[4-7]

A NF1 pode acometer pessoas de ambos os sexos e de todas as etnias, sendo sua incidência estimada em um caso para cada 3 mil indivíduos.[8] Ocorre por mu-

---

Tabela 23.1 Critérios diagnósticos da NF1.[9] Presença de dois ou mais dos seguintes achados:

- Seis ou mais manchas café com leite maiores que 0,5 cm de diâmetro (pré-púberes) e maiores que 1,5 cm (pós-púberes)
- Dois ou mais neurofibromas ou um neurofibroma plexiforme
- Sardas (efélides) na região axilar ou inguinal
- Glioma de nervo óptico
- Dois ou mais nódulos de Lisch
- Lesões ósseas características (displasia do esfenoide ou pseudoartrose de tíbia)
- Um parentes de primeiro grau (pais, irmãos ou filhos) com diagnóstico de NF1 definido pelos critérios anteriores

tações no gene *NF1*, situado no cromossomo 17q11.2, responsável pela codificação da síntese da neurofibromina, proteína com ação de supressão tumoral por ação no protoncogene *RAS*. Apresenta herança autossômica dominante, porém 50% dos casos ocorrem por mutações *de novo* e há grande variabilidade fenotípica entre os afetados.[2]

As manchas hiperpigmentadas café com leite (Figura 23.1A) ocorrem em, aproximadamente, 95% dos pacientes com NF1, têm coloração acastanhada, forma arredondada ou ovalada, podendo estar presentes ao nascimento ou não. As manchas café com leite tendem a ser a primeira manifestação da doença na imensa maioria dos casos. Embora possam aumentar em número e tamanho durante toda a vida, esse comportamento geralmente predomina nos primeiros cinco a sete anos. É importante lembrar que nem todos os pacientes com NF1 apresentam manchas café com leite.[10,11] Outras lesões cutâneas são as efélides axilares (Figura 23.1B) ou inguinais, em geral presentes a partir de 3 a 5 anos de idade. Manchas hipopigmentadas também podem estar presentes.[2]

Os neurofibromas cutâneos ou subcutâneos (Figura 23.1C) são tumores displásicos, constituídos por células de Schwann, fibroblastos, mastócitos, melanócitos, axônios e vasos sanguíneos, de textura amolecida à palpação, podendo ser únicos ou ocorrer em grande número distribuídos por todo o corpo. De modo geral, são mais frequentes no tronco do que nos membros e a pele que os recobre pode ter coloração normal, ser discretamente acastanhada ou violácea. Em geral, aparecem após a primeira década de vida e, clinicamente, há prurido e parestesias nas lesões subcutâneas.[4,10,11] Esses tumores podem atingir grandes volumes, sendo então denominados plexiformes (Figuras 23.1D e E), cuja histologia é bastante semelhante à dos neurofibromas cutâneos, contudo contêm maior quantidade de matriz extracelular.[11] Clinicamente podem se manifestar com dor neuropática e déficit neurológico por compressão de nervos periféricos ou da medula espinal e sua transformação em tumor maligno da bainha do nervo periférico ocorre em cerca de 10% dos pacientes.[2]

Quanto às manifestações oftalmológicas, a NF1 pode afetar a íris, a retina e o nervo óptico. Os nódulos de Lisch (Figura 23.1F) foram descritos em 1937 e correspondem à mais frequente manifestação oftalmológica dessa doença. Esses nódulos são formações hamartomatosas, constituídas basicamente por proliferação anormal de melanócitos e fibroblastos, assintomáticos, com bordos bem definidos, de aspecto arredondado, na superfície da íris, cuja coloração varia entre transparente, amarelo-claro e marrom, podendo ser bilaterais. Os nódulos de Lisch não afetam a visão e habitualmente surgem em algum momento da adolescência.[4,10,11]

Os gliomas ópticos (astrocitomas pilocíticos grau I) são observados em, aproximadamente, 15% dos pacientes com NF1, frequentemente bilaterais, costumam envolver o quiasma óptico e podem se estender em direção ao hipotálamo ou mesmo pelo trato óptico (Figura 23.1G). Diferentemente dos nódulos de Lisch, os gliomas ópticos costumam provocar sintomas como diminuição da acuidade visual e defeitos de campo visual. Raramente esses tumores podem apresentar progressão e provocar quadros neurológicos de hipertensão intracraniana. Sabidamente, os gliomas de nervo óptico diagnosticados antes dos 6 anos de idade tendem a apresentar prognóstico mais reservado do que quando diagnosticados posteriormente.[11] Embora não seja um achado clínico habitual, ptose congênita já foi descrita em crianças com NF1, sem relação com outras doenças do sistema oftalmológico.[4,11]

Quanto ao sistema esquelético, as principais alterações são hipoplasia da asa maior do esfenoide, hipoplasia da mandíbula, escoliose (geralmente mais pronunciada na coluna dorsal inferior), cifoescoliose, anomalias da coluna cervical e da transição cérvico-occipital, erosão de corpos vertebrais, geno valgo e varo, tórax escavado e pseudoartrose de ossos longos (pseudoartrose da tíbia e/ou fíbula é considerada a forma mais frequente, embora rádio e ulna possam ser afetados), neoplasias ósseas e proliferação óssea subperiostal. Desmineralização e tumores ósseos podem provocar dor e fraturas espontâneas. Em casos bastante raros, pode-se observar hipoplasia ou hiperplasia de membros. Na calota craniana, falhas do desenvolvimento ósseo podem provocar o surgimento de lacunas ósseas, particularmente nas proximidades da sutura lambdoide.[6,10,11]

A NF1 é uma doença sistêmica, de modo que outras manifestações clínicas podem incluir hipotonia, alteração da coordenação motora, macrocefalia (ocorre em metade dos casos e não se associa a nenhuma anormalidade estrutural do cérebro), baixa estatura (geralmente não relacionada a disfunções hormonais e ocorre em 30% dos pacientes), puberdade precoce ou tardia (particularmente em pacientes com tumores de vias ópticas), epilepsia (em 7% dos indivíduos) e enxaqueca.[12]

Hipertensão arterial sistêmica, principalmente quando em crianças, pode sugerir estenose da artéria renal. Displasia das artérias renais, da aorta, das carótidas e de seus ramos também é descrita em pacientes com NF1 (Figura 23.1H). Além disso, 5% dos indivíduos com NF1 apresentam vasculopatia intracraniana, podendo apresentar o padrão moyamoya, aneurismas ou malformações vasculares.[13]

Tumores intestinais (neurofibromas ou ganglioneuromas) podem provocar hemorragia digestiva bai-xa. É importante lembrar que outros tumores como o de Wilms, tumores de mediastino, feocromocitoma e leucemias são consistentemente mais frequentes em pacientes com NF1 do que na população geral.[4-6,10,9]

Distúrbios cognitivos são frequentes, incluindo deficiência intelectual, déficits visuoespaciais, trans-

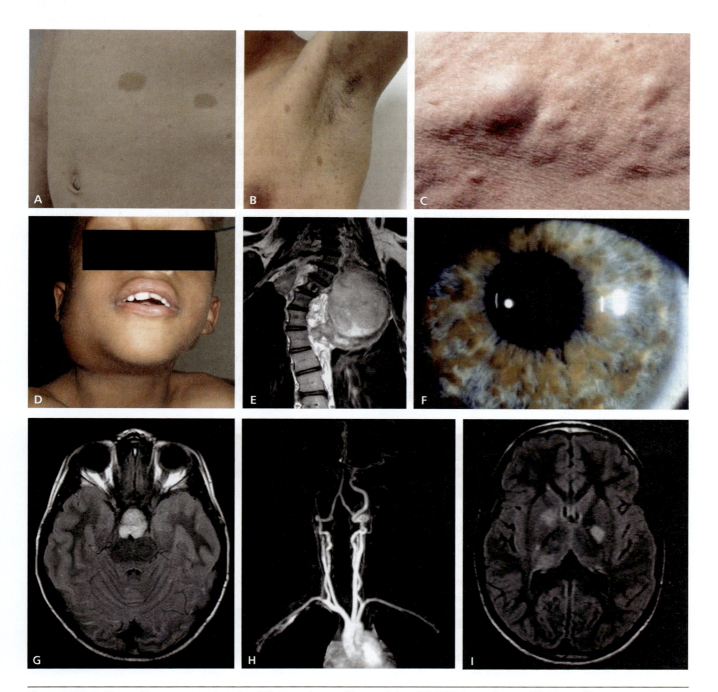

Figura 23.1 Neurofibromatose tipo 1 – (A) Manchas café com leite. (B) Efélides axilares. (C) Neurofibromas cutâneos. (D) Neurofibroma plexiforme em região cervical. (E) Neurofibroma plexiforme paravertebral; (F) Nódulos de Lisch. (G) Tumor na topografia do quiasma óptico, com hipersinal homogêneo em FLAIR, sugestivo de glioma de vias ópticas. (H) Redução de calibre da artéria carótida interna direita, evidenciando vasculopatia. (I) Áreas de vacuolização da mielina.

Tratado de Neurologia Infantil

torno do espectro autista, distúrbios de linguagem e de comportamento. Distúrbios de aprendizagem e transtorno do déficit de atenção e hiperatividade ocorrem em mais da metade dos pacientes.[2,14]

Tumores comprometendo cerebelo, tronco encefálico e supratentoriais são relativamente frequentes. Como em sua maioria são assintomáticos, procedimentos de biópsia e ressecções cirúrgicas devem ser avaliados com cautela. O surgimento de sintomas (por exemplo, decorrentes de compressão de estruturas encefálicas nobres), assim como evidências radiológicas de crescimento ou de malignização da lesão, justificaria a abordagem cirúrgica.

O diagnóstico da NF1 baseia-se em critérios clínicos e de imagem (Tabela 23.1). A pesquisa da mutação genética é indicada em ocasiões excepcionais, como no primeiro caso da família ou em quadros segmentares.[2] O seguimento de crianças com NF1 é necessário para diagnosticar e tratar precocemente complicações (Tabela 23.2). Crianças de até 3 anos de idade devem ser avaliadas duas a três vezes ao ano, enquanto pacientes maiores podem ser avaliados anualmente.

A realização de neuroimagem é desnecessária em pacientes assintomáticos, sendo frequente a visualização de lesões sem correlação clínica, principalmente áreas de hipersinal em T2 em núcleos da base, hipotálamo, tronco encefálico e cerebelo, sem realce com contraste (Figura 23.1I). Antigamente denominados *unidentified bright objects* (UBOs), atualmente são considerados áreas de vacuolização da mielina. Tais alterações estão pre-

sentes em até 75% dos pacientes e são mais frequentes em crianças menores de 7 anos de idade.[15]

Embora menos de 50% dos casos esporádicos de NF1 sejam diagnosticados no primeiro ano de vida, 97% o são aos 8 anos e 100%, na segunda década de vida.[16] Portanto, são essenciais a história familiar e o exame físico dos pais para identificar manifestações sugestivas da doença. Na ausência de história familiar positiva, crianças com múltiplas manchas café com leite, sem outros achados clínicos, devem ser monitorizadas para diagnóstico diferencial com NF2, NF1 segmentar/mosaico, síndrome de Watson, associação NF1 e síndrome de Noonan, síndrome de Leopard e síndrome de McCune-Albright, entre outras. Manchas café com leite também podem estar presentes em pequena quantidade (até duas) em cerca de 10% da população geral.[17]

Fundamentalmente, o tratamento visa ao aconselhamento genético e ao tratamento clínico e/ou cirúrgico das complicações da doença. A expectativa de vida dos pacientes com NF1 é cerca de 15 anos menor do que a da população em geral, sendo os tumores a principal causa de óbito.[10,14] Embora a evolução da síndrome seja bastante variável, praticamente todos os pacientes e suas famílias apresentam significativo comprometimento da qualidade de vida, particularmente pela incerteza quanto à evolução da doença.

Neurofibromatose tipo 2

A NF2 é significativamente mais rara que a NF1, com incidência estimada de um caso para cada 25 mil

---

Tabela 23.2 Avaliação inicial e seguimento dos pacientes com NF1.[18]

Avaliação inicial

- Anamnese com atenção particular para as características da NF1
- Exame físico detalhado*, com ênfase nos sistemas nervoso, cardiovascular, musculoesquelético e pele
- Avaliação do desenvolvimento neurológico
- Avaliação oftalmológica, incluindo o exame da íris com lâmpada de fenda
- A solicitação de exames complementares é direcionada pelos sinais e sintomas do paciente
- Encaminhamento para avaliação com geneticista

Seguimento

- Exame físico*
- Avaliação do desenvolvimento neurológico e vigilância do desempenho escolar
- Avaliação oftalmológica (anual até os 7 anos de idade; com menor periodicidade após)
- A solicitação de exames complementares é direcionada pelos sinais e sintomas do paciente
- Anormalidades de sistemas específicos devem ser acompanhadas por especialistas (p. ex., hipertensão arterial pelo cardiologista e alterações musculoesqueléticas pelo ortopedista)

* Antropometria (peso, estatura e perímetro cefálico), análise do desenvolvimento puberal e aferição da pressão arterial.

indivíduos.[19] É uma doença autossômica dominante, causada por mutações do gene *NF2*, localizado no cromossomo 22q12.2, e que codifica a síntese da proteína merlina ou shwannomina, com ação supressora de tumores. Assim como na NF1, aproximadamente metade dos pacientes não tem história familiar, ou seja, cerca de 50% dos casos decorrem de mutações *de novo*.

Na NF2, há predisposição ao surgimento de tumores no sistema nervoso central (SNC) e no periférico (SNP), como schwannomas vestibulares, meningiomas, gliomas e ependimomas (Figura 23.2). A manifestação mais frequente da doença são schwannomas vestibulares, que estão presentes em mais de 95% dos casos. Seu crescimento é mais acelerado em indivíduos mais jovens, mas esse comportamento é variável, podendo aumentar de volume durante toda a vida em alguns casos.[19,21]

Os sintomas mais comuns incluem perda auditiva uni ou bilateral, zumbido e alteração do equilíbrio. Conforme a evolução da doença, podem surgir alterações visuais, crises epilépticas e sinais de compressão da medula espinal. Manchas café com leite podem ser encontradas em até 50% dos casos, mas são sempre poucas, geralmente não ultrapassando o número de quatro (raramente acima de seis).[1] De forma semelhante, neurofibromas periféricos podem ocorrer em pequeno número. O diagnóstico da NF2 baseia-se em critérios clínicos e de imagem (Tabela 23.3).

A grande variação fenotípica da doença torna o tratamento individualizado e dirigido aos sinais e sintomas predominantes. Os tumores do SNC e SNP, quando sintomáticos, podem ter indicação de remoção cirúrgica. Nos pacientes em que o schwannoma vestibular provoca perda auditiva progressiva e irreversível, o tratamento cirúrgico deve sempre ser considerado.[4,20]

ESCLEROSE TUBEROSA

O primeiro caso relatado na literatura de esclerose tuberosa (ET) data de 1862 e é creditado à Von Recklinghausen. Mas foi Bourneville quem descreveu de forma completa a associação entre deficiência intelectual, epilepsia e túberes corticais e subependimários. Contudo, deve-se à Heinrich Vogt, em 1908, a descrição clássica da tríade da ET, constituída por deficiência intelectual, epilepsia e "adenomas sebáceos" na face.[4,5]

A ET está entre as síndromes neurocutâneas mais frequentes, com incidência estimada em um caso para cada 6 mil a 10 mil habitantes.[21] Pode acometer pessoas de ambos os sexos e todas as etnias, já tendo sido descrita em todos os continentes. Sua transmissão é autossômica dominante com penetrância completa, mas com expressão fenotípica muito variável. Cerca de 65% dos casos ocorrem por mutações *de novo*.[22]

Pode ser causada por mutações em um dos seguintes genes supressores de tumores: *TSC1*, localizado no cromossomo 9q34.13 e que codifica a síntese da hamartina, e *TSC2*, localizado no cromossomo 16p13.3 e que codifica a síntese da tuberina. Mutações do gene

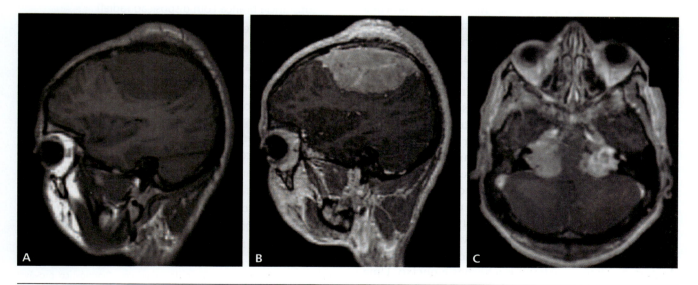

Figura 23.2 Neurofibromatose tipo II – Imagens de RM de crânio. (A) Imagem sagital ponderada em T1, na qual se observa meningioma na convexidade do hemisfério cerebral esquerdo (lesão com isossinal em T1). (B) Após a injeção de gadolínio, nota-se intenso realce da lesão. (C) Presença de schwannoma bilateral, com intenso realce após a injeção de contraste.

Tratado de Neurologia Infantil

Tabela 23.3 Critérios diagnósticos da NF2.

NF2 confirmada

Presença de schwannoma vestibular bilateral; ou

Parente de primeiro grau com NF2 e

- Schwannomavestibular unilateral ou
- Pelo menos dois dos seguintes itens: meningioma, schwannoma, glioma, neurofibroma, catarata subcapsular posterior

NF2 provável

Schwannoma vestibular unilateral e pelo menos dois dos seguintes itens: meningioma, schwannoma, glioma, neurofibroma, catarata subcapsular posterior; ou

Múltiplos meningiomas (dois ou mais) e

- Schwannoma vestibular unilateral ou
- Pelo menos dois dos seguintes itens: schwannoma, glioma, neurofibroma, catarata subcapsular posterior

TSC2 são responsáveis por cerca de 70% dos casos.[21,24] Entretanto, um teste genético normal não exclui ET, pois em 10% a 25% dos pacientes não é possível identificar mutação patogênica.[22]

A ET caracteriza-se fundamentalmente por hamartomas multissistêmicos, que são lesões bem delimitadas de células displásicas com tendência a crescimento excessivo. O diagnóstico baseia-se em critérios clínicos e de imagem (Tabela 23.4) revisados em 2012.[22] A tríade clássica de Vogt ocorre em apenas 30% dos pacientes.[24]

As máculas hipocrômicas (Figura 23.3A) estão presentes em mais de 90% dos pacientes, são geralmente descritas como em forma de "folha", têm contornos irregulares, estão presentes ao nascimento e podem aumentar em tamanho e número principalmente nos primeiros dois anos de vida. Na quase totalidade dos pacientes são essas lesões que aventam a hipótese de ser diagnóstico de ET. Em recém-nascidos, porém, pode ser difícil visualizar tais lesões, sendo indicada avaliação dermatológica com luz ultravioleta (lâmpada de Wood) sempre que se suspeitar delas.[24] Manchas café com leite e mechas de cabelo branco podem ocorrer em uma pequena parcela de pacientes.[21,23,26]

Na realidade, os "adenomas sebáceos" são angiofibromas e, dessa forma, não se deve utilizar a primeira terminologia (Figura 23.3B). Costumam surgir em idade pré-escolar como pápulas avermelhadas, inicialmente nas asas do nariz, posteriormente evoluindo para as regiões malares, bochechas e queixo. Uma forma variante dos angiofibromas são as placas fibrosas, lesões elevadas e de coloração acastanhada, que surgem geralmente antes da idade escolar e costumam apresentar crescimento muito lento.[21,23,25]

Tabela 23.4 Critérios diagnósticos da ET*.[22]

Critérios maiores

- Angiofibromas faciais (mais de três) ou placa fibrosa na fronte
- Fibromas ungueais (mais de dois)
- Máculas hipomelanocíticas (mais de três, com, no mínimo, 5 mm de diâmetro)
- Placa de chagrém
- Múltiplos hamartomas retinianos nodulares
- Displasias corticais (túberes ou linhas de migração na substância branca com disposição radial)
- Nódulos subependimários
- Astrocitoma subependimário de células gigantes
- Rabdomioma cardíaco
- Linfangioleiomiomatose¶
- Angiomiolipomas renais (mais de dois)¶

Critérios menores

- Lesões "em confete" na pele
- Múltiplas manchas no esmalte dentário (mais de três)
- Fibromas intraorais (mais de dois)
- Hamartoma de localização não renal
- Mancha acrômica em retina
- Cistos renais múltiplos

* O diagnóstico é considerado definitivo na presença de dois critérios maiores ou um critério maior e dois menores. Diagnóstico provável na presença de um critério maior e um critério menor. Diagnóstico suspeito na presença de um critério maior ou dois critérios menores.
¶ A combinação de linfangioleiomiomatose e angiomiolipomas sem quaisquer outras características de ET não é considerada um diagnóstico definitivo.

884 | Seção 3 ■ Doenças e Síndromes Neurológicas

As placas de chagrém (Figura 23.3C) são fibromas dérmicos de contornos irregulares, discretamente elevados, com coloração semelhante à pele e que se localizam no tronco, preferencialmente no dorso da região lombossacra. Cerca de 20% a 30% dos pacientes podem apresentar máculas hipocrômicas múltiplas e pequenas (lesões em confete).[23]

Os fibromas ungueais e periungueais, também conhecidos como tumores de Koënen, ocorrem em torno de 20% desses pacientes, mais frequentemente em adultos do que em crianças, e caracterizam-se por nódulos de consistência endurecida que se formam ao lado das unhas.[23]

Há uma grande diversidade quanto às manifestações neurológicas na ET, havendo de crianças cognitivamente normais até aquelas com deficiência intelectual profunda. Cerca de 45% a 65% das crianças com ET apresentam algum grau de deficiência intelectual. A epilepsia não é por si só a causa do comprometimento intelectual, mas praticamente todas as crianças com ET e formas graves de epilepsia desenvolverão deficiência intelectual em grau moderado a grave. Epilepsia ocorre em 75% a 90% dos casos, podendo ocorrer crises parciais, generalizadas e síndrome de West. Quanto mais precoce o início das crises, maior a morbidade neurológica. Quanto à semiologia das crises, já foram descritas crises tônicas, clônicas, tônico-clônicas, atônicas, mioclônicas, astáticas e crises de ausência atípica.

Distúrbios de comportamento e doenças psiquiátricas são observados em uma parcela significativa desses pacientes, destacando-se o transtorno do espectro autista, o transtorno do déficit de atenção e hiperatividade, transtornos de ansiedade, transtorno opositivo-desafiador e agressividade.[21,23]

As principais displasias corticais são os túberes, presentes em 90% dos casos,[22] visualizados à RM de crânio com hipersinal em T2 e FLAIR na região subcortical adjacente a estes (Figura 23.3D), podendo haver calcificação associada e raramente realce com contraste. O túber pode ter epileptogenicidade intrínseca, de modo que em casos de epilepsia clinicamente refratária a remoção cirúrgica dessa lesão pode reduzir a frequência e intensidade das crises.[4,23] Outras displasias são os nódulos subependimários (Figura 23.3E) e os astrocitomas subependimários de células gigantes (SEGA), visualizados à RM de crânio principalmente ao longo do sulco talamocaudado (Figura 23.3F). Os SEGA estão presentes em 15% dos pacientes com ET, podendo cursar com hidrocefalia obstrutiva secundária à obstrução do forame de Monro em 5% dos casos.[2,5]

A manifestação cardíaca mais frequente é o rabdomioma, que, embora seja frequentemente assintomático, em determinados pacientes, pode desencadear arritmias, tromboembolismo cerebral e disfunção valvular. Outros tumores cardíacos também relatados são mixoma, teratoma cístico e lipoma, também geralmente assintomáticos. Há certa tendência de que essas lesões cardíacas regridam de tamanho com o passar dos anos.[26]

Em torno de metade dos pacientes com ET, pode-se encontrar hamartomas de retina em forma de placa (anteriormente denominados facomas). Embora a maior parte seja assintomática, hamartomas volumosos podem provocar perda da acuidade visual, alteração de campos visuais, escotomas, hemorragias e descolamento da retina.[4,23,26]

A manifestação renal mais comum na ET são angiomiolipomas, tumores de histologia benigna constituídos basicamente por tecidos vascular, adiposo e muscular, habitualmente assintomáticos, geralmente múltiplos e bilaterais e que costumam surgir após a pré-adolescência. Cistos renais também podem ser encontrados frequentemente. Nos raros casos em que essas lesões renais manifestam-se com hematúria, dor abdominal, sangramento retroperitoneal e obstrução renal, o tratamento cirúrgico deve ser considerado.[26]

Comprometimento pulmonar é considerado raro na ET, sendo de quatro a cinco vezes mais frequente no sexo feminino. A lesão mais comum é a linfangioleiomiomatose progressiva que tende a surgir após a terceira ou quarta década de vida.[26]

Pequenas e numerosas depressões no esmalte dentário, hiperplasia e fibromas gengivais, úvula bífida, fendas palatina e labial, macroglossia e cistos ósseos (principalmente em falanges dos dedos de mãos e pés) também são descritos em pacientes com ET.[23]

O tratamento é individualizado e dirigido às manifestações clínicas específicas, sendo essencial o seguimento adequado dos pacientes com ET (Tabela 23.5).

Os angiofibromas, quando numerosos ou volumosos, podem ser tratados cirurgicamente. Há estudos promissores sobre o uso tópico de rapamicina no tratamento das lesões cutâneas.[27] Os astrocitomas de células gigantes são tratados cirurgicamente quando apresentam manifestações neurológicas por compressão de estruturas encefálicas, hidrocefalia ou crescimento rápido. Em 2010 foi aprovado pela Food and Drug Administration o uso de everolimo no tratamento do astrocitoma de células gigantes, havendo estudos que documentam a redução de volume do tumor de forma sustentada. A dose de everolimo baseia-se na

Tratado de Neurologia Infantil

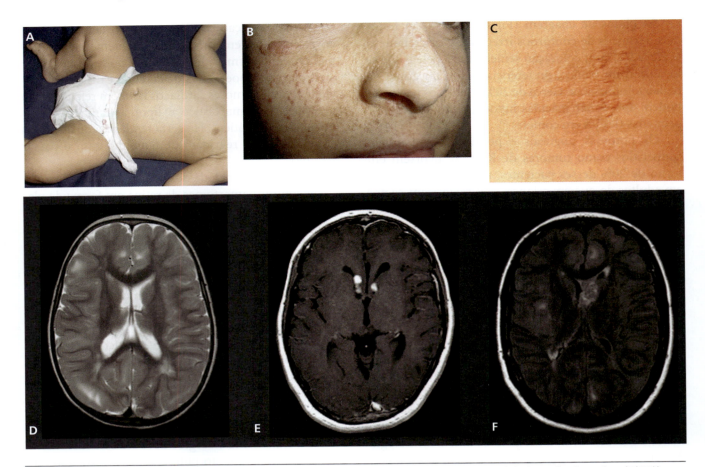

Figura 23.3 Esclerose tuberosa. (A) Manchas hipocrômicas. (B) Angiofibromas faciais. (C) Placa de chagrém. (D) Túberes corticais. (E) Nódulos subependimários. (F) SEGA.

Tabela 23.5 Avaliação inicial e seguimento dos pacientes com ET.[28]

Avaliação inicial

- Anamnese e exame físico detalhados, com ênfase nas características da ET, incluindo inspeção detalhada da pele e dos dentes, além de aferição da pressão arterial
- Eletroencefalograma – no caso de estar anormal e, especialmente, se houver alterações neuropsiquiátricas associadas, considerar a realização de videoeletroencefalograma de 24h para avaliar a atividade epiléptica subclínica*
- IRM do encéfalo
- Avaliação oftalmológica
- Eletrocardiograma (todas as idades)
- Ecocardiograma para pacientes pediátricos (sobretudo para menores de 3 anos)
- Espirometria e TC de tórax de alta resolução para mulheres com mais de 18 anos, mesmo que assintomáticas. Para os homens, apenas quando houver sintomas
- Imagens da RM do abdome para avaliar a presença de angiomiolipomas e cistos renais
- Avaliação da função renal pela dosagem da creatinina sérica e cálculo da taxa de filtração glomerular
- Encaminhamento para avaliação com geneticista

(Continua)

Síndromes Neurocutâneas

Tabela 23.5 (*Continuação*) Avaliação inicial e seguimento dos pacientes com ET.[28]
Seguimento

- Avaliação anual quanto à presença de transtorno neuropsiquiátrico associado
- Imagens da RM do encéfalo a cada um ou três anos em indivíduos assintomáticos menores de 25 anos, para avaliar o possível surgimento de SEGA. Para os casos de SEGA assintomáticos diagnosticados na infância, deve-se manter a realização periódica de imagens de RM durante a vida adulta, para monitorar se haverá ou não crescimento
- Avaliação dentária a cada seis meses e radiografia panorâmica por volta dos 7 anos de idade (se não previamente realizada)
- Avaliação dermatológica anual
- Avaliação oftalmológica anual para pacientes com lesões oculares previamente identificadas ou sintomas visuais
- Ecocardiograma a cada um a três anos para pacientes assintomáticos com rabdomiomas cardíacos previamente documentados, até que ocorra a regressão completa destes. Avaliações mais frequentes ou outros métodos diagnósticos mais avançados podem ser necessários em indivíduos sintomáticos
- Pesquisa de angiomiolipomas renais e doença renal cística por imagens de RM de abdome a cada um a três anos em pacientes assintomáticos
- Avaliação anual da função renal pela dosagem da creatinina sérica e cálculo da taxa de filtração glomerular, além da medida da pressão arterial
- Pesquisa clínica (interrogatório direcionado) sobre sintomas pulmonares anualmente. TC de alta resolução do tórax a cada cinco a dez anos para mulheres assintomáticas com mais de 18 anos e a cada dois ou três anos em pacientes com alterações prévias
- Anormalidades de sistemas específicos devem ser acompanhadas por especialistas (p. ex., angiomiolipomas pelo nefrologista e rabdomiomas pelo cardiologista)

* Em lactentes, orientar os parentes para que reconheçam os espasmos da síndrome de West.

superfície corporal, devendo-se manter a concentração sérica entre 5 e 10 ng/mL.[29]

Quando sintomáticas, as lesões tumorais renais e cardíacas podem ser tratadas cirurgicamente. Mais recentemente, o tamoxifeno e a progesterona têm sido utilizados com sucesso em mulheres com ET e linfangioleiomiomatose pulmonar progressiva.[30]

■ SÍNDROME DE STURGE-WEBER

Embora a síndrome de Sturge-Weber (SSW) tenha sido pioneiramente relatada por Schirmer em 1860, foi somente em 1878 que Sturge descreveu suas características clínicas de forma mais detalhada, associando as alterações dermatológicas, neurológicas e oftálmicas. Dürck e Krabbe relataram calcificações no córtex cerebral subjacente à lesão da leptomeninge. Em 1922, Weber complementou a descrição da síndrome com os aspectos radiológicos característicos.[4,31,32]

Também conhecida como angiomatose encefalotrigeminal, trata-se de uma doença rara, com incidência de um caso para cada 50 mil nascidos vivos, ocorrendo de forma esporádica e com distribuição universal, acometendo todas as etnias.[1,15] É causada por mutações somáticas do gene *GNAQ*, localizado no cromossomo 9q21.[31]

Assim como ocorre com diversas outras síndromes neurocutâneas, a SSW tem apresentação fenotípica variada, sendo os achados mais característicos angioma facial plano (Figura 23.4A e B), com coloração vinhosa, acompanhando o trajeto do nervo trigêmeo, angiomatoses leptomeníngea e coroidal (ambas homolaterais), calcificações acompanhando os giros cerebrais adjacentes à angiomatose da leptomeninge (tendem a predominar no córtex posterior), alterações oftalmológicas, deficiência intelectual, atraso do desenvolvimento neurológico, déficits neurológicos focais e epilepsia.

O angioma facial na SSW geralmente é unilateral, podendo em casos menos típicos ser bilateral e, em casos raríssimos, estar ausente. Essa lesão normalmente ocupa a porção superior da face, respeita a linha média e não tem comportamento progressivo.

O mecanismo pelo qual o cálcio deposita-se acompanhando os giros cerebrais subjacentes à lesão da leptomeninge não é totalmente claro até o momento. Contudo, provavelmente, a lentificação do fluxo sanguíneo na região provocaria aumento da permeabilidade dos vasos, hipóxia tecidual local, formação de granulações e subsequente calcificação giriforme.[4,5,32]

Capítulo 23

887

A SSW pode cursar com hemangioma em lábios, gengiva, língua, vias aéreas superiores, membrana ocular coroidal, pescoço, couro cabeludo, tronco e membros. Há relatos de macrocefalia e assimetrias craniana e facial.[32] Glaucoma está presente em mais de metade dos casos, geralmente com apresentação unilateral, podendo ocorrer já ao nascimento ou surgir em diferentes momentos da vida. Quando não precoce e adequadamente tratado, pode provocar dor local intensa e perda da visão. Há relatos de heterocromia de íris, estrabismo, atrofia óptica e coloboma de íris. Pode haver também malformações dos sistemas urinário, cardíaco, pulmonar e gastrointestinal.[1]

A evolução com hemiplegia espástica e hemiatrofia corporal é considerada habitual na SSW, em razão do comprometimento cortical e subcortical adjacente à angiomatose da leptomeninge. Nos casos em que se identifica comprometimento em ambos os hemisférios cerebrais, há mais incidência de atraso de desenvolvimento neurológico e deficiência intelectual.[32]

Crises convulsivas podem surgir em qualquer momento da evolução da doença, mas aparentemente estão relacionadas à progressão do comprometimento do hemisfério cerebral adjacente à lesão meníngea.

A incidência de deficiência intelectual nas crianças com SSW é variável na literatura. Um estudo que acompanhou durante décadas indivíduos com SSW apontou que apenas 36% dos pacientes apresentavam deficiência intelectual ou inteligência limítrofe.[32]

Do ponto de vista psíquico, a maioria dos pacientes desenvolve problemas emocionais e comportamentais em algum momento da vida, como depressão, tendência a isolamento, transtornos de ansiedades e baixa autoestima. O comprometimento da qualidade de vida costuma ser marcante.

O diagnóstico baseia-se no quadro clínico. A presença exclusiva do nevo facial não é suficiente para o diagnóstico, pois somente 8% a 20% dos pacientes com angiomas vinho do porto podem ter sintomas neurológicos.[34] A radiografia de crânio pode demonstrar calcificações após o terceiro ano de vida, descritas como em trilho de trem. A TC de crânio evidencia calcificações intracranianas corticais parieto-occipitais com hipodensidade da substância branca subjacente. As imagens por RM de crânio demonstram hemiatrofia cerebral e proeminência do plexo coroide ipsilateral ao angioma meníngeo, mielinização acelerada e áreas de hipersinal em T2 e FLAIR no hemisfério alterado (Figura 23.4C).

O tratamento é dirigido aos sintomas específicos, podendo ser necessários fármacos antiepilépticos, medicações moduladoras de comportamento, terapias de reabilitação motora e terapia fonoaudiológica. Particularmente nos pacientes que evoluem com epilepsia clinicamente refratária, pode ser necessário tratamento cirúrgico. O tratamento com *laser* do angioma facial pode ser realizado para efeitos cosméticos e o acompanhamento oftalmológico regular é considerado fundamental na SSW, já que o glaucoma é frequente e pode ter evolução assintomática ou oligossintomática durante muito tempo.[4]

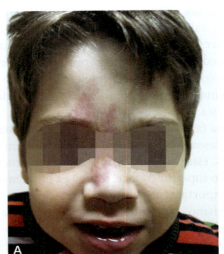 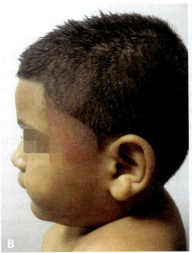 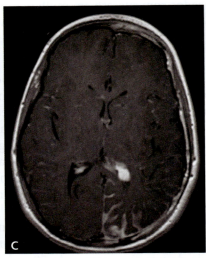

Figura 23.4 Síndrome de Sturge-Weber. (A e B) Hemangioma facial plano. Em ambos os pacientes, observa-se a típica distribuição dessa lesão na SSW, ou seja, no território de inervação do ramo oftálmico do nervo trigêmeo. (C) Imagens de RM de crânio do paciente B: imagem axial ponderada em T1, após infusão de gadolínio, em que se observa angioma leptomeníngeo occipital esquerdo associado à proeminência de plexo coroide ipsilateral.

Síndromes Neurocutâneas

■ SÍNDROME DE KLIPPEL-TRÉNAUNAY-WEBER

A síndrome de Klippel-Trénaunay-Weber (SKTW), também conhecida como angiomatose ósteo-hipertrófica, foi descrita pioneiramente em 1900 pelos médicos franceses Maurice Klippel e Paul Trénaunay. Sete anos mais tarde, Parkes Weber descreveu a presença de fístulas arteriovenosas na síndrome. Contudo, algumas décadas antes, Foucher (1850) e Devousges (1856) já haviam relatado pacientes com "membros hiperdesenvolvidos", lesões cutâneas e veias dilatadas. Erroneamente, no início do século XIX, acreditava-se que a dilatação das veias provocaria um aumento do aporte de sangue e de nutrientes, levando à formação de um membros anormalmente grande. Evidentemente, essa teoria não tem nenhuma sustentação científica e foi rejeitada já em 1858 por Chassaignac.[4,5]

A etiologia e a fisiopatologia da SKTW não são totalmente conhecidas, mas provavelmente tal síndrome decorra de mutações somáticas em genes codificadores de fatores da angiogênese durante o desenvolvimento embrionário.[4]

A tríade que define a SKTW é a de alterações cutâneas (nevo plano e angiomas unilaterais), alterações vasculares (dilatação varicosa observada em um dos membros) e alterações ósteo-hipertróficas (de um dos membros e geralmente homolateral às lesões cutâneas e varicosas). A intensidade das manifestações e da deformidade dos membros é variável e há franco predomínio de alterações em membros inferiores (Figura 23.5).

Na maioria dos pacientes, hemangiomas planos cutâneos e dilatações venosas superficiais e profundas podem se agravar com o passar dos anos. A dor no membro afetado costuma ser uma queixa relativamente comum em pacientes com SKTW, estando relacionada à insuficiência venosa crônica, celulite, trombose venosa profunda, tromboflebite e calcificação das malformações vasculares.[4,35]

Envolvimento gastrointestinal ocorre em cerca de 20% dos pacientes com SKTW, em razão da presença de hemangiomas e veias varicosas. A maioria dos pacientes é totalmente assintomática, embora possam ocorrer dores abdominais difusas e hemorragia digestiva baixa.[36] Malformações venosas envolvendo o sistema urinário, particularmente a bexiga, são pouco frequentes e podem se manifestar por hematúria maciça.[37]

Outras alterações que podem estar presentes esporadicamente na síndrome são polidactilia, oligodactilia, pseudocisto de suprarrenal, macrocefalia, hemimegalencefalia, hipertrofia unilateral do cerebelo e nevo azul. Pode haver epilepsia e deficiência intelectual.

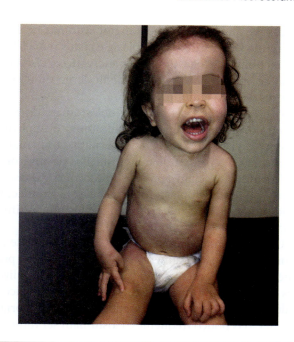

Figura 23.5 Klippel-Trénaunay-Weber. Hemi-hipertrofia à esquerda e nevos cutâneos.

O diagnóstico é clínico e não há tratamento curativo. Metade dos pacientes necessitará de procedimentos cirúrgicos em algum momento. Algumas lesões vasculares podem ser tratadas com crioterapia ou *laser*.[36]

■ SÍNDROME DE VON HIPPEL-LINDAU

A primeira descrição de um paciente com síndrome de Von Hippel-Lindau (SHL), também conhecida como angiomatose retinocerebelar, data de 1872 e foi realizada por Jackson, que relatou de forma detalhada um paciente com lesões císticas, vasculares e neoplásicas em diversos órgãos. Já o envolvimento retiniano característico da síndrome foi descrito somente em 1879 por Panas e Rémy em sua obra *Anatomia patológica dos olhos*. Von Hippel citou pela primeira vez o termo angiomatose retiniana em 1904 e Lindau propôs que a associação dessa angiomatose retiniana com tumores do SNC e viscerais poderia constituir uma nova síndrome.[4,5]

É uma doença rara, com incidência estimada em um caso para cada 30 mil a 50 mil indivíduos, de herança autossômica dominante e alta penetrância. É causada por mutações do gene supressor tumoral *VHL*, localizado no cromossomo 3p25.3.[4]

A SHL caracteriza-se pela ocorrência de neoplasias hereditárias múltiplas, podendo afetar ambos os sexos, todas as etnias e com distribuição universal. Os indivíduos afetados têm tendência a desenvolver cistos e tumores benignos e malignos. As principais caracte-

Capítulo 23

rísticas da síndrome são hemangioblastomas no SNC e na retina (Figura 23.6), neoplasia e cistos renais, feocromocitoma, cistos e tumores pancreáticos, cistoadenoma de epidídimo ou do ligamento largo do útero e tumores de saco endolinfático.

A presença de dois hemangioblastomas (do SNC ou retina) ou de um hemangioblastoma e uma manifestação visceral é o suficiente para confirmar o diagnóstico. As primeiras manifestações da síndrome geralmente se iniciam após a adolescência. Classicamente, o hemangioblastoma cerebelar é conhecido como tumor de Lindau e o hemangioblastoma retiniano, como tumor de Von Hippel.[4,39,40]

Os hemangioblastomas do SNC manifestam-se ao redor dos 40 anos, geralmente são bilaterais e estão presentes na maioria dos afetados pela SHL. As localizações mais frequentes são cerebelo, tronco encefálico e medula espinal, sendo as apresentações supratentoriais consideradas pouco frequentes. Costumam ser tumores muito vascularizados e sua sintomatologia depende de sua localização. Os hemangioblastomas sintomáticos devem ser submetidos a tratamento cirúrgico, podendo ou não ser realizada embolização pré ou intraoperatória. Nos casos em que a ressecção cirúrgica não é possível, pode-se optar por radioterapia estereotáxica.[41]

Os hemangioblastomas de retina ocorrem em metade dos casos, geralmente são bilaterais e costumam surgir na vida adulta, embora possam estar presentes na infância em casos raros. Ao exame de fundo de olho, podem ser facilmente identificados, pois têm aspecto nodular, elevado e de coloração avermelhada. Alguns pacientes também podem desenvolver hamartomas vasculares na retina. Os hemangioblastomas de retina podem provocar hemorragias locais, edema de mácula, uveíte, catarata, glaucoma, descolamento de retina e, evolutivamente, comprometimento da acuidade e perda visual completa. O diagnóstico e o tratamento precoce (cirurgia, fotocoagulação com *laser*, crioterapia, braquiterapia) das lesões oftalmológicas podem prevenir a perda visual. Em casos específicos, em que as lesões são extensas, com grave comprometimento visual e dor intensa, a enucleação do olho é a última opção.[40-42]

Os tumores do saco endolinfático são adenocarcinomas uni ou bilaterais, que podem provocar erosão do osso temporal por contiguidade, não sendo relatados casos de metástases. São considerados fortemente sugestivos da SHL e manifestam-se por perda da acuidade auditiva, zumbido, vertigem, podendo evoluir com ataxia e nistagmo, dependendo da extensão da progressão local. Em geral, a perda auditiva é definitiva. A suspeita clínica deve ser confirmada com a realização de TC ou imagens por RM. O tratamento é cirúrgico e pode ser seguido de implante coclear nos casos de perda auditiva.[40,43]

As lesões renais mais frequentes observadas na SHL são os cistos e os carcinomas de células renais e, menos frequentemente, os adenomas e os angiomas renais. As lesões císticas podem sofrer malignização e o carcinoma de células renais pode gerar metástases em pulmão, osso, fígado, pâncreas, SNC e epidídimo. As imagens por RM são o exame mais indicado para o diagnóstico e acompanhamento das lesões renais, devendo-se utilizar sempre o mesmo protocolo de aquisição das imagens para tornar possível a análise evolutiva e comparativa. O tratamento das lesões renais é cirúrgico, devendo ser realizado precocemente, para prevenir lesões metastáticas.[39,43]

O feocromocitoma pode ser a única manifestação da SHL, tendo geralmente apresentação bilateral. Nos

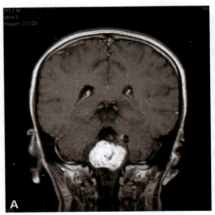
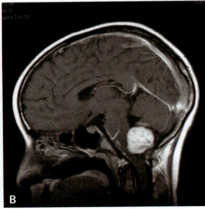
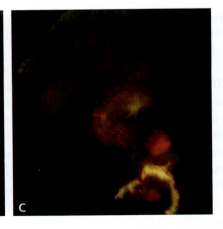

Figura 23.6 Síndrome de Von Hippel-Lindau. (A e B) Hemangioblastoma cerebelar. (C) Hemangiomas retinianos. Imagem C gentilmente cedida pelo Prof. Rodrigo Jorge e pela Dra. Marina Labarrère de Albuquerque, do Setor de Retina e Vítreo do Hospital das Clínicas da Faculdade de Medicina de Ribeirão Preto da Universidade de São Paulo.

poucos casos em que essa lesão tumoral é sintomática, as principais queixas são cefaleia, taquicardia, palidez, sudorese excessiva, náuseas, vômitos e aumento da pressão arterial. Crises hipertensivas podem ocorrer espontaneamente ou ser desencadeadas por diversos fatores, como estresse físico ou emocional, procedimentos cirúrgicos, anestesias, micção, entre outros. O diagnóstico pode ser confirmado por TC ou imagens por RM e pelas dosagens sérica e urinária de catecolaminas. O tratamento cirúrgico visa à ressecção completa da lesão.[40,41]

As lesões pancreáticas mais frequentes são os cistos, seguidos por tumores, como os cistoadenomas serosos, hemangioblastomas, adenocarcinomas ductais e tumores endócrinos do pâncreas. Os cistos pancreáticos são extremamente raros na população geral. Desse modo, sua presença deve imediatamente levantar a suspeita de SHL. Essas lesões pancreáticas são inicialmente assintomáticas, mas podem provocar, na evolução, dores abdominais difusas e inespecíficas, obstrução biliar, pancreatite e insuficiência pancreática. O diagnóstico pode ser confirmado pela realização de imagens de RM de abdome. O tratamento das lesões malignas é cirúrgico e a precocidade da ressecção previne a instalação de metástases.[4]

O cistoadenoma papilar do epidídimo é geralmente bilateral e assintomático. Contudo, ocasionalmente, pode evoluir com infertilidade e dor. O diagnóstico pode ser confirmado por ecografia e o tratamento é a ressecção cirúrgica da lesão.[40,41]

■ MELANOSE NEUROCUTÂNEA

Embora o neuropatologista belga Van Bogaert tenha sido o primeiro a utilizar o termo melanose neurocutânea (MN) em 1948, essa doença foi descrita originalmente em 1861 por Rokitansky em uma menina de 14 anos com nevo gigante, deficiência intelectual e hidrocefalia.[44]

Os mecanismos patogênicos não foram completamente compreendidos, mas provavelmente a origem da MN esteja relacionada a um distúrbio na formação da crista neural durante a vida embrionária, desencadeando alterações na formação dos melanócitos.[44]

Trata-se de uma síndrome congênita rara (incidência estimada de um caso a cada 20 mil nascidos vivos),[43] esporádica e caracterizada por áreas de hiperpigmentação cutânea associada à melanose leptomeníngea.

A alteração cutânea mais frequente é o nevo melanocítico gigante (Figura 23.7A), definido como maior de 20 cm em adultos, maior de 9 cm na face ou maior de 6 cm em tronco de recém-nascidos. Os nevos tendem a aumentar de tamanho com o passar dos anos, podendo ocupar grandes extensões da superfície corporal do paciente. O risco de um recém-nascido com nevo melanocítico gigante apresentar MNC varia entre 1% e 12%.[45]

Em geral, sintomas neurológicos surgem nos primeiros 2 anos de vida, podendo haver sinais de hipertensão intracraniana secundária à hidrocefalia, alteração de comportamento, crises epilépticas e quadro medular por acometimento espinal.

O diagnóstico é feito por quadro clínico e neuroimagem. As imagens de RM de crânio mostram áreas de hipersinal em T1, mais frequentes em lobo temporal, especialmente amígdala (Figura 23.7B e C). Sugere-se que tal exame seja realizado precocemente, pois parece haver mais sensibilidade à detecção de lesões quando a mielinização está incompleta.

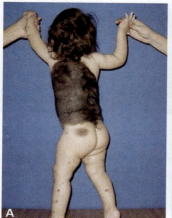
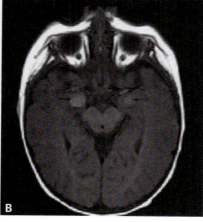
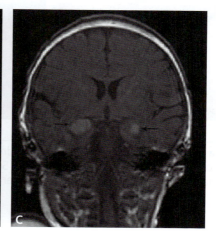

Figura 23.7 Melanose neurocutânea. (A) Nevo piloso gigante e múltiplos nevos satélites. Imagens de RM de crânio nos planos axial (B) e coronal (C) demonstrando hipersinal em T1 em úncus bilateralmente, correspondendo a depósito de melanina.

Não há tratamento específico, ou seja, este é apenas sintomático. A incidência de melanoma é maior nesses pacientes, sendo essencial a avaliação dermatológica periódica.

■ INCONTINÊNCIA PIGMENTAR (SÍNDROME DE BLOCH-SULZBERGER)

Embora a incontinência pigmentar (IP) tenha sido primeiramente descrita em 1906 por Garrod, o termo *incontinentia pigmenti* foi utilizado somente em 1926 por Bloch e por Sulzberger em 1928.[46]

Trata-se de uma doença rara, com prevalência estimada de 0,2 caso para cada 100 mil indivíduos,[47] de herança dominante ligada ao X, com mutações no gene *IKBKG* localizado no cromossomo Xq28. Ocorre quase exclusivamente no sexo feminino, pois os indivíduos do sexo masculino geralmente evoluem para óbito intraútero.[46,48]

As manifestações clínicas da IP decorrem de alterações nos folhetos embrionários ectodérmico e mesodérmico. As lesões cutâneas evoluem em quatro fases distintas: surgimento de vesículas e bolhas inflamatórias, habitualmente com disposição linear, que podem estar presentes já ao nascimento ou surgir nos primeiros meses de vida; placas hiperqueratóticas verrugosas e também com disposição linear; lesões pigmentadas de coloração acastanhada, seguindo as linhas de Blaschko, que surgem na infância e tendem a desaparecer até a vida adulta (Figura 23.8); máculas lineares hipopigmentadas que normalmente surgem na vida adulta. Tais lesões cutâneas podem ocorrer de forma sequencial ou concomitantemente.[46]

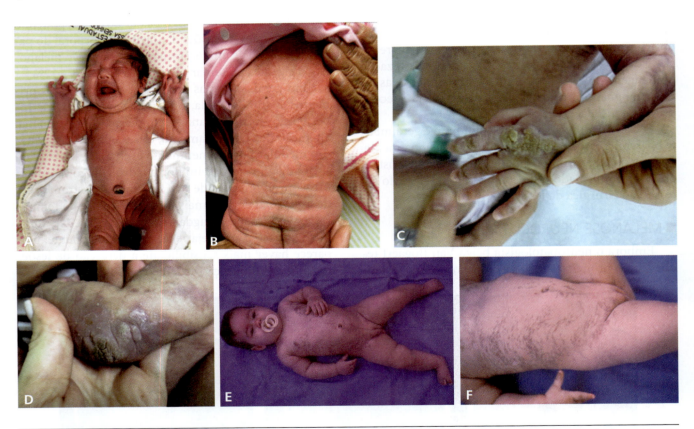

Figura 23.8 Incontinência pigmentar (síndrome de Bloch-Sulzberger). (A e B) Recém-nascido – fase vesiculosa. (C e D) Terceiro mês de vida – fase verrucosa. (E e F) Seis meses de idade – fase pigmentar. Imagens A, B, C e D gentilmente cedidas pela Dra. Isabela Sandri – Vitória (ES). Imagens E e F gentilmente cedidas pelo Dr. Paulo Sergio Emerich – Vitória (ES).

A maioria dos pacientes apresenta manifestações extracutâneas, como deficiência intelectual (um terço dos casos), crises epilépticas, acidente vascular cerebral, atrofia cerebral, fraqueza muscular, hidrocefalia, hipodontia, sindactilia, deformidades cranianas, estrabismo, catarata, microftalmia, esclerótica azulada, coriorretinite exsudativa, papilite e encurtamento de membros superiores e inferiores. Alterações oculares, particularmente anormalidades vasculares retinianas e descolamento de retina, podem evoluir com amaurose em parte considerável dos pacientes. Alterações do sistema imunológico também são descritas, porém em uma parcela menor de indivíduos. Outras alterações mais raras incluem hipoplasia de mamilos, mamilos supranumerários, escoliose, espinha bífida, sindactilia e costelas supranumerárias.[46,48]

O diagnóstico baseia-se nas manifestações clínicas e na análise histológica das lesões. Outros exames subsidiários podem ser necessários em casos específicos.[46]

O tratamento é sintomático, uma vez que não há cura definitiva. É importante lembrar que, embora as lesões apresentem tendência à regressão, sintomas neurológicos podem surgir e progredir evolutivamente.[46]

■ HIPOMELANOSE DE ITO (INCONTINÊNCIA PIGMENTAR ACRÔMICA)

A incontinência pigmentar acrômica (IPA) foi descrita por Ito em 1952 e corresponde a uma síndrome neurocutânea bastante rara. Tem distribuição universal, ocorre de forma esporádica, é relatada em todas as etnias e é mais frequente no sexo feminino. A etiologia é genética, tendo sido relatados casos com mecanismo de transmissão autossômica dominante. Contudo, fenômenos genéticos de translocação e mosaicismo têm sido descritos em praticamente metade dos casos. Portanto, sugere-se que a IPA não seja uma entidade única, e sim a representação fenotípica de um quadro de mosaicismo.[49,50]

Suas principais manifestações dermatológicas são lesões hipocrômicas lineares ou irregulares, uni ou bilaterais, localizadas no tronco e membros, habitualmente acompanhando as linhas de Blaschko, estando normalmente presentes ao nascimento (Figura 23.9). Tais lesões cutâneas podem permanecer inalteradas, evoluir ou regredir com o passar dos anos.[49,50]

Entre 30% e 50% dos pacientes apresentarão alguma sintomatologia extracutânea, principalmente neurológica, oftalmológica, cardíaca ou dos sistemas genitourinário e musculoesquelético.[49,50]

As manifestações neurológicas podem ser graves, envolvendo malformações do desenvolvimento corti-

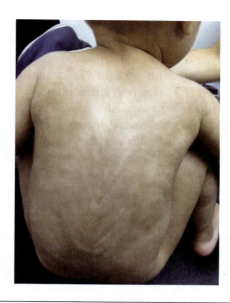

Figura 23.9 Hipomelanose de Ito.

cal, distúrbios de migração neuronal, macrocefalia, hipotonia, distúrbios da marcha, deficiência intelectual moderada a severa, atraso do desenvolvimento neurológico, transtorno do espectro autista e epilepsia de difícil controle medicamentoso. Imagens por RM podem demonstrar alterações do SNC muito variadas, sendo descritos hemimegalencefalia, polimicrogiria, paquigiria, hidrocefalia, lesões císticas periventriculares bilaterais, atrofias cerebral e cerebelar e anormalidades focais na substância branca. Alterações oftalmológicas podem incluir estrabismo e, mais raramente, nistagmo. Já foram descritos casos de IPA cursando com *pectus carinatum* e *excavatum*, escoliose, assimetria facial, cistos renais, defeitos de septo atrial, tetralogia de Fallot e malformações do sistema urinário.[49,50]

O diagnóstico diferencial deve ser realizado com outras síndromes que cursam com lesões hipopigmentadas ao longo das linhas de Blaschko, particularmente como nevus despigmentado e incontinência pigmentar. Não há tratamento curativo para esses pacientes. Os cuidados são sintomáticos e dirigidos aos sintomas específicos.

■ SÍNDROME DE CHÉDIAK-HIGASHI

A síndrome de Chédiak-Higashi (SCH) foi descrita pioneiramente em 1943 por Beguez-Cesar. Contudo, coube ao médico cubano Alejandro Moisés Chédiak (1952) e ao pediatra japonês Otokata Higashi (1954) descreverem com maior riqueza de detalhes a síndrome que mais tarde receberia seus nomes. Trata-se de uma doença rara, de transmissão autossômica

Tratado de Neurologia Infantil

recessiva, cujo mecanismo fisiopatogênico não é totalmente conhecido. A consanguinidade aumenta consideravelmente o risco para a prole. A SCH é causada por uma mutação no gene *LYST*, localizado no cromossomo 1q42.3, afetando diretamente o funcionamento e a morfologia dos lisossomos. Particularmente o transporte de substâncias dentro dos lisossomos se encontra profundamente comprometido.[4,5,51]

As principais manifestações clínicas da SCH são albinismo oculocutâneo, tendência a sangramento em pele e mucosas, imunodeficiência, síndrome linfoproliferativa e alterações neurológicas de caráter progressivo.[50]

A intensidade da hipopigmentação da pele é bastante variável e os cabelos apresentam coloração prateada. As principais manifestações oftalmológicas são diminuição da pigmentação, a íris pode apresentar colocação azulada ou acinzentada, nistagmo, fotofobia e redução da acuidade visual.[52]

O risco aumentado de sangramentos ocorre em razão de comprometimento da função plaquetária e do número dessas células. A imunodeficiência resulta de malfuncionamento das células T e do comprometimento da quimiotaxia de neutrófilos e monócitos. É comum que os pacientes apresentem infecções de repetição, principalmente comprometendo as vias aéreas e a pele. Crianças e adolescentes costumam apresentar de forma recorrente quadros de sinusite, otite e celulite. Pode haver infecções bacterianas da orofaringe, gengivite e periodontite graves e queda de dentes.[52,53]

As manifestações neurológicas podem envolver tanto o SNC como o SNP, com degeneração neurológica progressiva, ataxia, crises convulsivas, comprometimento cognitivo, tremores e fraqueza muscular.[50,51]

A maioria dos pacientes evolui com a denominada "fase acelerada", caracterizada por infiltração linfo-histiocitária de diversos órgãos, linfadenopatia, hepatomegalia, esplenomegalia, anemia, neutropenia e trombocitopenia.

O diagnóstico pode ser confirmado pelo achado de grânulos citoplasmáticos gigantes, peroxidase-positivos, em polimorfonucleares, leucócitos, plaquetas e em células hepáticas, renais ou do sistema nervoso. Geneticamente também é possível estabelecer o diagnóstico definitivo de síndrome.[4,52,53]

O tratamento indicado é o transplante de medula óssea, que é capaz de melhorar a eficácia do sistema imunológico, reduzir a frequência e gravidade das infecções e as manifestações da "fase acelerada". Mesmo quando realizado precocemente, o prognóstico é geralmente desfavorável e o óbito pode ocorrer na primeira ou segunda década de vida, geralmente de-corrente de infecções frequentes, hemorragias ou das complicações relacionadas à infiltração linfo-histiocitária de múltiplos órgãos.[52-54]

■ SÍNDROME DE GORLIN-GOLTZ

Embora tenha sido descrita por Jarish em 1894, coube a Gorlin e Goltz relatarem os detalhes clínicos da patologia em 1960. Também denominada síndrome do nevo basocelular, a síndrome de Gorlin-Goltz (SGG) é uma doença genética rara, com incidência variando de um caso para cada 164 mil a 256 mil habitantes, de transmissão autossômica dominante, decorrente de mutações em um gene de supressão tumoral (PTCH) localizado no cromossomo 9q22.3-q31. A síndrome apresenta alta penetrância e expressão fenotípica variável. Esse gene de supressão tumoral participa de uma via de sinalização que codifica moléculas responsáveis pela padronização embrionária, reparação tecidual, manutenção da hemostasia e carcinogênese.

São descritos também casos da síndrome relacionados a mutações em 1p34.1 e 10q24.32. Estima-se que ao redor de 40% sejam decorrentes de novas mutações e que a idade paterna influa no surgimento dessas anormalidades gênicas.[55-56] A grande variação fenotípica na SGG pode estar relacionada à expressão de diferentes mutações dos genes ou, ainda, a interações entre fatores genéticos e ambientais.[55]

A principal manifestação clínica dessa síndrome são carcinomas basocelulares múltiplos, tumores dentários e alterações ósseas, além de comprometimento dos sistemas nervoso, genital, oftalmológico e endócrino. Alguns pacientes podem desenvolver fibromas cardíacos (arritmia) e ovarianos.

Os critérios diagnósticos da SGG estão estabelecidos e o diagnóstico é firmado na presença de dois critérios maiores ou um critério maior e dois menores (Figura 23.6).[57]

Os carcinomas basocelulares são o componente fundamental da síndrome, surgindo geralmente após a adolescência, predominando nas regiões expostas à luz solar, particularmente a face, variando de alguns poucos até centenas de lesões, e apresentam baixo risco para lesões metastáticas. Na maioria dos pacientes com SGG, os carcinomas basocelulares são precedidos por tumores odontogênicos, geralmente múltiplos e que podem comprometer a maxila e a mandíbula. Nos casos menos graves, manifestam-se com dor e edema local e, nos casos mais graves, podem provocar fratura local.[55-56]

As lesões encontradas no SNC habitualmente são assintomáticas, destacando-se calcificações em foice e tenda do cerebelo, em ponte e sela túrcica. Alguns pa-

894 **Seção 3** ■ Doenças e Síndromes Neurológicas

Síndromes Neurocutâneas

Tabela 23.6 Critérios diagnósticos da síndrome de Gorlin-Goltz. Presença de dois critérios maiores ou de um critério maior e dois menores.

Critérios maiores

- Mais de dois carcinomas basocelulares ou um carcinoma basocelular antes dos 20 anos
- Ceratocistos odontogênicos confirmados pela histologia
- Três ou mais depressões palmoplantares
- Calcificação bilamelar da foice cerebral
- Costelas bífidas fundidas ou achatadas
- Parente de primeiro grau com SGG

Critérios menores

- Macrocefalia
- Malformações congênitas, como fenda labial ou palatina, fácies grosseira, hipertelorismo
- Alterações esqueléticas, como deformidade de Sprengel, alteração da forma do tórax, hemivértebras, fusão de vértebras, espinha bífida oculta, cifoescoliose, alongamento de corpos vertebrais, malformações em mãos e dos pés, polidactilia, sindactilia, cistos ósseo sem chama de vela nas mãos
- Pontificação da sela túrcica
- Fibroma ovariano
- Meduloblastoma

cientes podem desenvolver meduloblastoma durante a infância.[57,56]

O tratamento do carcinoma basocelular é cirúrgico ou com *laser*, podendo ser utilizada quimioterapia tópica. Tais pacientes devem ser orientados quanto à utilização diária de protetores solares.[55-57]

■ SÍNDROME DE PEUTZ-JEGHERS

A síndrome de Peutz-Jeghers (SPJ) foi descrita por Conner em 1895 em duas irmãs que apresentavam múltiplas lesões pigmentadas no lábio inferior. Uma das irmãs faleceu aos 20 anos por complicações de invaginação intestinal e a outra, ao 52 anos, por câncer de mama. Somente após algumas décadas, o médico holandês Jan Peutz (1921) observou a relação entre pólipos intestinais e lesões pigmentadas em pele e mucosas em uma família holandesa. Coube ao médico americano Harold Jeghers (1949) descrever os detalhes clínicos, a forma de transmissão e o risco aumentado de desenvolvimento de câncer presentes nessa síndrome.[58]

A SPJ é uma rara síndrome neurocutânea, de transmissão autossômica dominante, que afeta em torno de um em cada 60 mil a 300 mil indivíduos.[58,59] São descritas dezenas de mutações relacionadas a essa síndrome, a maioria caracterizadas por pequenas deleções, inserções ou substituições simples de bases em gene localizado no braço curto do cromossomo 19

(19p13.3). Em 75% dos casos, há um padrão de transmissão autossômico dominante, enquanto 25% são casos esporádicos.[58]

As principais manifestações clínicas são pigmentação melanótica de pele (dedos das mãos e dos pés e genitália) e mucosas (cavidade oral) e pólipos hamartomatosos que podem ser encontrados nos trato digestório, respiratório e urinário. As lesões intestinais podem se manifestar mediante dor abdominal difusa e inespecífica, prolapso de reto e sangramento intestinal. As lesões hamartomatosas intestinais, particularmente no delgado, podem provocar invaginações intestinais de repetição.[58,59]

Em geral, as lesões hiperpigmentadas na mucosa oral são as primeiras a surgir, sendo importantes para o diagnóstico precoce da síndrome. A mucosa do lábios inferior costuma ser a primeira área acometida. As máculas hiperpigmentadas têm coloração marrom-escura e costumam predominar ao redor dos orifícios corporais (olhos, boca, narinas e ânus). O aumento do estrógeno e da testosterona pode alterar o ciclo menstrual, a puberdade precoce, a ginecomastia e provocar crescimento acelerado e tumores testiculares.[58,59]

Embora os hamartomas intestinais tenham risco extremamente baixo de sofrer malignização, pacientes com SPJ têm elevado risco de desenvolverem neoplasias malignas em pâncreas, fígado, testículos, ovários, útero, mamas e pulmão. Cerca de metade dos pacien-

Capítulo 23

tes desenvolverá algum tipo de câncer durante a vida, de modo que o monitoramento deve ser contínuo nesses indivíduos. A idade média do diagnóstico de câncer em pacientes com SPT está entre a terceira e a quinta década de vida.[58,59]

Não há tratamento curativo para a SPJ e como os pólipos se estendem por todo o trato digestório, eventuais procedimentos cirúrgicos devem ser sempre conservadores.[59]

■ SÍNDROME DE MCCUNE-ALBRIGHT

A síndrome de McCune-Albright (SMA) foi descrita em 1937 por McCune, Bruch e Albright, sendo uma síndrome neurocutânea extremamente rara, com prevalência estimada em um caso para cada 100 mil a 1 milhão de indivíduos. Tem distribuição universal e já foi descrita em todas as etnias. É causada por uma mutação no gene *GNAS1* localizado no braço longo do cromossomo 20, intimamente relacionado com o processo de formação da proteína G.[60,61]

A SMA é caracterizada pela tríade manchas cutâneas café com leite geralmente extensas, puberdade precoce e displasia fibrosa óssea. A puberdade precoce gonadotropina-independente é mais frequente no sexo feminino, enquanto as demais manifestações clínicas ocorrem de forma semelhante em ambos os sexos. Metade dos pacientes apresentará comprometimento renal em algum momento da evolução da doença. Além da puberdade precoce, outras manifestações endocrinológicas podem incluir hipersomatotropismo, hiperprolactinemia, hipertireoidismo, hiperparatireoidismo e níveis elevados de cortisol circulante.[60,61]

Os primeiros sintomas podem surgir em qualquer momento da infância, embora pacientes com alterações hormonais mais graves tenham início mais precoce dos sintomas. No sexo feminino, as manifestações clínicas costumam iniciar mais cedo.[60,61]

A displasia fibrosa óssea pode evoluir com alteração da marcha, dor crônica, alterações da coluna vertebral, como escoliose progressiva, e fraturas ósseas espontâneas. Os principais ossos envolvidos em ordem decrescente de frequência são fêmur, tíbia, quadril, costelas, crânio, ossos faciais, coluna lombar, clavícula e coluna cervical.[60,61]

As manchas café com leite podem estar presentes ao nascimento ou surgir precocemente nos primeiros meses de vida.[60,61]

A suspeita clínica de SMA deve ser seguida pela realização de exames subsidiários como dosagem de hormônios sexuais, da tireoide, cortisol, hormônio do crescimento, ecografia pélvica, TC de abdome, radiografias e cintilografia óssea.[60,61]

Não há tratamento curativo para a síndrome. Procedimentos cirúrgicos podem ser necessários em casos específicos. Tratamento hormonal pode ser necessário na maioria das crianças afetadas. Fisioterapia motora deve ser sempre orientada por profissional com conhecimento da síndrome, para fortalecer grupos musculares específicos e reduzir o risco de fraturas ósseas espontâneas. Em casos raros, displasia fibrosa óssea pode sofrer malignização (osteossarcoma) de modo que o acompanhamento dessas lesões deve ser cauteloso.[60,61]

■ SÍNDROME DE MAFUCCI

A síndrome de Mafucci (SM) foi descrita pelo patologista italiano Ângelo Mafucci em 1881, correspondendo a uma síndrome neurocutânea rara, relatada em ambos os sexos e em todas as etnias. Caracteriza-se clinicamente pela associação de malformações venosas cutâneas e encondromas (lesões displásicas do tecido cartilaginoso).[62,63]

As lesões cutâneas podem estar presentes ao nascimento, mas geralmente surgem nos primeiros anos de vida, sendo caracterizadas principalmente por linfangiomas e manchas café com leite. As lesões vasculares podem corresponder a hemangiomas cavernosos e hemangioendoteliomas de células fusiformes. Tais lesões vasculares habitualmente são superficiais, mas já foram descritas em leptomeninges, olhos, língua, faringe, traqueia, intestino e ossos.[62,63]

Lesões tumorais, geralmente assimétricas, podem ser encontradas em falanges, metacarpos, metatarsos e na metáfise de ossos longos. Essas lesões cartilaginosas podem alterar o crescimento ósseo e fragilizar sua estrutura, provocando fraturas espontâneas.

O surgimento de neoplasias malignas é frequente na SM, destacando-se condrossarcoma, osteossarcoma, fibrossarcoma, angiossarcoma, linfangiossarcoma, tumores de ovário, gliomas e adenocarcinoma de pâncreas. O potencial de malignização das lesões tumorais e os diversos sítios de comprometimento obrigam tais pacientes a serem seguidos por equipe multidisciplinar.[62,63]

O tratamento é sintomático, uma vez que não há terapia curativa para a síndrome. Remoções cirúrgicas de neoplasias podem ser necessárias durante o curso da doença. Intervenções cirúrgicas paliativas também podem ser necessárias para reduzir os sintomas das deformidades.[62,63]

SÍNDROME DE BRÉGEAT

A síndrome de Brégeat corresponde a uma síndrome neurocutânea muito rara, de natureza congênita, caracterizada por angioma óculo-orbitário, evoluindo com exoftalmia de caráter pulsátil, alterações em músculos palpebrais, hipotensão do globo ocular, associado com angioma de tálamo homolateral e angioma cutâneo de coloração de vinho do Porto na região frontal contralateral.[4,5]

ANGIOMATOSE SISTÊMICA DE ULLMANN

A angiomatose sistêmica de Ullmann (ASU) é uma doença genética muito rara, caracterizada por angioma cutâneo (geralmente na face), angiomas viscerais (intestinos, rins e fígado), angioma em cérebro e/ou cerebelo, atraso do desenvolvimento neurológico, deficiência intelectual, nanismo, disfunções sexuais, astenia e hipotonia. A etiologia e a fisiopatologia da ASU não estão totalmente claras até o momento, mas provavelmente sejam decorrentes de displasia mesodérmica generalizada.[4,5]

SÍNDROME DE CROSS

A síndrome de Cross (SC) foi descrita em 1967, sendo considerada um síndrome genética extremamente rara, caracterizada por pele de aspecto albinoide, atraso do desenvolvimento neurológico, deficiência intelectual grave, nistagmo progressivo, microftalmia, opacidade das córneas, alterações gengivais, microftalmia e cabelos com brilho metálico.[4,5]

SÍNDROME DO NEVO EPIDÉRMICO

Nevos epidérmicos são lesões hamartomatosas que se originam dos folhetos ectodérmico e mesodérmico e, dependendo do tipo celular predominante, podem ser classificados em nevos queratinocítico, sebáceo, comedônico e das glândulas écrinas e apócrinas. Quando esses nevos epidérmicos estão associados a anormalidades oftalmológicas congênitas, ósseas e do SNC, ocorre a denominada síndrome do nevo epidérmico (SNE) ou síndrome de Solomon. São descritas também anormalidades do desenvolvimento envolvendo os sistemas cardiovascular e urogenital. Conforme as manifestações cutânea, histopatológica e molecular, a SNE pode ser classificada como síndrome do nevo sebáceo linear, síndrome do nevo linear comedônico, síndrome do nevo epidérmico linear e síndrome do nevo epidérmico linear verrucoso inflamatório (Figura 23.10).[64,65]

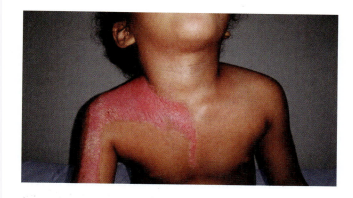

Figura 23.10 Nevo epidérmico verrucoso inflamatório linear (NEVIL). Imagem gentilmente cedida por Dr. Paulo Sergio Emerich – Vitória (ES).

A SNE tem apresentação fenotípica bastante variada, sendo descritos casos de hemimegalencefalia, hemiatrofia cerebral, hidrocefalia e malformações de giros corticais. Evolução com deficiência mental em grau moderado a severo e epilepsia sintomática de difícil controle parece ser frequente. Entre as síndromes epilépticas nesses indivíduos, destaca-se por sua maior frequência a síndrome de West. As anormalidades vasculares que também podem estar presentes podem levar ao surgimento de lesões corticais e subcorticais decorrentes de infartos cerebrais, calcificações e atrofia. O surgimento de grandes poros no tecido cerebral secundários à isquemia ou a sangramento pode ocorrer. As alterações ósseas mais relatadas incluem deformidades de coluna, principalmente escoliose, além de hipertrofia e/ou atrofia óssea, podendo ocorrer em somente um hemicorpo.[64,65]

Por se tratar de uma doença de origem genética, evidentemente não há tratamento curativo. A terapia é dirigida aos sintomas específicos. O tratamento deve ser multidisciplinar, envolvendo médicos de diferentes especialidades (neurologistas, oftalmologistas, ortopedistas, dermatologistas) e profissionais para reabilitação quando necessário.[64,65]

SÍNDROME WYBURN-MASON

A síndrome de Wyburn-Mason (SWM) é uma síndrome neurocutânea considerada bastante rara, decorrente de falha no desenvolvimento do mesoderma vascular primário entre a vesícula óptica e a porção anterior do tubo neural. As apresentações clínicas são variadas, mas na maioria dos pacientes a doença cursa com malformações arteriovenosas localizadas na retina e anexos oculares, no mesencéfalo, na topografia de projeção do nervo trigêmeo, mandíbula, maxila, nas cavidades nasal e oral, além de poder comprometer estruturas vasculares intracranianas. As manifestações clínicas são variadas e dependem do local e da extensão das malformações arteriovenosas.[66-69]

Em 1937, Bonnet foi pioneiro ao descrever a associação entre malformações arteriovenosas facial e retiniana. Contudo, somente em 1943, Wyburn-Mason descreveriam com detalhes 27 pacientes com malformação arteriovenosa em retina, dos quais 22 tinham associação com lesões vasculares intracranianas.

Ao exame oftalmológico, é possível observar na retina vasos tortuosos e dilatados, sendo impossível diferenciar as artérias das veias. Já foram descritos hemorragias vítrea, intrarretiniana e glaucoma neovascular. A presença de hemangioma racemoso na retina torna obrigatória a investigação de SNC por meio de imagens de RM. Outros sinais sugestivos de SWM são proptose, alterações cutâneas em trajeto do nervo trigêmeo, manifestações neurológicas focais e crises epilépticas sintomáticas focais. As manifestações neurológicas dependem, evidentemente, da topografia da lesão central.[66-69]

O tratamento é sintomático e dirigido às manifestações clínicas predominantes. O prognóstico pode variar de lesões que permanecem estáveis e inalteradas por toda a vida a quadros progressivos com perda visual e deterioração neurológica progressiva.[66-69]

■ SÍNDROME PHACE

PHACE é um acrônimo utilizado para descrever uma síndrome neurocutânea de etiologia desconhecida, caracterizada pela presença de malformações em fossa posterior (cisto aracnoide, hipoplasia de hemisférios cerebelares e/ou do vérmis cerebelar, disgenesia de cerebelo, malformação de Dandy-Walker), hemangiomas faciais, artérias cerebrais malformadas, estenose de artérias da base do crânio, dilatações segmentais longitudinais da artéria carótida interna, coartação da artéria aorta e malformações cardíacas variadas e alterações oftalmológicas (glaucoma, criptoftalmia, coloboma, microftalmia, hipoplasia de nervo óptico). Nos casos em que se associam malformações em esterno, costuma-se acrescentar a letra "S" no final do acrônimo (PHACES). Essa síndrome é muito mais frequente no sexo feminino, mantendo uma proporção aproximada de 8:1 (Figura 23.11).[70,71]

Além dessas alterações, menos frequentemente podem ocorrer na síndrome PHACE: hipoplasia cerebral e/ou de corpo caloso, disgenesia de corpo caloso, microcefalia, agenesia da pituitária, aneurismas do arco aórtico, duplicação do arco aórtico, origem aberrante da subclávia, persistência do forame oval, malformações em veias pulmonares, estenose pulmonar, atresia tricúspide, hipertrofia de vasos da íris, catarata congênita, hipoplasia de íris, paralisia do terceiro par craniano, síndrome de Horner, agenesia parcial ou completa do esterno, hérnia supraumbilical, onfalocele, micrognatia, hipoplasia auricular, espinha bífida oculta e divertículos em esôfago.[70,71]

As apresentações fenotípicas são muito variadas e raramente um paciente apresenta o quadro clínico completo com todas as alterações anteriormente descritas. A regra é que apresentem fenótipos parciais da síndrome PHACE, com manifestações clínicas presentes já ao nascimento. As malformações vasculares têm forte tendência a serem unilaterais, sendo a PHACE classificada entre as síndromes cerebrofaciais.[70,71]

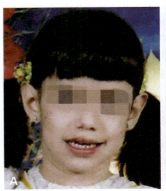
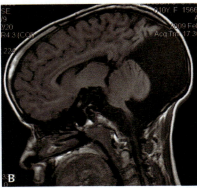
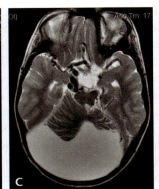
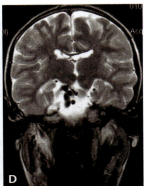

Figura 23.11 Síndrome PHACE. Menina de 10 anos com hemangioma capilar em lábio superior (A) e antecedente de correção de coarctação de aorta e atresia tricúspide. Imagens axiais ponderadas em T1 (B) e T2 (C e D) demonstram malformação de Dandy-Walker (cisto de fossa posterior e hipoplasia cerebelar), associada a ectasias e tortuosidades vasculares. Imagens gentilmente cedidas pela Dra. Christiane Monteiro de S. Campos e pelo Dr. Lázaro L. Faria do Amaral – Medimagem – Hospital da Beneficência Portuguesa de São Paulo (SP).

A fisiopatologia não é totalmente compreendida e o diagnóstico pode ser confirmado por exames de imagem (TC e RM) do crânio, pescoço e tórax e ecocardiograma. O diagnóstico precoce é fundamental para antecipar o tratamento, prevenindo, assim, complicações decorrentes das malformações vasculares. A indicação de tratamento cirúrgico depende da localização e extensão das lesões arteriais e venosas. Parte dos pacientes pode se beneficiar de revascularização cerebral. Ácido acetilsalicílico pode ser indicado para prevenir acidentes vasculares isquêmicos. O prognóstico é muito variável, dependendo da extensão e da localização das lesões no SNC. Contudo, a médio e longo prazos, sequelas neurológicas focais são relativamente frequentes.[70,71]

■ REFERÊNCIAS BIBLIOGRÁFICAS

1. Aicardi J. Diseases of the Nervous System in Childhood. 3.ed. London: Mac Keith Press, 2009. p.963.
2. Siqueira EdS, Pinho RS, Rodrigues MM, Vilanova LCP. Síndromes Neurocutâneas. In: Bertolucci PHF, Ferraz HB, Barsottini OGP, Pedroso JL. Guias de Medicina Ambulatorial e Hospitalar da UNIFESP-EPM. Barueri: Manole, 2016.
3. Maria BL, Menkes JH. Neurocutaneous Syndromes. In: Menkes JH, Sarnat HB, Maria BL. Child Neurology. 7.ed. Philadelphia: Lippincott Williams & Wilkins, 2005. p.803-28.
4. Diament A, Ferreira VJ. Síndromes Neurocutâneas ou Facomatoses. In: Diament A, Cypel S. Neurologia Infantil. 4.ed. São Paulo: Atheneu, 2005. p.641-68.
5. Bacheschi ICC, Ferreira VJ. Neuromesoectodermoses. In: Diament A, Cypel S. Neurologia Infantil. São Paulo: Atheneu, 1989. p.375-96.
6. Souza JF, Toledo LL, Ferreira MCM, Rodrigues LOC, Rezende NA. Neurofibromatose tipo 1: mais comum e grave do que se imagina. Rev Assoc Med Bras. 2009;55(4):394-9.
7. Williams VC, Lucas J, Babcock MA, Gutmann DH, Korf B, Maria BL. Neurofibromatosis type 1 revisited. Pediatrics. 2009;123(1):124-33.
8. Hirbe AC, Gutmann DH. Neurofibromatosis type 1: a multidisciplinary approach to care. Lancet Neurol. 2014;13(8):834-43.
9. Neurofibromatosis. Conference statement. National Institutes of Health Consensus Development Conference. Arch Neurol. 1988;45(5):575-8.
10. Antônio JR, Trídico LA, Goloni-Bertollo EM. Neurofibromatose: histórico cronológico e aspectos atuais. An Bras Dermatol. 2013;88(3):333-47.
11. Tonsgard JH. Clinical manifestations and management of neurofibromatosis type 1. Semin Pediatr Neurol. 2006;13(1):2-7.
12. Pinho RS, Fusao EF, Paschoal JK, Caran EM, Minett TS, Vilanova LC, et al. Migraine is frequent in children and adolescents with neurofibromatosis type 1. Pediatr Int. 2014;56(6):865-7.
13. Paschoal JK, Paschoal FM, Jr., de Lima FT, Pinho RS, Vilanova LC, Bor-Seng-Shu E, et al. Detection of Cerebral Vasculopathy by Transcranial Doppler in Children With Neurofibromatosis Type 1. J Child Neurol. 2016;31(3):351-6.
14. North K, Joy P, Yuille D, Cocks N, Hutchins P. Cognitive function and academic performance in children with neurofibromatosis type 1. Dev Med Child Neurol. 1995;37(5):427-36.

15. Nandigam K, Mechtler LL, Smirniotopoulos JG. Neuroimaging of neurocutaneous diseases. Neurol Clin. 2014;32(1):159-92.
16. Nowak CB. The phakomatoses: dermatologic clues to neurologic anomalies. Semin Pediatr Neurol. 2007;14(3):140-9.
17. Radtke HB, Sebold CD, Allison C, Haidle JL, Schneider G. Neurofibromatosis type 1 in genetic counseling practice: recommendations of the National Society of Genetic Counselors. J Genet Couns. 2007;16(4):387-407.
18. Ferner RE, Huson SM, Thomas N, Moss C, Willshaw H, Evans DG, et al. Guidelines for the diagnosis and management of individuals with neurofibromatosis 1. J Med Genet. 2007;44(2):81-8.
19. Evans DG, Moran A, King A, Saeed S, Gurusinghe N, Ramsden R. Incidence of vestibular schwannoma and neurofibromatosis 2 in the North West of England over a 10-year period: higher incidence than previously thought. Otol Neurotol. 2005;26(1):93-7.
20. Evans DG. Neurofibromatosis type 2 (NF2): a clinical and molecular review. Orphanet J Rare Dis. 2009;4:16.
21. Leung AK, Robson WL. Tuberous sclerosis complex: a review. J Pediatr Health Care. 2007;21(2):108-14.
22. Northrup H, Krueger DA, International Tuberous Sclerosis Complex Consensus G. Tuberous sclerosis complex diagnostic criteria update: recommendations of the 2012 International Tuberous Sclerosis Complex Consensus Conference. Pediatr Neurol. 2013;49(4):243-54.
23. Curatolo P, Verdecchia M, Bombardieri R. Tuberous sclerosis complex: a review of neurological aspects. Eur J Paediatr Neurol. 2002;6(1):15-23.
24. Roach ES, Sparagana SP. Diagnosis of tuberous sclerosis complex. J Child Neurol. 2004;19(9):643-9.
25. Roach ES, Gomez MR, Northrup H. Tuberous sclerosis complex consensus conference: revised clinical diagnostic criteria. J Child Neurol. 1998;13(12):624-8.
26. Crino PB, Nathanson KL, Henske EP. The tuberous sclerosis complex. N Engl J Med. 2006;355(13):1345-56.
27. Wataya-Kaneda M, Tanaka M, Nakamura A, Matsumoto S, Katayama I. A novel application of topical rapamycin formulation, an inhibitor of mTOR, for patients with hypomelanotic macules in tuberous sclerosis complex. Arch Dermatol. 2012;148(1):138-9.
28. Krueger DA, Northrup H, International Tuberous Sclerosis Complex Consensus G. Tuberous sclerosis complex surveillance and management: recommendations of the 2012 International Tuberous Sclerosis Complex Consensus Conference. Pediatr Neurol. 2013;49(4):255-65.
29. Curran MP. Everolimus: in patients with subependymal giant cell astrocytoma associated with tuberous sclerosis complex. Paediatr Drugs. 2012;14(1):51-60.
30. Harari S, Cassandro R, Chiodini I, Taveira-DaSilva AM, Moss J. Effect of a gonadotrophin-releasing hormone analogue on lung function in lymphangioleiomyomatosis. Chest. 2008;133(2):448-54.
31. Fontenelle LMC, Silva ES, Kreimer VS. Síndrome de Sturge-Weber: relato de uma caso com hemangioma de retina e outras alterações incomuns. Rev Bras de Neurologia. 1991;27(5):161-3.
32. Pascual-Castroviejo I, Pascual-Pascual SI, Velazquez-Fragua R, Viano J. Sturge-Weber syndrome: study of 55 patients. Can J Neurol Sci. 2008;35(3):301-7.
33. Shirley MD, Tang H, Gallione CJ, Baugher JD, Frelin LP, Cohen B, et al. Sturge-Weber syndrome and port-wine stains caused by somatic mutation in GNAQ. N Engl J Med. 2013;368(21):1971-9.
34. Lo W, Marchuk DA, Ball KL, Juhasz C, Jordan LC, Ewen JB, et al. Updates and future horizons on the understanding, diagnosis, and treatment of Sturge-Weber syndrome brain involvement. Dev Med Child Neurol. 2012;54(3):214-23.

35. Gloviczki P, Driscoll DJ. Klippel-Trenaunay syndrome: current management. Phlebology. 2007;22(6):291-8.

36. Fernandes S, Aberto L, Pinho R, Veloso R, Pinto-Pais T, Carvalho J, et al. Síndrome de Klippel-Trenaunay-Weber - Hemorragia gastrointestinal em doente jovem. J Port Gastrenterol. 2013;20(3):128-31.

37. Arguedas MR, Shore G, Wilcox CM. Congenital vascular lesions of the gastrointestinal tract: blue rubber bleb nevus and Klippel--Trenaunay syndromes. South Med J. 2001;94(4):405-10.

38. Latessa V, Frasier K. Case study: a minimally invasive approach to the treatment of Klippel-Trenaunay syndrome. J Vasc Nurs. 2007;25(4):76-84.

39. Gatti R, Pereira MAA, Neto DG. Síndrome de von Hippel--Lindau. Arq Bras Endocrinol Metab. 1999;43(5):377-88.

40. Shehata BM, Stockwell CA, Castellano-Sanchez AA, Setzer S, Schmotzer CL, Robinson H. Von Hippel-Lindau (VHL) disease: an update on the clinico-pathologic and genetic aspects. Adv Anat Pathol. 2008;15(3):165-71.

41. Shuin T, Yamasaki I, Tamura K, Okuda H, Furihata M, Ashida S. Von Hippel-Lindau disease: molecular pathological basis, clinical criteria, genetic testing, clinical features of tumors and treatment. Jpn J Clin Oncol. 2006;36(6):337-43.

42. Kreusel KM. Ophthalmological manifestations in VHL and NF 1: pathological and diagnostic implications. Fam Cancer. 2005;4(1):43-7.

43. Butman JA, Linehan WM, Lonser RR. Neurologic manifestations of von Hippel-Lindau disease. JAMA. 2008;300(11):1334-42.

44. Noronha L, Sampaio GA, Netto MRM, Reis-Filho JS, Faoro LN, Raskin S, et al. Melanose neurocutânea. J Pediatr (Rio J). 1999;75(4):277-80.

45. Scattolin MA, Lin J, Peruchi MM, Rocha AJ, Masruha MR, Vilanova LC. Neurocutaneous melanosis: follow-up and literature review. J Neuroradiol. 2011;38(5):313-8.

46. Pereira MAC, Mesquita LAF, Budel AR, Cabral CSP, Feltrim AS. Incontinência pigmentar ligada ao X ou síndrome de Bloch-Sulzberger: relato de um caso. An Bras Dermatol. 2010;85(3):372-5.

47. Minic S, Trpinac D, Obradovic M. Systematic review of central nervous system anomalies in incontinentia pigmenti. Orphanet J Rare Dis. 2013;8:25.

48. Pacheco TR, Levy M, Collyer JC, de Parra NP, Parra CA, Garay M, et al. Incontinentia pigmenti in male patients. J Am Acad Dermatol. 2006;55(2):251-5.

49. Almeida AS, Cechin WA, Ferraz J, Rodrigues R, Moro A, Jorge R, et al. Hipomelanose de Ito – relato de um caso. J Pediatr (Rio J). 2001;77(1):59-62.

50. Pascual-Castroviejo I. [Hypomelanosis of Ito]. Neurología. 1997;12(7):300-5.

51. Introne W, Boissy RE, Gahl WA. Clinical, molecular, and cell biological aspects of Chediak-Higashi syndrome. Mol Genet Metab. 1999;68(2):283-303.

52. Fantinato GT, Cestari SCP, Afonso JPJ, Sousa LS, Simões MM, Enokihara S. Você conhece essa síndrome? Síndrome de Chediak-Higashi. An Bras Dermatol. 2001;86(5):1029-38.

53. Ward DM, Shiflett SL, Kaplan J. Chediak-Higashi syndrome: a clinical and molecular view of a rare lysosomal storage disorder. Curr Mol Med. 2002;2(5):469-77.

54. Eapen M, DeLaat CA, Baker KS, Cairo MS, Cowan MJ, Kurtzberg J, et al. Hematopoietic cell transplantation for Chediak-Higashi syndrome. Bone Marrow Transplant. 2007;39(7):411-5.

55. Medeiros L, Ferreira JC. Síndrome de Gorlin-Goltz: revisão bibliográfica a propósito de um caso clínico. Rev Port Estomatol Cir Maxilofac. 2006;47(1):25-31.

56. Vieira EC, Abbade LPF, Marques SA, Marques MEA, Stolf HO. Síndrome de Gorlin. Diagn Trat. 2012;17(3):110-4.

57. Ortega Garcia de Amezaga A, Garcia Arregui O, Zepeda Nuno S, Acha Sagredo A, Aguirre Urizar JM. Gorlin-Goltz syndrome: clinicopathologic aspects. Med Oral Patol Oral Cir Bucal. 2008;13(6):E338-43.

58. Nieto JO, Quintero AP. Síndrome de Peutz-Jeghers. Presentación de casos y revisión de la literatura. Rev Col Gastroenterol. 2009;24(2):188-99.

59. Andrade AC, Júnior EC, Dantas KS, Sousa JS, Moraies RKP. Síndrome de Peutz-Jeghers - relato de caso. Rev Col Bras Cir. 2008;35(3):210-11.

60. Rao S, Colaco MP, Desai MP. McCune Albright Syndrome (MCAS): a case series. Indian Pediatr. 2003;40(1):29-35.

61. Salim ACR, Leonhardt FD, Cervantes O, Abrahão M, Yazaki RK. Hipertireoidismo Relacionado à Síndrome de McCune Albright: Relato de Dois Casos e Revisão da Literatura. Arq Bras Endrocrinol Metab. 2008;52(3):556-61.

62. Giménez JCM, Blana FV, Baquerizo IM, Molina TM. Síndrome de Maffucci. Actas Dermosifiliogr. 2002;93(5):321-4.

63. Johnson TE, Nasr AM, Nalbandian RM, Cappelen-Smith J. Enchondromatosis and hemangioma (Maffucci's syndrome) with orbital involvement. Am J Ophthalmol. 1990;110(2):153-9.

64. Garcia-Vargas A, Hafner C, Perez-Rodriguez AG, Rodriguez--Rojas LX, Gonzalez-Esqueda P, Stoehr R, et al. An epidermal nevus syndrome with cerebral involvement caused by a mosaic FGFR3 mutation. Am J Med Genet A. 2008;146A(17): 2275-9.

65. Heike CL, Cunningham ML, Steiner RD, Wenkert D, Hornung RL, Gruss JS, et al. Skeletal changes in epidermal nevus syndrome: does focal bone disease harbor clues concerning pathogenesis? Am J Med Genet A. 2005;139A(2):67-77.

66. Dayani PN, Sadun AA. A case report of Wyburn-Mason syndrome and review of the literature. Neuroradiology. 2007;49(5):445-56.

67. Medina FM, Maia OO Jr, Takahashi WY. Rhegmatogenous retinal detachment in Wyburn-Mason syndrome: case report. Arq Bras Oftalmol. 2010;73(1):88-91.

68. Ponce FA, Han PP, Spetzler RF, Canady A, Feiz-Erfan I. Associated arteriovenous malformation of the orbit and brain: a case of Wyburn-Mason syndrome without retinal involvement. Case report. J Neurosurg. 2001;95(2):346-9.

69. Reck SD, Zacks DN, Eibschitz-Tsimhoni M. Retinal and intracranial arteriovenous malformations: Wyburn-Mason syndrome. J Neuroophthalmol. 2005;25(3):205-8.

70. Heyer GL, Dowling MM, Licht DJ, Tay SK, Morel K, Garzon MC, et al. The cerebral vasculopathy of PHACES syndrome. Stroke. 2008;39(2):308-16.

71. Judd CD, Chapman PR, Koch B, Shea CJ. Intracranial infantile hemangiomas associated with PHACE syndrome. AJNR Am J Neuroradiol. 2007;28(1):25-9.

capítulo 24

- Ricardo Silva Pinho
- Andréa Maria Cappellano
- Nasjla Saba da Silva

Neoplasia

INTRODUÇÃO

Neoplasia significa literalmente o processo de um "novo crescimento", que é chamado de *neoplasma*. Trata-se de uma massa anormal de tecido, cujo crescimento ultrapassa e não é coordenado com o dos tecidos normais e persiste da mesma maneira excessiva depois da interrupção dos estímulos que deram origem à mudança. O termo *tumor* foi originalmente aplicado ao edema causado por uma inflamação. Os neoplasmas também causam edema, mas já há muito tempo o emprego não neoplásico de tumor saiu de uso; portanto, o termo agora equivale à neoplasma.[1]

Os tumores do sistema nervoso representam o grupo de tumores sólidos mais comum da infância e a segunda causa de neoplasia na faixa etária pediátrica.[2-7] Decorrem de divisões celulares anormais envolvendo o tecido nervoso, as meninges, os vasos sanguíneos e as glândulas hipófise e pineal.[8,9] Desde o final do século XIX inúmeros avanços técnicos em neurocirurgia, radiologia, radioterapia, quimioterapia e cuidados de suporte têm levado a melhores resultados do tratamento, porém o aumento das taxas de cura para alguns tipos de tumores do sistema nervoso ainda é um desafio.[3,7]

A Organização Mundial de Saúde (OMS) estabelece a classificação dos tumores do sistema nervoso com base na histogênese e no padrão arquitetural das várias lesões primárias, ou mesmo empregando técnicas de imuno-histoquímica, biologia molecular e citogenética, as quais são utilizadas para subclassificar tumores como oligodendrogliomas, glioblastomas, tumor teratoide/rabdoide atípico (TTRA), ependimomas e meduloblastomas. A OMS classifica ainda esses tumores quanto ao grau de malignidade em quatro graus, variando de tumores de melhor prognóstico (I) aos tumores de prognóstico reservado (IV), com exceção dos tumores de células germinativas, que não são oriundos do sistema nervoso central (SNC) (Tabela 24.1).[9,10]

A causa da maioria desses tumores é desconhecida, mas há dois fatores relacionados ao aumento do risco de desenvolver um tumor primário do SNC na faixa etária pediátrica: ter recebido doses significativas de radiação no SNC ou ter nascido com determinadas síndromes genéticas (Tabela 24.2).[4,9,11-13]

Embora meningiomas e gliomas possam surgir de forma espontânea na população em geral, eles também ocorrem secundariamente à radioterapia. É importante reconhecer esses tumores secundários porque eles podem se manifestar muitos anos ou mesmo décadas após a exposição inicial.[4]

EPIDEMIOLOGIA

De acordo com último relatório do CBTRUS (*Central Brain Tumor Registry of the United States*), a incidência média anual de tumores cerebrais diagnosticados na faixa etária de 0 a 19 anos é de 4,84 por 100 mil habitantes. Com base nesses dados, aproximadamente 4.150 pessoas com idade inferior a 20 anos desenvolverão um tumor cerebral primário nos Estados Unidos (EUA) no período de um ano. A prevalência de tumores primários do SNC em crianças de 0 a 19 anos é estimada em 35,4 por 100 mil habitantes, o que significa que mais de 28 mil crianças apresentam esse diagnóstico nos EUA.[4]

PATOGÊNESE

Nos últimos anos, houve extensa caracterização molecular de diversas variantes dos tumores cerebrais incidentes na faixa etária pediátrica.[6] A análise citogenética de alguns desses tumores tem identificado anormalidades cromossômicas grosseiras (Tabela 24.3).[14,15]

Tabela 24.1 Classificação dos tumores do SNC. OMS, 2016.[16]

Tumores astrocíticos difusos e oligodendrogliais

Astrocitoma difuso, *IDH*-mutante
- Astrocitoma gemistocítico, *IDH*-mutante

Astrocitoma difuso, *IDH*-tipo selvagem

Astrocitoma difuso, não especificado

Astrocitoma anaplásico, *IDH*-mutante

Astrocitoma anaplásico, *IDH*-tipo selvagem

Astrocitoma anaplásico, não especificado

Glioblastoma, *IDH*-tipo selvagem
- Glioblastoma de células gigantes
- Gliossarcoma
- Glioblastoma epitelioide

Glioblastoma, *IDH*-mutante

Glioblastoma, não especificado

Glioma difuso de linha média, *H3 K27M*-mutante

Oligodendroglioma, *IDH*-mutante e 1p/19q-codeletado

Oligodendroglioma, não especificado

Oligodendroglioma anaplásico, IDH-mutante e 1p/19q-codeletado

Oligodendroglioma anaplásico, não especificado

Oligoastrocitoma, não especificado

Oligoastrocitoma anaplásico, não especificado

Outros tumores astrocíticos

Astrocitoma pilocítico
- Astrocitoma pilomixoide

Astrocitoma subependimário de células gigantes

Xantoastrocitoma pleomórfico

Xantoastrocitoma pleomórfico anaplásico

Tumores ependimários

Subependimoma

Ependimoma mixopapilar

Ependimoma
- Ependimoma papilar
- Ependimoma de células claras
- Ependimoma tanicítico

Ependimoma, positivo para fusão *RELA*

Ependimoma anaplásico

Outros gliomas

Glioma cordoide do terceiro ventrículo

Glioma angiocêntrico

Astroblastoma

Tumores do plexo coroide

Papiloma do plexo coroide

Papiloma do plexo coroide atípico

Carcinoma do plexo coroide

Tumores neuronais e neuronais-gliais mistos

Tumor neuroepitelial desembrioplásico

Gangliocitoma

Ganglioglioma

Ganglioglioma anaplásico

Gangliocitoma cerebelar displásico (doença de Lhermitte-Duclos)

Astrocitoma desmoplásico infantil e ganglioglioma

Tumor glioneuronal papilar

Tumor glioneuronal formador de rosetas

Tumor glioneuronal leptomeníngeo difuso

Neurocitoma central

Neurocitoma extraventricular

Liponeurocitoma cerebelar

Paraganglioma)

Tumores da região da pineal

Pineocitoma

Tumor do parênquima da pineal com diferenciação intermediária

Pineoblastoma

Tumor papilar da região da pineal

Tumores embrionários

Meduloblastomas, geneticamente definidos
- Meduloblastoma, *WNT*-ativado
- Meduloblastoma, *SHH*-ativado e *TP53*-mutante
- Meduloblastoma, *SHH*-ativado e *TP53*-tipo selvagem
- Meduloblastoma, não *WNT*/não *SHH*
  - Meduloblastoma, grupo 3
  - Meduloblastoma, grupo 4

Meduloblastomas, histologicamente definidos
- Meduloblastoma, clássico
- Meduloblastoma, desmoplásico/nodular
- Meduloblastoma, com extensa nodularidade
- Meduloblastoma, de células grandes/anaplásico

Meduloblastoma, não especificado

Tumor embrionário com rosetas multicamadas, *C19MC*-alterado

Tumor embrionário com rosetas multicamadas, não especificado

Meduloepitelioma

Neuroblastoma do SNC

Ganglioneuroblastoma do SNC

Tumor embrionário do SNC, não especificado

Tumor teratoide/rabdoide atípico

Tumor embrionário do SNC com características rabdoides

(Continua)

Tabela 24.1 (Continuação) Classificação dos tumores do SNC. OMS, 2016.[16]

Tumores dos nervos cranianos e paraespinais
Schwannoma
- Schwannoma celular
- Schwannoma plexiforme
- chwannoma melanótico

Neurofibroma
- Neurofibroma atípico
- Neurofibroma plexiforme

Perineurioma
Tumores híbridos da bainha de nervo periférico
Tumor maligno de bainha de nervo periférico (TMBNP)
- TMBNP epitelioide
- TMBNP com diferenciação perineurial

Meningiomas
Meningioma
Meningioma meningotelial
Meningioma fibroso
Meningioma transicional
Meningioma psamomatoso
Meningioma angiomatoso
Meningioma microcístico
Meningioma secretório
Meningioma linfoplasmocítico
Meningioma metaplásico
Meningioma cordoide
Meningioma de células claras
Meningioma atípico
Meningioma papilar
Meningioma rabdoide
Meningioma anaplásico (maligno)

Tumores mesenquimais, não meningoteliais
Tumor fibroso solitário/hemangiopericitoma
- Grau 1
- Grau 2
- Grau 3

Hemangioblastoma
Hemangioma
Hemangioendotelioma epitelioide
Angiossarcoma
Sarcoma de Kaposi
Sarcoma de Ewing/PNET
Lipoma
Angiolipoma
Hibernoma
Lipossarcoma
Fibromatose tipo desmoide
Miofibroblastoma
Tumor miofibroblástico inflamatório
Histiocitoma fibroso benigno
Fibrossarcoma
Sarcoma pleomórfico indiferenciado/histiocitoma fibroso maligno
Leiomioma
Leiomiossarcoma
Rabdomioma
Rabdomiossarcoma
Condroma
Condrossarcoma
Osteoma
Osteocondroma
Osteossarcoma

Tumores melanocíticos
Melanocitose meníngea
Melanocitoma meníngeo
Melanoma meníngeo
Melanomatose meníngea

Linfomas
Linfoma difuso de grandes células B do SNC
Linfomas do SNC associados à imunodeficiência
- Linfoma difuso de grandes células B relacionado à AIDS
- Linfoma difuso de grandes células B EBV-positivo, não especificado
- Granulomatose linfomatoide

Linfoma intravascular de grandes células B
Linfomas de baixo grau de células B do SNC
Linfomas de células T e NK/T do SNC
Linfoma anaplásico de grandes células, *ALK*-positivo
Linfoma anaplásico de grandes células, *ALK*-negativo
Linfoma MALT da dura

Tumores histiocíticos
Histiocitose de células de Langerhans
Doença de Erdheim-Chester
Doença de Rosai-Dorfman
Xantogranuloma juvenil
Sarcoma histiocítico

Tumores de células germinativas
Germinoma
Carcinoma embrionário
Tumor do saco vitelino
Coriocarcinoma
Teratoma
- Teratoma maduro
- Teratoma imaturo

Teratoma com transformação maligna
Tumor misto de células germinativas

Tumores da região selar
Craniofaringioma
- Craniofaringioma adamantinomatoso
- Craniofaringioma papilar

Tumor de células granulares da região selar
Pituicitoma
Oncocitoma de células fusiformes

Tumores metastáticos

Tratado de Neurologia Infantil

Tabela 24.2 Síndromes genéticas com predisposição a tumores do SNC.

Síndrome	Herança	Gene e região cromossômica	Quadro clínico	Tipo de tumor cerebral
Neurofibromatose tipo 1	AD	*NF1*, 17q11.2	Capítulo 23 – Síndromes Neurocutâneas	Glioma de vias ópticas e astrocitomas (de baixo e alto grau)
Neurofibromatose tipo 2	AD	*NF2*, 22q12.2	Capítulo 23 – Síndromes Neurocutâneas	Neurinoma do NC VIII, meningioma, ependimoma
Esclerose Tuberosa	AD	*TSC1*, 9q34.13 *TSC2*, 16p13.3	Capítulo 23 – Síndromes Neurocutâneas	Astrocitoma subependimário de células gigantes, ependimoma, astrocitoma pilocítico
Síndrome de von Hippel-Lindau	AD	*VHL*, 3p25.3	Capítulo 23 – Síndromes Neurocutâneas	Hemangioblastoma cerebelar e intramedular
Síndrome de Gorlin-Goltz	AD	*PTCH2*, 1p34.1 *PTCH1*, 9q22.32 *SUFU*, 10q24.32	Capítulo 23 – Síndromes Neurocutâneas	Meduloblastoma desmoplásico, meningioma
Síndrome de Turcot tipo 1	AR	*MSH2*, 2p21-p16* *MSH6*, 2p16.3 *MLH1*, 3p22.2 *PMS2*, 7p22	Pólipos intestinais múltiplos e câncer colorretal, neoplasias hematológicas, tumores do sistema nervoso central, tumores embrionários, rabdomiossarcoma e manchas cutâneas café com leite	Ependimoma, glioblastoma, oligodendroglioma, neuroblastoma, astrocitoma, meduloblastoma
Síndrome de Turcot tipo 2	AD	*APC*, 5q21-q22	Pólipos adenomatosos no trato gastrintestinal; história familiar	Meduloblastoma e astrocitoma
Síndrome de Wermer	AD	*MEN1*, 11q13.1	Mais conhecida como neoplasia endócrina múltipla tipo 1 (MEN1), caracteriza-se por uma combinação variável de tumores de paratireoides, ilhotas pancreáticas, células endócrinas duodenais e adeno-hipófise	Adenoma hipofisário
Síndrome de Rubinstein Taybi	Esporádica	*CREBBP*, 16p13.3 *EP300*, 22q13.2	Deficiência mental, retardo do crescimento pós-natal, microcefalia, dismorfismos faciais e hálux e polegares amplos	Meduloblastoma, gliomas, meningioma
Síndrome de Cowden	AD	*PTEN*, 10q23.31	Pólipos hamartomatosos no trato gastrintestinal, lesões mucocutâneas e aumento do risco para o desenvolvimento de neoplasias	Gangliocitoma do cerebelo, meningioma

(*Continua*)

904   **Seção 3** ■ Doenças e Síndromes Neurológicas

Neoplasia

Tabela 24.2 (*Continuação*) Síndromes genéticas com predisposição a tumores do SNC.

Síndrome	Herança	Gene e região cromossômica	Quadro clínico	Tipo de tumor cerebral
Síndrome de Li-Fraumeni	AD	*TP53*, 17p13.1	Risco aumentado para o desenvolvimento de múltiplos tipos de neoplasias primárias	Glioma de alto grau, carcinoma de plexo coroide e tumor embrionário com rosetas multicamadas
Anemia de Fanconi	AR#	Grande heterogeneidade gênica (pelo menos 15 genes envolvidos)	Aplasia de medula óssea e predisposição para múltiplos tipos de neoplasias primárias	Meduloblastoma, astrocitoma

* Também conhecida como Síndrome de Lynch.
\# Há uma forma causada por mutações no gene *FANCB* cuja herança é ligada ao X.

Tabela 24.3 Alterações de vias e genes levando a tumores do SNC.

Histologia	Via(s)	Gene(s)
Meduloblastoma	Shh	*PTCH1, SUFU, SMO*
	Wnt	*APC, CTNBB1, AXIN1*
	Notch	*NOTCH2*
	Família MYC	*MYC, MYCN, MYCL1*
	Sinalização de TP53	*TP53*
	PDGF/MAPK	*PDGFRA, PDGFRB*
	Ciclocelular	*CDK6*
Ependimoma	Notch	*NOTCH1,VAV1, NOTCH4*
	RB/TP53	*CDKN2A*
	Hippo	*YAP1*
	Sinalização de EGFR	*EGFR*
	Família MYC	*MYCN*
	Estronasulfatase	*SULT4A1*
Tumor embrionário com rosetas multicamadas	Sinalização de TP53	*TP53*
	P13K/AKT	*PTEN*
	PDGF/MAPK	*PDGRFA*
	Ciclo celular	*MYB*
	P13K/SRC	*KIT*
	RB/TP53	*CDKN2A*
Astrocitoma pilocítico	MAPK	*BRAF*
	MAPK	*NF1*
	MAPK	*KRAS*
	MAPK	*SRGPAP3-RAFI*

Tratado de Neurologia Infantil

Ganhos no cromossomo 7 e perdas no cromossomo 9 são alguns exemplos dessas alterações (Tabela 24.4).[14]

Dois mecanismos diferentes parecem explicar a origem tumoral. Um está associado à ativação ou superexpressão dos fatores de crescimento celular, como os proto-oncogenes, e o outro como resultado da perda ou inativação de genes que normalmente regulam ou suprimem o crescimento celular. A mutação de um proto-oncogene, transformando-o em um oncogene, tem efeito dominante. A inativação de um gene supressor tumoral tem caráter recessivo. Na neurofibromatose tipo 1 e na esclerose tuberosa, o aparecimento dos tumores é fruto da inativação de genes supressores tumorais.[6,14,17-19]

■ QUADRO CLÍNICO

Sinais e sintomas decorrentes dos tumores do SNC são variáveis e dependem principalmente do tamanho, da velocidade de crescimento e da topografia lesional (Tabela 24.5). Sinais de hipertensão intracraniana costumam estar presentes quando há hidrocefalia obstrutiva. Crise epiléptica pode ser a primeira manifestação clínica dos tumores hemisféricos. Macrocefalia pode ser encontrada nos tumores do plexo coroide. Alterações visuais, poliúria e polidipsia (diabetes insípido) e baixa estatura são sintomas possíveis em pacientes com tumores das regiões selar e suprasselar. Dor cervical, fraqueza e escoliose são manifestações comuns nos tumores medulares (Tabela 24.5).[4,20-22]

Tabela 24.4 Aberrações citogenéticas proeminentes nos tumores do SNC.

Histologia	Ganhos	Perdas
Meduloblastoma	1q, 7, 17q	6, 8p, 9q, 10q, 11, 16q, 17p, X
Ependimoma	1q, 9q, 15, 18	6q, 17p, 22q
Tumor embrionário com rosetas multicamadas	1q, 7, 8q	9, 13q, 19q
Astrocitoma pilocítico	5, 7, 7q	Raras

Tabela 24.5 Sinais e sintomas dos tumores do SNC quanto à topografia.

Topografia	Sinais e sintomas
Tumor que cause hidrocefalia	Vômitos, cefaleia, sonolência, paralisia dos nervos abducentes, alteração comportamental, macrocefalia, papiledema
Tumor cerebelar	Ataxia, fala escandida, nistagmo, dismetria, disdiadococinesia
Tumor de tronco encefálico	Oftalmoplegia, paralisia de nervos cranianos, fraqueza, síndrome alterna de tronco
Tumor de ângulo pontocerebelar	Paralisia facial, perda auditiva e torcicolo
Tumor em hemisfério cerebral	Crises epilépticas, fraqueza, perda da sensibilidade
Tumor suprasselar, quiasmático, hipotalâmico	Perda visual, hemianopsia temporal bilateral, nistagmo
Tumor selar	Baixa estatura, diabetes insípido, puberdade precoce, atraso puberal
Tumor diencefálico	Caquexia, euforia, alteração do ciclo sono/vigília
Tumor pineal	Síndrome de Parinaud e sinal de Collier (Capítulo 8 – Distúrbios dos Nervos Cranianos e do Sistema Visual)
Tumor espinal	Dor dorsal, escoliose, sinais piramidais, paralisia flácida, alteração sensitiva dos membros e da face

906   Seção 3 ■ Doenças e Síndromes Neurológicas

Neoplasia

■ DIAGNÓSTICO

O exame clínico e o de imagem são suficientes para o diagnóstico de tumor cerebral. A tomografia computadorizada (TC) pode ser solicitada inicialmente e, posteriormente, complementada com imagem por ressonância magnética (IRM) de crânio com con-

traste. Outros exames complementares são necessários, como estudo do líquor com manometria, quando se tratam de alguns diagnósticos diferenciais (Tabela 24.6). Marcadores tumorais são solicitados no sangue e no líquor quando houver suspeita de tumores de células germinativas. A biópsia é recomendada em quase todos os casos.[20]

Tabela 24.6 Diagnóstico diferencial dos tumores do SNC.

Tipo de lesão	Diagnóstico diferencial
A – Inflamatória	Lesões desmielinizantes pseudotumorais
B – Infecciosa	Encefalite herpética e outras encefalites virais
	Leucoencefalopatia multifocal progressiva
	Tuberculoma
	Abscesso cerebral
	Empiema crônico
	Criptococoma e outras lesões fúngicas
	Neurocisticercose e outras lesões parasitárias
C – Metabólica	Adrenoleucodistrofia
D – Vascular	Aneurisma da veia de Galeno
	Hemangioma cavernoso
E – Malformativa	Displasia cortical
	Heterotopias periventriculares e subcorticais
	Hemimegalencefalia
F – Pós-radiação	Radionecrose
G – Pós-quimioterapia	Leucoencefalopatia necrosante progressiva
H – Pós-cirurgia	Hematoma subdural crônico
	Seroma e material utilizado no procedimento cirúrgico

■ TRATAMENTO

Quando o tumor do SNC associar-se a edema e hipertensão intracraniana, deve-se iniciar o seu tratamento logo após o diagnóstico. Assim, preconiza-se o uso de dexametasona 0,5 a 1,5 mg/kg/dia (máximo de 50 mg/dia). Um procedimento de derivação liquórica deverá ser feito caso haja hidrocefalia, o qual pode ser a derivação ventrículo-peritoneal (DVP), a derivação externa (DE) ou uma terceiro ventriculostomia.

O objetivo da cirurgia é a ressecção máxima com segurança, ou seja, evitando sequelas. Novas técnicas cirúrgicas, aquisições de novos instrumentos (neuro-

navegador, aspirador ultrassônico, ressonância magnética intraoperatória) e neurocirurgiões bem treinados em centros especializados melhoraram os resultados cirúrgicos ao longo das últimas duas décadas.[7] Esta cirurgia não está indicada para pacientes com glioma pontino difuso e tumores de células germinativas com marcadores positivos e, geralmente, não é necessária para oglioma das vias ópticas em pacientes com NF1 e schwannoma vestibular naqueles com NF2.[20,23]

A radioterapia consiste numa transferência de feixes de alta energia para áreas conhecidas ou suspeitas de tumor. A fase do ciclo celular em que ocorre

Capítulo 24

907

Tratado de Neurologia Infantil

a divisão celular (fase M) é considerada o estado mais vulnerável em termos de intervenção radioterapêutica. A radioterapia é realizada em doses fracionadas diariamente entre cinco e sete semanas. Esse esquema permite que um paciente tolere altas doses sem sofrer efeitos adversos significativos. Novas modalidades têm sido relatadas: radioterapia por prótons, radioterapia estereotáxica, radiocirurgia e a beta-irradiação intracavitária.[23]

O papel da quimioterapia (QT) no tratamento dos tumores do SNC é mais recente que o da cirurgia e da radioterapia. Ao longo dos anos, houve mudanças na escolha de quimioterápicos para que se pudesse atingir um melhor tratamento sem tantos efeitos adversos. A barreira hematoencefálica, os efeitos sistêmicos e o uso local das drogas (espaço epidural, no ventrículo ou diretamente no tumor) foram alguns dos vários obstáculos vencidos.[4]

O tratamento quimioterápico de crianças com tumores do SNC pode ser usado em diferentes situações: 1. baixas doses de QT em gliomas de baixo grau, quando não é possível sua ressecção completa ou em casos de síndromes associadas, como NF1 (doença crônica); 2. altas doses de QT nos meduloblastomas são usadas como adjuvantes (após) ou neoadjuvantes (antes), com radioterapia e cirurgia para aumentar a chance de cura; 3. altas doses de QT combinadas, para prevenir ou retardar o tratamento com radioterapia em crianças menores de 3 anos.[4]

A vantagem do uso de QT concomitante à radioterapia baseia-se no potencial para atingir ao máximo a morte celular no mais curto espaço de tempo. Os mecanismos de interação entre a radioterapia e a QT incluem: morte celular aditiva, mas independente; diminuição da reparação dos danos causados pela radioterapia; prevenção do repovoamento acelerado das células tumorais após o início da resposta à radioterapia; e a eliminação de micrometástases sistêmicas junto com o tratamento do tumor primário. Outra interação entre a QT e a radioterapia em nível molecular consiste na reparação alterada do DNA ou modificações das lesões induzidas pelos fármacos ou pela radiação. Nesse âmbito, muitos agentes quimioterápicos demonstram efeito radiossensibilizador.[24]

No geral, a sobrevida em cinco anos dos pacientes com tumor do SNC é de 73%, entretanto essa população é muito heterogênea, sendo que tratamentos e prognósticos variam de acordo com a idade, a topografia tumoral, o tamanho, a histologia, a biologia molecular e o estadiamento. Enquanto alguns pacientes são curados com ressecção completa, outros necessitarão de QT, radioterapia, transplante de medula óssea e outras ressecções.[7]

A chave do sucesso do tratamento oncológico é o trabalho com equipe multidisciplinar, que inclui neuro-oncologistas, neurocirurgiões, neurologistas, radiologistas, radioterapeutas e, também, uma equipe de reabilitação, com fisioterapeutas, terapeutas ocupacionais, fonoaudiólogos, nutricionistas e psicólogos.

■ PRINCIPAIS TUMORES DO SNC

Gliomas

A palavra "glioma" refere-se a qualquer tumor originário da glia, quer seja benigno ou maligno. As células gliais são ubíquas no SNC. Logo, os tumores de origem glial podem ser encontrados em todas as partes do encéfalo e da medula espinal. Os subtipos de gliomas primários são definidos por três tipos de células:

- **Astrócitos:** encontram-se em todo o SNC e desempenham muitas funções, por exemplo, suporte e regulação, além de originarem os astrocitomas.
- **Células ependimárias:** revestem os ventrículos e originam os ependimomas.
- **Oligodendrócitos:** formam mielina no SNC e originam os oligodendrogliomas.

Os astrocitomas são classificados, de acordo com as características histológicas e o prognóstico, em astrocitomas/gliomas de baixo grau, astrocitomas/gliomas de alto grau e gliomas do tronco encefálico.

Gliomas de baixo grau

Os gliomas de baixo grau (GBG) são os tumores cerebrais mais comuns, representando 35% de todos os tumores do SNC da criança.[25] Aproximadamente 60% são supratentoriais e 30% infratentoriais, sendo 39% nas vias ópticas/no hipotálamo, 32% em cerebelo, 13% em tronco encefálico e 4,5% em medula espinal.[16] Mais da metade desses tumores são astrocitomas pilocíticos (grau I) e astrocitomas difusos fibrilares (grau II), sendo que os demais são gliomas mistos, oligodendrogliomas ou gangliogliomas (Figura 24.1).[16] A incidência anual dos GBG é 2,1 por 100 mil habitantes nos EUA, estimando-se a ocorrência de 1.600 casos novos por ano naquele país.[16,26,27]

Em geral, possuem crescimento lento, o que pode retardar o diagnóstico. Além disso, cerca de 5% dos pacientes com esses tumores apresentam metástases por ocasião do diagnóstico. A taxa de sobrevida em cinco anos varia de 78,7%, para os oligoastrocitomas, a 97,2%, para os astrocitomas pilocíticos.

908

Seção 3 ■ Doenças e Síndromes Neurológicas

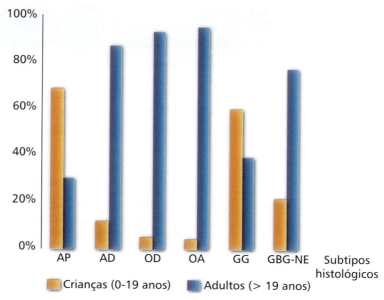

Figura 24.1 Distribuição histológica dos GBG durante a infância e a vida adulta.[28]

AP: astrocitoma pilocítico; AD: astrocitoma difuso; OD: oligodendroglioma; OA: oligoastrocitoma; GG: ganglioglioma; GBG-NE: gliomas de baixo grau não especificados.

A OMS classifica os GBG de acordo com seus achados morfológicos (Tabela 24.7).[16] Com relação à imuno-histoquímica, o índice de proliferação celular (Ki-67 ou MIB-1) é um marcador prognóstico muito utilizado. Quando a positividade é superior a 10% nos gliomas não ressecáveis, infere-se pior prognóstico.[29]

A incidência relativa de cada subtipo histológico dos GBG varia com a idade (Figura 24.2). O astrocitoma pilocítico é o mais comum durante a infância e representa 15% de todos os tumores cerebrais pediátricos.[25,26,30-32] Os oligodendrogliomas e os oligoastrocitomas são raros em crianças e representam menos de 5% (Figura 24.2).[26,29,33]

As características moleculares dos tumores gliais de baixo grau foram descobertas a partir de algumas síndromes genéticas. Os astrocitomas pilocíticos e os difusos são prevalentes na NF1 e envolvem as vias ópticas, o hipotálamo e o tronco encefálico.[34,35] A NF1 é causada por mutações do gene da neurofibromina 1 (NF1), localizado no cromossomo 17q11.2, que resulta na ativação da via Ras/MAPK.[36] O astrocitoma subependimário de células gigantes (SEGA) pode ser encontrado em 5% a 14% dos pacientes com esclerose tuberosa. Tal doença é causada por mutações em dois genes supressores de tumor, TSC1 (hamartina, no cromossomo 9q34.13) e TSC2 (tuberina, no cromossomo 16p13.3). Essas proteínas são parte das via Rheb-mTOR, cuja função se dá na regulação da proliferação celular.[37-39] Logo, essas doenças genéticas contribuíram para a compreensão do papel das vias Ras/mTOR na oncogênese dos GBG.

Embora os gliomas possam ocorrer em qualquer lugar do SNC, diferentes subtipos apresentam predileção por locais específicos. Os astrocitomas difusos, os gliomas angiocêntricos, os xantoastrocitomas pleomórficos e os oligodendrogliomas são supratentoriais.[41-44] Os gangliogliomas ocorrem com maior frequência no lobo temporal,[45-47] enquanto os astrocitomas pilocíticos são mais frequentes no compartimento infratentorial (hemisférios cerebelares e tronco encefálico),[48] mas também podem ser encontrados na linha média (região selar/suprasselar/diencefálica/vias ópticas). Os gliomas das vias ópticas estão associados a NF1.[34] Os astrocitomas pilocíticos são os tumores mais encontrados na medula espinal.[49] Assim como ocorre com os demais tumores do SNC, a apresentação clínica dos GBG é ditada por sua localização (Tabela 24.5).

Os GBG são geralmente hipodensos, não apresentam edema peritumoral ou restrigem a difusão (Figura 24.3).

Tabela 24.7 Características patológicas dos GBG.

Tumor	Grau	Características patológicas
Astrocitoma pilocítico	I	Fibras de Rosenthal, arquitetura bifásica, proliferação vascular e corpos granulares eosinofílicos.[50] Calcificações podem estar presentes.[51]
Astrocitoma subependimário de células gigantes (SEGA)	I	Grandes células ganglionares, com diferenciação de células gliais/neuronais.[52]
Gangliogliomas	I	Inflamação crônica perivascular, corpos granulares, neurônios binucleados, calcificações e degeneração cística.[53-58]
Tumor neuroepitelial disembrioplásico (DNET)	I	Arquitetura multinodular, com arranjo de células em colunas. Inclui uma entidade específica caracterizada por células semelhantes a oligodendrócitos, GFAP negativa e neurônios flutuantes em um fundo eosinofílico mucinoso.[59]
Glioma angiocêntrico ou tumor neuroepitelial angiocêntrico (ANET)	I	Células astrocíticas bipolares e fusiformes, marcadas positivamente para GFAP e S-100. Microcalcificações são raramente encontradas.[60-62]
Astrocitomas difusos	II	Atipia nuclear, índice mitótico baixo e ausência de proliferação vascular.
Astrocitoma pilomixoide	II	Células bipolares em arranjo perivascular, atipia celular significativa, ausência de fibras de Rosenthal e células gigantes multinucleadas com acúmulo intracelular de lipídeo.[63-67]
Xantoastrocitoma pleomórfico	II	Células lipidizadas e pleomórficas. Tende a seguir um curso agressivo, com maior frequência de disseminação leptomeníngea.[68,69]
Oligodendrogliomas	II	Células monomórficas, com núcleos uniformes e halos perinucleares, microcalcificações e redes de capilares.[70,71]

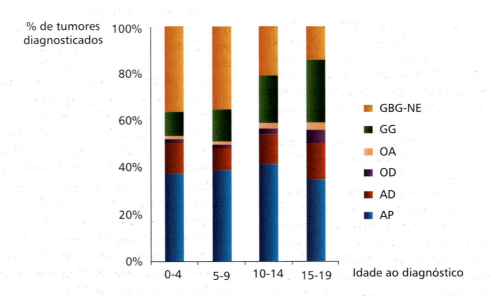

Figura 24.2 Distribuição dos gliomas de acordo com a faixa etária.[28]
GBG-NE: gliomas de baixo grau não especificados; GG: ganglioglioma; OA: oligoastrocitoma; OD: oligodendroglioma; AD: astrocitoma difuso; AP: astrocitoma pilocítico.

Os achados radiológicos variam conforme os subtipos.[72,73] Os astrocitomas pilocíticos habitualmente são tumores bem circunscritos, hipointensos na sequência T1 e hiperintensos no FLAIR (Figura 24.4).

Após a administração de gadolínio, demonstram realce homogêneo.[74] Em contraste, os gliomas de grau II, especialmente os difusos, são menos circunscritos e não realçam após gadolínio. O astrocitoma pilomixoide

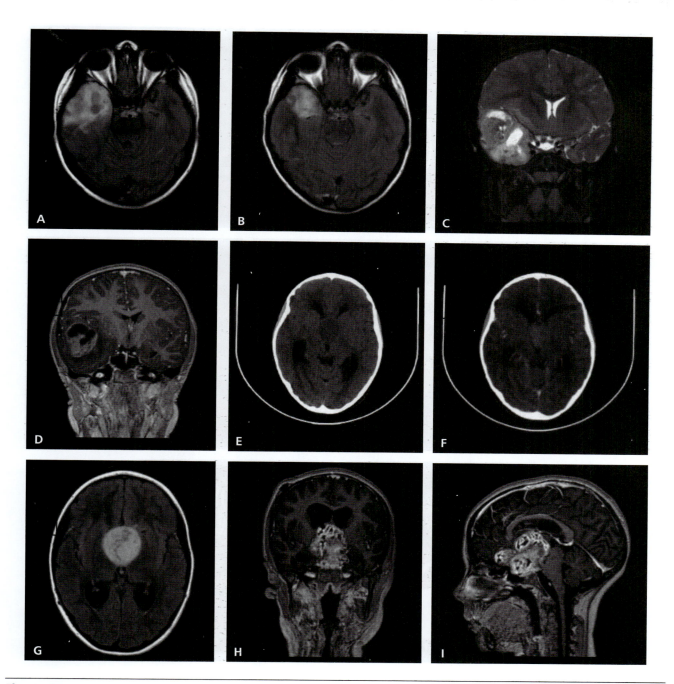

Figura 24.3 GBG em diferentes topografias. A IRM de crânio evidencia lesão hiperintensa nas imagens axiais FLAIR em região temporal direita (A e B) e hiperintensa na imagem coronal T2 em mesma topografia (C), com aspecto heterogêneo sólido-cístico na imagem coronal T1, sem realce pós-gadolínio (D); outro paciente, apresentando lesão hipodensa na TC de crânio em região selar (E), com leve realce após injeção de contraste (F); sua IRM de crânio mostra uma lesão homogênea na imagem FLAIR em mesma topografia (G), com realce pós-contraste nas imagens coronal (H) e sagital (I).

pode apresentar realce heterogêneo.[75] Os gangliogliomas são hipointensos em T1 e hiperintensos em T2/FLAIR. O realce após injeção de gadolínio pode variar de ausente a nodular (Figura 24.5).[76,77] Oligodendrogliomas exibem realce após contraste nos tumores sólidos e não infiltrativos.[78] Os tumores neuroepiteliais disembrioplásicos (DNET) não deslocam estruturas cerebrais e, normalmente, apresentam pouco ou nenhum realce pelo contraste. Seu crescimento lento pode levar à deformidade da calota craniana.[79,80]

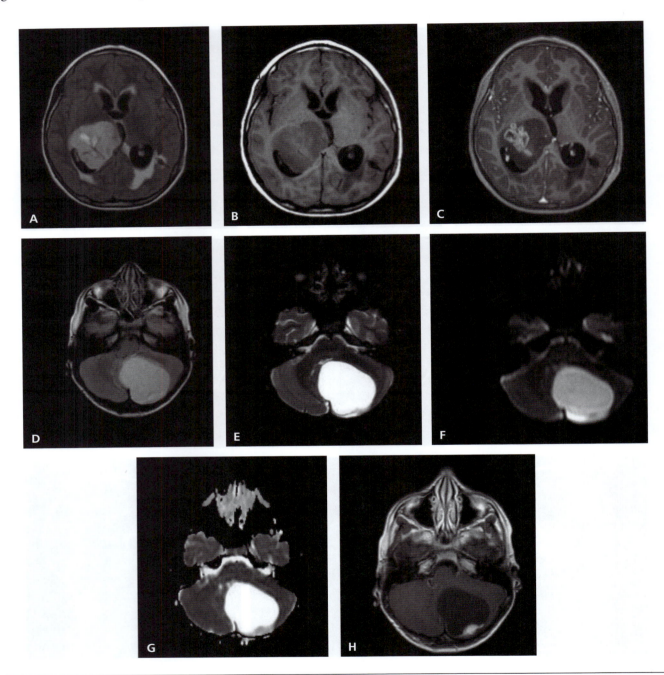

Figura 24.4 Características de imagem dos astrocitomas pilocíticos. (A) Lesão hiperintensa na imagem axial FLAIR; (B) lesão hipo/isointensa na imagem axial T1; (C) imagem axial T1 após injeção de gadolínio apresentando realce; (D) lesão heterogênea, porém com predomínio de hipersinal na imagem axial FLAIR, sem edema perilesional; (E) hipersinal na imagem axial T2, evidenciando lesão com conteúdo semelhante ao do líquor; (F) ausência de restrição à difusão; (G) ausência de restrição no mapa de ADC; (H) imagem axial T1 pós-contraste evidenciando realce na parte sólida do tumor.

Neoplasia

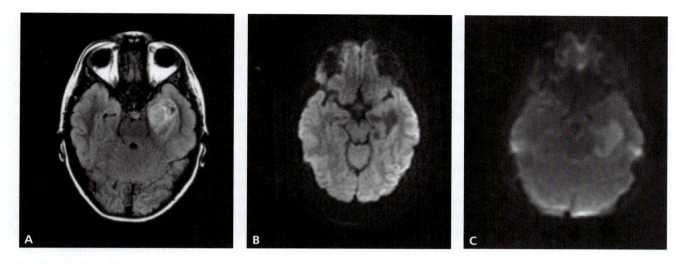

Figura 24.5 Ganglioglioma temporal esquerdo. (A) Lesão hiperintensa na imagem axial FLAIR em região temporal esquerda; (B) e (C) não há restrição à difusão na sequência de difusão e mapa ADC.

A maioria das crianças com GBG é diagnosticada após seis meses do início dos sintomas, devido à taxa de crescimento lenta dos tumores.[81] Um percentual desses gliomas tem sido relatado com regressão espontânea, especialmente em pacientes com NF1.[82,83]

Dada a excelente taxa de sobrevida para a maioria dos pacientes com GBG, o objetivo do tratamento consiste em alcançar o controle tumoral, minimizando a longo prazo a morbidade relacionada ao tratamento.[84] A maioria dos pacientes requer apenas controle por imagem após a cirurgia. Se ocorrer recidiva, outras modalidades de tratamento, incluindo nova ressecção cirúrgica, QT (terapia-alvo) ou radioterapia, são indicadas.

A ressecção cirúrgica continua sendo a chave para o tratamento. Pacientes com ressecção total do tumor normalmente não precisam de outras terapias. No entanto, a ressecção total nem sempre é realizada sem que haja comprometimento neurológico significativo para tumores em determinados locais, como vias ópticas, hipotálamo, diencéfalo e tronco encefálico. Nesses casos, o objetivo da cirurgia é a ressecção máxima, sem que haja déficit neurológicos ou gerando o menor prejuízo possível. Mesmo nos casos de ressecção subtotal, a sobrevida global dos pacientes permanece excelente.[85-89]

A QT é geralmente indicada quando há piora clínica e/ou radiológica. Ao longo das últimas décadas, muitos protocolos incluindo monoterapia ou politerapia têm sido utilizados para os GBG. Quimioterápicos à base de platina, tais como carboplatina,[90] cisplatina,[91] oxaliplatina,[92] ibroplatina isolada ou em combinação com vincristina ou etoposida, têm sido amplamente utilizados.[93,94] A combinação de vincristina e carboplatina é usada como terapia de primeira linha, com taxas de sobrevida livre de progressão (SLP) em cinco anos de 86% a 97%.[90]

Hipersensibilidade à carboplatina é um efeito adverso frequente, que pode ser evitado de forma eficaz com pré-medicações.[95-97] A ototoxicidade pode ocorrer durante o tratamento com compostos de platina. Uma combinação de tioguanina, procarbazina, lomustina e vincristina (TPCV) é outro regime de QT bem estabelecido para GBG.[98-100] Um ensaio clínico prospectivo e randomizado, comparando resultados de vincristina e carboplatina contra TPCV, revelou que o tratamento com TPCV teve resultado superior de cinco anos de sobrevida livre de eventos (EFS) (39% *versus* 52%, respectivamente), embora não tenha obtido significância estatística.[98] No entanto, o potencial de morbidade a longo prazo dos agentes alquilantes, tais como infertilidade e aumento do risco de malignidade secundária, levou a maioria dos oncologistas a usar vincristina e carboplatina como terapia de primeira linha. Discrasias são outras complicações potenciais, especialmente de agentes alquilantes.

Os agentes alquilantes também foram testados em combinação com tamoxifeno ou vimblastina, bem como em regimes de poliquimioterapia com outros agentes, incluindo procarbazina, ciclofosfamida, lomustina, vincristina, VP16 e 5-fluorouracil.[101-103] Monoterapia usando vinorelbina, temozolomida,[5,104-106] vimblastina[107] ou ciclofosfamida[108] tem sido empregada em GBG progressivos com resultados variáveis, dependendo da

Capítulo 24

913

idade das crianças e dos locais dos tumores envolvidos nos estudos. Outros protocolos, incluindo vincristina/VP16 ou vincristina/carmustina, associados à injeção intratecal de metotrexato, demonstraram controle tumoral de 50% a 70% em GBG progressivos.[108] Outros regimes de QT testados incluem vincristina, vincristina em combinação com actinomicina, altas doses de ifosfamida, ciclofosfamida, bleomicina, topotecano ou idarrubicina.[109,110]

O agente antifator de crescimento do endotélio vascular (anti-VEGF), bevacizumabe, foi recentemente avaliado em combinação com irinotecano para progressão da doença.[111-113] O bevacizumabe é geralmente bem tolerado. Entretanto, hipertensão arterial, proteinúria e falência ovariana prematura podem ocorrer.[113]

A radioterapia é uma dos tratamentos utilizados em GBG em progressão, com taxas de sobrevida de 70% a 80% em cinco anos.[114-116] No entanto, mesmo com modalidades de radioterapia modernas, como a conformacional e a com intensidade modulada (IMRT), as endocrinopatias, vasculopatias, deficiência intelectual e o aumento do risco para neoplasias secundárias, são potenciais efeitos adversos, principalmente em crianças mais jovens.[117-118] A utilização de radioterapia com prótons, modalidade em expansão, apresenta sobrevida semelhante com a promessa de redução dos efeitos adversos tardios, devido a uma melhor preservação dos tecidos saudáveis.[119]

A alteração cromossômica mais frequentemente encontrada nessas neoplasias é um ganho de material genético no cromossomo 7, especialmente em astrocitomas pilocíticos. Outras anormalidades cromossômicas incluem ganhos nos cromossomos 4, 5, 6, 8 e 11, supressão de 17p, inversão no cromossomo 8 e perda de material genético no cromossomo 1q.[120]

As alterações genéticas dos GBG pediátricos se diferem das alterações genéticas dos adultos. A perda concomitante dos cromossomos 1p e 19q é uma das alterações genéticas mais frequentes nos oligodendrogliomas dos adultos, auxiliando no diagnóstico e servindo como marcador de prognóstico favorável.[121] Em contraste, é rara em crianças com oligodendrogliomas e não confere o mesmo prognóstico. Do mesmo modo, as mutações em TP53, um gene supressor de tumor que codifica uma fosfoproteína nuclear e regula a apoptose, são encontradas em adultos, mas raramente em GBG pediátrico.[122,123] Mutações IDH1 e IDH2 também são raramente observadas em crianças, mas são frequentes nos adultos.

O risco aumentado de GBG em crianças com NF1 foi uma das primeiras pistas de que a desregulação da via das proteínas quinase ativadas por mitógenos (MAPK) poderia ser importante na patogênese desses tumores. O gene *NF1* codifica a neurofibromina, que é expressa ubiquamente em níveis variáveis em diferentes tipos de tecidos durante o desenvolvimento. Estruturalmente, a neurofibromina contém um domínio central homólogo à proteína Ras-GTPase-ativadora (Ras-GAP), atuando como um regulador negativo da via Ras-Raf-MEK-ERK.[124] Na neurofibromatose, mutações no gene *NF1* produzem uma perda de função da neurofibromina, que leva à ativação da via Ras, resultando na proliferação dos astrócitos.[124]

B-Raf é uma serina-treonina quinase citosólica e, juntamente com a A-Raf e a C-Raf, faz parte da família Raf de quinases. B-Raf é ativada pelo receptor tirosina quinase na membrana celular, sendo o principal regulador da cascata MEK/MAPK, atuando em diferenciação, invasão, desdiferenciação e proliferação celular.[125]

Os primeiros estudos utilizando hibridização genômica comparativa identificaram um ganho na região cromossômica específica (7q34) contendo o *locus* do gene *BRAF* como a alteração do número de cópias mais frequente nos GBG, envolvendo 50% a 100% dos astrocitomas pilocíticos pediátricos.[126,127] Essa alteração genética é encontrada com maior frequência nos tumores das regiões cerebelar e hipotalâmico-quiasmática. O ganho 7q34 representa uma duplicação do gene *BRAF* com um *tandem* de inserção no gene *KIAA1549*.[128] A duplicação desse gene resulta na ativação dos efetores a jusante das vias MAPK, MEK e ERK.[125,129] Posteriormente, as variantes da transcrição de fusão envolvendo o gene *BRAF* foram descritas, envolvendo não só KIAA1549, mas também outros parceiros de fusão, SRGAP3, FAM131B, MACF1, RNF130, CLCN6, MKRN1 e GNAI1.[130-133] O gene *RAF1*, o qual codifica a síntese de uma proteína que leva à ativação e à estabilização do B-Raf, também tem sido descrito por abrigar fusões de genes como *SRGAP3* e QK1, que levam à ativação da via MAPK.[132,134]

Outra alteração genômica nos GBG é a mutação no *locus* do BRAF 1799 (aminoácido 600) formando o BRAF V600E, que também resulta na desregulação da via MAPK.[135] Essa mutação foi descrita em outros tipos de câncer, incluindo melanoma, carcinoma colorretal, leucemia e gliomas de alto grau.[136] O ponto de mutação BRAF V600E ocorre mais comumente nos xantoastrocitomas pleomórficos, gangliogliomas, astrocitomas difusos e astrocitomas pilomixoides, sendo raramente detectado nos astrocitomas pilocíticos.[137-139]

Depois da via MAPK, as outras vias alteradas nos GBG são a fosfatidilinositol 3-quinase (PI3K)/AKT/alvo da rapamicina em mamíferos (mTOR), a via do receptor do fator de crescimento epidérmico (EGFR), a via de sinalização *sonic hedgehog* (Shh) e a via do fator de crescimento do endotélio vascular (VEGF).[128]

A PI3K é uma proteína intracelular que é recrutada para a membrana celular, após a estimulação de receptores transmembrana por fatores de crescimento, tais como o EGFR ou o receptor do fator de crescimento derivado de plaquetas tipo alfa (PDGFRA – que também sinaliza a via da Ras-Raf-MEK-MAPK), resultando na ativação dos efetores mTOR e AKT e levando à proliferação celular e à inibição da apoptose. Pacientes com mutações no mTOR têm predisposição para GBG, particularmente o SEGA.[128,140]

Alterações genéticas que afetam fatores-chave de transcrição foram descritas nos GBG. Essas incluem amplificação do gene *MYB* nos astrocitomas difusos e deleções focais deste mesmo gene nos astrocitomas angiocêntricos. MYB é um oncogene encontrado em leucemias, câncer do pulmão, câncer do pâncreas e tumores do SNC, incluindo o tumor embrionário com rosetas multicamadas e meduloblastoma. O seu papel na etiologia dos tumores do SNC ainda permanece desconhecido.[141,142]

A frequência de alterações nos modificadores epigenéticos no câncer tem sido demonstrada em vários tipos, como tumores hematológicos, tumor de Wilms, retinoblastoma, neuroblastoma, carcinoma da tireoide, carcinoma hepatocelular, sarcoma, meduloblastoma e TTRA com mutação SMARCB1.[143-146] A evidência de que a epigenética é um fator importante na biologia dos gliomas pediátricos é extremamente forte.[147] Mutações diretas no modificador da cromatina H3F3A foram descritas nos glioblastomas multiformes (GBM), bem como nos astrocitomas difusos e pilocíticos.[118,134] Isso sugere que a desregulação dos efetores da remodelação da cromatina também agem com alterações genômicas na oncogênese de um grupo de GBG. Outras alterações genômicas compreendem os ganhos do gene *HIPK2*, o aumento da expressão do RNAm no subgrupo de astrocitomas pilocíticos do cerebelo e um rearranjo do gene *BCR* no astrocitoma pilomixoide.[126,148,149]

Recentemente, foram feitas tentativas para correlacionar alterações genômicas específicas e a evolução clínica, mas os resultados foram controversos. A análise multivariada de 146 pacientes mostrou que a presença de proteína de fusão KIAA1549-BRAF foi o fator de melhor prognóstico em pacientes com ressecção subtotal de astrocitoma pilocítico.[150] Outro estudo, incluindo 106 pacientes com GBG, sendo a maioria portador de astrocitomas pilocíticos esporádicos, não mostrou taxa de SLP estatisticamente significativa entre os tumores com duplicação BRAF em comparação com outros tumores.[131] Entretanto, a hipótese de que

tumores com duplicação BRAF se comportariam de maneira diferente de outros tumores continua a ser uma questão em aberto, especialmente com a recente descoberta de novos tipos de fusão BRAF, que pode ter influenciado nos estudos anteriores. Postula-se que um melhor prognóstico dos astrocitomas pilocíticos conferido pela duplicação BRAF poderia decorrer de senescência induzida por oncogenes, que ocorreria pela ativação da via p16INK4a.[151]

De modo semelhante, um estudo recente realizado em gangliogliomas mostrou que a presença da mutação de ponto V600E foi associada com sobrevida livre de recorrência significativamente mais baixa.[152]

Novas terapias-alvo vêm sendo sintetizadas após melhor compreensão das alterações genéticas dos GBG. Atualmente, existem três grupos de drogas que vão agir em diferentes pontos da via MAPK, desempenhando papel importante no tratamento dos GBG (Figura 24.6). No primeiro grupo, as duas drogas, vemurafenibe e dabrafinibe são inibidores de BRAF com mutação BRAF V600E. A terceira droga, o sorafenibe é um fraco inibidor BRAF, que independe do tipo de mutação. O segundo grupo, do inibidor MEK1/2, é indicado para pacientes com GBG com duplicação BRAF. O terceiro grupo, dos inibidores de mTOR (rapamicina e everolimus), é utilizado para o tratamento de SEGA em pacientes com esclerose tuberosa (Figura 24.6).[153-155]

Conclui-se que o tratamento ideal para GBG não ressecáveis ou progressivos, tratando-se de uma doença crônica, seria a associação de QT de base com menor efeito adverso (vinorelbina) à terapia-alvo. O uso da radioterapia não mais seria indicado.

Gliomas de alto grau

Os gliomas de alto grau (GAG) representam aproximadamente 20% de todos os tumores do SNC na faixa etária pediátrica.[23] Geralmente ocorrem no compartimento supratentorial ou no tronco encefálico.[23] Apresentam comportamento clínico agressivo, levando a altas taxas de morbimortalidade.[16] São classificados pela OMS como neoplasias de grau III e IV, com achados histopatológicos de hipercelularidade, atipia nuclear e alta atividade mitótica, com ou sem proliferação vascular e necrose em paliçada. Dentre os tipos histológicos, o glioma anaplásico (grau III) e o glioblastoma multiforme (grau IV) são os mais comuns.[16]

De acordo com a CBTRUS, a taxa de incidência entre crianças de 0 a 19 anos (incluindo o astrocitoma anaplásico, o oligodendroglioma anaplásico, o glio-

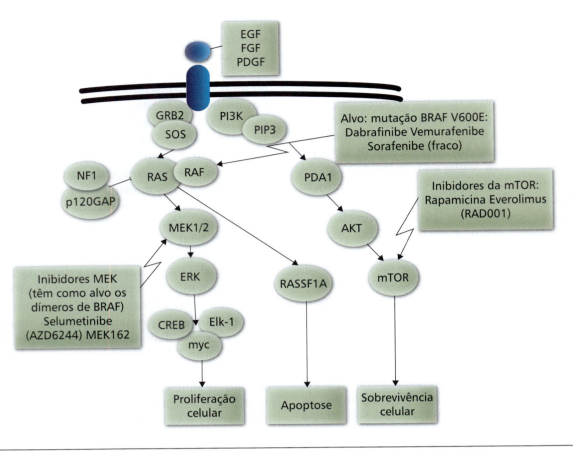

Figura 24.6 Terapias-alvo em vários pontos das vias dos GBG.[122]

blastoma, o glioma misto e o glioma maligno) é de aproximadamente 0,85:100.000.[27] A distribuição entre os sexos é igualitária.[156] Os GAG podem ocorrer em qualquer parte do SNC, mas a topografia mais comum é a supratentorial hemisférica (35% a 50%), enquanto o percentual, de linha média (tálamos, hipotálamo, núcleos da base e terceiro ventrículo) é bem menor. Na medula espinal a incidência é de aproximadamente 3%. As lesões infratentoriais não troncoencefálicas são mais encontradas nas crianças do que nos adolescentes e adultos jovens.[157-159] A maior incidência dos GAG supratentoriais ocorre em crianças entre 15 e 19 anos, entretanto podem ser encontrados em qualquer idade, até mesmo intraútero.[160,161]

Um dos fatores de risco bem conhecidos para GAG é a exposição à irradiação ionizante, tipicamente utilizada para tratamento de uma condição oncológica prévia.[23] Existem também doenças genéticas que predispõem a criança a desenvolver GAG. Na síndrome de Li-Fraumeni, pacientes apresentam um defeito no gene *TP53*, que codifica uma proteína p53. O TP53 age como um gene supressor tumoral, pela indução da via que causa parada do ciclo celular, apoptose e inibição da angiogênese.[11,162] Uma mutação nesse sistema leva à desregulação da proliferação celular e a um aumento de risco para transformação maligna. Esses pacientes podem desenvolver uma variedade de neoplasias, inclusive GAG. Pacientes com síndrome de Turcot apresentam defeito no gene *APC* (*adenomatous polyposis coli*) ou nos genes *MMR* (*mismatch repair*) – *MSH2, MSH6, MLH1* e *PMS2*, com predisposição ao desenvolvimento de múltiplos adenomas colorretais, adenocarcinoma colorretal, e tumores primários do SNC. As mutações nos genes *MMR* associam-se aos *GAG*, e as do gene *APC*, ao meduloblastoma.[11]

Enquanto as alterações histopatológicas dos GAG entre adultos e crianças parecem ser idênticas, a biologia molecular pode variar significativamente. Deleções dos genes que codificam *PTEN* e *EGFR* são comumente encontradas nos gliomas malignos dos adultos, mas são raras em crianças. Mutações no IDH1 podem estar presentes em 85% dos GBM secundários, mas são raras nos GBM primários (5%). A mutação

BRAF V600E tem sido encontrada em tumores de alto grau, principalmente por transformação de GBG. O PDGFRA é superexpresso em GAG pediátrico.[163]

Assim como para os demais tumores do SNC, a apresentação clínica dos GAG depende de sua localização (Tabela 24.5). Contudo, o intervalo dos sintomas (tempo entre a queixa e o diagnóstico) é menor nos GAG do que nos GBG.[157,164]

À IRM de crânio, tipicamente, os GAG apresentam-se como lesões hipointensas em T1 e hiperintensas em T2, com edema perilesional significativo. Suas bordas são irregulares e o seu realce pelo gadolínio geralmente é anelar (Figura 24.7). Na espectroscopia, há um aumento dos picos de colina, lipídeos e lactato, com redução de n-acetil aspartato (NAA) e creatina, refletindo o aumento do metabolismo presente nos tumores de alto grau (Figura 24.7).[165,166]

A intervenção cirúrgica é importante por vários motivos: estabelece o diagnóstico por meio da biópsia, trata a hipertensão intracraniana e contribui para o prognóstico, quando a ressecção é máxima. A ressecção completa nem sempre é possível, principalmente quando envolve estruturas críticas (linha média supratentorial e, na região infratentorial, o ângulo pontocerebelar e o tronco encefálico).[23,159]

A estratégia do tratamento de uma criança com GAG, inicialmente, é a realização de cirurgia com ressecção máxima segura. Em seguida, é feita a radioterapia para crianças maiores de três anos. A dose da radioterapia varia de 50 a 54 Gy, fracionadas de 180 a 200 cGy, em seis semanas. A técnica alternativa de radioterapia, com hipo ou hiperfracionamento, não se mostrou estatisticamente benéfica para crianças com GAG.[167]

Nas últimas duas décadas, vários estudos usando QT adjuvante têm mostrado variação na taxa de sobrevida em cinco anos, de 8% a 35%. A temozolomida, usada ao longo da radioterapia, tem sido aplicada em crianças. O bevacizumabe, um agente antiangiogênico, está sendo empregado como adjuvante, associado à radioterapia ou à QT, nos tumores de alto grau com aumento da vascularização. O ácido valproico pode ser usado como coadjuvante na QT, agindo como inibidor da histona de acetilase.[23,168]

Gliomas de tronco encefálico

Representam entre 10% e 20% dos tumores do SNC na faixa etária pediátrica. Aproximadamente 250 casos de gliomas de tronco encefálico são diagnosticados anualmente nos EUA. Eles são classificados em gliomas focais e pontinos intrínsecos difusos.

Gliomas focais

Correspondem a 20% dos tumores do tronco encefálico na infância.[169] Majoritariamente, são astrocitomas pilocíticos (grau I) e astrocitomas fibrilares (grau II). Quanto à histologia, apresentam variação no grau de celularidade e atipia nuclear, mas não são invasivos; têm taxa mitótica é baixa e são bem circunscritos.[169]

Alterações genéticas também são implicadas na etiologia desses tumores. A duplicação do cromossomo 7q34 ocorre em 62% dos astrocitomas pilocíticos do tronco. A mutação BRAF V600E é mais comum nos astrocitomas fibrilares (60% a 66%).[125,138,170,171]

A apresentação clínica costuma ser insidiosa. Os sintomas específicos correspondem à localização do tumor (Tabela 24.5). Hidrocefalia só ocorre em casos de tumor exofítico situado no teto do mesencéfalo.[172-175]

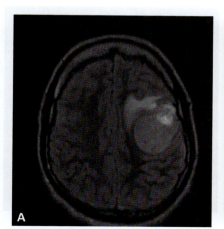 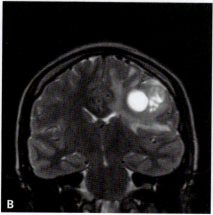 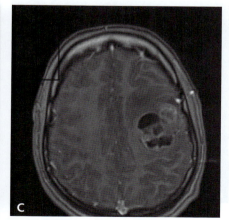

Figura 24.7 Glioblastoma multiforme. Lesão hiperintensa na imagem axial FLAIR (A) e no T2 coronal (B); (C) realce após injeção de gadolínio e evidência de necrose na sequência T1.

As características da IRM de crânio incluem bordas definidas, edema perilesional, iso ou hipointensidade na sequência T1, hiperintensidade em T2 e FLAIR e realce homogêneo ao gadolínio. A sequência de difusão e a espectroscopia podem contribuir para o diagnóstico diferencial com glioma pontino intrínseco difuso, doenças desmielinizantes e doença de Alexander.[176-178]

Com técnicas de imagem e cirúrgicas modernas, cada vez mais se tem obtido sucesso no tratamento dos gliomas focais de tronco. O tratamento cirúrgico é curativo, desde que não haja prejuízo ao paciente.[179] Se a ressecção completa não for possível, principalmente com volumes tumorais maiores de 10 cm³, faz-se necessário o emprego de outros tratamentos.[178] A QT é, no momento, o tratamento de escolha em sintomas persistentes após cirurgia, progressão da doença ou em tumores irressecáveis.[23] Várias são as combinações. A vincristina e a carboplatina apresentam resposta positiva em 40% dos pacientes. TPCV também obteve sucesso satisfatório em 52%.[180] Uma combinação mais recentemente usada é a vimblastina, bevacizumabe, com ou sem irinotecano, e aetoposida.[23,113] Com relação às terapias-alvo, têm sido utilizados os inibidores MEK e BRAF V600E, com respostas variáveis em tumores de alta taxa de progressão.[174]

A radioterapia, embora muitas vezes eficaz em induzir remissão prolongada dos gliomas focais de tronco, tem sido associada à toxicidade, principalmente em crianças menores de três anos. Complicações cognitivas, comportamentais e neurológicas são comuns, além do aumento de chance para desenvolvimento de uma segunda neoplasia. Diante desses dados, o uso da radioterapia é restrito em pacientes com gliomas de tronco focais não progressivos.[181]

Glioma pontino intrínseco difuso

O glioma pontino intrínseco difuso (GPID) representa, aproximadamente, 80% dos tumores do tronco encefálico na faixa etária pediátrica. Não há predileção por sexo. Ocorre, na maioria das vezes, em crianças escolares, com média de 7 anos, mas pode afetar crianças de qualquer faixa etária. Ao exame histopatológico, a graduação tumoral varia de II a IV,[182] porém isso não afeta o prognóstico.[174,183]

O início dos sintomas é agudo, com rápida progressão em dias ou semanas. Se a duração dos sintomas for maior que seis meses, deve-se pensar em outros diagnósticos. A tríade clássica inclui ataxia, sinais piramidais e paralisia dos nervos cranianos, sendo que os mais comumente afetados são o abducente e o facial. Entre outros raros sintomas, a retenção urinária e outras anormalidades da micção, com ou sem lesão da medula espinal, podem ser vistos, presumivelmente pela disfunção do centro da micção pontino.[174,184]

Os critérios aceitos para diagnóstico de GPID são: a) duração dos sintomas menor do que seis meses; b) dois ou três sintomas referentes à disfunção do tronco encefálico; c) aumento volumétrico da ponte em 60%, secundário à lesão difusamente infiltrativa.[185]

Na IRM de crânio, observa-se a massa infiltrativa com hipersinal em FLAIR e T2 e hiposinal no T1. O deslocamento da artéria basilar pelo aumento da ponte é comum. Enquanto a infiltração dos pedúnculos cerebelares é frequente, o bulbo está sempre livre, ou seja, nunca é acometido (a demarcação bulbo-pontina no sagital é um achado clássico) (Figura 24.8).[174,185]

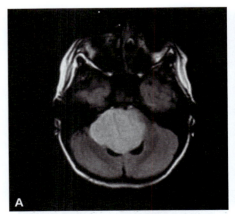 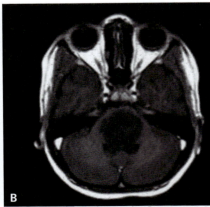 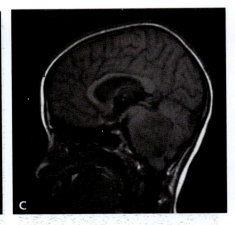

Figura 24.8 Glioma pontino intrínseco difuso. Lesão pontina hiperintensa na imagem axial FLAIR (A); e hipointensa na imagem axial T1 (B); (C) lesão hipo/isointensa na imagem sagital T1, ocupando toda a ponte e distorcendo a arquitetura do tronco encefálico, porém sem infiltrar o mesencéfalo e o bulbo.

O tratamento inicial dos GPID, ao diagnóstico, é o uso de dexametasona. Com essa medida, há uma melhora dos sintomas neurológicos devido à redução do edema peritumoral.[174] A biópsia da lesão é de necessidade discutível e somente deve ser realizada por neurocirugiões experientes. A ressecção cirúrgica, no entanto, não é recomendada, pois não se consegue diferenciar tecido tumoral do tecido normal.[174]

A radioterapia local é feita com 1 a 2 mm de margem. A dose padrão é de 1.8 Gy, diariamente, por 30 a 33 frações, administradas cinco vezes por semana, até a dose total de 54 a 59 Gy.[174,185] A QT utilizada em vários protocolos, seja como agente único ou em combinações, tem falhado na sobrevida dos pacientes com GPID. Dentre os esquemas terapêuticos, a temozolomida, o vandetanibe com dasatinibe, o bevacizumabe com irinotecano, o tipifarnibe e o tamoxifeno foram utilizados.[23,174,185] A imunoterapia tem ganhado interesse nos últimos tempos. O GPID pode expressar vários diferentes antígenos associados ao glioma, inclusive o receptor da cadeia α2 da interleucina 13, que pode ser um alvo da terapia imunológica.[185]

Meduloblastoma

Meduloblastoma é o tumor maligno mais comum em crianças.[23,186-188] Compreende quase 20% de todas as neoplasias do SNC na faixa etária pediátrica.[187] Pode se apresentar em qualquer idade (do nascimento até a idade adulta), mas o pico de incidência é bimodal – entre 3 e 4 anos e entre 8 e 10 anos.[3] Há certo predomínio do sexo masculino, numa proporção de 2:1. Casos familiares são descritos no contexto das síndromes de Gorlin-Goltz, Turcot e Li-Fraumeni.[3] Devido ao seu caráter altamente invasivo, pode estar disseminado ao diagnóstico. Ocorre em aproximadamente 70% dos casos no vérmis cerebelar, 30% nos hemisférios cerebelares e, raramente, no ângulo pontocerebelar.[188]

Os meduloblastomas foram classificados inicialmente por Chang, em 1969. Atualmente essa classificação é clínica e de interesse terapêutico, sendo os tumores divididos em baixo risco (risco padrão) e de alto risco. Este conceito de estratificação de grupos de riscos foi consagrado por estudos clínicos de grandes grupos cooperativos, ajustando a intensidade da terapia para o risco de recidiva, de acordo com os fatores que afetam o prognóstico. Os pacientes são considerados de alto risco quando apresentam idade menor que 3 anos, massa residual tumoral > 1,5 cm² após ressecção cirúrgica ou metástases ao diagnóstico.[89,190] Os subtipos histológicos anaplásico e de grandes células são também considerados de pior prognóstico.

Pela última classificação histológica da OMS (Tabela 24.1), o meduloblastoma pode ser denominado de clássico, desmoplásico/nodular, com extensa nodularidade e anaplásico/grandes células (Figura 24.9). O clássico representa o subtipo histológico mais comum, ocorrendo em dois terços dos casos (66%), e sua topografia habitual é o vérmis cerebelar. É composto de células pequenas, arredondadas, com proporção núcleo-citoplasmática elevada e atividades apoptótica e mitótica aumentadas. O desmoplásico/nodular ocorre em 15% dos casos, apresenta bom prognóstico e é encontrado nos hemisférios cerebelares. É composto também de pequenas células arredondadas, entremeadas por estroma rico em fibras reticulares pálidas que são imunopositivas para a sinaptofisina, indicando diferenciação neuronal. O meduloblastoma com extensa nodularidade, também conhecido como

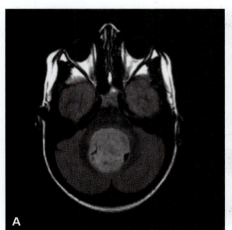 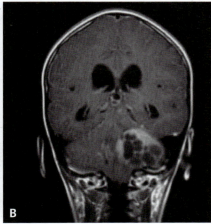 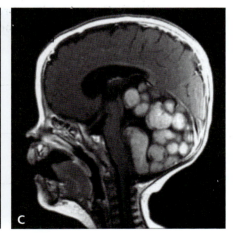

Figura 24.9 Tipos histológicos de meduloblastoma. (A) Meduloblastoma clássico; (B) Meduloblastoma desmoplásico/nodular (origem no hemisfério cerebelar); (C) Meduloblastoma com extensa nodularidade.

"neuroblastoma cerebelar", é uma variante recentemente descrita com aspecto nodular extremo, lembrando "cachos de uva". Ocorre em menores de 3 anos de idade e seu prognóstico é extremamente favorável. O anaplásico caracteriza-se por pleomorfismo nuclear marcado, moldagem nuclear e empacotamento célula-célula. A variante de grandes células, presente em 2% a 4% dos casos, exibe uma população de grandes células monomórficas, cujos núcleos exibem nucléolos proeminentes. Ambos são considerados de pior prognóstico.[187,189-191]

Um dos mais importantes avanços no conhecimento sobre os meduloblastomas é a descoberta da sua biologia molecular, permitindo assim a sua divisão em subgrupos moleculares com citogenética, mutações e expressões gênicas diferentes. Há dois subgrupos bem caracterizados de meduloblastomas com percursores peculiares: o *wingless* (Wnt) e o *sonic hedgehog* (Shh). Os grupos restantes foram marcados como não Wnt e não Shh.

Em 2010, uma conferência realizada em Boston, EUA, estabeleceu que o meduloblastoma pode ser dividido em quatro principais subgrupos moleculares: Wnt, Shh, grupo 3 e grupo 4.[186-199] A evidência sugere que cada um dos quatro principais subgrupos provavelmente tem subconjuntos distintos, que são biologica e clinicamente homogêneos, em comparação com outros subconjuntos dentro do mesmo subgrupo. Como a natureza e o número de subconjuntos para cada subgrupo são atualmente desconhecidos, a classificação do consenso sugere que cada subconjunto seja identificado utilizando uma letra grega (α, β, γ) até o momento da sua elucidação molecular (Figura 24.10).[199]

O subgrupo Wnt é o mais conhecido, devido ao seu excelente prognóstico em comparação com outros subgrupos.[190,191,199] O tempo de sobrevida em cinco anos excede 90%. Esses pacientes morrem mais frequentemente por complicações da terapia ou por neoplasias secundárias do que pela recorrência tumoral. É responsável por 11% dos meduloblastomas e apresenta distribuição igualitária entre os sexos. Na criança, seu pico de incidência ocorre entre os 10 e 12 anos. Geralmente, sua histologia é a do meduloblastoma clássico, mas raramente pode ser anaplásico.[191,199]

Durante a embriogênese, a via Wnt é responsável pela orientação axonal por meio da interação com o complexo β-catenina. Esta via envolve vários receptores, inclusive o complexo LRP-Frizzled. Quando inativa (isto é, na ausência da sinalização Wnt), a β-catenina é degradada. Quando ocorre a sinalização Wnt, o complexo LRP-Frizzled interfere no processo de degradação da β-catenina, levando ao seu acúmulo. Este, por sua vez, leva à embriogênese tumoral.[191]

A monossomia 6 é frequente nos tumores Wnt. A análise molecular também pode mostrar mutações do gene *CTNNB1*, que codifica a β-catenina. Outras alterações genéticas comuns incluem mutações no TP53, APC, AXIN1, AXNI2, DDX3X e os modificadores de cromatina SMARCA4 e MLL2.[190,191]

O diagnóstico do meduloblastoma Wnt baseia-se na combinação de achados imuno-histoquímicos e genéticos. São eles: coloração nuclear para β-catenina, a mutação para CTNNB1 e a perda do cromossomo 6.[190,191] As drogas utilizadas como terapias-alvo para esta via são o resveratrol, celecoxibe, cloreto de lítio e, mais recentemente, a norcantaridina.[191]

O subgrupo Shh apresenta prognóstico intermediário entre o Wnt e o grupo 3 e representa 28% dos meduloblastomas. O pico de incidência é bimodal, ocorrendo em crianças menores de 4 anos e maiores de 16 anos. A distribuição quanto ao sexo é igualitária. Histologicamente, os desmoplásicos são mais frequentes, porém os clássicos e os anaplásicos também são descritos.[190,191,200,201]

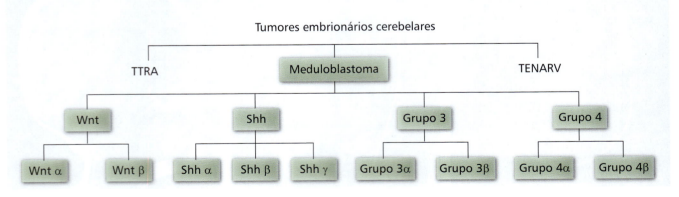

Figura 24.10 Dendrograma da classificação dos tumores embrionários do cerebelo.[175]
TTRA: tumor teratoide/rabdoide atípico; TENARV: tumor embrionário com neurópilo abundante e rosetas verdadeiras.

Uma sinalização aberrante da via Shh no desenvolvimento humano normal pode causar holoprosencefalia e um risco aumentado de meduloblastoma infantil na síndrome de Gorlin.[201] A via Shh é parte integrante do desenvolvimento cerebelar, uma vez que desempenha um papel crítico na indução da célula precursora da proliferação neuronal localizada na camada granular externa. Isso explica por que os desmoplásicos são sempre hemisféricos, diferentes dos da via Wnt, que são do vérmis.[191]

O evento molecular que rege a oncogênese na via Shh envolve a sua ativação aberrante e a interação com os receptores PTCH e os complexos proteicos Gli2-Gli3. Em condições normais, quando não há excesso de Shh, receptores PTCH trabalham para inibir *smoothened* (SMO), que por sua vez permite o *suppressor of fused* (SUFU) a se ligar aos complexos Gli2-Gli3. Quando esta ligação ocorre, há degradação do complexo proteico (proteossomas). O excesso do Shh liga-se ao PTCH de tal forma que não consegue inibir o SMO. Desta forma, o SUFU não se liga ao complexo Gli2-Gli3. Sem a formação do complexo SUFU/Gli2-Gli3 não há a degradação dos proteossomas, levando à formação tumoral.[190,191,193]

O diagnóstico do subgrupo Shh é baseado numa variedade de métodos, incluindo o exame histológico básico, análises imuno-histoquímicas (SFRP1, GLI1 e GAB1) e citogenéticas (amplificação do MYCN e deleção do cromossomo 9q).[190,191]

A patogênese do subgrupo Shh é bem definida e, assim, várias terapias-alvo têm sido descritas, como a vismodegibe, saridegibe, foretinibe e os anti-SMO.[190,191]

O grupo 3 (não Wnt/Shh) representa 28% de todos os meduloblastomas. Predomina no sexo masculino, numa proporção de 2:1. Ocorre em crianças e raramente em adultos. Apresenta histologia dos clássicos ou anaplásicos/grandes células e associa-se aos piores prognósticos. Geralmente apresentam metástase ao diagnóstico. A amplificação do gene *MYC* e o isocromossomo 11q estão associados ao pior prognóstico.[190,191]

O grupo 4 (não Wnt/Shh) é o mais comum, correspondendo a 34% dos meduloblastomas. Seu pico de incidência ocorre aos 10 anos de idade. Apresenta histologia dos clássicos ou anaplásicos/grandes células e associa-se a prognóstico intermediário, quando comparado aos outros subgrupos. Quase dois terços do grupo 4 têm um isocromossomo 17q (i17q), embora deleções isoladas 17p sejam encontradas. Amplificações dos genes *MYCN* e *CDK6* também são encontradas neste subgrupo.[190,191]

Devido a poucas informações sobre a fisiopatologia dos subgrupos 3 e 4 dos meduloblastomas, nenhuma terapia-alvo tem sido utilizada como tratamento específico. As possibilidades futuras são as metiltransferases (MLL2 e MLL3) e as metilases (EZH2 e KDM6A) da histona.[190,191]

Os sinais e sintomas na apresentação variam conforme a idade. No lactente, o aumento do perímetro cefálico e a regressão neurológica podem ser as primeiras manifestações. Em pré-escolares e escolares, cefaleia e vômitos são os mais comuns. A alteração comportamental pode ser um sintoma inespecífico desse tipo de tumor. Quando ocorre compressão dos forames de Magendie e Luschka, há hidrocefalia e síndrome de hipertensão intracraniana. A síndrome cerebelar é encontrada em situações mais tardias. Fraqueza e meningismo sugerem disseminação liquórica com implantes medulares e meníngeos, respectivamente.

O diagnóstico é feito por meio do exame de imagem, análise histológica, imuno-histoquímica e citogenética. Os meduloblastomas são geralmente hiperdensos à TC de crânio sem contraste. A hidrocefalia obstrutiva é comum, e calcificações estão presentes em 15% dos casos. Após a administração de contraste, observa-se realce homogêneo. Contudo, essa aparência típica do meduloblastoma é vista em 30% dos pacientes e as alterações atípicas são relativamente comuns. Elas incluem alterações císticas (65%), isodensidade na TC de crânio (3%) e ausência de realce ao gadolínio (2%).

Na IRM de crânio, podem ser observadas alterações muito características, que sugerem o diagnóstico etiológico (Figura 24.11). Nos meduloblastomas de extensa nodularidade, uma imagem em "cacho de uva" é vista na fossa posterior (Figura 24.9).[202]

Ao diagnóstico, deve-se fazer o estadiamento por meio do exame do líquor (pesquisas de células neoplásicas) e IRM de toda a coluna vertebral, para avaliar a presença de metástases.

O tratamento do meduloblastoma consiste na ressecção cirúrgica total, seguida de radioterapia do crânio e do canal vertebral e QT, com ou sem transplante autólogo de medula óssea.

Para os pacientes que apresentam hipertensão intracraniana, o tratamento inicial consiste em tirá-los da emergência neurológica, seja com colocação de uma derivação ventrículo-peritoneal, seja com a terceiro ventriculostomia. Após esse procedimento, o estadiamento é realizado com a análise do líquor e IRM de crânio e coluna vertebral. A classificação em baixo e alto risco e do subgrupo dos meduloblastomas é fundamental para o sucesso terapêutico.

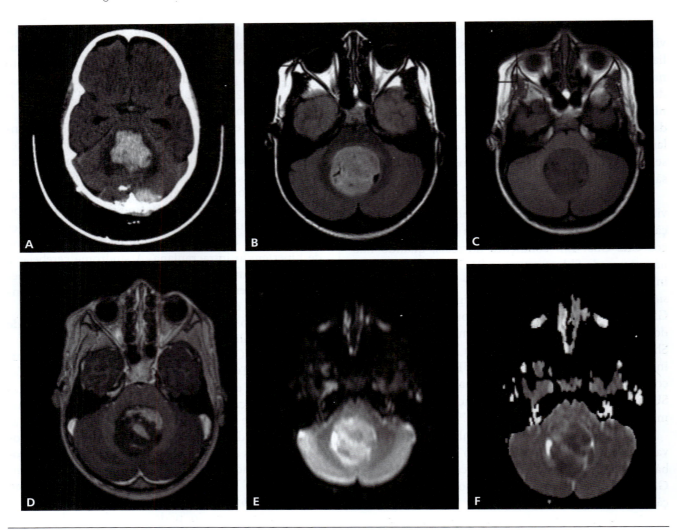

Figura 24.11 Características da imagem típicas do meduloblastoma. (A) Lesão no vérmis cerebelar, hiperdensa na TC de crânio sem contraste; lesão sólida em vérmis cerebelar, apresentando hiperintensidade de sinal em FLAIR (B); hiposinal em T1 (C); realce heterogêneo após a injeção de gadolínio (D); e restrição à difusão (E) e (F), sugerindo uma relação núcleo-citoplasma elevada.

A ressecção cirúrgica deverá ser completa, porém evitando ao máximo a chance de sequelas a longo prazo. A radioterapia é realizada em associação à QT (carboplatina e vincristina) para melhorar a sua eficácia. A dose é de 54 Gy no local (fossa posterior) e 24 Gy no crânio e canal vertebral para os meduloblastomas de bom prognóstico (baseando-se na histologia e imuno-histoquímica); e 54 Gy no local e 36 Gy no crânio e canal vertebral para os meduloblastomas de pior prognóstico. Deve-se evitá-la em crianças menores de três anos. Um estudo randomizado de fase III em andamento avaliará o impacto da diminuição da dose padrão de radioterapia para 18 Gy no crânio e canal em meduloblastomas de baixo risco.[203]

A QT adjuvante pós-radioterapia, com uma combinação de vincristina, cisplatina, ciclofosfamida e lomustina, é realizada de acordo com a estratificação de risco do paciente. Quando há necessidade de doses muito altas de QT, o transplante autólogo de medula óssea se faz necessário. Sabendo-se que a radioterapia e a QT levam a comorbidades, principalmente cognitivas, a tendência terapêutica atual é a realização de terapias-alvo que levariam a menores doses de QT e radioterapia.[198]

As complicações cirúrgicas mais comuns são: síndrome cerebelar, mutismo acinético pela manipulação do cerebelo, ventriculites e infecções de ferida operatória. Neutropenia febril, aplasia da medula e crises epilépticas ocorrem pela QT. Déficits cognitivos são as complicações tardias mais comuns da radioterapia, principalmente em crianças menores.[203]

Ependimoma

Representa de 6% a 9% dos tumores do SNC na infância e adolescência, sendo o terceiro mais frequente nesta faixa etária. Sua ocorrência predomina na primeira década de vida e um terço dos casos se dá em crianças menores de três anos. A principal apresentação desse tumor é a intracraniana (66% em fossa posterior) e cerca de 10% dos casos são medulares. De 7% a 12% dos ependimomas apresentam disseminação ao diagnóstico.

Em dados do CBTRUS, estima-se a ocorrência de 0,22 casos de ependimoma para cada 100 mil crianças e adolescentes entre 0 e 20 anos.[27] Seu pico de incidência ocorre até os quatro anos, com discreto predomínio do sexo masculino. A incidência de casos de ependimoma na Europa e no Canadá se assemelha à dos EUA.[27]

Em estudo retrospectivo realizado no Instituto de Oncologia Pediátrica da Universidade Federal de São Paulo, com dados avaliados de 1989 a 2009, observou-se que de 741 pacientes pediátricos com tumores do SNC, 50 casos (6,8%) apresentavam o diagnóstico de ependimoma.[204]

A apresentação clínica, assim como de outros tumores do SNC, se dá pela sua localização (Tabela 24.5). À IRM de crânio, o ependimoma pode apresentar-se com seu componente sólido iso ou hipointenso nas sequências ponderadas em T1 e iso ou hiperintenso em T2 e FLAIR, comumente com áreas císticas e calcificações. Após a administração de gadolínio, a maioria dos ependimomas exibe um realce heterogêneo e a sequência de difusão pode apresentar restrição em seu componente sólido, embora nunca ocorra a semelhança dos tumores embrionários.[205]

De acordo com a classificação da OMS, o ependimoma pode ser classificado como:

- **Ependimoma mixopapilar e subependimoma (grau I):** o ependimoma mixopapilar é considerado um tumor de crescimento lento, mais comumente intramedular, e observado em adultos. Nos casos pediátricos, no entanto, parece ter uma maior propensão à metástase. Microscopicamente, o ependimoma mixopapilar possui um padrão pseudopapilar de anéis ovoides, feito de células ependimárias cuboides, rodeadas por mucina e núcleos mixoides.[27,206] Já o subependimoma representa menos de 1% dos casos de ependimoma

intracraniano. A maioria localiza-se no quarto ventrículo (50% a 60%) e nos ventrículos laterais (30% a 40%). Microscopicamente, possuem células isomórficas agrupadas irregularmente dentro de uma matriz fibrilar hipocelular. Podem ocorrer figuras mitóticas, necrose ou proliferação endotelial vascular, embora raramente, pois apresenta um baixo índice de proliferação celular.[27,206-208]

- **Ependimomas celular, papilar, de células claras e tanicítico (grau II):** o ependimoma celular é hipercelular, não possuindo áreas de necrose, proliferação vascular ou elevado índice mitótico. O papilar possui estruturas papilares permeadas por vasos. O de células claras possui componentes císticos com halos perinucleares. Estes possuem um maior índice proliferativo e expressão de p53. Já o tanicítico é composto de células alongadas e processos fibrilares eosinofílicos.[206,209]

- **Ependimoma anaplásico (Grau III):** possui hipercelularidade com proliferação vascular e áreas de necrose com alta atividade mitótica e hipercromasia nuclear. Apresenta um índice de proliferação celular alto, o que parece ter relação com o subtipo histológico e prognóstico.[206,209]

O ependimoma habitualmente ocorre de forma esporádica. Entretanto, em alguns casos, pode associar-se com neurofibromatose tipo 2 e, mais raramente, com a síndrome de Turcot, além de mutações germinativas do p53.[210]

Até recentemente, poucos haviam sido os avanços moleculares na avaliação do ependimoma e de sua correlação com a clínica e o prognóstico do paciente. Estudos avaliaram a persistência da transcriptase reversa da telomerase humana (h-TERT) e sua atividade na presença do tumor, demonstrando uma sobrevida inferior do grupo de pacientes com h-TERT negativa, e da resposta ao seu inibidor imetelstat, além da avaliação em modelos animais de inibidores de histona deacetilase, como vorinostat.[211-213]

Em maio de 2015, Pajtler *et al.*[214] publicaram uma classificação molecular, subdividindo os ependimomas em nove grupos, identificados em uma coorte de 500 pacientes, levando em consideração a idade, localização, histologia e padrão de metilação do DNA. Observaram-se dois grupos de pior prognóstico na infância: o supratentorial, anaplásico com fusão RELA; e o infratentorial, anaplásico, considerado grupo A.

A cirurgia seguida de radioterapia é a base do tratamento do ependimoma. No entanto, a ressecção completa é possível em menos de 70% dos casos, principalmente em tumores localizados na fossa posterior

Tratado de Neurologia Infantil

e que invadem o forame de Luschka e Magendie. Nesses casos, a cirurgia de *second look* tem demonstrado ser benéfica, seja antes ou após a QT adjuvante. No entanto, não raramente, a morbidade da intervenção cirúrgica é um fator a se avaliar no risco e benefício do procedimento.[215]

No caso dos ependimomas supratentoriais, algumas séries sugerem a possibilidade de tratamento apenas com cirurgia, sendo passíveis de nova abordagem cirúrgica e radioterapia em caso de recidiva tumoral. Da mesma forma, o ependimoma intramedular, em sua maioria mixopapilar, possui como principal tratamento a cirurgia, apesar da possibilidade de recidiva local.[215,216]

A radioterapia tem demonstrado eficácia no controle local utilizando técnicas conformacionais com doses de 54 a 56 Gy, em pacientes com idade superior a 1 ano e com lesões localizadas na fossa posterior. Em estudo realizado por Merchant *et al.*,[217] a SLP em três anos para 88 pacientes entre 1 e 21 anos foi de 74,7%, com avaliações cognitivas estáveis durante e após o tratamento. A radioterapia de crânio e canal vertebral é indicada somente na doença disseminada, não tendo demonstrado efetividade em tumores localizados. Não há estudos que comparem a radioterapia com prótons, que é utilizada em poucos centros do mundo e aparentemente causadora de menos morbidade, com a radioterapia tradicional com fótons.[218]

O papel da QT no tratamento do ependimoma tem se mostrado controverso ainda nos dias atuais. Vários são os esquemas de tratamento publicados na literatura, tendo a cisplatina como principal agente quimioterápico, com taxas de resposta em torno de 30% e, mais recentemente, o 5- fluorouracil.[219] Em sua maioria, no entanto, a melhor sobrevida parece estar relacionada à ressecabilidade tumoral, como observado em estudo do *Children's Oncology Group*, no qual 84 pacientes entre 3 e 21 anos realizaram QT pré-radioterapia, sendo que aqueles que obtiveram uma ressecção superior a 90% apresentaram SLP de 67%, contra 29% nos casos de ressecção inferior a 90%.[220] Em crianças abaixo de três anos, algumas foram publicações apenas com cirurgia e QT, com o intuito de evitar a radioterapia, como *Head Start III*, o qual realizou QT convencional de indução seguida de altas doses de QT com thiotepa e transplante autólogo de medula óssea, não demonstrando efetividade nesse grupo de pacientes, principalmente em lesões infratentoriais.[221]

A recidiva ou progressão da doença pode ocorrer em torno de 43% a 72% dos casos, principalmente em pacientes nos quais não foi possível uma ressecção completa ao diagnóstico.[222] Em geral, o tratamento de escolha é nova abordagem cirúrgica com o objetivo de ressecção tumoral completa, seguido de reirradiação, o qual demonstrou em estudos uma superior sobrevida em relação aos pacientes que não realizaram reirradiação após nova abordagem cirúrgica.[223,224]

Tumores do plexo coroide

Os tumores do plexo coroide são raros, com um pico de incidência em lactentes. A principal topografia lesional é o ventrículo lateral na criança e o quarto ventrículo no adulto. Eles são classificados em papiloma do plexo coroide (PPC), papiloma do plexo coroide atípico e carcinoma do plexo coroide (CPC).[225,226]

Os pacientes apresentam sinais e sintomas decorrentes do aumento da produção do líquor, levando à hidrocefalia e à hipertensão intracraniana. Lactentes podem apresentar macrocefalia, disjunção de suturas, abaulamento da fontanela anterior, vômitos, estrabismo e atraso do desenvolvimento neurológico. Crianças maiores podem apresentar cefaleia, náusea, vômitos, crises epilépticas, déficits neurológicos focais e alterações comportamentais.[226-229]

Papiloma do plexo coroide

O PPC é raro e de crescimento lento. Ele representa de 0,3% a 0,6% de todos os tumores intracranianos da infância. Sua incidência é de 0,3 para 1 milhão de indivíduos e, quando comparado ao CPC, apresenta proporção de 5:1. É mais comum no primeiro ano de vida e corresponde de 10% a 20% dos tumores dessa faixa etária.[227,228]

A média de idade ao diagnóstico dos tumores do ventrículo lateral, terceiro ventrículo, quarto ventrículo e do ângulo pontocerebelar são 1,5, 2,5, 22,5 e 35,5 anos, respectivamente. Eles podem ocorrer mais raramente em outras topografias, como região selar/suprasselar, hemisféricos, tronco encefálico e medula espinal.[228,229]

A OMS classifica o papiloma do plexo coroide em grau I (Tabela 24.1). A histologia mostra hastes fibrovasculares cercadas por uma única camada de células cuboides, dispostas em configuração ramificada (papilar). As figuras de mitose são raras. Quanto à imuno-histoquímica, quase todos os PPC expressam citoqueratina, vimentina e podoplanina, mas estas não os distinguem dos papilomas atípicos. Os marcadores com alta sensibilidade e especificidade para os PPC são o Kir7.1 e a estaniocalcina-1.[228,230,231]

Na TC de crânio, o PPC é iso ou hiperdenso, com calcificações em aproximadamente 25% dos casos.

Seção 3 ■ Doenças e Síndromes Neurológicas

Essas lesões são bem vascularizadas, realçam com o contraste e podem ser císticas. Na IRM de crânio, são homogênea ou heterogênea, com aparência de couve-flor. Os papilomas são iso ou hipointensos em T1 e T2, podendo ser hiperintensos em T2.[226,228]

O pilar do tratamento é a ressecção cirúrgica completa e segura. Ela ainda é considerada como a medida mais importante e efetiva nos PPC. Em alguns casos, faz-se necessária a embolização antes da cirurgia, devido à vascularização tumoral. Pelo sucesso do tratamento cirúrgico, o uso de QT é limitado. Embora haja casos de uso da radioterapia em tumores com ressecção parcial ou em situações para redução tumoral antes da cirurgia, o seu uso é controverso, principalmente pela idade das crianças.[227] Uma metanálise recente mostrou taxa de sobrevida em um, cinco e 10 anos de 90%, 81% e 77% respectivamente.[228]

Carcinoma do plexo coroide

Os CPC são raros e originados a partir do tecido epitelial dos plexos coroides. Dos tumores do plexo coroide na infância, 20% a 40% são CPC. Sua classificação pela OMS é de grau III (Tabela 24.1). Cerca de 20% dos CPC ocorrem no primeiro ano de vida.[232]

Macroscopicamente uma aparência de couve-flor. Eles frequentemente mostram áreas de hemorragia e necrose, com invasão tumoral no parênquima periventricular. Ao exame histológico esses tumores são caracterizados pelo aumento da densidade celular, aumento da atividade mitótica (> 5 a 10 por campo), pleomorfismo nuclear e necrose. Na imuno-histoquímica, os CPC são sempre positivos para citoqueratina, sinaptofisina, GFAP, EMA, CD44 e CA19-9. Histologicamente, os CPC e os teratoides/rabdoides apresentam achados semelhantes. O que os diferencia é a positividade do INI1 nos CPC.[230,232]

Os CPC ocorrem nos ventrículos laterais (50%), quarto ventrículo (40%) e terceiro ventrículo (5%). Raramente em outras topografias, como o ângulo pontocerebelar, a região selar/suprasselar, os hemisférios cerebrais e a medula espinal.[232]

Na TC de crânio, os CPC são heterogêneos e isodensos, com calcificações e necrose. Na IRM de crânio, apresentam-se heterogêneos em T1 e T2, com realce irregular e edema peritumoral. Na espectroscopia, os CPC podem ser diferenciados dos PPC por apresentarem baixos níveis de mioinositol e altos níveis de colina.[226,232]

A ressecção cirúrgica é o tratamento de escolha para os CPC. A ressecção total é o mais importante preditor de resultados. A dificuldade técnica cirúrgica decorre dos seguintes fatores: tamanho do tumor, vascularização da massa tumoral e idade do paciente. Devido ao alto risco de hemorragia intraoperatória, a embolização pré-operatória por angiografia é feita para facilitar a ressecção completa. A QT fica restrita a casos de ressecção parcial ou em situações nas quais não se possa fazer radioterapia, que é recomendada nos casos de ressecção parcial em crianças maiores que dois a três anos de idade.[226,227] A sobrevida em cinco anos dos CPC é de aproximadamente 40% a 50%.[232]

Tumor teratoide/rabdoide atípico

O TTRA é um dos tumores mais malignos da infância, representando de 1% a 2% de todos os tumores pediátricos do SNC. Em crianças menores de três anos, essa frequência sobe para 20%. A média de idade ao diagnóstico é de 17 meses. A razão entre masculino e feminino é de 2:1.[232]

O TTRA é classificado pela OMS em grau IV (Tabela 24.1). Histologicamente, apresenta células rabdoides, caracterizadas por núcleos excêntricos e nucléolos proeminentemente eosinofílicos, alta taxa de mitose e muitas áreas de necrose. Na imuno-histoquímica, a citoqueratina, sinaptofisina, GFAP e EMA são positivas e o INI 1, ausente.[233]

Cerca de 50% dos TTRA originam-se da fossa posterior e em torno de 35% a 40% dos pacientes ao diagnóstico apresentam disseminação leptomeníngea.[232,234] As manifestações clínicas decorrem da topografia lesional (Tabela 24.5).[235,236]

O TTRA é hiperdenso na TC de crânio e se realça intensamente pelo contraste. Calcificações são incomuns. Na região supratentorial, cistos podem ser encontrados. Na IRM de crânio, apresenta-se isointenso ou hiperintenso nas sequências T1 e heterogêneo nas sequências T2, devido à hemorragia, aos cistos e à necrose. Há restrição na sequência de difusão (Figura 24.12).[232]

A ressecção cirúrgica máxima é muitas vezes possível. A radioterapia adjuvante aumenta a sobrevida. Vários protocolos quimioterápicos têm sido utilizados, mas nenhum é efetivo.[232,235] Terapias-alvo moleculares podem ser feitas, baseadas na ausência de INI1. Inibidores da via aurora quinase podem ser utilizados.[237] O TTRA é extremamente agressivo e a média de sobrevida é em torno de 10 meses.[232]

Craniofaringioma

O craniofaringioma é um tumor epitelial embrionário, originado de remanescentes da bolsa de Rathke, localizada ao longo do trajeto do duto craniofaríngeo.[238] Representa de 1,2% a 4% de todos os tumores do SNC

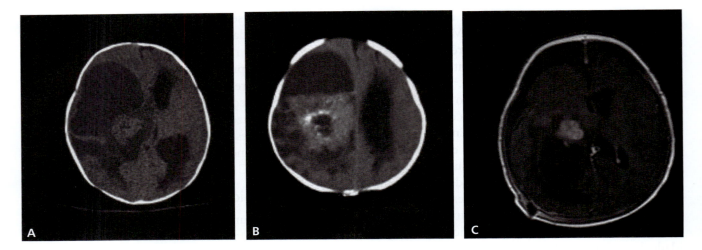

Figura 24.12 Tumor teratoide/rabdoide atípico, antes e após a cirurgia. (A) e (B) TC de crânio sem contraste evidencia lesão heterogênea (sólido-cística) em hemisfério cerebral direito, com efeito de massa, calcificações, desviando a linha média e colabando o terceiro ventrículo; (C) IRM de crânio pós-cirúrgica (sequência T1 após injeção de gadolínio) evidenciando tumor residual.

na faixa etária pediátrica.[239-241] Sua incidência é de 0,5 a 2 casos por 1 milhão de pessoas por ano.[239,240]

Ele pode ser encontrado em qualquer idade, até mesmo no período pré-natal, mas aproximadamente 30% a 50% dos casos são diagnosticados entre a infância e a adolescência.[240,241] Sua distribuição é bimodal, com um pico de incidência na criança entre os 5 e 14 anos e no adulto entre 50 e 74 anos.[239] Não há predominância entre os sexos.[239,240] Casos de craniofaringioma ocorreram em duas famílias, mas nenhuma suscetibilidade genética foi encontrada.[239]

Os craniofaringiomas são classificados em dois subtipos: adamantinomatoso e papilar.[238-241] O primeiro é reconhecido pela presença de epitélio escamoso, disposto em cordões, nódulos e trabéculas irregulares, envolto por um epitélio colunar em paliçada. Este é o tipo encontrado na população pediátrica. O papilar, encontrado em adultos, apresenta massa monomorfa de epitélio escamoso bem diferenciado e ausência de calcificações.[238]

Várias anormalidades cromossômicas têm sido relatadas pela análise citogenética clássica, mormente as dos cromossomos 2 e 12. Mais de 70% dos craniofaringiomas adamatinomatosos apresentam uma mutação do gene β-catenina.[239]

A patogênese do craniofaringioma permanece controversa, e duas teorias foram propostas: a embriônica e a metaplásica. A embriônica postula que o craniofaringioma adamantinomatoso origina-se da transformação neoplásica dos restos das células escamosas embriônicas do duto craniofaríngeo. Durante o processo de proliferação e rotação das células da bolsa de Rathke, levando à formação da adeno-hipófise, células remanescentes são espalhadas para as regiões intrasselar e suprasselar. A topografia do ângulo pontocerebelar também pode ser explicada por essa hipótese. A teoria metaplásica explica que o craniofaringioma papilar resulta da metaplasia das células da haste adeno-hipofisária. Essa teoria baseia-se na presença de células metaplásicas que são encontradas na glândula e que aumentam com a idade.[238,239]

A maioria dos craniofaringiomas (95%) tem um componente suprasselar (puramente suprasselar em 20% a 40% dos casos, supra e intrasselar em 53% a 75%, e puramente intrasselar em 5%).[239] Ocasionalmente, o tumor suprasselar se estende anteriormente, para linha média ou para região posterior.[239] Outras localizações raras incluem nasofaringe, área paranasal, osso esfenoide, seio etmoide, área intraquiasmática, lobo temporal, glândula pineal, fossa posterior, ângulo pontocerebelar, porção média do tronco encefálico e terceiro ventrículo.[239]

Hoffman classificou os craniofaringiomas de acordo com a sela túrcica, o quiasma óptico e o assoalho do terceiro ventrículo em: 1. Selar: confinado à sela turca; 2. Pré-quiasmático: crescendo rostralmente e deslocando o quiasma óptico e as artérias cerebrais anteriores súpero-posteriormente; 3. Retroquiasmático: com crescimento em sentido posterior (em direção ao terceiro ventrículo), deslocando o quiasma óptico anteriormente; 4. Gigante: com vários padrões de crescimento. Samii e colaboradores classificaram os craniofaringiomas em graus, baseando-se na sua posição vertical: I (intrasselar ou infradiafragmática); II (cisternal, com ou sem componente intrasselar); III (metade inferior do terceiro ventrículo); IV (metade superior do terceiro ventrículo); e V (atingindo o septo pelúcido ou o ventrículo lateral).[238]

O diagnóstico em crianças geralmente é tardio, até mesmo um ano após o início dos sintomas. O quadro clínico inicial pode compreender manifestações inespecíficas, como cefaleia e náusea. As primárias são hemianopsia ou quadrantopsia heterônima (62% a 84%) e sintomas neuroendócrinos (52% a 87%). O déficit endócrino é frequentemente causado por disfunção do eixo hipotálamo-hipófise, que afeta a secreção do hormônio de crescimento (75%), gonadotrofinas (40%), ACTH (25%) e TSH (25%). Ao diagnóstico, de 40% a 87% dos pacientes apresentam déficit hormonal e outros sintomas endócrinos, como diabetes insípido, que está presente em 17% a 27% dos casos.[238,239]

O diagnóstico de craniofaringioma é feito pela TC ou RM de crânio. Na TC de crânio, a massa é heterogênea, apresentando uma parte cística hipodensa e uma parte sólida com realce pelo contraste e presença de calcificações. Na IRM de crânio, a parte sólida do tumor é iso ou hipointensa na sequência T1, e hipo ou hiperintensa em T2. O componente cístico é hipointenso em T1 e hiperintenso no T2. Após a injeção do contraste, nota-se realce periférico na porção cística (Figura 24.13).[238]

A ressecção cirúrgica é considerada a terapia de primeira escolha, porque está associada ao melhor prognóstico.[238,241,243] Entretanto, o tratamento ideal do craniofaringioma ainda é tema de debate,[242] pois a função visual e hipotalâmica deve ser preservada. Diferentes abordagens neurocirúrgicas são feitas de acordo com a localização tumoral. A abordagem transcraniana é usada para o craniofaringioma suprasselar.

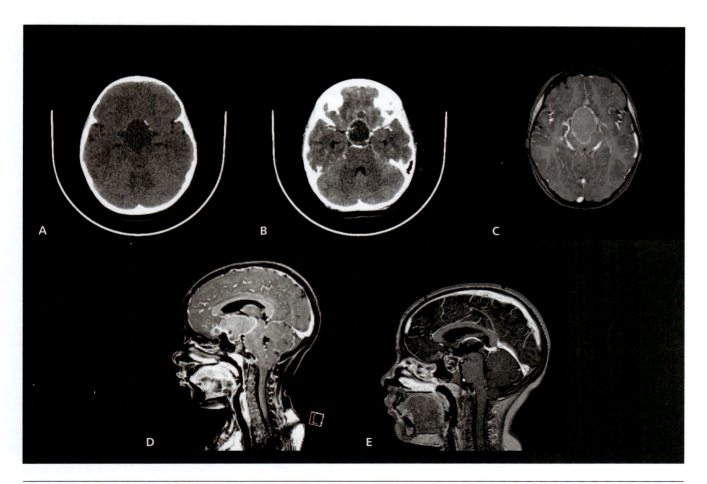

Figura 24.13 Craniofaringioma. TC de crânio evidencia lesão hipodensa sólido-cística com calcificações em região selar na fase sem contraste (A) e, após a sua injeção, realce anelar (B); IRM de crânio evidencia lesão isointensa sólido-cística com realce anelar por meio de contraste na sequência T1 no plano axial (C) e sagital (D); redução das dimensões após a aplicação de interferon alfa (E).

A abordagem transesfenoidal é realizada nos craniofaringiomas infradiafragmáticos.[240,242]

A inserção de cateter fenestrado intracístico para a aplicação de substância esclerosante, como a bleomicina e o interferon alfa, é utilizada como tratamento alternativo nos craniofaringiomas císticos. Vários efeitos adversos foram observados com o uso da bleomicina. O interferon alfa tem sido utilizado com bons resultados.[239]

A radioterapia é realizada após a ressecção cirúrgica, a fim de se evitar recidiva tumoral. A dose fracionada de 54 Gy é aceita universalmente. Novas modalidades têm sido reportadas: radioterapia por prótons, radioterapia estereotáxica, radiocirurgia e a beta-irradiação intracavitária.[238,239]

A morbidade a longo prazo dos pacientes com craniofaringiomas é caracterizada pelo déficit visual (hemianopsia, quadrantopsia), endócrino (pan-hipopituitarismo), hipotalâmico (irregularidade do sono, obesidade), comportamental (agitação psicomotora) e das funções cognitivas (deficiência intelectual).[239,244]

Tumores de células germinativas

Os tumores de células germinativas (TCG) representam cerca de 3% das neoplasias do SNC na faixa etária pediátrica.[245] A distribuição dos TCG em relação à topografia e à histologia variam com a idade. Os teratomas são mais comuns no período neonatal, enquanto os germinomas ocorrem principalmente na puberdade.

Com base nos componentes histológicos e no grau de diferenciação, os TCG podem ser classificados em germinomas e tumores de células germinativas não germinomatosos (TCGNG).[246,247] Os germinomas representam cerca de 50% a 70% dos casos e TCGNG compõem o terço restante.[245] Os TCGNG incluem coriocarcinomas, tumores do seio endodérmico (*yolk sac*), carcinomas embrionários e tumores mistos.[245]

Os pacientes com TCG intracranianos apresentam achados clínicos relacionados com a localização e o tamanho do tumor (Tabela 24.5). Estes incluem anormalidades endócrinas, sinais de hipertensão intracraniana e alterações visuais.

TCG do SNC representam um grupo heterogêneo de lesões raras, que geralmente surgem a partir da glândula pineal e da região suprasselar, em pacientes de todas as idades. A incidência varia significativamente de acordo com a geografia. No Oeste, representam de 0,4% a 3,4% de todos os tumores do SNC em crianças, enquanto no Japão e em outros países asiáticos, chegam a 11%.[245] O pico de incidência é de 10 a 12 anos de idade. No sexo masculino, 70% de tumores ocorrem na região pineal e, no sexo feminino,

75% dos tumores são suprasselares. No geral, há uma predominância do sexo masculino. Em pacientes com TCGNG, a proporção entre o sexo masculino e o feminino é de 3:1, enquanto nos germinomas cai para 1,8:1. TCG pode surgir como um nódulo solitário ou lesões múltiplas. A proporção entre a topografia da pineal e da região suprasselar é de 2:1, mas cerca de 5% a 10% dos pacientes têm envolvimento bifocal no momento do diagnóstico (Figura 24.14). Outras áreas menos comumente envolvidas incluem os núcleos da base, ventrículos, tálamos, hemisférios cerebrais e medula espinal.[245,246]

Os múltiplos subtipos histológicos de TCG compartilham de uma célula de origem comum e várias teorias têm sido propostas para explicar isso. A "teoria da célula germinal" propõe que o TCG extragonadal surge a partir de células germinais primitivas, que migraram de forma aberrante durante o período embrionário e, em seguida, sofrem transformação maligna. Uma teoria alternativa, a "teoria da célula embrionária", sugere que um erro de migração da célula embrionária pluripotente daria origem ao TCG.[246,247]

Os dados obtidos a partir da análise citogenética convencional até agora não permitem concluir sobre as alterações moleculares associadas ao TCG. A maioria dos dados disponíveis é extrapolados a partir de TCG extracranianos. A duplicação do braço curto do cromossomo 12 é a anomalia mais comum descrita nos germinomas extragonadais de início adulto. As análises de teratomas do SNC têm mostrado uma alta frequência de anomalias nos cromossomos sexuais. Na população pediátrica, um ganho de material cromossômico na região 12p tem sido descrito numa pequena porcentagem de tumores na região pineal.[245]

A classificação dos TCG, segundo a OMS, encontra-se na Tabela 24.1. Este sistema baseia-se na histologia, presença ou ausência de marcadores de células tumorais e marcadores de proteínas segregadas pelas células tumorais. Esses marcadores segregados podem ser medidos no soro e no líquor, sendo estes últimos mais sensíveis e confiáveis para o diagnóstico. Os marcadores são a alfa-fetoproteína (AFP), a beta-gonadotrofina coriônica humana (β-HCG), a fosfatase alcalina placentária e a isoforma solúvel de c-kit. Variações nos marcadores tumorais ajudam a definir os subtipos dos TCG (Tabela 24.8).[245-248]

A apresentação clínica dos TCG depende da idade do paciente, da topografia (Tabela 24.5) e do tamanho do tumor. Tumores da região pineal geralmente apresentam-se com sinais de hipertensão intracraniana, resultante da hidrocefalia obstrutiva, muitas vezes exigindo a colocação de derivação ou ventriculostomia.

Neoplasia

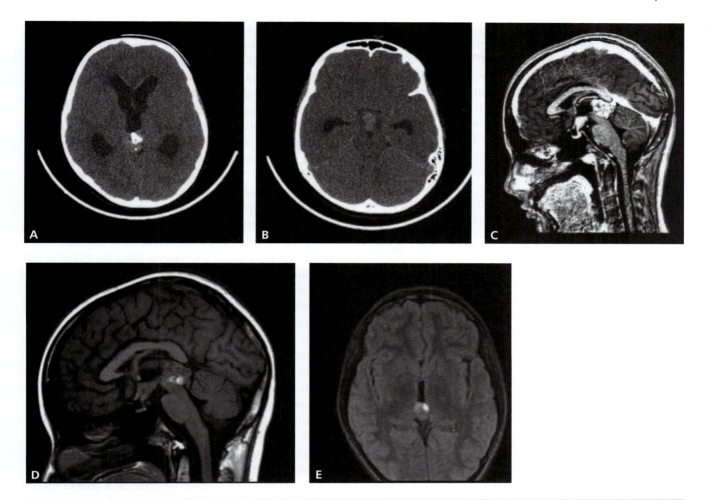

Figura 24.14 Tumor de células germinativas misto bifocal. TC de crânio sem contraste evidencia lesão isodensa com calcificações na região pineal (A) e lesão hiperdensa sem calcificações na região suprasselar (B); IRM de crânio mostra lesão bifocal (pineal/selar), com realce pós-contraste mais evidente na região pineal no plano sagital (C); imagens sagital T1 sem contraste (D) e axial FLAIR (E) após o início do tratamento com radioterapia, evidenciando redução significativa do tumor.

Tabela 24.8 Classificação dos TCG de acordo com os marcadores tumorais.

Tipo de tumor	β-HCG	alfa-fetoproteína	PLAP	c-kit
Germinoma puro	–	–	+/–	+
Germinoma (sinciotrofoblasto)	+	–	+/–	+
Seio endodérmico	–	+	+/–	–
Coriocarcinoma	+	–	+/–	–
Carcinoma embrionário	–	–	+	–
TCG misto	+/–	+/–	+/–	+/–
Teratoma maduro	–	–	–	–
Teratoma imaturo	+/–	+/–	–	+/–

β-HCG: beta-gonadotrofina coriônica humana; PLAP: fosfatase alcalina placentária.

Capítulo 24

Dessas anormalidades, oftalmoplegia, papiledema, ataxia, crises epilépticas e alterações comportamentais são vistas em mais de 25% dos pacientes. A síndrome de Parinaud também é vista na apresentação em até 50% dos TCG da região pineal. Endocrinopatias e perturbações no desenvolvimento sexual em pacientes com tumores isolados dessa região são menos comuns. A presença de diabetes insípido sugere a presença de tecido germinomatoso no assoalho do terceiro ventrículo.[245,246]

Os pacientes com TCG suprasselares apresentam com frequência disfunção do eixo hipotálamo-hipofisário, como diabetes insípido, atraso puberal, pan-hipopituitarismo, deficiência isolada de hormônio do crescimento e puberdade precoce. Os pacientes podem também apresentar hemianopsia heterônima bitemporal, devido à compressão quiasmática.[246]

A confirmação do diagnóstico requer a presença de marcadores tumorais no líquor ou estudo histológico, uma vez que as características das imagens não permitem diferenciar, com precisão, germinomas dos TCGNG, além do diagnóstico diferencial com GBG.[248]

Os TCG têm uma propensão a se disseminar, mesmo nas fases iniciais da doença. Por isso, faz-se necessário o estadiamento completo, com a realização de IRM de crânio e coluna com gadolínio, além da dosagem de marcadores tumorais no soro e no líquor.

Germinomas são radiossensíveis e quimiossensíveis. A taxa de sobrevivência em cinco anos é de 90% usando apenas a radioterapia. A adição de QT tem permitido uma redução da irradiação no campo e, consequentemente, um decréscimo das comorbidades.

Os TCGNG são menos radiossensíveis do que os germinomas puros e a taxa de sobrevivência em cinco anos varia de 30% a 50%. QT, cirurgia e radioterapia são essenciais no tratamento dos vários tumores não germinomatosos.[245-247]

Tumores medulares

Os tumores medulares na criança são mais raros que os intracranianos, numa proporção aproximada de 1:10. Compreendem de 5% a 10% de todos os tumores do SNC na faixa etária pediátrica.[249,250] Esses tumores podem levar a uma morbidade significativa, secundária à compressão da medula espinal, das raízes nervosas, destruição óssea local ou comprometimento vascular. Sua classificação, baseada em critérios anatômicos, divide-os em: tumores intramedulares e extramedulares, que por sua vez podem ser subdivididos em intradurais e extradurais.

Tumores intramedulares

Os tumores intramedulares são raros na população pediátrica e representam de 4% a 6% de todos os tumores do SNC.[251,252] Não há predominância entre os sexos.[252,253] Esses tumores são mais comumente localizados nas regiões cervical e torácica (46%) e, menos comumente, na região lombar.[252,253] Algumas lesões podem se estender por vários segmentos.[253]

Astrocitomas e ependimomas são os tumores intramedulares mais comuns na criança. Os astrocitomas são vistos mais frequentemente em crianças mais jovens, ao passo que os ependimomas predominam em adultos.[253,254] Os gangliogliomas intramedulares são tumores raros, com ocorrência estimada em 1% de todos os tumores medulares.[255] Os hemangioblastomas raramente afetam crianças, mas representam a terceira neoplasia intramedular mais comum entre os adultos (7,2%).[251,253] Os GAG são encontrados em aproximadamente 10% a 15% dos tumores intramedulares. Outros tumores mais raros são os teratomas, neurofibromas, neurocitomas, oligodendrogliomas, germinomas, cistos epidermoides e metástases.[255-261]

Os tumores de baixo grau podem permanecer assintomáticos por longos períodos de tempo. O intervalo dos sintomas é de 9,2 meses.[253] O início das manifestações geralmente é insidioso, porém em raros casos pode ser súbito. As queixas pediátricas mais comuns são dor cervical e dorsal, precedendo os sintomas neurológicos, como fraqueza, parestesia, disfunção esfincteriana e deformidade espinal.[253,262-264] A função motora é afetada precocemente.[264-266]

De acordo com a idade da criança, a queixa motora pode se manifestar como atraso do desenvolvimento motor, regressão motora, anormalidades da marcha ou, quedas frequentes. Ao exame físico, a maioria desses pacientes apresenta déficit motor de leve a moderado, hiper-reflexia, clônus e espasticidade. As disestesias são encontradas em cerca de 20% dos pacientes e, nos tumores gliais, diferentemente dos ependimomas, os sintomas sensitivos podem ser assimétricos. Os sintomas intestinais e vesicais podem estar presentes tardiamente, com exceção dos tumores localizados no cone medular.[253,267]

Cifoescoliose está presente em um terço dos pacientes com tumores intramedulares, e a região torácica é a mais frequentemente comprometida.[253,265] Torcicolo é encontrado em um quinto dos pacientes e pode preceder os sinais e sintomas neurológicos.[253,267] A hidrocefalia ocorre em 15% das crianças com tumores intramedulares, sendo a sua incidência em neoplasias de alto grau de 35%, enquanto nas de baixo grau é de 15%.[268-271] Pode ser secundária a vários fatores, como hiperproteinorraquia, fibrose aracnoide, disseminação subaracnoide e obstrução da saída do quarto ventrículo.[268-271]

A IRM de crânio é o exame de escolha para o diagnóstico e acompanhamento da evolução dos tumores intramedulares.[252] O ependimoma apresenta-se como uma massa centralizada, que ocupa três a quatro corpos vertebrais, com bordas bem definidas e realce homogêneo após a injeção de gadolínio, podendo às vezes ser cístico.[252,267] Está associado ao *cap sign*, que corresponde ao hiposinal na aquisição T2 que circunda a massa, resultante do depósito de hemossiderina secundária à hemorragia crônica.[251]

O astrocitoma é encontrado de forma excêntrica no interior da medula, com bordas mal definidas, podendo se estender por cinco a seis corpos vertebrais. Após a administração do gadolínio, o realce é heterogêneo.[251] Aproximadamente 75% dos astrocitomas ocorrem na região cérvico-torácica, 20% na medula espinal distal e 5% no filamento terminal.[49] Dos astrocitomas medulares, 75% são pilocíticos e 7% são fibrilares (Figura 24.15).[251]

Os gangliogliomas ocorrem principalmente em crianças entre um e cinco anos.[251] A presença de calcificação é muito sugestiva do diagnóstico de ganglioglioma. As imagens características dos gangliogliomas são semelhantes às dos GBG.[251,255]

A ressecção cirúrgica é o tratamento de escolha para os tumores intramedulares. O astrocitoma pilocítico tem um plano bem definido e pode ser ressecado completamente, com segurança. Já os fibrilares (grau II) são infiltrativos e necessitam de monitorização neurofisiológica intraoperatória (potencial evocado), para auxiliar numa ressecção segura.[272-274] Para os ependimomas intramedulares, a ressecção completa ou quase completa (> 90%) está associada à sobrevida longa ou cura.[252,253,254]

As complicações pós-cirúrgicas dos tumores intramedulares são cifose pós-laminectomia, deformidade em "pescoço de cisne" e escoliose. A maioria dos neurocirurgiões prefere usar a técnica da laminotomia osteoplástica em todas as crianças para evitar deformidades espinhais.[251,275,276]

A radioterapia é reservada para pacientes com ressecções incompletas nos GBG, que não poderão mais ser operados ou em GAG.[275] A QT é feita de acordo com os protocolos para os GBG e os GAG. Não é realizada em pacientes com ependimomas, pois estes são quimiorresistentes.[271,273,277]

Tumores extramedulares intradurais

No adulto, o tumor extramedular intradural mais comum é o meningioma, que predomina no sexo feminino. Na população pediátrica, eles representam aproximadamente 4% dos tumores espinhais, sendo os meninos mais afetados que as meninas numa proporção de 2:1.[278] Dentre os mais encontrados estão os da

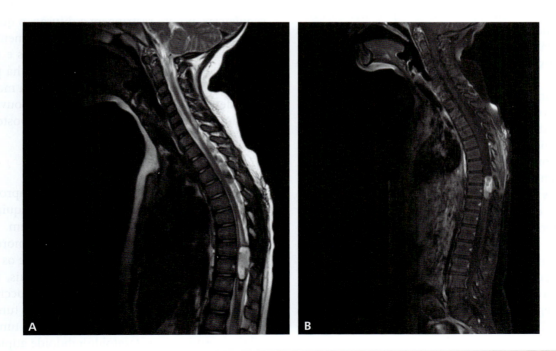

Figura 24.15 Astrocitoma pilocítico dorsal. IRM (plano sagital) evidenciando lesão intramedular em região dorsal (T9 e T10), apresentando hipersinal na sequência T2 (A) e importante realce após a injeção de contraste na sequência T1 (B).

Tratado de Neurologia Infantil

bainha dos nervos (schwannomas e neurofibromas), ependimoma mixopapilar, cistosepidermoide ou dermoide e o meningioma.[249,279-283]

O diagnóstico de tumores medulares na criança pode ser bastante desafiador, dependendo principalmente da idade do paciente. A dor dorsal é habitualmente a primeira queixa e pode preceder sinais e sintomas neurológicos por meses ou anos. Crianças que não verbalizam podem apontar a localização da sua dor especificamente no momento do exame.[262,284,285]

Incontinência vesical ou intestinal pode ser de difícil identificação em lactentes, mas a retenção urinária geralmente pode ser prontamente identificada. Dor em membros inferiores, fraqueza e regressão neurológica devem ser investigadas.[285] IRM do neuroeixo com contraste deve ser solicitada em pacientes com suspeita de tumor extramedular intradural, para avaliação de lesão primária ou disseminação.[251]

O tratamento primário para todos os pacientes com tumor extramedular intradural é a ressecção máxima segura.[282] Os ependimomas mixopapilares se originam do filamento terminal, podendo envolver múltiplas raízes dos nervos da cauda equina e, em alguns casos, invadir o cone medular.[2286,287] Eles representam 16% dos tumores da cauda equina em algumas séries pediátricas.[288,289] Na IRM, a lesão é isointensa no T1 e hiperintensa em T2, apresentando realce pelo contraste.[286,288,290] Em alguns ependimomas mixopapilares ricos em mucina, pode haver hipersinal no T1.[251]

A incidência de meningioma espinal em várias séries pediátricas varia de 0% a 17%.[283,291-294] O meningioma extramedular intradural em crianças ocorre geralmente nas regiões cervical e torácica.[291,292,295] A neurofibromatose tipo 2 está associada ao meningioma do neuroeixo, e esse diagnóstico deve ser investigado em todas as crianças com meningioma espinal.[296] Os meningiomas são isointensos em T1 e T2, com realce importante após a injeção de gadolínio. A presença de uma cauda dural é muito sugestiva de meningioma, mas esta imagem característica pode não ser encontrada em todos os casos.[251]

Os tumores da bainha dos nervos periféricos, schwannoma e neurofibroma, ocorrem em pacientes com neurofibromatose.[297-300] Noventa por cento dos pacientes com neurofibromatose podem apresentar tumores medulares.[301-308] Esses tumores podem ocorrer em qualquer segmento medular e se originam dos nervos sensitivos.[299,309,310] A principal queixa é dor, que pode acompanhar-se de outras alterações sensitivas ao nível da raiz envolvida. O retardo do diagnóstico pode levar a uma mielopatia compressiva pelo crescimento tumoral ao nível cervical ou torácico.[311] Na IRM de crânio os schwannomas e neurofibromas geralmente são isointensos em T1, mas em 25% dos casos podem ser hiperintensos. Praticamente todos os tumores da bainha dos nervos são hiperintensos no T2 e o realce pelo gadolínio é marcante.[251,312,313]

Os tumores dermoides representam 10% de todos os tumores medulares na faixa etária pediátrica e são frequentemente associados com seios dérmicos.[251,281] Eles podem ser primários ou iatrogênicos (p. ex., após reparo de mielomeningocele).[281] Os epidermoides são raros em crianças.[3314,315] Lesões dermoides/epidermoides ocorrem com maior frequência na região lombar baixa e sacral, mas podem ocorrer em qualquer ponto do neuroeixo. Anomalias cutâneas estão sempre presentes e incluem fossetas, ondulações da pele, nevos (pilosos ou não) e hemangiomas (Figura 24.3). Pacientes com trato do seio dérmico podem apresentar episódios de meningite bacteriana de repetição. Meningite estéril pode ocorrer se o conteúdo do tumor estiver drenando para o espaço subaracnóideo.

Paciente com espinha bífida que apresente regressão da função neurológica basal, dor dorsal prolongada, disfunção esfincteriana ou alteração da marcha deverá ser investigado em regime de urgência com IRM de coluna para avaliar compressão medular por tumor.[281] Os tumores dermoides são hiperintensos e podem ser hipo ou hiperintensos no T2.[251] Os epidermoides seguem o padrão do líquor em todas as sequências, porém restringem a difusão, o que os distingue dos cistos de aracnoide.[251] O tratamento cirúrgico está indicado em lesões sintomáticas e naquelas que têm o trato do seio dérmico. Se não há presença de infecção ao diagnóstico, a ressecção da massa e do trato deve ser feita tão logo possível. Se houver infecção, antibióticos devem ser prescritos e posterga-se a ressecção.[314,315]

Tumores extradurais

Os tumores extradurais perfazem aproximadamente 30% de todos os tumores intrarraquianos pediátricos.[249,316] Podem ser agrupados em tumores ósseos, tumores do espaço epidural e tumores extramedulares com invasão medular.[251] Dentre os tumores ósseos, temos os hemangiomas vertebrais, osteoma osteoide, osteoblastoma, teratoma sacrococcígeo, sarcoma de Ewing e osteossarcoma.[316-321] Os tumores do espaço epidural são: linfoma, leucemia, tumores de células germinativas, teratoide/rabdoide atípico e sarcomas extraósseos.[322] Os neuroblastomas representam os tumores extramedulares com invasão medular.[323] O tratamento é feito de acordo com o tipo histológico.[316]

932 Seção 3 ▪ Doenças e Síndromes Neurológicas

Neoplasia

■ REFERÊNCIAS BIBLIOGRÁFICAS

1. Kumar V, Abbas AK, Fausto N. Patologia - Bases Patológicas das Doenças. 7.ed. Philadelphia: Elsevier, 2005. p.1599.

2. Baldwin RT, Preston-Martin S. Epidemiology of brain tumors in childhood--a review. Toxicol Appl Pharmacol. 2004;199(2):118-31.

3. Chintagumpala M, Gajjar A. Brain tumors. Pediatr Clin North Am. 2015;62(1):167-78.

4. Fleming AJ, Chi SN. Brain tumors in children. Curr Probl Pediatr Adolesc Health Care. 2012;42(4):80-103.

5. Gururangan S, Fisher MJ, Allen JC, Herndon JE 2nd, Quinn JA, Reardon DA, et al. Temozolomide in children with progressive low-grade glioma. Neuro Oncol. 2007;9(2):161-8.

6. Huse JT, Rosenblum MK. The Emerging Molecular Foundations of Pediatric Brain Tumors. J Child Neurol. 2015;30(13):1838-50.

7. Karajannis M, Allen JC, Newcomb EW. Treatment of pediatric brain tumors. J Cell Physiol. 2008;217(3):584-9.

8. DeAngelis LM. Brain tumors. N Engl J Med. 2001;344(2): 114-23.

9. Kheirollahi M, Dashti S, Khalaj Z, Nazemroaia F, Mahzouni P. Brain tumors: Special characters for research and banking. Adv Biomed Res. 2015;4:4.

10. Osborn AG, Salzman KL, Thurnher MM, Rees JH, Castillo M. The new World Health Organization Classification of Central Nervous System Tumors: what can the neuroradiologist really say? AJNR Am J Neuroradiol. 2012;33(5):795-802.

11. Melean G, Sestini R, Ammannati F, Papi L. Genetic insights into familial tumors of the nervous system. Am J Med Genet C Semin Med Genet. 2004;129C(1):74-84.

12. Dunham C. Pediatric brain tumors: a histologic and genetic update on commonly encountered entities. Semin Diagn Pathol. 2010;27(3):147-59.

13. Villani A, Malkin D, Tabori U. Syndromes predisposing to pediatric central nervous system tumors: lessons learned and new promises. Curr Neurol Neurosci Rep. 2012;12(2):153-64.

14. Dubuc AM, Northcott PA, Mack S, Witt H, Pfister S, Taylor MD. The genetics of pediatric brain tumors. Curr Neurol Neurosci Rep. 2010;10(3):215-23.

15. Dubuc AM, Mack S, Unterberger A, Northcott PA, Taylor MD. The epigenetics of brain tumors. Methods Mol Biol. 2012;863:139-53.

16. Louis DN, Perry A, Reifenberg G, Von Deimiling A, Figarella--Branger D, Cavenee WK, Ohgaki Wiestler OD, Kleihues P, Ellison WD. The 2016 World Health Organization classification of tumors of the central nervous system: a summary. Acta Neurpathol 2016 jun; 131(6):803-20.

17. Pietsch T, Taylor MD, Rutka JT. Molecular pathogenesis of childhood brain tumors. J Neurooncol. 2004;70(2):203-15.

18. Biegel JA, Pollack IF. Molecular analysis of pediatric brain tumors. Curr Oncol Rep. 2004;6(6):445-52.

19. Zakrzewska M, Rieske P, Debiec-Rychter M, Zakrzewski K, Polis L, Fiks T, et al. Molecular abnormalities in pediatric embryonal brain tumors-analysis of loss of heterozygosity on chromosomes 1, 5, 9, 10, 11, 16, 17 and 22. Clin Neuropathol. 2004;23(5):209-17.

20. Fruhwald MC, Rutkowski S. Tumors of the central nervous system in children and adolescents. Dtsch Arztebl Int. 2011;108(22):390-7.

21. Navajas-Gutierrez A. [Pediatric neuro-oncology]. Rev Neurol. 2006;43(2):88-94.

22. Feltbower RG, Fleming SJ, Picton SV, Alston RD, Morgan D, Achilles J, et al. UK case control study of brain tumours in children, teenagers and young adults: a pilot study. BMC Res Notes. 2014;7:14.

23. Khatua S, Sadighi ZS, Pearlman ML, Bochare S, Vats TS. Brain tumors in children--current therapies and newer directions. Indian J Pediatr. 2012;79(7):922-7.

24. Packer RJ, Gajjar A, Vezina G, Rorke-Adams L, Burger PC, Robertson PL, et al. Phase III study of craniospinal radiation therapy followed by adjuvant chemotherapy for newly diagnosed average-risk medulloblastoma. J Clin Oncol. 2006;24(25): 4202-8.

25. Rickert CH, Paulus W. Epidemiology of central nervous system tumors in childhood and adolescence based on the new WHO classification. Childs Nerv Syst. 2001;17(9):503-11.

26. Dolecek TA, Propp JM, Stroup NE, Kruchko C. CBTRUS statistical report: primary brain and central nervous system tumors diagnosed in the United States in 2005-2009. Neuro Oncol. 2012;14 Suppl 5:v1-49.

27. Ostrom QT, Gittleman H, Liao P, Rouse C, Chen Y, Dowling J, et al. CBTRUS statistical report: primary brain and central nervous system tumors diagnosed in the United States in 2007-2011. Neuro Oncol. 2014;16 Suppl 4:iv1-63.

28. Bergthold G, Bandopadhayay P, Bi WL, Ramkissoon L, Stiles C, Segal RA, et al. Pediatric low-grade gliomas: how modern biology reshapes the clinical field. Biochim Biophys Acta. 2014;1845(2):294-307.

29. Johannessen AL, Torp SH. The clinical value of Ki-67/MIB-1 labeling index in human astrocytomas. Pathol Oncol Res. 2006;12(3):143-7.

30. Bauchet L, Rigau V, Mathieu-Daude H, Fabbro-Peray P, Palenzuela G, Figarella-Branger D, et al. Clinical epidemiology for childhood primary central nervous system tumors. J Neurooncol. 2009;92(1):87-98.

31. Kaatsch P, Rickert CH, Kuhl J, Schuz J, Michaelis J. Population-based epidemiologic data on brain tumors in German children. Cancer. 2001;92(12):3155-64.

32. Radner H, Blumcke I, Reifenberger G, Wiestler OD. [The new WHO classification of tumors of the nervous system 2000. Pathology and genetics]. Pathologe. 2002;23(4):260-83.

33. Pfister S, Witt O. Pediatric gliomas. Recent Results Cancer Res. 2009;171:67-81.

34. Rodriguez FJ, Perry A, Gutmann DH, O'Neill BP, Leonard J, Bryant S, et al. Gliomas in neurofibromatosis type 1: a clinicopathologic study of 100 patients. J Neuropathol Exp Neurol. 2008;67(3):240-9.

35. Hernaiz Driever P, von Hornstein S, Pietsch T, Kortmann R, Warmuth-Metz M, Emser A, et al. Natural history and management of low-grade glioma in NF-1 children. J Neurooncol. 2010;100(2):199-207.

36. Blazo MA, Lewis RA, Chintagumpala MM, Frazier M, McCluggage C, Plon SE. Outcomes of systematic screening for optic pathway tumors in children with Neurofibromatosis Type 1. Am J Med Genet A. 2004;127A(3):224-9.

37. Skalicky AM, Rentz AM, Liu Z, Wheless JW, Pelletier CL, Dunn DW, et al. The burden of subependymal giant cell astrocytomas associated with tuberous sclerosis complex: results of a patient and caregiver survey. J Child Neurol. 2015;30(5):563-9.

38. Zitterbart K. [Subependymal giant cell astrocytoma associated with tuberous sclerosis complex - pharmacological treatment using mTOR inhibitors]. Klin Onkol. 2014;27(6):401-5.

Capítulo 24

39. Kotulska K, Borkowska J, Mandera M, Roszkowski M, Jurkiewicz E, Grajkowska W, et al. Congenital subependymal giant cell astrocytomas in patients with tuberous sclerosis complex. Childs Nerv Syst. 2014;30(12):2037-42.

40. Beaumont TL, Godzik J, Dahiya S, Smyth MD. Subependymal giant cell astrocytoma in the absence of tuberous sclerosis complex: case report. J Neurosurg Pediatr. 2015;16(2):134-7.

41. Sievert AJ, Fisher MJ. Pediatric low-grade gliomas. J Child Neurol. 2009;24(11):1397-408.

42. Rosemberg S, Fujiwara D. Epidemiology of pediatric tumors of the nervous system according to the WHO 2000 classification: a report of 1,195 cases from a single institution. Childs Nerv Syst. 2005;21(11):940-4.

43. Peters O, Gnekow AK, Rating D, Wolff JE. Impact of location on outcome in children with low-grade oligodendroglioma. Pediatr Blood Cancer. 2004;43(3):250-6.

44. Luyken C, Blumcke I, Fimmers R, Urbach H, Wiestler OD, Schramm J. Supratentorial ganglioglimas: histopathologic grading and tumor recurrence in 184 patients with a median follow-up of 8 years. Cancer. 2004;101(1):146-55.

45. Faria C, Miguens J, Antunes JL, Barroso C, Pimentel J, Martins Mdo C, et al. Genetic alterations in a papillary glioneuronal tumor. J Neurosurg Pediatr. 2008;1(1):99-102.

46. Cummings TJ, Provenzale JM, Hunter SB, Friedman AH, Klintworth GK, Bigner SH, et al. Gliomas of the optic nerve: histological, immunohistochemical (MIB-1 and p53), and MRI analysis. Acta Neuropathol. 2000;99(5):563-70.

47. Luyken C, Blumcke I, Fimmers R, Urbach H, Elger CE, Wiestler OD, et al. The spectrum of long-term epilepsy-associated tumors: long-term seizure and tumor outcome and neurosurgical aspects. Epilepsia. 2003;44(6):822-30.

48. Fernandez C, Figarella-Branger D, Girard N, Bouvier-Labit C, Gouvernet J, Paz Paredes A, et al. Pilocytic astrocytomas in children: prognostic factors--a retrospective study of 80 cases. Neurosurgery. 2003;53(3):544-53; discussion 54-5.

49. Scheinemann K, Bartels U, Huang A, Hawkins C, Kulkarni AV, Bouffet E, et al. Survival and functional outcome of childhood spinal cord low-grade gliomas. Clinical article. J Neurosurg Pediatr. 2009;4(3):254-61.

50. Tung JN, Tsao TY, Tai CJ, Yeh KT, Cheng YW, Jiang MC. Distribution of lysosome-associated membrane proteins-1 and -2, and cathepsin D in eosinophilic granular bodies: possible relationship to cyst development in pilocytic astrocytomas. J Int Med Res. 2010;38(4):1354-64.

51. Berhouma M, Jemel H, Kchir N. Calcified pilocytic astrocytoma of the medulla mimicking a brainstem "stone". Pathologica. 2008;100(5):408-10.

52. Reyaz N, Tayyab M, Khan SA, Siddique T. Correlation of glial fibrillary acidic protein (GFAP) with grading of the neuroglial tumours. J Coll Physicians Surg Pak. 2005;15(8):472-5.

53. Tamburrini G, Colosimo C Jr, Giangaspero F, Riccardi R, Di Rocco C. Desmoplastic infantile ganglioglioma. Childs Nerv Syst. 2003;19(5-6):292-7.

54. Puget S, Alshehri A, Beccaria K, Blauwblomme T, Paternoster G, James S, et al. Pediatric infratentorial ganglioglioma. Childs Nerv Syst. 2015;31(10):1707-16.

55. Ortiz-Gonzalez XR, Venneti S, Biegel JA, Rorke-Adams LB, Porter BE. Ganglioglioma arising from dysplastic cortex. Epilepsia. 2011;52(9):e106-8.

56. Lindsay AJ, Rush SZ, Fenton LZ. Pediatric posterior fossa ganglioglioma: unique MRI features and correlation with BRAF V600E mutation status. J Neurooncol. 2014;118(2):395-404.

57. Karremann M, Pietsch T, Janssen G, Kramm CM, Wolff JE. Anaplastic ganglioglioma in children. J Neurooncol. 2009;92(2):157-63.

58. Donson AM, Kleinschmidt-DeMasters BK, Aisner DL, Bemis LT, Birks DK, Levy JM, et al. Pediatric brainstem ganglioglimas show BRAF(V600E) mutation in a high percentage of cases. Brain Pathol. 2014;24(2):173-83.

59. Park JY, Suh YL, Han J. Dysembryoplastic neuroepithelial tumor. Features distinguishing it from oligodendroglioma on cytologic squash preparations. Acta Cytol. 2003;47(4):624-9.

60. Shakur SF, McGirt MJ, Johnson MW, Burger PC, Ahn E, Carson BS, et al. Angiocentric glioma: a case series. J Neurosurg Pediatr. 2009;3(3):197-202.

61. Koral K. Angiocentric glioma. J Neurosurg Pediatr. 2013; 12(6):666.

62. Buccoliero AM, Castiglione F, Degl'innocenti DR, Moncini D, Spacca B, Giordano F, et al. Angiocentric glioma: clinical, morphological, immunohistochemical and molecular features in three pediatric cases. Clin Neuropathol. 2013;32(2):107-13.

63. Pereira FO, Lombardi IA, Mello AY, Romero FR, Ducati LG, Gabarra RC, et al. Pilomyxoid astrocytoma of the brainstem. Rare Tumors. 2013;5(2):65-7.

64. Komotar RJ, Mocco J, Carson BS, Sughrue ME, Zacharia BE, Sisti AC, et al. Pilomyxoid astrocytoma: a review. MedGenMed. 2004;6(4):42.

65. Komotar RJ, Mocco J, Jones JE, Zacharia BE, Tihan T, Feldstein NA, et al. Pilomyxoid astrocytoma: diagnosis, prognosis, and management. Neurosurg Focus. 2005;18(6A):E7.

66. Komotar RJ, Mocco J, Zacharia BE, Wilson DA, Kim PY, Canoll PD, et al. Astrocytoma with pilomyxoid features presenting in an adult. Neuropathology. 2006;26(1):89-93.

67. Azad S, Kudesia S, Chawla N, Azad R, Singhal M, Rai SM, et al. Pilomyxoid astrocytoma. Indian J Pathol Microbiol. 2010;53(2):294-6.

68. Amatya VJ, Akazawa R, Sumimoto Y, Takeshima Y, Inai K. Clinicopathological and immunohistochemical features of three pilomyxoid astrocytomas: comparative study with 11 pilocytic astrocytomas. Pathol Int. 2009;59(2):80-5.

69. Forbes JA, Mobley BC, O'Lynnger TM, Cooper CM, Ghiassi M, Hanif R, et al. Pediatric cerebellar pilomyxoid-spectrum astrocytomas. J Neurosurg Pediatr. 2011;8(1):90-6.

70. Jenkinson MD, du Plessis DG, Smith TS, Brodbelt AR, Joyce KA, Walker C. Cellularity and apparent diffusion coefficient in oligodendroglial tumours characterized by genotype. J Neurooncol. 2010;96(3):385-92.

71. Shaw EJ, Haylock B, Husband D, du Plessis D, Sibson DR, Warnke PC, et al. Gene expression in oligodendroglial tumors. Anal Cell Pathol (Amst). 2010;33(2):81-94.

72. Rodriguez Gutierrez D, Awwad A, Meijer L, Manita M, Jaspan T, Dineen RA, et al. Metrics and textural features of MRI diffusion to improve classification of pediatric posterior fossa tumors. AJNR Am J Neuroradiol. 2014;35(5):1009-15.

73. Borja MJ, Plaza MJ, Altman N, Saigal G. Conventional and advanced MRI features of pediatric intracranial tumors: supratentorial tumors. AJR Am J Roentgenol. 2013;200(5):W483-503.

74. Colosimo C, di Lella GM, Tartaglione T, Riccardi R. Neuroimaging of thalamic tumors in children. Childs Nerv Syst. 2002;18(8):426-39.

75. Komotar RJ, Zacharia BE, Sughrue ME, Mocco J, Carson BS, Tihan T, et al. Magnetic resonance imaging characteristics of pilomyxoid astrocytoma. Neurol Res. 2008;30(9):945-51.

76. Balaji R, Ramachandran K. Imaging of desmoplastic infantile ganglioglioma: a spectroscopic viewpoint. Childs Nerv Syst. 2009;25(4):497-501.

77. Romero-Rojas AE, Diaz-Perez JA, Lozano-Castillo A. Desmoplastic infantile ganglioglioma with late presentation. A clinical, radiological and histopathological analysis. Neuroradiol J. 2013;26(6):649-54.

78. Furtado SV, Venkatesh PK, Ghosal N, Murthy GK, Hegde AS. Clinical and radiological features of pediatric cerebellar anaplastic oligodendrogliomas. Indian J Pediatr. 2011;78(7):880-3.

79. Bader A, Heran M, Dunham C, Steinbok P. Radiological features of infantile glioblastoma and desmoplastic infantile tumors: British Columbia's Children's Hospital experience. J Neurosurg Pediatr. 2015;16(2):119-25.

80. Porto L, Kieslich M, Franz K, Lehrbecher T, Vlaho S, Pilatus U, et al. Spectroscopy of untreated pilocytic astrocytomas: do children and adults share some metabolic features in addition to their morphologic similarities? Childs Nerv Syst. 2010;26(6):801-6.

81. Fisher PG, Tihan T, Goldthwaite PT, Wharam MD, Carson BS, Weingart JD, et al. Outcome analysis of childhood low-grade astrocytomas. Pediatr Blood Cancer. 2008;51(2):245-50.

82. Rozen WM, Joseph S, Lo PA. Spontaneous regression of low--grade gliomas in pediatric patients without neurofibromatosis. Pediatr Neurosurg. 2008;44(4):324-8.

83. Gunny RS, Hayward RD, Phipps KP, Harding BN, Saunders DE. Spontaneous regression of residual low-grade cerebellar pilocytic astrocytomas in children. Pediatr Radiol. 2005;35(11):1086-91.

84. Qaddoumi I, Sultan I, Gajjar A. Outcome and prognostic features in pediatric gliomas: a review of 6212 cases from the Surveillance, Epidemiology, and End Results database. Cancer. 2009;115(24):5761-70.

85. Bandopadhayay P, Bergthold G, London WB, Goumnerova LC, Morales La Madrid A, Marcus KJ, et al. Long-term outcome of 4,040 children diagnosed with pediatric low-grade gliomas: an analysis of the Surveillance Epidemiology and End Results (SEER) database. Pediatr Blood Cancer. 2014;61(7):1173-9.

86. Due-Tonnessen BJ, Lundar T, Egge A, Scheie D. Neurosurgical treatment of low-grade cerebellar astrocytoma in children and adolescents: a single consecutive institutional series of 100 patients. J Neurosurg Pediatr. 2013;11(3):245-9.

87. Wisoff JH, Sanford RA, Heier LA, Sposto R, Burger PC, Yates AJ, et al. Primary neurosurgery for pediatric low-grade gliomas: a prospective multi-institutional study from the Children's Oncology Group. Neurosurgery. 2011;68(6):1548-54; discussion 54-5.

88. Uliel-Sibony S, Kramer U, Fried I, Fattal-Valevski A, Constantini S. Pediatric temporal low-grade glial tumors: epilepsy outcome following resection in 48 children. Childs Nerv Syst. 2011;27(9):1413-8.

89. Ramina R, Coelho Neto M, Fernandes YB, Borges G, Honorato DC, Arruda WO. Intrinsic tectal low grade astrocytomas: is surgical removal an alternative treatment? Long-term outcome of eight cases. Arq Neuropsiquiatr. 2005;63(1):40-5.

90. Ronghe M, Hargrave D, Bartels U, Tabori U, Vaidya S, Chandler C, et al. Vincristine and carboplatin chemotherapy for unresectable and/or recurrent low-grade astrocytoma of the brainstem. Pediatr Blood Cancer. 2010;55(3):471-7.

91. Hsu TR, Wong TT, Chang FC, Ho DM, Tang RB, Thien PF, et al. Responsiveness of progressive optic pathway tumors to cisplatin-based chemotherapy in children. Childs Nerv Syst. 2008;24(12):1457-61.

92. Beaty O, 3rd, Berg S, Blaney S, Malogolowkin M, Krailo M, Knight R, et al. A phase II trial and pharmacokinetic study of oxaliplatin in children with refractory solid tumors: a Children's Oncology Group study. Pediatr Blood Cancer. 2010;55(3):440-5.

93. Chintagumpala M, Eckel SP, Krailo M, Morris M, Adesina A, Packer R, et al. A pilot study using carboplatin, vincristine, and temozolomide in children with progressive/symptomatic low-grade glioma: a Children's Oncology Group studydagger. Neuro Oncol. 2015;17(8):1132-8.

94. Massimino M, Spreafico F, Biassoni V, Simonetti F, Riva D, Trecate G, et al. Diffuse pontine gliomas in children: changing strategies, changing results? A mono-institutional 20-year experience. J Neurooncol. 2008;87(3):355-61.

95. Yu DY, Dahl GV, Shames RS, Fisher PG. Weekly dosing of carboplatin increases risk of allergy in children. J Pediatr Hematol Oncol. 2001;23(6):349-52.

96. Lazzareschi I, Ruggiero A, Riccardi R, Attina G, Colosimo C, Lasorella A. Hypersensitivity reactions to carboplatin in children. J Neurooncol. 2002;58(1):33-7.

97. Lafay-Cousin L, Sung L, Carret AS, Hukin J, Wilson B, Johnston DL, et al. Carboplatin hypersensitivity reaction in pediatric patients with low-grade glioma: a Canadian Pediatric Brain Tumor Consortium experience. Cancer. 2008;112(4):892-9.

98. Ater JL, Zhou T, Holmes E, Mazewski CM, Booth TN, Freyer DR, et al. Randomized study of two chemotherapy regimens for treatment of low-grade glioma in young children: a report from the Children's Oncology Group. J Clin Oncol. 2012;30(21):2641-7.

99. Lancaster DL, Hoddes JA, Michalski A. Tolerance of nitrosurea-based multiagent chemotherapy regime for low-grade pediatric gliomas. J Neurooncol. 2003;63(3):289-94.

100. Mishra KK, Squire S, Lamborn K, Banerjee A, Gupta N, Wara WM, et al. Phase II TPDCV protocol for pediatric low-grade hypothalamic/chiasmatic gliomas: 15-year update. J Neurooncol. 2010;100(1):121-7.

101. Laithier V, Grill J, Le Deley MC, Ruchoux MM, Couanet D, Doz F, et al. Progression-free survival in children with optic pathway tumors: dependence on age and the quality of the response to chemotherapy--results of the first French prospective study for the French Society of Pediatric Oncology. J Clin Oncol. 2003;21(24):4572-8.

102. Bruggers CS, Greene D. A phase 2 feasibility study of sequential, dose intensive chemotherapy to treat progressive low-grade gliomas in children. J Pediatr Hematol Oncol. 2007;29(9):602-7.

103. Scheinemann K, Bartels U, Tsangaris E, Hawkins C, Huang A, Dirks P, et al. Feasibility and efficacy of repeated chemotherapy for progressive pediatric low-grade gliomas. Pediatr Blood Cancer. 2011;57(1):84-8.

104. Khaw SL, Coleman LT, Downie PA, Heath JA, Ashley DM. Temozolomide in pediatric low-grade glioma. Pediatr Blood Cancer. 2007;49(6):808-11.

105. Nicholson HS, Kretschmar CS, Krailo M, Bernstein M, Kadota R, Fort D, et al. Phase 2 study of temozolomide in children and adolescents with recurrent central nervous system tumors: a report from the Children's Oncology Group. Cancer. 2007;110(7):1542-50.

106. Bartels U, Baruchel S, Carret AS, Crooks B, Hukin J, Johnston D, et al. The use and effectiveness of temozolomide in children with central nervous system tumours: a survey from the Canadian Paediatric Brain Tumour Consortium. Curr Oncol. 2011;18(1):e19-24.

107. Bouffet E, Jakacki R, Goldman S, Hargrave D, Hawkins C, Shroff M, et al. Phase II study of weekly vinblastine in recurrent or refractory pediatric low-grade glioma. J Clin Oncol. 2012;30(12):1358-63.

108. Varan A, Akyuz C, Akalan N, Atahan L, Soylemezoglu F, Selek U, et al. Astrocytic tumors in children: treatment results from a single institution. Childs Nerv Syst. 2007;23(3):315-9.

109. Warren KE, Goldman S, Pollack IF, Fangusaro J, Schaiquevich P, Stewart CF, et al. Phase I trial of lenalidomide in pediatric patients with recurrent, refractory, or progressive primary CNS tumors: Pediatric Brain Tumor Consortium study PBTC-018. J Clin Oncol. 2011;29(3):324-9.

110. Dreyer ZE, Kadota RP, Stewart CF, Friedman HS, Mahoney DH, Kun LE, et al. Phase 2 study of idarubicin in pediatric brain tumors: Pediatric Oncology Group study POG 9237. Neuro Oncol. 2003;5(4):261-7.

111. Packer RJ, Jakacki R, Horn M, Rood B, Vezina G, MacDonald T, et al. Objective response of multiply recurrent low-grade gliomas to bevacizumab and irinotecan. Pediatr Blood Cancer. 2009;52(7):791-5.

112. Couec ML, Andre N, Thebaud E, Minckes O, Rialland X, Corradini N, et al. Bevacizumab and irinotecan in children with recurrent or refractory brain tumors: toxicity and efficacy trends. Pediatr Blood Cancer. 2012;59(1):34-8.

113. Gururangan S, Fangusaro J, Poussaint TY, McLendon RE, Onar-Thomas A, Wu S, et al. Efficacy of bevacizumab plus irinotecan in children with recurrent low-grade gliomas---a Pediatric Brain Tumor Consortium study. Neuro Oncol. 2014;16(2):310-7.

114. Merchant TE, Kun LE, Wu S, Xiong X, Sanford RA, Boop FA. Phase II trial of conformal radiation therapy for pediatric low-grade glioma. J Clin Oncol. 2009;27(22):3598-604.

115. Merchant TE, Conklin HM, Wu S, Lustig RH, Xiong X. Late effects of conformal radiation therapy for pediatric patients with low-grade glioma: prospective evaluation of cognitive, endocrine, and hearing deficits. J Clin Oncol. 2009;27(22):3691-7.

116. Nishihori T, Shirato H, Aoyama H, Onimaru R, Komae T, Ishii N, et al. Three-dimensional conformal radiotherapy for astrocytic tumors involving the eloquent area in children and young adults. J Neurooncol. 2002;60(2):177-83.

117. Armstrong GT, Conklin HM, Huang S, Srivastava D, Sanford R, Ellison DW, et al. Survival and long-term health and cognitive outcomes after low-grade glioma. Neuro Oncol. 2011;13(2):223-34.

118. Jones DT, Kocialkowski S, Liu L, Pearson DM, Backlund LM, Ichimura K, et al. Tandem duplication producing a novel oncogenic BRAF fusion gene defines the majority of pilocytic astrocytomas. Cancer Res. 2008;68(21):8673-7.

119. Kuhlthau KA, Pulsifer MB, Yeap BY, Rivera Morales D, Delahaye J, Hill KS, et al. Prospective study of health-related quality of life for children with brain tumors treated with proton radiotherapy. J Clin Oncol. 2012;30(17):2079-86.

120. Orr LC, Fleitz J, McGavran L, Wyatt-Ashmead J, Handler M, Foreman NK. Cytogenetics in pediatric low-grade astrocytomas. Med Pediatr Oncol. 2002;38(3):173-7.

121. Smith JS, Perry A, Borell TJ, Lee HK, O'Fallon J, Hosek SM, et al. Alterations of chromosome arms 1p and 19q as predictors of survival in oligodendrogliomas, astrocytomas, and mixed oligoastrocytomas. J Clin Oncol. 2000;18(3):636-45.

122. Nakamura M, Shimada K, Ishida E, Higuchi T, Nakase H, Sakaki T, et al. Molecular pathogenesis of pediatric astrocytic tumors. Neuro Oncol. 2007;9(2):113-23.

123. Suri V, Jha P, Agarwal S, Pathak P, Sharma MC, Sharma V, et al. Molecular profile of oligodendrogliomas in young patients. Neuro Oncol. 2011;13(10):1099-106.

124. Yunoue S, Tokuo H, Fukunaga K, Feng L, Ozawa T, Nishi T, et al. Neurofibromatosis type I tumor suppressor neurofibromin regulates neuronal differentiation via its GTPase-activating protein function toward Ras. J Biol Chem. 2003;278(29):26958-69.

125. Pfister S, Janzarik WG, Remke M, Ernst A, Werft W, Becker N, et al. BRAF gene duplication constitutes a mechanism of MAPK pathway activation in low-grade astrocytomas. J Clin Invest. 2008;118(5):1739-49.

126. Deshmukh H, Yeh TH, Yu J, Sharma MK, Perry A, Leonard JR, et al. High-resolution, dual-platform aCGH analysis reveals frequent HIPK2 amplification and increased expression in pilocytic astrocytomas. Oncogene. 2008;27(34):4745-51.

127. Hoischen A, Ehrler M, Fassunke J, Simon M, Baudis M, Landwehr C, et al. Comprehensive characterization of genomic aberrations in gangliogliomas by CGH, array-based CGH and interphase FISH. Brain Pathol. 2008;18(3):326-37.

128. Hemmati HD, Nakano I, Lazareff JA, Masterman-Smith M, Geschwind DH, Bronner-Fraser M, et al. Cancerous stem cells can arise from pediatric brain tumors. Proc Natl Acad Sci U S A. 2003;100(25):15178-83.

129. Sievert AJ, Jackson EM, Gai X, Hakonarson H, Judkins AR, Resnick AC, et al. Duplication of 7q34 in pediatric low-grade astrocytomas detected by high-density single-nucleotide polymorphism-based genotype arrays results in a novel BRAF fusion gene. Brain Pathol. 2009;19(3):449-58.

130. Forshew T, Tatevossian RG, Lawson AR, Ma J, Neale G, Ogunkolade BW, et al. Activation of the ERK/MAPK pathway: a signature genetic defect in posterior fossa pilocytic astrocytomas. J Pathol. 2009;218(2):172-81.

131. Lin A, Rodriguez FJ, Karajannis MA, Williams SC, Legault G, Zagzag D, et al. BRAF alterations in primary glial and glioneuronal neoplasms of the central nervous system with identification of 2 novel KIAA1549:BRAF fusion variants. J Neuropathol Exp Neurol. 2012;71(1):66-72.

132. Jones DT, Kocialkowski S, Liu L, Pearson DM, Ichimura K, Collins VP. Oncogenic RAF1 rearrangement and a novel BRAF mutation as alternatives to KIAA1549:BRAF fusion in activating the MAPK pathway in pilocytic astrocytoma. Oncogene. 2009;28(20):2119-23.

133. Cin H, Meyer C, Herr R, Janzarik WG, Lambert S, Jones DT, et al. Oncogenic FAM131B-BRAF fusion resulting from 7q34 deletion comprises an alternative mechanism of MAPK pathway activation in pilocytic astrocytoma. Acta Neuropathol. 2011;121(6):763-74.

134. Zhang J, Wu G, Miller CP, Tatevossian RG, Dalton JD, Tang B, et al. Whole-genome sequencing identifies genetic alterations in pediatric low-grade gliomas. Nat Genet. 2013;45(6):602-12.

135. Roberge D, Souhami L, Olivier A, Leblanc R, Podgorsak E. Hypofractionated stereotactic radiotherapy for low grade glioma at McGill University: long-term follow-up. Technol Cancer Res Treat. 2006;5(1):1-8.

136. Yeo YH, Byrne NP, Counelis GJ, Perry A. Adult with cerebellar anaplastic pilocytic astrocytoma associated with BRAF V600E mutation and p16 loss. Clin Neuropathol. 2013;32(3):159-64.

137. Dougherty MJ, Santi M, Brose MS, Ma C, Resnick AC, Sievert AJ, et al. Activating mutations in BRAF characterize a spectrum of pediatric low-grade gliomas. Neuro Oncol. 2010;12(7):621-30.

Neoplasia

138. Dias-Santagata D, Lam Q, Vernovsky K, Vena N, Lennerz JK, Borger DR, et al. BRAF V600E mutations are common in pleomorphic xanthoastrocytoma: diagnostic and therapeutic implications. PLoS One. 2011;6(3):e17948.

139. Schindler G, Capper D, Meyer J, Janzarik W, Omran H, Herold-Mende C, et al. Analysis of BRAF V600E mutation in 1,320 nervous system tumors reveals high mutation frequencies in pleomorphic xanthoastrocytoma, ganglioglioma and extra-cerebellar pilocytic astrocytoma. Acta Neuropathol. 2011;121(3):397-405.

140. Li X, Newbern JM, Wu Y, Morgan-Smith M, Zhong J, Charron J, et al. MEK Is a Key Regulator of Gliogenesis in the Developing Brain. Neuron. 2012;75(6):1035-50.

141. Tatevossian RG, Tang B, Dalton J, Forshew T, Lawson AR, Ma J, et al. MYB upregulation and genetic aberrations in a subset of pediatric low-grade gliomas. Acta Neuropathol. 2010;120(6):731-43.

142. Ramkissoon LA, Horowitz PM, Craig JM, Ramkissoon SH, Rich BE, Schumacher SE, et al. Genomic analysis of diffuse pediatric low-grade gliomas identifies recurrent oncogenic truncating rearrangements in the transcription factor MYBL1. Proc Natl Acad Sci U S A. 2013;110(20):8188-93.

143. Wong IH, Chan J, Wong J, Tam PK. Ubiquitous aberrant RASSF1A promoter methylation in childhood neoplasia. Clin Cancer Res. 2004;10(3):994-1002.

144. Jones DT, Jager N, Kool M, Zichner T, Hutter B, Sultan M, et al. Dissecting the genomic complexity underlying medulloblastoma. Nature. 2012;488(7409):100-5.

145. Kieran MW, Roberts CW, Chi SN, Ligon KL, Rich BE, Macconaill LE, et al. Absence of oncogenic canonical pathway mutations in aggressive pediatric rhabdoid tumors. Pediatr Blood Cancer. 2012;59(7):1155-7.

146. Hasselblatt M, Isken S, Linge A, Eikmeier K, Jeibmann A, Oyen F, et al. High-resolution genomic analysis suggests the absence of recurrent genomic alterations other than SMARCB1 aberrations in atypical teratoid/rhabdoid tumors. Genes Chromosomes Cancer. 2013;52(2):185-90.

147. Schwartzentruber J, Korshunov A, Liu XY, Jones DT, Pfaff E, Jacob K, et al. Driver mutations in histone H3.3 and chromatin remodelling genes in paediatric glioblastoma. Nature. 2012;482(7384):226-31.

148. Yu J, Deshmukh H, Gutmann RJ, Emnett RJ, Rodriguez FJ, Watson MA, et al. Alterations of BRAF and HIPK2 loci predominate in sporadic pilocytic astrocytoma. Neurology. 2009;73(19):1526-31.

149. Melendez B, Fiano C, Ruano Y, Hernandez-Moneo JL, Mollejo M, Martinez P. BCR gene disruption in a pilomyxoid astrocytoma. Neuropathology. 2006;26(5):442-6.

150. Hawkins C, Walker E, Mohamed N, Zhang C, Jacob K, Shirinian M, et al. BRAF-KIAA1549 fusion predicts better clinical outcome in pediatric low-grade astrocytoma. Clin Cancer Res. 2011;17(14):4790-8.

151. Jacob K, Quang-Khuong DA, Jones DT, Witt H, Lambert S, Albrecht S, et al. Genetic aberrations leading to MAPK pathway activation mediate oncogene-induced senescence in sporadic pilocytic astrocytomas. Clin Cancer Res. 2011;17(14):4650-60.

152. Dahiya S, Haydon DH, Alvarado D, Gurnett CA, Gutmann DH, Leonard JR. BRAF(V600E) mutation is a negative prognosticator in pediatric ganglioglioma. Acta Neuropathol. 2013;125(6):901-10.

153. Yalon M, Rood B, MacDonald TJ, McCowage G, Kane R, Constantini S, et al. A feasibility and efficacy study of rapamycin and erlotinib for recurrent pediatric low-grade glioma (LGG). Pediatr Blood Cancer. 2013;60(1):71-6.

154. Krueger DA, Care MM, Holland K, Agricola K, Tudor C, Mangeshkar P, et al. Everolimus for subependymal giant-cell astrocytomas in tuberous sclerosis. N Engl J Med. 2010;363(19):1801-11.

155. Franz DN, Belousova E, Sparagana S, Bebin EM, Frost M, Kuperman R, et al. Efficacy and safety of everolimus for subependymal giant cell astrocytomas associated with tuberous sclerosis complex (EXIST-1): a multicentre, randomised, placebo-controlled phase 3 trial. Lancet. 2013;381(9861):125-32.

156. Finlay JL, Zacharoulis S. The treatment of high grade gliomas and diffuse intrinsic pontine tumors of childhood and adolescence: a historical - and futuristic - perspective. J Neurooncol. 2005;75(3):253-66.

157. Fangusaro J. Pediatric high-grade gliomas and diffuse intrinsic pontine gliomas. J Child Neurol. 2009;24(11):1409-17.

158. Wolff B, Ng A, Roth D, Parthey K, Warmuth-Metz M, Eyrich M, et al. Pediatric high grade glioma of the spinal cord: results of the HIT-GBM database. J Neurooncol. 2012;107(1):139-46.

159. Broniscer A, Gajjar A. Supratentorial high-grade astrocytoma and diffuse brainstem glioma: two challenges for the pediatric oncologist. Oncologist. 2004;9(2):197-206.

160. Seker A, Ozek MM. Congenital glioblastoma multiforme. Case report and review of the literature. J Neurosurg. 2006;105(6 Suppl):473-9.

161. Hou LC, Bababeygy SR, Sarkissian V, Fisher PG, Vogel H, Barnes P, et al. Congenital glioblastoma multiforme: case report and review of the literature. Pediatr Neurosurg. 2008;44(4):304-12.

162. Varley JM. Germline TP53 mutations and Li-Fraumeni syndrome. Hum Mutat. 2003;21(3):313-20.

163. Gerges N, Fontebasso AM, Albrecht S, Faury D, Jabado N. Pediatric high-grade astrocytomas: a distinct neuro-oncological paradigm. Genome Med. 2013;5(7):66.

164. Reddy AT, Wellons JC 3rd. Pediatric high-grade gliomas. Cancer J. 2003;9(2):107-12.

165. Panigrahy A, Bluml S. Neuroimaging of pediatric brain tumors: from basic to advanced magnetic resonance imaging (MRI). J Child Neurol. 2009;24(11):1343-65.

166. Lemort M, Canizares-Perez AC, Van der Stappen A, Kampouridis S. Progress in magnetic resonance imaging of brain tumours. Curr Opin Oncol. 2007;19(6):616-22.

167. Buckner JC, Brown PD, O'Neill BP, Meyer FB, Wetmore CJ, Uhm JH. Central nervous system tumors. Mayo Clin Proc. 2007;82(10):1271-86.

168. Morris PG. Bevacizumab is an active agent for recurrent high-grade glioma, but do we need randomized controlled trials? Anticancer Drugs. 2012;23(6):579-83.

169. Fisher PG, Breiter SN, Carson BS, Wharam MD, Williams JA, Weingart JD, et al. A clinicopathologic reappraisal of brain stem tumor classification. Identification of pilocystic astrocytoma and fibrillary astrocytoma as distinct entities. Cancer. 2000;89(7):1569-76.

170. Jeuken JW, Wesseling P. MAPK pathway activation through BRAF gene fusion in pilocytic astrocytomas; a novel oncogenic fusion gene with diagnostic, prognostic, and therapeutic potential. J Pathol. 2010;222(4):324-8.

171. Bar EE, Lin A, Tihan T, Burger PC, Eberhart CG. Frequent gains at chromosome 7q34 involving BRAF in pilocytic astrocytoma. J Neuropathol Exp Neurol. 2008;67(9):878-87.

Capítulo 24

172. Recinos PF, Sciubba DM, Jallo GI. Brainstem tumors: where are we today? Pediatr Neurosurg. 2007;43(3):192-201.

173. Ramos A, Hilario A, Lagares A, Salvador E, Perez-Nunez A, Sepulveda J. Brainstem gliomas. Semin Ultrasound CT MR. 2013;34(2):104-12.

174. Green AL, Kieran MW. Pediatric brainstem gliomas: new understanding leads to potential new treatments for two very different tumors. Curr Oncol Rep. 2015;17(3):436.

175. Babu R, Kranz PG, Karikari IO, Friedman AH, Adamson C. Clinical characteristics and treatment of malignant brainstem gliomas in elderly patients. J Clin Neurosci. 2013;20(10): 1382-6.

176. Yamasaki F, Kurisu K, Kajiwara Y, Watanabe Y, Takayasu T, Akiyama Y, et al. Magnetic resonance spectroscopic detection of lactate is predictive of a poor prognosis in patients with diffuse intrinsic pontine glioma. Neuro Oncol. 2011;13(7): 791-801.

177. Steffen-Smith EA, Shih JH, Hipp SJ, Bent R, Warren KE. Proton magnetic resonance spectroscopy predicts survival in children with diffuse intrinsic pontine glioma. J Neurooncol. 2011;105(2):365-73.

178. Pai Panandiker AS, Wong JK, Nedelka MA, Wu S, Gajjar A, Broniscer A. Effect of time from diagnosis to start of radiotherapy on children with diffuse intrinsic pontine glioma. Pediatr Blood Cancer. 2014;61(7):1180-3.

179. Sabbagh AJ, Alaqeel AM. Focal brainstem gliomas. Advances in intra-operative management. Neurosciences (Riyadh). 2015;20(2):98-106.

180. Warren K, Bent R, Wolters PL, Prager A, Hanson R, Packer R, et al. A phase 2 study of pegylated interferon alpha-2b (PEG--Intron((R))) in children with diffuse intrinsic pontine glioma. Cancer. 2012;118(14):3607-13.

181. Jalali R, Raut N, Arora B, Gupta T, Dutta D, Munshi A, et al. Prospective evaluation of radiotherapy with concurrent and adjuvant temozolomide in children with newly diagnosed diffuse intrinsic pontine glioma. Int J Radiat Oncol Biol Phys. 2010;77(1):113-8.

182. Buczkowicz P, Hawkins C. Pathology, Molecular Genetics, and Epigenetics of Diffuse Intrinsic Pontine Glioma. Front Oncol. 2015;5:147.

183. Warren KE. Diffuse intrinsic pontine glioma: poised for progress. Front Oncol. 2012;2:205.

184. Vanan MI, Eisenstat DD. DIPG in Children - What Can We Learn from the Past? Front Oncol. 2015;5:237.

185. Robison NJ, Kieran MW. Diffuse intrinsic pontine glioma: a reassessment. J Neurooncol. 2014;119(1):7-15.

186. Dubuc AM, Morrissy AS, Kloosterhof NK, Northcott PA, Yu EP, Shih D, et al. Subgroup-specific alternative splicing in medulloblastoma. Acta Neuropathol. 2012;123(4):485-99.

187. Schroeder K, Gururangan S. Molecular variants and mutations in medulloblastoma. Pharmgenomics Pers Med. 2014;7:43-51.

188. Wang X, Dubuc AM, Ramaswamy V, Mack S, Gendoo DM, Remke M, et al. Medulloblastoma subgroups remain stable across primary and metastatic compartments. Acta Neuropathol. 2015;129(3):449-57.

189. Brandes AA, Bartolotti M, Marucci G, Ghimenton C, Agati R, Fioravanti A, et al. New perspectives in the treatment of adult medulloblastoma in the era of molecular oncology. Crit Rev Oncol Hematol. 2015;94(3):348-59.

190. DeSouza RM, Jones BR, Lowis SP, Kurian KM. Pediatric medulloblastoma - update on molecular classification driving targeted therapies. Front Oncol. 2014;4:176.

191. Samkari A, White JC, Packer RJ. Medulloblastoma: toward biologically based management. Semin Pediatr Neurol. 2015;22(1):6-13.

192. Sadighi Z, Vats T, Khatua S. Childhood medulloblastoma: the paradigm shift in molecular stratification and treatment profile. J Child Neurol. 2012;27(10):1302-7.

193. Rusert JM, Wu X, Eberhart CG, Taylor MD, Wechsler-Reya RJ. SnapShot: Medulloblastoma. Cancer Cell. 2014;26(6): 940-e1.

194. Northcott PA, Shih DJ, Remke M, Cho YJ, Kool M, Hawkins C, et al. Rapid, reliable, and reproducible molecular sub-grouping of clinical medulloblastoma samples. Acta Neuropathol. 2012;123(4):615-26.

195. Northcott PA, Korshunov A, Pfister SM, Taylor MD. The clinical implications of medulloblastoma subgroups. Nat Rev Neurol. 2012;8(6):340-51.

196. Northcott PA, Dubuc AM, Pfister S, Taylor MD. Molecular subgroups of medulloblastoma. Expert Rev Neurother. 2012;12(7):871-84.

197. Eberhart CG. Three down and one to go: modeling medulloblastoma subgroups. Cancer Cell. 2012;21(2):137-8.

198. Adamski J, Ramaswamy V, Huang A, Bouffet E. Advances in managing medulloblastoma and intracranial primitive neuro--ectodermal tumors. F1000Prime Rep. 2014;6:56.

199. Taylor MD, Northcott PA, Korshunov A, Remke M, Cho YJ, Clifford SC, et al. Molecular subgroups of medulloblastoma: the current consensus. Acta Neuropathol. 2012;123(4):465-72.

200. Cohen MM, Jr. The hedgehog signaling network. Am J Med Genet A. 2003;123A(1):5-28.

201. Teglund S, Toftgard R. Hedgehog beyond medulloblastoma and basal cell carcinoma. Biochim Biophys Acta. 2010;1805(2): 181-208.

202. Yeom KW, Mobley BC, Lober RM, Andre JB, Partap S, Vogel H, et al. Distinctive MRI features of pediatric medulloblastoma subtypes. AJR Am J Roentgenol. 2013;200(4):895-903.

203. Moxon-Emre I, Bouffet E, Taylor MD, Laperriere N, Scantlebury N, Law N, et al. Impact of craniospinal dose, boost volume, and neurologic complications on intellectual outcome in patients with medulloblastoma. J Clin Oncol. 2014;32(17):1760-8.

204. Pinho RS, Andreoni S, Silva NS, Cappellano AM, Masruha MR, Cavalheiro S, et al. Pediatric central nervous system tumors: a single-center experience from 1989 to 2009. J Pediatr Hematol Oncol. 2011;33(8):605-9.

205. Yuh EL, Barkovich AJ, Gupta N. Imaging of ependymomas: MRI and CT. Childs Nerv Syst. 2009;25(10):1203-13.

206. Godfraind C. Classification and controversies in pathology of ependymomas. Childs Nerv Syst. 2009;25(10):1185-93.

207. Ragel BT, Osborn AG, Whang K, Townsend JJ, Jensen RL, Couldwell WT. Subependymomas: an analysis of clinical and imaging features. Neurosurgery. 2006;58(5):881-90; discussion -90.

208. Fassett DR, Pingree J, Kestle JR. The high incidence of tumor dissemination in myxopapillary ependymoma in pediatric patients. Report of five cases and review of the literature. J Neurosurg. 2005;102(1 Suppl):59-64.

209. Suzuki S, Oka H, Kawano N, Tanaka S, Utsuki S, Fujii K. Prognostic value of Ki-67 (MIB-1) and p53 in ependymomas. Brain Tumor Pathol. 2001;18(2):151-4.

210. Plotkin SR, O'Donnell CC, Curry WT, Bove CM, MacCollin M, Nunes FP. Spinal ependymomas in neurofibromatosis Type 2: a retrospective analysis of 55 patients. J Neurosurg Spine. 2011;14(4):543-7.

Neoplasia

211. Tabori U, Ma J, Carter M, Zielenska M, Rutka J, Bouffet E, et al. Human telomere reverse transcriptase expression predicts progression and survival in pediatric intracranial ependymoma. J Clin Oncol. 2006;24(10):1522-8.

212. Barszczyk M, Buczkowicz P, Castelo-Branco P, Mack SC, Ramaswamy V, Mangerel J, et al. Telomerase inhibition abolishes the tumorigenicity of pediatric ependymoma tumor-initiating cells. Acta Neuropathol. 2014;128(6):863-77.

213. Milde T, Kleber S, Korshunov A, Witt H, Hielscher T, Koch P, et al. A novel human high-risk ependymoma stem cell model reveals the differentiation-inducing potential of the histone deacetylase inhibitor Vorinostat. Acta Neuropathol. 2011;122(5):637-50.

214. Pajtler KW, Witt H, Sill M, Jones DT, Hovestadt V, Kratochwil F, et al. Molecular Classification of Ependymal Tumors across All CNS Compartments, Histopathological Grades, and Age Groups. Cancer Cell. 2015;27(5):728-43.

215. Venkatramani R, Dhall G, Patel M, Grimm J, Hawkins C, McComb G, et al. Supratentorial ependymoma in children: to observe or to treat following gross total resection? Pediatr Blood Cancer. 2012;58(3):380-3.

216. Safaee M, Oh MC, Mummaneni PV, Weinstein PR, Ames CP, Chou D, et al. Surgical outcomes in spinal cord ependymomas and the importance of extent of resection in children and young adults. J Neurosurg Pediatr. 2014;13(4):393-9.

217. Merchant TE, Mulhern RK, Krasin MJ, Kun LE, Williams T, Li C, et al. Preliminary results from a phase II trial of conformal radiation therapy and evaluation of radiation-related CNS effects for pediatric patients with localized ependymoma. J Clin Oncol. 2004;22(15):3156-62.

218. MacDonald SM, Safai S, Trofimov A, Wolfgang J, Fullerton B, Yeap BY, et al. Proton radiotherapy for childhood ependymoma: initial clinical outcomes and dose comparisons. Int J Radiat Oncol Biol Phys. 2008;71(4):979-86.

219. Wright KD, Daryani VM, Turner DC, Onar-Thomas A, Boulos N, Orr BA, et al. Phase I study of 5-fluorouracil in children and young adults with recurrent ependymoma. Neuro Oncol. 2015;17(12):1620-7.

220. Garvin JH, Jr., Selch MT, Holmes E, Berger MS, Finlay JL, Flannery A, et al. Phase II study of pre-irradiation chemotherapy for childhood intracranial ependymoma. Children's Cancer Group protocol 9942: a report from the Children's Oncology Group. Pediatr Blood Cancer. 2012;59(7):1183-9.

221. Venkatramani R, Ji L, Lasky J, Haley K, Judkins A, Zhou S, et al. Outcome of infants and young children with newly diagnosed ependymoma treated on the "Head Start" III prospective clinical trial. J Neurooncol. 2013;113(2):285-91.

222. Vinchon M, Leblond P, Noudel R, Dhellemmes P. Intracranial ependymomas in childhood: recurrence, reoperation, and outcome. Childs Nerv Syst. 2005;21(3):221-6.

223. Merchant TE, Boop FA, Kun LE, Sanford RA. A retrospective study of surgery and reirradiation for recurrent ependymoma. Int J Radiat Oncol Biol Phys. 2008;71(1):87-97.

224. Bouffet E, Hawkins CE, Ballourah W, Taylor MD, Bartels UK, Schoenhoff N, et al. Survival benefit for pediatric patients with recurrent ependymoma treated with reirradiation. Int J Radiat Oncol Biol Phys. 2012;83(5):1541-8.

225. Del Rio-Perez CM, Sunol-Capella M, Cruz-Martinez O, Garcia-Fructuoso G. [Choroid plexus tumours in childhood: Experience in Sant Joan de Deu hospital]. Neurocirugia (Astur). 2015.

226. Ogiwara H, Dipatri AJ Jr, Alden TD, Bowman RM, Tomita T. Choroid plexus tumors in pediatric patients. Br J Neurosurg. 2012;26(1):32-7.

227. Dudley RW, Torok MR, Gallegos D, Liu AK, Handler MH, Hankinson TC. Pediatric choroid plexus tumors: epidemiology, treatments, and outcome analysis on 202 children from the SEER database. J Neurooncol. 2015;121(1):201-7.

228. Safaee M, Oh MC, Bloch O, Sun MZ, Kaur G, Auguste KI, et al. Choroid plexus papillomas: advances in molecular biology and understanding of tumorigenesis. Neuro Oncol. 2013;15(3):255-67.

229. Strojan P, Popovic M, Surlan K, Jereb B. Choroid plexus tumors: a review of 28-year experience. Neoplasma. 2004;51(4):306-12.

230. Wolburg H, Paulus W. Choroid plexus: biology and pathology. Acta Neuropathol. 2010;119(1):75-88.

231. Safaee M, Clark AJ, Bloch O, Oh MC, Singh A, Auguste KI, et al. Surgical outcomes in choroid plexus papillomas: an institutional experience. J Neurooncol. 2013;113(1):117-25.

232. Kubicky CD, Sahgal A, Chang EL, Lo SS. Rare primary central nervous system tumors. Rare Tumors. 2014;6(3):5449.

233. Zhao RJ, Wu KY, Zhang JG, Ma YH, Kong LF. Primary Intracranial Atypical Teratoid/Rhabdoid Tumors: A Clinicopathologic and Neuroradiologic Study. J Child Neurol. 2015;30(8):1017-23.

234. Dho YS, Kim SK, Cheon JE, Park SH, Wang KC, Lee JY, et al. Investigation of the location of atypical teratoid/rhabdoid tumor. Childs Nerv Syst. 2015;31(8):1305-11.

235. Mitrofanova AM, Konovalov DM, Kisliakov AN, Roshchin V, Abramov DS. [Atypical teratoid/rhabdoid tumors of childhood]. Arkh Patol. 2013;75(5):36-42.

236. Oh CC, Orr BA, Bernardi B, Garre ML, Rossi A, Figa-Talamanca L, et al. Atypical teratoid/rhabdoid tumor (ATRT) arising from the 3rd cranial nerve in infants: a clinical-radiological entity? J Neurooncol. 2015;124(2):175-83.

237. Schneiderhan TM, Beseoglu K, Bergmann M, Neubauer U, Macht S, Hanggi D, et al. Sellar atypical teratoid/rhabdoid tumours in adults. Neuropathol Appl Neurobiol. 2011;37(3):326-9.

238. Mortini P, Gagliardi F, Boari N, Losa M. Surgical strategies and modern therapeutic options in the treatment of craniopharyngiomas. Crit Rev Oncol Hematol. 2013;88(3):514-29.

239. Muller HL. Craniopharyngioma. Endocr Rev. 2014;35(3):513-43.

240. Muller HL. Childhood craniopharyngioma. Pituitary. 2013;16(1):56-67.

241. Muller HL. Consequences of craniopharyngioma surgery in children. J Clin Endocrinol Metab. 2011;96(7):1981-91.

242. Muller HL. Childhood craniopharyngioma: current controversies on management in diagnostics, treatment and follow-up. Expert Rev Neurother. 2010;10(4):515-24.

243. Mortini P, Losa M, Pozzobon G, Barzaghi R, Riva M, Acerno S, et al. Neurosurgical treatment of craniopharyngioma in adults and children: early and long-term results in a large case series. J Neurosurg. 2011;114(5):1350-9.

244. Hoffmann A, Postma FP, Sterkenburg AS, Gebhardt U, Muller HL. Eating behavior, weight problems and eating disorders in 101 long-term survivors of childhood-onset craniopharyngioma. J Pediatr Endocrinol Metab. 2015;28(1-2):35-43.

245. Echevarria ME, Fangusaro J, Goldman S. Pediatric central nervous system germ cell tumors: a review. Oncologist. 2008;13(6):690-9.

246. Kaatsch P, Hafner C, Calaminus G, Blettner M, Tulla M. Pediatric germ cell tumors from 1987 to 2011: incidence rates, time trends, and survival. Pediatrics. 2015;135(1):e136-43.

247. Reith W, Muhl-Benninghaus R, Simgen A, Yilmaz U. [Germ cell and embryonal tumors]. Radiologe. 2014;54(8):772-82.

248. Calaminus G, Bamberg M, Harms D, Jurgens H, Kortmann RD, Sorensen N, et al. AFP/beta-HCG secreting CNS germ cell tumors: long-term outcome with respect to initial symptoms and primary tumor resection. Results of the cooperative trial MAKEI 89. Neuropediatrics. 2005;36(2):71-7.

249. Kumar R, Singh V. Benign intradural extramedullary masses in children of northern India. Pediatr Neurosurg. 2005;41(1):22-8.

250. Baysefer A, Akay KM, Izci Y, Kayali H, Timurkaynak E. The clinical and surgical aspects of spinal tumors in children. Pediatr Neurol. 2004;31(4):261-6.

251. Rossi A, Gandolfo C, Morana G, Tortori-Donati P. Tumors of the spine in children. Neuroimaging Clin N Am. 2007;17(1):17-35.

252. Auguste KI, Gupta N. Pediatric intramedullary spinal cord tumors. Neurosurg Clin N Am. 2006;17(1):51-61.

253. Houten JK, Cooper PR. Spinal cord astrocytomas: presentation, management and outcome. J Neurooncol. 2000;47(3):219-24.

254. Miller DJ, McCutcheon IE. Hemangioblastomas and other uncommon intramedullary tumors. J Neurooncol. 2000;47(3):253-70.

255. Jallo GI, Freed D, Epstein FJ. Spinal cord gangliogliomas: a review of 56 patients. J Neurooncol. 2004;68(1):71-7.

256. Madhukar M, Maller VG, Choudhary AK, Iantosca MR, Specht CS, Dias MS. Primary intramedullary spinal cord germinoma. J Neurosurg Pediatr. 2013;11(5):605-9.

257. Wu L, Yang T, Deng X, Yang C, Fang J, Xu Y. Treatment strategies and long-term outcomes for primary intramedullary spinal germinomas: an institutional experience. J Neurooncol. 2015;121(3):541-8.

258. Ashraf S. Intramedullary cervical spine germinoma: a case report. Med J Malaysia. 2012;67(2):207-9.

259. Takahashi M, Koyama H, Matsubara T, Murata H, Miura K, Nagano A. Mixed germinoma and choriocarcinoma in the intramedullary spinal cord: case report and review of the literature. J Neurooncol. 2006;76(1):71-5.

260. Yang KY, Li SH, Lin JW, Su TM, Ho JT, Chen WF. Concurrent chemoradiotherapy for primary cervical spinal cord germinoma. J Clin Neurosci. 2009;16(1):115-8.

261. Biswas A, Puri T, Goyal S, Gupta R, Eesa M, Julka PK, et al. Spinal intradural primary germ cell tumour--review of literature and case report. Acta Neurochir (Wien). 2009;151(3):277-84.

262. Binning M, Klimo P Jr, Gluf W, Goumnerova L. Spinal tumors in children. Neurosurg Clin N Am. 2007;18(4):631-58.

263. Wilson PE, Oleszek JL, Clayton GH. Pediatric spinal cord tumors and masses. J Spinal Cord Med. 2007;30 Suppl 1:S15-20.

264. Townsend N, Handler M, Fleitz J, Foreman N. Intramedullary spinal cord astrocytomas in children. Pediatr Blood Cancer. 2004;43(6):629-32.

265. Jallo GI, Freed D, Epstein F. Intramedullary spinal cord tumors in children. Childs Nerv Syst. 2003;19(9):641-9.

266. Schick U, Marquardt G. Pediatric spinal tumors. Pediatr Neurosurg. 2001;35(3):120-7.

267. Houten JK, Weiner HL. Pediatric intramedullary spinal cord tumors: special considerations. J Neurooncol. 2000;47(3):225-30.

268. Hernandez-Duran S, Bregy A, Shah AH, Hanft S, Komotar RJ, Manzano GR. Primary spinal cord glioblastoma multiforme treated with temozolomide. J Clin Neurosci. 2015.

269. Morais N, Mascarenhas L, Soares-Fernandes JP, Silva A, Magalhaes Z, Costa JA. Primary spinal glioblastoma: A case report and review of the literature. Oncol Lett. 2013;5(3):992-6.

270. Varghese SS, Sebastian P, Joseph V, Chacko G, Backianathan S. An unusually long survival of a patient with glioblastoma of spinal cord: a case report. J Clin Diagn Res. 2014;8(4):QD01-3.

271. Viljoen S, Hitchon PW, Ahmed R, Kirby PA. Cordectomy for intramedullary spinal cord glioblastoma with a 12-year survival. Surg Neurol Int. 2014;5:101.

272. Guss ZD, Moningi S, Jallo GI, Cohen KJ, Wharam MD, Terezakis SA. Management of pediatric spinal cord astrocytomas: outcomes with adjuvant radiation. Int J Radiat Oncol Biol Phys. 2013;85(5):1307-11.

273. Ebner FH, Schittenhelm J, Roser F, Scheel-Walter H, Tatagiba M, Schuhmann MU. Management of holocord pilocytic astrocytomas in children and adolescents: an update. Pediatr Neurosurg. 2012;48(3):133-40.

274. Eroes CA, Zausinger S, Kreth FW, Goldbrunner R, Tonn JC. Intramedullary low grade astrocytoma and ependymoma. Surgical results and predicting factors for clinical outcome. Acta Neurochir (Wien). 2010;152(4):611-8.

275. Kutluk T, Varan A, Kafali C, Hayran M, Soylemezoglu F, Zorlu F, et al. Pediatric intramedullary spinal cord tumors: a single center experience. Eur J Paediatr Neurol. 2015;19(1):41-7.

276. Berhouma M, Bahri K, Houissa S, Zemmel I, Khouja N, Aouidj L, et al. [Management of intramedullary spinal cord tumors: surgical considerations and results in 45 cases]. Neurochirurgie. 2009;55(3):293-302.

277. Hassall TE, Mitchell AE, Ashley DM. Carboplatin chemotherapy for progressive intramedullary spinal cord low-grade gliomas in children: three case studies and a review of the literature. Neuro Oncol. 2001;3(4):251-7.

278. Carra S, Drigo P, Gardiman M, Perilongo G, Rigobello L. Clear-cell meningioma in a 22-month-old male: a case report and literature review. Pediatr Neurosurg. 2001;34(5):264-7.

279. Yu DW, Choi JH, Lee ES, Kim SH. Intradural extramedullary and subcutaneous tumors in neonate: atypical myxoid spindle cell neoplasm. J Korean Neurosurg Soc. 2012;52(4):417-9.

280. Dong LQ, Tian JW, Wang CX, Cao GH. [Surgical treatment for the intradural extramedullary tumor in the spinal canal]. Zhongguo Gu Shang. 2008;21(1):54-5.

281. Mongia S, Devi BI, Shaji KR, Hegde T. Spinal subdural epidermoids - a separate entity: report of 3 cases. Neurol India. 2002;50(4):529-31.

282. Korn A, Halevi D, Lidar Z, Biron T, Ekstein P, Constantini S. Intraoperative neurophysiological monitoring during resection of intradural extramedullary spinal cord tumors: experience with 100 cases. Acta Neurochir (Wien). 2015;157(5):819-30.

283. Gelabert-Gonzalez M, Garcia-Allut A, Martinez-Rumbo R. [Spinal meningiomas]. Neurocirugia (Astur). 2006;17(2):125-31.

284. Hsu W, Jallo GI. Pediatric spinal tumors. Handb Clin Neurol. 2013;112:959-65.

285. Gelabert-Gonzalez M. [Primary spinal cord tumours. An analysis of a series of 168 patients]. Rev Neurol. 2007;44(5):269-74.

286. Klekamp J. Spinal ependymomas. Part 2: Ependymomas of the filum terminale. Neurosurg Focus. 2015;39(2):E7.

287. Khalatbari MR, Moharamzad Y. Myxopapillary ependymoma of the conus medullaris presenting with intratumoral hemorrhage during weight lifting in a teenager. Childs Nerv Syst. 2014;30(1):181-3.

288. Bandopadhayay P, Silvera VM, Ciarlini PD, Malkin H, Bi WL, Bergthold G, et al. Myxopapillary ependymomas in

children: imaging, treatment and outcomes. J Neurooncol. 2016;126(1):165-74.

289. Chen X, Li C, Che X, Chen H, Liu Z. Spinal myxopapillary ependymomas: a retrospective clinical and immunohistochemical study. Acta Neurochir (Wien). 2016;158(1):101-7.

290. Morselli C, Ruggeri AG, Pichierri A, Marotta N, Anzidei M, Delfini R. Intradural Extramedullary Primary Ependymoma of the Craniocervical Junction Combined with C1 Partial Agenesis: Case Report and Review of the Literature. World Neurosurg. 2015;84(6):2076 e1-6.

291. Balogun JA, Halliday W, Bouffet E, Kulkarni AV. Spinal clear cell meningioma in a 3-year-old: a case report. Pediatr Neurosurg. 2013;49(5):311-5.

292. Mekitarian Filho E, Horigoshi NK, Carvalho WB, Hirscheimer MR, Bresolin AU, Leme RJ, et al. Primary spinal meningioma in a 10-year-old boy. Arq Neuropsiquiatr. 2010;68(5):804-6.

293. Ben Nsir A, Boubaker A, Jemel H. Cervico-occipital meningioma in a 5-year-old child: a case report. Turk Neurosurg. 2014;24(1):131-4.

294. Santos MV, Furlanetti L, Valera ET, Brassesco MS, Tone LG, de Oliveira RS. Pediatric meningiomas: a single-center experience with 15 consecutive cases and review of the literature. Childs Nerv Syst. 2012;28(11):1887-96.

295. Cho HR, Lee JK, Paik AL, Jang WY. An unusual cervical spinal meningioma in a child. J Korean Neurosurg Soc. 2013;53(2):129-31.

296. Aboukais R, Zairi F, Baroncini M, Bonne NX, Schapira S, Vincent C, et al. Intracranial meningiomas and neurofibromatosis type 2. Acta Neurochir (Wien). 2013;155(6):997-1001; discussion

297. Pratap A, Nepal P, Agrawal A, Singh MP, Pandey SR. Giant malignant nerve sheath tumor of lumbosacral plexus with intraspinal extension in a child with neurofibromatosis type 1. Pediatr Neurosurg. 2007;43(5):410-3.

298. Bates JE, Peterson CR, Dhakal S, Giampoli EJ, Constine LS. Malignant peripheral nerve sheath tumors (MPNST): a SEER analysis of incidence across the age spectrum and therapeutic interventions in the pediatric population. Pediatr Blood Cancer. 2014;61(11):1955-60.

299. Amirian ES, Goodman JC, New P, Scheurer ME. Pediatric and adult malignant peripheral nerve sheath tumors: an analysis of data from the surveillance, epidemiology, and end results program. J Neurooncol. 2014;116(3):609-16.

300. Nguyen R, Jett K, Harris GJ, Cai W, Friedman JM, Mautner VF. Benign whole body tumor volume is a risk factor for malignant peripheral nerve sheath tumors in neurofibromatosis type 1. J Neurooncol. 2014;116(2):307-13.

301. Darrigo Jr LG, Geller M, Bonalumi Filho A, Azulay DR. Prevalence of plexiform neurofibroma in children and adolescents with type I neurofibromatosis. J Pediatr (Rio J). 2007;83(6):571-3.

302. Pascual-Castroviejo I, Pascual-Pascual SI, Viano J, Velazquez--Fragua R, Lopez-Gutierrez JC. Bilateral spinal neurofibromas in patients with neurofibromatosis 1. Brain Dev. 2012;34(7):563-9.

303. Pourtsidis A, Doganis D, Baka M, Bouhoutsou D, Varvoutsi M, Synodinou M, et al. Malignant peripheral nerve sheath tumors in children with neurofibromatosis type 1. Case Rep Oncol Med. 2014;2014:843749.

304. Rosenbaum T, Wimmer K. Neurofibromatosis type 1 (NF1) and associated tumors. Klin Padiatr. 2014;226(6-7):309-15.

305. Sbidian E, Hadj-Rabia S, Riccardi VM, Valeyrie-Allanore LL, Barbarot S, Chosidow O, et al. Clinical characteristics predicting internal neurofibromas in 357 children with neurofibro-

matosis-1: results from a cross-selectional study. Orphanet J Rare Dis. 2012;7:62.

306. Tosun HB, Serbest S, Turk BA, Gumustas SA, Uludag A. Giant malignant peripheral nerve sheath tumor of thigh in an adolescent with neurofibromatosis type 1: a case report. Int Med Case Rep J. 2015;8:267-71.

307. Wu L, Deng X, Yang C, Xu Y. Spinal intradural malignant peripheral nerve sheath tumor in a child with neurofibromatosis type 2: the first reported case and literature review. Turk Neurosurg. 2014;24(1):135-9.

308. Friedrich RE, Hartmann M, Mautner VF. Malignant peripheral nerve sheath tumors (MPNST) in NF1-affected children. Anticancer Res. 2007;27(4A):1957-60.

309. Ogawa BK, Skaggs DL, Kay RM. Malignant peripheral nerve sheath tumor of the lumbar spine. Am J Orthop (Belle Mead NJ). 2009;38(5):E89-92.

310. Xu Q, Xing B, Huang X, Wang R, Li Y, Yang Z. Primary malignant peripheral nerve sheath tumor of the cauda equina with metastasis to the brain in a child: case report and literature review. Spine J. 2012;12(4):e7-13.

311. Gabhane SK, Kotwal MN, Bobhate SK. Morphological spectrum of peripheral nerve sheath tumors: a series of 126 cases. Indian J Pathol Microbiol. 2009;52(1):29-33.

312. Fayad LM, Wang X, Blakeley JO, Durand DJ, Jacobs MA, Demehri S, et al. Characterization of peripheral nerve sheath tumors with 3T proton MR spectroscopy. AJNR Am J Neuroradiol. 2014;35(5):1035-41.

313. Chhabra A, Thakkar RS, Andreisek G, Chalian M, Belzberg AJ, Blakeley J, et al. Anatomic MR imaging and functional diffusion tensor imaging of peripheral nerve tumors and tumorlike conditions. AJNR Am J Neuroradiol. 2013;34(4):802-7.

314. Bayar MA, Gokcek C, Erdem Y, Kilic C, Celik H, Edebali N, et al. Intramedullary spinal epidermoid associated with an intramedullary lipoma. Pediatr Neurosurg. 2007;43(5):418-20.

315. Muraszko K, Youkilis A. Intramedullary spinal tumors of disordered embryogenesis. J Neurooncol. 2000;47(3):271-81.

316. Kumar R, Giri PJ. Pediatric extradural spinal tumors. Pediatr Neurosurg. 2008;44(3):181-9.

317. Tsutsumi S, Yasumoto Y, Manabe A, Ogino I, Arai H, Ito M. Magnetic resonance imaging appearance of primary spinal extradural Ewing's sarcoma: case report and literature review. Clin Neuroradiol. 2013;23(2):81-5.

318. Huang WY, Tan WL, Geng DY, Zhang J, Wu G, Zhang BY, et al. Imaging findings of the spinal peripheral Ewing's sarcoma family of tumours. Clin Radiol. 2014;69(2):179-85.

319. Quon JL, Grant RA, Huttner AJ, Duncan CC. Thoracic epidural teratoma: case report and review of the literature. Clin Med Insights Pathol. 2014;7:15-20.

320. Fenoy AJ, Greenlee JD, Menezes AH, Donovan KA, Sato Y, Hitchon PW, et al. Primary bone tumors of the spine in children. J Neurosurg. 2006;105(4 Suppl):252-60.

321. Spacca B, Giordano F, Donati P, Genitori L. Spinal tumors in children: long-term retrospective evaluation of a series of 134 cases treated in a single unit of pediatric neurosurgery. Spine J. 2015;15(9):1949-55.

322. Acquaviva A, Marconcini S, Municchi G, Vallone I, Palma L. Non--Hodgkin lymphoma in a child presenting with acute paraplegia: a case report. Pediatr Hematol Oncol. 2003;20(3):245-51.

323. De Bernardi B, Pianca C, Pistamiglio P, Veneselli E, Viscardi E, Pession A, et al. Neuroblastoma with symptomatic spinal cord compression at diagnosis: treatment and results with 76 cases. J Clin Oncol. 2001;19(1):183-90.

Capítulo 24

capítulo 25

▸ Joelma Karin Sagica Fernandes Paschoal
▸ Fernando Mendes Paschoal Júnior

▸ Lázaro Luís Faria do Amaral
▸ Christiane Monteiro de Siqueira Campos

Doenças Vasculares

■ INTRODUÇÃO

As doenças cerebrovasculares na infância apresentam particularidades em relação às observadas na população adulta, principalmente no que concerne aos fatores etiológicos envolvidos. O aumento de sua incidência nos últimos 25 anos pode ser explicado pelo uso cada vez mais rotineiro de métodos diagnósticos não invasivos, tais como a imagem por ressonância magnética (IRM), a tomografia computadorizada (TC), o Doppler transcraniano (DTC), e pelos avanços terapêuticos que permitiram uma maior sobrevida de crianças portadoras de condições predisponentes.[1-3]

■ ACIDENTE VASCULAR ENCEFÁLICO

O acidente vascular encefálico (AVE) constitui um grave problema de saúde pública. A organização mundial de saúde define AVE ou *stroke* como uma síndrome clínica de disfunção encefálica de início abrupto, focal ou generalizada, com duração superior a 24 horas.[4] Pode ser classificado em isquêmico (por oclusão de um vaso sanguíneo) ou hemorrágico (por uma ruptura de um vaso sanguíneo). O AVE hemorrágico ainda é subclassificado em hemorragia intraparenquimatosa e subaracnóidea (sangramento ocorrendo para dentro do espaço subaracnoide).

O AVE isquêmico é mais frequentemente causado por oclusão arterial, mas também pode ser causado por oclusão das veias cerebrais ou seios venosos. Já o AVE hemorrágico ocorre a partir da ruptura de uma artéria cerebral ou pelo sangramento no local de um AVE isquêmico. O AVE isquêmico corresponde a cerca de metade de todos os AVE em crianças. As crianças também têm um maior e mais diversificado número de fatores de risco para AVE, que diferem significativamente dos adultos.

Fisiopatologia

O cérebro adulto pesa cerca de 2% do peso corporal total, porém seu metabolismo elevado demanda de 15% a 20% do débito cardíaco em repouso, 20% do consumo de oxigênio e 25% do consumo de glicose corporal. O fluxo sanguíneo encefálico (FSE) normal é de aproximadamente 50 ml/100g de tecido cerebral/minuto e varia nas diferentes regiões do cérebro, sendo maior na substância cinzenta (74,5 mL/100g/minuto), que contém os corpos neuronais, do que na substância branca (24,8 ml/100g/minuto), que contém axônios.[5]

O mecanismo de autorregulação da circulação encefálica é de grande importância para o cérebro maduro. Graças a esse mecanismo, o cérebro é capaz de manter o FSE constante, adaptando-se às suas necessidades metabólicas, garantindo um aporte de oxigênio ao tecido nervoso, apesar das variações da pressão arterial média (PAM) e de alterações na pressão de perfusão encefálica (PPE). A PAM deve permanecer entre 60 e 150 mmHg para que o FSE se mantenha constante.

Dentre os demais fatores que contribuem para a homeostase do FSE estão a pressão intracraniana (PIC) e a resistência vascular encefálica (RVE). O FSE é inversamente proporcional à RVE. O cérebro modifica a RVE em resposta às alterações na PPE, promovendo vasodilatação quando há queda na PPE e vasoconstrição quando a PPE aumenta.

O suprimento sanguíneo cerebral deriva das artérias carótidas internas e vertebrais. As artérias carótidas internas levam o sangue ao cérebro por seus ramos principais, as artérias cerebrais médias, cerebrais anteriores e as artérias coroideias anteriores (circulação anterior). As duas artérias vertebrais se unem na linha média, ao nível da borda caudal da ponte, e formam a artéria basilar, que leva sangue ao tronco encefálico e ao cerebelo, assim como à parte dos hemisférios cerebrais, por seus ramos terminais, as artérias cerebrais posteriores (circulação posterior) (Figura 25.1). A circulação anterior e a circulação posterior se comunicam através do polígono arterial de Willis.[6]

O sangue venoso do cérebro flui das veias cerebrais profundas e superficiais para os seios venosos da dura-máter e, a partir daí, para as veias jugulares internas de ambos os lados.

Quando há interrupção no fluxo sanguíneo dentro de um vaso ocorre a isquemia do tecido perfundido pelo mesmo. Logo, não há oferta de oxigênio suficiente para suprir a atividade metabólica ou demanda tecidual, não correspondendo apenas ao declínio do FSE, mas também ao declínio do consumo regional de oxigênio devido à insuficiência da oferta, promovendo uma alteração na relação fluxo/consumo, consequentemente levando a um metabolismo anaeróbio e à acidose láctica.[7]

O FSE pode decrescer até 20 mL/100g de tecido nervoso/minuto sem causar sintomatologia clínica, porém valores abaixo desse limiar levam ao desaparecimento da atividade elétrica neuronal, com redução da viabilidade do neurônio, processo denominado de penumbra isquêmica. Nesse processo existem neurônios vivos, com baixo fluxo sanguíneo, alta extração e baixo consumo de oxigênio, devido à oferta insuficiente. Se o FSE decrescer a valores abaixo de 12 mL/100g de tecido nervoso/minuto o neurônio acaba morrendo, devido ao metabolismo anaeróbio intenso e acidose tecidual importante.[5]

Patogenia

As artérias são formadas por três camadas: a camada íntima (células endoteliais em camadas sobre a lâmina elástica interna), túnica média (músculo liso vascular intercalado com os tecidos conjuntivos e fibras de elastina dentro da lâmina elástica externa), e túnica adventícia (tecido conjuntivo e *vasa vasorum*) (Figura 25.2). O desenvolvimento e crescimento dos vasos sanguíneos é um processo complexo, que envolve a interação de fatores genéticos e vias mediadoras da vasculogênese (formação de vasos sanguíneos a partir de precursores embrionários), angiogênese (expansão dos vasos primitivos) e remodelação em resposta dinâmica aos sinais locais e da genética, que representam o que se denomina de homeostase vascular.[8-10]

Vários estudos têm avaliado a relevância dos polimorfismos genéticos nas vias protrombóticas, inflamatórias, imunomediadas e metabólicas que contribuem

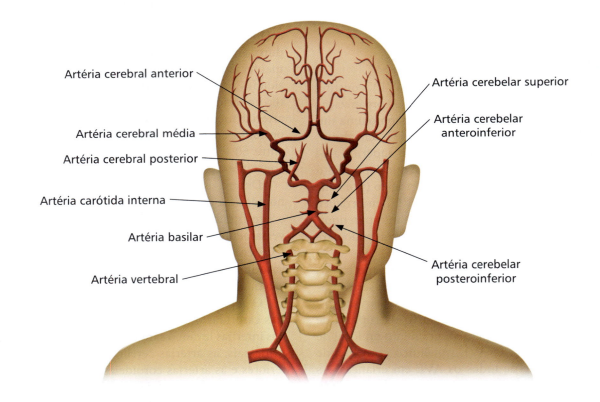

Figura 25.1 Esquema da circulação arterial cerebral.

Doenças Vasculares

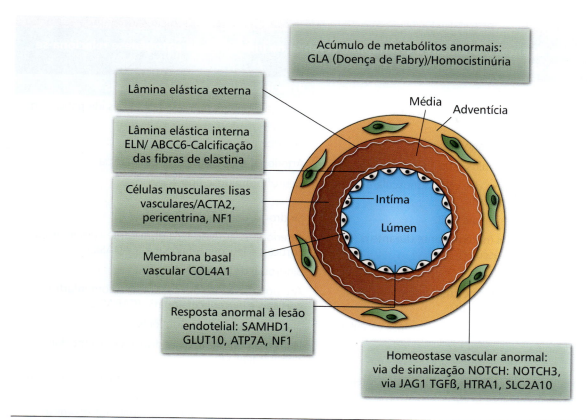

Figura 25.2 Representação esquemática de um corte transversal de uma artéria mostrando as células-alvo para defeitos genéticos nas arteriopatias determinadas geneticamente.

GLA: globotriaosilceramida; TGFß: fator de crescimento transformador beta; *COL4A1*: gene que codifica a cadeia alfa-1 do colágeno tipo IV; *NOTCH3*: gene da arteriopatia autossômica dominante cerebral; *ACTA2*: actina alfa 2; *ELN*: gene da síndrome de Williams-Beuren; *NF1*, gene da neurofibromatose tipo 1; *SLC2A10*: gene da síndrome de tortuosidade arterial; *ATP7A*: gene da doença de Menkes; *JAG1*: gene da síndrome de Alagille; *SAMHD1*: gene da síndrome de Aicardi-Goutières.[10]

para o AVE na infância. No entanto, essas séries basearam-se em um pequeno número de pacientes e raramente foram replicadas, o que limitou as conclusões dos estudos. Por outro lado, embora um tanto incomum, a associação de AVE na infância com os distúrbios genéticos mendelianos pode fornecer informações sobre sua patogênese (Tabela 25.1).[11,12]

Uma revisão realizada por Mergenthaler *et al.* em 2004 compilou uma lista das principais características envolvidas na gênese da lesão cerebral. A mais importante é a zona de penumbra, a área que circunda a área infartada e é afetada por apoptose celular e citocinas pró-inflamatórias, representando 50% do volume cerebral envolvido no infarto.[7,13]

Epidemiologia

As doenças cerebrovasculares estão entre as 10 principais causas de morte na faixa etária pediátrica. As taxas de incidência anuais para AVE variam de 2 a 8 casos em cada 100 mil crianças de até 14 anos. Os AVE peri e neonatais têm uma incidência de 10 a 18 casos para cada 100 mil nascidos vivos, enquanto outros estudos demonstraram taxas de até 63:100.000. A recorrência de AVE em crianças pode alcançar uma taxa de 20% e, na presença de múltiplos fatores de risco, pode chegar a 42%.

Um dos primeiros achados epidemiológicos do *International Pediatric Stroke Study* (IPSS) foi a verificação de predominância masculina nos AVE isquêmicos na infância em todos os grupos estudados. Durante o período de quatro anos, 1.187 crianças com AVE isquêmico agudo ou trombose venosa encefálica foram estudadas em 30 centros localizados em 10 países, incluindo todos os continentes. No período neonatal, 61% dos pacientes com AVE isquêmico eram meninos; durante a infância, 59% eram meninos; e em todas as idades, 60% eram meninos, confirmando uma predominância masculina, descrita também em estudos anteriores.[14]

Tratado de Neurologia Infantil

Tabela 25.1 Genes e doenças associadas à arteriopatia cerebral na infância, cuja patogênese-relaciona-se ao desenvolvimento vascular, homeostase ou resposta à lesão.

Genes	Mecanismos das doenças ou vias implicadas	Principais doenças relacionadas
COL4A1	Integridade anormal da parede do vaso	Doença de pequenos vasos cerebrais idiopáticas em crianças
ABCC6	Homeostase vascular anormal	Pseudoxantoma elástico
ACTA2	Proliferação de músculos lisos	Arteriopatia cerebral grave da infância
NF1	Proliferação excessiva das células musculares lisas (CML) e oclusão vascular	Neurofibromatose tipo 1
ELN	Proliferação excessiva das CML	Síndrome de Williams-Beuren
NOTCH3	Sinalização NOTCH (determinante durante o desenvolvimento vascular)	Arteriopatia autossômica dominante com infartos corticais e leucoencefalopatia (CADASIL)
JAG1	Sinalização NOTCH	Síndrome de Alagille
HTRA1	Desregulação do fator de crescimento transformante-beta (TGFβ)	Arteriopatia autossômica recessiva com infartos corticais e leucoencefalopatia (CARASIL)
SAMHD1	Possível resposta imune ou homeostase vascular	Síndrome de Aicardi-Goutières
PCNT	Não definida	Nanismo primordial osteodisplásico microcefálico tipo II (MOPD II)
ATP7A;	Resposta anormal à lesão vascular ou endotelial (infecção, trauma ou estresse oxidativo).	Doença de Menkes (recessiva ligada ao cromossomo X)
SLC2A10 (GLUT10)	Facilitador no transporte de glicose	Síndrome da tortuosidade arterial (autossômica recessiva)
GLA	Lesão endotelial por acúmulo de globotriaosilceramida no endotélio vascular	Doença de Fabry (ligada ao X)
CBS	Deficiência da cistationina beta-sintetase. Lesão vascular devido ao acúmulo de metabólitos anormais	Homocistinúria (autossômica recessiva)

O AVE pediátrico leva à significativa morbimortalidade. Cerca de 10% a 25% das crianças com um AVE evoluem para o óbito, 25% das crianças poderão ter recorrência, e até 66% delas poderão apresentar déficit neurológicos persistentes ou desenvolver epilepsia subsequente, dificuldade de aprendizado e problemas de comportamento. Dado o aparecimento dos déficit neurológicos na infância e o efeito sobre a qualidade de vida da criança e da família, o impacto econômico e emocional para a sociedade são ampliados.[13]

Fatores etiológicos

Os fatores de risco para AVE na infância foram inicialmente identificados em séries de casos, sendo descrita a alta prevalência da doença cardíaca congênita, anemia falciforme, infecção e estados de hipercoagulabilidade. Aproximadamente 24% dos casos *são classificadas como idiopáticos* (Tabela 25.2).[15] A seguir, abordaremos sucintamente os principais fatores etiológicos.

Anormalidades cardíacas

As anomalias congênitas e adquiridas do coração *são relatadas em grande escala em crianças com AVE.*[16] No IPSS, 31% das crianças acometidas apresentaram uma alteração cardíaca,[17] o que contrasta com o resultado do *Kaiser Pediatric Stroke Study* (KPSS), no qual apenas 8% tinham história de doença cardíaca congênita. Essa discrepância pode refletir diferenças entre séries de centros referenciados terciários e naquelas baseadas em estudos populacionais.[18] A anatomia cardíaca pode aumentar o risco de AVE por meio de inúmeros mecanismos, que incluem o *shunt* de embolia paradoxal, o estado protrombótico secundário à inflamação, anemia ferropriva e depressão da função cardíaca. O *bypass* cardiopulmonar, a parada cardiocirculatória ou outros fatores relacionados ao reparo cirúrgico cardíaco podem constituir-se também em mediadores de risco elevado para AVE (Capítulo 28 – Manifestações Neurológicas de Doenças Sistêmicas).[19]

Doenças Vasculares

Tabela 25.2 Condições associadas ao AVE isquêmico.

Cardíacas
- Doença cardíaca congênita
- Endocardites
- Doença valvar (congênita ou adquirida)
- Miocardiopatia
- Arritmia cardíaca

Hematológicas
- Anemia falciforme
- Fatores de risco protrombóticos
- (hereditário ou adquirido)

Vasculopatia cerebral
- Doença de moyamoya (primária)
- Síndrome de moyamoya (secundária)
- Síndrome de Down
- Anemia falciforme
- Neurofibromatose tipo 1
- Esclerose tuberosa
- Pós-irradiação craniana
- Arteriopatia cerebral transitória
- Dissecções
- Vasculite pós-infecção
- Displasia fibromuscular

Infecção
- Vírus da varicela-zoster
- Meningite bacteriana
- Neuroborreliose
- Fúngica

Genética
- Neurofibromatose tipo 1
- Esclerose tuberosa
- Síndrome PHACES
- Doença de Fabry
- Homocistinúria

Tóxico
- L-asparaginase
- Irradiação craniana
- Tumores encefálicos malignos
- Linfoma/leucemia

Recentemente se tem dado bastante importância ao papel do forame oval patente (FOP) nos AVE de origem criptogênica em jovens. O FOP age como um potencial *shunt* direita-esquerda e pode permitir a embolia paradoxal ao encéfalo.[20,21] No entanto, o FOP isolado foi descrito em somente 5% das crianças pelo IPSS, quando comparado à prevalência de aproximadamente 25% da população geral. A eficácia do fechamento do FOP para AVE recorrentes tem sido vastamente debatida. Recentemente, o ensaio RESPECT (*Randomized Evaluation of Recurrent Stroke Comparing PFO Closure to Established Current Standard of Care Treatment*) avaliou o fechamento de FOP *versus* o tratamento medicamentoso isolado em 980 adultos com FOP e um diagnóstico recente de AVE isquêmico criptogênico, sendo que não houve diferença estatisticamente significativa do fechamento do FOP para prevenir recorrência de AVE isquêmico.[22,23] No entanto, o fechamento do FOP foi superior à terapia medicamentosa isolada no protocolo preliminar e como tratamento no desfecho secundário. As taxas de eventos adversos graves foram semelhantes entre os grupos e a análise do subgrupo sugeriu que aqueles com *shunt* substancial ou aneurisma de septo atrial podem ter um benefício maior com a oclusão do FOP.[23]

Infecção

As infecções prévias são frequentemente descritas em crianças com AVE. No KPSS, as crianças menores de 1 mês com infecção tinham uma chance quadriplicada de aumento no risco de AVE, comparadas com o grupo controle. No IPSS, a infecção foi associada com 24% dos casos de AVE, e a prevalência foi inversamente proporcional *à* idade, com as menores de 5 anos predispostas a maior risco.[17] Nenhum foco de infecção neste estudo foi mais associado ao AVE e os casos tinham doenças variadas, incluindo infecção do trato respiratório superior, otites médias e gastrenterites agudas. No KPSS, uma infecção do trato respiratório superior foi descrita em 9% daqueles com arteriopatia cerebral, comparados a 5% daqueles sem arteriopatia (exemplo: anemia falciforme, dissecção, moyamoya).

Trabalhos relatam uma maior incidência de casos de dissecção espontânea de carótida e vertebral na comu-

Capítulo 25

947

Acidente vascular encefálico hemorrágico

As anormalidades estruturais vasculares constituem a causa principal de hemorragias encefálicas em crianças. O AVE hemorrágico têm incidência estimada em 1,5 a 2,9 casos em cada 100 mil crianças por ano e inclui a hemorragia intraparenquimatosa espontânea e a hemorragia subaracnóidea (HSA) não traumática.[4]

Hemorragia intraparenquimatosa

A maioria das crianças com hemorragia encefálica intraparenquimatosa apresenta-se com cefaleia ou sintomas de hipertensão intracraniana.

As lesões estruturais são as causas mais comuns de hemorragia intraparenquimatosa. Tumores cerebrais são responsáveis por 27% dos casos e as malformações arteriovenosas (MAV) por 17%, sendo estes os fatores etiológicos mais frequentes (Figura 25.5). Já as coagulopatias correspondem a 13% dos casos e incluem várias causas de trombocitopenia, hemofilia e doença de von Willebrand; AF (6%), hipertensão arterial sistêmica (10%) e infecções (6%) também são causas significativas. Hemorragia intraparenquimatosa de causa idiopática é pouco frequente.[39]

Hemorragia subaracnóidea

A HSA classicamente produz cefaleia súbita, vômitos, meningismo e alteração da consciência. O quadro clínico pode ser difícil de ser caracterizado em crianças pequenas, que podem apresentar-se com irritabilidade, vômitos, fotofobia ou crises epilépticas (em cerca de 20% dos pacientes).

A HSA é a apresentação clínica mais comum dos aneurismas intracranianos. Nesses casos a cefaleia também pode ocorrer pelo aumento do tamanho do aneurisma, por uma pequena hemorragia ("hemorragia sentinela") ou, se o aneurisma é grande, por aumento da pressão intracraniana a partir do efeito de massa ou obstrução da circulação do líquor.[40]

Aneurismas rotos correspondem a cerca de 10% das hemorragias intracranianas em crianças. A incidência de HSA é aumentada em várias condições congênitas e hereditárias, como as malformações ar-

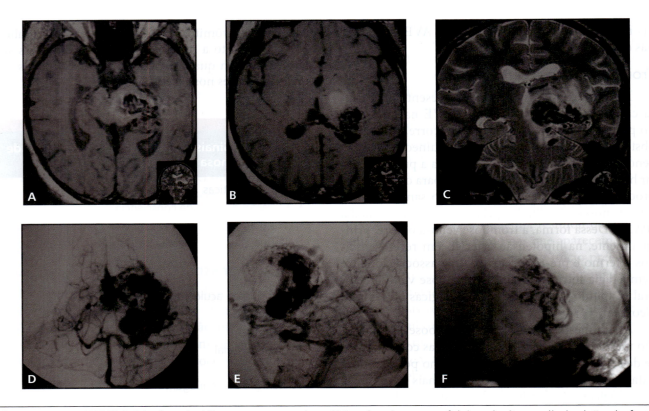

Figura 25.5 MAV Pial. Menino de 12 anos com quadro súbito de náuseas, cefaleia, vômitos e diminuição de força em dimídio direito. Imagens axiais ponderadas em T1 (A e B) e coronal T2 (C) evidenciam hematoma agudo no tálamo à esquerda, junto ao *nidus* da MAV, com edema vasogênico ao redor. Angiografia digital pré e pós-embolização (D, E e F) demonstra aneurisma venoso eliminado pela embolização.

teriovenosas (Figura 25.6), doenças cardíacas, distúrbios hematológicos, facomatoses e anormalidades do tecido conjuntivo.

Diagnóstico do AVE

Antigamente, os exames de neuroimagem, particularmente a tomografia computadorizada (TC), eram solicitados na investigação de um paciente com suspeita de AVE para detectar alteração estrutural potencialmente responsável pelo sintoma neurológico agudo, diferenciar doença vascular de não vascular ou fazer o diagnóstico diferencial entre acidente vascular isquêmico do hemorrágico. Atualmente, a TC e a IRM são fundamentais para orientar o tratamento, avaliar sua eficácia/complicações e estabelecer prognóstico.

A TC é um método difundido, com custo baixo, e boa acurácia.[41,42] Em algumas situações o método permanece como principal exame de investigação, como no diagnóstico de hemorragia, traumatismo e calcificações. Além disto, é extremamente útil para detectar complicações potencialmente letais, como herniação cerebral e hidrocefalia aguda.

Na fase aguda do AVE isquêmico ocorre falência da bomba de sódio, com entrada de água na célula lesada (edema citotóxico). Como a mobilidade das moléculas de água é menor no espaço intracelular quando comparado ao extracelular, nesta região cerebral há uma restrição à difusão das moléculas de água, que é demonstrada pela sequência de difusão na IRM como um hipersinal. Esta falência da bomba de sódio é bastante precoce, ocorrendo alterações na difusão minutos após o início da isquemia.[43] Por outro lado, a perfusão por IRM busca definir a proporção de tecido cerebral que está isquêmico, porém ainda viável (penumbra isquêmica). Após a infusão endovenosa de um agente paramagnético (gadolínio), imagens seriadas de vários cortes de tecido cerebral definem mapas decorrentes da passagem deste agente pelo parênquima cerebral ao longo do tempo.

Desta forma, pacientes com volume pequeno de lesão na difusão (core isquêmico pequeno), mas com grande déficit perfusional na perfusão (penumbra extensa) seriam os candidatos ideais para terapia trombolítica (princípio do *mismatch* difusão-perfusão). Uma alternativa para detectar este fenômeno, sem a utilização da perfusão, é o *mismatch* clínico-difusão.[44] No entanto, na faixa etária pediátrica o tratamento trombolítico na fase aguda não é estabelecido como no adulto, e o uso da ressonância independentemente da terapia trombolítica, nesta faixa etária, torna-se inviável pela necessidade de sedação, principalmente em crianças (lactentes e pré-escolares), sendo a tomografia o exame usual utilizado, nas primeiras horas do evento cerebrovascular, em grandes centros hospitalares.

O espectro do dano cerebral na trombose de seio venoso varia a partir da congestão venosa, que pode ser ou não observada em exames de neuroimagem. Embora rara, trombose venosa encefálica pode ocor-

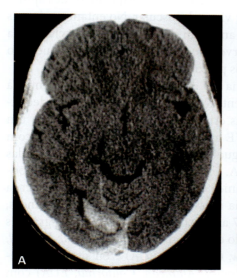
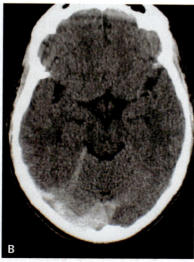
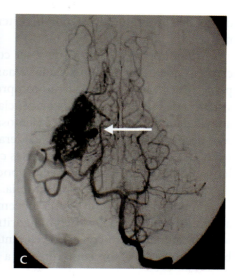

Figura 25.6 Hemorragia subaracnoide/subdural não traumática. Adolescente do sexo feminino, 16 anos, apresentando cefaleia e náuseas. (A e B) TC de crânio evidencia hematoma intraparenquimatoso no lobo occipital direito, acompanhado de hemorragia subaracnoide e subdural. (C) Angiografia digital mostra MAV pial occipital direita com aneurisma intranidal, que representa fator de risco de sangramento (seta).

Tratado de Neurologia Infantil

rer no segundo trimestre de gestação e pode ser detectada no ultrassom Doppler fetal. A trombose venosa cerebral pode ser acompanhada de infartos (algumas vezes hemorrágicos), tipicamente em distribuição talâmica, frontal, parietal ou occipital. Se o diagnóstico não é claro pela TC ou IRM, pode ser considerada a angiografia por IRM ou TC na emergência para todos os AVE com suspeita de dissecção ou trombose venosa. Em alguns casos a angiografia convencional pode ser solicitada para diagnóstico de vasculites de pequenos vasos, trombose venosa cortical e algumas vezes para o diagnóstico de dissecção.

Tratamento do AVE

O objetivo principal na abordagem inicial é promover a estabilidade da criança quando recepcionada no serviço de emergência, até encaminhá-la à unidade de terapia intensiva.

A abordagem se baseia nos princípios que irão ser aplicados aos cuidados de qualquer criança gravemente doente (ABCD, vias aéreas, respiração, circulação, déficit), incluindo a manutenção da adequada oxigenação (estimada *não invasivamente por oximetria de pulso*), *débito cardíaco, pressão de perfusão cerebral e sistêmica, e controle da* glicose e temperatura corporal.

As crianças que apresentam deterioração do nível de consciência (Glasgow ≤ 8) devem ser ventiladas e transferidas o mais breve possível para o centro de terapia intensiva pediátrica, bem como avaliadas por uma equipe neurocirúrgica caso venham a necessitar de drenagem de hematoma, ventriculostomia por hidrocefalia ou craniotomia por hipertensão intracraniana (HIC) intratável.

A monitorização da PIC deve ser considerada em crianças que permanecem sedadas e nas que têm suspeita clínica/radiológica de lesão compressiva. Na persistência de HIC ou a partir da evidência de herniação, apesar de toda a terapia medicamentosa, a craniectomia descompressiva deve ser considerada para AVE/ trombose venosa encefálica. Pacientes com hidrocefalia secundária a infartos cerebelares podem necessitar de ventriculostomia ou cerebelectomia.

Convulsões na fase aguda devem ser tratadas agressivamente, de acordo com algoritmo e protocolos, por aumentarem consideravelmente a taxa metabólica cerebral e assim comprometer a demanda para a área em sofrimento vascular.

As opções de manejo na hemorragia encefálica abrangem duas categorias: tentativa de estabilizar o paciente e medidas que reduzem o risco de novos sangramentos. O manejo cirúrgico é controverso e não existe evidência de que a drenagem cirúrgica do hematoma intraparenquimatoso supratentorial seja benéfico em qualquer idade. Contudo, a drenagem de um hematoma intraparenquimatoso que esteja causando herniação encefálica pode ser benéfica. A embolização de aneurismas e MAV por via endovascular ou a cirurgia são efetivas em muitos pacientes. Vários estudos retrospectivos vêm mostrando que a radiocirurgia estereotáxica é segura e efetiva no tratamento de crianças que apresentem malformações arteriovenosas, geralmente pequenas ou com contraindicação de abordagem cirúrgica.

O tratamento dos distúrbios de coagulação e hematológicos reduz o risco de hemorragias subsequentes. Esplenectomia de emergência é indicada na hemorragia intraparenquimatosa associada com púrpura trombocitopênica idiopática. Outras complicações importantes na HSA não traumática que requerem tratamento são: hidrocefalia, vasoespasmo e hiponatremia.

Após a estabilização do paciente pediátrico, alguns exames podem ser considerados na investigação (Tabela 25.6).

Terapias hiperagudas

Os estudos demonstram a eficácia da lise do coágulo com a terapia de intervenção hiperaguda do AVE isquêmico em adultos, restauração da perfusão cerebral e prognóstico em longo prazo, incluindo administração intravenosa ou intra-arterial do ativador de plasminogênio tecidual (tPA) e dispositivos de captura de coágulo por via endovascular. No entanto, crianças menores de 18 anos têm sido, geralmente, excluídas da terapia de intervenção hiperaguda do AVE isquêmico pelos principais protocolos.

Na ausência de dados na literatura referentes à idade para orientações quanto à segurança ou adequada dosagem, as crianças que se apresentam com um quadro de AVE agudo são, por vezes, tratadas com terapia hiperaguda fora das diretrizes recomendadas para uso de tPA. Uma recente série de casos de embolectomia mecânica em crianças com AVE foi descrita com sucesso na revascularização em quatro crianças, idade de 4 a 17 anos, com AVE isquêmico de grandes artérias, usando o *Merci retriever* (*Concentric Medical, Mountain View, California, EUA*) e/ou sistema de penumbra (*penumbra, Alameda, California, EUA*) com concomitante melhora clínica. O tempo médio do início do AVE para punção arterial variou de 4 a 20 horas, com limitação pelo pequeno número de crianças avaliadas.[45]

954   **Seção 3** ■ Doenças e Síndromes Neurológicas

Doenças Vasculares

Tabela 25.6 Exames a serem considerados na investigação do paciente pediátrico com AVE.

Exames laboratoriais	Exames de imagem e procedimentos
Hemograma e plaquetas	Tomografia de crânio
Coagulograma	Angiotomografia de crânio (vasos intra e extracranianos)
Glicemia	Imagem por ressonância magnética de crânio
Eletrólitos	Angiorressonância de crânio (vasos intra e extracranianos)
Gasometria arterial	Sequência de difusão/perfusão
Função renal	Angiografia convencional
Função hepática	Ecocardiografia transesofágica
Colesterol total e frações	Eletroencefalograma
Triglicerídeos	Punção lombar
Eletroforese de hemoglobina	Doppler transcraniano
Perfil sérico de lipoproteínas	
Fator antinuclear	
Anticorpo anticoagulante lúpico	
Anticorpo anticardiolipina	
Anticorpo β2-glicoproteína	
Mutação do fator V de Leiden	
Proteína C e S	
Resistência à proteína C ativada	
Fibrinogênio	
Fator VII e VIII	
Deficiência de fator XII	
Antitrombina III	
Mutação no gene protrombina	
Homocisteína	
Lactato sérico e liquórico	
Aminoácidos plasmáticos e ácidos orgânicos urinários	
Sorologia para HIV	
Sorologia para varicela-zoster (soro e líquor)	
Pesquisa de bactérias, fungos, vírus e parasitas (p. ex., Lyme, teste tuberculínico e VDRL)	

Em 2010, o *National Institute of Neurological Disorders and Stroke* (NINDS) financiou o primeiro estudo prospectivo para avaliar o tratamento do trombolítico no AVE em criança (TIPS) de acordo com o *National Institutes of Health* (NIH). TIPS refletiu um projeto multi-institucional e multidisciplinar para determinar a segurança, a melhor dose e viabilidade de tratamento com a infusão intravenosa (IV) de tPA em crianças que apresentaram AVE isquêmico. Os objetivos secundários incluíram a determinação da farmacocinética de tPA em crianças e a avaliação do resultado clínico em 90 dias entre os pacientes tratados. O TIPS foi fechado pelo NIH em dezembro de 2013 por falta de competência. A ocorrência de HIC sintomática após o uso de tPA em crianças com AVE isquêmico agudo constitui uma das principais preocupações do estudo e mundialmente.[46,47] O estudo TIPS surgiu de duas grandes preocupações na comunidade pediátrica para AVE. A primeira compreende segurança da administração tPA para crianças. A

Capítulo 25

955

Tratado de Neurologia Infantil

segunda, relacionada com a ausência de dados sobre os resultados precisos para o uso de tPA na infância. Estas duas fundamentais preocupações persistem. O estudo TIPS começou a abordar a primeira questão, definindo, por meio de consenso entre os especialistas e experiência coletiva, critérios de segurança para orientar o uso de tPA na infância.

A trombólise na fase aguda do AVE isquêmico é raramente utilizada em crianças. Há uma tendência para maiores riscos de hemorragia intracerebral hospitalar e mortalidade, embora estes riscos sejam tão baixos como os relatados na população adulta. A utilização da trombólise em crianças nos hospitais tem aumentado nos últimos anos, mas requer novos estudos para demonstrar o benefício e os riscos nesta faixa etária.[45,48]

Prevenção secundária

As transfusões crônicas são feitas como prevenção primária e secundária do AVE isquêmico na AF.[30] O risco e benefício da terapia por anticoagulação ou antiagregação plaquetária varia com a idade e etiologia do AVE. A pesquisa da causa específica deve ser prioridade, a fim de que seja implementada uma prevenção mais específica.

As terapias adicionais, tais como a cirurgia de revascularização, são consideradas terapias de prevenção secundária nas arteriopatias graves, que podem ser familiares, idiopática ou relacionada à AF, neurofibromatose tipo 1 e síndrome de Down.

Terapia anticoagulante e antiplaquetária

O uso de anticoagulação permanece controverso na infância. As crianças apresentam menor risco de hemorragia do que adultos e existem casos para se indicar a anticoagulação na fase aguda do AVE isquêmico. A anticoagulação com heparina de baixo peso molecular seguido de varfarina deve certamente ser considerada em crianças com trombose de seios venosos cerebrais (TSVC) (por três a seis meses ou até a completa recanalização) ou dissecção arterial extracraniana associada com AVE isquêmico (por três a seis meses ou até evidência da cicatrização do vaso).[49] O uso de anticoagulação em pacientes com embolia cardíaca é controverso e o manejo depende de avaliação cardíaca e neurológica.

A aspirina, na dose de 5 mg/kg/dia, deve ser considerada na fase aguda do AVE isquêmico, exceto se existir evidência de hemorragia, com subsequente terapia profilática prolongada, particularmente se há persistência de vasculopatia, na dose de 3 a 5 mg/kg/dia.[49,50]

Reabilitação e seguimento

A terapia multidisciplinar composta de terapia ocupacional, fisioterapia e terapia fonoaudiológica deve ser considerada desde o início do AVE e continuar após alta hospitalar. As terapias devem incluir a reabilitação de domínios cognitivos e físicos.[51]

■ ANEURISMA CEREBRAL

Os aneurismas intracranianos são raros nas crianças.[52] Em recém-nascidos e lactentes, suas diferenças em relação aos adultos são impressionantes, enquanto durante a adolescência as características dos aneurismas se tornam progressivamente mais semelhantes aos dos adultos.[53]

Epidemiologia

Os aneurismas intracranianos na faixa etária pediátrica representam menos de 5% (0,6% a 4,6%) do total do número de aneurismas intracranianos da população geral.[54] Em crianças, os meninos são mais propensos aos aneurismas que as meninas.[40,55] Após a puberdade, essa relação muda a tal ponto que, em adultos, as mulheres têm entre três a cinco vezes mais aneurismas do que os homens.[56,57] Nos estudos que incluem crianças, relativamente mais velhas, o domínio do sexo masculino é menos evidente,[58] com quase uma proporção de 1:1 entre o sexo masculino e feminino. Na literatura há alguns relatos de predomínio do sexo feminino em idades inferiores a 2 anos de idade.

Patogênese

A bifurcação da artéria carótida interna é a localização comum para os aneurismas das crianças.[54,59-61] Na verdade, as crianças têm uma incidência maior de rompimento dos aneurismas da artéria carótida, com uma frequência de 24% a 54% para este local, em comparação com uma incidência de menos de 5% em adultos.[62,63] A artéria comunicante anterior, que é o local mais comum para aneurismas em adultos, é raramente envolvida em lactentes e crianças jovens, mas se torna o local mais comum (35%) em crianças com mais de 15 anos.[60,63] As crianças têm uma incidência muito maior dos aneurismas de circulação posterior quando comparadas com adultos, atingindo 29,7%, em séries de casos recentes. A Figura 25.7 mostra a distribuição das incidências de aneurismas nas principais artérias.[40,58,64-66]

A ocorrência familiar tem sido relatada em crianças, mas parece ser menos frequente do que em adultos.[67,68] A associação de doença renal policística

956

Seção 3 ■ Doenças e Síndromes Neurológicas

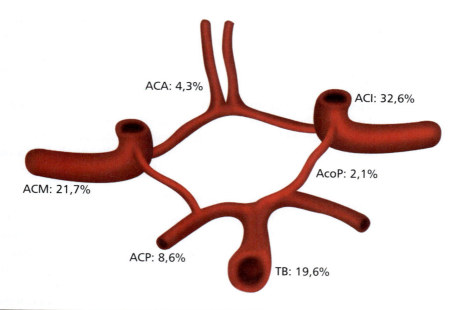

Figura 25.7 Incidência de aneurismas de acordo com as principais artérias envolvidas. ACM, artéria cerebral média; ACA, artéria cerebral anterior; ACP, artéria cerebral posterior; AcoP, artéria comunicante posterior; ACI, artéria carótida interna; TB, tronco da artéria basilar.

dominante e aneurismas intracranianos é bem conhecida em adultos, mas é rara em crianças. A associação da forma recessiva da doença renal policística e aneurismas é excepcional.

Fatores etiológicos

Em crianças, assim como em adultos, a etiologia do aneurisma é em grande parte desconhecida. A causa subjacente é encontrada em menos de 50% dos aneurismas na infância. O termo aneurisma congênito, utilizado para descrever aneurismas saculares em crianças e adultos, deveria ser abandonado e a identificação de um aneurisma em uma criança deveria, ao invés disso, levantar a suspeita de uma doença subjacente que afeta a parede do vaso sanguíneo. Lasjaunias et al.[55] sugeriram que os aneurismas em crianças devem ser a expressão de várias disfunções da parede do vaso, produzindo uma falência transitória ou permanente para reparar um insulto parcial.

Os aneurismas em crianças são tradicionalmente referidos de acordo com a sua etiologia subjacente (p. ex., traumático, infeccioso).[53,58] Com a falta de uma condição conhecida subjacente, os aneurismas restantes são nomeados de acordo com sua aparência na angiografia.

Os aneurismas são chamados de "berry" ou "saculares" quando têm uma aparência sacular e "dissecante", ou seja, o aneurisma tem um aspecto fusiforme e tem pré ou pós-estreitamento aneurismático.

Aneurismas traumáticos

Os aneurismas traumáticos representam cerca de 5% a 39% dos aneurismas pediátricos.[69-71] Destes, cerca de 40% envolvem a artéria cerebral anterior distal (ao lado da foice), 35% envolvem os grandes vasos ao longo da base do crânio e 25% são corticais. Geralmente manifestam-se com um episódio hemorrágico de três a quatro semanas após o trauma, mas o sangramento imediato também é relatado. Na maioria dos casos o aumento do tamanho dos aneurismas traumáticos pode ser identificado no seguimento angiográfico antes do tratamento. Este achado é secundário a um "falso" ou "pseudoaneurisma", que corresponde a um espaço extravascular, geralmente dentro de um hematoma circundante ao aneurisma. Embora a evolução dessas lesões, por vezes, possa ser favorável, com cura espontânea, a taxa de mortalidade pode chegar a 31%.

Aneurismas infecciosos

Os aneurismas infecciosos respondem por 5% a 15% dos aneurismas pediátricos. O termo aneurisma micótico foi proposto por Osler em 1901 para descrever aneurismas observados durante endocardite bacteriana. Esta designação foi mantida para identificar aneurismas associados com um estado infeccioso.[72] Atualmente, o termo aneurisma arterial infeccioso parece ser mais adequado.

Os aneurismas infecciosos podem envolver a artéria diretamente por contiguidade do seio esfenoidal ou mastoide, ou atingir a artéria por meio de êmbolos infecciosos. O comprometimento direto da parede arterial é o mecanismo mais frequentemente defendido, com um processo infeccioso progredindo a partir do lúmen para o espaço extravascular.[73,74] Embora esses aneurismas possam ser causados por infecções fúngicas, são na maioria das vezes de origem bacteriana. A maioria é causada por estafilococos, seguidos pelos estreptococos e outros organismos Gram-negativos.[75] Os aneurismas infecciosos, na maioria das vezes, são complicações de endocardite bacteriana em crianças portadoras de cardiopatias, como a reumática. O intervalo de tempo entre a embolia infecciosa e o desenvolvimento de um aneurisma arterial infeccioso, incluindo a ruptura, pode ser bem curto, entre 24 e 48 horas. Vinte por cento das crianças com aneurismas de origem infecciosa morrem, apesar do tratamento com antibiótico.

Aneurismas associados a condições vasculares

Uma variedade de relatos de casos tem descrito a associação dos aneurismas na população pediátrica com doenças sistêmicas, tais como doenças do colágeno. A síndrome de Ehlers-Danlos, a síndrome de Klippel-Trénaunay, a telangiectasia hemorrágica hereditária, a esclerose tuberosa, a neurofibromatose tipo 1, a síndrome de moyamoya, coarctação da aorta, e a displasia fibromuscular têm sido documentadas em associação com aneurismas em crianças.

Aneurismas saculares

A maioria dos aneurismas na população pediátrica (entre 46% e 70%) é saculare. Sua etiologia continua a ser tão controversa nesta faixa etária quanto na dos adultos. Apesar da sua localização na bifurcação de vasos intracranianos, os fatores intrínsecos hemodinâmicos quase certamente têm um papel menos importante nas crianças em comparação com os adultos. Fatores sistêmicos ou murais são considerados como sendo mais importantes.

Aneurismas de dissecção (não traumática)

A frequência dos aneurismas dissecantes na faixa etária pediátrica é quatro vezes maior do que em adultos.[53] Esse tipo de aneurisma tende a ser localizado na circulação posterior, especialmente nos segmentos P1 e P2 da artéria cerebral posterior (ACP), na porção supraclinoide da artéria carótida interna (ACI) e na artéria cerebral média (ACM).[58]

Os segmentos arteriais estenóticos focais, que são muitas vezes observados, proximal ou distalmente ao aneurisma dissecante, sugerem danos murais. A parede do vaso estenosado pode induzir a trombose espontânea, enquanto alguns aneurismas dissecantes em crianças cicatrizam espontaneamente, levando à oclusão da artéria original. Esta oclusão é muitas vezes bem tolerada na criança devido à boa circulação colateral através do polígono de Willis ou às anastomoses colaterais dos vasos piais.

Aneurismas gigantes

Os aneurismas gigantes são conhecidos por serem de alta incidência (20% a 45%) nas crianças, sendo cerca de quatro vezes mais comuns do que em adultos.[40,62,76,77] Os aneurismas gigantes devem não só ser distinguidos devido às suas dimensões, mas também quanto a um grupo dentro da categoria de dissecção. Os hematomas intramurais pequenos de repetição podem levar à formação do padrão de "casca de cebola" das camadas trombóticas na TC de crânio e IRM.

Aneurismas múltiplos

A incidência dos aneurismas múltiplos em crianças tem sido relatada como sendo consideravelmente mais baixa do que em adultos. A probabilidade de multiplicidade de lesões em uma criança depende da etiologia do aneurisma.[78] Em uma revisão por Choux e col.,[75] apenas 2% das crianças com aneurismas saculares mostrou multiplicidade, considerando que estes foram mais comuns (15%) em crianças com aneurismas de origem infecciosa.

Manifestações clínicas

As crianças com aneurismas intracranianos apresentam-se com HSA em 70% dos casos. A incidência de hemorragia é mais frequente (82%) se forem considerados apenas lactentes e crianças abaixo de 5 anos de idade.[75] A HSA parece diminuir progressivamente com a idade, sendo de 45% quando consideradas apenas crianças com mais de 5 anos de idade.[62,76] Pacientes pediátricos com diagnóstico de aneurismas gigantes associado à HSA ocorrem em 35% dos casos.[77] Os sinais e sintomas relacionados ao efeito de massa se evidenciam em 20% de todas as crianças com aneurisma intracraniano (Figura 25.8). Outras apresentações clínicas, tais como crises epilépticas e AVE, são incomuns e ocorrem em menos de 10% dos casos.[75]

Diagnóstico

O diagnóstico dos aneurismas na faixa etária pediátrica não se diferencia da investigação em adultos,

Doenças Vasculares

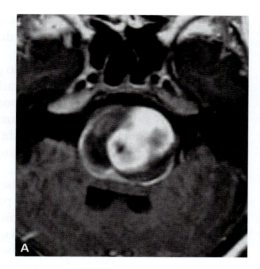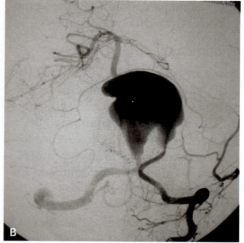

Figura 25.8 Aneurisma gigante trombosado da junção vertebrobasilar em menino de 8 anos, apresentando cefaleia, náusea, vômitos, ataxia, tetraparesia e comprometimento de nervos cranianos baixos. Sequência T1 pós-contraste de IRM (A) e angiografia digital (B) evidenciam aneurisma gigante com trombo mural, opacificando parcialmente a sua luz pelo contraste.

por meio de exame de angiorressonância e angiografia arterial convencional.

Tratamento

As opções de tratamento disponíveis atualmente para aneurismas pediátricos incluem cirurgia aberta, abordagem endovascular e abordagem conservadora. O tratamento conservador é reservado para alguns casos de aneurismas dissecantes que podem ser tratados com anticoagulação ou para casos específicos de doenças infecciosas aneurismáticas que são tratadas com antibióticos.

A cirurgia aberta tem um bom resultado em 60% a 80% das crianças que se apresentam com aneurisma sacular,[60] com uma taxa de mortalidade relatada de 20%, que reflete a história natural da doença e a dificuldade cirúrgica. A maior parte da literatura descreve que os resultados do tratamento endovascular para os aneurismas pediátricos compreendem relatos de casos,[79,80] com apenas algumas publicações que relatam resultados de séries maiores.[59,81]

Em recente série de casos de Toronto, as crianças tratadas por meios endovasculares tiveram um melhor resultado clínico do que o grupo tratado cirurgicamente. Setenta e sete por cento dos pacientes que receberam terapia endovascular tiveram uma boa recuperação (escala de Rankin modificada de 0-1) em comparação com 44,4% dos pacientes tratados por cirurgia aberta. Apenas 23% dos pacientes em terapia endovascular permaneceram com déficit neurológico (escala modificada de Rankin de 2-5) contra 44,4% dos pacientes tratados por cirurgia aberta. Não houve sangramentos no tratamento endovascular ou cirúrgico.[58]

■ MALFORMAÇÕES ARTERIOVENOSAS

As malformações arteriovenosas (MAV) são lesões congênitas que se desenvolvem em decorrência de alterações embriológicas durante a diferenciação dos vasos sanguíneos em artérias maduras, capilares e veias, que resultam em derivações arteriovenosas sem intervir nos leitos capilares (consequência do desenvolvimento anormal do remodelamento vascular). São caracterizadas pela presença de três componentes: arterial, *nidus* e veia de drenagem.[7]

Patogenia

As MAV resultam de uma falha embriológica no desenvolvimento capilar entre artéria e veia. Esta malformação, por sua vez, produz um alargamento das veias e desvio anormal do sangue. No exame macroscópico no cérebro, a lesão aparenta "um saco de vermes".[82]

A malformação pode estender-se desde a superfície meníngea cortical, através do parênquima, até a cavidade ventricular, e o tamanho pode variar desde 1 mm até 10 cm. Calcificações dentro da parede do vaso e ao redor do parênquima são comuns. Hemossideri-

Tratado de Neurologia Infantil

na pode ser encontrada no parênquima gliótico como uma consequência do extravasamento sanguíneo.

Manifestações clínicas

Metade dos pacientes com MAV são sintomáticos e a apresentação clínica pode variar com a idade. Hemorragia intracraniana é a mais frequente apresentação clínica das MAV em crianças e adultos, e 80% a 85% dos pacientes pediátricos sofrem um evento hemorrágico como sintoma inicial. Os eventos hemorrágicos têm sido associados a uma alta mortalidade em crianças (cerca de 25% dos casos).[83]

Quando a hemorragia se desenvolve, ela é geralmente parenquimatosa, mas depende da localização da MAV, e o sangramento pode dissecar para o espaço subaracnoide e o sistema ventricular. O mais frequente quadro clínico é de uma criança que era completamente assintomática ou já apresentava cefaleia periódica semelhante à enxaqueca e que, de repente, apresenta cefaleia de forte intensidade, vômitos, rigidez de nuca e crises epilépticas. Como consequência da hemorragia maciça, o paciente pode desenvolver sinais e sintomas de HIC.

Deficit neurológicos progressivos podem resultar de uma MAV atuando como uma lesão expansiva ou, mais comumente, podem ser causados por roubo sanguíneo cerebral de áreas adjacentes de cérebro normal para dentro da MAV de alto fluxo ou hipertensão venosa transmitida a partir da MAV para áreas adjacentes. Menos comumente está presente epilepsia (12% a 22% das crianças), que pode se manifestar com crises parciais ou generalizadas. Sopros intracranianos são encontrados em 25% dos pacientes com MAV. Raramente as MAV podem causar trombose e produzir lesões isquêmicas com déficit neurológicos focais.

Recém-nascidos sintomáticos frequentemente apresentam-se com falência cardíaca ou, ocasionalmente, com hemorragia intracraniana ou hidrocefalia. Lactentes podem desenvolver hidrocefalia, particularmente quando presentam MAV na fossa posterior com dilatação aneurismática da veia de Galeno de caráter secundário.

Diagnóstico

A maioria das MAV nos pacientes pediátricos não chama a atenção clinicamente, a menos que apresente hemorragia. Os índices altos de mortalidade de eventos hemorrágicos associados às MAV ressalta a importância do diagnóstico precoce. Os avanços de exames de neuroimagem têm contribuído para facilidade no diagnóstico de hemorragia intracraniana causada por

MAV. A TC é frequentemente solicitada como um estudo inicial e pode mostrar a presença de hemorragia intracraniana e calcificações.

O uso de contraste pode ser utilizado para elucidar a presença de veias de drenagem dilatadas e varizes. A angiotomografia computadorizada pode ainda detalhar a natureza vascular e estimar aproximadamente sua localização, tamanho e drenagem da MAV, particularmente se o paciente necessita de uma descompressão cirúrgica urgente.

A IRM com sequências de angiorressonância magnética é frequentemente realizada em pacientes com MAV por diversas razões: alta resolução da IRM na localização da lesão; comparação de sequências com contraste, sem contraste e gradiente echo ajuda a descartar outros tipos de lesões hemorrágicas, como tumores e cavernomas; sequências de angiorressonância contribuem para delinear a anatomia vascular da lesão e sequências volumétricas podem ser obtidas para orientar intervenções estereotáxicas.

A angiografia cerebral convencional permanece o padrão-ouro para o diagnóstico de MAV, definindo as suas características: tamanho da lesão; localização; suprimento da MAV; padrão de drenagem venosa; localização do *nidus*; presença de lesões vasculares associadas, como um pedículo ou aneurismas intracranianos; e anomalias venosas, como ectasias, varizes e estenose. A angiografia também permite avaliação da dinâmica do fluxo sanguíneo através e ao redor da MAV. Cerca de 90% das MAV são localizadas no compartimento supratentorial e, mais frequentemente, são alimentadas pela artéria cerebral média. Aneurismas associados à MAV, que podem ocorrer em muitas localizações, incluindo artérias alimentadoras, *nidus* e veias, tendem a ocorrer mais comumente em adultos do que em crianças.[83]

Tratamento

O tratamento das MAV objetiva a completa obliteração ou ressecção da lesão vascular para prevenção futura da recorrência de hemorragia, e preservação e restauração da função neurológica. O sucesso do tratamento depende de localização e do tamanho das MAV, suas propriedades hemodinâmicas, condição clínica da criança e a modalidade de tratamento indicado.

A irradiação focal por radiocirurgia estereotáxica evita a craniotomia, além de permitir o tratamento das MAV, inclusive em locais profundos ou inacessíveis com relativa pouca morbidade. A obliteração da lesão ocorre em dois ou mais anos após o procedimento.

Embora estudos anteriores tenham reforçado o tratamento conservador das MAV em crianças, esta

960

Seção 3 ▪ Doenças e Síndromes Neurológicas

Doenças Vasculares

filosofia tem sido amplamente abandonada, com exceção daquelas MAV nas quais o tratamento é considerado excessivamente mórbido ou ineficaz.

O manejo das MAV intracranianas ainda permanece controverso. Abordagem cirúrgica frequentemente apresenta potencial benéfico na cura imediata e permite a drenagem e remoção do hematoma. Vários fatores devem ser considerados para a realização da melhor abordagem terapêutica de um paciente portador de MAV, sendo a idade do paciente um dos fatores mais importantes. Nos lactentes, a abordagem cirúrgica deve ser analisada criteriosamente, pois estes pacientes apresentam um baixo volume sanguíneo corpóreo total e qualquer perda sanguínea pode representar alto potencial de mortalidade.

MAV pequenas e sintomáticas (menos de 3 cm de diâmetro), localizadas em regiões cerebrais não eloquentes, são mais bem tratadas com cirurgia. Já as malformações maiores que 3 cm de diâmetro são normalmente tratadas com embolização pré-operatória, seguida de excisão cirúrgica.

Em 1986, Spetzler e Martin publicaram uma classificação de risco do tratamento microcirúrgico das MAV. Os autores consideraram que os principais fatores que poderiam contribuir para a dificuldade operatória eram: tamanho do *nidus*, número de artérias nutridoras, quantidade de fluxo na lesão, grau de sequestro sanguíneo do tecido adjacente, localização e acessibilidade cirúrgica, área do tecido cerebral eloquente adjacente e padrão de drenagem venosa. Como o tamanho da MAV guarda relação com o número de artérias nutridoras e grau de fluxo e de sequestro sanguíneo, foi então mantido na classificação como variável o tamanho da lesão, juntamente com eloquência e padrão de drenagem venosa.

A ressecção microcirúrgica pode ser considerada como tratamento de escolha naquelas MAV que se enquadram na classificação de Spetzler-Martin grau I e II, devido ao alto risco de obliteração da lesão que deve se associar a elevados índices de morbidade e mortalidade. As MAV maiores, como as de Spetzler-Martin grau IV e V, são difíceis de tratar e estão associadas a maiores taxas de complicação terapêutica.

O prognóstico depende do tamanho e localização da malformação. Depois da cirurgia, cerca de 10% dos pacientes com MAV graus I e II ficaram com déficit neurológicos maiores e 20% com déficit menores.

O consenso atual é que quanto menos idade tem a criança, maior a indicação da tentativa da ressecção de uma lesão acessível devido ao longo período que a criança está vulnerável a rupturas ou gliose e atrofia do parênquima adjacente. Nas lesões que não podem ser abordadas cirurgicamente ou por embolização, a radiocirurgia estereotáxica oferece uma alternativa de tratamento.

■ MALFORMAÇÃO DA VEIA DE GALENO

As malformações na veia de Galeno são anormalidades vasculares da infância que resultam das conexões entre os ramos distais das artérias coroideias e artéria cerebral posterior e a veia de Galeno. As malformações da veia de Galeno tem incidência de 1:25.000 partos e representa cerca de 30% a 50% das malformações vasculares em crianças. Com o aumento do uso do ultrassom no pré-natal e da IRM, o diagnóstico intrauterino se tornou mais comum.

O desenvolvimento dessa malformação ocorre geralmente na sexta ou décima primeira semana de gestação, com uma persistência embriológica prosencefálica da veia de Markowski que drena para veia de Galeno. Essas lesões podem resultar em alto fluxo sanguíneo através de uma fístula, ocasionalmente resultando em um fenômeno de sequestro sanguíneo, isquemia e infarto cortical. As malformações da veia de Galeno são complexas e às vezes denominadas de aneurismas da veia de Galeno devido à dilatação causada pelo componente da fistula arteriovenosa (Figura 25.9).

Os recém-nascidos tipicamente apresentam macrocefalia, sopros, veias orbitais dilatadas e insuficiência cardíaca de alto débito. Lactentes apresentam sintomas atribuídos à hidrocefalia ou epilepsia a partir da compressão focal ou adjacente das estruturas do sistema nervoso central. Crianças mais velhas apresentam-se com cefaleias, disfunção cognitiva, HSA e déficit neurológicos focais. A apresentação no período neonatal é a mais comum, correspondendo a 90% dos casos e com prognóstico reservado. A presença ou ausência de isquemia cortical e insuficiência cardíaca são os mais importantes fatores determinantes no prognóstico.

Ambas, IRM e angiorressonância, demonstram a malformação, porém esta última é capaz de distinguir as artérias de alto fluxo nutridoras das lesões venosas de baixo fluxo (Figura 25.10). A arteriografia convencional é realizada como um componente inicial de um procedimento intervencionista. No neonato, a presença da malformação da veia de Galeno pode frequentemente ser demonstrada pelo ultrassom.

Tratamento cirúrgico da malformação tem pobres resultados, com somente 10% dos lactentes sobreviventes. O prognóstico reservado se deve em parte ao fato de a lesão vascular ser alimentada por todos os

Capítulo 25

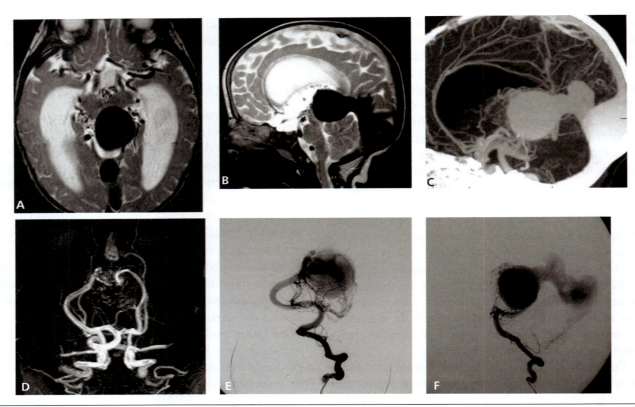

Figura 25.9 Menina de 5 meses, apresentando macrocefalia. IRM de crânio – sequência T2 no plano axial (A) e sagital (B) demonstra dilatação da veia de galeno, com múltiplos vasos hipertrofiados na cisterna perimesencefálica, representando artérias nutrindo *shunt* arteriovenoso na parede da veia, conforme demonstrado nos estudos de angiotomografia (C), angiorressonância (D) e angiografia digital por cateterismo (E, F).

vasos cerebrais principais, tanto carótidas como os da circulação vertebrobasilar.

Técnicas de embolização endovascular **têm** sido o tratamento de escolha na malformação da veia de Galeno. A determinação de qual criança é candidata à realização do tratamento ainda é controversa. Alguns autores sugerem que o tratamento deve ser urgente nos pacientes que exibem deterioração da função cardíaca, sequestro arterial, hidrocefalia, estenose progressiva do bulbo jugular ou atraso do desenvolvimento. Para todos os pacientes, um seguimento rigoroso é recomendado com a realização de IRM pelo menos no momento do nascimento e entre 4 e 5 meses de vida. Se a criança permanece estável, cl*í*nica e radiologicamente, o tratamento deve ser oferecido no quarto ao quinto mês de vida.

■ PADRÃO MOYAMOYA

A doença de moyamoya é uma doença vascular caracterizada por estenose secundária a oclusões da porção intracraniana da artéria carótida interna (segmento supraclinoide) e de outros vasos do polígono de Willis. Tem aspecto característico, denominado de "nuvem de fumaça", devido ao desenvolvimento de circulação colateral basal (Figura 25.11). Quando observada em outras condições clínicas, como a AF, neurofibromatose tipo 1, síndrome de Down ou irradiação intracraniana, recebe a denominação de síndrome de moyamoya.[84]

A síndrome de moyamoya é um fator de risco independente para recorrência de AVE e AIT, que diminuem após revascularização extra-intracraniana. Clinicamente, os pacientes portadores desta condição podem apresentar AIT, AVE isquêmico, AVE hemorrágico, epilepsia, cefaleia e distúrbios cognitivos.

Os estudos histológicos e imuno-histoquímicos das artérias intracranianas de pacientes autopsiados com doença de moyamoya mostraram que a arteriopatia não é ateromatosa e que a doença oclusiva é o resultado da proliferação de células musculares lisas, com infiltrado inflamatório. Vários estudos japoneses e coreanos relataram uma associação entre os alelos HLA (HLA-B35, HLA-B51, HLA DRB1*0405, DQB1*0502 e *0401) e doença de moyamoya idiopática, reforçando o papel do sistema imune e da inflamação na patogênese da doença.[11,85,86]

Doenças Vasculares

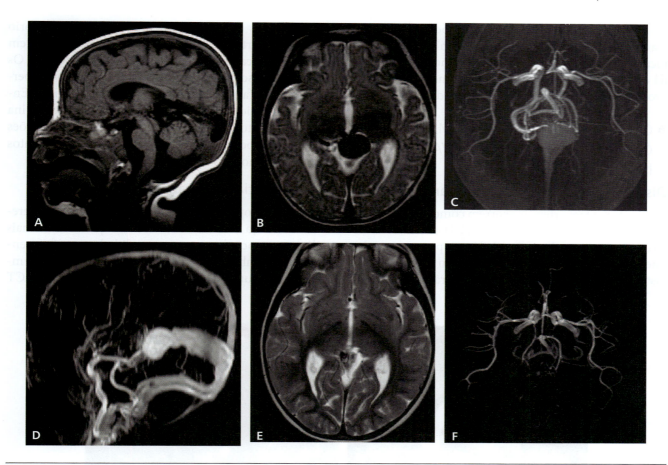

Figura 25.10 Menino de 6 meses, com malformação da veia de Galeno do tipo mural. (A e B) Dilatação da veia de Galeno com persistencia de seio "falcorial".Angiorressonância 3D TOF(C) e pós-gadolínio (D) demontra fístula arteriovenosa na parede da veia de galeno, através de ramos coroídeos da artéria cerebral posterior bilateral. (E e F) IRM e angioressonância de controle pós-embolização demonstram oclusão completa do *shunt* arterivenoso.

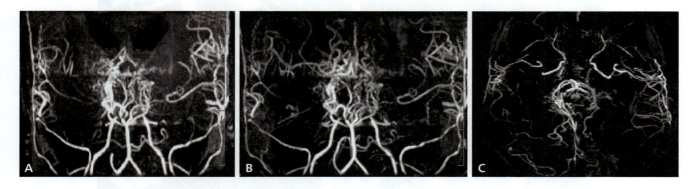

Figura 25.11 Menina de 7 anos, com vários episódios de ataques isquêmicos transitórios. Angiorressonância na sequência 3DTOF mostra oclusão no segmento supraclinoide de ambas as carótidas internas, logo após a origem das artérias oftálmicas. Nota-se a extensa rede de circulação colateral, com hipertrofia de ramos perfurantes na substância perfurada anterior (aspecto em "fumaça", recanalizando ramos piais dos grupos cerebral anterior e médio, bilateral. Observa-se também a relativa preservação do sistema vertebrobasilar.

Capítulo 25

Deve ser realizado *screening* periódico com IRM e angiorressonância em pacientes com condições clínicas associadas à síndrome de moyamoya. Angiografia convencional é utilizada principalmente quando o procedimento de revascularização é indicado.

■ OUTRAS DOENÇAS E SÍNDROMES CEREBROVASCULARES OBSERVADAS NA INFÂNCIA

Dissecção arterial intra/extracraniana

As dissecções arteriais ocorrem como consequência de uma dissecção na camada intimal da artéria, levando ao extravasamento de sangue do lúmen para as camadas intermediárias, e causando compressão local, embolia distal ou propagação de coágulo (Figura 25.12). Os sinais clínicos podem falsamente localizar o território patológico arterial. As dissecções geralmente ocorrem nas artérias carótidas internas e artérias vertebrais. Os fatores de risco incluem traumas cervicais, lesões perfurantes da faringe e infecções (tonsilite crônica). Enquanto a maioria das dissecções anteriores predomina em segmentos intracranianos (60%), as dissecções posteriores ocorrem preferencialmente em segmentos extracranianos (60%).[87,88]

Arteriopatia intracraniana

A arteriopatia cerebral transitória (ACT) refere-se à doença arterial intracraniana que leva a sinais clínicos associados com anormalidades que frequentemente estabilizam e algumas vezes revertem, embora exista um risco de recorrência precoce. A ACT

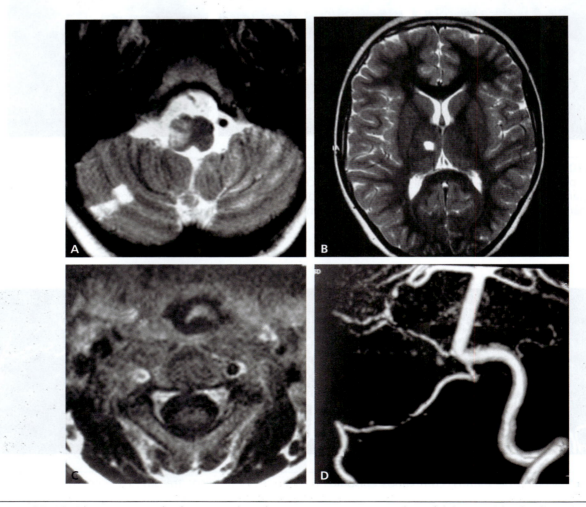

Figura 25.12 Dissecção vertebral em menino de 12 anos, apresentando cefaleia seguida de disartria e ataxia.(A e B) IRM de crânio no plano axial, ponderada em T2, evidencia injúria vascular isquêmica comprometendo o bulbo, cerebelo e tálamo direitos. (C) IRM de coluna cervical demonstra trombo mural na artéria vertebral direita. (D) Angiorressonância na sequência 3D TOF mostra estenose na vertebral direita intradural.

provavelmente representa uma resposta inflamatória a infecções, tais como varicela, borreliose ou tonsilite. A IRM mostra infartos pequenos, subcorticais, com lesões da parede arterial multifocal.[89,90]

Angioma cavernoso

O angioma cavernoso é uma malformação de herança autossômica dominante com penetrância incompleta. Três genes têm sido associados com o angioma cavernoso familiar: CCM1, CCM2 e CCM3. O gene *CCM1* é responsável por 40% a 50% dos casos, foi mapeado no cromossomo 7q11.2-21, enquanto outros loci foram mapeados no 7p15-13 (CCM2), 3q25.2-q27 (CCM3) e 3q26.3-27.2 (CCM4).[91]

A incidência de hemorragia sintomática em crianças com angioma cavernoso é alta em relação aos adultos, cerca de 27% a 78%. Os sintomas comumente observados nesses pacientes são crises epilépticas e hemorragia cerebral. Outros sintomas incluem déficit neurológicos motores e sensitivos, déficit visuais e cefaleia com padrão não enxaquecoso. O tratamento de escolha para as malformações cavernosas solitárias é frequentemente a microcirurgia. Já nas malformações múltiplas, a cirurgia deve ser indicada com cautela (Figura 25.13).

Telangiectasia hemorrágica hereditária

É uma doença autossômica dominante caracterizada por malformações arteriovenosas de múltiplos órgãos sólidos e telangiectasias das membranas mucosas e derme. Anteriormente, era denominada síndrome de Rendu-Osler-Weber. É uma doença de alta penetrância, mas expressividade variável, com dois genes relacionados: ENG e ALK1.[91] Quase sempre há um familiar de primeiro grau com a doença.

Epistaxe é o sintoma mais comum nesses pacientes e o sangramento gastrintestinal é o segundo mais frequente. Telangiectasias podem ser observadas na mucosanasal e oral, língua, extremidades dos dedos, tronco, braços, nariz e lábios. Também apresentam MAV internas, comumente pulmonares, cerebrais, medulares, hepáticas ou gastrintestinais.

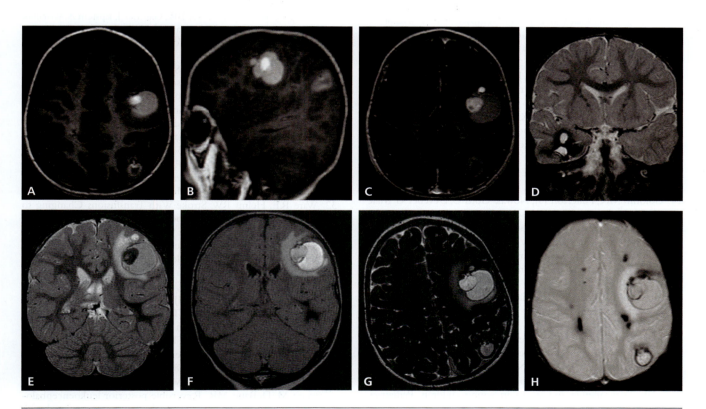

Figura 25.13 Cavernomatose cística em menino de 15 meses, apresentando epilepsia de início recente. IRM de encefalo evidencia lesões expansivas, arredondadas, com sangramento agudo/subagudo no hemisfério cerebral esquerdo, circundadas por edema, sem realce pelogadolínio (A, B e C). Nota-se aspecto heterogêneo na sequência T2/FIESTA (D, E e F), com marcado baixo sinal na sequência gradiente echo (hemossiderina, por sufusão hemorrágica prévia), característiscos dos múltiplos cavernomas.

■ REFERÊNCIAS BIBLIOGRÁFICAS

1. Mazumdar M, Heeney MM, Sox CM, Lieu TA. Preventing stroke among children with sickle cell anemia: an analysis of strategies that involve transcranial Doppler testing and chronic transfusion. Pediatrics. 2007;120(4):e1107-16.

2. Laugesaar R, Kolk A, Tomberg T, Metsvaht T, Lintrop M, Varendi H, et al. Acutely and retrospectively diagnosed perinatal stroke: a population-based study. Stroke. 2007;38(8):2234-40.

3. Braun KP, Kappelle LJ, Kirkham FJ, Deveber G. Diagnostic pitfalls in paediatric ischaemic stroke. Dev Med Child Neurol. 2006;48(12):985-90.

4. Ciccone S, Cappella M, Borgna-Pignatti C. Ischemic stroke in infants and children: practical management in emergency. Stroke Res Treat. 2011;2011:736965.

5. Raichle ME. The pathophysiology of brain ischemia. Ann Neurol. 1983;13(1):2-10.

6. Baehr M. Duus, Diagnóstico Topográfico em Neurologia. Rio de Janeiro: Guanabara Koogan, 2008.

7. Aguiar P. Tratado de Neurovascular: príncipios básicos, diagnóstico e terapêutica. São Paulo: Roca, 2012.

8. Nowak-Gottl U, Langer C, Bergs S, Thedieck S, Strater R, Stoll M. Genetics of hemostasis: differential effects of heritability and household components influencing lipid concentrations and clotting factor levels in 282 pediatric stroke families. Environ Health Perspect. 2008;116(6):839-43.

9. Man BL BL, Fu YP. Genetic polymorphisms of Chinese patients with ischemic stroke and concurrent stenoses of extracranial and intracranial vessels. J Clin Neurosci. 2010(17):1244-7.

10. Stoll M, Ruhle F, Nowak-Gottl U. Advances in understanding stroke risk in children--a geneticist's view. Br J Haematol. 2014;164(5):636-45.

11. Munot P, Crow YJ, Ganesan V. Paediatric stroke: genetic insights into disease mechanisms and treatment targets. Lancet Neurol. 2011;10(3):264-74.

12. Wang JJ, Jiang LQ, He B, Shi KL, Li JW, Zou LP. The association of CTLA-4 and CD28 gene polymorphisms with idiopathic ischemic stroke in the paediatric population. Int J Immunogenet. 2009;36(2):113-8.

13. Tsze DS, Valente JH. Pediatric stroke: a review. Emerg Med Int. 2011;2011:734506.

14. Golomb MR, Fullerton HJ, Nowak-Gottl U, Deveber G. Male predominance in childhood ischemic stroke: findings from the international pediatric stroke study. Stroke. 2009;40(1):52-7.

15. Fullerton HJ, Wu YW, Sidney S, Johnston SC. Risk of recurrent childhood arterial ischemic stroke in a population-based cohort: the importance of cerebrovascular imaging. Pediatrics. 2007;119(3):495-501.

16. Numis AL, Fox CK. Arterial ischemic stroke in children: risk factors and etiologies. Curr Neurol Neurosci Rep. 2014;14(1):422.

17. Hills NK, Johnston SC, Sidney S, Zielinski BA, Fullerton HJ. Recent trauma and acute infection as risk factors for childhood arterial ischemic stroke. Ann Neurol. 2012;72(6):850-8.

18. Maguire JL, deVeber G, Parkin PC. Association between iron-deficiency anemia and stroke in young children. Pediatrics. 2007;120(5):1053-7.

19. Procelewska M, Kolcz J, Januszewska K, Mroczek T, Malec E. Coagulation abnormalities and liver function after hemi-Fontan and Fontan procedures - the importance of hemodynamics in the early postoperative period. Eur J Cardiothorac Surg. 2007;31(5):866-72.

20. Bellinger DC, Jonas RA, Rappaport LA, Wypij D, Wernovsky G, Kuban KC, et al. Developmental and neurologic status of children after heart surgery with hypothermic circulatory arrest or low-flow cardiopulmonary bypass. N Engl J Med. 1995;332(9):549-55.

21. Meissner I, Khandheria BK, Heit JA, Petty GW, Sheps SG, Schwartz GL, et al. Patent foramen ovale: innocent or guilty? Evidence from a prospective population-based study. J Am Coll Cardiol. 2006;47(2):440-5.

22. Carroll JD, Saver JL, Thaler DE, Smalling RW, Berry S, MacDonald LA, et al. Closure of patent foramen ovale versus medical therapy after cryptogenic stroke. N Engl J Med. 2013;368(12):1092-100.

23. Furlan AJ, Reisman M, Massaro J, Mauri L, Adams H, Albers GW, et al. Closure or medical therapy for cryptogenic stroke with patent foramen ovale. N Engl J Med. 2012;366(11):991-9.

24. Schievink WI. Spontaneous dissection of the carotid and vertebral arteries. N Engl J Med. 2001;344(12):898-906.

25. Amlie-Lefond C, Bernard TJ, Sebire G, Friedman NR, Heyer GL, Lerner NB, et al. Predictors of cerebral arteriopathy in children with arterial ischemic stroke: results of the International Pediatric Stroke Study. Circulation. 2009;119(10):1417-23.

26. Berger TM, Caduff JH, Gebbers JO. Fatal varicella-zoster virus antigen-positive giant cell arteritis of the central nervous system. Pediatr Infect Dis J. 2000;19(7):653-6.

27. Gemmete JJ, Davagnanam I, Toma AK, Brew S, Ganesan V. Arterial ischemic stroke in children. Neuroimaging Clin N Am. 2013;23(4):781-98.

28. Earley CJ, Kittner SJ, Feeser BR, Gardner J, Epstein A, Wozniak MA, et al. Stroke in children and sickle-cell disease: Baltimore-Washington Cooperative Young Stroke Study. Neurology. 1998;51(1):169-76.

29. Ohene-Frempong K, Weiner SJ, Sleeper LA, Miller ST, Embury S, Moohr JW, et al. Cerebrovascular accidents in sickle cell disease: rates and risk factors. Blood. 1998;91(1):288-94.

30. Adams RJ, Brambilla DJ, Granger S, Gallagher D, Vichinsky E, Abboud MR, et al. Stroke and conversion to high risk in children screened with transcranial Doppler ultrasound during the STOP study. Blood. 2004;103(10):3689-94.

31. Adams R, McKie V, Nichols F, Carl E, Zhang DL, McKie K, et al. The use of transcranial ultrasonography to predict stroke in sickle cell disease. N Engl J Med. 1992;326(9):605-10.

32. Ware RE, Helms RW. Stroke With Transfusions Changing to Hydroxyurea (SWiTCH). Blood. 2012;119(17):3925-32.

33. Aygun B, Wruck LM, Schultz WH, Mueller BU, Brown C, Luchtman-Jones L, et al. Chronic transfusion practices for prevention of primary stroke in children with sickle cell anemia and abnormal TCD velocities. Am J Hematol. 2012;87(4):428-30.

34. Joachim E, Goldenberg NA, Bernard TJ, Armstrong-Wells J, Stabler S, Manco-Johnson MJ. The methylenetetrahydrofolate reductase polymorphism (MTHFR c.677C>T) and elevated plasma homocysteine levels in a U.S. pediatric population with incident thromboembolism. Thromb Res. 2013;132(2):170-4.

35. Pappachan J, Kirkham FJ. Cerebrovascular disease and stroke. Arch Dis Child. 2008;93(10):890-8.

36. Henderson JN, Noetzel MJ, McKinstry RC, White DA, Armstrong M, DeBaun MR. Reversible posterior leukoencephalopathy syndrome and silent cerebral infarcts are associated with severe acute chest syndrome in children with sickle cell disease. Blood. 2003;101(2):415-9.

37. Shellhaas RA, Smith SE, O'Tool E, Licht DJ, Ichord RN. Mimics of childhood stroke: characteristics of a prospective cohort. Pediatrics. 2006;118(2):704-9.

Doenças Vasculares

38. Dlamini N, Billinghurst L, Kirkham FJ. Cerebral venous sinus (sinovenous) thrombosis in children. Neurosurg Clin N Am. 2010;21(3):511-27.

39. Meyer-Heim AD, Boltshauser E. Spontaneous intracranial haemorrhage in children: aetiology, presentation and outcome. Brain Dev. 2003;25(6):416-21.

40. Meyer FB, Sundt TM Jr, Fode NC, Morgan MK, Forbes GS, Mellinger JF. Cerebral aneurysms in childhood and adolescence. J Neurosurg. 1989;70(3):420-5.

41. Rovira A, Orellana P, Alvarez-Sabin J, Arenillas JF, Aymerich X, Grive E, et al. Hyperacute ischemic stroke: middle cerebral artery susceptibility sign at echo-planar gradient-echo MR imaging. Radiology. 2004;232(2):466-73.

42. Barber PA, Demchuk AM, Zhang J, Buchan AM. Validity and reliability of a quantitative computed tomography score in predicting outcome of hyperacute stroke before thrombolytic therapy. ASPECTS Study Group. Alberta Stroke Programme Early CT Score. Lancet. 2000;355(9216):1670-4.

43. Fiorelli M, Bastianello S, von Kummer R, del Zoppo GJ, Larrue V, Lesaffre E, et al. Hemorrhagic transformation within 36 hours of a cerebral infarct: relationships with early clinical deterioration and 3-month outcome in the European Cooperative Acute Stroke Study I (ECASS I) cohort. Stroke. 1999;30(11):2280-4.

44. Ganesan V, Chong WK, Cox TC, Chawda SJ, Prengler M, Kirkham FJ. Posterior circulation stroke in childhood: risk factors and recurrence. Neurology. 2002;59(10):1552-6.

45. Rivkin MJ, deVeber G, Ichord RN, Kirton A, Chan AK, Hovinga CA, et al. Thrombolysis in pediatric stroke study. Stroke. 2015;46(3):880-5.

46. Roach ES, Golomb MR, Adams R, Biller J, Daniels S, Deveber G, et al. Management of stroke in infants and children: a scientific statement from a Special Writing Group of the American Heart Association Stroke Council and the Council on Cardiovascular Disease in the Young. Stroke. 2008;39(9):2644-91.

47. Janjua N, Nasar A, Lynch JK, Qureshi AI. Thrombolysis for ischemic stroke in children: data from the nationwide inpatient sample. Stroke. 2007;38(6):1850-4.

48. Alshekhlee A, Geller T, Mehta S, Storkan M, Al Khalili Y, Cruz-Flores S. Thrombolysis for children with acute ischemic stroke: a perspective from the kids' inpatient database. Pediatr Neurol. 2013;49(5):313-8.

49. Monagle P, Chalmers E, Chan A, DeVeber G, Kirkham F, Massicotte P, et al. Antithrombotic therapy in neonates and children: American College of Chest Physicians Evidence-Based Clinical Practice Guidelines (8th Edition). Chest. 2008;133(6 Suppl):887S-968S.

50. Strater R, Kurnik K, Heller C, Schobess R, Luigs P, Nowak-Gottl U. Aspirin versus low-dose low-molecular-weight heparin: antithrombotic therapy in pediatric ischemic stroke patients: a prospective follow-up study. Stroke. 2001;32(11):2554-8.

51. King AA, White DA, McKinstry RC, Noetzel M, Debaun MR. A pilot randomized education rehabilitation trial is feasible in sickle cell and strokes. Neurology. 2007;68(23):2008-11.

52. Kanaan I, Lasjaunias P, Coates R. The spectrum of intracranial aneurysms in pediatrics. Minim Invasive Neurosurg. 1995;38(1):1-9.

53. Lasjaunias P, Wuppalapati S, Alvarez H, Rodesch G, Ozanne A. Intracranial aneurysms in children aged under 15 years: review of 59 consecutive children with 75 aneurysms. Childs Nerv Syst. 2005;21(6):437-50.

54. Patel AN, Richardson AE. Ruptured intracranial aneurysms in the first two decades of life. A study of 58 patients. J Neurosurg. 1971;35(5):571-6.

55. Lasjaunias PL, Campi A, Rodesch G, Alvarez H, Kanaan I, Taylor W. Aneurysmal disease in children. Review of 20 cases with intracranial arterial localisations. Interv Neuroradiol. 1997;3(3):215-29.

56. International Subarachnoid Aneurysms Trial (ISAT) Collaborative Group. International subarachnoide aneurysms trial of neurosurgical clipping versus endovascular coiling in 2143 patients with ruptured intracranial aneurysms:a randomized trial. Lancet. 2003;360:1267-74.

57. International Study of Unruptured Intracarnial Aneurysms Investigators. Unruptured intracranial aneurysms: natural history,clinical outcome, and risks of surgical and endovascular treatment. Lancet. 2003;362:103-10.

58. Agid R, Souza MP, Reintamm G, Armstrong D, Dirks P, Ter-Brugge KG. The role of endovascular treatment for pediatric aneurysms. Childs Nerv Syst. 2005;21(12):1030-6.

59. Proust F, Toussaint P, Garnieri J, Hannequin D, Legars D, Houtteville JP, et al. Pediatric cerebral aneurysms. J Neurosurg. 2001;94(5):733-9.

60. Pasqualin A, Mazza C, Cavazzani P, Scienza R, DaPian R. Intracranial aneurysms and subarachnoid hemorrhage in children and adolescents. Childs Nerv Syst. 1986;2(4):185-90.

61. Almeida GM, Pindaro J, Plese P, Bianco E, Shibata MK. Intracranial arterial aneurysms in infancy and childhood. Childs Brain. 1977;3(4):193-9.

62. Gerosa M, Licata C, Fiore DL, Iraci G. Intracranial aneurysms of childhood. Childs Brain. 1980;6(6):295-302.

63. International Subarachnoid Aneurysms Trial (ISAT) Collaborative Group. International subarachnoide aneurysms trial of neurosurgical clipping versus endovascular coiling in 2143 patients with ruptured intracranial aneurysms:a randomized trial. Lancet. 2002;360:1267-74.

64. Amacher LA, Drake CG. Cerebral artery aneurysms in infancy, childhood and adolescence. Childs Brain. 1975;1(1):72-80.

65. Storrs BB, Humphreys RP, Hendrick EB, Hoffman HJ. Intracranial aneurysms in the pediatric age-group. Childs Brain. 1982;9(5):358-61.

66. Jian BJ, Hetts SW, Lawton MT, Gupta N. Pediatric intracranial aneurysms. Neurosurg Clin N Am. 2010;21(3):491-501.

67. Weil SM, Olivi A, Greiner AL, Tobler WD. Multiple intracranial aneurysms in identical twins. Acta Neurochir (Wien). 1988;95(3-4):121-5.

68. Ronkainen A, Hernesniemi J, Ryynanen M. Familial subarachnoid hemorrhage in east Finland, 1977-1990. Neurosurgery. 1993;33(5):787-96; discussion 96-7.

69. Ventureyra EC, Higgins MJ. Traumatic intracranial aneurysms in childhood and adolescence. Case reports and review of the literature. Childs Nerv Syst. 1994;10(6):361-79.

70. Nakstad P, Nornes H, Hauge HN. Traumatic aneurysms of the pericallosal arteries. Neuroradiology. 1986;28(4):335-8.

71. Yazbak PA, McComb JG, Raffel C. Pediatric traumatic intracranial aneurysms. Pediatr Neurosurg. 1995;22(1):15-9.

72. Hurst RW, Kagetsu NJ, Berenstein A. Angiographic findings in two cases of aneurysmal malformation of vein of Galen prior to spontaneous thrombosis: therapeutic implications. AJNR Am J Neuroradiol. 1992;13(5):1446-50.

73. Barrow DL, Prats AR. Infectious intracranial aneurysms: comparison of groups with and without endocarditis. Neurosurgery. 1990;27(4):562-72; discussion 72-3.

74. Clare CE, Barrow DL. Infectious intracranial aneurysms. Neurosurg Clin N Am. 1992;3(3):551-66.

75. Choux M LG, Genitori L. Intracranial aneurysms in children. In: Raimondi A CM, Di Rocco C. Vienna (Austria): Springer, 1992. p.123-31.

Capítulo 25

76. Herman JM, Rekate HL, Spetzler RF. Pediatric intracranial aneurysms: simple and complex cases. Pediatr Neurosurg. 1991;17(2):66-72; discussion 3.

77. Peerless SJ NS, Drake CG. Giant intracranial aneurysms in children and adolescents. In: Edwards MSB HH. Baltimore: William and Wilkins, 1989.

78. Sedat J, Alvarez H, Rodesch G, Lasjaunias P. Multifocal cerebral fusiform aneurysms in children with immune deficiencies report of four cases. Interv Neuroradiol. 1999;5(2):151-6.

79. Vles JS, Hendriks JJ, Lodder J, Janevski B. Multiple vertebrobasilar infarctions from fibromuscular dysplasia related dissecting aneurysm of the vertebral artery in a child. Neuropediatrics. 1990;21(2):104-5.

80. Grosso S, Mostardini R, Venturi C, Bracco S, Casasco A, Berardi R, et al. Recurrent torticollis caused by dissecting vertebral artery aneurysm in a pediatric patient: results of endovascular treatment by use of coil embolization: case report. Neurosurgery. 2002;50(1):204-7; discussion 7-8.

81. Sanai N, Quinones-Hinojosa A, Gupta NM, Perry V, Sun PP, Wilson CB, et al. Pediatric intracranial aneurysms: durability of treatment following microsurgical and endovascular management. J Neurosurg. 2006;104(2 Suppl):82-9.

82. Raybaud C. Normal and abnormal embryology and development of the intracranial vascular system. Neurosurg Clin N Am. 2010;21(3):399-426.

83. Niazi TN, Klimo P Jr, Anderson RC, Raffel C. Diagnosis and management of arteriovenous malformations in children. Neurosurg Clin N Am. 2010;21(3):443-56.

84. Paschoal JK, Paschoal FM Jr, de Lima FT, Pinho RS, Vilanova LC, Bor-Seng-Shu E, et al. Detection of Cerebral Vasculopathy by Transcranial Doppler in Children With Neurofibromatosis Type 1. J Child Neurol. 2015.

85. Reid AJ, Bhattacharjee MB, Regalado ES, Milewicz AL, El-Hakam LM, Dauser RC, et al. Diffuse and uncontrolled vascular smooth muscle cell proliferation in rapidly progressing pediatric moyamoya disease. J Neurosurg Pediatr. 2010;6(3):244-9.

86. Kelly PJ, Furie KL, Kistler JP, Barron M, Picard EH, Mandell R, et al. Stroke in young patients with hyperhomocysteinemia due to cystathionine beta-synthase deficiency. Neurology. 2003;60(2):275-9.

87. Fullerton HJ, Johnston SC, Smith WS. Arterial dissection and stroke in children. Neurology. 2001;57(7):1155-60.

88. Rafay MF, Armstrong D, Deveber G, Domi T, Chan A, MacGregor DL. Craniocervical arterial dissection in children: clinical and radiographic presentation and outcome. J Child Neurol. 2006;21(1):8-16.

89. Askalan R, Laughlin S, Mayank S, Chan A, MacGregor D, Andrew M, et al. Chickenpox and stroke in childhood: a study of frequency and causation. Stroke. 2001;32(6):1257-62.

90. Miravet E, Danchaivijitr N, Basu H, Saunders DE, Ganesan V. Clinical and radiological features of childhood cerebral infarction following varicella zoster virus infection. Dev Med Child Neurol. 2007;49(6):417-22.

91. Vanaman MJ, Hervey-Jumper SL, Maher CO. Pediatric and inherited neurovascular diseases. Neurosurg Clin N Am. 2010;21(3):427-41.

Traumatismo Cranioencefálico e Raquimedular

▸ Marcelo de Melo Aragão
▸ Marcelo Masruha Rodrigues

■ TRAUMATISMO CRANIOENCEFÁLICO

O trauma é a principal causa de morte em pessoas entre 1 e 44 anos.[1] O traumatismo cranioencefálico (TCE) é o principal determinante de mortalidade e incapacidade desse grupo. Nos Estados Unidos, a incidência estimada de TCE em crianças é de 670:100.000.[2]

Há dois picos de incidência, sendo que o maior deles ocorre na adolescência e tem como principais causas os acidentes automobilísticos e as atividades esportivas. As quedas, acidentais ou não, são responsáveis por um segundo pico que ocorre durante os primeiros anos de vida. É duas vezes mais comum em meninos, diferença que se torna mais evidente conforme o aumento da idade.[3]

A adoção de protocolos e condutas padronizadas e os avanços na terapia intensiva neurológica têm contribuído para uma redução importante da mortalidade causada pelo TCE.

Fisiopatologia

O TCE é definido como lesão ou alteração da função encefálica decorrente de força externa. Esta pode ser transmitida por impacto direto, aceleração ou desaceleração, penetração por objeto ou ondas sonoras provenientes de explosão.[4]

As lesões encefálicas podem ser divididas em dois subtipos: primárias, que ocorrem no momento do trauma, e secundárias, que ocorrem imediatamente após o trauma e produzem efeitos que continuam por um longo período.[5]

Biomecânica

Em relação à biomecânica da lesão primária, podemos dividi-la inicialmente em carga estática e carga dinâmica. O mecanismo de carga estática ou quase estática ocorre quando a força aplicada ao crânio é lenta, acima de 200 milissegundos, levando à compressão ou esmagamento do mesmo. Este é incomum, sendo visto em casos de terremotos, desabamentos ou acidentes com máquinas.[6]

O mecanismo de carga dinâmica é o mais comum, no qual a força é aplicada em menos de 50 milissegundos. Ele é dividido em duas formas: forma impulsiva e forma de impacto. A forma impulsiva ocorre quando a cabeça é colocada em movimento indiretamente, por meio do impacto em outra região corporal, como ocorre nos acidentes automobilísticos em que o tronco está contido e a cabeça está livre, e na síndrome do bebê sacudido. Como o encéfalo e a caixa craniana têm densidades diferentes, quando submetidos à mesma força inercial, respondem de forma desigual. Esse descompasso de movimentos pode promover a ruptura de veias da superfície cerebral, bem como impactar e lacerar o parênquima contra as estruturas rígidas do crânio. Além disso, a região central do encéfalo é relativamente fixa e a periferia apresenta maior amplitude de movimento, levando ao cisalhamento dos axônios e estiramento dos vasos sanguíneos cerebrais, o que pode resultar em disfunção temporária ou até mesmo ruptura dessas estruturas (injúria por aceleração e desaceleração, representada na Figura 26.1).[6]

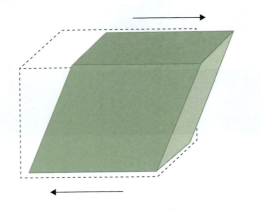

Figura 26.1 Deformação do encéfalo decorrente da força inercial. A figura pontilhada indica o encéfalo em repouso. Após o trauma as camadas mais externas apresentam maior amplitude de movimento, enquanto as regiões mais profundas são fixas, ocorrendo estresse em cisalhamento, representado pela figura preenchida.

Na forma de impacto, a lesão encefálica decorre da força de contato e, em menor parte, da força inercial discutida acima. Os efeitos da força de contato dependem de vários fatores, como o tamanho do objeto, a magnitude e a direção da força. Objetos maiores tendem a provocar fraturas lineares e objetos menores tendem a gerar perfuração. Do ponto de contato surgem ondas que percorrem o crânio e o parênquima, causando danos em áreas distantes. As crianças são mais sensíveis a este tipo de lesão, uma vez que o crânio delas é mais deformável e absorve menos o impacto.[6]

Lesões primárias

Nesta seção usaremos os conceitos de biomecânica abordados acima para explicar os tipos de lesão primária comumente encontrados. Frequentemente ocorrem em combinação, principalmente após trauma grave. Serão divididos em três grandes grupos: fraturas do crânio, lesões focais e lesões difusas.

Fraturas do crânio

As fraturas do crânio são muito frequentes na população pediátrica e ocorrem mesmo após trauma leve. Podem ser lineares, cominutivas ou diastáticas, ao longo de uma linha de sutura. São também classificadas em abertas ou fechadas, dependendo da presença de laceração da pele.

Embora a fratura por si só não traga grandes consequências, em cerca de 11% dos casos há afundamento de fragmento ósseo, o que pode causar lesão meníngea ou parenquimatosa.[6] Um tipo especial é o afundamento em "bola de pingue-pongue", no qual ocorre afundamento do crânio sem uma linha de fratura. Ocorre em menores de 1 ano devido à maleabilidade do crânio nesse período. Raramente está associada à lesão intracraniana.[7]

Fraturas da base do crânio necessitam de força mais intensa e sua ocorrência pode levar à lesão da artéria carótida, com consequente dissecção ou formação de fístula carotídeo-cavernosa. Fraturas múltiplas devem levar à suspeita de trauma não acidental.[6]

Lesões focais

Hematoma extradural

O hematoma epidural ou extradural (HED) é uma coleção de sangue externamente à dura-máter. O mecanismo mais comum é o trauma na região temporal que leva à fratura óssea e lesão da artéria meníngea média. Por ser de origem arterial, tem crescimento rápido, atingindo seu pico em seis a oito horas. Em cerca de 10% a 40% dos casos a origem do HED é venosa, decorrente de lesão dos seios venosos durais. Este mecanismo é comum em crianças mais novas, pode ocorrer na região infratentorial e está menos associado à fratura.

O HED tem a forma biconvexa, pois o sangue fica contido nas fixações da dura-mater às suturas. Classicamente, há perda de consciência breve no momento do trauma, seguida por intervalo com recuperação da mesma à medida que o hematoma se forma, e posterior rebaixamento pelo aumento da pressão intracraniana. Diferentemente dos outros tipos, pacientes com HED e alteração da consciência geralmente têm bom prognóstico se tratados rapidamente.[6]

Hematoma subdural

O hematoma subdural (HSD) é uma coleção de sangue no espaço entre a dura-máter e a aracnoide, causada por lesão das veias emissárias que por ali passam. A lesão desses vasos pode ocorrer pelo impacto direto sobre eles ou pela tração da força inercial. O HSD acumula-se lentamente, formando uma coleção em meia-lua, que pode estender-se por toda a convexidade do hemisfério. Pode ser bilateral, na fissura inter-hemisférica ou na tenda do cerebelo.

A taxa de mortalidade do HSD é maior em relação ao HED porque, frequentemente, há lesão encefálica associada. Em lactentes, deve sempre se ficar alerta sobre a possibilidade de trauma não acidental, principalmente se associado à hemorragia retiniana.[6]

Contusão encefálica

A contusão encefálica é composta de áreas hemorrágicas ao redor de pequenos vasos e tecido cerebral necrótico. Usualmente a hemorragia inicia-se na superfície dos giros, que é onde ocorre o maior atrito entre o cérebro e as estruturas rígidas do crânio.

Os mecanismos de formação das contusões podem ser decorrentes de agressão direta ao parênquima ou pelo movimento do encéfalo dentro da caixa craniana, que pode levar ao esmagamento do parênquima contra a base do crânio ou outras estruturas rígidas. Os locais mais comuns das contusões são a base do lobo frontal, o polo temporal e a região ao longo da foice (Figura 26.2).

Uma vez estabelecida a lesão, forma-se uma área de edema ao seu redor, com pico no terceiro dia. Depois disso, a tendência é ser absorvida, resultando em uma cicatriz atrófica local. A gravidade dos sintomas das contusões cerebrais varia muito, dependendo da localização e da intensidade do edema.[8]

Hemorragia subaracnóidea e intraventricular

A hemorragia subaracnóidea (HSA) é a forma mais comum de sangramento intracraniano no TCE. Resulta da lesão de pequenos vasos do córtex e sua localização mais comum é na convexidade do cérebro ou junto à foice e ao tentório. Embora muito comum, raramente é responsável por deterioração neurológica ou necessita de abordagem cirúrgica.

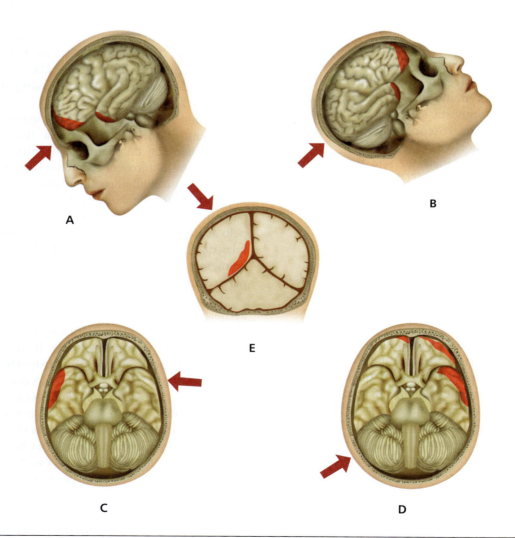

Figura 26.2 Mecanismos de contusão cerebral. As setas indicam o local de aplicação da força. (A) contusão frontotemporal após trauma frontal; (B) contusão frontotemporal decorrente de trauma occipital; (C) contusão temporal secundária a trauma na região temporal contralateral (mecanismo de contragolpe); (D) contusão frontotemporal por trauma occipitotemporal contralateral (mecanismo de contragolpe); (E) contusão occipitotemporal medial causada por trauma no vértex.

Tratado de Neurologia Infantil

A hemorragia intraventricular é menos comum e necessita de uma força mais intensa para sua ocorrência. O mecanismo é a ruptura das veias subependimárias do fórnix. Geralmente há presença de outras lesões associadas. A hemorragia intraventricular isolada é incomum, porém costuma apresentar bom prognóstico. Entretanto, hidrocefalia é uma complicação potencial.[9]

Lesões difusas

Concussão

A concussão é definida como disfunção neurológica transitória, desencadeada por trauma, caracterizada por perda breve da consciência, amnésia, confusão mental, crise epiléptica ou déficit neurológico focal. Trata-se de uma alteração funcional que resulta da força inercial, não sendo necessário impacto direto sobre o crânio. Assim como na lesão axonal difusa, o movimento diferencial de partes do encéfalo promove estresse por cisalhamento, causando disfunção da membrana celular e consequente alteração da homeostase neuronal, porém sem evidência de lesão macroscópica. Ela é mais comum durante a prática esportiva.[10]

Embora o termo concussão seja frequentemente usado como sinônimo de TCE leve, este último é uma classificação essencialmente clínica, conforme será mencionado adiante, e abrange também pacientes com outros tipos de lesão.

Lesão axonal difusa

A lesão axonal difusa (LAD) corresponde ao dano multifocal da substância branca provocado pelo cisalhamento dos tratos em decorrência da força inercial sobre o encéfalo. A concussão e a LAD correspondem aos extremos de um mesmo mecanismo fisiopatológico. A lesão do axolema e do citoesqueleto leva à interrupção do fluxo axoplasmático e desconexão.

Os locais mais frequentemente afetados são a junção da substância cinzenta com a substância branca, o corpo caloso, as regiões periventriculares e hipocampais, os pedúnculos cerebrais, o colículo superior e a formação reticular. Nos exames de imagem são encontrados pequenos focos de hemorragia nessas topografias. A presença desses achados num paciente que se mantém comatoso após um TCE, na ausência de uma lesão com efeito de massa, é o cenário típico da LAD.[11]

Lesões secundárias

As lesões secundárias decorrem de processos bioquímicos que se iniciam após o trauma e permanecem por um longo período. Acrescentam dano adicional à lesão primária e sua prevenção é o maior desafio do neurointensivismo no TCE. Os principais mecanismos são: isquemia, hipóxia, edema cerebral, disfunção metabólica, excitotoxicidade e inflamação.[5]

A incidência de lesões isquêmicas em autópsias de pacientes com TCE grave é alta (cerca de 60% a 90%). O limiar crítico de fluxo sanguíneo cerebral (FSC), abaixo do qual há lesão tecidual, é de 15 ml/100 g/min no TCE, sendo maior do que no acidente vascular cerebral isquêmico. Vários fatores contribuem para o hipofluxo cerebral, incluindo lesão vascular, hipotensão sistêmica, aumento da pressão intracraniana (PIC), perda da autorregulação e vasoespasmo.[5] A autorregulação deficiente pode levar também à hiperemia cerebral, contribuindo para o aumento da PIC.[12]

A hipóxia tissular, definida como pressão de oxigênio no tecido nervoso menor que 15 mmHg, é frequente no TCE, gerando um desbalanço entre a oferta e o consumo de oxigênio. Ela depende principalmente de dois parâmetros: pressão parcial de oxigênio (PaO_2) e FSC.[5]

O edema cerebral no TCE é decorrente de dois mecanismos: quebra da barreira hematoencefálica (BHE), chamado de edema vasogênico, e edema intracelular ou citotóxico. A quebra da barreira ocorre por lesão da camada de células endoteliais, com consequente transferência de proteínas e água para o espaço intersticial. O edema citotóxico é caracterizado pelo acúmulo de água no interior dos neurônios e células da glia em razão do aumento da permeabilidade da membrana celular e depleção da energia necessária para o funcionamento das bombas iônicas.[5]

Uma vez que o metabolismo do tecido nervoso é aeróbico, transtornos da perfusão e da oxigenação cerebral frequentemente causam alterações metabólicas, que podem ser focais ou difusas. Inicialmente, devido ao efluxo maciço de íons e neurotransmissores que ocorre após o trauma, há aumento do metabolismo com o intuito de restaurar o equilíbrio iônico, o potencial de membrana e a recaptação de neurotransmissores. Esse processo ocorre nas regiões viáveis próximas às áreas de cisalhamento, contusões e hematomas, durando cerca de alguns dias. Após essa fase, o consumo de glicose diminui e assim permanece por algumas semanas, em concordância com a redução do metabolismo do cérebro comatoso.[5] A presença de alguns fatores pode aumentar ainda mais este desequilíbrio. Para cada grau de elevação da temperatura, o metabolismo cerebral aumenta de 10% a 13%, o que pode ser deletério quando não há um aumento compensatório da perfusão cerebral. A presença da resposta simpática

972   **Seção 3** ▪ Doenças e Síndromes Neurológicas

e adrenal ao trauma provoca hiperglicemia, que, por sua vez, induz o metabolismo anaeróbico, com consequente injúria celular pela acidose.[6]

A liberação de neurotransmissores excitatórios, em especial o glutamato, leva a uma cascata de eventos que culminam em excitotoxicidade. O glutamato ativa canais iônicos que permitem a passagem de cálcio e sódio para o interior da célula, o que causa edema e ativação de enzimas destrutivas, levando à morte celular. Além disso, ele vai estimular a liberação de mais glutamato, gerando um círculo vicioso.[5]

As lesões primárias e secundárias induzem a uma série de respostas inflamatórias, como liberação de citocinas, prostaglandinas, radicais livres e ativação do complemento. Ocorre, então, a mobilização de leucócitos e ativação das células da glia, que vão eliminar o tecido lesado e o adjacente, com posterior formação de tecido de reparação (gliose). Os mediadores inflamatórios promovem também vasoconstricção e obliteração da microvasculatura, assim como aumento da permeabilidade capilar e edema cerebral.[5]

Abordagem pré-hospitalar

A abordagem inicial de um paciente vítima de trauma deve seguir as diretrizes do *Pediatric Advanced Life Support* (PALS).[13] Neste momento já se inicia a prevenção de lesões secundárias com o tratamento da hipoxemia e da hipotensão. O paciente deve ser transportado para um hospital com experiência no manejo de TCE em crianças.

Vias aéreas e respiração

A presença e a intensidade da hipoxemia tem relação direta com a mortalidade do TCE em crianças. A ventilação com bolsa-válvula-máscara ou a intubação orotraqueal podem ser usadas para manter a oxigenação adequada. Embora os estudos não mostrem diferenças no desfecho clínico entre os dois métodos, a intubação é indicada nas situações citadas na Tabela 26.1. Se optado por ventilação invasiva, o capnógrafo deve ser usado para a manutenção de normocapnia, uma vez que as alterações da pressão parcial de dióxido de carbono ($PaCO_2$) podem afetar a hemodinâmica cerebral.[14]

No manejo da via aérea, deve-se considerar a possibilidade de lesão cervical em todos os pacientes. A sequência rápida de intubação deve ser utilizada e é fundamental que se conheça os efeitos na pressão intracraniana e no sistema cardiovascular dos agentes escolhidos. A lidocaína está indicada como pré-medicação, pois previne o aumento da PIC durante a laringoscopia.[14]

Tabela 26.1 Indicações de intubação orotraqueal no TCE.

- Hipoxemia não corrigida com a administração de oxigênio suplementar
- Apneia
- Hipercapnia
- Escala de coma de Glasgow ≤ 8
- Queda > 3 pontos na escala de coma de Glasgow
- Evidências de herniação
- Perda do reflexo de tosse

Deve-se ter cautela em relação ao uso de sedativos como tiopental, propofol e midazolam em pacientes com hipovolemia devido ao risco de hipotensão e redução da pressão de perfusão cerebral (PPC). Neste caso, é recomendado o uso de etomidato ou cetamina. Durante muitos anos, a cetamina foi contraindicada em pacientes com TCE devido ao potencial aumento da PIC, o que não foi comprovado em estudos recentes. O uso de succinilcolina em pacientes com lesão cerebral é controverso, já que poderia causar elevação da PIC, sendo preferível o uso de rocurônio.[15]

Circulação

Assim como a hipóxia, a hipotensão arterial também possui efeitos deletérios e sua ocorrência eleva a mortalidade. Os pacientes com TCE são sensíveis às alterações da PA devido à autorregulação deficiente. A principal causa de choque é a hipovolemia. A ressuscitação volêmica deve ser realizada com solução salina isotônica. Os objetivos são a correção da hipotensão e dos demais sinais de choque. Na suspeita de hipertensão intracraniana associada, pode-se usar solução hipertônica, como o cloreto de sódio a 3%, embora não haja evidências de superioridade desta última.[14]

Nos pacientes com possibilidade de lesão medular e naqueles com bradicardia, sempre suspeitar de choque neurogênico. Neste caso, além de ressuscitação volêmica, deve-se também administrar droga vasoativa.[14] Mais detalhes sobre o choque neurogênico na seção sobre trauma raquimedular.

A presença de hipertensão, bradicardia e irregularidade respiratória, conhecida como tríade de Cushing, sugere hipertensão intracraniana. Como esses pacientes geralmente estão em ventilação mecânica, o último item frequentemente está ausente.

Exame neurológico e exposição

Neste momento, o exame neurológico deve ser sucinto, com avaliação do nível de consciência, das pupilas e da motricidade. A escala de coma de Glasgow (ECG) foi adaptada para crianças que ainda não desenvolveram a fala (ver Capítulo 2 – Alterações da Consciência). É importante lembrar que o componente verbal pode ser afetado por medo ou desconforto e deve ser reavaliado quando o paciente estiver calmo. Todos os pacientes devem ser completamente expostos e, de especial relevância no TCE, está a pesquisa de lesões vertebrais e craniofaciais. Os sinais e sintomas de fratura de crânio são citados na Tabela 26.2.

Tabela 26.2 Sinais de fratura do crânio.

- Laceração ou depressão do escalpo
- Depressão da borda supraorbitária
- Otorragia
- Hemotímpano
- Otoliquorreia
- Rinoliquorreia
- Equimose periorbitária bilateral (sinal do guaxinim)
- Equimose em região mastoidea (sinal de Battle)
- Lesão de nervo craniano
  - Anosmia
  - Perda visual
  - Alteração da motricidade ocular
  - Dormência facial
  - Paralisia facial
  - Hipoacusia, tontura ou nistagmo
  - Paralisia da hemilíngua

Abordagem intra-hospitalar

Após a chegada ao hospital, deve-se obter a história e o exame físico detalhados. As informações podem ser prestadas por pessoas que presenciaram o evento, familiares, pela equipe de resgate ou pelo próprio paciente. Detalhes da biomecânica indicam os tipos de força aos quais a criança foi submetida. Deve-se buscar também o estado do paciente imediatamente após o trauma, as anormalidades encontradas (perda de consciência, crise epiléptica, confusão mental, amnésia, cefaleia, vômitos, alteração visual e motora) e a sua duração. Para detalhes sobre o exame neurológico e a interpretação dos achados diante de um paciente com alteração da consciência ver os Capítulos 1 – Propedêutica Neurológica e 2 – Alterações da Consciência.

O paciente, então, é submetido à estratificação de risco que vai definir a necessidade de realização de investigação complementar e observação dentro do hospital. De acordo com a pontuação na ECG, o TCE é classificado como leve, moderado ou grave (Tabela 26.3).

Tabela 26.3 Classificação do TCE de acordo com a escala de coma de Glasgow.

- 14-15: TCE leve
- 9-13: TCE moderado
- 3-8: TCE grave

Todos os casos de TCE moderado e grave devem realizar exame de imagem. A grande dúvida é quando investigar o TCE leve, haja vista que somente em 1,2% a 5,2% dos casos a TC de crânio está alterada. Quando se considera apenas os casos que necessitam de internação hospitalar ou abordagem cirúrgica, este número torna-se ainda menor. Portanto, devido aos riscos da radiação ionizante, é essencial que se tenha uma ferramenta que complemente a ECG na seleção dos pacientes de maior risco.

Três grandes estudos prospectivos, CHALICE,[16] CATCH[17] e PECARN,[18] analisaram outras variáveis e propuseram algoritmos, todos com sensibilidade e valor preditivo negativo elevados, embora com algumas diferenças metodológicas que atrapalham a comparação entre eles. Um estudo recente avaliou a acurácia dos três algoritmos numa amostra de 1.009 crianças com TCE e ECG entre 13 e 15. Deles, o único que foi capaz de identificar todos os casos de TCE clinicamente relevantes (morte, necessidade de neurocirurgia, intubação por mais de 24 horas ou internação por mais de 48 horas) foi o PECARN, que também foi o segundo mais específico.[19] Ele divide os pacientes em três grupos: sem indicação de TC, indicação imediata de TC e um grupo em que se pode optar por realização de TC ou observação no hospital, conforme as Figuras 26.3 e 26.4 para crianças menores e maiores de 2 anos, respectivamente. Embora o estudo não cite o tempo de observação, sabe-se que o risco de hemorragia intracraniana após seis horas é extremamente baixo.[20]

Imagem

A radiografia convencional é útil na identificação de fraturas do crânio. Entretanto, é um preditor fraco de lesão intracraniana, o que a torna um método não adequado na propedêutica do TCE.

Traumatismo Cranioencefálico e Raquimedular

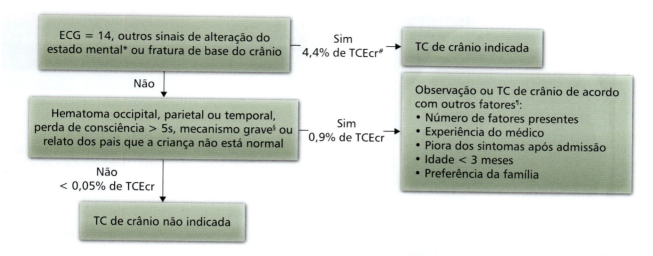

Figura 26.3 Algoritmo de investigação complementar para crianças menores de 2 anos.[18]

* Outros sinais de alteração do estado mental: agitação, sonolência, questionamento repetitivo ou alentecimento das respostas.
# TCEcr: TCE clinicamente relevante, definido como morte, necessidade de neurocirurgia, intubação por mais de 24 horas ou internação por mais de 48 horas.
§ Considera-se mecanismo grave queda acima de 1,5 m, impacto intenso por um objeto, atropelamento de pedestre ou ciclista sem capacete, acidente automobilístico com ejeção do paciente, morte de outro passageiro ou capotamento.
¶ Pacientes com apenas um dos fatores, por exemplo, perda de consciência isolada, têm baixo risco e pode-se optar pela não realização de TC de crânio.

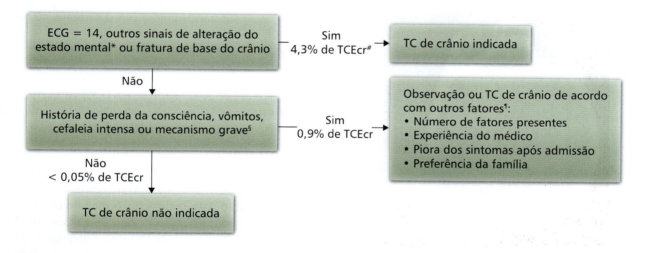

Figura 26.4 Algoritmo de investigação complementar para crianças maiores de 2 anos.[18]

* Outros sinais de alteração do estado mental: agitação, sonolência, questionamento repetitivo ou alentecimento das respostas.
# TCEcr: TCE clinicamente relevante, definido como morte, necessidade de neurocirurgia, intubação por mais de 24 horas ou internação por mais de 48 horas.
§ Considera-se mecanismo grave queda acima de 1,5 m, impacto intenso por um objeto, atropelamento de pedestre ou ciclista sem capacete, acidente automobilístico com ejeção do paciente, morte de outro passageiro ou capotamento.
¶ Pacientes com apenas um dos fatores, por exemplo, perda de consciência isolada, têm baixo risco e pode-se optar pela não realização de TC de crânio.

A tomografia computadorizada (TC) é o método de imagem de escolha, pois está disponível na maioria dos locais, tem tempo de execução curto e acurácia elevada na detecção de fraturas e hemorragias intracranianas.[6] Além disso, ela permite avaliar a repercussão das lesões, como desvio de linha média (Figura 26.5) e apagamento de sulcos e cisternas (Figura 26.6). Portanto, tem a capacidade de identificar todos os pacientes que necessitam de abordagem cirúrgica.

Tratado de Neurologia Infantil

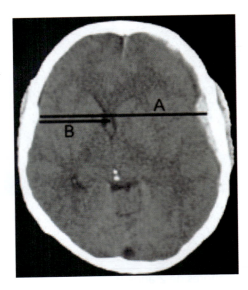

Figura 26.5 Método de quantificação do desvio de linha média.[21] Por meio de uma imagem ao nível do forame de Monro, utiliza-se da fórmula (A/2)- B, onde A é a largura do espaço intracraniano e B é a distância entre o septo pelúcido e a tábua óssea.

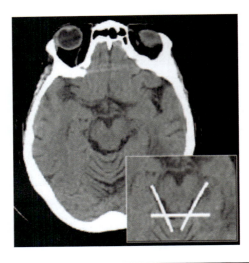

Figura 26.6 Método de avaliação das cisternas da base.[21] A presença de compressão das cisternas da base é um sinal de hipertensão intracraniana. Os espaços liquóricos ao redor do mesencéfalo podem ser divididos em três segmentos, que podem estar parcial ou completamente obliterados.

Os equipamentos de monitorização e suporte do paciente grave são facilmente acomodados na sala de exame. Geralmente não é necessário o uso de contraste. A Tabela 26.4 descreve os principais achados tomográficos no TCE, muitos dos quais podem ser visualizados na Figura 26.7.

Tabela 26.4 Principais achados tomográficos no TCE.

Lesão extra-axial	
HED	Coleção extra-axial hiperdensa biconvexa, que geralmente não cruza as suturas
HSD	Coleção extra-axial em formato de crescente. A densidade depende do tempo de evolução: aguda – hiperdensa; subaguda – isodensa; crônica – hipodensa
HSA	Hemorragia linear ou serpentiforme que preenche os sulcos e cisternas
HIV	Hemorragia no interior dos ventrículos formando um nível em relação ao líquor

Lesão intra-axial	
Contusão	Hemorragia cortical com edema perilesional. As lesões distribuem-se principalmente na área adjacente ao impacto e nas regiões próximas à superfície do crânio, como o polo temporal e a base do lobo frontal
LAD	Hemorragias petequeais na transição da substância branca com a cinzenta, no corpo caloso e no mesencéfalo
Edema cerebral	Apagamento de sulcos e cisternas, compressão dos ventrículos e perda da diferenciação córtico-subcortical

HED: hematoma extradural; HSD: hematoma subdural; HSA: hemorragia subaracnóidea; HIV: hemorragia intraventricular; LAD: lesão axonal difusa.

Em comparação à TC, a imagem por ressonância magnética (IRM) tem as desvantagens de necessitar de mais tempo para realização, o manejo dos equipamentos de monitorização e suporte é mais difícil e é inferior na visualização de fraturas. Entretanto, a IRM é superior na detecção de pequenas coleções subdurais ou extradurais e lesões parenquimatosas, principalmente no tronco encefálico. De relevância clínica está a observação de achados sugestivos de LAD, que frequentemente não são observados à TC (Figura 26.8). Portanto, a IRM geralmente é utilizada nas fases subaguda e crônica, quando o quadro clínico não é explicado pelos achados tomográficos.[22,23]

Na suspeita de lesão vascular (dissecção das artérias carótidas e vertebrais, fístula arteriovenosa e pseudoaneurisma), a angiografia digital é o exame padrão-ouro. Contudo, a angiorressonância é o exame inicial de escolha, pois é um método não invasivo e que não utiliza radiação ionizante. Além disso, ela também visualiza a

Traumatismo Cranioencefálico e Raquimedular

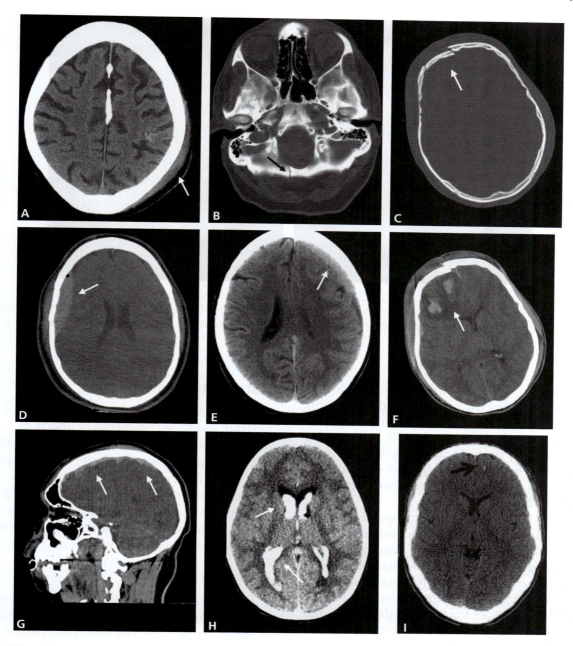

Figura 26.7 Principais achados tomográficos no TCE. **(A)** hematoma subgaleal; (B) fratura linear; (C) fratura com afundamento; (D) hematoma extradural; (E) hematoma subdural; (F) contusão cerebral; (G) hemorragia subaracnóidea; (H) hemorragia intraventricular; (I) lesão axonal difusa. Imagens gentilmente cedidas pelo Dr. Aldo Maurici Araújo Alves – Departamento de Diagnóstico por Imagem – EPM-Unifesp.

parede do vaso e consegue identificar hematomas intramurais que não alteram seu lúmen.

Estudos recentes mostram que a imagem funcional (SPECT ou PET) pode complementar a IRM na definição do prognóstico, embora ainda seja pouco utilizada na prática clínica.[24]

Tratamento cirúrgico

No HED o prognóstico está diretamente relacionado com o tempo para a realização do procedimento cirúrgico. A craniotomia com drenagem da coleção e reparo dos vasos deve ser realizada imediatamente se

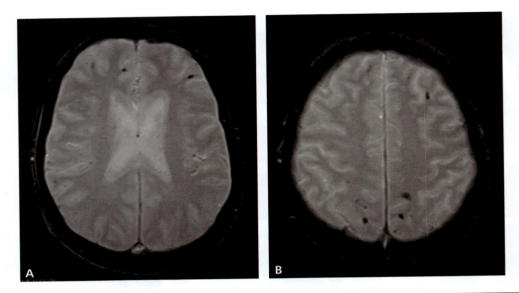

Figura 26.8 IRM de crânio de paciente com lesão axonal difusa. A sequência T2* (gradiente eco) mostra pequenos focos de hiposinal (hemorragia), com distribuição predominante na transição entre a substância cinzenta e a substância branca.

houver alteração da consciência, sinais neurológicos focais ou desvio de linha média significativo (≥ 5 mm). A monitorização da PIC geralmente não é necessária após a evacuação da coleção, exceto se a dura-máter estiver tensa ou houver outras lesões. O tratamento conservador com observação rigorosa está indicado na ausência dos sinais acima e espessura do hematoma menor que 15 mm.[21]

Não há critérios definitivos a respeito do tratamento cirúrgico do hematoma subdural em crianças. Se o hematoma não for volumoso e a deterioração clínica decorrer de edema cerebral, o tratamento clínico da hipertensão intracraniana (HIC) está indicado. No hematoma volumoso, geralmente maior que 10 mm, ou associado a desvio de linha média, deve-se realizar craniotomia e evacuação da coleção, com ou sem duroplastia. Mesmo após a drenagem pode ocorrer elevação da PIC, que deve ser monitorizada.[25]

O tratamento cirúrgico das lesões parenquimatosas raramente é necessário. Nas lesões com efeito de massa importante, associadas à piora clínica ou elevação da PIC, deve-se realizar craniotomia e drenagem. Para detalhes sobre craniectomia descompressiva no tratamento de HIC refratária, ver seção específica adiante.[26]

As fraturas abertas com afundamento maior que a espessura da calvária ou acima de 1 cm necessitam de elevação, desbridamento e antibioticoterapia. O tratamento conservador geralmente é indicado nas fraturas fechadas.[27]

Tratamento neurointensivo

A profilaxia de lesão secundária no TCE é tão importante quanto o tratamento cirúrgico da lesão primária. Embora um grande número de mediadores de injúria tenha sido identificado em estudos experimentais, o uso de agentes que bloqueiam estas vias não demonstrou benefício em estudos clínicos. Portanto, o objetivo principal do tratamento intensivo é a prevenção da isquemia e hipóxia cerebral por meio do controle da PIC, da PA e dos gases sanguíneos.

Pressão intracraniana

Segundo a doutrina de Monro-Kellie, o crânio é uma estrutura rígida e seu volume interno é constante, sendo ocupado por três elementos: encéfalo (80%), sangue (10% a 12%) e líquor (8% a 10%). Quando há aumento de um deles, o volume de um ou mais dos outros deve diminuir, caso contrário haverá aumento da PIC. Uma lesão com efeito de massa, como um hematoma, não vai causar aumento da PIC inicialmente, pois os mecanismos compensatórios vão deslocar o líquor para o canal vertebral e o sangue venoso para as veias jugulares. Entretanto, uma vez esgotados esses mecanismos, um pequeno aumento da lesão vai levar à hipertensão intracraniana (HIC), que vai comprometer a perfusão cerebral, gerando isquemia e piora do edema. Finalmente, pode ocorrer herniação cerebral (Figura 26.9).

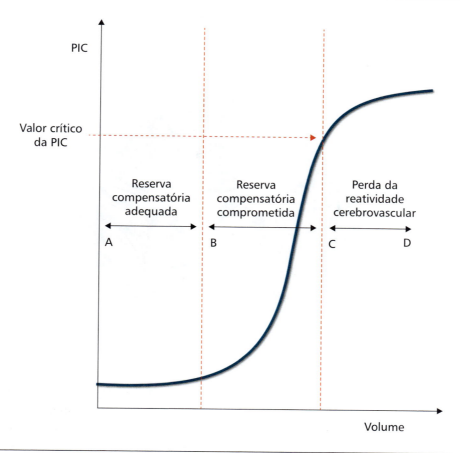

Figura 26.9 Gráfico mostrando a relação entre o volume e a pressão intracraniana (PIC). A curva possui três segmentos: uma parte inicial que representa a reserva compensatória adequada (A-B), uma parte intermediária com aumento exponencial PIC, que corresponde à perda da reserva compensatória (B-C) e uma parte final na qual ocorre esgotamento da reatividade vascular em resposta à redução da pressão de perfusão cerebral (C-D).

Alguns dados da literatura indicam as vantagens da monitorização da PIC no TCE grave em crianças: a ocorrência de HIC é frequente, a associação entre HIC e prognóstico ruim, e a correlação positiva entre controle da HIC e melhora do desfecho clínico.[28] Geralmente está indicada em pacientes com ECG ≤ 8. Entretanto, em pacientes com TCE de leve a moderado, a monitorização pode ser indicada na presença de lesão com efeito de massa importante, nos quais a deterioração neurológica é iminente ou a avaliação clínica adequada não pode ser realizada por efeito de sedação ou bloqueio neuromuscular.[28] É importante salientar que HIC pode ocorrer mesmo na presença de fontanela aberta, sendo a palpação da mesma um instrumento pouco fidedigno da medida da PIC.[29]

As formas de monitorização da PIC estão ilustradas na Figura 26.10. A monitorização por meio do cateter intraventricular é o padrão-ouro e suas vantagens são: medida global da PIC, capacidade de recalibração, possibilidade de drenagem terapêutica do líquor e administração intratecal de medicação. As desvantagens são: dificuldade de inserção em ventrículos deslocados ou comprimidos, medida inadequada por obstrução, risco de hemorragia e, principalmente, de infecção (esta última em torno de 10%).[30]

O ponto de referência para medida da PIC é o meato acústico externo. Os cateteres posicionados no parênquima ou no espaço subdural têm como grande vantagem um risco menor de infecção e hemorragia.[31] Entretanto, como no TCE pode haver gradiente de pressão no interior do parênquima, sua medida pode não representar a pressão liquórica. Além disso, não permitem recalibração, embora a perda de precisão seja pequena ao longo do tempo (0,6 ± 0,9 mmHg após cinco dias).[32] Os métodos não invasivos de medida da PIC (Doppler transcraniano, medida da bainha do nervo óptico, teste de deslocamento da membrana timpânica e TC de crânio) não são acurados o suficiente para uso na prática clínica.[33]

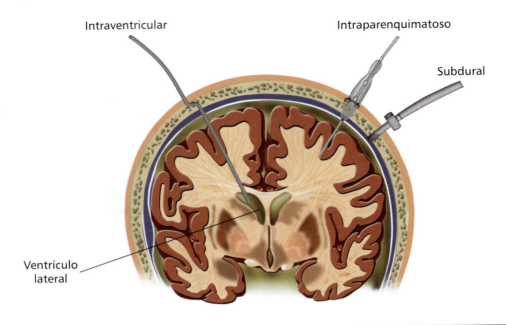

Figura 26.10 Técnicas de monitorização da pressão intracraniana.

A curva da PIC é gerada a partir da transmissão das ondas de pulso para os vasos sanguíneos cerebrais. Ela é dividida em três picos ou componentes (Figura 26.11):[34]

- **P1:** geralmente o maior pico, corresponde ao pulso arterial transmitido ao plexo coroide.
- **P2 e P3:** são picos menores gerados a partir da transmissão do pulso venoso jugular às veias corticais.

À medida que a PIC se eleva, há aumento correspondente de P2 e P3, que podem se tornar maiores que P1, conferindo à curva uma morfologia triangular.

O valor normal da PIC e o ponto de corte acima do qual se deve iniciar tratamento não estão bem estabelecidos para crianças. Os estudos mostram que valores acima de 20 mmHg estão associados a pior prognóstico. O consenso sugere mantê-lo abaixo deste valor.[28]

O algoritmo de tratamento da HIC é mostrado nas Figuras 26.12 e 26.13. A seguir comentaremos cada passo.

Posicionamento da cabeça

Manter a cabeceira elevada a 30° reduz a PIC sem afetar a PPC. Entretanto, valores maiores que 40° podem reduzir a PPC. É recomendado também deixar o pescoço retificado no intuito de facilitar a drenagem venosa através das veias jugulares.

Sedação e analgesia

Dor e ansiedade podem aumentar o metabolismo cerebral e, consequentemente, a PIC. Não há ne-

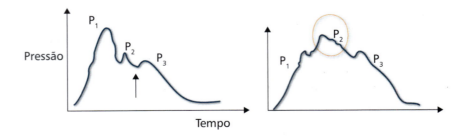

Figura 26.11 Gráfico representando a onda da PIC. A imagem à esquerda mostra uma onda normal; a seta indica o nó dicrótico, que se localiza entre P2 e P3. A imagem à direita mostra um aumento de P2, indicativo de redução da complacência cerebral.

Traumatismo Cranioencefálico e Raquimedular

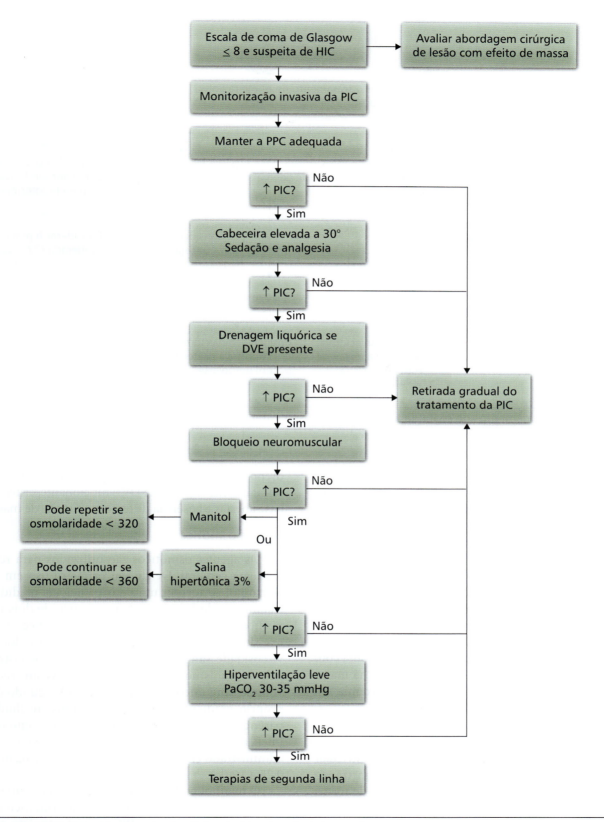

Figura 26.12 Tratamento de primeira linha da hipertensão intracraniana.
PIC: pressão intracraniana; PPC: pressão de perfusão cerebral; DVE: derivação ventricular externa.

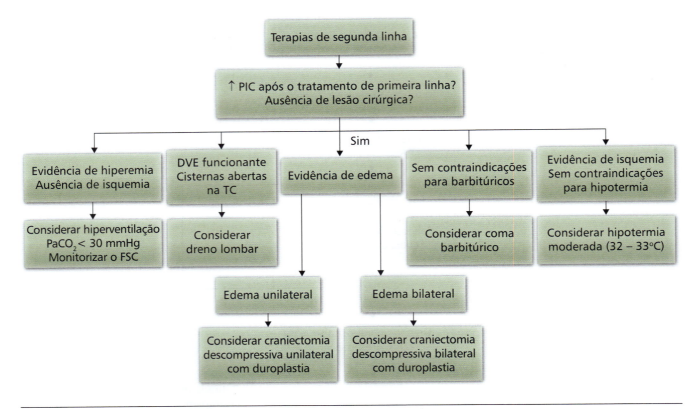

Figura 26.13 Tratamentos de segunda linha da hipertensão intracraniana.
PIC: pressão intracraniana; DVE: derivação ventricular externa.

nhum estudo randomizado comparando os diferentes esquemas de sedação e analgesia. Benzodiazepínicos e opioides são os mais frequentemente utilizados. Os barbitúricos em dose sedativa (dose menor do que aquela necessária para indução do coma barbitúrico, conforme será mostrado a seguir) são uma opção. A infusão contínua de propofol é contraindicada pelo risco de acidose metabólica.[28]

Se a PIC continuar elevada, a despeito da sedação, pode-se lançar mão dos bloqueadores neuromusculares (BNM). Eles previnem a elevação da PIC que ocorre na presença de esforço, tosse e assincronia com a ventilação mecânica. Com o uso de BNM há maior risco de miopatia do doente crítico e hipoxemia em caso de extubação acidental.[28]

Drenagem de líquor

A drenagem de líquor pela derivação ventricular externa (DVE) é uma forma imediata, porém transitória, de redução da PIC. Pode ser realizada de forma contínua ou intermitente. Um estudo mostrou que a drenagem contínua foi associada à menor concentração de marcadores de lesão, menor valor médio da PIC e maior quantidade de líquor drenado.[35] A associação de dreno lombar pode ser considerada nos casos de HIC refratária em vigência de DVE funcionante, cisternas da base abertas e ausência de lesão com efeito de massa.[28]

Terapia osmótica

Os agentes osmóticos são utilizados para reduzir o edema cerebral. Desde seu primeiro uso em 1962, o manitol se tornou uma das principais medidas no tratamento da HIC. Ele atua por meio de dois mecanismos. O primeiro deles, que ocorre imediatamente e dura cerca de 75 minutos, se dá pela redução da viscosidade sanguínea, a qual induz vasoconstricção pelo mecanismo de autorregulação. Assim, reduz o volume sanguíneo cerebral e a PIC. O segundo é pelo próprio gradiente osmótico, que transfere fluido do parênquima para o espaço intravascular, efeito que se inicia após 15 a 30 minutos e dura até seis horas. Ele é administrado em bólus por via endovenosa na dose de 0,25 a 1 g/kg.

O manitol pode se acumular no parênquima onde há quebra da BHE, gerando um fluxo osmótico reverso e aumento rebote da PIC. Entretanto, isto ocorre quando ele está presente na circulação por longo período. Como também é um diurético osmótico, o manitol pode precipitar hipotensão, insuficiência renal e distúrbios hidreletrolíticos, principalmente se osmolaridade sérica > 320 mOsm/l.

O uso de solução salina hipertônica a 3% tem ganhado força recentemente, com evidências mostrando que ela reduz a PIC e melhora o desfecho no TCE em crianças.[36,37] Diferentemente do manitol, ela preserva o volume intravascular e pode ser administrada na vigência de instabilidade hemodinâmica. Outros benefícios teóricos da solução salina hipertônica incluem restauração do potencial de repouso da membrana e do volume da célula, estímulo à liberação de peptídeo natriurético atrial, inibição da inflamação e aumento do débito cardíaco.[28] A tolerância ao aumento da osmolaridade é maior quando induzido pela solução salina do que pelo manitol, podendo chegar a 360 mOsm/l, embora também possua risco de insuficiência renal. Outros efeitos colaterais potenciais são: aumento rebote da PIC após suspensão de infusão contínua, mielinólise pontina e extrapontina, HSA, e acidose hiperclorêmica. Pode ser administrada em infusão contínua na dose de 0,1 a 1,0 ml/kg/h ou em bólus de 1 a 6 mL/kg em 15 a 30 minutos.

Hiperventilação

A hiperventilação é uma das medidas mais rápidas na redução da PIC. A queda da $PaCO_2$ provoca vasoconstricção cerebral, o que reduz o volume sanguíneo e a PIC. Entretanto, como diminui também o fluxo sanguíneo cerebral, pode agravar a isquemia que ocorre no TCE. Está indicada nos casos em que há herniação iminente ou HIC refratária. Nesta última situação deve-se considerar o uso de monitorização avançada para avaliação de isquemia. O uso profilático de hiperventilação não está indicado.[28]

Barbitúricos

Os barbitúricos em altas doses (coma barbitúrico) diminuem a PIC pela redução do metabolismo cerebral. Deve ser realizado EEG contínuo e o objetivo é a manutenção do padrão de surto-supressão. Eles reduzem o débito cardíaco, a resistência vascular sistêmica e a PA, fazendo-se necessários a monitorização e o suporte hemodinâmico.

As drogas mais utilizadas são o pentobarbital e o tiopental. Há vários protocolos que utilizam doses diferentes, sendo os mais comuns: pentobarbital 10 mg/kg em 30 minutos, seguido de 5 mg/kg/h por 3 horas e após 1 mg/kg/h contínuo; tiopental 3 a 5 mg/kg em bólus, seguido de bólus adicionais de 1 a 2 mg/kg a cada 3 a 5 minutos até a resposta clínica desejada, com

dose máxima de 10 mg/kg. A seguir, manter infusão contínua de 3 a 5 mg/kg/h.[38,39]

Craniectomia descompressiva

A craniectomia descompressiva consiste na remoção de parte do crânio e plástica da dura-máter para acomodar o cérebro edemaciado. Pode ser realizada no momento da drenagem de um hematoma (craniectomia secundária) ou como tratamento de HIC refratária (craniectomia primária). Ela é eficaz na redução da PIC e deve ser considerada nos pacientes que mostram sinais de deterioração neurológica, herniação ou HIC refratária ao tratamento cirúrgico. As principais complicações são hidrocefalia, herniação paradoxal, fístula liquórica, infecção e HED ou HSD.[28]

Corticosteroides

O tratamento com corticosteroides não reduz a PIC e a mortalidade no TCE em crianças. Está associado à supressão do cortisol endógeno e pode aumentar a incidência de complicações infecciosas.[28]

Pressão de perfusão cerebral

Isquemia global ou regional é causa importante de injúria secundária. A PPC, definida como a pressão arterial média (PAM) menos a PIC, é o gradiente pressórico responsável pelo FSC. Em condições normais, o FSC é acoplado à necessidade metabólica cerebral por meio da autorregulação. Conforme mencionado na seção sobre fisiopatologia, vários fatores contribuem para a redução do FSC. Com a possibilidade de monitorização invasiva da PAM e da PIC, a PPC pode ser manipulada na tentativa de se evitar isquemia cerebral. O valor ideal da PPC, entretanto, ainda não foi determinado. Além disso, sabe-se que este valor varia conforme a idade. O consenso sugere um limiar para tratamento entre 40 mmHg (lactentes) e 50 mmHg (adolescentes).[28]

Para a manutenção de uma PPC adequada deve-se reduzir a PIC, normalizar a PAM e a volemia. Se o tratamento não consegue controlar a PIC, drogas vasoativas são utilizadas para aumentar a PAM e manter a PPC. Contudo, como a autorregulação pode estar deficiente, o aumento da PAM pode elevar ainda mais a PIC. Se a criança estiver hipotensa, fluidos isotônicos e drogas vasoativas devem ser utilizados.

Controle da temperatura

A hipotermia terapêutica tem efeito neuroprotetor em modelos animais, pois reduz o metabolismo cerebral, a excitotoxicidade, a produção de radicais livres

Tratado de Neurologia Infantil

e a síntese de óxido nítrico. Estudos em crianças mostram que a hipotermia moderada (32 a 33 ºC) iniciada em oito horas e mantida até 48 horas após TCE grave pode reduzir a PIC. Entretanto, não há diferença em relação à mortalidade ou sequelas neurológicas.[40,41] Recentemente, um estudo fase III foi interrompido precocemente pois não houve diferença no desfecho clínico entre os pacientes submetidos à hipotermia ou normotermia.[42]

Embora não haja nenhum estudo que avalie o efeito da hipertermia no TCE em crianças, esta deve ser evitada, pois se sabe que tem efeitos deletérios em outras condições neurológicas.[14]

Profilaxia de crise epiléptica

Crise epiléptica é uma complicação comum do TCE grave em crianças, ocorrendo em cerca de 10% a 20% dos pacientes. Os principais fatores de risco são: gravidade da lesão, trauma não acidental e idade inferior a 3 anos.[43] Sua presença pode gerar hipóxia, aumento da demanda metabólica e da PIC. O uso de monitorização eletroencefalográfica contínua pode detectar crises sutis ou assintomáticas. O consenso sugere tratamento profilático com fenitoína por sete dias nos pacientes com TCE grave.[28] Pelo perfil reduzido de efeitos colaterais e farmacocinética linear, o levetiracetam tem sido usado nos países onde está disponível, embora não haja nenhum estudo comparativo com a fenitoína. Um estudo fase II mostrou que ele é seguro nesse contexto.[40]

Novas técnicas de monitorização

Além das técnicas tradicionais de monitorização neurológica descritas acima, novos métodos permitem detectar alterações metabólicas e cerebrovasculares após o TCE. Mais estudos são necessários para definir seu papel no manejo destes pacientes e sua relevância no desfecho clínico, especialmente na população pediátrica.[28]

Pressão tissular cerebral de oxigênio

Por meio de um cateter inserido no parênquima pode-se medir a pressão tissular de oxigênio ($PtiO_2$). A manutenção de uma $PtiO_2$ adequada depende principalmente do FSC e da PaO_2.[44] O valor normal da $PtiO_2$ ainda não está definido. Estudos em animais sugerem de 20 a 30 mmHg.[45] Valores menores que 10 mmHg estão associados a pior prognóstico no TCE em crianças.[46] O consenso sugere que, caso seja optado pela monitorização da $PtiO_2$, os valores desta devem ser mantidos acima de 10 mmHg.[28]

Microdiálise cerebral

O cateter de microdiálise possui uma membrana semipermeável que é alocada no parênquima cerebral. Ela permite a passagem de pequenas moléculas do interstício para o líquido que banha continuamente o cateter. Amostras desse líquido podem ser coletadas e analisadas para os vários metabólitos e neurotransmissores. É uma técnica promissora, porém ainda é necessário estabelecer o seu papel no TCE em crianças.

Doppler transcraniano

O Doppler transcraniano (DTC) é um método não invasivo que permite avaliar a velocidade de fluxo dos grandes vasos cerebrais, especialmente da artéria cerebral média (ACM). A partir dela podem ser obtidos alguns parâmetros que refletem a hemodinâmica cerebral.

A resistência cerebrovascular tem relação direta com a PIC e pode ser avaliada por meio do índice de pulsatilidade (IP). Entretanto, há pouca experiência no uso do IP em crianças, e um estudo mostrou correlação ruim entre as duas variáveis (IP e PIC).[47]

A autorregulação é uma resposta fisiológica que altera o diâmetro dos vasos sanguíneos cerebrais em resposta às mudanças na PA com o objetivo de manter o FSC constante. O índice de autorregulação (IAR) foi desenvolvido para avaliar se a reatividade está intacta. Um IAR > 0,4 é considerado normal. Cerca de 40% das crianças com TCE grave têm a autorregulação deficitária, o que está associado a pior prognóstico.[12]

Prognóstico

A mortalidade do TCE grave em crianças é de aproximadamente 20% a 30%.[48,49] Os sobreviventes têm risco de desenvolver sequelas motoras, cognitivas e comportamentais. Várias escalas foram desenvolvidas para quantificar os déficit em diferentes domínios.[50] Os fatores preditivos de mau prognóstico são: idade inferior a 2 anos, ISS (do inglês, *injury severity score*) ≥ 28, ECG ≤ 5, presença de hipotensão, hipoxemia, hipotermia e hiperglicemia na admissão, coagulopatia, crise epilética, elevação da PIC e diabetes insípido.[48,49,51,52] A presença de lesão com desvio importante das estruturas da linha média, LAD ou edema cerebral difuso nos exames de imagem também sugerem prognóstico ruim.[53]

Um ponto controverso na literatura é a persistência de sintomas ou alterações no exame neuropsicológico após TCE leve. A maioria das crianças com TCE leve vai apresentar algum sintoma nas primeiras semanas após o trauma, que geralmente melhora no final do primeiro mês. Alguns pacientes podem apresentar

984   **Seção 3** ■ Doenças e Síndromes Neurológicas

alterações cognitivas durante a fase aguda, com posterior recuperação na maioria dos casos. A minoria dos pacientes continua apresentando dificuldades cognitivas e psicossociais meses após o evento. Nesses casos, é possível que transtornos neurológicos, psiquiátricos ou familiares preexistentes e não diagnosticados possam estar presentes.[54,55]

TRAUMATISMO RAQUIMEDULAR

O traumatismo raquimedular (TRM) em crianças é incomum, sendo responsável por cerca de 4% das admissões por trauma na população pediátrica. Há predomínio do sexo masculino (2:1) e as principais causas são acidentes com veículos automotores, atividades esportivas e quedas.[56] Na avaliação desses pacientes, deve-se levar em conta as modificações anatômicas e fisiológicas que ocorrem com o crescimento. Um alto índice de suspeição é necessário para que nenhuma lesão deixe de ser diagnosticada. O tratamento deve ser instituído rapidamente para prevenção de sequelas e óbito.

Biomecânica e classificação

A maioria das lesões ocorre na região cervical (60% a 80%).[56] As crianças menores de 8 anos são mais suscetíveis a lesões cervicais altas (C1-C3). Com o amadurecimento da coluna vertebral, a partir dos 8 anos, ocorre aumento de lesões cervicais baixas (C4-C7) e de outros segmentos da coluna vertebral, padrão que se assemelha ao do adulto.[56,57] Além disso, as crianças mais novas têm maior risco de fraturas da placa de crescimento e lesões ligamentares. Em contrapartida, as fraturas do corpo e dos elementos posteriores são mais comuns em crianças maiores.[58] As características que justificam tais diferenças são mostradas na Tabela 26.5.

Os mecanismos de lesão são: flexão, extensão, compressão vertical, rotação ou uma combinação destes. De acordo com o mecanismo pode-se prever o tipo de lesão:[6]

- A hiperflexão é o mecanismo mais comum e pode causar fratura em cunha do corpo vertebral anterior e ruptura dos elementos posteriores.
- A hiperextensão pode comprimir os elementos posteriores e romper o ligamento longitudinal anterior.
- A carga axial pode causar fratura explosiva ou cominutiva do arco de C1 na coluna cervical superior ou do corpo vertebral nos demais segmentos.
- A rotação pode causar fratura ou deslocamento das facetas articulares. Essas lesões isoladas são incomuns e geralmente ocorrem em combinação com outros tipos.

Tabela 26.5 Características anatômicas e fisiológicas da coluna e da medula espinal em crianças.[58]

- A relação entre o tamanho da cabeça e o restante do corpo é maior quanto mais nova a criança
- O ponto de apoio da coluna cervical progride em sentido caudal de C2-C3 no nascimento para C5-C6 aos 8 anos
- Nas crianças mais novas a musculatura cervical é mais fraca, os ligamentos são mais frouxos e as articulações são mais horizontalizadas, resultando em maior mobilidade da coluna cervical superior
- Os centros de crescimento imaturos são mais suscetíveis às forças de cisalhamento durante hiperflexão ou hiperextensão, particularmente na sincondrose entre o processo odontoide e o corpo de C2
- Nas crianças mais novas a coluna vertebral é mais elástica e tolera mais distração do que a medula espinal. Portanto, pode haver lesão medular sem evidências radiológicas de lesão vertebral

A medula espinal pode ser afetada por compressão extrínseca, distração dos elementos neurais ou isquemia.

De acordo com os achados radiológicos, as lesões são classificadas em: fraturas do corpo ou dos elementos posteriores com subluxação; fratura sem subluxação; subluxação sem fratura (lesão ligamentar pura); lesão da medula espinal sem fratura ou subluxação (SCIWORA, do inglês *spinal cord injury without radiographic abnormalities*). As fraturas com subluxação, as subluxações isoladas e a SCIWORA geralmente são instáveis. As fraturas isoladas podem ou não ser instáveis.[6]

História e exame físico

A maioria dos casos de TRM pode ser identificada por meio da história e do exame físico. Os elementos da história que sugerem TRM são a causa e o mecanismo do trauma e a presença de sintomas, mesmo que estes tenham se resolvido no momento da admissão. A tríade clássica é composta de dor local, espasmo muscular e redução da amplitude de movimento. Os demais sintomas dependem da presença e do nível de acometimento da medula espinal ou das raízes nervosas. Os principais são: fraqueza, dormência, dor cervical ou lombar com irradiação para membros, parestesias, priapismo e incontinência urinária ou vesical. Deve-se suspeitar de TRM em todos os pacientes com trauma grave e naqueles em há predisposição para lesão vertebral (Tabela 26.6).

Tabela 26.6 Condições que predispõem ao TRM.[59]

- Síndrome de Down
- Síndrome de Klippel-Feil
- Síndrome de Larsen
- Síndrome de Morquio
- Cirurgia vertebral prévia
- Artrite vertebral

Os principais elementos do exame físico são os sinais vitais, o exame da coluna e o exame neurológico.

Sinais vitais

Apneia ou hipoventilação podem resultar de lesões que acometem os níveis medulares responsáveis pelo controle diafragmático (C3, C4, C5). Hipotensão, bradicardia e instabilidade térmica sugerem choque neurogênico, que ocorre devido à lesão da via simpática na medula espinal, geralmente acima de T6.

Exame da coluna

Neste momento o colar cervical pode ser retirado, caso não haja sintomas de lesão medular, e posteriormente recolocado até o final de toda investigação. A coluna deve ser palpada e mobilizada na pesquisa de dor, deformidade ou espasmo muscular.

Exame neurológico

As alterações de força muscular geralmente são acompanhadas de redução do tônus e dos reflexos profundos na fase aguda (geralmente menos de 24 horas). Os reflexos superficiais (anal, bulbocavernoso e cremastérico) podem estar ausentes, o que indica o período inicial do choque medular. No segundo dia, os reflexos começam a retornar e, após um período de dias a semanas, ficam exaltados, juntamente com o aparecimento de espasticidade.[60] O nível sensitivo geralmente topografa o nível da lesão (Tabela 26.7). A mielopatia é dita incompleta quando há preservação de alguma função neurológica distal à lesão, e completa quando há abolição (Tabela 21.10).[61] A síndrome do funículo anterior costuma resultar de lesões com hiperflexão e compressão anterior da medula, ao passo que a síndrome medular central habitualmente resulta de lesões por hiperextensão.

Imagem

Alguns pacientes de baixo risco podem ser liberados sem investigação complementar (Tabela 26.8). Nos casos em que há suspeita de TRM, deve-se realizar exames radiológicos. A avaliação inicial deve incluir radiografias realizadas em três incidências (anteroposterior, perfil e transoral) da coluna cervical.[62] Um estudo de toda a coluna é necessário na suspeita de lesão toracolombar ou no trauma grave, visto que em 10% a 16% dos casos há lesões múltiplas e não contíguas.[6] A sensibilidade é de aproximadamente 90%.[63] A interpretação deve levar em conta a idade e a maturação anatômica do paciente. Achados normais em crianças mais novas podem, erroneamente, sugerir a presença de lesão (Tabela 26.9). O estudo dinâmico (em flexão e extensão) pode ser útil quando o quadro clínico ou exame estático sugerirem instabilidade cervical.

A TC tem sensibilidade de 98% para lesões ósseas. Está indicada quando a radiografia simples for anormal ou não puder ser realizada adequadamente. Deve ser realizada também nos pacientes com alteração da consciência, juntamente com a TC de crânio.[62]

A IRM é o método de escolha para os pacientes com alteração do exame neurológico. É superior aos demais métodos na visualização de lesões medulares, ligamentares e protrusões discais.[62]

A Figura 26.14 sugere um algoritmo para investigação de pacientes com TRM.

SCIWORA

A lesão da medula espinal sem anormalidade radiológica (SCIWORA) foi definida em 1982 para agrupar os pacientes que apresentavam clínica sugestiva de mielopatia resultante de trauma, nos quais os estudos de imagem (radiografia e TC) eram normais. A incidência desta condição varia consideravelmente entre os estudos (5% a 67%).[64] Há debate na literatura sobre qual seria a definição de SCIWORA após o advento da IRM, o que justifica a discrepância epidemiológica entre os estudos.

Ocorre predominantemente em crianças com menos de 9 anos, sendo a região cervical a mais acometida. A IRM pode evidenciar anormalidades neurais (transecção, hemorragia ou edema da medula espinal) e extraneurais (lesão ligamentar ou discal). A IRM pode ser normal em cerca de 35% dos pacientes com SCIWORA, principalmente nos pacientes com sintomas transitórios. Nestes casos o prognóstico tende a ser bom.[64] Um exame inicial normal pode ser repetido após uma semana, quando os sinais de hemorragia tornam-se mais evidentes. Uma IRM de controle deve

Traumatismo Cranioencefálico e Raquimedular

Tabela 26.7 Topografia da lesão medular.[61]

Nível da lesão	Perda de função Motora	Nível sensitivo*	Reflexos
Cervical			
C2		Occipício	
C3		Cartilagem tireoide	
C4	Respiração espontânea	Incisura supraesternal	
C5	Abdução e rotação externa do ombro	Abaixo da clavícula Região deltoide	Bicipital
C6	Flexão do cotovelo e extensão do punho	Polegar	Braquiorradial
C7	Extensão do cotovelo	Segundo e terceiro dedos	Tricipital
C8	Flexão dos dedos	Quinto dedo e região medial da mão	
Torácico			
T1-T2	Músculos intercostais e abdominais		
T4		Linha mamilar	
T10		Umbigo	
Lombar			
L1		Região abaixo do ligamento inguinal	
L1-L2	Flexão do quadril		
L2-L3		Região medial da coxa	
L3	Adução do quadril		
L4	Abdução do quadril	Joelho	Patelar
L5	Dorsiflexão do pé	Região anterior da perna e dorso do pé	
Sacral			
S1		Lateral do pé	Aquileu
S1-S2	Flexão plantar		
S2-S4	Tônus do esfíncter retal	Região perianal	

* Para um melhor entendimento dos níveis sensitivos, ver a Figura 7.2.

Tabela 26.8 Características dos pacientes que não necessitam de investigação complementar.[62]

- Mecanismo de baixo risco*
- Nenhuma dor em outro local que atrapalhe a percepção do paciente sobre o TRM
- Vigil, cooperativo e com a fala preservada
- Ausência de dor cervical ou limitação da movimentação
- Ausência de alteração neurológica pela história e exame físico

* Mecanismo que não seja acidente com veículo automotor, queda de altura maior que três metros e trauma não acidental.

Tabela 26.9 Variações da normalidade na radiografia simples em crianças.[65]

- Pseudo-subluxação de C2 sobre C3
- Aumento da distância entre o atlas e o processo odontoide na incidência lateral (até 5 mm)
- Aumento da distância entre as massas laterais do atlas em relação ao processo odontoide na incidência transoral (até 6 mm)
- Sobreposição de C1 em relação ao processo odontoide no estudo em extensão
- Presença de sincondrose na base do odontoide
- Ausência da lordose cervical
- Região anterior do corpo em formato de cunha
- Ossificação incompleta dos elementos posteriores

Capítulo 26

ser realizada após três a seis meses nos casos de lesão medular, com o objetivo de avaliar o desenvolvimento de atrofia ou siringomielia.

Tratamento

A abordagem inicial do paciente vítima de trauma já foi comentada na seção sobre TCE. A imobilização cervical pré-hospitalar deve levar em conta a desproporção da cabeça em relação ao restante do corpo nas crianças menores de 8 anos. Nestes pacientes é necessário o uso de elevação torácica ou recesso occipital para manter o alinhamento adequado.[62]

O tratamento com metilprednisolona em dose elevada mostrou-se benéfico na redução de incapacidade em adultos com TRM. Entretanto, os estudos não incluíram pacientes com menos de 13 anos, o que gera discussão na literatura sobre o uso na população pediátrica.

O choque neurogênico resulta de redução do tônus simpático e consequente queda da resistência vascular periférica (choque distributivo). A hipotensão deve ser tratada agressivamente para prevenção de lesão isquêmica secundária. Pode ser refratária à expansão volêmica, necessitando do uso de droga vasoativa. Na presença de bradicardia associada, deve-se optar por droga com

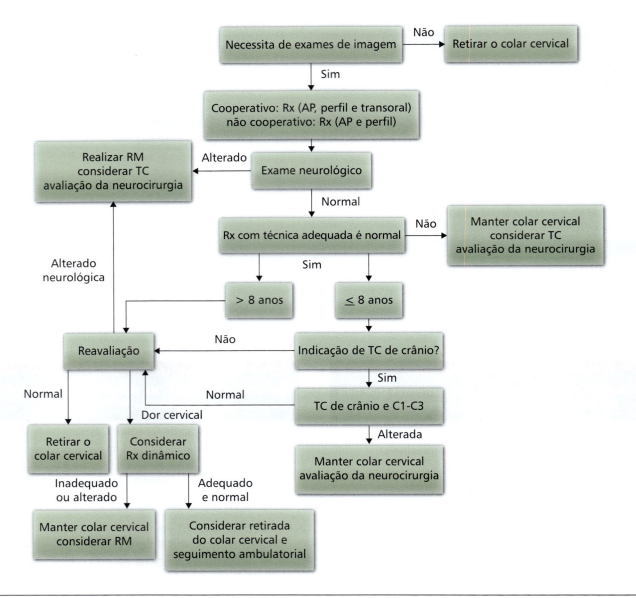

Figura 26.14 Algoritmo de investigação no TRM.

Rx: radiografia simples; AP: anteroposterior; TC: tomografia computadorizada.

Traumatismo Cranioencefálico e Raquimedular

efeito beta-adrenérgico. Alguns procedimentos, como aspiração e manipulação, podem gerar resposta vagal, que pode ser prevenida com o uso de atropina.

A maioria das lesões pode ser tratada com redução fechada e imobilização. As indicações cirúrgicas são: correção de deformidade, estabilização de lesões instáveis e descompressão da medula espinal.[62]

A reabilitação envolve uma equipe multidisciplinar. As principais complicações secundárias que devem ser avaliadas e tratadas são mostradas na Tabela 26.10.

Tabela 26.10 Complicações secundárias do TRM.

- Espasticidade
- Úlceras de decúbito
- Escoliose
- Complicações respiratórias
- Disautonomia
- Bexiga neurogênica
- Constipação intestinal

■ REFERÊNCIAS BIBLIOGRÁFICAS

1. Bruns J Jr, Hauser WA. The epidemiology of traumatic brain injury: a review. Epilepsia. 2003;44 Suppl 10:2-10.
2. McCarthy ML, Serpi T, Kufera JA, Demeter LA, Paidas C. Factors influencing admission among children with a traumatic brain injury. Acad Emerg Med. 2002;9(7):684-93.
3. Keenan HT, Bratton SL. Epidemiology and outcomes of pediatric traumatic brain injury. Dev Neurosci. 2006;28(4-5):256-63.
4. Menon DK, Schwab K, Wright DW, Maas AI,. Position statement: definition of traumatic brain injury. Arch Phys Med Rehabil. 2010;91(11):1637-40.
5. Werner C, Engelhard K. Pathophysiology of traumatic brain injury. Br J Anaesth. 2007;99(1):4-9.
6. Winn HR. Youmans Neurological Surgery. 6.ed. Philadelphia: Saunders, 2011. p.4960.
7. Zia Z, Morris AM, Paw R. Ping-pong fracture. Emerg Med J. 2007;24(10):731.
8. Andrade AF, Paiva WS, Amorim RL, Figueiredo EG, Rusafa Neto E, Teixeira MJ. [The pathophysiological mechanisms following traumatic brain injury]. Rev Assoc Med Bras. 2009;55(1):75-81.
9. Lichenstein R, Glass TF, Quayle KS, Wootton-Gorges SL, Wisner DH, Miskin M, et al. Presentations and outcomes of children with intraventricular hemorrhages after blunt head trauma. Arch Pediatr Adolesc Med. 2012;166(8):725-31.
10. Scorza KA, Raleigh MF, O'Connor FG. Current concepts in concussion: evaluation and management. Am Fam Physician. 2012;85(2):123-32.
11. Smith DH, Meaney DF, Shull WH. Diffuse axonal injury in head trauma. J Head Trauma Rehabil. 2003;18(4):307-16.
12. Vavilala MS, Lee LA, Boddu K, Visco E, Newell DW, Zimmerman JJ, et al. Cerebral autoregulation in pediatric traumatic brain injury. Pediatr Crit Care Med. 2004;5(3):257-63.

13. Kleinman ME, Chameides L, Schexnayder SM, Samson RA, Hazinski MF, Atkins DL, et al. Part 14: pediatric advanced life support: 2010 American Heart Association Guidelines for Cardiopulmonary Resuscitation and Emergency Cardiovascular Care. Circulation. 2010;122(18 Suppl 3):S876-908.
14. Huh JW, Raghupathi R. New concepts in treatment of pediatric traumatic brain injury. Anesthesiol Clin. 2009;27(2):213-40.
15. Bhalla T, Dewhirst E, Sawardekar A, Dairo O, Tobias JD. Perioperative management of the pediatric patient with traumatic brain injury. Paediatr Anaesth. 2012;22(7):627-40.
16. Dunning J, Daly JP, Lomas JP, Lecky F, Batchelor J, Mackway-Jones K, et al. Derivation of the children's head injury algorithm for the prediction of important clinical events decision rule for head injury in children. Arch Dis Child. 2006;91(11):885-91.
17. Osmond MH, Klassen TP, Wells GA, Correll R, Jarvis A, Joubert G, et al. CATCH: a clinical decision rule for the use of computed tomography in children with minor head injury. CMAJ. 2010;182(4):341-8.
18. Kuppermann N, Holmes JF, Dayan PS, Hoyle JD Jr, Atabaki SM, Holubkov R, et al. Identification of children at very low risk of clinically-important brain injuries after head trauma: a prospective cohort study. Lancet. 2009;374(9696):1160-70.
19. Easter JS, Bakes K, Dhaliwal J, Miller M, Caruso E, Haukoos JS. Comparison of PECARN, CATCH, and CHALICE rules for children with minor head injury: a prospective cohort study. Ann Emerg Med. 2014;64(2):145-52, 52 e1-5.
20. Hamilton M, Mrazik M, Johnson DW. Incidence of delayed intracranial hemorrhage in children after uncomplicated minor head injuries. Pediatrics. 2010;126(1):e33-9.
21. Bullock MR, Chesnut R, Ghajar J, Gordon D, Hartl R, Newell DW, et al. Surgical management of acute epidural hematomas. Neurosurgery. 2006;58(3 Suppl):S7-15; discussion Si-iv.
22. Orrison WW, Gentry LR, Stimac GK, Tarrel RM, Espinosa MC, Cobb LC. Blinded comparison of cranial CT and MR in closed head injury evaluation. AJNR Am J Neuroradiol. 1994;15(2):351-6.
23. Provenzale JM. Imaging of traumatic brain injury: a review of the recent medical literature. AJR Am J Roentgenol. 2010;194(1):16-9.
24. Lee B, Newberg A. Neuroimaging in traumatic brain imaging. NeuroRx. 2005;2(2):372-83.
25. Bullock MR, Chesnut R, Ghajar J, Gordon D, Hartl R, Newell DW, et al. Surgical management of acute subdural hematomas. Neurosurgery. 2006;58(3 Suppl):S16-24; discussion Si-iv.
26. Bullock MR, Chesnut R, Ghajar J, Gordon D, Hartl R, Newell DW, et al. Surgical management of traumatic parenchymal lesions. Neurosurgery. 2006;58(3 Suppl):S25-46; discussion Si-iv.
27. Bullock MR, Chesnut R, Ghajar J, Gordon D, Hartl R, Newell DW, et al. Surgical management of depressed cranial fractures. Neurosurgery. 2006;58(3 Suppl):S56-60; discussion Si-iv.
28. Kochanek PM, Carney N, Adelson PD, Ashwal S, Bell MJ, Bratton S, et al. Guidelines for the acute medical management of severe traumatic brain injury in infants, children, and adolescents-second edition. Pediatr Crit Care Med. 2012;13 Suppl 1:S1-82.
29. Kaiser AM, Whitelaw AG. Intracranial pressure estimation by palpation of the anterior fontanelle. Arch Dis Child. 1987;62(5):516-7.
30. Hagel S, Bruns T, Pletz MW, Engel C, Kalff R, Ewald C. External ventricular drain infections: risk factors and outcome. Interdiscip Perspect Infect Dis. 2014;2014:708531.

31. Anderson RC, Kan P, Klimo P, Brockmeyer DL, Walker ML, Kestle JR. Complications of intracranial pressure monitoring in children with head trauma. J Neurosurg. 2004;101(1 Suppl):53-8.

32. Czosnyka M, Czosnyka Z, Pickard JD. Laboratory testing of three intracranial pressure microtransducers: technical report. Neurosurgery. 1996;38(1):219-24.

33. Raboel PH, Bartek J Jr, Andresen M, Bellander BM, Romner B. Intracranial Pressure Monitoring: Invasive versus Non-Invasive Methods-A Review. Crit Care Res Pract. 2012;2012:950393.

34. Cardoso ER, Rowan JO, Galbraith S. Analysis of the cerebrospinal fluid pulse wave in intracranial pressure. J Neurosurg. 1983;59(5):817-21.

35. Shore PM, Thomas NJ, Clark RS, Adelson PD, Wisniewski SR, Janesko KL, et al. Continuous versus intermittent cerebrospinal fluid drainage after severe traumatic brain injury in children: effect on biochemical markers. J Neurotrauma. 2004;21(9):1113-22.

36. Khanna S, Davis D, Peterson B, Fisher B, Tung H, O'Quigley J, et al. Use of hypertonic saline in the treatment of severe refractory posttraumatic intracranial hypertension in pediatric traumatic brain injury. Crit Care Med. 2000;28(4):1144-51.

37. Peterson B, Khanna S, Fisher B, Marshall L. Prolonged hypernatremia controls elevated intracranial pressure in head-injured pediatric patients. Crit Care Med. 2000;28(4):1136-43.

38. Eisenberg HM, Frankowski RF, Contant CF, Marshall LF, Walker MD. High-dose barbiturate control of elevated intracranial pressure in patients with severe head injury. J Neurosurg. 1988;69(1):15-23.

39. Huynh F, Mabasa VH, Ensom MH. A critical review: does thiopental continuous infusion warrant therapeutic drug monitoring in the critical care population? Ther Drug Monit. 2009;31(2):153-69.

40. Adelson PD, Ragheb J, Kanev P, Brockmeyer D, Beers SR, Brown SD, et al. Phase II clinical trial of moderate hypothermia after severe traumatic brain injury in children. Neurosurgery. 2005;56(4):740-54; discussion -54.

41. Hutchison JS, Ward RE, Lacroix J, Hebert PC, Barnes MA, Bohn DJ, et al. Hypothermia therapy after traumatic brain injury in children. N Engl J Med. 2008;358(23):2447-56.

42. Adelson PD, Wisniewski SR, Beca J, Brown SD, Bell M, Muizelaar JP, et al. Comparison of hypothermia and normothermia after severe traumatic brain injury in children (Cool Kids): a phase 3, randomised controlled trial. Lancet Neurol. 2013;12(6):546-53.

43. Arango JI, Deibert CP, Brown D, Bell M, Dvorchik I, Adelson PD. Posttraumatic seizures in children with severe traumatic brain injury. Childs Nerv Syst. 2012;28(11):1925-9.

44. Rosenthal G, Hemphill JC, 3rd, Sorani M, Martin C, Morabito D, Obrist WD, et al. Brain tissue oxygen tension is more indicative of oxygen diffusion than oxygen delivery and metabolism in patients with traumatic brain injury. Crit Care Med. 2008;36(6):1917-24.

45. Friess SH, Kilbaugh TJ, Huh JW. Advanced neuromonitoring and imaging in pediatric traumatic brain injury. Crit Care Res Pract. 2012;2012:361310.

46. Figaji AA, Zwane E, Thompson C, Fieggen AG, Argent AC, Le Roux PD, et al. Brain tissue oxygen tension monitoring in pediatric severe traumatic brain injury. Part 1: Relationship with outcome. Childs Nerv Syst. 2009;25(10):1325-33.

47. Figaji AA, Zwane E, Fieggen AG, Siesjo P, Peter JC. Transcranial Doppler pulsatility index is not a reliable indicator of intracranial pressure in children with severe traumatic brain injury. Surg Neurol. 2009;72(4):389-94.

48. Ducrocq SC, Meyer PG, Orliaguet GA, Blanot S, Laurent--Vannier A, Renier D, et al. Epidemiology and early predictive factors of mortality and outcome in children with traumatic severe brain injury: experience of a French pediatric trauma center. Pediatr Crit Care Med. 2006;7(5):461-7.

49. Tude Melo JR, Di Rocco F, Blanot S, Oliveira-Filho J, Roujeau T, Sainte-Rose C, et al. Mortality in children with severe head trauma: predictive factors and proposal for a new predictive scale. Neurosurgery. 2010;67(6):1542-7.

50. McCauley SR, Wilde EA, Anderson VA, Bedell G, Beers SR, Campbell TF, et al. Recommendations for the use of common outcome measures in pediatric traumatic brain injury research. J Neurotrauma. 2012;29(4):678-705.

51. Chiaretti A, Piastra M, Pulitano S, Pietrini D, De Rosa G, Barbaro R, et al. Prognostic factors and outcome of children with severe head injury: an 8-year experience. Childs Nerv Syst. 2002;18(3-4):129-36.

52. Kan CH, Saffari M, Khoo TH. Prognostic factors of severe traumatic brain injury outcome in children aged 2-16 years at a major neurosurgical referral centre. Malays J Med Sci. 2009;16(4):25-33.

53. Aldrich EF, Eisenberg HM, Saydjari C, Luerssen TG, Foulkes MA, Jane JA, et al. Diffuse brain swelling in severely head-injured children. A report from the NIH Traumatic Coma Data Bank. J Neurosurg. 1992;76(3):450-4.

54. Thompson MD, Irby JW, Jr. Recovery from mild head injury in pediatric populations. Semin Pediatr Neurol. 2003;10(2):130-9.

55. Babikian T, Satz P, Zaucha K, Light R, Lewis RS, Asarnow RF. The UCLA longitudinal study of neurocognitive outcomes following mild pediatric traumatic brain injury. J Int Neuropsychol Soc. 2011;17(5):886-95.

56. Cirak B, Ziegfeld S, Knight VM, Chang D, Avellino AM, Paidas CN. Spinal injuries in children. J Pediatr Surg. 2004;39(4):607-12.

57. Leonard JR, Jaffe DM, Kuppermann N, Olsen CS, Leonard JC, Pediatric Emergency Care Applied Research Network Cervical Spine Study G. Cervical spine injury patterns in children. Pediatrics. 2014;133(5):e1179-88.

58. Mortazavi M, Gore PA, Chang S, Tubbs RS, Theodore N. Pediatric cervical spine injuries: a comprehensive review. Childs Nerv Syst. 2011;27(5):705-17.

60. Ditunno JF, Little JW, Tessler A, Burns AS. Spinal shock revisited: a four-phase model. Spinal Cord. 2004;42(7):383-95.

61. Kirshblum SC, Burns SP, Biering-Sorensen F, Donovan W, Graves DE, Jha A, et al. International standards for neurological classification of spinal cord injury (revised 2011). J Spinal Cord Med. 2011;34(6):535-46.

62. Rozzelle CJ, Aarabi B, Dhall SS, Gelb DE, Hurlbert RJ, Ryken TC, et al. Management of pediatric cervical spine and spinal cord injuries. Neurosurgery. 2013;72 Suppl 2:205-26.

63. Nigrovic LE, Rogers AJ, Adelgais KM, Olsen CS, Leonard JR, Jaffe DM, et al. Utility of plain radiographs in detecting traumatic injuries of the cervical spine in children. Pediatr Emerg Care. 2012;28(5):426-32.

64. Pang D. Spinal cord injury without radiographic abnormality in children, 2 decades later. Neurosurgery. 2004;55(6):1325-42; discussion 42-3.

59. Ghanem I, El Hage S, Rachkidi R, Kharrat K, Dagher F, Kreichati G. Pediatric cervical spine instability. J Child Orthop. 2008;2(2):71-84.

65. Lustrin ES, Karakas SP, Ortiz AO, Cinnamon J, Castillo M, Vaheesan K, et al. Pediatric cervical spine: normal anatomy, variants, and trauma. Radiographics. 2003;23(3):539-60.

capítulo 27

▸ Alulin Tácio Quadros Santos Monteiro Fonseca
▸ Edmar Zanoteli
▸ Umbertina Conti Reed

Doenças Neuromusculares

■ INTRODUÇÃO

As doenças neuromusculares representam um grupo muito grande e diversificado de afecções que comprometem o sistema nervoso periférico (SNP) ou a musculatura estriada esquelética (Figura 27.1).[1]

■ NEURONOPATIAS MOTORAS

Os neurônios motores do corno ventral da medula espinal e dos núcleos motores no tronco encefálico, cujos axônios fazem sinapse diretamente com a musculatura estriada, são a via final comum no processo do controle muscular.[2] Os grandes neurônios motores do tipo alfa (α) são responsáveis pela inervação das fibras musculares esqueléticas extrafusais. Uma grande quantidade de pequenos neurônios motores gama (γ) está dispersa entre os neurônios alfa, e inervam as fibras intrafusais dos fusos musculares. Os fusos musculares são receptores sensoriais proprioceptivos do estiramento muscular, cuja função é regular a relação da resposta do tônus da musculatura agonista e antagonista.[3]

O corpo desses neurônios motores se encontra em uma organização somatotópica no corno anterior da substância cinzenta da medula espinal. Os neurônios que suprem a musculatura axial, incluindo aqueles responsáveis pelos músculos do pescoço, estão localizados em colunas na posição ventromedial. A musculatura proximal recebe comandos dos neurônios localizados na região mediana, já a musculatura distal responde aos neurônios das colunas laterais.[4] Além disso, existe um padrão de organização flexor-extensor, com o grupo de neurônios responsáveis pelos músculos flexores se localizando na região mais dorsal e o dos músculos extensores se encontrando mais ventralmente em relação ao corno anterior (Figura 27.2).[5]

As neuronopatias motoras caracterizam-se pelo envolvimento do corpo celular do neurônio motor inferior (NMI), acompanhado ou não de envolvimento do neurônio motor superior (NMS). As principais doenças desse grupo são: poliomielite anterior aguda, síndrome pós-poliomielite, atrofia muscular espinal e a doença do neurônio motor (DNM). A DNM e a poliomielite serão abordadas nos Capítulo 20 – Erros Inatos do Metabolismo e Capítulo 21 – Doenças Infecciosas, respectivamente.

Atrofias musculares espinhais

As atrofias musculares espinhais (AME) representam um grupo de doenças genéticas, em sua maioria autossômicas recessivas, caracterizadas por fraqueza muscular progressiva, em geral simétrica, com amiotrofia e hipotonia muscular. Esses achados são resultantes da degeneração do corpo do neurônio motor localizado no corno anterior da medula. Em pacientes mais comprometidos existem indícios de envolvimento dos núcleos dos nervos cranianos no tronco encefálico. Além disso, o desenvolvimento muscular anormal pode estar presente em alguns casos. Alterações da junção neuromuscular são observadas em alguns modelos animais.[6]

Via de regra, todas as modalidades sensitivas são preservadas na AME, porém, em alguns estudos, foi possível detectar alterações subclínicas da aferência sensorial em até dois terços dos casos.[7] Somadas a isso, alterações anatômicas das raízes posteriores e tálamos também são relatadas em algumas crianças mais afetadas.[8]

A esclerose lateral amiotrófica familiar (Capítulo 20 – Doenças Degenerativas) também é uma doença hereditária com acometimento progressivo do corno anterior da medula, mas não figura nesse grupo de condições, pois, na maioria dos casos, apresenta sinais

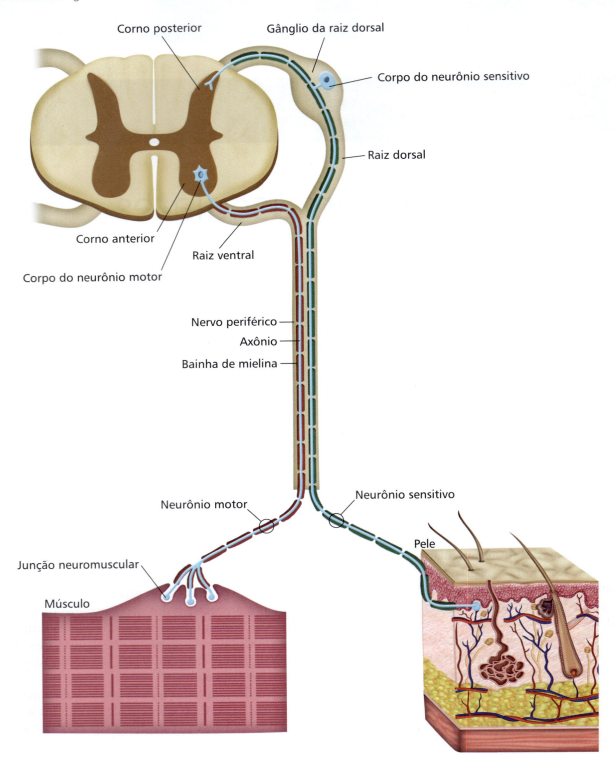

Figura 27.1 Esquematização das estruturas do SNP. Observe o trajeto do neurônio motor inferior, com início a partir do seu corpo celular no corno anterior da medula, emergindo através da raiz ventral e formando o nervo periférico juntamente com o componente sensitivo. A interface com o músculo se dá por meio do terminal do axônio com a placa motora na junção neuromuscular.[9]

Doenças Neuromusculares

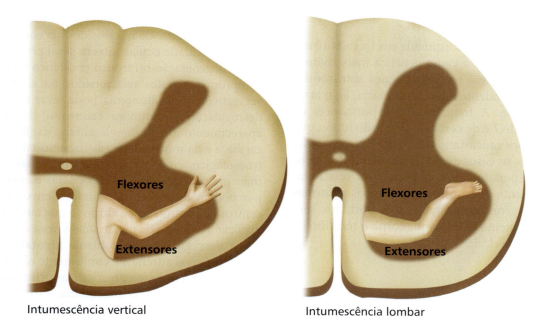

Figura 27.2 Esquematização da organização somatotópica dos corpos dos neurônios motores inferiores localizados no corno anterior da medula.

clínicos e histopatológicos de comprometimento dos tratos corticoespinhais e corticobulbares, algo que não está presente nas AME.[10]

A AME foi de início descrita em duas crianças da mesma família pelo neurologista austríaco Guido Werdnig em 1891 e, posteriormente, em mais sete casos pelo alemão Johann Hoffmann, entre 1893 e 1900. Curiosamente, os casos relatados se referiam à forma intermediária da doença, e não à forma grave tipo I, a qual leva o epônimo de doença de Werdnig-Hoffmann.[11] Mais tarde, em 1956, uma forma mais branda é descrita pelos neurologistas suecos Eric Klaus Henrik Kugelberg e Lisa Welander, que é classificada atualmente como AME tipo III.[11]

Em 1990, um mesmo gene responsável por ambas as doenças de Werdnig-Hoffmann e Kugelberg-Welander foi localizado no cromossomo 5.[12] Esse achado é confirmado em 1995 pela identificação de mutações e deleções em homozigose envolvendo o gene *SMN1* na maioria dos casos de AME.[13,14]

Etiologia e patogênese

Em aproximadamente 95% dos casos a doença é causada pela deleção ou mutação em homozigose do gene *SMN* (do inglês, *survival of motor neuron*). O *SMN* apresenta duas formas homólogas no cromossomo 5 (*locus* 5q13), designadas como *SMN1* (forma telomérica) e *SMN2* (forma centromérica), que são praticamente idênticas, diferenciadas apenas por cinco pares de base. Esses genes são responsáveis pela codificação da proteína SMN, que tem um papel importante no processo de maturação do precursor do RNA mensageiro até o estágio final.[15] Em menor porcentagem, o gene *SMN2* é responsável pela produção de diversas formas da proteína SMN, mas somente parte delas é funcional (cerca de 10%), sendo as restantes menores e facilmente degradadas.[6,11]

Como já mencionado, a maioria dos pacientes com AME apresenta mutação do gene *SMN1*, em geral em deleção homozigótica, porém podem manter cópias do *SMN2*. Logo, parece haver uma relação parcial do número de cópias do SMN2, que varia dentro da população, com o nível de proteína funcional (10 a 15% dos indivíduos não possuem cópia do SMN2) e gravidade do quadro clínico.[11]

A taxa de mutações *de novo* é de cerca de 2%, considerada relativamente alta, e está relacionada à instabilidade dessa região no cromossomo 5.[6]

Em relação às alterações teciduais encontradas, os estudos histopatológicos evidenciam perda neuronal na região dos cornos ventrais da medula espinal e de núcleos de nervos cranianos, com características degenerativas do tipo cromatólise e neuronofagia, além de gliose.[16,17]

Tratado de Neurologia Infantil

Epidemiologia

A incidência da AME é estimada em 1 a cada 10 mil nascidos vivos,[18] sendo a causa genética mais comum de óbito na infância e a segunda doença autossômica recessiva mais prevalente nessa faixa etária, logo atrás da mucoviscidose. A frequência dos portadores de mutações no *SMN1* é de cerca de 1:50 indivíduos, que é ainda maior nos caucasianos (2,7%).[19,20] Apesar desse grande número, os casos de AME são menos frequentes do que o esperado, fato que pode estar relacionado ao abortamento de embriões com ambas as formas homólogas do gene comprometidas e, portanto, sem produção da proteína SMN, o que torna o término da gestação improvável.[6]

Quadro clínico

A principal característica clínica da AME é a fraqueza muscular com amiotrofia simétrica e progressiva, em geral combinada com alterações respiratórias e ortopédicas. O déficit motor é puramente periférico, típico dos acometimentos crônicos do NMI, com diminuição ou abolição dos reflexos osteotendíneos, hipotonia e contraturas musculares. A fraqueza muscular costuma envolver o tronco e predominar nas regiões de cintura escapular e pélvica. Fasciculações musculares em língua são bastante frequentes e podem ser observadas nas crianças mais comprometidas.[17] Em contrapartida, fasciculação em membros não é um achado comum.[10]

O início e a progressão da fraqueza acontecem de forma distinta de outras doenças neuromusculares. Usualmente, no começo das manifestações clínicas, o avanço da perda funcional é rápido, havendo mais tarde uma fase de curso mais lento, relativamente estática. Em alguns casos, familiares podem até mesmo referir um período transitório de melhora. O motivo pelo qual esse padrão acontece ainda não é conhecido.[19]

Outros sinais clínicos refletem o acometimento dos núcleos dos nervos cranianos no tronco cerebral e costumam ser encontrados nas formas mais graves da doença, relacionando-se a um pior prognóstico. Por exemplo, na degeneração do núcleo trigeminal é observada fraqueza dos músculos mastigatórios. Nas formas de acometimento precoce, o crescimento do osso mandibular pode ser prejudicado, o que leva a micrognatia. A fraqueza facial não costuma ser pronunciada, mas a oclusão palpebral incompleta pode estar presente. Disfunção glossofaríngea é responsável pela dificuldade de deglutição, com estase salivar e pneumonias de repetição. Acometimento do nervo vago afeta a motricidade palatal, enquanto a degeneração do núcleo do hipoglosso ocasiona atrofia e fasciculação da língua. Os núcleos dos nervos responsáveis pela motricidade ocular são em geral preservados.[17]

A degeneração no tronco encefálico também pode comprometer tratos relacionados ao sistema neurovegetativo. A disautonomia pode levar a sintomas de desregulação vasomotora (aumento da sudorese e aparecimento de *flushing*), alterações da frequência cardíaca e da motricidade gastrointestinal (refluxo gastroesofágico, constipação e gastroparesia). Nos casos mais graves, episódios de hipopneias e apneias noturnas podem acontecer, sugerindo o envolvimento dos centros de controle respiratório (o que também poderia explicar a alta taxa de morte súbita nesses pacientes).[17]

A desregulação do controle hipotalâmico sobre os andrógenos adrenais é comumente observada, podendo levar a pubarca precoce nos primeiros anos de vida. Nos meninos, criptorquidia é frequente, e um déficit de gonadotrofinas tem sido demonstrado em alguns casos.[21]

As variedades fenotípicas da AME permitem classificá-la em três subtipos principais (I, II e III), os quais representam um contínuo da doença, com diferentes espectros de gravidade dentro de cada um. Por motivos de classificação, os marcos motores de sentar sem apoio e o de aquisição de marcha são usados para delimitar esses grupos. Mais recentemente, foram identificadas a forma de apresentação congênita, denominada tipo 0 (ou Ia), e a de início no adulto, tipo IV, na qual o paciente não apresenta atraso na aquisição dos marcos motores, os sintomas tipicamente começam na segunda ou terceira década, e a expectativa de vida é normal.[22]

Atrofia muscular espinal tipo 0 ou Ia

É a forma mais grave e precoce no espectro da AME, podendo se apresentar até mesmo com história de diminuição dos movimentos fetais. Ao nascimento, a criança já apresenta fraqueza muscular global importante, com acometimento da musculatura facial e, mais raramente, oftalmoplegia. Não há ganho dos marcos do desenvolvimento motor. Contraturas são comuns, podendo inclusive ocorrer artrogripose (em especial de grandes articulações) e luxação do quadril.[23] Alterações sistêmicas podem estar presentes como defeitos do septo atrial e hipoplasia pulmonar. Insuficiência respiratória com necessidade de suporte ventilatório no momento do nascimento é o usual.[24]

Estudos de necrópsia revelam perda de fibras mielinizadas e dano axonal em nervos sensitivos e mistos e, até mesmo, alterações no sistema nervoso central (SNC) podem ser encontradas. O óbito costuma acontecer antes dos seis meses de idade.[6]

994

Seção 3 ▪ Doenças e Síndromes Neurológicas

Atrofia muscular espinal tipo 1 – doença de Werdnig-Hoffmann

Os indivíduos com essa forma de doença apresentam fraqueza muscular progressiva com início antes dos seis meses de idade (em geral antes dos três meses), principalmente em regiões proximais, sendo que os membros inferiores são mais afetados que os superiores. A hipotonia é importante, marcada pelo pobre controle do segmento cefálico, além de não ser possível o sustento vertical pelas axilas no exame físico. No decúbito dorsal o lactente se mantém em "atitude de batráquio", com abdução e rotação externa das coxas. Somam-se aos achados hiporreflexia ou arreflexia global, e as crianças não são capazes de se sentar. O tórax assume uma conformação em "sino", e a respiração se apresenta com padrão paradoxal, na qual há expansão do abdome na inspiração, decorrente da fraqueza da musculatura intercostal com relativa preservação do diafragma (Figura 27.3).[10]

Eventualmente pode haver dificuldade de deglutição, com risco para broncoaspiração. A presença de fasciculações em língua é um achado clássico. Outros nervos cranianos não são afetados, mas fraqueza facial pode ocorrer nos estágios finais. Não há acometimento da cognição, e as crianças em geral apresentam uma expressão facial alerta, contrastando com a debilidade muscular. A insuficiência respiratória geralmente se desenvolve a partir dos 2 anos de idade, com aumento da sobrevida nos últimos anos decorrente do uso da ventilação assistida e de cuidados mais proativos nesses pacientes.[25]

Em alguns casos, a doença pode se iniciar um pouco mais tardiamente, entre o terceiro e sexto mês de vida, e é chamada de AME tipo I de início tardio (ou AME tipo Ib). Nessa forma, o marco de sustento cefálico é adquirido, e até mesmo a habilidade de sentar-se pode ocorrer com atraso, entre os nove e doze meses de vida, podendo ser considerada como um tipo grave de AME tipo II.[17]

No passado considerada uma doença puramente do neurônio motor inferior, hoje se sabe que em formas graves da AME tipo I pode haver manifestações em múltiplos órgãos, com aumento de malformações cardíacas como a síndrome do coração esquerdo hipoplásico[26] e neuropatia sensitiva.[27]

Atrofia muscular espinal tipo II – forma intermediária

O que caracteriza essa apresentação é que, em algum momento da evolução, os pacientes serão capazes de se sentar sem apoio, mas nunca de andar (Figura 27.4). O início das manifestações costuma ocorrer entre 7 e 18 meses de idade, e o quadro clínico é marcado por escoliose progressiva grave (presente em 75 a 95% dos casos)[28] que, junto com a fraqueza intercostal, leva a uma doença pulmonar restritiva com o passar da idade. As contraturas são comuns, por exemplo: cotovelo em flexão não redutível, pronação de punho, flexão de quadril e joelhos e talipes equinovarus.[29] Em alguns casos pode haver anquilose da articulação temporomandibular.[9]

Os indivíduos do espectro mais preservado da AME tipo II apresentam propensão ao acúmulo de

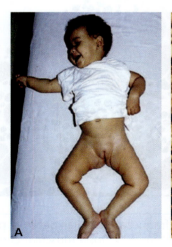
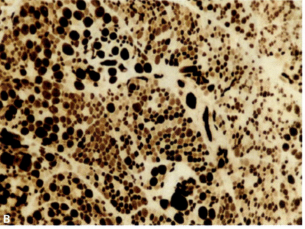

Figura 27.3 AME tipo I (doença de Werdnig-Hoffmann): (A) Lactente com hipotonia global, tetraparesia e arreflexia. (B) Biópsia muscular mostrando atrofia de todas as fibras musculares e manutenção do padrão em mosaico (ATPase). Imagens gentilmente cedidas pelo Prof. dr. Acary Souza Bulle Oliveira – Setor de Doenças Neuromusculares da Disciplina de Neurologia Clínica – EPM-Unifesp.

gordura e desenvolvimento de obesidade, fato que pode ter impacto na restrição pulmonar. Isso contrasta com os mais comprometidos que, em geral, têm um baixo índice de massa corpórea.[30,31] Além disso, é observado que nessas crianças o desenvolvimento do tecido alveolar pode ser prejudicado pela hipomobilidade da caixa torácica.[32]

A presença de sintomas gastrointestinais na AME tipo II é frequente e pode ser causa de distúrbios nutricionais nesses pacientes. A discinesia esofágica é considerada comum, levando a disfagia e hiporexia. Dificuldade na mastigação e deglutição, relacionada à degeneração de núcleos dos nervos cranianos, tem uma implicação importante nesse problema.[33] Refluxo gastroesofágico é quase uma constante, o que pode ser complicado com esofagite, levando ao desenvolvimento de pirose e anemia. Episódios de dilatação gástrica aguda potencialmente graves podem ocorrer, geralmente relacionados ao contexto de infecções virais. Constipação intestinal é recorrente, podendo ser causa de fecalomas. Em alguns casos, desenvolve-se pseudo-obstrução aguda com necessidade de abordagem cirúrgica.[17]

Os distúrbios da micção são frequentes e pouco diagnosticados. Perda urinária é causada pela fraqueza perineal associada à hipotonia esfincteriana.[34] Nefrolitíase por cálculos de sais de cálcio pode ocorrer pela hipercalciúria relacionada à osteoporose.[17]

A taxa de sobrevida desses pacientes é alta, cerca 98% alcançam os 5 anos, e cerca de dois terços atingem a terceira década de vida.[9]

Atrofia muscular espinal tipo III – doença de Wohlfart-Kugelberg-Welander

O quadro clínico da AME tipo III é bastante heterogêneo. Tipicamente os pacientes atingem todos os marcos do desenvolvimento motor, mas algumas crianças podem necessitar de auxílio de cadeira de rodas, mesmo apresentando deambulação independente, enquanto outras evoluem a marcha chegando à fase adulta com fraqueza muscular discreta (Figura 27.5). A musculatura respiratória é pouco ou nada comprometida, e a escoliose acontece em menor grau. Sintomas de desgaste articular são comuns, decorrentes do acometimento muscular.

A poliminimioclonia é frequente e se apresenta como mioclonia postural irregular e de baixa amplitude das mãos e dos dedos, sendo acentuada durante os movimentos voluntários e aos estímulos sensitivos.[35] A fasciculação em membros é mais comumente visível do que nas outras formas de AME.

A expectativa de vida nesses casos não se diferencia de maneira significativa do restante da população, com muitos dos indivíduos chegando à fase adulta funcionalmente produtivos.[10]

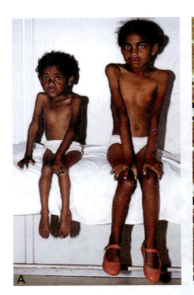 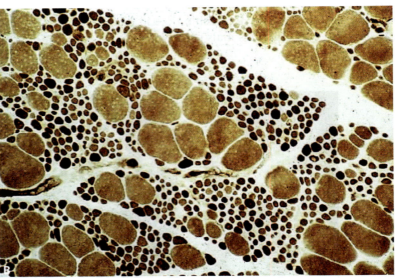

Figura 27.4 AME tipo II (forma intermediária): (A) duas irmãs com fraqueza muscular desde o primeiro ano de vida, predominando nos membros inferiores e com marcha impossibilitada. (B) Biópsia muscular com grandes fascículos musculares atróficos, mas com a presença de fibras musculares de calibre normal, agrupadas, de mesmo tipo histoquímico (*type grouping*), denotando a presença de motoneurônios sobreviventes. Os agrupamentos de fibra são pequenos, talvez se explicando por motoneurônios sobreviventes não tão sadios (ATPase). Imagens gentilmente cedidas pelo Prof. dr. Acary Souza Bulle Oliveira – Setor de Doenças Neuromusculares da Disciplina de Neurologia Clínica – EPM-Unifesp.

Doenças Neuromusculares

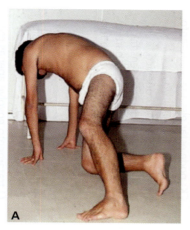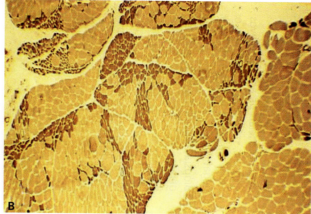

Figura 27.5 AME tipo III (doença de Kugelberg-Welander): (A) paciente independente, mas com dificuldade para se levantar a partir da posição sentada. (B) Biópsia muscular com grandes agrupamentos de fibras musculares de mesmo tipo histoquímico, denotando a presença de motoneurônios remanescentes e sadios. A presença de agrupamentos de fibras atróficas de mesmo tipo histoquímico é explicada pela desenervação de fascículos previamente reinervados, secundária à degeneração de motoneurônios remanescentes (ATPase). Imagens gentilmente cedidas pelo Prof. dr. Acary Souza Bulle Oliveira – Setor de Doenças Neuromusculares da Disciplina de Neurologia Clínica – EPM-Unifesp.

Formas não 5q de atrofia muscular espinal

De início considerada como uma condição exclusivamente autossômica recessiva, atualmente sabe-se que, em uma pequena proporção, as atrofias musculares espinhais (cerca de 4%) não estão relacionadas ao *locus* 5q13. Nos últimos anos, com o avanço dos sequenciadores genéticos, a descoberta de genes relacionados às formas não 5q de AME aumentou de maneira importante.[36]

Apesar de raras, essas formas representam um grupo genética e clinicamente heterogêneo. Elas são classificadas por seu padrão de herança (autossômico dominante, autossômico recessivo ou ligado ao X) e pela distribuição da fraqueza muscular (proximal, distal ou bulbar).[36] O quadro clínico dessas formas de AME com predomínio distal se sobrepõem em muito às neuropatias hereditárias sensitivo-motoras.

Nessas formas de AME, os sintomas podem seguir um curso estático ou avançarem de modo rapidamente progressivo, com necessidade de suporte ventilatório precoce. A sensibilidade é preservada, e os reflexos tendinosos são dependentes do tipo e da duração da doença, podendo variar de ausentes a até mesmo exaltados, o que pode tornar a diferenciação com formas esporádicas e familiares de esclerose lateral amiotrófica um desafio.[36]

Existe um grande número de descrições de formas distintas, esporádicas ou limitadas a membros de uma ou poucas famílias, encontradas em regiões restritas do globo. No maioria, tais formas não apresentam alterações gênicas catalogadas. Foge do escopo do capítulo a exposição de todas elas. As entidades mais relevantes são descritas na Tabela 27.1.

Diagnóstico

O diagnóstico das atrofias musculares espinhais se apoia no quadro clínico característico associado, nas formas clássicas, à pesquisa da deleção em homozigose do gene *SMN1*, que ocorre em cerca de 95-98% dos casos.[6] No restante existe deleção em heterozigose relacionada à mutação do alelo remanescente, sendo necessária nessas situações o sequenciamento do gene *SMN1* para detecção do ponto de mutação (Figura 27.6).[19]

É importante na prática clínica utilizar os recursos de forma racional, assim como evitar exames invasivos desnecessários. A eletroneuromiografia (ENMG) atualmente se encontra reservada para os casos nos quais a pesquisa da deleção ou mutação do *SMN1* encontra-se negativa, ou em apresentações atípicas do quadro clínico, já que é um exame doloroso, estressante e de árdua realização em crianças. A agitação e a falta de colaboração do paciente também levam à difícil interpretação dos resultados. Quando realizado, o estudo de condução demonstra sinais de disfunção do neurônio motor relacionados à perda axonal, em geral não há envolvimento sensitivo, excetuando-se em situações excepcionais de formas não 5q, com neuropatia ou ganglionopatia sensitivas (Tabela 27.1). O valor prognóstico da ENMG nesses casos é limitado e não indica a realização do exame.[19]

Capítulo 27

Tabela 27.1 Características das atrofias musculares espinhais.

Doença	Subtipos	Herança/ Incidência	Gene, região cromossômica	Idade de início	Quadro clínico e prognóstico	Exames complementares e tratamento
AME tipo I (doença de Werd-nig-Hoffmann) #253300	Alguns autores denominam a forma congênita de tipo Ia ou tipo 0	AR 1/10 mil	*SMN1*, 5q12.2-q13.2	Congênita ou nos primeiros seis meses de vida	Hipotonia e déficit de força muscular (predomínio proximal); arreflexia; fasciculações em língua; incapazes de sentar. Com a progressão da doença, apresentam sucção débil, disfagia, choro fraco e respiração paradoxal. Os pacientes que iniciaram o quadro depois do nascimento apresentam tendência de progressão mais lenta da doença. Óbito em geral nos primeiros dois anos de vida, entretanto, sobrevida maior é possível na dependência do uso de ventilação mecânica. Pacientes que iniciam o quadro intraútero podem apresentar artrogripose múltipla.	CK: pode estar elevada, entretanto não acima de 1 mil U/L; ENMG: padrão neurogênico, com potenciais de ação sensitivos normais, reservada apenas para os casos em que o teste genético for negativo; Biópsia muscular: padrão neurogênico; Sequenciamento genético (sensibilidade de 98,6%); O tratamento envolve apenas medidas de suporte.
AME tipo II (forma intermediária) #253550		AR		6 – 18 meses	Hipotonia e déficit de força muscular (predomínio proximal); arreflexia; fasciculações em língua; chegam a sentar, porém são incapazes de andar; tremor postural em mãos. Dois terços dos pacientes sobrevivem até os 25 anos.	CK: pode estar elevada, entretanto não acima de 1 mil U/L; ENMG: padrão neurogênico, com potenciais de ação sensitivos normais, reservada apenas para os casos em que o teste genético for negativo; Biópsia muscular: padrão neurogênico; Sequenciamento genético (sensibilidade de 98,6%); O tratamento envolve apenas medidas de suporte.

AME tipo III (doença de Wohlfart-Kugelberg--Welander) #253400				18 meses – 20 anos	Inicialmente apresentam fraqueza proximal dos membros (predomínio nos inferiores); arreflexia; fasciculações em língua e em membros; atrofia muscular (proximal); tremor postural em mãos. A expectativa de vida é normal para a maioria dos indivíduos.	ENMG: padrão neurogênico, com potenciais de ação sensitivos normais; Biópsia muscular: padrão neurogênico; Sequenciamento genético (sensibilidade de 98,6%); O tratamento envolve apenas medidas de suporte.
AME escápulo--peroneal (síndrome de Davidenkow)	Tipo Kaeser (síndrome de Stark-Kaeser) #181400	AD	*DES*, 2q35	Adolescentes e adultos	De início apresentam fraqueza e atrofia da musculatura do compartimento anterior da perna; com pés caídos bilateralmente e talipes equinovarus (pés em taco de golfe), segue-se fraqueza e atrofia da musculatura da cintura escapular e, mais tarde, comprometimento bulbar.[37]	ENMG: padrão neurogênico, com potenciais de ação sensitivos normais; Biópsia muscular: padrão neurogênico; O tratamento envolve apenas medidas de suporte.
	Tipo da Nova Inglaterra #181405		*TRPV4*, 12q24.11	Recém nascidos a adultos	Além do quadro citado acima, podem apresentar amioplasia, paralisia laríngea com rouquidão e estridor; há predomínio do sexo masculino e o fenômeno de antecipação está presente.[38,39]	
AME segmentar juvenil (doença de Hirayama ou amiotrofia monomélica) %602440		? Predomínio em orientais	*KIAA1377?*, 11q22 C5ORF42?, 5p13	2 – 30 anos (sobretudo dos 15 – 25 anos)	Discreto predomínio do sexo masculino; o quadro se restringe aos membros superiores, com atrofia, fraqueza e fasciculações comprometendo de início os miótomos C8-T1, tipicamente do membro dominante; após meses ou anos, os demais miótomos do membro afetado são acometidos. Em 1/3 dos pacientes há fraqueza do membro contralateral. Há tremor postural em mãos e piora dos sintomas no frio. Estabilização da doença em até seis anos do início do quadro.[40,41]	ENMG: padrão neurogênico, com potenciais de ação sensitivos normais; IRM de coluna cervical funcional (realizada em posição neutra e de flexão cervical): demonstra deslocamento anterior da parede posterior da dura-máter, alargamento do espaço epidural posterior com hipersinal local nas imagens ponderadas em T1 e T2. Pode haver captação homogênea de contraste no espaço epidural;[42] O tratamento envolve apenas medidas de suporte.

Doenças Neuromusculares

(*Continua*)

Tabela 27.1 (*Continuação*) Características das atrofias musculares espinhais.

Doença	Subtipos	Herança/Incidência	Gene, região cromossômica	Idade de início	Quadro clínico e prognóstico	Exames complementares e tratamento
AME ligada ao X, tipo 2 #301830		XR	*UBA1*, Xp11.23	Congênita	Indivíduos do sexo masculino com hipotonia congênita associada à arreflexia e contraturas precoces; outro fenótipo possível é o da artrogripose múltipla. Sequenciamento do gene *SMN1* com resultado negativo.[43]	ENMG: padrão neurogênico, com potenciais de ação sensitivos normais; Biópsia muscular: padrão neurogênico;
AME ligada ao X, tipo 3 #300489			*ATP7A*, Xq21.1	1 – 30 anos (sobretudo na primeira década)	O quadro inicial é o de deformidade do pé (cavo e varo); posteriormente o paciente apresenta fraqueza e atrofia distal dos membros inferiores e das mãos. A doença progride muito lentamente.[44]	ENMG: padrão neurogênico, com potenciais de ação sensitivos normais; Biópsia muscular: padrão neurogênico; Sequenciamento genético útil para o diagnóstico; O tratamento envolve apenas medidas de suporte.
AME distal	Tipo 1 SMARD* (NMH tipo 6) #604320	AR	*IGHMBP2*, 11q13.3	Congênita ou nos primeiros seis meses de vida	Déficit pôndero-estatural, prematuridade, choro fraco, deformidades em pés, paralisia diafragmática com eventração, fraqueza muscular e atrofia de predomínio distal. Óbito, em geral, no primeiro ano de vida. Sequenciamento do gene *SMN1* com resultado negativo.[45]	ENMG: padrão neurogênico, com potenciais de ação sensitivos normais (SNAP) (o que as diferencia das formas de doença de Charcot-Marie-Tooth); Biópsia muscular: padrão neurogênico; Sequenciamento genético útil para o diagnóstico.
	Tipo 2 (tipo Jerash) #605726		*SIGMAR1*, 9p13	6 – 10 anos	Fraqueza e amiotrofia distal predominante dos membros inferiores, mas também das mãos. Presença de pés cavos e sinais piramidais.[46]	ENMG: padrão neurogênico, com potenciais de ação sensitivos normais;
	Tipo 3 (NMH tipos 3 e 4) %607088		11q13	6 meses – 19 anos	Fraqueza e amiotrofia distal predominante dos membros inferiores, mas também das mãos. Há paraparesia diafragmática e diminuição da capacidade vital. O quadro é lentamente progressivo.[47]	ENMG: padrão neurogênico, com potenciais de ação sensitivos normais; Biópsia muscular: padrão neurogênico.

	Tipo 4 #611067		*PLEKHG5*, 1p36.31	Pré-escolares	Fraqueza e amiotrofia distal predominante dos membros inferiores, mas também das mãos. Posteriormente, há fraqueza da musculatura das cinturas pélvica e escapular, com hiperlordose lombar e escoliose. O quadro é rapidamente progressivo.[48]	ENMG: padrão neurogênico, com potenciais de ação sensitivos normais;
	AME distal congênita não progressiva #600175	AD	*TRPV4*, 12q24.11	Congênita	História de diminuição dos movimentos fetais, fraqueza muscular distal dos membros inferiores e tronco, hiperlordose lombar e escoliose. Em casos graves, há acometimento de musculatura de cintura pélvica. Ocorre contraturas de quadril, cotovelos e joelhos. Presença de talipes equinovarus.[49] Doença de Charcot-Marie-Tooth tipo 2C e AME escápulo-peroneal tipo Nova Inglaterra são desordens alélicas.	Biópsia muscular: padrão neurogênico IRM de membros inferiores demonstrando atrofia de tecido adiposo, com preservação do bíceps femoral e gastrocnêmio medial.[50]
Neuronopatias motoras hereditárias (NMH) ou formas espinhais da doença de Charcot-Marie-Tooth	Tipo 1 %182960	AD	7q34-q36	Primeiras duas décadas de vida	Fraqueza e amiotrofia distal predominante dos membros inferiores, mas também das mãos. Presença de pés cavos, dedos em martelo e sinal de Babinski.[51]	ENMG: padrão neurogênico, com potenciais de ação sensitivos normais;
Essa última denominação tem apenas valor histórico, uma vez que, a princípio, não são neuropatias hereditárias	Tipo 2A #158590		*HSPB8*, 12q24.23	14 – 35 anos	O quadro inicial é o de paresia da musculatura extensora do hálux; fraqueza e atrofia distal dos membros inferiores (nestes o quadro inicia-se e é predominante) e das mãos; pés cavos.[52] A doença de Charcot-Marie-Tooth tipo 2L é uma desordem alélica, com fenótipo semelhante.	ENMG: padrão neurogênico, com potenciais de ação sensitivos normais;

(Continua)

Tabela 27.1 (Continuação) Características das atrofias musculares espinhais.						
Doença	Subtipos	Herança/ Incidência	Gene, região cromossômica	Idade de início	Quadro clínico e prognóstico	Exames complementares e tratamento
	Tipo 2B #608634		HSPB1, 7q11.23	Em geral na idade adulta, embora início na faixa etária pediátrica possa ocorrer	O quadro inicial é o de paresia da musculatura extensora do hálux; fraqueza e atrofia distal dos membros inferiores (nestes o quadro inicia-se e é predominante) e das mãos; pés cavos.[53] A doença de Charcot-Marie-Tooth tipo 2F é uma desordem alélica com fenótipo semelhante.	ENMG: padrão neurogênico, com potenciais de ação sensitivos normais;
	Tipo 5A #600794		GARS, 7p14.3 BSCL2, 11q12.3	12 – 36 anos	Fraqueza e atrofia distal dos membros superiores (nestes o quadro inicia-se e é predominante) e dos membros inferiores; pés cavos; a doença de Charcot-Marie-Tooth tipo 2D é uma desordem alélica, com fenótipo semelhante.[54] A síndrome de Silver também é uma desordem alélica, entretanto nesta última há a presença de espasticidade.[55]	ENMG: padrão neurogênico, com potenciais de ação sensitivos normais;
	Tipo 7A #158580		SLC5A7, 2q12.3	10 – 20 anos	Fraqueza e atrofia distal dos membros inferiores (nestes o quadro predomina) e das mãos (onde o quadro frequentemente se inicia); disfonia secundária a paresia das cordas vocais; o quadro é lentamente progressivo.[56] Há sobreposição clínica com a doença de Charcot-Marie-Tooth tipo 2C.	ENMG: padrão neurogênico, com potenciais de ação sensitivos normais;

Hipoplasia pontocerebelar tipo 1	Tipo 1A #607596	AR	VRK1, 14q32.2	Congênita	O quadro clínico muscular é semelhante à AME tipo I (doença de Werdnig-Hoffmann), mas com sinais de acometimento encefálico como atraso cognitivo, hiperreflexia e ataxia.[57]	ENMG: padrão neurogênico, com potenciais de ação sensitivos normais; RM de crânio: hipoplasia da porção ventral da ponte e cerebelo. Áreas de gliose em tronco cerebral e núcleos da base.
	Tipo 1B #614678		EXOSC3, 9p13.2	Congênita	O quadro é semelhante ao tipo 1A, somando-se apraxia oculomotora, nistagmo e estrabismo. Presença de microcefalia progressiva. Crises epilépticas podem acontecer em alguns pacientes.[58]	ENMG: padrão neurogênico, com potenciais de ação sensitivos normais; RM de crânio: Atrofia global com presença de cistos cerebelares. Atrofia da ponte em alguns casos.
	Tipo 1C #616081		EXOSC8, 13q13.3	Primeiros meses de vida	O quadro clínico se apresenta com atrofia muscular importante, espasticidade e atraso global do desenvolvimento, além de acometimento visual e auditivo. Apenas descrita em três famílias.[59]	RM de crânio: Hipoplasia do corpo caloso e vérmis cerebelar, atrofia cortical e imaturidade da mielinização.
AME autossômica dominante com comprometimento dos membros inferiores (SMALED#)	SMALED1 #158600	AD	DYNC1H1, 14q32.31	Lactentes e pré-escolares	O quadro clínico é semelhante à AME tipo III (doença de Wohlfart-Kugelberg-Welander). Sequenciamento do gene SMN1 com resultado negativo.[60]	ENMG: padrão neurogênico, com potenciais de ação sensitivos normais.
	SMALED2 #615290		BICD2, 9q22.31	Congênita a pré-escolar	O quadro se apresenta com fraqueza e atrofia muscular com predomínio em membros inferiores, distal e proximal. Atraso e dificuldade para deambulação com marcha miopática. Sinais de acometimento de neurônio motor superior pode estar presente em alguns casos.[61]	ENMG: padrão neurogênico, com potenciais de ação sensitivos normais.

(Continua)

Tabela 27.1 (*Continuação*) Características das atrofias musculares espinhais.

Doença	Subtipos	Herança/ Incidência	Gene, região cromossômica	Idade de início	Quadro clínico e prognóstico	Exames complementares e tratamento
AME com epilepsia mioclônica progressiva #159950		AR	*ASAH1*, 8p22	5 anos – início da fraqueza 7 – 12 anos – início das crises	Início com fraqueza muscular proximal, progredindo para amiotrofia global, seguindo-se crises mioclônicas e generalizadas, sensíveis à hiperventilação. A perda da deambulação e insuficiência respiratória são precoces. Presença de sinal de Gowers, fasciculação de língua, fraqueza facial e escoliose.[62]	ENMG: padrão neurogênico, com potenciais de ação sensitivos normais. Biópsia muscular: padrão neurogênico; EEG: Ondas agudas, 3 a 4 Hz.
Doença de Fazio-Londe (paralisia bulbar progressiva da infância) #211500		AR	*SLC52A3* (C2orf54), 20p13	Primeiras duas décadas de vida	O quadro inicial em geral é de estridor, sintomas respiratórios e disfonia secundário à paralisia de cordas vocais; segue-se diplegia facial, disartria e, ao contrário de outras doenças do neurônio motor, oftalmoparesia é frequente. Alguns pacientes apresentam alterações cerebelares.[63] Alguns autores consideram a doença no grupo de erros inatos do metabolismo, por defeitos no transportado de riboflavina.[64]	ENMG: padrão neurogênico, com potenciais de ação sensitivos normais. Tratamento: riboflavina 10 a 15 mg/kg/dia
Síndrome de Brown-Vialetto-Van Laere #211530	Ver Capítulo 20 – Doenças Degenerativas					

* Do inglês, *spinal muscular atrophy with respiratory distress*.

\# Do inglês; *spinal muscular atrophy, lower extremity-predominant*.

Doenças Neuromusculares

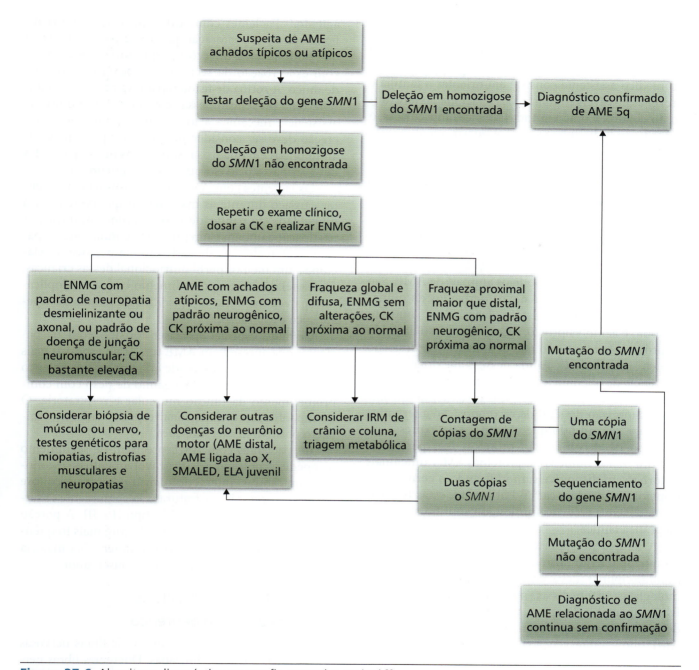

Figura 27.6 Algoritmo diagnóstico na atrofia muscular espinal.[20]

A eletromiografia de agulha demonstra padrão neurogênico com potenciais de unidade motora de longa duração, alta amplitude e recrutamento reduzido. As evidências de reinervação podem não estar presentes na AME tipo I, motivo esse que pode estar relacionado à menor quantidade da proteína SMN ou ao tempo insuficiente para que a reinervação tenha ocorrido.[19]

Os níveis séricos de creatinofosfoquinase (CK) podem estar elevados de duas a quatro vezes o valor de referência, mas não mais que dez vezes o normal[6].

A biópsia muscular já não mais é indicada na investigação dos quadros de AME, mas, quando realizada, revela padrão neurogênico, com fibras musculares atróficas agrupadas e de aparência arredondadas.[10]

Tratamento

Até o momento não existe tratamento curativo ou que retarde a progressão da AME. O papel principal do médico assistente consiste em orientar a família e prever as possíveis complicações relacionadas ao avanço do quadro. Como em todas doenças musculares, o cuidado multidisciplinar deve se iniciar o mais precocemente possível.

Muitos dos estudos que estão em andamento na atualidade têm como alvo o aumento da expressão e da estabilidade de proteínas SMN funcionais por meio do gene *SMN2*. Na última década, vários compostos têm sido identificados como capazes de induzir tais modificações. Alguns deles são efetivos não só em aprimorar os níveis de proteína SMN, mas também mostram benefício em modelos animais de AME. São incluídos nesse grupo os novos derivados da quinazolina,[65] inibidores da histona deacetilase,[66] butirato de sódio e ácido valpróico.[17] Contudo, o uso de ácido valpróico e fenilbutirato não demonstraram desfecho clínico significativo.[67] Ainda nesse contexto, o uso da sequência de oligonucleotídeos antisense tem sido estudado com objetivo debloquear o elemento intrônico de supressão do sítio de recomposição alternativa (*splicing*), permitindo que o éxon 7 seja expresso no processo de decodificação proteica. Isso permitiria que um maior número de proteínas SMN funcionais se tornassem disponíveis, modificando o cerne da fisiopatologia da doença.[68,69] Entretanto, essas terapias ainda devem percorrer um longo caminho até o uso na prática clínica.

A terapia de suporte continua sendo o pilar no acompanhamento dos pacientes com AME. A equipe multidisciplinar deve envolver neurologistas, pneumologistas, ortopedistas, nutricionistas, enfermeiros, fisioterapeutas e terapeutas ocupacionais. Nos casos de pacientes com acometimento grave, a exemplo da AME tipo I, a intervenção precoce de equipes especializadas em cuidados paliativos e psicólogos deve oferecer à família o suporte necessário e ajudar a maximizar a qualidade de vida da criança.[70]

A insuficiência respiratória é a principal causa de mortalidade nos pacientes com AME tipo I e II. Nessas formas de doença, a realização de traqueostomia com ventilação mecânica contínua precisa ser avaliada caso a caso junto com os familiares. A doença restritiva pulmonar acarreta em início insidioso de hipoventilação relacionada ao sono. O uso de suporte ventilatório não invasivo com BIPAP (*biphasic positive airway pressure*) nesses casos melhora os sintomas relacionados à hipoxigenação noturna como fadiga, cefaleia e sono

agitado.[71] Pacientes com AME apresentam ainda dificuldade de expectoração por tosse pouco efetiva, a que pode levar a infecções respiratórias recorrentes, com exacerbação da secreção e hipóxia por "rolhas" de muco. A rotina de fisioterapia respiratória é ponto-chave na prevenção dessas complicações, e o uso de assistência mecânica à tosse e de aspiradores de secreção deve ser considerado. O limiar para início de antibióticos em quadros respiratórios nesses pacientes deve ser baixo pelo elevado risco de pneumonia.[31]

Os lactentes com AME tipo I costumam apresentar cansaço durante as mamadas, o que pode levar a dificuldade de ganho de peso e broncoaspiração. A obstipação também é um problema comum nesses pacientes. A realização de gastrostomia precoce se relaciona a um melhor perfil nutriocional dessas crianças, e a associação desse procedimento com a fundoplicatura parece melhorar os episódios de refluxo gastroesofágico e aspiração.[72]

Cuidado especial deve ser tomado com os pacientes que apresentam AME tipo II do espectro mais brando. A imobilidade tende a favorecer um balanço calórico positivo, levando a ganho de peso com comprometimento da função muscular e respiratória. O acompanhamento nutricional especializado tem impacto positivo nessas situações.[17]

Os pacientes com AME precisam de seguimento ortopédico contínuo pelo desenvolvimento de escoliose e contraturas. Intervenção cirúrgica para escoliose em geral é necessária, e fraturas são comumente observadas nos pacientes com AME tipo II e III. A porção distal do fêmur é o local acometido com mais frequência, seguido da tíbia, tornozelo e úmero. Na maioria dos casos, é possível o tratamento conservador.[73]

■ NEUROPATIAS PERIFÉRICAS

Estrutura do nervo periférico

O nervo periférico é composto de fibras nervosas mielinizadas e não mielinizadas. Diferentes fibras nervosas se originam de diferentes neurônios, a exemplo dos neurônios motores localizados no corno ventral da medula espinal, neurônios sensitivos provenientes dos gânglios das raízes dorsais e neurônios autonômicos.[74]

Os dois principais componentes dos nervos periféricos são os axônios e as células da glia, representadas no SNP pelas células de Schwann. No SNP, podem ser encontradas dois diferentes tipos de células de Schwann: mielinizantes e não mielinizantes. As células de Schwann não mielinizantes têm o papel de revestir múltiplos axônios com diâmetro menor que 1 μm, enquanto as células de Schwann mielinizantes embainham com mielina um único axônio com diâmetro maior que 1 μm.[75]

A mielina corresponde a uma substância lipídica de alta especialização, responsável por isolar eletricamente o axônio do meio adjacente. Além disso, a mielina proporciona a existência da condução saltatória, a qual depende de fendas entre as porções onde há descontinuidade da mielina, conhecidas como nódulos de Ranvier. Essas regiões permitem o processo de despolarização por meio do influxo iônico pelos canais de cálcio e, principalmente, pelos canais de sódio voltagem-dependentes, com manutenção da condução nervosa.[76]

O segmento de mielina que se estende entre dois nódulos de Ranvier é chamado de região internodal. O comprimento de cada região internodal é de cerca de cem vezes o diâmetro do axônio, sendo correspondente à maior parte do corpo da fibra nervosa. Já a região paranodal é formada por "loops" da mielina não compactada na borda lateral da bainha. Mais medialmente, é encontrada a região justaparanodal, na qual existe a maior concentração de canais de potássio voltagem-dependentes, responsáveis pela repolarização da fibra nervosa (Figura 27.7).[77]

O compartimento compacto da mielina é constituído principalmente de colesterol e esfingolipídeos, com as proteínas correspondendo a uma pequena fração dessa estrutura. As principais proteínas encontradas na porção compacta da mielina são: proteína zero da mielina (MPZ), proteína da mielina periférica 22 (PMP22) e a proteína básica da mielina (MBP).[78]

As neuropatias periféricas podem ser classificadas de acordo com qual estrutura do nervo é mais acometida (bainha de mielina ou axônio), bem como a forma de instalação clínica, podendo ser aguda, subaguda ou crônica.

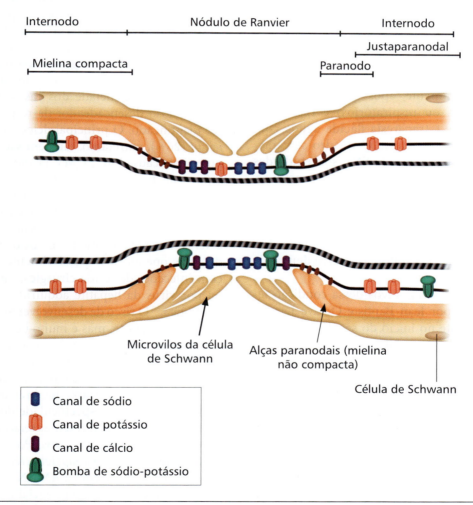

Figura 27.7 Estrutura do axônio do nervo periférico na região do nódulo de Ranvier e a disposição dos canais iônicos envolvidos no processo de condução nervosa. Observe o prolongamento das células de Schwann através dos microvilos encapsulando a região do nódulo de Ranvier.[79]

De acordo com o padrão de acometimento anatômico é possível caracterizar:

- Mononeuropatia: um único nervo envolvido.
- Mononeuropatia múltipla: vários nervos acometidos de forma assimétrica, em tempos diferentes.
- Polineuropatia: vários nervos envolvidos de forma simétrica, ao mesmo tempo.
- Ganglionopatia (neuronopatia sensitiva): dano restrito aos gânglios sensitivos dorsais.
- Monorradiculopatia: lesão de uma única raiz, motora ou sensitiva, que emerge da medula espinal.
- Polirradiculopatia: envolvimento de várias raízes nervosas, comumente por etiologia inflamatória.
- Plexopatia: lesão na região de entrecruzamento dos nervos (plexo). Cervical, braquial, lombar ou sacral.

Neuropatias periféricas autoimunes

Síndrome de Guillain-Barré

A síndrome de Guillain-Barré (SGB) é um polirradiculopatia inflamatória monofásica autoimune que se instala, geralmente, após quadros infecciosos (gastrintestinais ou respiratórios) e representa a principal causa de tetraparesia flácida aguda com hiporreflexia na prática clínica. O quadro se caracteriza por comprometimento do SNP, sobretudo das raízes nervosas, acarretando distúrbios sensitivos, autonômicos e, principalmente, de fraqueza muscular. As alterações sensitivas, a exemplo da parestesia e hipoestesia, tipicamente se instalam com início distal e simétrico, progredindo de forma ascendente. Em geral, o pico máximo dos sintomas ocorre dentro de quatro semanas.[80]

Apesar de quadros sugestivos dessa condição terem sido descritos por Jean Baptiste Octave Landry em 1859, foi somente no início do século XX que os achados clínicos e laboratoriais (com a típica dissociação proteíno-citológica no estudo do líquor) foram agrupados em uma síndrome.[81] Essas alterações foram relatadas em 1916 pelos neurologistas Georges Charles Guillain, Jean-Alexandre Barré e André Strohl no acompanhamento de dois soldados do exército francês que apresentaram paralisia flácida aguda com remissão espontânea.[82]

Os subtipos da SGB são determinados pelo processo histopatológico da lesão (desmielinizante ou axonal), assim como o padrão de acometimento dos nervos periféricos (sensitivo, motor ou ambas) e de nervos cranianos. Suas principais apresentações são:

- PDIA: polirradiculoneuropatia desmielinizante inflamatória aguda
- AMAN: neuropatia motora axonal aguda
- AMSAN: neuropatia sensitivo-motora axonal aguda
- Síndrome de Miller Fisher: tríade clássica de oftalmoplegia, ataxia e arreflexia

Os casos de síndrome de Miller Fisher (SMF) que evoluem com rebaixamento do nível de consciência e sinais de comprometimento do tronco encefálico (encefalite de Bickerstaff) são definidos como síndrome de Fisher-Bickerstaff, na qual a arreflexia pode ser substituída por hiperreflexia.

Etiologia e patogênese

Em geral, a SGB ocorre após processos infecciosos nos quais há formação de anticorpos com reação cruzada contra estruturas da membrana do nervo periférico. Essa resposta autoimune é responsável por lesar a estrutura do nervo ou levar ao seu bloqueio de condução. Em cerca de dois terços dos casos há relato de queixas respiratórias ou gastrintestinais antecedendo, em média, três semanas o início dos sintomas.[83]

Em cerca de metade dos casos da SGB o agente infeccioso desencadeador da resposta imune pode ser identificado. O principal deles é o *Campylobacter jejuni* (26%), entretanto, também são relatados como potenciais causadores: CMV (15%), EBV, VZV, HSV, *influenzae*, *parainfluenzae*, HIV, vírus das hepatites A, B e C, vírus do sarampo, caxumba, rubéola, echovirus, coxsackievirus, VSR, *Mycoplasma pneumoniae*, *Haemophilus influenzae*, *Salmonella*, *Shigella*, *Brucella* e *Yersinia*. Cerca de 5% dos casos ocorrem em períodos pós-operatórios, possivelmente por associação com infecções da ferida cirúrgica, viremia por CMV ou por vírus da hepatite adquiridos após transfusão sanguínea.[80] O risco de desenvolver SGB pós-imunização também existe, mas é muito baixo. Estima-se que a chance de adquirir a síndrome depois da vacinação contra o vírus da *influenza* é muito menor do que a de desenvolve-la após infecção pelo vírus selvagem.[84]

Ademais, é importante lembrar que o tipo de infecção pregressa e a especificidade do anticorpo anti-gangliosídeo podem apresentar relação com o subtipo e a evolução clínica dos casos. Por exemplo, sabe-se que a infecção pelo *Campylobacter jejuni* associa-se predominantemente com a AMAN.[80]

O acometimento preferencialmente radicular é explicado pela maior permeabilidade da barreira hematonervosa ao nível das raízes nervosas. A barreira hematonervosa, a exemplo da barreira hematoencefálica, é responsável por isolar em parte o sistema nervoso da circulação sistêmica, filtrando principalmente as moléculas maiores, como é o caso dos anticorpos.[85]

Os principais alvos antigênicos na membrana dos axônios são os gangliosídeos e os canais iônicos. Gangliosídeos representam um grupo de glicoesfingolípideos que contém ao menos uma unidade de ácido siálico em sua estrutura. Esses lipídeos têm papel estrutural e funcional no folheto externo das membranas plasmáticas, principalmente dos neurônios, com implicação nos processos de transmissão de impulsos, crescimento e proliferação celular.[86]

Mecanismos humorais e celulares de imunidade têm sido implicados na fisiopatologia da SGB. Modelos animais para reação cruzada com inoculação de proteínas presentes na mielina, à exemplo da MPZ, demonstram padrão histopatológico semelhante ao encontrado em humanos. Em ambos os casos são encontrados infiltrados perivasculares de macrófagos e células T que levam à desmielinização segmentar, comumente acompanhadas de graus variáveis de degeneração axonal secundária.[87] Em contrapartida, no braço humoral, estudos de imuno-histoquímica evidenciam depósitos de imunoglobulina e complemento, com degeneração vesicular da lâmina externa da mielina.[85] Os anticorpos contra gangliosídeos em geral encontrados são do subtipo IgG1 e IgG3, que necessitam da ativação de células T para sua produção. Estudos também demonstram um aumento na concentração de células T ativadas no sangue periférico de pacientes com SGB.[88]

Na AMAN, os estudos histopatológicos evidenciam destruição axonal com relativa escassez de infiltrado inflamatório, com macrófagos situados preferencialmente entre a mielina e o axônio, em especial na região dos nódulos de Ranvier.[89] As alterações na AMSAN se dão de forma semelhante, mas com acometimento tanto das raízes ventrais quanto das dorsais (sensitivas).[90]

Epidemiologia

A incidência da SGB é menor nas crianças em comparação com a população adulta e tem sido estimada entre 0,34 e 1,34/100 mil, na dependência das diferentes condições epidemiológicas ao redor do globo.[91] Em contraste com os adultos, a SGB na criança e adolescente tende a afetar as faixas etárias mais jovens.[92]

Dados nacionais apontam para incidência de 0,3/100 mil no Rio Grande do Norte, sendo a PDIA a variante mais comum (81,8%).[93] No estado de São Paulo os dados apontam para incidência de 0,6/100 mil, com frequência menor nos menores de 15 anos (18,9%).[94]

Adicionalmente, parece haver uma variação sazonal nos casos da síndrome, com aumento de sua incidência no período do inverno. Esse padrão é principalmente observado nos quadros com relato de pródromos de infecção do trato respiratório.[95]

De modo geral, as formas axonais parecem responder por cerca de 30% dos casos de SGB, porém essa porcentagem pode ser ainda maior em países asiáticos e da América do Sul, incluído a faixa etária pediátrica.[96]

Quadro clínico

Forma clássica – PDIA

O protótipo da síndrome e a forma mais familiar para o clínico geral é a PDIA, que representa até 85% dos casos da síndrome. O distúrbio da marcha e a fraqueza em membros inferiores são as queixas mais comuns no início da doença e no momento do pico do acometimento.[17] Em quase todos os casos os sintomas motores e sensitivos progridem em sentido ascendente. A evolução é progressiva, com a fraqueza alcançando seu nadir dentro de quatro semanas após início dos sintomas (em geral entre sete e dez dias).

A fraqueza muscular costuma apresentar "distribuição piramidal", afetando principalmente a dorsiflexão do tornozelo, flexão dos quadris e joelhos. Nos membros superiores, a adução dos ombros e a extensão dos cotovelos são mais comprometidas, com predomínio do déficit na porção proximal.[83] Os membros paralisados encontram-se hipotônicos, sendo a SGB a principal causa de paralisia flácida aguda em crianças previamente hígidas.[97] Contudo, cerca de 20% dos pacientes mantêm marcha sem necessidade de ajuda. Fasciculações são visíveis apenas na minoria dos casos, porém a arreflexia está presente na maioria.

A história e a avaliação dos sintomas sensitivos podem ser de difícil obtenção na faixa etária pediátrica, principalmente naqueles com idade menor que 7 anos. As alterações sensitivas em geral se iniciam com parestesias nos dedos das mãos e dos pés, seguindo-se dias depois pela paresia bilateral, relativamente simétrica e em geral ascendente. À avaliação neurológica, os sinais de comprometimento sensitivo costumam ser leves, como perda da sensibilidade vibratória e de propriocepção.[10]

Em crianças, a presença de dor em região cervical, dorsal, nádegas ou pernas, presumidamente pela inflamação das raízes e nervos periféricos, pode ser o primeiro sintoma em até 50% dos casos. O padrão da dor neuropática nesses casos geralmente é descrito como importante ou muito importante. Reconhecimento desses sintomas é especialmente essencial nas crianças mais jovens, nas quais irritabilidade e recusa a andar podem ser confundidos como problemas ortopédicos ou reumatológicos.[97] Dor lombar também é comum, provavelmente representando a inflamação das raízes nervosas e pode coincidir com a quebra da barreira hematoliquórica, o que possibilita a passagem de proteínas plasmáticas para o LCR.[83]

O envolvimento de nervos cranianos é mais comum nas crianças do que nos adultos,[98] sobretudo dos nervos faciais (50%). Disfagia (50%) e oftalmoparesia (15%) também são relativamente frequentes. A apresentação com acometimento isolado de nervos cranianos é rara, com cerca de 3% dos casos se iniciando com diplopia e 2% com paresia facial. Insuficiência respiratória, sobretudo devido à fraqueza diafragmática, é a complicação mais grave da doença (10 a 15% dos pacientes necessitará de assistência ventilatória mecânica). O comprometimento importante dos membros superiores é o fator preditivo mais importante para insuficiência respiratória, correspondendo ao padrão clínico de paralisia ascendente. Porém, cerca de 25% dos casos não demonstram envolvimento dos membros superiores.[17]

Distúrbios autonômicos são observados em até 50% das crianças. Apresentam-se principalmente com disfunção do esfíncter vesical, hipertensão arterial, taquiarritmia, alterações pupilares e da sudorese.[99] Bradiarritmia pode ser causa infrequente de morte associada à síndrome.[83]

Variantes da SGB

A AMAN é a variante axonal mais comum da SGB. Apresenta-se de forma semelhante à PDIA, mas seu acometimento motor é mais grave e não está associado a déficits sensitivos (em contraste com a AMSAN).

Classicamente, a AMAN se desenvolve após quadros de enterite relacionados ao *Campylobacter jejuni*.[97] O curso clínico e o bom prognóstico são semelhantes aos da PDIA. Já a AMSAN é uma variante mais rara da SGB, e que apresenta um prognóstico muito menos favorável.[95]

A segunda variante mais comum da SGB é a SMF, que se caracteriza pela tríade clássica de oftalmoparesia, arreflexia e ataxia.[100] A SMF também pode estar associada à fraqueza bulbar, e as crianças com essa clínica costumam desenvolver posteriormente debilidade da musculatura de tronco e membros. Relatos recentes têm identificado formas frustras de SMF incluindo ptose palpebral ou oftalmoplegia isoladas, com ou sem ataxia.[101,102]

A variante de acometimento sensitivo agudo isolado se sobrepõe à forma de SMF de neuropatia atáxica aguda sem oftalmoparesia. Também é descrita a pandisautonomia aguda, que representa uma forma de SGB com disfunção autonômica preponderante,[103] além da variante com fraqueza faringo-cérvico-braquial, na qual não há comprometimento dos membros inferiores (Tabela 27.2).[104]

Diagnóstico

O diagnóstico da SGB é apoiado pelas evidências do exame clínico, da punção lombar para avaliação do líquor, do estudo eletrofisiológico e de neuroimagem.

Classicamente, o estudo do líquor se apresenta com dissociação proteíno-citológica (proteína acima de 45 mg/dL e citologia menor que 10 células, mononuclear). É importante lembrar que o nível de proteinorraquia pode estar normal na primeira semana, mas aumentar em até 90% dos pacientes ao final da segunda semana.[105]

Tabela 27.2 Variantes da síndrome de Guillain-Barré e os anticorpos antigangliosídeo IgG associados.[97]		
Síndrome clínica	**Frequência**	**Anticorpo IgG**
Polineuropatia desmielinizante inflamatória aguda (PDIA)	Comum	GM1(minoria)
Neuropatia motora axonal aguda (AMAN)	Comum	GM1, GD1a
Neuropatia sensitivo-motora axonal aguda (AMSAN)	Incomum	GM1, GD1a
Síndrome de Miller Fisher (SMF)	Incomum	GQ1b, GT1a
Variante faringo-cérvico-braquial	Rara	GT1a, GQ1b, GD1a
Polineurite craniana	Rara	GQ1b, GT1a
Neuropatia atáxica aguda	Muito rara	GQ1b, GT1a
Pandisautonomia aguda	Muito rara	
Oftalmoparesia aguda	Muito rara	GQ1b, GT1a

A realização de um estudo confiável de ENMG nas crianças com SGB é muitas vezes difícil. A avaliação da condução nervosa sensitiva e motora não é obrigatória para o diagnóstico, mas ajuda a confirmar a presença de neuropatia e determinar o padrão de acometimento (desmielinizante ou axonal; motor, sensitivo ou misto).[106] Porém, o desconforto do procedimento, somado à dor neuropática, torna a investigação eletrofisiológica nem sempre possível.

Na PDIA, o estudo de condução nervosa (NCS) tipicamente apresenta achados sugestivos de desmielinização, incluindo latência distal prolongada, diminuição das velocidades de condução nervosa (NCV), dispersão temporal, latência prolongada da onda F e bloqueio de condução. Nas formas axonais, o NCS revela potencial de ação muscular composto (CMAP) e potencial de ação de nervo sensitivo (SNAP) com amplitudes diminuídas ou indetectáveis, e a eletromiografia demonstra sinais de desnervação aguda e crônica. Já na SMF, o NCS mostra redução da amplitude dos SNAPs desproporcional aos níveis de prolongamento da latência distal ou de qualquer lentificação nas velocidades de condução sensitiva. O CMAP nos quatro membros costuma ser normal.[107]

A neuroimagem tem se tornado uma ferramenta adjuvante importante na investigação dos casos suspeitos de SGB. O estudo por ressonância magnética evidencia realce pelo gadolínio nas raízes dos nervos periféricos e na região da cauda equina em até 95% dos casos (Figura 27.8).[108] É importante ressaltar que essas alterações não são específicas da síndrome, pois realce semelhante pode ser encontrado depois da realização de punção lombar e em casos de neuropatias hereditárias e outras neuropatias inflamatórias.[97]

A presença de anticorpos antigangliosídeo pode ser detectada em até 50% das crianças com SGB,[109] mas sua pesquisa rotineira não se faz necessária. Contudo, existem situações clínicas nas quais a determinação do perfil de anticorpos pode ajudar significativamente no diagnóstico: (1) na investigação da SMF e suas variantes – títulos elevados de antiGQb1 podem ser encontrados em até 90% dos casos; (2) em regiões com alta incidência de infecção pelo *C. jejuni* e desenvolvimento de AMAN – dosagem do antiGM1 e antiGD1a pode ser útil; (3) quando há suspeita da variante com fraqueza faringo-cérvico-braquial – elevação do antiGQ1b e antiGT1a corrobora o diagnóstico.[17]

Diagnósticos diferenciais

Na dependência da variabilidade do quadro clínico, outros diagnósticos devem ser considerados, a exemplo das miosites, miastenia e das neuropatias in-

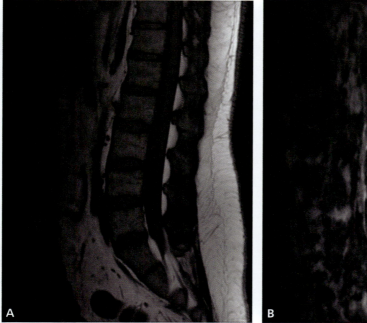
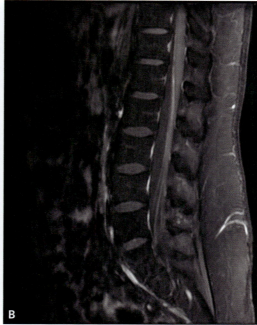

Figura 27.8 IRM ponderada em T1 da coluna lombar de paciente com a síndrome de Guillain-Barré. Observe o aparecimento de realce anômalo pelo gadolínio ao longo de toda extensão das raízes nervosas da cauda equina na imagem (B) em comparação com a imagem sem contraste (A).

Tratado de Neurologia Infantil

fecciosas, tóxicas e vasculíticas. É de se notar também que, enquanto os sintomas da SGB compreendem dor radicular, disestesias e alteração sensitiva difusa, uma história clara de nível sensitivo é sempre indicativa de processo medular. Por outro lado, a SGB também pode se apresentar com quadro clínico de paraparesia isolada, com reflexos em membros superiores preservados, além de ser descrito que até 10% dos casos podem apresentar reflexos osteotendíneos normais ou até mesmo exaltados.[110]

A apresentação inicial da polirradiculopatia desmielinizante inflamatória crônica (PDIC), em especial nos indivíduos mais jovens, pode ser tão aguda quanto a SGB, com o correto diagnóstico sendo realizado somente meses mais tarde. A PDIC de início agudo deve ser suspeitada quando o paciente continua a deteriorar após nove semanas do início dos sintomas, ou quando acontecem dois ou mais momentos de piora clínica (Tabela 27.3).[111]

Tratamento e prognóstico

O paciente com SGB tem uma dependência importante do cuidado multidisciplinar para manejo e prevenção de complicações potencialmente fatais. É necessário suporte em ambiente de UTI na fase aguda, com a monitorização regular da função pulmonar (capacidade vital e frequência respiratória) e de possível disfunção autonômica (frequência cardíaca e pressão arterial).[81] Além disso, os cuidados de enfermagem devem objetivar a prevenção de úlceras de decúbito, assim como a fisioterapia motora deve ser atuante na prevenção de contraturas.

O controle da dor nesses pacientes não pode ser negligenciado, e sua abordagem precisa ser precoce. Opções de medicações incluem analgésicos opioides e não opioides, drogas para controle de dor neuropática (carbamazepina e gabapentina) e neurolépticos. No caso de necessidade de sedação, benzodiazepínicos devem ser evitados, pois podem exacerbar a fraqueza respiratória.[17]

A disponibilidade de suporte ventilatório é imprescindível, já que 15% a 20% das crianças precisarão de ventilação mecânica durante a fase aguda da doença. A necessidade de ventilação mecânica também se relaciona com o grau de fraqueza muscular e costuma ser precedida de hipotensão grave.[112]

A imunopatogênese da doença tem levado a tentativa de diferentes abordagens terapêuticas de imunossupressão e imunomodulação. Corticoterapia, mesmo em altas doses, tem sido considerada ineficaz após resultados negativos de diferentes estudos controlados.[17] Porém, tanto a plasmaférese quanto o uso de

Tabela 27.3 Diagnósticos diferenciais da síndrome de Guillain-Barré.

Corno anterior da medula espinal
Poliovírus, enterovírus não pólio, vírus do Nilo ocidental
CMV, EBV, VZV, HSV
Rabdovírus, HIV

Raízes dos nervos espinhais
Polirradiculopatia desmielinizante inflamatória crônica (PDIC)
Síndrome da cauda equina

Nervos periféricos
Distúrbios eletrolíticos (hipermagnesemia, hipofosfatemia)
Intoxicação por metal pesado (arsênio, chumbo, tálio, ouro)
Neuropatia induzida por drogas
Paralisia por picada de carrapato, doença de Lyme*
Porfiria
Neuropatia do doente crítico
Vasculites
Difteria

Junção neuromuscular
Miastenia gravis
Intoxicação por organofosforados
Botulismo

Músculo
Miopatia do doente crítico
Paralisia periódica
Polimiosite
Dermatomiosite
Hipercalemia ou hipocalemia

*Mais comum na América do Norte.

imunoglobulina humana intravenosa (IVIg) têm demostrado aceleração na recuperação da marcha independente e diminuição dos dias de internação.[113,114] Os mecanismos de ação prováveis da IVIg ocorrem por meio da ligação com anticorpos patogênicos, inibição da produção de anticorpos mediada por linfócitos B, aceleração do catabolismo de anticorpos e inibição do complemento.[113] Já a plasmaférese reduz os níveis de autoanticorpos circulantes e parece interferir nos níveis de citocinas pró-inflamatórias ou de moléculas de adesão celular.[114] Ambas as terapias parecem ser mais

Seção 3 ■ Doenças e Síndromes Neurológicas

eficazes quando administradas no período de até duas semanas do início dos sintomas, contudo, nenhuma delas parece melhorar o desfecho em longo prazo da síndrome.[97]

A IVIg é administrada na dose de 0,4 g/kg/dose por cinco dias (total de 2 g/kg). Os principais efeitos colaterais atribuídos ao uso são reações alérgicas cutâneas, cefaleia, vômitos, meningite asséptica, papiledema e proteinúria.[115] Podem ainda ocorrer, mais raramente, insuficiência cardíaca, síndrome nefrótica e AVC isquêmico. Deve-se lembrar que os indivíduos com baixa concentração de IgA podem desenvolver reação anafilática à infusão da IVIg, sendo sempre necessária a dosagem do IgA antes da administração da primeira dose. Em geral, a terapia com IVIg é preferível nas crianças pela maior facilidade de administração e por ter um perfil de reações adversas mais favorável, em comparação com a plasmaférese.[97]

A plasmaférese é realizada por meio da troca do volume plasmático em um total de 250 ml/kg, que costuma ser dividida em cinco dias alternados. Os riscos associados ao procedimento são a passagem do catéter venoso central, hipotensão, arritmia cardíaca, reação alérgica à reposição de albumina, hipocalcemia, anemia e trombocitopenia.[115]

Nos pacientes que continuam a deteriorar depois do ciclo padrão de IVIg ou plasmaférese, a melhor opção terapêutica ainda é desconhecida. Ainda não foi elucidado se os pacientes tratados com IVIg se beneficiariam da plasmaférese, além do mais, a plasmaférese removeria da circulação a imunoglobulina previamente administrada. No outro braço, a combinação de plasmaférese seguida de imunoglobulina não parece ser melhor do que qualquer uma das terapêuticas administradas individualmente.[81] No entanto, parece haver eficácia de um segundo ciclo de IVIg naqueles indivíduos que não responderam à primeira administração, ou que apresentaram recaída após um período inicial de melhora.[116]

A SGB na faixa etária pediátrica é em geral associada com um curso de doença mais breve e de melhor recuperação em relação aos adultos. As crianças com PDIA costumam se recuperar mais rápido do que aquelas com AMAN ou AMSAN.[117] Os marcadores eletrofisiológicos de dano axonal grave e a presença de autoanticorpos detectáveis nem sempre se relacionam com um pior prognóstico nesses indivíduos.[118] Em muito poucas exceções, crianças com formas não complicadas de SGB vão recuperar em longo prazo a habilidade de andar e correr sem auxílio, mas no acompanhamento desses pacientes pode haver a persistência de achados como fatigabilidade, mialgia, in-

coordenação motora, manutenção da hiporreflexia e tremor distal em membros superiores.[119]

Polineuropatia desmielinizante inflamatória crônica

A polineuropatia desmielinizante inflamatória crônica (PDIC) é uma doença imunomediada caracterizada por fraqueza muscular progressiva associada a comprometimento sensitivo com diminuição dos reflexos osteotendíneos. A PDIC é a mais comum das neuropatias autoimunes crônicas e, de certo modo, pode ser vista como uma forma crônica da SGB, já que compartilha similaridades eletrofisiológicas, histológicas e autoimunes. Contudo, a PDIC difere da SGB no tempo de curso da doença, modo de evolução, prognóstico e responsividade a corticoides.

Na forma clássica, a polirradiculopatia tem um predomínio motor levando a um padrão relativamente simétrico de fraqueza proximal e distal.[85] As variantes mais comuns da doença envolvem a forma sensitivo-motora assimétrica, formas de acometimento puro (motor ou sensitivo), apresentação com ataxia sensitiva e a forma com fraqueza muscular puramente distal.[120] Diferentemente da SGB, a instalação clínica da PDIC é mais prolongada, com o nadir dos sintomas sendo alcançado geralmente após um período de oito semanas, assim como há uma tendência maior para recorrências.[10] A forma de doença com tempo de instalação intermediário (entre quatro e oito semanas) é por vezes determinada como polineuropatia desmielinizante inflamatória subaguda, apresentando características de quadro clínico e de resposta ao tratamento semelhantes ao da PDIC clássica.[121]

Historicamente, casos da doença têm sido descritos desde o final do século XIX,[17] contudo o termo PDIC (no inglês CIDP, *chronic inflammatory demyelinating polyneuropathy*) foi cunhado somente em 1975, pelo neurologista canadense Peter J. Dyck.[122]

Etiologia e patogênese

A PDIC é considerada como uma neuropatia periférica adquirida imunomediada, mas o alvo específico do ataque autoimune, assim como o papel específico dos sistemas de imunidade celular e humoral nesse processo ainda não são bem compreendidos.

A presença de eventos prodrômicos, na sua maioria infecções do trato respiratório superior, é descrita em cerca de 33% a 57% das crianças com PDIC.[123] Número menor quando comparado com a SGB, na qual essa porcentagem pode chegar até a 60% a 80% nos casos de PDIA em indivíduos mais jovens.[124] Ao contrá-

Tratado de Neurologia Infantil

rio do que é visto nos adultos, a PIDC na faixa etária pediátrica é menos associada com doenças sistêmicas como neoplasias, HIV, diabetes mellitus e gamopatias monoclonais.[124]

Como foi dito, o alvo antigênico específico na PDIC ainda não é conhecido, mas evidências apontam que sua localização possivelmente seja na porção não compactada da mielina, assim como em pontos de interação entre a célula de Schwann e o axônio.[120] Essa hipótese é corroborada por estudos de microscopia eletrônica que demonstram, quando comparadas com amostras controles, múltiplas alterações nas regiões nodal e paranodal de nervos de pacientes com PDIC.[125]

No braço celular, apesar de a doença ser definida como uma polineuropatia inflamatória, o processo inflamatório observado nas peças de biópsia do nervo sural somente apresenta infiltrado discreto de células T.[120] Os macrófagos são as células predominantes nesses infiltrados. Eles representam as células efetoras finais no processo de desmielinização e são principalmente encontrados difusamente ou agrupados ao redor dos vasos do endoneuro.[126] A ativação dos macrófagos é provavelmente induzida por citocinas específicas liberadas por células T. Esses macrófagos ativados penetram a membrana basal das células de Schwann, deslocam o citoplasma, dividem as lamelas e causam destruição focal da bainha de mielina.[127]

Os efeitos benéficos relacionados à terapêutica com plasmaférese apontam que os fatores humorais, junto com anticorpos patogênicos, desempenham funções importantes no desenvolvimento da doença. Além do mais, amostras de plasma de pacientes com PDIC podem induzir a desmielinização passiva em animais de laboratório.[128] Outra evidência que apoia essa linha de raciocínio é a presença de depósitos de IgG e IgM fixadores de complemento na bainha de mielina desses pacientes, o que sugere que autoanticorpos reconhecem antígenos presentes nessa mielina.[129] Também consistente com essa hipótese é o fato de que anticorpos para vários glicolipídios[130] ou para a MPZ[131] são mais frequentemente detectados no plasma de indivíduos com PDIC, em comparação com os controles. Por fim, a análise por eletroforese do líquor nesses pacientes revela uma banda que provavelmente seja de IgG, achado que não é visto em grupos controles.[132]

Epidemiologia

A PDIC é muito menos comum na população pediátrica do que nos adultos. Em um estudo australiano, a prevalência dessa doenças em pacientes com menos de 20 anos tem sido estimada em 0,48 por 100 mil, en-

quanto em adultos da mesma população esse número pode chegar a 1,9 por 100 mil.[123] Em outro estudo, realizado no Japão, foi constatada uma taxa de incidência anual de 0,06 por 100 mil nos pacientes com menos de 15 anos, enquanto que em adultos jovens, na faixa de idade entre 15 e 55 anos, esse número é da ordem de 0,4 por 100 mil.[133] No Brasil ainda há carência de estudos epidemiológicos semelhantes.

Por essa baixa prevalência nos jovens, o conhecimento das características clínicas, a resposta ao tratamento e o prognóstico da doença são baseados em diversas pequenas séries de casos, o que torna a generalização difícil.

Quadro clínico

A queixa mais comum que faz com que os pais tragam as crianças com PDIC para a avaliação médica é a alteração de marcha, acompanhada de quedas. No quadro mais clássico, esses pacientes se apresentam com ataxia ou fraqueza muscular distal e simétrica, com predomínio em membros inferiores. Em alguns casos, fraqueza muscular, tremor de extremidades e ataxia também podem ser observados nos membros superiores. Na grande maioria das ocorrências, os reflexos osteotendíneos se encontram diminuídos ou ausentes.

De modo geral, sintomas sensitivos são menos relatados nas crianças em comparação com os adultos.[134] É observado que menos de um terço dos pacientes pediátricos apresentam algum sintoma sensitivo do tipo parestesias ou disestesias. Além disso, o envolvimento de nervos cranianos, fraqueza da musculatura respiratória e disfunção autonômica são incomuns na PDIC pediátrica.[123]

Normalmente, o início da PDIC é insidioso e a progressão dos sintomas ocorre em um período de pelo menos dois meses, mas também pode haver uma apresentação mais aguda no contexto de episódios recorrentes.[135] Em comparação com os adultos, as crianças costumam apresentar uma progressão mais rápida da disfunção neurológica, assim como uma chance maior de seguirem um curso recorrente-remitente da doença (60% a 80% dos casos).[123]

Algumas vezes pode ser difícil distinguir inicialmente a PDIC da PDIA, em especial porque as duas condições podem alcançar o máximo da fraqueza muscular dentro do período de quatro semanas. A presença de história infecciosa precedendo o quadro, fraqueza da musculatura facial ou respiratória, dor neuropática e disfunção autonômica direcionam o diagnóstico para PDIA.[123]

1014

Seção 3 ■ Doenças e Síndromes Neurológicas

Mais raramente, alguns pacientes com PDIC podem demonstrar envolvimento subclínico do SNC, com exames de imagem mostrando padrão de desmielinização difusa. Esse envolvimento do SNC é muitas vezes assintomático, mas também pode se apresentar como uma condição semelhante à esclerose múltipla.[120]

Como dito, a PDIC na faixa etária pediátrica é considerada uma doença bastante incomum. Nos quadros atípicos, o desafio diagnóstico se torna ainda maior, sendo necessário uma alta suspeição clínica das outras variantes de neuropatias crônicas autoimunes. São elas:

- Neuropatia desmielinizante adquirida distal e simétrica (DADS)
- Neuropatia desmielinizante adquirida sensitivo-motora multifocal (MADSAM)
- Neuropatia motora multifocal (MMN)

A Tabela 27.4 ressalta os pontos em comum e as diferenças da PDIC em relação a essas outras formas de doença.

Tabela 27.4 Comparativo da PDIC com as outras formas de neuropatias crônicas autoimunes.[136a]

	PDIC	DADS	MADSAM	MMN
Achados clínicos				
Fraqueza	Simétrica, proximal e distal	Ausente ou somente distal simétrica, leve	Assimétrica; distal > proximal; MMSS > MMII	Assimétrica; distal > proximal; MMSS > MMII
Alteração sensitiva	Sim; simétrica	Sim; distal e simétrica	Sim; assimétrica (na distribuição de nervos individuais)	Não
Reflexos	Reduzidos ou ausentes simetricamente	Reduzidos ou ausentes simetricamente	Reduzidos ou ausentes assimetricamente	Reduzidos ou ausentes assimetricamente
Padrão na ENMG				
CMAP	Desmielinizante, com bloqueio de condução	Desmielinizante simétrico, mas sem bloqueio de condução	Desmielinizante assimétrico, com bloqueio de condução	Desmielinizante assimétrico, com bloqueio de condução
SNAP	Alterado simétrico	Alterado simétrico	Alterado assimétrico	Normal
Achados laboratoriais				
Proteína no líquor	Geralmente aumentada	Geralmente aumentada	Geralmente aumentada	Geralmente normal
Proteína monoclonal	Pode estar presente, geralmente IgG ou IgA	IgM, se associação com MGUS (rara na infância)	Raramente presente	Raramente presente
Anticorpos anti-GM1	Raramente presentes	Ausentes	Raramente presentes	Frequentemente presentes
Biópsia de nervo	Padrão desmielinizante/ remielinizante é comum	Padrão desmielinizante/ remielinizante é comum, com depósito evidente de IgM nas regiões paranodais	Padrão desmielinizante/ remielinizante é comum	Se presente, características desmielinizantes/ remielinizantes são escassas

(*Continua*)

Tratado de Neurologia Infantil

Tabela 27.4 (*Continuação*) Comparativo da PDIC com as outras formas de neuropatias crônicas autoimunes.[136a]

	PDIC	DADS	MADSAM	MMN
Resposta ao tratamento				
Corticoide	Sim	Sim (parcial*)	Sim	Não
Plasmaférese	Sim	Sim (parcial*)	Possível (necessita mais estudos)	Não
IVIg	Sim	Sim (parcial*)	Sim	Sim
Ciclofosfamida	Sim	Sim (parcial*)	Possível (necessita mais estudos)	Sim

*Se associada à IgM-MGUS (gamopatia monoclonal de significado indeterminado, rara na infância).

Diagnóstico

Basicamente, são três as ferramentas diagnósticas usadas para a confirmação dos casos de PDIC. A ENMG é responsável por prover a maior parte dos dados necessários, como também pode ser útil para informar a gravidade da doença. A avaliação do líquor e o estudo por ressonância magnética completam esse quadro. Exames de sangue podem ajudar a excluir outras causas de neuropatias.

A ENMG nos pacientes com PDIC demonstra evidências de uma polineuropatia de predominância desmielinizante, tipicamente em um padrão segmentado e não uniforme. Achados compatíveis com desmielinização incluem a diminuição das NCV motora e sensitiva, prolongamento da latência distal e ausência ou prolongamento da onda F. Evidências de acometimento não uniforme das fibras nervosas incluem dispersão temporal anormal, bloqueio de condução, e disparidade no alentecimento da condução nervosa entre diferentes nervos ou mesmo em diferentes medidas em um mesmo nervo. Características que sinalizam perda axonal também podem estar presentes, assim como é possível observar sinais de desnervação ativa por meio da eletromiografia por agulha.[120,123]

O estudo do líquor nas crianças com PDIC costumam revelar dissociação proteíno-citológica, definida por proteinorraquia maior que 35 mg/dL (mas que em geral se encontra elevada maior que seis vezes o valor de referência[120]), e contagem de leucócitos menor que 10 por mm³, padrão similar ao observado na PDIA.[135] Se houver pleocitose importante no líquor, outros diagnósticos precisam ser considerados. Contudo, nem todas as crianças com PDIC apresentam proteinorraquia elevada, e a dissociação proteíno-citológica não é específica para PDIC ou PDIA.

Assim como observado na PDIA, o estudo de ressonância dos pacientes com PDIC pode demostrar espessamento e realce pelo meio de contraste das raízes nervosas da medula. É provável que esse realce represente a quebra da barreira hematonervosa pelo processo inflamatório.[136b] Espessamento de nervos cranianos é outro achado de imagem possível, mas são mais comumente vistos nos adultos do que nas crianças.[137]

A identificação de autoanticorpos, a exemplo do antiGM1 e antiMAG, é possível nos pacientes com PDIC, porém esses achados são muito mais comuns na população adulta, e não devem fazer parte da rotina de investigação na faixa etária pediátrica.[135] A biópsia do nervo sural é outro exame que também não é feito de rotina nessas crianças, mas, quando realizado, demonstra achados compatíveis com desmielinização e remielinização, edema e formações em "casca de cebola". Ocasionalmente também são observados linfócitos T infiltrados no epineuro e endoneuro, assim como escassos macrófagos difusos ou agrupados na região perivascular do endoneuro.[120,123]

Tratamento e prognóstico

Os principais objetivos no tratamento da PDIC consistem em recuperar a força muscular e o equilíbrio, retomando a qualidade de vida do indivíduo. Devido a etiologia autoimune da doença, a terapia imunomoduladora se torna o ponto chave no tratamento desses pacientes. As evidências para essas terapêuticas na população pediátrica provêm, em sua maior parte, da interpretação e adaptação de dados dos grandes estudos realizados em adultos, mas também de pequenas séries de casos realizadas em crianças. Uma das principais diferenças no tratamento da PDIC pediátrica, em comparação com a da população adulta, é o maior limiar para início da corticoterapia.[123]

1016 — **Seção 3** ■ Doenças e Síndromes Neurológicas

A IVIg é considerada o tratamento de primeira linha nas crianças com PDIC. A dose inicial deve ser de 2 g/kg, dividida no período de dois a cinco dias. A maioria dos pacientes também vai necessitar de terapia de manutenção com 1 g/kg, divida em um ou dois dias, a cada uma a seis semanas.[138] Os principais contrapontos da IVIg são o alto custo (especialmente no contexto da terapia de manutenção) e os efeitos colaterais da infusão, os quais já foram descritos no texto sobre tratamento da SGB.

A plasmaférese pode ser uma alternativa viável nas crianças mais velhas, principalmente nas quais as veias periféricas comportam cateteres calibrosos (evitando as complicações inerentes do acesso venoso central). Na população adulta, a eficácia da plasmaférese se assemelha à da terapia com IVIg, mas parece haver necessidade de se repetir as sessões com mais frequência, quando comparada com a IVIg.[123]

Quando a prednisona é escolhida como tratamento inicial, ela em geral é administrada em uma dose de 1 a 1,5 mg/kg/dia, com dose máxima de 60 mg/dia. Esse esquema é mantido por quatro a seis semanas, com posterior redução gradual da dose, que pode durar um período entre três e seis meses.[134] O maior empecilho para essa linha terapêutica é o já bastante conhecido perfil de efeitos colaterais do uso prolongado de corticoides, que apresenta consequências a longo prazo mais substanciais nas crianças do que nos adultos. Alterações incluídas nesse perfil são: ganho de peso, hipertensão arterial, hiperglicemia, catarata, osteopenia, imunossupressão e atraso do crescimento.[123] De forma alternativa, em adultos, uso de pulsoterapia com altas doses de metilprednisolona ou dexametasona (oral ou intravenosa) tem se mostrado eficaz no tratamento de longo prazo na PDIC, com poucos efeitos colaterais.[139] Nas crianças, os dados são ainda mais escassos, mas também existem evidências que abordagem semelhante possa ser eficaz.[140]

Nos casos refratários à terapia de primeira linha, pode-se lançar mão de agentes imunomodulatórios alternativos como azatioprina, metotrexato, ciclosporina, ciclofosfamida e micofenolato. Contudo, é difícil definir a eficácia dessas opções em um número tão pequeno de crianças estudadas.[17]

As crianças com PDIC têm um desfecho mais favorável do que os adultos, sendo a remissão completa ou fraqueza residual mínima vista na maioria dos casos.[124] Por outro lado, a recorrência do quadro é mais comum nas crianças do que nos adultos, com tempo mínimo necessário de tratamento de manutenção entre um e dois anos, porém o número de recorrências não parece afetar a gravidade do prognóstico. A maior parte dos episódios de recorrência costuma ocorrer dentro dos dois primeiros anos de doença, geralmente na vigência de processo infeccioso ou na tentativa de retirada da terapia imunomodulatória.[123]

Neuropatias vasculíticas

As vasculites são doenças nas quais o ataque imunomediado é dirigido contra os vasos sanguíneos, levando a isquemia de órgãos e outras estruturas supridas por esses vasos. As vasculites podem ser classificadas como primárias, quando não se existe causa conhecida (a exemplo da poliarterite nodosa e da síndrome de Churg-Strauss), ou secundárias, quando ela se apresenta no contexto de outras doenças sistêmicas (como as doenças do colágeno). As vasculites primárias ainda podem ser classificadas de acordo com o calibre do vaso acometido (pequenos, médios ou grandes vasos).[141] Em geral, as vasculites são muito mais comuns nos adultos, mas também podem se desenvolver nas crianças.[10] No caso das neuropatias vasculíticas, os alvos do ataque são os vasos de médio calibre e a *vasa nervorum* (Figura 27.9), uma rede de pequenas artérias responsáveis pelo aporte sanguíneo dos nervos periféricos.[142]

Quando restrita ao nervo periférico e ao músculo, a vasculite pode ser definida como neuropatia por vasculite não sistêmica (NVNS), que também é mais comum nos adultos, mas também pode estar presente nas crianças. Nessa forma de doença, os achados clínicos, eletrofisiológicos e histopatológicos são semelhantes aos da poliarterite nodosa (PAN), exceto pela falta acometimento significativo de outros sistemas. Nesse quadro, a vasculite pode estar presente na biópsia muscular, mas o nervo periférico é a estrutura mais comprometida. O prognóstico é muito melhor do que nas formas sistêmicas de vasculite.[143] Importante lembrar que esse padrão de acometimento restrito também pode ser visto nas fases iniciais de vasculites que se revelarão sistêmicas com a continuidade do acompanhamento.[144]

Quadro clínico

De início, as neuropatias vasculíticas podem se apresentar somente com mononeuropatia isolada. Porém, com a progressão da doença, outros nervos acabam sendo afetados de forma focal, dando ao quadro o padrão assimétrico clássico de mononeuropatia múltipla. Se não houver controle do processo vasculítico, um número cada vez maior de nervos é afetado, com acometimento bilateral, mas ainda assimétrico, pois as lesões se iniciaram em tempos diferentes (sobreposição de mononeuropatias). Nos estágios finais, com a gradual progressão lesional, os nervos periféricos são afetados de maneira uniforme e generalizada, se assemelhando ao padrão de uma polineuropatia distal e simétrica (Figura 27.10).[10]

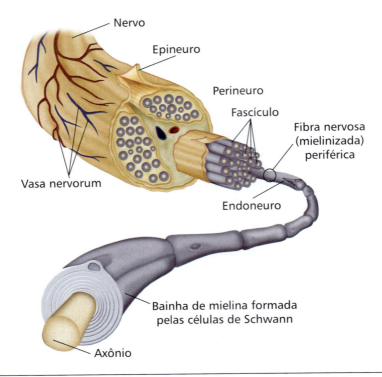

Figura 27.9 Relação da vasa nervorum com os outros componentes do nervo periférico.

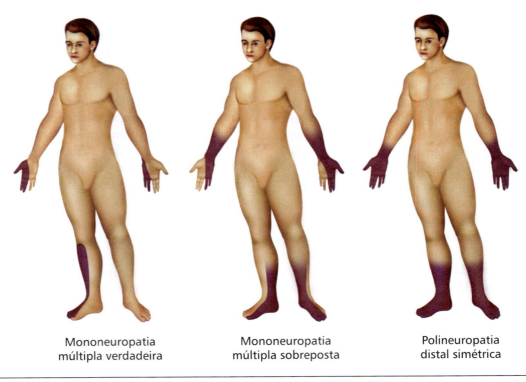

Figura 27.10 Progressão das neuropatias vasculíticas.

Todavia, a avaliação de nervos isolados e sensibilidade nas crianças nem sempre é simples. A fraqueza muscular pode ser relatada pelos pais como dificuldade de correr, subir escadas, ou mesmo que a criança tenha começado a ficar "desajeitada". Sintomas sensitivos podem ser descritos como "formigamento" ou dor tipo queimação, mas também como incoordenação pela ataxia sensitiva. É comum que a neuropatia não seja a alteração principal, e os pais vão procurar o serviço médico pelos os outros sinais sistêmicos associados às vasculites.

A Tabela 27.5 contém as principais características das vasculites primárias que levam a neuropatia periférica e a Tabela 27.6 cita as principais causas secundárias.

Tabela 27.5 Características das vasculites sistêmicas primárias relacionadas com a neuropatia periférica.

Vasculite	Vaso/Calibre	Padrão da neuropatia	Características	Exames complementares	Histopatologia
Poliarterite nodosa	Artérias de médio calibre.	Mononeuropatia múltipla ou polineuropatia assimétrica; Nervos cranianos e SNC raramente são acometidos ($< 2\%$ dos pacientes).	A Poliarterite nodosa (PAN) é a mais comum das vasculites necrotizantes. O nervo isquiático é o mais afetado, juntamente com seus ramos fibular e tibial. Órgãos comumente acometidos são o fígado, pele, rins (nefropatia isquêmica) e sistema gastrointestinal. é raro haver envolvimento pulmonar. Vasculite cutânea leva a petéquias, púrpuras, nódulos subcutâneos e necrose distal. Pode haver dor abdominal, mialgia, artralgia, dor testicular (orquite), sangramento gastrointestinal, anemia e sintomas constitucionais (febre, inapetência, perda de peso). A associação com hepatite B é rara nas crianças.[145,146]	↑ VHS e PCR ↓ Hb; Angiografia abdominal com aneurismas vasculíticos. ANCA negativo	Infiltrado transmural de linfócitos T, macrófagos e polimorfonucleares; Necrose fibrinoide na parede dos vasos; Deposição de IgM, IgG e complemento.
Síndrome de Churg-Strauss (angeíte granulomatosa alérgica)	Artérias e veias de médio e pequeno calibre.	Mononeuropatia múltipla (mais comum), polineuropatia distal simétrica ou assimétrica.	A síndrome de Churg-Strauss (SCS) se apresenta com sinais e sintomas semelhantes ao da PAN. A principal diferença é que o acometimento pulmonar é muito mais comum na SCS. Tipicamente, esses pacientes iniciam o quadro com rinite alérgica, pólipos nasais, sinusite e asma. Manifestações de vasculite sistêmica costumam aparecer mais tarde. O acometimento renal se dá por glomerulonefrite necrotizante. Apesar dos casos descritos em crianças serem bastante raros, parecem compartilhar achados muito semelhantes ao dos adultos.[147]	Eosinofilia, VHS, FR. IgG e IgE séricos p-ANCA (+): 60% Infiltrado pulmonar em até 50%	Vasculite necrotizante com infiltrado de linfócitos T e eosinófilos; Granulomas intravasculares e extravasculares.

(*Continua*)

Tratado de Neurologia Infantil

Tabela 27.5 (*Continuação*) **Características das vasculites sistêmicas primárias relacionadas à neuropatia periférica.**

Vasculite	Vaso/Calibre	Padrão da neuropatia	Características	Exames complementares	Histopatologia
Granulomatose de Wegener (poliangeíte granulomatosa)	Artérias de médio e pequeno calibre.	Polineuropatia distal simétrica ou mononeuropatia múltipla; Neuropatia craniana, principalmente do II, VI e VII nervos, em 5 a 10% dos casos (geralmente de etiologia compressiva, pelos granulomas).	A granulomatose de Wegener (GW) é caracterizada principalmente por vasculite necrotizante e granulomas envolvendo o trato respiratório (superior e inferior) e rins. As manifestações respiratórias iniciais de coriza, tosse, hemoptise e dispneia ajudam a diferenciá-la das outras vasculites. Envolvimento pulmonar é visto em mais da metade dos casos, com hemorragia alveolar e nódulos parenquimatosos. A neuropatia na GW é mais comum nos pacientes com insuficiência renal grave. Acometimento do SNC é muito mais raro, sendo a paquimeningite a manifestação central mais sugestiva da doença. Também pode haver achados mucocutâneos como púrpuras e úlceras, assim como sinais de acometimento gastrointestinal, cardíaco e ocular.[148]	c-ANCA (+): 95%	Achados semelhantes ao da PAN, mas com presença de infiltrado granulomatoso em trato respiratório.
Poliangeíte microscópica	Artérias e veias de pequeno calibre.	Mononeuropatia múltipla.	A poliangeíte microscópica é uma vasculite necrotizante clinicamente semelhante à PAN, exceto pelo acometimento pulmonar com dano alveolar e fibrose intersticial (pelo envolvimento dos capilares pulmonar). Contudo, a neuropatia periférica é menos comum do que vista na PAN.[141]	p-ANCA (+): 60 a 80%; ↑ creatinina e ureia; Hematúria.	Depósito imune escassos ou ausentes.

1020   **Seção 3** ■ Doenças e Síndromes Neurológicas

Tabela 27.6 Causas secundárias de vasculite relacionadas a neuropatia periférica.

Doenças do tecido conjuntivo

Artrite idiopática juvenil
Lúpus eritematoso sistêmico
Síndrome de Sjögren
Esclerose sistêmica juvenil
Dermatomiosite juvenil
Doença mista do tecido conjuntivo
Doença de Behçet

Vasculites de hipersensibilidade

Crioglobulinemia*
  Essencial
  Hepatite B
  Hepatite C
Vasculites induzidas por fármacos
  Cefotaxima
  Metimazol
  Propiltiouracil
  Infliximabe
  Clozapina
  Alopurinol
  D-penicilamina
  Hidralazina
  Fenitoína
  Sulfassalazina
Púrpura de Henoch-Schönlein
Vasculite urticariforme hipocomplementêmica#

Causas infecciosas

HIV
CMV
EBV
VZV
Parvovírus B19

Neoplasias

Linfoma não Hodgkin
Tumores do sistema gastrointestinal
Carcinoma pulmonar de pequenas células

Doença inflamatória intestinal

Doença de Crohn
Retocolite ulcerativa

Sarcoidose
Diabetes

Radiculoplexopatia lombossacra diabética (síndrome de Bruns-Garland)

*Nas crianças, a causa mais comum é a essencial.
#Tem relação com lúpus eritematoso sistêmico.

Tratamento

Em geral, o tratamento das neuropatias vasculíticas é o controle da doença de base. Essa terapia deve ser guiada pelo consenso existente para cada uma das diferentes doenças que podem estar associadas ao quadro neuropático. Contudo, o tratamento padrão para as neuropatias vasculíticas e a NVNS é a base de corticoides. É recomendado iniciar prednisona ou prednisolona 1 mg/kg/dia, com redução gradual, até uma dose de manutenção de 5 a 10 mg/dia. Nos quadros de neuropatia grave, pode ser feita pulsoterapia com metilprednisolona ou dexametasona por três a cinco dias, antes do início da dose oral. Nos quadros que apresentam dano axonal, a melhora da força muscular não é vista nas primeiras semanas. Nas neuropatias por vasculites sistêmicas, provas inflamatórias como VHS e PCR podem ser usadas para monitorizar a resposta ao tratamento.[149]

Quando não há resposta satisfatória à terapia inicial, ciclofosfamida pode ser adicionada ao esquema ou mesmo substituir o uso de corticoide. A pulsoterapia é recomendada na dose de 0,6 a 0,75 g/m² a cada duas a quatro semanas, adicionando-se mesna ao esquema para se evitar a toxicidade vesical. O tratamento de longo prazo para evitar remissões pode ser feito com metotrexato em dose semanal, ou com azatioprina em dose diária. Na falha do uso de corticoides e ciclofosfamida, terapia com IVIg pode ser uma escolha razoável. Outros imunomoduladores (a exemplo do micofenolato e rituximabe) têm sido estudados no controle das vasculites em adultos e carecem de dados para seu uso na população pediátrica.[149]

Neuropatias tóxicas

As neuropatias periféricas causadas por agentes tóxicos em geral são pouco reconhecidas. Para fazer esse diagnóstico, o médico necessita de um alto grau de suspeição e deve buscar na história clínica indícios de exposição ao agente agressor. Em muitos casos, não há teste toxicológico específico, e o diagnóstico é feito por meio da clínica e da avaliação eletrofisiológica.

Algumas características anatômicas e fisiológicas dos nervos periféricos os tornam mais vulneráveis a drogas e toxinas, em comparação ao SNC. Por exemplo, podemos citar a maior permeabilidade da barreira hematonervosa no nível dos gânglios sensitivos das raízes dorsais, a ausência de vasos linfáticos no fascículo dos nervos periféricos e a ausência de junções estreitas nos vasos epineurais do SNP.[150]

Neuropatias por metais pesados e agentes industriais

Muitas substâncias manufaturadas podem induzir dano aos nervos periféricos de indivíduos expostos a elas. O quadro clínico mais comum nesses casos é o de polineuropatia sensitiva ou sensitivo-motora, em geral dolorosa, com características axonais no estudo neurofisiológico e histopatológico.[151] Porém, as intoxicações por metais pesados e agentes industriais não costumam causar neuropatia isolada, o que torna necessária a avaliação dos outros sintomas sistêmicos para completar o raciocínio clínico.

É importante lembrar que a confirmação da exposição a um agente específico não necessariamente implica que a causa da neuropatia seja pela intoxicação por tal agente, sendo necessário manter outras causas mais comuns de neuropatia incluídas na suspeita clínica. Sintomas compatíveis em outros indivíduos expostos ao possível agente agressor devem ser investigados e, se presentes, corroboram a suspeita de intoxicação.[152]

Os casos desses tipos de intoxicação têm se tornado cada vez mais raros nos países industrializados devido às medidas de proteção ambiental adotadas pelos governos locais. Contudo, isso não garante que todas as normas sejam cumpridas, e crianças que moram próximas a regiões industriais e áreas de despejo podem correr risco de exposição a essas substâncias.[153] Deve-se também levar em consideração possíveis atividades exercidas por familiares no domicílio (a exemplo de mecânica amadora), que podem representar risco de contaminação à criança.

A cessação da exposição ao agente agressor é a principal medida terapêutica a ser tomada nesses casos, já que nem sempre há tratamento específico para muita das intoxicações por agentes industrias, sendo necessário manter o suporte clínico enquanto há a eliminação da substância pelo organismo. Nas intoxicações por metais pesados, a possibilidade do uso de quelantes deve ser sempre avaliada, os quais apresentam resposta terapêutica variável, dependendo do grau de exposição e do tipo de metal (Tabelas 27.7 e 27.8).[152]

Neuropatias induzidas por fármacos

As neuropatias induzidas por fármacos representam uma causa pouco comum de neuropatia na infância e raramente expõem o paciente ao risco de morte. No ambiente de clínicas especializadas em neuropatias periféricas, sua incidência é de 2 a 4%.[154] Contudo, um número significativo dessas crianças não é referenciado ao neurologista infantil, sendo em geral tratadas pelo médico prescritor, particularmente no contexto de neuropatias induzidas por quimioterápicos e drogas antirretrovirais. É possível que a verdadeira frequência dessa complicação seja subestimada, já que sua associação pode nem sempre ser bem relatada pela criança ou reconhecida pelo médico assistente; além do mais, sintomas mínimos de neuropatia podem ser ofuscados por aqueles mais graves da doença de base.

Alguns pacientes podem ter uma predisposição maior a esse tipo de complicação, principalmente aqueles que apresentam disfunção renal ou hepática (permitindo um maior acúmulo da droga), assim como os que têm alguma neuropatia de base (a exemplo da doença de Charcot-Marie-Tooth).[150]

Os mecanismos de dano ao nervo periférico são variáveis e muitas vezes podem ser múltiplos. Mais comumente, a lesão pode ser causada por: neurotoxicidade direta da droga, interrupção da função mitocondrial, processos vasculíticos e indução de deficiência vitamínica (à exemplo da deficiência de piridoxina associada ao uso da isoniazida).[150]

O reconhecimento dessa iatrogenia é importante, pois a suspensão precoce do fármaco agressor permite a resolução completa dos sintomas, a qual pode não ser possível mais tardiamente, quando dano irreversível ao axônio ou ao gânglio da raiz dorsal estiver estabelecido. A associação clínica precoce dos sintomas de neuropatia com o uso do fármaco também abrevia a investigação clínica, evitando assim exames invasivos e desnecessários.[150]

Apesar de muitas drogas serem associadas à neuropatia periférica, faltam provas objetivas para muitas delas. Esse efeito colateral muitas vezes é, de início, descrito em relatos de casos, que levantam a suspeita para a possível associação, levando a investigações adicionais. Para estabelecer esse nexo causal, alguns dos critérios a seguir precisam estar presentes:[150]

- Uma relação dose-resposta
- Manifestações consistentes
- Relação temporal do início dos sintomas com a exposição ao fármaco
- Melhora ou não progressão dos sintomas com a suspensão do fármaco
- Reaparecimento ou exacerbação dos sintomas após nova exposição ao fármaco
- Dados de patologia e de modelos animais
- Plausibilidade biológica
- Exclusão de outras causas

Contudo, muitos desses princípios podem ser de difícil aplicação na prática. Por exemplo, pode não haver melhora dos sintomas após a suspensão da droga

Tabela 27.7 Neuropatias tóxicas por metais pesados.

	Contatos de risco	Mecanismo de neurotoxicidade	Apresentação	Exames complementares	Tratamento
Chumbo	Tintas à base de chumbo, água de encanamento com chumbo, brinquedos, oficinas mecânicas, baterias automotivas, metalúrgica, soldagem, medicações ayurvédicas	Mecanismo iônico; Geração de espécies reativas de oxigênio; Depleção das reservas de antioxidantes (principalmente glutationa).[155]	Predomínio de neuropatia motora, classicamente neuropatia radial bilateral com "punhos caídos"; Encefalopatia*; Anemia hipocrômica microcítica, hemólise; Nefrite intersticial, tubulopatia; Dor abdominal, constipação, hiporexia e vômitos. Linha de Burton (azulada) na gengiva.[156]	↑plumbemia (PbS); ↑plumbúria; ↑ácido delta-aminolevulínico na urina; ↑coproporfobilinogênio na urina; Rx abdômen: conteúdo radiopaco se ingestão de peça de chumbo; Rx de ossos longos: banda radiopaca na parte distal da metáfise (exposição crônica); Esfregaço de sangue periférico: ponteado basofílico; NCS: ↓CMAP. SNAP geralmente normal	Afastar da exposição Intoxicação aguda (geralmente PbS > 25 μg/dL): iniciar terapia quelante Intoxicação crônica PbS entre 25 e 44 μg/dL: fazer TMC# TMC (+): iniciar terapia quelante PbS > 44 μg/dL: iniciar terapia quelante Quelantes: versenato de cálcio (EDTACaNa2), ácido dimercaptosuccínico (DMSA) dimercaprol (BAL).[156]
Mercúrio	Equipamentos elétricos, amalgamas, galvanoplastia, lâmpadas, pigmentos, termômetros, medicações ayurvédicas	Alteração das estruturas terciária e quaternária das proteínas; Ligação aos grupos sulfidrila e selenohidrila.[157]	Mercúrio orgânico: parestesias em mãos e pés, progressão proximal, envolvimento de face e língua. Pode haver ataxia, tremor, disartria, lentificação do pensamento, alterações psiquiátricas, perda auditiva e visual (com discromatopsia). Gengivite, salivação excessiva, disfunção imune. Mercúrio inorgânico: sobretudo sintomas gastrointestinais e síndrome nefrótica. Mas polineuropatia e encefalopatia também podem ocorrer.[157]	Mercúrio orgânico: diagnóstico difícil, metal bastante lipofílico, excreção urinária pode ser escassa. Mercúrio inorgânico: dosagem da concentração na urina de 24h; NCS: ↓SNAP, mNCV normal ou limítrofe.	Afastar da exposição Quelante (1ª escolha): ácido dimercapto propanil-1-sulfônico (DMPS); Outras opções: BAL e D-penicilamina.[157]

(Continua)

Tabela 27.7 (*Continuação*) Neuropatias tóxicas por metais pesados.

	Contatos de risco	Mecanismo de neurotoxicidade	Apresentação	Exames complementares	Tratamento
Tálio	Rodenticidas, inseticidas, células fotoelétricas, produção de lentes	Desconhecido Comprometimento do metabolismo da glutationa?; Interrupção da homeostase regulada pelo potássio?.[158]	Parestesia dolorosa em membros inferiores e disautonomia. Reflexos osteotendíneos são geralmente preservados; Encefalopatia, alteração do comportamento; Dor abdominal, vômitos, polidipsia, insuficiência renal; Pigmentação capilar e acne em região malar de face. Alopecia é o sinal mais característico.[152]	↑do nível sérico e urinário de tálio; ↓Hb, ↑ ureia e creatinina, ↑ ALT e AST; ↑proteinorraquia; NCS: ↓ da amplitude do SNAP e CMAP. Perda do reflexo H.	Afastar da exposição; Laxativos, diuréticos; Hemodiálise; Reposição de potássio Quelante: Azul da Prússia (via oral).[159]
Arsênio	Pesticidas, pigmentos, eletrônicos, galvanoplastia, frutos do mar, medicações ayurvédicas	Geração de espécies reativas de oxigênio aumento na produção de peróxidos lipídicos Depleção das reservas de glutationa e superóxido dismutase; Alteração no metabolismo de neurotransmissores (monoaminas, acetilcolina, glutamato e GABA).[160]	Polineuropatia sensitivo-motora que pode progredir de forma semelhante à SGB, com diminuição dos reflexos osteotendíneos e até mesmo necessidade de suporte ventilatório. Nervos cranianos também podem ser afetados; Encefalopatia; Dor abdominal, náuseas, vômitos e diarreia. Anemia aplásica; Uso Pigmentação em pele, unhas com linhas de Mee (também podem ocorrer na intoxicação por tálio).[152]	Arsênico é eliminado com mais rapidez da corrente sanguínea, logo a concentração sérica não é útil para diagnóstico; ↑ da concentração em urina, cabelo e unha; ↓Hb, pontilhado eritrocitário, pancitopenia; ↑proteinorraquia; NCS: padrão de polineuropatia axonal sensitivo-motora. ↓ da amplitude do SNAP. Bloqueio de condução e prolongamento da latência da onda F.	Afastar da exposição; Quelantes: BAL, DMPS e DMSA.[161]
Ouro	Aurotiomalato de sódio, aurotioglicose, auranofina (medicações usadas para controle da artrite reumatoide); Cianeto duplo de ouro e potássio (uso em galvanização de ouro) Forma metálica não é tóxica	Desconhecido. Relacionado a mecanismos autoimunes?	Parestesia distal e diminuição de todas as modalidades sensitivas. Pode haver fasciculações e mioquimias; Hepatopatia; Rash cutâneo e prurido.[153]	↑ da concentração sérica e urinária; NCS: SNAP com amplitude ↓ ou não detectável. mNCV normal.	Afastar da exposição; Quelantes: BAL, D-penicilamina.

*Nas crianças, a apresentação com encefalopatia é mais comum do que a de neuropatia.
#Teste de mobilização de chumbo.

Doenças Neuromusculares

Tabela 27.8 Neuropatias tóxicas relacionadas a agentes industriais.

Substância	Uso	Quadro clínico
Acrilamida	Tratamento de água Construção civil	Polineuropatia axonal (sensitivo > motora), parestesias dolorosas, ataxia sensitiva, fraqueza distal leve; Confusão mental, alucinações, dermatite de contato
Dissulfeto de carbono	Fabricação de raiom, viscose, celofane	Neuropatia padrão dependente de comprimento, hipoestesia e parestesias, fraqueza distal leve; Parkinsonismo, neurite óptica, alteração do humor, psicose.
Hexacarbonos	Produção de solventes industriais e colas (ex.: "cola de sapateiro")	Polineuropatia sensitivo-motora progressiva, padrão dependente do comprimento; Discromatopsia, envolvimento de nervos cranianos.
Óxido de etileno	Esterilizador de equipamentos médicos Indústria química	Neuropatia sensitivo-motora grave, ataxia sensitiva; Depressão do SNC, convulsões, lesões vesiculares em pele, catarata.
Organofosfato	Produção de inseticidas e derivados de petróleo	Neuropatia sensitivo-motora tardia; Síndrome colinérgica, fraqueza muscular lembra padrão de miastenia.
Vinil benzeno	Produção de plástico e borracha sintética	Neuropatia sensitiva, com propriocepção e sensibilidade vibratória preservadas.

por dano axonal grave, ou esses sintomas podem até mesmo progredir após a suspensão do fármaco (fenômeno de *coasting*), assim como podem haver reações idiossincráticas.[162]

Os principais fármacos reconhecidos como causadoras de neuropatia, assim como seus principais padrões de lesão ao nervo periférico, são listados na Tabela 27.9.

Polineuromiopatia do doente crítico

A polineuropatia do doente crítico e a miopatia do doente crítico são condições neuromusculares comuns relacionadas às internações prolongadas em ambiente de UTI. Essas duas condições costumam coexistir, e sua diferenciação clínica e neurofisiológica muitas vezes é difícil e, por esse motivo, elas são frequentemente agrupadas como polineuromiopatia do doente crítico (PNMDC).[17]

O impacto da PNMDC na população pediátrica ainda não é bem estabelecido. Um dos poucos estudos epidemiológicos nessa área demonstra uma incidência de 1,7% para as crianças que permaneceram pelo menos 24 horas na UTI, sendo que 28% dessas crianças também tiveram dificuldade para extubação.[163] Porcentagem bem menor do que a vista nos adultos gravemente enfermos (25% a 45%).[164] Contudo, pode ser que a incidência nas crianças seja subestimada.[17]

Quadro clínico

Em todas as idades, a PNMDC pode se desenvolver já na primeira semana da doença grave. O exame clínico evidencia um padrão global e simétrico de fraqueza e hipotrofia muscular, com reflexos osteotendíneos diminuídos ou abolidos. Tipicamente, os membros inferiores são mais comprometidos que os superiores. Déficits sensitivos são comuns, porém são pouco proeminentes e de difícil demonstração.

A PNMDC também pode ser apontada como causa de falha de extubação nos casos em que a doença pulmonar não mais demanda suporte ventilatório.[165] Essa dificuldade é devida ao comprometimento dos nervos frênicos, diafragma e dos músculos intercostais, em conjunto com outros músculos acessórios da respiração. Apesar de rara, fraqueza muscular facial

Capítulo 27

Tabela 27.9 Principais medicamentos relacionados com neuropatias periféricas.[150]

Medicação	Classe	Padrão da neuropatia
Ixabepilona	Quimioterápicos	Axonal sensitiva
Cisplatina		
Carboplatina		
Oxaliplatina		
Taxanos		
Isoniazida	Antibióticos e antivirais	
Linezolida		
Metronidazol		
Zalcitabina		
Didanosina		
Estavudina		
Cloranfenicol*		
Fenitoína	Antiepiléptico	
Piridoxina	Outros	
Vincristina	Quimioterápicos	Axonal sensitivo-motora
Suramina		
Inibidores de TNF	Imunomoduladores	
Interferon-alfa		
Nitrofurantoína	Antibiótico	
Cloroquina*	Antimalárico	
Colchicina#	Outros	
Inibidores de TNF	Imunomoduladores	Desmielinizante sensitivo-motora
Interferon-alfa		
Amiodarona	Antiarrítmico	
Dapsona	Hansenostático	Axonal motora

*Relação com neurite óptica.
#Relação com miopatia.

também pode estar presente, assim como oftalmoparesia externa.[166]

Fatores de risco e patogênese

As principais afecções relacionadas com a PNMDC são a síndrome do desconforto respiratório agudo, sepse, a síndrome da resposta inflamatória sistêmica e a síndrome de disfunção de múltiplos órgãos. Outras condições associadas são a permanência prolongada no leito, hiperglicemia e infecções de uma forma geral (principalmente a bacteremia por germes Gram-negativos). De forma menos consistente, outros fatores podem ser associados, como: sexo feminino, febre alta, asma grave, desnutrição, hiperosmolaridade, hipoalbuminemia, hipóxia, hipoten-

são, hipercalcemia ou hipocalcemia, comprometimento do SNC (a exemplo da encefalopatia associada à sepse), disfunção renal, terapia dialítica, corticoides, bloqueadores neuromusculares, nutrição parenteral e necessidade de drogas vasoativas.[166]

Com relação à fisiopatologia da doença, as causas da degeneração axonal na polineuropatia do doente crítico e da atrofia e necrose na miopatia do doente crítico são complexas e não totalmente compreendidas. A patogênese da doença envolve mudanças na microcirculação, alterações metabólicas, anormalidades elétricas e falência bioenergética. Esses fatores podem contribuir de forma independente, sinérgica ou simultânea para o desenvolvimento da doença (Figura 27.11).

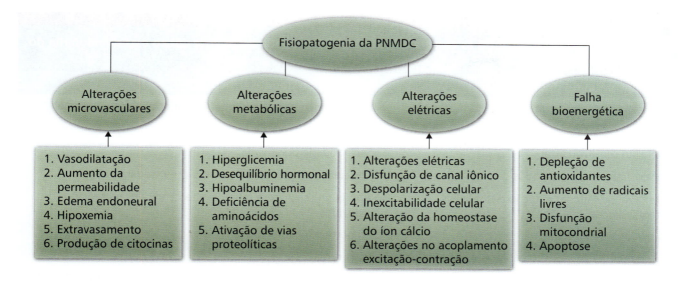

Figura 27.11 Patogênese da PNMDC.[166]

A disfunção microcirculatória iniciada pela sepse parece ter papel importante no dano ao nervo periférico e ao músculo. A cascata pró-inflamatória iniciada pelo processo infeccioso é responsável por aumentar o nível de expressão da E-selectina no endotélio da *vasa nervorum*, promovendo assim a ativação leucocitária local. Esses leucócitos ativados são responsáveis pela produção de citocinas, as quais levam a dano tecidual. As citocinas produzidas também são responsáveis por aumentar a permeabilidade microvascular, o que, consequentemente, torna a barreira hematonervosa mais permeável, permitindo que as toxinas circulantes comprometam o axônio diretamente (algumas citocinas também representam fatores neurotóxicos diretos). O déficit energético ocasionado pela desregulação da microcirculação leva à degeneração axonal, que retrata o principal achado na polineuropatia do doente crítico.[167]

Em relação ao processo miopático, o aumento das citocinas pró-inflamatórias é responsável por proteólise e apoptose do tecido muscular. É observada nesse processo a elevação do nitrogênio urinário, assim como um aumento na taxa de catabolismo da musculatura esquelética, que está associado ao hipermetabolismo presente no doente crítico.[167] A perda da miosina na musculatura afetada pela PNMDC também é outro achado observado.[164] Adicionalmente, modelos animais demonstram evidência de canalopatias relacionadas aos componentes neuropático e miopático da doença.[168]

Diagnóstico

O diagnóstico de PNMDC se apoia na história de um paciente gravemente enfermo que desenvolve fraqueza muscular generalizada durante sua estada na UTI. Exames complementares têm função de demonstrar o acometimento do nervo periférico e da musculatura esquelética. Na Tabela 27.10 encontram-se as principais diferenças entre a neuropatia do doente crítico e a miopatia do doente crítico, porém esses achados costumam ocorrer de forma simultânea.

Em reflexo ao acometimento muscular, os níveis de CK podem estar aumentados de dez a cem vezes o valor de referência (com risco de rabdomiólise e insuficiência renal), apresentando pico de concentração sérica por volta do terceiro ou quarto dia de doença, e com valores próximos ao normal após o décimo dia.[169] Por esse motivo, a CK não é um parâmetro tão útil naqueles indivíduos com um período de internação mais prolongado.[170]

A ENMG é sempre um exame a ser considerado nos pacientes críticos que desenvolvem fraqueza muscular. Obviamente, suas limitações e dificuldade de realização na criança devem ser ponderadas antes da indicação. É importante lembrar que as alterações presentes na ENMG do paciente com PNMDC muitas vezes podem anteceder os achados clínicos, porém, o estudo neurofisiológico não deve ser indicado como triagem. O padrão da polineuropatia é tipicamente axonal, sinalizado pela diminuição da amplitude dos potenciais de ação (CMAP, SNAP ou ambos), com preservação das NCVs (indicando integridade da bainha de mielina). Redução ou ausência do CMAP no diafragma também pode ser observado. Sinais de desnervação, como potenciais de fibrilação e onda aguda positiva, podem estar presentes mais tardiamente, em geral após a segunda ou terceira semana da doença de base.[167]

Tratado de Neurologia Infantil

Tabela 27.10 Comparativo entre as características da polineuropatia do doente crítico e as da miopatia do doente crítico.[167]

Polineuropatia do doente crítico	Miopatia do doente crítico
Fraqueza generalizada ou distal	Fraqueza generalizada e simétrica, principalmente proximal
Flacidez	Flacidez
Alteração sensitiva distal	Sensibilidade preservada
Nervos cranianos preservados	Musculatura craniana geralmente preservada
Atrofia muscular com redução dos reflexos osteotendíneos	Atrofia muscular com reflexos osteotendíneos preservados ou reduzidos
CK geralmente normal	CK normal ou aumentada
LCR normal	LCR normal
ENMG: diminuição ou ausência da amplitude dos potenciais motores e sensitivos, sem achados de desmielinização	ENMG: diminuição da amplitude do potencial motor, mas com potencial sensitivo preservado. Achados miopáticos
Biópsia muscular: atrofia neurogênica	Biópsia muscular: degeneração aguda da fibra muscular e perda de filamento grosso, mas sem sinais inflamatórios. Atividade anormal da miosina ATPase

A diferenciação pela ENMG dos componentes neuropático e miopático na PNMDC muitas vezes é difícil, em especial nos pacientes que não colaboram ativamente. O padrão-ouro para essa distinção é o estudo histopatológico por meio da biópsia, contudo, este não encontra valor na prática clínica, pois é invasivo, e a diferenciação em qual estrutura é mais comprometida (nervo ou músculo) não altera o manejo dos casos.[165]

Diagnósticos diferenciais

Os diagnósticos diferenciais da PNMDC podem ser representados tanto por condições pré-existentes que pioram no contexto do paciente crítico, quanto por afecções que se desenvolvem durante a internação na UTI. Algumas delas necessitando um tratamento mais específico do que a PNMDC.[167]

Algumas condições pré-existentes não diagnosticadas como miastenia gravis, miopatias congênitas ou neuropatias hereditárias podem ser reveladas em um cenário de doença grave ou com uso de bloqueadores neuromusculares. A SGB representa uma condição nova que pode se desenvolver por doenças graves ou após cirurgias.[17] Outras condições que podem ser encontradas são neuropatias metabólicas e induzidas por drogas, miopatias associadas à hipocalemia, hipofosfatemia, hipermagnesemia ou uremia.[167]

Tratamento e prognóstico

Não existe tratamento específico para a PNMDC. O manejo consiste em evitar os fatores de risco, tratamento agressivo da sepse e suporte às possíveis disfunções orgânicas associadas. Estratégias como desmame precoce da ventilação, mobilização frequente e fisioterapia motora também diminuem os riscos e ajudam na recuperação.[171]

Os adultos com PNMDC apresentam alta mortalidade, períodos mais prolongados de ventilação mecânica e de estada hospitalar. A melhora costuma ser lenta e incompleta, com muitos adultos apresentando prejuízo da marcha independente ou da respiração espontânea.[171] Contudo, a recuperação e o desfecho desse quadro na infância parecem ser mais favoráveis.[17]

Neuropatias infecciosas

Neuropatia por hanseníase

A hanseníase é uma doença infectocontagiosa crônica, que acomete principalmente os nervos periféricos e a pele, podendo levar a incapacidade física e sequelas motoras graves. É uma das causas mais comuns de neuropatia periférica no mundo e, no Brasil, é uma doença de notificação compulsória e de investigação obrigatória.

Seção 3 ■ Doenças e Síndromes Neurológicas

Doenças Neuromusculares

A hanseníase não é uma doença recente na história da humanidade, tendo sido relatada por antigas civilizações da China, Egito e Índia. Passagens bíblicas também a citam. Contudo, foi apenas em 1873 que o agente etiológico, o *Mycobacterium leprae*, foi identificado pelo médico norueguês Gerhard Armauer Hansen. Por isso, é também chamado de bacilo de Hansen.[172]

Apesar de poder afetar indivíduos de todas as idades, a hanseníase é uma doença rara na infância. Nas áreas de maior prevalência, indivíduos menores de 15 anos podem representar de 7 a 10% dos casos novos. Nos adultos, a prevalência é maior no sexo masculino, em uma taxa de até 3:1, mas nas crianças não há diferença entre os sexos. Não há predileção para raça e o baixo nível socioeconômico continua sendo o principal fator de risco nas áreas endêmicas.[173,174]

Segundo dados da Organização Mundial de Saúde (OMS), a eliminação da hanseníase em nível mundial foi alcançada no ano de 2000 (ou seja, uma taxa de prevalência menor que um caso por 10 mil pessoas). Entretanto, 95% dos casos que ainda são registrados atualmente estão concentrados em 16 países, entre eles Índia, Brasil, Myanmar, Indonésia, Madagascar e Nepal.[175]

Em 2011, a prevalência de hanseníase no Brasil chegou a 1,54 casos por 10 mil habitantes. A maior proporção de casos por habitante é vista nas regiões Norte e Centro-Oeste. Entretanto, em números absolutos, destacam-se os estados do Pará e Maranhão.[176]

Etiologia e patogênese

O *M. leprae* é um parasita intracelular obrigatório, álcool-ácido resistente, com afinidade por células cutâneas e pelas células de Schwann. A temperatura necessária para a sobrevivência e proliferação do bacilo é entre 27°C e 30°C. Isso explica sua maior incidência em áreas de superfície, tais como pele, nervos periféricos, testículos e vias aéreas superiores, e menor envolvimento visceral.[177] Características do bacilo incluem sua alta infectividade e baixa patogenicidade. Assim, o agente infecta muitos indivíduos, mas somente poucos manifestam a doença. Além disso, mais de 95% das pessoas são naturalmente imunes à hanseníase.[178,179]

A principal via de eliminação do bacilo e a mais provável porta de entrada são as vias aéreas superiores, por meio de contato direto com pacientes multibacilíferos não tratados, já que nas primeiras doses do tratamento o indivíduo se torna incapaz de transmitir a infecção. Menos comumente, a transmissão pode ocorrer por meio das erosões na pele. Outras vias de transmissão, como o sangue, a transmissão vertical, o leite materno e picadas de insetos também são possíveis. O aparecimento da doença e sua apresentação clínica vão depender da relação do parasita com o hospedeiro e pode ocorrer depois de um longo período de incubação (dois a sete anos).[178,179]

A ampla variedade de manifestações clínicas e histopatológicas da hanseníasese se deve à capacidade do hospedeiro de desenvolver diferentes graus de resposta imune celular contra o *M. leprae*. A primeira barreira contra a infecção pelo *M. Leprae* é a imunidade inata, representada pela integridade dos epitélios, pelas secreções mucosas e pela IgA. Além disso, os linfócitos T citotóxicos e macrófagos ativados podem destruir os bacilos, independentemente da ativação da imunidade adaptativa. Logo após instalada a infecção, a resposta imune do hospedeiro ainda é indefinida. É a regulação de citocinas inflamatórias e quimiocinas que conduzem a proliferação de linfócitos T auxiliares 1 (Th1) ou 2 (Th2), direcionando a resposta para a imunidade celular CD4+ (forma tuberculoide) ou humoral CD8+ (forma virchowiana), respectivamente.[180,181]

Quadro clínico

A hanseníase manifesta-se principalmente por sinais e sintomas dermatológicos e neurológicos. As alterações neurológicas, quando não diagnosticadas e tratadas de maneira adequada, podem causar incapacidades físicas que podem evoluir para deformidades. Membranas mucosas, olhos, ossos, articulações, gânglios linfáticos, vasos sanguíneos, vias aéreas superiores, dentes e os órgãos internos também podem ser afetados.

Acometimento cutâneo

Nos pacientes com alta resistência e predomínio da resposta celular, a doença é limitada à forma tuberculoide (TT). Nesses quadros, os pacientes apresentam uma ou poucas lesões cutâneas, assimétricas, caracterizadas por placas eritematosas, muitas vezes com bordas externas elevadas e centro hipocrômico, com alterações significativas de sensibilidade. As lesões podem ter alopécia e anidrose, por causa da desnervação dos anexos da pele, com espessamento da bainha dos nervos na proximidade. Hiperqueratose e ulceração podem aparecer nas áreas de compressão.[179,182]

Na forma virchowiana (VV) da doença, o *M. leprae* se dissemina pelo sangue devido à ausência de resposta imune celular ao bacilo. Anticorpos chegam a ser produzidos, mas não são efetivos. As lesões de pele tendem a ser múltiplas e simétricas, localizadas

Capítulo 27

Tratado de Neurologia Infantil

preferencialmente em áreas mais frias do corpo. As máculas são hipocrômicas, eritematosas ou acastanhadas, com bordas indefinidas. Pode não haver alteração da sensibilidade local. Vários nervos periféricos são comprometidos, mas não há espessamento, a menos que o paciente desenvolva a forma limítrofe da doença (*borderline*). Conforme a doença progride, as lesões se infiltram, com formação placas e nódulos. Edema nas pernas e nos pés e hipoestesia dos membros são outros sintomas comuns. Nos estágios avançados da doença, a face do paciente apresenta um aspecto infiltrado clássico (fácies leonina), e pode haver perda dos cílios (madarose).[179]

O grupo indeterminado (*borderline*) tem diferentes manifestações clínicas por causa de diferentes graus de resposta imune celular ao *M. leprae*. As lesões cutâneas do subgrupo tuberculoide *borderline* (BT) se assemelham à forma TT em termos de aparência e perda de sensibilidade, mas ocorrem em maior número e são menores. Espessamento dos troncos nervosos tende a ser irregular, menos intenso, aparecendo em um número maior de nervos. Já no subgrupo *borderline-borderline* (BB), estão presentes características das lesões de ambos os grupos, TT e VV, com distribuição assimétrica e moderado comprometimento nervoso. As lesões cutâneas do subgrupo virchowiano *borderline* (BV) se assemelham à forma VV e tendem a ocorrer em um grande número, mas não tão simétricas e com perda de sensibilidade em algumas áreas (Figura 27.12).[179]

Estados reacionais

Alguns pacientes desenvolvem estados inflamatórios agudos, resultantes da perda do equilíbrio imunológico entre o hospedeiro e o *M. leprae*. Essas reações podem ocorrer em qualquer fase da doença: antes, durante ou depois do seu tratamento. Os estados reacionais são classificados em dois tipos:[179,182]

- **Reação tipo 1:** é devida à hipersensibilidade celular tardia do tipo IV, sendo típica dos pacientes imunologicamente "instáveis" (BB, BT e BV). Costuma ocorrer nos primeiros meses de tratamento, evoluindo, geralmente, para algum grau de melhora da doença (em direção ao polo TT). As lesões preexistentes tornam-se mais eritematosas, edemaciadas e, por vezes, ulceradas e numerosas. Febre, mal-estar, dor, anorexia, edema de membros e face também podem ocorrer. A neurite é comum e costuma recorrer, podendo ser muito grave e gerar deformidade. Quando ocorre em um paciente não tratado, pode evoluir desfavoravelmente para o polo VV.

- **Reação tipo 2:** é uma reação sistêmica, resultante da deposição de imunocomplexos nos tecidos. Caracteriza-se por piora súbita, especialmente durante o tratamento nos indivíduos VV. Manifesta-se por eritema nodoso, nódulos inflamatórios ou lesões eritematomas subcutâneas simetricamente distribuídas. Há sintomas gerais, como febre, mal-estar, mialgia, edema, artralgia, linfadenomegalia, assim como neurite e hepatopatia. Pode haver vasculite leucocitoclástica devido à deposição de complexos imunes no interior das paredes dos vasos, com a formação de trombos e isquemia.

Acometimento neurológico

Entre as manifestações neurológicas da hanseníase, destacam-se o comprometimento das terminações nervosas livres cutâneas, responsáveis pelas alterações de sensibilidade superficial, e dos troncos nervosos, causando neurites, com espessamento dos nervos, dor e disfunção. A sensibilidade térmica costuma ser a primeira a se alterar, devendo ser pesquisada, mesmo quando as sensibilidades tátil e dolorosa estão preservadas.[178]

Devido ao potencial incapacitante secundário ao comprometimento dos nervos periféricos, a avaliação neurológica do paciente com hanseníase deve ser realizada: no momento do diagnóstico (mesmo na ausência de queixas), semestralmente e na alta do tratamento, na ocorrência de neurites e reações ou quando houver suspeita, e sempre que houver queixas.[178]

A neuropatia periférica da hanseníase costuma ser mista (sensitiva, motora e autonômica) e pode se manifestar como mononeuropatia ou mononeuropatia múltipla. Os nervos se tornam espessados e dolorosos à palpação. Alteração de sensibilidade, redução da força muscular, amiotrofia, retrações, rigidez articular, disfunção vasomotora, diminuição da secreção das glândulas sebáceas e sudoríparas podem ocorrer com a progressão da doença. Os principais nervos periféricos acometidos são:[177,183]

- Ulnar (mais comum), radial e mediano – causando alterações de força, sensibilidade e deformidades (mão em garra, mão caída e mão simiesca, respectivamente).
- Trigêmeo e facial – causando perda de sensibilidade facial, alteração do reflexo córneopalpebral e lagoftalmia, com lesões oculares e até mesmo cegueira.
- Fibular comum e tibial posterior – causando alterações de força, sensibilidade e deformidades em pernas e pés, predispondo a ulcerações e infecções secundárias.

1030

Seção 3 ■ Doenças e Síndromes Neurológicas

Doenças Neuromusculares

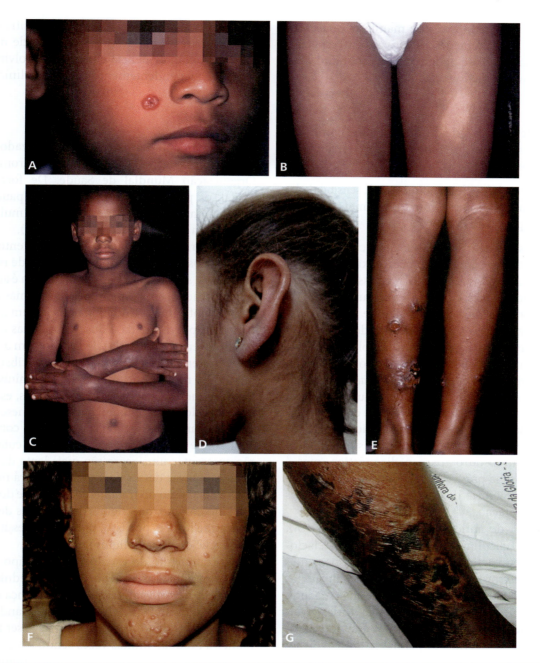

Figura 27.12 Lesões hansênicas na criança. (A) Hanseníase nodular infantil. (B) Hanseníase indeterminada, evoluindo para hanseníase tuberculoide. (C) Hanseníase virchowiana – infiltração cutânea difusa. (D) Hanseníase virchowiana – infiltração do pavilhão auricular. (E) Reação tipo 2 (eritema nodoso hansênico) na hanseníase virchowiana. (F) Hanseníase histoide de Wade – adolescente apresentando vários hansenomas. (G) Fenômeno de Lúcio (reação hansênica caracterizada por vasculopatia trombosante). *Imagens gentilmente cedidas pelo Dr. Paulo Sergio Emerich – Vitória, ES.*

Esses danos neurológicos contribuem para a ocorrência frequente de lesões, principalmente nas mãos, nos pés e nos olhos. Ulcerações, fissuras, ressecamento de pele, infecções secundárias, e reabsorção óssea acabam por causar deformidades. Neurites podem levar a dor neuropática crônica.[177,182,183] É raro que a hanseníase também se manifeste como polineuropatia, acometendo principalmente as fibras amielínicas e mielínicas finas. Nesses casos, a infecção se manifesta quase exclusivamente por alterações sensitivas, em especial, térmica e dolorosa. Esse padrão ocorre, sobretudo, na forma virchowiana da doença.[177,182]

Diagnóstico

O Ministério da Saúde do Brasil define como um caso de hanseníase os indivíduos que apresentam uma ou mais das seguintes características:[178]

- Lesão ou lesões de pele com alteração de sensibilidade.
- Acometimento de nervo com espessamento neural.
- Baciloscopia positiva.

O diagnóstico da hanseníase é essencialmente clínico, porém testes complementares auxiliam na sua confirmação. A baciloscopia é útil na classificação e no manejo da doença, bem como no acompanhamento da resposta ao tratamento, encontrando-se positivo nas formas multibacilares. O teste de intradermorreação de Mitsuda se baseia na resposta imunológica do indivíduo por meio de reação retardada do tipo celular, de alta especificidade, frente ao *M. leprae*. Existe boa correlação desse teste com o estado imunológico do paciente.[183] O teste da histamina e o teste da pilocarpina são semelhantes, avaliando a integridade dos ramos nervosos terminais da pele. O exame histopatológico ainda é o "padrão-ouro" para o diagnóstico, mas é pouco realizado na prática pela facilidade de diagnóstico clínico na maioria dos casos e pelas dificuldades em sua interpretação.[183]

A presença de anticorpos específicos para o *M. leprae* PGL-1 (glicolipídio fenólico 1) se correlaciona com a carga bacteriana. A maioria dos pacientes paucibacilares é soronegativa, enquanto a maioria dos multibacilares é soropositiva. Contatos dos pacientes PGL-1 soropositivos têm um maior risco de desenvolver hanseníase em comparação com os contatos PGL-1 soronegativos e, quando os primeiros desenvolvem a doença, é principalmente multibacilar. Identificação de anticorpos contra PGL-1 em contatos de hanseníase pode levar à detecção precoce da doença e contribuir para a prevenção da transmissão. Além disso, estimativa dos títulos de PGL-1 podem ser usados para o acompanhamento desses pacientes e para monitorar o sucesso do tratamento. No entanto, esses ensaios ainda não estão facilmente disponíveis.

A reação em cadeia da polimerase (PCR) é o teste mais sensível e específico para confirmar a presença de DNA do *M. leprae* em qualquer amostra de tecido ou fluido. Entretanto, é um exame pouco utilizado por seu custo e difícil acesso.[183,184]

Na ENMG, a NCV motora e sensitiva apresenta uma marcada redução em um grande número de pacientes, com evidência clínica de envolvimento dos nervos, independentemente da forma clínica de hanseníase.[183]

Tratamento

O tratamento da hanseníase é realizado por meio do esquema de poliquimioterapia padronizado pela Organização Mundial de Saúde. De forma operacional, os pacientes são divididos em paucibacilares (casos com até cinco lesões de pele) e multibacilares (casos com mais de cinco lesões de pele).

Nas formas paucibacilares, o tratamento é realizado com doses mensais supervisionadas de rifampicina e dapsona, sendo que a dapsona também é administrada diariamente em domicílio. Já nas formas multibacilares, a clofazimina é adiciona ao esquema, com dose mensal supervisionada e dose diária. Nas crianças, as doses devem ser ajustadas de acordo com a idade.[178]

O critério de alta para os casos paucibacilares é de seis doses mensais de rifampicina, administradas em até nove meses. Nos casos multibacilares, esse número é de doze doses mensais em até dezoito meses. Os casos multibacilares que iniciam o tratamento com numerosas lesões e extensas áreas de infiltração cutânea poderão apresentar uma regressão mais lenta das lesões de pele. A maioria desses doentes continuará melhorando após a conclusão do tratamento com doze doses. É possível, no entanto, que alguns desses casos demonstrem pouca melhora e, por isso, poderão necessitar de doze doses adicionais da poliquimioterapia.[178]

O tratamento do estado reacional tipo 2 deve ser feito com altas doses de corticoide (prednisona 1 a 2 mg/kg/dia), principalmente se na presença de neurite, ou com talidomida (até 400mg/dia). Quando os sintomas são controlados, a medicação deve ser retirada de maneira gradual, muitas vezes sendo necessário manter pequenas doses de talidomida (100mg/dia) por longos períodos. Por sua alta teratogenicidade, a talidomida é proscrita nas jovens em idade fértil. Os casos de reação tipo 1 são tratados somente com corticoide, não respondendo à talidomida.[178]

A reabilitação é um aspecto importante do tratamento. Exame oftalmológico frequente pode detectar danos precoces em pacientes com reflexo córneopalpebral alterado ou lagoftalmia. Exame diário dos pés e calçados especiais pode prevenir e tratar deformidades e ulcerações plantares. A educação do paciente e da família é de extrema importância para o sucesso do programa de reabilitação.[183]

Polineuropatia diftérica

A difteria é causada por cepas produtoras de toxina da *Corynebacterium diphtheriae*, uma bactéria que se propaga entre os humanos por meio do contato com secreções de vias aéreas e lesões cutâneas. Apesar de a difteria ser uma doença prevenível por meio da vacinação, apenas 24% dos países do mundo alcançaram uma rotina de mais de 80% de cobertura para a vacina tríplice bacteriana (DTP).[185]

Clinicamente, as manifestações neurológicas da difteria acontecem de forma bifásica. Cerca de dez dias após os sintomas clássicos de febre, linfonodomegalia cervical e de placas faríngeas pseudomembranosas acinzentadas, ocorre o acometimento bulbar com paralisia palatal ipsilateral, disfonia e disfagia (paralisia do nervo vago e glossofaríngeo). Contudo, raramente a cultura do "swab" de orofaringe isola o agente.[185]

A polineuropatia se segue em 15% a 20% dos casos em geral, sendo mais frequente nos quadros mais graves. O período de latência médio é de quarenta dias após os sintomas bulbares, costumando ser menor nas crianças do que nos adultos.[185,186] Os sintomas bulbares nunca acontecem após a polineuropatia mas, raramente, a polineuropatia pode ocorrer sem a história do acometimento bulbar estar presente.[187] Comprometimento de outros nervos cranianos (principalmente II, III, VI e VII) pode acontecer, mas é incomum.[186]

A polineuropatia diftérica é uma complicação tóxica da infecção inicial pelo *C. Diphtheriae* resultante da disseminação hematogênica da exotoxina diftérica, que é transportada até o axônio. A neuropatia geralmente é desmielinizante, com uma fraqueza muscular que progride da região proximal para distal, e os sintomas sensitivos são proeminentes (sendo o nadir desses sintomas por volta do décimo dia). O padrão da progressão da fraqueza é comumente simétrico, podendo ser ascendente, descendente ou indeterminado.[185] Na maioria dos casos, os reflexos osteotendíneos estão ausentes e até 50% dos indivíduos podem apresentar ataxia sensitiva.[188] A ENMG costuma demonstrar um acometimento do tipo desmielinizante, mas que também pode ser misto (desmielinizante e axonal) em uma menor porcentagem dos casos.[185,188]

O acometimento da musculatura respiratória já pode se iniciar na primeira semana da polineuropatia, com até 60% das crianças necessitando de suporte ventilatório (duração média de treze dias em ventilação mecânica).[185,186] A morte pode ocorrer por arritmia cardíaca secundária à disfunção parassimpática do nervo vago, miocardite ou por insuficiência respiratória causada pelo envolvimento laríngeo (laringoespasmo ou laringoestenose).[185,188]

A antitoxina diftérica é uma opção de tratamento e deve ser administrada o quanto antes no diagnóstico de difteria ou na sua suspeita. Porém, não parece haver benefício da antitoxina na polineuropatia após esta já ter se manifestado.[185] Mesmo com o suporte adequado em ambiente de UTI, a mortalidade da população pediátrica chega a 15% em algumas séries, com cerca de 10% apresentando sequelas por hipóxia cerebral.[186] Por outro lado, a polineuropatia tende a ter uma recuperação total.[188]

Neuropatias hereditárias

As neuropatias hereditárias abrangem um grupo heterogêneo de doenças genéticas caracterizadas por comprometimento do SNP, na maioria das vezes de forma distal, simétrica e progressiva. Os sintomas classicamente se iniciam nas duas primeiras décadas de vida, com acometimento dos pés, podendo ocorrer fraqueza nos membros superiores na evolução da doença, em geral de forma mais tardia e menos pronunciada.[189]

O grupo mais prevalente dessas formas de doença é o das neuropatias hereditárias sensitivo-motoras, mais conhecidas pelo epônimo de doença de Charcot-Marie-Tooth (CMT). As várias formas de CMT são classificadas de acordo com a velocidade de condução nervosa, o tipo predominante de dano ao nervo (desmielinizante ou axonal), padrão de herança, idade de início dos sintomas e pelas mutações genéticas específicas.[10]

A CMT se relaciona a outros grupos de neuropatias hereditárias mais raras, como as neuropatias hereditárias motoras (Tabela 27.1), as quais apresentam comprometimento seletivo do neurônio motor inferior, e as neuropatias hereditárias sensitivo-autonômicas (HSAN, do inglês *hereditary sensory and autonomic neuropathies*).[190] As HSAN são discutidas no Capítulo 7 – Distúrbios Sensitivos e Autonômicos.

Anteriormente à descrição original da doença, relatos de atrofia muscular fibular já tinham sido realizados por Virchow, Friedreich e Osler. Porém, foi somente em 1886 que Jean Martin-Charcot e seu assistente, Pierre Marie, publicaram a descrição de cinco casos do que chamaram de atrofia muscular progressiva, assumindo que a lesão fosse primariamente medular. Três meses após, o inglês Howard Henry Tooth, para sua graduação na Universidade de Cambridge, apresenta a tese sobre a forma fibular de atrofia muscular progressiva, localizando a alteração fisiopatológica da doença no nervo periférico.[191]

Etiologia e patogênese

A CMT e outras neuropatias hereditárias representam um grupo de doenças associadas a mutações

Tratado de Neurologia Infantil

de ponto ou variações no número de cópias de genes responsáveis na codificação de proteínas com funções estratégicas nas células de Schwann ou em estruturas axonais.[192] Essas proteínas apresentam papéis fisiológicos e de desenvolvimento que incluem a formação da mielina, participação na função mitocondrial, retenção no retículo endoplasmático, processamento de RNA, realização de fissão e fusão de membras, e atuação como fatores de transcrição e de componentes do citoesqueleto.[193] Atualmente, mais de quarenta e cinco genes são associados a pelo menos um tipo de CMT, com importante sobreposição entre genes específicos e fenótipos.

Os aspectos moleculares genéticos das CMT são complexos e revelam algumas inter-relações intrigantes. A exemplo da forma mais comum de CMT, a CMT1A é causada por duplicações no gene *PMP22*, responsável pela codificação da proteína que corresponde a cerca de 2% a 5% da mielina do SNP.[194] Ela é produzida primariamente pelas células de Schwann e expressa na porção compacta da mielina no SNP. Por outro lado, deleções no mesmo *PMP22* estão relacionadas ao fenótipo de neuropatia hereditária sensível à compressão (HNPP, do inglês *hereditary neuropathy with a liability to pressure palsy*).[195]

A CMT1B se relaciona a mutações no gene responsável pela codificação da MPZ, que representa até 50% da proteína estrutural na mielina no SNP. Curiosamente, mutações isoladas no *MPZ* (que só é expresso em células de Schwann) também podem levar a formas axonais de CMT (CMT2I e CMT2J, ambas de início na idade adulta), indicando que a interação estrutural entre a bainha de mielina e o axônio é crucial para a manutenção da integridade axonal.[74]

As formas axonais de CMT são principalmente representadas pela a CMT2A2. O gene mutado nessa apresentação é o *MFN2*, que codifica a mitofusina-2. Essa proteína é localizada na camada externa das mitocôndrias e interage com o complexo Miro-Milton, o qual tem função na ancoragem das mitocôndrias com as proteínas motoras da família das cinesinas.[196] Em contrapartida, a CMT2A1 é causada por mutação no gene responsável pela codificação de proteínas motoras semelhantes à cinesina (gene *KIF1B*).[197]

As mutações no gene *GJB1* são responsáveis pela CMTX1, que corresponde a forma mais prevalente de CMT ligada ao X e também a segunda CMT mais comum na população em geral. O produto desse gene (a proteína de junção de fenda, beta-1; também conhecida como conexina 32) tem função de se conectar com as diferentes dobras no citoplasma das células de Schwann, permitindo a transferência de nutrientes, íons e moléculas paras as camadas mais internas da mielina não compacta (Figura 27.13).[198]

Epidemiologia

A CMT e outras neuropatias associadas correspondem ao grupo de afecções hereditárias mais comum dentro das doenças neuromusculares.[192] A prevalência geral dessa condição é de 1 em cada 2.500 indivíduos, mas não há uma boa estimativa da mesma na população pediátrica.[74] Esse número pode sofrer variação regional e de acordo com os diferentes grupos étnicos, assim como os tipos de CMT encontrados. A exemplo do Ocidente, onde há uma maior diversidade populacional, as formas dominantes e ligadas ao X são as mais encontradas. Contudo, em países mais isolados e com população mais homogênea, casamentos consanguíneos são mais comuns, favorecendo a ocorrência de tipos recessivos de CMT.[192]

Nos últimos anos, diversos estudos epidemiológicos têm descrito a prevalência de formas específicas de CMT em centros especializados e na população em geral. Estudos conduzidos nos Estados Unidos e no Reino Unido apontam para achados semelhantes. As variantes de CMT1 representaram cerca de metade dos casos diagnosticados, sendo as mutações nos genes *PMP22* (CMT1A), *MPZ* (CMT1B), *GJB1* (CMTX1) e *MFN2* (CMT2A2) responsáveis por 90% das formas que tiveram confirmação molecular. Todos os outros genes relacionados à CMT corresponderam por menos de 1% a 2% dos diagnósticos individuais. Porém, em cerca de um terço dos indivíduos estudados, uma confirmação molecular não foi alcançada, demonstrando que em muitos casos o gene causador da CMT ainda necessita ser identificado.[192]

Quadro clínico

A CMT tipo 1 (CMT1) refere-se às neuropatias hereditárias sensitivo-motoras de carácter desmielinizante, enquanto as formas axonais são classificadas como CMT2. Ambas as formas têm padrão de herança autossômica dominante (com poucas exceções) e costumam se iniciar na infância ou no início da vida adulta. Contudo, apresentações mais tardias podem ocorrer, principalmente nos casos de CMT2.[199]

A CMT3 (doença de Dejerine-Sottas) é uma forma de neuropatia autossômica dominante ou recessiva, com início congênito ou antes do primeiro ano de vida. Caracteriza-se por grave desmielinização ou hipomielinização.[200]

A CMT4 corresponde ao grupo de neuropatias sensitivo-motoras com herança autossômica recessiva e se iniciam tipicamente na infância ou no início da fase adulta.[199]

Os tipos intermediários de CMT são representados por neuropatias que apresentam diferentes carac-

1034

Seção 3 ■ Doenças e Síndromes Neurológicas

Doenças Neuromusculares

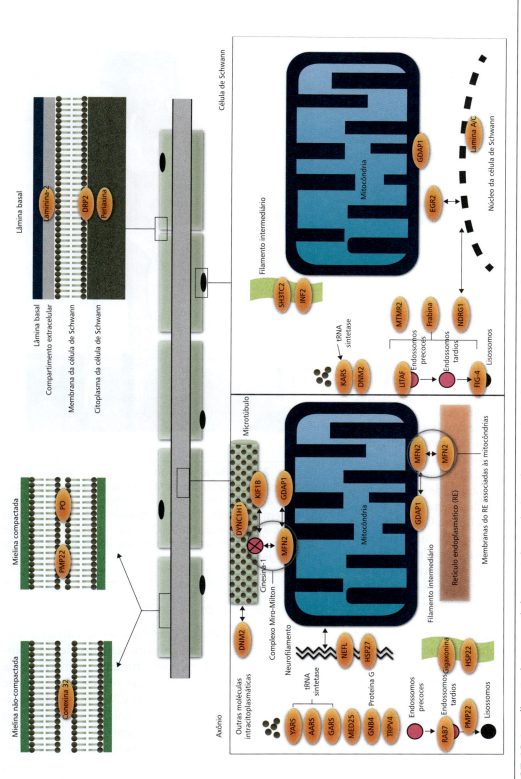

Figura 27.13 Localização intraneural das proteínas relacionadas aos principais genes associados à CMT: AARS, alanil-tRNA sintetase; DNM2, dinamina-2; DYNC1H1, cadeia pesada 1 da dineína citoplasmática 1; EGR2, proteína de resposta de crescimento precoce-2;FIG4, fosfoinositídeo 5-fosfatase; GARS, glicil--tRNA sintetase; GDAP1, proteína associada à diferenciação induzida por gangliosídeo-1; GNB4, proteína de ligação ao nucleotídeo guanina;HSP22(HSPB8), proteína de choque térmico 22-kDa-8; HSP27 (HSPB1), proteína de choque térmico 27-kDa-1; INF2, formina invertida-2; KARS, lisil-tRNA sintetase; KIF1B, proteína motora de microtúbulo semelhante à cinesina; LITAF, fator de necrose tumoral alfa induzido por lipopolissacarídeo; LRSAM 1, repetições ricas em leucina SAM-1(responsável pela CMT2P, com início na fase adulta); MED25, complexo mediador subunidade 25 (responsável pela CMT2B2, com início na fase adulta); MFN2, mitofusina-2; MTMR2, proteína relacionada à miotubularina-2; NDRG1, proteína do N-myc regulado a jusante-1; NEFL, neurofilamento de polipeptídeo leve; PMP22, proteína da mielina periférica-22; P0 (MPZ), proteína zero da mielina; TRPV4, canais de cátions do receptor de potencial transitório V4; RAB7, proteína Rab-7a relacionada ao Ras; SH3TC1, proteína contentora do domínio SH3 e repetição de tetratricopeptídeo-2; YARS, tirosil-tRNA sintetase. (Adaptado de Tazir et al. Hereditary motor and sensory neuropathies or Charcot-Marie-Tooth diseases: an update. J Neurol Sci. 2014).[201]

terísticas eletrofisiológicas (desmielinizante ou axonal) em indivíduos afetados da mesma família. A biópsia de nervo evidencia achados mistos de desmielinização e dano axonal. As formas autossômicas dominantes compõem a maioria (CMTDI), mas formas autossômicas recessivas (CMTRI) também são descritas.[202]

As formas de CMT ligadas ao cromossomo X são comuns no grupo das neuropatias hereditárias. Devem ser suspeitadas nas famílias nas quais não há evidencia clara de transmissão de pai para filho. Alguns de seus subtipos apresentam padrão ligado ao X dominante, com mulheres portadoras podendo apresentar fenótipos mais brandos.[198]

As características clínicas de cada um desses tipos são detalhadas abaixo. Os subtipos dentro de cada um desses grupos são ordenados para consulta na Tabela 27.11.

Doença de Charcot-Marie-Tooth tipo 1

A CMT1 é a forma mais comum de neuropatia hereditária, com a proporção de CMT1:CMT2 sendo próxima a 2:1.[10] Tipicamente, os pacientes com CMT1 iniciam fraqueza distal dos membros inferiores na primeira à terceira década de vida. O compartimento anterior é o primeiro a ser afetado, com comprometimento dos músculos fibulares. Esse padrão de fraqueza leva ao desenvolvimento de "pé caído" progressivo, com ocorrência frequente de tropeços, quedas e entorses de tornozelo. Em geral, os pacientes não apresentam queixas de parestesias ou alterações da sensibilidade, o que pode ser útil para distinguir a CMT de formas adquiridas de neuropatias.[203]

Apesar de indivíduos com CMT1 em geral não se queixarem de alteração da sensibilidade em membros inferiores, redução da sensibilidade em todas as modalidades é evidente no exame clínico. Os reflexos osteotendíneos encontram-se hipoativos ou ausentes.[204] Comumente a musculatura distal da perna encontra-se atrofiada (levando ao aspecto de "garrafa de champanhe invertida"). Pseudo-hipertrofia assimétrica de panturrilhas pode ocorrer raramente. Deformidade dos pés é o usual, podendo haver desenvolvimento de pés cavos, equinovarus ou "dedos em martelo" (Figura 27.14). Fraqueza leve a moderada na região proximal de membros também pode acontecer com o passar do tempo. Envolvimento do nervo frênico, com comprometimento respiratório, é possível em alguns casos.[203]

O acometimento dos membros superiores ocorre em até dois terços dos indivíduos, com fraqueza distal e atrofia dos braços, com desenvolvimento de deformidade em "mãos em garra" nos casos mais graves.[205] Até um terço dos pacientes com CMT1 apresentam tremor essencial, sendo esses casos designados como síndrome de Roussy-Levy.[206]

Hipertrofia de nervos periféricos, principalmente na região posterior das orelhas e braços, pode ser visualizada e palpada.[203]

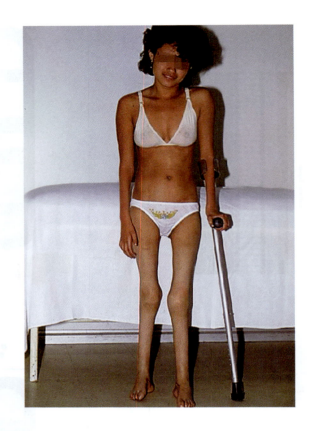

Figura 27.14 Paciente com CMT, com atrofia muscular distal, assumindo característica clássica de atrofia sob a forma de "pernas de cegonha", pés cavos e hálux em martelo. Imagem gentilmente cedida pelo Prof. dr. Acary Souza Bulle Oliveira – Setor de Doenças Neuromusculares da Disciplina de Neurologia Clínica – EPM-Unifesp.

Doença de Charcot-Marie-Tooth tipo 2

A CMT2 se refere às neuropatias hereditárias sensitivo-motoras que cursam com achados eletrofisiológicos compatíveis com acometimento primariamente axonal. Esse grupo de doenças representa cerca de 25% a 30% de todos os casos de CMT, mas o diagnóstico molecular só é feito em cerca de um quarto dos pacientes, mesmo nos grandes centros.[207]

Em sua maioria, essas formas de doença são associadas a um padrão de herança autossômica dominante, mas existem relatos de casos relacionados a mutações em homozigose ou heterozigose composta, mesmo em seu subtipo mais comum, a CMT2A2,[208] assim como em formas mais raras (por exemplo: CMT2B1,[209] CMT2H,[210] CMT2K,[211] CMT2R[212] e CMT2S[213]).

Como dito, a CMT2A2 é o maior representante desse grupo e corresponde a cerca de um terço dos casos de CMT2. Apresenta-se, em sua maioria, com o fenótipo clássico das CMT, mas algumas características podem ajudar na diferenciação em relação às formas de CMT1. Na CMT2, os sintomas costumam iniciar mais tardiamente, em geral na segunda década e o envolvimento da musculatura distal de membros superiores é menos pronunciado, com os reflexos osteotendíneos nos braços usualmente mantidos. Em contrapartida, a atrofia muscular distal de membros inferiores é mais grave na CMT2 (na CMT2A2, a maioria dos pacientes necessitam de cadeira de rodas por volta dos 20 anos). A associação com tremores (síndrome de Roussy--Levy) é menos encontrada comparando com os casos de CMT1. Deformidades em pés do tipo pé cavo ou "dedos em martelo" podem ser observadas, no entanto, em uma frequência menor do que na CMT1.[10,203]

Apesar de grande parte dos pacientes não se queixarem de perda sensitiva ou parestesias, 50%-70% apresentam evidência de redução de sensibilidade para a maioria das modalidades sensitivas. Em algumas situações pode haver também perda auditiva e atrofia óptica. É raro, em alguns casos, haver o desenvolvimento de sinais piramidais, com hiperreflexia e hipertonia.[10]

Doença de Charcot-Marie-Tooth tipo 3 – doença de Dejerine-Sottas

Inicialmente descrita em 1893, a doença de Dejerine-Sottas refere-se a uma polineuropatia hereditária sensitivo-motora de início bastante precoce, em geral antes dos 5 anos de idade. O padrão de herança é heterogêneo, apresentando-se na maioria dos casos por mutações em heterozigose espontâneas dos genes *PMP22*, *MPZ* ou *ERG2* (mesmos genes responsáveis pela maioria dos casos de CMT1). Mutações do gene *PRX* no cromossomo 19 também são observadas.[214]

As formas que se apresentam ao nascimento com hipotonia, atraso do desenvolvimento motor, insuficiência respiratória e dificuldade de sucção podem ser classificadas como neuropatia hipomielinizante congênita (NHC).Geralmente esses casos se apresentam com contraturas distais importantes (artrogripose múltipla congênita), que podem ser diagnosticadas até mesmo nos exames pré-natais. Nas formas clássicas, os membros inferiores são afetados antes dos superiores. Pode haver desenvolvimento de cifoescoliose, e nistagmo é observado em alguns pacientes.[10,214]

Doença de Charcot-Marie-Tooth tipo 4

A CMT4 representa uma forma bastante rara de CMT. Seus subtipos são descritos em poucas famílias de etnias específicas no norte da África ou em populações europeias geneticamente isoladas.[215]

A CMT4 caracteriza-se por uma grave polineuropatia sensitivo-motora de início precoce, em geral antes dos 2 ou 3 anos de idade. A progressão clínica é rápida e a deformidade distal em membros se dá de forma marcada, com ocorrência de talipes equinovarus, "mãos em garra" e deformidades importantes envolvendo a coluna vertebral. Dependendo do subtipo, os estudos eletrofisiológicos e histopatológicos podem demonstrar características tanto de desmielinização (a grande maioria) quanto de dano axonal primário.[10,216]

O padrão de herança costuma ser autossômico recessivo. As formas de doença relacionadas a mutações nos genes *PMP22*, *MPZ* e *EGR2* são mais comumente encontradas nas crianças com hipotonia precoce e insuficiência respiratória (podendo também serem classificadas na doença de Dejerine-Sottas), enquanto mutações nos genes *GDAP1*, *MTMR2*, *SBF2*, *PRX*, *SH3TC2* ou *FGD4* em geral estão presentes nos quadros de início mais "tardio", com atraso variável do desenvolvimento motor e deformidade em pés, precedidos por um período neonatal, em sua maioria, sem intercorrências.[215,216]

Formas intermediárias da doença de Charcot-Marie-Tooth

Os estudos relacionados ao entendimento fisiopatológico da CMT acabam por nos permitir dividi-la em dois grupos principais: o das neuropatias desmielinizantes, as quais se apresentam com NCV reduzidas, e o das neuropatias axonais, com NCV próximas ao normal. Porém, existe um grupo de neuropatias as quais apresentam NCV com valores intermediários, se sobrepondo aos dois outros grupos principais.

Os casos das formas intermediárias de CMT podem ser reconhecidos em famílias nas quais diferentes indivíduos se apresentam com velocidades de condução nervosa motora (mNCV) em faixas tanto para a CMT tipo 1 quanto tipo 2, ou seja, acima e abaixo de 38 m/s. É importante enfatizar que o termo "intermediário" não deve ser usado para descrever uma única medida da NCV. Ele é empregado para descrever formas de doença que apresentam características na patologia de dano tanto desmielinizante como axonal.[202] O padrão de herança nesses casos geralmente é autossômico dominante, mas também pode ser autossômico recessivo ou ligado ao X.[217]

Capítulo 27

Tratado de Neurologia Infantil

Formas da doença de Charcot-Marie-Tooth ligadas ao cromossomo X

As formas de CMT ligadas ao cromossomo X (CMTX) representam cerca de 7% a 10% de todos dos casos de neuropatias hereditárias sensitivo-motoras. Apesar desses números, esse subgrupo de doenças não costuma ser diagnosticado na infância. Descrita inicialmente em 1888, as CMTX classicamente se apresentam como neuropatias hereditárias com fenótipos semelhantes à CMT1, que não apresentam transmissão direta entre homens. É importante lembrar que nesses casos todas as filhas de pais portadores carreiam o defeito genético, o qual é transmitido para metade de seus descendentes.[218,219]

A CMTX tipo 1 (CMTX1) é a principal representante desse grupo e é causada pela mutação no gene responsável pela codificação da proteína GJB1 (também conhecida como conexina 32). Esse componente é responsável por formar junções entre as diferentes camadas da mielina. A CMTX1 é considerada uma condição ligada ao X de cárater dominante, ou seja, portadores da mutação do sexo feminino também podem expressar fenótipo de neuropatia. Contudo, nesses casos, os sintomas geralmente iniciam-se após a segunda década de vida e de forma mais branda do que nos indivíduos do sexo masculino. Em contrapartida, os outros tipos de CMTX descritos apresentam padrão de herança recessiva ligada ao X.[218,219]

Diagnóstico

A abordagem para o diagnóstico dos subtipos de CMT e de outras neuropatias hereditárias depende de uma linha de raciocínio clínico-laboratorial que se inicia pela a definição do fenótipo, identificação do padrão de herança, estudo eletrofisiológico, e que termina na análise molecular. A biópsia de nervo pode ser necessária em alguns casos selecionados.[199]

O fenótipo clínico típico, descrito nas sessões anteriores, pode estar associado com a maior parte dos casos de CMT. Vários achados de anamnese e exame físico podem ser úteis para guiar a investigação molecular, incluindo idade de início, gravidade da doença e a presença de associação com sintomas incomuns (Tabela 27.12).

O padrão de herança autossômico dominante é o mais comumente encontrado e é visto nos casos de CMT1 e na maioria dos casos de CMT2. É importante lembrar que a CMTX1 é transmitida de forma dominante ligada ao X, a qual é caracterizada pela ausência de transmissão entre homens, com as mulheres portadoras da mutação em heterozigose apresentado fenótipo mais brando do que os indivíduos do sexo masculino. Casos esporádicos podem ocorrer e repre-

sentam um desafio diagnóstico, a exemplo das mutações de novo, que estão particularmente associadas à CMT1A (por duplicação do *PMP22*) e pela mutação do *MFN2* (relacionada com a CMT2A2), porém também podem ocorrer em outros tipos de CMT.[199,220]

A história familiar, em alguns casos, pode ser pouco elucidativa, uma vez que há uma grande variabilidade da expressão gênica com muitos portadores oligossintomáticos. Convocar parentes da criança ditos como "assintomáticos", com a finalidade de realização de ENMG e de um exame físico detalhado, pode revelar achados importantes.[199]

Avaliação eletrofisiológica

O exame eletrofisiológico corresponde a uma etapa importante na avaliação dos indivíduos com suspeita de neuropatia hereditária e pode ser necessário para planejamento dos testes genéticos. O NCS corresponde ao pilar da investigação eletrofisiológica nesses casos. O objetivo principal é o de diferenciar entre formas desmielinizantes e axonais, ou mesmo buscar evidências para os tipos intermediários.[74]

No NCS, pelo menos três nervos sensitivos (nervos sural, mediano e ulnar) e três nervos motores (nervos fibular, tibial e mediano) devem ser examinados. Idealmente, deve-se complementar a avaliação com a eletromiografia de agulha e a pesquisa do potencial evocado motor e somatossensitivo para confirmação dos achados encontrados nos estudos da condução nervosa.[74]

As variantes CMT1 e CMT4 (autossômica dominante e recessiva, respectivamente) se apresentam com perfil eletrofisiológico bastante semelhante. A principal característica nessas formas é a redução acentuada nas mNCV, abaixo de 38 m/s nos nervos dos membros superiores (em geral usando o nervo ulnar como referência). Classicamente, os valores de mNCV encontram seu nadir até os 5 anos de idade. Na CMT1, o valor médio das mNCV é tipicamente por volta de 25 m/s, mas com valores registrados variando entre 9 m/s e 41 m/s. De uma forma geral, a CMT4 costuma se apresentar com mNCV menores do que a CMT1. Os SNAP podem se encontrar ausentes, principalmente em membros inferiores, com CMAP usualmente bastante reduzidos ou ausentes.[203,205]

Nas formas axonais CMT2, as mNCV tipicamente se encontram acima de 38 m/s, contrastando com as variantes desmielinizantes. Correlacionando-se com o dano axonal, os estudos eletromiográficos demonstram potenciais de unidade motora aumentados, potenciais de fasciculação, potenciais de fibrilação e ondas agudas positivas. Os SNAP e CMAP se encontram bastante reduzidos.[203,205]

Seção 3 ■ Doenças e Síndromes Neurológicas

Doenças Neuromusculares

Tabela 27.11 Características das neuropatias hereditárias com acometimento primariamente motor com início dos sintomas na faixa etária pediátrica.

Doença	Herança	Gene, região cromossômica	Produto do gene	Idade de início	Padrão na ENMG	Características
CMT1A #118220	AD	17p12, PMP22	Proteína da mielina periférica-22	1ª ou 2ª década	mNCV reduzida, com a maioria dos casos entre 16 e 30 m/s; CMAP em geral reduzido; SNAP bastante reduzido, geralmente ausente	É a forma mais comum de CMT. Em geral causada por duplicação dentro da região cromossômica 17p12, com penetrância próxima a 100%. Início com fraqueza distal em membros inferiores, principalmente em compartimento anterior. Progressão com pé caído e marcha escavante. Sensibilidade distal comprometida ao exame físico, com arreflexia ou hiporreflexia. Nervos hipertróficos e palpáveis. Acometimento de membros superiores ocorre tardiamente.[203]
Neuropatia hereditária sensível à compressão (HNPP)		17p12, PMP22	Proteína da mielina periférica-22	15 a 20 anos	Redução difusa da mNCV, porém mais proeminente nos locais típicos de compressão	A HNPP é causada por deleção do PMP22 e é a 3ª forma mais comum de CMT. O quadro clínico é caracterizado por déficit sensitivo-motor recorrente em nervos isolados, geralmente provocados por trauma leve ou compressão. Diagnósticos diferencias incluem as neuropatias compressivas comuns (ulnar, mediano e fibular) e outras neuropatias múltiplas (que são geralmente progressivas). As dicas para a HNPP são que a neuropatia é desproporcional ao trauma, história familiar, recorrência do quadro e presença de polineuropatia desmielinizante subjacente.[74,195]
CMT1B #118200		1q23.3, MPZ	Proteína zero da mielina	1ª ou 2ª década	mNCV reduzida, em geral < 20 m/s; Alguns pacientes podem apresentar mNCV praticamente normal	Corresponde a cerca de 20% dos casos de CMT1. Apresenta padrão clínico semelhante ao dos pacientes com CMT1A. Pupila tônica de Adie pode estar presente em alguns casos. A síndrome de Dejerine-Sottas, a neuropatia hipomielinizante congênita e algumas formas de CMT2 representam desordens alélicas com sobreposição de fenótipo.[201]
CMT1C #601098		16p13.13, LITAF	Fator de necrose tumoral alfa induzido por lipopolissacarídeo	2 a 12 anos	mNCV reduzida, média entre 23 a 26 m/s	Forma rara de neuropatia hereditária, correspondendo em algumas séries a 0,6% dos casos de CMT1. Apresentação clínica semelhante às formas anteriores. O LITAF, também conhecido como SIMPLE, é um gene é expresso nas células de Schwann e apresentam papel nas vias proteolíticas.[10]

(Continua)

Capítulo 27

1039

Tabela 27.11 (*Continuação*) Características das neuropatias hereditárias com acometimento primariamente motor com início dos sintomas na faixa etária pediátrica.

Doença	Herança	Gene, região cromossômica	Produto do gene	Idade de início	Padrão na ENMG	Características
CMT1D #607678		10q21.3, *EGR2*	Proteína 2 de resposta de crescimento precoce	1ª ou 2ª década	mNCV reduzida (< 38 m/s)	Essa forma responde por menos de 1% dos casos de CMT1. Quadro clínico semelhante ao das outras formas de CMT1. A síndrome de Dejerine-Sottas e a neuropatia hipomielinizante congênita representam desordens alélicas com sobreposição de fenótipo.[203]
CMT1E #118300		17p12, *PMP22*	Proteína da mielina periférica-22	2 a 12 anos		A CMTIE representa uma desordem alélica com sobreposição fenotípica à CMT1A. É causada por mutação de ponto no gene *PMP22*. Diferencia-se das outras formas de CMT1 pela presença de perda auditiva neurossensorial. A síndrome de Dejerine-Sottas e a neuropatia hereditária sensível à compressão são outras desordens alélicas com sobreposição de fenótipo.[221]
CMT1F #607734	AD AR	8p21.2, *NEFL*	Neurofilamento de cadeia leve	1 a 13 anos	mNCV reduzido com a maioria dos casos entre 16 e 30 m/s. Alguns pacientes podem apresentar mNCV praticamente normal	A CMT1F representa uma forma bastante rara de neuropatia hereditária. Descrições apontam que pode haver padrão de herança recessiva relacionada a mutações do tipo **nonsense** ou **truncating** no gene *NEFL*. Formas de doença com velocidade de condução nervosa normal ou levemente diminuída (maior que 38 m/s) são classificadas como CMT2E.[222]
CMT2A1 #118210	AD	1p36.22, *KIF1B*	Proteína motora de microtúbulo semelhante à cinesina	6 meses a 50 anos	mNCV quase normal, com CMAP e SNAP bastante reduzidos	A CMT2A1 é uma forma de neuropatia hereditária de padrão axonal descrita incialmente em alguns indivíduos japoneses da mesma família. Apresenta fenótipo semelhante ao da CMT2A2, mas com um pico de incidência maior na segunda década.[197]
CMT2A2 #609260	AD AR	1p36.22, *MFN2*	Mitofusina-2		mNCV discretamente reduzida (> 38 m/s)	A CMT2A2 é a forma mais comum de neuropatia hereditária de padrão axonal. Responde por cerca de um terço dos casos de CMT2. Apresenta-se com fraqueza distal e atrofia muscular levando a "pé caído" e marcha escarvante. Hipoestesia térmica e dolorosa são mais próeminentes, com sensibilidade vibratória e proprioceptiva relativamente preservadas. Perda auditiva neurossensorial e atrofia óptica podem estar presentes. Hiporreflexia ou

arreflexia são os achados padrão, mas algumas formas de doença podem se apresentar com hiperreflexia e outros sinais de comprometimento piramidal. Até 25% dos pacientes são assintomáticos ou oligossintomáticos, sugerindo penetrância incompleta. Relato de raros casos por homozigose ou heterozigose composta.[203]

CMT2B #600882	AD	3q21.3, RAB7	Proteína Rab-7a relacionada ao Ras	2ª década	mNCV discretamente reduzida, com CMAP e SNAP bastante diminuídos	Essa forma de CMT2 apresenta componente de neuropatia sensitiva importante, podendo haver desenvolvimento de úlceras distais com infecção de partes moles e necessidade de amputação. Apresenta sobreposição fenotípica com a neuropatia sensitiva e autonômica hereditária tipo I (HSAN 1).[223]
CMT2B1 #605588	AR	1q22, LMNA	Lamina A/C	6 a 27 anos	mNCV normal ou discretamente reduzida (> 38 m/s)	Classificada no grupo das laminopatias, essa apresentação de doença é descrita em algumas famílias do Marrocos e Argélia com fenótipo axonal de CMT gravemente acometido. Envolvimento de membros superiores pode ocorrer tardiamente no curso da doença.[209]
CMT2C #606071	AD	12q24.11, TRPV4	? (Gene atua na regulação da expressão de canais iônicos TRPV4)	Congênita a 60 anos	mNCV normal ou muito discretamente reduzido (> 48 m/s)	Além do envolvimento de membros, essa forma de CMT2 apresenta-se com fraqueza de diafragma e paralisia de pregas vocais. A idade de início é bastante variável. Estridor e dificuldade respiratória podem ser as primeiras manifestações na criança e suporte ventilatório mecânico pode ser necessário em alguns casos. A fraqueza distal em membros costuma ser grave e também pode haver acometimento proximal. Há perda sensitiva discreta para todas as modalidades e os reflexos osteotendíneos são hipoativos. Deformidade em pés não é tão acentuada quanto outras formas clássicas de CMT1 e CMT2.[224]
CMT2D #601472		7p14.3, GARS	Glicil-tRNA sintetase	2ª a 3ª década (média de início 18 anos)	mNCV normal ou discretamente reduzida (> 38 m/s)	A CMT2D se apresenta com comprometimento proeminente dos membros superiores, sendo comumente observado atrofia de musculatura interóssea. A acometimento costuma ser leve e lentamente progressivo. Não é observada a presença de nervos hipertrofiados e palpáveis. Neuropatia hereditária motora distal tipo V representa uma desordem alélica.[225]

(Continua)

Tabela 27.11 (*Continuação*) Características das neuropatias hereditárias com acometimento primariamente motor com início dos sintomas na faixa etária pediátrica.

Doença	Herança	Gene, região cromossômica	Produto do gene	Idade de início	Padrão na ENMG	Características
CMT2E #607684	AD	8p21.2, *NEFL*	Neurofilamento de polipeptídeo leve	1ª a 3ª década	Valores de mNCV bastante heterogêneo em algumas famílias (21 a 54 m/s)	A CMT2E é uma forma rara de neuropatia hereditária axonal, em geral tem início entre a segunda e terceira década. Envolvimento distal em membros inferiores com pé cavo precede o acometimento distal em membros superiores. Alguns pacientes podem evoluir com surdez. Formas de doença com padrão eletrofisiológico desmielinizante são classificadas como CMT1F.[226]
CMT2F #606595		7q11.23, *HSPB1*	Proteína de choque térmico 27-kDa-1 (HSP27)	15 a 25 anos	mNCV entre 42 e 59 m/s. CMAP diminuído em membros inferiores	Forma de CMT2 inicialmente descrita em catorze indivíduos de uma família russa. Presença de fasciculações e câimbras em alguns pacientes.[227]
CMT2G %608591		12q12-q13.3, ?	Proteína ligadora de F-actina relacionada ao FGD1?	9 a 76 anos (média de início 20 anos)	mNCV normal ou discretamente reduzida (> 38 m/s)	Forma descrita apenas em uma única família na Espanha. Doença de progressão bastante lenta. Reflexo aquileu é mantido em alguns casos. Possível desordem alélica com CMT4H.[228]
CMT2H %607731	AR	8q13-q23, *GDAP1?*	Proteína associada à diferenciação induzida por gangliosídeo-1?	Início na 1ª década	mNCV normal	Neuropatia descrita em família da Tunísia com fenótipo de CMT, mas com sinais de liberação piramidal. Região cromossômica sobrepõem a mesma onde está localizado o gene *GDAP1*, responsável pela CMT4A.[210]
CMT2L #608673	AD	12q24.23, *HSPB8*	Proteína de choque térmico 22-kDa-8	15 a 33 anos	mNCV normal, mas com CMAP e SNAP reduzidos	Forma de doença descrita em uma família chinesa amplamente acometida. Neuropatia hereditária motora distal tipo IIA representa uma desordem alélica com sobreposição fenotípica.[229]
CMT2K #607831	AD AR	8q21.11, *GDAP1*	Proteína associada à diferenciação induzida por gangliosídeo-1	Antes dos 3 anos	mNCV normal ou discretamente reduzida (> 38 m/s)	A CMT2K é uma causa de neuropatia precoce. Algumas crianças podem apresentar paralisia de pregas vocais. Carreadores de mutação em heterozigose do GDAP1 podem apresentar fenótipo discreto, correspondendo a herança autossômica dominante. A CMT4A representa uma desordem alélica.[230]

CMT2N #613287	AD	16q22.1, *AARS*	Alanil-tRNA sintetase	6 a 54 anos		Neuropatia de padrão axonal autossômica dominante. Relato de uma família com surdez neurossensorial.[231]
CMT2O #614228		14q32.31, *DYNC1H1*	Cadeia pesada 1 da dineína citoplasmática 1	1ª década		Essa forma de doença se apresenta com atraso do desenvolvimento motor e menos comumente com dificuldade de aprendizado. Dor neuropática pode estar presente. A evolução é lenta, e a marcha geralmente está preservada na idade adulta.[232]
CMT2Q #615025		10p14, *DHTKD1*	Desidrogenase E1 e proteína contentora de domínio da transquetolase 1	13 a 25 anos	mNCV discretamente reduzida (> 38 m/s)	Forma presente em uma única família da China. Causada por mutação tipo *nonsense* da DHTKD1.[233]
CMT2R #615490	AR	4q31.3, *TRIM2*	E3 – ubiquitina-proteína ligase	< 1 ano	mNCV e sNCV reduzidas (< 38 m/s)	Inicialmente descrita na Finlândia. Menina com atraso motor discreto e hipotonia, evolui com atrofia muscular de membros superiores e inferiores. Pode haver paralisia de pregas vocais.[234]
CMT2S #616155		11q13.3, *IGHMBP2*	Proteína de ligação à cadeia mu da imunoglobulina-2	1ª década		Forma de doença causada por mutações do tipo *truncating* e *missense* do gene *IGHMBP2*. O acometimento sensitivo nesses casos é pronunciado. A evolução é lenta, mas em sua maioria os pacientes acabam necessitando de cadeira de rodas na vida adulta. A neuropatia hereditária motora distal tipo VI representa uma desordem alélica.[235]
CMT3 (doença de Dejerine-Sottas) #145900	AD AR	1q23.3, *MPZ* 10q21.3, *EGR2* 17p12, *PMP22* 19q13.2, *PRX*	Proteína zero da mielina Proteína de resposta de crescimento precoce-2 Proteína da mielina periférica-22 Periaxina	< 5 anos	mNCV e CMAP extremamente reduzidos, SNAP geralmente ausente	Forma de início bastante precoce. Padrão de herança heterogêneo (na maioria dos casos causado por mutação em heterozigose espontânea). Acometimento dos membros inferiores precede o dos membros superiores. Pode haver atraso do desenvolvimento motor, hipotonia e cifoescoliose. Presença de nistagmo em alguns pacientes. Estudo do LCR evidencia aumento de proteína. A CMT4E representa uma desordem alélica com sobreposição de fenótipo.[214]
CMT4A #214400	AR	8q21.11, *GDAP1*	Proteína associada à diferenciação induzida por gangliosídeo-1	< 2 anos	mNCV e sNCV entre 35 a 25 m/s	Inicialmente identificada em algumas famílias da Tunísia, a CMT4A em geral se manifesta com atraso do desenvolvimento motor a partir do segundo ano de vida, com progressão de neuropatia periférica importante. Com o desenvolvimento da doença, a fraqueza da musculatura proximal se torna evidente no fim da primeira década, acometendo em muitos casos os membros superiores. Dependência da cadeira de rodas geralmente acontece antes da terceira década de vida. Paralisia de pregas vocais e diafragma podem ocorrer.[236]

(*Continua*)

Doenças Neuromusculares

Tabela 27.11 (*Continuação*) Características das neuropatias hereditárias com acometimento primariamente motor com início dos sintomas na faixa etária pediátrica.

Doença	Herança	Gene, região cromossômica	Produto do gene	Idade de início	Padrão na ENMG	Características
CMT4B1 #601382	AR	11q21, *MTMR2*	Proteína relacionada à miotubularina-2	Por volta dos 3 anos	mNCV reduzida (15 a 17 m/s) a ausentes, SNAP geralmente ausente	Relatada em famílias com casamentos consanguíneos no sul da Itália e Arábia Saudita. Geralmente os marcos do desenvolvimento motor estão preservados. Evolui com padrão de neuropatia desmielinizante grave com perda de deambulação na fase adulta. Fraqueza facial, bulbar e diafragmática são observadas.[237]
CMT4B2 #604563		11p15.4, *SBF2 (MTMR13)*	Proteína relacionada à miotubularina-13	4 a 13 anos	mNCV reduzida (15 a 30 m/s)	Subtipo causado por mutações do tipo *nonsense* ou *truncating* no gene *SBF2*. Presença de glaucoma de ângulo aberto pode anteceder o início da neuropatia. A concentração de proteína no LCR pode se apresentar aumentada ou no limite superior da normalidade. Presença de perda auditiva neurossensorial é descrita em uma única família.[238]
CMT4C #601596		5q32, *SH3TC2*	Proteína contentora do domínio SH3 e repetição de tetratricopeptídeo-2	1ª a 4ª década	mNCV reduzida (média de 22 m/s)	Inicialmente descrita na Argélia, a CMT4C apresenta quadro clínico clássico das CMT1, no entanto, a escoliose pode ser mais acentuada. O início dos sintomas geralmente ocorre na primeira década. Alguns pacientes podem desenvolver surdez com potenciais do BERA prolongados, assim como atrofia e fasciculações em língua. Fibras sensitivas grossas são as mais acometidas, com perda da sensibilidade vibratória e proprioceptiva.[239]
CMT4D (NHSM tipo Lom) #601455		8q24.22, *NDRG1*	Proteína do N-myc regulado a jusante-1	5 a 15 anos	mNCV bastante reduzida (10 a 20 m/s), geralmente ausente após os 15 anos	De início descrita em ciganos búlgaros, essa forma de doença é descrita em vários países da Europa. A CMT4D é caracterizada por neuropatia sensitivo-motora grave, com acometimento e deformidade de membros superiores e inferiores. Em geral, perda auditiva é notada na terceira década, com BERA marcadamente anormal, sugestivo de lesão desmielinizante.[240]
CMT4E (neuropatia hipomielini-zante congê-nita) #605253	AD AR	1q23.3, *MPZ*	Proteína zero da mielina	Congênita	mNCV extremamente reduzida (3 a 8 m/s)	Forma extremamente grave de neuropatia que se apresenta com hipotonia neonatal, atraso do desenvolvimento motor e, até mesmo, artrogripose.

		10q21.3, EGR2	Proteína de resposta de crescimento precoce-2			É considerada como uma impossibilidade congênita da formação da mielina. Acometimento de nervos cranianos com paresia facial pode ser encontrada. Insuficiência respiratória é frequente, sendo causa importante de óbito. A doença de Dejerine-Sottas, a CMT1B e CMT1D representam desordens alélicas.[241,242]
CMT4F #614895	AR	19q13.2, PRX	Periaxina	< 1 ano	mNCV e sNCV ausentes	Inicialmente descrita no Líbano, a CMT4F se assemelha clinicamente à CMT3, sendo uma desordem alélica com sobreposição de fenótipo. Em geral existe um atraso do desenvolvimento motor com aquisição de marcha por volta dos 2 anos. No final da primeira década se inicia os sinais típicos de CMT em membros inferiores, com membros superiores afetados alguns anos mais tarde. Em alguns casos, o déficit sensitivo pode ser mais proeminente que o motor. Paralisia de pregas vocais foi descrita em um único caso.[243]
CMT4G (NHSM tipo Russe) #605285		10q23.2, HK1	Hexoquinase-1	8 a 16 anos	mNCV ausente em membros inferiores, SNAP ausente	Primeiros casos descritos em famílias de ciganos europeus. Evolui com fraqueza completa da musculatura de membros inferiores por volta da 4ª a 5ª década. Déficit sensitivo costuma ser proeminente.[244]
CMT4H #609311		12p11.21, FGD4	Proteína contentora do domínio FYVE, RhoGEF e PH-4	< 2 anos	mNCV bastante reduzida (<15 m/s), SNAP ausente	Forma de início precoce, pode se apresentar com atraso do desenvolvimento motor. Primeiros casos descritos em famílias da Argélia e Líbano.[245]
CMT4J #611228		6q21, FIG4	Fosfoinositídeo 5-fosfatase	1ª a 6ª década	mNCV reduzida (18 a 34 m/s)	A CMT4J apresenta idade de início bastante variável (geralmente na infância). Pode se apresentar por atraso do desenvolvimento motor, assim como por neuropatia que se inicia após os 50 anos. A fraqueza muscular acomete membros superiores e inferiores, mas comumente com padrão assimétrico.[246]

(Continua)

Tabela 27.11 (*Continuação*) Características das neuropatias hereditárias com acometimento primariamente motor com início dos sintomas na faixa etária pediátrica.

Doença	Herança	Gene, região cromossômica	Produto do gene	Idade de início	Padrão na ENMG	Características
CMTDIA %606483	AD	10q24.1-q25.1, ?	?	2ª década	mNCV entre 25 e 45 m/s	Inicialmente descrita na Itália, esse subtipo de doença se assemelha fenotipicamente a outras formas de CMT com início na segunda década. Costuma ter uma progressão rápida após os 40 anos.[247]
CMTDIB (CMT2M) #606482		19p13.2, DNM2	Dinamina-2	1ª a 2ª década	mNCV entre 25 e 54 m/s	A CMTDIB classicamente se inicia na adolescência. Em alguns casos podem apresentar-se com catarata precoce. Mutações no DNM2 também são relacionadas com neutropenia, ptose palpebral e oftalmoparesia.[248]
CMTDIC #608323		1p35.1, YARS	Tirosil-tRNA sintetase	7 a 59 anos	mNCV entre 30 e 40 m/s	Casos de CMTDIC foram descritos em famílias dos Estados Unidos, Bulgária e Bélgica. A idade de início é bastante variável, e a progressão dos sintomas é lenta, com grau de acometimento moderado.[249]
CMTDIE #614455		14q32.33, INF2	Formina invertida-2	5 a 28 anos (média de início 13 anos)	mNCV entre 23 e 45 m/s	A CMTDIE se apresenta com neuropatia relacionada a glomeruloesclerose focal e segmentar, proteinúria e insuficiência renal crônica em alguns casos. A neuropatia pode preceder os primeiros sinais de nefropatia em alguns anos (média de início da proteinúria igual a 18 anos). Surdez neurossensorial está presente em alguns casos.[250]
CMTDIF #615185		3q26.33, GNB4	Proteína de ligação ao nucleotídeo guanina	1ª a 2ª década	mNCV entre 16 e 45 m/s	Forma de neuropatia descrita em poucos casos na China. Homens acometidos de forma mais grave e precoce do que mulheres.[251]
CMTRIA #608340	AR	8q21.11, GDAP1	Proteína associada à diferenciação induzida por gangliosídeo-1	2 a 4 anos	mNCV entre 26 e 45 m/s	Forma de neuropatia recessiva intermediária de início precoce descrita inicialmente na Turquia e Polônia. Os marcos motores do desenvolvimento iniciais são preservados.[252]
CMTRIB #613641		16q23.1, KARS	Lisil-tRNA sintetase	—	mNCV entre 40 e 30 m/s	Único paciente descrito em 2010. Associação com sinais dismórficos, alteração comportamental e schwannoma vestibular.[253]

CMTR1C #615376		1p36.31, *PLEKHG5*	Proteínas contendo domínios homólogos à plecstrina, família G, membro 5	1ª a 5ª década	mNCV entre 25 e 45 m/s	Neuropatia hereditária descrita somente em 2013. Idade de início e gravidade dos sintomas bastante variáveis. Exames laboratoriais com aumento discreto da creatinoquinase. A atrofia muscular espinal distal tipo 4 representa uma desordem alélica.[254]
CMTR1D #616039		12q24.31, *COX6A1*	Polipeptídeo 1 da subunidade VIa do citocromo C oxidase	4 a 5 anos	mNCV entre 49 e 35 m/s, SNAP ausente	Forma de CMT descrita em famílias japonesas com história de casamentos consanguíneos. A RM de crânio pode evidenciar discreta atrofia cerebral global, mas com cognição preservada.[255]
CMTX1 #302800	XD	Xq13.1, *GJB1*	Proteína de junção de fenda, Beta 1, 32 kDa (conexina 32)	1ª a 2ª década	mNCV entre 30 e 45 m/s, SNAP e CMAP reduzidos ou ausentes	A CMTX1 é a segunda variante de CMT mais comum, representando cerca de 10% de todos os casos. É sempre necessário suspeitar desse grupo de doenças quando não houver evidências claras de transmissão de pais para filhos. O padrão de herança é dominante, podendo os indivíduos do sexo feminino serem afetados em homozigose, em geral de forma mais branda ou até mesmo assintomática. O envolvimento da musculatura da mão é precoce, e os sintomas sensitivos positivos podem ser proeminentes. A apresentação clínica pode ser bastante variável, até mesmo com apresentação de atraso do desenvolvimento motor, tremores, disfagia e sinais de acometimento do SNC (afasia, disartria, ataxia cerebelar e sinais piramidais). Existem casos relatados de atrofia cerebelar e alterações transitórias da substância branca. O estudo eletrofisiológico se apresenta no padrão semelhante das variedades intermediárias.[219]
CMTX2 %302801	XR	Xp22.2, ?	?	< 1 ano	mNCV reduzida (< 38 m/s) SNAP e CMAP reduzidos	A CMTX2 é uma forma rara de CMT ligada ao X. Mulheres carreadoras da mutação não são afetadas. Existe associação com deficiência intelectual.[219]
CMTX3 %302802		Xq26, ?	?	10 a 14 anos	mNCV reduzida (< 38 m/s) SNAP e CMAP reduzidos	Apresentação de CMTX com fenótipo mais brando. Os sinais sensitivos positivos podem ser proeminentes (como dor e parestesias). Associação em uma família com paraparesia espástica tipo 17.[256]

(Continua)

Tabela 27.11 (*Continuação*) Características das neuropatias hereditárias com acometimento primariamente motor com início dos sintomas na faixa etária pediátrica.

Doença	Herança	Gene, região cromossômica	Produto do gene	Idade de início	Padrão na ENMG	Características
CMTX4 (síndrome de Cowchock) #310490	XR	Xq24-q26.1, *AIFM1*	Fator indutor de apoptose associado à mitocôndria	< 4 anos	mNCV normal ou discretamente reduzida (> 38 m/s)	Forma de CMTX que se apresenta com início de neuropatia precoce em meninos. Surdez neurossensorial e deficiência mental podem ser encontradas. RM de crânio pode se apresentar com acometimento da substância branca. Exames laboratoriais evidenciam aumento da CK e transaminases. Biópsia muscular apresenta padrão de amiotrofia neurogênica com acúmulo de mitocôndrias aberrantes na região subsarcolemal.[257]
CMTX5 (síndrome de Rosenberg-Chutorian) #311070		X22.3, *PRPS1*	Fosforribosil pirofosfato sintetase-1	1ª década		Variável da CMTX com apresentação precoce. Surdez neurossensorial pode estar presente nas mulheres carreadoras da mutação. Pode-se desenvolver baixa acuidade visual e atrofia óptica anos após início da neuropatia. A superatividade da fosforribosil pirofosfato sintetase e a síndrome de Arts representam desordens alélicas.[258]
CMTX6 #300905	XD	Xp22.11, *PDK3*	Piruvato desidrogenase quinase, isoenzima-3		mNCV normal ou pouco reduzida (> 38 m/s), CMAP e SNAP reduzidos	Somente uma única família descrita em 2013. Garotos com início dos sintomas antes dos 13 anos. Meninas carreadoras da mutação com fenótipo discreto de fraqueza muscular em mãos, tremores e reflexo aquileu hipoativo. Perda auditiva em um único paciente.[259]

Doenças Neuromusculares

Tabela 27.12 Sinais e sintomas incomuns associados a tipos específicos da doença de CMT.[192]

Achado associado	Neuropatia	Gene
Atrofia óptica	CMT2A2	MFN2
	CMTX5	PRPS1
Glaucoma	CMT4B2	SPF2 (MTMR13)
Catarata	CMTDIB (CMT2M)	DNM2
Fraqueza facial e bulbar	CMT4B1	MTMR2
	CMT4C	SH3TC2
Perda auditiva	CMT2J	MPZ
	CMT4D	NDRG1
	CMTX4	AIFM1
	CMTX5	PRPS1
Paralisia de pregas vocais	CMT2C	TRPV4
	CMT4A	GDAP1
Paralisia de diafragma	CMT4A	GDAP1
Sinais piramidais	CMT2A2	MFN2
Predomínio em membros superiores	CMT2D	GARS
Neuropatia sensitiva mutilante*	CMT2B	RAB7A
Escoliose	CMT4C	SH3TC2
	CMT4H	FGD4
Nefropatia (GESF#)	CMTDIE	IFN2

*Nesses casos, a principal suspeita diagnóstica será a de HSAN.
#Glomeruloesclerose segmentar e focal.

As informações disponíveis sobre o padrão eletrofisiológico na doença de Dejerine-Sottas (CMT3) são provenientes em sua maioria de relato de casos, dado a raridade dessa condição e da dificuldade da realização do exame complementar nesses pacientes. Os nervos das crianças com CMT3 se caracterizam por um alto limite para estimulação, sendo necessário o uso de uma corrente elétrica mais alta e prolongada do que o habitual para o estímulo. As mNCV nesses casos são bastante diminuídas, usualmente com valores menores que 10 m/s nos membros superiores. Os CMAP costumam apresentar redução importante, e SNAP tipicamente estão ausentes.[214]

Os membros de famílias portadoras das formas intermediárias de CMT apresentam-se com mNCV que transitam entre os valores da CMT1 e CMT2, geralmente entre 25 a 45 m/s. A amplitude dos CMAP geralmente é bastante reduzida.[202]

Nos casos de CMTX (representadas principalmente pela CMTX1), o padrão eletrofisiológico pode demonstrar características tanto de desmielinização, quanto de dano axonal. As mNCV nos membros superiores variam entre 18 e 60 m/s, podendo o mesmo indivíduo apresentar velocidades discrepantes em diferentes nervos testados. Os SNAP e CMAP também estão reduzidos.[74,217]

Biópsia de nervo

Anteriormente à acessibilidade do teste molecular, a histopatologia do nervo periférico era a ferramenta mais importante no processo diagnóstico das neuropatias hereditárias. Hoje em dia, as indicações de biópsia do nervo periférico se restringem a casos seletos, nos quais não foi possível a determinação diagnóstica, apesar de uma investigação ampla das mutações dos genes mais comumente envolvidos. Outro cenário possível é aquele no qual exista uma importante suspeita de neuropatia hereditária esporádica, mas que, no entanto, causas de neuropatias adquiridas precisam ser afastadas.[74,199]

O valor diagnóstico da biópsia de nervo é influenciado por fatores como: a pequena quantidade

Capítulo 27

1049

de material geralmente extraído, as poucas opções de nervos no corpo adequados para a coleta de amostra e a disponibilidade de laboratórios especializados para a análise do tecido.[74]

O nervo comumente escolhido para a realização de coleta de material é o nervo sural, pois, além de ser exclusivamente sensitivo, ele também reúne as características necessárias para um procedimento de sucesso: é uma estrutura superficial na qual o acesso cutâneo é facilitado, costuma ser acometido pelo processo patológico e não apresenta dificuldades técnicas para realização da avaliação eletrofisiológica pré-biópsia. De forma alternativa, o nervo cutâneo radial e o fibular superficial também podem ser opções.[74]

Na CMT1 e na CMT4, a natureza desmielinizante do processo patológico é confirmada pela presença ocasional de axônios de grande calibre, desprovidos de bainha de mielina e formações em "casca de cebola" em graus variáveis, de acordo com o tipo específico da CMT, sendo mais proeminentes nas formas de CMT1. Essas formações refletem a proliferação concêntrica do citoplasma das células de Schwann ao redor de fibras normalmente mielinizadas.[74,260]

Nas formas axonais (classicamente a CMT2 e a CMTX) é observado uma redução na densidade das fibras mielinizadas, principalmente por comprometimento das fibras de grosso calibre. Essa redução é mais importante nas formas de CMTX do que nas de CMT2. Dobras irregulares na bainha de mielina podem ser observadas em alguns casos de CMT2. Fibras não mielinizadas são relativamente preservadas e formações em "casca de cebola" podem ser vistas eventualmente.[74,260]

Testes genéticos

A introdução do sequenciamento de nova geração (NGS) como ferramenta de pesquisa no campo das neuropatias hereditárias tem permitido uma queda progressiva no custo do sequenciamento completo do exoma (WES, do inglês, *whole-exome sequencing*). A tendência dessa evolução é tornar muitos algoritmos diagnósticos por testagem sequencial de genes parcialmente obsoletos. Contudo, é importante lembrar que, apesar do surgimento desse novo cenário, o custo do WES ainda permanece bastante elevado para o uso na rotina clínica.[190]

Uma alternativa sensata é o sequenciamento restrito, tendo como alvo apenas genes já conhecidos como relevantes para a doença. Tais painéis gênicos podem ser oferecidos por um preço mais competitivo, mas apresentam a desvantagem de não identificar novas mutações ou mutações mais recentemente descritas.[190]

A estratégia tradicional de testagem sequencial de genes ainda é uma opção diagnóstica. O caminho a ser seguido no algoritmo depende da mNCV e do padrão de herança, podendo ser adaptado se houver presença de características fenotípicas que apontem para um diagnóstico molecular específico, a exemplo daquelas descritas na Tabela 27.12. Essa abordagem tem uma taxa de sucesso razoável, com cerca de 60% dos pacientes alcançando um diagnóstico genético, mas apresenta uma relação de custo-benefício cada vez pior à medida que o WES se populariza (Figura 27.15).[261]

Tratamento

Atualmente ainda não há terapia farmacológica efetiva na CMT. A maior parte do manejo da doença está relacionada à terapia de reabilitação e ao tratamento cirúrgico das deformidades esqueléticas. O acompanhamento do paciente deve ser multidisciplinar, incluindo a assistência de neurologistas, ortopedistas, fisiatrias, fisioterapeutas e enfermeiros.[192]

A prescrição de órteses para membros inferiores é recomendada para os pacientes com o fenótipo clássico de CMT. Exercícios físicos moderados e alongamento com finalidade de evitar complicações osteoarticulares costumam ser bem tolerados. Pacientes com deformidades vertebrais e em membros comumente necessitarão de cirurgias ortopédicas corretivas.[199]

A fadiga também pode ser uma queixa presente aos quadros de CMT e provavelmente está associada a diferentes fatores, incluindo a redução da força muscular e possível redução na capacidade cardiorrespiratória. A síndrome da apneia obstrutiva do sono também é comum na CMT, e sua correção pode ter uma resposta positiva na melhora da fadiga desses pacientes. A modafinila foi um fármaco que mostrou benefício nesse sintoma em uma pequena série de casos, e a coenzima Q10 também tem sido estudada com esse mesmo propósito.[199,262,263]

Estratégias farmacológicas

Na CMT1A, as estratégias farmacológicas em estudo têm como objetivo modular a superexpressão do gene *PMP22*, tendo em vista que a diminuição dos níveis da proteína codificada tem efeito positivo em modelo de animais com CMT1A. O ácido ascórbico foi uma das substâncias mais estudadas com esse intuito, mas grandes estudos clínicos não conseguiram demonstrar qualquer efeito benéfico no desfecho da doença em humanos, mesmo em altas doses.[264] Outros estudos em andamento também têm como obje-

Doenças Neuromusculares

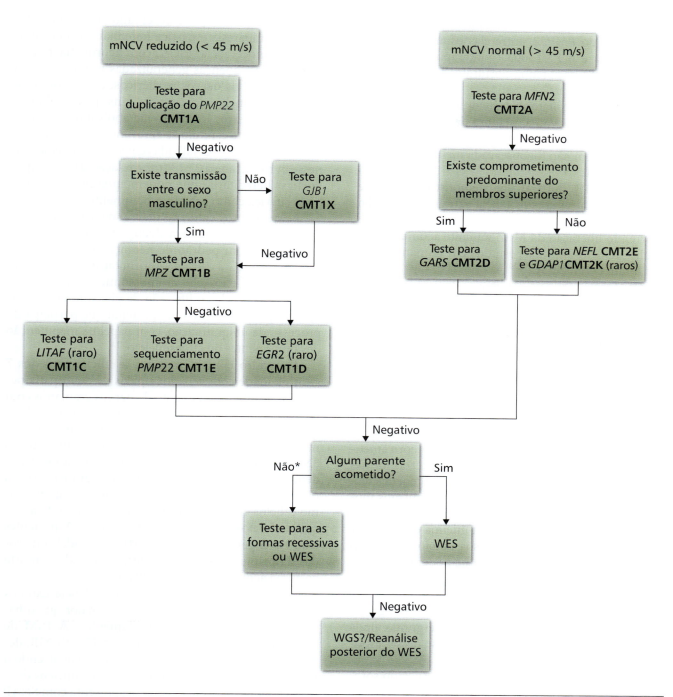

Figura 27.15 Algoritmo diagnóstico na doença de CMT. Na estratégia convencional de testagem sequencial de genes, os custos vão se elevando à medida que sucessivos testes são negativos, sem contar que muito tempo pode acabar sendo despendido nesse processo. Em consequência disso, o WES se torna um exame cada vez mais interessante conforme há a diminuição do seu custo, podendo ser considerado como teste genético inicial ou um passo mais precoce no algoritmo se as testagens genéticas iniciais forem negativas. Se o WES não for conclusivo, o sequenciamento completo do genoma (WGS, do inglês, *whole-genome sequencing*) pode ser considerado como uma opção diagnóstica, principalmente no âmbito da investigação acadêmica, já que seu custo atual o torna quase proibitivo na prática clínica geral. Outra alternativa nos casos em que o WES é inconclusivo é a de reavalia-lo depois de um certo período de tempo, já que o número de mutações patológicas descritas é crescente, levando a atualização nos bancos de dados laboratoriais.

*Não considere que a história familiar seja negativa até que parentes mais próximos do paciente sejam avaliados clinicamente.

Tratado de Neurologia Infantil

tivo avaliar a resposta de substâncias que modificam a expressão do *PMP22*, entre elas os antagonistas de progesterona e o PXT3003 (politerapia com combinação de (RS)-baclofeno, cloridrato de naltrexona e D-sorbitol).[265,266]

Em relação aos fatores tróficos, o tratamento com a neurotrofina-3 levou a melhora da sensibilidade vibratória e reflexos osteotendíneos de paciente com CMT1A, porém não foi observada melhora na performance motora.[193,267]

Na CMT1B, um trabalho demonstrou efeito benéfico da curcumina (substância extraída do açafrão--da-terra) em camundongos como modelos animais, ocorrendo liberação da MPZ mutante acumulada nas células de Schwann, mas estudos em humanos ainda não foram conduzidos.[190,260]

Nas formas axonais, estratégias de tratamento têm sido mais difíceis de serem identificadas. Contudo, a correção do transporte axonal pode representar uma opção terapêutica comum nesses tipos de CMT. Por exemplo, inibidores da histona deacetilase 6 levaram a reversão da perda axonal e melhora funcional em camundongos com CMT2F.[269]

Terapia gênica e celular

A terapia gênica molecular e a terapia com células--tronco estão entre os muitos tratamentos teoricamente atrativos que têm sido propostos para certas formas de CMT. Os avanços no campo da análise genética têm identificado diversas vias e diversos mecanismos moleculares responsáveis por processos de mielinização e de manutenção da estrutura da mielina e do axônio. Quando envolvidas em processos patológicos, essas vias representam alvos teóricos que podem ser manipulados de forma positiva, potencialmente revertendo a perda da mielina e restaurando a função do nervo. Contudo, a CMT ainda apresenta uma heterogeneidade genotípica importante, e muitas perguntas ainda têm que ser respondidas antes do sucesso dessas estratégias terapêuticas em humanos.[193]

Mais recentemente, o vírus adeno-associado sorotipo 9 (AAV9) tem mostrado sucesso em atravessar a barreira hematoencefálica em modelos animais. O uso do AAV9 como vetor viral possibilitaria a transferências de genes terapêuticos para células no SNC e nervos periféricos, com impacto na CMT, na AME e em outras doenças neurodegenerativas.[193,270]

Neuropatias hereditárias complexas

As neuropatias periféricas podem fazer parte de uma síndrome genética mais complexa. Em alguns casos, a síndrome pode ser relativamente restrita ao sistema nervoso, o que é observado em algumas formas de paraparesia espástica hereditária (SPG) ou de ataxia espinocerebelar (SCA) com neuropatia. Em outros quadros, doenças generalizadas multissistêmicas podem afetar os nervos periféricos, assim como outros órgãos, incluindo coração, rins, pele e olhos (a exemplo dos erros inatos do metabolismo).[192,271] Foge do escopo deste capítulo se aprofundar em todas essas doenças, que serão detalhadas em suas devidas sessões nesse livro. A Tabela 27.13 traz a relação das principais doenças hereditárias que podem apresentar neuropatia periférica como achado proeminente.

Neste ponto, vale ressaltar a neuropatia axonal gigante (NAG), uma rara doença neurodegenerativa da infância com padrão de herança autossômico recessivo. A NAG é causada por mutação no *GAN*, um gene presente na região cromossômica 16q23.2 e que é responsável pela codificação da gigaxonina. A gigaxonina, por sua vez, é uma proteína que participa do processo de ubiquitinação, com papel na manutenção de componentes do citoesqueleto.[272]

O quadro clínico em geral se inicia antes dos 7 anos de idade com achados típicos de neuropatia periférica distal. Envolvimento de nervos cranianos com paresia facial, atrofia óptica e oftalmoplegia também pode ocorrer. Sinais de acometimento cerebelar dominam os achados sugestivos de comprometimento do SNC (ataxia, nistagmo e disartria), mas também podem estar presentes epilepsia, déficit cognitivo e sinais piramidais. A maioria das crianças afetadas apresentarão cabelos crespos e encaracolados, denotando anormalidades nos filamentos intermediários. Os pacientes com NAG geralmente ficam restritos à cadeira de rodas na primeira ou segunda década de vida; a morte costuma acontecer antes dos 30 anos.[273]

A biópsia do nervo periférico evidencia axônios gigantes (diâmetro duas a três vezes maior que o habitual) e agregação de neurofilamentos. A IRM de crânio, com imagens ponderadas em T2 e FLAIR, demonstra hipersinal bilateral e simétrico envolvendo a substância branca cerebelar e o hilo dos núcleos denteados. Tipicamente, a ENMG se apresenta com SNAP bastante reduzidos nos membros superiores e ausentes nos membros inferiores.[74,273]

Amiotrofia neurálgica

A amiotrofia neurálgica (AN), também conhecida como neurite do plexo braquial, é uma síndrome clínica incomum caracterizada por início agudo de dor em membro superior, seguida de fraqueza muscular e alterações sensitivas.[274] A incidência geral na população é de 2 a 3 casos por 100 mil indivíduos/ano,

1052   Seção 3 ▪ Doenças e Síndromes Neurológicas

Doenças Neuromusculares

Tabela 27.13 Neuropatias hereditárias complexas.

Doença	Locus	Gene	Produto	OMIM
Paraparesia espástica (SPG)				
SPG3A	14q22.1	ATL1	Atlastina-1	#182600
SPG7	16q24.3	PGN	Paraplegina	#607259
SPG11	15q21.1	SPG11	Spatacsina	#604360
SPG15	14q24.1	ZFYVE26	Espastizina	#270700
SPG17	11q12.3	BSCL2	Seipina	#270685
SPG20	13q13.3	SPG20	Espartina	#275900
Neuropatia sensitiva com paraparesia espástica	5p15.2	CCT5	Proteína 1 do complexo T subunidade épsilon	#256840
Ataxias				
Ataxia espástica de Charlevoix-Saguenay (ARSACS)	13q12.12	SACS	Sacsina	#270550
Ataxia-telangiectasia	11q22.3	ATM	Proteína quinase serina/treonina ATM	#208900
Ataxia com apraxia oculomotora tipo 1	9p21.1	APTX	Aprataxina	#208920
Ataxia com apraxia oculomotora tipo 2	9q34.13	SETX	Senataxina	#606002
Síndrome de Marinesco-Sjögren	5q31.2	SIL1	Fator de troca de nucleotídeo SIL1	#248800
Ataxia espinocerebelar com neuropatia axonal	14q32.11	TDP1	Tirosil-DNA fosfodiesterase 1	#607250
Ataxia de Friedreich	9q21.11	FXN	Frataxina	#229300
Ataxia com deficiência de vitamina E	8q12.3	TTPA	Proteína de transferência de alfa-tocoferol	#277460
Leucodistrofias				
Leucodistrofia metacromática	22q13.33	ARSA	Arilsulfatase A	#250100
Adrenoleucodistrofia	Xq28	ABCD1	Proteína da adrenoleucodistrofia	#300100
Doença de Krabbe	14q31.3	GALC	Galactocerebrosidase	#245200
Hipomielinização com catarata congênita	7p15.3	FAM126A	Hicina	#610532
Doença de Pelizaeus-Merzbacher	Xq22.2	PLP1	Proteína proteolipídica 1	#312080
Outras doenças neurodegenerativas				
Distrofia neuroaxonal infantil	22q13.1	PLA2G6	Fosfolipase A2 independente de cálcio	#256600
Neuropatia axonal gigante	16q23.2	GAN	Gigaxonina	#256850
Síndrome de Lowe	Xq26.1	OCRL	Inositol polifosfato 5-fosfatase OCRL-1	#309000
Doença de Chédiak-Higashi	1q42.3	LYST	Proteína reguladora do tráfego lisossomal	#214500
Xeroderma pigmentoso (grupo A, B, C, D, E, F e G)	—	—		
Doenças lisossomais				
Doença de Fabry	Xq22.1	GLA	Alfa-galactosidase A	#301500
Doença de Niemann-Pick tipo A	11p15.4	SMPD1	Esfingomielina fosfodiesterase	#257200
Doença de Gaucher	1q22	GBA	Glicosilceramidase	#230800
Doença de Faber	8p22	ASAH1	Ceramidase ácida	#228000
Gangliosidose GM1	3p22.3	GLB1	Beta-galactosidase	#230500
Gangliosidose GM2	15q23	HEXA	Hexosaminidase A	#272800

(*Continua*)

Capítulo 27

Tratado de Neurologia Infantil

Doença	Locus	Gene	Produto	OMIM
Outras doenças metabólicas				
Xantomatose cerebrotendínea	2q35	CYP27A1	Esterol 26-hidroxilase mitocondrial	#213700
Porfiria aguda intermitente	11q23.3	HMBS	Porfobilinogênio deaminase	#176000
Tirosinemia tipo 1	15q25.1	FAH	Fumarilacetoacetase	#276700
Abetalipoproteinemia	4q23	MTP	Proteína de transferência microssomal	#200100
Doença de Tangier	9q31.1	ABCA1	Transportador de cassete de ligação ao ATP	#205400
Sialidose tipo 2	6p21.33	NEU1	Sialidase 1	#256550
Defeito congênito da glicosilação tipo Ia	16p13.2	PMM2	Fosfomanomutase 2	#212065
Síndrome de Chanarin-Dorfman	3p21.33	ABHD5	1-acilglicerol-3-fosfato O-aciltransferase	#275630
Doença de Refsum	10p13	PHYH	Fitanoil-CoA dioxigenase peroxissomal	#266500

Tabela 27.13 (*Continuação*) Neuropatias hereditárias complexas.

mas é provável que esse número seja subestimado pelo reconhecimento limitado do quadro. Predomina em homens, e o pico de incidência é entre a terceira e sétima década de vida.[275,276] A AN foi inicialmente descrita por Dreschfeld em 1887, mas foi somente em 1948 que os aspectos clínicos da síndrome foram detalhados por Parsonage e Turner.[276]

A doença existe em duas formas: amiotrofia neurálgica hereditária e amiotrofia neurálgica idiopática (síndrome de Parsonage-Turner), sendo que a forma hereditária é cerca de dez vezes menos comum do que a forma idiopática.[275,277] Na forma idiopática, história de fatores precipitantes são encontrados em cerca de metade dos casos, incluindo infecções, vacinação, medicações, doenças do tecido conjuntivo e procedimentos cirúrgicos.[278]

Nas crianças, o pico maior de incidência é nos recém-nascidos, nos quais a doença se comporta como uma paralisia do plexo braquial (Capítulo 10 – Doenças Neurológicas do Período Neonatal) adquirida tempo após o nascimento, sem história de tocotrauma. A maioria desses quadros esta associada a osteomielite ou atrite séptica do úmero. Nos casos idiopáticos até 16 anos, a incidência da doença é muito mais rara, com apenas 58 casos descritos até 2010.[279]

Etiologia e patogênese

Na forma idiopática, até 43% dos casos parecem estar ligados a um processo autoimune pós-infecciosos.[280] Essa teoria ganha suporte pela presença de anticorpo antigangliosídeo (IgM antiGalNAc-GD1a) presente em altos títulos em alguns pacientes.[281]

O achado histopatológico é de infiltrado inflamatório mononuclear observado ao redor dos vasos epineurais e endoneurais do plexo braquial. Os principais agentes associados como gatilho para a doença são: vírus da hepatite E, HIV, CMV, EBV, Parvovírus B19, *Campylobacter* sp, *Yersinia* sp e *Borrelia* sp.[277] Outros fatores precipitantes descritos são: vacinação, exercício extenuante, período pós-operatório, gravidez e puerpério.[276]

Na forma hereditária, a história familiar é presente, e costuma haver recorrência dos episódios. Recentemente, mutações no gene *SEPT9* (*locus* 17q25) têm sido implicadas como responsáveis por parte desses casos, sendo identificadas em até 55% das famílias com AN hereditária. O padrão de herança é autossômico dominante de alta penetrância. Infecções agudas também podem servir de gatilho nessa forma de doença.[277,282]

Quadro clínico

Classicamente, o sintoma inicial é de dor aguda e importante na região de membro superior, ombro, pescoço ou tronco. A dor progride em período de horas, sendo pior à noite e deixando o paciente inquieto. Nas crianças, a apresentação inicial com dor é menos comum, estando presente em cerca de 66% dos casos (contra 95% dos adultos).[276,279] A regressão da dor costuma acontecer depois de duas a quatro semanas do início do quadro. Segue-se então fraqueza muscular de padrão heterogêneo, comumente afetando a distribuição superior do plexo braquial. O nervo torácico longo pode ser afetado, levando ao deslocamento da escápula (escápula alada). Outros nervos à distância podem

Seção 3 ■ Doenças e Síndromes Neurológicas

Doenças Neuromusculares

ser comprometidos, sendo os mais comuns entre eles: frênico, laríngeo recorrente e o plexo lombossacral. Acometimento bilateral assimétrico é observado em até 30% dos adultos, mas nas crianças esse padrão é incomum.[275,279]

A presença de alterações sensitivas ocorre na maioria dos casos, com hipoestesia e parestesia sendo as queixas mais comuns. Alterações autonômicas acontecem com menos frequência, manifestando-se por meio de edema da extremidade afetada, desregulação de temperatura, aumento da sudorese e mudanças tróficas em pelos e unhas.[283]

Nos casos hereditários, podem ser observados sinais dismórficos leves como: hipertelorismo, pregas epicânticas, fissuras palpebrais estreitas, fenda palatina e microstomia. A inteligência é preservada.[279]

Diagnóstico

O diagnóstico da AN é predominantemente clínico, e a correta caracterização cronológica do desenvolvimento dos sinais e sintomas é o elemento mais importante nesse processo.[284] Os exames complementares têm função de auxiliar na confirmação do quadro e na diferenciação de outros diagnósticos. A ENMG demonstra sinais de desnervação aguda com onda agudas positivas e potenciais de fibrilação no período de três a quatro semanas após o início dos sintomas, tanto nos nervos periféricos como nas distribuições das raízes nervosas. Quando realizada após três a quatro meses após o início dos sintomas, a ENMG revela sinais de desnervação crônica e reinervação precoce com potenciais motores polifásicos.[283]

O estudo de IRM é uma ferramenta útil no diagnóstico da AN. Os achados de imagem podem revelar um aumento difuso do sinal na sequência T2 na musculatura desnervada, correspondendo a edema. O sinal na sequência T1 inicialmente pode se encontrar normal, mas hipersinal na musculatura afetada pode aparecer com a progressão da doença, correspondendo a amiotrofia e substituição gordurosa.[278,284]

Tratamento e prognóstico

A terapêutica ideal nos casos AN ainda é desconhecida. Devido à falta de tratamentos baseados em evidências para adultos e crianças, o manejo da AN é principalmente de suporte, por meio de repouso, analgesia e fisioterapia.[279] Contudo, há recomendação de especialistas para uso de prednisolona oral na fase aguda (dolorosa), em dose diária de 1 mg/kg durante uma semana, com redução gradual e retirada do corticoide na segunda semana.[275] A proposta desse regime é diminuir o período de dor intensa e acelerar a recuperação do nervo.[283] AINEs e opioides podem ser usados em combinação para auxílio no controle da dor. Medicações para dor neuropática podem ser úteis na segunda fase da doença, quando a dor é causada por hipersensibilidade mecânica dos nervos afetados.[275] Existem relatos de resposta favorável ao uso de IVIg em alguns casos positivos para o antiGalNAc-GD1a.[281]

A fisioterapia ajuda o paciente a se adaptar à fraqueza muscular nas atividades do dia-a-dia, além de ser útil no controle da dor local. O paciente precisa ser encorajado a usar o membro afetado o máximo possível, mas exercícios de força precisam ser evitados se a musculatura estiver muito comprometida.[275]

O prognóstico da AN é variável, com alguns casos resistentes à terapêutica e outros com resolução completa após alguns meses. A duração da dor parece estar relacionada com o tempo de duração da fraqueza muscular.[284] Nas crianças, a apresentação da doença parece ser mais branda e com o prognóstico de recuperação um pouco melhor do que nos adultos.[279]

■ DOENÇAS DA JUNÇÃO NEUROMUSCULAR

Fisiologia da junção neuromuscular

A junção neuromuscular (JNM) corresponde a uma pequena parte da unidade motora, onde existe a interação do terminal nervoso com a membrana da fibra muscular esquelética. À medida que se aproxima da fibra muscular, o neurônio motor mielinizado perde a sua bainha de mielina e se divide em terminais filiformes que irão se alojar em goteiras criadas em depressões na membrana de cada fibra muscular. Essa região da membrana muscular é denominada de placa motora e é constituída por uma membrana muscular diferenciada que responde a estímulos químicos (quimioexcitável).[285]

Essa estimulação é feita por meio da acetilcolina (ACh), a qual representa o neurotransmissor da sinapse neuromuscular. A ACh é sintetizada no axônio do neurônio colinérgico e resulta da ação da colina acetiltransferase sobre a colina e a acetilcoenzima A (acetil-CoA). Após sua síntese, a ACh precisa estar armazenada em vesículas sinápticas para ser usada como neurotransmissor. As vesículas contendo a ACh são estocadas na membrana pré-sináptica em uma região próxima aos canais de cálcio voltagem-dependentes (zona ativa). Quando o potencial de ação alcança o terminal do nervo, a abertura dos canais de cálcio leva a um rápido aumento na concentração dos íons de cálcio localmente, desencadeando a exocitose das vesículas na fenda sináptica.[285]

Tratado de Neurologia Infantil

Por sua vez, a membrana pós-sináptica (placa motora) se organiza por meio de dobras juncionais, com os receptores de acetilcolina (AChR) se concentrando no topo das dobras, enquanto os canais de sódio voltagem-dependentes (CSVD) se localizam no fundo. No processo de transmissão neuromuscular, duas moléculas de ACh se ligam a cada AChR, ocorrendo então despolarização local da membrana com ativação dos CSVD e propagação do potencial de ação muscular. No neurônio motor, os CSVD se fecham, e há abertura dos canais de potássio voltagem-dependentes com repolarização da membrana ao seu potencial de repouso.[285]

Miastenia *gravis* juvenil

A miastenia *gravis* é uma doença autoimune da transmissão neuromuscular causada por anticorpos dirigidos contra componentes da membrana pós-sináptica da junção neuromuscular (placa motora), sendo o principal alvo os receptores de acetilcolina (AChR).[286] O quadro clínico clássico se apresenta por fraqueza flutuante e fatigabilidade da musculatura ocular, facial, bulbar ou de membros. Por definição, a miastenia *gravis* juvenil (MGJ) inclui os indivíduos com até 19 anos. A MGJ ainda é subdividida, de acordo com idade da ocorrência do primeiro sintoma, em pré-púbere (antes dos 12 anos) e pós-púbere (após os 12 anos).[287]

Epidemiologia

Na Europa, a incidência anual de miastenia *gravis* na população geral é estimada em 30/1 milhão. Já nas crianças e adolescentes com idade entre 0 e 19 anos esse número fica entre 1 e 5/1 milhão.[288] Na população asiática, mais de 50% dos pacientes apresentam o primeiro sintoma da miastenia *gravis* durante a infância (idade de pico entre 5 e 10 anos), sem diferença na distribuição entre sexos. Ainda nessa população, mais de 70% dos casos são restritos a sintomas oculares e geralmente apresentam evolução benigna.[287,289] Entre os caucasianos, nas crianças pré-púberes, não é observado predominância de sexo (a semelhança de pacientes miastênicos idosos). Na faixa etária pós-púbere, assim como em muitas doenças autoimunes, há predomínio do sexo feminino.[289]

Nos jovens pós-púberes o curso clínico da doença se assemelha ao da miastenia *gravis* de início no adulto. O paciente com frequência apresenta sintomas oculares no início do quadro, desenvolvendo fraqueza muscular generalizada em mais de 80% dos casos com a evolução da doença.[290] Pacientes pós-púberes também apresentam uma maior associação com outras doenças autoimunes, como: doenças da tireoide,

dermatomiosite, artrite reumatoide, lúpus eritematoso sistêmico (LES), trombocitopenia autoimune, síndrome de Sjögren e neuromielite óptica.[291-293]

Etiologia e patogênese

A MGJ é causada por autoanticorpos dirigidos contra estruturas da membrana pós-sináptica da junção neuromuscular que, juntamente com o complemento, interferem na transmissão neuromuscular normal. Na maioria dos casos, o anticorpo antirreceptor de acetilcolina (antiAChR) é o responsável por esse processo. Os 10% a 15% dos pacientes que são negativos para o antiAChR podem apresentar títulos elevados de autoanticorpos IgG para a tirosina quinase músculo-específica (MuSK), proteína do músculo estriado ou a proteína 4 relacionada ao receptor de lipoproteína de baixa densidade (LRP4).[286]

Os linfócitos T CD4+ são classificados em dois subtipos: células Th1 e Th2. Os indivíduos com miastenia *gravis* apresentam na circulação sanguínea um grande número de células Th1 antiAChR, as quais são capazes de reconhecer muitos epítopos do AChR, induzindo os linfócitos B a produzir anticorpos antiAChR. Esse anticorpo representa um IgG de alta afinidade,que pode interferir com o AChR por três mecanismos principais: lise ativada por complemento da membrana pós-sináptica, aumento da taxa de degradação do AChR por meio de modulação antigênica por reação cruzada e inibição direta na função do AChR.[294]

O sistema de sinalização agrina-LRP4-MuSK-Dok-7 é essencial para a manutenção da integridade estrutural e funcional da membrana pós-sináptica na JNM. Os anticorpos antiMuSK afetam a manutenção do agrupamento de AChR dependente da agrina na JNM, diminuindo assim o número total desses receptores. Dano mediado por complemento também parece fazer parte do mecanismo de agressão relacionado ao antiMuSK.[295]

O timo apresenta um papel importante na fisiopatologia da miastenia gravis. A timectomia, com resultante remoção de linfócitos T CD4+ AChR-específicos, tem impacto positivo nos sintomas da doença.[294] Na MGJ, hiperplasia do timo é evidente em até 83% dos pacientes, já o timoma é relativamente raro (principalmente na faixa pré-púbere) quando comparado com a população adulta, sendo visto em 3,8% dos casos.[296]

Quadro clínico

Na MGJ os primeiros sintomas já podem se iniciar antes do primeiro ano de vida. A apresentação clínica depende da musculatura afetada: ocular, bulbar, respi-

1056 Seção 3 ■ Doenças e Síndromes Neurológicas

ratória ou proximal de membros. Em geral, os reflexos osteotendíneos e o exame sensitivo são normais. Antes do aparecimento da doença, a criança apresenta um desenvolvimento motor completamente normal. Algumas vezes, processos infecciosos podem antecipar o início do quadro clínico.[286]

A presença de sintomas oculares isolados é comum no início do quadro, mas a definição de miastenia ocular é restrita aqueles casos nos quais os sintomas não generalizam após dois anos de doença. Logo, a definição entre miastenia ocular e generalizada não é possível no início do quadro.[296] Nos jovens, esse período costuma ser maior, com a generalização da fraqueza podendo ocorrer após três anos de doença. A ptose palpebral flutuante é causada pelo envolvimento do músculo elevador da pálpebra superior, podendo ser unilateral ou bilateral. A piora pode ocorrer após atividade física, e as crianças costumam inclinar a cabeça para trás na tentativa desbloquear a visão. A ptose palpebral pode ser evocada pedindo que o paciente segure o olhar vertical superior por pelo menos um minuto. A diplopia aparece no decorrer do dia decorrente do acometimento da musculatura extraocular, em especial após leitura prolongada. Em alguns casos, a queixa inicial pode ser somente insegurança para subir escadas causada pela visão dupla. Estrabismo e blefaroespasmo também podem estar presentes na história. Cerca de 50% das crianças com sintomas oculares desenvolverão fraqueza bulbar ou generalizada após dois anos do início da doença.[287]

As crianças com fraqueza da musculatura bulbar tentam evitar alimentos difíceis de mastigar e engolir. Tosse frequente durante as refeições deve sinalizar para risco de aspiração. Líquidos podem refluir pelo nariz. A fala se torna arrastada, hipofônica e anasalada, principalmente à noite ou após conversas prolongadas, com o reflexo nauseoso em geral diminuído. A fraqueza facial leva a uma expressão triste, com dificuldade de sorrir de fato por impossibilidade de erguer o ângulo da boca (sorriso miastênico).[297]

A presença de sintomas bulbares deve sempre levantar a suspeita para comprometimento respiratório. A associação com dificuldade de sustentação cefálica por fraqueza importante da musculatura cervical geralmente sinaliza insuficiência respiratória eminente e deve ser encarada como uma situação de emergência. Nos pacientes colaborativos, solicitar que ele conte depois de uma única inspiração é um método prático para avaliar a capacidade respiratória. Dispneia aos esforços, insuficiência respiratória ou letargia por retenção de CO_2 às vezes podem ser sintomas isolados em pacientes com a forma generalizada de MGJ.[297]

Na faixa etária pré-púbere, a fraqueza muscular generalizada é rara. Quando presente, o paciente apresenta dificuldade para andar uma distância normal ou correr, assim como dificuldade para subir escadas ou levantar da posição de agachamento. Se os membros superiores são afetados há esforço para escovar os dentes ou lavar os cabelos. Após repouso, o exame físico pode ser normal. Mais raramente, fadiga generalizada pode ser a queixa principal, mas mialgia é incomum.[298]

No extremo do quadro clínico se encontra a crise miastênica, na qual a fraqueza muscular generalizada é acompanhada de insuficiência respiratória com necessidade de suporte ventilatório. Também costumam ser observados taquicardia, obstipação intestinal e ptose palpebral. Infecções (em geral do trato respiratório), desgaste físico e alterações no esquema medicamentoso podem ser identificados como desencadeantes para essa descompensação.[299]

Diagnóstico

Sorologia

A presença de anticorpos antiAChR é vista na maioria dos pacientes com MGJ. Na população adulta, o antiAChR positivo apresenta sensibilidade de cerca de 80% e uma especificidade de 100%.[286] Na MGJ, números menores foram observados em um estudo, com sensibilidade de 68% na faixa peri-púbere, e 50% nas crianças pré-púberes.[300] É raro testes falso-positivos serem relatados em pacientes com hepatite autoimune, LES, esclerose lateral amiotrófica e artrite reumatoide em uso de penicilamina.[287]

Na MGJ, paciente soronegativos (nesse caso, negativos para antiAChR) são, na maioria, crianças jovens com miastenia ocular, na qual o antiAChR pode ser negativo em mais de 50% dos casos. Anticorpos antiMuSK também são raros nas crianças e parecem estar associados a casos mais graves, afetando principalmente a musculatura bulbar e facial, e com insuficiência respiratória frequente quando associado a fraqueza generalizada. Soroconversão também tem sido descrita em crianças que desenvolvem anticorpos antiMuSK após timectomia para MGJ antiAChR positivo.[287]

A positividade do anticorpo antimúsculo estriado tem sido alusiva ao timoma nos adultos, mas sua relação nos casos de MGJ não é estabelecida.[286] O antiLR4P é outro anticorpo recentemente descrito, mas sua detecção ainda se restringe a laboratórios especializados. A relação do antiLRP4 na população pediátrica também ainda não foi estabelecida (Figura 27.16).[287]

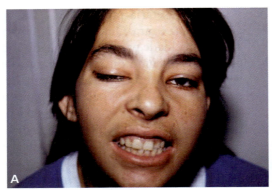 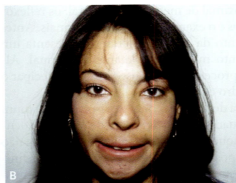

Figura 27.16 (A) Paciente com miastenia grave, com fatigabilidade característica, exibindo ptose palpebral no decorrer do dia. (B) Melhora evidente após a administração de medicamento anticolinesterásico. Imagens gentilmente cedidas pelo Prof. Dr. Acary Souza Bulle Oliveira – Setor de Doenças Neuromusculares da Disciplina de Neurologia Clínica – EPM-Unifesp.

Eletroneuromiografia

O teste de estimulação repetitiva (TER) é uma ferramenta útil no diagnóstico da MGJ. O achado clássico é o de decremento do CMAP acima de 10% em resposta à estimulação supramáxima repetitiva do nervo, geralmente na frequência de 2 a 3 Hz.[286] Já a eletromiografia de fibra única (EMGFU) é um exame mais sensível, podendo demonstrar alterações patológicas naqueles pacientes em que o TER não apresentou resposta decremental. A EMGFU é tecnicamente mais difícil de realizar na faixa etária pediátrica, podendo somente ser realizada em crianças sedadas ou em jovens na fase pós-púbere que colaborem de forma adequada. Logo, é preciso de uma forte indicação antes de iniciar a investigação neurofisiológica.[301] A EMGFU é um exame altamente sensível, e valores normais em um músculo afetado afastam miastenia.[298]

Teste farmacológico

No teste do Tensilon, o edrofônio, um inibidor da colinesterase de curta duração, é administrado por via intravenosa, permitindo que a acetilcolina tenha um contato mais prolongado com o AChR na membrana pós-sináptica no músculo.[286] O teste já pode ser indicado a partir do primeiro ano de vida, mas por causa dos seus possíveis efeitos colaterais (aumento da salivação, sudorese, náusea, bradicardia e hipotensão), é preciso que ele seja realizado em um ambiente com suporte de UTI e material para ressuscitação cardiopulmonar. Atropina precisa estar prontamente disponível em caso de bradicardia. A criança precisa ter sinais clínicos óbvios (p.ex., ptose palpebral, sintomas bulbares), pois, de outra forma, a interpretação correta do teste não é possível.[287]

Nas crianças com mais de um ano e peso inferior a 34 kg é administrada incialmente uma dose de teste de 0,5 mg, seguida de doses subsequentes de 1 mg, repetidas a cada minuto, até uma dose máxima de 5 mg. Nas crianças com mais de um ano e peso maior que 34 kg, também é administrada uma dose de teste de 0,5 mg, mas seguida de doses subsequentes de 1 a 2 mg, repetidas a cada minuto, até uma dose máxima de 10 mg. Um torneira de três vias precisa estar conectada ao acesso venoso, pois após cada dose é necessário um *flush* de soro fisiológico para garantir a administração completa da medicação.[300]

O teste é considerado positivo quando há melhora rápida, mas transitória, dos sinais clínicos monitorados, mais comumente a ptose palpebral. Com o consentimento dos pais, fotografias pré e pós-teste são úteis para a documentação.[286] A melhora depois do teste também pode ser vista em casos de síndromes miastênicas congênitas, na síndrome miastênica de Lambert-Eaton, na doença do neurônio motor e em miopatias que afetam a musculatura ocular.[298]

Nas crianças menores de um ano pode se iniciar piridostigmina via oral, com aumento gradual da dose em dias. Monitoriza-se a fraqueza muscular, que pode melhorar entre 30 e 60 minutos após a tomada (Figura 27.17).[287]

Imagem do tórax

A realização de tomografia computadorizada ou ressonância magnética é necessária para averiguar a presença de hiperplasia de timo ou timoma. Pela exposição à radiação, a ressonância é o exame de escolha nas crianças.[287]

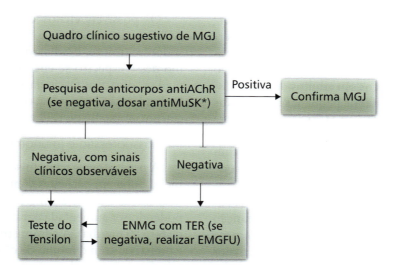

Figura 27.17 Algoritmo diagnóstico para a MGJ.[286]
* A solicitação do antiMuSK deve ser avaliada com cautela, devido ao seu alto custo.

Diagnósticos diferencias

Nos pacientes com ptose palpebral flutuante, em especial quando há alternância entre os olhos, o diagnóstico é relativamente claro. Na presença de sinais oculares adicionais, bulbares ou de fraqueza muscular sistêmica, os principais diagnósticos diferenciais são listados na Tabela 27.14.

Tabela 27.14 Diagnósticos diferenciais da MGJ.[287]

Diagnósticos diferenciais	Pistas clínicas	Seguimento diagnóstico
Síndromes miastênicas congênitas	História familiar	Teste genético
	Início dos primeiros sintomas	
	Achados adicionais (escoliose, contraturas articulares)	
Miopatia congênita		CK
		Biópsia muscular
Miopatia mitocondrial	Acometimento de outros órgãos	Triagem metabólica
		Biópsia muscular
Distrofia miotônica	História familiar	ENMG
	Descargas miotônicas na ENMG	Teste genético
Síndrome miastênica de Lambert-Eaton	Reflexos osteotendíneos anormais*	Pesquisa para neoplasias
	Sintomas autonômicos	Anticorpo anticanal de cálcio
Doença de Fazio-Londe	Acometimento de outros nervos cranianos	Teste genético
Síndrome de Guillain-Barré	Sem melhora da fraqueza após repouso	ENMG
	Reflexos osteotendíneos diminuídos ou ausentes	Estudo do LCR
Botulismo	Sintomas autonômicos	Pesquisa da toxina

*Os reflexos osteotendíneosse encontram diminuídos ou abolidos, mas após contração voluntária do membro pode ocorrer recuperação do reflexo.

Entre esses diagnósticos diferenciais, é importante enfatizar a síndrome miastênica de Eaton-Lambert (SMEL). A SMEL é uma doença autoimune paraneoplásica ou primária que afeta o terminal pré-sináptico da JNM. Os pacientes típicos são adultos de meia-idade com carcinoma pulmonar de pequenas células. Nos adultos jovens e nas crianças, a SMEL em geral ocorre como uma doença autoimune primária. A discrição da SMEL na faixa etária pediátrica é bastante rara, com apenas doze casos relatos na literatura até o ano de 2014, sendo três deles associados com neoplasia.[302]

O quadro clínico é marcado por fraqueza muscular proximal em membros, hiporreflexia e disfunção autonômica. Tipicamente, a ENMG demonstra uma resposta incremental na amplitude do CMAP maior que 100% após estimulação a 50 Hz (facilitação pós-tetânica). Anticorpos anticanal de cálcio foram positivos em cinco de seis crianças testadas (83%), número semelhante ao encontrado em adultos (85 a 90%).[302,303]

Em relação ao tratamento, a 3,4-diaminopiridina (3,4-DAP) e a guanidina aumentam a disponibilidade da acetilcolina na fenda sináptica. Plasmaférese, corticoterapia, ciclosporina e azatioprina se mostraram úteis no controle dos sintomas. Inibidores da acetilcolinesterase (piridostigmina) foram ineficazes em crianças com SMEL quando usados em monoterapia.[302]

Tratamento

Os pacientes com MGJ, principalmente o grupo de crianças pré-púberes, apresentam diferenças importantes em relação a apresentação e curso clínico da doença. Contudo, por sua baixa prevalência, o padrão do tratamento adotado na MGJ ainda é o adaptado de pacientes adultos.[304] A escolha da estratégia terapêutica nessa população deve levar em conta preocupações específicas relacionadas ao efeito das medicações no crescimento e no desenvolvimento do sistema imune (Tabela 27.15 e Figura 27.18).[287]

Inibidores da acetilcolinesterase (AChE)

A piridostigmina é geralmente o tratamento de primeira linha nos pacientes com MGJ. Os inibidores da AChE bloqueiam a hidrólise da acetilcolina, permitindo que ela permaneça ativa por mais tempo na fenda sináptica. A dose inicial é de 0,5 a 1 mg/kg/dia, dividida em cada 4 a 6 horas no período de vigília. A dose máxima é de 7 mg/kg/dia, não ultrapassando 300 mg/dia.[304] Nas crianças antiMuSK positivas, o uso de inibidores da AChE deve ser cauteloso devido ao risco de hipersensibilidade à acetilcolina e pela frequente baixa resposta nesses pacientes.[305]

Os possíveis efeitos colaterais dos inibidores da AChE incluem: salivação excessiva, náusea, diarreia, sudorese, miose, bradicardia e hipotensão. No extremo desse espectro se encontra a crise colinérgica, na qual se somam as fasciculações musculares e o aumento da secreção brônquica, com necessidade de internação em ambiente de UTI e suporte ventilatório.[298]

Imunossupressão e imunomodulação

A prednisona e a prednisolona são a terapia de primeira linha em pacientes com sintomas persistentes. A dose inicial é de 0,5 a 1 mg/kg (máximo de 30 mg/dia), podendo ser aumentada para até 2 mg/kg/dia (máximo de 60 a 80 mg/dia). A administração em dias alternados é preferível com o intuito de diminuir os efeitos colaterais. É recomendado que os pacientes que apresentam fraqueza generalizada importante ou sintomas respiratórios/bulbares permaneçam internados nas duas primeiras semanas do início da corticoterapia, pelo risco de piora do quadro nesse período induzida pelo corticoide. Por seu perfil de efeitos colaterais já conhecido, a corticoterapia deve ser mantida por um curto prazo.[287]

A azatioprina é o principal agente imunomodulador usado na MGJ. A dose inicial recomendada é de 0,5 a 1 mg/kg/dia, aumentando-se 0,5 mg/kg/dia a cada quatro semanas até se alcançar 2,5 mg/kg/dia (dose máxima de 150 a 200 mg/dia), dividida em duas tomadas. O tempo para início da resposta terapêutica pode ser de quatro a doze meses.[304] Os efeitos colaterais possíveis incluem: sintomas gripais, desconforto gastrointestinal, pancreatite, aumento de enzimas hepáticas e queda de cabelo. Leucopenia, anemia e plaquetopenia em geral respondem à diminuição ou retirada da droga. Durante a terapia, contagem de leucócitos e enzimas hepáticas precisam ser monitorizadas com regularidade. Períodos prolongados de terapia com azatioprina precisam ser avaliados com cautela pela a associação do uso crônico dessa droga com linfoma de células T.[306]

A ciclosporina pode ser considerada uma terapia de segunda linha nos casos que apresentaram intolerância ou não responderam à azatioprina. Contudo, séries de casos sobre seu uso na MGJ ainda são escassos. A ciclofosfamida, assim como na miastenia *gravis* em adultos, raramente é usada na MGJ devido ao seu perfil de efeitos colaterais com frequência grave (mielossupressão, cistite, associação com neoplasias malignas).[304] Micofenolato e tacrolimus têm se mostrado alternativas possíveis pelo perfil mais brando de efeitos colaterais.[307,308] Mais recentemente, rituximabe também tem se apresentado como uma opção nos casos refratários.[309]

Doenças Neuromusculares

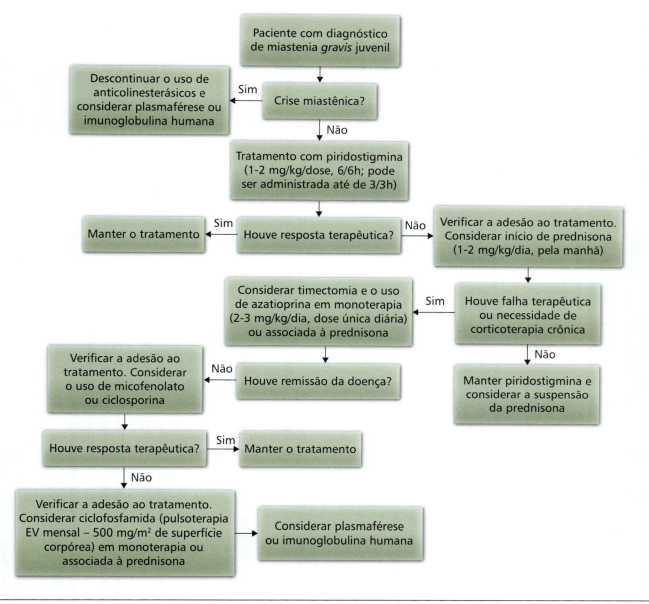

Figura 27.18 Fluxograma para o tratamento da miastenia *gravis* juvenil.

A IVIg e a plasmaférese têm sido usadas como terapias de curto prazo em casos de sintomas miastênico graves ou na crise miastênica. Em geral, cinco sessões de plasmaférese são realizadas em dias alternados. A IVIg é administrada em um período de dois a cinco dias, em dose total de 2 g/kg (dose máxima de 150 g), podendo ser repetida a cada quatro a oito semanas.[287]

Tratamento cirúrgico

O timo apresenta um papel já bastante conhecido na fisiopatologia da miastenia gravis. Por esse motivo, é observado melhora clínica significativa após a timectomia na maioria dos casos, assim como os níveis de remissão são maiores nas crianças timectomizadas, principalmente quando o procedimento é realizado dentro do primeiro ano do início dos sintomas.[310] A timectomia é recomendada com o máximo de precocidade possível nos casos de fraqueza generalizada, porém é necessário que os pacientes estejam clinicamente estáveis, evitando possíveis complicações durante o período pós-operatório.[287]

Nos pacientes antiMuSK positivos, a timectomia costuma ser considerada ineficiente. Contudo, tem sido relatado que em alguns indivíduos negativos para

Tabela 27.15 Principais estratégias terapêuticas na miastenia gravis juvenil.[311]

Tratamento	Dose	Indicações	Monitorização	Vantagens	Desvantagens e efeitos colaterais
Piridostigmina	0,5 a 2 mg/kg/dia, aumentada até 7 mg/kg/dia (dose máxima de 300 mg/dia). Dividida a cada 3 a 6h	Primeira linha de tratamento em todos os casos		Resposta rápida (15 a 30 minutos)	Efeitos colaterais muscarínicos: cólicas, diarreia, salivação excessiva, lacrimejamento e bradicardia
Corticoide	0,5 a 1 mg/kg (máximo de 30 mg/dia) em dias alternados, até 2 mg/kg/dia (máximo de 80 mg/dia).	Casos mais graves de fraqueza generalizada que não responderam completamente à piridostigmina	Pressão arterial, eletrólitos, glicemia, peso, sintomas psicóticos	Melhora ou remissão em 65 a 75% dos casos	Dispepsia, úlcera gástrica, hipertensão, hiperglicemia, catarata, retenção de fluidos e ganho de peso
Azatioprina	Iniciar 50 mg/dia, até dose terapêutica de 2 a 3 mg/kg/dia	Poupador de corticoide ou nos casos em que o corticoide é contraindicado, ineficaz ou pouco tolerado	Hemograma, perfil hepático	Bom perfil tolerabilidade	10% apresentam febre, náusea e dor abdominal nas primeiras semanas. Leucopenia, hepatotoxicidade, neoplasias malignas com o uso prolongado. Teratogenicidade. 4 a 12 meses para início da resposta clínica
Micofenolato	500 mg/dia, aumentar para 1 g após 4 semanas. Dividida em 2 vezes ao dia	Título elevado de anticorpos, falha de outro imunomodulador	Pressão arterial, hemograma, perfil hepático, função renal, função cardiopulmonar	Início de resposta mais rápido que a azatioprina	Diarreia, hemorragia gastrointestinal, neutropenia e aumento da taxa de infecções. 2 a 6 meses para início da resposta clínica
Ciclosporina	3 a 5 mg/kg/dia, dividida em 2 vezes ao dia	Título elevado de anticorpos, falha de outro imunomodulador	Pressão arterial, hemograma, eletrólitos, nível sérico de ciclosporina, perfil hepático, função renal, sintomas psicóticos	Início de resposta mais rápido que a azatioprina. Pode ser bem tolerado em pacientes refratários a outros tratamentos	Insuficiência renal, hipertensão, hirsutismo, cefaleia, encefalopatia e convulsões
Ciclofosfamida	500 mg/m² de superfície corpórea a cada mês	Falha de outro imunomodulador	Hemograma, perfil hepático, função renal	Resposta em casos refratários	Mielossupressão, cistite, alopecia, neoplasias malignas
IVIg	2 g/kg/dia, dividida em 2 a 5 dias	Pré-timectomia, crise miastênica ou piora importante dos sintomas	Hemograma, função renal, sinais vitais, condição respiratória	Melhora rápida	Melhora mais lenta do que na plasmaférese. Cefaleia, sintomas gripais, entre outros.
Plasmaférese	5 a 6 sessões, divididas em dias alternados	Pré-timectomia, crise miastênica ou piora importante dos sintomas	Eletrólitos	Melhora rápida	Complicações do acesso venoso como trombose venosa local. Pneumotórax, distúrbio eletrolítico e hipotensão
Timectomia		Em casos de fraqueza generalizada, principalmente se antiAChR positivo		Maior chance de remissão após procedimento	Permanência hospitalar, complicações cirúrgicas

o antiAChR pode haver benefício do procedimento, provavelmente por se tratarem de portadores do antiAChR de baixa afinidade, o qual não é detectado no teste convencional.[312]

Miastenia *gravis* neonatal

A miastenia *gravis* neonatal (MGN) se desenvolve em 10 a 20% dos filhos nascidos de mães miastênicas. Classicamente, a doença é causada pela transferência passiva para o feto de anticorpos antiAChR maternos.[313] Na maioria dos casos, as mães das crianças afetadas apresentam manifestação clínica da doença, porém o tratamento e tempo de doença maternos não parecem ser fatores preditores para a ocorrência e desfecho da doença neonatal.[314] Nos quadros nos quais a genitora é negativa para antiAChR, a detecção dos anticorpos antiMuSK também tem sido relacionada com o aparecimento da MGN.[315] O risco do desenvolvimento de MGN nos recém-nascidos de mães com miastenia *gravis* antiMuSK não é claro, mas parece ser menor do que nos casos de miastenia antiAChR.[289]

Quadro clínico

Na MGN, o quadro clínico costuma se iniciar somente horas após o nascimento, sendo evidente nos dois primeiros dias. São observados achados de hipotonia, fraqueza global, diparesia facial, dificuldade de deglutição, sucção débil e choro fraco, com alguns casos evoluindo até mesmo para insuficiência respiratória. Contudo, os reflexos osteotendíneos costumam estar preservados. Ptose palpebral e oftalmoplegia não são comuns.[289,313] Raramente, fraqueza da musculatura bulbar e diparesia facial podem perdurar de forma sequelar.[316] Em comparação, o quadro relacionado ao antiMuSK apresenta um comprometimento de predominânia respiratória, que melhora por completo em um período inferior a um mês.[317]

Apesar de a MGN ser considerada uma condição benigna, altos títulos de antiAChR maternos podem interromper a função do receptor de acetilcolina fetal de forma precoce, com chance de desenvolvimento de artrogripose múltipla congênita (também descrita como MGN atípica).[318] A acinesia fetal grave durante os estágios iniciais do desenvolvimento muscular causa contraturas articulares com múltiplas deformidades, aumentando a chance de óbito intrauterino ou neonatal.[389] Diminuição da movimentação fetal e polidrâmnio também são vistos nos casos mais graves.[313]

Tratamento e prognóstico

O ponto-chave do manejo dos pacientes com MGN continua sendo o suporte ventilatório. Agentes anticolinesterásicos por curto prazo também são utilizados, em geral com boa resposta.[313] Por ser uma condição incomum, estudos clínicos para avaliação de propostas terapêuticas específicas para a MGN são de difícil realização.[319] O uso de IVIg tem sido relatado na tentativa de controle de casos mais graves, porém com resultados variáveis.[319-321]

Recuperação completa é esperada em um período inferior a dois meses para 90% dos pacientes, com a grande maioria do restante apresentando melhora até os quatro meses.[318]

Síndromes miastênicas congênitas

As síndromes miastênicas congênitas (SMC) compõem um grupo heterogêneo de doenças genéticas raras, caracterizadas pela disfunção da transmissão neuromuscular. Diferentemente da miastenia *gravis* e da síndrome de Lambert-Eaton, as SMC não representam um distúrbio autoimune. Os defeitos genéticos reconhecidos nessas formas de doença alteram proteínas específicas, que têm função de facilitar a eficiência da transmissão neuromuscular nas regiões pré-sinápticas, sinápticas ou pós-sinápticas.[322]

Assim como na miastenia gravis, o fenótipo típico é o de fraqueza muscular com fatigabilidade, porém a apresentação dos sintomas pode ocorrer ao nascimento ou se desenvolver durante os primeiros anos de vida. A exemplo de outras manifestações, são também descritos casos com redução dos movimentos fetais, hipotonia neonatal, atraso do desenvolvimento motor, artrogripose e oftalmoparesia.[323]

As SMC têm sido reconhecidas como entidades clínicas desde 1977, quando foi descrita pela primeira vez a deficiência de acetilcolinesterase (AChE) na fenda sináptica. Atualmente, mutações em cerca de vinte genes são descritas associadas ao desenvolvimento das SMC, entre essas, a maioria (85%) são identificadas como defeitos pós-sinápticos. O restante é dividido entre 10% e 5%, correspondentes às alterações nas regiões sinápticas e pré-sinápticas, respectivamente.[324]

Nos casos de SMC, a definição das diferentes síndromes genéticas permite o planejamentoda proposta de tratamento, já que a escolha dos fármacos depende da fisiopatologia de base. Além disso, medicações que são benéficas em um grupo de síndromes podem induzir piora dos sintomas em um outro grupo, mesmo quando os fenótipos são semelhantes.

Epidemiologia

As SMC são entidades raras na população geral. Estudos recentes no Reino Unido apontam para uma prevalência aproximada de 0,92 a 0,38/100 mil em indivíduos com menos de 18 anos. Nessa estatística foram contabilizados os pacientes com diagnóstico geneticamente confirmados, representando cerca de 80% a 90% de todos os casos. Essa condição apresentou uma prevalência maior nas áreas próximas de grandes centros de doenças neuromusculares, sugerindo que essa seja uma condição subdiagnosticada.[325]

No Brasil, em estudo realizado com vinte e cinco pacientes de dezoito famílias independentes no sul do país, a prevalência mínima estimada para o estado foi de 0,18/100 mil. Nos casos com confirmação molecular, as mutações no gene *CHRNE* foram as mais encontradas, seguida por mutações no *DOK7*.[326]

Etiologia e patogênese

As SMC são causadas por defeitos genéticos que prejudicam a transmissão sináptica na JNM (Figura 27.19). De acordo com o local no qual se encontra a proteína envolvida, as SMC podem ser separadas em formas pré-sinápticas, sinápticas ou pós-sinápticas. Como já mencionado, os defeitos pós-sinápticos são responsáveis pela a maior parte dos casos de SMC.[301]

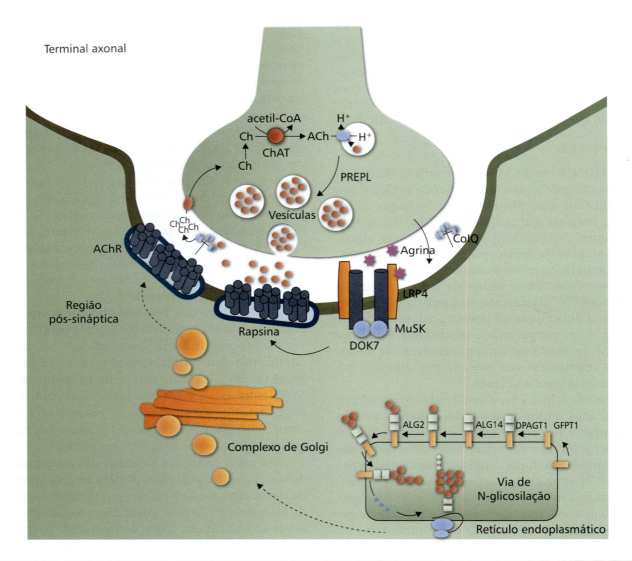

Figura 27.19 A junção neuromuscular e o espectro heterogêneo de mecanismos moleculares envolvidos nas SMC. As SMC podem ser resultado de anormalidades pré-sinápticas (ChAT, PREPL), anormalidades sinápticas e de lâmina basal (COLQ, AGRN) e defeitos pós-sinápticos (subunidades do AChR, RAPSN, MUSK, LRP4, DOK7). De forma adicional, genes que codificam moléculas que não são restritas à JNM (GFPT1, DPAGT1, ALG2 e ALG14) são representados no retículo endoplasmático em uma visão simplificada da via de N-glicosilação.[322]

Defeitos pré-sinápticos

A deficiência de colina acetiltransferase (ChAT) é a forma pré-sináptica de SMC mais comumente encontrada. A ChAT é uma enzima presente nos neurônios colinérgicos, responsável por catalisar a síntese de acetilcolina por meio da acetil-CoA e colina. A gravidade do quadro clínico nesses casos tem sido associada à posição do resíduo mutante na estrutura da enzima, a qual pode afetar o nível de expressão e da estabilidade estrutural da molécula, assim como sua atividade catalítica.[327]

Existem ainda relatos isolados de formas de SMC associadas a defeitos na SNAP25B, que é uma das proteínas responsáveis por iniciar o processo de exocitose da vesícula sináptica. Outra forma rara é a deficiência de sinaptotagmina 2, proteína com função de detectar o nível de cálcio no terminal axonal, regulando a fusão da membrana sináptica e liberação de neurotransmissores.[328,329]

Defeitos na lâmina basal sináptica

A subunidade Q da acetilcolinesterase (também conhecida como ColQ) representa uma estrutura "em cauda", semelhante ao colágeno, que é responsável pela ancoragem da AChE na lâmina basal sináptica. Mutações no gene *COLQ* resultam em prolongamento das correntes e potenciais de ação sinápticos devido ao aumento da permanência da acetilcolina na fenda sináptica. O terminal axonal se encontra anormalmente diminuído, com redução da quantidade de vesículas sinápticas (ou quanta) disponíveis para liberação. As dobras juncionais também podem se encontrar degeneradas pelo excesso de fluxo de cálcio ionizado.[330]

A laminina beta-2, codificada pelo gene *LAMB2*, é altamente expressa na lâmina basal da placa terminal e tem função de ajustar o alinhamento do terminal axonal com a região pós-sináptica. Um único caso de SMC relacionada à laminina beta-2 é descrito, associado com malformações oculares e renais.[331]

Defeitos do receptor de acetilcolina (AChR)

Duas diferentes formas de SMC são descritas relacionadas ao AChR. A mais frequente delas se dá pela diminuição do número total de receptores, e, a segunda, por anormalidades cinéticas do AChR. As formas de deficiência primária do AChR podem ocorrer por mutações em qualquer uma das subunidades do receptor, porém a maioria dos casos está relacionada a alterações da subunidade ε (épsilon), codificada pelo gene *CHRNE*, presente no braço curto do cromossomo 17. Nessas formas, anormalidades discretas na cinética do AChR também podem estar presentes.[323]

Os defeitos primários na cinética do AChR podem ser divididos em síndrome do canal lento e na síndrome do canal rápido. A síndrome do canal lento representa a única forma de SMC com padrão de herança dominante e resulta em um aumento na afinidade da acetilcolina com o domínio de ligação do receptor, o que leva ao prolongamento dos potenciais de ação e das correntes sinápticas, junto com a lentificação da taxa de dissociação receptor-ligante. No fim, essas alterações acarretam uma abertura prolongada ou uma abertura espontânea (em alguns casos) do AChR. A sobrecarga catiônica sobrevinda desse processo causa uma miopatia por excitotoxicidade, com perda da integridade estrutural, o que explica os sintomas e a deterioração progressiva do quadro.[323]

A síndrome do canal rápido em geral é a forma mais grave de miastenia congênita. Representa um subtipo mais raro de defeito cinético do AChR, sendo a maioria dos casos transmitidos por herança autossômica recessiva. Diferentes mecanismos são implicados no desenvolvimento da síndrome. Esses processos levam principalmente à diminuição da afinidade do receptor com a acetilcolina e ao comprometimento na eficiência ou desestabilização na cinética dos canais iônicos. Ao contrário da síndrome do canal lento, a abertura do canal ocorre de forma anormalmente breve, com a corrente na placa terminal e o potencial de ação reduzidos.[332]

Defeitos no desenvolvimento e manutenção da placa terminal

Na atualidade, mutações em genes que codificam proteínas importantes nos mecanismos de sinapse muscular, a exemplo do *MUSK, DOK7, RAPSN, LRP4* e *AGRN*, têm sido detectadas em pacientes com SMC. Os produtos desses genes apresentam papéis diversos relacionados à funcionalidade da placa terminal, sendo o sistema de sinalização agrina-LRP4-MuSK--Dok-7 essencial para a manutenção da junção neuromuscular.[323]

A agrina, codificada pelo gene *AGRN*, é liberada na fenda sináptica por meio do terminal axonal e se liga à proteína relacionada ao receptor de lipoproteína LRP4 na membrana pós-sináptica. O complexo agrina-LRP4, por sua vez, se acopla e ativa o receptor tirosina quinase MuSK. Essa ligação aprimora a função do MuSK, permitindo a fosforilação da proteína de acoplamento Dok-7, processo que permite a ativação completa do MuSK por meio da sua autofosforilação. Por fim, a ativação completa do MuSK induz a rapsina a concentrar os receptores de acetilcolina na membrana pós-sináptica, além de aprimorar a expressão de genes responsáveis pela diferenciação pós-sináptica.[333]

Defeitos congênitos da glicosilação

A glicosilação é responsável por aprimorar e acrescer a solubilidade, enovelamento, estabilidade e o transporte intracelular dos peptídeos recém codificados. Esse processo pode ocorrer tanto no complexo de Golgi (O-glicosilação), quanto no retículo endoplasmático (N-glicosilação). Alterações em quatro enzimas responsáveis por catalisar a glicosilação têm sido relacionadas ao desenvolvimento de SMC. São elas:[323]

- GFTP1 (glutamina-frutose-6-fostato transaminase).
- DPAGT1 (dolicol-fosfato N-acetilglicosamina fosfotransferase 1).
- ALG2 (alfa-1,3-manosiltransferase).
- ALG14 (subunidade UDP-N-acetilglicosamina transferase).

As proteínas glicosiladas estão difusamente presentes na placa terminal, e, nesses casos, a transmissão neuromuscular é comprometida por uma combinação de defeitos pré e pós-sinápticos.

Outras causas de síndromes miastênicas congênitas

As outras causas descritas de SMC são ainda mais raras, com apenas poucos casos relatados na literatura. Podem ser causa de SMC:[323]

- Síndrome da deleção do *PREPL*.
- Deficiência de plectina.
- Defeitos no canal de sódio disparado por voltagem NAV1.4 (mutação no gene *SCN4A*).
- Defeitos no transportador mitocondrial de citrato (mutação no gene *SLC25A1*).

Quadro clínico

Em geral os sintomas das SMC se manifestam nos dois primeiros anos de vida, apesar de, em alguns casos, as manifestações da doença poderem se postergar para a infância tardia, adolescência ou mesmo para a vida adulta. No período neonatal a criança costuma se apresentar com hipotonia importante, ptose, oftalmoplegia, fraqueza bulbar (dificuldade de sucção) e desconforto respiratório. Artrogripose múltipla congênita pode estar presente nos casos mais graves. Crianças mais velhas podem ter intolerância ao exercício com ou sem atraso do desenvolvimento motor. Quando iniciados na adolescência, os sintomas podem ser sutis, com fraqueza muscular leve e ptose palpebral discreta.[301]

Uma observação importante é o padrão de flutuação dos sintomas, que geralmente acontece no período de um dia, mas também pode ocorrer por meio de vários dias ou semanas. Amiotrofia progressiva, em conjunto com contraturas e escoliose, pode se desenvolver na dependência da gravidade do quadro. A musculatura esquelética é afetada, mas não há descrição de envolvimento do miocárdio. O desenvolvimento cognitivo costuma ser normal, mas deficiência intelectual é observada nas crianças com hipoxemia recorrente devida às crises de insuficiência respiratória.[301]

A suspeição clínica do tipo específico de SMC pode ser feita por meio informações como: idade de início dos sintomas, presença ou não de oftalmoplegia e ocorrência de crises respiratórias. As características das principais SMC são encontradas na Tabela 27.16.

Diagnóstico

Em um primeiro momento, a dosagem de autoanticorpos (antiAChR e antiMuSK) pode ser realizada para distinção entre as SMC e a MGJ.[301] Somado a isso, algumas características clínicas podem ajudar nessa diferenciação: início ao nascimento, presença de história familiar ou consanguinidade, dismorfismos, ausência da resposta da oftalmoplegia ao tratamento e fraqueza à dorsiflexão do tornozelo são dados que direcionam o diagnóstico para as SMC.[325]

Os achados neurofisiológicos das SMC são semelhantes aos encontrados na MGJ. O TER mostra um padrão decremental maior que 10% no CMAP e a EMGFU se apresenta com aumento do *jitter* quando realizada em um músculo afetado. Contudo, esse aumento é tipicamente menos proeminente do que na MGJ.[325] CMAP duplo pode ser visto em casos de deficiência da AChE (por mutação do *COLQ*) e na síndrome do canal lento.[301]

O teste do Tensilon também pode ser realizado de forma semelhante à descrita na seção de MGJ, porém é contraindicado no caso de suspeita de deficiência da AChE, pois pode haver piora considerável dos sintomas. É importante lembrar que um resultado negativo não exclui SMC, e um resultado positivo somente sugere defeito na transmissão neuromuscular, não ajudando na diferenciação entre MGJ e SMC.[301]

A biópsia muscular não tem indicação na investigação inicial das SMC e em geral só vai demostrar achados inespecíficos, como predomínio de fibra tipo I e atrofia de fibras tipo II. Uma exceção é o defeito congênito de glicosilação por mutação do *GFPT1*, o qual apresenta agregados tubulares na biópsia.[301] A função maior da biópsia muscular nesses casos seria como ferramenta na diferenciação das SMC com miopatias congênitas e distrofias musculares, já que algumas miopatias podem apresentar alguma melhora com os

Tabela 27.16 Características e propostas de tratamento das principais síndromes miastênicas congênitas.

Síndrome	Gene	Idade de início	Características[323,325]	Oftalmoplegia	Tratamento[301]
Deficiência de ChAT	CHAT	< 2 anos	Episódios de crise respiratória, geralmente precipitados por infecção. Força muscular relativamente preservada entre as crises. Ptose palpebral é comum.	Ausente	Piridostigmina – geralmente 4 a 5 mg/kg/dia, dividido em 4 a 6 doses Se necessário: 3,4-DAP – iniciar 1 mg/kg/dia, dividido em 4 doses, até 20 a 80 mg/dia
Deficiência de AChE	COLQ	Principalmente ao nascimento	Quadro variável dependente dos graus de inatividade enzimática. A fraqueza muscular pode ser global, mas geralmente tem padrão de cinturas. Pode haver lenta dilatação pupilar após constrição por luz. Acometimento respiratório é comum com hipoventilação crônica e episódios de apneia. Piridostigmina pode piorar os sintomas.	Geralmente presente	Salbutamol – 2 a 6 anos = 0,1 mg/kg/dia (máx. – 2 mg/dia), dividido em 3 doses 6 a 12 anos = 2 mg/dia, dividido em 2 a 3 doses Peso de adulto = 4mg/dia, dividido em 1 a 3 doses Efedrina – iniciar 1 mg/kg/dia, dividido em 3 doses, com aumento cuidadoso até 3 mg/kg/dia.
Deficiência no AChR	CHRNA1 CHRNB1 CHRND CHRNE	< 2 anos	Maioria das crianças com ptose palpebral e dificuldade de amamentação já no nascimento. A fraqueza muscular é de moderada a grave. Oftalmoplegia é grave e pode se tornar fixa. Pode haver piora durante quadros infecciosos, mas geralmente não há crise respiratória. O curso da doença é estável ao longo prazo.	Grave	Piridostigmina – geralmente 4 a 5 mg/kg/dia, dividido em 4 a 6 doses (boa resposta) Se necessário: Salbutamol – 2 a 6 anos = 0,1 mg/kg/dia (máx. – 2 mg/dia), dividido em 3 doses 6 a 12 anos = 2 mg/dia, dividido em 2 a 3 doses Peso de adulto = 4mg/dia, dividido em 1 a 3 doses 3,4-DAP – iniciar 1 mg/kg/dia, dividido em 4 doses, até 20 a 80 mg/dia
Síndrome do canal lento		Variável, do nascimento à idade adulta	Maioria dos pacientes na infância com fraqueza para flexão cervical. No início mais tardio, fraqueza dos membros superiores é mais proeminente (principalmente dos extensores distais). Ptose é discreta.	Ausente a moderada	Sulfato de quinidina – 15 a 60 mg/kg/dia, dividido em 4 a 6 doses Se efeitos colaterais: Fluoxetina – iniciar 5 a 10 mg/dia. Dose máxima em criança não é estabelecida

(Continua)

Tabela 27.16 *(Continuação)* **Características e propostas de tratamento das principais síndromes miastênicas congênitas.**

Síndrome	Gene	Idade de início	Características[323,325]	Oftalmoplegia	Tratamento[301]
Síndrome do canal rápido	CHRNA1 CHRNB1	Nascimento	Forma mais grave de SMC. Insuficiência respiratória, dificuldade de sucção e hipotonia generalizada desde o nascimento. Ptose e oftalmoplegia são sempre presentes e graves.	Grave	Piridostigmina – geralmente 4 a 5 mg/kg/dia, dividido em 4 a 6 doses. Se necessário: 3,4-DAP – iniciar 1 mg/kg/dia, dividido em 4 doses, até 20 a 80 mg/dia
Rapsina	RAPSN	< 2 anos	Tipicamente, a criança já apresenta ao nascimento com dificuldade respiratória, sucção débil e hipotonia generalizada. Artrogripose leve é comum. Presença de dismorfismos faciais incluindo palato ogival e face alongada. Estrabismo e ptose palpebral são comuns, mas oftalmoplegia é muito rara. Crise respiratória é frequente.	Ausente	Piridostigmina – geralmente 4 a 5 mg/kg/dia, dividido em 4 a 6 doses. Se necessário: 3,4-DAP – iniciar 1 mg/kg/dia, dividido em 4 doses, até 20 a 80 mg/dia
Dok-7	DOK7	2 a 4 anos	No quadro clássico, há deterioração da marcha em uma criança que alcançou normalmente os marcos do desenvolvimento motor. A fraqueza muscular tem padrão de distribuição de cinturas, com comprometimento da musculatura facial. Ptose palpebral é comum, mas não há oftalmoplegia. Atrofia da língua está presente em metade dos casos e ajuda na diferenciação entre outras SMC. Piridostigmina pode piorar os sintomas.	Ausente	Salbutamol – 2 a 6 anos = 0,1 mg/kg/dia (máx. – 2 mg/dia), dividido em 3 doses. 6 a 12 anos = 2 mg/dia, dividido em 2 a 3 doses. Peso de adulto = 4mg/dia, dividido em 1 a 3 doses. Efedrina – iniciar 1 mg/kg/dia, dividido em 3 doses, com aumento cuidadoso até 3 mg/kg/dia. 3,4-DAP – iniciar 1 mg/kg/dia, dividido em 4 doses, até 20 a 80 mg/dia
Defeitos congênitos da glicosilação (GFPT1)	GFPT1	2 a 4 anos	O quadro mais comum é o da criança pré-escolar que inicia fraqueza muscular insidiosa com distribuição de cinturas. Musculatura craniobulbar é muito pouco afetada. O curso clínico é estável e geralmente não há períodos de descompensação.	Ausente	Piridostigmina – geralmente 4 a 5 mg/kg/dia, dividido em 4 a 6 doses.

Doenças Neuromusculares

inibidores da AChE (principalmente a miopatia *central core*) ou mesmo aumento do *jitter* na EMGFU (no caso das miopatias mitocondriais).[325]

O diagnóstico final por análise genética é importante para individualizar o tratamento farmacológico e determinar o prognóstico. A avaliação do conjunto de achados clínicos (Tabela 27.16) deve ser utilizada para guiar a solicitação de testes genéticos, sendo que a determinação da presença ou não de oftalmoplegia pode servir de passo inicial nesse processo.[301,325] Apesar da testagem genética sequencial, algumas mutações responsáveis por tipos incomuns de SMC podem permanecer ocultas. Nesses casos, o WES tem se mostrado peça fundamental na complementação diagnóstica, apesar de esse exame ser ineficaz na identificação de deleções ou duplicações em grande escala (as quais podem ser detectadas pela hibridização genômica comparativa em microarranjos de DNA – CGH-array).[323]

Tratamento

Até o momento, o tratamento das SMC é apenas sintomático. O acompanhamento multidisciplinar deve ser semelhante ao de outras doenças neuromusculares crônicas. Deve-se dar atenção à avaliação periódica da capacidade vital. Valores menores que 40% devem indicar a realização de polissonografia.[301]

A terapia farmacológica nas SMC depende do tipo de defeito presente na JNM. Drogas usadas em alguns tipos de SMC podem levar à piora dos sintomas quando utilizadas em algumas outras formas específicas (a exemplo dos inibidores da AChE nos casos de deficiência da AChE), sendo que as primeiras doses devem ser ministradas, de preferência, em ambiente hospitalar.[301] É importante lembrar que alguns desses fármacos ainda apresentam disponibilidade limitada no Brasil, como é o caso da 3,4-DAP e da efedrina. Esquemas terapêuticos para as principais SMC são propostos na Tabela 27.16.

Os inibidores da AChE levam a um aumento da permanência da ACh na fenda sináptica por meio do bloqueio da hidrólise do ACh. O efeito na síndrome do canal lento e na deficiência de DoK-7 tende a ser transitório.[301] Os efeitos colaterais dos inibidores do AChE são descritos na seção de MGJ.

A 3,4-DAP bloqueia a saída do potássio no terminal nervoso, permitindo uma maior entrada de íons cálcio. Isso prolonga o potencial de ação pré-sináptico levando a uma maior liberação da ACh. Parestesia perioral e de extremidades pode ser referida no pico da dose. A dose máxima não deve ser excedida, em especial pela aumento de risco de crises epilépticas.[325]

O salbutamol oral e a epinefrina estimulam os receptores beta-2-adrenérgicos do músculo e estabilizam a arquitetura pós-sináptica. A melhora dos sintomas costuma se iniciar no primeiro mês de tratamento e alcança um platô depois de seis a nove meses. Os principais efeitos colaterais são insônia e efeitos cardíacos (taquicardia, palpitação e hipertensão). Seguimento da pressão arterial e controle com ECG são recomendados. Câimbras musculares são comuns quando o salbutamol é usado na deficiência de DoK-7.[325]

A fluoxetina e a quinidina são bloqueadores de canais e se ligam ao AChR quando ele se encontra aberto, reduzindo o tempo de abertura de canal. Esse mecanismo de ação apresenta efeito positivo na síndrome do canal lento, sendo que a fluoxetina em geral é a droga de escolha nesses casos por seu melhor perfil de segurança. A quinidina pode prolongar o intervalo QT e deve ser monitorizada por meio de ECG e nível sérico da droga. Por sua vez, a fluoxetina deve ser evitada em crianças e adolescentes com sinais de depressão por aumento do risco de suicídio.[301]

Botulismo

O botulismo é uma forma rara de paralisia flácida aguda causada pela neurotoxina produzida pela bactéria *Clostridium botulinum*. É provável que o botulismo acompanhe a humanidade desde seu início, pois relatos de paralisia muscular fatal associada a dilatação pupilar são frequentes na história. A primeira investigação em busca da toxina patológica foi feita na década 1820, após centenas de casos relacionados à ingestão de salsicha na Alemanha.[334] Em 1895, na Bélgica, um surto de paralisia muscular após o consumo de presunto defumado levou à descoberta do *C. botulinum* por Émile Pierre-Marie van Ermengem, professor de bacteriologia da Universidade de Gante. O então recém-descoberto microrganismo foi nomeado por sua associação prévia com a salsicha (do latim, *botulus*).[335]

Contudo, o botulismo infantil só foi reconhecido em 1976, tipicamente afetando as crianças menores que um ano de idade. Essa forma de doença é atualmente a apresentação clínica mais comum do botulismo nos Estados Unidos, com 70 a 100 casos sendo reconhecido todos os anos.[336]

No Brasil, a doença passou a ser de notificação compulsória a partir de 2001. Dados do Ministério da Saúde, colhidos entre os anos de 1999 e 2014, apontam para 275 o número de casos suspeitos na população geral, sendo 83 deles confirmados. Porém, a real incidência e distribuição dessa doença no país talvez não sejam precisas, pois ainda há uma baixa suspeição da doença pe-

Capítulo 27

Tratado de Neurologia Infantil

los profissionais de saúde. Por exemplo, acredita-se que o botulismo possa ser responsável por até 5% de todos os casos de morte súbita em lactentes.[337]

Etiologia e patogênese

O *C. botulinum* é um bacilo Gram-positivo esporulante, obrigatoriamente anaeróbio, que está presente no solo e em sedimentos aquáticos. São conhecidos sete subtipos da bactéria, classificados de A a G, de acordo com a neurotoxina produzida. Somente os subtipos A, B, E e F causam doença em humanos. A maioria dos casos de botulismo infantil reconhecidos é causada pelos subtipos A e B.[336]

Os esporos do *C. botulinum* são resistentes, sobrevivendo com facilidade na atmosfera a uma temperatura de 100 °C por cinco ou mais horas. Contudo, podem ser destruídos se aquecidos a 120 °C por cinco minutos. Quando as condições ambientais adequadas estão presentes, os esporos germinam e se tornam bacilos produtores de toxina. Esses parâmetros ambientais incluem: restrição da exposição ao oxigênio, água com baixa acidez (pH > 4,6) e temperatura entre 25 a 37 °C.[338]

O botulismo na faixa etária pediátrica pode ser adquirido de várias maneiras. Classicamente, no botulismo infantil, os esporos do clostrídio são ingeridos por crianças com idade menor que um ano, que apresentam uma formação imatura da flora intestinal. Uma carga mínima de 10 a 100 esporos é o suficiente para que eles germinem e se multipliquem, permitindo que a neurotoxina botulínica (BoNT) seja produzida e ganhe a circulação sanguínea.[339] A BoNT é uma das toxinas mais potentes conhecidas, com dose letal de apenas 0,4 nanograma/kg, sendo que o período de incubação do *C. botulinum* pode variar de três a trinta dias.[340]

O consumo de mel contaminado é uma forma clássica de ingesta de esporos no botulismo infantil, porém até 85% dos casos podem não ter história de exposição ao mel. Outros fatores de risco associados ao botulismo infantil incluem a diminuição do peristaltismo e proveniência de zona rural ou de locais próximos a construções. Alguns estudos indicam que o aleitamento materno também possa ser fator de risco para o botulismo infantil, mas esse se mantém um tópico controverso.[341] Outras formas possíveis de adquirir a doença são por infecção de ferida cutânea com produção local da toxina, assim como por ingesta da toxina pré-formada (botulismo de origem alimentar).[342,343]

Depois de ganhar a corrente sanguínea, a BoNT alcança a junção neuromuscular, onde se liga de forma irreversível aos receptores colinérgicos da membrana pré-sináptica. Após a BoNT ser retomada na fenda pré-sináptica, ela hidrolisa proteínas do complexo SNARE, que são responsáveis por fundir as vesículas contendo acetilcolina ao terminal pré-sináptico. Desta forma, a BoNT interrompe a formação do complexo fusão-exocitose, impedindo que a acetilcolina seja liberada na fenda sináptica. Esse processo causa falha da transmissão neuromuscular levando à paralisia flácida (Figura 27.20).[336]

Quadro clínico

Botulismo clássico e por ferimento

A apresentação clínica do botulismo adquirido por ferimento ou de origem alimentar (clássico) são semelhantes. Disfagia, diplopia, disartria e xerostomia se iniciam de forma aguda e progridem em um período de 12 a 36 horas. Uma anamnese mais detalhada pode revelar que o acometimento dos nervos cranianos superiores antecede ao dos inferiores.[10] No botulismo de origem alimentar, sintomas gastrointestinais de náusea, vômitos, diarreia seguida de constipação podem anteceder o quadro neurológico (algo que não é observado no botulismo por ferimento). Nesses casos, o tempo de evolução da doença é dependente, em parte, da quantidade de toxina ingerida.[344]

Na avaliação dos nervos cranianos, é comum se observar ptose palpebral, paresia facial, diminuição do reflexo nauseoso, disfagia, disartria, fraqueza de língua e, ocasionalmente, nistagmo. Com a evolução do quadro, a fraqueza muscular se instala nos membros superiores, podendo progredir para os membros inferiores. Uma certa assimetria no padrão de fraqueza pode ser vista, mas não de forma marcante. Os reflexos osteotendíneos de início podem se encontrar normais ou diminuídos, mas se tornam ausentes com progressão da doença. Queixas sensitivas são incomuns, mas eventualmente pode haver relato de alteração da sensibilidade em face ou membros.[345]

Com a progressão da doença, pode haver início de dificuldade respiratória. A capacidade vital forçada é diminuída na maioria dos casos, sendo o suporte ventilatório necessário em uma porcentagem importante de pacientes. A duração da necessidade do suporte ventilatório é variável, dependendo da gravidade da doença e do sorotipo do clostrídio (sendo maior para o tipo A do que para o tipo B).[346]

A disfunção autonômica no botulismo afeta ambos os sistemas, simpático e parassimpático. A perda da influência vagal no sistema cardiovascular pode levar a variações do nível pressórico, principalmente com hipotensão sem taquicardia e ausência de resposta vasomotora às mudanças posturais. Ainda podem

1070   **Seção 3** ▪ Doenças e Síndromes Neurológicas

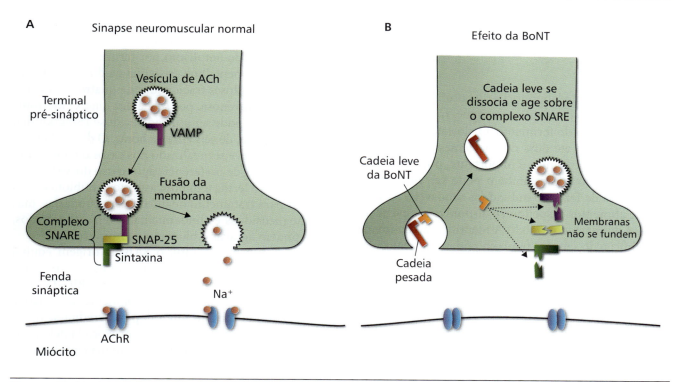

Figura 27.20 (A) Transmissão neuromuscular saudável. As vesículas contendo a acetilcolina (ACh) se ligam à membrana terminal pré-sináptica pelo complexo SNARE, levando à fusão da membrana e a liberação da ACh na fenda sináptica. As moléculas de ACh se ligam a receptores nos miócitos, permitindo o influxo de sódio e a contração muscular. (B) Efeito da neurotoxina botulínica (BoNT). A BoNT se liga ao receptor da membrana pré-sináptica e sofre endocitose. A cadeia leve da BoNT se dissocia da cadeia pesada e se transloca no citoplasma, clivando proteínas específicas do complexo SNARE de acordo com o subtipo da neurotoxina. Subtipos A, C e E atacam o SNAP-25; subtipos B, D, F e G miram no VAMP (proteína de membrana associada à vesícula); por último, o subtipo C age sobre a sintaxina. (Adaptado de Rosow LK. Infant botulism: review and clinical update. Pediatr Neurol. 2015).[336]

ser observados íleo paralítico, variações da temperatura e retenção urinária. Classicamente, as pupilas se encontram midriáticas, com pobre reação à luz.[347]

Botulismo infantil

Nos lactentes menores de um ano, o primeiro sintoma do botulismo costuma ser constipação intestinal, a qual é seguida por um período de inapetência, dificuldade de sucção e letargia. Após esse período, as crianças iniciam perda do controle do segmento cefálico por acometimento da musculatura cervical, seguida por fraqueza e hipotonia descendente e simétrica. Por último, a musculatura diafragmática é comprometida, com metade dos pacientes necessitando de suporte ventilatório mecânico durante a internação hospitalar. Os reflexos osteotendíneos em geral são preservados.[336] O envolvimento simétrico dos nervos cranianos é notado com frequência, costumando apresentar-se com ptose palpebral, pupilas pouco reativas, diminuição do reflexo nauseoso e fraqueza facial.[348]

Nos estágios avançados, distúrbios autonômicos podem estar presentes, como a diminuição da variação da frequência cardíaca.[349]

De modo isolado, os sinais e sintomas nesses casos podem ser bastante inespecíficos, o que leva a um número amplo de diagnósticos diferenciais. Pela apresentação com letargia, os primeiros diagnósticos a serem levantados comumente são infecção e sepse. Contudo, a criança geralmente se encontra afebril, e a pesquisa de infecção pelo estudo do líquor, urina ou hemocultura é negativa. Alterações metabólicas também precisam ser investigadas, incluindo causas de fácil reversão como desidratação e distúrbios eletrolíticos. Porém, em alguns casos, pode ser necessária a diferenciação com situações mais raras, a exemplo dos erros inatos do metabolismo. Outras condições neuromusculares como atrofia muscular espinal, síndrome de Guillain-Barré, distrofias musculares e síndromes miastênicas podem apresentar sobreposição de acha-

Tratado de Neurologia Infantil

dos com botulismo, eventualmente entrando como diagnósticos diferencias.[341]

Diagnóstico

A confirmação laboratorial do botulismo é realizada pela detecção da toxina no sangue, nas fezes ou em material colhido do ferimento. O clostrídio é detectado nas fezes em até 60% dos pacientes com botulismo. A correlação clínica é importante, pois, de forma mais rara, o clostrídio também pode ser encontrado em amostra de fezes de indivíduos saudáveis. As porções de alimentos suspeitos, se disponíveis, devem ser testadas do mesmo modo.[344] A identificação da toxina e a definição do seu tipo também podem ser realizadas por meio de bioensaio com camundongos.[350]

A ENMG pode ajudar a corroborar a suspeita de botulismo, mas os achados eletromiográficos típicos podem levar até dez dias para se desenvolver, sendo que a EMGFU é mais sensível e específica que a ENMG convencional nesses casos. Os achados típicos incluem: diminuição do CMAP em pelo menos dois grupos musculares, resposta decremental com estímulos de baixa frequência (2 a 3 Hz), e resposta incremental após estimulação a 50 Hz (facilitação pós-tetânica).[344] Hipermagnesemia pode mimetizar os achados eletromiográficos do botulismo infantil.[339]

Tratamento

O cerne do tratamento do botulismo grave é o suporte clínico avançado, com ênfase à condição respiratória do paciente. A progressão da fraqueza muscular precisa ser observada de forma cuidadosa, indicando-se ventilação mecânica eletiva nos casos com risco para insuficiência respiratória, pois pacientes intubados de forma emergencial apresentam maior mortalidade.[344]

A administração de soro antibotulínico (SAB) deve ser considerada. O SAB neutraliza a toxina circulante no sangue, mas não tem efeito sobre as que já se ligaram ao terminal do axônio e foram internalizadas. Por isso, recomenda-se que o tratamento com SAB seja realizado o mais precocemente possível (até 7 dias), caso contrário, poderá não mais ser eficaz. Todos os casos devem ser notificados, e o soro deve ser solicitado à Central de Vigilância Epidemiológica/Centro de Referência do Botulismo. A dose recomendada é a de uma ampola do SAB, diluída em solução fisiológica a 0,9%, na proporção de 1:10, infundida em cerca de uma hora. A preferência é pelo soro polivalente, pois uma única cepa da bactéria pode produzir até dois tipos de toxina. O teste de sensibilidade cutâneo pode ser realizado antes da infusão, já que a maioria das antitoxinas são de origem equina, e efeitos de reação alérgica grave podem acontecer em até 20% dos indivíduos.[344]

Nos casos de botulismo por ferimento, recomenda-se o uso de penicilina cristalina na dose de 300 mil UI/kg/dia, em doses fracionadas de quatro em quatro horas, via intravenosa, por sete a dez dias. O metronidazol também pode ser utilizado na dose 15mg/kg/dia, via intravenosa, de seis em seis horas. O desbridamento cirúrgico deve ser realizado nos casos de botulismo por ferimento, de preferência após o uso do SAB, mesmo quando a ferida tem bom aspecto. Antibióticos são usados para tratamento de infecções secundárias, mas aminoglicosídeos e clindamicina devem ser evitados, pois podem agravar o bloqueio neuromuscular.[337]

No botulismo infantil, o SAB de origem equina não é indicado. A preferência nesses casos é pela antitoxina botulínica humana (BabyBIG®/BIG-IV, não disponível no Brasil).[339] A antibioticoterapia não é indicada no botulismo infantil, pois acredita-se que a lise de bactérias na luz intestinal, provocada pelo antibiótico, pode aumentar o nível de toxina circulante.[337]

Prognóstico

O botulismo tende a ter um bom prognóstico na dependência de um suporte clínico e hospitalar adequado. Mortes precoces em geral resultam da falha em reconhecer a gravidade da doença e retardo em iniciar a terapia específica.[337] A taxa de mortalidade é menor que 2% para todos os casos. A recuperação é progressiva à medida que o terminal do axônio se regenera, e a função diafragmática tende a se recuperar antes da recuperação total da musculatura dos membros. No botulismo infantil, as sequelas neurológicas são raras, mas um certo grau de hipotonia ainda pode ser observado no momento da alta hospitalar.[341]

■ MIOPATIAS

Conceito e classificação geral

Miopatias são doenças decorrentes de alterações da estrutura ou da função do músculo esquelético, com ou sem comprometimento do músculo cardíaco. As miopatias mais encontradas em crianças e abordadas pelo neurologista infantil são determinadas de modo genético, mas miopatias adquiridas também podem ocorrer, sendo mais comumente avaliadas por pediatras ou reumatologistas.

As miopatias geneticamente determinadas podem ser classificadas de acordo com critérios clínicos, tipo de herança, aspectos histopatológicos, mecanismos etiopatogênicos ou, mais recentemente, com base no defeito molecular. A classificação das miopatias com

Doenças Neuromusculares

base no defeito molecular pode ser consultadas no site *Online Mendelian Inheritance in Man* (omim.org) e no site da *World Muscle Society* (musclegenetable.fr), de atualização anual, em publicação do periódico *Neuromuscular Disorders*.[351] Nessa classificação, as miopatias hereditárias são divididas em diferentes categorias:

1. Distrofias musculares;
2. Distrofias musculares congênitas;
3. Miopatias congênitas;
4. Miopatias distais;
5. Outras miopatias;
6. Síndromes miotônicas;
7. Canalopatias musculares;
8. Hipertermia maligna;
9. Miopatias metabólicas.

Em cada uma das categorias são listados os subtipos com defeito molecular identificado, sendo importante salientar a imensa heterogeneidade geno-fenotípica apresentada pelos subtipos das três primeiras categorias, nas quais é comum o mesmo genótipo associar-se a diferentes fenótipos e o mesmo fenótipo se originar de diferentes genótipos.

Neste capítulo não abordaremos miopatias distais e outras miopatias, por serem predominantemente de adultos ou muito raras. As miopatias metabólicas, apesar de comuns em crianças, são discutidas nos Capítulo 5 - Fraqueza Muscular e a Síndrome do Lactente Hipotônico e Capítulo 19 -Erros Inatos do Metabolismo. A hipertermia maligna será referida em conjunto com as miopatias congênitas.

As miopatias adquiridas compreendem: doenças autoimunes de caráter inflamatório, tais como dermatomiosite e polimiosite; miosites infecciosas de etiologia viral, mais raramente, de etiologia parasitária (triquinose, cisticercose) ou bacteriana; miopatias associadas a doenças endócrinas, doenças crônicas debilitantes e uso contínuo de certos medicamentos.

Antes de passar à descrição dos diferentes subtipos dentro das categorias de miopatias mais comuns em crianças, serão apresentados alguns aspectos do quadro clínico comum às diferentes miopatias.

Aspectos clínicos gerais

As miopatias se caracterizam pela ocorrência de síndrome da unidade motora (ou síndrome motora periférica), que é constituída por:
- Déficit de força muscular: paresia ou paralisia;
- Hipotonia muscular;
- Diminuição ou abolição dos reflexos profundos.

Dependendo do subtipo de miopatia em questão, da gravidade do comprometimento motor e da idade de início da doença, ocorrem em maior ou menor proporção:

- Atrofia ou hipotrofia muscular;
- Retrações fibrotendíneas (contraturas);
- Deformidades esqueléticas, principalmente em extremidades e coluna. Quando a miopatia se manifesta intraútero, a criança pode nascer com contraturas articulares localizadas ou difusas, respectivamente "pé torto congênito" e "artrogripose multiplex congênita". Embora retrações fibrotendíneas e contraturas possam se manifestar em pacientes com qualquer forma de miopatia, são prevalentes e mais intensas em pacientes com distrofia muscular de diferentes tipos, às vezes assumindo distribuição característica:
- Insuficiência respiratória restritiva;
- Acometimento cardíaco.

Além do quadro clínico genérico acima descrito, alguns achados são considerados sugestivos, embora não constantes, do acometimento miopático (Figura 27.21):

- Predomínio proximal da fraqueza e atrofia muscular;
- Hipertrofia ou pseudo-hipertrofia de panturrilhas e, mais raramente, de outros grupos musculares;
- Levantar miopático (sinal de Gowers);
- Hiperlordose lombar;
- Marcha com báscula da bacia (anserina) e sinal da escápula "alada", em especial em pacientes com distrofia muscular;
- Fenômeno miotônico em pacientes com distrofia miotônica e canalopatias musculares; em crianças na primeira década da vida, fenômeno miotônico como sinal preponderante é mais sugestivo de canalopatia (miotonia congênita) do que distrofia miotônica congênita ou distrofia miotônica clássica de início infantil;
- Fraqueza da musculatura facial, principalmente em pacientes com distrofia fácio-escápulo-umeral, distrofia miotônica, miopatias congênitas e distrofia muscular congênita (DMC) com déficit de merosina (α2-laminina);
- Fraqueza da musculatura extrínseca ocular em pacientes com diferentes subtipos de miopatias congênitas, distrofia miotônica e miopatias mitocondriais;
- Hiperextensibilidade articular, sobretudo nas articulações distais, sugestiva das colagenopatias por deficiência de colágeno VI, mas também pode ocorrer em pacientes com outras formas de miopatias.

Capítulo 27

1073

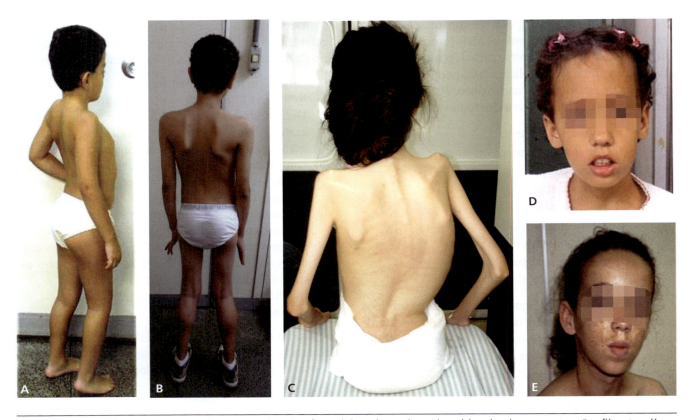

Figura 27.21 Alguns aspectos da caracterização fenotípica das miopatias: hiperlordose e retração fibrotendínea incipiente de aquileus (A); escápula alada, hipertrofia de panturrilhas e predomínio proximal da atrofia muscular (B); atrofia difusa, contraturas proximais e escoliose ao longo do curso progressivo de algumas miopatias (C); fraqueza e dismorfismo facial (D, E).

Os sintomas primários do acometimento muscular, ou seja, fraqueza e hipotonia muscular podem ser fixos (permanentes) ou flutuantes (episódicos), com evolução em surtos desencadeados por infecções, atividade física, tipo de alimentação e estresse. O curso flutuante ocorre principal, porém não exclusivamente, em pacientes com miopatia metabólica ou canalopatia muscular, que também podem apresentar surtos de intolerância aos exercícios, câimbras, mialgias e mioglobinúria (rabdomiólise).

O comprometimento de outros órgãos e sistemas, além do muscular, também é possível em pacientes com miopatia, sobretudo quando se trata de distrofia miotônica ou miopatia metabólica. Em particular, o sistema nervoso central (SNC), pode estar afetado em pacientes com distrofia muscular de Duchenne (DMD), distrofia muscular por defeitos de glicosilação da α-distroglicana (α-DG), distrofia miotônica e miopatia metabólica. Miocardiopatia ocorre mais comumente em pacientes com DMD e distrofia muscular de Becker (DMB), distrofia muscular de Emery-Dreifuss, distrofia muscular por mutação do gene da lamina A/C, distrofia miotônica, parte das distrofias musculares de cinturas e parte das miopatias metabólicas.

Por fim, em pacientes com miopatias pode existir suscetibilidade ao desenvolvimento de hipertermia maligna, principalmente naqueles com miopatia congênita por mutações do gene *RYR1* (receptor de rianodina), porém também em pacientes com outros tipos de miopatia, inclusive canalopatia muscular que é considerada benigna.

Em particular, quando a doença muscular é de início precoce, intraútero, no recém-nascido (RN) ou no primeiro ano de vida, hipotonia e fraqueza muscular caracterizam a síndrome da criança hipotônica de causa primária, ou seja, por doença neuromuscular (Capítulo 5 – Fraqueza Muscular e a Síndrome do Lactente Hipotônico). Nessa circunstância, há aspectos peculiares do quadro clínico que podem indicar um diagnóstico específico entre as diferentes formas de doenças neuromusculares que integram a síndrome e que têm em comum atraso do desenvolvimento motor leve, moderado ou grave. Nessa última situação, a criança acometida pode não superar nenhuma etapa do desenvolvimento motor (Figura 27.22).

Principais aspectos clínicos da síndrome da criança hipotônica de causa muscular

- Quadro clínico grave, com dificuldade alimentar/respiratória ao nascimento e acometimento facial sugere, principalmente, por ordem de frequência: DMC merosina-negativa, distrofia miotônica congênita, alguns subtipos de DMC por α-distroglicanopatia, miopatia metabólica (glicogenose tipo II e defeitos da cadeia respiratória mitocondrial), miopatia nemalínica e miopatia miotubular, além de condições não miopáticas como as síndromes miastênicas congênitas. Não existindo comprometimento facial, podem ser evocados os diagnósticos de DMC por deficiência do colágeno VI (Ullrich), DMC com déficit de lamina A/C, DMC por α-distroglicanopatia (alguns subtipos), além de condições não miopáticas, tais como a AME tipo I e a raríssima forma hipomielínica de polineuropatia hereditária sensitivo-motora.

- Quadro clínico de intensidade moderada, que evolui com atraso motor, atrofia e contraturas precoces sugere diferentes formas de DMC, que serão discutidas adiante, além de outas doenças neuromusculares não miopáticas, principalmente os tipos II e III de AME que têm apresentação com cronologia peculiar e, com frequência, fasciculações. Sem atrofia, sem contraturas proeminentes, com atraso motor menos marcante e frequente aquisição de marcha independente sugere miopatia congênita (diferentes subtipos), além de doenças neuromusculares não miopáticas, tais como diferentes formas de síndrome miastênica congênita e polineuropatias hereditárias sensitivo-motoras;

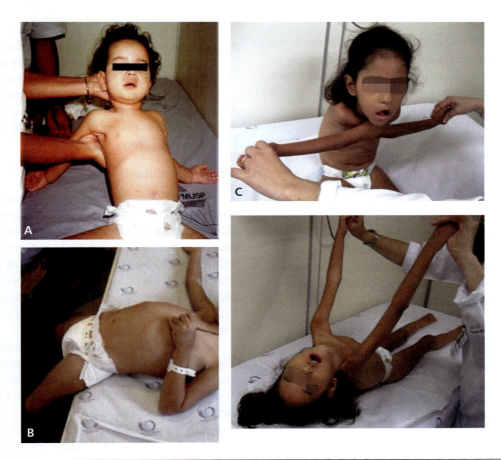

Figura 27.22 Alguns aspectos da caracterização fenotípica da síndrome da criança hipotônica de causa muscular: déficit de força muscular que impede movimentos antigravitários (A e B); falta de resistência à movimentação passiva dos músculos, sem que se formem ângulos articulares (C); retardo do desenvolvimento motor em criança de 4 anos de idade que, na manobra do arrasto, não estende a cabeça no prolongamento do tronco (D); dismorfismo facial e atrofia muscular (C, D).

Tratado de Neurologia Infantil

- Quadro clínico grave ou moderado ao nascimento com comprometimento da musculatura ocular, principalmente ptose palpebral, sugere miopatia mitocondrial, distrofia miotônica congênita, miopatia congênita miotubular/centronuclear, miopatia congênita *minicore*, além de síndrome miastênica congênita (diferentes subtipos);
- Comprometimento associado do SNC sugere fortemente DMC por α-distroglicanopatia ou miopatia metabólica (glicogenose e miopatias mitocondriais);
- Atrogripose *multiplex* congênita pode estar presente em quase qualquer subtipo de doença neuromuscular, dependendo da precocidade e gravidade do comprometimento intra-útero. Pé torto congênito, associado a comprometimento facial, principalmente peribucal, é um forte indicador de distrofia miotônica congênita, devendo-se procurar o fenômeno miotônico na mãe do bebê acometido, além de sinais de comprometimento multissistêmico ou história familiar que sugira distrofia miotônica de Steinert;
- Hiperextensibilidade articular, principalmente nas articulações distais, é sugestiva das colagenopatias por deficiência de colágeno VI, sobretudo com fenótipo Ullrich, podendo também ocorrer em pacientes com outras formas de miopatias;
- Sinal de "*dropped head*": sugestivo da DMC por deficiência de lamina A/C, podendo também ocorrer em pacientes com miopatias congênitas e outras doenças neuromusculares, como a síndrome miastênica congênita (diferentes subtipos).

O diagnóstico diferencial entre as causas "centrais" e neuromusculares de hipotonia congênita é discutido no Capítulo 5 – Fraqueza Muscular e a Síndrome do Lactente Hipotônico. Cabe aqui salientar que a síndrome de Prader-Willi, quando não reconhecida precocemente pela características somatoscópicas, simula de forma precisa o quadro clínico da síndrome da criança hipotônica de causa muscular e leva o paciente à realização de exames desnecessários, tais como biópsia muscular e eletroneuromiografia (ENMG) (Figura 5.8).

Diagnóstico
Teste molecular

O teste molecular é o método diagnóstico padrão-ouro que permite: aconselhamento genético; diagnóstico pré-natal ou pré-implantacional, quando disponível; planejamento do tratamento paliativo, e inserção em protocolos de pesquisa que analisam mecanismos patogênicos e estratégias terapêuticas.

O teste molecular, embora altamente utilizado em linhas de pesquisa, é pouco disponível na rede pública em nível populacional, sendo com mais frequência obtido, embora com dificuldade, em casos de distrofia muscular ligada ao X (Duchenne e Becker), de distrofia fácio-escápulo-umeral e de distrofia miotônica (Steinert). Em alguns centros de diagnóstico molecular são montados painéis de pesquisa das principais mutações dentro de cada categoria como, por exemplo, distrofia de cinturas e α-distroglicanopatia, a serem pesquisadas por sequenciamento de nova geração. Embora se espere que esses novos sequenciadores de DNA, em implantação em alguns centros, permitam o barateamento e a maior disponibilidade dos testes moleculares, ainda há dúvidas quanto à interpretação dos resultados pelo médico solicitante.

Dosagem sérica de enzimas musculares

Na impossibilidade de obtenção do teste molecular, a dosagem de enzimas musculares, principalmente CK pode ser indicativa do diagnóstico:

- Aumentos maiores são encontrados em pacientes com distrofias musculares ou miopatias metabólicas; em pacientes com distrofinopatias, Duchenne e Becker, o aumento pode ser acima de 100 vezes;
- Aumento discreto, moderado ou nível normal: distrofia miotônica, fácio-escápulo-umeral e miopatias congênitas.

Biópsia muscular

Apesar de ser um método diagnóstico invasivo, a biópsia muscular que compreende microscopia óptica, imuno-histoquímica da proteína mutante e microscopia eletrônica, ainda é o método mais utilizado na rede pública brasileira, exceto para aqueles pacientes em que um fenótipo clínico altamente específico de DMD, distrofia fácio-escápulo-umeral ou distrofia miotônica, permita a indicação direta, com as ressalvas acima descritas, do teste molecular.

A dosagem de lactato sérico e liquórico e outros exames metabólicos e sistêmicos podem ser solicitados a pacientes com suspeita de miopatia metabólica.

A ENMG, na atualidade, é solicitada somente a pacientes sobre os quais existe dúvida se a doença neuromuscular é miopática ou decorrente do acometimento de outra topografia da unidade motora (motoneurônio medular, nervos periféricos ou junção mioneural).

Por outro lado, vem crescendo a indicação de exames de imagem muscular, por meio de ressonância magnética ou ultrassom. No Brasil, tais exames são utilizados somente em centros de pesquisa devido a

1076   **Seção 3** ▪ Doenças e Síndromes Neurológicas

Doenças Neuromusculares

demandarem interpretação por especialistas. Contudo, são métodos auxiliares que contribuem para a caracterização fenotípica de diferentes miopatias com base no padrão de acometimento preferencial de grupos musculares em determinados subtipos e que podem ser indicativos do músculo mais adequado para a biópsia.[352]

Tratamento

Até o momento, o tratamento das miopatias geneticamente determinadas é apenas paliativo, sendo ministrado por equipes de reabilitação multidisciplinares.

A partir da década de 1990, o tratamento paliativo vem adquirindo maior eficiência na prevenção de contraturas, deformidades ósseas, escoliose, insuficiência respiratória e perda da marcha independente, o mesmo ocorrendo em relação ao controle da miocardiopatia. De modo geral, os fatores que melhoraram os resultados do tratamento paliativo foram:

- Uso de equipamentos de pressão positiva intermitente não invasiva noturna e outros equipamentos ventilatórios e afins, por exemplo, *cough assist*;
- Progresso tecnológico das cirurgias ortopédicas corretivas, órteses e cadeiras de rodas;
- Uso de novos medicamentos para a abordagem da cardiopatia associada à miopatia;
- Conscientização e reconhecimento do direito à qualidade de vida.

A grande maioria das referências bibliográficas sobre o tratamento paliativo das miopatias diz respeito à DMD, sendo que os pacientes com esse diagnóstico têm mostrado sobrevida para além de 30 ou 40 anos de idade.[353,354] Entretanto, os princípios do tratamento paliativo expostos nessas referências são os mesmos a serem adotados para crianças com outras formas de miopatias e adaptados de acordo com a gravidade do quadro clínico do paciente.

Em pacientes com DMD e com alguns subtipos de α-distroglicanopatia, o emprego da corticoterapia a fim de retardar a idade da perda da marcha e a instalação da insuficiência respiratória tem sido uma medida universalmente adotada e será descrita mais adiante neste capítulo.

Em relação ao advento de um tratamento efetivo para as miopatias, é também na área da DMD que se encontram as perspectivas terapêuticas mais concretas, as quais passam por técnicas de terapia gênica e celular, modificação do tipo de mutação causal ou reparação tecidual, amplamente testadas em estudos pré-clínicos e de fase II. Essas opções, quando pertinentes, serão em breve revistas ao serem apresentados os diferentes subtipos de miopatias.

Principais fenótipos

A seguir, serão apresentadas as principais características das miopatias mais comuns em crianças. A caracterização fenotípica precoce, por ocasião da primeira consulta, é de primordial importância, pois pode evitar exames desnecessários e indicar diretamente o teste molecular pertinente, por exemplo, em pacientes com DMD, distrofia fácio-escápulo-umeral e distrofia miotônica congênita.

Distrofias musculares

As distrofias musculares são caracterizadas pela histopatologia de caráter distrófico e pelo curso clínico progressivo. Incluem formas de herança ligada ao X, tais como DMD/DMB e Emery-Dreifuss; formas de herança autossômica dominante, tais como distrofia fácio-escápulo-umeral e subtipos mais raros de distrofia muscular de cinturas dos membros, bem como de DMC; e formas de herança autossômica recessiva, tais como a maior parte das distrofias de cinturas dos membros e das DMC.[355]

Tudo o que se conhece na atualidade sobre a etiopatogenia da maior parte das distrofias musculares, ou seja, DMD, DMB, distrofias de cinturas de membros e DMC, deriva da identificação, no final da década de 1980, do gene da distrofina e proteína correspondente,[356,357] e do reconhecimento, no início da década de 1990, de que a distrofina é o principal e maior componente do complexo distrofina-glicoproteínas associadas (CDG) do sarcolema.[358-361] Por meio da distrofina, o CDG estabelece ligação indireta entre a actina do citoesqueleto e a laminina da matriz extracelular, ligação fundamental para dar suporte e estabilidade mecânica à fibra muscular.

À medida que prosseguiram os estudos sobre as funções do CDG e suas ligações com a matriz extracelular, novas formas de distrofias musculares foram identificadas, e, na atualidade, as pesquisas sobre as diferentes proteínas envolvidas no processo distrófico de degeneração muscular estão focadas em método avançados de espectrometria de massa e proteômica que consideram o CDG um "complexoma" (Figura 27.23).[362]

A distrofina está localizada junto à face citoplasmática da membrana plasmática da célula muscular, ou sarcolema e, em particular, em uma estrutura do citoesqueleto denominado costâmero. Por meio de uma extensa rede de proteínas que interagem entre

Capítulo 27

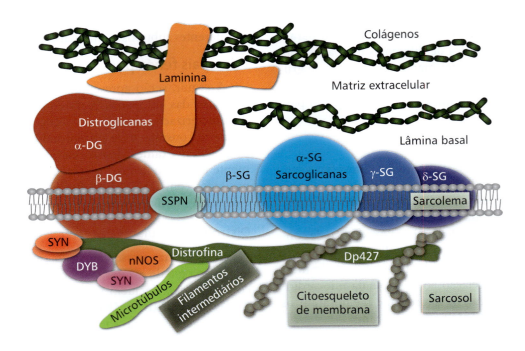

Figura 27.23 Perfil bioquímico e espectrométrico de massa do complexoma da distrofina do músculo esquelético.[362] Organização do CDG que, durante os ciclos repetidos de excitação-contração muscular, provê estabilidade mecânica ao sarcolema da fibra muscular, constituindo um eixo de ligação com a matriz extracelular. O CDG inclui: proteínas extracelulares [α-distroglicana (α-DG) e laminina]; proteínas sarcolemais [β-distroglicana (β-DG), sarcoglicanas (SG) α, β, γ,δ e sarcospan (SSPN)]; proteínas do citosol [distrofina (Dp427), sintrofinas (SYN), distrobrevinas (DYB), actina cortical eenzima sintase neuronal de óxido nítrico (nNOS)]. As moléculas de colágeno se ligam ao CDG por meio de interações com a laminina da matriz extracelular, e o citoesqueleto actínico, em conjunto com os microtúbulos e filamentos intermediários, forma a matriz intracelular dafibra muscular.

si, o costâmero fisicamente acopla o sarcolema com o disco Z das miofibrilas geradoras de força. Tanto em humanos quanto em modelos animais, a ausência de distrofina leva à desorganização do costâmero, fragilidade do sarcolema, fraqueza muscular e necrose, sendo a fragilidade e a necrose exacerbadas pelo stress mecânico que melhora se o músculo for imobilizado ou se for corrigida a falta da distrofina.[363]

Esses dados fornecem evidências convincentes de que a distrofina estabiliza o sarcolema contra as forças mecânicas provenientes da contração muscular ou estiramento e provê uma ligação estruturalmente forte entre o citoesqueleto e a matriz extracelular. A ação estabilizadora da distrofina depende do seu papel essencial na montagem do CDG, também constituído pela α-DG, β-DG), sarcoglicanas, sarcospan, α-distrobrevina-2, sintrofina e utrofina.[363] Estudos recentes de proteômica,[362,364,365] além de confirmar o papel central do CDG no estabelecimento do eixo citoesqueleto-sarcolema-matriz extracelular que une a unidade contrátil (actina) com a matriz extracelular (lamini-na), também evidenciam ligações com uma variedade de proteínas, incluindo tubulina, vimentina, desmina, anexina, proteoglicanos e colágenos e, por esta razão, o conjunto é considerado um "complexoma". As proteínas sarcolemais desse complexoma (distrofina, utrofina, distroglicanas, sarcoglicanas, sintrofina, distrobrevina e sarcospan) também medeiam eventos de sinalização celular e fixam proteínas de superfície, críticas para o funcionamento do citoesqueleto subjacente.

A distrofina também tem sido considerada um sensor de tensão do sarcolema, além de o CDG agir ao longo de todo o desenvolvimento da fibra muscular, provavelmente por interações com canais de cátions ativados por estiramento ou por meio da regulação de um mecanismo de sinalização ajustante análogo à sinalização pela integrina. Tal influência seria importante não somente para o crescimento e diferenciação das fibras musculares, mas também para mediar a proliferação ou fusão das células satélites na regeneração muscular.[366] Outras funções do CDG continuam a ser

Doenças Neuromusculares

pesquisadas. Componentes do CDG, como sarcospan, distrobrevina e sintrofina não parecem ter ação essencial na mecânica da fibra muscular, mas funcionar como sítios de ligação para outras proteínas intracelulares com funções de sinalização, por exemplo, a disferlina que seria mediadora do reparo do sarcolema.[366]

A participação do CDG na sinalização celular tem base em sua associação com várias proteínas envolvidas na transdução de sinal. Por exemplo, α-sintrofina interage com a sintase neuronal de óxido nítrico, que por sua vez regula vasodilatação durante o exercício. O CDG participa da sinalização laminina-dependente, por meio das ligações com a distroglicana que, por sua vez, apresenta outras numerosas e complexas ligações. A relação entre a função mecânica de estabilização do CDG e a função de transdução de sinais celulares, mais estudadas por meio de culturas e modelos animais do que em músculos in vivo, não está completamente clara, existindo dúvidas quanto ao principal papel do CDG e a qual alteração estaria envolvida no desencadeamento da patologia observada no músculo distrófico.[366] Uma enorme quantidade de dados sobre a estrutura e função da distrofina, sarcoglicanas, laminina α2, colágenos tipo IV e VI, distroglicanas, glicosiltransferases e integrina α7β1 acumula-se desde a descoberta destas proteínas,[367] e parte dessas ligações será apresentada no item correspondente às DMC e às distrofias de cinturas dos membros.

Distrofinopatias ligadas ao X (Xp21.2) – Duchenne e Becker

A DMD é a miopatia mais encontrada em crianças, apresentando atualmente uma incidência de cerca de 1:5 mil meninos nascidos vivos, incidência esta que se acredita ter diminuído em relação aos valores anteriores, principalmente em razão dos avanços da biologia molecular que permitiram em maior escala a identificação de portadores.[368] Em estudo populacional norte-americano com *screening* de RN, em primeiro lugar quanto ao nível de CK e, em segundo, por meio de teste molecular para as mutações da distrofina, encontrou-se uma incidência, ainda menor, de 1:6.274.[369]

De herança recessiva ligada ao X, é causada por mutações do gene que codifica a proteína distrofina, maior proteína do CDG. Devido ao seu enorme tamanho, o maior do genoma humano, o gene da distrofina apresenta alta taxa de mutações espontâneas e cerca de um terço dos casos esporádicos de DMD provêm de mutações *de novo*.[370]

Quando a anamnese permite identificar o tipo de herança ligada ao X, trata-se de um importante indicador para o diagnóstico. Devido aos altíssimos níveis de CK ao nascimento e nos estágios pré-clínicos, não é raro o encaminhamento ao neurologista é feito pelo pediatra que, antes que se inicie a fraqueza muscular, solicita dosagem de enzimas hepáticas por uma queixa clínica genérica e as encontra persistentemente elevadas. Dependendo do tipo de mutação no gene da distrofina, manifesta-se o fenótipo mais benigno, DMB, que mostra uma incidência aproximada de 1:18.500 meninos nascidos vivos.[371]

Patogênese

A patogênese da DMD está centrada na alteração do CDG como estabilizador mecânico da fibra muscular, o que torna o sarcolema vulnerável ao rompimento devido aos efeitos da força gerada pela contração muscular. Alteração da regeneração, inflamação, comprometimento da adaptação vascular, apoptose e, finalmente, fibrose e substituição por tecido adiposo, são eventos secundários que contribuem para o processo de degeneração muscular.[372]

Os mediadores desses eventos secundários incluem redução drástica das glicoproteínas associadas à distrofina, danificação do acoplamento excitação-contração, alteração de tamponamento do cálcio luminal, aumento do influxo de Ca^{2+} via canais de Ca^{2+} do sarcolema e aumento dos níveis de degradação proteolítica.[373] Existem controvérsias a respeito de qual disfunção – a desestabilização mecânica da fibra ou a alteração da sinalização celular – seria a mais afetada nas distrofinopatias.[366,374]

Segundo Gumerson & Michele,[366] os eventos ligados à degeneração muscular e à patologia distrófica na DMD podem ser assim resumidos: alteração da homeostase do cálcio, alteração da sinalização laminina-dependente exercida pelo CDG e alteração da transmissão de força no costâmero. O cálcio intracelular é um mediador fundamental de vários processos reguladores no músculo esquelético. No músculo distrófico, a concentração de cálcio intracelular é elevada, e várias fontes potenciais para a entrada de cálcio foram identificadas:[366] por meio de fissuras da membrana quando o sarcolema é tensionado durante contrações; vazamento por canais catiônicos alterados, e alterações dos receptores de rianodina que podem deixar vazar cálcio do retículo sarcoplasmático. Quando elevações anormais de cálcio intracelular se mantêm, as mitocôndrias sofrem alterações de permeabilidade, que podem causar apoptose mitocondrial, com liberação de citocromo c e ativação de caspases. O aumento da concentração de cálcio celular também altera o mecanismo de acoplamento excitação-contração normal,

Capítulo 27

1079

Tratado de Neurologia Infantil

além de afetar diretamente a função muscular, por meio do aumento da atividade de proteases dependentes de cálcio, como calpaínas que clivam proteínas miofibrilares. Outra consequência da disfunção mitocondrial é o aumento da produção de espécies reativas de oxigênio (ROS), o que pode agravar ainda mais o dano celular. A alteração da homeostase do cálcio, seja por meio de fissuras do sarcolema ou de atividade alterada de canais de cálcio, pode não ser o único mecanismo de produção do dano muscular.

O papel de sinalização laminina-dependente no músculo esquelético é exercido por meio de suas ligações com a integrina α7β1e com a β-DG. Em ambos os casos trata-se de ligações complexas, envolvendo outras proteínas, analisadas em diversos modelos animais e culturas de tecidos. Alterações destas ligações, não somente em casos de DMD como de outras formas de distrofias, levam a uma cascata de sinalização e transdução anormal, associada à degeneração muscular.[366]

Finalmente, dada a localização do CDG no costâmero, supõe-se que este pode contribuir, pelo menos em parte, para a "transmissão lateral de força" para a matriz extracelular e costâmeros das fibras musculares vizinhas, enquanto forças longitudinais geradas nos sarcômeros são transmitidas ao longo das miofibrilas para baixo, do músculo ao tendão; a redução ou montagem incorreta da CDG faz com que ocorra perda da transmissão de força lateral no músculo o que contribui para fraqueza muscular global e fragilidade da miofibra.[366]

A deficiência de distrofina desintegra o sarcolema, induz miofibrose e resulta em hiperregulação compensatória de microtúbulos e filamentos intermediários no citoesqueleto. Novos estudos das interações proteína a proteína dentro do complexoma regido pela distrofina contribuirão para o esclarecimento dos rearranjos que ocorrem nas diferentes miopatias e a indicar métodos terapêuticos.[362] Por exemplo, tem-se verificado que moléculas chaperonas do tipo proteínas de choque térmico (HSP, do inglês *heat shock proteins*) que em geral atuam durante o desenvolvimento, regeneração e manutenção muscular, a fim de recuperar proteínas que foram danificadas durante estresse, mostram concentração alterada no músculo distrófico. Os métodos modernos de proteômica permitiram identificar, além das chaperonas HSP habituais, muitas HSP de menor massa molecular com mecanismo citoprotetor e, portanto, com potencial terapêutico.[373]

Da mesma forma, como a fibrose progressiva é um aspecto crucial dentro da patologia das distrofinopatias, a análise proteômica detalhada de componentes da matriz extracelular, tais como a complexa rede dos co-

lágenos I, III, IV, V, e outros subtipos menos abundantes de colágenos, muitas variedades de proteoglicanos, enzimas regulatórias e elementos de ligação desta rede, também é tema de pesquisa. Os proteoglicanos, componentes essenciais da MEC, podem estar implicados no desenvolvimento de distrofia muscular, já que a expressão de diversos proteoglicanos está aumentada em áreas fibróticas de músculos distróficos. Em particular, o proteoglicano sindecano, da superfície da célula, parece ser essencial para a regeneração do músculo esquelético, que está prejudicada com a progressão da distrofia muscular.[367] O biglicano regula a expressão de utrofina no músculo imaturo, um homólogo de distrofina expresso em níveis elevados na fase de desenvolvimento dos músculos, para a membrana muscular. Portanto, a falta de biglicano também compromete o mecanismo de regeneração muscular.[375]

Embora alterações de diâmetro nas fibras musculares, nucleação central, ramificação, hipercontratilidade, inflamação, necrose, e deposição de tecido adiposo estejam claramente relacionadas à distrofia muscular progressiva, o acúmulo dos componentes da matriz extracelular pode ser o indicador mais importante da fibrose miofbrilar e do declínio gradual da força muscular.[376]

Em conclusão, o epi, peri e endomísio contêm centenas de proteínas de diferentes famílias e a análise do "matrisoma" pode contribuir para a compreensão da grave alteração de regulação da matriz extracelular que causa miofibrose progressiva e perda da elasticidade muscular na DMD.[377] Esquemas detalhados das diversas alterações encontradas na DMD, em particular do matrisoma associado à miofibrose, podem ser encontrados na revisão de Holland e col.[365]

Quadro clínico

A caracterização fenotípica da DMD é fácil (Figura 27.24A), já que o quadro clínico obedece a uma cronologia precisa:

- Marcha digitígrada e hipertrofia depanturrilhas manifestam-se antes de 4 anos de idade, não sendo incomum uma queixa vaga de leve retardo do desenvolvimento motor;
- Início da fraqueza muscular na cintura pélvica entre 3 e 4 anos de idade, caracterizada por acentuação da lordose lombar, marcha anserina e sinal de Gowers (levantar miopático);
- Início da fraqueza na cintura escapular entre 6 e 8 anos de idade;
- Incapacidade de marcha independente entre 8 e 12 anos de idade;

1080   Seção 3 ▪ Doenças e Síndromes Neurológicas

- Óbito na terceira ou quarta década, por insuficiência cardíaca ou respiratória.

Adicionalmente, praticamente a totalidade dos pacientes com DMD apresentam miocardiopatia ao longo da vida, e 30% manifestam deficiência intelectual, transtornos do espectro autista ou outros distúrbios comportamentais. As primeiras manifestações clínicas de miocardiopatia surgem no final da primeira década da vida, ocorrendo inicialmente dilatação e hipertrofia do ventrículo esquerdo que progridem para cardiomiopatia dilatada. Arritmias e padrão de variabilidade da frequência cardíaca são comuns.

Em casos de DMB, a caracterização fenotípica é fácil quando se dispõe do dado de CK elevadíssima e de herança ligada ao sexo. Não havendo esse dado, deve ser feito o diagnóstico diferencial com outras formas de distrofia muscular, particularmente com distrofia de cinturas (Figura 27.24B). Os primeiros sintomas de DMB ocorrem entre 5 e 15 anos de idade, porém uma parte dos pacientes permanece assintomática até a terceira ou quarta década ou por toda a vida. Embora a velocidade de progressão do quadro clínico e a sobrevida sejam variáveis, o comprometimento cardíaco é limitante. É raro alguns pacientes terem quadro clínico caracterizado por episódios de câimbras e mialgia, miocardiopatia isolada ou, ainda mais raramente, nível elevado de CK como única manifestação.

Diagnóstico

Em pacientes com DMD, a mutação impede a produção de distrofina, por interromper o quadro de leitura do mRNA ou por introduzir um sinal de parada prematuro (*stop codon*). Nenhuma ou pouquíssima distrofina é produzida. Em pacientes com DMB, a tradução da distrofina não é interrompida de modo prematuro e continua até o sinal natural de parada no final do mRNA. Entretanto, a distrofina produzida é mais curta e parcialmente funcional porque, embora conserve os domínios críticos para a ligação com a F-actina e β-DG, perdeu os aminoácidos codificados pelos éxons que sofreram a mutação.[378,379]

O diagnóstico é efetuado por meio do teste molecular: a técnica de PCR, mais fácil e menos dispendiosa, detecta as mutações mais comuns por duplicação/deleção; a técnica de MLPA detecta maior número de mutações por duplicação/deleção, abrangendo quase todos os éxons. Entretanto, em 30% dos pacientes que apresentam mutações de ponto ou duplicações/deleções muito pequenas, apenas o sequenciamento total do gene (Sanger ou nova geração) pode confirmar o diagnóstico. Mesmo com a realização de testes moleculares

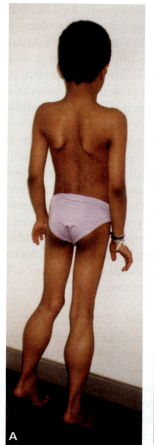
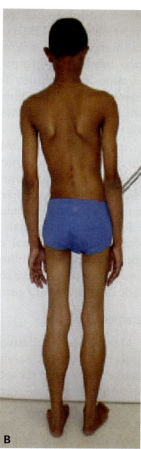

Figura 27.24 Diferença na progressão do quadro distrófico em pacientes com distrofinopatia. (A) Paciente com distrofia muscular de Duchenne (DMD) no final da primeira década de vida. (B) Paciente com distrofia muscular de Becker (DMB) no final da segunda década de vida. Para detalhes a respeito da variabilidade fenotípica da DMB, ver texto.

avançados, em cerca de 5% dos pacientes a mutação não é identificada e, frente a quadro clínico típico, procede-se à biópsia muscular. Na rede pública brasileira, cerca de um terço dos pacientes ainda é submetido à biópsia muscular, já que os métodos habituais de diagnóstico molecular detectam apenas mutações por deleção (65% dos casos) ou por duplicação (6% a 7%).

A biópsia muscular deve ser efetuada em centro especializado, visto que a microscopia óptica mostra apenas padrão distrófico, inespecífico do tipo de distrofia muscular, cuja intensidade varia de acordo com o tempo de evolução clínica do paciente: as fibras mostram desorganização, variabilidade acentuada de diâmetro, aspectos de necrose, fagocitose e regeneração, além de proliferação peri/endomisial de tecido conetivo e substituição por tecido adiposo (Figura 27.25). Em pacientes com DMB os aspectos são variáveis, em geral menos intensos. Em vista do quadro histopatológico inespecífico, torna-se imprescindível a análise imuno-histoquímica (qualitativa) e western blot (quantitativa) da distrofina: a proteína está ausente em casos de DMD e deficiente em quantidade e qualidade em casos de DMB.

Apesar de DMD e DMB serem distrofias com alto índice de mutações *de novo*, para fins de aconselhamento genético é fundamental, mesmo em casos isolados, a identificação de mães, assim como tias maternas e irmãs do paciente portadoras da mutação. Hipertrofia de panturrilhas, sinais leves de miopatia, nível de CK alterado e eventual comprometimento cardíaco podem ocorrer em mulheres portadoras. No aconselhamento genético, deve ser levada em conta a possibilidade de mosaicismo germinativo.[379]

Tratamento

O tratamento paliativo das distrofinopatias melhorou acentuadamente nas duas últimas décadas, o que se reflete em aumento da sobrevida, sobretudo devido à adoção sistemática de corticoterapia, de métodos ventilatórios eficientes, tais como pressão positiva intermitente não invasiva noturna, e de abordagem precoce da miocardiopatia, bem antes que se torne sintomática. Apesar disso, o tratamento multidisciplinar está distante da uniformização que seria ideal para melhorar a qualidade de vida (QV) dos pacientes e familiares, bem como para facilitar a pesquisa do mecanismo de degeneração da fibra muscular e o encontro de terapêuticas eficazes. Até por volta de 1990, o paciente com DMD sofria perda progressiva das funções motoras que levava à incapacidade para a marcha no final da primeira década de vida e ao óbito por insuficiência respiratória ou cardíaca ao longo da segunda década ou logo após. Na atualidade, a maioria dos pacientes tratados de maneira adequada sobrevive na terceira ou quarta década de vida, sendo imperioso o preparo de equipes multidisciplinares de saúde para lidarem com a transição do paciente com DMD da adolescência à idade adulta e nela se manter com QV.

Foi justamente a heterogeneidade do tratamento paliativo que levou pesquisadores dos maiores centros de estudo das doenças neuromusculares, em especial norte-americanos e europeus, a elaborar um consenso de cuidados paliativos que denominaram *DMD Care Considerations Working Group*.[353,354]

A corticoterapia para o tratamento de pacientes com DMD é adotada desde a década de 1980, embora ainda não esteja totalmente esclarecido o mecanismo de ação pelo qual ocorre o prolongamento do tempo de manutenção da marcha.[380-389] Segundo Goemans & Buyse,[390] trata-se de uma provável combinação de ação anti-inflamatória e imunossupressora e de interação com a expressão de genes envolvidos em síntese proteica, metabolismo do Ca^{+2} e autofagia. Determinados polimorfismos genéticos podem determinar melhor ou pior resposta ao tratamento.

Em pacientes com DMD, a corticoterapia deve ser iniciada entre 4 e 7 anos de idade, dependendo da estabilidade ou do ritmo de progressão em cada paciente, sendo, em geral, mantida após a perda da marcha para

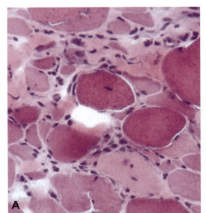
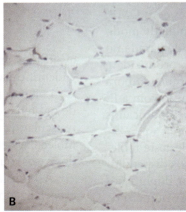
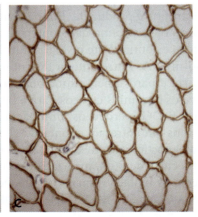

Figura 27.25 Aspectos histológicos na Distrofia muscular de Duchenne. (A) Aspecto muscular distrófico, caracterizado pela presença de necrose de fibras musculares, fibras hipercontraídas, infiltração conjuntivo/gordurosa endomisial e intensa variação no tamanho das fibras (hematoxilina & eosina). (B) Ausência de imunomarcação para a proteína distrofina pela técnica de imunoperoxidase, em comparação com a marcação normal em uma biópsia de indivíduo sem distrofia muscular (C).

Doenças Neuromusculares

prevenir e reduzir cifoescoliose, insuficiência respiratória e, eventualmente, cardiopatia. Em pacientes com DMB, a corticoterapia pode ser iniciada nos casos em que é evidenciado um curso clínico rápido.

Os esquemas de corticoterapia utilizados são os seguintes:

1. Prednisona/prednisolona (0,75 mg/kg/d), por via oral (VO), uso contínuo; ou
2. Prednisona/prednisolona, VO, uso intermitente: 0,75 mg/kg/d, alternando 10 dias sim, 10 dias não; ou
3. Deflazacort: 0,9 mg/kg/d, VO, uso contínuo.

Os efeitos colaterais mais comuns são ganho de peso, retardo de crescimento e osteoporose, devendo ser avaliados em conjunto com endocrinologista, principalmente quanto ao manejo adequado da osteoporose.[391]

Dependendo da intensidade dos efeitos colaterais, é efetuada redução de 25-33% da dose; decorrido um mês, se necessário, redução de mais 25% ou, em casos de esquema contínuo, recomenda-se passar para o esquema descontinuado (10 dias sim/10 não ou 10 dias sim/20 não).

Recentemente, o fármaco idebenona, que age como transportador de elétrons na cadeia oxidativa mitocondrial, portanto, aumentando de modo indireto a disponibilidade de ATP, foi testado durante um ano, em estudo de fase III, multicêntrico, de pacientes com DMD de 10 a 18 anos de idade, que não mais estavam ou nunca tinham estado em corticoterapia. Houve desaceleração da perda de função respiratória, sugerindo que a idebenona possa ser uma opção terapêutica em pacientes que não toleram os efeitos colaterais da corticoterapia. Aguarda-se a liberação da droga para comercialização nos EUA e na Europa.[392]

Perspectivas terapêuticas

As alternativas de tratamento efetivo em pacientes com DMD vêm se ampliando após diversos anos de incontáveis pesquisas com modelos animais, culturas de tecidos e estudos clínicos fase I e II que visaram principalmente substituir/corrigir do defeito do gene e proteína envolvida ou limitar a progressão do processo distrófico por meio da prevenção de necrose e fibrose muscular, além de incrementar a regeneração muscular.[1,355,379,393-405]

No momento atual, apesar do sucesso dos estudos pré-clínicos, a translação para pacientes com DMD, além de exigir cautela, tem gerado poucos frutos. Isso se deve em parte à ausência de metodologia uniforme para avaliar os resultados tanto em relação à eventual melhora funcional do paciente quanto em relação à

identificação de distrofina funcional na biópsia muscular. A função motora do paciente pode ser avaliada por diferentes métodos, entre os quais a medida da distância percorrida pelo paciente em seis minutos e testes de função pulmonar. Já a repetição da biópsia muscular para quantificar a distrofina é um método limitado a músculos específicos e a períodos específicos da evolução, além de ser invasivo e não desejável em crianças.[406] Porém, com base na conhecida relação direta entre a quantidade de distrofina e a melhora do prognóstico, é fato que a quantificação da distrofina seria essencial para avaliar os resultados de eventuais tratamentos efetivos tanto de terapia gênica quanto de modificação da mutação por meio de *skipping* de éxons ou da leitura do código genético pela supressão de um sinal de parada precoce (*stop codon*).[1,400,407]

Recentemente, foi referida a possibilidade de dosar no soro de pacientes determinados micro-RNAs, conhecidos como distrômeros que, quando diminuídos, funcionariam como marcadores de um quadro mais grave de DMD, ao passo que quando aumentados indicariam melhor prognóstico.[408]

Éxon *skipping*, supressão de mutação *nonsense*, regulação da proteína homóloga utrofina, terapia gênica e terapia celular, são as modalidades de tratamento que atuam na substituição ou correção do defeito do gene e proteína envolvida. Entre essas alternativas, o uso de oligonucleotídeos antisense (ONA) é o único com possibilidade de aplicação a médio e curto prazo. Os ONA são sintetizados para se ligar de modo complementar a uma sequência específica do pré-mRNA de um ou mais éxons próximos à mutação. Assim, modifica-se o *splicing* e a leitura do código genético "salta" esses éxons, transformando uma mutação fora de fase da DMD numa mutação em fase, tal como a da DMB, que permite a produção de distrofina que, embora truncada, será parcialmente funcional. Em pacientes com DMD, 60-80% das mutações são suscetíveis ao processo, a maioria por skipping do éxon 51, 45 e 53. Os ONA com ação no éxon 51, já incluídos em estudos fase 3 e fase 2b em ampliação, são drisapersen e eteplirsen, respectivamente.[409,410] Em 2014, Voit *et al* publicaram os resultados do primeiro estudo fase 3, randomizado, duplo cego, controlado, no qual 186 meninos receberam ONA ou placebo, por via subcutânea, por 48 semanas. Apesar de não ter ocorrido melhora motora significativa, os laboratórios responsáveis cogitam repetir o estudo clínico com um novo desenho.[410]

O ONA eteplirsen, oligômero do diamidato de fósforo, do subtipo morfolino (via EV), foi administrado por 120 semanas a oito pacientes e quatro controles; porém, apesar de aparente melhora funcional, não foi

Capítulo 27

1083

Tratado de Neurologia Infantil

de início liberado pela FDA, estando em andamento novas tentativas.[409] Recentemente, os autores publicaram o resultado da fase de extensão de 12 pacientes, até completar três anos de tratamento, e concluíram que, em relação à evolução natural da DMD, os pacientes tratados mantiveram a marcha por um tempo mais longo.[411]

Para 15% dos pacientes com DMD que têm mutação *nonsense*, está sendo comercializado o fármaco Ataluren (PTC 124). Trata-se de um preparado administrado por via oral que permite a leitura do código genético por meio de um *stop* codon prematuro (sinal de parada) no mRNA. Bushby *et al.*,[412] em 2014, realizaram um estudo de fase 2b, randomizado, duplo cego, placebo-controlado para avaliar a eficácia e a segurança de duas diferentes doses de ataluren em pacientes com aquele tipo de mutação. Após 48 semanas o teste funcional que mede a distância percorrida em seis minutos mostrou diferença de 30 metros, em média, na comparação entre os pacientes que receberam o ataluren e aqueles que receberam o placebo. Essa lentificação da taxa de declínio da habilidade para marcha fez com que o fármaco recebesse liberação temporária para uso em pacientes com DMD que ainda mantêm a marcha, na União Europeia (EU).[413] O fármaco aguarda liberação para uso nos EUA.

Distrofia fácio-escápulo-umeral

A distrofia fácio-escápulo-umeral é uma miopatia de herança autossômica dominante com prevalência aproximada de 1:15 mil a 1:20 mil, ampla variabilidade intrafamilial e cerca de 30% de mutações de novo.[414]

A alteração molecular ocorre no *locus* 4q35 e consiste na diminuição de uma repetição, que existe no indivíduo sadio, de microssatélites de D4Z4 em sequência (3,3 kb). Quanto maior o fragmento deletado, mais grave é o comprometimento. Indivíduos sadios possuem pelo menos 11 repetições, às quais corresponde um fragmento de DNA > 38 kb, enquanto os afetados têm entre uma e 10 repetições e fragmentos residuais de DNA de 10 a 38 kb. A diminuição da repetição D4Z4 somente é patogênica quando ocorre em combinação com uma determinada variante de DNA, localizada distalmente à repetição, denominada variante alélica A. A perda das repetições implica em diminuição da metilação e afrouxamento da estrutura da cromatina, permitindo a expressão do gene *DUX4*, em geral reprimido, cujos transcritos permanecem estáveis somente na presença da variante A. O mecanismo pelo qual o transcrito DUX4, que é um fator de transcrição, é tóxico para as células musculares é comple-

xo. Em resumo, induz apoptose e ativa a expressão de numerosos genes envolvidos em degeneração e atrofia muscular.[415,416]

O fenótipo fácio-escápulo-umeral também pode ser causado por mutações no gene *SMCHD1* (18p), devendo ser lembrada essa remota possibilidade diante de quadro clínico sugestivo da forma clássica com teste molecular negativo.[415,416]

Na maioria dos casos, que constituem a forma clássica, o início ocorre no final da primeira década de vida e ao longo da adolescência, manifestando-se, como o nome indica, por comprometimento da musculatura facial, escapular e umeral, com preservação relativa do músculo deltoide (Figura 27.26). O comprometimento da cintura pélvica é tardio, assim como o dos músculos dorsiflexores do pé. Ao contrário do que ocorre em pacientes com outras distrofias musculares, o déficit de força pode ser assimétrico. Insuficiência respiratória é rara, assim como comprometimento cardíaco.

A correlação genofenotípica baseia-se no dado de que pacientes com as maiores deleções da repetição D4Z4 (fragmento residual de 10–20 kb) são mais suscetíveis a apresentar incapacidade marcante (uso de cadeira de rodas, insuficiência respiratória) e precoce ao longo da evolução. Esses pacientes também mostram maior propensão a manifestar outros comprometimentos além do muscular, tais como retinopatia e déficit auditivo. Alterações vasculares da retina, do tipo retinopatia exsudativa (doença de Coats), ocorrem em 25% dos pacientes, mas apenas uma minoria apresenta sintomas visuais. As alterações podem ser progressivas e, em parte, podem ser tratadas, de modo que o exame oftalmológico deve ser repetido periodicamente. A prevalência de alterações audiométricas é muito baixa, calculando-se que cerca de 15% dos pacientes, provavelmente aqueles com as maiores deleções, as apresentam. Por isso, nesses pacientes, que costumam ser crianças, recomenda-se teste audiométrico, preventivo de alterações da linguagem e da aprendizagem, que deve ser repetido periodicamente até a idade escolar, pois o déficit auditivo pode se manifestar mais tarde.[414]

Em pacientes com extensas deleções e início precoce, além da maior gravidade e maior probabilidade de comprometimentos outros, além do muscular, já foi descrita epilepsia e deficiência intelectual.[417]

O diagnóstico é sugerido pela herança autossômica dominante e pelo quadro clínico de acometimento muscular peculiar, sendo confirmado por meio de teste molecular, de realização relativamente fácil, o que dispensa outros exames invasivos. Frente a um

1084   Seção 3 ■ Doenças e Síndromes Neurológicas

Doenças Neuromusculares

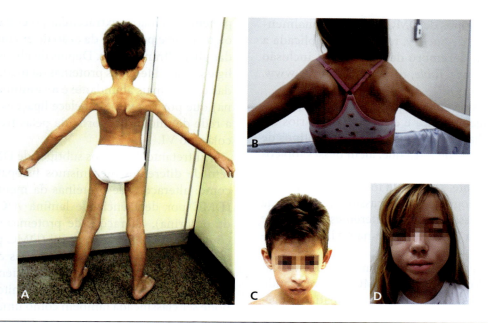

Figura 27.26 Caracterização fenotípica da distrofia fácio-escápulo-umeral: escápula alada (A e B) e traços fisionômicos pobres (C e D). Observar a relativa preservação dos músculos deltoides e menor comprometimento da cintura pélvica.

fenótipo característico, o achado de contração D4Z4 mostra altíssima sensibilidade e especificidade, dispensando investigação da presença da variante alélica A.[414] Quando as manifestações clínicas são atípicas, o teste genético pode incluir a pesquisa da variante alélica A ou de mutações no gene *SMCHD1*, que, porém, somente é realizada em situações de pesquisa.

Em alguns pacientes, a fixação cirúrgica da escápula pode ser benéfica a fim de melhorar abdução e flexão dos braços, bem como reduzir a dor nos ombros.

Distrofias musculares congênitas

As DMC são um grupo de doenças altamente heterogêneas, tanto clínica como geneticamente. Do ponto de vista clínico, manifestam-se ao nascimento ou no primeiro ano de vida, caracterizadas por hipotonia e fraqueza muscular congênita, retardo do desenvolvimento motor, atrofia muscular e, ao longo do tempo, retrações fibrotendíneas e deformidades esqueléticas. Histopatologicamente obedecem ao um padrão distrófico inespecífico comum a todas as formas de distrofia muscular, caracterizado por variabilidade do calibre das fibras musculares; presença de fibras atróficas; proliferação de tecido fibroso endo/perimisial e de tecido adiposo, e degeneração, bem como alguma regeneração das fibras musculares.

A maioria das DMC mostra padrão de herança autossômica recessiva, porém já foram identificados subtipos com herança autossômica dominante.

Há poucos estudos de incidência e prevalência: entre os mais recentes, um estudo epidemiológico em população sueca[418] referiu prevalência de $6,3 \times 10^5$; outro, em população inglesa,[419] $0,76 \times 10^5$ e, finalmente, um estudo recente em população italiana[420] encontrou $0,563$ per 10^5. Segundo Kang *et al.*,[421] esses dados sugerem que, ao menos em populações europeias, a prevalência deve situar-se em cerca de 1:100 mil e que os avanços recentes e contínuos no campo da genética molecular das DMC favorecerão a obtenção de dados mais precisos quanto à incidência e prevalência, sendo que em relação a alguns dos subtipos, ocorre nítida influência regional.[422] Por exemplo, no Japão e na Coreia, a mutação ancestral fundadora do gene da fukutina está associada à DMC tipo Fukuyama. Em judeus Ashkenazi é suposta uma mutação fundadora para explicar o maior encontro de síndrome de Walker-Warburg e na população turca encontra-se com maior frequência o haplótipo A200P no gene *POMT1*.[421]

Embora as DMC sejam reconhecidas desde o início do século passado, até meados da década de 1990, sua classificação era baseada nos diferentes aspectos clínicos, tais como maior ou menor gravidade e presença ou ausência de comprometimento associado do SNC. Em 1994, a identificação genética da DMC com déficit de merosina (laminina α-2), identificada pela falta ou diminuição de merosina na matriz extracelular, inaugurou a caracterização molecular dos diferentes subtipos de DMC, revisada anualmente pela *World Muscle Society*, tendo sido publicada a última versão em dezembro de 2015 com a inclusão de 42 subtipos (*Gene Table*, disponível online: www. musclegenetable.org).[351]

Duas revisões recentes, a primeira de 2014, a respeito da abordagem clínica e exames subsidiários essenciais para o diagnóstico dos principais subtipos de DMC[422] e a segunda, de 2015 que, além desses tópicos enfatiza os cuidados multidisciplinares a serem dispensados ao paciente, são leitura indispensável à atualização dos neurologistas sobre o assunto.[421] A Tabela 27.17 resume a classificação dos diferentes subtipos de DMC com base na *Gene Table*[351] e na revisão de Bönnemann e col.[422]

Bönnemann *et al.*[422] consideram que a identificação molecular dos subtipos de DMC vem revelando que existe sobreposição entre DMC, miopatias congênitas e distrofia de cinturas. No primeiro caso, particularmente em relação às mutações dos genes *RYR1* e *SEPN2*; no segundo caso, sobretudo em relação às mutações de parte dos genes das α-distroglicanopatias e, menos frequentemente, em relação ao gene *LAMA2*. A complexidade clínica e genética das DMC origina diferentes esquemas classificatórios; inicialmente foram utilizadas letras do alfabeto para classificar os subtipos musculares, o que não prosseguiu devido à rapidez dos avanços moleculares. Por exemplo, a DMC merosina-negativa, causada por mutação do gene *LAMA2*, primeiro subtipo molecular a ser identificado, é também referida como DMC1A.

Etiologia e patogênese

As formas mais frequentes de DMC decorrem de alterações funcionais do CDG do sarcolema e da matriz extracelular: DMC por deficiência de merosina (DMC1A); DMC colágeno-relacionadas, tipo Ullrich e Bethlem, por deficiência das diferentes subunidades do colágeno VI, e as DMC que são α-distroglicanopatias (α-DGpatias), causadas por deficiência de diferentes glicosiltransferases, enzimas que adicionam açúcares à α-DG.

O déficit de qualquer uma dessas proteínas altera a estabilidade mecânica do sarcolema da fibra muscular que, conforme já descrito, é determinada por uma cadeia de ligações que vão desde a unidade contrátil da fibra muscular até a lâmina basal e matriz extracelular (Figura 27.23). O primeiro elo dessa cadeia é a proteína distrofina, que se liga à F-actina e à β-DG, proteína transmembrana que, por sua vez, liga-se à α-DG que se encontra justaposta ao lado externo do sarcolema. A α-DG, para proceder às suas ligações com os componentes da matriz extracelular precisa ser glicosilada, o que ocorre por meio da ação de enzimas denominadas glicosiltransferases. Depois de glicosilada, a α-DG liga-se com diferentes proteínas da matriz extracelular, das quais a mais abundante é a laminina α-2 (merosina) que por sua vez estabelece ligações indiretas com a rede de miofibrilas formada pelas três unidades do colágeno VI.

Entretanto, há outros subtipos de DMC que decorrem de diferentes mecanismos fisiopatogênicos, tais como: alterações de proteínas da membrana nuclear (DMC por deficiência de lamina A/C e deficiência de nesprina), alterações de proteínas integrantes do complexo da unidade contrátil (DMC por deficiência de telotonina); alterações de enzimas citoplasmáticas (DMC tipo espinha rígida por deficiência de selenoproteína), e DMC com alterações mitocondriais que pode ser classificada também como uma miopatia metabólica.[422]

Com exceção da DMC com déficit de merosina, das DMC por deficiência de colágeno e de algumas α--DGpatias, os demais subtipos são bastante raros.

No estudo epidemiológico recente em população italiana,[420] os subtipos mais frequentes de DMC foram: α-DGpatias (40,18%), DMC merosina-negativa (24,11%) e DMC por deficiência de colágeno VI (20,24%). Os subtipos devidos a mutações do gene da selenoproteína N1 e lamina A/C foram menos referidos (6,25% e 5,95%, respectivamente). No Japão, a DMC Fukuyama, associada à mutação ancestral da população japonesa, por inserção-retrotransposição no gene da glicosiltransferase fukutina, é a mais prevalente, seguida pela DMC por deficiência de colágeno VI, sendo rara a DMC merosina-negativa. Nos centros mais avançados de pesquisa em doenças neuromusculares do mundo, na Europa e nos EUA, é difícil precisar qual é o subtipo de DMC mais prevalente, se α-DGpatias, DMC merosina-negativa ou DMC por deficiência de colágeno VI, visto que a pesquisa específica de um determinado subtipo de DMC pode influenciar a procura por um ou outro centro. No Brasil, nos grandes centros de estudo das doenças neuromusculares, devido à precariedade de acesso ao diagnóstico molecular, a DMC merosina-negativa, fenotipicamente característica, cuja confirmação diagnóstica prescinde do teste molecular, é o subtipo mais encontrado de DMC, seguido pela DMC por deficiência de colágeno VI. Os principais aspectos do quadro clínico e exames subsidiários nos pacientes com os subtipos mais frequentesde DMC serão apresentados a seguir.[422-424]

Doenças Neuromusculares

Tabela 27.17 Resumo da classificação dos subtipos de DMC.[351,422]

Subtipo de DMC	Gene	*Locus*	Proteína
DMC merosina-negativa ou DMC1A	LAMA2	6q22-q23	Laminina alfa 2
Colagenopatias: Ullrich, Bethlem e formas intermediárias	COL6A1	21q22.3	Subunidade alfa1 colágeno VI
	COL6A2	21q22.3	Subunidade alfa2 colágeno VI
	COL6A3	2q37	Subunidade alfa3 colágeno VI
DMC espinha rígida	SEPN1	1p36.13	Selenoproteína N1
	FHL1	Xq26.3	Proteína 1 do domínio LIM quatro e meio
DMC com deficiência de lamina A/C ou L/DMC	LMNA	1q.22	Lamina A/C
Alfa-distroglicanopatias			
DMC Fukuyama	FKTN	9q31-q33	Fukutina
DMC muscle-eye-brain (MEB)	POMGNT1	1p34.1	Proteína O-manosebeta1,
	FKRP	19q13.32	2-N-acetilglucosaminil transferase
	POMT2	14q24.3	Proteína fukutina-relacionada
	GMPPB	3p21.31	Proteína O-manosiltransferase2 GDP-manose pirofosforilase B
Síndrome de Walker-Warburg (SWW)	POMT1	9q34	Proteína O-manosil transferase1
	POMT2	14q24.3	Proteína-O-manosil transferase2
	FKRP	19q13.32	Proteína fukutina-relacionada
	FKTN	9q31-q33	Fukutina
	ISPD	7p21.2	Proteína contendo domínio de síntese de isoprenoides
	POMGNT2	3p22.1	
	B3GNT1	11q13.2	Proteína O-manose N-acetilglucosaminiltransferase2 Uridina 5′-difosfato-N-acetilglucosamina: betaGal beta-1,3-N-acetilglucosaminil transferase 1
DMC 1C	FKRP	19q13.32	Proteína fukutina-relacionada
DMC 1D	LARGE	22q12.3-q13.1	Glicosiltransferase- "like"
SWW/MEB	B3GALNT2	1q42.3	Beta-1,3-N-acetilgalactosaminil transferase2
DMC com lisencefalia *cobblestone*, tipo A10	TMEM5	12q14.2	Proteína transmembrana5
DMC com hipoglicosilação da α-DG tipo A12	POMK	8p11.21	Proteína-O-manosequinase
DMC ligada ao sexo com hipoglicosilação da α-DG	ALG13	Xq23	Uridina 5′-difosfato-N-acetilglucosamina
DMC com distúrbio congênito da glicosilação	DPM1	20q13.13	Subunidade catalítica da dolicol-fosfato manosiltransferase1
DMC com distúrbio congênito da glicosilação	DPM2	9q34.13	Subunidade reguladora da dolicol-fosfato manosiltransferase polipeptídica 2
DMC com distúrbio congênito da glicosilação	DPM3		Dolicol-fosfato manosiltransferase3
Outras formas de DMC			
DMC com deficiência de integrina α-7	ITGA7	12q13	Integrina α-7
DMC com anormalidades estruturais mitocondriais	CHKB	22q13	Colina quinase beta
DMC com polegares aduzidos	SYNE1	6q25.1-q25.2	Nesprina
DMC com déficit parcial de merosina		1q4.2	
DMC com hiperextensibilidade	?		?
DMC com lipodistrofia congênita generalizada 4	PTRF		Cavina-1
DMC com esteatose hepática e catarata de início na infância	TRAPPC11	4q35.1	Partícula 11 do complexo TRAPP (tráfego de vesículas)
DMC merosina-positiva		4p16.3	

Capítulo 27

DMC merosina-deficiente (DMC-1A)

A laminina α-2 (merosina) é codificada pelo gene *LAMA2* em 6q22-23, cujas mutações podem originar ausência total ou deficiência parcial de merosina. Os pacientes com ausência total da proteína apresentam um fenótipo muito grave e característico (Figura 27.27 A e B) que inclui:

- Intensa hipotonia e fraqueza muscular neonatal;
- Atraso das aquisições motoras (sentar sem apoio é a habilidade máxima);
- Atrofia muscular, contraturas e deformidades esqueléticas. A escoliose é de rápido aparecimento nos primeiros anos de vida, contribuindo para o aparecimento de insuficiência respiratória restritiva devido à fraqueza da musculatura intercostal;
- Paresia facial bilateral e face dismórfica com palato ogival são aspectos característicos;
- Nível de CK grande ou moderadamente aumentado, ao menos nos primeiros anos de vida;
- Neuroimagem evidenciando alteração difusa da substância branca cerebral (Figura 27.C).

Ocasionalmente, há artrogripose, bem como dificuldade de sucção e respiração ao nascimento. Não há déficit cognitivo, embora uma parte dos pacientes manifeste inteligência limítrofe. Entre 25% e 30% dos pacientes apresentam crises epilépticas de fácil controle. A alteração difusa da substância branca cerebral, persistente ao longo da vida, é atribuída à deficiência da laminina α-2 (merosina) na membrana basal dos vasos cerebrais. Parte dos pacientes apresenta displasia cortical, predominantemente de localização occipital.

O quadro clínico dos pacientes com déficit parcial de merosina pode ser tão grave como naqueles com déficit total, ou menos grave, com início ao longo da infância, e permitindo a aquisição de marcha independente. Nesse caso, trata-se de um fenótipo tipo distrofia de cinturas, em geral por mutações *missense* da laminina α-2 (merosina), enquanto na forma congênita as mutações levam à perda de função da proteína. Na análise imuno-histoquímica, a quantidade de merosina pode ser um fator prognóstico

A anormalidade da substância branca é também observada nos pacientes com déficit parcial, podendo faltar em pacientes com início tardio das manifestações, quando adultos. Excepcionalmente, o fenótipo mais benigno pode ocorrer mesmo em casos com déficit total de merosina, sendo também possível variabilidade intrafamilial.

Parte dos pacientes apresenta polineuropatia desmielinizante, que se deve à expressão alterada de laminina no endoneuro dos nervos periféricos. Também é possível o encontro de miocardiopatia ventricular esquerda, motivo pelo qual os pacientes devem ser submetidos a acompanhamento cardiológico ao longo da vida.

A biópsia muscular mostra o aspecto distrófico característico das distrofias musculares, marcadamente acentuado nos pacientes com déficit total de merosina, e o estudo imuno-histoquímico da merosina é efetuado com facilidade, utilizando anticorpos comerciais

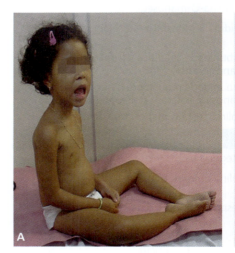
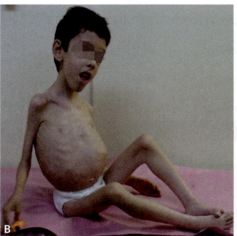
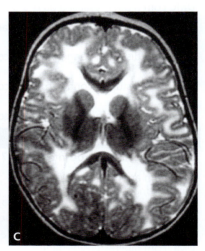

Figura 27.27 Aspectos clínicos de dois pacientes com distrofia muscular congênita merosina-negativa: dismorfismo facial e habilidade motora máxima de sentar sem apoio (A e B); quadro progressivo de acentuada atrofia muscular, contraturas e deformidade torácica (B). Todos os pacientes apresentam alteração difusa da substância branca cerebral (IRM ponderada em T2) (C).

que identificam diferentes fragmentos da merosina (80 e 300 kDa).

As mutações no gene *LAMA2* são muito variáveis e sua pesquisa trabalhosa. Correlações entre o tipo de mutação, a gravidade do quadro clínico e a quantidade de merosina na lâmina basal já foram estabelecidas.[422] Entretanto, na forma grave com déficit total, o fenótipo clássico e a especificidade dos exames complementares dispensam o teste molecular na prática clínica. Nos casos com déficit parcial de merosina e fenótipo menos grave ou de início mais tardio, visto que a alteração difusa da substância branca também está presente, o principal diagnóstico diferencial é com α-DGpatias do tipo cinturas, e para a confirmação do diagnóstico, deve-se dispor de estudo molecular.

O diagnóstico pré-natal é possível quando requerido por pais que já têm um filho afetado. Embora trabalhoso, pode ser efetuado por meio de análise imuno-histoquímica da merosina nas vilosidades coriônicas, determinação da haplotipagem, por meio da extração do DNA do líquido amniótico fetal e comparação com o DNA extraído de familiares, ou por pesquisa de mutação já identificada em outros afetados da família, sendo recomendada a combinação destes métodos.[425] Na atualidade, em países que dispõem de testes moleculares, eles são efetuados em DNA de líquido amniótico, não sendo mais empregada a análise imuno-histoquímica da merosina nas vilosidades coriônicas.[426]

DMC associada a mutações do colágeno VI: fenótipos Ullrich e Bethlem

O colágeno VI forma uma rede de sustentação que fixa a matriz extracelular na lâmina basal. Também organiza os componentes de ambas, além de ter funções na adesão, proliferação, migração e sobrevida da fibra muscular.[368]

As mutações nas subunidades dos genes do colágeno VI, α1, α2 e α3 (21q22 e 2q37) originam DMC com amplo espectro de gravidade, composto por formas mais graves ou DMC tipo Ullrich, formas mais leves, ou miopatia de Bethlem, e formas intermediárias, dependendo do modo como os diferentes tipos de mutações, dominantes ou recessivas, interferem na estrutura supramolecular do colágeno VI e na organização das miofibrilas que o compõem. Ambas as formas podem apresentar herança autossômica dominante ou recessiva, embora a última seja mais rara em casos de Bethlem.

DMC do tipo Ullrich

Também chamada forma hipotônica-esclerótica, é a primeira ou segunda forma de DMC mais frequente na maioria das casuísticas. Caracteriza-se por hiperextensibilidade das articulações distais e predomínio proximal das contraturas (cotovelos, joelhos e quadril). Raramente, a criança apresenta pés cavos ao nascimento. Outros achados incluem calcanhar saliente, hiperidrose, cifoescoliose, dismorfismo facial e alterações cutâneas características, do tipo formação de queloides ou cicatrizes atróficas, estrias, pele de consistência aveludada nas palmas e solas, porém hiperqueratose folicular e aspecto micropapular nas demais regiões.[422] Com muita frequência, porém não como regra, pacientes com fenótipo Ullrich não adquirem a marcha e desenvolvem escoliose ao longo dos primeiros anos de vida (Figura 27.28 A, B, C). A insuficiência respiratória restritiva, que quase todos os pacientes manifestam, é peculiar devido ao comprometimento desproporcional do diafragma e hipoventilação predominantemente no período noturno.[422] Por volta dos 6 anos de idade, é comum observar redução da capacidade vital forçada a valores abaixo de 80% do predito.[421] O nível de CK é variável, em geral moderadamente elevado, ocasionalmente normal.

A imagem por ressonância magnética (IRM) muscular mostra padrão sugestivo, caracterizado por infiltração gordurosa difusa nos músculos das coxas, com relativa preservação do sartório, gracilis e adutores longos. A infiltração gordurosa adquire o aspecto de um anel de hipodensidade na periferia dos músculos, em particular nos músculos vastos, os mais afetados, e outro achado frequente é peculiar do músculo reto femoral, que apresenta uma área central de sinal anormal dentro do músculo.[427]

A biópsia muscular, além do padrão distrófico inespecífico, costuma mostrar deficiência total ou parcial da expressão do colágeno VI no tecido muscular. Contudo, expressão normal é possível. Redução ou ausência de colágeno VI em cultura de fibroblastos de pacientes com os fenótipos mais graves pode ser um indicador do prognóstico. Defeitos mitocondriais participam da etiopatogenia das deficiências do colágeno VI: à microscopia eletrônica (ME), as mitocôndrias mostram-se inchadas, com matriz hipodensa, cristas desorganizadas, inclusões paracristalinas e alterações apoptóticas, estando o retículo sarcoplasmático dilatado.[428]

DMC tipo Bethlem

A DMC tipo Bethlem mostra quadro clínico mais benigno, de início na primeira década, com contraturas em semiflexão dos dedos (Figura 27.28 D), padrão respiratório variável, porém distinto daquele da DMC tipo Ullrich, com menor comprometimento da capacidade vital forçada. é mais raro ocorrer hipotonia congênita inespecífica com hiperextensibilidade articular,

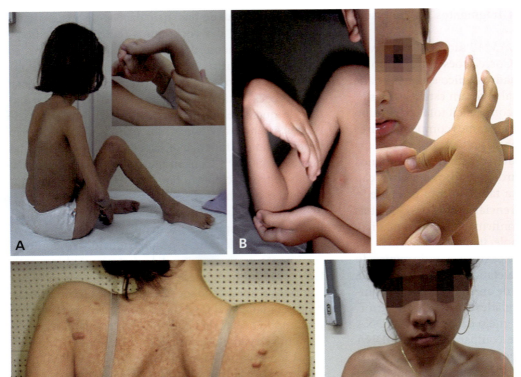

Figura 27.28 Aspectos fenotípicos de colagenopatias (colágeno VI). (A) Fenótipo Ullrich com curso progressivo. (B) hiperextensibilidade distal. (C) Tendência à formação de queloides e hiperqueratose folicular. (D) Fenótipo Bethlem com contraturas em semiflexão dos dedos.

eventualmente luxação congênita do quadril, torcicolo e invalidez progressiva. A biópsia muscular mostra padrão distrófico ou inespecífico, motivo pelo qual também é usado o termo miopatia de Bethlem. A análise imuno-histoquímica pode ser normal.

O conceito de espectro clínico de gravidade Ullrich/Bethlem levou a diversos estudos de correlação genofenotípica que procuram reconhecer quais tipos de mutações associam-se aos fenótipos mais graves e aos fenótipos transacionais. Nesses estudos,[422,429,430] a repercussão da mutação na organização microestrutural do colágeno é analisada por meio de cultura de fibroblastos da pele, sendo enfatizado que mutações que envolvem o motivo Glicina-X-Y na extremidade N-terminal do domínio triplo helicoidal do colágeno VI associam-se a maior gravidade e ao espectro transicional. De um modo geral, em pacientes com fenótipos mais graves as mutações são predominantemente *de novo* com efeito dominante negativo ou recessivas do tipo *nonsense*, que impedem qualquer adesão das três cadeias. As mutações associadas a fenótipos mais leves são predominantemente de efeito dominante, pouco interferindo na microestrutura do colágeno. Uma vez que 60% a 80% dos casos de DMC tipo Ullrich são dependentes de mutações dominantes de efeito negativo, a abordagem antisense alelo-específica pode ser promissora: utilizar oligonucleotídeos antisense com o propósito de inibir transcritos mutantes que exercem efeitos dominantes negativos e hiper-regular mecanismos que degradam mRNAs aberrantes.[431]

Variabilidade intrafamilial quanto à gravidade da progressão e em membros de diferentes gerações pode ser explicada pela ocorrência de mecanismos epigenéticos, genes modificadores e "escapes" no sítio do *splicing*, além de mosaicismo parental para a mutação dominante. Este resulta em diferentes proporções de colágeno VI mutante e normal no progenitor e no filho afetado, com penetrância completa da mutação.[432] Esse fenômeno imita o da antecipação genética, descrito em outras doenças neuromusculares, em especial na distrofia miotônica, segundo o qual a gravidade do fenótipo aumenta em gerações subsequentes. A possibilidade de mosaicismo parental deve ser lembrada no aconselhamento genético de famílias em que a ocorrência de dois ou mais filhos afetados poderia erroneamente sugerir herança autossômica recessiva.[432] Também já foi encontrado mosaicismo para uma mutação *de novo* em um paciente.[432]

DMC por mutações do colágeno XII

Recentemente, o gene do colágeno XII também foi envolvido na gênese do fenótipo Bethlem da DMC.[433] Em duas famílias foram identificadas mutações de efeito dominante negativo em cinco pacientes com início do quadro desde o nascimento até a adolescência, fraqueza muscular de leve a moderada, de predomínio proximal e cervical, hiperextensibilidade de predomínio distal nem sempre presente, alterações cutâneas, contraturas musculares e, com frequência, melhora dos sintomas ao longo da evolução. O nível de CK variou de normal a moderadamente elevado, e a biópsia muscular mostrou, tal como nos casos de DMC tipo Bethlem, aspectos distróficos leves ou inespecíficos. Porém, ainda há um bom número de pacientes com fenótipo Bethlem que não apresentam mutações em genes conhecidos.[433] A maior ou menor gravidade do fenótipo está associada ao tipo de mutação, e recentemente, verificou-se que as mutações do gene do colágeno XII causam sobreposição de achados entre o comprometimento miopático e a síndrome de Ehlers-Danlos.[434]

O fenótipo Ullrich/Bethlem também pode existir na ausência de mutações nos genes do colágeno VI ou XII, como é o caso de uma forma de DMC tipo Ullrich em população franco-canadense que foi associada ao *locus* 3p23-21, sendo a proteína ainda desconhecida.[435]

Distrofias musculares congênitas causadas por defeitos da glicosilação da α-DG

As conexões entre as células e a membrana basal são cruciais para uma variedade de eventos biológicos, tais como proliferação, migração, diferenciação e manutenção da integridade tecidual.[436] Distroglicana é um receptor altamente glicosilado da membrana basal que está envolvido na manutenção da integridade do músculo esquelético, bem como no desenvolvimento e função do SNC.[436] Como já foi mencionado, a O-glicosilação da α-DG, proteína imediatamente justaposta ao sarcolema, externa à fibra muscular, permite a sua ligação à laminina-α2 e a outros componentes da matriz extracelular.[437,438]

Em 2002, quando o mecanismo das DMC por defeitos de glicosilação da α-DG começou a ser esclarecido, apenas seis glicosiltransferases (enzimas requeridas para o amadurecimento da α-DG, para que se torne funcionalmente receptora[436]) tinham sido identificadas, e suas mutações foram encontradas em pacientes com DMC e grave comprometimento malformativo do SNC, em pacientes com uma forma de DMC grave que podia ou não ter deficiência intelectual associada (DMC1C) e em pacientes com síndrome de cinturas tipo 2I (Figura 27.29). Nos últimos 14 anos, o reconhecimento de novos genes, cujas mutações causam subtipos de DMC, permitiu identificar diversas glicosiltransferases e esclarecer o papel essencial da enzima LARGE na O-glicosilação da α-DG.[439]

A enzima LARGE é fundamental na ligação com a matriz extracelular, pois sintetiza uma repetição em cadeia de dissacarídeos ligados à O-manose de forma incomum: fosfato na posição 6, estrutura essencial à ligação entre a α-DG e a laminina. Recentemente, identificou-se outra glicosiltransferase, B4GAT1, essencial para a iniciação da repetição da cadeia de dissacárides promovida por LARGE.[440] Contudo, ainda não foram identificadas mutações patológicas da B4GAT1.

A expressão e a localização de cada glicosiltransferase são reguladas para sintetizar glicanas específicas para cada célula/tecido e para cada fase do desenvolvimento. A especificidade celular, tecidual e, portanto, funcional, ocorre via três estruturas centrais de O-manosil-glicanas, subdivididas em 23 subestruturas distintas. A biossíntese de O-manosil-glicanas é iniciada no retículo endoplasmático pelo complexo POMT1/POMT2 e, depois, pela POMGnT2 e outras glicosiltransferases que agem no aparelho de Golgi, onde as proteínas glicosiladas passam por maturação adicional (Figura 27.30).[441]

Uma vez que a α-DG funciona como receptora da matriz extracelular e que os polissacárides sintetizados por LARGE são as estruturas ligadoras com as proteínas da matriz extracelular, foi recentemente proposta a denominação de matriglicanas para designar as referidas estruturas dissacarídeas.[436]

As glicosiltransferases, que até o momento foram associadas a fenótipos de α-DGpatias são as seguintes: FKTN, FKRP, POMT1, POMT2, POMGnT1, GTDC2 (POMGnT2), LARGE, DPM1, DPM2, DPM3, ISPD, ALG13, TMEM5, B3GNT1, GMPPB, B3GALNT2 e POMK. Outras glicosiltransferases já foram reconhecidas, porém ainda sem a identificação de fenótipos

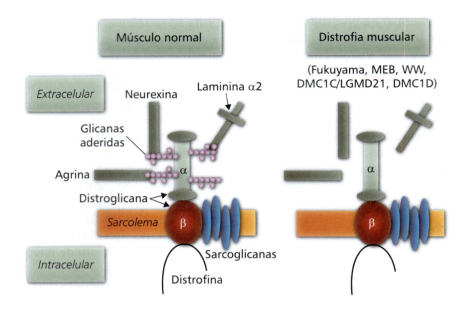

Figura 27.29 DMC por glicosilação anormal da α-distroglicana. Nos subtipos de DMC com comprometimento do SNC, a falta de diferentes glicosiltransferases impede a ligação da α-distroglicana com a matriz extracelular (Adaptada de Muntoni F, Brockington M, Blake DJ, Torelli S, Brown SC. Defective glycosylation in muscular dystrophy. Lancet. 2002;360(9343):1419-21).[442]

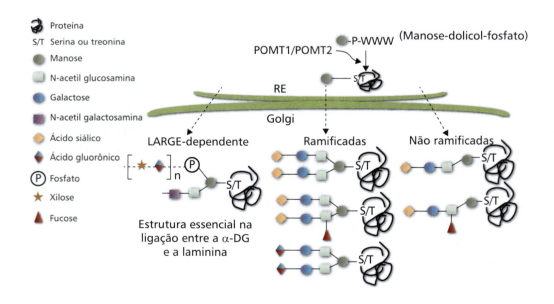

Figura 27.30 O-manosilação da alfa-distroglicana. A glicosiltransferase LARGE sintetiza uma repetição em cadeia de dissacarídeos ligados à O-manose de forma incomum: fosfato na posição 6. As glicosiltransferases POMT1 e POMT2 no retículo endoplasmático transferem manose da manose dolicol-fosfato (DPM) para as proteínas a serem glicosiladas (via O-ligação covalente com serinas e treoninas). Outras glicosiltransferases facilitam formação de novas O-manosil-glicanas (Adaptada de Panin VM, Wells L. Protein O-mannosylation in metazoan organisms. Curr Protoc Protein Sci. 2014;75:Unit 12).[443]

clínicos associados. As mutações dos genes que codificam LARGE e outras glicosiltransferases originam subtipos de DMC, inclusive os mais graves (Fukuyama, *muscle-eye-brain* e síndrome de Walker-Warburg), e de síndromes de cinturas dos membros que, em conjunto, recebem a denominação de α-distroglicanopatias.[437,438]

O número de glicosiltransferases envolvidas na O-glicosilação da α-DG e suas diversas possibilidades de expressão regional e temporal ao longo do desenvolvimento explicam o espectro de variabilidade das malformações e da gravidade clínica observada nas diferentes α-distroglicanopatias. A O-glicosilação da α-DG ocorre não somente no tecido muscular, como em outros tecidos e, em especial, no SNC, onde a α-DG localiza-se nas lâminas basais de interfaces formadas pelos astrócitos, tais como glia limitante pial e processos vasculares, bem como em alguns neurônios (hipocampais e córtex cerebelar). Por esse motivo, as distrofias musculares dependentes dos distúrbios de O-glicosilação da α-DG podem apresentar-se em diferentes graus e combinações, desde comprometimento muscular puro até comprometimento grave do SNC, representado por distúrbios da migração (polimicrogiria, paquigiria e agiria).

Trata-se de um espectro clínico em que o comprometimento miopático pode apresentar diferentes graus de gravidade, hipertrofia frequente de grupos musculares e níveis moderadamente alterados ou normais de CK, configurando subtipos de DMC ou de síndrome de cinturas. Do mesmo modo, o comprometimento cerebral pode ser moderado, sem as graves alterações corticais acima mencionadas: anormalidades pontocerebelares, comprometimento cerebelar (atrofia, displasia e cistos) e envolvimento da substância branca cerebral. É possível encontrar microcefalia e deficiência intelectual na ausência de alterações da neuroimagem, e diferentes tipos de defeitos oculares podem ser identificados.

Nos últimos três anos, houve um incrível incremento do conhecimento sobre novas glicosiltransferases e fenótipos associados de DMC[422,443-452] e foi também relatado fenótipo tipo muscle-eye-brain (MEB) em duas irmãs com mutação primária da α-distroglicana e não das glicosiltransferases,[453] que apresentavam associadamente leucoencefalopatia multicística.

A Tabela 27.18 mostra os principais fenótipos associados às mutações de cada gene que codifica as glicosiltransferases.

A Tabela 27.19 mostra três fenótipos de DMC que têm a peculiaridade de serem causadas por mutações de glicosiltransferases (DPM 1, 2 e 3) envolvidas não na O-glicosilação, mas na N-glicosilação de proteínas incluindo a transferrina sérica: esses fenótipos que combinam comprometimento muscular e encefalopático correlacionam as α-distroglicanopatias com as encefalopatias conhecidas como distúrbios congênitos da glicosilação.[454,455]

Aspectos clínicos

As mutações em cada gene que codifica as glicosiltransferases identificadas até o momento manifestam intensa heterogeneidade fenotípica (Tabela 27.18). Entre os genes das glicosiltransferases, o que está ligado à maior heterogeneidade clínica é o *FKRP* (proteína fukutina-relacionada), que é um gene de *screening* fácil porque a região codificadora está contida dentro de um único éxon. Mutações no gene *FKRP* originam fenótipos com amplo espectro de gravidade: síndrome de Walker-Warburg (SWW) ou MEB; DMC com deficiência intelectual e cistos cerebelares; DMC com variadas displasias corticais, cerebelares e pontinas, sem comprometimento ocular; DMC-1C com fraqueza grave e SNC geralmente normal, e síndrome de cinturas tipo 2I, variando de fraqueza leve a quadro Duchenne-*like*. Recentemente, foi relatado que portadores heterozigotos podem ter fraqueza leve, hipertrofias e cardiopatia.[456]

Também, as mutações da fukutina oferecem grande variabilidade fenotípica, além da DMC Fukuyama, devido à mutação do tipo ancestral da população japonesa (inserção com retrotransposição): SWW; síndrome de cinturas tipo 2M; DMC com hipotonia e fraqueza moderada, inteligência normal; DMC grave, déficit intelectual e IRM típica de DMC Fukuyama clássica, porém com grande duplicação intragênica, e hipercalemia assintomática em paciente com biópsia com alterações miopáticas moderadas, α-DG indetectável e função ventricular esquerda levemente alterada, porém assintomática.[457] Pacientes com mutações do gene da fukutina devem ser particularmente assistidos quanto ao aparecimento de comprometimento cardíaco.

Identificar a variabilidade fenotípica das mutações de cada glicosiltransferase parece ser apenas uma questão de tempo. Mesmo as mutações mais raras, por exemplo, do gene *GMPPB*, vêm gradativamente ampliando a lista de fenótipos possíveis (Tabela 27.18): MEB; DMC com deficiência intelectual com ou sem comprometimento cerebelar; distrofia de cinturas 2T, com ou sem deficiência intelectual; síndrome miastênica congênita, e rabdomiólise isolada; em 2015 foram publicados três trabalhos ilustrando a variabilidade fenotípica associada às mutações do gene *GMPPB*.[458-460]

Tabela 27.18 Distrofias por glicosilação anormal de α-DG. Primeiros genes de glicosiltransferase identificados e fenótipos definidos.

Locus, gene, proteína	Fenótipos dos defeitos de glicosilação da α-DG
9q31-q33, *FKTN*, fukutina	Fukuyama Walker-Warburg DMC com anomalias cerebrais e oculares DMC sem deficiência mental Cinturas 2M Cardiomiopatia dilatada
9q34.1, *POMT1*, proteína-O-manosiltransferase 1	Walker- Warburg DMC com anomalias cerebrais e oculares Cinturas 2K
14q24.3, *POMT2*, proteína-O-manosiltransferase 2	Walker-Warburg DMC com anomalias cerebrais e oculares Cinturas 2N DMC MEB
19q13.32, *FKRP*, proteína fukutina-relacionada	DMC com ou sem deficiência mental (DMC 1C) Walker-Warburg DMC com anomalias cerebrais e oculares Cinturas 2I MEB
1p34.1, *POMGnT1*, O-linked manose beta1,2-N-acetilglicosaminiltransferase	MEB DMC com deficiência mental Walker-Warburg DMC com anomalias cerebrais e oculares Cinturas 2O
22q12.3-q13.1, *LARGE*, glicosiltransferase-like	DMC com deficiência mental DMC com anomalias cerebrais e oculares
7p21.2, *ISPD*, isoprenoid synthase domain containing	Walker-Warburg DMC com anomalias cerebrais e oculares DMC pura Cinturas Comprometimento cerebelar isolado
3p22.1, *GTDC2 (POMGnT2)*, glicosiltransferase-like domain containing 2	Walker-Warburg DMC com anomalias cerebrais e oculares
11q13.2, *B3GNT1*, UDP-GlcNAc:betaGal beta-1,3-N-acetilglucosaminil-transferase 1	MEB/ Walker-Warburg
3p21.31, *GMPPB*, GDP-manose pirofosforilase B	MEB DMC com deficiência mental com ou sem comprometimento cerebelar Cinturas 2T com ou sem deficiência mental
1q42.3, *B3GALNT2*, Beta-1,3-N-acetilgalactosaminiltransferase 2	Walker-Warburg/MEB like
12q14.2, *TMEM5*, Proteína transmembrana 5	Walker-Warburg MEB
8p11.21, *POMK (ou SGK 196)*, Proteína-O-manose quinase	Walker-Warburg DMC com déficit secundário de merosina, hipomielinização, diminuição da acuidade visual sem alterações oculares, leve déficit auditivo e deficiência mental

Doenças Neuromusculares

Tabela 27.19 DMC com comprometimento do SNC que sobrepõem defeitos da O-glicosilação das α-DG e distúrbios congênitos da N-glicosilação (CDG).

Locus, gene, proteína	Fenótipos dos defeitos de glicosilação da α-DG
20q13.13, *DPM1*, subunidade catalítica dolicol-fosfato manosiltransferase 1	DMC grave com microcefalia discreta e camptodactilia (um caso)
9q34.13, *DPM2*, subunidade reguladora dolicol-fosfato manosiltransferase polipeptídeo 2	DMC com DM grave, microcefalia, epilepsia mioclônica e hipoplasia cerebelar(3 casos)
1q22, *DPM3*, dolicol-fosfato manosiltransferase 3	DMC leve, episódios stroke-like, cardiomiopatia, cérebro e olhos normais, perfil de transferrina alterado sugerindo CDG (um caso)
Xq23, *ALG13*, UDP-N-acetilglicosaminiltransferase	Quadro heterogêneo e grave: CDG-1, encefalopatia progressiva, malformações, dismorfismos, miopatia, fadiga,↑ CK, miocardiopatia (6 casos, dois sobreviventes)

Assim, tanto em relação aos genes *FKRP* e *FKTN*, conhecidos de longa data, quanto em relação a genes mais recentemente identificados como *GPPB, ISPD* e *POMGnT1*, a variabilidade fenotípica tem sido ampla. Miocardiopatia costuma ser mais observada em casos de mutação dos genes *FKRP* e *FKTN*. Entretanto, é potencialmente um risco em qualquer paciente com α-DGpatia, que devem ser submetidos a avaliação cardiológica periódica. Pacientes com mutações dos genes *FKRP, FKTN* (não ancestral) e *ISPD* podem ter inteligência normal, mas a grande maioria dos pacientes com α-DGpatia apresenta deficiência intelectual em grau altamente variável, inclusive nos casos de síndrome de cinturas dos membros.[422]

Entretanto, determinados fenótipos são mais comumente associados às mutações de genes específicos. Os fenótipos mais característicos e de fácil identificação e que há anos são familiares aos neurologistas infantis são: DMC Fukuyama, MEB e SWW, todos exibindo graves distúrbios do desenvolvimento cortical. Estas formas são conhecidas como DMC sindrômicas[422] e associam quadro muscular, alterações oculares e graves malformações corticais.

A DMC Fukuyama, causada por mutação fundadora em ancestral da população japonesa, é a forma mais frequente no Japão. A maioria dos pacientes não adquire a marcha e manifesta déficit intelectual variável e epilepsia, porém poucas alterações oculares. A IRM mostra polimicrogiria/paquigiria (mais raramente lisencefalia tipo II), hipoplasia de tronco encefálico e alterações cerebelares, inclusive cistos. Existe sobreposição variável com as formas MEB e SWW, observando-se que esses fenótipos mais graves, inclusive com hidrocefalia e microftalmia, são mais frequentes

quando a mutação é em heterozigose composta, com um dos alelos contendo a mutação ancestral e o outro uma mutação de ponto, do que quando a mutação ancestral ocorre em homozigose.[422,461]

A forma músculo-óculo-cerebral de DMC, mais conhecida pela sigla em inglês MEB, em sua forma habitual, é causada preferencialmente por mutações do gene *POMGnT1*, mas também pode estar associada a mutações dos genes *FKRP*, fukutina, *ISPD, TMEM5* e outros genes de glicosiltransferases. Assim como na forma anterior, mostra fraqueza muscular, hipotonia e atraso global do desenvolvimento neurológico, porém o atraso motor também pode ser decorrente de espasticidade, e o paciente pode vir a apresentar reflexos exaltados com o decorrer da idade. O nível de CK costuma mostrar aumento considerável. O grau de déficit intelectual é variável. Os pacientes apresentam alterações oculares marcantes, tais como miopia grave, defeitos de câmara anterior (catarata, glaucoma), descolamento e hipoplasia retiniana. O complexo malformativo cortical é do tipo lisencefalia tipo II/paquigiria, além de alterações do tronco encefálico e cerebelares.[422,462]

A SWW pode ser causada por mutações de praticamente qualquer das glicosiltransferases, predominantemente *POMT1 POMT2,FKRP* e *ISPD*, esta última de identificação mais recente, porém frequente.[463] É importante salientar que há um número expressivo de casos, cerca de 60%, em que não foram identificadas mutações em nenhum dos genes de glicosiltransferases já descritas. Gravíssima, acarreta óbito nos dois primeiros anos de vida e combina quadro miopático, déficit intelectual profundo, epilepsia, alterações oculares, principalmente microftalmia, e um complexo

Capítulo 27

malformativo constituído por lisencefalia tipoII/paquigiria, hidrocefalia, encefalocele occipital e anomalias de tronco encefálico, além de cerebelares.[464]

Diagnóstico

O diagnóstico das α-DGpatias é difícil em nosso meio. A neuroimagem é uma ferramenta auxiliar muito valiosa em pacientes com suspeita de α-DGpatia, mas evidentemente o método padrão-ouro é o sequenciamento de nova geração, utilizando painel específico para as α-DGpatias.

O comprometimento do SNC é identificado pela neuroimagem e representado sobretudo pelo complexo *cobblestone*, que varia desde lisencefalia tipo II a paquigiria ou polimicrogiria focal, com predomínio frontal, acrescido ou não de hidrocefalia e encefalocele occipital. Entretanto, podem ocorrer displasias occipitais. As anormalidades características de fossa posterior são: hipoplasia de tronco encefálico, porém com tectum espessado, fusão de colículos, torção pontomesencefálica, fenda pontina ventral, hipoplasia pontocerebelar, anormalidades da foliação cerebelar e cistos cerebelares.[422] As alterações podem ser exclusivamente supratentoriais ou infratentoriais. Também pode ser constatada anormalidade focal ou difusa da substância cerebral que, ao contrário da DMC merosina-negativa, pode ser de caráter transitório e não costuma ocorrer nos pacientes que têm inteligência normal.[422,465]

Na biópsia muscular o anticorpo contra o epítopo glicosilado da α–DG detecta a hipoglicosilação e indica o diagnóstico que pode ser comprovado, desde que se tenha acesso a testes moleculares por sequenciamento de nova geração e painéis de genes.

Os genes das glicosiltransferases em geral mostram mutações de ponto, em homozigose, mas esporadicamente encontram-se deleções, inserções-deleções ou casos de heterozigose composta.[422] Na análise imuno-histoquímica nem sempre existe correlação entre gravidade/tipo de mutação/quantidade de α-DG, mais comum em casos de mutações de *POMT1, POMT2* e *POMGNT1*.[422] Estão também disponíveis testes de atividade enzimática em linfoblastos para identificar mutações dos genes *POMT1* ou *POMT2* e métodos de fluxocitometria para quantificar o grau de glicosilação da α-DG, identificada pelo IIH6 (anticorpo específico para o epítopo glicosilado da α-DG, portanto, marcador da glicosilação). O método tem também, além do valor diagnóstico, utilidade em pesquisa e no controle dos resultados de eventuais testes terapêuticos.[466]

Mesmo com a identificação nos últimos anos dos genes das numerosas glicosiltransferases acima relacionadas e com o aumento de descrições de pacientes com mutações das glicosiltransferases já conhecidas,[422] no cômputo total, cerca de um terço das α-DGpatias permanece sem diagnóstico molecular. Em 2007, quando se conheciam apenas seis glicosiltransferases, Godfrey *et al.*[467] relataram que um terço das α-DGpatias recebia a confirmação molecular do diagnóstico. Essas considerações comprovam o enorme progresso, nos últimos anos no campo da etiopatogenia e mecanismo molecular destas formas de DMC.

DMC lamina (LMNA)-relacionada ou L-CMD

As laminopatias incluem diversas miopatias que cursam com fenótipo Emery-Dreifuss ou, mais raramente, síndromes de cinturas. Em 2008, Quijano-Roy *et al.*[468] descreveram 15 pacientes (de 11 diferentes centros) com mutações *de novo* em heterozigose no gene da lamina A/C, proteína essencial de um complexo de proteínas da membrana nuclear, implicadas na estrutura, estabilidade e integridade da membrana nuclear. Estes 15 pacientes apresentavam fenótipo semelhante caracterizado por:

- Início no primeiro ano da vida com fraqueza axial seletiva nos músculos extensores cervicais e em menor proporção nos flexores cervicais, ou seja, *dropped head* (Figura 27.31);
- Fraqueza muscular grave de predomínio proximal nos braços e distal nas pernas;
- Desenvolvimento motor gravemente comprometido ou aparecimento do sinal de *dropped head* depois de um período normal de desenvolvimento;
- Comprometimento cérvico-axial rápido e progressivo seguido por estabilização motora variável, porém insuficiência respiratória restritiva constante;
- Possível arritmia cardíaca estando, portanto, indicado acompanhamento cardiológico periódico;
- Nível aumentado de CK, e biópsia muscular de padrão variável (distrófico, infiltrado inflamatório, alterações nucleares, alterações da atividade oxidativa mitocondrial, inclusões citoplasmáticas, padrão neurogênico e desproporção do tipo de fibras).

Antes desta publicação, o fenótipo *dropped head* era encontrado em pacientes com miopatia congênita grave, selenoproteinopatia N ou síndrome miastênica congênita. Porém, desde a publicação de 2008, as mutações da lamina A/C originando esta forma de DMC passaram a ser relatadas com frequência, inclusive em pacientes brasileiros.[469]

Doenças Neuromusculares

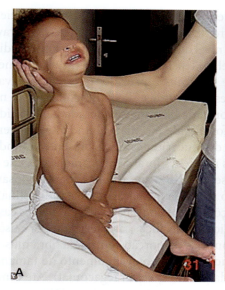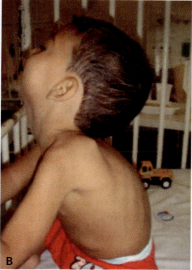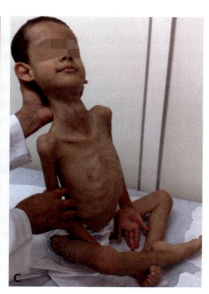

Figura 27.31 Caracterização fenotípica da DMC lamina-relacionada ou L-DMC (déficit de lamina A/C): sinal "dropped-head" (cabeça caída). Os pacientes A e B adquiriram marcha independente por um período. O paciente C não adquiriu marcha.

As crianças acometidas apresentam acentuada lordose lombar e mantêm razoável flexão das coxas, o que permite por um tempo ação antigravitária. Na IRM, os músculos relativamente poupados (craniais, psoas e antebraços) sugerem o diagnóstico.[422] As contraturas predominam, em todos os segmentos dos membros inferiores, sendo menos proeminentes em cotovelos e dedos.[422] Algumas crianças conseguem manter a marcha, adquirida com atraso, por um período variável, porém a perdem no decorrer da primeira década. O diagnóstico molecular evidencia mutações de novo de efeito dominante negativo, em heterozigose, existindo correlação entre o tipo de mutação e a forma de laminopatia, se congênita ou com fenótipo Emery-Dreifuss.[470]

Recentemente, foi referido que em uma criança com a forma congênita de laminopatia com *dropped head* e uma mutação *de novo* no gene da lamina A/C ainda não descrita, observou-se deficiência intelectual e alteração da substância branca cerebral.[471] Esse relato amplia o fenótipo das laminopatias congênitas e salienta a necessidade de que pacientes com fenótipo de *dropped-head* e déficit intelectual sejam submetidos a exame de neuroimagem.

DMC associada a mutações do gene *SEPN1*: espinha rígida

O gene *SEPN1* (1p35-36) codifica a selenoproteína N1, enzima catalizadora em processos de óxido-redução, a qual está envolvida no metabolismo do selênio e, provavelmente, no amadurecimento muscular, tráfico intracelular, homeostase do cálcio e mecanismos antiestresse oxidativo. Mutações nesse gene originam uma forma de DMC rara, caracterizada pelo acometimento axial, ou seja, da musculatura da coluna, com limitação acentuada dos movimentos de flexão tóraco-lombar e cervical (espinha rígida) a partir dos 10 anos de idade, em média.

A criança apresenta um atraso motor inicial, porém adquire e mantém a marcha independente; ocasionalmente, mostra hiperextensibilidade articular e aspecto geral delgado (atrófico). Contraturas são raras, o que pode ser considerado um dado sugestivo.[422] O comprometimento precoce da musculatura interna da coxa com a consequente atrofia pode ser notado ao exame físico. Ocorre escoliose progressiva, padrão de intensa atrofia com força relativamente conservada, acometimento facial leve ou moderado e variabilidade fenotípica quanto à gravidade bem como ao início da insuficiência respiratória restritiva, que é muito limitante por ocorrer também comprometimento do diafragma. Devido à hipoventilação noturna e hipoxemia, a ventilação não invasiva costuma ser adotada precocemente, já no final da primeira década ou no início da segunda. A perda da deambulação é rara e a CK pode estar normal ou elevada. A IRM de músculos mostra envolvimento seletivo do sartório, bíceps femoral e adutor magno, estando poupado o músculo

Capítulo 27

gracilis.[422,472] O diagnóstico diferencial deve ser feito com outras formas de DMC que causam comprometimento axial, tais como colagenopatias e laminopatias com fenótipo Emery-Dreifuss.[472]

A biópsia muscular mostra focos de desorganização miofibrilar, *cores, minicores,* desproporção congênita do tipo de fibras e aspectos distróficos leves ou inespecíficos.[422,473]

Até o momento, não existem anticorpos comerciais para análise imuno-histoquímica, devendo o diagnóstico ser confirmado por meio de análise molecular. As mutações no gene *SEPN1* também estão associadas a outros fenótipos: miopatia congênita tipo multi/minicore e miopatia desmina-relacionada com corpos de inclusão tipo Mallory.

O fenótipo de escoliose precoce pode ser encontrado em pacientes com mutações do gene *RYR1,* que originam as miopatias congênitas central *core,* multi-*minicore,* centronuclear e desproporção congênita do tipo de fibras, que serão revistas adiante. Em alguns desses casos, a biópsia muscular mostra aspectos distróficos, sendo então de caracterização mais difícil. Quando esses aspectos distróficos ocorrem, *cores* típicos não são tão evidentes, e o quadro clínico revela uma mistura de DMC com miopatia congênita: hipotonia congênita, comprometimento facial e escoliose progressiva de início precoce com insuficiência respiratória. Raramente, o nível de CK encontra-se moderadamente elevado.[422]

O fenótipo espinha rígida foi também associado a mutações do gene da *FHL1,* (proteína 1 de quatro e meio domínios LIM), proteína altamente expressa no tecido muscular, com múltiplas funções, inclusive mediar interações entre fatores de transcrição e proteínas do citoesqueleto.[474] As mutações, herdadas com padrão ligado ao sexo, são associadas a diferentes miopatias, principalmente de predomínio escápulo-umeral, fenótipo Emery-Dreifuss ou miopatia com corpos redutores.[475]

Aparentemente, embora haja quadros graves de início precoce, não há descrição de biópsia com padrão distrófico, de modo que não é clara a inserção dessa forma de espinha rígida entre as DMC elencadas na *Gene Table.*

Outras formas de DMC

Além dos fenótipos já relatados, mais comumente observados em pacientes com DMC, outros fenótipos, possíveis loci, novas mutações, genes e produtos gênicos, bem como os respectivos mecanismos patogênicos, são periodicamente referidos na literatura médica.[476-482]

Dentre eles, destaca-se a descrição de 15 pacientes com quadro de DMC, deficiência intelectual grave, IRM normal, nível de CK variável, possível miocardiopatia, possível epilepsia, além de alterações cutâneas tipo acantose *nigricans* e prurido, que apresentavam anormalidades estruturais das mitocôndrias e nos quais foi encontrada biossíntese alterada de fosfatidilcolina. Esse fosfolípide é o mais abundante na membrana celular dos eucariontes e está presente em todos os tecidos. As mutações foram encontradas no gene da colina-quinase (*CHKB*), que é a enzima responsável pelo primeiro passo da formação da fosfatidilcolina.[483]

As alterações mitocondriais assumem nesses casos uma distribuição específica, caracterizada por ausência de mitocôndrias na porção central da fibra muscular e mitocôndrias com notável aumento de tamanho na periferia da fibra (aspecto megaconial). Até o momento foram publicados 21 casos dessa DMC,[484] existindo, porém, relato de que mutações do mesmo gene podem leva a quadro de miopatia em adultos, sem déficit cognitivo.[485]

Pacientes com DMC e catarata também já foram relatados.[486] Portanto, ainda há fenótipos de DMC não explicados,[421] o que torna altamente recomendável que diante de cada novo caso se proceda a um cuidadoso exame neurológico e físico, descrevendo os aspectos inusitados que possam significar um fenótipo específico a ser investigado por métodos moleculares.[422]

Exemplos de que a classificação dos subtipos de DMC está sempre em aberto são a inclusão na última *Gene Table*[351] da DMC por mutações do gene *TRAPPC11*[487] e, na revisão de Bönnemann *et al*, de 2014,[422] da DMC por mutações do gene *PTFR*[488] (Tabela 27.17).

Mutações do complexo de proteínas de transporte TRAPP, que está envolvido com o tráfego intracelular do retículo endoplasmático ao Golgi, são raras e já estavam associadas com síndrome de cinturas. A forma com DMC que foi recentemente referida[487] ocorreu em um único paciente, asiático, que apresentava déficit cognitivo limítrofe, fenótipo clínico de DMC moderada com CK elevado e biópsia muscular com aspectos distróficos, tendo desenvolvido catarata e esteatose hepática por volta dos 2 anos de idade. A IRM mostrava discreta alteração da substância branca periventricular.

Mutações no gene *PTRF*, que codifica a proteína cavina-1, pertencente ao complexo de cavéolas da membrana celular, causam lipodistrofia generalizada congênita tipo 4, associada com diferentes tipos de miopatia e comprometimento cardíaco variável. A lipodistrofia tipo 4 também pode acarretar em grau variável, alterações esqueléticas, acantose nigricans,

Doenças Neuromusculares

hepatomegalia com esteatose hepática, diabetes mellitus e hiperlipidemia. O único paciente descrito com DMC foi uma criança de origem marroquina, com fenótipo de lipodistrofia leve. A DMC era de gravidade moderada, apesar de nível elevado de CK. O paciente apresentava fenômeno de *rippling,* desencadeado pela percussão muscular da musculatura dos membros, o que levou, de início, à investigação de mutação do gene da caveolina-3. Os autores concluíram que em caso de miopatia associada com *rippling,* sem mutação do gene da caveolina-3, mutações do gene *PTRF* devem ser investigadas, particularmente em pacientes jovens que podem não ter desenvolvido ainda aspectos clínicos de lipodistrofia.[488]

Diagnóstico das diferentes formas de DMC

Em centros especializados que oferecem diagnóstico molecular por metodologia avançada, a biópsia muscular pode ser dispensada em casos absolutamente típicos, porém na maioria dos centros ainda é fundamental, não somente para confirmar o padrão distrófico e eventuais alterações sugestivas de um ou outro subtipo (p.ex.: DMC com espinha rígida), como também e principalmente para proceder à análise imuno-histoquímica da proteína de cujo déficit ou ausência está se suspeitando. A análise imuno-histoquímica é de fundamental importância para o diagnóstico da DMC com deficiência de merosina e muito sugestiva para o diagnóstico das α-DGpatias nas quais se observa deficiência variável do epítopo glicosilado da α-DG e redução secundária de laminina-α2. Nos pacientes com DMC por deficiência do colágeno VI, a imuno-histoquímica mostra ou não o déficit, dependendo do tipo de mutação que, como foi referido, obedece a um mecanismo complexo.

A análise da CK traz contribuições para o diagnóstico diferencial das DMC, mostrando níveis elevados na DMC1A e na maioria das α-DGpatias, e resultados variáveis nas demais formas, sendo com frequência normal em pacientes com DMC espinha rígida.

A inclusão dos métodos de imagem, principalmente ultrassom e IRM, na avaliação dos pacientes com doenças neuromusculares, a fim de verificar padrões sugestivos ou específicos de acometimento muscular em determinados subtipos, trouxe importantes e valiosas contribuições, já que se trata de um método isento de risco e confortável ao paciente. Já foi salientado que as colagenopatias e a DMC que levam a comprometimento axial (SEPN1, RYR1, lamina A/C), têm sido as mais beneficiadas pelo uso desses métodos diagnósticos, que nos pacientes em questão já podem ser classificados como padrão-ouro.[422,472,489,490]

Avaliação cardíaca inicial está indicada de modo geral para a maioria dos casos de distrofia muscular. Especificamente em pacientes com DMC, a avaliação deve ser repetida de modo periódico frente aos diagnósticos de DMC merosina-negativa, α-DGpatias e DMC por mutações da lamina A/C.

Em conclusão, os fenótipos específicos mais comuns de DMC foram salientados ao longo deste capítulo, sendo essencial enfatizar a importância do reconhecimento dos seguintes subtipos como para o primeiro passo do diagnóstico e para orientar os testes moleculares:

- DMC merosina-negativa, caracterizada pelo quadro grave, dismorfismo facial, habilidade máxima sentar, CK aumentada, alteração difusa da substância branca cerebral e imunomarcação ausente para a laminina α-2 (merosina) na biópsia muscular;
- Colagenopatias, caracterizadas por hiperextensibilidade distal, contraturas de predomínio proximal, alterações cutâneas, CK pouco alterada ou normal, IRM com anel de hipodensidade na periferia dos músculos vastos da coxa e área central de sinal anormal no músculo reto femoral,[427] e biópsia muscular com aspectos distróficos leves ou inespecíficos;
- α-DGpatias, caracterizadas por combinação em diferentes graus de comprometimento muscular e do SNC (clinicamente ou por meio de neuroimagem) e ocular;
- Forma congênita de laminopatia (L-DMC), caracterizada por fraqueza da musculatura extensora cervical (sinal de *dropped head*).

Diagnóstico molecular

No caso de fenótipos absolutamente típicos e bem definidos, como os que foram expostos, em centros especializados, pode ser vantajoso solicitar diretamente o teste molecular pertinente, sem submeter o paciente a uma biópsia muscular prévia. De um modo geral, a maior parte das mutações em pacientes com DMC são mutações de ponto ou pequenas inserções-deleções. Entretanto, o diagnóstico molecular da DMC por meio de sequenciamento (Sanger ou de nova geração) de um gene específico, de um grupo de genes, por exemplo, das α-DGpatias, ou do exoma total é dispendioso e não acessível, por enquanto, para a maioria dos pacientes da população brasileira.

Uma vez obtido o diagnóstico molecular, mesmo que a mutação encontrada esteja claramente definida, deve ser verificada a sua congruência com o fenótipo

Capítulo 27

em questão. Caso o fenótipo seja muito característico de uma determinada mutação e esta não for encontrada, deve-se rever a metodologia de sequenciamento aplicada que pode não ter coberto determinados éxons ou não ter detectado deleções e rearranjos genômicos extensos e mutações intrônicas profundas.

Com certa frequência, podem ser encontradas variantes potencialmente patogênicas em mais de um gene relevante para aquele fenótipo e, em tal caso, Bönnemann et al.[422] sugerem o uso de algoritmos que incluam todos os dados clínicos e resultados de exames complementares disponíveis, a fim de ajudar na definição de qual variante tem maior probabilidade de ser patogênica. O reconhecimento da patogenicidade de uma variante pode ser particularmente complicada em casos em que é difícil a detecção de um segundo alelo (p. ex.: DMC 1A e DMC por deficiência de colágeno VI) e em casos nos quais ocorrem mutações de efeito dominante negativo (deficiência de colágeno VI e de lamina A/C).

Quando são encontradas sequências ou variantes de significado desconhecido ou incerto, a correlação com o fenótipo deve ser cuidadosamente analisada e estando prevista uma herança dominante, os pais devem ser avaliados quanto à mesma sequência, que também deve ser pesquisada em famílias sem afecções e na literatura pertinente.[422] Mutações identificadas por métodos de sequenciamento do exoma total também devem ser comparadas ao fenótipo de modo criterioso. Ocasionalmente, embora, ao que parece, não alterem a sequência de aminoácidos, podem ser patogênicas por interferirem com um sítio promotor ou silenciador do *splicing* de determinado éxon, sendo então necessário o estudo do c-DNA em cultura de fibroblastos ou linfócitos ou a análises da atividade enzimática, que é possível em algumas alfa -distroglicanopatias.[422] Ainda em relação às alfa -distroglicanopatias, é preciso ter em mente que novas glicosiltransferases sem dúvida serão identificadas e que fenótipos típicos deste grupo de DMC podem não estar associados a mutações das glicosiltransferases já identificadas até o momento.

Mesmo que se disponha de sequenciamento de nova geração, montar painéis para a seleção simultânea de mutações em boa parte dos genes associados à DMC seria uma estratégia de diagnóstico mais rápida e eficaz. Valencia et al.[491] sugeriram que os seguintes genes poderiam compor tal painel: *LAMA2; FKRP; LARGE; FKTN; POMT1; POMT2; POMGNT1; SEPN1; COL6A1; COL6A2; COL6A3; ITGA7* (mutações raríssimas). Uma limitação poderia ser a falha na amplificação de determinados éxons de genes específicos, o que requereria complementação com sequenciamento Sanger.[491] Painéis que incluem outras doenças neuromusculares, além de DMC, também podem ser montados.[491]

Tratamento paliativo

De modo geral, o tratamento multidisciplinar dos pacientes com DMC obedece aos mesmos parâmetros já mencionados para o tratamento da DMD.[354] O tratamento paliativo multidisciplinar previne as complicações e melhora a qualidade de vida do paciente e de seus familiares, além de manter o paciente em melhores condições clínicas para que possa ser inserido em testes clínicos de novas terapias. Para esse fim, o tipo de tratamento paliativo deve ser uniformizado entre os diferentes centros e seguir diretrizes amplamente divulgadas.[421,475,493]

Além dos princípios básicos do tratamento multidisciplinar das doenças neuromusculares, a prevenção e tratamento da insuficiência respiratória e das eventuais alterações cardíacas são fatores essenciais nas diferentes formas de DMC. Avaliação da função respiratória, oximetria e polissonografia devem ser realizadas periodicamente anualmente a fim de detectar distúrbios respiratórios do sono e indicar de maneira precoce métodos não invasivos de ventilação (BiPAP ou CPAP). Pacientes com DMC Ullrich, independentemente da idade, gravidade e tipo de reabilitação ventilatória, podem mostrar fraqueza diafragmática, que é indicadora de pior prognóstico e cuja variação representa um marco terapêutico para avaliar a resposta ao tratamento conservador e efetivo.

Perspectivas de tratamento futuro

Inúmeras pesquisas em modelos animais, culturas de tecidos e, muito raramente em estudos clínicos, estão em andamento a fim de definir quais seriam as melhores abordagens terapêuticas para pacientes com DMC, particularmente merosinopatia (DMC1A), α--DGpatias e colagenopatias.[355]

A patogenia da DMC com deficiência de merosina é multifatorial, ou seja, inflamação, fibrose, e apoptose mais do que necrose. Dessa forma, tratamento farmacológico antiapoptose (minociclina, doxiciclina e omigapil) foi amplamente testado em modelos animais. No modelo animal, a losartana, antagonista do receptor tipo 1 da angiotensina II, aumenta força muscular, diminui fibrose e inibe apoptose. Assim, supõe-se que ativação do sistema renina-angiotensina, precocemente, contribuiria para a disfunção muscular e autonômica.[494]

No modelo animal, omigapil, inibidor de uma das vias que mediam a apoptose (GAPDH-Siah1), reduziu de modo significativo a porcentagem de fibrose, também indicando diminuição da apoptose.[495] Está em andamento no *US National Institutes of Health (NIH)* um estudo com pacientes que recebem Omigapil, a fim de estabelecer farmacocinética e doses.

Diversas outras perspectivas terapêuticas para a DMC merosina-negativa (DMC-1A) estão em estudo. Entre as perspectivasterapêuticas derivadas dos estudos de modelos animais e culturas teciduais, destacam-se:[355,496]

- Em caso de mutação com *stop codon* prematuro, utilizar drogas que forçam a leitura por meio do sinal de parada;
- Hiperexpressar a laminina-α1e a mini-agrina, outros componentes da matriz extracelular, a fim de que se liguem à α-DG em vez da merosina; a mini-agrina, devido ao pequeno tamanho, é facilmente inserida em vetor viral;
- Em modelos animais há estudos de terapia celular do camundongo normal para o afetado, por exemplo, transplante de medula óssea e transplante de células mesenquimais do tipo C90 (células mesenquimais miogênicas);
- Combater a apoptose da DMC por inativação gênica da proteína pró-apoptótica Bax ou hiperexpressão gênica da proteína anti-apoptótica Bcl-2;
- Inibição da ciclofilina-D que potencia o processo de degeneração mitocondrial decorrente da alteração da permeabilidade do sarcolema; inibidores da degradação de proteínas (MG-132), e hiperexpressão de precursor de IGF-1 músculo--específico, já que, no modelo animal, a expressão muscular do fator de crescimento insulina *like* 1 (IGF-1) melhora a distrofia;
- Oligonucleotídeos do tipo morfolinos que mediam *exon skipping*, sendo que a ação parece ser eficaz em fibras musculares de modelos animais (miotubos), opção esta que seria ideal para a DMC merosina-negativa, particularmente grave desde o nascimento ou no período pré-natal.[497]

O tratamento das α-DGpatias constitui uma ampla linha de pesquisa em desenvolvimento.[498] Entretanto, quando ocorre malformação cortical, qualquer terapia somente seria efetiva se pudesse atuar de modo muito precoce, ainda na vida fetal.[498] Saber exatamente quais as glicanas essenciais, como sintetizar compostos doadores de glicanas e qual o risco do aumento de uma determinada glicana levar ao desequilíbrio de outras, já que há muitas glicoproteínas na lâmina basal, são questões ainda em aberto.

Ficou provado que as glicosiltransferase LARGE e LARGE 2 restauram a glicosilação em cultura de células e sua hiperexpressão pode ser um caminho terapêutico. A administração dessas enzimas via terapia gênica poderia modular a expressão de LARGE e hiperregular outras glicosiltransferases, inclusive aquelas ainda não identificadas. Há modelos animais que reproduzem a distrofia por déficit de FKRP, a mais frequente entre as α-distroglicanopatias, e que vão ajudar na pesquisa de novas terapias. Qiao *et al* administraram o gene humano *FKRP* por meio de vetor viral (via sistêmica) a camundongos neonatos e com nove meses de idade, verificando ampla expressão do gene, restauração da glicosilação da α-DG, tanto no músculo esquelético como no cardíaco, e melhora do padrão distrófico.[499]

Pesquisa-se ainda outra tecnologia de terapia gênica para corrigir a mutação do gene *FKRP* e restaurar a função da proteína no músculo;consiste em trans--*splicing* do RNA, pelo qual o exon defeituoso seria substituído sem que se altere a regulação endógena e o padrão de expressão do gene em si.[498]

Quanto às colagenopatias, estão em pesquisa diversas perspectivas terapêuticas[355,500] Nos pacientes, observou-se que o músculo afetado mostra regeneração muscular significante, remodelamento da matriz extracelular e inflamação mediada por macrófagos M2[417]. Na lâmina basal da matriz dos pacientes com fenótipo Ullrich, biglicana (proteoglicana), que interage com o colágeno VI, distroglicana e sarcoglicanas estão secundariamente reduzidas; portanto, hiperexpressar biglicana e restaurar a ligação entre o sarcolema e a matriz extracelular é uma estratégia a considerar.[500]

A primeira tentativa de translação de modelos experimentais a pacientes com Ullrich baseou-se na observação de que deficiência do colágeno VI na matriz extracelular leva à degeneração da fibra muscular via alteração da permeabilidade da membrana mitocondrial; esta,por sua vez compromete a autofagia e a remoção de mitocôndrias defeituosas levando a colapso da membrana mitocondrial e liberação de fatores pró--apoptóticos implicados não somente na morte celular, como também na atrofia e lesão da fibra muscular.

A observação de que, em cultura de mioblastos de pacientes com Ullrich, as alterações mitocondriais podiam ser revertidas pela adição de ciclosporina, originou tentativa terapêutica em pacientes com ciclosporina A, por via oral: após 22 meses de tratamento, ocorreu melhora das alterações mitocondriais na biópsia muscular dos pacientes, aumento da regeneração e melhora significante da força muscular, porém a deterioração progressiva da função respiratória persistiu.[501]

Estudos em modelos animais mostram que dietas pobres em proteínas melhoram a capacidade de remoção das mitocôndrias alteradas, donde um estudo clínico, na Itália, com pacientes com Bethlem ou Ullrich, maiores de 18 anos de idade, sem lesão hepática ou renal, administrando durante 12 meses uma dieta de baixo conteúdo proteico, porém com valor calórico diário normal. Planeja-se biópsia muscular antes e após o período de 12 meses a fim de identificar marcadores proteicos da remoção eficiente de mitocôndrias lesadas. Procura-se também marcadores sanguíneos que possam substituir a biópsia muscular.

Os modelos animais demonstram a ocorrência de inflamação, sobretudo mediada por macrófagos M2 e vias do complemento; portanto, há indicação para o desenvolvimento de estudos que analisem a resposta imunológica dos pacientes e a resposta a corticoides ou a fármacos que atenuam o complemento 3. Outra perspectiva consiste em estudar a autofagia defeituosa e a disfunção de organelas celulares que podem estar relacionadas à apoptose aumentada das células musculares de pacientes e modelos animais com mutações do colágeno VI. Há dúvidas quanto ao uso de drogas antiapoptóticas devido à ação pleiotrópica destes compostos; identificar modificadores dos passos iniciais da cadeia lesional (upstream) pode prover alvos terapêuticos mais específicos e potencialmente menos arriscados.[500] Ainda, considerando que produtos tóxicos (ROS) decorrentes do processo distrófico aumentam mais intensamente, comprometendo a função mitocondrial, quando se fornece um substrato da MAO, testes clínicos futuros poderão aventar tratamento com inibidores da MAO.

Recentemente, pesquisas vêm demonstrando uma possível via terapêutica para as DMC por deficiência do colágeno VI por meio do emprego de células-tronco humanas derivadas do tecido adiposo de pele de RN.[502]

Entretanto, a abordagem direta para o tratamento das colagenopatias seria a terapia gênica em diferentes modalidades: com vetores carregando a sequência codificadora do gene; terapia antisense para eliminar a mutação de efeito dominante e criar um estado funcional de haploinsuficiência que não se associe a manifestações clínicas; ou, ainda, em casos de mutações nonsense que originam stop codons, encontrar drogas que saltem o exon defeituoso forçando a leitura por meio do ponto de parada.

Paco et al.[503] analisaram o transcriptoma de músculos de pacientes com Ullrich em comparação com controles normais e músculos de outras formas de distrofia com a finalidade de identificar vias moleculares predominantemente associadas à deficiência do colágeno VI e prover novo alvos terapêuticos. Os resultados evidenciaram: 389 genes regulados diferentemente em relação aos normais; 718 genes expressos diferentemente em relação a músculos com distrofinopatia; porém, somente 29 genes estavam alterados em relação a outras DMC. Observaram também que vitamina C podia reverter a expressão alterada de alguns genes, primordialmente envolvidos com as vias metabólicas comprometidas, sugerindo que tal vitamina poderia ter efeito modulador benéfico em alguns aspectos da patologia das colagenopatias.

Finalmente, está em planejamento, com fomento da *Muscular Dystrohy UK* (http://www.musculardystrophyuk.org), uma nova perspectiva para pacientes Ullrich com mutações de efeito dominante (cerca de 50%). O estudo, coordenado por Francesco Muntoni, baseia-se no dado de que algumas mutações de efeito dominante não interferem no total de colágeno produzido, mas impedem a adesão correta das miofibrilas de colágeno, e em estudos demonstrando que uma cópia funcional do gene está apta a produzir colágeno suficiente para formar a rede miofibrilar de sustentação. A partir desses dados, ONA serão testados em células de cultura de pele. O objetivo é "silenciar" o gene com a mutação dominante a fim de que a segunda cópia, normal, funcione biomolecularmente e produza colágeno VI natural. Os autores consideram dois métodos de silenciamento: exon *skipping* e uma nova técnica chamadaRNA interferência, ambos usando ONA para impedir que a cópia mutada produza proteína.

Em conclusão, os inúmeros progressos da última década no conhecimento da patogenia das diferentes formas de DMC têm permitido a pesquisa de terapias efetivas que, entretanto, em sua maioria, ainda não passaram dos estágios pré-clínicos. Apesar de tantos estudos promissores em andamento, o tratamento paliativo é básico e continuaria a sê-lo mesmo que já se dispusesse de terapias efetivas, sendo essencial que cada paciente seja avaliado individualmente pela equipe multidisciplinar. É importante ressaltar que a caracterização fenotípica é essencial para orientar não somente o tipo de análise imuno-histoquímica a ser aplicada à biópsia muscular, mas também o teste molecular quando disponível. Embora o diagnóstico molecular seja necessário para fins de aconselhamento genético e de diagnóstico pré-natal, ainda encontra-se restrito a determinados centros de pesquisa e laboratórios privados, principalmente nos países em desenvolvimento.

Distrofia muscular com fenótipo Emery-Dreifuss

A distrofia muscular com fenótipo Emery-Dreifuss (ED) apresenta alta heterogeneidade genética e pode manifestar herança ligada ao X, autossômica dominante ou autossômica recessiva (Tabela 27.20).

Na maioria dos casos as mutações ocorrem em genes que codificam diferentes proteínas da membrana nuclear interna do envelope nuclear, as quais participam de uma complexa rede multifuncional centrada na lamina nuclear.[504] Entretanto, o fenótipo ED 6 não é associado a mutações de proteínas nucleares, já que a proteína quatro-e-meio do domínio LIM1 encontra-se expressa no núcleo somente em fases precoces do desenvolvimento, localizando-se depois no citoplasma, onde tem ligações com a unidade contrátil e exerce efeitos multifuncionais de sinalização, desenvolvimento do tecido muscular e manutenção da sua estrutura.[505]

Recentemente, foi descrito fenótipo ED sem comprometimento cardíaco e com início das manifestações clínicas na infância ou na juventude em três pacientes que apresentavam mutações da titina, ou seja, fora do contexto das nucleopatias do envelope nuclear.[506]

As mutações dos diferentes genes associados às envelopatias nucleares podem resultar em comprometimento exclusivamente muscular, de outras estruturas e sistemas (nervos periféricos, tecido adiposo e tecido ósseo), ou estarem associadas a envelhecimento precoce (ver distrofias musculares de cinturas dos membros).

O fenótipo ED característico consiste de fraqueza muscular, em geral não proeminente e pouco progressiva, acompanhada de contraturas precoces da musculatura cervical e paravertebral, dos cotovelos e aquilianas, além de arritmias cardíacas em proporção variável de casos que podem causar bloqueio atrioventricular total e morte súbita. O aumento do nível sérico de CK pode ser leve ou moderado.

Na forma clássica ou ED1, de herança ligada ao sexo por mutações do gene da emerina, o início das manifestações clínicas do fenótipo ED pode ser em qualquer idade, predominantemente na primeira ou segunda década. A fraqueza e atrofia muscular são de predomínio úmero-peroneal, mais raramente pelvi-femoral, sendo característicos o déficit de extensão cervical e as contraturas de cotovelos, músculos paravertebrais (Figura 27.32) e tendões aquileus, configu-

Tabela 27.20 Caracterização genotípica das miopatias com fenótipo Emery-Dreifuss.

Tipo	Locus	Gene	Proteína	Herança
ED1 (clássico)	Xq28	EMD	Emerina	Ligada ao X
ED2	1q22	LMNA	Lamina A/C	Autossômica dominante
ED3	1q22	LMNA	Lamina A/C	Autossômica recessiva
ED4	6q25.2	SYNE1	Proteína 1 do envelope nuclear contendo repetições de espectrina (nesprina 1)	Autossômica dominante
ED5	14q23.2	SYNE2	Nesprina 2	Autossômica dominante
ED6	Xq27.2	FHL1	Proteína 1 do domínio LIM quatro-e-meio	Ligada ao X
ED7 (adulto)	3p25.1	TMEM43	Proteína transmembrana 43	Autossômica dominante

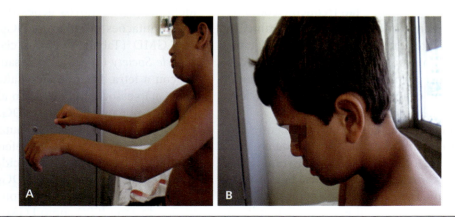

Figura 27.32 Características do fenótipo Emery-Dreifuss: contraturas de cotovelo (A) e déficit de extensão cervical (B).

Tratado de Neurologia Infantil

rando fenótipo de espinha rígida associada a lordose lombar com padrão de fraqueza leve ou moderada que raramente leva à perda da deambulação. O acompanhamento cardiológico dos pacientes deve ser rigoroso devido ao risco de desenvolvimento de defeitos da condução cardíaca (arritmias de diferentes tipos e bloqueio atrioventricular) que podem surgir em qualquer idade, mais comumente em adolescentes ou adultos jovens e que com muita frequência levam à necessidade de implantação de marca-passo, não tendo relação com o grau de comprometimento muscular. De modo ocasional, ocorrem independentemente e também se manifestam nas mulheres portadoras.

O fenótipo ED 2, de herança autossômica dominante, é associado a mutações do gene da lamina A/C. Embora seja semelhante à forma anterior, mostra menor incidência de distúrbios da condução cardíaca que podem ocorrer isoladamente e tendência a apresentar maior gravidade do comprometimento muscular em pacientes que iniciaram o quadro mais precocemente. A variabilidade inter é intrafamilial é acentuada, e não há correlação entre o tipo de mutação e diferentes fenótipos.[507]

Os fenótipos ED 3, 4 e 5 foram descritos em um número muito pequeno de pacientes, assim como o fenótipo ED associado a mutações do gene da titina.

Já a segunda forma de distrofia muscular de ED ligada ao sexo, EDMD-X2 ou ED6, por mutações do gene da proteína 4-e-meio do domínio LIM1 (proteína não pertencente ao complexo do envelope nuclear), já foi descrita em diferentes pacientes de diversas etnias, tendo início como na forma clássica em qualquer idade desde a infância até a adolescência. Além do fenótipo ED, pode ocorrer fraqueza do tipo cinturas dos membros, comprometimento do tibial anterior com pé caído, tendo sido ocasionalmente relatado aspecto pseudo-atlético com hipertrofia muscular no início do quadro. O comprometimento cardíaco, tanto arrítmico como hipertrófico, não é tão frequente como na forma clássica, porém pode haver comprometimento respiratório limitante. Em alguns pacientes foi também descrita disfonia por acometimento das cordas vocais. As mulheres portadoras podem ser assintomáticas ou manifestar comprometimento muscular leve e/ou comprometimento cardíaco isolado.[508]

Diante de um paciente com fenótipo ED que não apresente história familiar de herança ligada ao sexo ou que apresente história de herança autossômica dominante, pode ser inicialmente dispensada a biópsia muscular e ser solicitado o teste molecular para a lamina A/C, que é um teste fácil e pouco dispendioso em virtude do gene ter poucos éxons. Se o teste molecular for negativo, a biópsia muscular com análise imuno-histoquímicada emerina que mostre padrão ausente ou diminuído de imunomarcação, pode ser indicativa de ED1.

A biópsia muscular dos pacientes com ED6 mostra aspectos inespecíficos ou distróficos leves e pode identificar corpos citoplasmáticos (não redutores), vacúolos marginados e alterações mitocondriais. *Western blot* aponta redução quantitativa da proteína.

Distrofia de cinturas dos membros (síndrome de cinturas)

As distrofias de cinturas dos membros (em inglês, *limb girdle muscular dystrophy*, sigla LGMD) mostram alta heterogeneidade genofenotípica e afetam predominantemente os músculos das cinturas escapular e pélvica e os músculos proximais dos membros, geralmente poupando os músculos craniais, oculares e bulbares. O início se dá em qualquer época, desde a infância até a velhice. Comprometimento cardíaco e do SNC pode ocorrer em subtipos específicos.

As primeiras descrições clínicas remontam ao século XIX e desde meados do século passado as distrofias de cinturas foram consideradas uma categoria independente de distrofia muscular. Entretanto, somente em 1994, Bushby *et al*, em simpósio do Centro Neuromuscular Europeu, propuseram a classificação em dois grandes grupos: LGMD 1, de herança autossômica dominante e LGMD2, de herança autossômica recessiva. Dentro de cada grupo, atribuíram letras do alfabeto, conforme a ordem de identificação do *locus* genético, aos diferentes subtipos.[509]

As LGMD1, de herança autossômica dominante, permanecem em número restrito (Tabela 27.21), correspondendo a cerca de 10% das LGMD, mas as LGMD2, de herança autossômica recessiva, compõem na atualidade um grande grupo, sobretudo devido à identificação de novos genes de glicosiltransferases, cujas mutações originam α-DGpatias, do tipo DMC ou LGMD (Tabela 27.22) A classificação da *World Muscle Society* (WMS),[351] revisada anualmente, já alcançou a letra T, tendo sido saltada a letra P. Entretanto, não associa uma letra do alfabeto à α-DGpatia primária por mutações da α-DG, apesar de incluí-la, e à distrofia muscular por mutações do gene *ISPD* que decorre de glicosilação defeituosa da α-DG sem identidade bioquímica conhecida. Outros miologistas europeus consideram a α-DGpatia primária como LGMD2P, classificando a distrofia muscular por mutações do gene *ISPD* como LGMD2U e as formas não congênitas da doença de Pompe como LGMD2V.[510]

1104

Seção 3 ▪ Doenças e Síndromes Neurológicas

Doenças Neuromusculares

Tabela 27.21 Tipos e quadro clínico de distrofia de cinturas de membros de herança autossômica dominante (LGMD 1).[511]

Tipo	CK	Padrão da fraqueza	Início	Características	Histopatologia	ENMG	Complicações
LGMD1A Miotilina	3-4X	LG, DM	> 40 a	Pé caído, assimetria	Miofibrilar	Miotonia ou pseudo	Cardiomiopatia, IR
LGMD1B Lamina A/C	1-6X	LG, UP, DM	4-38 a	UP precoce, contraturas membros			Cardiomiopatia e distúrbios da condução
LGMD1C Caveolina-3	10X ou mais	LG	1ª década	*Rippling,* cãibras, hipertrofia de panturrilhas			
LGMD1D DNAJB6	1-10X	LG, DM	> 40 a	Pé caído	Miofibrilar, *rimmed* vacúolos	Miotonia ou pseudo	
LGMD1E Desmina	5-10X	LG, UP, DM	< 40 a	Pé caído	Miofibrilar	Miotonia ou pseudo	Cardiomiopatia, IR
LGMD1F transportina 3 (nuclear) Itália/Espanha	1-3X	LG, > MMII	1-58 a	Curso lento a moderado, disfagia, aracnodactilia			IR em alguns
LGMD1G Proteína ribonucleica	1-9X	LG	13-53 a	Curso lento, contraturas dedos, artelhos			
LGMD1H?	1-10X	LG	10- 50 a	Curso lento			

LGMD: distrofia de cinturas; IR: insuficiência respiratória; LG: cinturas. UP: úmero-peroneal; DM: miopatia distal; MMII: membros inferiores.

Tabela 27.22 Tipos de distrofia de cinturas de membros de herança autossômica recessiva (LGMD 2), de acordo coma localização e função da proteína mutante.[511]

Tipo	Proteína	Localização	Função
LGMD2A	Calpaína 3	Citosol, sarcômero	Remodelamento do sarcômero
LGMD2B	Disferlina	Sarcolema	Reparo da membrana e tráfego vesicular
LGMD2C-2F	γ, α, β, δ-sarcoglicanas	Sarcolema – CDG	Parte do CDG, suporte, estabilidade e integridade da membrana, sinalização celular
LGMD2G	Teletonina	Sarcômero	Manutenção da estrutura do sarcômero, ancoragem da titina
LGMD2H	Ligase E3-ubiquitina TRIM32	Citosol	Envolvida na via ubiquitina-proteossômica
LGMD2I	Proteína fukutina-relacionada	Retículo endoplasmático?, Golgi?	Incerta, glicosilação da α-distroglicana

(*Continua*)

Capítulo 27

Tratado de Neurologia Infantil

Tabela 27.22 *(Continuação)* Tipos de distrofia de cinturas de membros de herança autossômica recessiva (LGMD 2), de acordo coma localização e função da proteína mutante.[511]

Tipo	Proteína	Localização	Função
LGMD2J	Titina	Sarcômero	Suporte mecânico do sarcômero, elasticidade, sinalização celular
LGMD2K	POMT1	Retículo endoplasmático	Catalisa o 1º passo da O-manosilação da α-distroglicana
LGMD2L	Anoctamina 5	Sarcolema	Função no canal de cloro cálcio-ativado, resselagem do sarcolema
LGMD2M	Fukutina	Retículo endoplasmático?, Golgi?	Incerta, glicosilação da α-distroglicana
LGMD2N	POMT2	Retículo endoplasmático	Catalisa o 1º passo da O-manosilação da α-distroglicana
LGMD2O	POMGnT1	Retículo endoplasmático	Catalisa o 2º passo da O-manosilação da α-distroglicana
LGMD2P	α-distroglicana	CDG (Sarcolema)	Conecta o interior da fibra com a matriz extracelular
LGMD2Q	Plectina	Sarcômero	Sistema de ligação do sarcômero
LGMD2R	Desmina com herança AR	Sarcômero	Adultos jovens, pode dar bloqueio AV total, sem miocardiopatia
LGMD2S	*Transport protein particle complex 11*	Citosol	Tráfego intracelular (Síria, Hutterites, adultos jovens)
			LGMD + ataxia + mov. involuntários + def. intelectual
LGMD2T	GMPPB	Citoplasma	Glicosilação da α-distroglicana
LGMD2U	ISPD	Coadjuvante POMT1/POMT2 RE?, Golgi?	Glicosilação da α-distroglicana
LGMD2V*	Alfa-1,4-glucosidase	Lisossomo	Proposta europeia: Pompe juvenil e adulto
LGMD2W	PINCH2	Sarcolema e núcleo	Adesão com a matriz extracelular
			LGMD de início precoce c/ macroglossia, hipertrofia de panturrilhas e miocardiopatia

Segundo Diretrizes da Academia Americana de Neurologia, de 2014, a terminologia das LGMD ainda gera conflito entre os especialistas, apesar da identificação contínua de novos genes, porque há sobreposição dos aspectos clínicos e genéticos com outras miopatias que também podem se manifestar comodistrofias de cinturas, tais como: congênitas, miofibrilares, formashereditárias de miopatiaporcorpos de inclusão, distais, distrofinopatias em mulheres portadoras e merosinopatias com déficit parcial de merosina. A Academia Americana de Neurologia incluiu nas mesmas diretrizes LGMD, DMB e distrofia de Emery-Dreifuss.[512]

Devido à dificuldade na terminologia, a prevalência geral é de difícil estimativa. Mahmood & Jiang, em sua revisão,[511] citam cifras da ordem de 2,23 a 5/100 mil, uma frequência aproximada de 1/20 mil a 1/14.500 e uma frequência de portadores de 1/150. Entretanto, as diretrizes apresentadas pela Academia Americana de Neurologia sobre diagnóstico e tratamento das LGMD consideram prevalência de 0,07 a 0,43/100,000 e enfatizam que determinadas etnias mostram prevalência mais alta para alguns subtipos, por exemplo, LGMD 2C (y-sarcoglicanopatia) em populações ciganas e tunisinas.[512] Recentemente, um estudo de revisão canadense com metanálise sobre a epidemiologia das distrofias musculares relatou para as LGMD prevalência de 1,63/10 mil.[513]

No Brasil, a maior parte dos estudos sobre as LGMD são originários do Centro de Estudo do Genoma Humano da USP, sendo estimadas como mais frequentes as calpainopatias (LGMD2A) e sarcoglicanopatias (LGMD2C-F), correspondentes a um terço dos casos, as disferlinopatias (LGMD2B) em 22%, as α-distroglicanopatias por mutações do gene *FKRP* em 11% e finalmente, as teletoninopatias, com frequência mal definida.[514]

A distribuição das LGMD2 em grupos étnicos é bem definida, encontrando-se predomínio das calpainopatias no Brasil, na Oceania, na Europa oriental e na Ásia. Na Índia predominam as sarcoglicanopatias, e no Japão há alta incidência de disferlinopatias, assim como nos EUA. No norte da Europa há alta incidência de LGMD2I.[511]

As Tabelas 27.20 e 27.21 mostram uma síntese das classificações adotadas em revisões mais recentes,[351,510-512] sendo evidente que, devido à velocidade de identificação de novos genes, um novo sistema classificatório deverá ser adotado em breve. As tabelas incluem também um resumo do mecanismo etiopatogênico, de acordo com Mahmood & Jiang.[511]

Etiologia e patogênese

Além das controvérsias sobre terminologia e classificação, também ocorrem controvérsias sobre a etiopatogenia das LGMD, que é complexa e variável de acordo com os diferentes subtipos.

Como já foi discutido em relação à DMD, as alterações que precedem ou promovem o processo distrófico são apenas parcialmente conhecidas: sinalização defeituosa; estresse oxidativo; resposta inflamatória; desregulação da autofagia; apoptose e, finalmente, fibrose. No caso de distrofinopatias e sarcoglicanopatias a instabilidade mecânica do sarcolema altera a localização da sintase neuronal de óxido nítrico (nNOS), desencadeando o processo distrófico, já que a nNOS é uma molécula sinalizadora, mensageira, cálcio-dependente que transduz rapidamente eventos e interfere em diferentes funções. Assim, ocorre diminuição do fluxo sanguíneo e comprometimento da ativação das células satélites, que leva ao aumento da fadiga, estresse oxidativo e inflamação, aspectos integrantes da cascata citotóxica. Outro passo que induz à necrose muscular é o influxo de Ca^{2+}, embora ainda seja incerto o mecanismo pelo qual sinaliza a cascata fisiopatológica nas lesões musculares distróficas e secundárias.[515,516]

Em pesquisas que se concentram no "caminho" do Ca^{2+} pelo sarcolema, retículo sarcoplasmático e mitocôndrias, a LGMD2A por mutações da calpaí-

na 3, protease cálcio-ativada que atua na degradação das miofibrilas[517] constitui um bom modelo, além das miopatias nas quais a homeostase do Ca^{2+} tem um papel essencial, tais como central *core*, hipertermia maligna e cardiomiopatias arrítmicas.[515,517]

Também a reação inflamatória é central no processo lesional distrófico e persiste ao longo da evolução: neutrófilos, macrófagos e células T infiltram o músculo desde os estágios pré-clínicos; o balanço entre os macrófagos M1, pró-inflamatórios, e M2, anti-inflamatórios, é crítico para o processo de degeneração/regeneração muscular; a fibrose é o resultado final do processo inflamatório crônico, comprometendo a força residual e a elasticidade, afetando as funções vitais e dificultando a aplicação dos tratamentos futuros. Existem perspectivas terapêuticas com base na inibição da citocina TGFβ, envolvida nas vias que levam à fibrose[432]. A reação inflamatória é particularmente acentuada no músculo de pacientes com disferlinopatia: em 25% dos casos o diagnóstico inicial é de polimiosite. Monócitos disferlina-negativos são mais agressivos e os macrófagos mostram motilidade e adesividade alteradas. O papel do sistema imunitário na patogenia permanece obscuro: aativação de vias sinalizadoras de degeneração e de atrogenes levaria à maior atrofia muscular. O tratamento paliativo utiliza medidas nutricionais e de reabilitação específicas, sendo possível que a atividade física intensa modifique a penetrância das mutações, já que alguns pacientes são bem atléticos antes do início da doença.[515] Em síntese os principais mecanismos etiopatogênicos associados às LGMD podem ser assim resumidos:[511,515,516,518]

1. Alteração de proteínas do CDG: sarcoglicanas (LGMD 2C-2F) e α-DG (LGMD 2P). As proteínas sarcoglicanas, α/β-distroglicanas e distrofina se interconectam em diferentes níveis e funções: manutenção da estabilidade do sarcolema; processamento pós-traducional; tráfego transmembrana; sinalização/transdução celular, e outras. Cada sarcoglicana é glicosilada em resíduos de asparagina, sendo que as formas não glicosiladas de β-SG e δ-SG mostram estrutura e localização incorreta, além de tendência à agregação; apesar do número de anos decorridos desde que se estudam as sarcoglicanopatias, as enzimas envolvidas na glicosilação das Sarcoglicanas ainda não são conhecidas;

2. Alteração de proteínas envolvidas na manutenção da integridade da fibra em resposta alesões repetidas (reparo do sarcolema e transdução):

Capítulo 27

caveolina 3 (LGMD 1C), disferlina (LGMD 1B) e anoctamina 5 (LGMD 2L);

3. Enzimas que interferem no remodelamento do sarcômero sob condições deestresse: calpaína 3 (LGMD 2A) e TRIM32 (LGMD 2H);

4. Alteração de proteínas ligadas à manutenção da estrutura contrátil do sarcômero: miotilina (LGMD 1 A), desmina (LGMD 1D e 2R), calpaína 3 (LGMD 2A), teletonina (LGMD 2G), titina (LGMD 2J), plectina (LGMD 2Q). Parte das distrofias que compartilham esse mecanismo etiopatogênico pertence à categoria das miopatias com agregados proteicos, também conhecidas como miopatias com inclusões, miofibrilares ou vacuolares. Trata-se de um subtipo de miopatias em grande expansão e com intensa variabilidade fenotípica que mostra intersecção com o grupo das miopatias congênitas. Fazem parte desse grupo, além das LGMD 1A, 1D, 1E, 2J e 2R, diversas miopatias congênitas como a nemalínica, e miopatias com fenótipos variados do tipo escápulo-peroneal, oculofaríngeo, Emery-Dreifuss e distais. As mutações ocorrem em genes de: proteínas integrantes do aparato miofibrilar contrátil, tais como α-actina, miosina, miotilina, titina, e quatro e meio do domínio LIM1 (FHL1); proteínas da rede extra-sarcomérica que sustenta a unidade contrátil, tais como desmina e plectina;proteínas chaperonas do controle da forma e qualidade das proteínas, tais como BAG3 e DNAJB6, e outras como selenoproteína N e αβ-cristalina. Os agregados proteicos podem ser da própria proteína alterada ou constituir substratos autofágicos e proteínas autofagossômica (MAP1). Está em análise se as miopatias fibrilares seriam decorrentes de alteração primária da autofagocitose (processo que fisiologicamente limpa a célula de organelas defeituosas e proteínas alteradas) ou de uma resposta celular genérica para eliminar proteínas alteradas.[519] A Figura 27.33 ilustra os mecanismos etiopatogênicos, acima descritos, das principais LGMD. A Tabela 27.23 mostra as miopatias fibrilares consideradas nas diretrizes da Academia Americana de Neurologia para o diagnóstico das distrofias de cinturas dos membros e miopatias afins, de 2014.[512]

5. Alteração de enzimas envolvidas na modificação pós-traducional de proteínas (glicosilação da α-DG): LGMD 2I (gene *FKRP*), 2K (gene *POMT1*), 2M (gene *FKTN*), 2N (gene *POMT2*), 2º (gene *POMGnT1*), 2T (gene *GMPPB*) e 2U (gene *ISPD*); ver a discussão sobre alfa-distroglicanopatias, inserida no tópico DMC.

6. Envelopatiasnucleares: lamina A/C (LGMD 1B); como já mencionado anteriormente a respeito da distrofia de Emery-Dreifuss, a patogenia das distrofias por comprometimento nuclear (envelopatias nucleares), no caso LGMD 1B, ainda é pouco conhecida. As proteínas correspondentes, emerina e lamina A/C, encontram-se conectadas entre si, pela nesprina-1 e 2, e com a membrana nuclear externa e a unidade contrátil, sendo que as mutações *missense* da nesprina também estão associadas com fenótipo Emery-Dreifuss. A lamina A/C é a principal proteína do envelope nuclear e apresenta funções essenciais, tais como estabilização da membrana nuclear e organização da localização e domínios da cromatina que dependem da expressão de genes específicos.

Aspectos clínicos

A caracterização fenotípica das LGMD é difícil, devido à enorme variabilidade de gravidade e idade de início (Figura 27.34). O fenótipo varia entre pacientes com o mesmo subtipo e entre membros da mesma família. Em crianças, as LGMD mais frequentes são: calpainopatia (2A); sarcoglicanopatias (2C a 2F), na seguinte ordem decrescente de frequência α, β, γ e δ; laminopatia A/C (1B); alfa-distroglicanopatia por mutações do gene *FKRP* (2I); teletoninopatia (2G), e caveolinopatia-3 (1C). No conjunto, as sarcoglicanopatias representam 10-15% das LGMD2 e 70% das formas graves. em relação à idade, o início precoce em crianças sugere sarcoglicanopatias ou α-distroglicanopatia, enquanto a tendência a se manifestar desde o fim da infância ao fim da adolescência sugere calpainopatia e disferlinopatia; já as LGMD1 têm tendência a se manifestar na terceira década.

De modo geral, a CK mostra os maiores aumentos nas LGMD2. Comprometimento cardíaco e respiratório, quando existem, não são obrigatoriamente relacionados ao déficit motor. Em algumas formas de LGMD podem ocorrer de forma isolada: mioglobinúria, hiperCKemia assintomática e cardiomiopatia dilatada. Há diversos indicadores clínicos que podem auxiliar no diagnóstico diferencial entre os diferentes subtipos de LGMD:

- Escápula alada: sarcoglicanopatias, calpainopatias e LGMD2I;

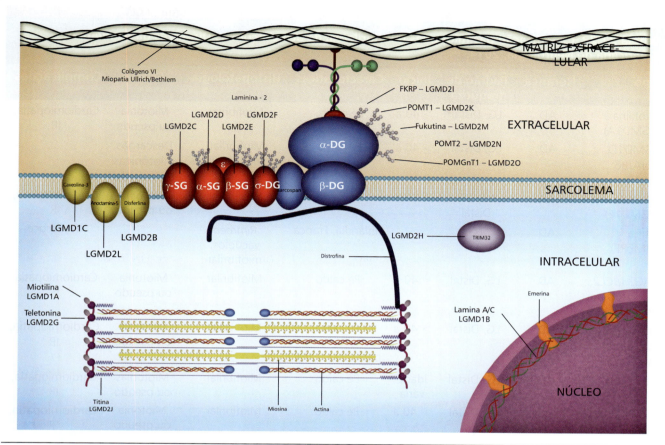

Figura 27.33 Mecanismos etiopatogênicos das principais síndromes de cinturas. Proteínas do complexo distrofina--glicoproteínas (CDG) do sarcolema e distrofia de cinturas associadas: sarcoglicanas (LGMD 2C-2F) e α-distroglicana (LGMD 2P); Proteínas envolvidas na manutenção da integridade da fibra em resposta a lesões repetidas (reparo do sarcolema e transdução): caveolina 3 (LGMD 1C), disferlina (LGMD 1B) e anoctamina 5 (LGMD 2L); Enzimas que interferem no remodelamento do sarcômero sob condições de estresse: calpaína 3 (LGMD 2A) e TRIM32 (LGMD 2H); Proteínas ligadas à manutenção da estrutura contrátil do sarcômero: miotilina (LGMD 1A), desmina (LGMD 1D e 2R), calpaína 3 (LGMD 2A), teletonina (LGMD 2G), titina (LGMD 2J), plectina (LGMD 2Q); Enzimas envolvidas na modificação pós-traducional de proteínas (glicosilação da α-DG): LGMD 2I, 2K, 2M, 2N, 2O, 2T + 2P (mutação primária da α-DG); Proteína envolvida na estabilização da membrana nuclear e organização da localização e domínios da cromatina: lamina A/C (LGMD 1B) (Adaptado deMoore SA, Shilling CJ, Westra S, Wall C, Wicklund MP, Stolle C, et al. Limb-girdle muscular dystrophy in the United States. J Neuropathol Exp Neurol. 2006; 65 (10): 995-1003).[520]

- Hipertrofia de panturrilhas, coxas e língua: sarcoglicanopatias e α-distroglicanopatias;
- Hipertrofia de deltoide: disferlinopatias;
- Complicações cardíacas: miotilinopatia, laminopatia, desminopatias, teletoninopatia, LGMD2I, sarcoglicanopatias;
- Complicações respiratórias: LGMD2I (a insuficiência respiratóriapode começar antes da limitação motora), miotilinopatia, sarcoglicanopatias e, mais raramente, calpainopatias.
- *Rippling*: consiste em ondulações que se propagam nos músculos, sobretudo proximais, devido à contração de fibras musculares anormalmente sensíveis ao movimento solicitado ao paciente, e à pressão muscular aplicada; o fenômeno é predominantemente associado LGMD 1C (caveolinopatia), supondo-se que a falta de caveolina 3 diminua a eficiência do acoplamento excitação/contração muscular.[521]

O modo de progressão também pode ser indicativo do subtipo de LGMD. Nos casos de início na infância, a progressão costuma ser mais rápida, enquanto o início no adolescente ou adulto jovem sugere quadro mais benigno.

Pacientes com LGMD1D (chaperona DNAJB6), LGMD2L (anoctamina) e LGMD2M (fukutina) mostram progressão mais lenta e mantêm a deambulação.

Tabela 27.23 Classificação das miopatias miofibrilares, de acordo com as Diretrizes da Academia Americana de Neurologia, 2014.[512]

Tipo	Herança	Padrão de fraqueza	Início	Características	Histopatologia	ENMG	Complicações
Miotilina (LGMD1A)	AD	LG, Distal	> 40 a	Pé caído, assimetria	Miofibrilar	Miotonia ou pseudo	Cardiomiopatia, IR
LGMD1D DNAJB6	AD	LG, Distal	> 40 a	Pé caído	Miofibrilar, *rimmed* vacúolos	Descargas miotônicas ou pseudo	
Desmina (LGMD1E)	AD	LG, UP, Distal	< 40 a	Pé caído	Miofibrilar	Miotonia ou pseudo	Cardiomiopatia, IR
Titina (HMERF)	AD	LG		Finlândia, França	*Rimmed* vacúolos, miofibrilar		IR precoce
BAG3 (*BCL2 associado ao atanogene 3*)	AD	LG, Distal	< 40 a	Pé caído	Miofibrilar	Miotonia ou pseudo	Cardiomiopatia, IR
Filamina C (distal de Williams)	AD	LG, Distal	> 40 a	Pé caído	Miofibrilar	Miotonia ou pseudo	Cardiomiopatia, IR
αB-cristalina	AD	LG, Distal	Idade varia	Pé caído	Miofibrilar	Miotonias ou pseudo	Cardiomiopatia, IR
ZASP	AD	LG, Distal	> 40 a	Pé caído	Miofibrilar	Miotonia ou pseudo	Cardiomiopatia, IR

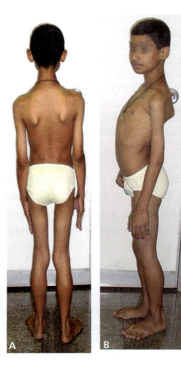
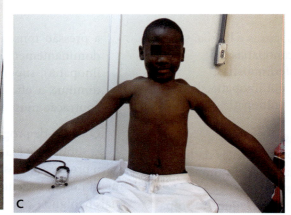
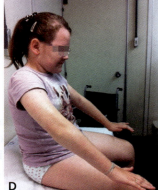

Figura 27.34 Distrofia muscular de cinturas. Aspectos fenotípicos variados. (A e B) padrão miopático típico de síndrome de cinturas em paciente deambulante. (C e D) Fraqueza muscular progressiva que levou à perda da deambulação.

Progressão mais rápida é observada em pacientes com disferlinopatia, sarcoglicanopatia e plectinopatia. Em pacientes com LGMD2G (teletonina) ou LGMD2L (anoctamina), pode-se observar progressão mais branda no gênero feminino, supondo-se que o estrógeno seria um fator protetor. Também γ-sarcoglicanopatia e teletoninopatia são mais graves em homens. Anoctaminopatias (LGMD2L), além de mais graves, também predominam em homens. Homens com calpainopatia são mais propensos à atrofia muscular do que mulheres e, apesar de não haver diferença na idade de início, apresentam evolução mais rápida, supondo-se que, além de fatores hormonais que interferem na massa muscular, as mulheres, por terem menor massa muscular, teriam menor perda muscular.[516]

O comprometimento cardíaco é muito frequente, acima de 80% em pacientes com LGMD1B (lamina A/C) e 1E/2R (desmina), podendo preceder a miopatia ou permanecer isolado. Arritmia cardíaca por fibrose do sistema de condução leva à indicação de implantação de marca-passo em 2/3 dos pacientes para prevenir morte súbita. Em pacientes com as sarcoglicanopatias LGMD 2C e 2E e naqueles com LGMD2I observa-se cardiomiopatia dilatada ao longo do curso que pode ser correlacionada com mutações específicas. Além disso, cardiomiopatia dilatada isolada pode ser fenótipo alélico de mutações em outros genes que causam LGMD (p.ex.: caveolinopatia, teletoninopatia, titinopatia).[351] Em pacientes com outros subtipos de LGMD, o comprometimento cardíaco é raro ou ocorre tardiamente ao longo do envelhecimento.

Em portadores heterozigotos para a mutação do *FKRP* (LGMD2I), pode ocorrer cardiopatia, hipertrofia de língua/panturrilhas e hiperCKemia.[456] Outras particularidades clínicas podem ser consultadas em diferentes revisões.[355,510,511,515,522,523]

Métodos diagnósticos

Assim como ocorre nos casos de DMC, a IRM, ultrassonografia ou tomografia computadorizada identifica padrões específicos de comprometimento muscular que ajudam no diagnóstico diferencial, orientam o músculo mais indicado para a biópsia, além de permitir que se avalie a evolução e resultado de diferentes tratamentos.[523-525]

Quando não se dispões de testes moleculares, a biópsia muscular com análise imuno-histoquímica e por meio de western blot (WB) de diversas proteínas envolvidas com a etiopatogenia das LGMD é o método padrão ouro em casos de disferlinopatia, sarcoglicanopatias, caveolinopatia e teletoninopatia. A biópsia muscular mostra padrão distrófico inespecífico, com uma ou outra particularidade. Em casos de calpainopatia, WB e análise quantitativa das bandas de calpaína 3 são os métodos utilizados, embora o encontro de anticorpos adequados esteja gradativamente melhorando. Técnicas multiplex de blotting podem detectar interações entre proteínas e déficit secundários. Em alfa-distroglicanopatias o achado é de hipomarcação ou ausência de marcação do epítopo glicosilado e déficit parcial de merosina na matriz extracelular.

Diagnóstico molecular

Nas LGMD 2 em geral, 10-15% das mutações são intrônicas ou pontos de mutação exônicos sutis, donde é recomendável pesquisar mRNA de músculo fresco, pele ou monócitos.[511] Em 25% dos pacientes com LGMD 2A, o defeito molecular não é detectado e em 22% a mutação é detectada em apenas um alelo. No Brasil ocorrem mutações recorrentes em casos de LGMD2A, alfa-sarcoglicanopatia e LGMD2G.[514]

No encontro da WMS de 2014,[526] em relação a 312 pacientes italianos com fenótipo LGMD, foi relatado o emprego de sequenciadores de última geração: em 20% ocorreram mutações típicas em genes previsíveis, que não tinham sido detectadas pelo sequenciamento Sanger, e em 35%, novas variantes patogênicas além da mutação causal, que não haviam ocorrido em amostras de indivíduos saudáveis ou já haviam sido registradas em estudos segregacionais de pequenas famílias de pacientes. Entretanto, variantes em genes específicos de LGMD estão sendo identificadas com frequência maior do que a taxa de prevalência respectiva já conhecida.

Apesar de sequenciamento de nova geração e de outras técnicas moleculares estarem em constante aperfeiçoamento, os resultados salientam o dilema de como interpretar resultados ambíguos: os profissionais que solicitam os testes devem relacionar os resultados com o contexto clínico e histopatológico e lidar com questões éticas. Em um estudo que aplicou sequenciamento de nova geração a 58 pacientes com LGMD não classificada, que tinham sido anteriormente testados com outras metodologias genéticas, ainda assim 33% permaneceram sem diagnóstico molecular comprovado.[527]

Em outro estudo,[528] sequenciamento de nova geração foi centralizado em um painel de 18 genes, cujas mutações com mais frequência causam LGMD, e aplicado a 35 pacientes, até o momento sem identificação diagnóstica: foram identificadas variantes patogênicas em 23 (65,7%), e chegou-se ao diagnóstico em 20 pacientes (57,1%), sendo LGMD2B o subtipo mais encontrado, seguido por LGMD1B, LGMD2A e LGMD2G.

Tratado de Neurologia Infantil

Em resumo, indicadores clínicos sugerem o diagnóstico em cerca da metade dos casos, sendo que o diagnóstico molecular define a mutação em 60% a 75%.

Em nosso meio, Werneck[529] também salientou que, mesmo com os avanços tecnológicos dos métodos diagnósticos, os clínicos ainda precisam aplicar exame clínico detalhado a fim de minimizar custos e assegurar uma abordagem racional ao paciente. Ressonância magnética ou ultrassom dos músculos dos membros afetados ajuda a escolher o músculo a ser biopsiado. Os testes moleculares são muito dispendiosos, não amplamente disponíveis no Brasil e podem, ocasionalmente, não apresentar resultados conclusivos.

Tratamento paliativo

Além do enfoque multidisciplinar já bastante descrito anteriormente, em pacientes com algumas das α-DGpatias, sarcoglicanopatias e disferlinopatias, a experiência clínica sugere que em períodos com curso rapidamente progressivo, pode ser tentada corticoterapia.[530,531]

Intervenções terapêuticas e preventivas das cardiopatias arrítmicas estão em constante aperfeiçoamento para pacientes com laminopatia.

A identificação dos diferentes genes nas LGMD2 permitiu avanços na produção de modelos animais e na pesquisa dos mecanismos etiopatogênicos. O pequeno número de pacientes em algumas das LGMD torna imperativos os estudos colaborativos para que finalmente se concretizem perspectivas terapêuticas.

Na atualidade, ainda não existe nenhum tratamento curativo para qualquer forma de LGMD do tipo 2 que são as mais comuns na prática clínica. Isso se deve em parte à raridade das LGMD, ao conhecimento incompleto de sua fisiopatologia, à heterogeneidade metodológica dos estudos sobre a história natural da doença e, finalmente, à falta de coortes padronizadas de pacientes. Faltam medidas e biomarcadores para avaliar resultados de estudos clínicos, já que não podem ser extrapolados dos estudos pré-clínicos. Melhores estratégias precisam ser desenvolvidas para introduzir compostos promissores na prática clínica.[532]

Trabalhos em andamento de pacientes com LGMD2B e 2I demonstram que eles têm grande interesse em estudos multicêntricos e em fazer parte de redes internacionais de registro de dados, além de participar de organizações sem fins lucrativos, tais como TREAT-NMD (http://www.treat-nmd.org) e Grupo de Pesquisa Internacional Neuromuscular (CINRG, http://www.cinrgresearch.org/) que divulgam as estratégias terapêuticas promissoras e dão suporte à qualidade de vida do paciente e família. Entre essas

estratégias citam-se: terapia gênica com vetores virais, modificação do mRNA por meio de exon skipping ou leitura do mRNA por meio de stop códon, terapia celular e tratamentos farmacológicos.[532]

Métodos de terapia gênica e celular focam-se nas sarcoglicanopatias porque as sarcoglicanas são proteínas pequenas com cDNA facilmente manipulável.[393] Em sua ampla revisão, Mahmood & Jiang[511] apresentam diferentes aspectos das perspectivas terapêuticas em pesquisa para as LGMD. Com base nos protocolos para DMD, ONA estão sendo propostos em pacientes com disferlinopatia. Preparados farmacológicos que atuem contra os diferentes passos do processo distrófico da fibra muscular estão sendo analisados relativamente às vias TGFβ na fibrose, na facilitação da reparação por fechamento do sarcolema nas disferlinopatias e para reduzir a nitrosilação do receptor de rianodina, alterado secundariamente em várias distrofias. Estudos clínicos sobre aumentar a massa muscular, utilizando reguladores positivos do crescimento muscular ou inibidores dos reguladores negativos (miostatina) por meio de anticorpos antimiostatina, mostraram tolerabilidade e eficácia, porém sem obter melhora clínica. Em pacientes com disferlinopatia, mecanismos anti-inflamatórios, tais como anticorpos monoclonais (rituximabe para bloquear ativação de linfócitos B), IG por via EV para prevenir o ataque de complemento e vitamina D3 que seria promotora de disferlina, aumentando a expressão em músculos e monócitos de portadores, estão sendo pesquisados.

Outras referências às perspectivas terapêuticas em pacientes com LGMD podem ser encontradas nos trabalhos de Mercuri & Muntoni[355,533] e Nigro & Peluso,[515] sendo útil para maiores esclarecimentos a consulta da lista dos sites em que há referência aos estudos clínicos para as distrofias em geral: (1) http://www.treat-nmd.eu (2) http://clinicaltrials.gov (3) https://www.clinicaltrialsregister.eu (4) http://www.dmd.nl (5) http://www.mdex.org.uk (6) http://idesc.info (7) http://www.parentprojectmd.org (8) http://mda.org/disease/duchenne-musculardystrophy (9) http://www.muscular-dystrophy.org (10) http://www.telethon.it/ (11) http://www.afm-telethon.com.

Distrofia miotônica (doença de Steinert)

A distrofia miotônica (DM1) (Steinert), de herança autossômica dominante, é a miopatia mais frequente em adultos, apresentando prevalência de 1:7.500 a 1:10.500. Em parte devido à existência do fenômeno da antecipação, em gerações sucessivas da mesma família pode ter início na adolescência (forma juvenil), na primeira década da vida ou se manifestar de forma congênita. O mecanismo molecular consiste na expansão de uma sequência de repetições do tripleto citosina-timina-guanina (CTGn) no *locus* 19q13.3, sendo que no indivíduo normal ocorrem até 50 repetições e no afetado, de 50 a 3 mil ou mais repetições. A sequência de repetições é instável e tende a aumentar durante a gametogênese, portanto, em gerações sucessivas, porém nem sempre isso ocorre de forma regular. Expansões pequenas podem ser transmitidas de geração em geração com mínimas alterações e, quando surge uma expansão maior, é geralmente transmitida pela linhagem paterna.[534]

Em contraste, as grandes expansões, acima de 1 mil ou mais repetições, são com mais probabilidade transmitidas pela mãe, o que explica a forma congênita com o maior número de repetições. Muito raramente, a antecipação não ocorre e o número de repetições pode passar por uma redução entre gerações. Outra forma de distrofia miotônica é a DM2 (gene *ZNF9*) que apresenta mecanismo genético semelhante, porém não manifesta a forma congênita. Em ambos os casos não existe função conhecida para os genes implicados, e a expansão das repetições localiza-se em porções não codificadoras do genoma. Na DM1 a porção expandida do gene está numa região que é transcrita em RNA mutante, mas não é traduzida para a proteína DMPK. O RNA mutante, contendo expansão citosina-uracila-guanina (CUG) a partir da expansão CTG do DNA, liga-se a proteínas reguladoras do splicing cujo déficit resulta em múltiplas possibilidades de splicing de mRNA de outros genes, justificando assim a terminologia "spliceopatia" e doença mediada por RNA tóxico, que é atribuída à distrofia miotônica. Em resumo, o agente patogênico da distrofia miotônica é o RNA mutante, as proteínas que se ligam ao RNA mutante são as intermediárias do processo e um conjunto de transcritos anômalos (transcritos de risco) alteram a função celular.[535] O mecanismo dessas alterações não está completamente esclarecido.

O dado clínico mais sugestivo é a ocorrência do fenômeno miotônico, ou seja, dificuldade de relaxamento após uma contração muscular duradoura, por exemplo, no aperto de mãos ou no fechamento das pálpebras durante o espirro. As principais características clínicas em jovens e adultos são: calvície e catarata precoce; dismorfismo e paresia facial; semiptose palpebral; atrofia do masseter, temporal e esternocleidomastoideo, emiopatia de predomínio distal, ao contrário do que ocorre na maioria das miopatias. Essas características ocorrem de forma variável em indivíduos da mesma família (forma leve ou forma clássica) e são acompanhadas de alterações sistêmicas, isoladas ou em combinação, tais como: cardíacas (bloqueio de condução, causa de morte súbita); endócrinas (diabetes, hipogonadismo); respiratórias (diminuição da capacidade pulmonar vital); gastrointestinais (disfagia, obstipação), distúrbios do sono com hipoventilação, fragmentação e distúrbios respiratórios entre outros, levando a sonolência diurna e alterações comportamentais, inclusive quadro demencial precoce.

Quando o quadro clínico tem início em crianças na primeira década da vida ou adolescentes (não confundir com a forma congênita), a miopatia costuma ser leve, com importante acometimento facial, porém ocorrem transtornos comportamentais (ansiedade, transtorno opositor-desafiante) e da aprendizagem, déficit de atenção, alterações visuoespaciais e distúrbios da coordenação motora; o fenômeno miotônico e boa parte das manifestações sistêmicas não estão presentes, surgindo somente ao longo do crescimento. Essas formas não congênitas, de início em crianças e adolescentes após um período de desenvolvimento normal, são também denominadas de formas infantis ou juvenis e mostram perfil cognitivo dependendo não somente da expansão do tripleto como também da herança ser materna ou paterna: no primeiro caso, observa-se em geral maior deficiência intelectual, enquanto no segundo o QI pode situar-se nas faixas limítrofes.[536] O tamanho da expansão do tripleto CTG correlacione-se negativamente com o nível de QI global.[536] Contudo, a determinação das diferentes idades de início (congênita com diferentes graus de gravidade, infantil/juvenil, clássica e tardia) não obedece rigorosamente a esse critério: as maiores e menores expansões correspondem à forma congênita ou a pacientes com quadro leve e início tardio, respectivamente, mas nas faixas intermediárias da expansão, o quadro clínico nem sempre se correlaciona com o tamanho da expansão.

Com relação às alterações comportamentais ou transtornos psiquiátricos, não se observa uma correlação entre o tamanho da expansão e a gravidade do transtorno ou o tipo de transmissão parental.[537]

A forma congênita da distrofia miotônica que acomete RN de gestantes com a doença faz parte do diagnóstico diferencial da síndrome da criança hipotônica. Ocorre em bebês nascidos de mães com distrofia miotônicado tipo DM1 que tanto podem apresentar o comprometimento multissistêmico em diferentes graus quanto podem estar assintomáticas, desconhecendo a doença ou relatando apenas o fenômeno miotônico. Em um trabalho canadense calculou-se incidência de 1:47.619 nascidos vivos.[538] Os bebês acometidos apresentam espectro de gravidade variável:

- Início pré-natal com polidrâmnio, diminuição dos movimentos fetais, ventriculomegalia, hipotonia, dificuldade para sugar e respiratória, pés tortos e eventual artrogripose;
- Pés tortos congênitos e acometimento facial, particularmente do segmento peribucal (boca em carpa) (Figura 27.35), atraso do desenvolvimento neurológico, porém sem necessidade de suporte alimentar e ventilatório.

A forma mais grave pode levar ao óbito, mas, quando são superadas as dificuldades iniciais, os pacientes, apesar do atraso global, adquirem marcha independente. O quadro é relativamente estável na infância, sendo evidente acometimento facial, sobretudo da musculatura orofaríngea, distúrbio da fala, principalmente da expressão com disartria, déficit cognitivo variável com as características já descritas, inclusive de espectro autista, e distúrbios do sono. No início da adolescência surgem em maior ou menor grau as alterações sistêmicas próprias da distrofia miotônica do adulto.

Em conclusão, em crianças com DM1, independentemente da forma clínica, transtornos cognitivo-comportamentais estão evidentes na grande maioria.[539]

Diagnóstico

Quando a herança autossômica dominante e o fenômeno da antecipação são reconhecíveis na família do paciente, é muito fácil suspeitar do diagnóstico, pois a história familiar denota no lado paterno ou materno as alterações peculiares do exame físico e o comprometimento multissistêmico, em diferentes combinações e graus de gravidade, com frequência bastando um aperto de mãos dos familiares afetados para confirmar a suspeita diagnóstica. A confirmação do diagnóstico se dá por teste molecular, sendo dispensável a biópsia muscular e, em boa parte dos casos, também a ENMG que antes do advento do teste molecular era muito utilizada a fim de detectar a descarga miotônica por meio de um som característico.

Quando é reconhecido o quadro neonatal e o comprometimento materno, o diagnóstico é efetuado pelo teste molecular no DNA materno, apontando para a expansão da sequência de repetições do tripleto CTG(n) em 19q13.3 que, na forma congênita, mostra acima de 1000 repetições.

A IRM do crânio não é um exame essencial para o diagnóstico: evidencia áreas de hipersinal de substância branca, atrofia córtico-subcortical leve e hipoplasia de corpo caloso, sistema límbico, tronco encefálico e cerebelo.[540]

O tratamento multidisciplinar, não somente de reabilitação, como também das manifestações multissistêmicas, principalmente as cardíacas, que podem levar a morte súbita, deve ser mantido ao longo da vida.

Com base no mecanismo etiopatogênico RNA-mediado, espera-se o desenvolvimento de perspectivas terapêuticas. A via mais concreta são ONA sintetizados para silenciar a sequência mutante, por exemplo, entre diversas opções, inibir o sequestro de RNA, ligando-se à expansão CUG do mRNA.[541]

Aconselhamento genético preventivo é essencial principalmente para mulheres com quadro multissistêmico que estejam em idade fértil, como também de uma forma geral por se tratar de uma doença greve com herança autossômica dominante, penetrância incompleta e fenômeno da antecipação.

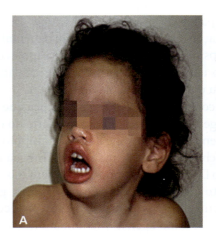 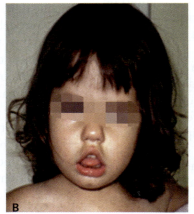 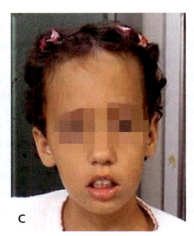

Figura 27.35 (A, B e C) Caracterização fenotípica da distrofia miotônica congênita. Acometimento facial, principalmente da musculatura peribucal (boca em "carpa").

Miopatias congênitas

As miopatias congênitas são doenças raras e, portanto, de incidência indefinida, em parte também devido à altíssima heterogeneidade genética e clínica. Embora do ponto de vista genético, como categoria de miopatias, sejam de caracterização fenotípica fácil, é difícil distinguir clinicamente os diferentes subtipos, já que há sobreposição de achados e diferentes graus de acometimento (leve, moderado ou grave), de atrofia muscular e de deformidades esqueléticas.

A fraqueza muscular predomina nos músculos proximais na maioria das vezes e, mais raramente, é axial ou de predomínio distal. Acometimento facial e ptose palpebral, esta última podendo aparecer ao longo do tempo, são aspectos sugestivos do diagnóstico e, embora exista atraso do desenvolvimento motor, a maioria dos pacientes alcança a marcha independente e mostra pouca progressão, motivo pelo qual esse grupo de miopatias foram anteriormente denominadas de miopatias congênitas benignas. Entretanto, há formas gravíssimas que acometem os músculos bulbares e respiratórios e levam à necessidade de suporte ventilatório, tais como a forma neonatal da miopatia nemalínica e a miopatia miotubular. A avaliação do comprometimento respiratório deve ser cuidadosa, já que é possível encontrar pacientes que deambulam sem apoio, mas têm hipoventilação noturna. Cardiopatia é um achado possível e mais comum nos subtipos com agregados proteicos, por exemplo, em pacientes com mutações do gene da titina. A Figura 27.36 ilustra a heterogeneidade fenotípica das miopatias congênitas.

A heterogeneidade genética das miopatias congênitas aumenta continuamente, já tendo sido identificadas mutações em mais de 40 genes,[351] com herança autossômica dominante, autossômica recessiva e ligada ao X, esta última na gravíssima miopatia miotubular. Por exemplo, a miopatia nemalínica já se associa a 10 diferentes genes, não existindo correlação entre o gene mutado e o quadro clínico.

Mesmo estando disponíveis métodos diagnósticos com sequenciadores de alta geração, 50% dos casos permanecem sem gene definido, e a abordagem clínica sistemática continua essencial na primeira avaliação clínica do paciente e para a interpretação dos achados moleculares que determinam as alterações de fato patogênicas.

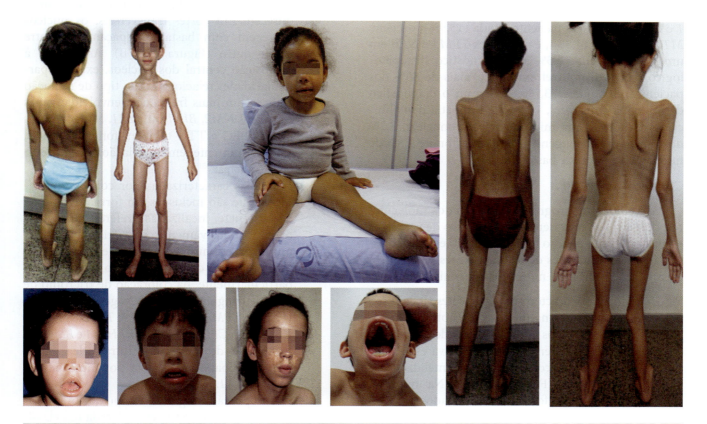

Figura 27.36 Comprometimento facial e palato ogival característicos da maioria das miopatias congênitas. Variabilidade fenotípica de moderada a grave e possível progressão para insuficiência respiratória.

Tratado de Neurologia Infantil

A biópsia muscular, que pode ser complementada com microscopia eletrônica e imuno-histoquímica dos agregados proteicos, mostra diferentes tipos de alterações estruturais que, quando presentes, são indicativas do subtipo histopatológico específico mas, muito raramente indicam o diagnóstico molecular.

Incidência e prevalência

Como já mencionado, não há estudos conclusivos devido a diferentes fatores: raridade, sintomas leves levando à falta de notificação ou quadros graves precocemente fatais, ausência de anormalidades estruturais específicas e dificuldade de diagnóstico molecular, já que muitos dos genes envolvidos estão entre os maiores que se conhecem.[542]

Nos EUA, em 2011, um estudo em amostra pediátrica bem definida do sudeste do estado de Michigan, revelou prevalência global de 1:26 mil, sendo mais comuns as miopatias relacionadas ao gene receptor de rianodina (*RYR1*).[543]

Recentemente, na Grã-Bretanha, em um grande centro neuromuscular de Londres, de um total de 66 pacientes, 44 (66,7%) obtiveram o diagnóstico molecular, tendo sido constatadas as seguintes mutações: do gene *RYR1* em 26 pacientes (59,1%); do gene *SEPN-1* e *ACTA-1* em sete pacientes, cada (15,9%); do gene *MTM1* em dois (4,5%), e dos genes *TPM3* e *NEB* em um paciente cada (2,3%). O diagnóstico histopatológico estava disponível em pouco mais de 80% dos pacientes, dos quais 53,7% receberam o diagnóstico de miopatia com *cores*, 16,7% de miopatia nemalínica, 13% de miopatia miotubular/centronuclear, 3,7% de desproporção congênita do tipo de fibras e 1,8% de miopatia com cores e bastonetes.[542]

Classificação

À medida que progrediram os estudos moleculares, observou-se que, dentre um espectro de variações estruturais, cada padrão histopatológico específico associa-se com mutações de diversos genes e permite a classificação básica das miopatias congênitas em:[351,544]

1. Miopatias caracterizadas por *cores* (focos) são diagnosticadas na microscopia óptica com coloração SDH; os *cores* são áreas de miofibrilas com atividade enzimática oxidativa e glicolítica alterada, decorrentes de anormalidade das mitocôndrias (Figura 27.37A). Na miopatia central *core*, os focos são circundados por halo de coloração mais escura; podem ser únicos ou mais do que um por fibra, podem ser periféricos ou centrais, e costumam se extender ao lon-

go de boa parte do comprimento longitudinal das fibras. Na miopatia mini*core*, os *cores* não são circundados e aparecem como pequenas e múltiplas áreas sem coloração (SDH), fragmentadas que, quando maiores, atingem a largura da fibra. Entretanto, a divisão em miopatia central core e minicore nem sempre apresenta limites nítidos. Nos sistemas classificatórios pode ser adotada a distinção entre *central core* e minicore[544] ou ambas serem incluídas sob a denominação de miopatias *core*.[545] É importante salientar que áreas desprovidas de mitocôndrias e de atividade oxidativa podem ser encontradas, de forma inespecífica e em menor número em outras miopatias ou ao redor de inclusões, tais como corpos nemalínicos ou acúmulos de actina; a microscopia eletrônica é, ocasionalmente necessária para atestar a especificidade dos *cores*. Na grande maioria dos casos de miopatias com *cores*, os genes que apresentam mutações são RYR1 e SEPN1.

2. Miopatias caracterizadas por núcleos de disposição central, como ocorre nos miotubos fetais, em vez da localização subsarcolemal, característica da fibra muscular que já amadureceu. Em cortes transversais, os núcleos aparecem com bastante espaçamento entre um e outro (Figura 27.37B). Associadas à disposição central dos núcleos, existem particularidades relacionadas ao tipo de mutação gênica com mais frequência envolvida: genes *MTM1*, *DNM2*, *BIN1* ou *RYR1*. Mutações nos genes SPEG e TTN também foram descritas, muito raramente, em associação com aspecto centronuclear.[351]

3. Miopatias caracterizadas por corpos nemalínicos, que são inclusões em forma ovoide ou de bastonete, localizadas preferencial, embora não exclusivamente, na periferia da fibra muscular, em número variável, e que parecem espessamentos da linha Z, sendo identificados, particularmente, na coloração de tricromo de Gomori (Figura 27.37C). Os genes responsáveis são: *TPM3*; *NEB*; *ACTA1*; *TPM2*; *TNNT1*; *KBTBD13*; *CFL2*; *KLHL40*; *KLHL41* e *LMOD3*. Bastonetes de localização intranuclear sugerem a miopatia nemalínica por mutações do gene *ACTA1*.

4. Desproporção congênita do tipo de fibras é outra miopatia congênita considerada nas classificações, embora não se trate de uma anormalidade estrutural, esse diagnóstico é conside-

1116

Seção 3 ■ Doenças e Síndromes Neurológicas

rado, quando há um padrão de ocorrência de atrofia de fibras tipo I em que a diferença de diâmetro com as fibras tipo II, corresponde a 35% a 40%.[546] À microscopia óptica, utilizando a histoquímica ATPase pré-incubada ao pH 4.3, o aspecto típico é a atrofia das fibras tipo I (coradas em escuro), que também predominam grandemente sobre as fibras do tipo II (coradas em claro)[544] (Figura 27.37D).

Em recente consenso de especialistas a respeito das miopatias congênitas[544] foram incluídas na classificação básica as miopatias com acúmulo de miosina, também denominadas miopatias com corpos hialinos. Existem diferentes isoformas de miosina de cadeia pesada no músculo esquelético

No referido consenso, os autores enfatizam que nas miopatias congênitas os principais achados à biópsia muscular podem ser associados com a mutação de genes específicos dentre os muitos genes envolvidos:

- Bastonetes são característicos da miopatia nemalínica e, portanto, são encontrados em pacientes com mutação dos genes *ACTA1*, *NEB*, *TPM2*, *TPM3*, *TNNT1*, *CFL2*, *KBTBD13* e *KLHL40*;*
- *Cores* característicos das miopatias central *core* e mini*core*: *RYR1*, *SEPN1*, *ACTA1*, *TTN*, *MYH7* e *KBTBD13*;
- Núcleos dispostos centralmente, característicos da miopatia miotubular/centronuclear: MTM1, DNM2, BIN1 e RYR1;
- Associação de *cores* com bastonetes: mutações dos genes *RYR1*, *NEB*, *KBTBD13* e *CFL2*;
- Desproporção congênita do tipo de fibras: mutações dos genes *RYR1*, *NEB*, *KBTBD13*, *CFL2*;

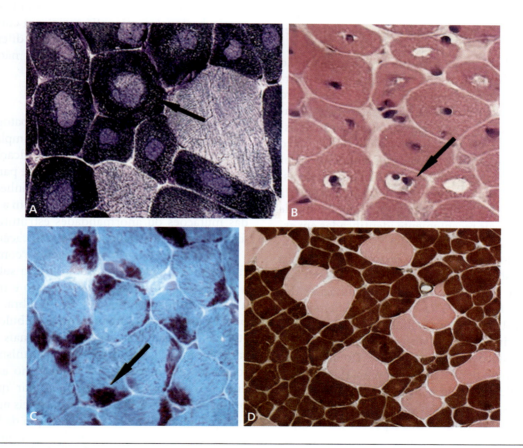

Figura 27.37 Principais alterações estruturais na biopsia muscular de pacientes com miopatias congênitas estruturais. (A) Ausência de atividade oxidativa nas porções centrais das fibras musculares na miopatia do core central (NADH) (seta). (B) Núcleo posicionado anormalmente nas porções centrais da maioria das fibras musculares na miopatia centronuclear (seta) (hematoxilina &eosina). (C) Presença de corpos nemalínicos (seta) na posição subsarcolemal na maioria das fibras musculares na miopatia nemalínica (tricrômio de Gomori). (D) Acentuada desproporção entre o tamanho das fibras do tipo 1 (escuras) e fibras do tipo 2 (claras) na miopatia por desproporção congênita de tipo de fibra (ATPase, pH9.4).

Tratado de Neurologia Infantil

- Inclusões em forma de capuzes, características da miopatia *cap*: mutações dos genes *TPM2*, *TPM3* e *ACTA1*.*

Em alguns pacientes ocorre a combinação de dois achados histopatológicos básicos. Por exemplo, bastonetes com *cores* ou *cores* com núcleos dispostos centralmente. Essas combinações, embora raras, sugerem determinadas mutações, por exemplo, a combinação de bastonetes e cores é observada em casos de mutação dos genes *CFL2*, *KBTBD13*, *ACTA1*, *NEB* e *RYR1*, supondo-se que represente um defeito do acoplamento entre excitação e contração muscular.[545]

Entretanto, muitos outros tipos de anormalidades estruturais são descritas em pequeno número de casos ou em casos familiares, por exemplo, agregados de actina, *caps* (grupos de miofibrilas sem atividade de ATPase que se distinguem com clareza das demais formando estruturas semelhantes a capuzes), espirais cilíndricos, aspecto distrófico, bastonetes nucleares, fibras lobuladas, fibras dispostas em colar e corpos zebroides.[547,540]

Por outro lado, à medida que novos genes estão sendo identificados, observa-se que algumas das anormalidades estruturais ocorrem dentro de um espectro que ultrapassa os limites de entidades genéticas já caracterizadas,[545] de modo que existe sobreposição de aspectos genéticos e estruturais compondo um mosaico de miopatias congênita que continua em aberto. Por exemplo, aspectos centronucleares, classicamente associados a mutações dos genes *BIN1*, *DNM2*, *MTM1* e, é bem mais raro, SPEG, foram, segundo citação de Nance *et al.*,[545] mais recentemente identificadas em associação a mutações do gene *CFL2*.[549-553]

Embora, do ponto de vista histórico, a presença de aspectos distróficos na biópsia muscular afaste um diagnóstico de miopatia congênita, as mutações dos genes *MTM1*, *DNM2*, *RYR1* e *ACTA1* podem originar padrão distrófico, principalmente nos casos mais graves ao nascimento. Em particular, conforme já foi exposto, as mutações do gene *SEPN1* são associadas tanto a um subtipo de DMC com espinha rígida quanto a subtipos de miopatias congênitas, tais como *multiminicore* e desproporção congênita do tipo de fibras.

O consenso recente de vários especialistas do *Standard of Care Committee for Congenital Myopathies*[544] enfatiza a heterogeneidade genética do mesmo aspecto histopatológico, o fato de mutações de um mesmo gene poder originar diferentes aspectos histopatoló-

gicos, inclusive em membros de uma mesma família ou no mesmo indivíduo em diferentes idades (p. ex., gene do receptor de rianodina). Em conclusão, o sistema classificatório é variável[351,544] e, na maioria das vezes, baseado em subgrupos de miopatias que mostram achados estruturais em comum e heterogeneidade genética, por exemplo, miopatia nemalínica (10 genes identificados), miopatia miotubular/centronuclear (seis genes), miopatia central core/minicore (dois genes), miopatia com desproporção congênita do tipo de fibras (cinco genes). Entretanto, dependendo do número de pacientes descritos com a mesma mutação, esta última pode ser adotada como base classificatória, donde a nomenclatura de actinopatias, miopatias *RYR*-relacionadas ou *SEPN1*-relacionadas. Por exemplo, actinopatia refere-se à mutações da α-actina que causam predominantemente miopatia nemalínica de herança autossômica dominante e desproporção congênita do tipo de fibras, como também miopatia com cores e bastonetes, miopatia *cap* e com corpos zebroides, sendo essas variações associadas a diferentes tipos de mutações, embora essa correlação não exista em todos os casos.

Etiopatogenia

A pesquisa dos mecanismos etiopatogênicos das miopatias congênitas desenvolveu-se amplamente nos últimos anos, acompanhando a identificação dos subtipos moleculares e constituindo a base para eventuais perspectivas terapêuticas. Assim, o conhecimento de mecanismos etiopatogênicos em comum a determinadas mutações ou anormalidades estruturais também fornece novas possibilidade de classificação.

Em sua função primária de gerar e controlar a força dos movimentos, o músculo utiliza subestruturas, a saber: junção mioneural, sarcômero e tríade, que é a menor unidade funcional da miofibra, constituída pela justaposição da membrana do túbulo transverso (túbulo T) com duas cisternas terminais do retículo sarcoplasmático. Os principais mecanismos etiopatogênicos dizem respeito a defeitos no acoplamento entre excitação e contração muscular que decorre, principalmente, de filamentos contráteis malformados (miopatia nemalínica) ou de alteração da homeostase do cálcio ao nível da tríade (miopatias centronucleares e miopatias com cores).[545]

Em revisão recente, Ravenscroft *et al.*, 2015,[554] analisam os mecanismos etiopatogênicos das miopatias congênitas, agrupados em diferentes submecanismos:

1. Alterações do remodelamento de membranas;
2. Alterações do acoplamento excitação/contração;

---

* Após a publicação foram identificados novos genes para a miopatia nemalínica: membro 41 da família Kelch-like (*KLHL41*) e leiomodina 3 (*LMDO3*).

Seção 3 ▪ Doenças e Síndromes Neurológicas

3. Defeitos da distribuição e função mitocondrial;
4. Defeitos da geração de força miofibrilar;
5. Alterações do controle do *turnover* das proteínas musculares: atrofia muscular e autofagocitose.

A Figura 27.38 resume os diferentes mecanismos fisiopatológicos acima discriminados.[554]

O remodelamento das membranas celulares é essencial para a organização do citoesqueleto celular. Consiste de uma série de processos biológicos, tais como exocitose, transporte intracelular, funcionamento de vesículas sinápticas, autofagia e reparo que ocorrem por meio de proteínas reguladoras delipídeos.[554] Pertencem a essa categoria as miopatias congênitas centronucleares associadas às mutações dos genes da miotubularina (*MTM1*), anfifisina 2 (*BIN1*) e dinamina 2 (*DNM2*), sendo a miotubularina a organizadora da função de um complexo de diversas proteínas reguladoras das fosfatases de fosfoinositídeo que são moléculas essenciais para o tráfego e sinalização celular.

Outra estrutura que pode sofrer alterações do remodelamento é a junção mioneural, membrana altamente especializada, motivo pelo qual mutações dos genes da miotubularina 1 (*MTM1*) e da dinamina 2 (*DNM2*) podem originar fenótipos clínicos que se sobrepõem aos das síndromes miastênicas congênitas. O mesmo pode ocorrer, mais raramente, em casos de mutações da tropomiosina 3 e, recentemente, foram referidos dois irmãos com miopatia por mutação do gene *RYR*, de herança autossômica recessiva, que apresentavam ptose palpebral após fadiga muscular, melhorando com piridostigmina.[555]

Mais recentemente, mutações em homozigose do gene *SPEG*, expresso preferencialmente no músculo estriado, também foram associadas a um subtipo de miopatia centronuclear grave que pode evoluir com

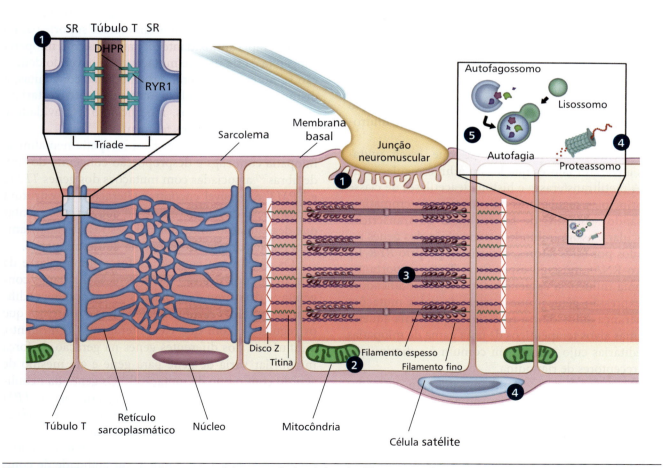

Figura 27.38 Representação esquemática ao nível celular da fibra muscular dos mecanismos fisiopatológicos envolvidos nas miopatias congênitas: (1) remodelamento, sarcolemal e de membranas intracelulares, e acoplamento excitação/contração; (2) distribuição e função mitocondrial; (3) geração de força miofibrilar; (4) atrofia; (5) autofagia (Adaptado de Ravenscroft G, Laing NG, Bonnemann CG. Pathophysiological concepts in the congenital myopathies: blurring the boundaries, sharpening the focus. Brain. 2015; 138 (Pt 2): 246-68).[554]

Tratado de Neurologia Infantil

cardiomiopatia,[556] supondo-se, ainda sem confirmação, que essa miopatia seria decorrente de defeitos do remodelamento e tubulação de membranas.[554]

O acoplamento da excitação-contração das fibras musculares depende do sistema de membranas T-tubular, dos receptores voltagem-dependentes de rianodina/canais de Ca^{+2} do retículo sarcoplasmático e das proteínas diidropiridina, sendo que a regulação do Ca^{+2} intracelular é essencial para a miogênese normal e para a função do músculo esquelético. Ravenscroft et al.[554] enfatizam o conceito emergente de que comprometimento do acoplamento excitação/contração por um defeito da homeostase de Ca^{+2} faz parte do mecanismo etiopatogênico de diversas miopatias congênitas e pode representar um alvo terapêutico para estas entidades. As mutações de herança autossômica dominante do gene do receptor de rianodina/canais de Ca^{+2} (*RYR1*) atuam via permeabilidade ou instabilidade aumentada do canal RyR1 ou, ainda, condutância reduzida de Ca^{+2} e associam-se com quadros clínicos de suscetibilidade à hipertermia maligna, miopatia *central core* e *multi-minicore*, desproporção congênita do tipo de fibras, subtipos de miopatia centronuclear e síndrome de King-Denborough. Porém, o mecanismo de ação das mutações autossômicas recessivas não é bem conhecido, supondo-se que altere a localização ou diminua a quantidade de canais RyR1 e de diidropiridina.

Recentemente, identificou-se que essas mutações ativariam fatores que levam à hiperregulação de DNA metiltransferases e histonadeacetilases de classe II, principais reguladoras da estrutura da cromatina, causando sequestro de fatores mef2 de transcrição muscular e assim inibindo a transcrição dos genes regulados por estes fatores, inclusive o próprio *RYR-1* e micro-RNAs músculo-específicos. Trata-se, portanto, de uma influência epigenética, ou seja, modificadora da expressão gênica, que é exercida pelas mutações de herança autossômica recessiva e que torna aquelas enzimas alvos terapêuticos de uma gama de miopatias hereditárias cujo aspecto em comum é a diminuição dos receptores de rianodina.[557]

Ravenscroft et al.[554] também salientam outro defeito primário do mecanismo do acoplamento, identificado mais recentemente: decorre de mutações do gene *SHA* e domínio rico em cisteína 3 (*STAC3*) que foram encontradasem pacientes de populações nativas americanas com quadro clinico de miopatia congênita, associada com suscetibilidade à hipertermia maligna, contraturas, aspectos dismórficos eptose palpebral, porém sem alterações estruturais de nenhum tipo à biópsia muscular.[558]

Finalmente, determinadas mutações do gene da nebulina (*NEB1*), encontradas em pacientes com miopatia nemalínica, também estão envolvidas em modulação do processamento do Ca^{+2} no retículo sarcoplasmático.

Distribuição anormal ou número reduzido de mitocôndrias são observados em diferentes subtipos de miopatias congênitas, tais como central *core*, multi-*minicore*, miotubular, centronuclear e nemalínica, o que faz supor que estas miopatiascursem com alteração da função mitocondrial.[559]

No controle do estresse oxidativo por via mitocondrial é aventada, mas ainda não está clara, a eventual ligação entre as funções mediadas pelos genes *RYR1* e *SEPN1*, cujas mutações, de herança autossômica recessiva, originam quadros de miopatia congênita multitimini*core*, desproporção congênita do tipo de fibras, DMC com espinha rígida e miopatia com corpos de inclusão de Mallory. A implicação de mutações do gene *RYR1* na produção de estresse oxidativo mediado por alterações mitocondriais oferece suporte para o uso de terapia antioxidanteem pacientes com miopatia congênita e este tipo de mutação, não havendo definição se no contexto geral das miopatias congênitas, a disfunção mitocondrial e o estresse oxidativo estariam amplamente implicados, modificando a gravidade e funcionando como alvos terapêuticos.[554]

Também em pacientes com miopatia nemalínica, miopatia com *caps* e desproporção congênita do tipo de fibras[560] associadas com mutações dos genes *TPM2* e *TPM3*, é possível encontrar alterações de estrutura e localização das mitocôndrias, o que permite aventar que desregulação mitocondrial e estresse celular também participam da etiopatogenia destas miopatias.

Os defeitos da geração de força miofibrilar e da função sarcomérica são intrínsecos às miopatias congênitas e decorrem de mutações dos genes que codificam as proteínas dos filamentos finos e proteínas que os regulam e com que eles interagem.[561] Entretanto, a influência dos diferentes genes na geração da força miofibrilar varia de gene para gene e até mesmo de acordo com o tipo de mutação.[554] Os genes da nebulina (*NEB1*), alfa-actina (*ACTN1*), tropomiosina (*TPM* 2 e 3) e miosina de cadeia pesada (*MYH* 2 e 7) estão envolvidos neste complexo mecanismo.

A nebulina determina o comprimento do filamento fino da actina, donde a variabilidade de comprimento encontrada no músculo de pacientes com essas mutações, no qual muitos sarcômeros contêm filamentos curtos e, portanto, redução da tensão ativa máxima. Nas miofibrilas com deficiência de nebulina

1120

Seção 3 ▪ Doenças e Síndromes Neurológicas

também se observa produção de força com sensibilidade reduzida ao Ca^{+2}, menor taxa de recuperação da tensão muscular e maior gasto energético. Portanto, a fraqueza muscular decorre da redução da fração do total de pontes cruzadas de actina e miosina que geram força de contração.

As diversas mutações do gene da alfa-actina (*ACTA1*), principal componente do filamento fino, comprometem as ligações entre moléculas de actina do filamento fino, com a mesma consequência já descrita acima em relação às mutações da nebulina; levam a praticamente qualquer tipo de alterações histopatológicas encontradas em pacientes com fenótipo clássico de miopatia congênita (fraqueza e hipotonia muscular). Além do fenótipo clássico, foi descrito um caso de rigidez muscular e hipertonia,[562] fato totalmente inusitado dentro do padrão fenotípico das miopatias congênitas. Neste paciente houve aumento de produção de força isométrica que levou a quadro clínico grave e óbito no primeiro ano de vida por assistolia. A biópsia muscular mostrou corpos nemalínicos e 32% de actina mutante com alta sensibilidade ao cálcio.[562] Portanto, dentro das perspectivas terapêuticas, fármacos sensibilizadores ao Ca^{+2}, tais como ativadores da troponina, podem não estar indicados em todos os pacientes com mutações do gene da actina.[554]

A tropomiosina tem papel essencial na inibição cálcio-regulada das interações actina-miosina, porém o mecanismo de ação das mutações neste gene não está esclarecido. Mutações de herança autossômica dominante ou recessiva do gene *TPM3* causam alterações da cinética cíclica das pontes cruzadas, em vez de desregulação do comprimento do filamento fino como ocorre em pacientes com miopatia nemalínica por mutações da nebulina; também se observa maior ativação do filamento fino, provavelmente como mecanismo de compensação da perda de capacidade de gerar força.[563]

A sensibilidade ao Ca^{+2} encontra-se ora aumentada, ora diminuída, dependendo do sítio da mutação, e influencia o efeito das terapias em estudo já mencionadas, que podem variar de caso para caso. Em pacientes com mutações do gene *TPM3* de efeito dominante, a sensibilidade ao Ca++ está diminuída, e tratamento com fármacos Ca^{+2} sensibilizadores está indicado.[564]

Pacientes com certos tipos de mutações do gene TPM2 apresentam contraturas desde o nascimento ou as desenvolvem tardiamente e também foi descrita uma família com miopatia nemalínica cujos membros apresentavam aumento da sensibilidade miofibrilar ao Ca^{+2}, contraturas articulares, provavelmente decorrentes da hipercontração muscular crônica, além

de fraqueza muscular com piora gradativa em adultos, provavelmente por descompensação miofibrilar e infiltração gordurosa. Os autores desse relato concluíram que a mutação interfere na polimerização cabeça/cauda da tropomiosina e na sua incorporação ao sarcômero, e também afeta o equilíbrio da ligação troponina-tropomiosina Ca^{+2}-dependente.[565]

Quanto à miosina, existem diversos tipos ou classes. A miosina sarcomérica das fibras musculares (miosina convencional) pertence à classe II e é formada por duas cadeias pesadas e quatro cadeias leves; as cadeias pesadas possuem atividade ATPásica, propiciando transformação de energia química em energia mecânica para a contração muscular.

Mutações dos genes que codificam cadeias pesadas de miosina causam diversas cardiomiopatias, quadros de artrogripose distal e miopatias, das quais algumas estão associadas com agregados proteicos nas fibras, constituídos por acúmulos de miosina abaixo do sarcolema e entre as miofibrilas.

As primeiras mutações descritas no gene da miosina de cadeia pesada 2A (*MYH2*) ocorreram em pacientes que apresentavam quadro clínico de início variável, neonatal ou ao longo da vida, porém não progressivo, e oftalmoparesia frequente. As mutações eram de efeito dominante ou recessivo e, nesse caso, ao contrário do que ocorre em casos de mutações de outros genes sarcoméricos, houve relato de ausência total da miosina, sem que o quadro clínico sofresse grandes alterações, provavelmente devido ao efeito compensatório de outras isoformas de miosina.[566] Em casos de mutações de efeito dominante, a quantidade de proteína mutante parece estar relacionada à gravidade do quadro clínico, podendo aumentar ao longo da vida.[554]

As mutações no gene da cadeia pesada de miosina 7 (*MYH7*) originam cardiomiopatias ou miopatias, porém a especificidade das mutações associada a um ou outro quadro clínico não está definida.[567] Mutações de efeito dominante em outros dois genes (*MYH3* e *MYH8*) têm sido associadas com artrogripose congênita distal de curso não progressivo.[554,568]

Em relação às alterações do controle do turnover das proteínas musculares, os dois principais sistemas proteolíticos que o controlam são: ubiquitina-proteassomo e autofagia-lisossomo, o primeiro associado à atrofia muscular, e o segundo, à autofagocitose. Ambos são sistemas complexos, ainda não completamente elucidados, que têm a mesma coordenação regulatória e interligações, embora se desenvolvam de forma independente. A atrofia muscular, particularmente evidente e mais pesquisada em associação com as miopatias centronucleares e, em parte, com a miopatia nemalíni-

Tratado de Neurologia Infantil

ca, é mediada pelas vias de degradação proteica. Ainda não foi definido se a atrofia das fibras tipo I, mais encontrada nos pacientes com diferentes tipos de miopatias congênitas, apresentaria alguma particularidade específica deste tipo de miopatia.[560,569]

A autofagia é mais pesquisada em associação com as miopatias centronucleares, talvez por se tratar de um processo ligado à membrana cujo remodelamento encontra-se prejudicado naquele tipo de miopatia, conforme já mencionado acima.

Quadro clínico

A recente revisão do Comitê Internacional de Cuidados Básicos em Miopatias Congênitas, enumerou os aspectos clínicos considerados mais sugestivos da maioria das miopatias congênitas e a qual subtipo mais comumente se associam:[544]

- **Fraqueza da musculatura facial:** nemalínica e miotubular/centronuclear (*MTM1, DNM2, RYR1*);
- **Oftalmoplegia:** minicore e centronuclear (*MTM1, DNM2, RYR1*);
- **Ptose palpebral:** centronuclear (*MTM1, DNM2, RYR1*), minicore, central core;
- **Dismorfismo facial e palato ogival:** nemalínica, miotubular/centronuclear (*MTM1*, mutações de *DNM2* com fenótipo grave);
- **Comprometimento bulbar:** nemalínica, miotubular e *RYR1*-relacionada com fenótipo grave;
- **Comprometimento respiratório ao nascimento:** nemalínica, miotubular e *RYR1*-relacionada com fenótipo grave;
- **Hipotonia congênita grave:** nemalínica, miotubular e *RYR1*-relacionada;
- **Hipotonia de predomínio axial:** *RYR1*-relacionada e selenoproteinopatia (SEPN1);
- **Luxação congênita de quadril:** *RYR1*-relacionada;
- **Pé torto congênito:** nemalínica, *RYR1*-relacionada;
- **Artrogripose grave no contexto de acinesia fetal:** nemalínica *ACTA-1, NEB, RYR1*-relacionada com fenótipo grave, miopatia com mutação de *KLHL40*;
- **Artrogripose distal:** TPM2, MYH3, MYH8, TNNTI2, TNNT3;
- **Deformidades ortopédicas:** *RYR1*-relacionada e nemalínica;
- **Escoliose:** selenoproteinopatia (*SEPN1*), *RYR1*-relacionada, nemalínica;
- **Espinha rígida:** selenoproteinopatia (*SEPN1*), *RYR1*-relacionada;
- **Miocardiopatia:** titinopatia, miosinopatia (*MYO7*), raramente actinopatia;

- **Pé caído/cavo:** nemalínica (*NEB, TPM2, TPM3*), miosinopatia (*MYO7*), centronuclear (*DNM2*);
- **Hipertermia maligna:** miopatias *RYR1*-relacionadas ou seja, central core, minicore, centronuclear;
- **Comprometimento respiratório e axial desproporcional à fraqueza muscular:** selenoproteinopatia, nemalínica (*NEB, TPM3, ACTA-1*).

Pacientes com mutações do gene *TTN* (titina) podem apresentar falência respiratória precoce.[551]

Diagnóstico

O nível de CK é de pouca ajuda, sendo na maioria das vezes normal ou pouco aumentado, às vezes variando de normal ao nascimento para alterado, posteriormente.

A interpretação das imagens musculares, sobretudo de IRM, depende da experiência do profissional e espera-se que no futuro, possa ser utilizada para indicar o diagnóstico molecular, dispensando a realização da biópsia muscular. A ENMG é indispensável para o diagnóstico diferencial com síndrome miastênica congênita e, eventualmente, pode evidenciar comprometimento neurogênico, em especial ao longo da evolução e nos casos graves ou que mostram predomínio distal da fraqueza muscular.

Biópsia muscular

A biópsia muscular é o exame fundamental para o diagnóstico. As anormalidades estruturais características dos principais subtipos de miopatias congênitas, já apresentadas,[542,544,545,560] são detectadas por meio de métodos de coloração específica (Figura 27.37).

O diagnóstico molecular vem continuamente passando por aperfeiçoamentos tecnológicos, o que leva à frequente identificação de novos genes envolvidos com o fenótipo das miopatias congênitas. O grande desafio é determinar quais sequências genômicas são patogênicas e quais constituem polimorfismos,[544] em especial em relação ao gene *RYR1* e ao gene da nebulina o qual, devido ao tamanho, mostra grande número de variantes. Bases de dados moleculares podem ajudar nesta identificação (http://www.lovd.nl/),[544] assim como estudos genéticos dos familiares sadios. Colaboração entre clínico e geneticista é indispensável em determinados casos.

Mesmo após essa exposição sobre a dificuldade em classificar as miopatias congênitas, um tratado de Neurologia Infantil não pode deixar de incluir um resumo das miopatias congênitas consideradas clássicas, de acordo com o tipo de alteração, estrutural ou não, da fibra muscular: miopatias com cores; miopatia ne-

1122 | Seção 3 ■ Doenças e Síndromes Neurológicas

malínica; miopatia miotubular/centronuclear e desproporção congênita do tipo de fibras.

Miopatia com cores

As miopatias com *cores* são mais comumente encontradas que as demais, mesmo considerando que as alterações histopatológicas características podem não estar presentes na primeira infância.

- Central *core*: de herança autossômica dominante, mais raramente, recessiva; é considerada relativamente benigna e pouco progressiva e costuma afetar predominantemente a cintura pélvica, sendo sugestivosos achados de luxação congênita de quadril e deformidades esqueléticas (pés tortos). Também ocorre comprometimento axial e ao longo do crescimento, pode desenvolver-se cifoescoliose. Existe risco de hipertermia maligna, motivo pelo qual, mesmo em pacientes com curso aparentemente benigno, deve ser realizado o diagnóstico precoce, por meio do teste molecular ou, na falta deste, pela biópsia muscular que mostra o característico aspecto central *core*, ou seja, focos de miofibrilas anômalas desprovidas de atividade enzimática oxidativa. Historicamente, considera-se que mutações de efeito dominante no gene *RYR1*, de localização mais próxima ao C-terminal se associam à miopatia, ao passo que as próximas ao N-terminal ou de localização central, se associam à hipertermia maligna.[545] No entanto, mais recentemente, tem-se observado que, nos casos de miopatia, as mutações podem atingir toda a extensão do gene. Mutações *de novo* de efeito dominante têm sido descritas em casos de miopatia com cores e bastonetes.
- Miopatia multimini*core*: de herança autossômica recessiva pode estar associada a mutações do gene *RYR*, que frequentemente causam oftalmoplegia e predomínio da fraqueza em cintura escapular ou em mãos, ou a mutações do gene *SEPN1* que, em conjunto com o gene *RYR1*, participa da homeostase do cálcio intracelular e da proteção contra o dano celular por mecanismo de redox. No primeiro caso deve-se estar atentos ao risco de hipertermia maligna. O fenótipo é de comprometimento axial, com fraqueza cervical, escoliose e insuficiência respiratória, com ou sem espinha rígida. O comprometimento da musculatura axial é desproporcional ao da musculatura apendicular, de modo que a maioria dos pacientes mantém a marcha independente.

Estudos com IRM de músculos mostram que, nos pacientes com mutações do gene *RYR1*, independentemente do modo de herança ou do tipo de alteração histopatológica, ocorre um padrão de ausência de comprometimento do músculo reto femoral, que pode representar um indicador clínico precoce.[545,570]

Em um estudo recente de 77 pacientes não relacionados com mutações do gene *RYR1*, foram encontrados tanto quadros de miopatias com fraqueza permanente como episódios de hipertermia maligna ou surtos de rabdomiólise e hiperCKemia desencadeados por outros fatores que não indução anestésica. Algumas mutações foram detectadas tanto em modo dominante como recessivo, e a taxa de mutações *de novo* foi alta, da ordem de 38%. O aspecto histopatológico variou desde anormalidades sutis até *cores* proeminentes. O reconhecimento deste espectro clínico e histopatológico é importante nas miopatias *RYR1*-relacionadas, para fins de aconselhamento genético e segurança anestésica.[571]

Finalmente, uma rara manifestação associada com certas mutações do gene RYR1 e com suscetibilidade à hipertermia maligna, é a síndrome de King–Denborough, caracterizada por atraso do desenvolvimento motor, baixa estatura, criptorquidia, alterações esqueléticas (cifose, lordose, pectus carinatum/excavatum) e aspectos dismórficos. Com frequência ocorre ptose palpebral. A biópsia costuma ser inespecífica.[572,573]

Miopatia nemalínica

Mostra enorme heterogeneidade genética e clínica,[574] sendo que dos dez genes identificados até o momento, cinco são ligados ao complexo da unidade contrátil sarcomérica e proteínas relacionadas: alfa-actina, nebulina, tropomiosina 2, tropomiosina 3 e tropomiosina 4. As mutações dos genes da alfa-actina e da nebulina são as mais encontradas. A herança pode ser AD (mutações mais comuns no gene da α-actina, proteína primária que se polimeriza para formar os filamentos finos já no miotubo), ou AR (mutações mais comuns no gene da nebulina) e também são encontradas mutações *de novo*.

Existem diferentes formas clínicas: neonatal ou congênita grave, congênita intermediária, congênita típica, forma leve e forma do adulto. As duas primeiras formas são muito graves e o paciente depende de suporte respiratório para sobreviver. A forma congênita típica cursa com fraqueza generalizada, porém de predomínio proximal e com comprometimento cervical frequente e, embora os pacientes consigam deambular com atraso e tenham déficit motor pouco progressivo, ocorre hipoventilação noturna e insuficiência respiratória, precocemente. Dismorfismo facial e esquelético são aspectos marcantes. A musculatura da coxa é difu-

Tratado de Neurologia Infantil

samente afetada em pacientes com mutações da alfa-actina ao passo que pacientes com mutações do gene da nebulina podem mostrar predomínio distal da fraqueza muscular.[545] A artrogripose pode estar associada a mutações dos genes *TPM2*, *NEB*, *TPM3* e *ACTA1*, e aos raríssimos casos de mutações do gene *KLHL41*.

As mutações do gene da actina que causam miopatia nemalínica são dispersas ao longo de todo o gene e a correlação com o fenótipo é difícil, ao passo que as que causam desproporção congênita do tipo de fibras são mais próximas da interação com a tropomiosina.[545] O nível de CK encontra-se normal ou pouco alterado. O diagnóstico é realizado primeiro pela biópsia muscular que mostra as características inclusões subsarcolemais em formato de bastonetes que se coram em vermelho na coloração Gomori. Quando são de localização intranuclear, indicam um quadro clínico mais grave. Deve-se ter em mente que os bastonetes também podem aparecer como aspectos degenerativos da fibra muscular em diferentes situações, inclusive adquiridas. Após a confirmação da miopatia nemalínica pela biópsia, o teste molecular pode ser realizado para identificar o tipo de mutação, desde que estejam disponíveis painéis de genes para miopatia nemalínica ou sequenciamento de nova geração.

Entre as mutações de genes de identificação mais recente, a forma recessiva por mutações do gene da cofilina 2 (*CFL2*) mostra minicores e bastonetes.[545] A cofilina 2 é uma proteína que influencia a dinâmica da actina e sua interação com a tropomiosina. As duas crianças inicialmente descritas não mostravam comprometimento facial nem distal, como costuma ocorrer nas formas clássicas.[545]

Outra recente identificação é o gene *KBTBD13*, cuja função ainda não está esclarecida, que origina uma miopatia de herança autossômica dominante, que também apresenta *cores*, porém mal definidos ("pseudocores"),[545] além de bastonetes. O início ocorre na infância com fraqueza lentamente progressiva dos músculos cervicais e proximais, além de lentidão dos movimentos, não evidenciada em outras miopatias congênitas, o que denota provável defeito do acoplamento excitação/contração.

Mais recentemente, passou-se a considerar que a forma de miopatia nemalínica, esporádica com início em adultos é distinta das formas congênitas e pode não ter uma base genética. Manifesta-se de forma subaguda com fraqueza progressiva, com frequência em associação com alterações imunológicas e responde a tratamento imunossupressor e terapia celular autóloga.[574]

Miopatia miotubular/centronuclear

Miopatia miotubular

É de herança recessiva ligada ao X por mutações do gene *MTM1* (miotubularina), membro da família de genes das fosfatases fosfoinositídeo que são enzimas reguladoras do tráfego de membranas e vesículas entre organelas subcelulares.[554] O quadro clínico é muito grave e a grande maioria de meninos acometidos mostra dificuldade de sucção, deglutição e insuficiência respiratória desde o nascimento, sendo também frequentes comprometimento facial e oftalmoplegia. A sobrevida depende de suporte respiratório. Em uma minoria de casos, o quadro é menos grave e a criança pode desenvolver a marcha. Nos casos com progressão mais lenta, os núcleos das fibras musculares podem apresentar o aspecto de um colar ou anel basofílico, internalizado, porém não centralizado.

O diagnóstico é fácil quando, além do quadro neonatal e dos achados típicos à biópsia muscular, existe história familiar de doença semelhante em primos ou tios maternos. De qualquer forma, considerando a necessidade premente de aconselhamento genético, está sempre indicado o teste molecular. As mutações mostram pouca correlação fenotípica, estando dispersas ao longo do gene. Raramente, devido a um defeito de inativação do X, ocorre acometimento grave em meninas ou as portadoras têm acometimento leve de início tardio.[545]

Miopatia centronuclear

Ocorre em associaçãoa mutações em principalmente três diferentes genes: dinamina, anfifisina e *RYR1*, sendo muito mais frequentes as da dinamina que é uma grande GTPase envolvida com tráfego de membranas, endocitose e interação com actina e com a rede microtúbulos filamentosos T-tubular.[545,575] O gene *BIN1* codifica a proteína anfifina 2, que se liga à dinamina 2 durante a endocitose mediada pela clatrina, sendo essencial para a biogênese T-tubular. A ligação da anfifisina 2 com a dinamina 2 e com a tríade representada pela justaposição do túbulo T com o retículo sarcoplasmático media o mecanismo do acoplamento excitação/contração muscular e caracteriza a base etiopatogênica que associa as miopatias centronucleares às miopatias com formação de cores,[545] sendo todas integrantes de um grupo emergente de miopatia denominadas triadopatias.[576]

Além dos núcleos internalizados, dispostos centralmente, as miopatias centronucleares podem apresentar padrões de coloração no método NADH-TR que ajuda a identificar os diferentes subtipos. Em cortes longitu-

1124

Seção 3 ▪ Doenças e Síndromes Neurológicas

Doenças Neuromusculares

dinais notam-se núcleos aglomerados, dispostos em fileiras[575] e em casos de mutações da dinamina 2, há um aspecto histopatológico característico formado por estrias, irradiando-se desde o núcleos centrais e que se coram por NADH-TR em corte transversos.[575] Predomínio e hipotrofia de fibras tipo I são comuns.

Quanto à idade de início e à gravidade, ocorre variação inter e intrafamilial, existindo desde formas neonatais graves até formas com acometimento lentamente progressivo das cinturas, face e flexores cervicais em adultos e observando-se certa correlação entre o tipo de mutação e o fenótipo. O acometimento muscular é difuso, embora a IRM mostre predomínio de acometimento distal. São comuns ptose palpebral e oftalmoplegia que, entretanto, podem ser de início tardio. Contraturas dos músculos mandibulares podem levar à restrição da abertura da boca.Em alguns pacientes, pés cavos estão associados com polineuropatia motora leve. A avaliação cardiológica deve ser realizada periodicamente.

Pacientes com mutações do gene da dinamina (*DNM2*) têm em geral início mais tardio e curso mais leve, enquanto aqueles com mutações da anfifisina1 (*BIN1*) mostram início congênito ou posteriormente, e em geral, quadro clínico mais limitante. As mutações do gene *RYR1* também originam fenótipo heterogêneo.[577]

Recentemente foram descritos 17 pacientes sul-africanos com mutações do gene *RYR1*, de herança comumente autossômica recessiva, que apresentavam miopatia centronuclear com grave quadro clínico congênito e, posteriormente, melhora gradativa; e alguns adquiriram a marcha, mas continuaram com comprometimento respiratório e bulbar. Na repetição anos depois da biópsia muscular em dois pacientes, notaram-se *cores e minicores*, mal definidos e pouco proeminentes, o que sugere que neste subtipo de miopatia congênita possa ocorrer um continuum histopatológico. Os autores consideram que o encontro de casos frequentes desse subtipo de miopatia centronuclear na África do Sul possa representar uma mutação fundadora.[553]

Aspectos de miopatia centronuclear são ainda encontrados, em casos bem mais raros de mutações do gene da titinacom grave miocardiopatia, do gene *SPEG* com aspectos dismórficos, e do gene *CCDC78*, identificadas em uma única família com quadro de herança autossômica dominante, congênito, porém de predomínio distal.[577]

Desproporção congênita do tamanho das fibras musculares

Corresponde a uma miopatia congênita de herança autossômica dominante ou recessiva, geneticamente heterogênea, já que se encontra associada a mutações dos genes tropomiosina 3, alfa-actina, receptor de rianodina, selenoproteína 1, miosina de cadeia pesada 7 e, mais raramente tropomiosina 2 ou, ainda herança ligada ao X.[577]

A caracterização histológica é controvertida, por se basear no achado de fibras do tipo I desproporcionalmente menores do que as do tipo II, sendo esta diferença variável entre 15 e 40%. Também ocorre predomínio de fibras tipo I que, apesar de frequente na maioria das miopatias congênitas de diferentes tipos, na miopatia por desproporção congênita do tamanho das fibras musculares não é acompanhada de alterações estruturais específicas. O quadro clínico corresponde ao das miopatias congênitas em geral, podendo apresentar curso não progressivo ou lentamente progressivo; é comum predomínio axial, escoliose e evolução para insuficiência respiratória desproporcional ao quadro de fraqueza muscular. Fraqueza facial e oftalmoplegia também são achados frequentes. O nível sérico de CK é normal ou discretamente aumentado. Quando a biópsia muscular sugere este tipo de miopatia, somente o teste molecular com técnicas de sequenciamento de nova geração pode identificar qual dos genes até o momento implicados apresenta a mutação.

Finalmente, miopatias com agregados proteicos e miopatias associadas às mutações da miosina de cadeia pesada vêm sendo consideradas nas diferentes classificações de miopatias congênitas.

Miopatias com agregados proteicos

Constituem um grupo de miopatias em constante expansão, nas quais se supõe existir defeitos da autofagocitose, processo que fisiologicamente limpa a célula de organelas defeituosas e proteínas alteradas. Os agregados de proteínas alteradas podem se distribuir em vacúolos, inclusões, ou alterações miofibrilares. Os pacientes acometidos apresentam intensa variabilidade fenotípica. Dentro das miopatias congênitas, a nemalínica é a principal componente deste grupo assim como outras miopatias congênitas com acúmulo de proteínas diversas, por exemplo, α-actina, miosina, titina, desmina, plectina, e outras.

Segundo North *et al.*,[544] as miopatias com acúmulos de proteína TRIM2 (gene *TRIM2*, corpos esferoides), miotilina (gene *MYOT*, acúmulos sarcotubulares), e FHL1 (gene *FHL1*, corpos redutores) pertencem a outras categorias, tais como miopatias miofibrilares e LGMD, e não à categoria das miopatias congênitas. A fronteira entre as miopatias congênitas, as miopatias com agregados proteicos (miofibrilares), e parte das distrofias musculares, tais como LGMD e DMC, vem

Tratado de Neurologia Infantil

se tornando mais tênue. Entretanto, exceto pela miopatia nemalínica, as miopatias congênitas com agregados de proteínas são muito raras, além de mostrarem heterogeneidade fenotípica. Por exemplo, em crianças com mutações da titina, de herança AR, a biópsia muscular, além dos agregados proteicos, pode mostrar *multiminicores* ou aspecto centronuclear e ocorrem diferentes fenótipos: cardiopatia congênita, artrogripose, Emery--Dreifuss, espinha rígida. Por sua vez, as mutações da plectina, raras, podem associar epidermólise bolhosa ao quadro muscular, que é considerado uma DMC, embora não faça parte da classificação vigente.

Miosinopatia

Dentro da categoria das miopatias com agregados proteicos, as miopatias com acúmulo de miosina são um grupo de miopatias congênitas que vem ganhando destaque devido à descrição de novos casos e novas mutações, particularmente dos genes *MYH2* e *MYH7*.[568]

As mutações de efeito dominante do gene *MYH2* causam quadro clínico de contraturas articulares reversíveis, oftalmoplegia e leve miopatia proximal em crianças que mais tarde podem manifestar curso progressivo e perder a marcha independente. A biópsia muscular mostra vacúolos marginados compostos de agregados proteicos túbulo-filamentosos e minicores em fibras do tipo II. Em adultos, surge um aspecto distrófico. As mutações recessivas originam quadros leves de miopatia com oftalmoplegia, porém a biópsia não mostra agregados proteicos, e sim fibras do tipo IIa pequenas ou ausentes com expressão reduzida da proteína MyHC IIa, a função da qual é provavelmente compensada por outras isoformas.[568]

As mutações do gene *MYH7*, além de causarem miopatia distal de Laing e cardiomiopatia hipertrófica familiar, estão associadas a um quadro de início variável em crianças ou mais tardiamente, com fraqueza muscular, também em grau variável, de distribuição em cinturas, escápulo-peroneal ou predomínio distal. A biópsia muscular mostra agregados proteicos subsarcolemais nas fibras do tipo I, que aparecem como estruturas granulares e parcialmente filamentosas à microscopia eletrônica e que apresentam imuno-histoquímica positiva para a miosina.[568]

Entretanto, é preciso salientar que nem todas as miosinopatias mostram agregados proteicos de miosina. A miopatia distal de Laing, que também decorre de mutações do gene *MYH7*, é mais frequente que a miopatia com acúmulo de miosina; caracteriza-se por pé caído que pode estar presente desde o primeiro ano de vida ou manifestar-se mais tardiamente.[567] Nas famílias descritas há relatos desíndrome da criança hipotô-

nica e atraso na aquisição da marcha que representa o espectro mais grave da doença. Escoliose, fraqueza da extensão cervical e comprometimento cardíaco bem como respiratório são achados frequentes, porém é considerada muito sugestiva a fraqueza, em grau variável, dos extensores longos dos dedos que se manifesta, em geral, de 8 a 30 anos de idade, eventualmente mais precoce. Recentemente, a revisão de Lamont *et al.*[567] de 88 pacientes, provenientes de 21 famílias, chama a atenção para o fato de que, apesar de ser considerada um quadro distal, a miopatia de Laing evolui afetando músculos proximais e, de forma leve, a musculatura facial. A biópsia mostra aspectos variáveis: desproporção congênita do tibo de fibras, cores/minicores e, ao longo da vida, aspectos distróficos. O quadro clínico é muito variável de família para família e inclusive em membros de uma mesma família.

Tratamento paliativo

O tratamento paliativo obedece aos mesmos princípios gerais do tratamento multidisciplinar em pacientes com doença neuromuscular, já caracterizado anteriormente neste capítulo, devendo ser individualizado de acordo com o curso clínico e as necessidades de cada paciente.[578]

Perspectivas terapêuticas

A pesquisa pré-clínica em modelos animais (camundongo e zebrafish) e em linhagens celulares obtidas de tecidos de pacientes está muito desenvolvida, principalmente em relação às miopatias centronucleares. Entretanto, o esclarecimento da etiopatogenia das miopatias congênitas ainda depende de pesquisas em desenvolvimento que apontam perspectivas terapêuticas de diferentes categorias:[554]

- Terapia gênica e reposição enzimática da miotubularina (miopatia miotubular);
- Modulação das vias relacionadas com atrofia, hipertrofia e autofagia (miopatia miotubular/centronuclear);
- Ativação de células satélites (miopatia nemalínica);
- Hiperexpressão de genes alternativos (actinopatias);
- Eventualmente, fármacos inibidores de acetilcolinesterase, sensibilizadores de Ca^{+2} e antioxidantes (miopatia miotubular/centronuclear e nemalínica).

A evidente sobreposição de mecanismos fisiopatológicos entre os vários subgrupos genéticos e estruturais de miopatias congênitas indica que algumas das terapias em estudo, poderiam ser eficazes em grande

Seção 3 ▪ Doenças e Síndromes Neurológicas

Doenças Neuromusculares

parte das miopatias congênitas e em outras doenças neuromusculares.[554]

Canalopatias ou síndromes miotônicas benignas

As miotonias não distróficas benignas são doenças associadas a mutações dos canais iônicos musculares e, portanto, a alterações da excitabilidade da fibra muscular que disparam de modo espontâneo potenciais de ação musculares (miotonia).

São caracterizadas clinicamente pelo fenômeno miotônico, sem fraqueza muscular, a não ser, esporadicamente, depois de anos de evolução. O fenômeno miotônico é comprovado com facilidade pela ENMG. Entretanto, devido à especificidade do quadro clínico e ao eventual reconhecimento da herança AD ou da consanguinidade no caso da miotonia de Becker, pode-se indicar diretamente o teste molecular, quando disponível. Foram descritos muitos tipos de mutações tanto do gene do canal de cloro, como do canal de sódio e existe variabilidade intrafamilial e interfamilial para o mesmo tipo de mutação. Não há dados precisos sobre a incidência de mutações de novo. Apesar da benignidade na maioria dos casos, o fenômeno miotônico interfere na qualidade de vida do paciente, pode causar dor, e há pouca disponibilidade de medicamentos que realmente o aliviem. Além disso, existe risco anestésico devido ao potencial desencadeamento de hipertermia maligna e deve ser evitada adrenalina, beta-adrenérgicos, propranolol e anticolinesterásicos.

O mecanismo pelo qual as mutações dos canais de cloro, de sódio e, mais raramente de cálcio e de potássio interferem com a excitabilidade muscular é complexo e várias pesquisas estão em andamento a fim de esclarecer a sua correlação com os principais fenótipos e potenciais tratamentos.[579]

Os canais iônicos são proteínas especializadas em formar poros que permitem a passagem de determinados íons através da dupla camada lipídica da membrana celular. As mutações de genes que codificam os canais iônicos sensíveis à voltagem, expressos no músculo esquelético, alteram a excitabilidade elétrica do sarcolema e produzem dois fenótipos principais, miotonia e paralisia periódica. A alteração responsável pela miotonia decorre de um aumento da excitabilidade sarcolemal, por uma série de descargas após o término da transmissão sináptica na junção neuromuscular, que sustentam a liberação de Ca^{2+} do retículo sarcoplasmático, produzindo a contração involuntária. Por outro lado, redução da excitabilidade sarcolemal, que pode evoluir para uma falha completa da iniciação, pico e propagação do potencial de ação na junção mioneural pode causar fraqueza ou perda total da contração, configurando o surto de paralisia periódica.[579-583] A Tabela 27.24 mostra os fatores desencadeantes e os tipos de tratamentos habituais em pacientes com as diferentes canalopatias musculares. Os principais aspectos clínicos serão resumidos a seguir.[584,585]

Tabela 27.24 Resumo dos fatores desencadeantes das diferentes formas de canalopatias do músculo esquelético e tipos de tratamento.[585]

Tipos de canalopatia	Fatores desencadeantes	Tratamentos possíveis
Miotonia congênita	Frio (alguns pacientes)	Mexiletina, hidantoinatos, procainamida
Paramiotonia congênita	Frio	Mexiletina, hidantoinatos, procainamida
Outras canalopatias dos canais de sódio	Potássio (alguns pacientes)	Mexiletina, hidantoinatos, procainamida, acetazolamida
Paralisia periódica hipercalêmica	Potássio, repouso pós-exercício	Fase aguda: carboidratos, glicose. Acetazolamida, diclorofenamida
Paralisia periódica hipocalêmica	Carboidratos, repouso pós-exercício	Fase aguda: potássio VO, raramente EV. Potássio, acetazolamida, diclorofenamida, diuréticos poupadores de potássio
Síndrome de Andersen-Tawil	Repouso após exercício, carboidratos (alguns pacientes), potássio (alguns pacientes)	Fase aguda: potássio (se o surto ocorrer com hipocalêmica). Potássio (se o surto ocorrer com hipocalêmica), acetazolamida, diclorofenamida, diuréticos poupadores de potássio

---

Capítulo 27

1127

Canalopatias ligadas a mutações do canal de cloro

As mutações dos canais de cloro (gene *CLCN1* em 7q35), dependendo do tipo, originam miotonia de herança autossômica dominante ou recessiva, respectivamente, miotonia de Thomsen e miotonia de Becker.

A miotonia de Thomsen é de início nos primeiros anos de vida e leva a um fenótipo considerado "atlético" devido à hipertrofia dos grupos musculares decorrente da atividade muscular persistente. O fenômeno miotônico predomina nos membros inferiores, mas é bem visível ao aperto de mãos ou durante o choro, podendo ser desencadeado por repouso, infecção ou estresse.

A miotomia de Becker tem início um pouco mais tarde na primeira década, e os pacientes podem apresentar alguma fraqueza muscular. Embora o fenômeno miotônico predomine nos membros inferiores e interfira com a marcha, podem ocorrer episódios de fraqueza transitória em membros superiores com duração de segundos ou minutos. Em ambos os casos, o paciente tem fenômeno miotônico na ação e na estimulação mecânica (percussão) muscular, que pode ser em parte desencadeado pelo frio, melhorando com exercícios sustentados que resultam em aquecimento da musculatura (fenômeno do *warm up*).

O diagnóstico é realizado pelo quadro clínico típico e pode ser confirmado por teste molecular. A ENMG, embora mostre traçado e som característico, é desnecessária frente à especificidade do quadro clínico.

Tratamento sintomático por meio de fármacos que reduzem a excitabilidade da membrana celular somente é empregado nos casos em que a miotonia causa incômodo considerável nas atividades da vida diária. Em crianças há poucas opções para tratamento de alívio sintomático: carbamazepina e hidantoinatos são os medicamentos utilizados, já que a mexiletina não está disponível no mercado brasileiro. O tratamento com procainamida e quinina não é recomendável para crianças pequenas. A ranazolina é outro fármaco que está em estudo e tem menos efeitos colaterais que a mexiletina. Entretanto, ainda não está sendo efetivamente empregado.[586]

Canalopatias ligadas a mutações do canal de sódio

As mutações do canal de sódio (gene *SCN4A* em 17q23) são de herança autossômica dominante e em geral levam a manifestações clínicas na primeira década da vida. Há diferentes tipos: paramiotonia congênita; paralisia periódica hipercalêmica; miotonia *fluctuans*; miotonia *permanens, e* miotonia congênita responsiva à acetazolamida.

A paramiotonia congênita (doença de Eulenburg) mostra miotonia paradoxal, ou seja, que piora ao longo da repetição de movimentos, por exemplo, abrir e fechar os olhos. Não há hipertrofia muscular. O fenômeno miotônico predomina nas mãos, face, língua e musculatura cervical. Frio e jejum são fatores desencadeantes e com o tempo ocorre fraqueza muscular. Há risco potencial de laringoespasmo.[587] Em alguns pacientes ocorrem episódios de fraqueza muscular que podem durar horas ou dias.O tratamento é o mesmo que foi referido para a miotonia congênita.

Na paralisia periódica hipercalêmica, ocorrem episódios de fraqueza de curta duração (1-2 horas), sem alterações da musculatura respiratória que, além dos mesmos fatores desencadeantes que a paramiotonia, também podem se manifestar após uma refeição rica em potássio. O paciente se mentém normal entre os episódios, embora ao longo dos anos possa apresentar fraqueza muscular com distribuição em cinturas. Em associação pode ocorrer fenômeno miotônico e paramiotonia. O nível sérico de potássio encontra-se normal ou aumentado. Os episódios podem melhorar com a ingestão de açúcar e carboidratos, sendo recomendável a prevenção dos fatores desencadeantes. Os pacientes são tratados preventivamente com acetazolamida, diclorofenamida ou tiazidas.

A miotonia fluctuans se manifesta na primeira ou segunda década, cursando com episódios de meia hora a duas horas de duração em que a miotonia afeta extremidades, músculos bulbares e músculos extraoculares, com a característica que os episódios podem ser desencadeados por uma segunda carga de exercícios separada da primeira por um período de 20 a 40 minutos de repouso ou pela ingestão de alimentos ricos em potássio, porém não pelo frio.

A miotonia permanens, de início na primeira década da vida, é muito grave, pois leva à miotonia da musculatura intercostal, hipoxemia e acidose respiratória.

A miotonia congênita responsiva à acetazolamida tem início na primeira década da vida, sendo que os episódios de miotonia são desencadeados pela ingestão de potássio, jejum e, ocasionalmente, frio, podendo ser acompanhado de queixa de dor. Acometem músculos proximais, extraoculares e da mastigação. Não há fraqueza ou relação com exercícios, porém o paciente apresenta hipertrofia de grupos musculares e pode desenvolver episódios de rabdomiólise, existindo, portanto, alto risco anestésico, também sendo contraindicados medicamentos anticolinesterásicos. O tratamento consiste na administração de acetazolamida.

Doenças Neuromusculares

Canalopatias ligadas a mutações do canal de cálcio

As mutações dos canais de cálcio (gene receptor de di-hidropiridato *CACNA1* em 1q32 ou gene *SCN4A* em 17q23) originam a paralisia periódica hipocalêmica, de herança AD, que se inicia na adolescência, sendo mais comum em meninos. Os episódios de fraqueza são de longa duração (três a 24 horas) e, embora alarmantes, apenas raramente levam a comprometimento respiratório ou bulbar. São desencadeados por alimentação rica em carboidratos, sono, estresse, álcool e repousoapós exercícios prolongados. Com o passar do tempo, o paciente apresenta fraqueza de predomínio proximal. Durante o episódio devem ser administrados sais de potássio, e o paciente deve ser monitorado clinicamente e com ECG. Entre os episódios, o paciente não manifesta miotonia, exceto, eventualmente nos músculos extraoculares. O tratamento preventivo inclui dieta pobre em sódio e carboidratos, além de acetazolamida ou diclorofenamida, espironolactona e triantereno, este último ainda não disponível no Brasil. Em modelos animais, observou-se que bumetanida pode prevenir surtos de paralisia periódica hipocalêmica, mas ainda não há testes programados para pacientes.[583]

Canalopatias ligadas a mutações do canal de potássio

A mutação do canal de potássio (*KCNJ2* em 17q24) causa a síndrome de Andersen-Tawil, caracterizada por: surtos de paralisia periódica com nível normal, aumentado ou diminuído de potássio; arritmia ventricular com prolongamento do intervalo QT, e aspectos dismórficos em diferentes proporções (baixa estatura, implantação baixa de orelhas, hipertelorismo, ponte nasal plana, micrognatia, clinodactilia, sindactilia). Os episódios de paralisia são desencadeados por repouso após exercício prolongado ou ingestão de carboidratos. O tratamento consiste na administração de sais de potássio, se o surto estiver associado a hipocalêmica, acetazolamida, diclorofenamida e diuréticos poupadores de potássio.

Em adultos com tireotoxicose podem ocorrer episódios de paralisia hipocalêmica e, em parte deles, é encontrada mutação do gene *KCNJ18*, que configura uma particular predisposição aos episódios.

Miopatias adquiridas

Miopatias adquiridas podem ter causa infecciosa, endócrina, metabólica, imunológica, vascular, hematológica, paraneoplásica e tóxica,[588] neste último caso comumente desencadeadas de forma iatrogênica.[589,590]

Leucemia, anemia, diabetes, alterações tiroidianas, vasculites, afecções reumatológicas, colagenoses e sarcoidose são doenças sistêmicas que podem levar a manifestações miopáticas, embora em alguns desses casos a etiopatogenia autoimune possa ser a base comum para a doença sistêmica e a miopatia. Em qualquer dos casos acima, assim como para as miopatias tóxicas, os sintomas podem ser leves, do tipo mialgia e fadiga, ou evoluir para comprometimento extenso do tipo fraqueza muscular difusa, mioglobinúria ou rabdomiólise.

Com relação às miopatias tóxicas e iatrogênicas, é grande a lista de medicamentos ou procedimentos implicados, mas a miopatia associada ao uso de estatinas é, de longe, a mais frequente e, portanto, muito rara em crianças. Curiosamente, Mastaglia chama atenção para o fato de as perspectivas terapêuticas para distrofia muscular associadas com terapia gênica por via intramuscular poderem ser uma fonte de miotoxicidade.[590]

Em crianças, entre todas as causas possíveis de miopatias adquiridas, destaca-se sem nenhuma dúvida a etiologia infecciosa. As opções relacionadas ao tipo de microrganismo implicado são variadas. Entretanto, a miosite viral benigna é a infecção mais frequente.

A miosite viral benigna está associada sobretudo à infecção pelo vírus da influenza B e, portanto, tem características sazonais (meses invernais) em boa parte do globo, embora também possa ocorrer de forma esporádica.[591]

Afeta em especial crianças e as manifestações clínicas são precedidas, na maioria das vezes, por quadro gripal afetando predominantemente as vias aéreas superiores. Os sintomas de fadiga e dor muscular surgem concomitantemente ou nos primeiros dias que se seguem a um quadro gripal, com ou sem febre. Mais raramente, associa-se com infecção viral por influenza A, parainfluenza, adenovírus, herpes simples, Epstein-Barr, Coxsackie, rotavírus e micoplasma.[592]

Em população de crianças europeias, nos três primeiros meses de 2013 foram relatados 49 casos, demonstrando a nítida prevalência sazonal e o caráter epidemiológico.[591] Na região de Botucatu-SP, de 2000 a 2009, foram relatados 42 casos, selecionados via admissão em serviço de emergência pediátrica, em vista do dramático aspecto da criança em se recusar a andar.[593]

Dor muscular, particularmente nas panturrilhas, é a manifestação clínica principal e pode persistir por mais de oito dias, embora em geral tenha resolução mais rápida. Além da recusa para andar, a criança tende a manter os pés em flexão plantar e, quando deambula, apresenta marcha digitígrada que pode levantar a suspeita da existência de um déficit motor. É notada uma nítida prevalência em meninos e uma média de idade de acometimento de 7,5 anos. O exame laboratorial que confirma o diagnóstico, sendo em geral o único requerido, é a dosagem de CK, que mostra níveis altos que podem ultrapassar 5000 UI. Outros exames laboratoriais estão de acordo com a infecção viral subjacente. No Brasil um diagnóstico diferencial que deve ser lembrado é a dengue. Durante a epidemia de H1N1, casos de miosite em adultos também foram relatados. O tratamento é apenas sintomático, e o prognóstico, excelente com recuperação completa.[592,593]

Outros tipos de infecções que não virais podem cursar com miosite, sendo admitido praticamente qualquer tipo de agente infeccioso, ou seja, bactérias, fungos, protozoários e parasitas. Algumas vezes essas infecções são localizadas, por exemplo, no caso de miosites purulentas, triquinose, toxoplasmose e cisticercose.

As miosites bacterianas supurativas ou purulentas são com mais frequência causadas por disseminação hematogênica de *Staphylococcus aureus*, mas várias outras bactérias, além de fungos, já foram relatadas.[594] Ocorrem preferencialmente em adultos e em regiões tropicais, embora haja diversas exceções a essa regra. A simples bacteremia do microrganismo envolvido muito raramente origina piomiosite porque a musculatura, em geral, é muito resistente a infecções. Imunodepressão ou traumatismo não perfurante podem ser fatores desencadeantes, embora frequentemente não sejam comprovados, assim como é difícil encontrar alterações cutâneas sugestivas de uma porta de entrada da infecção.

As manifestações iniciais são febre, astenia, queda do estado geral e dor leve, localizada, principalmente em músculos da coxa, porém podendo se estabelecer em qualquer músculo. À palpação, a musculatura afetada mostra-se edemaciada e consistente. Alterações do hemograma e reações de fase aguda podem ser encontradas nas fases iniciais. Se não for tratado, o quadro evolui em poucos dias para intensa dor e flutuação local, e pode originar abscesso e, mais tardiamente, osteomielite ou sepse. Diferentemente de infecções de partes moles, não costuma ocorrer eritema e linfadenopatia regional. Raramente, o processo ocorre de maneira difusa na musculatura; independentemente da intensidade das manifestações, não costuma ocorrer alteração do nível de CK. A imagem de US, TC ou RNM é característica e pode orientar procedimentos de drenagem ou limpeza cirúrgica, concomitantemente à antibioticoterapia por via sistêmica. Também é possível que a infecção bacteriana não tenda a ser localizada e purulenta; essa situação, muito mais comum em adultos e em estreptococcias, se acompanha de alteração das enzimas musculares.[594]

O acometimento muscular por agentes parasitários é uma situação cada vez mais rara, devido à melhora das condições sanitárias e das medidas de controle epidemiológico. São características a eosinofilia e as imagens de focos de calcificação.

Miopatias inflamatórias

As doenças comumente agrupadas entre as miopatias inflamatórias são a dermatomiosite (DM), a polimiosite (PM), a miosite com corpos de inclusão (MCI) e a miopatia necrotizante. A DM e PM têm mecanismo patogênico primariamente autoimune, o que pode ser observado pela associação com outras doenças autoimunes e pelas evidências imuno-histoquímicas de miotoxicidade mediada por linfócitos T na PM e microangiopatia ativada pelo complemento na DM. A miopatia necrotizante é na verdade um diagnóstico histológico inespecífico que ocorre relacionado a diversas causas, tais como o uso de estatinas, neoplasias e infecções virais. A MCI é uma forma de miopatia inflamatória associada com alterações degenerativas das fibras musculares e que se manifesta após os 55 anos de idade. Dentre as miopatias inflamatórias juvenis, a forma mais comum é a DM, enquanto a PM é bem mais frequente no adulto.

Dermatomiosite

A DM é mais frequente em mulheres (2:1) e apresenta um pico de incidência na infância (5 a 14 anos) e outro na idade adulta. A incidência da DM varia de 1,2 a 17 casos novos por 1 milhão de habitantes, com prevalência variando de 5 a 11 casos por 100 mil indivíduos. O comprometimento cutâneo diferencia a DM das demais formas de miopatias inflamatórias.[595] As alterações cutâneas consideradas patognomônicas incluem as pápulas de Gottron (lesões papulosas eritematosas sobre a face extensora das articulações interfalangeanas e/ou metacarpofalangeanas) e o sinal de Gottron (eritema macular violáceo com ou sem edema atingindo a porção dorsal das articulações interfalangeanas e metacarpofalangeanas, patela e maléolo lateral). As lesões cutâneas consideradas altamente características incluem o heliótropo (lesão arroxeada das pálpebras com ou sem edema periorbital), telangiectasias periungueais com ou sem aspecto distrófico da cutícula, eritema macular violáceo simétrico nas faces extensoras das mãos e dedos, das faces extensoras dos braços e antebraços, deltoides, porção posterior dos

Doenças Neuromusculares

ombros e cervical (sinal do xale), e porções anterior e superior do tórax (áreas em V).

O início da DM pode ser agudo (dias) ou insidioso (meses a anos). O sintoma fundamental é a fraqueza, sobretudo dos músculos proximais.[595-597] Mialgia ocorre mais raramente. A manifestação mais frequente é a fraqueza muscular acompanhada de retrações. Atrofia muscular ocorre em até 40% dos casos e tende a aparecer mais tardiamente no curso da doença. Em vários casos, envolvimento muscular orofaríngeo e respiratório pode causar disfagia e insuficiência respiratória.

Os sintomas clínicos gerais incluem febre, perda de peso e artralgias. Fenômeno de Raynaud é mais frequente em pacientes com DM idiopática e na DM associada com outras doenças do tecido conjuntivo. Envolvimento cardíaco inclui insuficiência cardíaca e disfunção diastólica ventricular. Doença pulmonar intersticial está quase sempre associada a anticorpos antissintetase. A forma de DM hipomiopática se refere aos casos em que há evidências laboratoriais de inflamação muscular, mas sem fraqueza muscular, enquanto a forma de DM amiopática se refere aos casos com acometimento cutâneo isolado.[597] Uma parte desses casos desenvolve comprometimento muscular no decorrer da evolução da doença.

A ENMG pode demonstrar anormalidades em até 90% dos casos, embora não específicas. Aumento da atividade espontânea e de inserção com fibrilação, descargas repetitivas complexas, ondas agudas positivas e potenciais polifásicos pequenos refletem algum comprometimento muscular. Com o curso da doença, devido à infiltração fibrosa do tecido muscular, o exame pode demonstrar redução da atividade de inserção[595,597].

Na IRM de músculos, sequências em T2 e STIR costumam demonstrar edema muscular simétrico particularmente na musculatura dos membros, as quais se correlacionam com a atividade da doença. Nas sequências em T1, atrofia da musculatura em associação com infiltração gordurosa tende a ser observada na fase crônica da doença. A IRM é especialmente útil na DM para indicar o local apropriado para biopsia muscular.[595]

A biópsia muscular demonstra a presença de infiltrado inflamatório perimisial e perivascular, em associação com atrofia e sinais degenerativos das fibras musculares perifasciculares[595,597] (Figura 27.39). Elevação dos níveis séricos das enzimas musculares é o principal indicador de comprometimento muscular.[595] A dosagem de CK é a mais sensível na fase aguda da doença.

A DM é tradicionalmente considerada uma miopatia isquêmica causada por lesão de células endoteliais mediada por complemento (C5b-9) levando a depleção capilar, necrose de fibras musculares e atrofia preferencial de fibras perifasciculares.[596] No entanto, ainda não está claro como a via do complemento é ativada, e autoanticorpos dirigidos contra antígenos de células endoteliais nunca foram identificados. As células inflamatórias localizadas nas regiões perimisial e perivascular compreendem sobretudo células B, macrófagos e células T CD4+.[595,597] A ativação de células T CD4 + parece envolver a expressão de receptores *Tolllike* (TLR) 4 e 9. Interleucina 17 (IL-17) é provavelmente responsável por facilitar a migração de células mononucleares para o músculo, além de induzir a hiperregulação de antígenos de histocompatibilidade (MHC-I).[596] Acredita-se que a deposição de imunoglobulinas nos capilares intramusculares ative a cascata de complemento provocando a produção de citocinas e quimiocinas, que por sua vez regulam a expressão de moléculas de adesão nas células endoteliais, as quais conduzem o recrutamento de células B, T e macrófagos.

Autoanticorpos associados com miopatias inflamatórias são divididos em autoanticorpos específicos de miosites (AEM) e autoanticorpos associados com miosites (AAM), estes últimos ocorrendo também em doenças autoimunes sem miosite. Os principais AEM detectados na DM incluem antiMi-2, antiCADM-140, antiSAE, antip155/140, antiMj e antiJo1; enquanto os principais AAM incluem anti-Ro-SSA, antiU1RNP e antiPm/Scl.[595,598] Alguns autoanticorpos apresentam alta especificidade na DM, mas seu envolvimento na patogênese do dano muscular ainda não está claro. O mais reconhecido dentre os autoanticorpos na DM é o antiMi-2, que é direcionado contra um componente da NuRD (*nucleosome remodelling deacetylase complex*). A presença de antiMi-2 ocorre em 3-60% dos casos, sendo mais frequente nos adultos e raro na forma juvenil. Pacientes com antiMi-2 tendem a desenvolver alterações cutâneas típicas, acentuado aumento de CK e boa resposta ao tratamento imunossupressor, e estão menos frequentemente associados com doença pulmonar intersticial ou câncer. Vários outros autoanticorpos tem sido descritos em associação com DM, especialmente em associação com doença pulmonar intersticial e câncer. Quando ocorre a detecção de AAM na DM, devem-se investigar síndromes de sobreposição.

Vários polimorfismos têm sido associados com um aumento da suscetibilidade para DM, sendo que a maioria ocorre em genes ligados a processos inflamatórios, reforçando a posição central da inflamação na etiologia da DM.[596,597] Dentre os polimorfismos descri-

Capítulo 27

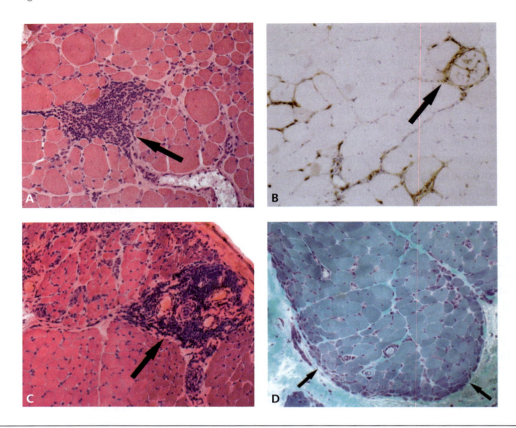

Figura 27.39 Aspectos histológicos musculares nas miopatias inflamatórias. (A) Infiltrado inflamatório endomisial (seta) na polimiosite (hematoxilina & eosina). (B)Presença de células CD8+ na região endomisial (seta), identificadas por meio de imunoperoxidase. (C) Infiltrado inflamatório perivascular (seta) na dermatomiosite (hematoxilina &eosina). (D) Atrofia de fibras musculares perifasciculares(setas) na dermatomiosite (tricrômio de Gomori).

tos destaca-se o HLADQA1* 0501. Tem sido descrito um aumento na frequência de um polimorfismo A/G na região promotora do TNFα em pacientes com DM, o que levaria a um aumento da produção de TNFα. Outros polimorfismos têm sido descritos em vários outros genes tais como IL-10 e MHC.

Vários critérios para o diagnóstico da DM tem sido propostos. No entanto, nenhum deles foi devidamente validado até o momento. O critério mais tradicional e ainda muito usado foi o proposto por Bohan & Peter em 1975[599,600] (Tabela 27.25) e divide a DM em 4 formas: DM idiopática, DM juvenil, DM associada com

Tabela 27.25 Critérios diagnósticos para DM[515, 516]. O diagnóstico de DM é considerado definitivo, provável e possível quando lesões cutâneas estão associadas com 3, 2 ou 1 dos critérios musculares, respectivamente.

Fraqueza muscular proximal dos membros e dos flexores do pescoço, progredindo de semanas a meses;

Elevação sérica de enzimas musculares;

ENMG mostrando potenciais polifásicos curtos e pequenos, ondas agudas positivas, irritabilidade de inserção e descargas repetitivas de alta frequência;

Anormalidades na biópsia muscular caracterizadas por degeneração, regeneração, necrose, fagocitose, atrofia perifascicular e infiltrado inflamatório perivascular.

Lesões cutâneas típicas, incluindo heliótropo e sinal/pápula de Gottron

Os critérios de exclusão incluem: doença neurológica periférica ou central, distrofias musculares, miosite infecciosa, miopatias metabólicas ou endócrinas e miastenia *gravis*.

Doenças Neuromusculares

câncer e DM associada com outras doenças do tecido conjuntivo. Esse critério, apesar de ter aplicabilidade fácil, tem como principal limitação não ser capaz de diferenciar a DM e PM da miosite por corpos de inclusão e outras formas de miopatias inflamatórias ou distrofias musculares.[595]

O prognóstico da DM juvenil é variável.[597,598,601] Aproximadamente um terço dos pacientes apresenta um curso monocíclico, atingindo uma completa resolução do quadro dentro de dois anos, enquanto 50-60% dos pacientes desenvolvem uma forma crônica da doença com uma taxa de mortalidade de 2% a 3%. Calcinose ocorre em 20% a 40% dos casos, em especial naqueles com diagnóstico tardio, envolvimento cardíaco e curso prolongado da doença.[597] Lipodistrofia ocorre em 10% dos casos e é caracterizada por perda progressiva do tecido subcutâneo.

Polimiosite

A PM ocorre com mais frequência em mulheres e na vida adulta, e na infância representa cerca de 4-8% das miopatias inflamatórias.[598] Clinicamente, manifesta-se com fraqueza muscular proximal simétrica e progressiva, de intensidade variável, que se desenvolve em semanas a meses. Pode haver comprometimento orofaríngeo e disfagia. Ao lado do quadro clínico característico, o diagnóstico é baseado na dosagem de enzimas musculares, e na biopsia muscular. A CK tende a aumentar acima de dez vezes o valor de referência nos períodos de atividade da doença. As alterações patogênicas fundamentais na polimiosite incluem a presença predominante de células CD8+T invadindo fibras musculares não necróticas, interação destas células com antígenos apresentados por moléculas de superfície MHC-I, e a subsequente citotoxicidade por meio da liberação de perforina.[596]

Miosite pode ocorrer como parte de uma síndrome reumatológica de sobreposição em associação com outras doenças do tecido conectivo tais como esclerodermia, doença mista do tecido conjuntivo, síndrome de Sjögren, lúpus eritematoso sistêmico e artrite reumatoide.[596,598] Fenômeno de Raynaud, doença pulmonar intersticial, artrite e *rash* malar são as algumas das características clínicas. Nesses casos, a presença de doença pulmonar está associada com uma maior mortalidade.

Miosite associada a neoplasias são extremamente raras na infância.[596,598] No entanto, há necessidade de ampla investigação na presença de adenopatia e hepatoesplenomegalia associadas. As neoplasias mais frequentemente associadas à miosite na infância incluem linfoma, leucemias e tumores sólidos.

Na síndrome antissintetase, a qual é associada com anticorpos contra uma das sintetases tRNA, a miosite costuma ser acompanhada por alterações sistêmicas incluindo doença pulmonar intersticial, fenômeno de Raynaud, artropatia e alterações cutâneas.[596,598] A condição é usualmente resistente ao tratamento imunossupressor. O anticorpo antissintetase mais prevalente é o antiJo-1 (*anti-histidyl tRNA synthetase*), a qual representa cerca de 20% dos casos de PM e DM. Nesses casos, são descritas alterações histológicas musculares preferencialmente nas regiões perimisiais em associação com a presença de células CD4+T perivasculares.

Miopatia inflamatória necrotizante

As miopatias inflamatórias necrotizantes são um grupo heterogêneo de miopatias adquiridas que são distintas da PM e da DM e que tendem a apresentar boa resposta ao tratamento imunossupressor.[601] As causas incluem malignidade, doença do tecido conjuntivo, infecções virais e aquelas associadas com autoanticorpos específicos tais como anti-SRP, anti-HMGCR e antissintetase. Embora, usualmente não haja evidente reação inflamatória, a miopatias necrotizante é considerada de natureza autoimune devido à marcação aumentada para C5b-9 e MHC-I em alguns casos, pela associação com autoanticorpos e outras doenças imunológicas e devido à boa resposta ao tratamento imunossupressor.

Tratamento

O tratamento da DM e PM envolve corticoterapia e outras formas de imunossupressão (azatioprina, metotrexate, ciclofosfamida, imunoglobulina), usadas para controlar a atividade da doença, prevenir mortalidade e reduzir complicações crônicas e calcinose.[595,597,601] Usualmente, recomenda-se como tratamento inicial a prednisona na dose de 1 a 2 mg/kg/dia, sendo reduzida após duas a quatro semanas até uma dosagem mínima eficaz. Pacientes que demonstrem melhora clínica podem ser submetidos à redução da dose da corticoterapia a cada 2 a 4 semanas até a retirada total da medicação após dez a doze meses do diagnóstico. Os critérios válidos para descontinuar a corticoterapia incluem melhora da força muscular, redução dos níveis das enzimas musculares, e melhora do *rash* cutâneo. O uso de pulso intravenoso de metilprednisolona também pode ser usado, em uma dose diária de 30 mg/kg (3 a 5 doses), seguido de doses intermitentes semanais, especialmente nos casos mais graves. Metotrexato (7,5

Capítulo 27

a 20 mg/semana) é a droga imunossupressora mais usada depois dos corticoides e pode ser administrada em associação com corticoides e também isoladamente. A hidroxicloroquina pode ser usada em especial nas formas mais leves e com manifestações cutâneas. Imunoglobulina intravenosa (2g/kg/mês, durante 3 meses) é usada nos casos mais graves e refratários. O micofenolato de mofetil e tacrolimus também têm sido utilizados de forma eficaz. Ciclofosfamida é em geral reservada para casos mais graves devido à alta frequência de efeitos colaterais. Os agentes biológicos, especialmente o rituximabe, tem sido utilizados com êxito em casos que não houve resposta à terapia convencional.

Os pacientes devem ser advertidos de que as manifestações cutâneas na DM podem ser desencadeadas ou agravadas pela exposição a luz ultravioleta, devendo, desta forma, evitar a luz solar e usar protetor solar. As manifestações cutâneas podem ser controladas pela aplicação tópica de corticosteroides e eventualmente inibidores de calcineurina (tacrolimus, pimecrolimus) e drogas antimalária (hidroxicloroquina), em associação com quinacrina nos casos mais resistentes.[595,601]

Ao lado do tratamento medicamentoso, esses pacientes devem ser submetidos a um programa de reabilitação. A atividade física tem sido indicada em todos os casos.[595,601]

■ REFERÊNCIAS BIBLIOGRÁFICAS

1. Rodrigues MM, Bertolucci PHF. Neurologia para o clínico-geral. 1.ed. São Paulo: Manole, 2014.
2. Brazis PW, Masdeu JC, Biller J. Localization in clinical neurology. 6.ed. Boston: Little Brown, 2011. p.509.
3. Flitzgerald M. Neuroanatomy Basic and Clinical in Spinal cord: descending pathways. 3.ed. London: WB Saunders, 1996.
4. Mihailoff G. Motor system II: corticofugal systems and the control of movement. Fundamental neuroscience. New York: Haines DE, 1997.
5. Noback CR. The human nervous system structure and function. Totowa: Humana Press, 2005.
6. Markowitz JA, Singh P, Darras BT. Spinal muscular atrophy: a clinical and research update. Pediatr Neurol. 2012;46(1):1-12.
7. Cheliout-Heraut F, Barois A, Urtizberea A, Viollet L, Estournet-Mathiaud B. Evoked potentials in spinal muscular atrophy. J Child Neurol. 2003;18(6):383-90.
8. Anagnostou E, Miller SP, Guiot MC, Karpati G, Simard L, Dilenge ME, et al. Type I spinal muscular atrophy can mimic sensory-motor axonal neuropathy. J Child Neurol. 2005;20(2):147-50.
9. Hansen JT, Koeppen BM, Netter FH, Craig JA, Icon Custom Communications. Netter's atlas of neurophysiology and neuroanatomy. Teterboro: Icon Custom Communications, 2003. p.42.
10. Amato AA, Russell JA. Neuromuscular disorders. New York: McGraw-Hill Medical, 2008. p.775.

11. Kolb SJ, Kissel JT. Spinal muscular atrophy: a timely review. Arch Neurol. 2011;68(8):979-84.
12. Melki J, Abdelhak S, Sheth P, Bachelot MF, Burlet P, Marcadet A, et al. Gene for chronic proximal spinal muscular atrophies maps to chromosome 5q. Nature. 1990;344(6268):767-8.
13. Burglen L, Spiegel R, Ignatius J, Cobben JM, Landrieu P, Lefebvre S, et al. SMN gene deletion in variant of infantile spinal muscular atrophy. Lancet. 1995;346(8970):316-7.
14. Clermont O, Burlet P, Lefebvre S, Burglen L, Munnich A, Melki J. SMN gene deletions in adult-onset spinal muscular atrophy. Lancet. 1995;346(8991-8992):1712-3.
15. Fallini C, Bassell GJ, Rossoll W. Spinal muscular atrophy: the role of SMN in axonal mRNA regulation. Brain Res. 2012;1462:81-92.
16. Araki S, Hayashi M, Tamagawa K, Saito M, Kato S, Komori T, et al. Neuropathological analysis in spinal muscular atrophy type II. Acta Neuropathol. 2003;106(5):441-8.
17. Dulac O, Lassonde M, Sarnat HB. Pediatric neurology. Handb Clin Neurol. 2013;111:ix.
18. Bueno KC, Gouvea SP, Genari AB, Funayama CA, Zanette DL, Silva WA Jr, et al. Detection of spinal muscular atrophy carriers in a sample of the Brazilian population. Neuroepidemiology. 2011;36(2):105-8.
19. Arnold WD, Kassar D, Kissel JT. Spinal muscular atrophy: diagnosis and management in a new therapeutic era. Muscle Nerve. 2015;51(2):157-67.
20. Lunn MR, Wang CH. Spinal muscular atrophy. Lancet. 2008;371(9630):2120-33.
21. Guillot N, Cuisset JM, Cuvellier JC, Hurtevent JF, Joriot S, Vallee L. Unusual clinical features in infantile Spinal Muscular Atrophies. Brain Dev. 2008;30(3):169-78.
22. Van Den Berg-Vos RM, Van Den Berg LH, Visser J, de Visser M, Franssen H, Wokke JH. The spectrum of lower motor neuron syndromes. J Neurol. 2003;250(11):1279-92.
23. Burglen L, Amiel J, Viollet L, Lefebvre S, Burlet P, Clermont O, et al. Survival motor neuron gene deletion in the arthrogryposis multiplex congenita-spinal muscular atrophy association. J Clin Invest. 1996;98(5):1130-2.
24. Dubowitz V. Very severe spinal muscular atrophy (SMA type 0): an expanding clinical phenotype. Eur J Paediatr Neurol. 1999;3(2):49-51.
25. Oskoui M, Levy G, Garland CJ, Gray JM, O'Hagen J, DeVivo DC, et al. The changing natural history of spinal muscular atrophy type 1. Neurology. 2007;69(20):1931-6.
26. Cook AL, Curzon CL, Milazzo AS. An infant with hypoplastic left heart syndrome and spinal muscular atrophy. Cardiol Young. 2006;16(1):78-80.
27. Fernandez-Torre JL, Teja JL, Castellanos A, Figols J, Obeso T, Arteaga R. Spinal muscular atrophy type I mimicking critical illness neuropathy in a paediatric intensive care neonate: electrophysiological features. Brain Dev. 2008;30(9):599-602.
28. Fujak A, Raab W, Schuh A, Richter S, Forst R, Forst J. Natural course of scoliosis in proximal spinal muscular atrophy type II and IIIa: descriptive clinical study with retrospective data collection of 126 patients. BMC Musculoskelet Disord. 2013;14:283.
29. Haaker G, Fujak A. Proximal spinal muscular atrophy: current orthopedic perspective. Appl Clin Genet. 2013;6(11):113-20.
30. Sproule DM, Montes J, Montgomery M, Battista V, Koenigsberger D, Shen W, et al. Increased fat mass and high incidence of overweight despite low body mass index in patients with spinal muscular atrophy. Neuromuscul Disord. 2009;19(6):391-6.

Doenças Neuromusculares

31. Chng SY, Wong YQ, Hui JH, Wong HK, Ong HT, Goh DY. Pulmonary function and scoliosis in children with spinal muscular atrophy types II and III. J Paediatr Child Health. 2003;39(9):673-6.

32. Cunningham M, Stocks J. Werdnig-Hoffmann disease. The effects of intrauterine onset on lung growth. Arch Dis Child. 1978;53(12):921-5.

33. Willig TN, Paulus J, Lacau Saint Guily J, Beon C, Navarro J. Swallowing problems in neuromuscular disorders. Arch Phys Med Rehabil. 1994;75(11):1175-81.

34. Han Kr K, Glazier DB, Gazi MA, Cummings KB, Barone JG. Urodynamics in a patient with Werdnig-Hoffman disease. Can J Urol. 1999;6(1):706-8.

35. Kojovic M, Cordivari C, Bhatia K. Myoclonic disorders: a practical approach for diagnosis and treatment. Ther Adv Neurol Disord. 2011;4(1):47-62.

36. Peeters K, Chamova T, Jordanova A. Clinical and genetic diversity of SMN1-negative proximal spinal muscular atrophies. Brain. 2014;137(Pt 11):2879-96.

37. Walter MC, Reilich P, Huebner A, Fischer D, Schroder R, Vorgerd M, et al. Scapuloperoneal syndrome type Kaeser and a wide phenotypic spectrum of adult-onset, dominant myopathies are associated with the desmin mutation R350P. Brain. 2007;130(Pt 6):1485-96.

38. DeLong R, Siddique T. A large New England kindred with autosomal dominant neurogenic scapuloperoneal amyotrophy with unique features. Arch Neurol. 1992;49(9):905-8.

39. Wilhelmsen KC, Blake DM, Lynch T, Mabutas J, De Vera M, Neystat M, et al. Chromosome 12-linked autosomal dominant scapuloperoneal muscular dystrophy. Ann Neurol. 1996;39(4):507-20.

40. Misra UK, Kalita J, Mishra VN, Kesari A, Mittal B. A clinical, magnetic resonance imaging, and survival motor neuron gene deletion study of Hirayama disease. Arch Neurol. 2005;62(1):120-3.

41. Guglielmo GD, Brahe C, Di Muzio A, Uncini A. Benign monomelic amyotrophies of upper and lower limb are not associated to deletions of survival motor neuron gene. J Neurol Sci. 1996;141(1-2):111-3.

42. Raval M, Kumari R, Dung AA, Guglani B, Gupta N, Gupta R. MRI findings in Hirayama disease. Indian J Radiol Imaging. 2010;20(4):245-9.

43. Ramser J, Ahearn ME, Lenski C, Yariz KO, Hellebrand H, von Rhein M, et al. Rare missense and synonymous variants in UBE1 are associated with X-linked infantile spinal muscular atrophy. Am J Hum Genet. 2008;82(1):188-93.

44. Kennerson M, Nicholson G, Kowalski B, Krajewski K, El-Khechen D, Feely S, et al. X-linked distal hereditary motor neuropathy maps to the DSMAX locus on chromosome Xq13.1-q21. Neurology. 2009;72(3):246-52.

45. Guenther UP, Varon R, Schlicke M, Dutrannoy V, Volk A, Hubner C, et al. Clinical and mutational profile in spinal muscular atrophy with respiratory distress (SMARD): defining novel phenotypes through hierarchical cluster analysis. Hum Mutat. 2007;28(8):808-15.

46. Li X, Hu Z, Liu L, Xie Y, Zhan Y, Zi X, et al. A SIGMAR1 splice-site mutation causes distal hereditary motor neuropathy. Neurology. 2015;84(24):2430-7.

47. Irobi J, Dierick I, Jordanova A, Claeys KG, De Jonghe P, Timmerman V. Unraveling the genetics of distal hereditary motor neuronopathies. Neuromolecular Med. 2006;8(1-2):131-46.

48. Maystadt I, Rezsohazy R, Barkats M, Duque S, Vannuffel P, Remacle S, et al. The nuclear factor kappaB-activator gene PLEKHG5 is mutated in a form of autosomal recessive lower motor neuron disease with childhood onset. Am J Hum Genet. 2007;81(1):67-76.

49. Auer-Grumbach M, Olschewski A, Papic L, Kremer H, McEntagart ME, Uhrig S, et al. Alterations in the ankyrin domain of TRPV4 cause congenital distal SMA, scapuloperoneal SMA and HMSN2C. Nat Genet. 2010;42(2):160-4.

50. Astrea G, Brisca G, Fiorillo C, Valle M, Tosetti M, Bruno C, et al. Muscle MRI in TRPV4-related congenital distal SMA. Neurology. 2012;78(5):364-5.

51. Gopinath S, Blair IP, Kennerson ML, Durnall JC, Nicholson GA. A novel locus for distal motor neuron degeneration maps to chromosome 7q34-q36. Hum Genet. 2007;121(5):559-64.

52. Irobi J, Almeida-Souza L, Asselbergh B, De Winter V, Goethals S, Dierick I, et al. Mutant HSPB8 causes motor neuron-specific neurite degeneration. Hum Mol Genet. 2010;19(16):3254-65.

53. Houlden H, Laura M, Wavrant-De Vrieze F, Blake J, Wood N, Reilly MM. Mutations in the HSP27 (HSPB1) gene cause dominant, recessive, and sporadic distal HMN/CMT type 2. Neurology. 2008;71(21):1660-8.

54. Dubourg O, Azzedine H, Yaou RB, Pouget J, Barois A, Meininger V, et al. The G526R glycyl-tRNA synthetase gene mutation in distal hereditary motor neuropathy type V. Neurology. 2006;66(11):1721-6.

55. Windpassinger C, Auer-Grumbach M, Irobi J, Patel H, Petek E, Horl G, et al. Heterozygous missense mutations in BSCL2 are associated with distal hereditary motor neuropathy and Silver syndrome. Nat Genet. 2004;36(3):271-6.

56. Barwick KE, Wright J, Al-Turki S, McEntagart MM, Nair A, Chioza B, et al. Defective presynaptic choline transport underlies hereditary motor neuropathy. Am J Hum Genet. 2012;91(6):1103-7.

57. Renbaum P, Kellerman E, Jaron R, Geiger D, Segel R, Lee M, et al. Spinal muscular atrophy with pontocerebellar hypoplasia is caused by a mutation in the VRK1 gene. Am J Hum Genet. 2009;85(2):281-9.

58. Biancheri R, Cassandrini D, Pinto F, Trovato R, Di Rocco M, Mirabelli-Badenier M, et al. EXOSC3 mutations in isolated cerebellar hypoplasia and spinal anterior horn involvement. J Neurol. 2013;260(7):1866-70.

59. Boczonadi V, Muller JS, Pyle A, Munkley J, Dor T, Quartararo J, et al. EXOSC8 mutations alter mRNA metabolism and cause hypomyelination with spinal muscular atrophy and cerebellar hypoplasia. Nat Commun. 2014;5:4287.

60. Harms MB, Ori-McKenney KM, Scoto M, Tuck EP, Bell S, Ma D, et al. Mutations in the tail domain of DYNC1H1 cause dominant spinal muscular atrophy. Neurology. 2012;78(22):1714-20.

61. Oates EC, Rossor AM, Hafezparast M, Gonzalez M, Speziani F, MacArthur DG, et al. Mutations in BICD2 cause dominant congenital spinal muscular atrophy and hereditary spastic paraplegia. Am J Hum Genet. 2013;92(6):965-73.

62. Dyment DA, Sell E, Vanstone MR, Smith AC, Garandeau D, Garcia V, et al. Evidence for clinical, genetic and biochemical variability in spinal muscular atrophy with progressive myoclonic epilepsy. Clin Genet. 2014;86(6):558-63.

63. Varadarajan P, Thayanathi V, Pauline LC. Fazio Londe syndrome: A treatable disorder. Ann Indian Acad Neurol. 2015;18(1):87-9.

64. Bosch AM, Abeling NG, Ijlst L, Knoester H, van der Pol WL, Stroomer AE, et al. Brown-Vialetto-Van Laere and Fazio Londe syndrome is associated with a riboflavin trans-

Capítulo 27

1135

porter defect mimicking mild MADD: a new inborn error of metabolism with potential treatment. J Inherit Metab Dis. 2011;34(1):159-64.

65. Butchbach ME, Singh J, Thorsteinsdottir M, Saieva L, Slominski E, Thurmond J, et al. Effects of 2,4-diaminoquinazoline derivatives on SMN expression and phenotype in a mouse model for spinal muscular atrophy. Hum Mol Genet. 2010;19(3):454-67.

66. Avila AM, Burnett BG, Taye AA, Gabanella F, Knight MA, Hartenstein P, et al. Trichostatin A increases SMN expression and survival in a mouse model of spinal muscular atrophy. J Clin Invest. 2007;117(3):659-71.

67. Swoboda KJ, Scott CB, Reyna SP, Prior TW, LaSalle B, Sorenson SL, et al. Phase II open label study of valproic acid in spinal muscular atrophy. PLoS One. 2009;4(5):e5268.

68. Porensky PN, Burghes AH. Antisense oligonucleotides for the treatment of spinal muscular atrophy. Hum Gene Ther. 2013;24(5):489-98.

69. Yee JK, Lin RJ. Antisense oligonucleotides shed new light on the pathogenesis and treatment of spinal muscular atrophy. Mol Ther. 2012;20(1):8-10.

70. Garcia-Salido A, de Paso-Mora MG, Monleon-Luque M, Martino-Alba R. Palliative care in children with spinal muscular atrophy type I: What do they need? Palliat Support Care. 2015;13(2):313-7.

71. Verrillo E, Bruni O, Pavone M, Ferri R, Caldarelli V, Novelli L, et al. Sleep architecture in infants with spinal muscular atrophy type 1. Sleep Med. 2014;15(10):1246-50.

72. Yuan N, Wang CH, Trela A, Albanese CT. Laparoscopic Nissen fundoplication during gastrostomy tube placement and noninvasive ventilation may improve survival in type I and severe type II spinal muscular atrophy. J Child Neurol. 2007;22(6):727-31.

73. Vestergaard P, Glerup H, Steffensen BF, Rejnmark L, Rahbek J, Moseklide L. Fracture risk in patients with muscular dystrophy and spinal muscular atrophy. J Rehabil Med. 2001;33(4):150-5.

74. Kuhlenbäumer G. Hereditary peripheral neuropathies. Darmstadt: Steinkopff,; 2005. [Internet] [Acesso em 06 Jul 2016]. Disponível em: http://www.library.musc.edu/serials.php?qurl=http://dx.doi.org/10.1007/3-7985-1586-7

75. Smith KJ, Blakemore WF, Murray JA, Patterson RC. Internodal myelin volume and axon surface area. A relationship determining myelin thickness? J Neurol Sci. 1982;55(2):231-46.

76. Kaplan MR, Cho MH, Ullian EM, Isom LL, Levinson SR, Barres BA. Differential control of clustering of the sodium channels Na(v)1.2 and Na(v)1.6 at developing CNS nodes of Ranvier. Neuron. 2001;30(1):105-19.

77. Wang H, Kunkel DD, Martin TM, Schwartzkroin PA, Tempel BL. Heteromultimeric K+ channels in terminal and juxtaparanodal regions of neurons. Nature. 1993;365(6441):75-9.

78. Young P, Suter U. The causes of Charcot-Marie-Tooth disease. Cell Mol Life Sci. 2003;60(12):2547-60.

79. Brazhe AR, Brazhe NA, Rodionova NN, Yusipovich AI, Ignatyev PS, Maksimov GV, et al. Non-invasive study of nerve fibres using laser interference microscopy. Philos Trans A Math Phys Eng Sci. 2008;366(1880):3463-81.

80. van den Berg B, Walgaard C, Drenthen J, Fokke C, Jacobs BC, van Doorn PA. Guillain-Barre syndrome: pathogenesis, diagnosis, treatment and prognosis. Nat Rev Neurol. 2014;10(8):469-82.

81. van Doorn PA, Ruts L, Jacobs BC. Clinical features, pathogenesis, and treatment of Guillain-Barre syndrome. Lancet Neurol. 2008;7(10):939-50.

82. Schott B. [History of Guillain-Barre syndrome]. Rev Neurol (Paris). 1982;138(12):931-8.

83. Winer JB. An update in guillain-barre syndrome. Autoimmune Dis. 2014;2014:793024.

84. Bardage C, Persson I, Ortqvist A, Bergman U, Ludvigsson JF, Granath F. Neurological and autoimmune disorders after vaccination against pandemic influenza A (H1N1) with a monovalent adjuvanted vaccine: population based cohort study in Stockholm, Sweden. BMJ. 2011;343:d5956.

85. Bourque PR, Chardon JW, Massie R. Autoimmune peripheral neuropathies. Clin Chim Acta. 2015;449:37-42.

86. Mrowczynska L, Mrowczynski W. [Physiological and pathological roles of gangliosides]. Postepy Hig Med Dosw (Online). 2013;67:938-49.

87. Hughes RA, Cornblath DR. Guillain-Barre syndrome. Lancet. 2005;366(9497):1653-66.

88. Hu W, Janke A, Ortler S, Hartung HP, Leder C, Kieseier BC, et al. Expression of CD28-related costimulatory molecule and its ligand in inflammatory neuropathies. Neurology. 2007;68(4):277-82.

89. Griffin JW, Li CY, Macko C, Ho TW, Hsieh ST, Xue P, et al. Early nodal changes in the acute motor axonal neuropathy pattern of the Guillain-Barre syndrome. J Neurocytol. 1996;25(1):33-51.

90. Griffin JW, Li CY, Ho TW, Tian M, Gao CY, Xue P, et al. Pathology of the motor-sensory axonal Guillain-Barre syndrome. Ann Neurol. 1996;39(1):17-28.

91. McGrogan A, Madle GC, Seaman HE, de Vries CS. The epidemiology of Guillain-Barre syndrome worldwide. A systematic literature review. Neuroepidemiology. 2009;32(2):150-63.

92. Delanoe C, Sebire G, Landrieu P, Huault G, Metral S. Acute inflammatory demyelinating polyradiculopathy in children: clinical and electrodiagnostic studies. Ann Neurol. 1998;44(3):350-6.

93. Dourado ME, Felix RH, da Silva WK, Queiroz JW, Jeronimo SM. Clinical characteristics of Guillain-Barre syndrome in a tropical country: a Brazilian experience. Acta Neurol Scand. 2012;125(1):47-53.

94. Rocha MS, Brucki SM, Carvalho AA, Lima UW. Epidemiologic features of Guillain-Barre syndrome in Sao Paulo, Brazil. Arq Neuropsiquiatr. 2004;62(1):33-7.

95. Webb AJ, Brain SA, Wood R, Rinaldi S, Turner MR. Seasonal variation in Guillain-Barre syndrome: a systematic review, meta-analysis and Oxfordshire cohort study. J Neurol Neurosurg Psychiatry. 2014.

96. Tekgul H, Serdaroglu G, Tutuncuoglu S. Outcome of axonal and demyelinating forms of Guillain-Barre syndrome in children. Pediatr Neurol. 2003;28(4):295-9.

97. Ryan MM. Pediatric Guillain-Barre syndrome. Curr Opin Pediatr. 2013;25(6):689-93.

98. Devos D, Magot A, Perrier-Boeswillwald J, Fayet G, Leclair-Visonneau L, Ollivier Y, et al. Guillain-Barre syndrome during childhood: particular clinical and electrophysiological features. Muscle Nerve. 2013;48(2):247-51.

99. Linden V, da Paz JA, Casella EB, Marques-Dias MJ. Guillain-Barre syndrome in children: clinic, laboratorial and epidemiologic study of 61 patients. Arq Neuropsiquiatr. 2010;68(1):12-7.

100. Mori M, Kuwabara S, Fukutake T, Yuki N, Hattori T. Clinical features and prognosis of Miller Fisher syndrome. Neurology. 2001;56(8):1104-6.

101. Lee SH, Lim GH, Kim JS, Oh SY, Kim JK, Cha JK, et al. Acute ophthalmoplegia (without ataxia) associated with anti-GQ1b antibody. Neurology. 2008;71(6):426-9.

102. Wertheim MS, Benzimra JD, Jadresic LP, Ferris JD. Ocular presentation of pediatric Miller-Fisher syndrome. J Pediatr Ophthalmol Strabismus. 2008;45(4):245-6.

103. Koike H, Watanabe H, Sobue G. The spectrum of immune-mediated autonomic neuropathies: insights from the clinicopathological features. J Neurol Neurosurg Psychiatry. 2013;84(1):98-106.

104. Wakerley BR, Yuki N. Pharyngeal-cervical-brachial variant of Guillain-Barre syndrome. J Neurol Neurosurg Psychiatry. 2014;85(3):339-44.

105. van der Meche FG, van Doorn PA. Guillain-Barre syndrome and chronic inflammatory demyelinating polyneuropathy: immune mechanisms and update on current therapies. Ann Neurol. 1995;37 Suppl 1:S14-31.

106. Yuki N, Hartung HP. Guillain-Barre syndrome. N Engl J Med. 2012;366(24):2294-304.

107. Chung T, Prasad K, Lloyd TE. Peripheral neuropathy: clinical and electrophysiological considerations. Neuroimaging Clin N Am. 2014;24(1):49-65.

108. Mulkey SB, Glasier CM, El-Nabbout B, Walters WD, Ionita C, McCarthy MH, et al. Nerve root enhancement on spinal MRI in pediatric Guillain-Barre syndrome. Pediatr Neurol. 2010;43(4):263-9.

109. Willison HJ, Goodyear CS. Glycolipid antigens and auto-antibodies in autoimmune neuropathies. Trends Immunol. 2013;34(9):453-9.

110. Wakerley BR, Yuki N. Mimics and chameleons in Guillain-Barre and Miller Fisher syndromes. Pract Neurol. 2015;15(2):90-9.

111. Ruts L, van Koningsveld R, van Doorn PA. Distinguishing acute-onset CIDP from Guillain-Barre syndrome with treatment related fluctuations. Neurology. 2005;65(1):138-40.

112. Hu MH, Chen CM, Lin KL, Wang HS, Hsia SH, Chou ML, et al. Risk factors of respiratory failure in children with Guillain-Barre syndrome. Pediatr Neonatol. 2012;53(5):295-9.

113. Hughes RA, Swan AV, van Doorn PA. Intravenous immunoglobulin for Guillain-Barre syndrome. Cochrane Database Syst Rev. 2012;7:CD002063.

114. Raphael JC, Chevret S, Hughes RA, Annane D. Plasma exchange for Guillain-Barre syndrome. Cochrane Database Syst Rev. 2012;7:CD001798.

115. Dimachkie MM, Saperstein DS. Acquired immune demyelinating neuropathies. Continuum (Minneap Minn). 2014;20(5 Peripheral Nervous System Disorders):1241-60.

116. Farcas P, Avnun L, Frisher S, Herishanu YO, Wirguin I. Efficacy of repeated intravenous immunoglobulin in severe unresponsive Guillain-Barre syndrome. Lancet. 1997;350(9093):1747.

117. Lin JJ, Hsia SH, Wang HS, Lyu RK, Chou ML, Hung PC, et al. Clinical variants of Guillain-Barre syndrome in children. Pediatr Neurol. 2012;47(2):91-6.

118. Korinthenberg R, Schessl J, Kirschner J. Clinical presentation and course of childhood Guillain-Barre syndrome: a prospective multicentre study. Neuropediatrics. 2007;38(1):10-7.

119. Vajsar J, Fehlings D, Stephens D. Long-term outcome in children with Guillain-Barre syndrome. J Pediatr. 2003;142(3):305-9.

120. Dalakas MC, Medscape. Advances in the diagnosis, pathogenesis and treatment of CIDP. Nat Rev Neurol. 2011;7(9):507-17.

121. Hsu CY, Chuang YC, Chiu NC, Chen KW. Childhood subacute inflammatory demyelinating polyneuropathy. Kaohsiung J Med Sci. 2011;27(11):520-3.

122. Dyck PJ, Lais AC, Ohta M, Bastron JA, Okazaki H, Groover RV. Chronic inflammatory polyradiculoneuropathy. Mayo Clin Proc. 1975;50(11):621-37.

123. Markowitz JA, Jeste SS, Kang PB. Child neurology: chronic inflammatory demyelinating polyradiculoneuropathy in children. Neurology. 2008;71(23):e74-8.

124. Rossignol E, D'Anjou G, Lapointe N, Haddad E, Vanasse M. Evolution and treatment of childhood chronic inflammatory polyneuropathy. Pediatr Neurol. 2007;36(2):88-94.

125. Cifuentes-Diaz C, Dubourg O, Irinopoulou T, Vigny M, Lachkar S, Decker L, et al. Nodes of ranvier and paranodes in chronic acquired neuropathies. PLoS One. 2011;6(1):e14533.

126. Sommer C, Koch S, Lammens M, Gabreels-Festen A, Stoll G, Toyka KV. Macrophage clustering as a diagnostic marker in sural nerve biopsies of patients with CIDP. Neurology. 2005;65(12):1924-9.

127. Vallat JM, Sommer C, Magy L. Chronic inflammatory demyelinating polyradiculoneuropathy: diagnostic and therapeutic challenges for a treatable condition. Lancet Neurol. 2010;9(4):402-12.

128. Yan WX, Taylor J, Andrias-Kauba S, Pollard JD. Passive transfer of demyelination by serum or IgG from chronic inflammatory demyelinating polyneuropathy patients. Ann Neurol. 2000;47(6):765-75.

129. Dalakas MC, Engel WK. Immunoglobulin and complement deposits in nerves of patients with chronic relapsing polyneuropathy. Arch Neurol. 1980;37(10):637-40.

130. Ilyas AA, Mithen FA, Dalakas MC, Chen ZW, Cook SD. Antibodies to acidic glycolipids in Guillain-Barre syndrome and chronic inflammatory demyelinating polyneuropathy. J Neurol Sci. 1992;107(1):111-21.

131. Yan WX, Archelos JJ, Hartung HP, Pollard JD. P0 protein is a target antigen in chronic inflammatory demyelinating polyradiculoneuropathy. Ann Neurol. 2001;50(3):286-92.

132. Dalakas MC, Houff SA, Engel WK, Madden DL, Sever JL. CSF "monoclonal" bands in chronic relapsing polyneuropathy. Neurology. 1980;30(8):864-7.

133. Iijima M, Koike H, Hattori N, Tamakoshi A, Katsuno M, Tanaka F, et al. Prevalence and incidence rates of chronic inflammatory demyelinating polyneuropathy in the Japanese population. J Neurol Neurosurg Psychiatry. 2008;79(9):1040-3.

134. Rabie M, Nevo Y. Childhood acute and chronic immune-mediated polyradiculoneuropathies. Eur J Paediatr Neurol. 2009;13(3):209-18.

135. Connolly AM. Chronic inflammatory demyelinating polyneuropathy in childhood. Pediatr Neurol. 2001;24(3):177-82.

136a. Dimachkie MM, Barohn RJ, Katz J. Multifocal motor neuropathy, multifocal acquired demyelinating sensory and motor neuropathy, and other chronic acquired demyelinating polyneuropathy variants. Neurol Clin. 2013;31(2):533-55.

136b. Ryan MM, Grattan-Smith PJ, Procopis PG, Morgan G, Ouvrier RA. Childhood chronic inflammatory demyelinating polyneuropathy: clinical course and long-term outcome. Neuromuscul Disord. 2000;10(6):398-406.

137. Abe Y, Terashima H, Hoshino H, Sassa K, Sakai T, Ohtake A, et al. Characteristic MRI features of chronic inflammatory demyelinating polyradiculoneuropathy. Brain Dev. 2015;37(9):894-6.

138. Vedanarayanan VV, Kandt RS, Lewis DV Jr, DeLong GR. Chronic inflammatory demyelinating polyradiculoneuropathy of childhood: treatment with high-dose intravenous immunoglobulin. Neurology. 1991;41(6):828-30.

139. Muley SA, Kelkar P, Parry GJ. Treatment of chronic inflammatory demyelinating polyneuropathy with pulsed oral steroids. Arch Neurol. 2008;65(11):1460-4.

140. Rafai MA, Boulaajaj FZ, Sekkat Z, El Moutawakkil B, Slassi I. [Methylprednisolone pulse in treatment of childhood chronic inflammatory demyelinating polyneuropathy]. Arch Pediatr. 2010;17(9):1293-9.

141. Sampaio L, Silva LG, Terroso G, Nadais G, Mariz E, Ventura F. Vasculitic neuropathy. Acta Reumatol Port. 2011;36(2):102-9.

142. Mathew L, Talbot K, Love S, Puvanarajah S, Donaghy M. Treatment of vasculitic peripheral neuropathy: a retrospective analysis of outcome. QJM. 2007;100(1):41-51.

143. Said G, Lacroix C. Primary and secondary vasculitic neuropathy. J Neurol. 2005;252(6):633-41.

144. Schaublin GA, Michet CJ Jr, Dyck PJ, Burns TM. An update on the classification and treatment of vasculitic neuropathy. Lancet Neurol. 2005;4(12):853-65.

145. Merlin E, Mouy R, Pereira B, Mouthon L, Bourmaud A, Piette JC, et al. Long-term outcome of children with pediatric-onset cutaneous and visceral polyarteritis nodosa. Joint Bone Spine. 2015;82(4):251-7.

146. Jelusic M, Vikic-Topic M, Batinic D, Milosevic D, Malenica B, Malcic I. Polyarteritis nodosa in Croatian children: a retrospective study over the last 20 years. Rheumatol Int. 2013;33(12):3087-90.

147. Boyer D, Vargas SO, Slattery D, Rivera-Sanchez YM, Colin AA. Churg-Strauss syndrome in children: a clinical and pathologic review. Pediatrics. 2006;118(3):e914-20.

148. Comarmond C, Cacoub P. Granulomatosis with polyangiitis (Wegener): clinical aspects and treatment. Autoimmun Rev. 2014;13(11):1121-5.

149. Blaes F. Diagnosis and therapeutic options for peripheral vasculitic neuropathy. Ther Adv Musculoskelet Dis. 2015;7(2):45-55.

150. Manji H. Drug-induced neuropathies. Handb Clin Neurol. 2013;115:729-42.

151. Grogan PM, Katz JS. Toxic neuropathies. Neurol Clin. 2005;23(2):377-96.

152. London Z, Albers JW. Toxic neuropathies associated with pharmaceutic and industrial agents. Neurol Clin. 2007;25(1):257-76.

153. Wokke JH, van Dijk GW. Sensory neuropathies including painful and toxic neuropathies. J Neurol. 1997;244(4):209-21.

154. Jain KK. Drug-induced neurological disorders. 2.ed. Seattle: Hogrefe & Huber, 2001. p.389.

155. Flora G, Gupta D, Tiwari A. Toxicity of lead: A review with recent updates. Interdiscip Toxicol. 2012;5(2):47-58.

156. Dapul H, Laraque D. Lead poisoning in children. Adv Pediatr. 2014;61(1):313-33.

157. Bernhoft RA. Mercury toxicity and treatment: a review of the literature. J Environ Public Health. 2012;2012:460508.

158. Cvjetko P, Cvjetko I, Pavlica M. Thallium toxicity in humans. Arh Hig Rada Toksikol. 2010;61(1):111-9.

159. Zhang HT, Qiao BP, Liu BP, Zhao XG. Study on the treatment of acute thallium poisoning. Am J Med Sci. 2014;347(5):377-81.

160. Singh AP, Goel RK, Kaur T. Mechanisms pertaining to arsenic toxicity. Toxicol Int. 2011;18(2):87-93.

161. Kosnett MJ. The role of chelation in the treatment of arsenic and mercury poisoning. J Med Toxicol. 2013;9(4):347-54.

162. Weimer LH, Sachdev N. Update on medication-induced peripheral neuropathy. Curr Neurol Neurosci Rep. 2009;9(1):69-75.

163. Banwell BL, Mildner RJ, Hassall AC, Becker LE, Vajsar J, Shemie SD. Muscle weakness in critically ill children. Neurology. 2003;61(12):1779-82.

164. Lacomis D. Neuromuscular disorders in critically ill patients: review and update. J Clin Neuromuscul Dis. 2011;12(4):197-218.

165. Williams S, Horrocks IA, Ouvrier RA, Gillis J, Ryan MM. Critical illness polyneuropathy and myopathy in pediatric intensive care: A review. Pediatr Crit Care Med. 2007;8(1):18-22.

166. Zhou C, Wu L, Ni F, Ji W, Wu J, Zhang H. Critical illness polyneuropathy and myopathy: a systematic review. Neural Regen Res. 2014;9(1):101-10.

167. Apostolakis E, Papakonstantinou NA, Baikoussis NG, Papadopoulos G. Intensive care unit-related generalized neuromuscular weakness due to critical illness polyneuropathy/myopathy in critically ill patients. J Anesth. 2015;29(1):112-21.

168. Friedrich O, Hund E, Weber C, Hacke W, Fink RH. Critical illness myopathy serum fractions affect membrane excitability and intracellular calcium release in mammalian skeletal muscle. J Neurol. 2004;251(1):53-65.

169. Dhand UK. Clinical approach to the weak patient in the intensive care unit. Respir Care. 2006;51(9):1024-40; discussion 40-1.

170. Hermans G, De Jonghe B, Bruyninckx F, Van den Berghe G. Clinical review: Critical illness polyneuropathy and myopathy. Crit Care. 2008;12(6):238.

171. Stevens RD, Dowdy DW, Michaels RK, Mendez-Tellez PA, Pronovost PJ, Needham DM. Neuromuscular dysfunction acquired in critical illness: a systematic review. Intensive Care Med. 2007;33(11):1876-91.

172. University S. History of Leprosy, 2005. [Internet] [Acesso em 06 Jul 2016]. Disponível em: https://web.stanford.edu/group/parasites/ParaSites2005/Leprosy/history.htm

173. Imbiriba EB, Hurtado-Guerrero JC, Garnelo L, Levino A, Cunha Mda G, Pedrosa V. Epidemiological profile of leprosy in children under 15 in Manaus (Northern Brazil), 1998-2005. Rev Saude Publica. 2008;42(6):1021-6.

174. Sales AM, Ponce de Leon A, Duppre NC, Hacker MA, Nery JA, Sarno EN, et al. Leprosy among patient contacts: a multilevel study of risk factors. PLoS Negl Trop Dis. 2011;5(3):e1013.

175. WHO. Leprosy, 2015. [Internet] [Acesso em 06 Jul 2016]. Disponível em: http://www.who.int/mediacentre/factsheets/fs101/en/

176. Brasil. Situação epidemiológica da hanseníase no Brasil: Ministério da Saúde, 2014. [Internet] [Acesso em 06 Jul 2016]. Disponível em: http://portalsaude.saude.gov.br/index.php/o-ministerio/principal/leia-mais-o-ministerio/705-secretaria-svs/vigilancia--de-a-a-z/hanseniase/11298-situacao-epidemiologica-dados

177. Nunzi E, Massone C, SpringerLink (Online service). Leprosy A Practical Guide. Milano: Springer Milan, 2012. [Internet] [Acesso em 06 Jul 2016] Disponível em: http://www.library.musc.edu/serials.php?qurl=http://dx.doi.org/10.1007/978-88-470-2376-5

178. Brasil. Guia para o Controle da Hanseníase. 3.ed. Brasília: Ministério da Saúde, 2002.

179. Lastoria JC, Abreu MA. Leprosy: review of the epidemiological, clinical, and etiopathogenic aspects - part 1. An Bras Dermatol. 2014;89(2):205-18.

180. Nath I, Saini C, Valluri VL. Immunology of leprosy and diagnostic challenges. Clin Dermatol. 2015;33(1):90-8.

181. Mendonça VA, Costa RD, Melo GEBAd, Antunes CM, Teixeira AL. Imunologia da hanseníase. An Bras Dermatol. 2008;83:343-50.

182. Aminoff MJ. Neurology and general medicine: the neurological aspects of medical disorders. 5.ed. New York: Churchill Livingstone, 2014. p.999.

183. Agrawal A, Pandit L, Dalal M, Shetty JP. Neurological manifestations of Hansen's disease and their management. Clin Neurol Neurosurg. 2005;107(6):445-54.

184. Lockwood D. Leprosy. Clin Evid. 2004(12):1103-14.

185. Mateen FJ, Bahl S, Khera A, Sutter RW. Detection of diphtheritic polyneuropathy by acute flaccid paralysis surveillance, India. Emerg Infect Dis. 2013;19(9):1368-73.

186. Kanwal SK, Yadav D, Chhapola V, Kumar V. Post-diphtheritic neuropathy: a clinical study in paediatric intensive care unit of a developing country. Trop Doct. 2012;42(4):195-7.

187. Logina I, Donaghy M. Diphtheritic polyneuropathy: a clinical study and comparison with Guillain-Barre syndrome. J Neurol Neurosurg Psychiatry. 1999;67(4):433-8.

188. Piradov MA, Pirogov VN, Popova LM, Avdunina IA. Diphtheritic polyneuropathy: clinical analysis of severe forms. Arch Neurol. 2001;58(9):1438-42.

189. d'Ydewalle C, Benoy V, Van Den Bosch L. Charcot-Marie-Tooth disease: emerging mechanisms and therapies. Int J Biochem Cell Biol. 2012;44(8):1299-304.

190. Baets J, De Jonghe P, Timmerman V. Recent advances in Charcot-Marie-Tooth disease. Curr Opin Neurol. 2014;27(5):532-40.

191. Kazamel M, Boes CJ. Charcot Marie Tooth disease (CMT): historical perspectives and evolution. J Neurol. 2015;262(4):801-5.

192. Saporta MA. Charcot-Marie-Tooth disease and other inherited neuropathies. Continuum (Minneap Minn). 2014;20(5 Peripheral Nervous System Disorders):1208-25.

193. El-Abassi R, England JD, Carter GT. Charcot-Marie-Tooth disease: an overview of genotypes, phenotypes, and clinical management strategies. PM R. 2014;6(4):342-55.

194. Pareek S, Suter U, Snipes GJ, Welcher AA, Shooter EM, Murphy RA. Detection and processing of peripheral myelin protein PMP22 in cultured Schwann cells. J Biol Chem. 1993;268(14):10372-9.

195. Luigetti M, Del Grande A, Conte A, Lo Monaco M, Bisogni G, Romano A, et al. Clinical, neurophysiological and pathological findings of HNPP patients with 17p12 deletion: a single-centre experience. J Neurol Sci. 2014;341(1-2):46-50.

196. Misko A, Jiang S, Wegorzewska I, Milbrandt J, Baloh RH. Mitofusin 2 is necessary for transport of axonal mitochondria and interacts with the Miro/Milton complex. J Neurosci. 2010;30(12):4232-40.

197. Zhao C, Takita J, Tanaka Y, Setou M, Nakagawa T, Takeda S, et al. Charcot-Marie-Tooth disease type 2A caused by mutation in a microtubule motor KIF1Bbeta. Cell. 2001;105(5):587-97.

198. Yiu EM, Geevasinga N, Nicholson GA, Fagan ER, Ryan MM, Ouvrier RA. A retrospective review of X-linked Charcot-Marie-Tooth disease in childhood. Neurology. 2011;76(5):461-6.

199. Pareyson D, Marchesi C. Diagnosis, natural history, and management of Charcot-Marie-Tooth disease. Lancet Neurol. 2009;8(7):654-67.

200. Burger NB, Adriaanse BM, Vermeulen RJ, Tan-Sindhunata MB, de Vries JI. Dejerine-Sottas syndrome: Prenatal and postnatal postural and motor assessment. J Obstet Gynaecol. 2015:1-2.

201. Tazir M, Hamadouche T, Nouioua S, Mathis S, Vallat JM. Hereditary motor and sensory neuropathies or Charcot-Marie-Tooth diseases: an update. J Neurol Sci. 2014;347(1-2):14-22.

202. Liu L, Zhang R. Intermediate Charcot-Marie-Tooth disease. Neurosci Bull. 2014;30(6):999-1009.

203. Ye YQ, Wang KR, Jiang X. Clinical and electrophysiological features of Charcot-Marie-Tooth disease. Int J Dev Neurosci. 2015;47(Pt A):104.

204. Gemignani F, Melli G, Alfieri S, Inglese C, Marbini A. Sensory manifestations in Charcot-Marie-Tooth disease. J Peripher Nerv Syst. 2004;9(1):7-14.

205. Pareyson D, Scaioli V, Laura M. Clinical and electrophysiological aspects of Charcot-Marie-Tooth disease. Neuromolecular Med. 2006;8(1-2):3-22.

206. Auer-Grumbach M, Strasser-Fuchs S, Wagner K, Korner E, Fazekas F. Roussy-Levy syndrome is a phenotypic variant of Charcot-Marie-Tooth syndrome IA associated with a duplication on chromosome 17p11.2. J Neurol Sci. 1998;154(1):72-5.

207. Murphy SM, Laura M, Fawcett K, Pandraud A, Liu YT, Davidson GL, et al. Charcot-Marie-Tooth disease: frequency of genetic subtypes and guidelines for genetic testing. J Neurol Neurosurg Psychiatry. 2012;83(7):706-10.

208. Polke JM, Laura M, Pareyson D, Taroni F, Milani M, Bergamin G, et al. Recessive axonal Charcot-Marie-Tooth disease due to compound heterozygous mitofusin 2 mutations. Neurology. 2011;77(2):168-73.

209. De Sandre-Giovannoli A, Chaouch M, Kozlov S, Vallat JM, Tazir M, Kassouri N, et al. Homozygous defects in LMNA, encoding lamin A/C nuclear-envelope proteins, cause autosomal recessive axonal neuropathy in human (Charcot-Marie-Tooth disorder type 2) and mouse. Am J Hum Genet. 2002;70(3):726-36.

210. Barhoumi C, Amouri R, Ben Hamida C, Ben Hamida M, Machghoul S, Gueddiche M, et al. Linkage of a new locus for autosomal recessive axonal form of Charcot-Marie-Tooth disease to chromosome 8q21.3. Neuromuscul Disord. 2001;11(1):27-34.

211. Birouk N, Azzedine H, Dubourg O, Muriel MP, Benomar A, Hamadouche T, et al. Phenotypical features of a Moroccan family with autosomal recessive Charcot-Marie-Tooth disease associated with the S194X mutation in the GDAP1 gene. Arch Neurol. 2003;60(4):598-604.

212. Ylikallio E, Poyhonen R, Zimon M, De Vriendt E, Hilander T, Paetau A, et al. Deficiency of the E3 ubiquitin ligase TRIM2 in early-onset axonal neuropathy. Hum Mol Genet. 2013;22(15):2975-83.

213. Cottenie E, Kochanski A, Jordanova A, Bansagi B, Zimon M, Horga A, et al. Truncating and missense mutations in IGHMBP2 cause Charcot-Marie Tooth disease type 2. Am J Hum Genet. 2014;95(5):590-601.

214. Pearce JM. Dejerine-Sottas disease (progressive hypertrophic polyneuropathy). Eur Neurol. 2006;55(2):115-7.

215. Tazir M, Bellatache M, Nouioua S, Vallat JM. Autosomal recessive Charcot-Marie-Tooth disease: from genes to phenotypes. J Peripher Nerv Syst. 2013;18(2):113-29.

216. Espinos C, Calpena E, Martinez-Rubio D, Lupo V. Autosomal recessive Charcot-Marie-Tooth neuropathy. Adv Exp Med Biol. 2012;724:61-75.

217. Nicholson G, Myers S. Intermediate forms of Charcot-Marie-Tooth neuropathy: a review. Neuromolecular Med. 2006;8(1-2):123-30.

218. Scherer SS, Kleopa KA. X-linked Charcot-Marie-Tooth disease. J Peripher Nerv Syst. 2012;17 Suppl 3:9-13.

219. Wang Y, Yin F. A Review of X-linked Charcot-Marie-Tooth Disease. J Child Neurol. 2015.

220. Banchs I, Casasnovas C, Alberti A, De Jorge L, Povedano M, Montero J, et al. Diagnosis of Charcot-Marie-Tooth disease. J Biomed Biotechnol. 2009;2009:985415.

221. Sambuughin N, de Bantel A, McWilliams S, Sivakumar K. Deafness and CMT disease associated with a novel four amino acid deletion in the PMP22 gene. Neurology. 2003;60(3):506-8.

222. Yum SW, Zhang J, Mo K, Li J, Scherer SS. A novel recessive Nefl mutation causes a severe, early-onset axonal neuropathy. Ann Neurol. 2009;66(6):759-70.

223. Meggouh F, Bienfait HM, Weterman MA, de Visser M, Baas F. Charcot-Marie-Tooth disease due to a de novo mutation of the RAB7 gene. Neurology. 2006;67(8):1476-8.

224. Landoure G, Sullivan JM, Johnson JO, Munns CH, Shi Y, Diallo O, et al. Exome sequencing identifies a novel TRPV4 mutation in a CMT2C family. Neurology. 2012;79(2):192-4.

225. Hamaguchi A, Ishida C, Iwasa K, Abe A, Yamada M. Charcot-Marie-Tooth disease type 2D with a novel glycyl-tRNA synthetase gene (GARS) mutation. J Neurol. 2010;257(7):1202-4.

226. Miltenberger-Miltenyi G, Janecke AR, Wanschitz JV, Timmerman V, Windpassinger C, Auer-Grumbach M, et al. Clinical and electrophysiological features in Charcot-Marie-Tooth disease with mutations in the NEFL gene. Arch Neurol. 2007;64(7):966-70.

227. Ismailov SM, Fedotov VP, Dadali EL, Polyakov AV, Van Broeckhoven C, Ivanov VI, et al. A new locus for autosomal dominant Charcot-Marie-Tooth disease type 2 (CMT2F) maps to chromosome 7q11-q21. Eur J Hum Genet. 2001;9(8):646-50.

228. Nelis E, Berciano J, Verpoorten N, Coen K, Dierick I, Van Gerwen V, et al. Autosomal dominant axonal Charcot-Marie-Tooth disease type 2 (CMT2G) maps to chromosome 12q12-q13.3. J Med Genet. 2004;41(3):193-7.

229. Tang BS, Zhao GH, Luo W, Xia K, Cai F, Pan Q, et al. Small heat-shock protein 22 mutated in autosomal dominant Charcot-Marie-Tooth disease type 2L. Hum Genet. 2005;116(3):222-4.

230. Zimon M, Baets J, Fabrizi GM, Jaakkola E, Kabzinska D, Pilch J, et al. Dominant GDAP1 mutations cause predominantly mild CMT phenotypes. Neurology. 2011;77(6):540-8.

231. McLaughlin HM, Sakaguchi R, Giblin W, Program NCS, Wilson TE, Biesecker L, et al. A recurrent loss-of-function alanyl-tRNA synthetase (AARS) mutation in patients with Charcot-Marie-Tooth disease type 2N (CMT2N). Hum Mutat. 2012;33(1):244-53.

232. Weedon MN, Hastings R, Caswell R, Xie W, Paszkiewicz K, Antoniadi T, et al. Exome sequencing identifies a DYNC1H1 mutation in a large pedigree with dominant axonal Charcot-Marie-Tooth disease. Am J Hum Genet. 2011;89(2):308-12.

233. Xu WY, Gu MM, Sun LH, Guo WT, Zhu HB, Ma JF, et al. A nonsense mutation in DHTKD1 causes Charcot-Marie-Tooth disease type 2 in a large Chinese pedigree. Am J Hum Genet. 2012;91(6):1088-94.

234. Pehlivan D, Coban Akdemir Z, Karaca E, Bayram Y, Jhangiani S, Yildiz EP, et al. Exome sequencing reveals homozygous TRIM2 mutation in a patient with early onset CMT and bilateral vocal cord paralysis. Hum Genet. 2015;134(6):671-3.

235. Schottmann G, Jungbluth H, Schara U, Knierim E, Morales Gonzalez S, Gill E, et al. Recessive truncating IGHMBP2 mutations presenting as axonal sensorimotor neuropathy. Neurology. 2015;84(5):523-31.

236. Patzko A, Shy ME. Charcot-Marie-Tooth disease and related genetic neuropathies. Continuum (Minneap Minn). 2012;18(1):39-59.

237. Bolino A, Muglia M, Conforti FL, LeGuern E, Salih MA, Georgiou DM, et al. Charcot-Marie-Tooth type 4B is caused by mutations in the gene encoding myotubularin-related protein-2. Nat Genet. 2000;25(1):17-9.

238. Conforti FL, Muglia M, Mazzei R, Patitucci A, Valentino P, Magariello A, et al. A new SBF2 mutation in a family with recessive demyelinating Charcot-Marie-Tooth (CMT4B2). Neurology. 2004;63(7):1327-8.

239. Senderek J, Bergmann C, Stendel C, Kirfel J, Verpoorten N, De Jonghe P, et al. Mutations in a gene encoding a novel SH3/TPR domain protein cause autosomal recessive Charcot-Marie-Tooth type 4C neuropathy. Am J Hum Genet. 2003;73(5):1106-19.

240. Okamoto Y, Goksungur MT, Pehlivan D, Beck CR, Gonzaga-Jauregui C, Muzny DM, et al. Exonic duplication CNV of NDRG1 associated with autosomal-recessive HMSN-Lom/CMT4D. Genet Med. 2014;16(5):386-94.

241. Funalot B, Topilko P, Arroyo MA, Sefiani A, Hedley-Whyte ET, Yoldi ME, et al. Homozygous deletion of an EGR2 enhancer in congenital amyelinating neuropathy. Ann Neurol. 2012;71(5):719-23.

242. Kochanski A, Drac H, Kabzinska D, Ryniewicz B, Rowinska-Marcinska K, Nowakowski A, et al. A novel MPZ gene mutation in congenital neuropathy with hypomyelination. Neurology. 2004;62(11):2122-3.

243. Tokunaga S, Hashiguchi A, Yoshimura A, Maeda K, Suzuki T, Haruki H, et al. Late-onset Charcot-Marie-Tooth disease 4F caused by periaxin gene mutation. Neurogenetics. 2012;13(4):359-65.

244. Hantke J, Chandler D, King R, Wanders RJ, Angelicheva D, Tournev I, et al. A mutation in an alternative untranslated exon of hexokinase 1 associated with hereditary motor and sensory neuropathy -- Russe (HMSNR). Eur J Hum Genet. 2009;17(12):1606-14.

245. Houlden H, Hammans S, Katifi H, Reilly MM. A novel Frabin (FGD4) nonsense mutation p.R275X associated with phenotypic variability in CMT4H. Neurology. 2009;72(7):617-20.

246. Nicholson G, Lenk GM, Reddel SW, Grant AE, Towne CF, Ferguson CJ, et al. Distinctive genetic and clinical features of CMT4J: a severe neuropathy caused by mutations in the PI(3,5)P(2) phosphatase FIG4. Brain. 2011;134(Pt 7):1959-71.

247. Verhoeven K, Villanova M, Rossi A, Malandrini A, De Jonghe P, Timmerman V. Localization of the gene for the intermediate form of Charcot-Marie-Tooth to chromosome 10q24.1-q25.1. Am J Hum Genet. 2001;69(4):889-94.

248. Fabrizi GM, Ferrarini M, Cavallaro T, Cabrini I, Cerini R, Bertolasi L, et al. Two novel mutations in dynamin-2 cause axonal Charcot-Marie-Tooth disease. Neurology. 2007;69(3):291-5.

249. Jordanova A, Irobi J, Thomas FP, Van Dijck P, Meerschaert K, Dewil M, et al. Disrupted function and axonal distribution of mutant tyrosyl-tRNA synthetase in dominant intermediate Charcot-Marie-Tooth neuropathy. Nat Genet. 2006;38(2):197-202.

250. Boyer O, Nevo F, Plaisier E, Funalot B, Gribouval O, Benoit G, et al. INF2 mutations in Charcot-Marie-Tooth disease with glomerulopathy. N Engl J Med. 2011;365(25):2377-88.

251. Soong BW, Huang YH, Tsai PC, Huang CC, Pan HC, Lu YC, et al. Exome sequencing identifies GNB4 mutations as a cause of dominant intermediate Charcot-Marie-Tooth disease. Am J Hum Genet. 2013;92(3):422-30.

Doenças Neuromusculares

252. Senderek J, Bergmann C, Ramaekers VT, Nelis E, Bernert G, Makowski A, et al. Mutations in the ganglioside-induced differentiation-associated protein-1 (GDAP1) gene in intermediate type autosomal recessive Charcot-Marie-Tooth neuropathy. Brain. 2003;126(Pt 3):642-9.

253. McLaughlin HM, Sakaguchi R, Liu C, Igarashi T, Pehlivan D, Chu K, et al. Compound heterozygosity for loss-of-function lysyl-tRNA synthetase mutations in a patient with peripheral neuropathy. Am J Hum Genet. 2010;87(4):560-6.

254. Azzedine H, Zavadakova P, Plante-Bordeneuve V, Vaz Pato M, Pinto N, Bartesaghi L, et al. PLEKHG5 deficiency leads to an intermediate form of autosomal-recessive Charcot-Marie-Tooth disease. Hum Mol Genet. 2013;22(20):4224-32.

255. Tamiya G, Makino S, Hayashi M, Abe A, Numakura C, Ueki M, et al. A mutation of COX6A1 causes a recessive axonal or mixed form of Charcot-Marie-Tooth disease. Am J Hum Genet. 2014;95(3):294-300.

256. Huttner IG, Kennerson ML, Reddel SW, Radovanovic D, Nicholson GA. Proof of genetic heterogeneity in X-linked Charcot-Marie-Tooth disease. Neurology. 2006;67(11):2016-21.

257. Rinaldi C, Grunseich C, Sevrioukova IF, Schindler A, Horkayne-Szakaly I, Lamperti C, et al. Cowchock syndrome is associated with a mutation in apoptosis-inducing factor. Am J Hum Genet. 2012;91(6):1095-102.

258. Kim HJ, Hong SH, Ki CS, Kim BJ, Shim JS, Cho SH, et al. A novel locus for X-linked recessive CMT with deafness and optic neuropathy maps to Xq21.32-q24. Neurology. 2005;64(11):1964-7.

259. Kennerson ML, Yiu EM, Chuang DT, Kidambi A, Tso SC, Ly C, et al. A new locus for X-linked dominant Charcot-Marie-Tooth disease (CMTX6) is caused by mutations in the pyruvate dehydrogenase kinase isoenzyme 3 (PDK3) gene. Hum Mol Genet. 2013;22(7):1404-16.

260. Sander S, Nicholson GA, Ouvrier RA, McLeod JG, Pollard JD. Charcot-Marie-Tooth disease: histopathological features of the peripheral myelin protein (PMP22) duplication (CMT1A) and connexin32 mutations (CMTX1). Muscle Nerve. 1998;21(2):217-25.

261. Harel T, Lupski JR. Charcot-Marie-Tooth disease and pathways to molecular based therapies. Clin Genet. 2014;86(5):422-31.

262. Carter GT, Han JJ, Mayadev A, Weiss MD. Modafinil reduces fatigue in Charcot-Marie-Tooth disease type 1A: a case series. Am J Hosp Palliat Care. 2006;23(5):412-6.

263. Plank S. Effects of Coenzyme Q10 on Charcot-Marie-Tooth Disease, 2013. [Internet] [Acesso em 06 Jul 2016]. Disponível em: https://clinicaltrials.gov/ct2/show/study/NCT0054116 4?term=coenzyme+q10&rank=1

264. Lewis RA, McDermott MP, Herrmann DN, Hoke A, Clawson LL, Siskind C, et al. High-dosage ascorbic acid treatment in Charcot-Marie-Tooth disease type 1A: results of a randomized, double-masked, controlled trial. JAMA Neurol. 2013;70(8):981-7.

265. Sereda MW, Meyer zu Horste G, Suter U, Uzma N, Nave KA. Therapeutic administration of progesterone antagonist in a model of Charcot-Marie-Tooth disease (CMT-1A). Nat Med. 2003;9(12):1533-7.

266. Chumakov I, Milet A, Cholet N, Primas G, Boucard A, Pereira Y, et al. Polytherapy with a combination of three repurposed drugs (PXT3003) down-regulates Pmp22 over-expression and improves myelination, axonal and functional parameters in models of CMT1A neuropathy. Orphanet J Rare Dis. 2014;9:201.

267. Sahenk Z, Nagaraja HN, McCracken BS, King WM, Freimer ML, Cedarbaum JM, et al. NT-3 promotes nerve regeneration and sensory improvement in CMT1A mouse models and in patients. Neurology. 2005;65(5):681-9.

268. Patzko A, Bai Y, Saporta MA, Katona I, Wu X, Vizzuso D, et al. Curcumin derivatives promote Schwann cell differentiation and improve neuropathy in R98C CMT1B mice. Brain. 2012;135(Pt 12):3551-66.

269. d'Ydewalle C, Krishnan J, Chiheb DM, Van Damme P, Irobi J, Kozikowski AP, et al. HDAC6 inhibitors reverse axonal loss in a mouse model of mutant HSPB1-induced Charcot-Marie-Tooth disease. Nat Med. 2011;17(8):968-74.

270. Meyer K, Ferraiuolo L, Schmelzer L, Braun L, McGovern V, Likhite S, et al. Improving single injection CSF delivery of AAV9-mediated gene therapy for SMA: a dose-response study in mice and nonhuman primates. Mol Ther. 2015;23(3):477-87.

271. D'Amico A, Bertini E. Metabolic neuropathies and myopathies. Handb Clin Neurol. 2013;113:1437-55.

272. Mahammad S, Murthy SN, Didonna A, Grin B, Israeli E, Perrot R, et al. Giant axonal neuropathy-associated gigaxonin mutations impair intermediate filament protein degradation. J Clin Invest. 2013;123(5):1964-75.

273. Vijaykumar K, Bindu PS, Taly AB, Mahadevan A, Bharath RD, Gayathri N, et al. Giant axonal neuropathy. J Child Neurol. 2015;30(7):912-5.

274. Yamada K, Mano T, Toribe Y, Yanagihara K, Suzuki Y. MRI findings and steroid therapy for neuralgic amyotrophy in children. Pediatr Neurol. 2011;45(3):200-2.

275. van Alfen N. Clinical and pathophysiological concepts of neuralgic amyotrophy. Nat Rev Neurol. 2011;7(6):315-22.

276. Sathasivam S, Lecky B, Manohar R, Selvan A. Neuralgic amyotrophy. J Bone Joint Surg Br. 2008;90(5):550-3.

277. Dartevel A, Colombe B, Bosseray A, Larrat S, Sarrot-Reynauld F, Belbezier A, et al. Hepatitis E and neuralgic amyotrophy: Five cases and review of literature. J Clin Virol. 2015;69:156-64.

278. Yu DK, Cho YJ, Heo DH, Hong MS, Park SH. Neuroradiologic and neurophysiologic findings of neuralgic amyotrophy. J Korean Neurosurg Soc. 2010;48(5):423-8.

279. Host C, Skov L. Idiopathic neuralgic amyotrophy in children. Case report, 4 year follow up and review of the literature. Eur J Paediatr Neurol. 2010;14(6):467-73.

280. van Alfen N, van Engelen BG. The clinical spectrum of neuralgic amyotrophy in 246 cases. Brain. 2006;129(Pt 2):438-50.

281. Moriguchi K, Miyamoto K, Takada K, Kusunoki S. Four cases of anti-ganglioside antibody-positive neuralgic amyotrophy with good response to intravenous immunoglobulin infusion therapy. J Neuroimmunol. 2011;238(1-2):107-9.

282. Kuhlenbaumer G, Hannibal MC, Nelis E, Schirmacher A, Verpoorten N, Meuleman J, et al. Mutations in SEPT9 cause hereditary neuralgic amyotrophy. Nat Genet. 2005;37(10):1044-6.

283. Stutz CM. Neuralgic amyotrophy: Parsonage-Turner Syndrome. J Hand Surg Am. 2010;35(12):2104-6.

284. Tjoumakaris FP, Anakwenze OA, Kancherla V, Pulos N. Neuralgic amyotrophy (Parsonage-Turner syndrome). J Am Acad Orthop Surg. 2012;20(7):443-9.

285. Karpati G, Hilton-Jones D, Griggs RC, Walton JN. Disorders of voluntary muscle. 8.ed. Cambridge: Cambridge University Press, 2010. p.775.

286. Liew WK, Kang PB. Update on juvenile myasthenia gravis. Curr Opin Pediatr. 2013;25(6):694-700.

Capítulo 27

287. Della Marina A, Trippe H, Lutz S, Schara U. Juvenile myasthenia gravis: recommendations for diagnostic approaches and treatment. Neuropediatrics. 2014;45(2):75-83.

288. McGrogan A, Sneddon S, de Vries CS. The incidence of myasthenia gravis: a systematic literature review. Neuroepidemiology. 2010;34(3):171-83.

289. Evoli A. Acquired myasthenia gravis in childhood. Curr Opin Neurol. 2010;23(5):536-40.

290. Finnis MF, Jayawant S. Juvenile myasthenia gravis: a paediatric perspective. Autoimmune Dis. 2011;2011:404101.

291. Christensen PB, Jensen TS, Tsiropoulos I, Sorensen T, Kjaer M, Hojer-Pedersen E, et al. Associated autoimmune diseases in myasthenia gravis. A population-based study. Acta Neurol Scand. 1995;91(3):192-5.

292. Kanazawa M, Shimohata T, Tanaka K, Nishizawa M. Clinical features of patients with myasthenia gravis associated with autoimmune diseases. Eur J Neurol. 2007;14(12):1403-4.

293. Leite MI, Coutinho E, Lana-Peixoto M, Apostolos S, Waters P, Sato D, et al. Myasthenia gravis and neuromyelitis optica spectrum disorder: a multicenter study of 16 patients. Neurology. 2012;78(20):1601-7.

294. Jayam Trouth A, Dabi A, Solieman N, Kurukumbi M, Kalyanam J. Myasthenia gravis: a review. Autoimmune Dis. 2012;2012:874680.

295. Conti-Fine BM, Milani M, Kaminski HJ. Myasthenia gravis: past, present, and future. J Clin Invest. 2006;116(11):2843-54.

296. Luchanok U, Kaminski HJ. Ocular myasthenia: diagnostic and treatment recommendations and the evidence base. Curr Opin Neurol. 2008;21(1):8-15.

297. Anlar B. Juvenile myasthenia: diagnosis and treatment. Paediatr Drugs. 2000;2(3):161-9.

298. Sanders DB, Massey JM. Clinical features of myasthenia gravis. Handb Clin Neurol. 2008;91:229-52.

299. Godoy DA, Mello LJ, Masotti L, Di Napoli M. The myasthenic patient in crisis: an update of the management in Neurointensive Care Unit. Arq Neuropsiquiatr. 2013;71(9A):627-39.

300. Chiang LM, Darras BT, Kang PB. Juvenile myasthenia gravis. Muscle Nerve. 2009;39(4):423-31.

301. Schara U, Della Marina A, Abicht A. Congenital myasthenic syndromes: current diagnostic and therapeutic approaches. Neuropediatrics. 2012;43(4):184-93.

302. Hajjar M, Markowitz J, Darras BT, Kissel JT, Srinivasan J, Jones HR. Lambert-Eaton syndrome, an unrecognized treatable pediatric neuromuscular disorder: three patients and literature review. Pediatr Neurol. 2014;50(1):11-7.

303. Morgan-Followell B, de Los Reyes E. Child neurology: diagnosis of Lambert-Eaton myasthenic syndrome in children. Neurology. 2013;80(21):e220-2.

304. Ionita CM, Acsadi G. Management of juvenile myasthenia gravis. Pediatr Neurol. 2013;48(2):95-104.

305. Punga AR, Flink R, Askmark H, Stalberg EV. Cholinergic neuromuscular hyperactivity in patients with myasthenia gravis seropositive for MuSK antibody. Muscle Nerve. 2006;34(1):111-5.

306. McMillan HJ, Darras BT, Kang PB. Autoimmune neuromuscular disorders in childhood. Curr Treat Options Neurol. 2011;13(6):590-607.

307. Hehir MK, Burns TM, Alpers J, Conaway MR, Sawa M, Sanders DB. Mycophenolate mofetil in AChR-antibody-positive myasthenia gravis: outcomes in 102 patients. Muscle Nerve. 2010;41(5):593-8.

308. Cruz JL, Wolff ML, Vanderman AJ, Brown JN. The emerging role of tacrolimus in myasthenia gravis. Ther Adv Neurol Disord. 2015;8(2):92-103.

309. Iorio R, Damato V, Alboini PE, Evoli A. Efficacy and safety of rituximab for myasthenia gravis: a systematic review and meta-analysis. J Neurol. 2015;262(5):1115-9.

310. Hennessey IA, Long AM, Hughes I, Humphrey G. Thymectomy for inducing remission in juvenile myasthenia gravis. Pediatr Surg Int. 2011;27(6):591-4.

311. Gadient P, Bolton J, Puri V. Juvenile myasthenia gravis: three case reports and a literature review. J Child Neurol. 2009;24(5):584-90.

312. Heng HS, Lim M, Absoud M, Austin C, Clarke D, Wraige E, et al. Outcome of children with acetylcholine receptor (AChR) antibody positive juvenile myasthenia gravis following thymectomy. Neuromuscul Disord. 2014;24(1):25-30.

313. Vrinten C, van der Zwaag AM, Weinreich SS, Scholten RJ, Verschuuren JJ. Ephedrine for myasthenia gravis, neonatal myasthenia and the congenital myasthenic syndromes. Cochrane Database Syst Rev. 2014;12:CD010028.

314. Gveric-Ahmetasevic S, Colic A, Elvedji-Gasparovic V, Gveric T, Vukelic V. Can neonatal myasthenia gravis be predicted? J Perinat Med. 2008;36(6):503-6.

315. O'Carroll P, Bertorini TE, Jacob G, Mitchell CW, Graff J. Transient neonatal myasthenia gravis in a baby born to a mother with new-onset anti-MuSK-mediated myasthenia gravis. J Clin Neuromuscul Dis. 2009;11(2):69-71.

316. Jeannet PY, Marcoz JP, Kuntzer T, Roulet-Perez E. Isolated facial and bulbar paresis: a persistent manifestation of neonatal myasthenia gravis. Neurology. 2008;70(3):237-8.

317. Behin A, Mayer M, Kassis-Makhoul B, Jugie M, Espil-Taris C, Ferrer X, et al. Severe neonatal myasthenia due to maternal anti-MuSK antibodies. Neuromuscul Disord. 2008;18(6):443-6.

318. Tellez-Zenteno JF, Hernandez-Ronquillo L, Salinas V, Estanol B, da Silva O. Myasthenia gravis and pregnancy: clinical implications and neonatal outcome. BMC Musculoskelet Disord. 2004;5:42.

319. Tagher RJ, Baumann R, Desai N. Failure of intravenously administered immunoglobulin in the treatment of neonatal myasthenia gravis. J Pediatr. 1999;134(2):233-5.

320. Bassan H, Muhlbaur B, Tomer A, Spirer Z. High-dose intravenous immunoglobulin in transient neonatal myasthenia gravis. Pediatr Neurol. 1998;18(2):181-3.

321. Bassan H, Spirer Z. Intravenous immunoglobulin in neonatal myasthenia gravis. J Pediatr. 1999;135(6):790.

322. Rodriguez Cruz PM, Palace J, Beeson D. Congenital myasthenic syndromes and the neuromuscular junction. Curr Opin Neurol. 2014;27(5):566-75.

323. Engel AG, Shen XM, Selcen D, Sine SM. Congenital myasthenic syndromes: pathogenesis, diagnosis, and treatment. Lancet Neurol. 2015;14(4):420-34.

324. Eymard B, Hantai D, Estournet B. Congenital myasthenic syndromes. Handb Clin Neurol. 2013;113:1469-80.

325. Finlayson S, Beeson D, Palace J. Congenital myasthenic syndromes: an update. Pract Neurol. 2013;13(2):80-91.

326. Mihaylova V, Scola RH, Gervini B, Lorenzoni PJ, Kay CK, Werneck LC, et al. Molecular characterisation of congenital myasthenic syndromes in Southern Brazil. J Neurol Neurosurg Psychiatry. 2010;81(9):973-7.

327. Schara U, Christen HJ, Durmus H, Hietala M, Krabetz K, Rodolico C, et al. Long-term follow-up in patients with con-

Doenças Neuromusculares

genital myasthenic syndrome due to CHAT mutations. Eur J Paediatr Neurol. 2010;14(4):326-33.

328. Shen XM, Selcen D, Brengman J, Engel AG. Mutant SNAP25B causes myasthenia, cortical hyperexcitability, ataxia, and intellectual disability. Neurology. 2014;83(24):2247-55.

329. Herrmann DN, Horvath R, Sowden JE, Gonzalez M, Sanchez-Mejias A, Guan Z, et al. Synaptotagmin 2 mutations cause an autosomal-dominant form of lambert-eaton myasthenic syndrome and nonprogressive motor neuropathy. Am J Hum Genet. 2014;95(3):332-9.

330. Mihaylova V, Muller JS, Vilchez JJ, Salih MA, Kabiraj MM, D'Amico A, et al. Clinical and molecular genetic findings in COLQ-mutant congenital myasthenic syndromes. Brain. 2008;131(Pt 3):747-59.

331. Maselli RA, Ng JJ, Anderson JA, Cagney O, Arredondo J, Williams C, et al. Mutations in LAMB2 causing a severe form of synaptic congenital myasthenic syndrome. J Med Genet. 2009;46(3):203-8.

332. Palace J, Lashley D, Bailey S, Jayawant S, Carr A, McConville J, et al. Clinical features in a series of fast channel congenital myasthenia syndrome. Neuromuscul Disord. 2012;22(2):112-7.

333. Burden SJ, Yumoto N, Zhang W. The role of MuSK in synapse formation and neuromuscular disease. Cold Spring Harb Perspect Biol. 2013;5(5):a009167.

334. Geiges ML. The history of botulism. Curr Probl Dermatol. 2002;30:77-93.

335. Erbguth FJ. Historical notes on botulism, Clostridium botulinum, botulinum toxin, and the idea of the therapeutic use of the toxin. Mov Disord. 2004;19 Suppl 8:S2-6.

336. Rosow LK, Strober JB. Infant botulism: review and clinical update. Pediatr Neurol. 2015;52(5):487-92.

337. Brasil. Botulismo Ministério da Saúde, 2014. [Internet] [Acesso em 06 Jul 2016]. Disponível em: http://portalsaude.saude. gov.br/index.php/o-ministerio/principal/secretarias/svs/botulismo

338. Mandell GL, Bennett JE, Mandell DR. Douglas, and Bennett's principles and practice of infectious diseases. Philadelphia: Churchill Livingstone/Elsevier, 2010.[Internet] [Acesso em 06 Jul 2016]. Disponível em: http://proxy.med.sc.edu/login?url=https://www.clinicalkey.com/dura/browse/bookChapter/3-s2.0-B9780443068393X0001X

339. Radsel A, Andlovic A, Neubauer D, Osredkar D. Infant botulism: first two confirmed cases in Slovenia and literature review. Eur J Paediatr Neurol. 2013;17(6):651-6.

340. Domingo RM, Haller JS, Gruenthal M. Infant botulism: two recent cases and literature review. J Child Neurol. 2008;23(11):1336-46.

341. Brown N, Desai S. Infantile botulism: a case report and review. J Emerg Med. 2013;45(6):842-5.

342. Moreno E, Pannocchia C, Carricondo C. [Traumatic wound botulism]. Arch Argent Pediatr. 2014;112(2):e50-2.

343. Brola W, Fudala M, Gacek S, Gruenpeter P. Food-borne botulism: still actual topic. BMJ Case Rep. 2013;2013.

344. Cherington M. Botulism: update and review. Semin Neurol. 2004;24(2):155-63.

345. Dembek ZF, Smith LA, Rusnak JM. Botulism: cause, effects, diagnosis, clinical and laboratory identification, and treatment modalities. Disaster Med Public Health Prep. 2007;1(2):122-34.

346. Witoonpanich R, Vichayanrat E, Tantisiriwit K, Wongtanate M, Sucharitchan N, Oranrigsupak P, et al. Survival analysis for respiratory failure in patients with food-borne botulism. Clin Toxicol (Phila). 2010;48(3):177-83.

347. Topakian R, Heibl C, Stieglbauer K, Dreer B, Nagl M, Knoflach P, et al. Quantitative autonomic testing in the management of botulism. J Neurol. 2009;256(5):803-9.

348. Thompson JA, Filloux FM, Van Orman CB, Swoboda K, Peterson P, Firth SD, et al. Infant botulism in the age of botulism immune globulin. Neurology. 2005;64(12):2029-32.

349. Patural H, Goffaux P, Paricio C, Emeriaud G, Teyssier G, Barthelemy JC, et al. Infant botulism intoxication and autonomic nervous system dysfunction. Anaerobe. 2009;15(5):197-200.

350. Rowlands RE, Ristori CA, Lopes GI, Paula AM, Sakuma H, Grigaliunas R, et al. Botulism in Brazil, 2000-2008: epidemiology, clinical findings and laboratorial diagnosis. Rev Inst Med Trop Sao Paulo. 2010;52(4):183-6.

351. Kaplan J-C, Hamroun D. The 2016 version of the gene table of monogenic neuromuscular disorders (nuclear genome). Neuromuscul Disord. 2016;25(12):991-1020.

352. Quijano-Roy S, Avila-Smirnow D, Carlier RY. Whole body muscle MRI protocol: pattern recognition in early onset NM disorders. Neuromuscul Disord. 2012;22 Suppl 2:S68-84.

353. Bushby K, Finkel R, Birnkrant DJ, Case LE, Clemens PR, Cripe L, et al. Diagnosis and management of Duchenne muscular dystrophy, part 1: diagnosis, and pharmacological and psychosocial management. Lancet Neurol. 2010;9(1):77-93.

354. Bushby K, Finkel R, Birnkrant DJ, Case LE, Clemens PR, Cripe L, et al. Diagnosis and management of Duchenne muscular dystrophy, part 2: implementation of multidisciplinary care. Lancet Neurol. 2010;9(2):177-89.

355. Mercuri E, Muntoni F. Muscular dystrophies. Lancet. 2013;381(9869):845-60.

356. Hoffman EP, Brown RH Jr, Kunkel LM. Dystrophin: the protein product of the Duchenne muscular dystrophy locus. Cell. 1987;51(6):919-28.

357. Koenig M, Monaco AP, Kunkel LM. The complete sequence of dystrophin predicts a rod-shaped cytoskeletal protein. Cell. 1988;53(2):219-28.

358. Ahn AH, Kunkel LM. The structural and functional diversity of dystrophin. Nat Genet. 1993;3(4):283-91.

359. Ervasti JM, Campbell KP. Membrane organization of the dystrophin-glycoprotein complex. Cell. 1991;66(6):1121-31.

360. Ervasti JM, Campbell KP. A role for the dystrophin-glycoprotein complex as a transmembrane linker between laminin and actin. J Cell Biol. 1993;122(4):809-23.

361. Ervasti JM, Ohlendieck K, Kahl SD, Gaver MG, Campbell KP. Deficiency of a glycoprotein component of the dystrophin complex in dystrophic muscle. Nature. 1990;345(6273):315-9.

362. Murphy S, Ohlendieck K. The biochemical and mass spectrometric profiling of the dystrophin complexome from skeletal muscle. Comput Struct Biotechnol J. 2016;14:20-7.

363. Ervasti JM. Dystrophin, its interactions with other proteins, and implications for muscular dystrophy. Biochim Biophys Acta. 2007;1772(2):108-17.

364. Holland A, Carberry S, Ohlendieck K. Proteomics of the dystrophin-glycoprotein complex and dystrophinopathy. Curr Protein Pept Sci. 2013;14(8):680-97.

365. Holland A, Murphy S, Dowling P, Ohlendieck K. Pathoproteomic profiling of the skeletal muscle matrisome in dystrophinopathy associated myofibrosis. Proteomics. 2016;16(2):345-66.

366. Gumerson JD, Michele DE. The dystrophin-glycoprotein complex in the prevention of muscle damage. J Biomed Biotechnol. 2011;2011:210797.

Capítulo 27

367. Carmignac V, Durbeej M. Cell-matrix interactions in muscle disease. J Pathol. 2012;226(2):200-18.

368. Stark AE. Determinants of the incidence of Duchenne muscular dystrophy. Ann Transl Med. 2015;3(19):287.

369. Mendell JR, Shilling C, Leslie ND, Flanigan KM, al-Dahhak R, Gastier-Foster J, et al. Evidence-based path to newborn screening for Duchenne muscular dystrophy. Ann Neurol. 2012;71(3):304-13.

370. Leturcq F, Tuffery-Giraud S. [Genetics and molecular aspects of dystrophinopathies]. Arch Pediatr. 2015;22(12 Suppl 1):12S3-S1.

371. Chung J, Smith AL, Hughes SC, Niizawa G, Abdel-Hamid HZ, Naylor EW, et al. Twenty-year follow-up of newborn screening for patients with muscular dystrophy. Muscle Nerve. 2015.

372. Deconinck N, Dan B. Pathophysiology of duchenne muscular dystrophy: current hypotheses. Pediatr Neurol. 2007;36(1):1-7.

373. Brinkmeier H, Ohlendieck K. Chaperoning heat shock proteins: proteomic analysis and relevance for normal and dystrophin-deficient muscle. Proteomics Clin Appl. 2014;8(11-12):875-95.

374. Judge LM, Haraguchiln M, Chamberlain JS. Dissecting the signaling and mechanical functions of the dystrophin-glycoprotein complex. J Cell Sci. 2006;119(Pt 8):1537-46.

375. Amenta AR, Yilmaz A, Bogdanovich S, McKechnie BA, Abedi M, Khurana TS, et al. Biglycan recruits utrophin to the sarcolemma and counters dystrophic pathology in mdx mice. Proc Natl Acad Sci U S A. 2011;108(2):762-7.

376. Kharraz Y, Guerra J, Pessina P, Serrano AL, Munoz-Canoves P. Understanding the process of fibrosis in Duchenne muscular dystrophy. Biomed Res Int. 2014;2014:965631.

377. Dowling P, Holland A, Ohlendieck K. Mass Spectrometry-Based Identification of Muscle-Associated and Muscle-Derived Proteomic Biomarkers of Dystrophinopathies. J Neuromusc Dis. 2014;1:15-40.

378. Aartsma-Rus A, Ginjaar IB, Bushby K. The importance of genetic diagnosis for Duchenne muscular dystrophy. J Med Genet. 2016;53(3):145-51.

379. Wein N, Alfano L, Flanigan KM. Genetics and emerging treatments for Duchenne and Becker muscular dystrophy. Pediatr Clin North Am. 2015;62(3):723-42.

380. Biggar WD, Harris VA, Eliasoph L, Alman B. Long-term benefits of deflazacort treatment for boys with Duchenne muscular dystrophy in their second decade. Neuromuscul Disord. 2006;16(4):249-55.

381. Bonifati MD, Ruzza G, Bonometto P, Berardinelli A, Gorni K, Orcesi S, et al. A multicenter, double-blind, randomized trial of deflazacort versus prednisone in Duchenne muscular dystrophy. Muscle Nerve. 2000;23(9):1344-7.

382. Escolar DM, Hache LP, Clemens PR, Cnaan A, McDonald CM, Viswanathan V, et al. Randomized, blinded trial of weekend vs daily prednisone in Duchenne muscular dystrophy. Neurology. 2011;77(5):444-52.

383. Gloss D, Moxley RT, 3rd, Ashwal S, Oskoui M. Practice guideline update summary: Corticosteroid treatment of Duchenne muscular dystrophy: Report of the Guideline Development Subcommittee of the American Academy of Neurology. Neurology. 2016;86(5):465-72.

384. Griggs RC, Herr BE, Reha A, Elfring G, Atkinson L, Cwik V, et al. Corticosteroids in Duchenne muscular dystrophy: major variations in practice. Muscle Nerve. 2013;48(1):27-31.

385. Griggs RC, Moxley RT, 3rd, Mendell JR, Fenichel GM, Brooke MH, Pestronk A, et al. Duchenne dystrophy: randomized, controlled trial of prednisone (18 months) and azathioprine (12 months). Neurology. 1993;43(3 Pt 1):520-7.

386. Manzur AY, Kuntzer T, Pike M, Swan A. Glucocorticoid corticosteroids for Duchenne muscular dystrophy. Cochrane Database Syst Rev. 2008(1):CD003725.

387. Mendell JR, Moxley RT, Griggs RC, Brooke MH, Fenichel GM, Miller JP, et al. Randomized, double-blind six-month trial of prednisone in Duchenne's muscular dystrophy. N Engl J Med. 1989;320(24):1592-7.

388. Merlini L, Gennari M, Malaspina E, Cecconi I, Armaroli A, Gnudi S, et al. Early corticosteroid treatment in 4 Duchenne muscular dystrophy patients: 14-year follow-up. Muscle Nerve. 2012;45(6):796-802.

389. Moxley RT, 3rd, Pandya S, Ciafaloni E, Fox DJ, Campbell K. Change in natural history of Duchenne muscular dystrophy with long-term corticosteroid treatment: implications for management. J Child Neurol. 2010;25(9):1116-29.

390. Goemans N, Buyse G. Current treatment and management of dystrophinopathies. Curr Treat Options Neurol. 2014;16(5):287.

391. Srinivasan R, Rawlings D, Wood CL, Cheetham T, Jimenez Moreno AC, Mayhew A, et al. Prophylactic oral bisphosphonate therapy in Duchenne muscular dystrophy. Muscle Nerve. 2016;54(1):79-85.

392. Buyse GM, Voit T, Schara U, Straathof CS, D'Angelo MG, Bernert G, et al. Efficacy of idebenone on respiratory function in patients with Duchenne muscular dystrophy not using glucocorticoids (DELOS): a double-blind randomised placebo-controlled phase 3 trial. Lancet. 2015;385(9979):1748-57.

393. Bengtsson NE, Seto JT, Hall JK, Chamberlain JS, Odom GL. Progress and prospects of gene therapy clinical trials for the muscular dystrophies. Hum Mol Genet. 2016;25(R1):R9-R17.

394. Bodanovsky A, Guttman N, Barzilai-Tutsch H, Genin O, Levy O, Pines M, et al. Halofuginone improves muscle-cell survival in muscular dystrophies. Biochim Biophys Acta. 2014;1843(7):1339-47.

395. Douglas AG, Wood MJ. Splicing therapy for neuromuscular disease. Mol Cell Neurosci. 2013;56:169-85.

396. Echigoya Y, Yokota T. Skipping multiple exons of dystrophin transcripts using cocktail antisense oligonucleotides. Nucleic Acid Ther. 2014;24(1):57-68.

397. Falzarano MS, Scotton C, Passarelli C, Ferlini A. Duchenne Muscular Dystrophy: From Diagnosis to Therapy. Molecules. 2015;20(10):18168-84.

398. Goyenvalle A, Seto JT, Davies KE, Chamberlain J. Therapeutic approaches to muscular dystrophy. Hum Mol Genet. 2011;20(R1):R69-78.

399. Konieczny P, Swiderski K, Chamberlain JS. Gene and cell-mediated therapies for muscular dystrophy. Muscle Nerve. 2013;47(5):649-63.

400. Lochmuller H, Bushby K. Becker and Duchenne muscular dystrophy: a two-way information process for therapies. J Neurol Neurosurg Psychiatry. 2014;85(1):5-6.

401. Rodino-Klapac LR, Mendell JR, Sahenk Z. Update on the treatment of Duchenne muscular dystrophy. Curr Neurol Neurosci Rep. 2013;13(3):332.

402. Ruegg UT. Pharmacological prospects in the treatment of Duchenne muscular dystrophy. Curr Opin Neurol. 2013;26(5):577-84.

403. Strehle EM, Straub V. Recent advances in the management of Duchenne muscular dystrophy. Arch Dis Child. 2015;100(12):1173-7.

404. Touznik A, Lee JJ, Yokota T. New developments in exon skipping and splice modulation therapies for neuromuscular diseases. Expert Opin Biol Ther. 2014;14(6):809-19.

405. Villalta SA, Rosenthal W, Martinez L, Kaur A, Sparwasser T, Tidball JG, et al. Regulatory T cells suppress muscle inflammation and injury in muscular dystrophy. Sci Transl Med. 2014;6(258):258ra142.

406. Hoffman EP, Connor EM. Orphan drug development in muscular dystrophy: update on two large clinical trials of dystrophin rescue therapies. Discov Med. 2013;16(89):233-9.

407. Hoffman E. A rebirth for drisapersen in Duchenne muscular dystrophy? Lancet Neurol. 2014;13(10):963-5.

408. Zaharieva IT, Calissano M, Scoto M, Preston M, Cirak S, Feng L, et al. Dystromirs as serum biomarkers for monitoring the disease severity in Duchenne muscular Dystrophy. PLoS One. 2013;8(11):e80263.

409. Mendell JR, Rodino-Klapac LR, Sahenk Z, Roush K, Bird L, Lowes LP, et al. Eteplirsen for the treatment of Duchenne muscular dystrophy. Ann Neurol. 2013;74(5):637-47.

410. Voit T, Topaloglu H, Straub V, Muntoni F, Deconinck N, Campion G, et al. Safety and efficacy of drisapersen for the treatment of Duchenne muscular dystrophy (DEMAND II): an exploratory, randomised, placebo-controlled phase 2 study. Lancet Neurol. 2014;13(10):987-96.

411. Mendell JR, Goemans N, Lowes LP, Alfano LN, Berry K, Shao J, et al. Longitudinal effect of eteplirsen versus historical control on ambulation in Duchenne muscular dystrophy. Ann Neurol. 2016;79(2):257-71.

412. Bushby K, Finkel R, Wong B, Barohn R, Campbell C, Comi GP, et al. Ataluren treatment of patients with nonsense mutation dystrophinopathy. Muscle Nerve. 2014;50(4):477-87.

413. Haas M, Vlcek V, Balabanov P, Salmonson T, Bakchine S, Markey G, et al. European Medicines Agency review of ataluren for the treatment of ambulant patients aged 5 years and older with Duchenne muscular dystrophy resulting from a nonsense mutation in the dystrophin gene. Neuromuscul Disord. 2015;25(1):5-13.

414. Tawil R, Kissel JT, Heatwole C, Pandya S, Gronseth G, Benatar M, et al. Evidence-based guideline summary: Evaluation, diagnosis, and management of facioscapulohumeral muscular dystrophy: Report of the Guideline Development, Dissemination, and Implementation Subcommittee of the American Academy of Neurology and the Practice Issues Review Panel of the American Association of Neuromuscular & Electrodiagnostic Medicine. Neurology. 2015;85(4):357-64.

415. Statland J, Tawil R. Facioscapulohumeral muscular dystrophy. Neurol Clin. 2014;32(3):721-8, ix.

416. van der Maarel SM, Miller DG, Tawil R, Filippova GN, Tapscott SJ. Facioscapulohumeral muscular dystrophy: consequences of chromatin relaxation. Curr Opin Neurol. 2012;25(5):614-20.

417. Chen TH, Lai YH, Lee PL, Hsu JH, Goto K, Hayashi YK, et al. Infantile facioscapulohumeral muscular dystrophy revisited: Expansion of clinical phenotypes in patients with a very short EcoRI fragment. Neuromuscul Disord. 2013;23(4):298-305.

418. Darin N, Tulinius M. Neuromuscular disorders in childhood: a descriptive epidemiological study from western Sweden. Neuromuscul Disord. 2000;10(1):1-9.

419. Norwood FL, Harling C, Chinnery PF, Eagle M, Bushby K, Straub V. Prevalence of genetic muscle disease in Northern England: in-depth analysis of a muscle clinic population. Brain. 2009;132(Pt 11):3175-86.

420. Graziano A, Bianco F, D'Amico A, Moroni I, Messina S, Bruno C, et al. Prevalence of congenital muscular dystrophy in Italy: a population study. Neurology. 2015;84(9):904-11.

421. Kang PB, Morrison L, Iannaccone ST, Graham RJ, Bonnemann CG, Rutkowski A, et al. Evidence-based guideline summary: evaluation, diagnosis, and management of congenital muscular dystrophy: Report of the Guideline Development Subcommittee of the American Academy of Neurology and the Practice Issues Review Panel of the American Association of Neuromuscular & Electrodiagnostic Medicine. Neurology. 2015;84(13):1369-78.

422. Bonnemann CG, Wang CH, Quijano-Roy S, Deconinck N, Bertini E, Ferreiro A, et al. Diagnostic approach to the congenital muscular dystrophies. Neuromuscul Disord. 2014;24(4):289-311.

423. Mercuri E, Muntoni F. The ever-expanding spectrum of congenital muscular dystrophies. Ann Neurol. 2012;72(1):9-17.

424. Reed UC. Congenital muscular dystrophy. Part I: a review of phenotypical and diagnostic aspects. Arq Neuropsiquiatr. 2009;67(1):144-68.

425. Vainzof M, Richard P, Herrmann R, Jimenez-Mallebrera C, Talim B, Yamamoto LU, et al. Prenatal diagnosis in laminin alpha2 chain (merosin)-deficient congenital muscular dystrophy: a collective experience of five international centers. Neuromuscul Disord. 2005;15(9-10):588-94.

426. Xiong H, Tan D, Wang S, Song S, Yang H, Gao K, et al. Genotype/phenotype analysis in Chinese laminin-alpha2 deficient congenital muscular dystrophy patients. Clin Genet. 2015;87(3):233-43.

427. Mercuri E, Lampe A, Allsop J, Knight R, Pane M, Kinali M, et al. Muscle MRI in Ullrich congenital muscular dystrophy and Bethlem myopathy. Neuromuscul Disord. 2005;15(4):303-10.

428. Tagliavini F, Sardone F, Squarzoni S, Maraldi NM, Merlini L, Faldini C, et al. Ultrastructural changes in muscle cells of patients with collagen VI-related myopathies. Muscles Ligaments Tendons J. 2013;3(4):281-6.

429. Allamand V, Brinas L, Richard P, Stojkovic T, Quijano-Roy S, Bonne G. ColVI myopathies: where do we stand, where do we go? Skelet Muscle. 2011;1:30.

430. Bonnemann CG. The collagen VI-related myopathies: muscle meets its matrix. Nat Rev Neurol. 2011;7(7):379-90.

431. Yonekawa T, Nishino I. Ullrich congenital muscular dystrophy: clinicopathological features, natural history and pathomechanism(s). J Neurol Neurosurg Psychiatry. 2015;86(3):280-7.

432. Donkervoort S, Hu Y, Stojkovic T, Voermans NC, Foley AR, Leach ME, et al. Mosaicism for dominant collagen 6 mutations as a cause for intrafamilial phenotypic variability. Hum Mutat. 2015;36(1):48-56.

433. Hicks D, Farsani GT, Laval S, Collins J, Sarkozy A, Martoni E, et al. Mutations in the collagen XII gene define a new form of extracellular matrix-related myopathy. Hum Mol Genet. 2014;23(9):2353-63.

434. Chiquet M, Birk DE, Bonnemann CG, Koch M. Collagen XII: Protecting bone and muscle integrity by organizing collagen fibrils. Int J Biochem Cell Biol. 2014;53:51-4.

435. Tetreault M, Duquette A, Thiffault I, Bherer C, Jarry J, Loisel L, et al. A new form of congenital muscular dystrophy

with joint hyperlaxity maps to 3p23-21. Brain. 2006;129(Pt 8):2077-84.

436. Yoshida-Moriguchi T, Campbell KP. Matriglycan: a novel polysaccharide that links dystroglycan to the basement membrane. Glycobiology. 2015;25(7):702-13.

437. Godfrey C, Foley AR, Clement E, Muntoni F. Dystroglycanopathies: coming into focus. Curr Opin Genet Dev. 2011;21(3):278-85.

438. Wells L. The o-mannosylation pathway: glycosyltransferases and proteins implicated in congenital muscular dystrophy. J Biol Chem. 2013;288(10):6930-5.

439. Meilleur KG, Zukosky K, Medne L, Fequiere P, Powell-Hamilton N, Winder TL, et al. Clinical, pathologic, and mutational spectrum of dystroglycanopathy caused by LARGE mutations. J Neuropathol Exp Neurol. 2014;73(5):425-41.

440. Praissman JL, Live DH, Wang S, Ramiah A, Chinoy ZS, Boons GJ, et al. B4GAT1 is the priming enzyme for the LARGE-dependent functional glycosylation of alpha-dystroglycan. Elife. 2014;3.

441. Praissman JL, Wells L. Mammalian O-mannosylation pathway: glycan structures, enzymes, and protein substrates. Biochemistry. 2014;53(19):3066-78.

442. Muntoni F, Brockington M, Blake DJ, Torelli S, Brown SC. Defective glycosylation in muscular dystrophy. Lancet. 2002;360(9343):1419-21.

443. Panin VM, Wells L. Protein O-mannosylation in metazoan organisms. Curr Protoc Protein Sci. 2014;75:Unit 12

444. Buysse K, Riemersma M, Powell G, van Reeuwijk J, Chitayat D, Roscioli T, et al. Missense mutations in beta-1,3-N-acetyl-glucosaminyltransferase 1 (B3GNT1) cause Walker-Warburg syndrome. Hum Mol Genet. 2013;22(9):1746-54.

445. Dobson CM, Hempel SJ, Stalnaker SH, Stuart R, Wells L. O-Mannosylation and human disease. Cell Mol Life Sci. 2013;70(16):2849-57.

446. Endo T. Glycobiology of alpha-dystroglycan and muscular dystrophy. J Biochem. 2015;157(1):1-12.

447. Manzini MC, Tambunan DE, Hill RS, Yu TW, Maynard TM, Heinzen EL, et al. Exome sequencing and functional validation in zebrafish identify GTDC2 mutations as a cause of Walker-Warburg syndrome. Am J Hum Genet. 2012;91(3):541-7.

448. Shaheen R, Faqeih E, Ansari S, Alkuraya FS. A truncating mutation in B3GNT1 causes severe Walker-Warburg syndrome. Neurogenetics. 2013;14(3-4):243-5.

449. Stevens E, Carss KJ, Cirak S, Foley AR, Torelli S, Willer T, et al. Mutations in B3GALNT2 cause congenital muscular dystrophy and hypoglycosylation of alpha-dystroglycan. Am J Hum Genet. 2013;92(3):354-65.

450. von Renesse A, Petkova MV, Lutzkendorf S, Heinemeyer J, Gill E, Hubner C, et al. POMK mutation in a family with congenital muscular dystrophy with merosin deficiency, hypomyelination, mild hearing deficit and intellectual disability. J Med Genet. 2014;51(4):275-82.

451. Vuillaumier-Barrot S, Bouchet-Seraphin C, Chelbi M, Devisme L, Quentin S, Gazal S, et al. Identification of mutations in TMEM5 and ISPD as a cause of severe cobblestone lissencephaly. Am J Hum Genet. 2012;91(6):1135-43.

452. Willer T, Lee H, Lommel M, Yoshida-Moriguchi T, de Bernabe DB, Venzke D, et al. ISPD loss-of-function mutations disrupt dystroglycan O-mannosylation and cause Walker-Warburg syndrome. Nat Genet. 2012;44(5):575-80.

453. Geis T, Marquard K, Rodl T, Reihle C, Schirmer S, von Kalle T, et al. Homozygous dystroglycan mutation associated with a novel muscle-eye-brain disease-like phenotype with multicystic leucodystrophy. Neurogenetics. 2013;14(3-4):205-13.

454. Barone R, Aiello C, Race V, Morava E, Foulquier F, Riemersma M, et al. DPM2-CDG: a muscular dystrophy-dystroglycanopathy syndrome with severe epilepsy. Ann Neurol. 2012;72(4):550-8.

455. Yang AC, Ng BG, Moore SA, Rush J, Waechter CJ, Raymond KM, et al. Congenital disorder of glycosylation due to DPM1 mutations presenting with dystroglycanopathy-type congenital muscular dystrophy. Mol Genet Metab. 2013;110(3):345-51.

456. Schottlaender LV, Petzold A, Wood N, Houlden H. Diagnostic clues and manifesting carriers in fukutin-related protein (FKRP) limb-girdle muscular dystrophy. J Neurol Sci. 2015;348(1-2):266-8.

457. Fiorillo C, Moro F, Astrea G, Morales MA, Baldacci J, Marchese M, et al. Novel mutations in the fukutin gene in a boy with asymptomatic hyperCKemia. Neuromuscul Disord. 2013;23(12):1010-5.

458. Belaya K, Rodriguez Cruz PM, Liu WW, Maxwell S, McGowan S, Farrugia ME, et al. Mutations in GMPPB cause congenital myasthenic syndrome and bridge myasthenic disorders with dystroglycanopathies. Brain. 2015;138(Pt 9):2493-504.

459. Cabrera-Serrano M, Ghaoui R, Ravenscroft G, Johnsen RD, Davis MR, Corbett A, et al. Expanding the phenotype of GMPPB mutations. Brain. 2015;138(Pt 4):836-44.

460. Jensen BS, Willer T, Saade DN, Cox MO, Mozaffar T, Scavina M, et al. GMPPB-Associated Dystroglycanopathy: Emerging Common Variants with Phenotype Correlation. Hum Mutat. 2015;36(12):1159-63.

461. Kondo-Iida E, Kobayashi K, Watanabe M, Sasaki J, Kumagai T, Koide H, et al. Novel mutations and genotype-phenotype relationships in 107 families with Fukuyama-type congenital muscular dystrophy (FCMD). Hum Mol Genet. 1999;8(12):2303-9.

462. Yis U, Uyanik G, Rosendahl DM, Carman KB, Bayram E, Heise M, et al. Clinical, radiological, and genetic survey of patients with muscle-eye-brain disease caused by mutations in POMGNT1. Pediatr Neurol. 2014;50(5):491-7.

463. Roscioli T, Kamsteeg EJ, Buysse K, Maystadt I, van Reeuwijk J, van den Elzen C, et al. Mutations in ISPD cause Walker-Warburg syndrome and defective glycosylation of alpha-dystroglycan. Nat Genet. 2012;44(5):581-5.

464. van Reeuwijk J, Brunner HG, van Bokhoven H. Glyc-O-genetics of Walker-Warburg syndrome. Clin Genet. 2005;67(4):281-9.

465. Clement E, Mercuri E, Godfrey C, Smith J, Robb S, Kinali M, et al. Brain involvement in muscular dystrophies with defective dystroglycan glycosylation. Ann Neurol. 2008;64(5):573-82.

466. Stevens E, Torelli S, Tinsley J, Muntoni F. P2.14 The versatility of flow cytometry in the assessment of functional alpha-dystroglycan glycosylation. Neuromuscul Disord. 2011;21(9–10):665.

467. Godfrey C, Clement E, Mein R, Brockington M, Smith J, Talim B, et al. Refining genotype phenotype correlations in muscular dystrophies with defective glycosylation of dystroglycan. Brain. 2007;130(Pt 10):2725-35.

468. Quijano-Roy S, Mbieleu B, Bonnemann CG, Jeannet PY, Colomer J, Clarke NF, et al. De novo LMNA mutations cause a new form of congenital muscular dystrophy. Ann Neurol. 2008;64(2):177-86.

Doenças Neuromusculares

469. Pasqualin LM, Reed UC, Costa TV, Quedas E, Albuquerque MA, Resende MB, et al. Congenital muscular dystrophy with dropped head linked to the LMNA gene in a Brazilian cohort. Pediatr Neurol. 2014;50(4):400-6.

470. Tan D, Yang H, Yuan Y, Bonnemann C, Chang X, Wang S, et al. Phenotype-Genotype Analysis of Chinese Patients with Early-Onset LMNA-Related Muscular Dystrophy. PLoS One. 2015;10(6):e0129699.

471. Bonati U, Bechtel N, Heinimann K, Rutz E, Schneider J, Frank S, et al. Congenital muscular dystrophy with dropped head phenotype and cognitive impairment due to a novel mutation in the LMNA gene. Neuromuscul Disord. 2014;24(6):529-32.

472. Mercuri E, Clements E, Offiah A, Pichiecchio A, Vasco G, Bianco F, et al. Muscle magnetic resonance imaging involvement in muscular dystrophies with rigidity of the spine. Ann Neurol. 2010;67(2):201-8.

473. Schara U, Kress W, Bonnemann CG, Breitbach-Faller N, Korenke CG, Schreiber G, et al. The phenotype and long-term follow-up in 11 patients with juvenile selenoprotein N1-related myopathy. Eur J Paediatr Neurol. 2008;12(3):224-30.

474. Shalaby S, Hayashi YK, Goto K, Ogawa M, Nonaka I, Noguchi S, et al. Rigid spine syndrome caused by a novel mutation in four-and-a-half LIM domain 1 gene (FHL1). Neuromuscul Disord. 2008;18(12):959-61.

475. Bertrand AT, Bönnemann CG, Bonne G. 199th ENMC international workshop: FHL1 related myopathies, June 7–9, 2013, Naarden, The Netherlands. Neuromuscul Disord. 20114;24(5):453-62.

476. Ferreiro A, Mezmezian M, Olive M, Herlicoviez D, Fardeau M, Richard P, et al. Telethonin-deficiency initially presenting as a congenital muscular dystrophy. Neuromuscul Disord. 2011;21(6):433-8.

477. Labelle-Dumais C, Dilworth DJ, Harrington EP, de Leau M, Lyons D, Kabaeva Z, et al. COL4A1 mutations cause ocular dysgenesis, neuronal localization defects, and myopathy in mice and Walker-Warburg syndrome in humans. PLoS Genet. 2011;7(5):e1002062.

478. Paradas C, Gonzalez-Quereda L, De Luna N, Gallardo E, Garcia-Consuegra I, Gomez H, et al. A new phenotype of dysferlinopathy with congenital onset. Neuromuscul Disord. 2009;19(1):21-5.

479. Sellick GS, Longman C, Brockington M, Mahjneh I, Sagi L, Bushby K, et al. Localisation of merosin-positive congenital muscular dystrophy to chromosome 4p16.3. Hum Genet. 2005;117(2-3):207-12.

480. Susman RD, Quijano-Roy S, Yang N, Webster R, Clarke NF, Dowling J, et al. Expanding the clinical, pathological and MRI phenotype of DNM2-related centronuclear myopathy. Neuromuscul Disord. 2010;20(4):229-37.

481. Voit T, Parano E, Straub V, Schroder JM, Schaper J, Pavone P, et al. Congenital muscular dystrophy with adducted thumbs, ptosis, external ophthalmoplegia, mental retardation and cerebellar hypoplasia: a novel form of CMD. Neuromuscul Disord. 2002;12(7-8):623-30.

482. Vondracek P, Hermanova M, Vodickova K, Fajkusova L, Blakely EL, He L, et al. An unusual case of congenital muscular dystrophy with normal serum CK level, external ophtalmoplegia, and white matter changes on brain MRI. Eur J Paediatr Neurol. 2007;11(6):381-4.

483. Mitsuhashi S, Ohkuma A, Talim B, Karahashi M, Koumura T, Aoyama C, et al. A congenital muscular dystrophy with mitochondrial structural abnormalities caused by defective de novo phosphatidylcholine biosynthesis. Am J Hum Genet. 2011;88(6):845-51.

484. Castro-Gago M, Dacruz-Alvarez D, Pintos-Martinez E, Beiras-Iglesias A, Arenas J, Martin MA, et al. Congenital neurogenic muscular atrophy in megaconial myopathy due to a mutation in CHKB gene. Brain Dev. 2016;38(1):167-72.

485. Brady L, Giri M, Provias J, Hoffman E, Tarnopolsky M. Proximal myopathy with focal depletion of mitochondria and megaconial congenital muscular dystrophy are allelic conditions caused by mutations in CHKB. Neuromuscul Disord. 2016;26(2):160-4.

486. Reed UC, Tsanaclis AM, Vainzof M, Marie SK, Carvalho MS, Roizenblatt J, et al. Merosin-positive congenital muscular dystrophy in two siblings with cataract and slight mental retardation. Brain Dev. 1999;21(4):274-8.

487. Liang WC, Zhu W, Mitsuhashi S, Noguchi S, Sacher M, Ogawa M, et al. Congenital muscular dystrophy with fatty liver and infantile-onset cataract caused by TRAPPC11 mutations: broadening of the phenotype. Skelet Muscle. 2015;5:29.

488. Ardissone A, Bragato C, Caffi L, Blasevich F, Maestrini S, Bianchi ML, et al. Novel PTRF mutation in a child with mild myopathy and very mild congenital lipodystrophy. BMC Med Genet. 2013;14:89.

489. Kana V, Kellenberger CJ, Rushing EJ, Klein A. Muscle magnetic resonance imaging of the lower limbs: valuable diagnostic tool in the investigation of childhood neuromuscular disorders. Neuropediatrics. 2014;45(5):278-88.

490. Quijano-Roy S, Carlier RY. Muscle magnetic resonance imaging: a new diagnostic tool with promising avenues in therapeutic trials. Neuropediatrics. 2014;45(5):273-4.

491. Valencia CA, Ankala A, Rhodenizer D, Bhide S, Littlejohn MR, Keong LM, et al. Comprehensive mutation analysis for congenital muscular dystrophy: a clinical PCR-based enrichment and next-generation sequencing panel. PLoS One. 2013;8(1):e53083.

492. Chae JH, Vasta V, Cho A, Lim BC, Zhang Q, Eun SH, et al. Utility of next generation sequencing in genetic diagnosis of early onset neuromuscular disorders. J Med Genet. 2015;52(3):208-16.

493. Wang CH, Bonnemann CG, Rutkowski A, Sejersen T, Bellini J, Battista V, et al. Consensus statement on standard of care for congenital muscular dystrophies. J Child Neurol. 2010;25(12):1559-81.

494. Sabharwal R, Chapleau MW. Autonomic, locomotor and cardiac abnormalities in a mouse model of muscular dystrophy: targeting the renin-angiotensin system. Exp Physiol. 2014;99(4):627-31.

495. Yu Q, Sali A, Van der Meulen J, Creeden BK, Gordish-Dressman H, Rutkowski A, et al. Omigapil treatment decreases fibrosis and improves respiratory rate in dy(2J) mouse model of congenital muscular dystrophy. PLoS One. 2013;8(6):e65468.

496. Gawlik KI, Durbeej M. Skeletal muscle laminin and MDC1A: pathogenesis and treatment strategies. Skelet Muscle. 2011;1(1):9.

497. Aoki Y, Nagata T, Yokota T, Nakamura A, Wood MJ, Partridge T, et al. Highly efficient in vivo delivery of PMO into regenerating myotubes and rescue in laminin-alpha2 chain-null congenital muscular dystrophy mice. Hum Mol Genet. 2013;22(24):4914-28.

498. Muntoni F, Torelli S, Wells DJ, Brown SC. Muscular dystrophies due to glycosylation defects: diagnosis and therapeutic strategies. Curr Opin Neurol. 2011;24(5):437-42.

499. Qiao C, Wang CH, Zhao C, Lu P, Awano H, Xiao B, et al. Muscle and heart function restoration in a limb girdle muscular dystrophy 2I (LGMD2I) mouse model by systemic FKRP gene delivery. Mol Ther. 2014;22(11):1890-9.

500. Paco S, Kalko SG, Jou C, Rodriguez MA, Corbera J, Muntoni F, et al. Gene expression profiling identifies molecular pathways associated with collagen VI deficiency and provides novel therapeutic targets. PLoS One. 2013;8(10):e77430.

501. Merlini L, Sabatelli P, Armaroli A, Gnudi S, Angelin A, Grumati P, et al. Cyclosporine A in Ullrich congenital muscular dystrophy: long-term results. Oxid Med Cell Longev. 2011;2011:139194.

502. Alexeev V, Arita M, Donahue A, Bonaldo P, Chu ML, Igoucheva O. Human adipose-derived stem cell transplantation as a potential therapy for collagen VI-related congenital muscular dystrophy. Stem Cell Res Ther. 2014;5(1):21.

503. Paco S, Casserras T, Rodriguez MA, Jou C, Puigdelloses M, Ortez CI, et al. Transcriptome Analysis of Ullrich Congenital Muscular Dystrophy Fibroblasts Reveals a Disease Extracellular Matrix Signature and Key Molecular Regulators. PLoS One. 2015;10(12):e0145107.

504. Mendez-Lopez I, Worman HJ. Inner nuclear membrane proteins: impact on human disease. Chromosoma. 2012;121(2):153-67.

505. Cowling BS, Cottle DL, Wilding BR, D'Arcy CE, Mitchell CA, McGrath MJ. Four and a half LIM protein 1 gene mutations cause four distinct human myopathies: a comprehensive review of the clinical, histological and pathological features. Neuromuscul Disord. 2011;21(4):237-51.

506. De Cid R, Ben Yaou R, Roudaut C, Charton K, Baulande S, Leturcq F, et al. A new titinopathy: Childhood-juvenile onset Emery-Dreifuss-like phenotype without cardiomyopathy. Neurology. 2015;85(24):2126-35.

507. Bonne G, Mercuri E, Muchir A, Urtizberea A, Becane HM, Recan D, et al. Clinical and molecular genetic spectrum of autosomal dominant Emery-Dreifuss muscular dystrophy due to mutations of the lamin A/C gene. Ann Neurol. 2000;48(2):170-80.

508. Gueneau L, Bertrand AT, Jais JP, Salih MA, Stojkovic T, Wehnert M, et al. Mutations of the FHL1 gene cause Emery-Dreifuss muscular dystrophy. Am J Hum Genet. 2009;85(3):338-53.

509. Bushby KMD, Beckmann JS. The limb-girdle muscular dystrophies--proposal for a new nomenclature. Neuromuscul Disord. 1995;5(4):337-43.

510. Nigro V, Savarese M. Genetic basis of limb-girdle muscular dystrophies: the 2014 update. Acta Myol. 2014;33(1):1-12.

511. Mahmood OA, Jiang XM. Limb-girdle muscular dystrophies: where next after six decades from the first proposal (Review). Mol Med Rep. 2014;9(5):1515-32.

512. Narayanaswami P, Weiss M, Selcen D, David W, Raynor E, Carter G, et al. Evidence-based guideline summary: diagnosis and treatment of limb-girdle and distal dystrophies: report of the guideline development subcommittee of the American Academy of Neurology and the practice issues review panel of the American Association of Neuromuscular & Electrodiagnostic Medicine. Neurology. 2014;83(16):1453-63.

513. Mah JK, Korngut L, Fiest KM, Dykeman J, Day LJ, Pringsheim T, et al. A Systematic Review and Meta-analysis on the Epidemiology of the Muscular Dystrophies. Can J Neurol Sci. 2016;43(1):163-77.

514. Zatz M, de Paula F, Starling A, Vainzof M. The 10 autosomal recessive limb-girdle muscular dystrophies. Neuromuscul Disord. 2003;13(7-8):532-44.

515. Nigro V, Piluso G. Spectrum of muscular dystrophies associated with sarcolemmal-protein genetic defects. Biochim Biophys Acta. 2015;1852(4):585-93.

516. Angelini C, Tasca E, Nascimbeni AC, Fanin M. Muscle fatigue, nNOS and muscle fiber atrophy in limb girdle muscular dystrophy. Acta Myol. 2014;33(3):119-26.

517. Vallejo-Illarramendi A, Toral-Ojeda I, Aldanondo G, Lopez de Munain A. Dysregulation of calcium homeostasis in muscular dystrophies. Expert Rev Mol Med. 2014;16:e16.

518. Tarakci H, Berger J. The sarcoglycan complex in skeletal muscle. Front Biosci (Landmark Ed). 2016;21:744-56.

519. Behin A, Salort-Campana E, Wahbi K, Richard P, Carlier RY, Carlier P, et al. Myofibrillar myopathies: State of the art, present and future challenges. Rev Neurol (Paris). 2015;171(10):715-29.

520. Moore SA, Shilling CJ, Westra S, Wall C, Wicklund MP, Stolle C, et al. Limb-girdle muscular dystrophy in the United States. J Neuropathol Exp Neurol. 2006;65(10):995-1003.

521. Ullrich ND, Fischer D, Kornblum C, Walter MC, Niggli E, Zorzato F, et al. Alterations of excitation-contraction coupling and excitation coupled Ca(2+) entry in human myotubes carrying CAV3 mutations linked to rippling muscle. Hum Mutat. 2011;32(3):309-17.

522. Albuquerque MA, Abath Neto O, Silva FM, Zanoteli E, Reed UC. Limb-girdle muscular dystrophy type 2A in Brazilian children. Arq Neuropsiquiatr. 2015;73(12):993-7.

523. Cotta A, Carvalho E, da-Cunha-Junior AL, Paim JF, Navarro MM, Valicek J, et al. Common recessive limb girdle muscular dystrophies differential diagnosis: why and how? Arq Neuropsiquiatr. 2014;72(9):721-34.

524. Mercuri E, Bushby K, Ricci E, Birchall D, Pane M, Kinali M, et al. Muscle MRI findings in patients with limb girdle muscular dystrophy with calpain 3 deficiency (LGMD2A) and early contractures. Neuromuscul Disord. 2005;15(2):164-71.

525. Mercuri E, Pichiecchio A, Allsop J, Messina S, Pane M, Muntoni F. Muscle MRI in inherited neuromuscular disorders: past, present, and future. J Magn Reson Imaging. 2007;25(2):433-40.

526. Savarese M, Di Fruscio G, Torella A, Mutarelli M, Comi GP, Mongini T, et al. G.O.7: Multiple genetic variations in limb-girdle muscular dystrophies. Neuromuscul Disord. 2014;24(9–10):851.

527. Kuhn M, Glaser D, Joshi PR, Zierz S, Wenninger S, Schoser B, et al. Utility of a next-generation sequencing-based gene panel investigation in German patients with genetically unclassified limb-girdle muscular dystrophy. J Neurol. 2016;263(4):743-50.

528. Seong MW, Cho A, Park HW, Seo SH, Lim BC, Seol D, et al. Clinical applications of next-generation sequencing-based gene panel in patients with muscular dystrophy: Korean experience. Clin Genet. 2015 Jun 8.

529. Werneck LC. Diagnosis of limb-girdle muscular dystrophies in the molecular biology era: do clinical findings still matter? Arq Neuropsiquiatr. 2015;73(12):983-4.

530. Albuquerque MA, Abath-Neto O, Maximino JR, Chadi G, Zanoteli E, Reed UC. Clinical aspects of patients with sarcoglycanopathies under steroids therapy. Arq Neuropsiquiatr. 2014;72(10):768-72.

Doenças Neuromusculares

531. Walter MC, Reilich P, Thiele S, Schessl J, Schreiber H, Reiners K, et al. Treatment of dysferlinopathy with deflazacort: a double-blind, placebo-controlled clinical trial. Orphanet J Rare Dis. 2013;8:26.

532. Straub V, Bertoli M. Where do we stand in trial readiness for autosomal recessive limb girdle muscular dystrophies? Neuromuscul Disord. 2016;26(2):111-25.

533. Mercuri E, Muntoni F. Muscular dystrophy: new challenges and review of the current clinical trials. Curr Opin Pediatr. 2013;25(6):701-7.

534. Turner C, Hilton-Jones D. Myotonic dystrophy: diagnosis, management and new therapies. Curr Opin Neurol. 2014;27(5):599-606.

535. Jiang H, Mankodi A, Swanson MS, Moxley RT, Thornton CA. Myotonic dystrophy type 1 is associated with nuclear foci of mutant RNA, sequestration of muscleblind proteins and de-regulated alternative splicing in neurons. Hum Mol Genet. 2004;13(24):3079-88.

536. Kroksmark AK, Ekstrom AB, Bjorck E, Tulinius M. Myotonic dystrophy: muscle involvement in relation to disease type and size of expanded CTG-repeat sequence. Dev Med Child Neurol. 2005;47(7):478-85.

537. Douniol M, Jacquette A, Cohen D, Bodeau N, Rachidi L, Angeard N, et al. Psychiatric and cognitive phenotype of childhood myotonic dystrophy type 1. Dev Med Child Neurol. 2012;54(10):905-11.

538. Campbell C, Levin S, Siu VM, Venance S, Jacob P. Congenital myotonic dystrophy: Canadian population-based surveillance study. J Pediatr. 2013;163(1):120-5 e1-3.

539. Ekstrom AB, Hakenas-Plate L, Tulinius M, Wentz E. Cognition and adaptive skills in myotonic dystrophy type 1: a study of 55 individuals with congenital and childhood forms. Dev Med Child Neurol. 2009;51(12):982-90.

540. Meola G, Cardani R. Myotonic dystrophies: An update on clinical aspects, genetic, pathology, and molecular pathomechanisms. Biochim Biophys Acta. 2015;1852(4):594-606.

541. Ho G, Cardamone M, Farrar M. Congenital and childhood myotonic dystrophy: Current aspects of disease and future directions. World J Clin Pediatr. 2015;4(4):66-80.

542. Maggi L, Scoto M, Cirak S, Robb SA, Klein A, Lillis S, et al. Congenital myopathies--clinical features and frequency of individual subtypes diagnosed over a 5-year period in the United Kingdom. Neuromuscul Disord. 2013;23(3):195-205.

543. Amburgey K, McNamara N, Bennett LR, McCormick ME, Acsadi G, Dowling JJ. Prevalence of congenital myopathies in a representative pediatric united states population. Ann Neurol. 2011;70(4):662-5.

544. North KN, Wang CH, Clarke N, Jungbluth H, Vainzof M, Dowling JJ, et al. Approach to the diagnosis of congenital myopathies. Neuromuscul Disord. 2014;24(2):97-116.

545. Nance JR, Dowling JJ, Gibbs EM, Bonnemann CG. Congenital myopathies: an update. Curr Neurol Neurosci Rep. 2012;12(2):165-74.

546. Clarke NF, North KN. Congenital fiber type disproportion--30 years on. J Neuropathol Exp Neurol. 2003;62(10):977-89.

547. Clarke NF. Congenital fiber-type disproportion. Semin Pediatr Neurol. 2011;18(4):264-71.

548. Goebel HH, Blaschek A. Protein aggregation in congenital myopathies. Semin Pediatr Neurol. 2011;18(4):272-6.

549. Ceyhan-Birsoy O, Agrawal PB, Hidalgo C, Schmitz-Abe K, DeChene ET, Swanson LC, et al. Recessive truncating titin gene, TTN, mutations presenting as centronuclear myopathy. Neurology. 2013;81(14):1205-14.

550. Ockeloen CW, Gilhuis HJ, Pfundt R, Kamsteeg EJ, Agrawal PB, Beggs AH, et al. Congenital myopathy caused by a novel missense mutation in the CFL2 gene. Neuromuscul Disord. 2012;22(7):632-9.

551. Palmio J, Evila A, Chapon F, Tasca G, Xiang F, Bradvik B, et al. Hereditary myopathy with early respiratory failure: occurrence in various populations. J Neurol Neurosurg Psychiatry. 2014;85(3):345-53.

552. Sambuughin N, Yau KS, Olive M, Duff RM, Bayarsaikhan M, Lu S, et al. Dominant mutations in KBTBD13, a member of the BTB/Kelch family, cause nemaline myopathy with cores. Am J Hum Genet. 2010;87(6):842-7.

553. Wilmshurst JM, Lillis S, Zhou H, Pillay K, Henderson H, Kress W, et al. RYR1 mutations are a common cause of congenital myopathies with central nuclei. Ann Neurol. 2010;68(5):717-26.

554. Ravenscroft G, Laing NG, Bonnemann CG. Pathophysiological concepts in the congenital myopathies: blurring the boundaries, sharpening the focus. Brain. 2015;138(Pt 2):246-68.

555. Illingworth MA, Main M, Pitt M, Feng L, Sewry CA, Gunny R, et al. RYR1-related congenital myopathy with fatigable weakness, responding to pyridostigmine. Neuromuscul Disord. 2014;24(8):707-12.

556. Agrawal PB, Pierson CR, Joshi M, Liu X, Ravenscroft G, Moghadaszadeh B, et al. SPEG interacts with myotubularin, and its deficiency causes centronuclear myopathy with dilated cardiomyopathy. Am J Hum Genet. 2014;95(2):218-26.

557. Rokach O, Sekulic-Jablanovic M, Voermans N, Wilmshurst J, Pillay K, Heytens L, et al. Epigenetic changes as a common trigger of muscle weakness in congenital myopathies. Hum Mol Genet. 2015;24(16):4636-47.

558. Horstick EJ, Linsley JW, Dowling JJ, Hauser MA, McDonald KK, Ashley-Koch A, et al. Stac3 is a component of the excitation-contraction coupling machinery and mutated in Native American myopathy. Nat Commun. 2013;4:1952.

559. Dowling JJ, Arbogast S, Hur J, Nelson DD, McEvoy A, Waugh T, et al. Oxidative stress and successful antioxidant treatment in models of RYR1-related myopathy. Brain. 2012;135(Pt 4):1115-27.

560. Romero NB, Clarke NF. Congenital myopathies. Handb Clin Neurol. 2013;113:1321-36.

561. Ottenheijm CA, Granzier H, Labeit S. The sarcomeric protein nebulin: another multifunctional giant in charge of muscle strength optimization. Front Physiol. 2012;3:37.

562. Jain RK, Jayawant S, Squier W, Muntoni F, Sewry CA, Manzur A, et al. Nemaline myopathy with stiffness and hypertonia associated with an ACTA1 mutation. Neurology. 2012;78(14):1100-3.

563. Ottenheijm CA, Lawlor MW, Stienen GJ, Granzier H, Beggs AH. Changes in cross-bridge cycling underlie muscle weakness in patients with tropomyosin 3-based myopathy. Hum Mol Genet. 2011;20(10):2015-25.

564. Yuen M, Cooper ST, Marston SB, Nowak KJ, McNamara E, Mokbel N, et al. Muscle weakness in TPM3-myopathy is due to reduced Ca2+-sensitivity and impaired acto-myosin cross-bridge cycling in slow fibres. Hum Mol Genet. 2015;24(22):6278-92.

565. Mokbel N, Ilkovski B, Kreissl M, Memo M, Jeffries CM, Marttila M, et al. K7del is a common TPM2 gene mutation associated with nemaline myopathy and raised myofibre calcium sensitivity. Brain. 2013;136(Pt 2):494-507.

566. Tajsharghi H, Hilton-Jones D, Raheem O, Saukkonen AM, Oldfors A, Udd B. Human disease caused by loss of fast IIa myosin heavy chain due to recessive MYH2 mutations. Brain. 2010;133(Pt 5):1451-9.

567. Lamont PJ, Wallefeld W, Hilton-Jones D, Udd B, Argov Z, Barboi AC, et al. Novel mutations widen the phenotypic spectrum of slow skeletal/beta-cardiac myosin (MYH7) distal myopathy. Hum Mutat. 2014;35(7):868-79.

568. Tajsharghi H, Oldfors A. Myosinopathies: pathology and mechanisms. Acta Neuropathol. 2013;125(1):3-18.

569. Wang Y, Pessin JE. Mechanisms for fiber-type specificity of skeletal muscle atrophy. Curr Opin Clin Nutr Metab Care. 2013;16(3):243-50.

570. Jungbluth H, Davis MR, Muller C, Counsell S, Allsop J, Chattopadhyay A, et al. Magnetic resonance imaging of muscle in congenital myopathies associated with RYR1 mutations. Neuromuscul Disord. 2004;14(12):785-90.

571. Snoeck M, van Engelen BG, Kusters B, Lammens M, Meijer R, Molenaar JP, et al. RYR1-related myopathies: a wide spectrum of phenotypes throughout life. Eur J Neurol. 2015;22(7):1094-112.

572. Dowling JJ, Lillis S, Amburgey K, Zhou H, Al-Sarraj S, Buk SJ, et al. King-Denborough syndrome with and without mutations in the skeletal muscle ryanodine receptor (RYR1) gene. Neuromuscul Disord. 2011;21(6):420-7.

573. Reed UC, Resende MB, Ferreira LG, Carvalho MS, Diament A, Scaff M, et al. King-Denborough Syndrome: report of two Brazilian cases. Arq Neuropsiquiatr. 2002;60(3-B):739-41.

574. Romero NB, Sandaradura SA, Clarke NF. Recent advances in nemaline myopathy. Curr Opin Neurol. 2013;26(5):519-26.

575. Romero NB, Bitoun M. Centronuclear myopathies. Semin Pediatr Neurol. 2011;18(4):250-6.

576. Dowling JJ, Lawlor MW, Dirksen RT. Triadopathies: an emerging class of skeletal muscle diseases. Neurotherapeutics. 2014;11(4):773-85.

577. Fattori F, Maggi L, Bruno C, Cassandrini D, Codemo V, Catteruccia M, et al. Centronuclear myopathies: genotype–phenotype correlation and frequency of defined genetic forms in an Italian cohort. J Neurol. 2015;262(7):1728-40.

578. Wang CH, Dowling JJ, North K, Schroth MK, Sejersen T, Shapiro F, et al. Consensus statement on standard of care for congenital myopathies. J Child Neurol. 2012;27(3):363-82.

579. Cannon SC. Channelopathies of skeletal muscle excitability. Compr Physiol. 2015;5(2):761-90.

580. Cannon SC. Voltage-sensor mutations in channelopathies of skeletal muscle. J Physiol. 2010;588(Pt 11):1887-95.

581. Raja Rayan DL, Hanna MG. Skeletal muscle channelopathies: nondystrophic myotonias and periodic paralysis. Curr Opin Neurol. 2010;23(5):466-76.

582. Spillane J, Kullmann DM, Hanna MG. Genetic neurological channelopathies: molecular genetics and clinical phenotypes. J Neurol Neurosurg Psychiatry. 2016;87(1):37-48.

583. Suetterlin K, Mannikko R, Hanna MG. Muscle channelopathies: recent advances in genetics, pathophysiology and therapy. Curr Opin Neurol. 2014;27(5):583-90.

584. Heatwole CR, Statland JM, Logigian EL. The diagnosis and treatment of myotonic disorders. Muscle Nerve. 2013;47(5):632-48.

585. Statland JM, Barohn RJ. Muscle channelopathies: the nondystrophic myotonias and periodic paralyses. Continuum (Minneap Minn). 2013;19(6 Muscle Disease):1598-614.

586. Novak KR, Norman J, Mitchell JR, Pinter MJ, Rich MM. Sodium channel slow inactivation as a therapeutic target for myotonia congenita. Ann Neurol. 2015;77(2):320-32.

587. Singh RR, Tan SV, Hanna MG, Robb SA, Clarke A, Jungbluth H. Mutations in SCN4A: a rare but treatable cause of recurrent life-threatening laryngospasm. Pediatrics. 2014;134(5):e1447-50.

588. Finsterer J, Loscher WN, Wanschitz J, Quasthoff S, Grisold W. Secondary myopathy due to systemic diseases. Acta Neurol Scand. 2016 Feb 25.

589. Dalakas MC. Toxic and drug-induced myopathies. J Neurol Neurosurg Psychiatry. 2009;80(8):832-8.

590. Mastaglia FL. Iatrogenic myopathies. Curr Opin Neurol. 2010;23(5):445-9.

591. Ferrarini A, Lava SA, Simonetti GD, Ramelli GP, Bianchetti MG, Swiss Italian Society of P. Influenzavirus B-associated acute benign myalgia cruris: an outbreak report and review of the literature. Neuromuscul Disord. 2014;24(4):342-6.

592. Santos JA, Albuquerque C, Lito D, Cunha F. Benign acute childhood myositis: an alarming condition with an excellent prognosis! Am J Emerg Med. 2014;32(11):1418-9.

593. Cardin SP, Martin JG, Saad-Magalhaes C. Clinical and laboratory description of a series of cases of acute viral myositis. J Pediatr (Rio J). 2015;91(5):442-7.

594. Crum-Cianflone NF. Bacterial, fungal, parasitic, and viral myositis. Clin Microbiol Rev. 2008;21(3):473-94.

595. Iaccarino L, Ghirardello A, Bettio S, Zen M, Gatto M, Punzi L, et al. The clinical features, diagnosis and classification of dermatomyositis. J Autoimmun. 2014;48-49:122-7.

596. Luo YB, Mastaglia FL. Dermatomyositis, polymyositis and immune-mediated necrotising myopathies. Biochim Biophys Acta. 2015;1852(4):622-32.

597. Pagnini I, Vitale A, Selmi C, Cimaz R, Cantarini L. Idiopathic Inflammatory Myopathies: an Update on Classification and Treatment with Special Focus on Juvenile Forms. Clin Rev Allergy Immunol. 2015 Oct 1.

598. Shah M, Mamyrova G, Targoff IN, Huber AM, Malley JD, Rice MM, et al. The clinical phenotypes of the juvenile idiopathic inflammatory myopathies. Medicine (Baltimore). 2013;92(1):25-41.

599. Bohan A, Peter JB. Polymyositis and dermatomyositis (second of two parts). N Engl J Med. 1975;292(8):403-7.

600. Bohan A, Peter JB. Polymyositis and dermatomyositis (first of two parts). N Engl J Med. 1975;292(7):344-7.

601. Huber A, Feldman BM. An update on inflammatory myositis in children. Curr Opin Rheumatol. 2013;25(5):630-5.

capítulo 28

▸ Igor de Assis Franco
▸ Marcelo de Melo Aragão

▸ Victor Hugo Rocha Marussi
▸ Jaime Lin

Manifestações Neurológicas de Doenças Sistêmicas

■ MANIFESTAÇÕES NEUROLÓGICAS DAS DOENÇAS CARDIOVASCULARES

Cardiopatias congênitas

As anomalias congênitas do coração e dos grandes vasos são as mais frequentes entre as malformações congênitas graves. Sua incidência estimada é de 4 a 10 por 1.000 nascidos vivos.[1] Os avanços das técnicas cirúrgicas e da terapia intensiva têm reduzido drasticamente a mortalidade desses pacientes. Entretanto, são descritas várias alterações neurológicas entre os sobreviventes. Elas são classificadas em pré-operatórias e pós-operatórias, embora insultos cumulativos possam ocorrer ao longo desses períodos.

Alterações neurológicas pré-operatórias

Malformações cerebrais

A prevalência de malformações cerebrais é maior nos pacientes com cardiopatias congênitas em relação aos demais, sendo de aproximadamente 30%.[2] Algumas síndromes cromossômicas, como as trissomias do 13, 18 e 21, e a deleção 22q11, têm risco elevado para malformações combinadas. Além de fatores genéticos, a presença de cardiopatia prejudica o suprimento de oxigênio e nutrientes para o encéfalo, cursando com redução do crescimento e atraso da maturação. Um exemplo é a associação frequente de hipoplasia do ventrículo esquerdo e transposição dos grandes vasos com defeitos do fechamento da ínsula e polimicrogiria nessa topografia.[3]

Lesões adquiridas

No período pós-natal, a manutenção de hipóxia e isquemia crônicas está associada à atrofia cerebral, leucomalácia periventricular e hemorragia da matriz germinativa. Embora as duas últimas condições em geral sejam encontradas em prematuros, nos pacientes cardiopatas ocorrem com maior frequência, mesmo naqueles nascidos a termo, o que pode estar relacionado com o atraso da maturação referido anteriormente.

A isquemia focal aguda é outra complicação frequente. Cerca de 30% dos casos de acidente vascular cerebral (AVC) isquêmico em crianças têm como causa as cardiopatias congênitas.[4] Pode ocorrer por um dos mecanismos abaixo:

- **Trombose arterial:** em pacientes com cardiopatias cianogênicas, há um estado pró-trombótico decorrente de alentecimento do fluxo sanguíneo, policitemia ou anemia microcítica.
- **Embolização de trombo intracavitário:** a presença de câmaras dilatadas ou disfuncionais predispõe à formação de trombos.
- **Embolização paradoxal:** a presença de *shunt* da direita para a esquerda permite que um trombo venoso atinja a circulação arterial sistêmica.
- **Lesão em zonas fronteiriças:** nas exacerbações de hipoxemia ou hipotensão, pode ocorrer infarto nas regiões de fronteira vascular.
- **Durante cateterismo cardíaco:** os procedimentos diagnósticos ou terapêuticos invasivos predispõem a trombose.

As manifestações clínicas das cardiopatias congênitas são variáveis e incluem alterações da consciência, crises epilépticas, assimetria motora, hipo ou hipertonia, *jitteriness*, coreoatetose e sucção débil. Cerca de um terço dos pacientes apresenta microcefalia. A imagem por ressonância magnética (IRM) de crânio pré-

Tratado de Neurologia Infantil

-operatória com frequência está alterada, e os achados estão mostrados na Tabela 28.1.[5]

Tabela 28.1 Alterações na IRM realizada no período pré-operatório.

- Ventriculomegalia e aumento dos espaços extra-axiais
- Malformações
- Leucomalácia periventricular
- Infarto
- Hemorragia da matriz germinativa e subdural
- Pico de lactato na espectroscopia

Lesões secundárias ao procedimento cirúrgico

A disfunção neurológica que ocorre no período pós-operatório é causada principalmente por hipóxia, isquemia e reperfusão durante o procedimento. Em condições normais, o balanço entre a oferta e o consumo de oxigênio é mediado pela autorregulação do fluxo sanguíneo cerebral. Esse mecanismo é suplantado pelas alterações hemodinâmicas e metabólicas que ocorrem na cirurgia cardíaca aberta com circulação extracorpórea. Os fatores precipitantes são múltiplos e vão determinar o tipo de lesão, que pode ser difusa (Tabela 28.2) ou focal (Tabela 28.3).[5]

Tabela 28.2 Determinantes intraoperatórios da oferta e do consumo global de oxigênio.

Fatores que reduzem o consumo cerebral de oxigênio

Hipotermia

Medicações (p.ex., barbitúricos)

Fatores que reduzem a oferta cerebral de oxigênio

Redução da pressão de perfusão cerebral

- *Bypass* cardiopulmonar de baixo fluxo
- Perfusão não pulsátil
- Perda da autorregulação
- Aumento da pressão venosa central

Redução da capacidade de carrear oxigênio

- Hemodiluição

Redução da liberação de oxigênio para o tecido cerebral (aumento da afinidade pela hemoglobina)

- Hipotermia
- Alcalose

Tabela 28.3 Potenciais mecanismos para isquemia focal intraoperatória.

Embolia

Proveniente do circuito de *bypass*

- Material sintético
- Êmbolo plaquetário
- Êmbolo gasoso

Proveniente do campo cirúrgico

- Êmbolo plaquetário
- Êmbolo gasoso
- Êmbolo gorduroso

Proveniente do sistema venoso

- Veias sistêmicas
- Veias pulmonares

Trombose

Arterial: secundária a alterações vasculares inflamatórias

Venosa cerebral: secundária ao aumento da pressão venosa central

---

As manifestações neurológicas são frequentes, embora com tendência à redução de incidência nos últimos anos. Podem ser sutis, e sua identificação pode estar prejudicada por efeito de sedação. Acometem tanto o sistema nervoso central (SNC) quanto o periférico (SNP).

Manifestações precoces

Demora na recuperação da consciência

A demora na recuperação da consciência após o procedimento cirúrgico pode ser decorrente de redução do metabolismo e excreção das drogas sedativas em vigência de insuficiência hepática ou renal. Muitas vezes não tem causa definida. Nesses casos, deve-se suspeitar de lesão hipóxico-isquêmica e crises epilépticas.

Crise epiléptica

Crise epiléptica no período pós-operatório ocorre em até 20% dos pacientes. A causa pode ser metabólica ou estrutural. Entretanto, na maioria das vezes, é indeterminada (*postpump seizures*). Nesses casos, a distribuição das crises é característica, com início entre 24 e 48 horas depois do procedimento e tendência a recorrer nos dias subsequentes (Figura 28.1).[5] Após esse período, geralmente ocorre resolução do quadro.

1152   **Seção 3** ■ Doenças e Síndromes Neurológicas

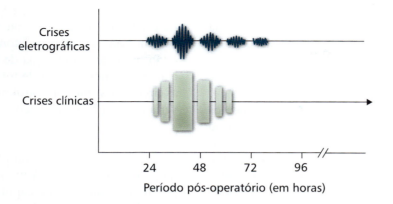

Figura 28.1 Diagrama do período de suscetibilidade a crises epilépticas no pós-operatório de cirurgias cardíacas com circulação extracorpórea.

As manifestações clínicas são fenômenos motores focais ou multifocais e alterações autonômicas, como taquicardia, hipertensão e midríase. Podem ser sutis, o que justifica o uso da monitorização eletroencefalográfica contínua. Após a exclusão de causa metabólica passível de correção, deve-se iniciar fármaco antiepiléptico em dose de ataque pela via intravenosa. É necessário cautela com o uso de fenobarbital e fenitoína em pacientes com disfunção miocárdica e distúrbios de condução, respectivamente. O prognóstico depende da etiologia. Na ausência de lesão estrutural, em geral é um bom sinal. Quando associada à isquemia cerebral, a probabilidade de epilepsia subsequente é de 20% a 30%, sendo menor se ocorrer no período neonatal e como manifestação precoce do evento.[5]

Acidente vascular cerebral

O mecanismo do AVC que ocorre durante a cirurgia ou no pós-operatório precoce tem algumas peculiaridades. A circulação extracorpórea predispõe a formação de êmbolos particulados ou gasosos. A resposta inflamatória gerada pelo contato do sangue com a superfície artificial desencadeia ativação endotelial e trombose intravascular. Disfunção miocárdica, hipertensão pulmonar com estase de sangue nas câmaras direitas e sistema venoso, e a presença de tecido protético são fatores do pós-operatório que contribuem para formação de êmbolos.

A incidência de eventos isquêmicos no período perioperatório provavelmente é subestimada, pois os pacientes ainda estão sob efeito de sedação, e os sintomas podem não ser notados. Um estudo utilizando IRM nos primeiros 14 dias do procedimento cirúrgico evidenciou imagens compatíveis com isquemia em 10% dos casos, sendo que metade ocorreu durante ou depois dele.[6]

Distúrbios do movimento

Os distúrbios do movimento são uma complicação rara, porém debilitante, da cirurgia cardíaca. A coreoatetose é a forma mais comum (Capítulo 17 – Distúrbios do Movimento), embora parkinsonismo e crises oculógiras possam também ocorrer. O início dos sintomas em geral ocorre entre dois a sete dias após o procedimento. Irritabilidade e insônia são as primeiras manifestações. A discinesia acomete principalmente a musculatura distal e orofacial, melhora com o sono e piora com o estresse. Apraxia ocular e oral são frequentes. O diagnóstico diferencial é com a discinesia pelo uso de midazolam ou fentanil. Esta não cursa com alteração comportamental, é menos intensa e tem resolução mais rápida.

A fisiopatologia ainda não está bem definida. Suspeita-se que possa ser decorrente de perda neuronal no globo pálido externo. Os exames de imagem podem mostrar alterações não específicas, como atrofia cerebral. Quando são leves, os sintomas tendem a desaparecer ao longo de semanas a meses, porém nos casos graves costumam persistir indefinidamente, com mortalidade de 40%.[7] Com frequência, são refratários ao tratamento medicamentoso, incluindo antidopaminérgicos, agonistas dopaminérgicos, benzodiazepínicos e fármacos antiepilépticos.

Mielopatia

A mielopatia é uma complicação rara da cirurgia cardíaca, ocorrendo em 0,4% a 1,5% dos casos, sendo a grande maioria após cirurgia para correção de

Tratado de Neurologia Infantil

coarctação da aorta. O mecanismo da lesão é isquemia nas zonas de fronteira vascular, principalmente na região torácica baixa. Cursa com paraparesia, com ou sem nível sensitivo e alteração esfincteriana.[5]

Lesões do sistema nervoso periférico

A imobilização prolongada após os procedimentos cardíacos predispõe a lesões do SNP por pressão ou tração. As plexopatias não são incomuns nesse contexto. O plexo braquial é vulnerável à tração durante a esternotomia, assim como nos procedimentos endovasculares em que o ombro é mantido em abdução. Costuma ocorrer neuropraxia do tronco inferior e o prognóstico é bom. O tronco superior pode ser lesado durante a punção de acesso venoso central no pescoço. Nesses casos, a recuperação nem sempre é completa.

O plexo lombossacral pode ser comprimido por um hematoma retroperitoneal durante o cateterismo dos vasos femorais. Quando o hematoma se forma na região inguinal, a estrutura comprometida é o nervo femoral. Paralisia por pressão acomete sobretudo os nervos fibular e ulnar. O mecanismo de lesão do nervo frênico ainda não foi completamente elucidado, porém pode estar relacionado à transecção ou exposição a baixas temperaturas. A paralisia do diafragma dificulta o desmame da ventilação mecânica.

A doença neuromuscular do paciente crítico pode ser precipitada por infecção, alterações metabólicas, uso de bloqueadores neuromusculares e corticosteroides. Manifesta-se com fraqueza e redução dos reflexos osteotendinosos. O espectro neuropatológico desta condição é variável, desde polineuropatia axonal até miopatia necrotizante.[5]

Manifestações tardias

As manifestações que ocorrem tardiamente depois da correção cirúrgica de uma cardiopatia congênita podem ser decorrentes de lesões remotas, como atraso do desenvolvimento secundário à leucomalácia periventricular, ou de lesões agudas, principalmente isquêmicas.

Acidente vascular cerebral tardio

O risco de AVC isquêmico é 19 vezes maior em pacientes com cardiopatia congênita, em especial naqueles submetidos a procedimento cirúrgico. A maioria dos eventos ocorre tardiamente.[8] O mecanismo mais comum é o tromboembolismo. A fonte pode ser o coração ou o sistema venoso sistêmico. A presença de aumento da pressão venosa, *shunt* direita-esquerda, prótese vascular, policitemia, microcitose (nos pacientes com cardiopatias cianogênicas) e coagulopatia (como na

deficiência das proteínas C e S secundária à enteropatia perdedora de proteína que alguns pacientes desenvolvem) são os principais fatores de risco. Muitos deles estão presentes na cirurgia de Fontan. A apresentação clínica depende da área de infarto, podendo acometer as circulações anterior e posterior. A taxa de recorrência varia de 5% a 30%, em cinco anos.[9]

Enxaqueca

A enxaqueca é uma complicação comum das cardiopatias congênitas.[10] A vasodilatação desencadeada por hipoxemia ou hipercapnia e a congestão venosa secundária a aumento da pressão nas câmaras direitas são os mecanismos mais prováveis. É importante lembrar que a cefaleia pode ser um sintoma de outras complicações potencialmente graves às quais esses pacientes são suscetíveis, como trombose venosa e abscesso cerebral.

Abscesso cerebral

O abscesso cerebral é uma complicação rara das cardiopatias congênitas. Entretanto, metade das crianças diagnosticadas com abscesso cerebral tem cardiopatia. O risco é maior nas cardiopatias cianogênicas e na presença de policitemia e *shunt* cardíaco, especialmente a tetralogia de Fallot. O pico de incidência ocorre entre quatro e sete anos.

Durante os períodos de doença sistêmica e desidratação, a policitemia pode alterar a perfusão cerebral, com formação de áreas de isquemia. O *shunt* cardíaco permite que os microrganismos escapem do sistema de filtração pulmonar e cheguem às áreas de necrose do parênquima cerebral, onde vão desencadear cerebrite e abscesso.[5]

Mais detalhes sobre as manifestações clínicas, o diagnóstico e o tratamento do abscesso cerebral encontram-se no Capítulo 21 – Doenças Infecciosas.

Alterações do desenvolvimento neurológico

Pacientes com cardiopatia congênita têm risco aumentado para transtornos do neurodesenvolvimento. Pode haver prejuízo na inteligência, linguagem, atenção, percepção visuoespacial, nas funções executivas, habilidade motora e socialização. A prevalência aumenta com a complexidade da cardiopatia e no contexto de uma síndrome genética. Os fatores de risco são mostrados na Tabela 28.4.[11] Os pacientes incluídos nesse grupo devem ser avaliados com as ferramentas de rastreio para diagnóstico e intervenção precoces. A indicação de neuroimagem deve ser individualizada, pois o valor prognóstico das alterações encontradas ainda é incerto.

1154

Seção 3 ▪ Doenças e Síndromes Neurológicas

Manifestações Neurológicas de Doenças Sistêmicas

Tabela 28.4 Fatores de risco para transtornos do neurodesenvolvimento em pacientes com cardiopatia congênita.

Pacientes que necessitaram de cirurgia cardíaca aberta.

Pacientes com cardiopatias cianogênicas que não necessitaram de cirurgia cardíaca aberta.

Presença de cardiopatia congênita e um dos seguintes fatores:
- Prematuridade
- Atraso do desenvolvimento no primeiro ano de vida
- Síndrome genética
- História de uso de dispositivo mecânico para suporte hemodinâmico
- Transplante cardíaco
- Ressuscitação cardiopulmonar
- Internação prolongada (mais de duas semanas após cirurgia)
- Crise epiléptica relacionada com o procedimento cirúrgico
- Microcefalia
- Alterações significativas na neuroimagem

Cardiopatias adquiridas

Endocardite infecciosa

A endocardite infecciosa (EI) é rara em crianças, sendo responsável por uma em cada 1.280 internações ao ano nos Estados Unidos.[12] Sua epidemiologia está mudando nas últimas décadas, a partir da redução da incidência da valvopatia reumática e do aumento da sobrevida dos pacientes com cardiopatia congênita, sendo esta a principal condição subjacente. Cerca de 15% a 30% dos pacientes com EI vai apresentar alguma complicação neurológica.[2] As mais comuns são AVC isquêmico, AVC hemorrágico e infecção do SNC. Entre as manifestações raras estão o infarto ou abscesso medular e a neuropatia isquêmica.

Fisiopatologia

A maioria das complicações neurológicas da EI decorre de fenômenos embólicos. O SNC é o local mais frequente de embolização sintomática,[13] e os êmbolos cerebrais afetam mais comumente o território da artéria cerebral média (ACM), sendo o AVC isquêmico decorrente da oclusão vascular.

O AVC hemorrágico tem dois mecanismos possíveis. O mais frequente é a necrose séptica com destruição da parede do vaso. O outro é a ruptura de um aneurisma micótico. Os aneurismas micóticos em geral são pequenos e localizados nos ramos distais da ACM. Sua formação pode envolver necrose intraluminal ou embolização para os vasos da adventícia. A hemorragia intracraniana também pode ser secundária à transformação hemorrágica de um AVC isquêmico.

A expansão do processo infeccioso gerado a partir de um êmbolo séptico pode ocasionar abscesso cerebral, no caso de um vaso que irriga o parênquima, ou meningite, quando acomete um vaso meníngeo. A Figura 28.2 resume a fisiopatologia das complicações neurológicas da EI.[2] A Tabela 28.5 mostra os fatores que predispõem a embolização para o SNC.

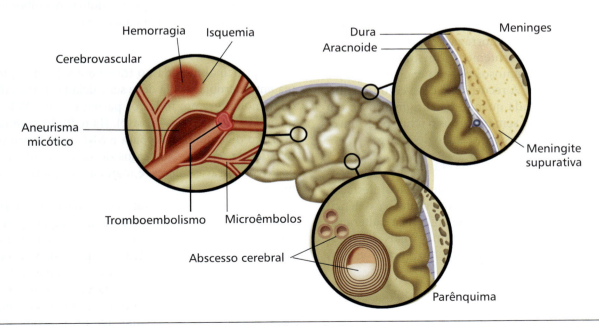

Figura 28.2 Fisiopatologia das complicações neurológicas da EI.

Capítulo 28

Tratado de Neurologia Infantil

Tabela 28.5 Fatores de risco para embolização sistêmica na EI.
Local da infecção
Válvulas do coração esquerdo, principalmente mitral
Microrganismo
Staphylococcus aureus, Streptococcus bovis, Candida albicans
Tempo de infecção
Primeiras duas semanas do tratamento antimicrobiano
Características da vegetação
Vegetação > 10 mm e móvel

Manifestações clínicas

Acidente vascular cerebral isquêmico

O AVC isquêmico é a complicação neurológica mais comum da EI. Costuma envolver o córtex e ocorre na fase aguda da doença, antes do tratamento antimicrobiano ou durante os primeiros dez dias do mesmo. A apresentação clínica mais comum é o déficit focal súbito. Êmbolos múltiplos são identificados nos exames de imagem em mais de 50% dos casos e podem se manifestar com alteração da consciência.[2]

Durante a evolução de um paciente com AVC isquêmico secundário à EI, a piora clínica pode ser decorrente de vários mecanismos, entre eles: edema cerebral, transformação hemorrágica, novo evento isquêmico e desenvolvimento de abscesso cerebral. O pico do edema cerebral ocorre do terceiro ao quinto dia e pode ser sintomático nos casos de isquemia extensa.

A transformação hemorrágica ocorre em cerca de 40% dos casos.[14] Frequentemente é assintomática, embora hematomas volumosos possam contribuir para a deterioração clínica. A recorrência de evento isquêmico deve ser suspeitada quando há surgimento de um déficit novo. Dias ou semanas após o íctus, pode haver formação de um abscesso na região do infarto.

Acidente vascular cerebral hemorrágico

Assim como no AVC isquêmico, a manifestação mais frequente da hemorragia intracraniana é o déficit neurológico focal. Cefaleia, crise epiléptica e alteração da consciência também são comuns. Sinais de irritação meníngea sugerem sangramento para o espaço subaracnóideo.

Abscesso cerebral e meningite

O abscesso cerebral em geral ocorre no contexto da EI aguda por *S. aureus*. A lesão pode ser um ma-croabscesso (> 1 cm) ou, com mais frequência, múltiplos microabscessos, e manifestar-se com como déficit focal, cefaleia, crise epiléptica ou encefalopatia.

A meningite pode ser decorrente de um processo séptico no espaço subaracnóideo ou de uma reação inflamatória por lesão do parênquima adjacente. Nos casos de meningite purulenta por *S. aureus*, deve-se sempre suspeitar da presença concomitante de EI (cerca de 21%).[15]

Investigação complementar

Imagem

Todos os pacientes com déficit neurológico agudo devem realizar TC ou IRM de crânio, sendo a última mais sensível na detecção de lesões isquêmicas pequenas. A impregnação pelo contraste sugere abscesso cerebral. A indicação de estudo de vasos é controversa na literatura. Alguns autores sugerem investigação não invasiva com angiorressonância magnética arterial de encéfalo para todos os casos de EI, enquanto outros indicam somente para os casos sintomáticos. Como os aneurismas micóticos acometem principalmente os ramos distais, com difícil detecção pela angiorressonância, a angiografia digital deve ser considerada quando houver hemorragia.

Punção lombar

Nos pacientes com EI, a punção lombar está indicada quando houver suspeita clínica de meningite ou hemorragia meníngea. A análise do líquor é útil na diferenciação entre meningite purulenta e asséptica, assim como pode identificar o agente etiológico, embora seja menos sensível do que a hemocultura.

Tratamento

A principal medida no tratamento da EI é a terapia antimicrobiana. Ela deve ser iniciada após a coleta de hemocultura em todos os pacientes com AVC nos quais a EI é uma causa possível. Há redução acentuada do risco de embolização para o SNC após a primeira semana de terapia. Nos casos de EI associada a dispositivos intravasculares, é mandatória a retirada dos mesmos.

Os antiagregantes plaquetários não reduzem o risco de embolização e podem aumentar as complicações hemorrágicas. O mesmo ocorre com os anticoagulantes. Entretanto, nos casos de válvula metálica, deve-se pesar o risco de hemorragia com o risco de tromboembolismo. O tamanho do infarto, a presença de transformação hemorrágica e de aneurismas micóticos são fatores a serem considerados. Alguns autores sugerem interromper a anticoagulação por alguns dias e, em seguida,

1156

Seção 3 ■ Doenças e Síndromes Neurológicas

Manifestações Neurológicas de Doenças Sistêmicas

introduzir anticoagulação com heparina não fracionada, mantendo controle rigoroso do TTPA.[16]

Não há consenso com relação às indicações de drenagem do hematoma. Os aneurismas micóticos não rotos podem se resolver com a terapia antimicrobiana. O tratamento conservador está indicado nos aneurismas com alto risco cirúrgico (que acometem toda a circunferência da artéria ou localizam-se em vaso proximal, cujo sacrifício pode trazer sequela neurológica). Recomenda-se realizar novo estudo angiográfico entre quatro e seis semanas depois para avaliar a resposta à terapia. Nos aneurismas rotos, o tratamento cirúrgico ou endovascular é indicado. A escolha da modalidade vai depender do número, da topografia e da morfologia das lesões. A cirurgia é preferida em aneurisma único de localização periférica. Muitas vezes não há um colo bem definido, o que dificulta a clipagem, sendo necessário o uso de técnicas como o *wrapping* (reforço da parede do aneurisma por meio de revestimento com músculo ou de outros materiais sintéticos) e o *trapping* (isolamento do aneurisma por oclusão do vaso proximal e distal à lesão). Os aneurismas proximais ou múltiplos podem ser tratados pela via endovascular.[17]

O tratamento das complicações infecciosas requer antimicrobianos com boa penetração na barreira hematoencefálica. A duração da terapia é de quatro a seis semanas na meningite, e de seis a oito semanas no abscesso cerebral. Neste último, quando há coleção volumosa, é necessário proceder a drenagem cirúrgica.

Com frequência, o neurologista é chamado para avaliar se há contraindicação à cirurgia cardíaca num paciente com complicação neurológica decorrente de EI. Na presença de isquemia assintomática ou isquemia sintomática menor que 1,5 cm, a cirurgia pode ser realizada precocemente. Na vigência de infarto maior, não há consenso na literatura. Entretanto, a maioria recomenda aguardar pelo menos duas semanas. Um período de quatro semanas também é necessário nos casos de hemorragia intracraniana.[15]

Prognóstico

A mortalidade da EI em crianças é de 12% a 21%.[18] As complicações neurológicas são frequentes e trazem morbidade significativa. Sua incidência reduz drasticamente após o início da antibioticoterapia, sendo fundamental a introdução precoce do tratamento.

Complicações neurológicas da parada cardiorrespiratória

Nos Estados Unidos, ocorrem cerca de 16 mil casos de parada cardiorrespiratória (PCR) em crianças por ano,[19] sendo a encefalopatia hipóxico-isquêmica (EHI) a sua complicação mais temida.

Fisiopatologia

A EHI ocorre devido à interrupção do fornecimento de nutrientes ao encéfalo, sobretudo oxigênio e glicose, levanto à lesão irreversível. Durante a PCR, os níveis de oxigênio caem e o fluxo sanguíneo cerebral é interrompido, obrigando as células a utilizar o metabolismo anaeróbio. A glicólise anaeróbia leva ao acúmulo de hidrogênio e lactato, resultando em acidose intracelular. O excesso de hidrogênio desloca o cálcio das proteínas intracelulares e aumenta sua concentração. A disfunção da bomba de sódio e potássio leva ao influxo de cálcio, contribuindo também para o acúmulo deste íon. Além disso, a hipoxemia resulta na liberação de neurotransmissores excitatórios, como o glutamato, que geram liberação de cálcio do retículo endoplasmático. Esse excesso de cálcio ativa vários processos deletérios, como ativação de fosfolipases, proteases, endonucleases, proteína quinase, calmodulina, e aumenta a liberação de neurotransmissores excitatórios. A restauração da circulação leva à formação de radicais livres de oxigênio (lesão por reperfusão).

Os mecanismos de morte neuronal são: necrose, apoptose e autofagia. A necrose é um processo caracterizado por insuficiência energética imediata com consequente perda da integridade da membrana, edema celular e resposta inflamatória adjacente. A apoptose é um processo que requer energia e síntese proteica. A célula sofre contração e condensação de suas estruturas, fragmenta-se e é fagocitada por células vizinhas ou macrófagos. Diferente da necrose, não cursa com inflamação. A autofagia é uma resposta adaptativa à falta de nutrientes e resulta na autodigestão de proteínas e organelas. Pode ser benéfica ou maléfica, dependendo do grau e da duração do insulto.

Diferentes regiões cerebrais e populações neuronais específicas parecem mais suscetíveis à lesão hipóxico-isquêmica, provavelmente devido à maior atividade metabólica e localização em região de fronteira vascular. Os neurônios CA1 do hipocampo são os mais sensíveis à isquemia e sua lesão resulta em disfunção da memória. As células de Purkinje do cerebelo, os neurônios piramidais do neocórtex e os neurônios reticulares do tálamo também costumam ser afetados. Fronteira vascular é a região de transição entre os territórios de irrigação dos grandes vasos intracranianos, onde a circulação é terminal e com menor perfusão. As regiões de fronteira cortical são: anterior, entre as artérias cerebrais anterior e média; posterior, entre as média e posterior. A

Capítulo 28

1157

região de fronteira interna ou subcortical localiza-se na junção entre os ramos corticais e profundos da circulação cerebral (Figura 28.3).²

Etiologia

As causas de PCR costumam ser divididas em intra e extra-hospitalares. O principal mecanismo de ambas é a hipoxemia, seguida pelo choque circulatório. Os pacientes internados em geral têm doenças crônicas preexistentes. As principais causas da PCR que ocorre fora do hospital são citadas na Tabela 28.6.⁵

Síndrome da morte súbita do lactente

Pode ser definida como a morte súbita de crianças com idade inferior a um ano, que permanece sem explicação após extensa investigação (incluindo completa avaliação *post-mortem* do cenário em que ocorreu o óbito e completa revisão da história clínica da criança).

Apresenta um pico de incidência entre dois e quatro meses (95% dos casos ocorrem até os seis meses de idade). Essa condição é tão rara fora dessa faixa etária que diagnósticos alternativos devem ser buscados.

São considerados os seguintes fatores de risco:

- **Intrínsecos:** genéticos (sexo masculino, polimorfismos do gene que codifica a região promotora do transportador de serotonina); clínicos (prematuridade); ambientais (exposição perinatal ao tabaco, tabagismo parental, uso de álcool ou drogas pelos pais, baixo nível socioeconômico);

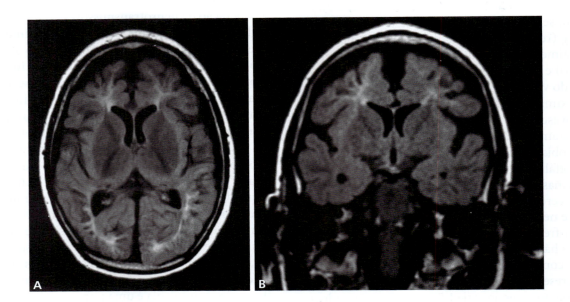

Figura 28.3 Lesões sequelares em territórios de fronteira vascular. A sequência FLAIR evidencia atrofia e hipersinal nos territórios de fronteira cortical anterior e posterior, bilateralmente, no plano axial (A), e nas áreas de fronteira interna, acima dos ventrículos laterais, no plano coronal (B).

Tabela 28.6 Principais etiologias da PCR fora do hospital.

Etiologia	Frequência (%)
Afogamento	27
Síndrome da morte súbita do lactente	20
Trauma	15
Doenças respiratórias	9
Sepse	9
Doenças cardíacas	6
Outras/desconhecidas	14

Manifestações Neurológicas de Doenças Sistêmicas

- **Extrínsecos:** sono em decúbito ventral; hábito de dividir o leito com um cuidador; infecções.

A principal explicação fisiopatológica para a síndrome da morte súbita do lactente é a imaturidade ou a presença de anormalidades do tronco encefálico no controle cardiorrespiratório.

Afogamento

O afogamento é uma das causas mais comuns de EHI em crianças e pode ser definido como o processo resultante do comprometimento respiratório pela submersão em um meio líquido.

Apresenta incidência bimodal, com um primeiro pico entre crianças menores de cinco anos, onde 50% dos casos de afogamento ocorrem em piscinas residenciais. O segundo pico ocorre entre as idades de 16 a 20 anos, no qual as causas se misturam e podem estar relacionadas a esportes aquáticos, uso de drogas ilícitas, álcool ou comportamentos de risco.

A fase inicial do evento é marcada por pânico intenso e necessidade de manter a cabeça fora da água. Após o insucesso nessa tarefa, a vítima submerge e segura a respiração até um determinado momento, quando a necessidade de ar se torna imperativa. O fluido é inicialmente deglutido, porém, após vômito e aspiração, acaba chegando aos pulmões. Com alvéolos preenchidos ocorre piora da hipóxia, levando a colapso cardiovascular e lesão cerebral hipóxico-isquêmica.

Manifestações clínicas

As manifestações neurológicas precoces da EHI incluem alterações da consciência, crises epilépticas, distúrbios do movimento, disautonomia e, nos casos mais graves, morte encefálica.

Alterações da consciência

Alguns pacientes recuperam a consciência rapidamente após um episódio breve de PCR e, em geral, têm uma recuperação completa. Entretanto, naqueles em que há lesão cerebral irreversível, o coma pode perdurar por dias ou semanas e tem relação direta com o prognóstico.

Uma condição rara é a lesão pós-isquêmica tardia, caracterizada por deterioração neurológica após um período de recuperação do coma, sintomas neuropsiquiátricos como *delirium*, mutismo acinético, parkinsonismo e hemiparesia dupla. A fisiopatologia não está bem estabelecida, porém envolve desmielinização. A IRM mostra hipersinal difuso da substância branca na sequência ponderada em T2 e restrição à difusão. A maioria dos pacientes se recupera em alguns meses, entretanto, ela pode ser fatal em alguns casos.[20]

Crise epiléptica

Crises epilépticas são comuns na EHI, sobretudo nos primeiros dias. Como boa parte dos pacientes vai estar sedada e sob efeito de bloqueadores neuromusculares, frequentemente as crises não serão identificadas, o que justifica a monitorização eletroencefalográfica contínua.

A presença de crises epilépticas ou do estado de mal epiléptico (EME) pode contribuir para lesão secundária, o que justifica o seu tratamento. O EME está associado a prognóstico ruim, em especial se mioclônico.

Distúrbios do movimento

O desenvolvimento de distúrbios do movimento como consequência da PCR é incomum, porém debilitante. Podem ser de vários tipos, incluindo mioclonia, parkinsonismo, coreia, distonia e tremor.

A mioclonia aguda ou precoce após PCR é caracteristicamente generalizada e se inicia nas primeiras 24 horas. O paciente está comatoso e apresenta movimentos intensos de flexão, que podem ser desencadeados por estímulos. Quando persiste por mais de 30 minutos é chamado de *status epilepticus* mioclônico, embora não há evidências definitivas de que se trate de atividade epiléptica, podendo ter origem em estruturas subcorticais. O padrão do EEG é variável, porém com frequência evidencia espículas ou poliespículas generalizadas, ou ainda surto-supressão. O *status epilepticus* mioclônico está associado a prognóstico ruim.[21]

A mioclonia crônica ou tardia após PCR, também conhecida como síndrome de Lance-Adams, ocorre alguns dias ou semanas do evento. Em geral, é desencadeada por ação ou estímulo externo e envolve os membros. Mioclonia negativa predispõe a quedas. Ataxia frequentemente está associada, o que dificulta a realização de tarefas motoras. Pode ter origem cortical ou subcortical, porém a fisiopatologia ainda não é conhecida.[21]

Outras formas de distúrbios do movimento que podem ocorrer após PCR são distonia, parkinsonismo e coreia, de modo isolado ou em combinação. O início pode ser precoce ou, mais comumente, tardio. Estão relacionadas com a lesão dos núcleos da base.

Disautonomia

Disautonomia ocorre em cerca de 30% dos pacientes com EHI.[22] Manifesta-se como disfunção da homeostase da temperatura e dos sistemas cardiovascular e respiratório. Distonia concorre com frequência. Os sintomas se iniciam precocemente e podem durar meses. A fisiopatologia ainda não está definida, porém a suspeita é de desinibição dos centros autonômicos diencefálicos.

Prognóstico neurológico

O neurologista costuma ser chamado para avaliar o prognóstico neurológico de crianças após PCR. A predição acurada é importante para guiar decisões éticas em relação ao tratamento. Deve-se lançar mão de dados da história, do exame neurológico e dos exames complementares (bioquímicos, neurofisiológicos e neuroimagem), que auxiliam na determinação de quão extenso foi o dano de um evento hipóxico-isquêmico e a probabilidade de recuperação sem incapacidade grave.

História

O local da PCR tem relação com a mortalidade, que é de cerca de 73% e 91% dentro e fora do hospital, respectivamente.[23] Alguns estudos mostram que a reanimação cardiopulmonar (RCP) prolongada está associada a desfecho neurológico ruim. Entretanto, há relatos de pacientes que tiveram recuperação neurológica boa após 30 a 60 minutos de RCP, quando a PCR ocorreu durante a internação e foi presenciada. Uma situação especial é nos casos de afogamento em água gelada, nos quais o prognóstico pode ser bom mesmo após 30 minutos da PCR.

Exame neurológico

O melhor preditor de desfecho neurológico é o exame físico. No entanto, ele consegue identificar principalmente os casos com prognóstico ruim, sendo limitado para determinar prognóstico bom. Uma pontuação menor que cinco na escala de coma de Glasgow (ECG) após 24 horas da PCR teve valor preditivo positivo (VPP) de 100% para desfecho neurológico ruim em um estudo. A ausência de resposta motora à dor no terceiro dia também esteve associada a mal prognóstico. Em pacientes adultos, a ausência do reflexo fotomotor, do reflexo córneo-palpebral ou uma resposta motora que não é melhor que a postura em descerebração no terceiro dia estão sempre associadas a desfecho neurológico ruim ou óbito.[23]

Contudo, deve-se levar em consideração alguns fatores que podem prejudicar a avaliação e gerar conclusões errôneas. Medicações sedativas e bloqueadores neuromusculares podem abolir os reflexos de tronco encefálico e a resposta motora. A presença de hipotermia também pode alterar a resposta motora.

Potencial evocado

A ausência bilateral do potencial evocado somatossensitivo após o primeiro ou terceiro dia tem VPP de 100% para desfecho neurológico ruim. A vantagem desse exame é que ele não sofre interferência de sedação.

O potencial evocado auditivo de tronco encefálico não é um bom método, pois não avalia o córtex e pode sofrer interferência em caso de lesão periférica, prejudicando a interpretação do exame. O potencial evocado visual também não se mostra útil para essa finalidade.[23]

Eletroencefalograma

O eletroencefalograma (EEG) pode contribuir com informações prognósticas, embora sua acurácia não seja tão boa quanto a do exame neurológico e do potencial evocado somatossensitivo. Alentecimento discreto com melhora rápida do padrão, presença de grafoelementos do sono e de reatividade estão associados ao bom prognóstico, enquanto supressão da atividade elétrica cerebral, presença do padrão surto-supressão e de *status epilepticus*, e ausência de reatividade estão associados ao mau prognóstico. Exames seriados ajudam a determinar se há melhora do padrão ao longo dos dias.[23] É importante lembrar da interferência de drogas sedativas.

Marcadores bioquímicos

Algumas proteínas sintetizadas por neurônios e células da glia são marcadores de lesão cerebral, entre elas estão a proteína S-100B e a enolase neurônio específica (NSE, do inglês *neuron-specific enolase*). O pico plasmático é atingido em 19 e 37 horas para S-100B e NSE, respectivamente. Os níveis são significativamente maiores nos pacientes com desfecho neurológico ruim.[24]

Neuroimagem

Pacientes com EHI podem apresentar alterações na TC de crânio. Nos casos de EHI grave, há perda da diferenciação entre a substância cinzenta (córtex e núcleos da base) e a branca, além do apagamento de sulcos e cisternas. Nos casos de grave comprometimento do parênquima supratentorial, com preservação do cerebelo, pode estar presente o sinal do cerebelo branco (Figura 28.4). Infarto nas regiões de fronteira vascular pode ocorrer na hipóxia leve e moderada. Entretanto, a TC com frequência é normal nas primeiras 24 horas, sendo necessário repeti-la num segundo momento. As alterações difusas na TC de crânio têm VPP de 100% para desfecho neurológico ruim. Entretanto, o valor preditivo negativo (VPN) é baixo.

A IRM tem maior sensibilidade em relação à TC, em especial com a sequência de difusão. Um estudo mostrou VPP (IRM anormal e prognóstico ruim) de 82% e VPN (RM normal e prognóstico bom) de 86%. O exame obtém maior acurácia quando realizado entre o quarto e o sétimo dia (VPP de 92%, VPN de 100% e

Manifestações Neurológicas de Doenças Sistêmicas

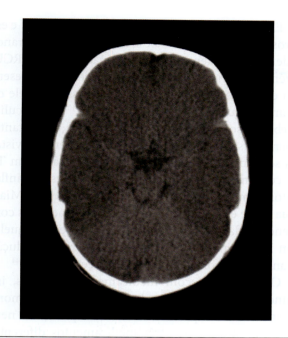

Figura 28.4 TC de crânio sem contraste evidencia o sinal do cerebelo branco em criança vítima de afogamento. A diferença de atenuação entre o cérebro e o cerebelo decorre da hipodensidade do parênquima supratentorial, causada por edema citotóxico secundário à injúria hipóxico-isquêmica, havendo perda da diferenciação entre as substâncias cinzenta e branca e apagamento dos sulcos.

acurácia de 93%).[25] Nesse trabalho, a IRM foi considerada anormal quando acometia mais de uma área de fronteira ou mais de um gânglio da base. Outro estudo também encontrou melhor acurácia da IRM entre o terceiro e o quarto dia em pacientes com afogamento.[25] A espectroscopia (redução do NAA ou Cr, aumento do lactato) após terceiro dia também foi relacionada com desfecho ruim.

Tratamento

Os cuidados do paciente após a RCP incluem controle da pressão arterial (PA), da temperatura, dos gases sanguíneos, da glicemia, dos eletrólitos e o tratamento das crises epilépticas. Até o momento, nenhum agente com potencial neuroprotetor se mostrou eficaz. A monitorização da pressão intracraniana (PIC) é controversa. A seguir, discutiremos esses itens.

Pressão arterial e gases sanguíneos

Insuficiência circulatória é comum após a recuperação da circulação espontânea. Resulta de vários fatores, como atordoamento miocárdico, disfunção cardíaca neurogênica, insuficiência adrenal relativa e resposta inflamatória sistêmica. As flutuações da PA podem ser deletérias para o SNC. Entretanto, ainda não foi estabelecida a PA ideal, embora alguns autores sugiram que a hipertensão transitória do período imediato após a RCP possa ser benéfica. Uma ferramenta que tem sido usada para controle hemodinâmico e da temperatura é a ECMO (do inglês, *extracorporeal membrane oxygenation*), e estudos revelam melhora do desfecho.[26]

As alterações dos gases sanguíneos são frequentes no período imediato após a PCR. Está bem definido que a hipóxia piora o prognóstico. Estudos experimentais mostram que a hiperóxia também pode ser prejudicial, embora a relevância clínica desse achado ainda seja incerta.[27] Devido às alterações que provocam no tônus vascular, tanto a hipocapnia quanto a hipercapnia devem ser evitadas.

Controle da temperatura

A hipotermia precoce após PCR mostrou resultados favoráveis em adultos e neonatos. Entretanto, num estudo realizado em crianças, não houve diferença no prognóstico em relação à normotermia.[28] Inversamente, a hipertermia piora o desfecho neurológico e deve ser evitada.

Tratamento das crises epilépticas

As crises epilépticas aumentam o metabolismo cerebral e podem contribuir para lesão secundária, o que justifica o tratamento agressivo. A escolha da droga deve levar em consideração os efeitos colaterais, principalmente em relação ao sistema cardiovascular. O *status epilepticus* mioclônico em geral apresenta difícil controle. O clonazepam é a droga antimioclônica mais potente. Outras opções são o valproato, o levetiracetam e o propofol.[26]

Monitorização da pressão intracraniana

A monitorização da PIC em pacientes com EHI é controversa. O aumento da PIC é mais comum nos casos de afogamento e está associado a pior prognóstico. Entretanto, não há evidências de que seu tratamento melhore o desfecho neurológico.[5] Além disso, há o receio de aumento na sobrevida às custas de incapacidade neurológica grave.

■ MANIFESTAÇÕES NEUROLÓGICAS DAS DOENÇAS GASTROINTESTINAIS

A associação entre doenças do aparelho digestivo e neurológicas é bem conhecida. São raros os sintomas

Tratado de Neurologia Infantil

neurológicos surgirem como primeira manifestação clínica de uma doença gastrointestinal. Tanto o SNC quanto o SNP podem estar acometidos, o que torna, em muitos casos, o diagnóstico etiológico bastante desafiador.

Retocolite ulcerativa

A retocolite ulcerativa (RCU) é uma doença idiopática crônica que se caracteriza pela inflamação da camada mucosa do cólon. Acredita-se que a patogênese seja autoimune em indivíduos geneticamente suscetíveis, caracterizada por uma resposta imunológica desregulada da mucosa contra antígenos normalmente presentes no lúmen intestinal. O curso em geral é remitente-recorrente, e os sintomas são caracterizados por dor abdominal e diarreia sanguinolenta. O pico de incidência varia de 15 a 30 anos,[29] e cerca de 20% dos pacientes com RCU desenvolvem os sintomas antes dos 20 anos.[30]

Mecanismos autoimunes são os principais responsáveis pelo desenvolvimento dos sintomas neurológicos. No entanto, deficiência nutricional, infecções e outros processos também podem envolver secundariamente o sistema nervoso. A neuropatia periférica é a complicação neurológica mais frequente, e sua etiologia parece ser multifatorial (deficiência nutricional, medicação, autoimune). O envolvimento do nervo periférico pode ser focal (mononeuropatia periférica, mononeuropatia craniana, plexopatia braquial), multifocal (mononeurite múltipla, neuropatia motora multifocal) ou generalizado (polineuropatia inflamatória desmielinizante aguda ou crônica).[31-35] Existem relatos de casos isolados de neuropatia periférica como primeira manifestação de RCU em crianças.[34] A neuropatia axonal é mais frequente do que a desmielinizante na RCU. Dentre as mononeuropatias, a síndrome do túnel do carpo é a manifestação mais frequente.[32,35] A perda auditiva neurossensorial é descrita nos pacientes com diagnóstico de RCU, porém, em muitos casos, pode se apresentar de maneira subclínica e não ser referida pelo paciente.[36]

Além do papel da autoimunidade, o estado de hipercoagulabilidade está presente nos pacientes com RCU, levando a um aumento de três a quatro vezes no risco de eventos tromboembólicos. Cerca de 90% das complicações trombóticas nos pacientes com RCU está restrita à periferia, porém eventos vasculares do SNC (AVC isquêmico, trombose venosa cerebral, embolias paradoxais) também podem estar presentes.[37,38] Como consequência de uma má absorção intestinal de acido fólico ou depleção dessa vitamina pelas medicações utilizadas no tratamento da RCU, níveis séricos elevados de homocisteína poderão ser encontrados.[36]

Existem relatos de uma associação entre RCU e esclerose múltipla (EM).[39] Lesões de substância branca podem estar presentes na IRM em pacientes com RCU, porém ainda não é sabido se esses achados representam esclerose múltipla ou outro processo, seja ele de natureza isquêmica ou desmielinizante.[40,41] A vasculite cerebral associada à RCU é reconhecida; no entanto, hiperintensidades da substância branca cerebral vistas nas sequências de IRM de crânio ponderadas em T2 são comuns em pacientes com doença intestinal inflamatória, mesmo sem sintomas neurológicos.[42] Miastenia grave é uma complicação rara em pacientes com doença inflamatória intestinal, em especial aqueles com RCU. Um mecanismo possível seria a produção de anticorpos contra o receptor de acetilcolina.[43,44]

O tratamento com medicamentos potentes, incluindo agentes inibidores do fator de necrose tumoral α (anti-TNF-α), podem causar complicações neurológicas. Pelo menos três medicamentos diferentes usados no tratamento das doenças inflamatórias intestinais (ciclosporina, metronidazol e sulfassalazina) foram relatados como fatores causais para neuropatia induzida por drogas. Neurotoxicidade está presente em 25% dos usuários de ciclosporina. A apresentação clínica desses pacientes inclui parestesias, tremores, ataxia, déficits motores, alteração da consciência e vários graus de distúrbios visuais e oculomotores. Possíveis mecanismos incluem toxicidade direta aos nervos periféricos ou efeito indireto por meio de fenômenos tromboembólicos que levam à neuropatia óptica isquêmica. A neuropatia periférica é um efeito colateral bem documentado do metronidazol, especialmente em dosagens diárias acima de 800 mg durante longos períodos. Nesse caso, caracteriza-se por sintomas sensitivos (ataxia sensitiva) com ou sem resolução após a descontinuação. Menos de 5% dos doentes tratados com sulfassalazina apresenta neurotoxicidade.[45-47]

Doença de Crohn

A doença de Crohn (DC) é uma doença transmural do trato gastrointestinal, que pode afetá-lo desde a boca até o ânus. A doença envolve tipicamente o íleo, íleo e ceco ou íleo e todo o cólon. Em alguns casos, pode estar restrita ao cólon, sendo então difícil distingui-la da RCU. A incidência de DC é cerca de cinco a dez casos novos casos por 100 mil indivíduos/ano. Cerca de 20% a 25% dos casos é diagnosticado em menores de 18 anos. A fisiopatologia não é completamente definida, mas acredita-se que haja forte componente ambiental e genético.[48,49]

1162   Seção 3 ■ Doenças e Síndromes Neurológicas

Manifestações Neurológicas de Doenças Sistêmicas

As manifestações clínicas mais frequentes da DC são dor abdominal, diarreia, perda de peso, sangramento retal, febre, fadiga, retardo do crescimento, dores articulares, náuseas e vômitos. Manifestações neurológicas podem preceder o aparecimento de sintomas gastrointestinais, e tanto o SNP quanto o SNC podem estar acometidos. Assim como na RCU, mecanismos autoimunes são os principais responsáveis pelo desenvolvimento de sintomas neurológicos.[50,51] É necessário descartar causas secundárias, como déficits nutricionais e processos infecciosos. Semelhante à RCU, a DC pode apresentar neuropatia periférica como manifestação extraintestinal. A síndrome de Melkersson-Rosenthal, caracterizada por paralisia facial recorrente associada ao edema orofacial intermitente e fissuras da língua, tem sido relatada em pacientes com DC.[52]

Pacientes com DC podem apresentar doenças cerebrovasculares que afetam tanto a circulação arterial (infartos lacunares e de grandes vasos) quanto a circulação venosa. Podem ocorrer em qualquer idade e sexo. As manifestações clínicas tendem a correlacionar-se com a atividade da doença. Respostas à terapia imunossupressora e também à anticoagulação têm sido relatadas, sugerindo que ambos os processos (hipercoagulabilidade e autoimunidade) desempenhem um papel importante na doença.[53,54]

Miopatia é relativamente rara na DC. Doença inflamatória generalizada do músculo, envolvimento muscular focal e miosites focais envolvendo principalmente o músculo gastrocnêmio têm sido descritas, sobretudo na DC. Formação de abscesso no psoas ou outros músculos é uma complicação potencial, devendo ser investigada por meio de métodos complementares, na presença de dor em flancos, febre e leucocitose.[55,56] Outras manifestações neuromusculares incluem miosite granulomatosa e miastenia grave.[57]

Mielopatia lentamente progressiva pode desenvolver-se nos pacientes com doença inflamatória intestinal, sendo mais frequente nos pacientes com DC. Acredita-se que a mielopatia seja secundária à deficiência de vitamina B12 que ocorre devido à ressecção cirúrgica do íleo terminal. Abscessos epidurais e subdurais podem ser secundários à fístula intestinal na DC. Nesses casos, os pacientes podem apresentar sinais de mielopatia ou síndrome da cauda equina. Os fatores predisponentes nesses doentes incluem tanto o tratamento imunossupressor quanto a presença de fístulas intra-abdominais ou retroperitoneais.[50,57,58]

Existem vários relatos de pacientes com DC que eventualmente desenvolveram sintomas semelhantes à EM, bem como relatos de pacientes diagnosticados com EM que desenvolveram DC.[36,43,59-61]

Doença celíaca

Indivíduos geneticamente susce tíveis (antígeno leucocitário humano DQ2.5 e DQ8) podem apresentar uma resposta imunológica anormal ao glúten ingerido (sensibilidade ao glúten), levando a um distúrbio relacionado ao glúten (DRG). A doença celíaca (DCE), ou enteropatia sensível ao glúten, é o DRG mais bem caracterizado, porém é apenas uma das diversas desordens imunomediadas desencadeadas pela ingestão de glúten.[62]

A DCE pode apresentar-se em qualquer idade e caracterizar-se por uma grande variedade de sinais e sintomas clínicos que vão muito além do trato gastrointestinal. Em crianças, apresentações gastrointestinais incluem diarreia crônica, retardo do crescimento e distensão abdominal. As manifestações extraintestinais estão se tornando cada vez mais comuns e incluem numerosas doenças como dermatite herpetiforme, anemia, hipoplasia do esmalte dentário, aftas orais recorrentes, baixa estatura, osteoporose, artrite, problemas neurológicos, elevação inexplicável de níveis de transaminases e infertilidade feminina.[63]

Complicações neurológicas incluindo ataxia, neuropatia periférica, epilepsia, enxaqueca, deficiência vitamínica, entre outros, estão presentes em até 22% dos pacientes adultos,[64] e alguns autores sugerem que o rastreio da DCE deva ser considerado sempre que a etiologia destas doenças for desconhecida. Uma revisão da literatura pediátrica, conduzida por Lionetti *et al.*, em 2010, demonstrou que crianças com DCE estão em risco de desenvolver complicações neurológicas, incluindo cefaleia, atraso do desenvolvimento, distúrbios de aprendizagem, ataxia, neuropatia periférica, epilepsia, encefalopatia e alteração da substância branca cerebral.[65,66] Há relatos de pseudotumor cerebral e paralisia facial recorrente em pacientes com DCE.[66]

Sem tratamento, os pacientes apresentam anticorpos circulantes para gliadina e para um ou mais tipos de transglutaminase (TG), permitindo o diagnóstico sorológico. Devido ao fato de muitos pacientes com manifestações neurológicas da sensibilidade ao glúten não apresentarem enteropatia em biópsias duodenais, os testes sorológicos devem ser inicialmente a base do diagnóstico,[62] principalmente nos pacientes que apresentam sintomas neurológicos como ataxia e atraso do crescimento não explicado por outras etiologias. O anticorpo mais fortemente relacionado com manifestações neurológicas é o TG.[67,68] Um estudo com

Capítulo 28

1163

307 crianças com DCE concluiu que a frequência de descargas epilépticas evidenciadas ao EEG foi maior em relação aos controles saudáveis.[69] A IRM pode demonstrar presença de atrofia cerebelar, calcificações occipitais (epilepsia) e alterações da substância branca, que podem ser secundárias à isquemia ou ao processo inflamatório desmielinizante (Figura 28.5). O tratamento baseia-se na dieta isenta de glúten.[62,66]

Doença de Whipple

A doença de Whipple (DW) é uma doença multissistêmica rara causada pelo bacilo *Tropheryma whipplei*. Caracteriza-se por esteatorreia, dor abdominal, perda de peso, artrite migratória, linfadenopatia, alterações dermatológicas, cardíacas, pulmonares, oculares e neurológicas.[70,71] A idade média de início dos sintomas é aproximadamente aos 50 anos, porém há relatos de crianças acometidas, inclusive apresentando manifestações neurológicas.[72,73] Os homens são mais acometidos do que as mulheres, e habitantes da zona rural apresentam maior risco de desenvolver a doença, provavelmente devido à presença do organismo no solo.[70]

O envolvimento neurológico pode ocorrer em até 40% dos pacientes, porém apenas 5% ocorrem na ausência de qualquer sintoma sistêmico, nesse caso denominando-se DW cerebral primária.[74,75] Demência de caráter progressivo é a complicação neurológica mais comum, porém outros sintomas neurológicos podem estar presentes como oftalmoplegia externa, paralisia do olhar vertical, mioclonia, epilepsia, ataxia, disfunção do hipotálamo (distúrbios do sono, hiperfagia, polidipsia) e meningite.[76-78] Miorritimia oculomastigatória é um distúrbio que se caracteriza por convergência rítmica dos olhos associada a contrações síncronas das pálpebras, queixo, face e pescoço, possivelmente causados por anormalidades do tegmento do tronco encefálico. Há relatos de miopatia e neuropatia periférica axonal em pacientes com diagnóstico de DW.[50]

Os achados laboratoriais na forma sistêmica incluem aumento da velocidade de hemossedimentação e enzimas hepáticas, baixos níveis séricos de potássio, cálcio, proteína, albumina e ferro, além de proteinúria, hematúria e esteatorreia. O líquor na DW com envolvimento do SNC pode apresentar aumento do nível de IgG e presença de bandas oligoclonais. Na fase aguda da doença, pleocitose e hiperproteinorraquia podem estar presentes.[79]

O PCR para *T. whipplei* no sangue ou líquor deverá ser considerado na presença de um quadro clínico compatível. Em um estudo retrospectivo que analisou 18 pacientes com DW e infecção do SNC, a punção lombar foi realizada em 16 pacientes. A citologia do líquor foi normal em 62% dos pacientes e o PCR positivo para *T. whipplei* em 92% dos pacientes testados.[79]

A IRM deverá ser solicitada na presença de sinais e sintomas clínicos compatíveis com acometimento do SNC, porém a ausência de alterações não descarta o diagnóstico. As lesões podem envolver a substância branca e cinzenta, sem apresentar um padrão específico. Podem acometer hipotálamo, tálamo, núcleos da base, corpos mamilares, quiasma óptico, tronco encefálico e apresentar atrofia difusa com ventriculomegalia. Uma alteração constante nas lesões é o realce ao contraste, porém não se difere daqueles encontrados nas lesões inflamatórias e infecciosas.[80] O diagnóstico poderá ser confirmado também por biópsia de linfonodo abdominal nos casos com manifestações neuro-

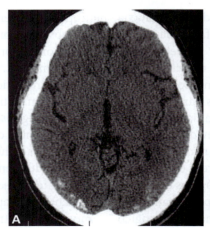 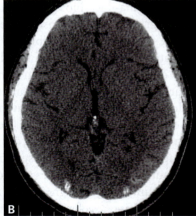 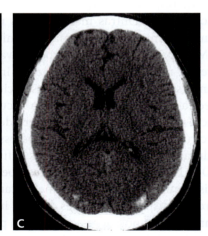

Figura 28.5 Paciente de 18 anos com doença celíaca e epilepsia. TC de crânio com cortes axiais demonstra calcificações corticais occipitais, bilateralmente.

lógicas sistêmicas secundárias da DW, demonstrando a presença do bacilo.[74]

Os pacientes com acometimento do SNC devem ser tratados na fase de indução com ceftriaxona ou meropenem durante duas semanas, seguido por sulfametoxazol-trimetoprima na fase de manutenção durante um ano.[79] Nas primeiras semanas após o início do tratamento antibiótico, alguns pacientes podem desenvolver sintomas de recaída ou progressão da doença, como, por exemplo, febre alta. Os pacientes que foram tratados inicialmente com terapia imunossupressora pensando-se em doença reumática, e aqueles que se apresentaram com manifestações neurológicas centrais têm um risco maior para o desenvolvimento da síndrome da reconstituição imune. Nesses casos, a terapia com corticosteroides poderá ser benéfica, porém são necessários mais estudos a esse respeito.[71,81]

Encefalopatia neurogastrointestinal mitocondrial

A encefalopatia neurogastrointestinal mitocondrial (MNGIE, do inglês *mitochondrial neurogastrointestinal encephalopathy*) é uma doença do metabolismo dos nucleotídeos de herança autossômica recessiva. Ocorre devido a mutações no gene *TYMP* (22q13.32-qter), gerando uma perda da função da enzima timidina fosforilase. Por consequência, há acúmulo de timidina e desoxiuridina nos tecidos e fluidos corporais, levando à replicação e reparação desequilibrada do DNA mitocondrial. MNGIE é também denominada de síndrome POLIP, nome sugerido pelas iniciais das seguintes alterações: polineuropatia, oftalmoplegia, leucodistrofia e pseudo-obstrução intestinal.[42]

A idade média de início dos sintomas é 18 anos. No entanto, pode manifestar-se desde os cinco meses até acima dos 50 anos.[82,83] O curso da doença é invariavelmente progressivo, levando à morte em uma idade média de 35 anos.[84]

Os sintomas iniciais com frequência são gastrointestinais, oculares ou ambos. Os sintomas gastrointestinais caracterizam-se por disfagia, dor abdominal, cólica, náuseas recorrentes, vômitos, diarreia, má absorção, diverticulose e pseudo-obstrução. Em muitos pacientes, são evidentes atraso do esvaziamento gástrico e alterações da motricidade intestinal, esofágica e faríngea. O distúrbio da motricidade gastrointestinal é causado por miopatia visceral e neuropatia visceral. Alguns pacientes podem apresentar sintomas hepáticos e evoluírem com cirrose. A disfunção hepática é frequentemente secundária à nutrição parenteral. Alterações oculares e visuais incluem oftalmoplegia externa crônica progressiva, ptose, neuropatia óptica e retinose pigmentar. Outros sinais e sintomas clínicos que podem estar presentes na MNGIE incluem disfunção autonômica, declínio cognitivo, neuralgia do trigêmeo, disartria, perda auditiva neurossensorial, neuropatia periférica e miopatia. A fraqueza muscular pode ser proximal, distal ou difusa. Arreflexia em geral está presente.[42,84,85]

O diagnóstico baseia-se na presença de características clínicas compatíveis, leucodistrofia evidente na IRM de crânio (Figura 28.6), história familiar con-

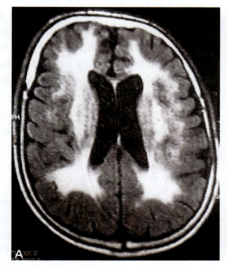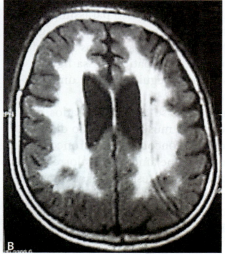

Figura 28.6 MNGIE. Imagem axial FLAIR demonstrando hipersinal bilateral, difuso, confluente e simétrico na substância branca supratentorial, poupando as fibras em "U" subcorticais. Imagens gentilmente cedidas pelo Dr. Wladimir Bocca Vieira de Rezende Pinto – Setor de Doenças Neuromusculares da Disciplina de Neurologia Clínica – EPM-Unifesp.

Tratado de Neurologia Infantil

sistente com herança autossômica recessiva e níveis séricos elevados de timidina e desoxiuridina. O teste genético para identificar mutações patogênicas do *TYMP* pode ser feito em alguns centros.

O tratamento é de suporte, com foco em deglutição segura, nutrição adequada, tratamento da dor neuropática, fisioterapia para manter a mobilidade e o monitoramento de complicações da dismotilidade intestinal e da presença de divertículos.[42]

Intoxicação por organofosforados

Organofosforados e carbamatos são potentes inibidores da acetilcolinesterase (ACE), capazes de causar um efeito colinérgico grave por meio da ingestão, exposição cutânea e inalação. No mundo, estima-se que 3 milhões de pessoas sejam expostas a eles, com mais de 300 mil mortes a cada ano.[86,87] A contaminação em geral ocorre por ingestão acidental ou intencional e pela exposição a pesticidas agrícolas. A maioria dos sintomas aparece dentro de 12 a 24 horas da exposição.

A intoxicação nas crianças pode ocorrer pela ingestão de pesticidas domésticos que se encontram em recipientes não rotulados ou mal armazenados. A contaminação também pode ocorrer ao brincar em áreas expostas recentemente aos compostos organofosforados. Uma história de possível exposição associada a sinais e sintomas compatíveis, muitas vezes, leva ao diagnóstico.

O mecanismo de ação dos organofosforados constitui uma ligação com a ACE, impedindo sua ação. Por consequência, ocorre aumento dos níveis de acetilcolina no sistema nervoso autônomo, junção neuromuscular e SNC. A acetilcolina é o principal neurotransmissor do sistema nervoso parassimpático, atuando nos receptores colinérgicos nicotínicos (gânglios autonômicos) e muscarínicos (órgãos regulados pelo sistema nervoso parassimpático). Essa ligação é reversível nas fases iniciais, seguindo-se de uma ligação irreversível com a ACE.[88]

Os sintomas iniciais (fase aguda) causados pela estimulação dos receptores muscarínicos são diarreia, diurese excessiva, miose, broncoespasmo, broncorreia, bradicardia, vômitos, lacrimejamento e sialorreia. Às vezes, no entanto, pode ocorrer estimulação simpática dos receptores nicotínicos, podendo causar hipertensão, midríase, sudorese e taquicardia. A estimulação nicotínica da junção neuromuscular provoca fasciculações, fraqueza e paralisia, enquanto a estimulação nicotínica no SNC provoca agitação, confusão, crises epilépticas, depressão respiratória e coma. O tratamento adequado envolve o uso de suporte ventilatório (quando necessário), atropina, benzodiazepínicos para tratar crises epilépticas e pralidoxima (reativador da colinesterase).[42]

A síndrome intermediária é um distúrbio que consiste em sintomas neuromusculares caracterizados por paralisia da musculatura respiratória, da musculatura proximal dos membros e flexora do pescoço e também em território de inervação de alguns nervos cranianos. Esses sintomas podem ocorrer dentro de 24 a 96 horas (um a quatro dias) depois da síndrome de intoxicação aguda, em particular nos indivíduos expostos a agentes organofosforados lipossolúveis.[42,89]

Polineuropatia tardia induzida por organofosforados pode ocorrer semanas após a exposição a alguns agentes (sobretudo malation e clorpirifós), manifestando-se por parestesias dolorosas com padrão em botas e luvas, seguida de polineuropatia simétrica motora ascendente. Axonopatia é evidente por meio da eletroneuromiografia e de achados anatomopatológicos. A recuperação pode demorar muito, até vários anos, e, mesmo assim, ser incompleta.[42]

Hepatites

Complicações neurológicas são pouco frequentes nas hepatites virais agudas e crônicas, com exceção da hepatite C. Além da encefalopatia que ocorre no contexto da insuficiência hepática, deve-se destacar as neuropatias periféricas como uma das complicações neurológicas mais frequentes das hepatites virais.[90]

Hepatite A

Embora seja uma associação rara, a infecção pelo vírus da hepatite A pode desencadear a síndrome de Guillain-Barré, incluindo o subtipo denominado neuropatia axonal sensitivo-motora aguda (AMSAN, do inglês *acute motor and sensory axonal neuropathy*).[91] Existem relatos de casos isolados sobre a associação de infecção pelo vírus da hepatite A e diversas manifestações neurológicas, como trombose venosa cerebral,[92] encefalopatia,[93,94] pseudotumor cerebral,[95] mielite transversa aguda[96,97] e encefalomielite disseminada aguda (ADEM).[98]

Hepatite B

A hepatite B pode raramente associar-se com a síndrome de Guillain-Barré.[90] Cerca de um terço dos casos de poliarterite nodosa está associado com a infecção pelo vírus da hepatite B (HBV) e mais de 80% dos pacientes que apresentam essa associação têm neuropatia periférica. Apesar dos sinais clínicos serem indistinguíveis da poliarterite nodosa clássica, as manifestações da vasculite associada à infecção pelo HBV

1166   **Seção 3** ▪ Doenças e Síndromes Neurológicas

Manifestações Neurológicas de Doenças Sistêmicas

podem ser mais graves. Suspeita-se que a deposição de imunocomplexos seja o principal mecanismo fisiopatológico.

O tratamento da hepatite B associada à neuropatia vasculítica deve ser especializado. Embora as terapias imunossupressoras possam levar ao aumento da replicação viral, dois estudos retrospectivos sugerem benefício com um pequeno curso de corticosteroides. Após a terapia com esteroides, alfa-interferon ou lamivudina podem ser utilizados por, pelo menos, seis meses. Trocas de plasma em geral são administradas concomitantemente, durante um período de dez semanas. As recaídas são incomuns.[99,100] Outras possíveis complicações neurológicas incluem miosite viral aguda, neuropatia associada à vacinação para hepatite B (BCG), mielite aguda e ADEM.[90,101,102] Existem relatos de casos isolados da associação entre a recorrência de ADEM e reinfecção pelo HBV.[103,104]

Hepatite C

O vírus da hepatite C (HCV) é hepatotrópico e linfotrópico. A variedade de manifestações extra-hepáticas secundárias à infecção pelo HCV é explicada pelo linfotropismo. O SNC e o SNP podem ser afetados por vários mecanismos, principalmente imunológicos, como consequência da proliferação de células B, circulação de citocinas e quimiocinas inflamatórias e crioglobulinemia (Tabela 28.7).[105] Além disso, o SNC é um sítio permissivo à replicação viral. A infecção crônica pelo HCV também acelera a aterosclerose, por uma série de mecanismos que incluem a colonização e replicação dentro das paredes arteriais, citocinas inflamatórias, estresse oxidativo, endotoxemia, crioglobulinemia mista, hiper--homocisteinemia, hipoadiponectinemia, resistência à insulina e diabetes.[106] Logo, a hepatite C aumenta o risco de AVC. O tratamento com alfa-interferon parece reduzir o risco de AVC.[90,107]

Existe uma forte relação entre a infecção pelo HCV e crioglobulinemia. Crioglobulinas são imunoglobulinas monoclonais ou policlonais que se precipitam de forma reversível a temperaturas inferiores a 37 ºC. Com base no tipo de imunoglobulina, elas são classificadas em I (IgM monoclonal), II (IgM monoclonal e IgG policlonal) e III (IgM e IgG policlonal). As crioglobulinas tipos II e III são denominadas mistas, devido à presença de uma mistura de imunoglobulinas policlonais. Ao contrário do tipo I, os tipos II e III apresentam atividade do fator reumatoide. Infecção pelo HCV é uma causa comum de crioglobulinemia mista (tipos II ou III). Entre 50% e 80% dos pacientes com crioglobulinemia mista estão infectados com o HCV. A prevalência de crioglobulinas nos pacientes com infecção pelo HCV varia de 2% a 66%. Essas variações podem ser relacionadas com aspectos metodológicos, fatores geográficos, critérios de seleção e idade dos pacientes, duração da doença e presença de cirrose.[108]

Crioglobulinemia resulta em deposição de complexos imunes nos vasos de médio ou pequeno calibre do endonervo, com consequente inflamação das paredes dos vasos e, finalmente, a oclusão de seu lúmen. Crioglobulinemia pode produzir uma mononeuropatia ou mononeuropatia múltipla em 17% a 60% dos pacientes. No cérebro, essa vasculite é muito menos frequente (cerca de 6%), porém pode causar AVC isquêmico ou hemorrágico, síndrome de encefalopatia posterior reversível (PRES) e encefalopatia.[90,109]

Além da crioglobulenemia, anticorpos antifosfólipides e anticitoplasma de neutrófilos podem ser responsáveis por trombose aguda dos vasos cerebrais. Os indivíduos com hepatite C também podem apresentar déficits cognitivos com prejuízo da função executiva e lesões típicas de doença de pequenos vasos (periventriculares e substância branca profunda), visualizadas

Tabela 28.7 Manifestações centrais e neuromusculares da infecção pelo HCV.[105]

Neurológicas

AVC, AIT, síndromes lacunares

Formas encefalopáticas agudas

Leucoencefalopatia

Encefalomielite

Mielite

Cognitivas/Neuropsiquiátricas

Fadiga

Distúrbios psiquiátricos

Disfunção cognitiva

Neuropatias periféricas

Polineuropatias axonais sensitivo-motoras

Neuropatias sensitivas de fibras grossas

Neuropatias sensitivas de fibras finas

Polineuropatias axonais motoras

Mononeuropatias

Mononeuropatia múltipla

Formas desmielinizantes

Miopatias

Inflamatória

Não inflamatória

na TC e na IRM de crânio nas sequências T2 e FLAIR (Figura 28.7).[90]

Desordens inflamatórias do SNC são menos frequentes, porém há relatos de casos de encefalite, encefalomielite com infiltrados perivasculares e ADEM. Mielite é uma complicação pouco comum da infecção pelo HCV, podendo ser aguda, subaguda ou recorrente, e manifestar-se como uma mielite transversa ou longitudinalmente extensa (Figura 28.8). Ataxia pode ocorrer como uma manifestação isolada.[108] Os doentes com hepatite C e mielite costumam apresentar anticorpos sorológicos contra o HCV e RNA-HCV positivos, porém ausência de crioglobulinas e RNA-HCV no líquor. Acredita-se que o interferon possa causar ou agravar as complicações desmielinizantes centrais pelo vírus C, devido à ocorrência, em alguns casos, de neurite óptica e mielite após o início do tratamento.[90,108]

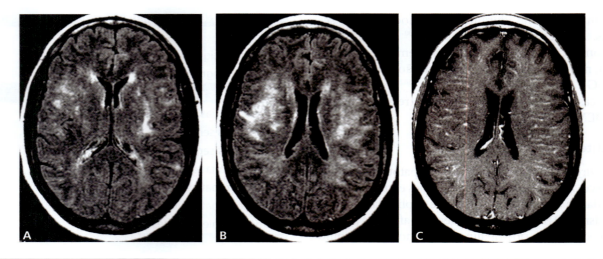

Figura 28.7 Paciente de 20 anos com hepatite C, apresentando confusão mental e crises epilépticas. As imagens axiais FLAIR (A e B) demonstram focos confluentes de hipersinal periventriculares e nos centros semiovais, bem como subcorticais frontoparietais, com impregnação linear pelo contraste, seguindo trajetos de vasos arteriais profundos (C), sugestivos de vasculite.

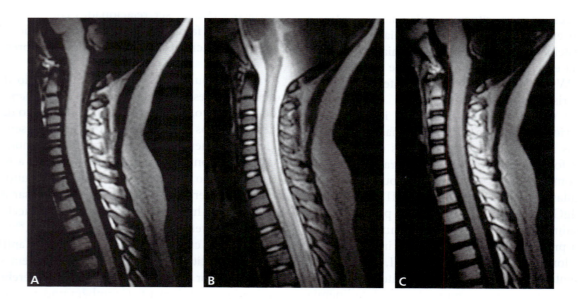

Figura 28.8 Mielite longitudinalmente extensa em paciente com hepatite C. Imagens no plano sagital de RM de medula cervical evidenciam, em T1 (A), T2 (B) e T1 pós-gadolínio (C), lesão hiperintensa extensa em T2 na região central da medula espinal cervical, sem impregnação evidente pelo gadolínio.

Cerca de metade dos pacientes infectados cronicamente pelo HCV queixa-se de fadiga, dificuldade de concentração, depressão e falta de memória. Essas queixas contribuem para uma má qualidade de vida. Supõe-se que o mecanismo dessa síndrome inclua a ativação da micróglia, levando a um estado inflamatório crônico ou a um déficit serotoninérgico.[90]

Quase todos os tipos de neuropatia têm sido relatados em associação com HCV. Clinicamente, a neuropatia pode apresentar-se como uma polineuropatia sensitivo-motora simétrica distal, mononeuropatia múltipla ou mononeuropatia. Pode ser subaguda, crônica ou crônica agudizada. O tipo mais frequente é uma neuropatia axonal sensitiva, simétrica ou assimétrica, envolvendo tanto as fibras grossas (perda da sensibilidade vibratória, postural, reflexos de estiramento muscular e ataxia) quanto fibras finas (parestesias, dores neuropáticas ou ambas). Sintomas motores aparecem mais tarde no curso da doença e, em geral, envolvem mais os membros inferiores do que os superiores.

Manifestações do SNC podem acompanhar a neuropatia. Púrpura dolorosa palpável devido a uma vasculite leucocitoclástica é vista com frequência nos membros inferiores. A eletroneuromiografia pode demonstrar polineuropatia axonal sensitiva pura ou sensitivo-motora. O tipo e a gravidade da neuropatia dependem do mecanismo patogênico presumido. Pacientes com crioglobulina positiva em geral apresentam polineuropatia moderada à grave, enquanto os pacientes com crioglobulina negativa apresentam mononeuropatia leve ou moderada e mononeurite múltipla.

Os pacientes com vasculite por poliarterite nodosa são mais propensos a apresentar um quadro grave e agudo de mononeuropatia múltipla envolvendo todas as extremidades. Neuropatia associada com crioglobulina positiva é acompanhada por baixos títulos de C4 e CH50 e títulos geralmente normais de C3. A dosagem do fator reumatoide pode resultar positiva. Esses achados não costumam ser encontrados nos casos de neuropatias com crioglobulinas negativas.[90,108]

Miopatias são raras na infecção pelo HCV. Existem relatos de miopatias não inflamatórias (vacuolares e necrotizantes, provavelmente secundárias à vasculite levando à isquemia) e inflamatórias, como polimiosite e dermatomiosite.[90,108]

A maioria dos pacientes parece responder aos corticosteroides, ciclofosfamida, interferon isolado ou em combinação. Imunoglobulina e plasmaférese podem ser úteis em pacientes refratários.[90,108]

Hepatite E

A hepatite E é mais comum nos países em desenvolvimento, principalmente durante a gravidez e em hospedeiros imunocomprometidos (HIV e indivíduos transplantados). A prevalência de complicações neurológicas em países desenvolvidos gira em torno de 6%.[110] Acredita-se que o tipo de genótipo do vírus da hepatite E seja importante, sendo encontrado o genótipo tipo 3 na maioria dos pacientes com manifestações neurológicas.[111]

A síndrome de Guillain-Barré e a plexite braquial bilateral são manifestações neurológicas frequentes da hepatite E aguda. Outras complicações neurológicas, ainda que raras, incluem: paralisia isolada de nervo craniano (VI, VII), mielite transversa, epilepsia e pseudotumor cerebral. A maioria dos pacientes apresenta recuperação completa.

Os pacientes com hepatite E crônica podem apresentar como manifestações neurológicas: encefalite, encefalopatia, ataxia, polirradiculopatia e dor neuropática. O tratamento segue as recomendações gerais para cada doença (por exemplo, síndrome de Guillain-Barré, vasculite, ADEM) e inclui imunoglobulina, plasmaférese, esteroides e rituximabe, em associação com a terapia antiviral.[90,110]

Encefalopatia hepática

A encefalopatia hepática (EH), descrita pela primeira vez por Adams e Foley em 1952, é uma síndrome neurológica potencialmente reversível, caracterizada sobretudo por alterações do nível e conteúdo da consciência.[112] É classificada em três grandes grupos: tipo A, em que a EH é secundária à insuficiência hepática aguda; tipo B, em que a EH é causada por desvio portossistêmico na ausência de doença hepática intrínseca; e tipo C, em que a EH é secundária à cirrose hepática e hipertensão portal, com desvio portossistêmico. A EH do grupo C pode ainda ser subdividida em episódica (precipitada, espontânea, recorrente), persistente (leve, grave, dependente de tratamento) e mínima.[113,114]

Entre as causas de insuficiência hepática aguda pode-se destacar a hepatite viral, ingestão de substâncias hepatotóxicas (p.ex., medicamentos), erros inatos do metabolismo, hepatite autoimune e síndrome de Reye. Medicamentos como acetaminofeno, isoniazida, eritromicina, tetraciclina, valproato de sódio e pimozida podem causar falência hepática aguda.[115] Causas de insuficiência hepática crônica incluem a doença de Wilson, atresia biliar, insuficiência cardíaca crônica, fibrose cística e deficiência de alfa-1-antitripsina.[116] Nessas condições, ingestão excessiva de proteína, hemorragia gastrointestinal ou presença de infecções podem precipitar a EH (Tabela 28.8).

Tratado de Neurologia Infantil

Tabela 28.8 Fatores precipitantes da encefalopatia hepática.[117]

Aumento da carga de nitrogênio

Hemorragia digestiva

Uremia

Excesso de ingestão proteica

Constipação

Distúrbios hidroeletrolíticos

Hipocalemia

Alcalose metabólica

Hiponatremia

Hipovolemia

Hipóxia

Desidratação

Infecção

Pele, trato urinário e respiratório

Peritonite bacteriana espontânea ou secundária

Helicobacter pylori

Hepatite viral

Medicações e drogas

Benzodiazepínicos

Excesso de diuréticos

Narcóticos

Etanol

Outros

Shunts portossistêmicos

Lesão hepática adicional (isquêmica, medicamentosa, tóxica)

Cirurgia

Trombose de veia porta

Hepatocarcinoma

A fisiopatologia parece envolver diversos fatores, incluindo níveis elevados de amônia, presença de falsos neurotransmissores e atividade gabaérgica aumentada. Evidências demonstram que a amônia pode comprometer a transmissão glutamatérgica, contribuindo para a depressão da atividade elétrica cerebral.[114]

Pacientes com EH podem apresentar uma vasta gama de manifestações clínicas, que variam desde mudanças sutis na atividade mental com distúrbios da memória, confusão mental, sonolência e, finalmente, evolução para torpor e coma. Muitas vezes, os pacientes apresentam EH mínima, caracterizada por quadro neurológico normal, exceto por dificuldades cognitivas leves em geral associadas com déficits de atenção detectados apenas por testes neuropsicológicos.[114]

Segundo os critérios de West Haven, são considerados quatro os estágios clínicos da EH (Tabela 28.9). Sintomas iniciais caracterizados por mal-estar, anorexia e vômitos podem preceder o quadro de alteração da consciência. Além das anormalidades neuropsiquiátricas, outras manifestações clínicas de doença hepática avançada podem ocorrer, como ascite, icterícia e hemorragia gastrointestinal por ruptura de varizes esofágicas.

Asterixis ou *flapping* pode ser um sintoma precoce. Rigidez extrapiramidal e movimentos coreiformes são frequentes em crianças. Ataxia, crises epilépticas, mioclonias e hiperventilação resultando em alcalose são frequentemente encontrados nos estágios avançados e indicam pior prognóstico. Posturas patológicas (descerebração e decorticação) podem estar presentes na fase terminal. O edema cerebral é a principal causa de morte.[118,119]

O EEG na EH pode demonstrar alentecimento difuso e bilateral, com predomínio de ondas teta e/ou delta, assim como períodos de supressão, dependendo da gravidade da encefalopatia. A presença de ondas trifásicas típicas, de predomínio anterior, é um achado comum no EEG (Figura 28.9). O curso pode ser rapidamente letal ou flutuar bastante, e os sintomas podem ser revertidos com rapidez se o curso da doença hepática for favorável.[120]

A neuroimagem pode contribuir para o diagnóstico de EH. A TC de crânio pode ser normal ou revelar

Tabela 28.9 Graduação clínica da EH – critérios de West Haven.[117]

Estágio	Alterações
0	Ausência de alterações clínicas (sem anormalidades de personalidade ou comportamento)
1	Períodos insignificantes de comprometimento da consciência. Deficits de atenção; dificuldade para somar ou subtrair; sonolência excessiva, insônia ou inversão do padrão de sono; euforia ou depressão (mais comumente, a última)
2	Letargia ou apatia; desorientação; comportamento inadequado; comprometimento da fala
3	Rebaixamento importante do nível de consciência, estupor
4	Coma

1170 | **Seção 3** ▪ Doenças e Síndromes Neurológicas

edema cerebral na fase aguda (Figura 28.10) e atrofia cerebral em casos crônicos. A IRM do encéfalo é mais sensível para demonstrar edema cerebral e resposta ao tratamento. Em pacientes cirróticos, a IRM pode demonstrar hiperintensidade típica do globo pálido bilateral nas imagens ponderadas em T1, provavelmente refletindo a deposição de manganês (Figura 28.11). No entanto, o hipersinal nos globos pálidos não se correlaciona com o estágio clínico da EH. A sequência FLAIR pode demonstrar hiperintensidade

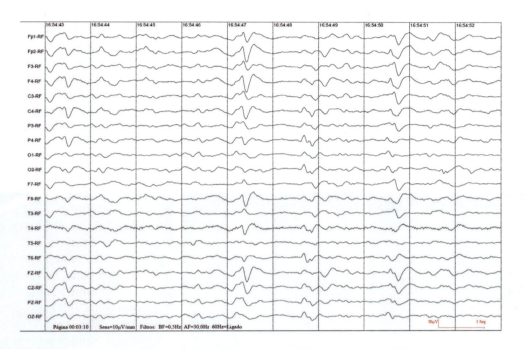

Figura 28.9 Eletroencefalograma mostrando ondas trifásicas em paciente com encefalopatia hepática. Imagem gentilmente cedida pela Dra. Nádia Iandoli de Oliveira Braga – Setor de Neurofisiologia Clínica da Disciplina de Neurologia Clínica da EPM-Unifesp.

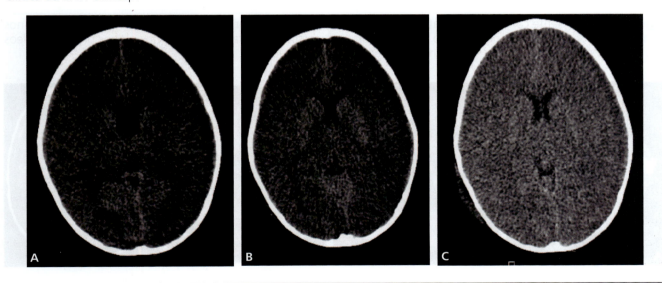

Figura 28.10 Edema cerebral difuso em criança com hiperamonemia secundária à insuficiência hepática no contexto de hepatite autoimune. Cortes tomográficos axiais ao nível dos núcleos da base (A, B e C) demonstram hipodensidade difusa do córtex e da substância branca subcortical nos hemisférios cerebrais, bem como de forma menos intensa nos núcleos da base, com apagamento de sulcos entre os giros corticais e leve colapso ventricular, caracterizando edema cerebral difuso.

da substância branca hemisférica ou ao longo do trato corticoespinal. A espectroscopia revela um padrão de diminuição do mioinositol e elevação do glutamato/glutamina.[114] Nos pacientes com elevação aguda dos níveis de amônia, com frequência vistos na falência hepática aguda, a IRM de crânio pode demonstrar a presença de envolvimento do córtex cingulado e insular com presença de restrição à difusão nas respectivas áreas, indicando necrose cortical difusa secundária à hiperamonemia (Figura 28.12).[119]

O tratamento visa a manutenção da homeostase dos fluidos, da glicose e dos eletrólitos, associado à correção ou remoção dos fatores precipitantes. Coagulopatia, edema cerebral, infecções e disfunção renal são complicações comuns que devem ser rapidamente reconhecidas. A utilização de lactulose constitui uma ferramenta útil na redução da concentração de amônia no plasma, por meio da redução de sua absorção pelo trato gastrointestinal e da mudança da flora intestinal, com diminuição do crescimento de bactérias produtoras de amônia. O objetivo é promover duas a três evacuações pastosas por dia. Cólica abdominal, diarreia e flatulência são os efeitos colaterais mais comuns. O antibiótico não absorvível rifaximina deve ser adicionado à lactulose com o intuito de reduzir novos episódios de EH. Caso não haja boa resposta à terapia inicial, neomicina e metronidazol devem ser acrescentados à terapia. O tratamento definitivo da EH é o transplante hepático, principalmente para pacientes refratários, sem fatores desencadeantes e sem resposta à terapia medicamentosa.[121]

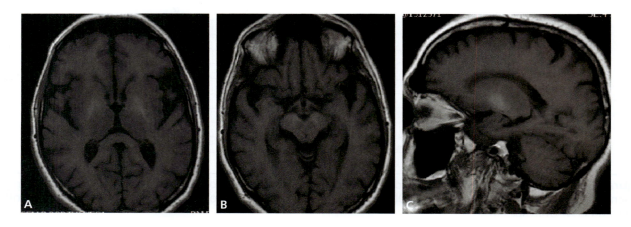

Figura 28.11 Paciente com cirrose hepática, hipertensão portal e *shunt* portossistêmico. IRM de encéfalo nos planos axial (A e B) e sagital (C), em ponderação T1, demonstram hipersinal bilateral e simétrico nos globos pálidos, núcleos subtalâmico e substância negra, decorrente do depósito de manganês.

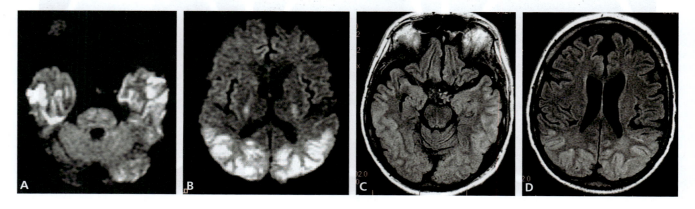

Figura 28.12 Encefalopatia hepática. Paciente com insuficiência hepática fulminante, em pré-operatório de transplante hepático, evoluindo com confusão mental e hiperamonemia. Imagens axiais das sequências de difusão (A e B) e FLAIR (C e D) demonstram restrição à difusão (edema citotóxico) e hipersinal na sequência FLAIR comprometendo o córtex e substância branca subcortical dos lobos temporais, parietais e occipitais – bem como no lobo frontal direito – além de comprometimento dos tratos corticoespinhais na projeção da cápsula interna.

Manifestações Neurológicas de Doenças Sistêmicas

O manejo do edema cerebral agudo grave requer elevação da cabeceira a 30 graus, restrição de fluidos intravenosos, agentes hiperosmolares e, em casos selecionados, intubação orotraqueal e hiperventilação visando uma $PaCO_2$ entre 30 a 35 mmHg. O edema cerebral é mais bem controlado com manitol (0,25 – 0,5 g/kg), infundido rapidamente em 20 minutos, com intervalos de quatro a seis horas. Manitol é contraindicado nos pacientes com síndrome hepatorrenal.[121]

Complicações neurológicas do transplante hepático

Transplante hepático (TH) é o tratamento de escolha para doença hepática crônica terminal em adultos e crianças. No entanto, apesar do grande avanço nas técnicas cirúrgicas, preservação de órgãos, imunossupressão e manejo perioperatório, muitas complicações podem ocorrer após o TH, causando morbidade e mortalidade significativa.[122]

Vários fatores desempenham um papel na patogênese das complicações neurológicas secundárias ao TH, como problemas neurológicos pré-transplante, doença hepática primária, altas concentrações de creatinina, mau funcionamento do enxerto, distúrbios metabólicos e hidroeletrolíticos, hemorragia intracraniana, infarto cerebral, infecção e toxicidade pelos imunossupressores. A incidência de complicações neurológicas após o TH na faixa pediátrica varia entre 8% e 46%.[123,124]

A crise epiléptica é a complicação neurológica mais comum depois do TH, podendo ser focal ou generalizada, com mais frequência do tipo tônico-clônica.[125] As causas mais comuns de crises epilépticas incluem distúrbios metabólicos (eletrólitos, função hepática e renal), agentes imunossupressores (ciclosporina, tacrolimus), lesão cerebral hipóxico-isquêmica, lesões estruturais cerebrais (AVC isquêmico ou mais frequentemente hemorrágico) e infecções.[126] Elas podem ocorrer com ou sem lesões cerebrais estruturais evidenciadas na IRM de crânio e com ou sem alterações ao EEG.[125] Crises epilépticas após TH, em geral, são autolimitadas, porém alguns pacientes podem desenvolver epilepsia refratária.[127]

Encefalopatia (15% a 33%),[122,128] síndrome PRES (1% a 6%),[129] mielinólise pontina central (2% a 3,5%) e cefaleia (6,1%)[124] podem estar presentes como complicações neurológicas do TH na criança. Outras manifestações neurológicas incluem AVC, meningite, síndromes cerebelares, manifestações neuropsiquiátricas, declínio cognitivo, distúrbios do sono, distúrbio de movimento (coreoatetose, tremores) e neuropatia periférica.[124]

A neuropatia periférica pode causar parestesia, disestesia, fraqueza e hiporreflexia. Geralmente, resulta de pressão ou tração de nervos ou plexos, principalmente nos pacientes restritos ao leito por longos períodos.[125] A síndrome cerebelar após o TH caracteriza-se por cefaleia, náuseas, vômitos, tontura, encefalopatia, nistagmo e ataxia. Há relatos de associação da síndrome cerebelar com o uso da ciclosporina.[124]

Avaliação neurológica pré-operatória de rotina e acompanhamento de perto após o transplante são necessários para detectar sinais precoces de complicações.[124]

Síndrome PRES

A encefalopatia posterior reversível (PRES, do inglês *posterior reversible encephalopathy syndrome*) é uma síndrome clínico-radiológica esporádica, de etiologia multifatorial. Sua incidência é desconhecida, porém tem sido descrita no mundo inteiro. Não apresenta predomínio entre os sexos, podendo afetar desde crianças até idosos.[130]

Existem vários fatores desencadeantes, como elevação abrupta da pressão arterial, insuficiência renal, terapia imunossupressora (principalmente em pacientes transplantados), eclâmpsia, doenças autoimunes, infecções e alguns relatos após hemotransfusão.[130]

Os sintomas típicos da PRES são: cefaleia, alteração da consciência, distúrbios visuais e crises epilépticas. A cefaleia costuma ser constante, não localizada, de intensidade moderada à grave e sem uma boa resposta à analgesia. As alterações da consciência podem variar desde sonolência leve até, em casos extremos, torpor ou coma. As crises epilépticas são frequentemente as manifestações iniciais, podendo ser focais ou generalizadas. Sintomas visuais precedendo o quadro sugerem acometimento do lobo occipital. Entre as alterações da percepção visual destacam-se os escotomas, hemianopsia e cegueira cortical. Hipertensão é um achado frequente, porém sua ausência não exclui o diagnóstico. Há relatos de acometimento medular cervical isolado.[131-135]

A IRM é o padrão-ouro para o diagnóstico. O aspecto típico na neuroimagem é o de lesões que predominam na região parieto-occipital de ambos os hemisférios, com hiperintensidade nas sequências ponderadas em T2 e FLAIR. A substância branca subcortical é sempre afetada e o envolvimento cortical é um achado frequente. As lesões em geral não restringem a difusão, indicando edema vasogênico. Achados de imagem atípicos também podem estar presentes, como lesões unilaterais, assimétricas e localizadas em região frontal. Devido à possibilidade dos achados de imagem depois de crises epilépticas ou outras condições neurológicas serem semelhantes às observadas no PRES,

Capítulo 28

1173

repetição da neuroimagem pode ser necessária. Com o tratamento, espera-se a resolução dos achados de neuroimagem dentro de dias a semanas (Figura 28.13).[130]

O diagnóstico diferencial da PRES inclui doenças neurológicas graves, como AVC, encefalite, síndrome de vasoconstrição cerebral reversível, vasculite e estado de mal epiléptico. Estratégias no manejo clínico da PRES consistem em monitorização e controle da hipertensão arterial e remoção de outros fatores desencadeantes. O prognóstico é bom, e a recorrência é rara.

DEFICIÊNCIAS NUTRICIONAIS

Para que o SNC e o SNP desempenhem suas funções adequadamente, é necessário um fornecimento constante de nutrientes. Os sinais e sintomas neurológicos geralmente são manifestações tardias dos quadros de desnutrição. Várias condições podem estar associadas com déficits nutricionais, tais como kwashiorkor, marasmo, idosos, moradores de rua, alcoólatras, doentes em nutrição parenteral prolongada ou inadequada, indivíduos com modismos alimentares

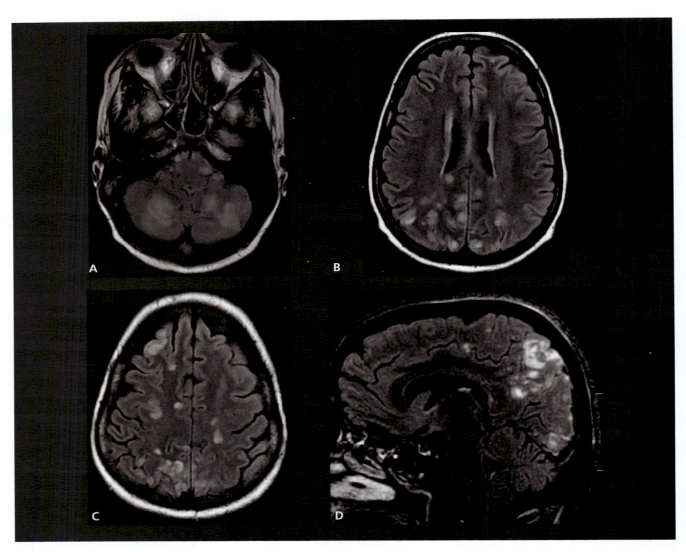

Figura 28.13 PRES. Paciente de 18 anos, com nefrite lúpica, em uso de imunossupressores, evolui com cefaleia súbita e alteração do nível de consciência. As imagens axiais (A, B e C) e sagital (D) FLAIR demonstram focos confluentes de hipersinal, dispersos na substância branca subcortical, com predomínio em território de circulação posterior (lobos parietais, occipitais e hemisférios cerebelares), poupando o córtex, sem efeito de massa e sem componente hemorrágico.

Manifestações Neurológicas de Doenças Sistêmicas

ou aqueles que apresentam transtornos alimentares (anorexia e bulimia), doenças que resultam em má absorção (DC, doença inflamatória intestinal e espru tropical), anemia perniciosa e pacientes gastrectomizados. As características clínicas das principais deficiências nutricionais que cursam com sintomas neurológicos estão descritas na Tabela 28.10.[136]

■ MANIFESTAÇÕES NEUROLÓGICAS DAS DOENÇAS RENAIS

A maioria dos pacientes com doença renal aguda ou crônica (DRC) apresenta algum grau de disfunção neurológica do SNC, SNP ou ambos. As manifestações neurológicas podem ser consequência direta do esta-

Tabela 28.10 Manifestações neurológicas das deficiências nutricionais.

Nutriente e testes laboratoriais	Características principais
Tiamina (vitamina B1) Atividade da transquetolase eritrocítica, dosagem sérica e urinária de tiamina	As manifestações clínicas da deficiência de tiamina variam com a idade do paciente e os órgãos envolvidos. Em adultos, a encefalopatia de Wernicke é caracterizada por alterações da motricidade ocular, ataxia e estado confusional. Em crianças, a deficiência de tiamina pode envolver o coração, o cérebro, ou ambos. Os pacientes com a forma cerebral apresentam-se com vômitos, nistagmo, movimentos involuntários das extremidades e crises epilépticas, porém nenhum desses sintomas é específico. Devido ao fato de a tríade clássica da encefalopatia de Wernicke não ser relevante em crianças e do alto custo dos exames laboratoriais, a neuroimagem é muito importante para o diagnóstico adequado. "Beribéri" é comum em países com uma elevada dependência de arroz branco cozido. A palavra significa "eu não posso, eu não posso" em cingalês, porém esta é apenas uma das várias teorias sobre sua origem. Na infância, pode manifestar-se por meio de cardiopatia e meningite asséptica e no adulto por meio de neuropatia periférica, sendo denominada seca quando isolada e molhada quando associada à cardiomiopatia. Em adultos, os achados de imagem patognomônicos de encefalopatia de Wernicke são: hiperintensidade na sequência ponderada em T2 nos corpos mamilares, substância cinzenta periaquedutal, tálamo periventricular e hipotálamo. Nas crianças, além das alterações típicas do adulto, também podem ser encontradas alterações dos núcleos da base e lobos frontais (Figura 28.14).[42,136,137]
Niacina (vitamina B3) Excreção urinária dos metabólitos de niacina metilados	A pelagra é rara em países desenvolvidos. A deficiência de niacina é vista predominantemente em populações dependentes de milho como fonte primária de carboidrato. Pelagra não endêmica pode ser vista nos quadros de alcoolismo, adolescentes com anorexia nervosa, imunossuprimidos (HIV), má absorção e também pode ser encontrada na síndrome carcinoide, pois o triptofano é convertido em serotonina, em vez de ser usado na síntese de niacina. Isoniazida esgota o estoque de vitamina B6, um precursor do ácido nicotínico, podendo desencadear a pelagra. O excesso de aminoácidos neutros na dieta, tais como leucina, pode competir com triptofano reduzindo sua absorção e alterando a síntese de niacina a partir do triptofano. Síndrome de Hartnup é uma doença autossômica recessiva caracterizada pela síntese prejudicada de niacina a partir do triptofano, resultando em sintomas pelagra-símile. As manifestações clínicas da deficiência da niacina são caracterizadas pela tríade: dermatite, diarreia e demência. Manifestações neurológicas centrais incluem cefaleia, tontura, insônia, depressão e prejuízo da memória. Em casos graves, alucinação, demência e estado confusional com progressão para coma podem estar presentes e serem acompanhados por espasticidade e mioclonias. Os sintomas de neuropatia periférica são indistinguíveis dos quadros causados pela deficiência de vitamina B12. O tratamento é feito pela reposição oral ou venosa de acido nicotínico.[136]

(Continua)

Capítulo 28

Tratado de Neurologia Infantil

Tabela 28.10 (*Continuação*) **Manifestações neurológicas das deficiências nutricionais.**

Nutriente e testes laboratoriais	Características principais
Piridoxina (vitamina B6) Piridoxal fosfato no plasma, ácido pipecólico no plasma e urina e teste genético para pesquisa da mutação no gene antiquitina	Vitamina B6 ou piridoxina sob a forma de seu composto ativo 5-piridoxal-fosfato é essencial para o correto funcionamento do SNC. A piridoxina é necessária para a descarboxilação de ácido glutâmico em GABA, um neurotransmissor inibitório essencial no córtex cerebral e sua deficiência causa aumento da excitabilidade neuronal e, consequentemente, das crises epilépticas. A deficiência de piridoxina pode ser adquirida (*bypass* jejunal, isoniazida, penicilamina) ou genética, como na dependência de piridoxina. Nos quadros adquiridos, a neuropatia periférica é mais comum do que as crises epilépticas e caracteriza-se por polineuropatia periférica sensitivo-motora. A dependência de piridoxina caracteriza-se por crises epilépticas, em geral graves e recorrentes, que ocorrem logo após o nascimento e frequentemente no útero.[138,139] A dosagem de ácido pipecólico no plasma e na urina auxilia no diagnóstico, e o teste genético para a mutação do gene antiquitina confirma o diagnóstico.[140,141,142] Existe uma forma de início tardio da dependência de piridoxina, em que os sintomas podem ocorrer em até 18 a 24 meses. O tratamento baseia-se na reposição de piridoxina, com preferência para o piridoxal fosfato. Apneia, hipotonia e polineuropatia sensitiva devido à lesão do gânglio da raiz dorsal podem ser observadas nos pacientes que utilizam doses acima de 200 mg.[143-145]
Ácido fólico (vitamina B9) Folato sérico, homocisteína plasmática, anemia megaloblástica	As manifestações neurológicas secundárias à deficiência de ácido fólico são raras e indistinguíveis daquelas causadas por deficiência de vitamina B12. Sua deficiência também pode estar associada sobretudo a defeitos do tubo neural e aterosclerose acelerada. A suplementação é importante principalmente em mulheres epilépticas que estão planejando engravidar. O ácido folínico é utilizado na reversão da toxicidade pelo metotrexato.[42,136]
Cobalamina (vitamina B12) Vitamina B12, ácido metilmalônico, homocisteína sérica, testes hematológicos (anemia, macrocitose, hipersegmentação de neutrófilos), anticorpo anti-fator intrínseco e anti-célula parietal	Sintomas neurológicos associados à deficiência de cobalamina (vitamina B12) são reconhecidos há muitos anos, em especial em adultos. Ingestão insuficiente de cobalamina ocorre predominantemente em crianças alimentadas exclusivamente com leite materno por mães vegetarianas estritas. Isso acontece devido ao fato de que os recém-nascidos têm um estoque corporal de vitamina B12 de cerca de 25 μg. Durante o primeiro mês de vida, cerca de 0,1 μg de vitamina B12/dia é necessário para a síntese de tecidos corporais. Assim, as reservas corporais de um recém-nascido normal podem durar cerca de oito meses e ainda serem menores caso a mãe apresente deficiência de vitamina B12.[146-148] Duas formas de deficiência de fator intrínseco (anemia perniciosa) ocorrem na faixa etária pediátrica. Anemia perniciosa congênita é uma doença hereditária, na qual a deficiência de fator intrínseco não está associada a outras anomalias gástricas estruturais ou funcionais, e os anticorpos antifator intrínseco não são detectados. Os sintomas em geral começam antes dos três anos. A anemia perniciosa juvenil apresenta sintomas semelhantes ao quadro do adulto. Estão presentes nessa condição atrofia gástrica, acloridria, anticorpos antifator intrínseco, anticélulas parietais e endocrinopatias. Em geral, manifesta-se na infância tardia ou adolescência. Crianças com deficiência de vitamina B12 apresentam-se com frequência com quadros de irritabilidade, anorexia, déficit de crescimento, regressão do desenvolvimento, prejuízo do crescimento cerebral e neuropatia periférica. Atrofia cerebral e do nervo óptico, apatia, coma e hipotonia também podem ser vistos. Existem relatos de casos de distúrbios do movimento caracterizados por tremores e mioclonias envolvendo face, língua e faringe com início após 48 horas do tratamento intramuscular com vitamina B12. Em crianças mais velhas, parestesia, ataxia, hiper-reflexia, sinal de Babinski, clônus de aquileu e perda da sensibilidade vibratória distal e posicional são comuns.[146-149]

(*Continua*)

Seção 3 ■ Doenças e Síndromes Neurológicas

Manifestações Neurológicas de Doenças Sistêmicas

Tabela 28.10 (*Continuação*) Manifestações neurológicas das deficiências nutricionais.

Nutriente e testes laboratoriais	Características principais
Cobre Cobre sérico e urinário, ceruloplasmina sérica, zinco sérico e urinário e alterações hematológicas (anemia sideroblástica, neutropenia, plaquetas frequentemente normais)	Causas reconhecidas de deficiência de cobre incluem cirurgia gástrica, nutrição parenteral total e ingestão excessiva de zinco. Em muitos casos, a causa não é identificada. O zinco compete com o cobre diminuindo sua absorção no jejuno. A doença de Menkes é relacionada com a deficiência congênita de cobre, caracterizada por um cabelo esparso e atraso do desenvolvimento na infância. A doença de Wilson caracteriza-se pela excreção biliar reduzida de cobre. Mielopatia ou mieloneuropatia manifestam-se por marcha espástica e ataxia sensitiva. Pé e mão caídos podem estar presentes.[42,136]
Tocoferol (vitamina E) Dosagem sérica de vitamina E	A vitamina E é um dos nutrientes antioxidantes lipossolúveis mais importantes. A deficiência grave de vitamina E pode ter um efeito severo sobre o SNC. Fibrose cística, doença colestática hepática crônica, abetalipoproteinemia, síndrome do intestino curto, síndrome da deficiência isolada de vitamina E e outras síndromes de má absorção podem causar vários graus de déficits neurológicos. Alterações neurológicas clássicas da deficiência de vitamina E são hiporreflexia ou arreflexia, ataxia progressiva, limitação do olhar vertical para cima e estrabismo, fraqueza muscular profunda e constrição do campo visual. Pacientes com deficiência grave, prolongada podem desenvolver cegueira completa, demência e arritmias cardíacas. Ataxia por deficiência de vitamina E é uma condição autossômica recessiva caracterizada por início na infância, de sintomas semelhantes ao da ataxia de Friedreich. Cardiomiopatia e retinite pigmentar podem estar presentes. O tratamento deve ser adaptado para a causa subjacente da deficiência de vitamina E e pode incluir a suplementação vitamínica oral ou parenteral.[42,150]
Iodo Iodo urinário, TSH	O iodo é essencial para a função normal da tireoide, que, por sua vez, é necessária para o desenvolvimento neurológico normal intrauterino. A deficiência de iodo é a causa evitável mais comum de deficiência intelectual no mundo e ainda é endêmica na Ásia, África e América Latina, em áreas onde o sal de mesa iodado não é disponível. Acredita-se que as sequelas neurológicas são devido à diminuição do número de neurônios e à formação de sinapses aberrantes. "Cretinismo neurológico" refere-se a uma síndrome no recém-nascido secundária ao hipotireoidismo materno, com predomínio de sintomas neurológicos. Caracteriza-se por uma tríade de deficiência intelectual, surdo-mudez e alteração motora caracterizada por rigidez e espasticidade. A persistência dos reflexos primitivos e a perda de massa muscular proximal podem ocorrer. O feto é eutireoideo e sem bócio. "Cretinismo mixedematoso" é uma síndrome de hipotireoidismo fetal que ocorre no final da gravidez, que, além dos sinais clássicos do hipotireoidismo, resulta em deficiência cognitiva neonatal leve e distúrbios da fala e audição. Hipotireoidismo crônico também pode manifestar-se em todas as idades. As pessoas afetadas podem apresentar epilepsia, disfunção motora, demência, depressão, distúrbios de vigilância, planejamento visual e motor e raciocínio abstrato. Na fase escolar, a deficiência de iodo pode levar ao comprometimento da capacidade de aprendizagem, causando letargia e apatia nas crianças, o que contribui para o aumento dos índices de repetência e evasão escolar.[42,151]

(*Continua*)

Capítulo 28

1177

Tabela 28.10 (*Continuação*) Manifestações neurológicas das deficiências nutricionais.

Nutriente e testes laboratoriais	Características principais
Zinco Níveis séricos de zinco	O zinco desempenha um papel na neurogênese, maturação e migração dos neurônios e na formação de sinapses. É encontrado em altas concentrações nas vesículas sinápticas de neurônios do hipocampo (que têm envolvimento central na aprendizagem e memória) e parece modular alguns neurotransmissores, incluindo os receptores de glutamato e ácido gama-aminobutírico (GABA). As fontes incluem carnes, frutos do mar e leite. A deficiência é vista sobretudo em crianças de países em desenvolvimento, aquelas com má absorção ou em uma condição herdada, denominada acrodermatite enteropática. Alopecia, dermatite e leuconiquia são sintomas comuns, e manifestações neurológicas incluem disgeusia, déficit visual e cognitivo.[42,151]
Retinol (vitamina A) Níveis séricos de vitamina A	A deficiência de vitamina A leva à xeroftalmia e, eventualmente, à destruição da córnea. A cegueira noturna é uma manifestação precoce causada pela diminuição da síntese do fotopigmento rodopsina na retina, evoluindo, caso não tratada, para restrição do campo visual, fotofobia e redução da acuidade visual. Pacientes desnutridos e aqueles que apresentam síndromes de má absorção, principalmente de gordura (vitaminas A, D, E, K) são os mais afetados. Pistas para o diagnóstico incluem manchas de Bitot (manchas esbranquiçadas de restos de queratina na conjuntiva), anormalidades da córnea e, ao final da doença, hipopigmentação da retina periférica. Eletrorretinografia mostra aumento dos limiares de fotorreceptores (bastonetes > cones) e potenciais ausentes em casos graves. Toxicidade da vitamina A é uma causa de síndrome de pseudotumor cerebral. Outros sintomas incluem pele seca, fadiga, irritabilidade e prurido (devido à lesão hepática). Os sintomas de toxicidade pela vitamina A também podem ocorrer depois de tratamento com ácido retinoico, utilizado no tratamento da leucemia promielocítica aguda.[42,136]

do urêmico ou serem secundárias à terapia de substituição renal. O reconhecimento precoce da disfunção neurológica pode proporcionar oportunidades para intervenção terapêutica e melhor prognóstico.

Encefalopatia

A encefalopatia urêmica pode estar presente nos quadros de insuficiência renal aguda e crônica. Clinicamente, caracteriza-se por flutuação do nível de consciência, desorientação, comprometimento da atenção, inversão do ciclo sono-vigília, cefaleia, asterixis, mioclonias e crises epilépticas. Porventura, na ausência de tratamento, torpor e coma subsequentemente ocorrem.

Pacientes com insuficiência renal com frequência apresentam crises epilépticas por uremia, distúrbios eletrolíticos, encefalopatia hipertensiva ou intoxicação por medicamentos de eliminação renal. Outros sintomas incluem hipotonia, coreoatetose, nistagmo, ataxia, déficits focais transitórios (hemiparesia transitória, fasciculações, cegueira cortical), microcefalia,

atraso do desenvolvimento e síndrome PRES. Esses sintomas não são específicos da encefalopatia urêmica, podendo estar presentes em outros distúrbios metabólicos, o que dificulta o diagnóstico. Outras causas de encefalopatia em pacientes urêmicos incluem diálise, deficiência de tiamina, toxicidade por drogas e rejeição a transplantes.[152-154]

A uremia pode associar-se a alterações do desenvolvimento cognitivo em crianças. Os achados neurológicos variam desde déficits neurológicos sutis, resultando em prejuízo do desempenho escolar, até crises epilépticas e deficiência intelectual grave. O desenvolvimento neurológico das crianças com DRC era habitualmente ruim, em grande parte relacionado à desnutrição e à exposição ao alumínio. Com a evolução do tratamento dessas crianças, seu desenvolvimento neurológico tem melhorado de modo substancial.[155]

A fisiopatologia da encefalopatia urêmica é pouco compreendida, porém acredita-se que ocorra acúmulo de metabólitos, distúrbios hormonais, alterações no metabolismo intermediário e mudanças na concentração

Manifestações Neurológicas de Doenças Sistêmicas

de neurotransmissores excitatórios e inibitórios. Vários mecanismos podem estar associados à encefalopatia no paciente com insuficiência renal (Tabela 28.11).

Os sintomas da encefalopatia urêmica, embora dependentes da magnitude da insuficiência renal, são mais pronunciados com um rápido desenvolvimento de uremia. A insuficiência renal crônica tem um impacto semelhante no desenvolvimento da encefalopatia, porém o processo tende a ser menos grave. Nesses pacientes, as alterações agudas da função cognitiva

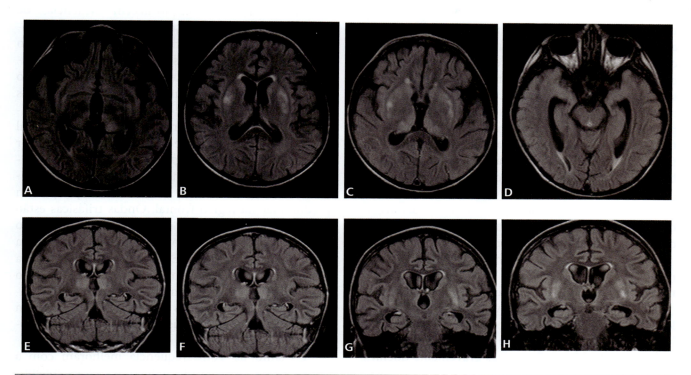

Figura 28.14 Encefalopatia de Wernicke. Paciente de cinco anos de idade, com o diagnóstico de doença de Crohn, em uso de nutrição parenteral prolongada, apresentando agudamente quadro de irritabilidade, ataxia e nistagmo. A imagens FLAIR no plano axial (A, B, C e D) e coronal (E, F, G e H) demonstram hipersinal bilateral e relativamente simétrico nos tálamos e putames, sem comprometimento significativo dos corpos mamilares e mesencéfalo. O paciente recuperou-se completamente depois da reposição de tiamina. A encefalopatia de Wernicke em crianças nem sempre se apresenta com o clássico comprometimento de tálamos, corpos mamilares, teto mesencefálico e substância cinzenta periaquedutal, típico de adultos. Pode haver envolvimento de lobo frontal, putames, córtex cerebral, núcleos de nervos cranianos, esplênio de corpo caloso e fórnix.

Tabela 28.11 Diagnóstico diferencial das encefalopatias e seus principais mecanismos.[154]

Encefalopatia	Mecanismo
Urêmica	Acúmulo de neurotoxinas
Distúrbios eletrolíticos	↑ cálcio, ↑ magnésio, ↓ fósforo, ↓ sódio
Wernicke	Deficiência de tiamina
Desequilíbrio da diálise	Edema cerebral secundário à rápida remoção de solutos osmoticamente ativos (ureia)
Hipertensiva/encefalopatia posterior reversível	Descontrole da pressão arterial/falência da autorregulação
Rejeição	Produção de citocinas

estão frequentemente relacionadas com alterações metabólicas. Distúrbios eletrolíticos (hipercalcemia, hipofosfatemia, hiponatremia, hipermagnesemia) podem produzir depressão do SNC como manifestação neurológica principal.[154]

Uma variante rara da encefalopatia urêmica clássica é a síndrome da lesão aguda bilateral dos núcleos da base. De início, relatada apenas em populações asiáticas, essa síndrome está fortemente associada com o desenvolvimento de uremia em pacientes com diabetes mellitus de longa data. É em geral monofásica e habitualmente evolui com melhora tanto das manifestações clínicas quanto neurorradiológicas. Os pacientes desenvolvem parkinsonismo agudo, caracterizado por rigidez grave, bradicinesia, instabilidade postural e marcha parkinsoniana, na ausência do habitual tremor de repouso ou postural. Isso ocorre com frequência em conjunto com o início agudo de déficit cognitivo, incluindo letargia e confusão. Disartria, disfagia e movimentos involuntários, como discinesia orofacial, também podem ocorrer.

A neuroimagem revela hipodensidade bilateral nos núcleos da base vista na TC e áreas de hiperintensidade de sinal nas sequências FLAIR e T2 da RM (Figura 28.15). Do ponto de vista puramente neurológico, o prognóstico é bom, ocorrendo melhora com hemodiálise e tratamento de suporte. Infelizmente, esses pacientes são muitas vezes gravemente doentes, com um prognóstico muito pobre, em geral secundário às complicações infecciosas. Acredita-se que essa manifestação neurológica incomum de uremia ocorra devido a uma lesão crônica nos núcleos da base por alterações microangiopáticas e metabólicas secundárias ao diabetes mellitus. Esse dano, por sua vez, pode tornar os núcleos da base ainda mais suscetíveis aos efeitos de neurotoxinas urêmicas.[156-158]

Estudos laboratoriais fornecem evidências de comprometimento da função renal, porém são de utilidade limitada na monitorização do desenvolvimento da encefalopatia. Além disso, a alteração da função renal não descarta outras causas de encefalopatia. Lesão estrutural deverá ser excluída em pacientes urêmicos que apresentaram crises epilépticas, especialmente quando focais ou recorrentes. O líquor é em geral alterado, com pleocitose e hiperproteinorraquia, por vezes, superior a 100 mg/dL. O EEG mostra alentecimento difuso, com um excesso de ondas teta intermitentes ou contínuas, e ondas delta que podem predominar na região frontal. Ondas trifásicas estão frequentemente presentes, com predomínio na região anterior. Complexos de ponta-onda bilaterais podem estar presentes tanto no EEG de repouso ou durante a fotoestimulação. O EEG torna-se cada vez mais lento com a progressão da encefalopatia, de modo que a atividade delta torna-se mais contínua. A neuroimagem é utilizada para excluir causas estruturais de encefalopatia.[154,159]

Os sintomas com frequência melhoram com a correção do distúrbio metabólico. As crises epilépticas que ocorrem no contexto de uma encefalopatia

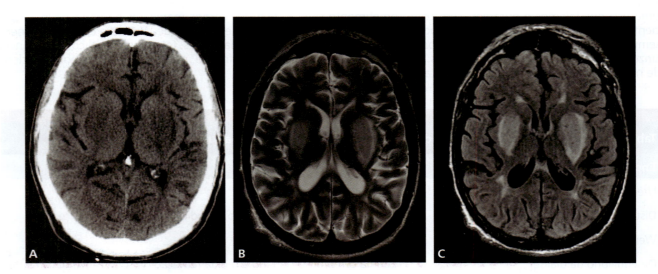

Figura 28.15 Encefalopatia urêmica. Paciente com insuficiência renal aguda, cefaleia, alterações visuais e coreia. TC de crânio no plano axial (A) demonstrando hipodensidade nos núcleos lentiformes. Imagens axiais de RM do encéfalo ponderadas em T2 (B) e FLAIR (C) demonstrando hipersinal bilateral e simétrico nos núcleos da base, presumivelmente relacionado ao edema vasogênico.

Manifestações Neurológicas de Doenças Sistêmicas

urêmica podem necessitar de profilaxia. A escolha do fármaco antiepiléptico exige uma análise cuidadosa, principalmente em pacientes dialíticos. Fármacos antiepilépticos com novas estruturas moleculares, como levetiracetam, topiramato e gabapentina, são altamente hidrossolúveis e apresentam baixa porcentagem de ligação com as proteínas plasmáticas, o que resulta na remoção por hemodiálise. Muitas vezes, esses medicamentos necessitam de dosagem suplementar após uma sessão de diálise. Os fármacos antiepilépticos tradicionais, como fenitoína, ácido valpróico e carbamazepina, apresentam alta porcentagem de ligação com as proteínas plasmáticas, com persistência de apenas uma pequena proporção do total do fármaco no estado livre (ativo). Essa característica reduz as alterações de concentração relacionadas com a diálise, favorecendo seu uso em pacientes com doença renal. No entanto, pequenas reduções na concentração de proteína plasmática devido à albuminúria podem levar a um aumento significativo na fração livre do fármaco ativo, predispondo a quadros de intoxicação.[154,160,161]

Neuropatia óptica

A neuropatia óptica progressiva, unilateral ou bilateral, pode ocorrer ao longo de vários dias, às vezes como manifestação inicial da DRC avançada.[162] A perda visual é acompanhada de defeito pupilar aferente. O tratamento imediato com hemodiálise e corticoterapia pode restaurar a visão em alguns pacientes.

A neuropatia óptica pode ser neurotóxica, isquêmica, inflamatória, relacionada ao uso de medicações ou secundária à hipertensão intracraniana.[163] Hipotensão e anemia são fatores de risco importantes no paciente dialítico para o desenvolvimento de neuropatia óptica. Além do tratamento mencionado anteriormente, podem ser necessárias hemotransfusão e infusão intravenosa de soro fisiológico. Crianças urêmicas também podem ser afetadas.[164] Arteriopatia urêmica calcificada também pode desempenhar um papel etiológico.[165]

Vários casos de neuropatia óptica isquêmica não arterítica relacionada à hemodiálise têm sido relatados. A fisiopatologia envolve o déficit de fornecimento de oxigênio ao nervo óptico, resultando em edema secundário à hipóxia, evoluindo para compressão do nervo no canal óptico e isquemia da cabeça do nervo óptico.[166] Os sintomas caracterizam-se por início súbito, unilateral e indolor de defeito do campo visual (habitualmente altitudinal), associado a defeito pupilar aferente, após hipotensão relativa. Essa complicação deve ser considerada quando se avaliam opções de diálise, particularmente em pacientes com outros fatores de risco, tais como hipotensão, anemia e neuropatia óptica isquêmica anterior.[166]

Doenças cerebrovasculares

Pacientes com DRC apresentam um aumento do risco de AVC isquêmico e hemorrágico. Estima-se que o risco relativo seja em torno de quatro a dez vezes maior quando comparado aos pacientes sem DRC.[167] Aterosclerose e insuficiência renal crônica apresentam vários fatores de risco em comum, como hipertensão, diabetes, dislipidemia e tabagismo. Elevação dos níveis de homocisteína é um fator de risco para aterosclerose,[168] e hiper-homocisteinemia é prevalente em pacientes com DRC.[169] Anemia é um fator de risco independente para AVC e eventos cardiovasculares.[170]

O risco de hemorragias intracranianas, incluindo hematoma subdural, intraparenquimatoso e hemorragia subaracnóidea, é aumentado nos pacientes com doença renal. A uremia pode ocasionar disfunção plaquetária qualitativa com consequente alteração da sua agregabilidade, levando ao aumento da chance de sangramento.[171] Fatores de risco adicionais incluem hipertensão arterial, doença renal policística e utilização de agentes antitrombóticos durante a hemodiálise e para prevenção de trombose de fístulas.[154] Existe um risco aumentado do desenvolvimento de malformações vasculares cerebrais (aneurismas saculares e dolicoectasias) nos pacientes com doença renal policística.[172]

A solicitação de neuroimagem deve ser considerada nos pacientes em diálise que apresentem encefalopatia, dado o maior risco desses indivíduos para a ocorrência de hematomas subdural agudo e crônico. Para os pacientes que tenham apresentado hemorragia intracraniana, modalidades dialíticas alternativas, tais como diálise peritoneal ou livre de heparina, que não requerem o uso de anticoagulação sistêmica, podem ser opções.[154,173]

Síndrome do desequilíbrio da diálise

Relatada pela primeira vez em 1962 por Kennedy *et al.*,[174] a síndrome do desequilíbrio da diálise foi descrita como piora da confusão mental preexistente, cefaleia, e, às vezes, espasmos musculares. Acreditava-se que a causa seria secundária ao atraso do *clearance* liquórico de ureia. Outros sintomas foram observados posteriormente, incluindo náuseas, vômitos, turvação visual, câimbras musculares, crises epilépticas e tremores.[175]

Os sintomas aparecem tipicamente no final de uma sessão de diálise, algumas vezes 8 a 24 horas após o procedimento dialítico, e diminuem ao longo de várias

Capítulo 28

1181

horas. Quando um estado confusional caracterizado por agitação se desenvolve, não é incomum que persista por vários dias. Muitos pacientes manifestam-se com exoftalmia e aumento da pressão intraocular, características que auxiliam no diagnóstico. Cefaleia é o sintoma mais frequentemente relatado pelos pacientes submetidos à diálise, e episódios de enxaqueca podem ser precipitados durante ou após a hemodiálise em pacientes com enxaqueca preexistente. O diagnóstico diferencial deverá ser feito com o hematoma subdural, que às vezes apresenta sintomas similares.[176]

A síndrome quase sempre ocorre em pacientes submetidos à sua primeira hemodiálise por insuficiência renal, e é improvável que se desenvolva em pacientes que possuem insuficiência renal crônica estável e que são submetidos à hemodiálise de manutenção.[177,178] Os métodos modernos de diálise renal têm alterado as características clínicas da síndrome. Casos ocasionais relatados antes de 1970 foram fatais, com crises epilépticas e progressão para coma. Os sintomas relatados desde 1980, na maioria dos casos, foram leves e consistem em náuseas, fraqueza, cefaleia, fadiga e câimbras musculares.[179] A patogênese da síndrome do desequilíbrio da diálise envolve o gradiente osmótico que se desenvolve entre o plasma e o cérebro durante a diálise rápida, levando ao edema cerebral.[154]

Alterações estruturais nos exames de imagem não são frequentes, porém, quando presentes, podem demonstrar a presença do sinal do lentiforme bifurcado, secundário ao edema vasogênico dos núcleos da base[180] (Figura 28.16). Os sintomas tipicamente melhoram várias horas após a diálise e podem ser evitados por taxas mais lentas de diálise. O uso de volumes menores de dialisado e sessões mais frequentes de diálise no início da terapêutica têm reduzido a ocorrência desta complicação. Os doentes que omitem tratamentos de diálise também pode ter um risco aumentado, devido ao fato de apresentarem acúmulo de toxinas urêmicas com consequente desbalanço do gradiente osmótico após a diálise.[154,181]

Encefalopatia da diálise

A encefalopatia da diálise, também conhecida como demência da diálise, é uma doença fatal que complica a hemodiálise crônica, causada sobretudo pelo acúmulo de alumínio na substância cinzenta cerebral, resultante do alumínio presente no dialisado. Relatada pela primeira vez em 1972, a síndrome é atualmente rara devido às modificações dos métodos dialíticos.[182]

Há início subagudo de sintomas neurológicos, começando com disartria, disfagia e apraxia da fala. De início, os sintomas são intermitentes e temporalmente associados com a diálise mas, eventualmente, eles se tornam prolongados e, em seguida, permanentes. Mais tarde, evoluem para distonia orofacial, asterixis

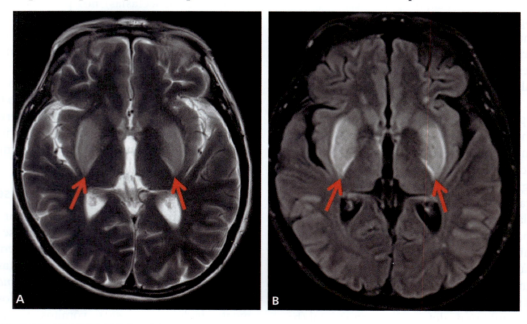

Figura 28.16 Síndrome do desequilíbrio dialítico. Paciente com insuficiência renal crônica dialítica secundária a diabetes mellitus evolui com confusão mental, náuseas, vômitos e tremores. As imagens axiais em T2 (A) e FLAIR (B) demonstram hipersinal bilateral no núcleo lentiforme, com sinal do lentiforme bifurcado (*lentiform fork signal*) – setas vermelhas.

Manifestações Neurológicas de Doenças Sistêmicas

e mioclonias generalizadas. Nos estágios finais da síndrome, crises epilépticas generalizadas tônico-clônicas e demência estão presentes.

Logo no início do curso da doença, o EEG demonstra surtos de atividade delta multifocal e de alta amplitude, com ondas agudas ou complexos ponta-onda intermitentes.[175] O líquor em geral é normal, embora haja relatos de hiperproteinorraquia isolada. Acredita-se atualmente que a patogênese esteja relacionada com a intoxicação pelo alumínio. A síndrome clínica progride até a morte em seis meses, na maioria dos casos. O tratamento de escolha é a terapia de quelação com deferoxamina.[154,181]

Manifestações neuromusculares das doenças renais

Mononeuropatia

Os nervos periféricos são suscetíveis à compressão e isquemia focal em pacientes com DRC. Os nervos ulnar, mediano e femoral são os mais acometidos. A neuropatia do nervo ulnar, por sua compressão no canal de Guyon, pode ser secundária à calcinose tumoral urêmica no punho. Essa condição caracteriza-se por calcificação extraóssea, podendo formar volumosas massas císticas de consistência elástica contendo depósitos de fosfato de cálcio.[183] As manifestações clínicas incluem fraqueza dos músculos intrínsecos da mão e perda sensitiva no território de inervação ulnar. Estudos de ENMG e de condução nervosa podem confirmar a área de compressão e documentar a extensão da lesão.

A neuropatia compressiva do nervo mediano no túnel do carpo é frequente. O mecanismo responsável pelo desenvolvimento da síndrome do túnel do carpo nesses pacientes não está completamente esclarecido. Fatores etiológicos, tais como a síndrome do sequestro vascular, expansão do volume extracelular e deposição de amiloide no túnel do carpo, têm sido sugeridos, mas a causa precisa é desconhecida. As manifestações clínicas incluem fraqueza e atrofia da musculatura tenar, parestesia e dores envolvendo o território de inervação.[154] A abordagem cirúrgica costuma apresentar bons resultados, devendo-se coletar material por meio da biópsia para a pesquisa de amiloides.[184]

Neuropatia femoral aguda pode ocorrer durante o transplante renal e estar relacionada à compressão do nervo durante o ato operatório ou à isquemia do nervo. As manifestações clínicas mais frequentes incluem fraqueza da musculatura extensora do joelho, dor em região anterior da coxa e medial da panturrilha.[185] A incidência estimada é de 2%, e o prognóstico depende do tipo e da extensão da lesão.[185]

Polineuropatia urêmica

A neuropatia periférica secundária à uremia ocorre em 10% a 83% dos pacientes com insuficiência renal crônica em diálise, e sua frequência tem diminuído após o transplante renal.[186,187] A neuropatia urêmica assemelha-se a outras neuropatias de etiologia metabólica. É mais frequente em homens do que em mulheres e em adultos do que crianças. As características clínicas mais presentes refletem o envolvimento de fibras grossas, com parestesias, redução dos reflexos profundos, alteração da sensibilidade vibratória, perda de massa muscular e fraqueza. Os pacientes também podem desenvolver manifestações autonômicas, com hipotensão postural, diminuição da sudorese, diarreia, constipação ou impotência.[186] Outros sintomas comuns incluem pernas inquietas e câimbras.

Em raros casos, a polineuropatia exibe um curso clínico mais agudo, podendo apresentar-se de forma semelhante à síndrome de Guillain-Barré.[189] Acredita-se que essa variação na evolução esteja relacionada ao diabetes subjacente na maioria dos casos, o que pode piorar consideravelmente a neuropatia. Vasculite ou neuropatia secundária a diabetes deverão ser consideradas se mononeurite múltipla estiver presente como manifestação clínica.[181]

O diagnóstico deve ser considerado sobretudo nos pacientes com doença renal em estágio final com uma creatinina igual ou superior a 5 mg/dL ou *clearance* de creatinina inferior a 12 mL/min. Estudos de condução nervosa demonstram resultados consistentes com uma polineuropatia axonal.[188] A neuropatia pode responder à adequação do procedimento de diálise ou ao transplante, porém é difícil prever o curso clínico em pacientes individuais.[190]

Miopatia urêmica

A miopatia urêmica é um achado frequente em pacientes com DRC em estágio final e normalmente apresenta-se em pacientes com taxa de filtração glomerular inferior a 25 mL/min. A progressão da miopatia ocorre tipicamente paralela à diminuição da função renal.[191] A prevalência global é estimada em 50% dos doentes em diálise.

A redução da eliminação das toxinas urêmicas, os distúrbios do metabolismo da vitamina D, a resistência à insulina, a deficiência de carnitina e as deficiências nutricionais têm sido propostos como possíveis mecanismos fisiopatológicos para miopatia urêmica.[192,193]

Capítulo 28

As manifestações clínicas são: fraqueza muscular com predomínio da musculatura proximal, perda de massa muscular, limitação para realização de exercícios de resistência e rápida fatigabilidade.[194] A eletroneuromiografia e biópsia muscular são muitas vezes normais. No entanto, a atrofia das fibras musculares do tipo II pode estar presente na biópsia muscular.[195,196] Alguns subgrupos de pacientes em diálise têm respondido favoravelmente após a suplementação com L-carnitina. Em um estudo demonstrou-se que o transplante renal reduziu de modo significativo os sintomas no prazo de dois meses, mas não restabeleceu plenamente a capacidade física.[191]

Fibrose sistêmica nefrogênica

A fibrose sistêmica nefrogênica ocorre após exposição aos meios de contraste à base de gadolínio na presença de insuficiência renal aguda grave ou crônica.[197] Apesar de não ser uma manifestação neurológica direta da doença renal, essa doença é de particular interesse para o neurologista, pois muitos pacientes com manifestações neurológicas da doença renal podem ser submetidos a estudos de IRM.

Os sintomas em geral começam dentro de dois meses da exposição ao gadolínio e incluem dor, pressão e queimação da pele associada com hiperemia e edema. Contraturas articulares graves e acentuada limitação da mobilidade podem estar presentes. O uso de meios de contraste à base de gadolínio devem ser contraindicados nos pacientes dialíticos e evitados naqueles que apresentarem taxa de filtração glomerular inferior a 30 mL/min.[154]

Complicações neurológicas do transplante renal

Existem poucos estudos sobre complicações neurológicas em pacientes pediátricos depois do transplante renal. A incidência de complicações neurológicas após o transplante renal em adultos varia entre 8% e 30%. Em uma série de 115 pacientes pediátricos transplantados renais, 10 (8,7%) tiveram complicações neurológicas.[198]

As crises epilépticas são uma das complicações neurológicas graves mais frequentes após o transplante renal.[198-201] As várias causas incluem distúrbios metabólicos (distúrbios eletrolíticos como hiponatremia, hipocalcemia e hipomagnesemia, distúrbios renais e hepáticos), elevação súbita da pressão arterial, tratamento com agentes imunossupressores (ciclosporina, tacrolimus), lesão hipóxico-isquêmica, lesões cerebrais estruturais (AVC isquêmico ou hemorrágico) e infecções do SNC.[198-202]

Em crianças, a incidência de crises epilépticas após o transplante renal variou entre 17% e 20% em dois estudos, um dos quais estava na era pré-ciclosporina,[203] e o outro na era pré-tacrolimus.[204] A redução na incidência de crises epilépticas em outro estudo foi relacionada a avanços no campo do transplante de órgãos, melhorias nas técnicas cirúrgicas e cuidados perioperatórios.[198] De acordo com a literatura existente, a maioria das crises epilépticas é observada nos primeiros três meses depois do transplante renal, sendo a crise generalizada tônico-clônica o tipo mais frequente.[198]

Cefaleia é uma complicação neurológica conhecida do transplante de órgãos, porém a incidência de cefaleia em crianças transplantadas renais não é bem descrita. Em um estudo com pacientes adultos que foram submetidos ao transplante renal, quase metade deles apresentou cefaleia.[205] As manifestações clínicas caracterizam-se por cefaleia nova ou agravamento da cefaleia primária. Acredita-se que imunossupressores como a ciclosporina e tacrolimus, com suas propriedades vasoativas, tenham um papel no desenvolvimento da cefaleia, mas o mecanismo exato pelos quais induzem ou exacerbam a mesma ainda são desconhecidos.[198,206,207] Apesar de a cefaleia pós-transplante ser considerada uma complicação leve, ela pode causar um efeito negativo significativo na qualidade de vida.[192] Há relatos isolados do desenvolvimento de pseudotumor cerebral em crianças transplantadas renais.[193] Além de cefaleias primárias, doenças como a PRES, AVC (arterial, venoso, isquêmico ou hemorrágico), meningite, encefalite, abscesso cerebral e tumores cerebrais podem levar ao desenvolvimento de cefaleia após o transplante renal.[210]

Tremor é descrito como uma complicação neurológica frequente depois do transplante de órgãos, presente em até 50% dos pacientes pediátricos transplantados renais que utilizaram tacrolimus.[140]

Outras complicações neurológicas relatadas após o transplante renal incluem AVC, encefalopatia, infecções do SNC, ataxia cerebelar, tumores cerebrais e neuropatia periférica.[210] O AVC pode ser isquêmico ou hemorrágico e pode envolver as artérias cerebrais ou os seios venosos, com uma incidência de cerca de 8% em receptores de transplante renal.[211] Em crianças com síndrome nefrótica de longa data, em particular em doentes com a síndrome nefrítica congênita do tipo finlandês, hiperlipidemia pode predispor à aterogênese precoce, aumentando assim a probabilidade do desenvolvimento de AVC isquêmico.[212]

Encefalopatia após o transplante renal pode ser multifatorial: drogas (inibidores da calcineurina, esteroides), distúrbios metabólicos, uremia e hipóxico-isquêmica. O linfoma não Hodgkin constitui mais de 90% dos linfomas em transplantados renais. A maioria desses linfomas é de células B, e sua proliferação está relacionada à infecção pelo vírus Epstein-Barr em pacientes cronicamente imunossuprimidos. O envolvimento extranodal após transplante de órgãos é frequente, e em quase um quarto dos pacientes há o envolvimento do SNC (Figura 28.17). O envolvimento do rim transplantado também pode ocorrer, causando insuficiência renal. O grau de imunossupressão, idade (maior nos menores de 25 anos), tempo de transplante (maior no primeiro ano), raça (superior em caucasianos do que em afro-americanos) e estado sorológico em relação à infecção pelo vírus Epstein-Barr influenciam o risco de doença.[213]

O desenvolvimento de alterações do estado mental ou a presença de déficits neurológicos novos devem ser avaliados devido à possibilidade de envolvimento do SNC. Exames de imagem (TC ou IRM de crânio), aná-

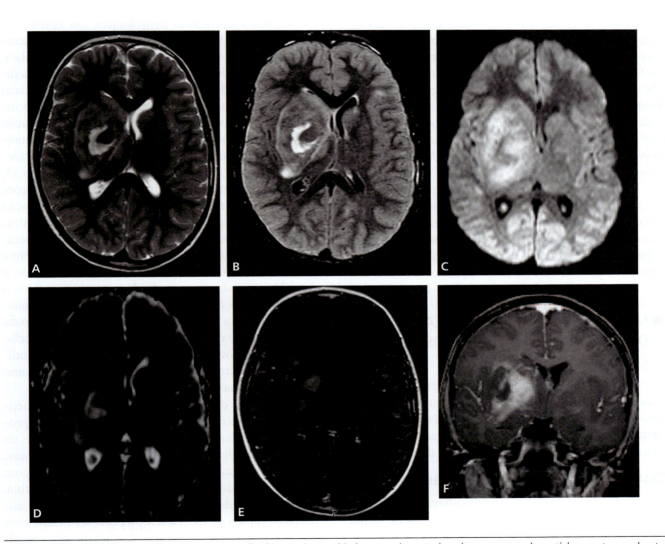

Figura 28.17 Linfoma primário do SNC (linfoma de Burkitt) em criança de oito anos, submetida ao transplante renal cerca de um ano antes. IRM do encéfalo no plano axial, ponderada em T2 (A), FLAIR (B), difusão (C), mapa de difusão (D), T1 pós-gadolínio (E) e no plano coronal ponderada em T1 pós-gadolínio, demonstrando lesão expansiva na profundidade cerebral direita, com baixo sinal em T2 e restrição à difusão das moléculas de água (denotando alta celularidade da lesão), com impregnação homogênea pelo meio de contraste de seu componente sólido e com discreto edema vasogênico adjacente e efeito de massa. Imagens gentilmente cedidas pelo Dr. Lázaro Luís Faria do Amaral – Medimagem – Hospital da Beneficência Portuguesa de São Paulo.

Tratado de Neurologia Infantil

lise do líquor (pesquisa de células neoplásicas e sorologia para o vírus Epstein-Barr) e biópsia cerebral em geral levam ao diagnóstico. A IRM pode subestimar o grau do tumor. O uso de corticosteroides pode alterar a imagem e os achados histopatológicos, gerando dificuldade na interpretação diagnóstica. Com o advento dos regimes quimioterápicos modernos, houve uma mudança na história natural, com diminuição das metástases sistêmicas fora do SNC e maior sobrevida.[213]

Infecções do SNC (meningoencefalite ou abscesso cerebral) no contexto de transplantados renais são causadas principalmente por infecções oportunistas. Os agentes mais frequentes são fungos, em especial *Aspergillus*, *Cryptococcus* e *Candida*, embora haja relato de muitos outros organismos oportunistas. As infecções virais, tanto sistêmicas quanto confinadas ao SNC, ocorrem em pacientes transplantados renais. Os vírus mais prevalentes são citomegalovírus, vírus Epstein-Barr, vírus varicela-zoster e o vírus JC, causador de leucoencefalopatia multifocal progressiva. Outros patógenos incluem *Listeria monocytogenes*, *Toxoplasma gondii*, *Nocardia asteroides* e *Mycobacterium tuberculosis*.[210]

Neuropatia após o transplante renal pode ser secundária à compressão local dos troncos nervosos (como nervo femoral), levando à mononeuropatia, ou devido à uremia de longa data (nesse caso levando a polineuropatia), associação com diabetes mellitus, efeitos colaterais de medicamentos imunossupressores (inibidores da calcineurina) e síndrome de Guillain-Barré.[194]

■ MANIFESTAÇÕES NEUROLÓGICAS DOS DISTÚRBIOS ELETROLÍTICOS E DO EQUILÍBRIO ÁCIDO-BASE

Os distúrbios eletrolíticos e do equilíbrio ácido-base são resultantes de diferentes causas, como alterações renais, respiratórias, insuficiência cardíaca, insuficiência hepática e efeito de drogas. Alguns dos principais distúrbios serão brevemente discutidos.

Distúrbios do equilíbrio ácido-base

Várias causas de disfunção dos sistemas respiratório e renal podem gerar desequilíbrio ácido-base de forma independente ou em combinação (Tabela 28.12).[214-216]

Acidose respiratória

Ainda que as complicações hipóxico-isquêmicas do sistema nervoso sejam a principal preocupação em casos de insuficiência respiratória, o pronto reconhecimento de níveis anormais de pH e PCO_2 é importante. A acidose respiratória é definida pela presença de acidemia (pH sérico < 7,36) secundária à elevação dos níveis $PaCO_2$ ($PaCO_2$ > 45 mmHg). A velocidade de instalação e a gravidade, tanto da hipercarbia como da acidose, influenciam no grau de envolvimento neurológico. Existem várias causas de acidose respiratória na criança, como hipoventilação (depressão do SNC por drogas, doenças neuromusculares), doença pulmonar intrínseca (pneumonia grave, edema pulmonar, hemorragia pulmonar), obstrução das vias aéreas superiores (laringotraqueobronquite ou crupe, aspiração de corpo estranho) e obstrução das vias aéreas inferiores (bronquiolite, asma).[216,217]

Os sinais e sintomas neurológicos são vistos com mais frequência nos casos de acidose respiratória quando comparados aos pacientes com acidose metabólica, devido ao fato de o CO_2 se difundir com maior facilidade por meio da barreira hematoencefálica. Asterixis, sonolência, tremor e alterações cognitivas são os principais sinais e pioram à medida que a concentração sanguínea de íons de hidrogênio aumenta, concomitantemente ao aumento da $PaCO_2$. Se não tratada, a acidemia progressiva pode levar ao coma. Níveis de $PaCO_2$ acima de 50 mmHg, em geral, resultam em alterações no fluxo sanguíneo cerebral, levando à vasodilatação cerebral e consequentemente elevação da pressão intracraniana. Sintomas secundários à hipertensão intracraniana incluem cefaleia com intensidade maior à noite ou durante as primeiras horas da manhã, confusão e distúrbios visuais, que vão desde turvação visual até a cegueira. Sinais anormais detectados durante a avaliação neurológica seriada incluem papiledema, atrofia óptica, elevação da pressão de abertura do líquido cefalorraquidiano, ou, em casos mais graves, os sinais indicativos das síndromes de herniação iminente, tais como anisocoria e sinais de liberação piramidal.

Alterações da arquitetura do sono são frequentemente encontradas em pacientes acidóticos e provavelmente decorrem de uma causa subjacente de distúrbios respiratórios e do equilíbrio ácido-base. Muitas dessas características clínicas melhoram com a correção da disfunção ventilatória e da hipercarbia. Essa correção deve ser gradual porque, devido à eliminação rápida de CO_2, o tempo pode ser insuficiente para excreção compensatória de bicarbonato, resultando em alcalose metabólica e manifestando-se por crises epilépticas.[214-216,218]

Alcalose respiratória

A alcalose respiratória ocorre quando o pH sérico é maior do que 7,44, sobretudo devido à redução dos

1186 Seção 3 ■ Doenças e Síndromes Neurológicas

Manifestações Neurológicas de Doenças Sistêmicas

Tabela 28.12 Manifestações neurológicas da acidose e alcalose.[216]

Acidose	Alcalose
Sistema nervoso central	**Sistema nervoso central**
Sonolência	Tontura
Fadiga	Vertigem
Confusão	Confusão
Cefaleia	Cefaleia
Queixas visuais	Zumbido
Prejuízo da arquitetura do sono	Embaçamento visual
Asterixis	Síncope
Alteração visual	Crises epilépticas
Encefalopatia	Ataxia
Coma	Sinal de Chvostek
Aumento da pressão intracraniana	Tremor
Papiledema	Encefalopatia
Alteração do reflexo pupilar	Coma
Sinais de herniação	Manifestações de crises epilépticas
Sistema nervoso periférico	**Sistema nervoso periférico**
Tremor	Mioclonia
	Tetania
	Tremor
	Cãibras
	Parestesia perioral e de membros

níveis de $PaCO_2$ (inferior a 35 mmHg). Esse distúrbio metabólico pode ocorrer a partir de qualquer forma de hiperventilação, levando a um deslocamento para a esquerda da curva de dissociação de oxigênio, diminuindo potencialmente o fluxo sanguíneo cerebral e gerando hipóxia tecidual. A alcalose pode desestabilizar o balanço sérico de cálcio iônico e fosfato, causando sintomas de hipocalcemia (tetania e desmaios) e hipofosfatemia (encefalopatia metabólica, disfunção hemática, anomalias da função leucocitária, trombocitopenia, alterações de contratilidade muscular, rabdomiólise e diminuição da contratilidade miocárdica).

Doenças neurológicas que, porventura, afetem o tronco encefálico também podem levar à alcalose associada à hiperventilação, tais como AVC, neoplasias, rombencefalite e a síndrome de Rett. Pacientes em geral relatam tontura, parestesia unilateral ou bilateral dos membros e da região perioral, cefaleia, câimbras, vertigem e, com menos frequência, tremores, zumbido, turvação visual, ataxia, alteração do nível de

consciência e síncope. Alcalose respiratória associada à hiperventilação pode reduzir o limiar de crises epilépticas em indivíduos suscetíveis como, por exemplo, nos pacientes com crises de ausência. O exame neurológico geralmente não apresenta achados específicos. No entanto, o sinal de Chvostek é relatado em alguns indivíduos afetados. O alentecimento da atividade elétrica cerebral de base visto no EEG, com a presença de ondas teta e delta, ocorre na ausência de atividade epileptiforme.[214-216,218]

Acidose metabólica

A acidose metabólica decorre da depleção dos níveis séricos de bicarbonato ou aumento na produção dos íons de hidrogênio, levando à acidemia. Existem duas formas principais, em geral referidas como acidose metabólica com ânion gap (AG) normal (perda de bicarbonato ou acúmulo de cloro pelo sistema gastrointestinal) e com AG elevado (lactato, sulfatos, corpos cetônicos etc.). A importância de se fazer essa

Capítulo 28

Tratado de Neurologia Infantil

distinção é fundamental na determinação do mecanismo subjacente (Tabela 28.13).[214,218,219]

O AG é estimado a partir da diferença entre as concentrações séricas de cátions (Na^+ e K^+) e ânions (Cl^- e HCO_3^-) rotineiramente dosados. Pelo fato de não poder haver nenhuma diferença efetiva (pelo princípio da neutralidade elétrica), essa medida reflete os chamados íons "não mensuráveis". Normalmente, essa diferença ou gap é representada pela porção ionizada dos ácidos fracos (A^-), sobretudo a albumina, e, em menor proporção, o fósforo. Quando o AG é maior do que o que é produzido a partir da albumina e do fósforo, outros ânions, como lactato ou corpos cetônicos, devem estar presentes em quantidades maiores do que as habituais. Na prática, o AG é calculado com a seguinte fórmula:

$$AG = (Na^+ + K^+) - (Cl^- + HCO_3^-)$$

O valor de referência é 12 ± 4 mEq/L.[215,220] Existem três tipos de acidose metabólica com aumento do AG que merecem consideração especial:

- A acidose lática que ocorre devido ao acúmulo de lactato em consequência de diminuição da circulação periférica (tipo A) ou do uso de algumas drogas (AZT, biguanidas), insuficiência hepática ou infecção por malária (tipo B). Na acidose lática do tipo A, o uso de bicarbonato deve ser evitado, pois pode causar um desvio da curva de dissociação hemoglobina-oxigênio, piorando ainda mais a disponibilidade de oxigênio para os tecidos.[215,220] A acidose lática também pode ocorrer em crianças com síndrome do intestino curto devido à fermentação de carboidratos por supercrescimento de bactérias.[217]

- A cetoacidose (diabética, alcoólica ou por jejum prolongado), que ocorre pelo aumento do metabolismo de ácidos graxos e acúmulo de acetoacetato e β-hidroxibutirato. O diabetes mellitus tipo 1 é a principal causa de cetoacidose em crianças.[215,220]

- A intoxicação por salicilatos pode cursar com acidose metabólica isolada (mais observada em crianças), com alcalose respiratória (estimulação do centro respiratório) e com um distúrbio misto de acidose metabólica e alcalose respiratória. O diagnóstico pode ser sugerido por história de náuseas, zumbidos e exposição a altas doses de aspirina. O tratamento deve ser feito com lavagem gástrica, administração de carvão ativado e alcalinização sanguínea e urinária com bicarbonato de sódio. Nos casos com insuficiência renal, o tratamento dialítico deve ser incluído.[220]

Os sintomas são inespecíficos e caracterizam-se por cefaleia, letargia, crises epilépticas, torpor e,

Tabela 28.13 Causas comuns de acidose metabólica.[216]	
Com ânion gap aumentado (> 12 mEq)	**Com ânion gap normal (< 12 mEq)**
Toxina	**Gastrointestinal**
• Metanol (Figura 28.18)	• Diarreia
• Paraldeído	• Fístula intestinal
• Etilenoglicol	• *Shunt* pancreático/ileostomia
• Cloreto de amônio	**Renal**
Medicações	• Acidose tubular renal
• Salicilato	**Malignidade**
• Isoniazida	• Mieloma múltiplo
• Excesso de ferro	• Outras causas de paraproteinemia
• Metformina	**Outros**
Condições médicas	• Medicações (inibidores da anidrase carbônica)
• Cetoacidose diabética	• Toxicidade por lítio
• Acidose láctica (várias causas)	• Administração excessiva de solução salina
• Uremia	
• Cetoacidose alcoólica	

1188   **Seção 3** ■ Doenças e Síndromes Neurológicas

em casos mais graves, coma. Além disso, durante os períodos de profunda acidose, hipóxia cerebral pode ocorrer secundariamente à falência cardiovascular. Sinais e sintomas de hipertensão intracraniana ocorrem com menos frequência quando a acidose é secundária à causa metabólica, em vez de uma causa respiratória, como citado previamente, pois o desenvolvimento da acidose respiratória é, em geral, agudo.[214-216,218,219]

Alcalose metabólica

A alcalose metabólica é secundária ao aumento da concentração de bicarbonato (> 26 mmol/L).[216] Como mecanismo compensatório, frequentemente coexiste com níveis elevados de $PaCO_2$, sendo necessário em alguns casos avaliar a resposta compensatória nos distúrbios simples, por meio da seguinte fórmula:

$$PCO_2 \text{ (esperado)} = 0,6 \times BIC$$

A alcalose metabólica pode ocorrer após a administração excessiva de substâncias alcalinas, como ocorre na síndrome do leite alcalino, ingestão não intencional, hiperadministração de bicarbonato no tratamento de acidose metabólica ou depois da transfusão maciça de citrato contido nos produtos derivados do sangue, como na exsanguíneotransfusão. No entanto, a alcalose ocorre com mais frequência devido à perda de cloro. Isso ocorre mais comumente por perdas do trato gastrointestinal superior (vômitos ou aspiração nasogástrica)

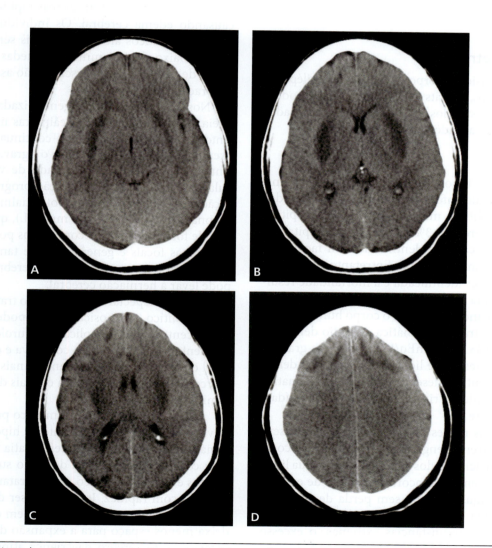

Figura 28.18 Intoxicação por metanol. Paciente de 20 anos ingeriu etanol de posto de combustível. TC de crânio com cortes axiais demonstra hipodensidade dos núcleos lentiformes, principalmente dos putames (A, B e C), bem como focos hipodensos subcorticais frontais (D). Imagens gentilmente cedidas pelo dr. Rafael Marques Franco – São Paulo.

Tratado de Neurologia Infantil

ou na urina (diuréticos, hiperaldosteronismo, defeitos congênitos da reabsorção de cloreto ou pós-hipercapnia). Menos frequentemente, perdas de cloreto no suor (observadas entre os lactentes e as crianças com fibrose cística) ou pelo trato gastrointestinal inferior (cloridorreia congênita) causam alcalose metabólica em pacientes pediátricos.[217]

Os sintomas neurológicos vistos no paciente com alcalose metabólica são semelhantes aos observados em outras formas de alcalose. Alcalemia grave (pH > 7,60) pode levar à cefaleia, tetania, crises epilépticas, letargia e coma. Há predisposição a arritmias, especialmente em pacientes com cardiopatias de base. A alcalemia deprime a respiração, com hipercapnia e possível ocorrência de hipóxia, além de causar prejuízo agudo da liberação de O_2 pela hemoglobina nos tecidos.[214-216,221]

Distúrbios eletrolíticos

Estado confusional, torpor, coma, crises epilépticas e, em alguns casos, déficits neurológicos focais, podem ter como causa distúrbios eletrolíticos. Serão revisados aqui os principais achados e sintomas clínicos.

Hiponatremia

Denomina-se hiponatremia a presença de um nível sérico de sódio inferior a 135 mEq/L. É um dos distúrbios eletrolíticos mais frequentes nos hospitais, ocorrendo em cerca de 3% das crianças hospitalizadas. Em geral, a causa é identificada com facilidade, e a condição raramente é fatal. Entretanto, às vezes, a causa pode não ser identificada e a mortalidade resultar de uma terapia inapropriada.[214]

Em circunstâncias normais, o corpo humano pode manter a concentração plasmática de sódio dentro da faixa normal (135 a 145 mEq/L), apesar das grandes flutuações na ingestão de líquidos. A principal defesa do organismo contra o desenvolvimento de hiponatremia é a capacidade do rim para gerar urina diluída e excretar água livre.

As principais razões para que as crianças desenvolvam hiponatremia englobam condições que comprometam a capacidade dos rins de excretar água livre. A hiponatremia em geral ocorre nos casos de excesso de entrada da água, com ou sem perda de sódio, na presença de uma excreção de água livre prejudicada. Somente em circunstâncias extremas, o excesso de entrada da água ou a perda de sódio isoladamente poderá levar à hiponatremia. É importante perceber que a concentração sérica de sódio não reflete o conteúdo corporal total de sódio com precisão. Pelo

contrário, uma diminuição do sódio sérico reflete com mais precisão um aumento da água corporal total, e um aumento no sódio sérico reflete um déficit de água livre.[214] Para o tratamento adequado da hiponatremia, é fundamental definir a osmolaridade sérica, classificando assim as hiponatremias em: hipertônica, hipotônica e isotônica.

A hiponatremia pode gerar influxo de água livre para o espaço intracelular, resultando em edema celular e consequentemente levar ao edema cerebral e à encefalopatia. As manifestações clínicas da hiponatremia são sobretudo neurológicas e relacionadas com edema cerebral secundário à hipo-osmolalidade. Os sintomas da encefalopatia hiponatrêmica variam de modo substancial entre os indivíduos. O declínio abrupto do sódio sérico pode levar a mudanças rápidas nos fluidos, causando edema cerebral. Os indivíduos costumam ser assintomáticos até que os níveis séricos de sódio caíam abaixo de 120 mmol/L. Quedas menores dos níveis de sódio, porém bruscas, estão associadas à deterioração clínica.

Nos casos leves, fadiga generalizada, náuseas, cefaleia, disgeusia, anorexia e câimbras musculares são sintomas típicos. Se os níveis continuam a cair (por exemplo, 120 a 130 mmol/L), o agravamento desses sintomas pode ser acompanhado de vômitos, fasciculações, tremores e deterioração progressiva da cognição e orientação. Níveis potencialmente fatais de hiponatremia (isto é, < 115 mmol/L), que se apresentem de forma aguda, são conhecidos por causar crises epilépticas focais e generalizadas e também levar ao coma. Sem tratamento, o edema cerebral progressivo pode levar à herniação cerebral.

Cuidado especial é necessário ao tratar esse distúrbio eletrolítico. A reposição rápida pode levar à mielinólise central. Essa complicação neurológica em geral apresenta-se com alteração cognitiva e diminuição do nível de consciência. No entanto, sinais localizatórios, tais como ataxia, hemiparesia e sinais de liberação piramidal podem ocorrer.

As crianças apresentam um risco particularmente elevado para o desenvolvimento de hiponatremia sintomática, desenvolvendo encefalopatia hiponatrêmica com concentrações séricas de sódio superiores à dos adultos e pior prognóstico, caso o tratamento não seja iniciado com rapidez. Isso parece ser devido à maior proporção cérebro-calota craniana em crianças, o que deixa menos espaço para a expansão do cérebro edemaciado.[214] O cérebro da criança atinge a dimensão adulta por volta dos seis anos de idade; contudo, o tamanho real do crânio não é alcançado até os 16 anos de idade. Além disso, dados em animais sugerem que

Seção 3 ■ Doenças e Síndromes Neurológicas

1190

Manifestações Neurológicas de Doenças Sistêmicas

crianças pré-púberes têm uma capacidade reduzida para regular o volume das células cerebrais, o que está relacionado à diminuição da extrusão de sódio celular devido aos baixos níveis de testosterona. Hipoxemia é um fator de risco para o desenvolvimento da encefalopatia hiponatrêmica, pois prejudica a habilidade do cérebro em adaptar-se à hiponatremia.[214]

Síndrome da secreção inapropriada de hormônio antidiurético

A síndrome da secreção inapropriada de hormônio antidiurético (SIADH, do inglês *syndrome of inappropriate antidiuretic hormone secretion*) é uma das causas mais comuns de hiponatremia no hospital e leva muitas vezes à hiponatremia grave (sódio plasmático < 120 mEq/L). É causada pela elevada secreção de hormônio antidiurético (HAD), na ausência de um estímulo osmótico ou hipovolêmico.

SIADH pode associar-se a uma variedade de doenças, embora na maioria das vezes esteja associada a doenças pulmonares, do SNC e ao uso de medicamentos (Tabela 28.14). Deve ser suspeitada em qualquer paciente com hiponatremia, hipo-osmolaridade e uma osmolaridade urinária acima de 100 mOsm/kg. A concentração de sódio na urina em geral é superior a 40 mEq/L, a concentração de potássio no soro é normal, não há perturbação ácido-base e a concentração de ácido úrico é frequentemente baixa. Nesse cenário, deve-se procurar fazer o diagnóstico diferencial com a síndrome cerebral perdedora de sal. A única diferença clínica é a volemia, que está normal na SIADH e reduzida na síndrome cerebral perdedora de sal. Sabendo da dificuldade em estabelecer um diagnóstico preciso de volemia no paciente neurológico, pode-se entender que a diferenciação entre essas duas síndromes pode ser bastante difícil na prática. Esse fato, aliado a uma compreensão incompleta da patogênese da síndrome cerebral perdedora de sal, tem levado alguns autores a questionar a sua existência.[222]

Os sintomas em geral são de curta duração e se resolvem com o tratamento da doença subjacente ou interrupção da medicação responsável. A restrição hídrica é a pedra angular da terapia, mas representa um método de correção lento e, com frequência, impraticável em bebês que recebem a maior parte de sua nutrição na forma líquida. Todos os fluidos intravenosos devem possuir uma solução com pelo menos a tonicidade de uma solução salina normal. Se isso não corrigir a concentração plasmática de sódio, cloreto de sódio a 3% pode ser administrado conforme necessário.

Se for necessária uma correção mais rápida da hiponatremia, poderá ser adicionado um diurético

Tabela 28.14 Causas de SIADH.

Doenças do sistema nervoso central

Infecções (meningite, encefalite e abscesso)

Neoplasia

Vascular (acidente vascular cerebral, hemorragia subaracnoide)

Neurocirurgia

Hidrocefalia

Trauma

Doenças neurodegenerativas

Doenças pulmonares

Pneumonia

Tuberculose

Asma

Ventilação com pressão positiva

Pneumotórax

Abscesso

Neoplasias

Pulmão

Mama

Linfoma

Rins

Pâncreas

Sarcoma

Medicações

Vincristina

Ciclofosfamida

Antidepressivos (fluoxetina, sertralina, amitriptilina)

Fármacos antiepilépticos (carbamazepina, oxcarbazepina, valproato)

Outras

Porfiria idiopática

Psicose

Sarcoidose

de alça em combinação com fluidos hipertônicos. Os agentes que produzem diabetes insipidus, como demeclociclina, podem ser usados se SIADH persistir por mais de um mês e não responder à restrição de líquidos, ao aumento da ingestão de sódio e aos diuréticos de alça. Os antagonistas do receptor de vasopressina 2 são uma terapia promissora, ainda em teste, embora não tenham sido aprovados para uso clínico.[214,223]

Hiponatremia no pós-operatório

Crianças saudáveis podem apresentar encefalopatia hiponatrêmica depois de procedimentos cirúrgicos de rotina. A hiponatremia no pós-operatório ocorre devido a uma combinação de estímulos não osmóticos para liberação de HAD, entre eles: depleção subclínica de volume, dor, náusea, estresse, condições que predispõem à formação de edema e administração de fluidos hipotônicos.

Os estímulos pós-operatórios não osmóticos para a liberação de HAD em geral desaparecem no terceiro dia de pós-operatório, porém podem persistir até o quinto dia. Os principais fatores relacionados à hiponatremia nesse período são a dificuldade em reconhecer o comprometimento da capacidade para manter o balanço hídrico pelo paciente e a administração de fluidos hipotônicos.[214]

Intoxicação hídrica

A intoxicação por água é uma das causas mais comuns de hiponatremia sintomática em lactentes de baixo nível socioeconômico, devido à mistura ou complementação do leite com água. Nesses casos, a fome vai fazer com que a criança aceite a fórmula com baixo soluto, levando à intoxicação.

Os sintomas na apresentação em geral são crises epilépticas, insuficiência respiratória e hipotermia. Crianças afetadas podem ser tratadas prontamente com uma correção parcial da hiponatremia, por meio da administração de solução salina hipertônica ou normal. A hiponatremia é corrigida com rapidez por meio uma diurese de água livre e, em muitas crianças, espontaneamente depois da retomada da alimentação normal. Com o tratamento adequado, o prognóstico costuma ser bom e sem sequelas neurológicas a longo prazo.[214]

Diuréticos

O uso de diuréticos é uma causa relativamente comum de hiponatremia em crianças. Ocorre sobretudo em pacientes que utilizam diuréticos tiazídicos, levando à hiponatremia grave e sintomática. A hiponatremia pode ser tanto aguda quanto crônica. Entretanto, com frequência, desenvolve-se nas primeiras semanas após o início da terapia. Diuréticos tiazídicos costumam ser utilizados no manejo de estados edematosos, e seus efeitos são sinérgicos com outras doenças subjacentes que causam hiponatremia. A ingestão excessiva de água também é um fator importante que contribui para o desenvolvimento da hiponatremia entre aqueles que recebem diuréticos.[214]

Desmielinização central

A lesão desmielinizante central é uma complicação rara, porém reconhecida da terapia, para a encefalopatia hiponatrêmica. Os sintomas em geral ocorrem vários dias após a correção da hiponatremia e podem se caracterizar por confusão, tetraplegia, paralisia pseudobulbar e síndrome do encarceramento. Muitos casos são assintomáticos.

As lesões são bem evidenciadas pela IRM depois de duas semanas da correção da hiponatremia (Figura 28.19). Dados recentes demonstram que a taxa de correção tem pouca ou nenhuma relação com o desenvolvimento de lesões desmielinizantes. Em vez disso, a magnitude absoluta da correção e as doenças subjacentes são os principais fatores contribuintes. Doentes com hiponatremia que desenvolvem lesões desmielinizantes, com frequência, apresentam: hipernatremia desencadeada inadvertidamente, níveis séricos de sódio corrigidos além de 25 mmol/L em 24 a 48 horas, algum evento hipóxico ou doença hepática grave. Como o risco de morte e dano neurológico permanente na hiponatremia sem tratamento excedem em muito a possibilidade teórica de lesões desmielinizantes após a correção, os clínicos não devem hesitar em usar solução salina hipertônica em pacientes sintomáticos, porém respeitando-se os limites de segurança.[214]

Hipernatremia

A concentração de sódio plasmática e a osmolaridade sérica são controladas pela homeostase da água, mediada por sede, vasopressina e rins. Hipernatremia é um distúrbio hidroeletrolítico frequente, definido por uma concentração plasmática de sódio superior a 145 mmol/L. Pode ser causada por perda de água livre ou fluidos hipotônicos, ingesta inadequada de água ou administração de grandes quantidades de solutos hipertônicos. Pelo fato de, comumente, envolver um déficit de água mais que propriamente um excesso de sódio, a hipernatremia ocorre com mais frequência em grupos de pessoas nas quais a sede ou o acesso à água está comprometido. Tal doença se destaca no grupo de alto risco, pacientes com estado mental alterado, psiquiátricos, em ventilação mecânica, idosos e crianças.[224]

Nas crianças, a gastroenterite continua a ser uma importante causa de hipernatremia, mas é muito menos comum do que previamente descrita. Amamentação ineficaz é uma causa rara de hipernatremia, no entanto a sua incidência parece estar aumentando. Ela ocorre sobretudo em mães primíparas e bem orientadas, que falham no reconhecimento de um

Manifestações Neurológicas de Doenças Sistêmicas

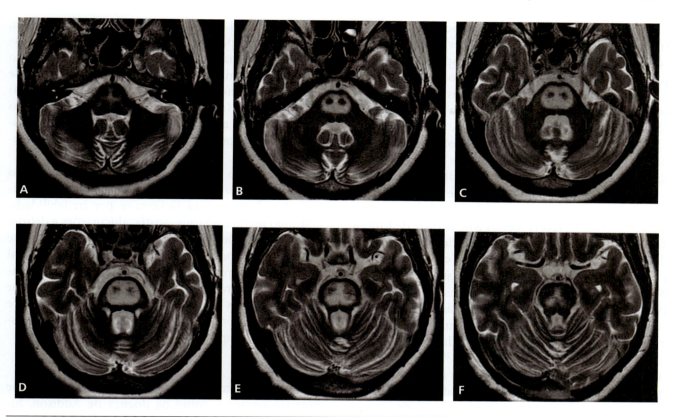

Figura 28.19 Mielinólise pontina. Paciente com cirrose hepática e distúrbio eletrolítico corrigido, evoluindo com confusão mental e tetraparesia. IRM de encéfalo no plano axial e ponderação T2 evidenciam hipersinal comprometendo a porção central da ponte, poupando os tratos corticoespinhais e tegmento pontino. Esse aspecto é característico da desmielinização osmótica nessa topografia.

quadro de desnutrição e desidratação progressivo. Complicações vasculares significativas foram relatadas nessas crianças.[214]

Por ser um soluto basicamente do extracelular, o sódio contribui para a hipertonicidade do plasma, levando à movimentação de água pela membrana. Logo, seu aumento plasmático leva à hiperosmolaridade hipertônica, causando desidratação celular devido à passagem de água das células para o fluido extracelular. A morbidade desse distúrbio varia de mínimas a graves, podendo causar o óbito. Isso é proporcional à gravidade do distúrbio e à velocidade de aumento do sódio, sendo, entretanto, muitas vezes difícil de discernir a real contribuição da hipernatremia para o desfecho, em função do envolvimento de outras comorbidades.[224]

O SNC frequentemente é envolvido em casos de hipernatremia. As manifestações clínicas descritas são diversas. Crianças com hipernatremia em geral apresentam-se agitadas e com irritabilidade, mas esses sintomas podem progredir para letargia, apatia e coma. O exame neurológico costuma revelar aumento do tônus, rigidez de nuca e reflexos vivos. Mioclonia, asterixis e coreia podem estar presentes. Crise epiléptica não é comum, exceto em casos de correção agressiva dos níveis séricos de sódio ou na reidratação. Quando ocorrem perdas intracelulares significativas e contínuas, há uma verdadeira tração mecânica sobre os vasos, podendo causar danos ao endotélio vascular e, por consequência, hemorragia subaracnóidea, subdural e parenquimatosa, além de trombose venosa cerebral.[214,224]

A causa da hipernatremia em geral é multifatorial, e uma abordagem sistemática é necessária para determinar os fatores que contribuem. O sódio sérico, a glicose e a osmolaridade devem ser medidos. Uma concentração sérica de sódio elevada sempre está associada com hiperosmolalidade e deve ser considerada anormal. Na prática clínica, encontramos um paciente muito desidratado com quadro neurológico proporcional à osmolaridade: maior que 320 mOsm/L há confusão mental, maior que 340 mOsm/L há um estado de coma e maior que 360 mOsm/L, o paciente pode apresentar apneia.

Tratado de Neurologia Infantil

Em casos de hiperglicemia significativa, a concentração de sódio estará diminuída devido à translocação associada de fluidos a partir do espaço intracelular para o extracelular. Uma vez diagnosticada a hipernatremia, deve ser realizada uma história detalhada, incluindo a ingestão de líquidos, para determinar se o mecanismo da sede está preservado, se houve restrição de fluidos ou se não há oferta adequada de fluidos intravenosos. Em pacientes nos quais a hipernatremia não tiver causa de base evidente, o principal exame é a osmolaridade urinária. A presença de uma urina adequadamente concentrada com osmolaridade entre 800 a 1.400 mOsm/kg (corresponde à densidade de 1.025 a 1.035 na urina) afasta a possibilidade de diabetes insipidus. Urina com baixa osmolaridade (< 300 mOsm/kg) e baixa densidade atesta falência do sistema concentrador, levando à hipótese de diabetes insipidus. Além da medida direta da osmolalidade urinária, recomenda-se a medida, em separado, das concentrações de sódio e potássio urinários que, multiplicadas por dois, dão um valor próximo da osmolalidade.[214,225] Na hipernatremia persistente, por adaptação, as células nervosas produzem solutos proteicos de elevado peso molecular (osmóis idiogênicos), que têm a função de manter o volume celular constante e equilibrado, sem alterar a osmolaridade cerebral. Durante o tratamento da hipernatremia, esses osmóis diminuem devagar, contraindicando a correção rápida deste distúrbio hidroeletrolítico. Quando se processam rápidas correções da hipernatremia, antes mesmo do desaparecimento dos osmóis idiogênicos, pode ocorrer intoxicação hídrica pela passagem de água em excesso para o meio intracelular.[214]

Em pacientes com hipernatremia que se desenvolve em um período de horas, pode ser feita a correção rápida, melhorando o prognóstico sem aumentar os riscos de edema cerebral, pois os eletrólitos acumulados são rapidamente excluídos das células cerebrais. Contudo, a correção lenta é prudente quando a duração da hipernatremia for desconhecida ou longa, pois o acúmulo de solutos cerebrais ocorre num período de vários dias. A ideia central é reduzir os níveis de sódio em torno de 0,5 ou 10 mEq/L/dia até atingir 145 mEq/L, diminuindo os riscos de edema cerebral e crises epilépticas.

Outros distúrbios eletrolíticos

Hipocalemia

A hipocalemia é definida por potássio sérico menor que 3,5 mEq/L e é secundária à internalização celular anormal do potássio (por efeito de insulina, catecolaminas, paralisia periódica hipocalêmica, alcalose e hipotermia) ou à excreção excessiva de potássio renal (hiper-reninemia, hiperaldosteronismo, acidose tubular renal, efeito de diuréticos, hipomagnesemia) ou extrarrenal (diarreia, diaforese). Os diagnósticos diferenciais são a síndrome de Bartter, hipertireoidismo, alcalose hipoclorêmica, hipomagnesemia e alcalose metabólica.

Os sintomas da hipocalemia podem ser divididos em sintomas do SNC e neuromusculares. As manifestações do SNC caracterizam-se por irritabilidade, confusão mental, letargia, apatia, alucinações e delírio. As manifestações neuromusculares caracterizam-se por fraqueza (predomínio da musculatura proximal e em geral poupam os músculos inervados pelos pares cranianos), rabdomiólise, câimbra, parestesia, dor muscular, sinais de tetania latente, paralisia flácida e parada respiratória. Após a reposição de potássio, costuma haver recuperação completa.[214,2261]

Hipercalemia

A hipercalemia pode ser secundária a excesso de potássio corporal, como na doença de Addison, hipoaldosteronismo e insuficiência renal ou sem sobrecarga de potássio corporal (trauma, crises epilépticas, infarto muscular, uso de antagonistas adrenérgicos, acidose metabólica hiperclorêmica, intoxicação digitálica, uso de relaxantes musculares despolarizantes, paralisia periódica hipercalêmica).

As manifestações cardíacas da hipercalemia, como fibrilação ventricular ou assistolia, em geral aparecem antes dos sintomas neurológicos. O principal sintoma neurológico relacionado à hipercalemia é a fraqueza muscular, porém ela raramente é de grau importante. Quando não há causa identificável de hipocalemia ou mesmo hipercalemia no contexto de fraqueza, deve-se pensar na possibilidade de paralisia periódica ou em tireoidopatia.[214,226]

Hipocalcemia

Definida por níveis séricos de cálcio < 7 mg/dL. Muitas vezes é assintomática, porque o cálcio iônico (fração que participa dos mecanismos neuromusculares) pode estar normal, apesar do cálcio total baixo. Face à abundância do cálcio no organismo, a hipocalcemia sempre significa falha nos mecanismos regulatórios e pode ter várias causas. Entre elas podemos citar a deposição de cálcio nos ossos ou tecidos (pancreatite, rabdomiólise, hiperfosfatemia), diminuição do paratormônio ou de seus efeitos (hipoparatireoidis-

1194

Seção 3 ▪ Doenças e Síndromes Neurológicas

mo primário ou secundário, hipomagnesemia, deficiência de vitamina D, hiperparatireoidismo materno em recém-nascidos) e outras causas (baixo aporte enteral ou parenteral, sepse, pós-correção de acidose, pós-transfusão, uso de diuréticos).

Quando sintomática, predominam as manifestações neuromusculares, podendo-se observar desde abalos, tremores, espasmos musculares, clônus, fasciculações e crises epilépticas (principalmente em recém-nascidos), até manifestações cardiovasculares como hipotensão, bradicardia, bloqueios de condução e arritmias. Em crianças maiores podem-se observar tetania e os sinais clássicos de Trousseau e Chvostek.

A tetania é o sintoma mais comumente reconhecido da hipocalcemia no SNP. O fenômeno se origina no nervo periférico e é resultado da despolarização da membrana citoplasmática durante o potencial de ação de repouso, em razão da baixa concentração de cálcio. Dessa forma, são gerados potenciais de ação espontâneos, irregulares e repetitivos. Em casos avançados, há relatos de estridor laríngeo e opistótono. Coreia e parkinsonismo podem ser encontrados em casos de hipocalcemia crônica. A calcificação dos núcleos da base é frequente em pacientes com hipoparatireoidismo crônico (Figura 28.20). O tratamento nos casos sintomáticos é com reposição venosa de gluconato de cálcio.[227]

Hipercalcemia

Definida por níveis séricos de cálcio > 11 mg/dL. Em geral é assintomática, embora valores >13 mg/dL es-

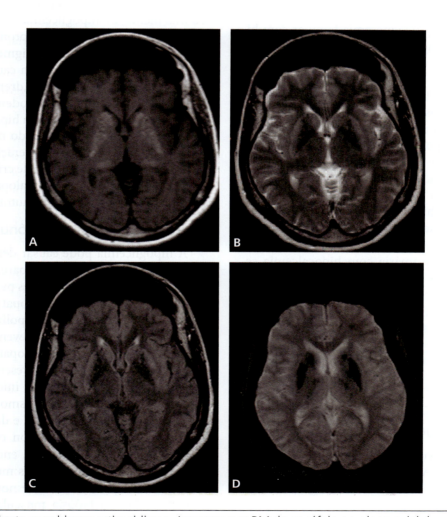

Figura 28.20 Paciente com hipoparatireoidismo. Imagens por RM de encéfalo no plano axial demonstram importante espessamento ósseo difuso da díploe, além de alteração de sinal dos núcleos da base, caracterizado por hipersinal espontâneo em T1 (A) e hipossinal em T2 (B) e FLAIR (C), com marcado hipossinal na sequência gradiente-echo (D), relacionado a calcificações.

Tratado de Neurologia Infantil

tejam associados a alterações do estado mental (letargia, psicose), fraqueza muscular e arreflexia profunda, redução da peristalse e constipação, além de arritmias cardíacas. O ECG mostra encurtamento do intervalo QT. Outros achados que podem ser encontrados na hipercalcemia incluem cefaleia, mialgia, parkinsonismo, disartria, disfagia, ataxia e, raramente, crises epilépticas. A reversibilidade dos sintomas depende da gravidade da hipercalcemia.[227]

Hipomagnesemia

Hipomagnesemia em crianças ocorre em muitas situações clínicas, tais como policitemia, síndrome de má absorção, síndrome do intestino curto, filhos de mães diabéticas e hipomagnesemia familiar. Com o avanço da genética molecular, uma série de doenças que cursam com hipomagnesemia familiar foram descritas, como hipomagnesemia dominante isolada com hipocalciúria, hipomagnesemia familiar com hipercalciúria e hipomagnesemia isolada recessiva com normocalciúria.

Hipomagnesemia familiar com hipocalcemia secundária foi relatada de início com predominância em pacientes do sexo masculino, porém em estudos posteriores não houve predominância de sexo. Estudos confirmaram que hipomagnesemia familiar com hipocalcemia secundária é uma doença autossômica recessiva, causada por mutações em um gene localizado na região cromossômica 9q22 denominado *TRPM6*. Na maioria dos casos, a hipomagnesemia primária é causada por um defeito seletivo da absorção de magnésio no intestino delgado. As manifestações clínicas típicas de hipomagnesemia primária com hipocalcemia secundária em crianças consistem em crises epilépticas recorrentes e tetania, refratárias à suplementação de cálcio e responsivas à terapia com magnésio. Outras manifestações clínicas da hipomagnesemia incluem desorientação, comportamento psicótico, movimentos involuntários, apatia, depressão, afasia e hemiparesia.[228,229]

■ MANIFESTAÇÕES NEUROLÓGICAS DAS DOENÇAS ENDÓCRINAS

Os sistemas nervoso e endócrino estão intimamente relacionados. As alterações hormonais podem causar diversas manifestações neurológicas, sendo fundamental o diagnóstico precoce para a recuperação completa do paciente. De início, abordaremos as síndromes clínicas e, ao final da seção, os achados de cada doença endócrina.

Cefaleia

Em algumas situações pode ser secundária à doença endócrina. A hipertensão intracraniana idiopática pode ser causada por insuficiência adrenal, hiperadrenalismo, hipertireoidismo e hipoparatireoidismo.[230] Quando a cefaleia acompanha-se de hemianopsia bitemporal, galactorreia ou amenorreia, sugere o diagnóstico de macroadenoma hipofisário. Na apoplexia hipofisária, o macroadenoma pode se manifestar com cefaleia de início agudo associada à alteração da consciência, oftalmoparesia, perda visual e insuficiência adrenal.

Alteração da consciência

As alterações metabólicas devem entrar no diagnóstico diferencial do coma sem sinais focais. A cetoacidose diabética, ou o edema cerebral secundário ao seu tratamento, e a hipoglicemia são causas frequentes de alteração da consciência no pronto-socorro. Sonolência acompanhada de hiperpigmentação cutânea e hiponatremia hipovolêmica sem causa aparente pode ser decorrente de insuficiência adrenal.

Crise epiléptica ou tetania podem ocorrer na hipocalcemia e *delirium* hipoativo na hipercalcemia. Coma mixedematoso deve ser lembrado na presença de hipotermia. Uma causa rara de alteração da consciência, frequentemente acompanhada de crises epilépticas, é a encefalite de Hashimoto (encefalopatia responsiva ao esteroide associada à tireoidite autoimune).[231]

Alterações da força e do tônus muscular

A hipoglicemia pode causar déficits neurológicos focais como, por exemplo, hemiparesia, simulando um evento vascular. As complicações periféricas do diabetes incluem radiculopatia, plexopatia, mononeuropatia, mononeuropatia múltipla e polineuropatia.

As doenças endócrinas devem fazer parte do diagnóstico diferencial das miopatias. Em geral, os sintomas sistêmicos já estão presentes, porém a fraqueza pode ser a manifestação inicial. Disfunção da tireoide (hipo ou hipertireoidismo), da paratireoide (hipo ou hiperparatireoidismo) e da adrenal (doença de Cushing, doença de Addison ou hiperaldosteronismo) podem causar miopatia endócrina. Os sintomas são mais proeminentes nos membros inferiores, a creatinofosfoquinase (CPK) é normal ou levemente aumentada, e a biópsia muscular não demonstra alterações específicas. O prognóstico costuma ser favorável com o tratamento precoce da endocrinopatia. Fraqueza muscular episódica, sobretudo se acompa-

1196 Seção 3 ■ Doenças e Síndromes Neurológicas

nhada de hipocalemia, deve levantar a hipótese de paralisia periódica tireotóxica.[232]

O hipotireoidismo é uma causa importante de hipotonia neonatal. Hipotonia associada à obesidade, à criptorquidia, ao hipogonadismo e à deficiência intelectual sugere a síndrome de Prader-Willi.

Distúrbios do movimento

Uma síndrome extrapiramidal pode ocorrer na hipocalcemia, em geral num contexto de hipoparatireoidismo ou pseudo-hipoparatireoidismo. Os exames de imagem mostram calcificações nos núcleos da base e córtex (Figura 28.20). Hipertireoidismo, doença de Addison, hiperglicemia e hipernatremia também são causas de coreoatetose. Hipoglicemia e hipertireoidismo devem entrar no diagnóstico diferencial do tremor essencial.

Alterações do desenvolvimento neurológico

Crianças com deficiência do hormônio do crescimento apresentam desempenho reduzido do ponto de vista cognitivo e motor em relação a crianças com baixa estatura idiopática. Há correlação dos achados clínicos com alterações na IRM de crânio, como redução de volume do corpo caloso, tálamo, globo pálido e hipocampo.[233]

O hipotireoidismo congênito cursa com atraso do desenvolvimento. A triagem neonatal possibilita o diagnóstico precoce, embora alterações sutis do desenvolvimento possam ocorrer mesmo nos pacientes tratados nos primeiros dias de vida.[234] A síndrome de Allan-Herndon-Dudley (mutação no gene *MCT8*) deve ser lembrada na investigação de meninos com hipotonia e atraso do desenvolvimento, especialmente se o heredograma sugerir herança ligada ao X. O níveis séricos de T3 com frequência estão muito aumentados.[235]

A síndrome de Cushing pode estar associada à disfunção cognitiva e alteração comportamental, mesmo após a resolução do hipercortisolismo. A exposição a corticosteroides está associada à atrofia cerebral potencialmente reversível. Deficiência intelectual pode estar presente na hiperplasia adrenal congênita.[236]

Em geral, pacientes com diabetes tipo 1 têm desempenho pior em testes cognitivos em relação aos controles.[237]

A Tabela 28.15 resume as manifestações neurológicas de cada doença endócrina.

Tabela 28.15 Manifestações neurológicas das doenças endócrinas.

Hipotireoidismo
Hipotonia
Apneia
Sonolência
Deficiência intelectual
Atraso no fechamento de fontanelas
Perda auditiva neurossensorial
Miopatia

Hipertireoidismo
Irritabilidade, desatenção
Pseudotumor cerebral
Oftalmoparesia e proptose
Distúrbios do movimento (tremor e coreia)
Miopatia e paralisia periódica

Hipoparatireoidismo
Crise epiléptica
Pseudotumor cerebral
Distúrbios do movimento
Dor e câimbras musculares

Hiperparatireoidismo
Encefalopatia
Fraqueza muscular

Insuficiência adrenal
Fadiga
Pseudotumor cerebral
Fraqueza muscular

Síndrome de Cushing
Cefaleia
Alterações cognitivas e comportamentais
Fraqueza muscular

Diabetes mellitus
Confusão mental, coma e crise epilética
Déficit neurológico focal
Distúrbios do movimento
Radiculopatia, plexopatia, mononeuropatia, mononeuropatia múltipla, polineuropatia

■ MANIFESTAÇÕES NEUROLÓGICAS DAS DOENÇAS HEMATOLÓGICAS

Leucemia

O envolvimento do sistema nervoso na leucemia pode ocorrer por infiltração de células neoplásicas,

Tratado de Neurologia Infantil

infecção, hemorragia, leucostase ou como efeito colateral da terapia.

Disseminação meníngea

A leucemia linfocítica aguda e a mielomonocítica aguda estão associadas com incidência alta de invasão leptomeníngea, cujos sintomas são cefaleia, vômitos, alteração da consciência e crise epiléptica. Papiledema é o sinal mais frequente, mas pode haver também acometimento de nervos cranianos e irritação meníngea.

Os exames de imagem podem evidenciar hidrocefalia, infiltração dos nervos cranianos e realce meníngeo.[238] A análise do líquor é essencial na confirmação do diagnóstico, porém a pesquisa de blastos pode ser negativa em 10% dos casos, sendo necessário repetir o exame com coleta de um volume maior de líquor.[2] A pressão de abertura costuma ser elevada e a glicorraquia reduzida. Entretanto, a proteinorraquia é, frequentemente, normal.[239]

Lesão tumoral parenquimatosa

A leucemia mieloide aguda pode originar tumores sólidos chamados de sarcomas granulocíticos ou cloromas. Ocorrem mais comumente no osso, podendo resultar em compressão medular, na órbita e na dura-máter. Raramente ocorrem no parênquima cerebral. Nos exames de imagem, apresentam realce intenso e homogêneo.

Hemorragia e trombose

A etiologia da hemorragia intracraniana em pacientes com leucemia aguda é multifatorial e inclui coagulopatia, plaquetopenia e injúria endotelial pela quimioterapia. Pacientes com leucemia promielocítica têm maior risco.[240] Na maioria das vezes, o sangramento é multifocal no parênquima, porém pode ocorrer também nos espaços subdural e subaracnóideo.

Infarto cerebral é bem menos frequente do que hemorragia e está relacionado principalmente com trombose venosa. Os fatores predisponentes são desidratação, leucostase, hipercoagulabilidade e uso de certos agentes, como a L-asparaginase.[241]

Leucostase

O aumento acentuado de leucócitos circulantes provoca hiperviscosidade sanguínea. Os sintomas são cefaleia, sonolência, confusão mental, zumbido e alterações visuais. A fundoscopia mostra papiledema, distensão venosa e hemorragias. A leucaférese promove melhora do quadro clínico.

Infecção

A infiltração da medula óssea em decorrência da leucemia ou a supressão da hematopoese induzida por drogas ou irradiação predispõe a infecções por vários agentes, incluindo vírus, bactérias e fungos. A presença de febre, cefaleia, alteração da consciência, déficit focal ou crise epiléptica deve alertar para a possibilidade de infecção no SNC.

O diagnóstico costuma não ser simples, pois as complicações não infecciosas do tratamento podem ter apresentação clínica semelhante, como a síndrome PRES, a meningite induzida por drogas e a desmielinização osmótica. Uma investigação ampla com sorologias, culturas, punção lombar e IRM de encéfalo é geralmente necessária. A reação em cadeia da polimerase é um método de grande valor, sobretudo na suspeita de encefalite viral.

Linfoma

O sistema nervoso geralmente é envolvido por meio da disseminação dos sítios nodais e extranodais. O linfoma primário do SNC é bem menos comum e representa 1% de todos os linfomas.[242] As complicações neurológicas resultam da invasão e compressão das estruturas ou das síndromes paraneoplásicas, que são mais frequentes nos casos de linfoma não Hodgkin.

Envolvimento medular

Os depósitos extradurais resultam da disseminação de origem no espaço retroperitoneal ou mediastinal, com crescimento ao longo das raízes nervosas e passando pelos forames intervertebrais, ou pela invasão direta de uma vértebra acometida. A compressão arterial pode resultar em isquemia medular.

Metástase intramedular é rara. Mielopatia aguda ou subaguda pode ocorrer como efeito paraneoplásico. A apresentação clínica consiste de síndrome medular, sendo os níveis C5-T8 os mais acometidos, e radicular. A IRM pode mostrar processo expansivo com realce nas regiões paravertebral e epidural. O envolvimento vertebral é frequente.[243]

Disseminação leptomeníngea

A disseminação leptomeníngea do linfoma é relativamente frequente e se manifesta com sinais e sintomas multitopográficos envolvendo encéfalo, nervos cranianos, medula espinal e raízes nervosas. A IRM pode mostrar realce meníngeo, nódulos no espaço subaracnóideo ou espessamento e realce de nervos e raízes.

1198   Seção 3 ■ Doenças e Síndromes Neurológicas

Manifestações Neurológicas de Doenças Sistêmicas

A punção lombar pode mostrar aumento da pressão de abertura, pleocitose linfocítica, hiperproteinorraquia e hipoglicorraquia. Pleocitose eosinofílica pode ocorrer no linfoma de Hodgkin.[244] Assim como na meningite leucêmica, a pesquisa de células neoplásicas pode ser negativa e necessitar de novas punções.

Envolvimento encefálico

Ocorre por infiltração da base do crânio em continuidade com linfonodos cervicais acometidos ou por disseminação linfática. A apresentação clínica é variável e depende da topografia e extensão das lesões. Com frequência, há disseminação leptomeníngea associada. O padrão de imagem é de lesões únicas ou múltiplas, com realce pelo contraste e localização periventricular ou superficial.[245] O envolvimento metastático do parênquima encefálico pelo linfoma é incomum.

Doenças hemorrágicas

Hemofilias

A gravidade das complicações hemorrágicas nos pacientes com hemofilia A está relacionada ao nível de atividade residual do fator VIII. Os pacientes com atividade menor que 1% (hemofilia grave) costumam apresentar hemorragia espontânea, sobretudo em articulações e músculos.

A hemorragia intracraniana é uma das principais causas de morte. Ela pode ocorrer espontaneamente ou após trauma. A topografia do sangramento é variável, podendo localizar-se no parênquima ou nos espaços extradural, subdural e subaracnóideo. Devido às consequências do tratamento tardio, os pacientes com hemofilia devem ser tratados precocemente, mesmo após trauma leve, antes da realização do exame de imagem. A reposição do fator VIII deve ter como objetivo a manutenção de atividade próxima a 100%. Os procedimentos neurocirúrgicos não estão contraindicados, contanto que a coagulação esteja adequada.[246] Epilepsia ocorre em 25% dos pacientes com hemorragia intracraniana.[2]

Lesões dos nervos periféricos são as complicações neurológicas mais frequentes, sendo a hemorragia intramuscular o principal mecanismo. O hematoma do ilíaco pode levar à compressão do nervo femoral, e os hematomas dos membros superiores podem comprimir os nervos mediano, ulnar e radial. O comprometimento dos nervos pode ocorrer também por hemorragia subperiosteal ou por artropatia grave. A hemorragia intraneural é rara, porém pode ocorrer, por exemplo, no nervo ulnar, na topografia do túnel cubital.[2]

As complicações neurológicas da hemofilia B são semelhantes às da hemofilia A, como hemorragia intracraniana e neuropatia periférica.

Púrpura trombocitopênica idiopática

A hemorragia intracraniana é a complicação mais temida da púrpura trombocitopênica idiopática e pode ser a manifestação inicial da doença. Entretanto, ocorre em menos de 1% dos pacientes. Desses, mais de 90% apresentam menos de 20 mil plaquetas.[247] Com frequência, está associada a trauma. O tratamento consiste em transfusão de plaquetas, esplenectomia e imunoterapia.

Púrpura trombocitopênica trombótica (PTT) e síndrome hemolítico-urêmica (SHU)

A PTT é uma forma rara de anemia hemolítica microangiopática, trombocitopenia e insuficiência orgânica. Sua fisiopatologia envolve a deficiência hereditária ou adquirida de ADAMTS13. As manifestações neurológicas ocorrem em cerca de 60% dos pacientes, apresentam curso flutuante e incluem alteração da consciência, cefaleia, déficit focal e crise epiléptica. O mecanismo da disfunção neurológica é a oclusão vascular multifocal. A IRM pode mostrar imagens de infarto, hemorragia e síndrome PRES. Os sintomas apresentam boa resposta ao tratamento com plasmaférese e corticosteroide, embora metade dos pacientes permaneça com sequela neurológica.[248]

A SHU é caracterizada por anemia hemolítica microangiopática, trombocitopenia e insuficiência renal. A infecção por *E. coli* ou *Shigella* produtoras da toxina shiga é a causa mais comum. O acometimento neurológico ocorre em 20% a 25% dos pacientes, e os sintomas são semelhantes aos da PTT, embora as crises epilépticas ocorram com mais frequência.[249] A fisiopatologia da lesão neuronal é controversa e pode ser decorrente de lesão endotelial pela toxina ou das alterações metabólicas sistêmicas. São descritos vários achados de imagem na SHU, incluindo isquemia e síndrome PRES. Entretanto, numa revisão de dez pacientes com manifestações neurológicas, a imagem foi normal em quatro, e, nos pacientes com imagem alterada, um achado característico foi o envolvimento dos núcleos da base.[250] O tratamento em geral consiste em suporte e correção das alterações metabólicas. O acometimento neurológico se resolve na maioria dos casos, embora déficits permanentes possam ocorrer em mais de 20% dos pacientes.[251]

Capítulo 28

Trombofilias

Trombofilia se refere a uma predisposição à trombose, incluindo o AVC. Pode ser genética ou adquirida. A prevalência de condições protrombóticas no AVC em crianças varia de 20% a 50%.[252] Uma revisão sistemática avaliou o *odds ratio* das principais trombofilias no primeiro episódio de AVC isquêmico ou trombose venosa cerebral em crianças, conforme mostrado na Tabela 28.16,[253] que também indica quais os testes a serem realizados na pesquisa de cada uma delas. Entretanto, ainda não há estudos na literatura de como a presença de trombofilia vai influenciar o tratamento de crianças com AVC. A deficiência das proteínas C e S deve também ser investigada nos casos de púrpura fulminante e necrose cutânea induzida por cumarínico.[254]

Transplante de células-tronco hematopoiéticas (TCTH)

O TCTH tem se tornado o tratamento de escolha para uma série de doenças neoplásicas e não neoplásicas. As complicações neurológicas são frequentes, com incidência entre 9,7% e 24%, sendo maior no transplante alogênico.[255] O diagnóstico diferencial deve incluir as causas infecciosas, medicamentosas, cerebrovasculares, neoplásicas e os distúrbios metabólicos. Sua distribuição varia conforme o intervalo em relação ao procedimento.

As medicações utilizadas durante o condicionamento que com frequência estão associadas a manifestações neurológicas são o bussulfano e os inibidores da calcineurina (ciclosporina e tacrolimus). O bussulfano em altas doses provoca crises epilépticas em 7,5% das crianças, o que justifica o uso profilático de fármacos antiepilépticos durante o período de administração. A fenitoína é a droga mais utilizada, embora os benzodiazepínicos e o levetiracetam sejam tão eficazes quanto ela e com menor potencial de interação medicamentosa.[256,257] Os inibidores da calcineurina podem causar uma série de efeitos colaterais relacionados ao sistema nervoso, como cefaleia, tremor, alterações do sono e do humor, neuropatia periférica e síndrome PRES. Nessa fase inicial, a hemorragia intracraniana é outra complicação frequente, principalmente na leucemia promielocítica.

Durante o período de neutropenia, ocorre suscetibilidade a infecções virais, bacterianas e fúngicas. Os sintomas clássicos podem estar ausentes devido à resposta inflamatória débil. Portanto, um alto índice de suspeição é necessário. A frequência dos germes hospitalares reflete o padrão da instituição. Os vírus da família herpes são agentes comuns, embora a profilaxia tenha reduzido sua incidência nesse período. Outros agentes incluem *Listeria* e *Nocardia*. Depois da recuperação da neutropenia, o risco de infecção bacteriana se reduz. As infecções mais prevalentes nesse período são as virais (HSV-1, CMV, VZV), a aspergilose invasiva e a neurotoxoplasmose. A leucoencefalopatia multifocal progressiva causada pelo vírus JC é rara, porém deve ser lembrada nos casos em que há acometimento da substância branca.

Uma complicação relevante do transplante alogênico é a doença do enxerto contra hospedeiro (DECH), um processo imunomediado que afeta vários sistemas.

Tabela 28.16 Trombofilias associadas a AVC em crianças.

Trombofilia	OR*	Método
Deficiência de antitrombina III	7,06	Dosagem plasmática[§¶]
Deficiência de proteína C	8,76	Dosagem plasmática[§†]
Deficiência de proteína S	3,20	Dosagem plasmática[§†]
Fator V de Leiden	3,26	Análise gênica
Mutação da protrombina	2,43	Análise gênica
Mutação da MTHFR#	1,58	Análise gênica
Anticorpos antifosfolípides	6,95	Pesquisa de anticoagulante lúpico, anticorpo anticardiolipina (IgM e IgG) e anticorpo anti-β2 glicoproteína I
Lipoproteína (a)	6,27	Dosagem plasmática
Trombofilias combinadas	11,86	

*OR: *odds ratio*. #MTHFR: metilenotetrahidrofolato redutase. §Os valores das proteínas C e S e da antitrombina III podem estar reduzidos na fase aguda do evento. ¶O valor da antitrombina III pode estar reduzido pelo uso de heparina. †Os valores das proteínas C e S podem estar reduzidos pelo uso de varfarina e na doença hepática grave.

Manifestações Neurológicas de Doenças Sistêmicas

O envolvimento neurológico é raro e ocorre principalmente na forma crônica (após 100 dias do transplante). Uma série de manifestações está associada ao DECH, envolvendo tanto o SNC quanto o SNP, conforme mostrado na Tabela 28.17.[255] Para o diagnóstico, é necessário haver acometimento de outros órgãos. Os principais diagnósticos diferenciais são as causas tóxicas e infecciosas. O tratamento do DECH envolve aumento da imunossupressão.

Com a sobrevida prolongada dos pacientes submetidos ao TCTH, as neoplasias secundárias estão se tornando mais frequentes. A incidência cumulativa em 15 anos do TCTH é de cerca de 3,3%, aproximadamente 20 vezes maior do que na população geral.[258] Em relação ao sistema nervoso, os mais comuns são os gliomas, o meningioma e o linfoma. Os principais fatores de risco são a radioterapia e a imunossupressão intensa no contexto da DECH.

Tabela 28.17 Manifestações neurológicas da DECH e seu diagnóstico diferencial.

Manifestação	Diagnóstico diferencial
Neuropatia imunomediada	Neuropatia induzida por drogas; recorrência da neoplasia hematológica com comprometimento de raízes, plexo e nervos.
Miastenia gravis	Síndrome miastênica de Eaton-Lambert; síndrome miastênica congênita.
Miosite	Miopatia metabólica; miopatia induzida por drogas.
Vasculite	Doença cerebrovascular não imunomediada; vasculite infecciosa, pós-infecciosa ou induzida por drogas; leucoencefalopatia induzida por drogas e radiação.
Doença desmielinizante	Outras doenças desmielinizantes (esclerose múltipla, encefalomielite disseminada aguda); infecções, leucoencefalopatia induzida por drogas e radiação.
Encefalite	Infecção; neoplasia.

■ REFERÊNCIAS BIBLIOGRÁFICAS

1. Marelli AJ, Mackie AS, Ionescu-Ittu R, Rahme E, Pilote L. Congenital heart disease in the general population: changing prevalence and age distribution. Circulation. 2007;115(2):163-72.
2. Aminoff MJ, Josephson SA. Aminoff's Neurology and General Medicine. 5.ed. London: Academic Press, 2014. p.1392.
3. Licht DJ, Shera DM, Clancy RR, Wernovsky G, Montenegro LM, Nicolson SC, et al. Brain maturation is delayed in infants with complex congenital heart defects. J Thorac Cardiovasc Surg. 2009;137(3):529-36; discussion 36-7.
4. Roach ES, Golomb MR, Adams R, Biller J, Daniels S, Deveber G, et al. Management of stroke in infants and children: a scientific statement from a Special Writing Group of the American Heart Association Stroke Council and the Council on Cardiovascular Disease in the Young. Stroke. 2008;39(9):2644-91.
5. Swaiman KF, Ashwal S, Ferriero DM, Schor NF. Swaiman's Pediatric Neurology. 5.ed. Philadelphia: Saunders, 2012.
6. Chen J, Zimmerman RA, Jarvik GP, Nord AS, Clancy RR, Wernovsky G, et al. Perioperative stroke in infants undergoing open heart operations for congenital heart disease. Ann Thorac Surg. 2009;88(3):823-9.
7. du Plessis AJ, Bellinger DC, Gauvreau K, Plumb C, Newburger JW, Jonas RA, et al. Neurologic outcome of choreoathetoid encephalopathy after cardiac surgery. Pediatr Neurol. 2002;27(1):9-17.
8. Fox CK, Sidney S, Fullerton HJ. Community-based case-control study of childhood stroke risk associated with congenital heart disease. Stroke. 2015;46(2):336-40.
9. Rodan L, McCrindle BW, Manlhiot C, MacGregor DL, Askalan R, Moharir M, et al. Stroke recurrence in children with congenital heart disease. Ann Neurol. 2012;72(1):103-11.

10. Truong T, Slavin L, Kashani R, Higgins J, Puri A, Chowdhry M, et al. Prevalence of migraine headaches in patients with congenital heart disease. Am J Cardiol. 2008;101(3):396-400.
11. Marino BS, Lipkin PH, Newburger JW, Peacock G, Gerdes M, Gaynor JW, et al. Neurodevelopmental outcomes in children with congenital heart disease: evaluation and management: a scientific statement from the American Heart Association. Circulation. 2012;126(9):1143-72.
12. Ferrieri P, Gewitz MH, Gerber MA, Newburger JW, Dajani AS, Shulman ST, et al. Unique features of infective endocarditis in childhood. Circulation. 2002;105(17):2115-26.
13. Millaire A, Leroy O, Gaday V, de Groote P, Beuscart C, Goullard L, et al. Incidence and prognosis of embolic events and metastatic infections in infective endocarditis. Eur Heart J. 1997;18(4):677-84.
14. Cho IJ, Kim JS, Chang HJ, Kim YJ, Lee SC, Choi JH, et al. Prediction of hemorrhagic transformation following embolic stroke in patients with prosthetic valve endocarditis. J Cardiovasc Ultrasound. 2013;21(3):123-9.
15. Morris NA, Matiello M, Lyons JL, Samuels MA. Neurologic complications in infective endocarditis: identification, management, and impact on cardiac surgery. Neurohospitalist. 2014;4(4):213-22.
16. Authors/Task Force M, Habib G, Lancellotti P, Antunes MJ, Bongiorni MG, Casalta JP, et al. 2015 ESC Guidelines for the management of infective endocarditis: The Task Force for the Management of Infective Endocarditis of the European Society of Cardiology (ESC)Endorsed by: European Association for Cardio-Thoracic Surgery (EACTS), the European Association of Nuclear Medicine (EANM). Eur Heart J. 2015;36(44):3075-128.

17. Zanaty M, Chalouhi N, Starke RM, Tjoumakaris S, Gonzalez LF, Hasan D, et al. Endovascular treatment of cerebral mycotic aneurysm: a review of the literature and single center experience. Biomed Res Int. 2013;2013:151643.

18. Coward K, Tucker N, Darville T. Infective endocarditis in Arkansan children from 1990 through 2002. Pediatr Infect Dis J. 2003;22(12):1048-52.

19. Tress EE, Kochanek PM, Saladino RA, Manole MD. Cardiac arrest in children. J Emerg Trauma Shock. 2010;3(3):267-72.

20. Shprecher D, Mehta L. The syndrome of delayed post-hypoxic leukoencephalopathy. Neurorehabilitation. 2010;26(1):65-72.

21. Venkatesan A, Frucht S. Movement disorders after resuscitation from cardiac arrest. Neurol Clin. 2006;24(1):123-32.

22. Kirk KA, Shoykhet M, Jeong JH, Tyler-Kabara EC, Henderson MJ, Bell MJ, et al. Dysautonomia after pediatric brain injury. Dev Med Child Neurol. 2012;54(8):759-64.

23. Abend NS, Licht DJ. Predicting outcome in children with hypoxic ischemic encephalopathy. Pediatr Crit Care Med. 2008;9(1):32-9.

24. Fink EL, Berger RP, Clark RS, Watson RS, Angus DC, Richichi R, et al. Serum biomarkers of brain injury to classify outcome after pediatric cardiac arrest. Crit Care Med. 2014;42(3):664-74.

25. Christophe C, Fonteyne C, Ziereisen F, Christiaens F, Deltenre P, De Maertelaer V, et al. Value of MR imaging of the brain in children with hypoxic coma. AJNR Am J Neuroradiol. 2002;23(4):716-23.

26. Nolan JP, Neumar RW, Adrie C, Aibiki M, Berg RA, Bottiger BW, et al. Post-cardiac arrest syndrome: epidemiology, pathophysiology, treatment, and prognostication. A Scientific Statement from the International Liaison Committee on Resuscitation; the American Heart Association Emergency Cardiovascular Care Committee; the Council on Cardiovascular Surgery and Anesthesia; the Council on Cardiopulmonary, Perioperative, and Critical Care; the Council on Clinical Cardiology; the Council on Stroke. Resuscitation. 2008;79(3):350-79.

27. Bennett KS, Clark AE, Meert KL, Topjian AA, Schleien CL, Shaffner DH, et al. Early oxygenation and ventilation measurements after pediatric cardiac arrest: lack of association with outcome. Cri Care Med. 2013;41(6):1534-42.

28. Moler FW, Silverstein FS, Holubkov R, Slomine BS, Christensen JR, Nadkarni VM, et al. Therapeutic hypothermia after out-of-hospital cardiac arrest in children. N Engl J Med. 2015;372(20):1898-908.

29. Johnston RD, Logan RF. What is the peak age for onset of IBD? Inflamm Bowel Dis. 2008;14 Suppl 2:S4-5.

30. Kappelman MD, Moore KR, Allen JK, Cook SF. Recent trends in the prevalence of Crohn's disease and ulcerative colitis in a commercially insured US population. Dig Dis Sci. 2013;58(2):519-25.

31. Lossos A, River Y, Eliakim A, Steiner I. Neurologic aspects of inflammatory bowel disease. Neurology. 1995;45(3 Pt 1):416-21.

32. Oliveira GR, Teles BCV, Brasil ÉF, Souza MHLP, Furtado LETA, de Castro-Costa CM, et al. Peripheral neuropathy and neurological disorders in an unselected Brazilian population-based cohort of IBD patients. Inflamm Bowel Dis. 2008;14(3):389-95.

33. Coert JH, Dellon AL. Neuropathy related to Crohn's disease treated by peripheral nerve decompression. Scand J Plast Reconstr Surg Hand Surg. 2003;37(4):243-4.

34. Greco F, Pavone P, Falsaperla R, Sorge G. Peripheral neuropathy as first sign of ulcerative colitis in a child. J Clin Gastroenterol. 2004;38(2):115-7.

35. Gondim FA, Brannagan TH 3rd, Sander HW, Chin RL, Latov N. Peripheral neuropathy in patients with inflammatory bowel disease. Brain. 2005;128(Pt 4):867-79.

36. Scheid R, Teich N. Neurologic manifestations of ulcerative colitis. Eur J Neurol. 2007;14(5):483-93.

37. Miehsler W, Reinisch W, Valic E, Osterode W, Tillinger W, Feichtenschlager T, et al. Is inflammatory bowel disease an independent and disease specific risk factor for thromboembolism? Gut. 2004;53(4):542-8.

38. Talbot RW, Heppell J, Dozois RR, Beart RW, Jr. Vascular complications of inflammatory bowel disease. Mayo Clin Proc. 1986;61(2):140-5.

39. Bernstein CN, Wajda A, Blanchard JF. The clustering of other chronic inflammatory diseases in inflammatory bowel disease: a population-based study. Gastroenterology. 2005;129(3):827-36.

40. de Lau LM, de Vries JM, van der Woude CJ, Kuipers EJ, Siepman DA, Sillevis Smitt PA, et al. Acute CNS white matter lesions in patients with inflammatory bowel disease. Inflamm Bowel Dis. 2009;15(4):576-80.

41. Alkhawajah MM, Caminero AB, Freeman HJ, Oger JJ. Multiple sclerosis and inflammatory bowel diseases: what we know and what we would need to know! Mult Scler. 2013;19(3):259-65.

42. Evans NE, Turner MR. Neurogastroentrology: an A to Z. Pract Neurol. 2011;11(4):220-30.

43. Ghezzi A, Zaffaroni M. Neurological manifestations of gastrointestinal disorders, with particular reference to the differential diagnosis of multiple sclerosis. Neurol Sci. 2001;22 Suppl 2:S117-22.

44. Martin RW, Shah A. Myasthenia gravis coexistent with Crohn's disease. J Clin Gastroenterol. 1991;13(1):112-3.

45. Berden JH, Hoitsma AJ, Merx JL, Keyser A. Severe central-nervous-system toxicity associated with cyclosporin. Lancet. 1985;1(8422):219-20.

46. Porges Y, Blumen S, Fireman Z, Sternberg A, Zamir D. Cyclosporine-induced optic neuropathy, ophthalmoplegia, and nystagmus in a patient with Crohn disease. Am J Ophthalmol. 1998;126(4):607-9.

47. Watkinson G. Sulphasalazine: a review of 40 years' experience. Drugs. 1986;32 Suppl 1:1-11.

48. Adamiak T, Walkiewicz-Jedrzejczak D, Fish D, Brown C, Tung J, Khan K, et al. Incidence, clinical characteristics, and natural history of pediatric IBD in Wisconsin: a population-based epidemiological study. Inflamm Bowel Dis. 2013;19(6):1218-23.

49. Abramson O, Durant M, Mow W, Finley A, Kodali P, Wong A, et al. Incidence, prevalence, and time trends of pediatric inflammatory bowel disease in Northern California, 1996 to 2006. J Pediatr. 2010;157(2):233-9 e1.

50. Skeen MB. Neurologic manifestations of gastrointestinal disease. Neurol Clin. 2002;20(1):195-225,Vii.

51. Pfeiffer RF. Neurologic presentations of gastrointestinal disease. Neurol Clin. 2010;28(1):75-87.

52. Ratzinger G, Sepp N, Vogetseder W, Tilg H. Cheilitis granulomatosa and Melkersson-Rosenthal syndrome: evaluation of gastrointestinal involvement and therapeutic regimens in a series of 14 patients. J Eur Acad Dermatol Venereol. 2007;21(8):1065-70.

53. Druschky A, Heckmann JG, Druschky K, Huk WJ, Erbguth F, Neundorfer B. Severe neurological complications of ulcerative colitis. J Clin Neurosci. 2002;9(1):84-6.

54. Schluter A, Krasnianski M, Krivokuca M, Spielmann RP, Neudecker S, Hirsch W. Magnetic resonance angiography in a patient with Crohn's disease associated cerebral vasculitis. Clin Neurol Neurosurg. 2004;106(2):110-3.

Manifestações Neurológicas de Doenças Sistêmicas

55. Christopoulos C, Savva S, Pylarinou S, Diakakis A, Papavassiliou E, Economopoulos P. Localised gastrocnemius myositis in Crohn's disease. Clin Rheumatol. 2003;22(2):143-5.

56. Berger P, Wolf R, Flierman A, den Dunnen WF, Hoekstra HJ. [Myositis as the first manifestation of an exacerbation of Crohn's disease]. Ned Tijdschr Geneeskd. 2007;151(23):1295-8.

57. Wills A, Hovell CJ. Neurological complications of enteric disease. Gut. 1996;39(4):501-4.

58. Smith C, Kavar B. Extensive spinal epidural abscess as a complication of Crohn's disease. J Clin Neurosci. 2010;17(1):144-6.

59. Purrmann J, Arendt G, Cleveland S, Borchard F, Furst W, Gemsa R, et al. Association of Crohn's disease and multiple sclerosis. Is there a common background? J Clin Gastroenterol. 1992;14(1):43-6.

60. Buccino GP, Corrente G, Visintini D. Crohn's disease and multiple sclerosis: a single case report. Ital J Neurol Sci. 1994;15(6):303-6.

61. Kitchin LI, Knobler RL, Friedman LS. Crohn's disease in a patient with multiple sclerosis. J Clin Gastroenterol. 1991;13(3):331-4.

62. Jorge R, Aguiar C, Espinheira C, Trindade E, Maia AM, Sousa R. A pediatric case of gluten sensitivity with severe neurological presentation. Eur J Pediatr. 2014;173(12):1699-702.

63. Guandalini S, Assiri A. Celiac disease: a review. JAMA Pediatr. 2014;168(3):272-8.

64. Briani C, Zara G, Alaedini A, Grassivaro F, Ruggero S, Toffanin E, et al. Neurological complications of celiac disease and autoimmune mechanisms: a prospective study. J Neuroimmunol. 2008;195(1-2):171-5.

65. Lionetti E, Francavilla R, Pavone P, Pavone L, Francavilla T, Pulvirenti A, et al. The neurology of coeliac disease in childhood: what is the evidence? A systematic review and meta-analysis. Dev Med Child Neurol. 2010;52(8):700-7.

66. Zelnik N, Pacht A, Obeid R, Lerner A. Range of neurologic disorders in patients with celiac disease. Pediatrics. 2004;113(6):1672-6.

67. Hadjivassiliou M, Maki M, Sanders DS, Williamson CA, Grunewald RA, Woodroofe NM, et al. Autoantibody targeting of brain and intestinal transglutaminase in gluten ataxia. Neurology. 2006;66(3):373-7.

68. Hadjivassiliou M, Boscolo S, Davies-Jones GA, Grunewald RA, Not T, Sanders DS, et al. The humoral response in the pathogenesis of gluten ataxia. Neurology. 2002;58(8):1221-6.

69. Parisi P, Pietropaoli N, Ferretti A, Nenna R, Mastrogiorgio G, Del Pozzo M, et al. Role of the gluten-free diet on neurological-EEG findings and sleep disordered breathing in children with celiac disease. Seizure. 2015;25:181-3.

70. Dutly F, Altwegg M. Whipple's disease and "Tropheryma whippelii". Clin Microbiol Rev. 2001;14(3):561-83.

71. Schneider T, Moos V, Loddenkemper C, Marth T, Fenollar F, Raoult D. Whipple's disease: new aspects of pathogenesis and treatment. Lancet Infect Dis. 2008;8(3):179-90.

72. Anderson M. Neurology of Whipple's disease. J Neurol Neurosurg Psychiatry. 2000;68(1):2-5.

73. Brown AP, Lane JC, Murayama S, Vollmer DG. Whipple's disease presenting with isolated neurological symptoms. Case report. J Neurosurg. 1990;73(4):623-7.

74. Panegyres PK. Diagnosis and management of Whipple's disease of the brain. Pract Neurol. 2008;8(5):311-7.

75. Peters G, du Plessis DG, Humphrey PR. Cerebral Whipple's disease with a stroke-like presentation and cerebrovascular pathology. J Neurol Neurosurg Psychiatry. 2002;73(3):336-9.

76. Alba D, Molina F, Vazquez JJ. [Neurologic manifestations of Whipple disease]. An Med Interna. 1995;12(10):508-12.

77. Jovic NS, Jovic JZ. [Neurologic disorders in Whipple's disease]. Srp Arh Celok Lek. 1996;124(3-4):98-102.

78. Louis ED, Lynch T, Kaufmann P, Fahn S, Odel J. Diagnostic guidelines in central nervous system Whipple's disease. Ann Neurol. 1996;40(4):561-8.

79. Compain C, Sacre K, Puechal X, Klein I, Vital-Durand D, Houeto JL, et al. Central nervous system involvement in Whipple disease: clinical study of 18 patients and long-term follow-up. Medicine (Baltimore). 2013;92(6):324-30.

80. Zalonis I, Christidi F, Potagas C, Rentzos M, Evdokimidis I, Kararizou E. Central Nervous System Involvement as Relapse in Undiagnosed Whipple's Disease with Atypical Symptoms at Onset. Open Neurol J. 2015;9:21-3.

81. Feurle GE, Moos V, Schinnerling K, Geelhaar A, Allers K, Biagi F, et al. The immune reconstitution inflammatory syndrome in whipple disease: a cohort study. Ann Intern Med. 2010;153(11):710-7.

82. Garone C, Tadesse S, Hirano M. Clinical and genetic spectrum of mitochondrial neurogastrointestinal encephalomyopathy. Brain. 2011;134(Pt 11):3326-32.

83. Marti R, Verschuuren JJ, Buchman A, Hirano I, Tadesse S, van Kuilenburg AB, et al. Late-onset MNGIE due to partial loss of thymidine phosphorylase activity. Ann Neurol. 2005;58(4):649-52.

84. Scarpelli M, Ricciardi GK, Beltramello A, Zocca I, Calabria F, Russignan A, et al. The role of brain MRI in mitochondrial neurogastrointestinal encephalomyopathy. Neuroradiol J. 2013;26(5):520-30.

85. Coban G, Gokturk S, Yildirim E, Caliskan Z, Horasanli B, Akca HA. Mitochondrial neurogastrointestinal encephalomyopathy: imaging and clinical findings in three patients. Diagn Interv Radiol. 2013;19(3):191-4.

86. Eddleston M, Phillips MR. Self poisoning with pesticides. BMJ. 2004;328(7430):42-4.

87. Eyer P. The role of oximes in the management of organophosphorus pesticide poisoning. Toxicol Rev. 2003;22(3):165-90.

88. Sidell FR. Soman and sarin: clinical manifestations and treatment of accidental poisoning by organophosphates. Clin Toxicol. 1974;7(1):1-17.

89. De Bleecker J, Van den Neucker K, Colardyn F. Intermediate syndrome in organophosphorus poisoning: a prospective study. Crit Care Med. 1993;21(11):1706-11.

90. Ferro JM, Oliveira S. Neurologic manifestations of gastrointestinal and liver diseases. Curr Neurol Neurosci Rep. 2014;14(10):487.

91. Jo YS, Han SD, Choi JY, Kim IH, Kim YD, Na SJ. A case of acute motor and sensory axonal neuropathy following hepatitis a infection. J Korean Med Sci. 2013;28(12):1839-41.

92. Zis P, Kontogeorgi E, Karakalos D, Pavlopoulou D, Sevastianos VA. Cerebral venous thrombosis as an extrahepatic manifestation of acute anicteric hepatitis a infection. Case Rep Neurol Med. 2012;2012:120423.

93. Kwon DY, Kim JH, Koh SB, Park MH, Park KW. Reversible splenial lesion in adult hepatitis A virus associated encephalopathy. Acta Neurol Belg. 2010;110(2):214.

94. El-Khoury M, Naoushi H, Sawaya R, Aoun E, Nassar NT, Sharara AI. Reversible encephalopathy secondary to paratyphoid infection and concomitant acute Hepatitis A. South Med J. 2005;98(7):723-5.

95. Thapa R, Ghosh A, Mukherjee S. Childhood hepatitis A virus infection complicated by pseudotumor cerebri. South Med J. 2009;102(2):204-5.

96. Tyler KL, Gross RA, Cascino GD. Unusual viral causes of transverse myelitis: hepatitis A virus and cytomegalovirus. Neurology. 1986;36(6):855-8.

97. Breningstall GN, Belani KK. Acute transverse myelitis and brainstem encephalitis associated with hepatitis A infection. Pediatr Neurol. 1995;12(2):169-71.

98. Alehan FK, Kahveci S, Uslu Y, Yildirim T, Yilmaz B. Acute disseminated encephalomyelitis associated with hepatitis A virus infection. Ann Trop Paediatr. 2004;24(2):141-4.

99. Guillevin L, Mahr A, Callard P, Godmer P, Pagnoux C, Leray E, et al. Hepatitis B virus-associated polyarteritis nodosa: clinical characteristics, outcome, and impact of treatment in 115 patients. Medicine (Baltimore). 2005;84(5):313-22.

100. Guillevin L, Lhote F, Cohen P, Jarrousse B, Lortholary O, Genereau T, et al. Corticosteroids plus pulse cyclophosphamide and plasma exchanges versus corticosteroids plus pulse cyclophosphamide alone in the treatment of polyarteritis nodosa and Churg-Strauss syndrome patients with factors predicting poor prognosis. A prospective, randomized trial in sixty-two patients. Arthritis Rheum. 1995;38(11):1638-45.

101. Wilmshurst JM, Macleod MJ, Hughes E, Hughes RA. Acute sensory neuropathy in an adolescent girl following BCG vaccination. Eur J Paediatr Neurol. 1999;3(6):277-9.

102. Tourbah A, Gout O, Liblau R, Lyon-Caen O, Bougniot C, Iba-Zizen MT, et al. Encephalitis after hepatitis B vaccination: recurrent disseminated encephalitis or MS? Neurology. 1999;53(2):396-401.

103. Lazibat I, Brinar V. Acute disseminated encephalomyelitis associated with hepatitis B virus reinfection--consequence or coincidence? Clin Neurol Neurosurg. 2013;115 Suppl 1:S35-7.

104. Kinomoto K, Okamoto Y, Yuchi Y, Kuriyama M. Acute encephalomyelitis associated with acute viral hepatitis type B. Intern Med. 2009;48(4):241-3.

105. Monaco S, Ferrari S, Gajofatto A, Zanusso G, Mariotto S. HCV-related nervous system disorders. Clin Dev Immunol. 2012;2012:236148.

106. Adinolfi LE, Zampino R, Restivo L, Lonardo A, Guerrera B, Marrone A, et al. Chronic hepatitis C virus infection and atherosclerosis: clinical impact and mechanisms. World J Gastroenterol. 2014;20(13):3410-7.

107. He H, Kang R, Zhao Z. Hepatitis C virus infection and risk of stroke: a systematic review and meta-analysis. PLoS One. 2013;8(11):e81305.

108. Acharya JN, Pacheco VH. Neurologic complications of hepatitis C. Neurologist. 2008;14(3):151-6.

109. Ahmad D, Ilias Basha H, Towfiq B, Bachuwa G. Resolution of neurological deficits secondary to spontaneous intracranial haemorrhage and posterior reversible encephalopathy syndrome (PRES) in a patient with hepatitis C-associated cryoglobulinaemia: a role for plasmapheresis. BMJ Case Rep. 2014;2014.

110. Cheung MC, Maguire J, Carey I, Wendon J, Agarwal K. Review of the neurological manifestations of hepatitis E infection. Ann Hepatol. 2012;11(5):618-22.

111. Deroux A, Brion JP, Hyerle L, Belbezier A, Vaillant M, Mosnier E, et al. Association between hepatitis E and neurological disorders: two case studies and literature review. J Clin Virol. 2014;60(1):60-2.

112. Adams RD, Foley JM. The neurological disorder associated with liver disease. Res Publ Assoc Res Nerv Ment Dis. 1953;32:198-237.

113. Kelly DA. Acute liver failure. Indian J Pediatr. 1999;66(1 Suppl):S104-9.

114. Harris MK, Elliott D, Schwendimann RN, Minagar A, Jaffe SL. Neurologic presentations of hepatic disease. Neurol Clin. 2010;28(1):89-105.

115. Alonso EM, Sokol RJ, Hart J, Tyson RW, Narkewicz MR, Whitington PF. Fulminant hepatitis associated with centrilobular hepatic necrosis in young children. J Pediatr. 1995;127(6):888-94.

116. Lee WS, McKiernan P, Kelly DA. Etiology, outcome and prognostic indicators of childhood fulminant hepatic failure in the United kingdom. J Pediatr Gastroenterol Nutr. 2005;40(5):575-81.

117. Martins HS, Neto RAB, Neto AS, Velasco IT. Emergências Clínicas - Abordagem Prática. Barueri: Manole, 2014. 1348 p.

118. Lidofsky SD, Bass NM, Prager MC, Washington DE, Read AE, Wright TL, et al. Intracranial pressure monitoring and liver transplantation for fulminant hepatic failure. Hepatology. 1992;16(1):1-7.

119. Alper G, Jarjour IT, Reyes JD, Towbin RB, Hirsch WL, Bergman I. Outcome of children with cerebral edema caused by fulminant hepatic failure. Pediatr Neurol. 1998;18(4):299-304.

120. Campagna F, Montagnese S, Schiff S, Biancardi A, Mapelli D, Angeli P, et al. Cognitive impairment and electroencephalographic alterations before and after liver transplantation: what is reversible? Liver Transpl. 2014;20(8):977-86.

121. Arya R, Gulati S, Deopujari S. Management of hepatic encephalopathy in children. Postgrad Med J. 2010;86(1011):34-41; quiz 0.

122. Erol I, Alehan F, Ozcay F, Canan O, Haberal M. Neurological complications of liver transplantation in pediatric patients: a single center experience. Pediatr Transplant. 2007;11(2):152-9.

123. Lee YJ, Yum MS, Kim EH, Choi HW, Oh SH, Kim DY, et al. Risk factors for neurological complications and their correlation with survival following pediatric liver transplantation. Pediatr Transplant. 2014;18(2):177-84.

124. Ghosh PS, Hupertz V, Ghosh D. Neurological complications following pediatric liver transplant. J Pediatr Gastroenterol Nutr. 2012;54(4):540-6.

125. Amodio P, Biancardi A, Montagnese S, Angeli P, Iannizzi P, Cillo U, et al. Neurological complications after orthotopic liver transplantation. Dig Liver Dis. 2007;39(8):740-7.

126. Bronster DJ, Emre S, Mor E, Sheiner P, Miller CM, Schwartz ME. Neurologic complications of orthotopic liver transplantation. Mt Sinai J Med. 1994;61(1):63-9.

127. Bechstein WO. Neurotoxicity of calcineurin inhibitors: impact and clinical management. Transpl Int. 2000;13(5):313-26.

128. Garg BP, Walsh LE, Pescovitz MD, Patel H, Chong S, Filo RS, et al. Neurologic complications of pediatric liver transplantation. Pediatr Neurol. 1993;9(6):444-8.

129. Singh N, Bonham A, Fukui M. Immunosuppressive-associated leukoencephalopathy in organ transplant recipients. Transplantation. 2000;69(4):467-72.

130. Roth C, Ferbert A. The posterior reversible encephalopathy syndrome: what's certain, what's new? Pract Neurol. 2011;11(3):136-44.

131. Fugate JE, Claassen DO, Cloft HJ, Kallmes DF, Kozak OS, Rabinstein AA. Posterior reversible encephalopathy syndrome:

Manifestações Neurológicas de Doenças Sistêmicas

associated clinical and radiologic findings. Mayo Clin Proc. 2010;85(5):427-32.

132. Stott VL, Hurrell MA, Anderson TJ. Reversible posterior leukoencephalopathy syndrome: a misnomer reviewed. Intern Med J. 2005;35(2):83-90.

133. de Havenon A, Joos Z, Longenecker L, Shah L, Ansari S, Digre K. Posterior reversible encephalopathy syndrome with spinal cord involvement. Neurology. 2014;83(22):2002-6.

134. Covarrubias DJ, Luetmer PH, Campeau NG. Posterior reversible encephalopathy syndrome: prognostic utility of quantitative diffusion-weighted MR images. AJNR Am J Neuroradiol. 2002;23(6):1038-48.

135. Lysandropoulos AP, Rossetti AO. Postictal cortical visual impairment: a symptom of posterior reversible encephalopathy. Epilepsy Behav. 2010;17(2):276-7.

136. Kumar N. Neurologic presentations of nutritional deficiencies. Neurol Clin. 2010;28(1):107-70.

137. Kornreich L, Bron-Harlev E, Hoffmann C, Schwarz M, Konen O, Schoenfeld T, et al. Thiamine Deficiency in Infants: MR Findings in the Brain. Am J Neuroradiol. 2005;26(7):1668-74.

138. Haenggeli CA, Girardin E, Paunier L. Pyridoxine-dependent seizures, clinical and therapeutic aspects. Eur J Pediatr. 1991;150(7):452-5.

139. Gospe SM Jr, Hecht ST. Longitudinal MRI findings in pyridoxine-dependent seizures. Neurology. 1998;51(1):74-8.

140. Mills PB, Struys E, Jakobs C, Plecko B, Baxter P, Baumgartner M, et al. Mutations in antiquitin in individuals with pyridoxine-dependent seizures. Nat Med. 2006;12(3):307-9.

141. Gospe SM, Jr. Pyridoxine-dependent seizures: new genetic and biochemical clues to help with diagnosis and treatment. Curr Opin Neurol. 2006;19(2):148-53.

142. Plecko B, Paul K, Paschke E, Stoeckler-Ipsiroglu S, Struys E, Jakobs C, et al. Biochemical and molecular characterization of 18 patients with pyridoxine-dependent epilepsy and mutations of the antiquitin (ALDH7A1) gene. Hum Mutat. 2007;28(1):19-26.

143. Kroll JS. Pyridoxine for neonatal seizures: an unexpected danger. Dev Med Child Neurol. 1985;27(3):377-9.

144. Kuo MF, Wang HS. Pyridoxal phosphate-responsive epilepsy with resistance to pyridoxine. Pediatr Neurol. 2002;26(2):146-7.

145. Hoffmann GF, Schmitt B, Windfuhr M, Wagner N, Strehl H, Bagci S, et al. Pyridoxal 5'-phosphate may be curative in early-onset epileptic encephalopathy. J Inherit Metab Dis. 2007;30(1):96-9.

146. Grattan-Smith PJ, Wilcken B, Procopis PG, Wise GA. The neurological syndrome of infantile cobalamin deficiency: developmental regression and involuntary movements. Mov Disord. 1997;12(1):39-46.

147. de Souza A, Moloi MW. Involuntary movements due to vitamin B12 deficiency. Neurol Res. 2014;36(12):1121-8.

148. von Schenck U, Bender-Gotze C, Koletzko B. Persistence of neurological damage induced by dietary vitamin B-12 deficiency in infancy. Arch Dis Child. 1997;77(2):137-9.

149. Ozer EA, Turker M, Bakiler AR, Yaprak I, Ozturk C. Involuntary movements in infantile cobalamin deficiency appearing after treatment. Pediatr Neurol. 2001;25(1):81-3.

150. Tanyel MC, Mancano LD. Neurologic findings in vitamin E deficiency. Am Fam Physician. 1997;55(1):197-201.

151. Nyaradi A, Li J, Hickling S, Foster J, Oddy WH. The role of nutrition in children's neurocognitive development, from pregnancy through childhood. Front Hum Neurosci. 2013;7:97.

152. McGraw ME, Haka-Ikse K. Neurologic-developmental sequelae of chronic renal failure in infancy. J Pediatr. 1985;106(4):579-83.

153. Brouns R, De Deyn PP. Neurological complications in renal failure: a review. Clin Neurol Neurosurg. 2004;107(1):1-16.

154. Barrett KM. Neurologic manifestations of acute and chronic renal disease. Continuum (Minneap Minn). 2011;17(1 Neurologic Complications of Systematic Disease):45-55.

155. Lawry KW, Brouhard BH, Cunningham RJ. Cognitive functioning and school performance in children with renal failure. Pediatr Nephrol. 1994;8(3):326-9.

156. Mahajan PS, El Esnawi MA, Hussein SA, Al Maslamani NJ. Rare case of reversible acute symmetrical lesions of the bilateral Basal Ganglia associated with diabetic nephropathy and chronic renal failure. J Clin Imaging Sci. 2014;4:29.

157. Nishimura Y, Shibata K, Funaki T, Ito H, Ito E, Otsuka K. [A case of subacute parkinsonism presenting as bilateral basal ganglia legions by MRI in diabetic uremic syndrome]. Rinsho Shinkeigaku. 2013;53(3):217-23.

158. Wang HC, Brown P, Lees AJ. Acute movement disorders with bilateral basal ganglia lesions in uremia. Mov Disord. 1998;13(6):952-7.

159. Battaglia F, Quartarone A, Bagnato S, Rizzo V, Morgante F, Floccari F, et al. Brain dysfunction in uremia: a question of cortical hyperexcitability? Clin Neurophysiol. 2005;116(7):1507-14.

160. Israni RK, Kasbekar N, Haynes K, Berns JS. Use of antiepileptic drugs in patients with kidney disease. Semin Dial. 2006;19(5):408-16.

161. Lacerda G, Krummel T, Sabourdy C, Ryvlin P, Hirsch E. Optimizing therapy of seizures in patients with renal or hepatic dysfunction. Neurology. 2006;67(12 Suppl 4):S28-33.

162. Seo JW, Jeon DH, Kang Y, Lee DW, Lee HJ, Yoo WS, et al. A case of end-stage renal disease initially manifested with visual loss caused by uremic optic neuropathy. Hemodial Int. 2011;15(3):395-8.

163. Winkelmayer WC, Eigner M, Berger O, Grisold W, Leithner C. Optic neuropathy in uremia: an interdisciplinary emergency. Am J Kidney Dis. 2001;37(3):E23.

164. Basile C, Addabbo G, Montanaro A. Anterior ischemic optic neuropathy and dialysis: role of hypotension and anemia. J Nephrol. 2001;14(5):420-3.

165. Korzets A, Marashek I, Schwartz A, Rosenblatt I, Herman M, Ori Y. Ischemic optic neuropathy in dialyzed patients: a previously unrecognized manifestation of calcific uremic arteriolopathy. Am J Kidney Dis. 2004;44(6):e93-7.

166. Bartlett S, Cai A, Cairns H. Non-arteritic ischaemic optic neuropathy after first return to haemodialysis. BMJ Case Rep. 2011;2011.

167. Seliger SL, Gillen DL, Longstreth WT, Jr., Kestenbaum B, Stehman-Breen CO. Elevated risk of stroke among patients with end-stage renal disease. Kidney Int. 2003;64(2):603-9.

168. Graham IM, Daly LE, Refsum HM, Robinson K, Brattstrom LE, Ueland PM, et al. Plasma homocysteine as a risk factor for vascular disease. The European Concerted Action Project. JAMA. 1997;277(22):1775-81.

169. Perna AF, Ingrosso D, Castaldo P, De Santo NG, Galletti P, Zappia V. Homocysteine, a new crucial element in the pathogenesis of uremic cardiovascular complications. Miner Electrolyte Metab. 1999;25(1-2):95-9.

170. Abramson JL, Jurkovitz CT, Vaccarino V, Weintraub WS, McClellan W. Chronic kidney disease, anemia, and incident stroke in a middle-aged, community-based population: the ARIC Study. Kidney Int. 2003;64(2):610-5.

Capítulo 28

171. Di Minno G, Martinez J, McKean ML, De La Rosa J, Burke JF, Murphy S. Platelet dysfunction in uremia. Multifaceted defect partially corrected by dialysis. Am J Med. 1985;79(5):552-9.

172. Graf S, Schischma A, Eberhardt KE, Istel R, Stiasny B, Schulze BD. Intracranial aneurysms and dolichoectasia in autosomal dominant polycystic kidney disease. Nephrol Dial Transplant. 2002;17(5):819-23.

173. Yorioka N, Oda H, Ogawa T, Taniguchi Y, Kushihata S, Takemasa A, et al. Continuous ambulatory peritoneal dialysis is superior to hemodialysis in chronic dialysis patients with cerebral hemorrhage. Nephron. 1994;67(3):365-6.

174. Kennedy AC, Linton AL, Eaton JC. Urea levels in cerebrospinal fluid after haemodialysis. Lancet. 1962;1(7226):410-1.

175. Mahoney CA, Arieff AI. Uremic encephalopathies: clinical, biochemical, and experimental features. Am J Kidney Dis. 1982;2(3):324-36.

176. Sengul G, Tuzun Y, Kadioglu HH, Aydin IH. Acute interhemispheric subdural hematoma due to hemodialysis: case report. Surg Neurol. 2005;64 Suppl 2:S113-4.

177. Meyrier A, Blanc E, Reignier A, Richet G. Unusual aspects of the dialysis disequilibrium syndrome. Clin Nephrol. 1976;6(1):311-4.

178. Port FK, Johnson WJ, Klass DW. Prevention of dialysis disequilibrium syndrome by use of high sodium concentration in the dialysate. Kidney Int. 1973;3(5):327-33.

179. Harris CP, Townsend JJ. Dialysis disequilibrium syndrome. West J Med. 1989;151(1):52-5.

180. da Rocha AJ, Maia AC, Jr., da Silva CJ, Sachetti SB. Lentiform fork sign in a child with dialysis disequilibrium syndrome: a transient MRI pattern which emphasizes neurologic consequence of metabolic acidosis. Clin Neurol Neurosurg. 2013;115(6):790-2.

181. Palmer CA. Neurologic manifestations of renal disease. Neurol Clin. 2002;20(1):23-34, v.

182. Liano F, Pascual J. Epidemiology of acute renal failure: a prospective, multicenter, community-based study. Madrid Acute Renal Failure Study Group. Kidney Int. 1996;50(3):811-8.

183. Garcia S, Cofan F, Combalia A, Campistol JM, Oppenheimer F, Ramon R. Compression of the ulnar nerve in Guyon's canal by uremic tumoral calcinosis. Arch Orthop Trauma Surg. 2000;120(3-4):228-30.

184. Said G. Uremic neuropathy. Handb Clin Neurol. 2013;115:607-12.

185. Vaziri ND, Barton CH, Ravikumar GR, Martin DC, Ness R, Saiki J. Femoral neuropathy: a complication of renal transplantation. Nephron. 1981;28(1):30-1.

186. Said G, Boudier L, Selva J, Zingraff J, Drueke T. Different patterns of uremic polyneuropathy: clinicopathologic study. Neurology. 1983;33(5):567-74.

187. Laaksonen S, Metsarinne K, Voipio-Pulkki LM, Falck B. Neurophysiologic parameters and symptoms in chronic renal failure. Muscle Nerve. 2002;25(6):884-90.

188. Krishnan AV, Kiernan MC. Uremic neuropathy: clinical features and new pathophysiological insights. Muscle Nerve. 2007;35(3):273-90.

189. Ropper AH. Accelerated neuropathy of renal failure. Arch Neurol. 1993;50(5):536-9.

190. Bolton CF, McKeown MJ, Chen R, Toth B, Remtulla H. Subacute uremic and diabetic polyneuropathy. Muscle Nerve. 1997;20(1):59-64.

191. Campistol JM. Uremic myopathy. Kidney Int. 2002;62(5):1901-13.

192. Kunis CL, Markowitz GS, Liu-Jarin X, Fisher PE, Frei GL, D'Agati VD. Painful myopathy and end-stage renal disease. Am J Kidney Dis. 2001;37(5):1098-104.

193. Fahal IH, Bell GM, Bone JM, Edwards RH. Physiological abnormalities of skeletal muscle in dialysis patients. Nephrol Dial Transplant. 1997;12(1):119-27.

194. Moore GE, Parsons DB, Stray-Gundersen J, Painter PL, Brinker KR, Mitchell JH. Uremic myopathy limits aerobic capacity in hemodialysis patients. Am J Kidney Dis. 1993;22(2):277-87.

195. Diesel W, Emms M, Knight BK, Noakes TD, Swanepoel CR, van Zyl Smit R, et al. Morphologic features of the myopathy associated with chronic renal failure. Am J Kidney Dis. 1993;22(5):677-84.

196. Lazaro RP, Fenichel GM, Kilroy AW, Saito A, Fleischer S. Cramps, muscle pain, and tubular aggregates. Arch Neurol. 1980;37(11):715-7.

197. Fine DM, Perazella MA. Nephrogenic systemic fibrosis: what the hospitalist needs to know. J Hosp Med. 2010;5(1):46-50.

198. Ghosh PS, Kwon C, Klein M, Corder J, Ghosh D. Neurologic complications following pediatric renal transplantation. J Child Neurol. 2014;29(6):793-8.

199. Estol CJ, Lopez O, Brenner RP, Martinez AJ. Seizures after liver transplantation: a clinicopathologic study. Neurology. 1989;39(10):1297-301.

200. Gilmore RL. Seizures and antiepileptic drug use in transplant patients. Neurol Clin. 1988;6(2):279-96.

201. Patchell RA. Neurological complications of organ transplantation. Ann Neurol. 1994;36(5):688-703.

202. Senzolo M, Ferronato C, Burra P. Neurologic complications after solid organ transplantation. Transpl Int. 2009;22(3):269-78.

203. McEnery PT, Nathan J, Bates SR, Daniels SR. Convulsions in children undergoing renal transplantation. J Pediatr. 1989;115(4):532-6.

204. Awan AQ, Lewis MA, Postlethwaite RJ, Webb NJ. Seizures following renal transplantation in childhood. Pediatr Nephrol. 1999;13(4):275-7.

205. Maggioni F, Mantovan MC, Rigotti P, Cadrobbi R, Mainardi F, Mampreso E, et al. Headache in kidney transplantation. J Headache Pain. 2009;10(6):455-60.

206. Rozen TD. Migraine Headache: Immunosuppressant Therapy. Curr Treat Options Neurol. 2002;4(5):395-401.

207. Steiger MJ, Farrah T, Rolles K, Harvey P, Burroughs AK. Cyclosporin associated headache. J Neurol Neurosurg Psychiatry. 1994;57(10):1258-9.

208. Matas AJ, Halbert RJ, Barr ML, Helderman JH, Hricik DE, Pirsch JD, et al. Life satisfaction and adverse effects in renal transplant recipients: a longitudinal analysis. Clin Transplant. 2002;16(2):113-21.

209. Sheth KJ, Kivlin JD, Leichter HE, Pan CG, Multauf C. Pseudotumor cerebri with vision impairment in two children with renal transplantation. Pediatr Nephrol. 1994;8(1):91-3.

210. Ponticelli C, Campise MR. Neurological complications in kidney transplant recipients. J Nephrol. 2005;18(5):521-8.

211. Howard RJ, Patton PR, Reed AI, Hemming AW, Van der Werf WJ, Pfaff WW, et al. The changing causes of graft loss and death after kidney transplantation. Transplantation. 2002;73(12):1923-8.

212. Valanne L, Qvist E, Jalanko H, Holmberg C, Pihko H. Neuroradiologic findings in children with renal transplantation under 5 years of age. Pediatr Transplant. 2004;8(1):44-51.

Manifestações Neurológicas de Doenças Sistêmicas

213. Smith JM, Rudser K, Gillen D, Kestenbaum B, Seliger S, Weiss N, et al. Risk of lymphoma after renal transplantation varies with time: an analysis of the United States Renal Data System. Transplantation. 2006;81(2):175-80.

214. Moritz ML, Ayus JC. Disorders of water metabolism in children: hyponatremia and hypernatremia. Pediatr Rev. 2002;23(11):371-80.

215. Carmody JB, Norwood VF. Paediatric acid-base disorders: A case-based review of procedures and pitfalls. Paediatr Child Health. 2013;18(1):29-32.

216. Yee AH, Rabinstein AA. Neurologic presentations of acid--base imbalance, electrolyte abnormalities, and endocrine emergencies. Neurol Clin. 2010;28(1):1-16.

217. Carmody JB, Norwood VF. A clinical approach to paediatric acid-base disorders. Postgrad Med J. 2012;88(1037):143-51.

218. Gooch MD. Identifying acid-base and electrolyte imbalances. Nurse Pract. 2015;40(8):37-42.

219. Hertig A, Rondeau E. [Metabolic and respiratory acidosis: physiopathology, diagnosis and treatment]. Rev Prat. 2012;62(6):823-8.

220. Carmo LPdFd, Marques IDB, Titan S. Distúrbios do Equilíbrio Ácido-Básico. [Internet] [Acesso em 08 Jul 2016]. Disponível em: http://www.medicinanet.com.br/conteudos/revisoes/3332/disturbios_do_equilibrio_acido_basico.htm

221. Fujii M, Suto H, Goto M, Miki Y, Asai N. [Water-electrolyte imbalance: Reality in diagnosis and therapy (discussion)]. Nihon Naika Gakkai Zasshi. 2006;95(5):908-24.

222. Rocha PN. Hiponatremia: conceitos básicos e abordagem prática. J Bras Nefrol. 2011;33:248-60.

223. Feldman BJ, Rosenthal SM, Vargas GA, Fenwick RG, Huang EA, Matsuda-Abedini M, et al. Nephrogenic syndrome of inappropriate antidiuresis. N Engl J Med. 2005;352(18):1884-90.

224. Mata LS, Gusmão D, Almeida ARPd. Encefalopatia hemorrágica hipernatrêmica: relato de caso e revisão da literatura. Rev Bras Ter Int. 2010;22:305-9.

225. Gusmão F, Abdulkader R. Hiponatremia 10/11/2008. [Internet] [Acesso em 08 Jul 2016]. Disponível em: http://www.medicinanet.com.br/conteudos/revisoes/1344/hipernatremia.htm

226. Samuels MA, Seifter JL. Encephalopathies caused by electrolyte disorders. Semin Neurol. 2011;31(2):135-8.

227. Barbosa AP, Sztajnbok J. Distúrbios hidroeletrolíticos. J Pediatr. 1999;Volume 75.

228. Dharnidharka VR, Carney PR. Isolated idiopathic hypomagnesemia presenting as aphasia and seizures. Pediatr Neurol. 2005;33(1):61-5.

229. Boulos MI, Shoamanesh A, Aviv RI, Gladstone DJ, Swartz RH. Severe hypomagnesemia associated with reversible subacute ataxia and cerebellar hyperintensities on MRI. Neurologist. 2012;18(4):223-5.

230. Yu J. Endocrine disorders and the neurologic manifestations. Ann Pediatr Endocrinol Metab. 2014;19(4):184-90.

231. Erol I, Saygi S, Alehan F. Hashimoto's encephalopathy in children and adolescents. Pediatr Neurol. 2011;45(6):420-2.

232. Lam L, Nair RJ, Tingle L. Thyrotoxic periodic paralysis. Proceedings. 2006;19(2):126-9.

233. Webb EA, O'Reilly MA, Clayden JD, Seunarine KK, Chong WK, Dale N, et al. Effect of growth hormone deficiency on brain structure, motor function and cognition. Brain. 2012;135(Pt 1):216-27.

234. van der Sluijs Veer L, Kempers MJ, Wiedijk BM, Last BF, Grootenhuis MA, Vulsma T. Evaluation of cognitive and motor development in toddlers with congenital hypothyroidism diagnosed by neonatal screening. J Dev Behav Pediatr. 2012;33(8):633-40.

235. Schwartz CE, May MM, Carpenter NJ, Rogers RC, Martin J, Bialer MG, et al. Allan-Herndon-Dudley syndrome and the monocarboxylate transporter 8 (MCT8) gene. Am J Human Genet. 2005;77(1):41-53.

236. Salpietro V, Polizzi A, Di Rosa G, Romeo AC, Dipasquale V, Morabito P, et al. Adrenal disorders and the paediatric brain: pathophysiological considerations and clinical implications. Int J Endocrinol. 2014;2014:282489.

237. Gaudieri PA, Chen R, Greer TF, Holmes CS. Cognitive function in children with type 1 diabetes: a meta-analysis. Diabetes Care. 2008;31(9):1892-7.

238. Ulu EM, Tore HG, Bayrak A, Gungor D, Coskun M. MRI of central nervous system abnormalities in childhood leukemia. Diagn Interv Radiol. 2009;15(2):86-92.

239. Barber A, Lovato J, Hill G, McLean TW. Measurement of cerebrospinal fluid protein is unnecessary in children with leukemia. Pediatr Blood Cancer. 2008;51(3):428-30.

240. Kim H, Lee JH, Choi SJ, Lee JH, Seol M, Lee YS, et al. Risk score model for fatal intracranial hemorrhage in acute leukemia. Leukemia. 2006;20(5):770-6.

241. Vazquez E, Lucaya J, Castellote A, Piqueras J, Sainz P, Olive T, et al. Neuroimaging in pediatric leukemia and lymphoma: differential diagnosis. Radiographics. 2002;22(6):1411-28.

242. Sierra del Rio M, Rousseau A, Soussain C, Ricard D, Hoang--Xuan K. Primary CNS lymphoma in immunocompetent patients. Oncologist. 2009;14(5):526-39.

243. Guermazi A, Brice P, de Kerviler EE, Ferme C, Hennequin C, Meignin V, et al. Extranodal Hodgkin disease: spectrum of disease. Radiographics. 2001;21(1):161-79.

244. Hollister D Jr, Clements M, Coleman M, Petito F. Eosinophilic meningitis in Hodgkin's disease. Report of a case and review of the literature. Arch Intern Med. 1983;143(3):590-2.

245. Haldorsen IS, Espeland A, Larsson EM. Central nervous system lymphoma: characteristic findings on traditional and advanced imaging. AJNR Am J Neuroradiol. 2011;32(6):984-92.246.

246. Furie B, Limentani SA, Rosenfield CG. A practical guide to the evaluation and treatment of hemophilia. Blood. 1994;84(1):3-9.

247. Psaila B, Petrovic A, Page LK, Menell J, Schonholz M, Bussel JB. Intracranial hemorrhage (ICH) in children with immune thrombocytopenia (ITP): study of 40 cases. Blood. 2009;114(23):4777-83.

248. Loirat C, Coppo P, Veyradier A. Thrombotic thrombocytopenic purpura in children. Curr Opin Pediatr. 2013;25(2):216-24.

249. Trachtman H, Austin C, Lewinski M, Stahl RA. Renal and neurological involvement in typical Shiga toxin-associated HUS. Nat Rev Nephrol. 2012;8(11):658-69.

250. Steinborn M, Leiz S, Rudisser K, Griebel M, Harder T, Hahn H. CT and MRI in haemolytic uraemic syndrome with central nervous system involvement: distribution of lesions and prognostic value of imaging findings. Pediatr Radiol. 2004;34(10):805-10.

251. Grisaru S. Management of hemolytic-uremic syndrome in children. Int J Nephrol Renovasc Dis. 2014;7:231-9.

252. Raffini L. Thrombophilia in children: who to test, how, when, and why? Hematology Am Soc Hematol Educ Program. 2008:228-35.

253. Kenet G, Lutkhoff LK, Albisetti M, Bernard T, Bonduel M, Brandao L, et al. Impact of thrombophilia on risk of arterial ischemic stroke or cerebral sinovenous thrombosis in neonates and children: a systematic review and meta-analysis of observational studies. Circulation. 2010;121(16):1838-47.

254. Chalmers E, Cooper P, Forman K, Grimley C, Khair K, Minford A, et al. Purpura fulminans: recognition, diagnosis and management. Arch Dis Child. 2011;96(11):1066-71.

255. Azik F, Yazal Erdem A, Tavil B, Bayram C, Tunc B, Uckan D. Neurological complications after allogeneic hematopoietic

256. Chan KW, Mullen CA, Worth LL, Choroszy M, Koontz S, Tran H, et al. Lorazepam for seizure prophylaxis during high-dose busulfan administration. Bone Marrow Transplant. 2002;29(12):963-5.

257. Soni S, Skeens M, Termuhlen AM, Bajwa RP, Gross TG, Pai V. Levetiracetam for busulfan-induced seizure prophylaxis in children undergoing hematopoietic stem cell transplantation. Pediatr Blood Cancer. 2012;59(4):762-4.

258. Nelson AS, Ashton LJ, Vajdic CM, Le Marsney RE, Daniels B, Nivison-Smith I, et al. Second cancers and late mortality in

stem cell transplantation in children, a single center experience. Pediatr Transplant. 2014;18(4):405-11.

Índice Remissivo

3-metilcrotoniglicinúria, 650, 651
5-oxoprolinúria, 23, 653

A

Abetalipoproteinemia, 110
Abscesso(s), 799
  cerebral(is)
    localização, 802
    piogênico, 800
    tratamento empírico, 802
Acatalasemia, 725
Acidemia(s)
  glutárica, 651, 725
  orgânicas, 643, 650
  propiônica, 650
Acidente(s)
  tromboembólicos, 606
  vascular
    cerebral, 610, 793
      isquêmico, 254
    encefálico, 943
      diagnósstico, 953
      fatores etiológicos, 946
      hemorrágico, 952
      isquêmico, 943
      condições associadas ao, 947
    metabólico, 950
    paciente pediátrico com, exames a serem
      considerados, 955
    principais déficits neurológicos focais
      observados, 951
    sintomatologia em relação ao território
      arterial, 951
    situações clínicas que mimetizam, 950
    tratamento, 954
Ácido fólico, deficiência de, 1176
Acidose
  lática, 1188
  manifestações neurológicas, 1187

metabólica, 1188
  causas comuns de, 1188
respiratória, 1186
Acidúria
  3-hidroxibutírica, 654
  3-metilglutacônica, 652
  arginino-succínica, 659
  metilmalônica, 650
Acondroplasia, 205
Aconselhamento genético, 285
Acrilamida, 1025
Acrocianose, 24
Actigrafia, 471
Actígrafo, 471
Acuidade visual, 18
Adaptação
  para colher, 366
  para uso de teclado de computador, 366
Adrenoleucodistrofia
  ligada ao X, 722, 727
  neonatal, 723
Afasia epiléptica adquirida, 430
Afundamento em "bola de pingue-pongue", 970
Agenesia
  cerebelar, 119, 320
  comissural
    clássica completa, 315
    com displasia meníngea, 315
    completa, 316
      com cisto inter-hemisférico tipo 1, 316
Alcalose
  manifestações neurológicas, 1187
  metabólica, 1189
  respiratória, 1187
Alcaptonúria, 647
Alestesia, 130
Alfa-distroglicanopatias, 1087
Alodinia, 130

Alteração(ões)
cutânea sobre a coluna vertebral, 6
da convergência ocular, 173
do desenvolvimento neurológico, 1197
na forma e volume do crânio, 201
neurológicas pré-operatórias, 1151
pupilares, 41
sensitiva em um dermátomo, 132
sensoriais
padrões de distribuição corporal das, 132
suspensa, 132
Alucinação(ões)
auditivas, 35
olfatória, 151
visuais, 35
Amaurose congênita de Leber, 156
Ambiente de dormir, 488
Ambiguidade sexual, 607
Amiloidose, 141
Aminoacidopatias, 643, 644
Amiotrofia neurálgica, 1052
Amônia, metabolismo da, 656
Analgesia, 130
Análise cromossômica
indicações, 552
por bandamento, 552
Anatresia, 130
Anemia falciforme, 948, 949
Anencefalia, 282
Anenovírus, 774
Anestesia, 130
Aneuploidias, 545
Aneurisma(s), 152
associados com condições vasculares, 958
cerebral
epidemiologia, 956
fatores etiológicos, 957
de dissecção, 958
gigante(s), 958
trombosado da junção vertebrobasilar, 959
incidência de acordo com as artérias
envolvidas, 957
infecciosos, 957
múltiplos, 958
saculares, 958
traumáticos, 957

Angeíte granulomatosa alérgica, 1019
Angiofibromas faciais, 886
Angiografia fluorescente, 159
Angioma cavernoso, 965
Angiomatose sistêmica de Ullmann, 897
Angioqueratomas, 601
Anisocoria fisiológica, 174
Anoftalmia, 295
Anomalia(s)
comissurais, doenças que apresentam associação
com, 314
da junção craniocervical, 297
das comissuras cerebrais, 310
do desenvolvimento do prosencéfalo dorsal, 302
do disco óptico em *morning glory*, 155, 156
Anormalidade(s)
cromossômicas
detectáveis por técnicas de citogenética
molecular, 557
estruturais, 547
alterações do sistema nervoso nas, 548
numéricas, 545
alterações do sistema nervoso nas, 546
do eixo hipotálamo/hipofisário, 294
do movimento, 350
do tônus muscular, 350
holoprosencefálicas, classificação, 291
motoras, 350
sensoriais, termos utilizados para descrição de, 130
Anosmia, 151
congênita, 152
ipsilateral, 152
Anóxia perinatal, 253
Antipsicóticos, 389
mais utilizados no transtorno do espectro
autista, 390
Apalestesia, 130
Apêndice caudal, 6
Aphasia voluntaria, 382
Aplasia
cerebelar unilateral, 321
dos músculos faciais, 182
neocerebelar, 321
Apneia, 40
central, 483
Apnêustica, 40
Apoplexia hipofisária, 158

Apraxia oculomotora congênita, 173

Aprosencefalia, 283

Argininemia, 659

Argola pendente, 26

Arreflexia, 79

Arrinencefalia, 293

Arrinia, 293

Arritmias, 607

Arteriopatia
cerebral na infância, genes e doenças associadas à, 946
intracraniana, 965
pós-varicela, 784

Arterite de Takayasu, 858

Articulação de Charcot, 24

Asfixia perinatal grave, EEG de RN a termo que sofreu, 236

Aspecto
em ampulheta, 306
"em Z", 317
semelhante a um "buraco de fechadura", 325

Aspergilose, 814

Astereognosia, 130

Astrocitoma(s)
difusos, 910
pilocítico, 910, 912
dorsal, 931
pilomixoide, 910
subependimário de células gigantes, 910

Astrocitomas, 930, 931

Astrócitos, 908

Ataque(s)
de hiperventilação, 608
isquêmicos transitórios, 963

Ataxia(s), 1053
adquiridas, 120
na infância, causas, 121
autossômicas
dominantes, 114
recessivas, 107, 110
Cayman, 113, 117
com apraxia oculomotora, 111
com deficiência isolada da vitamina E, 110
congênitas, 115
autossômicas
dominantes, 117

recessivas, 116, 117
ligadas ao X, 116
de Friedreich, 107
sinais e sintomas, 110
sinais neurológicos observados na, 109
episódicas, 115
espástica(s), 114
autossômica recessiva de Charlevoix-Sagueanay, 112
hereditárias, classificação, 109
ligadas ao X, 115
mitocondriais, 115
recessivas, 113
lista das mais comuns, 114

Ataxia-telangiectasia, 111

Atelencefalia, 283

Atetose, 493, 505

Atividade
física, 488
metabólica cerebral no recém-nascido
a termo, 347
pré-termo, 347

Atomoxetina, 402

Atresia congênita, 376

Atrite, 606

Atrofia
de cintura escapular, 85
de múltiplos sistemas, 141
do vérmis cerebelar, 112
fácio-escápulo-umeral, 85
hemifacial progressiva, 866
muscular, 85
espinal, 104, 991
características, 998-1004
diagnóstico na, algoritmo, 1005
forma não 5q de, 997
tipo II, 995, 996
tipo III, 996
tipo 0 ou Ia, 994
olivopontocerebelar, 141
óptica, 20
congênita, 155
dominante, 155

Audição
fisiologia da, 374
porção central da, 375

Audiometria
  comportamental, 384
  total, 382
  vocal, 382
Autoinfecção, 817
Avaliação pupilar, 19
Axônio
  do nervo periférico, estrutura do, 107
  dos neurônios olfatórios, 151
  nos fascículos grácil e cuneiforme, 129
Azatioprina, 1060

B

"*Back to sleep*", 228
Baixa estatura, 607
Baixo ganho pondero-estatural, 38
Balismo, 505
Banco de dados em genética médica de interesse
  para o neurologista infantil, 559
Banda de heterotopia, 310
Bandamento
  diferencial, 552
  seletivo, 552
Barbitúricos, 983
Barorreflexo, falha do, 141
Basion, 298
BERA (*brainstem evoked response audiometry*), 384
Bexiga
  armazenamento de urina/enchimento da, terapias
    para facilitar, 148
  neurogênica, 143
    diagnóstico, 146
    tratamento, 147
Bigorna, 374
Bilirrubina, ciclo da, 261
Biópsia muscular de pacientes com miopatias
  congênitas estruturais, 1117
BIPAP (*biphasic positive airway pressure*), 1006
Bobbing ocular, 42, 176
Boca "em carpa", 101, 1114
Bola grande, 31
Bolinha de tênis, 31
Bolsa de Blake, persistência cística da, 329, 330
Borramento visual, 160
Bossa serossanguínea, 274
"Bota e luva", distribuição, 131

Botulismo, 141, 1069
  clássico, 1070
  infantil, 84, 1071
  por ferimento, 1070
Bradicinesia, 9
Brain-in-brain, 292
Braquicefalia, 94, 222
Broncoscopia, 191
Bumetanida, 246
"Buraco de fechadura", aspecto de, 325

C

Cabeça, circunferência da, 4
Cabelos rarefeitos, 601
Cadeia ossicular, 374
Cadeira de rodas adaptada, 366
Cadeirão de posicionamento, 366
Caenorhabditis, 756
Calcificação epifisiais puntiformes, 605
Calor, 127
Campo visual, 19
  relação entre os defeitos e localização das lesões
    nas vias ópticas, 153
Canalopatia, 1127
  ligadas a mutações do canal de
    cálcio, 1129
    cloro, 1128
    potássio, 1129
    sódio, 1128
Candidíase, 813
Capacidade
  "mental geral", 391
  vesical, 147
Caput succedaneum, 274
Carboidrato, defeitos da glicosilação de, 661
Carcinoma do plexo coroide, 925
Cardiomiopatia, 607
Cardiopatias
  adquiridas, 1155, 34
  congênitas, 1151
    fatores de risco para transtornos do
      neurodesenvolvimento em pacientes com,
      1155, *34*
Carências nutricionais, 152
Carga axial, 985
Cariótipo

Índice Remissivo

convencional, 555

normal humano, 553

Cartão de Rosenbaum, 18

Catarata, 600

congênita, 154

Catatonia, 45

Cavernomatose cística, 965

Cefaleia, 1196

agravamento da, 452

classificação, 443

diagnóstico, 446

diário de, 454, 455

em trovoada, 443

epidemiologia, 444

etiologia, 443

fatores

de alívio, 452

desencadeantes, 451

na criança, 443

padrão temporal das, 448

processo diagnóstico e terapêutico para pacientes
com, sumário, 458

sinais e sintomas acompanhantes da, 450

síndromes periódicas da infância, 456

tipo tensional episódica, critérios diagnósticos, 447

tratamento, 457

Cefalocele transesfenoidal, 286

Céfalo-hematoma, 274

Cefalometria, 472

Cegueira

aguda, 156

congênita, 154

cortical, 158

Células ependimárias, 908

Central *core*, 1123

Cerebelites, 120

Cerebelo

anatomia do, 108

malformação do, 320

Cerúmen, 376

Cetoacidose, 1188

CFCS (*communication function classification system*),
357

Chocalho, 26

Chumbo, dosagem de, 71

Ciclo

da bilirrubina, 261

sono-vigília, alterações do, 35

Ciclosporina, 1060

Cifoescoliose, 930

Circuito córtico-nuclear-talâmico-cortical, 495

nos distúrbios hipercinéticos, esquema do
funcionamento, 497

Circulação arterial cerebral, 944

Circunferência da cabeça, 4

Cirrose, 603

hepática, hipertensão portal e *shunt*
portossistêmico, paciente com, 1172

Cisterna da base, método de avaliação das, 976

Cisticercos, 818

Cisticercose, 817

Cisto aracnoide, 287, 288

Citogenética molecular, técnicas, 554

Citomegalovirose, 85

diagnóstico, 265

patogênese, 265

quadro clínico, 265

tratamento, 265

Citomegalovírus, infecção congênita pelo, 266

Citrulinemia, 658

Classificação

de Papileda, 258

urodinâmica, 145

Clonazepam, 245

Clônus, 14

de pé, técnica para pesquisa do, 14

Clostridium botulinum, 362, 1069

CMT, ver Doença de Charcot-Marie-Tooth

CMV (citomegalovírus), 772

encefalite pelo, 782

infecção pelo, 782

Cobalamina, deficiência de, 1176

Cobre, deficiência de, 1177

"Coceira do nadador", 821

Cochilos, 487

diurnos, 470

Cognição

alterações da, 35

na paralisia cerebral, 344

Colagenopatia, aspectos fenotípicos, 1090

Colher, adaptação para, 366

Coloboma ocular, 154

1213

Coluna
espinal em crianças, características anatômicas e
fisiológicas, 985
vertebral
alterações cutâneas sobre, 6
inspeção, 6
Coma, 35
barbitúrico, 983
causas
achados da história e do exame físico que
sugerem, 38
na faixa etária pediátrica, 37
desfechos possíveis após, 49
diagnóstico topográfico do, 36
movimentos oculares espontâneos nos pacientes
em, 42
recorrente, 38
Comissuras cerebrais, anomalias das, 310
Complacência, 147
Complexo
cobblestone, 317
SAKODA, 284
Comportamento, 344
adaptativo, 26, 391
características, 392
de linguagem, 26
motor
delicado, 26
grosseiro, 26
pessoal-social, 26
Comunicação, 372
expressiva, anormalidades na, 344
social, transtorno da, 379
Concussão, 972
Condiloma plano, 268
Condrodisplasia rizomélica *punctata*, 724
Condução
motora, mecanismos de, 374
perda auditiva por, causas, 376
Conexões talamocorticais, 129
"Congelamento», 8
Conjuntiva, 600
Consanguinidade, 38
Consciência
alterações da, 1196
classificação, 35
diagnóstico

etiológico, 37
topográfico, 35
níveis de, 38
Continuum, 35
Contraturas articulares, 606
Contusão
cerebral, mecanismos de, 971
encefálica, 970
frontotemporal, 971
Convergência
insuficiência na, 173
ocular, alterações da, 173
Coordenação
apendicular, 11
avaliação em crianças cooperativas, 12
Coordenação, 11
Coping strategies, 502
Coreia, 493, 505
de Sydenham, 507
investigação de pacientes com suspeita de,
algoritmo, 509
fisiológica, 507
hereditária benigna, 507
induzida por medicações, 510
na faixa etária pediátrica, 505
pós-circulação extracorpórea, 510
secundária
a síndrome de anticorpos antifosfolípides, 509
ao lúpus eritematoso sistêmico, 509
substâncias que podem causar, 510
Coriorretinite, 265, 816
por toxoplasmose, 20
Corpo
caloso, 313, 314
doenças associadas à agenesia do, 317
dos neurônios motores, organização somatotópica
dos, esquematização, 993
Corpúsculo
de Meissner, 126, 129
de Pacini, 129
Corticosteroides, 983
Coxsackievírus, 761, 764
Craniectomia descompressiva, 983
Crânio
bífido, 281
crescimento do, anatomia e fisiologia do, 201

Índice Remissivo

exame do, 4
percussão digital do, 5
Craniofaringioma, 152, 925, 927
Craniossinostose, 221, 287, 564
características diagnósticas, 227
não sindrômicas, 223
Craniotabes, 5
Criptococomas, 810
Crise(s)
de enxaqueca, tratamento, 459
"de estremecimento", 498
do quinto dia, 242
eletrográfica, 241
epiléptica(s), 51 , 235, 798
afebril, abordagem do paciente com, 53
classificação, 52, 236
diagnóstico diferencial, 242
focais, 38
neonatais, 11
tratamento, algoritmo, 244
no período neonatal, fatores de risco, 237
período de suscetibilidade a, 1153
profilaxia, 984
febril, 54
epilepsia, 57
febris *plus*, 434
não provocada, 51
neonatais
benignas, 242
considerações clínicas diante de um RN com, 237
exames laboratoriais que devem ser solicitados, 241
fármacos antiepilépticos usados nas, 245
secundários a eventos hjipóxico-isquêmicos, 243
oculógiras, 173
ósseas, 606
reativa, 51
sintomática aguda, 51
situacional, 51
Cristalino, luxação, 600
Critério da International Cerebral Palsy Task Force
Consensus Statement, 346
Cromossomo
10 humano, 552
dicêntrico, 549
em anel, 548, 549
"marcador extranumerário", 555

Cryptococcus, 810
gatti, infecção por, 811
Cubos amontoados, 26
Curva de desenvolvimento motor, 355

D

Dedo "em martelo", 1036
Defeito(s)
biossintéticos, 598
combinados, 598
congênito de glicosilação, 72, 663-683, 1066
da glicosilação de carboidratos, 661
de condução, 607
de receptores, 598
do ciclo da ureia
em criança de 6 meses, 662
em recém-nascido, 661
do prosencéfalo, 289
do receptor de acetilcolina, 1065
na lâmina basal sináptica, 1065
no desenvolvimento, 1065
pré-sinápticos, 1065
Déficits
neurológicos focais, 38
olfatórios, 151
Deficiência
da descarboxilase de L-aminoácidos
aromáticos, 732
de 2-metilbutiril-CoA desidrogenase, 654
de 6-piruvolitetra-hidroperina sintase, 729
de ácido gama-aminobutírico transaminase, 735
de alfa-metilacil-CoA racemase, 725
de alfa-N-acetilgalactosaminidase, 709
de carbamoil fosfato sintetase, 658
de desidrogenase semialdeído succínica, 735
de dihidropeterina redutase, 729
de dopamina beta-hidroxilase, 733
de guanasina trifosfato ciclohidrolase
autossômica recessiva, 730
de hormônio do crescimento, 607
de isobutiril-CoA desidrogenase, 654
de mevalonato quinase, 655
de monoaminoxidase A, 734
de N-acetilglutamato sintetase, 660
de ornitina transcarbamilase, 658
de prosaposina, 700

de proteína D-bifuncional, 724
de pterina-4-alfa-carbinolamina desidratase, 730
de sepiapterina redutase, 733
intelectual, 391
classificação, 391
condições associadas à, 393
diagnóstico, 397
tratamento, 398
nutricionais, 1174
manifestações neurológicas das, 1175
Déficit de crescimento cerebral, 791
Deformidades articulares, 94
Degeneração combinada subaguda, 141
Deglutição
dificuldade de, causas, 192
distúrbios da, 191
fisiologia da, 190
reflexo da, 190
Deleção, 547
cromossômica
intersticial, 547
-terminal, 547
Delirium, 35
tratamento do, 48
Demência com corpos de Lewy, 141
Dermatomiosite, 1130
Dermátomo(s), 127
do corpo humano, 128
inervados pelos ramos do nervo trigêmeo, 22
Descanso, 488
Descargas epiteptiformes periódicas lateralizadas, EEG evidenciando, 780
Descompressão do nervo, 185
Descontinuidade ossicular, 376
Desenvolvimento
atraso do, 68, 791
abordagem diagnóstica dos pacientes com, 69
avaliação do, 68
causas, 68
motor
atraso do, 68
curvas de, 355
neurológico, alterações do, 1197
pseudorregressão do, 73
Desmielinização, 174
central, 1192

em crianças, abordagem do episódio agudo de, 838
Desvio
de linha média, método de quantificação, 976
supraversivo tônico paroxístico do olhar, 499
Detrusor
arreflexia do, 145
atividade do, 145
hiperatividade do, 145
Diabetes, 607
mellitus, 152
Diastematomielia, 333
Diazepam, 245
Diplegia, 351
espástica, 351
Dipping ocular, 176
Disartrofonia
atáxica, 380
espástica, 380
flácida, 380
hipercinética, 380
hipocinética, 380
mista, 380
Disautonomia, 24, 136, 1159
familiar, 141
Disbasia, 7
Discinesias paroxísticas, 503
características clínicas, 504
cinesiogênica, 504
estratégias terapêuticas, 505
Disestesia, 130
Disfemia, 381
tratamento da, recomendações, 381
Disfluência, 381
Disfunção
do trato urinário inferior, exame neurológico do paciente com, 146
motora, 180
topografia da, 351
sensitiva, 180
Disgenesia cerebelar, genes do cromossomo X associados à, 116
Disgeusia, 193
Dislexia "do desenvolvimento", 404
Dismetria, 11
Disosmia, 151
Displasia(s)

Índice Remissivo

corticais focais, 311, 313
"em boné"
da ponte, 328
do tegmento pontino, 327
meníngea, agenesia comissural com, 315
septo-óptica, 154, 293
septo-óptica-plus, 309
Dispositivos assistidos, 366
Disrafismo
aberto, 281
craniano, 281, 282
espinal, 281
fechado, 281
oculto, 281
Dissecção vertebral, 964
Disseminação
leptomeníngea, 1198
meníngea, 1198
Dissociação luz-preto, 174
Dissonia uniparental paterna, 97
Dissulfeto de carbono, 1025
Distermia, 24
Distonia, 493
adquirida, manifestações clínicas que sugerem, 514
classificação, 511
de etilogia genética, 517
exemplos de, 524
diagnóstico, 512
em crianças e adolescentes
algoritmo para diagnóstico, 516
condições que mimetizam, 513
fármacos e toxinas que podem causar, 513
idiopática benigna do lactente, 500
miotônica, 83
Distonia/parkinsonismo, hipermagnesemia,
policetemia e doenca hepática crônica, 526
menina de 11 anos com, imagem, 527
Distrofia(s)
de cintura dos membros, 1104
fácio-escápulo-umeral, 1084
caracterização fenotípica, 1085
forma infantil, 104
miotônica, 85, 100, 1112
congênita, 104, 1114
muscular(es)
congênitas, 100, 1085

associada a mutações
do colágeno VI, 1089
do gene SEPN1, 1097
causadas por defeitos da glicosilação
anormal, 1092
da alfa-DG, 1091
com comprometimento do SNC, 1095
do tipo Bethlem, 1089
do tipo Ullrich, 1089
fenótipo de Walker-Warburg, 319
lamina-relacionada, 1096, 1097
merosina-negativa, 1088
por mutações do colágeno XII, 1091
subtipos, classifação, 1087
de cituras, 1104, 1110
de Duchenne, aspectos histológicos, 1082
de Emery-Dreifuss, 83
fenótipo Fukuyama, 318
neuroaxonal infantil, 72
por glicosilação anormal de alfa-DG, 1094
Distrofina do músculo esquelético, 1078
Distrofinopatia
diferença de progressão do quadro distrófico
em pacientes com, 1081
ligadas ao X, 1079
Distúrbio(s)
da coordenação dos movimentos, 11
da deglutição, 191
da glicosilação de carboidratos, 663
da sucção, 191
das enzimas lisossomais, 71, 72
de axonal pathfinding, 327
de coagulação, 950
do equilíbrio ácido-base, manifestações
neurológicas dos, 1186
do espectro da síndrome alcoólica fetal, 219
do metabolismo de neurotransmissores, 710
monoaminérgicos
que cursam com hiperfenilalaninemia, 729
que não cursam hiperfenilalaninemia, 731
do movimento, 1153, 1197
atetose, 505
balismo, 505
classificação, 493
coreia, 505
desenvolvimentais e transitórios, 497
distonia, 511

Tratado de Neurologia Infantil

fisiologia dos núcleos da base relacioanada à
motricidade, 495

fisiopatologia dos núcleos da base relacioanada
aos, 496

induzidos por drogas, 537

mioclonia, 528

parkinsonismo, 535

paroxísticos, 501

psicogênicos, 539

relacionados ao sono, 472

tremor, 530

do olfato, 151

do sono
classificação internacional dos, 471, 472

eletrolíticos, 1190
manifestações neurológicas dos, 1186

hematológicos, 950

hipercinéticos, 493

hipocinéticos, 495

metabólicos
hipercalcemia, 273
hiperglicemia, 272
hipermagnesemia, 273
hipocalcemia, 272
hipoglicemia, 269
hipomagnesemia, 273

pupilares, 174

respiratórios do sono, 472

Diuréticos, 1192

Doença(s)

associadas na oftalmoplegia externa crônica
progressiva, 171

causadas por príons, 823

celíaca, 1163
e epilepsia, paciente com, imagem, 1164

cerebrovasculares, 943, 1181

da junção neuromuscular, 987, 1055

da substância branca associadas a ataxias, 120

da urina em xarope do bordo, 644, 649

de Canavan, 653

de Behçet, 864
critérios diagnósticos para, 865

de Charcot-Marie-Tooth, 98, 1036, 1037
algoritmo diagnóstico na, 1051
formas da doença ligadas ao cromossomo X, 1038
sinais e sintomas associados a tipos específicos da,
1049

de Coats, 295

de Creutzfeldt-Jakob, 825

de Crohn, 1162

de Dejerine-Sottas, 1037

de Dejerine-Sottas, 98

de Fabry, 702

de Farber, 700

de Gaucher, 689

de Huntington, 72, 152, 512
IRM de encéfalo de paciente de 3 anos de idade
com, 525, 20

de Krabbe, 23

de Leigh, 718

de Lesch-Nyhan, 72

de Lyme, 803
tratamento, 806

de Menkes, 72

de Moyamoya, 155, 962

de Niemann-Pick, 690

de Paget, 152

de Pompe, 85, 101

de Refsum, 113, 152, 723
infantil, 724, 727

de Sandhoff, 694

de Schindler-Kanzaki, 709

de Segawa, 731

de Steinert, 100, 1112

de Takahara, 725

de Tay-Sachs, 701

de Werdnig-Hoffmann, 93, 995

de Whipple, 1164

de Willis-Ekbom, 480

de Wohlfart-Kugelberg-Welander, 996

degenerativas
esclerose lateral amiotrófica, 756
paraplegias espásticas hereditárias, 747

desmielinizantes, 833

do ciclo da ureia, 656
diagnóstico diferencial laboratorial, 657

do complexo *cobblestone*, 315, 318

do enxerto contra hospedeiro, manifestações
neurológicas, 1201

do tecido conjuntivo, 1021

endócrinas, manifestações neurológicas das, 1196

gastrointestinais, manifestações neurológicas
das, 1161

genéticas

1218

Índice Remissivo

humana no OMIM, números e símbolos o utilizados no catálogo de, 560

que cursam com hepatomegalia, diagnóstico de, 604

hematológicas, manifestações neurológicas, 1197

hemorrágicas, 1199

infecciosas, 72

causadas por príons, 823

infecções

bacterianas, 794

fúngicas, 810

por micobactérias, 806

por protozoários e helmintos, 814

virais, 761

inflamatórias não infecciosas, 833-878

no SNC, terapias imunossupressoras, 869

lisossomais, 598, 1053

metabólicas associadas a ataxias, 120

mitocondriais, 72, 598, 710

musculares que cursam com ptose palpebral, 87

músculo-olho-cérebro, 318

neurodegenerativas, 152, 747

neuromusculares

doenças da junção neuromuscular, 1055

miopatias, 1072

neuropatias

motoras, 991

-periféricas, 1006

que cursam com acometimento facial, 88

peroxissomais, 598, 710, 722

priônicas, 823

características, 824

que apresentam associação com anomalias comissurais, 314

renais, manifestações neuromusculares das, 1183

respiratórias crônicas, 191

retinianas, 156

sistêmicas, manifestações neurológicas de, 1151-1208

vasculares

acidente vascular encefálico, 943

aneurisma cerebral, 956

malformação(ões)

arteriovenosas, 959

da veia de Galeno, 961

padrão moyamoya, 962

Doppler transcraniano, 984

Dor, 130

abdominal, 601

lancinante, 127

vias de, 127

Dragon-fly sign, 321

Drenagem de líquor, 982

Drogas

que causam tremor, 535

transtornos do moviemnto induzidos por, 537

Drop attacks, 494

Drosophila, 756

Duplicação (ões), 547

cromossômica

direta, 548

invertidas, 548

do hemisfério cerebelar, 320

Duplo cortex, 310

E

EBV, 773

Echovirus, 761, 764

Edema, 24

cerebral

difuso, em criança, 1171

no traumatismo cranioencefálico, 972

de papila óptica, 20

Efeito do contexto, 374

Efélides axilares, 881

Efusão subdural, 798

Eixo hipotálamo/hipofisário, anormalidades do, 294

ELA, ver Esclerose lateral amiotrófica

Eletroestimulação do assoalho pélvico, 147

Eletroneuromiografia dinâmica, durante sucção e deglutição, 192

Embolização

de trombo intracavitário, 1151

paradoxal, 1151

Embriogênse, 329

Empiema(s), 799

epidurais, 801

intracraniano, 803

intrarraquiano, 803

subdurais, 801

Encefalite(s)

agudas, investigação e tratamento inicial das, 778

anti-NMDAR, 850, 851, 852
  crianças com, abordagem terapêutica das, 853
antirreceptor N-metil-D-aspartato, 851
autoimune(s), 849
  de núcleos da base, 851
  tabela comparativa das, 850
de Rasmussen, 440, 856, 857
  critérios diagnósticos para, 856
herpética, 779
límbica, 849
pelo citomegalovírus, 782
pelo vírus Epstein-Barr, 781
pelo vírus varicela-zóster, 782
por DPPX, 851
por GABAAR, 851
virais agudas, etiologia, 777
Encéfalo, 344
  de paciente com mutação do gene SPG11, IRM, 755
  deformação decorrente da força inercial, 970
Encefalocele, 152
  formas, 285
  síndromes que podem cursar com, 283
Encefalomalácia multicística, 254
Encefalomielite
  disseminada aguda, 833, 835
    padrões de acometimento do encéfalo da, 837
    diagnóstico diferencial, 835
  progressiva com rigidez e mioclonia, 850
Encefalomielopatia necrotizante subaguda, 718
Encefalopatia
  aguda(s), 606
    cuja suspeita etiológica são erros inatos do metabolismo, investigação, 610
    de origem metabólica por períodos etários, etiologia, 608
    por esquistossomose, 821
  associada à doença tireoidiana, 854
  bilirrubínica, 260
  crônica, abordagem dos erros inatos do metabolismo que cursam com, 569
  da diálise, 1182
  da síndrome da imunodeficiência adquirida, 71
  de Wernicke, 174, 1179
  epiléptica, 419
    infantil precoce, 420
    na infância e adolescência, 427
    no período neonatal, 419

hepática, 1169, 1172
  fatores precipitantes da, 1170
  graduação clínica da, 1170
hipóxico-isquêmica
  diagnóstico, 248
  estádios, 249
  fatores de risco, 247
  IRM, 250
  patogênese, 247
  prognóstico, 254
  quadro clínico, 248
  tratamento, 254
mioclônica precoce, 419
mitocondrial associada à acidose láctica e episódios *stroke-like*, 727
necrotizante aguda, 854, 855
neurogastrointestinal mitocondrial, 1165
pelo HIV, 791
progressiva, causas, 71, 72
responsivas a vitaminas no período neonatal, testes terapêuticos e tratamento para, 421
urêmica, 1178, 1180
Endocardite infecciosa, 1155
  complicações neurológicas, fisiopatologia das, 1155
  fatores de risco para embolização sistêmica na, 1156
Energia acústica, 374
Enterovírus, 764, 789
  não pólio, 761
Entidades clínico-radiológicas, 418, 438
Enxaqueca, 443
  com aura, critérios diagnósticos, 446
  crise de, medicamentos utilizados para o tratamento sintomático das, 459
  hemiplégica, 84, 950
  oftalmoplégica, 166
    IRM de crânio de paciente com, 167
  retiniana, 157
  sem aura, critérios diagnósticos, 446
  tratamento
    da crise de, 459
    preventivo, 462
    profilático, 464
      medicamentos utilizados para, 463
    sintomático, 462
  vestibular, 188
    critérios diagnósticos, 188

Ependimoma, 923, 930
anaplásico, 923
celular, 923
de células claras, 923
mixopapilar, 923
papilar, 923
tanicítico, 923
Epicanto invetido, 162
Epilepsia(s)
apenas com crises generalizadas
tônico-clônicas, 436
associadas a condições metabólicas, infecciosas
e imunes, 419
autolimitadas da infância, 419, 437
benigna da infância com descargas
centro-temporais, 437
classificação das, 417
com ausências mioclônicas, 434
com crises mioclono-astáticas, 432
com hemiconvulsão e hemiuplegia, 419
com sintomas vestibulares, 189
da ausência da infância, 433
da infância com paroxismos occipitais, 437, 438
de causa desconhecida, 419
definição
conceitual, 52
operacional, 52
generalizada(s)
com crises febris *plus*, 434
genéticas, 431
idades de ocorrência e expressão máxima das
oito, 431
maligna com crises parciais migratórias da
lactância, 424
mioclônica
benigna da infância, 432
grave da infância, 426
-juvenil, 435
organização das, 417
rolândica, 437
temporal com esclerose hipocampal, 438
Episódio *stroke-like*, 610
Equilíbrio estático, pesquisa, 7
Equoterapia, 364
Eritema *migrans*, 804
Erro(s)
inatos do metabolismo

associados à AVC, 610
condições não metabólicas comuns,
confundidas com, 569
consequências primárias dos, 567
e a terapia de reposição enzimática, 736
e o uso de cofatores e vitaminas, 736
em que o quadro de ataxia aguda intermitente
é proeminente, 610
etiologia dos que cursam com epilepsia, 571
grandes catgegorias de, 642
investigação bioquímica para o diagnóstico, 515
quando suspeitar, 242
que apresentam
alterações
cardíacas, 607
dermatológicas, 601
endócrinas, 607
gastrointestinais, 602
hepáticas, 603
oftalmológicas, 600
pulmonares, 608
renais ou urinárias, 605
reumatgológicas, 606
vasculares, 606
dismorfismos, exmeplos, 599
que cursam com
acidose metabólcia, diagnóstico difrerencial,
609
alterações psíquicas, 642
encefalopatia crônica, abordagem dos, 569
hipotonia, 96
que se apresentam com encefalopatias agudas,
diagnóstico direrencial, 608
responsivos a alterações dietéticas, 736
sem comprometimento extraneurológico óbvio
em que epilepsia é particularmente proeminente,
572
suspeita clínica dos, 568
tratamento, 728
Escafocefalia, 222
Escala
de Ashworth modificada, 350
de coma de Glasgow modificada, 39
de mobilidade funcional, 356
Esclera, 600
Esclerose
hipocampal, 439
lateral amiotrófica, 756

mesial temporal, 419

múltipla, 141, 837

  critérios diagnósticos de, 839

  diagnóstico dierencial, 842

  exames complementares para pacientes com suspeita de, 842

  pacientes pediátricos com, terapias modificadoras da doneça para, 843

tuberosa, 883, 886

  avaliação inicial e seguimento dos pacientes com, 886

  critérios diagnósticos, 884

Escoliose, 109

Escore para meningite bacteriana aguda, 776

Esfingolipidoses, 598, 688

Esfingolipidoses, 688-700

Esotropia, 318

Espasmos

  epilépticos, sequência de tratamento dos, 425

  nutans, 498

Espasticidade

  manejo, 362

  medicações utilizadas no tratamento da, 363

  tratamento, 362

Espinha bífida, 281

Esquistossomose, 819

  medular, 821

  pseudotumoral, 821

  toxêmica aguda, 821

Esquizencefalia, 98, 308

Esquizofrenia, 45

Estado

  de coma, 37

  de consciência mínima, 48

  de mal epiléptico, 59

    exames complementares para investigação, 62

    generalizado tônico-clônico, 59

    tratamento, 61

    não convulsivo, 63

  mental, exame, 6

  para fins epidemiológicos, 59

  vegetativo, 48

Estática, avaliação da, 7

Estereotipias, 494

  motoras, 503, 20

Estimulação cerebral profunda, 495

Estrabismo, 228

Estratégia de enfrentamento, 502

Estrias transversais na ponte, 112

Estribo, 374

Estridor, 608

Estrutura(s)

  "em cauda", 1065

  infratentoriais, anatomia normal das, 322

Estudo com *array*-CGH, painel do, 556

Esturpor, 35

Euploidias, 545

Exame

  físico

    dos aparelhos e sistemas, 3

    geral, 3

  neurológico, 6

    do recém-nascido, 25

    evolutivo, 25, 26

      materiais utiizados, 26

      padrões etários normais, 27-30

    estado mental, 6

    funções

      corticais superiores, 6

      neurovegetativas, 24

    motricidade, 6

    nervos cranianos, 16

    reações transitórias, 16

    reflexos, 13

    sensibilidade, 11

    sinais meningorradiculares, 24

    tradicional, organização do, 6

    trofismo, 24

  sensorial, 129

Exencefalia, 283

Exostose, 605

F

Face

  alongada, 101

  cirurgias da, 152

Facomatose, 879

Fadiga, 1050

Faixa

  derrotativa, 365

  rotativa, 365

Fala

apraxia da, 380
atraso constitucional da, 379
bucolingual, 380
transtorno da, 380
Falência autonômica pura, 141
Falha combinada autonômica e simpática, 141
Fantosmia, 151
Fármaco(s)
antiepilépticos utilizados nas crises neonatais, 245
associados à indução de crises epilépticas, 52
que podem causar distonia em crianças e
adolescentes, 513
Febre, 38
de Katayama, 821
Fenda palatina, 152
Fenilcetonúria, 644
materna, 220
Fenitoína, 245
Fenobarbital, 245
Fenômeno
de Bell, 45
de *fixation-off*, 438
de Lúcio, 1031
de Marcus Gunn, 162
de Raynaud, 606
do *warm up*, 1128
miotônico, 8
em língua, 86
paroxístico, diagnósticos possíveis para, 53
Fibra(s)
musculares, desproporção congênita do
tamanho das, 1125
nervosa, 125
sensações anormais causadas por
comprometimento de, 127
sensitivas, classificação, 127
Fibrose
congênita dos músculos extraoculares, 164
sistêmica nefrogênica, 1184
Firing-rate model, 495
FISH, análise pelo metodologia, 554
Fissura perioral, 268
Fístula
carótido-cavernosa, 171
de alto fluxo, 171
de baixo fluxo, 171
perilinfática, 189

Fixação ossicular, 376
Flip-flop, 469, 18
"*Flower cells*", 790
Fluência, transtorno da, 380
Flutter ocular, 176
Flutuabilidade, 364
Fonologia, 374, 375
Fonomea, 374
Fontanela(s)
fechamento da, 5
nome e localização das, 201
tempo de fechamento das, 202
Força
alterações da, 1196
déficit de, 9
muscular
exame da, 94
sistema de gradação da, 9
Formigamento, 127
Fotofobia, 174, 761
Fotossensibilidade, 601
Fraqueza
da musculatura mímica, 1015
facial, 88, 100
causas, 182
congênita, 182
pós-natal, 183
muscular, 75
de apresentação aguda, 84
diagnóstico topográfico, 80
proximal, 85
Fratura(s)
do crânio, 970
sinais de, 974
patológicas, 24
"*Freezing*", 8
Frequência de disparo", conceito, 496
Frio, 127
Fucosidose, 707
Função(ões)
comunicativa, sistema de classificação, 357
corticais superiores, exame, 6
motora grossa, medida da, 352
neurovegetativas, 24
sensorial, 129
visual, comprometimento

agudo da, causas, 157

progressivo da, causas, 160

Funcionalidade, limitações sobre a, 352

Fundo de olho

exame do, 40

normal, 20

Fundoscopia, 19

Fusos musculares, 126

G

Gagueira, 381

Galactosialidose, 709

Gânglio de Gasser, 180

Ganglioglioma(s), 931

temporal esquerdo, 913

Ganglioneuromas, 881

Ganglionopatia autonômica autoimune, 141

Gangliosidose

GM1, 692

GM1, 701

GM2, 693

GM2, 701

"Garrafa de champanhe invertida", aspecto, 1036

Genes do cromossomo X associados à disgenesia cerebelar, 116

Glândula pituitária

ausência de, 296

hipoplasia da, 296

Glaucoma congênito, 295

Glicogenoses, 617-621

Glioblastoma multiforme, 917

Gliomas, 908

angiocêntrico, 910

de alto grau, 915

de baixo grau, 908

características patológicas, 910

distribuição histológica dos, 909

em diferentes topografias, 911

terapias-alvo em vários pontos das vidas dos, 916

distribuição de acordo com a faixa etária, 910

maligno, 916

pontino intrínseco difuso, 918

Glipoteinoses, 598

GMFCS (*gross motor function classification system*), 352

para crianças entre 6-12 anos, 353

para adolescentes entre 13-18 anos, 354

GMFM (*gross motor function measure*), 352

"Golpe de sabre", aspecto de, 867

Goteira

articulada, 365

antiequino, 365

Gramática, 376

Granulomatose de Wegener, 152, 1020

Grasp reflex, 45

Grupo muscular, avaliação funcional de determinados, 84

H

Hábitos motores, 503

Habituação, 25

Hamartoma hipotalâmico, 419

Hanseníase

histoide de Wade, 1031

indeterminada, 1031

nodular infantil, 1031

Happy puppet, 394

Heliótropo, 85

Hemangioma, 4

facial plano, 888

Hematoma

extrdural, 970

subdural, 970

Hemi-hipertrofia, 889

Hemi-hipoestesia, 132

Hemimegalencefalia, 309, 311

Hemiplegia, 351

alternante da infância, 84

dupla, 351

espástica, 351

Hemodiálise, 152

Hemofilias, 1199

Hemoglobina, catabolismo da, 261

Hemorragia, 1198

cerebelar, 260

da matriz germinativa, 258

extracranianas, 274

intracranianas, 256, 275

intraparenquimatosa, 952

intraventricular, 256, 971

peri-intraventricular, 256

periventricular, 256

Índice Remissivo

subaracnoide, 275
subaracnóidea, 952, 971
Hepatites, 1166
Hepatoesplenomegalia, 38
Herpes simples, 267
Herpes-vírus, 787
Heteroinfecção, 817
Heteroploidias, 545
Heterotopia, 309
  nodular
    periventricular, 310
    subependimária, 312
  subcortical , 312
    focal, 310
Hexacarbonos, 1025
HHV, 773
Hibridização genômica, 70
Hidranencefalia, 253
Hidrocefalia, 152, 930
  causas, 208
  comunicante, 210
  em lacatentes, 208
  em pré-escolares, 208
  em recém-nascidos, 208
  fetal, 208
  progressiva, 72
Hidroterapia, 363
Higiene do sono, 484, 485
Hiperalgesia, 130
Hiperatividade, 35
Hipercalcemia, 1196
Hipercalemia, 1194
Hiperexcitabilidade cerebral do recém-nascido, 238
Hiperextensão, 985
Hiperextensibilidade articular, 1074
Hiperflexão, 985
Hiperglicemia neonatal, 272
Hiperglicinemia não cetótica, 648
Hiperinsulinismo, 607
Hipermagnesemia, 273
Hipermetioninemia, 648
Hipernatremia, 1192
Hiperoxalúria, 725
Hiper-reflexia, 14
Hipersensibilidade à carboplatina, 913
Hipersonia de origem central, 472

Hipertelorismo grave, 227
Hipertensão
  arterial, 38
    sistêmica, 185
  intracraniana
    tratamento
      de primeira linha da, 981
      de segunda linha da, 982
  pulmonar, 608
Hipertireoidismo, 607
Hipertrofia
  de panturrilhas, 1080
  muscular, 85
Hiperventilação, 983
  ataques de, 608
  neurogênica central, 40
Hipervitaminose A, 5
Hipoalgesia, 130
Hipoatividade, 35
Hipocalcemia, 272, 1194
Hipocalemia, 1194
Hipocinesia, 9
Hipocolesterolemia, 602
Hipoerosmia, 151
Hipoestesia, 130
  em bota e luva, 132
Hipoglicemia, 158, 269, 271
  neonatal, 269
    causas, 271, 12
Hipomagnesemia, 273, 1196
  neonatal, 273
Hipomelanose de Ito, 893
Hiponatremia, 1190
  no pós-operatório, 1192
Hipopalestesia, 130
Hipoparatireoidismo, 607
  paciente com, 1195
Hipoplasia, 119
  cerebelar unilateral, 321
  congênita do nervo óptico, 154
  do músculo depressor do ângulo da boca, 183
  do nervo óptico, 155
  dos músculos faciais, 182
  neocerebelar, 321
  pontocerebelar, 321
  zigomática, 565
Hiporreflexia, 79

Hiposmia, 151
  causas, 152
Hipotensão
  ortostática, 141
    causas, 141
    tratamento medicamentoso da, 143
  postural, 141
    condições que podem exacerbar a, 142
Hipotireoidismo, 5, 70, 72, 152, 607
Hipotonia
  alterações ao exame físico sugestivas de, 94
  associada a doenças sistêmicas, 94
  características, 95
  causas
    que podem cursar com dificuldade
    alimentar neonatal, 99
    respiratória neonatal, 99
  sistêmicas, 96
  central, 94
    em recém-nascido a termo, 97
    não sindrômica, 94, 98, 102
    sindrômica, 94, 96, 103
      causas, 97
  erros inatos do metaboilismo que cursam com, 96
  periférica, 94, 98, 103
Hipotrofia, 24
  muscular global, 101
Hipsarritmia
  atípica, 423
  modificada, 423
Histeria, 152
Histiocitose de células de Langerhans, 120
Histoplasma *capsulatum*, 813
Histoplasmose, 813
Holoprosencefalia, 98, 289
  alobar, 290
  clássica, 289
  formas da, 290
  pacientes com suspeita de, avaliação diagnóstica, 292
Homocistinúria, 646
Homúnculo sensitivo, 130
Horário de dormir, 487
HSV, 772

I

Ictiose, 601

Imagem por ressonância magnética, 472
Impedanciometria, 384
Impulso(s)
  entrada nos núcleos de base, 495
  gerados nos neurônios motores inferiores, 75
  nervosos, 75
  saída a partir dos núcleos da base, 495
Imunomodulação, 1060
Imunossupressão, 1060
Incapacidade(s)
  associadas, 358
  escala expandida de, 845
  inventário de avaliação pediátrica de, 357
Incontinência pigmentar, 892
  acrômica, 893
Inervação dos nervos periféricos, territórios cutâneas
  de, 134
Infância
  encefalopatias epilépticas na, 426
  epilepsia
    autolimitadas da, 437
    da ausência da, 433
    mioclônica
      benigna da, 432
      grave da, 426
Infarto(s)
  "em zonas de fronteiras corticais", 250
  focais, 252
  hemorrágico secundário à trombose, 260
  multifocais, 252
Infecção(ões)
  bacterianas, 794
  congênitas
    citomegalovirose, 264
    herpes simples, 267
  pelo vírus Zika, 270
    rubéola, 265
  toxoplasmose, 262
  do sistema nervoso, 761
  fúngicas, 810
  oportunistas, 792
  perinatal, 265
  por CMV, regimes terapêuticos para as, 783
  por espiroquetaas, 803
  por helmintos, 814
  por micobactérias, 806
  por protozoários, 814

Índice Remissivo

por T. Gondii, tratamento, 816
virais, 761
Infestação cerebral maciça, 819
Infiltração da medula óssea, 1218
Inibidor de acetilcolinesterase, 1060
Inserção cromossômica, 550
Insônia, 472
comportamental na criança, 477
familiar fatal, 824
Insuficiência
adrenal crônica, 152
hepática, 603
renal crônica, 152
Insulto hipóxico, 247
Inteligibilidade, 372
Intolerância a proteína lisinúrica, 660
Intoxicação
hídrica, 1192
por metanol, 1189
por organofosforados, 1166
por organofosforados, 38
por salicilatos, 1188
Invaginação basilar, 297
Inventário de avaliação pediátrica de incapacidade, 357
Inversão
paracêntrica, 550
pericêntrica, 550
Iodo, deficiência de, 1177
Irritabilidade, 35
Isocromossomo, 548, 549
Isquemia
focal intraoperatória, potenciais mecanismos para, 1152
global, 983
regional, 983
ISS (*injury severity score*), 984

J

Jeg lag, 472
Jitteriness, 242, 497
Junção
craniocervical, anomalias da, 297
neuromuscular, 75, 1064
doenças da, 1055
fisiologia da, 1055

K

Kernicterus, 260-262
Kuru, 824

L

Labirintite supurativa, 189
Labirinto, 186
Lactente hipotônico, abordagem do, 92
Lalação, 373
Lamotrigina, 246
Lesão(ões)
axonal difusa, 972
cerebral parassagital, 250
compressivas da fossa craniana, 152
cutânea , 4
vesico-bolhosas, 601
de crânio de paciente com lesão axonal difusa, IRM, 978
difusas, 972
do plexo braquial, 275
em confete, 885
"em lente", 879
em zonas fronteiriças, 1151
glossofaríngea, 23
hansênicas na criança, 1031
hiperintensa, 917
infiltrativas da fossa craniana, 152
medular, topografia da, 987
no vérmis cerebelar, 922
sequelares em territórios de fronteira vascular, 1158
tumoral parenquimatosa, 1198
Leucemia, 1198
Leucinose, 644
Leucodistrofia, 581, 1053
autossômica dominante do adulto, 141
metacromática, 697
Leucoencefalopatia(s), 72
metabólicas de origem genética, 581
multifocal progressiva, 792
Leucomalácia periventricular, 250, 252
estadiamento, 251
Leucostase, 1198
Levantar miopático, 1080
Levetiracetam, 246
Levodopa, 526
Lidocaína, 245

1227

Lighttheadedness, 186

Linfo-histiocitose hemofagocítica, 868

Linfoma, 1198
de Burkitt, 781, 1185
primário de SNC, 793, 1185

Língua normal, 86

Linguagem, 372
atraso constitucional da, 379
desenvolvimento da, 372
marcos do desenvolvimento da, 372
receptiva, transtorno da, 379
transtornos da, 378

Lipídeo, metabolismo dos, 622

Lipofuscinoses ceroides, 72
neuronais, 662, 684-687
forma infantil tardia, 688

Lipoma
da linha mediana curvilíneo, 289
intracraniano, 288
intradural, 332

Líquor, 818
drenagem de, 983
em afeções do SNC, características habituais do, 776
parâmetros de normalidade do, 775

Lisencefalia, 98, 304, 306
com gradiente posteroanterior, 305
relacionada à relina, 305
tipos, 305

Lobectomia temporal, 152

LOFA (*late onset Friedreich ataxia*), 109

Loop ortográfico, 406

Lorazepam, 245

Lúpus eritematoso sistêmico, 859
comprometimento cerebral no, 863
critérios diagnósticos, 861

Luxação
congênita do quadril, 94
de cristalino, 600

M

Macrocefalia, 5, 204, 962
causada pelo aumento do vlume do encéfalo, 204
causas, 204
lactentes com, 210
síndromes dismóraficas associadas à, 205

Macrocerebelo, 321

Macrossomia hemifacial, 284

Mácula
eritêmato-violácea, 85
vermelho-cereja, 600

Malformação(ões)
arteriovenosas
diagnóstico, 960
manifestações clínicas, 960
patogenia, 959
pial, 952
tratamento, 960
cerebelares, 117
cerebrais, 1151
da medula espinal, 332
da orelha externa, 374
da veia de Galeno, 961
do tipo mural, 963
de Chiari, 297, 298
II, alterações frequentes, 300, 301
de Dandy-Walker associada à encefalocele
occipital, 284
do cerebelo, 320
do desenvolvimento
cortical, classificação, 303
do tronco encefálico e cerebelo, classificação, 319
do sistema nervoso central, 281-341
oculares, 295

Mamadas, dificuldades nas, 191

Mancha(s)
café com leite, 4, 881
hipocrômicas, 886
vermelho-cereja, 20

Mandíbula, movimentos involuntários da, 22

Manifestação(ões)
clínicas que sugerem distonia adquirida, 514
de riso, 439
neurológicas
das doenças
endócrinas, 1196
gastrointestinais, 1161
hematológicas, 1197
renais, 1178
sistêmicas, 1151-1208
do equilíbrio ácido-base, 1186
dos distúrbios eletrolíticos, 1186

Manobra
da beira do leito, 11

de contraposição, 9
de Credé, 147
de tração dos membros superiores, 30, 93
de Valsalva, 147
do cachecol, 93
do paraquedas, 11
Manometria faringoesofágica, 192
Manosidose, 706
Mão em garra, 1036
Marca-passo circadiano, 470
Marcha
anserina, 1073
avaliação da, 7
bidimensional, trilha com demarcações para, avaliação, 357
ceifante, 8
com báscula da bacia, 1073
da ataxia
cerebelar, 8
sensitiva, 8
digitígrada, 1080
em pequenos passos, 8
em tandem, 7
em tesoura, 8
escarvante, 8
espástica, 8
miopática, 8
padrões de, 356
parkinsoniana, 8
suspensa, treino de, 361
Martelo, 374
Mastoidectomia, 185
Masturbação em crianças pequenas, 500
Material utilizado no exame neurológico evolutivo, 26
Medicação, coreia induzida por, 510
Medicamento(s)
não psicoestimulantes, 402
para tratamento do TDAH disponíveis no Brasil, 403
psicoestimulantes, 402
utilizados no tratamento
da espasticidade, 363
profilático da enxaqueca, 463
Medula
espinal
em crianças, características anatômicas e fisiológicas, 985
malformações da, 332

congênitas da, 329
óssea, infiltração da, 1198
Meduloblastoma, 919
características da imagem típicas de, 922
clássico, 919
com extrema nodularidade, 919
desmoplásico/nodular, 919
tipos histológicos, 919
Megacisterna magna, 324
Megalencefalia, 204
metabólica, 207
Melanose neurocutânea, 891
Membros "hiperdesenvolvidos", 889
Meningioma, 152
Meningite(s)
bacterianas
agudas, 794
escore para, 776
diagnóstico, 796
epidemiologia, 794
quadro clínico, 796
tratamento , 797
empírico, 795
complicações das, 798
contraindicações para punção lombar na investigação de, 775
por agente etiológico específico, terapia antimicrobiana para, 797
de Mollaret, 762
sequela de, 188
virais, 761
etiologia das, 762
Meningocele occipital, 285
Meningoencefalocele occipital, 286
Metabolismo
da amônia, 656
dos neurotransmissores monoaminérgicos, 728
mitocondrial, 633
Metástase intramedular, 1198
Método
neurológico, 3, 4
prático para o registro dos reflexos profundos e de reflexo cutaneoplantar, 14
Miastenia *gravis* (grave), 171, 1058
juvenil, 1056
estratégias terapêuticas, principais, 1062
fluxograma para tratamento, 1061

neonatal, 1063
algoritmo diagnóstico, 1059
diagnósticos diferenciais, 1059
estratégias terapêuticas, 1062
fluxograma para tratamento, 1061
neonatal, 1063
Micção cronometrada, 147
Microcefalia, 5
avaliação dos pacientes com, 213
causas, 211
classificação baseada nos achados de IRM, 214
com córtex normal a fino, 214
com polimicrogiria, 214
letal Amish, 221
metabólica, 220
oligogíricas, 213
primária, classificação sindrômica da, 214
síndromes que apresnetam, 215
sindrômica, 213
vera, 212
Microdiálise cerebral, 984
Microftalmia, 265, 295
Microlisencefalia, 213
Midazolam, 245
Mielina, áreas de vacuolização da, 881
Mielinólise pontina, 1193
Mielite(s)
agudas, 787
crônicas, 790
infecciosa, investigação laboratorial do paciente com suspeita de, 787
longitudinalmente extensa em paciente com hepatite C, 1168
por VZV em paciente imunocomprometido, 789
radiculites virais e, diagnóstico diferencial para, 786
transversa, 84, 835
aguda idiopática, critérios diagnósticos, 834
virais, 784
Mielite/mielopatia, abordagem diagnóstica, 788
Mielocele, 331
Mielocistocele cervical, 333
Mielomeningocele, 331
Mielopatia pelo HIV, 793
Mielopatia/mielite agudas, apresentação clínica das, 785
Mioclonia(s), 38, 494
benigna do lactente, 498

classificação das, 529
do sono neonatal benigna, 498
erráticas, 419
sintomáticas, causas, 530
tratamento sintomático das, 531
Miopatia(s)
adquiridas, 1129
aspectos clínicos, 1073
caracterização fenotípica, alguns aspectos da, 1074
central core, 100
centronuclear, 100, 1124
classificação geral, 1072
com agregados proteicos, 1125
com cores, 1123
com depósito de lipídeos, 623-632
com fenótipo Emery-Dreifuss, 1103
conceito, 1072
congênitas, 1115
fibra muscular dos mecanismos fisiopatológicos envolvidos nas, 1119
do doente crítico, 1028
inflamatórias, 794, 1130
aspectos histológicos musculares nas, 1132
necrotizante, 1133
metabólicas, 101
que cursam com intolerância a exercício físico, diagnóstico diferencial, 616
miofibrilares, classificação, 1110
miolobular/centronuclear, 1124
miotubular, 100, 1124
mitocondriais, 634-641
multiminicore, 1123
nemalínica, 100
pelo HIV, 794
urêmica, 1183
Mioquimia do oblíquo superior, 176
Miosinopatia, 1126
Miosite infecciosa, 84
Miótomo, 127
Miringotomia, 185
Mismatch, 953
Mobilidade funcional, escala de, 356
"Modelo de frequência de disparo", 495
Molde para encaixes, 31
Mononeuropatia, 1183
múltipla sobreposta, 1018
Monoparesia, 77, 79

Índice Remissivo

Monoplegia, 79, 351
Morning glory, 155
Motricidade
estática, 7
ocular, 160
extrínseca, 19
músculos responsáveis pela, ações dos, 21
instrínseca, 19
Movimentação
anormal, recém-nascido, 25
normal, recém-nascido, 25
Movimento(s)
direcionados a um objetivo, 503
distúrbios do, 493-543, 1197
involuntários, 11
da mandíbula, 22
observação dos, 9
oculares
classificação, 161
espontâneos nos pacientes em coma, 42
voluntários, 8
Mucopolissacaridoses, 702-704
Músculo depressor do ângulo da boca, hipoplasia do, 183
Musicoterapia no âmbiuto da paralisisa cerebral, 368
Mutação do gene
da anidrase carbônica 8, 117
KCNJ10, 117
NEUROD1, 117
VLDLR, 117
Mutismo
acinético, 45
seletivo, 382
Mycobacterium tuberculosis, 806
Myoclonus vertical, 42

N

Nanismo pituitário, 296
Narcolepsia, 475
Nasofibroscopia, 472
Necrose neuronal seletiva, 248
Nefrite lúpica, paciente com, 1174
Nefrolitíase/nefrocalcinose, 605
Nefropatias, 605
Neoplasia
diagnóstico, 907
epidemiologia, 901

patogênese, 901
quadro clínico, 906
tratamento, 907
Nervo(s)
abducentes, 19, 160
acessório, 23, 190
cranianos, 16
bulbares, 190
alterações dos, 191
anatomia dos, 190
comprometimento dos, 191
síndromes que envolvem o, 193
funções, 17
facial, 22
glossofaríngeo, 23, 190
hipoglosso, 23, 190
oculomotor, 19, 160
olfatório, 16
óptico, 18
hipoplasia do, 155
congênita do, 154
periférico, estrutura do, 1006
trigêmeo, 21
alterações do, 180
anatomia do, 180
dermátomos inervados pelos ramamos do, 22
trocleares, 19, 160
vago, 23, 190
vestibulococlear, 22
Neurite
óptica, 834
vestibular, 188
Neuroblastoma cerebelar, 920
Neurocisticercose, 817, 819
tratamento medicamentoso, 820
Neurocriptococose
disseminada, 812
letalidade da, 813, 26
Neurodegenereação associada a pantotenato quinase, 516
Neurodesenvolvimento
etapas, 372
infantil, 371
transtornos do, 371-416
Neuroesquistossomose, 822
Neurofibromas cutâneos, 881

Neurofibromatose, 879
tipo 1, 879
avaliação inicial e seguimento dos pacientes com, 882
critérios diagnóticos da, 879
tipo II, 883
critérios diagnósticos, 884
Neuroimagem, 387
Neurologista infantil, bancos de dados em genética médica de interesse para, 559
Neuromielite óptica, 844, 848
Neurônio(s)
colinérgicos, 469
motor do corno ventral da medula espinhal, 991
REM-*off*, 469
Neuronopatias motoras, 98
Neuropatia(s)
adrenérgica pura, 141
autonômica, 141
agudas tóxicas, 141
autoimune, 141
diabética, 141
induzidas por medicamentos, 141
paraneoplásica aguda, 141
do acústico, 377
hereditárias, 1033
características, 1039
complexas, 1052, 1053
sensitivas e autonômicas, 138
na faixa pediátrica, 139
induzidas por fármacos, 1022
infecciosas, 1028
motoras, 991
óptica, 1181
compressiva, 159
hereditária de Leber, 158, 159
isquêmica, 157
nutricional, 159
tóxica, 159
traumática, 157
paraneoplásica, 141
periférica(s), 98, 793, 1006
autoimunes, 1008
medicamentos relacionados a, 1026
por agentes industriais, 1022
por hanseníase, 1028

por metais pesados, 1022
sensorial com disautonomia, 141
tóxicas, 1021
por metais pesados, 1023
relacionadas a agentes industriais, 1025
vasculíticas, 1017
progressão das, 1018
Neurossarcoidose, caritéros diagnósticos, 865
Neurossífilis, 174
Neurosssarcoidose, 866
critérios diagnósticos, 865
Neurotoxoplasmose, 816
Neurotuberculose, 807
em crianças menores de 10 anos, esquema terapêutico para, 809
em adolescentes e adultos, esquema terapêutico, 809
Neurulação, processo normal de, 330
Nevo piloso gigante, 891
Niacina, deficiência de, 1175
Nidus, 959
Nistagmo, 174
adquirido, 177
tipos, descrição dos, 178
tratamento farmacológico, 180
alternante periódico, 178
central vestibular, 179
congênito, 175
características, 177
familiar, 176
convergente-retratório, 178
de batidas ascendentes, 178
de batidas descendentes, 178
de convergência, 42, 179
de rebote, 178
em gangorra, 179
fisiológico, 175
induzido por drogas, 175
latente, 177
movimentos oculares normais que podem mimetizar, 176
pendular, 179
pesquisa e estudo do, 21
retrátil, 42
Nódulo (s)
de Hensen, 330
de Lish, 881
subependimários, 886

Normocefalia, 222
Normosmia, 151
Núcleo(s)
  accumbens, 495
  da(e) base
    entrada dos impulsos nos, 495
    fisiologia relacionada à motricidade, 495
    fisiopatologia relacionada aos distúrbios do movimento, 496
    saída dos impulsos a partir dos, 495
  de Barrington, 144

O

Obnubilação, 35
Obstrução intestinal, 602
Odor corporal, 4
Oftalmoplegia
  adquirida
    aguda, causas, 166
    combinada, 169
    crônica, causas, 166
    do abducente, 168
    do nervo oculomotor, 165
  sinais localizatórios e etiologia, 167
    do oculomotor, 165
    do troclear, 168
      sinais localizatórios e etiologia da, 168
    congênita, 162
      combinada, 164
    externa progressiva, 171
    internuclear, 173
Oftalmoscópio, 19
Olfato
  alterações do, 151
  distúrbios do, 151
Olhar
  desvio periódico alternante do, 42
  desvio supraversivo tônico paroxístico do, 499
  em "pingue-pongue", 42
  paralisia do, 172
Olhos, desvio conjugado dos, 42
Oligodendrócitos, 908
Oligodendrogliomas, 910
Oligossacaridoses, 702, 706
O-manosilação da alfa-distroglicana, 1092
OndaS trifásicas, eletroencefalograma mostrando, 1171

Opacificação corneana, 600
Opisthion, 298
Opsoclonus, 176
Orelha
  externa, 374
  interna, 186
  média, 374
Organofosfato, 1025
Órgão(ãos)
  de Corti, 186
  tendinosos de Golgi, 126
Órteses, 364
  de abdutor do polegar com punho neutro, 365
  de reação ao solo, 364
  suropodálica, 364
Ostenonecrose, 606
Osteopenia, 605
Osteoporose, 24
Otite, 38
  média
    aguda, 188
    com efusão, 189
    complicações de, 185
Otoesclerose, 376
  coclear, 377
Ototoxicidade, 377
Óxido de etileno, 1025
Oxigênio, consumo global de, 1152

P

Paciente 9s)
  com cirrose hepática, hipertensão portal e *shunt* portossistêmico, 1172
  em coma
    abordagem terapêutica inicial do, 47
    desvios conjugados e não conjugados do olhar do, 43
    investigação complementar dos, 47
    movimentos oculares espontâneos nos, 42
    respostas oculares reflexas dos, 44
Padrão(ões)
  "de disparos", conceito, 496
  de marcha, 356
  eletroencefalográfico de surto-supressão, 420
  em pedra-de-calçamento, 317
  hipomielinizante e desmielinizante, diferenciação, 580

moyamoya, 962

respiratórios, 39

típicos de acomentimento encefálico por microrganismos neurotrópicos, comparativo de IRM, 779

Palmilha, 365

Palpação muscular, 85

Pálpebra, exame das, 40

Pancreatite aguda, 601

Papiloma do plexo coroide, 924

Pápula de Gottron, 85

Paquigiria, 213

Parada cardiorrespiratória, complicações neurológicas da, 1157

Paralisia(s)

  braquial de Erb-Duchenne, 7

  cerebral

    achados de neuroimagem em uma população com, 349

    aspectos históricos, 343

    categorias de IRM em pacientes com, 348

    classificação, 349

    definição, 343

    diagnóstico, 358

    doenças metabólicas cujo fenótipo pode mimetizar a, 359

    epidemiologia, 344

    etiologia, 345

    fatores de risco, 346

    tratamento, 358

  das cordas vocais, 297

  de Bell, 183

  de múltiplos nervos cranianos baixos, 193

  de Todd, 59

  desconjugadas do olhar, 173

  do olhar conjugado, 172

  do sexto nervo, 162

  facial

    central, 181

    crianças com, sinais e sintomas indicativos, 184

    periférica, 181

    recorrente, 184

  isolada do nervo

    acessório, 193

    glossofaríngeo, 193

    hipoglosso, 193

    vago, 193

periódicas, 84

Paraparesia espástica, 1053

Paraplegia espásticas

  autossômicas dominantes, 749

  autossômicas recessivas, 751

    hereditárias, 747

    ligadas ao X, 755

Paraplegina, 748

Parapodium, 366

Parassonias, 472, 479

Paresia, 79

Parestesia, 127, 130

Parkinsonismo, 535

  juvenil, 535

    causas de, 536

Parosmia, 151

Pars opercularis, 375

Parto, trauma do, 182

Pé

  "caído", 1036

  cavo, 109, 1036

  equinovarus, 1036

  torto, 94

Pectus excavatum, 94

Pedagogia no âmbiuto da paralisia cerebral, 368

PEDI (*pediatric evaluation of disability inventory*), 357

Peixe-zebra, 756

Pelo, rarefação de, 24

Pelota, 31

Pênfico sifilítico, 268

Penumbra isquêmica, 953

Percepção, alterações da, 35

Perda

  auditiva, 382

    neurossensorial, causas, 377

  sensorial

    funcional, 131

    não orgânica, 131

  visual, 154

    de origem psicogênica, 160

Perfuração timpânica, 376

Perímetro cefálico

  para anbos os sexos, gráficos, 202

  técnica para aferição do, 4, 5

Período

Índice Remissivo

neonatal
doenças neurológicas do
crises epilépticas, 235
encefalopatia hipóxico-isquêmica, 246
encefalopatia bilirrubínica, 260
hemorragias intracranianas, 256
infecções congênitas, 262
trauma obstétrico, 273
encefalopatias epilépticas no, 419
transmissão sináptica cortical no, 240
Perna de cegonha", 1036
"Pescoço de cisne", 931
Petéquias, 268
"Philip inquieto", poema, 399
Pili torti, 601
Pinçamento frontal, 564
Piridostigmina, 1060
Piridoxina, deficiência de, 1176
Placa
de chagrém, 885, 886
terminal, manutenção da, 1065
Plagiocefalia, 222
deformacional,228
fatores de risco para o desenvolvimento de, 229
posicional, 227
Plasmaférese, 1017
Plataforma
GENE TESTS, tela inicial, 561
OMIM, tela inicial, 559, 560
Platibasia, 297
Plexo braquial, lesão do, 275
Pneumonia(s)
aspirativas, de repetição, 191
intersticial, 608
Poliangeíte
granulomatosa, 1020
microscópica, 1020
Poliarterite nodosa, 1019
Polimicrogiria, 213, 306, 307
frontoparietal bilateral, 318
Polimiosite, 1133
Polineuromiopatia
do doente crítico, 1025
características da, comparativo com as da
miopatia do doente crítico, 1028
patogênese da, 1027

Polineuropatia
desmielinizante inflamatória crônica, 1013
comparativo com outras formas de neuropatias
crônicas autoimunes, 1015
distal simétrica, 1018
urêmica, 1183
Poliomielite, 84
paciente com sequela de, IRM de medula
espinal/axial de, 790
Polissonografia, 471
Porencefalia, 253
Porfiria, 141
intermitente aguda, 84
Postpump seixures, 1152
Postura, 11, 25
de batráquio, 93
Potencial evocado auditivo de tronco encefálico, 384
Pragmatismo, 374
Prancha de comunicação, 366
Prednisolona, 1060
Prednisona, 1060
Pressão
arterial, condições que podem reduzir a, 142
de perfusão cerebral, 983
intracraniana, 978
onda da, 980
técnicas de monitorização da, 980
volume e a, gráfico mostrando a relação entre, 979
tissular cerebral de oxigênio, 984
Príons, doenças causadaas por, 823
Problemas musculoesqueléticos secundários, 344
Processamento espacial, 373
Proglótides, 817
Propedêutica
neurológica
exame
físico, 3
neurológico, 6
do recém-nascido, 25
evolutivo, 25
método neurológico, 3
Propofol, 245
Propriocepção, 129
consciente, 12
Prosencéfalo dorsal, anomalias do desenvolvimento
do, 302
Prosódia, 374

1235

Proteína relacionadas aos genes associados a CMT, localização intraneural das, 1035

Protocolo
  da prednisolona, 425
  da vigabatrina, 425
do ACTH, 425

Prova(s)
  calcanhar-joelho, 11
  das maionetes, 11
  de Barré, 11
  de desvio pronador, 10
  de Mingazzini para membros
    inferiores, 10
    superiores, 10
  de Mingazzini para membros superiores, 10
  de Romberg, 7
  deficitárias
    para crianças pequenas, 11
    para pacientes cooperativos, 10
  dos braços estendidos, 10
  índex-nariz, 11
  oculovestibular, 42

Pseudo-hipertrofia de panturrilhas, 89
Pseudocâimbra, 127
Pseudocistos gelatinosos, 812
Pseudo-hipertrofia, 24
Pseudorregressão do desenvolvimento, 73
  neurológico, causas, 570
Pseudotumor orbitário, 172
Psicologia no âmbito da paralisisa cerebral, 368
Psicomotricidade, alterações da, 35
Ptose, 227
  congênita, 161
  palpebral, 100, 161
Pupila
  de Argyll-Robertson, 174
  exame da, 40
  inervação simpática, anatomia, 163
  tônica, 174
    causas, 175
Púrpura trombocitopênica
  idiopátaica, 1199
  trombótica, 1199

Q

QSART (*quantitative sudomotor axon reflex test*), 136

Quadriplegia, 351
Quantidade de sono, 487
Queimação, 127
Questionário BEARS, 475
Quiasma óptico, 152

R

Radiografia de tórax demonstrando sinais de pneumonia, 948
Raizex nervosas sensoriais, 127
Rampa média da cóclea, 186
Raquitismo, 5
Rash cutâneo, 601
  púrpuro-petequial, 796
Ratos, 756
Reação(ões)
  consensual, 21
  de Magnus-De Kleijn, 16, 17
  de Moro, 16, 17
  de preensão palmar e plantar, 16, 17
  de Startle, 25
  de sucção, 16, 17
  do esgrimista, 16
  do espadachim, 16
  primitivas, 17
  tônico-cervical assimétrica, 16
  transitórias, 16, 17, 25
Recém-nascido
  a termo, atividade metabólica cerebral no, 347
  com síndrome de Zellweger, 727
  de mães com síndrome HELLP, 602
  estados comportamentais do, 25
  exame neurológico do, 25
  hiperexcitabilidade cerebral do, 238
  pré-termo, atividade metabólica cerebral no, 347
Receptor, 125
  de glutamaato, 239
  GABA, 239
Red flags, no diagnóstico das cefaleias na infância e adolescência, 457
Reflexo (s)
  aquileu, 13, 146
  bicipital, 13
  bulbocavernoso, 146
  córneo-palpebral, 45
  cremastérico, 146

Índice Remissivo

cutâneo-abdominais, 15
cutaneoplantar, 15
da deglutição, 190
da micção, 144
de armazenamento, 144
de proteção, 11
do piscamento, 18
estapediano, 384
fotomotor
  direto, 21
  indireto, 21
miotáticos, 13
nauseoso excessivo, 191
osteotendinosos, 13
patelar, 13, 146
profundos, 13
  sistema de gradação dos, 14
superficiais, pesquisa dos, 15
tricipital, 13
vestíbulo-ocular, 161
Regeneração aberrante, 184
Região telomérica, 548
Regressão neurológica, 791
Respiração, 39
  atáxica, 40
  de Cheyne-Stokes, 40
Resposta(s)
  motora após estímulo doloroso, 46
  oculares reflexas dos pacientes em coma, 44
Ressecção cirúrgica, 927
Retina, oclusão da artéria central da, 156
Retinografia colorida, 159
Retinol, deficiência de, 1177
Retinose pigmentar, 20, 600
Retocolite ulcerativa, 1162
Retrações fibrotendíneas, 1073
Rigidez de nuca, 24
Rins policísticos, 605
Rinite, 152
Ritalina, 402
Ritmo teta pontiagudo altgernante, 242
Rituais para dormir, 485
ROHHAD, 853
Rombencefalossinapse, 119, 323, 325, 564
Rouquidão, 297
Rubéola, 85, 265

S

Sacada, 161
Sáculo, 186
Sangue venoso do cérebro, 944
Sarcoidose, 865
Schwannoma bilateral, 883
SCIWORA, 986
Seguimento lento, 161
Seio(s)
  cavernoso(s)
    estruturas do, 169
    tromboflebite séptica dos, 170
  dérmico
    dorsal, 332, 333
    sacrococcígeo, 6
    torácico, 6
Semântica, 374, 375
Sensação
  de cabeça vazia, 186
  de faixa ou banda compressiva, 127
  do tato epicrítico, 129
Sensibilidade
  avaliação, 11
  diminuição da, 130
  dolorosa, 12
  formas de classificação da, 125
  perda da, 130
  tátil, 12
  térmica, 12
  vibratória, 12
Senso numérico, 407
Sequela de AVC, IRM mostrando, 256
Sequência
  axial FLAIR, 266
  single voxel de espectroscopia, 727
Sequenciamento da nova geração, 1050
Serviço social no âmbito da paralisia cerebral, 368
Shh (*sonic hedgehog*), 920
Sialorreia, 38
  excessiva, 191
Sífilis, 85
  congênita, 5, 268
Sinal(is)
  da cortina, 23
  da libélula, 321
  de Babinski, 78

de Bell, 173
de Brudzinski, 24
e Collier, 173
de dropped head, 1099
de Gowers, 85, 86, 1080
de Higoumenakis, 268
de Kernig, 24
de Lasègue, 24
de Macewen, 5
de pote rachado, 5
de Romberg, 7
do canivete, 78
do cerebelo branco, 1161
do dente molar, 118
do olhar em sol poente, 210
meningorradiculares, 24
"olho de tigre", 526
Sinaptogênese, 372
Síncope, 136
Síndrome(s)
alcoólica fetal, 220, 394, 565
alterna, 131
cerebelar trigeminal displasia dermal, 323
clínica isolada, 834
craniofrontonasal, 227
da apneia obstrutiva do sono, 482
da artéria espinal anterior, 133
da criança hipotônica, de causa muscular, 1075
da encefalopatia posterior reversível, 950
da imunodeficiência adquirida, 152
da morte súbita do lactente, 484, 1158
da neuropatia, ataxia e retinite pigmentosa (NARP), 720
da pessoa rígida, 851
da pupila tônica de Adie, 174
da rubéola congênita, 265
da secreção inapropriada de hormônio antidiurético, 1191
causas, 1191
das pernas inquietas, 480
na infância, critérios diagnósticos, 481
de Aarskog, 563
de Aicardi, 155
de Andersen-Tawil, 84
de Angelman, 96, 394
aspecto sorridente de três pacientes com, 395
de Apert, 227

de ataxia cerebelar, 117
de Baggio-Yoshinari, 805
de Beckwith-Wiedemann, 206
de blefarofimose, 162
de Bloch-Sulzberger, 892
de Brégeat, 897
de Brown, 164 , 165
de Brown-Séquard, 132
de Brunner, 734
de Chédiak-Higashi, 893
de Churg-Strauss, 1019
de cinturas, 1104
mecanismos etiopatogênicos das, 1109
de Claude, 82
de Cokayne, 563
de Collet-Sicard, 194
de Costeff, 653
de Cross, 897
de Crouzon, 227
de Dandy-Walker, 117
de Doose, 432, 433
de Down, 5, 392
de Dravet, 426
de Duane, 162
de Foster-Kennedy, 152
de Gastaut, 438
de genes contíguos, 558, 559
de Gerstmann-Sträussler-Scheinker, 824
de Gillespie, 117
de Gómez-López-Hernández, 564
de Gorling-Goltz, 894
de Gradenigo, 169
de Guillain-Barré, 84, 141, 1008
diagnósticos diferenciais, 1012
IRM ponderada da coluna lombar de paciente com, 1011
variantes da, 1010
de hemiconvulsão, hemiplegia e epilepsia, 440
de hemissecção de Brown-Séquard, 133
de herniação, 36
de hiperamonemia, 660
de Horner, 162, 705
de Joubert, 118, 325, 327
desordens relacionadas, 119
de Kabuki, 562
de Kallmann, 152, 296
de Kearns-Sayre, 171, 718

de Kinsbourne, 854
de Kleine-Levin, 477
de Klinefelter, 152
de Klippel-Trénaunay-Weber, 889
de Landu-Kleffner, 429, 430
de Lennox-Gastaut, 427
    tríade eletroencefalográfica da, 428
de Lombroso e Fejerman, 498
de Marinesco-Sjögren, 113
de Marotgeaux-Lamy, 705
de megalencefalia, 206
de Melkersson-Rosenthal, 184
de Ménière, 377
de Merfucci, 896
de Millard-Gubler, 82
de Miller Fisher, 1008
de Möbius, 87, 187
de Morsier, 154
de neurônio motor, 78
de Ohtahara, 420
de Parry-Romberg, 866, 867
de Parinaud, 82, 173
de Peutz-Jeghers, 895
de Poland, 183
de Prader-Willi, 96, 394, 395, 564
de Ramsay Hunt, 185
de Rassmussen, 419, 439
de Rett, 72, 396
    estereotipia manual típica da, 396
    evolução clínica da, 397
de Riley-Day, 141
de Roussy-Levy, 1036
de Sandifer, 500
de Simpson-Golabi-Behmedl, 206
de Sjögren, 152
de Sotos, 205, 563
de Sturge-Weber, 887, 888
de Tapia, 194
de Tolosa-Hunt, 171
de Tourette, 503
de Treacher-Collins, 565
de tremor, 115
de Vernet, 194
de Villaret, 194
de von Hippel-Lindau, 889, 890
de Walker-Warburg, 317, 318
de Wallenberg, 82, 181

de Weaver, 205
de Weber, 82
de Wernicke-Korsakoff, 141
de West, eficácia da terapia farmacológica na, 424
de Zellweger, 723
    recém-nascido com, 727
do ângulo pontocerebelar, 194
do cativeiro, 45
do desequilíbrio da diálise, 1181
do desequilíbrio dialítico, 1182
do forame jugular, 194
do funículo posterior, 133
do hamartoma hipotalâmico, 438
do lactente hipotônico, 90
    abordagem diagnóstica, algoritmo, 105
    causas neuromusculares, 99
do nanismo, 726
do neurônio motor inferior, 78
do pênis em xale, 563
do seio cavernoso, 169
do tronco encefálico, 82
do X frágil, 392, 394, 564
dos anticorpos antifosfolipídeos, 862
eletroclínicas, 417, 419
    organização das, esquema, 418
genéticas associadas à surdez, 383
Gomez-Lopez-Hernandez, 323
hemolítico-urêmica, 1199
HHE, 440
L1, 209
medulares sensoriais, 133
miastênicas congênitas, 1063
    características e propostas de tratamento, 1067, *33*
miotônicas benignas, 1127
motora periférica, 1074
nefrótica, 605
neurocutâneas
    angiomatose sistêmica de Ullmann, 897
    esclerose tuberosa, 883
    hipomelanose de Ito, 893
    incontinência pigmentar, 892
    melanose neurocutânea, 891
    neurofibromatose, 879
    síndrome de Chédiak-Higashi, 893
    síndrome de Cross, 897
    síndrome de Gorlin-Goltz, 894
    síndrome de Klippel-Trénaunay-Weber, 889

síndrome de Mafucci, 896

síndrome de McCune-Albright, 896

síndrome de Peutz-Jeghers, 895

síndrome de Sturge-Weber, 887

síndrome de von Hippel-Lindau, 889

síndrome de Wyburn-Mason, 897

síndrome PHACE, 898

opsoclonus-mioclonus, 177, 854

   opções terapêuticas para, 855

perdedora de sal, 607

periódica associada à criopirina, 866

PHACE, 898

piramidal, 791

PRES, 1173, 35

Saethre-Chotzen, 228

siringomiélica, 133

SPOAN, 755,

tabética, 133

VACTREL-H, 323

Sinostose

   bicoronal, 227

   da sutura metópica, 227

   sagital, 227

   unicoronal, 227

Sintaxe, 374, 376

Sintelencefalia, 292, 294

Sinusite, 152

Siringomielia, 141

Sistema(s)

   de gradação

      da força muscular, 9

      dos reflexos profundos, 14

   de retroalimentação, 35

   motor, anatomia, 75

   nervoso autônomo, 131

      anatomia, 137

      central, malformações do, 281-341

      periférico, 126

         estruturas do, esquematização, 992

   olfatório, 151

   Reticular Ativador Ascendente, 35

   sensorial, 125

      exteroceptivo, 125

      intereoceptivo, 125

      proprioceptivo, 125

      somático, 125

      visceral, 125

   simpático e parassimpático, efeitos sobre os diversos órgãos efetores, 138

   somatossensorial consciente, 125

   vestibular

      alterações do, 186

      anatomia e fisiologia do, 186

   visual, 152

Skipping de éxons, 1083

Sling, 365

Somatotopia, 126

Sonic hedgehog, 920

Sono

   anamnese do, 471

   distúrbios do, 469-491

   exame do, 471

   fisiologia do, 469

   fragmentado, 472

   higiene do, 484

   inadequado, 472

   insuficiente, 472

   não REM, 469

   normal, 470

   otogenia do, 469

   padrão de, determinantes externos do, 471

   propedêutica do, 471

   quantidade de, 487

   regulação do, 470

   REM, 469

   restrição de, 472

Sonolência, 35

   direção de veículos e, 474

   excessiva diurna, 473, 474

      em crianças e adolescentes, esquema de investigação, 476

Sopros intracranianos, 5

Spasmus nutans, 177

Square wave jerks, 176

Status

   epilepticus, 239

      elétrico em sono lento, 427

      mioclônico nas encefalopatias não progressivas, 426, 17

Stop codon, 1083

Striatum, 495

Subependimoma, 923

Substância branca encefálica, afecções

Índice Remissivo

com desmielinizante, 579
com padrão hipomielinizante, 578
Sucção
dificuldade de, causas, 192
distúrbios da, 191
fisiologia da, 190
Sudorese profusa, 38
Surdez, 376
central, 377
de condução, 23
mista, 377
neurossensorial, 23, 266, 376
síndromes genéticas associadas à, 383
Surto-supressão, padrão eletroencefalográfico de, 420
Sutura(s)
cranicanas, 227
nome e localização das, 201
tempo de fechamento das, 202

T

T. pallidum, 268
Tala extensora de joelho, 365
Tanque de Hubbard, exercícios terapêuticos em, 363
Taquipneia, 118
TDAH, ver Transtorno do déficit de atenção e hiperatividade
Teclado de computador, adaptação para, 366
Técnica
de citogenética molecular, indicações, 557
de citogenética molecular, 554
de diagnóstico genético-moleculares, 556
para a pesquisa do clônbus de pé, em crianças e adolescentes, 14
para aferição do perímetro cefálico, 4, 5
Tecnologia assistida, 365
Telangiectasias
conjuntivais, 111
hemorrágica hereditária, 965
Temperatura, 127
Teníase, 817
Terapia
anticoagulante, 956
antiplaquetária, 956
aquática, 364
cognitivo-comportamental, 388

fonoaudiológica, 367
ocupacional, 261
osmótica, 982
transfusional crônica, 949
Terminação(ões)
de Ruffini, 129
encapsuladas, 129
nervosas livres, 129
Termoanestesia, 130
Teste(s)
"da orelhinha", 386
de estimulação repetitiva, 1058
de Rinne, 23
de Tensilon, 1058
de Weber, 23
genético, 113
não treponêmico, 268
responsivas a vitaminas no terapêutico para encefalopatias responsivas a vitaminas no período neonatal, 421
sorológicos, 818
terapêutico, 815
Tétrade de Perlstein, 261
Tetraparesia, 83
Tetraplegia, 83
traumática, 141
Thunder clap headache, 444
Tiamina, deficiência de, 1175
Tilt-test, 136
Timpanogramas, 385
Timpanometria, 384
Tiopental, 245
Tique(s), 484
classificação dos, 501
motores, 501
tônicos, 501
transtornos de, 501
Tirosinemia, 646
hereditária, 84, 647
Tocofenol, deficiência de, 1177
Tonsilas cerebelares, 298
Tonsilectomia, 193
Tontura, 186
Tônus
apendicular, 25
axial, 25
muscular

1241

alterações da, 1196

exame do, 93

na infância, variação fisiológica do, 92

Topiramato, 246

Torcicolo, 930

paroxístico benigno, 499

Torpor, 35

Torre, 31

"Tourettismo", 501

Toxoplasma gondii, 262

Toxoplasmose, 85, 814

adquirida

assintomática, 816

no hospdedeiro imunocompetente, 815

congênita, 264

diagnóstico, 263

ocular, 815

patogênese, 263

quadro clínico, 263

tratamento, 264

Tração dos membros superiores, 26

Transdução sonora, mecanismos de, 375

Transecção completa, 133

Translocação(ões), 551

recíprocas, 551

Robertsoniana, 551

Transmissão neuromuscular saudável, 1071

Transplante

de células-tronco hematopoiéticas, 1200

renal, complicações neurológicas do, 1184ma, 35

Transtorno(s)

da expressão escrita, 406

da fala, 380

da gratificação, 500

da linguagem, 378

receptiva, 379

de humor, 45

de tique, 501

classificação, 502

fônico crônico, 502

motor, 502

não específico, 502

provisório, 502

secundários, 502

transitório, 502

do aprendizado, crianças com, orientações à escola para, 408

do déficit de atenção e hiperatividade, 398

comorbidades, 401

critérios diagnósticos, 401

diagnóstico, 400

epidemiologia, 399

etiologia, 399

medicamentos psicoestimulantes, 402

prognóstico, 401

quadro clínico, 400

tratamento, 401

do espectro autista, 386

antipsicóticos mais utilizados no, 390

comorbidades do, 389

do humor, 473

do movimento psicogênico, 539

do neurodesenvolvimento

breve histórico, 371

comunicação e linguagem, 372

deficiência intelectual, 391

etapas do neurodesenvolvimento, 372

transtorno do déficit de atenção e hiperatividade, 398

transtorno do espectro autista, 386

transtorno específico da aprendizagem, 402

do ritmo circadiano, 472

específico da aprendizagem, 402

com prejuízo

na expressão escrita, 405

na leitura, 404

na matemática, 407

sinais presentes em crianças com, 406

Trasnplante hepático, complicações, 1173

Tratamento ortopédico, 366

Trato

espinotalâmico lateral, 127

piramidal, 76

urinário inferior, neurofisiologia do, 143

Trauma

de parto, 274

obstétrico, 273

Traumatismo(s)

cranianos, 84

cranioencefálico, 152

achados tomográficos no, 976

abordagem

intra-hospitalar, 974